中医必读经典读本丛书

古典医籍编辑部 主编

景岳全书

（下册）

【明】张介宾 撰

全国百佳图书出版单位
中国中医药出版社
·北 京·

图书在版编目（CIP）数据

景岳全书：上册、下册 /（明）张介宾撰 .—北京：

中国中医药出版社，2023.8

（中医必读经典读本丛书）

ISBN 978-7-5132-7600-9

Ⅰ . ①景…　Ⅱ . ①张…　Ⅲ . ①中国医药学—中国—明代

Ⅳ . ① R2-52

中国版本图书馆 CIP 数据核字（2022）第 090840 号

中国中医药出版社出版

北京经济技术开发区科创十三街 31 号院二区 8 号楼

邮政编码　100176

传真　010-64405721

保定市中画美凯印刷有限公司印刷

各地新华书店经销

开本 880 × 1230　1/32　印张 51.5　字数 1473 千字

2023 年 8 月第 1 版　2023 年 8 月第 1 次印刷

书号　ISBN 978-7-5132-7600-9

定价　199.80 元

网址　www.cptcm.com

服 务 热 线　010-64405510

购 书 热 线　010-89535836

维 权 打 假　010-64405753

微信服务号　zgzyycbs

微商城网址　https://kdt.im/LIdUGr

官 方 微 博　http://e.weibo.com/cptcm

天猫旗舰店网址　https://zgzyycbs.tmall.com

如有印装质量问题请与本社出版部联系（010-64405510）

总目录

上 册

下 册

目录

下册

人集

卷之三十八　妇人规上

卷之三十九　妇人规下

谟集

卷之四十　小儿则上

卷之四十一　小儿则下

卷之四十二　麻疹诠

烈集

卷之四十三　痘疹诠

卷之四十四　痘疹诠

卷之四十五 痘疹诠

圣集

卷之四十六 外科钤上

贤集

卷之四十七　外科钤下

大集

卷之四十八 本草正上

卷之四十九　本草正下

德集

卷之五十　新方八阵

卷之五十一　新方八阵

图集

卷之五十二　古方八阵目录

卷之五十三　古方八阵

书集

卷之五十四　古方八阵

宇集

卷之五十五　古方八阵

卷之五十六　古方八阵

卷之五十七　古方八阵

宙集

卷之五十八　古方八阵

卷之五十九　古方八阵

卷之六十　古方八阵

长集

卷之六十一　妇人规古方

卷之六十二　小儿则古方

卷之六十三　痘疹诠古方

春集

卷之六十四　外科钤古方

人集

卷之三十八　妇人规上

总论类

妇人九证一

妇人诸病，本与男子无异，而其有异者，则惟经水胎产之属。故本门亦止列此九证，曰：经脉类，胎孕类，产育类，产后类，带浊类，乳病类，子嗣类，癥瘕类，前阴类。凡此九者，乃其最切之病，不得不另详方论。此外杂证，但与男子相同者，自有各门论治之法，故不以男女分而资赘于此。

论难易二

谚云：宁治十男子，莫治一妇人。此谓妇人之病不易治也。何也？不知妇人之病，本与男子同，而妇人之情，则与男子异。盖以妇人幽居多郁，常无所伸，阴性偏拗，每不可解。加之慈恋爱憎，嫉妒忧恚，罔知义命，每多怨尤。或有怀不能畅遂，或有病不可告人，或信师巫，或畏药饵。故染著坚牢，根深蒂固，而治之有不易耳，此其情之使然也。然尚有人事之难，如寇宗奭引黄帝之论曰：凡治病，察其形气色泽。形气相得，谓之可治；色泽以浮，谓之易已。形气相失，色夭不泽，谓之难治。又曰：诊病之道，观人勇怯、骨肉、皮肤，能知其虚实，以为诊法。故曰：治之要极，无失色脉，此治之大则也。今富贵之家，居奥室之中，处帷幔之内，复有以绵帕蒙其手者，既不能行望色之神，又不能尽切脉之巧。使脉有弗合，未免多问。问之觉繁，必谓医学不精，往往并药不信。不知问亦非易，其有善问者，正非医之善者不能也。望闻问切，欲于四者去其三，吾恐神医不神矣。世之通患，若此最多，此妇人之所以不易也。故凡医家病家，皆当以此为意。

经脉类

经脉之本三

《上古天真论》曰：女子二七，天癸至，任脉通，太冲脉盛，月事以时下，故有子。盖天癸者，言后天之阴气，阴气足而月事通，是即所为月经也。正以女体属阴，其气应月，月以三旬而一盈，经以三旬而一至，月月如期，经常不变，故谓之月经，又谓之月信。夫经者，常也，一有不调，则失其常度而诸病见矣。然经本阴血，何脏无之？惟脏腑之血皆归冲脉，而冲为五脏六腑之血海，故经言：太冲脉盛，则月事以时下，此可见冲脉为月经之本也。然血气之化，由于水谷，水谷盛则血气亦盛，水谷衰则血气亦衰，而水谷之海，又在阳明。考之《痿论》曰：阳明者，五脏六腑之海，主润宗筋，宗筋主束骨而利机关也。冲脉者，经脉之海也，主渗灌溪谷，与阳明合于宗筋。阴阳总宗筋之会，会于气街，而阳明为之长。是以男精女血，皆由前阴而降。此可见冲脉之血，又总由阳明水谷之所化，而阳明胃气又为冲脉之本也。故月经之本，所重在冲脉，所重在胃气，所重在心脾生化之源耳。其它如七情六淫，饮食起居之失宜者，无非皆心脾胃气之贼。何者当顾，何者当去，学者于此当知所从矣。

经脉诸脏病因四

女人以血为主，血王则经调，而子嗣身体之盛衰，无不肇端于此。故治妇人之病，当以经血为先。而血之所主，在古方书皆言心主血，肝藏血，脾统血，故凡伤心伤脾伤肝者，均能为经脉之病。又曰：肾为阴中之阴，肾主闭藏；肝为阴中之阳，肝主疏泄。二脏俱有相火，其系上属于心，故心火一动，则相火翕然从之，多致血不静而妄行，此固一说。然相火动而妄行者有之，由火之盛也，若中气脱陷，及门户不固而妄行者亦有之，此由脾肾之虚，不得尽言为火也。再如气道逆而不行者有之，由肝之滞也。若精血败而不行者亦有之，此由真阴之枯竭，其证极多，不得误以为滞也。是固心脾肝肾四脏之病，而独于肺脏多不言及，不知血之行与不行，无不由气。如《经脉别论》云：饮入于胃，游溢精气；上输于脾，脾气散精，上归于肺，通调水道，下输膀胱。水精四布，五经并行。合于四时五行阴阳，揆度以为常也。此言由胃达脾，由脾达肺，而后传布诸经。故血脱者当益气，气滞者当调气，气主于肺，其义可知，是皆诸经之当辨者如此。然其微甚本末，则犹有当辨者。盖其病之肇端，则或由思虑，或由郁怒，或以积劳，或以六淫饮食，多起于心肺肝脾四脏。及其甚也，则四脏相移，必归脾肾。盖阳分日亏，则饮食日减，而脾气胃气竭矣。阴分日亏，则精血日涸，而冲任肾气竭矣。故予曰：阳邪之至，害必归阴；五脏之伤，穷必及肾。此源流之必然，即治疗之要着。故凡治经脉之病，或其未甚，则宜解初病，而先其所因。若其已剧，则必计所归，而专当顾本。甚至脾肾大伤，泉源日涸，由色淡而短少，由短少而断绝，此其枯竭已甚也。昧者无知，犹云积血，而通之破之，祸不旋踵矣。

经不调五

经血为水谷之精气，和调于五脏，洒陈于六腑，乃能入于脉也。凡其源源而来，生化于脾，总统于心，藏受于肝，宣布于肺，施泄于肾，以灌溉一身，在男子则化而为精，妇人则上为乳汁，下归血海而为经脉。但使精气无损，情志调和，饮食得宜，则阳生阴长，而百脉充实，又何不调之有？苟不知慎，则七情之伤为甚，而劳倦次之。又或为欲不谨，强弱相陵，以致冲任不守者，亦复不少。此外则外感内伤，或医药误谬，但伤营气，无不有以致之。凡人有衰弱多病，不耐寒暑，不胜劳役，虽先天禀弱者常有之，然有以气血方长，而纵情亏损，或精血未满，而早为斫伤，致伤生化之源，则终身受害。此未病之先，所当深察而调之者也。若欲调其既病，则惟虚实阴阳四者为要。丹溪曰：先期而至者，血热也；后期而至者，血虚也。王子亨曰：阳太过则先期而至，阴不及则后时而来。其有乍多乍少，断绝不行，崩漏不止，皆由阴阳盛衰所致，是固不调之大略也。然先期而至，虽曰有火，若虚而挟火，则所重在虚，当以养营安血为主。矧亦有无火而先期者，则或补中气，或固命门，皆不宜过用寒凉也。后期而至者，本属血虚，然亦有血热而燥瘀者，不得不为清补，有血逆而留滞者，不得不为疏利。总之，调经之法，但欲得其和平，在详察其脉证耳。若形气脉气俱有余，方可用清用利。然虚者极多，实者极少，故调经之要，贵在补脾胃以资血之源，养肾气以安血之室，知斯二者，则尽善矣。若营气本虚，而不知培养，则未有不日枯而竭者，不可不察也。凡经行之际，大忌寒凉等药，饮食亦然。

初虞世曰：经以月至，有常也。其来过与不及，皆谓之病。若荣血亏损，不能滋养百骸，则发落面黄，羸瘦燥热。燥气盛则金受邪，金受邪则为咳为嗽，为肺痈，为肺痿必矣。但助胃壮气，则荣血生而经自行。若果怒气逆，经闭不行，当用行气破血之剂。

《褚氏遗书·精血篇》曰：男子精未通，而御女以通其精，则五体有不满之处，异日有难状之疾。阴已痿，而思色以降其精，则精不出而内败，小便涩而为淋。精已耗而复竭之，则大小便牵痛，愈痛则愈便，愈便则愈痛。女人天癸既至，逾十年无男子合则不调。未逾十年，思男子合亦不调。不调则旧血不出，新血误行，或渍而入骨，或变而为肿，后虽合而难子。合多则沥枯虚人，产众则血枯杀人。观其精血，思过半矣。

《产宝方·序论》曰：妇人以血为基本，苟能谨于调护，则血气宣行，其神自清，月水如期，血凝成孕。若脾胃虚弱，不能饮食，营卫不足，月经不行，肌肤黄燥，面无光泽，寒热腹痛，难于子息，或带下崩漏。血不流行，则成瘕证。

薛立斋曰：经云："二阳之病发心脾，有不得隐曲，为女子不月。"故心脾平和，则百骸五脏皆润泽，而经候如常。苟或心脾受伤，则血无所养，亦无所统，而月经不调矣。是故调经者，当理心脾为主。丹溪先生亦曰：先期而至者，血热也；后期而至者，血虚也。窃谓先期而至者，有因脾经血燥，有因脾经郁火，有因肝经怒火，有因血分有热，有因劳役动火。过期而至者，有因脾经血虚，有因肝经血虚，有因气虚血弱。主治之法，脾经血燥者，加味逍遥散。脾经郁滞者，归脾汤。肝经怒火者，加味小柴胡汤。血分有热者，加味四物汤。劳役动火者，补中益气汤。其过期而至者，若脾经血虚，宜人参养营汤。肝经血少，宜六味地黄丸。气虚血弱，宜八珍汤。盖血生于脾，故云脾统血。凡血病，当用苦甘之剂以助其阳气而生阴血，俱属不足也。大凡肝脾血燥，四物汤为主。肝脾血弱，补中益气汤为主。肝脾郁结，归脾汤为主。肝经怒火，加味逍遥散为主。

又曰：胃者卫之源，脾者荣之本。荣出中焦，卫出上焦。卫不足，益之必以辛；荣不足，补之必以甘。甘辛相合，脾胃健而荣卫生，是以气血俱旺也。或因劳心，虚火妄动，月经错行，宜安心补血泻火，此东垣先生治法也。

又曰：人之少有老态，不耐寒暑，不胜劳役，四时迭病。皆因气血方长而劳心亏损，或精血未满而早年斫丧。故其见证，难以名状。若左尺脉虚弱，或细数，是左肾之真阴不足也，用六味丸。右尺脉迟软，或沉细而数欲绝，是命门之相火不足也，用八味丸。至于两尺微弱，是阴阳俱虚，用十补丸。此皆滋其化源也，不可轻用黄柏、知母之类。设或六淫外侵而见证，亦因其气内虚，而外邪溱集耳，尤宜用前药。

调经论外备用方

加味八珍汤妇九四　补虚调经

调味养营汤妇九五　退热调经

《金匮》胶艾汤妇九三　劳伤经血不止

《良方》当归散妇九六　妄行不止

四物二连汤妇百十三　血虚内热

补肝散妇九二　虚弱不调

益阴肾气丸妇一二三　血虚不调

丹参散妇九七　调经止血

琥珀散妇百二　逐瘀通经

白芷散妇一二六　固经

《良方》黄龙汤妇八五　经后外感

《良方》人参汤妇七七　补虚调经

十全大补汤补二十　温补气血

六物煎新因二十　虚补最妙

血热经早六

凡血热者，多有先期而至，然必察其阴气之虚实。若形色多赤，或紫而浓，或去多，其脉洪滑，其脏气饮食喜冷畏热，皆火之类也。

治血热有火者，宜清化饮主之。若火之甚者，如抽薪饮之类亦可暂用。但不可以假火作真火，以虚火作实火也。大都热则善流而愆期不止者，如续断、地榆、丹参、茜根、栀子之属皆可用。若微火阴虚而经多早者，治宜滋阴清火，用保阴煎之类主之。所谓经早者，当以每月大概论。所谓血热者，当以通身藏象论。勿以素多不调，而偶见先期者为早；勿以脉证无火，而单以经早者为热。若脉证无火，而经早不及期者，乃其心脾气虚，不能固摄而然。宜大营煎、大补元煎，或五福饮加杜仲、五味子之类主之。此辈极多，若作火治，必误之矣。若一月二三至，或半月，或旬日而至者，此血气败乱之证，当因其寒热而调治之，不得以经早者并论。

血热论外方

《良方》续断汤妇二二

《良方》当归散妇九六

四物二连汤妇百十三

延年益嗣丹妇一三五

二黄散妇二十

《奇效》四物汤妇百十一

一母丸妇三七

子芩散妇一二二

血热经迟七

血热者经期当早，此营血流利及未甚亏者多有之。其有阴火内烁，血本热而亦每过期限者，此水亏血少，燥涩而然。治宜清火滋阴，以加味四物汤、加减一阴煎、滋阴八味丸之类主之。

血寒经迟八

凡血寒者，经必后期而至。然血何以寒？血亦惟阳气不足，则寒从中生，而生化失期，是即所谓寒也。至若阴寒由外而入，生冷由内而伤，或至血逆，或为疼痛，是又寒滞之证，非血寒经迟之谓也，当详辨之。

凡阳气不足，血寒经迟者，色多不鲜，或色见沉黑，或涩滞而少，其脉或微或细，或沉弦迟涩，其脏气形气必恶寒喜暖。凡此者，皆无火之证，治宜温养血气，以大营煎、理阴煎之类加减主之。大约寒则多滞，宜加姜、桂、吴茱萸、荜茇之类，甚者须加附子。

血寒论外方

五物煎新因三　　增损四物汤妇百十

乌鸡煎丸妇一四二　　四神散妇七五

血虚经乱九

女人血虚者，或迟或早，经多不调。此当察脏气，审阴阳，详参形证脉色，辨而治之，庶无误也。盖血虚之候，或色淡，或涩少，或过期不至，或行后反痛，痛则喜暖喜按，或经后则困惫难支，腰膝如折，或脉息则微弱弦涩，或饮食素少，或形色薄弱。凡经有不调，而值此不足之证，皆不可妄行克削，及寒凉等剂，再伤脾肾，以伐生气，则惟有日甚矣。凡肝脾血虚，微滞微痛者，宜四物汤主之，或加肉桂，或加黄芩，随寒热而用之，自无不可。三阴亏弱，无热无寒，平脏者，宜小营煎、五福饮、六物煎之类主之，此常人最宜之剂。或八珍汤、十全大补汤之类，皆宜择用。三阴亏弱兼阳虚者，宜大营煎、理阴煎之类主之。忧思过度，心脾受伤者，七福饮、归脾汤之类主之。脾土不健，饮食减少，宜燥宜温者，温胃饮、理中汤之类主之。脾土虚陷，不能统摄营气，而为漏为频者，宜五福饮、归脾汤、寿脾煎、秘元煎，或四君子汤加芎归主之。肝虚不能藏血，或多惊惕，或多小腹急痛，宜三阴煎、补肝散之类主之。若阴血虚，水不制火，而邪火盛者，或为夜热盗汗，或为烦渴生痰，是即劳损之渐，速宜调治，用一二三四五阴等煎，择宜治之，否则恐成血枯也。

肾虚经乱十

妇人因情欲房室，以致经脉不调者，其病皆在肾经，此证最多，所当辨而治之。凡欲念不遂，沉思积郁，心脾气结，致伤冲任之源，而肾气日消。轻则或早或迟，重则渐成枯闭。此宜兼治心脾肾，以逍遥饮、秘元煎之类主之。若或欲火炽盛，以致真阴日溃者，宜保阴煎、滋阴八味丸之类主之。若房室纵肆不慎者，必伤冲任之流，而肾气不守。治须扃固命门，宜固阴煎、秘元煎之类主之。若左肾真阴不足，而经脉不调者，宜左归饮、左归丸、六味地黄丸之类主之。若右肾真阳不足，而经有不调者，宜右归饮、右归丸、八味地黄丸之类主之。若思郁不解致病者，非得情舒愿遂，多难取效。房室不慎致病者，使非勇于节欲，亦难全恃药饵也。

经期腹痛十一

经行腹痛，证有虚实。实者或因寒滞，或因血滞，或因热滞。虚者有因血虚，有因气虚。然实痛者，多痛于未行之前，经通而痛自减。虚痛者，于既行之后，血去而痛未止，或血去而痛益甚。大都可按可揉者为虚，拒按拒揉者为实，有滞无滞，于此可察。但实中有虚，虚中亦有实，此当于形气禀质，兼而辨之，当以意察，言不能悉也。

凡妇人经期有气逆作痛，全滞而不虚者，须顺其气，宜调经饮主之。甚者如排气饮之类亦可用。若血瘀不行，全滞无虚者，但破其血，宜通瘀煎主之。若气血俱滞者，宜失笑散主之。若寒滞于经，或因外寒所逆，或素日不慎寒凉，以致凝结不行，则留聚为痛而无虚者，须去其寒，宜调经饮加姜、桂、吴茱萸之类主之，或和胃饮亦可酌用。若血热血燥，以致滞涩不行而作痛者，宜加味四物汤，或用保阴煎去续断加减主之。以上五证，但察其有滞无虚，方是真实，若或兼虚，弗得任行克伐。

凡妇人经行作痛，挟虚者多，全实者少。即如以可按拒按及经前经后辨虚实，固其大法也。然有气血本虚而血未得行者，亦每拒按，故于经前亦常有此证，此以气虚血滞，无力流通而然。但察其形证脉息，凡涉虚弱不足，而经滞作痛者，惟用决津煎、五物煎加减主之，其效如神，或用四神散之类亦可。若痛在经后者，多由血虚，当用大小营煎，随宜加减治之。或四物、八珍俱可用，然必察其寒热虚实以为佐使，自无不效。其有余滞未行者，惟决津煎为妙。凡妇人但遇经期则必作痛，或食则呕吐，肢体困倦，或兼寒热者，是必素禀气血不足，止宜八珍汤、大营煎之类。若虚而寒甚者，宜理阴煎，渐加培补，久必自愈。有因带浊多而虚痛者，亦宜大、小营煎，随其寒热，加佐使主之。

立斋曰：前证若风寒伤脾者，六君加炮姜。思虑伤血者，四物加参术。思虑伤气者，归脾加柴栀。郁怒伤血者，归脾、逍遥兼服。

经痛论外方

温经汤妇百三　寒痛

姜黄散妇百一　逐瘀止痛

交加散妇百　结聚作痛

当归没药丸妇百六　血瘀作痛

醋附丸妇百七　行膈止痛

玄胡当归散妇九八　血逆作痛

牛膝散妇九九　通经止痛

琥珀丸妇一三四

崩淋经漏不止十二

崩漏不止，经乱之甚者也。盖乱则或前或后，漏则不时妄行，由漏而淋，由淋而崩，总因血病，而但以其微甚耳。《阴阳别论》曰：阴虚阳搏谓之崩。《百病始生》篇曰：阳络伤则血外溢，阴络伤则血内溢。故凡阳搏必属阴虚，络伤必致血溢。知斯二者，而崩淋之义及治疗之法，思过半矣。惟是阴虚之说，则但伤营气，无匪阴虚而五脏之阴皆能受病，故神伤则血无所主，病在心也。气伤则血无所从，病在肺也。意伤则不能统血摄血，病在脾也。魂伤则不能蓄血藏血，病在肝也。志伤则不能固闭真阴，病在肾也。所以五脏皆有阴虚，五脏皆有阳搏。故病阴虚者，单以脏气受伤，血因之而失守也。病阳搏者，兼以火居阴分，血得热而妄行也。凡治此之法，宜审脏气，宜察阴阳。无火者，求其脏而培之补之。有火者，察其经而清之养之，此不易之良法也。然有火者不得不清，但元气既虚，极多假热，设或不明真假，而误用寒凉，必复伤脾胃，生气日见殆矣。先贤有云：凡下血证，须用四君子辈以收功。又云：若大吐血后，毋以脉认，当急用独参汤救之。厥旨深矣。故凡见血脱等症，必当用甘药先补脾胃，以益发生之气。盖甘能生血，甘能养营，但使脾胃气强，则阳生阴长，而血自归经矣，故曰脾统血。

治崩淋经漏之法，若阴虚血热妄行者，宜保阴煎、加减一阴煎。若火盛迫血妄行而无虚证者，宜徙薪饮、黄芩散，加续断、丹参。若血热兼滑者，宜保阴煎、槐榆散、生地黄汤。若肝经怒火动血者，加味四物汤。若肝经怒火动血，逆气未散者，化肝煎，或保阴煎加减主之。若血有滞逆而妄行者，四物汤、丹参散。若营气不足，血不能调而妄行者，五福饮、四物汤、四君子汤、八珍汤，择宜用之。若脾气虚陷，不能收摄而脱血者，寿脾煎、归脾汤、四君子加芎、归。再甚者，举元煎。若脾肾虚寒，兼呕兼溏泄而畏寒者，理阴煎、五君子煎、理中汤。若阳气大虚脱陷者，四维散。若脾肾阴气不固者，固阴煎、五阴煎、秘元煎。若肝胆气虚，不能藏血者，必多惊恐畏怯，宜五福饮、七福饮、八珍汤。兼阳虚者，仍加姜、桂。若去血过多，血脱气竭者，当速用独参汤提握其气，以防脱绝，或用当归补血汤。若崩淋既久，血滑不禁，宜涩宜固者，龙骨散、如圣散、七灰散之类，同人参兼用之。凡血淋治法，大约如前。但其秽臭脉滑者多火，宜从清凉。若腥臭清寒脉细者多寒，必须温补。其或久病则精去无穷，尾闾易竭，非大加培补不可，惟固阴煎，及十全大补汤之类为宜。

崩淋病，治有五脏之分，然有可分者，有不可分者。可分者，如心肺居于膈上，二阳脏也，肝脾肾居于膈下，三阴脏也。治阳者宜治其气，治阴者宜治其精，此可分之谓也。然五脏相移，精气相错，此又其不可分者也。即如病本于心，君火受伤，必移困于脾土，故治脾即所以治心也。病本于肺，治节失职，必残及于肾水，故治肾即所以治肺也。脾为中州之官，水谷所司，饷道不资，必五路俱病，不究其母，则必非治脾良策。肝为将军之官，郁怒是病，胜则伐脾，败则自困，不知强弱，则攻补不无倒施。不独此也，且五脏五气，无不相涉，故五脏中皆有神气，皆有肺气，皆有胃气，皆有肝气，皆有肾气。而其中之或此或彼，为利为害，各有互相倚伏之妙。故必悟脏气之大本，其强弱何在？死生之大权，其缓急何在？精气之大要，其消长何在？攻补之大法，其先后何在？斯足称慧然之明哲。若谓心以枣仁、远志，肺以桔梗、麦冬，脾以白术、甘草，肝以青皮、芍药，肾以独活、玄参之类，是不过肤毛之见，又安知性命之道也。诸证皆然，不止崩淋者若此。

妇人于四旬外，经期将断之年，多有渐见阻隔，经期不至者，当此之际，最宜防察。若果气血和平，素无他疾，此固渐止而然，无足虑也。若素多忧郁不调之患，而见此过期阻隔，便有崩决之兆。若隔之浅者，其崩尚轻，隔之久者，其崩必甚，此因隔而崩者也。当预服四物、八珍之类以调之，否则恐其郁久而决，则为患滋大也。若其既崩之后，则当辨其有火无火。有火者，因火逼血，宜保阴煎主之。无火者，因隔而决，或其有滞，当去其故而养其新，宜调经饮先以理之，然后各因其宜，可养则养，用小营煎。可固则固，用固阴煎之类主之。

王叔和曰：五崩何等？曰：白崩者，形如涕；赤崩者，形如绛津；黄崩者，形如烂瓜；青崩者，形如蓝色；黑崩者，形如衃血也。

立斋曰：前证治法，固脾胃亏损，不能摄血归源者，用六君加芎、归、柴胡。若因肝经之火而血下行，用奇效四物汤，或四物加柴、栀、苓、术。若肝经风热而血妄行，用加味逍遥散，或小柴胡加栀、芍、丹皮。若怒动肝火而血沸腾，亦用前药。若脾经郁结而血不归经，用归脾加柴、栀、丹皮。若悲伤胞络而血下崩，用四君加柴、栀、升麻。

附案：大尹王天成之内，久患崩，自服四物凉血之剂，或作或彻。因怒发热，其血不止，服前药不应，乃主降火，更加胁腹大痛，手足俱冷。余曰：此脾胃虚寒所致。先用附子理中汤，热退痛止。又用济生归脾汤、补中益气汤，崩血顿愈。若泥痛无补法，则误矣。

血崩简易方

一方：治风热血崩，用荆芥穗，灯火　烧焦为末，每服一二钱，童便调服。

一方：治血崩，用陈槐花一两，百草霜半两，为末，每服一二钱，烧红秤锤淬酒服。

崩漏论外方

增损四物汤妇百十　虚不固摄

一味防风散妇百十五　肝经风热血崩

防风黄芩汤妇一二三　风热血崩

柏叶散妇一二一　虚弱久崩

棕灰散和二一五　固涩崩漏

龙脑鸡苏丸和三七二　虚火崩淋下血

杀血心痛十三

陈临川《良方》云：妇人血崩而心痛甚，名曰杀血心痛，由心脾血虚也。若小产去血过多，而心痛甚者亦然。用乌贼鱼骨炒为末，醋汤调下。失血用亦效。

立斋曰：前证若阴血耗散，用乌贼丸收敛之。若瘀血不散，用失笑散行散之。若心血虚弱，用芎归汤补养之。若郁结伤血，用归脾汤调补之。

附案：一妇人血崩兼心痛三年矣，诸药不应，每痛甚，虚证悉具，面色痿黄。余曰：心主血，盖由去血过多，心无所养，以致作痛，宜用十全大补汤，参术倍之。三十余剂稍愈，百余剂全愈。

愚谓杀血心痛，既由血去过多而心痛甚，明属心无所养，但当专用甘温以养营气，如十全大补汤、大营煎、小营煎、五福饮之类为宜。若失笑散者，惟气滞血逆而用以行之散之则可，必不可以治血虚也。再如乌贼丸，乃《内经·腹中论》用治血枯者，亦恐于血虚心痛未必即效，用者审之。

热入血室十四

妇人伤寒，或劳役，或怒气，发热，适遇经行，以致热入血室，或血不止，或血不行，令人昼则明了安静，夜则谵语如见鬼状者是也。若热因外邪，由表而入者，宜一柴胡饮，或三柴胡饮，或四柴胡饮，或良方黄龙汤加生地，酌而用之。若或怒或劳，火由内生，其人多汗而无表证者，宜保阴煎、清化饮、当归六黄汤之类加减主之。若病虽渐愈，但元气素弱，而热有未退，血未止者，宜补阴益气煎，或补中益气汤。若脾气素弱，宜归脾汤。血气俱弱者，宜十全大补汤，庶无误矣。若血热多滞者，宜小柴胡汤加丹皮、红花、当归。

辨血色十五

凡血色有辨，固可以察虚实，亦可以察寒热。若血浓而多者，血之盛也；血淡而少者，血之衰也。此固大概之易知者也。至于紫黑之辨，其证有如冰炭，而人多不解，误亦甚矣。盖紫与黑相近，今人但见紫色之血，不分虚实，便谓内热之甚。不知紫赤鲜红，浓而成片成条者，是皆新血妄行，多由内热。紫而兼黑，或散或薄，沉黑色败者，多以真气内损，必属虚寒。由此而甚，则或如屋漏水，或如腐败之宿血，是皆紫黑之变象也。此肝脾大损，阳气大陷之证，当速用甘温，如理阴煎、理中汤、归脾肠、四味回阳饮、补中益气汤之类，单救脾土，则陷者举，脱者固，元气渐复，病无不愈。若尽以紫色作热证，则无不随药而毙矣。凡肠澼、便血之属，无不皆然，学者于此，最有不可忽者。

血枯经闭十六

《评热病论》曰：月事不来者，胞脉闭也。胞脉者，属心而络于胞中，今气上迫肺，心气不得下通，故月事不来也。

《阴阳别论》曰：二阳之病发心脾，有不得隐曲，女子不月。其传为风消，其传为息贲者，死不治。

《邪气脏腑病形》篇曰：肾脉微涩为不月。

血枯之与血隔，本自不同，盖隔者，阻隔也，枯者，枯竭也。阻隔者，因邪气之隔滞，血有所逆也。枯竭者，因冲任之亏败，源断其流也。凡妇女病损，至旬月半载之后，则未有不闭经者。正因阴竭，所以血枯，枯之为义，无血而然。故或以羸弱，或以困倦，或以咳嗽，或以夜热，或以食饮减少，或以亡血失血，及一切无胀无痛，无阻无隔，而经有久不至者，即无非血枯经闭之候。欲其不枯，无如养营。欲以通之，无如充之。但使雪消则春水自来，血盈则经脉自至，源泉混混，又孰有能阻之者？奈何今之为治者，不论有滞无滞，多兼开导之药，其有甚者，则专以桃仁、红花之类，通利为事。岂知血滞者可通，血枯者不可通也。血既枯矣，而复通之，则枯者愈枯，其与榨干汁者何异？为不知枯字之义耳，为害不小，无或蹈此弊也。此之治法，当与前血虚肾虚二条参而用之。

寇宗奭曰：夫人之生，以血气为本，人之病，未有不先伤血气者。若室女童男，积想在心，思虑过度，多致劳损，男子则神色消散，女子则月水先闭。盖忧愁思虑则伤心，而血逆气竭，神色先散，月水先闭。且心病则不能养脾，故不嗜食。脾虚则金亏，故发嗽。肾水绝则木气不荣，而四肢干痿，故多怒，鬓发焦，筋骨痿。若五脏传遍，则必至于死。此一种于劳中最难治，盖病起于五脏之中，无有已期，药力不可及也。若或自能改易心志，然后用药扶接，如此则可得九死一生。举此为例，其余诸方，可按脉与证而治之。

张氏云：室女月水久不行，切不可用青蒿等凉药。医家多以为室女血热，故以凉药解之，殊不知血得热则行，冷则凝，《养生必用方》言之甚详。此说大有理，不可不知。若经候微少，渐渐不通，手足骨肉烦疼，日渐羸瘦，渐生潮热，其脉微数。此由阴虚血弱，阳往乘之，少水不能减盛火，火逼水涸，耗亡津液。治当养血益阴，慎毋以毒药通之，宜用柏子仁丸、泽兰汤。

立斋曰：夫经水，阴血也。属冲任二脉，主上为乳汁，下为月水。其为患，有因脾胃虚，不能生血而不行者，调而补之。有因脾郁伤血，耗损而不行者，解而补之。有因胃火，血消烁而不行者，清而补之。有因劳伤心，血少而不行者，静而补之。有因怒伤肝，血少而不行者，和而补之。有因肾水亏，不能生肝血而闭者，补脾肺。有因肺气虚，不能行血而闭者，补脾胃。经曰：损其肺者益其气，损其心者调其营卫，损其脾者调其饮食，适其寒温，损其肝者缓其中，损其肾者益其精。审而治之，庶无误矣。五谷入胃，化以为血，以荣四末，内养五脏六腑。若服苦寒之剂，复伤胃气，必致不起。

经闭论外方

通经散攻四五

经脉类论列总方十七

四君子汤补一
五君子煎新热六
六君子汤补五
四物汤补八
八珍汤补十九
十全大补汤补二十
归脾汤补三二
小营煎新补十五

加味四物汤补九
寿脾煎新热十六
大营煎新补十四
补中益气汤补三十
理阴煎新热三
理中汤热一
附子理中汤热二
保阴煎新寒一
五福饮新补六
补阴益气煎新补十六
五物煎新因三
七福饮新补七
人参养营汤补二一
六物煎新因二十
五阴等煎新补八起至三十止
加减一阴煎新补九
举元煎新补十七
秘元煎新固一
四味回阳饮新热一
固阴煎新固二
逍遥散补九二
加味逍遥散补九三
左归饮新补二
右归饮新补三
当归补血汤补四四
左归丸新补四
右归丸新补五
当归六黄汤寒六五
六味丸补百二十
八味丸补一二一
滋阴八味丸新寒十七
独参汤补三五
十补丸热一七三
奇效四物汤妇百十一
温胃饮新热五
和胃饮新和五
《良方》黄龙汤妇八五
一柴胡饮新散一
三柴胡饮新散三
加味小柴胡汤散二十
四柴胡饮新散四
小柴胡汤散十九
生地黄汤固五七
补肝散妇九二
化肝煎新寒十
调经饮新因四
决津煎新因二
通瘀煎新因五
丹参散妇九七
芎归汤妇四一
如圣散妇百十七
失笑散妇百四
四维散新热十二
四神散妇七五
排气饮新和六
抽薪饮新寒三
徙薪饮新寒四
清化饮新因十三

黄芩散妇一二二

槐榆散妇百十八

龙骨散妇百十六

七灰散妇百十九　附绵花子方

乌贼丸妇百九

柏子仁丸妇百八

泽兰汤妇百五

胎孕类

胎脉十八

《平人气象论》曰：妇人手少阴脉动甚者，任子也。《阴阳别论》曰：阴搏阳别，谓之有子。《腹中论》曰：何以知怀子之且生也？曰：身有病而无邪脉也。《脉经》曰：尺中之脉，按之不绝，法妊娠也。滑伯仁曰：三部脉浮沉正等，无他病而不月者，妊也。

凡妇人怀孕者，其血留气聚，胞宫内实，故脉必滑数倍常，此当然也。然有中年受胎，及血气羸弱之妇，则脉见细小不数者亦有之，但于微弱之中，亦必有隐隐滑动之象，此正阴搏阳别之谓，是即妊娠之脉有可辨也。又胎孕之脉数，劳损之脉亦数，大有相似。然损脉之数，多兼弦涩，胎孕之数，必兼和滑，此当于几微中辨其邪气胃气之异，而再审以证，自有显然可见者。

凡辨男女之法，自古及今，无不以阴阳二字为纲领，然言多矛盾，悉属疑似，兹余以坎离之象定之，庶得其要。盖坎为天一之卦，坎中满，阳在内也。离为地二之卦，离中虚，阴在内也。得坎象者为男，得离象者为女。所以男脉多沉实，沉实者，中满之象。女脉多浮虚，浮虚者，中虚之象。无论人之老少强弱，脉之部位大小，但因象察象，无不如响之应，然尤于两尺为最也，足称捷法。

胎候十九

巫方氏《颅囟经》云：一月为胞胎，精血凝也。二月为胎，形始成胚也。三月阳神为三魂。四月阴灵为七魄。五月五形分五脏也。六月六律定六腑也。七月睛窍开，通光明也。八月元神具，降真灵也。九月宫室罗布，以定生人也。十月受气足，万象成也。

《五脏论》有耆婆论曰：一月如珠露，二月如桃花，三月男女分，四月形象具，五月筋骨成，六月毛发生，七月游其魂，男能动左手，八月游其魄，儿能动右手，九月三转身，十月受气足。

孙真人曰：凡儿在胎，一月胚，二月胎，三月有血脉，四月形体成，五月能动，六月诸骨具，七月毛发生，八月脏腑具，九月谷入胃，十月百神备则生矣。生后六十日，瞳子成，能咳笑应和人，百五十日，任脉成，能自反复。百八十日，髋骨成，能独坐。二百十日，掌骨成，能扶伏。三百日，髌骨成，能行也。若不能依期者，必有不平之处。

《巢氏病源论》曰：妊娠一月名胎胚，足厥阴脉养之。二月名始膏，足少阳脉养之。三月名始胎，手心主脉养之。当此之时，血不流行，形象如化，未有定仪，因感而变。欲子端正庄严，常口谈正言，身行正事。欲子美好，宜佩白玉。欲子贤能，宜看诗书，是谓外象而内感者也。四月始成其血脉，手少阳脉养之。五月始成其气，足太阴脉养之。六月始成其筋，足阳明脉养之。七月始成其骨，手太阴脉养之。八月始成肤革，手阳明脉养之。九月始成毛发，足少阴脉养之。十月，五脏六腑、关节、人神皆备，此其大略也。

陈临川曰：尝试推巢氏所论云妊娠脉养之理，若足厥阴，肝脉也，足少阳，胆脉也，为一脏一腑，表里之经，余皆如此。且四时之令，必始于春木，故十二经之养，始于肝胆，所以养胎在一月二月。手心主，心胞络脉也，手少阳，三焦脉也，属火而夏旺，所以养胎在三月四月。手少阴手太阳，乃心脉也，以君主之官，无为而尊也。足太阴，脾脉也，足阳明，胃脉也，属土而旺长夏，所以养胎在五月六月。手太阴，肺脉也，手阳明，大肠脉也，属金而旺秋，所以养胎在七月八月。足少阴，肾脉也，属水而旺冬，所以养胎在九月。又况母之肾脏系于胎，是母之真气，子之所赖也。至十月，儿于母腹之中，受足诸脏气脉所养，然后待时而生。此论诚有至理，世更有明之者，亦未有过于巢氏之论矣，余因述其说。

三阴所会——胎有男女之辨。《易》曰：干道成男，坤道成女。《颅囟经》曰：三阳所会则生男，则生女。葛仙翁曰：男从父气，女从母气。《圣济经》曰：天之德，地之气，阴阳之和，流薄于一体，因气而左动则属阳，阳资之则成男。因气而右动则属阴，阴资之则成女。是以胎有男女，则成有迟速，体有阴阳，则怀有向背。故男动在三月，阳性早也。女动在五月，阴性迟也。女胎背母而怀，故母子腹软。男胎面母而怀，故母之腹硬。此皆得理之谈，所当察也。至若褚氏以精血之先后言男女，《道藏经》以一日、二日、三日、五日得者为男等说，总属亿度渺茫，非有确见也。余不敢遵信，故别有微论，列《子嗣类》。

安胎二十

凡妊娠胎气不安者，证本非一，治亦不同。盖胎气不安，必有所因，或虚或实，或寒或热，皆能为胎气之病，去其所病，便是安胎之法。故安胎之方不可执，亦不可泥其月数，但当随证随经，因其病而药之，乃为至善。若谓白术、黄芩乃安胎之圣药，执而用之，鲜不误矣。

——胎气有寒而不安者，其证或吞酸吐酸，或呕恶胀满，或喜热畏凉，或下寒泄泻，或脉多沉细，或绝无火证，而胎有不安者，皆属阳虚寒证，但温其中而胎自安矣，宜用温胃饮、理阴煎之类加减主之。亦当以平素之脏气，察其何如，酌而用之。

——胎气有热而不安者，其证必多烦热，或渴或躁，或上下不清，或漏血溺赤，或六脉滑数等症，宜凉胎饮、保阴煎之类主之。若但热无虚者，如枳壳汤、一母丸、黄芩散之类，皆可择用，清其火则胎自安矣。

——胎气有虚而不安者，最费调停。然有先天虚者，有后天虚者，胎元攸系，尽在于此。先天虚者，由于禀赋，当随其阴阳之偏，渐加培补，万毋欲速，以期保全。后天虚者，由于人事，凡色欲劳倦、饮食七情之类，皆能伤及胎气。治此者，当察其所致之由，因病而调，仍加戒慎可也。然总之不离于血气之虚，皆当以胎元饮为主。若心脾气虚于上者，宜逍遥饮、归脾汤、寿脾煎之类主之。若肝肾不足于下者，宜左归饮、右归饮、固阴煎主之。若气血俱虚者，宜五福饮、八珍汤、十全大补汤之类主之。若脾肾气虚而兼带浊者，宜秘元煎、菟丝煎之类主之。

若多呕恶者，当随前证前方，各加二陈汤之类以和之。凡治虚证，贵在随机应变，诚有不可以凿执言者。

——胎气有实滞气滞，凡为恶阻、为胀满而不安者，惟其素本不虚，而或多郁滞者乃有之，但察其所由而开之导之，诸治实者固无难也。呕吐不止者，二陈汤加枳壳、砂仁主之，或用人参橘皮汤亦妙。食滞胀满不安者，小和中饮加减主之。肝气滞逆，胀满不安者，解肝煎主之。怒动肝气兼火者，化肝煎主之。脾肺气滞，上攻作痛者，紫苏饮主之。气滞兼痰者，四七汤、二陈汤加当归主之。气滞兼火，为胀为烦者，枳壳汤、束胎丸之类主之。

王节斋曰：调理妊妇，在于清热养血，白术补脾，为安胎君药，条实黄芩为安胎圣药，清热故也，暑月宜加用之。此一说者，虽若有理，而实有大病，不可不辨也。夫孕之胎气，必随母之脏气，大都阴虚者多热气，阳虚者多寒气，寒之则寒，热之则热者，是为平气。今以十人言之，则寒者居其三，热者居其三，平者居其四，此大较也。若谓受胎之后，必增内热，自与常人不同，则何以治恶阻者必用二陈、六君、生姜、半夏之属而后效？其果增热否乎？故治热宜黄芩，寒则不宜也，非惟寒者不宜，即平气者亦不宜。盖凡今之胎妇，气实者少，气虚者多。气虚则阳虚，而再用黄芩，有即受其损而病者，有用时虽或未觉，而阴损胎元，暗残母气，以致产妇羸困，或儿多脾病者，多由乎此。奈今人不能察理，但以圣药二字认为胎家必用之药，无论人之阴阳强弱，凡属安胎，无不用之，其害盖不少矣。至若白术，虽善安胎，然或用不得善，则其性燥而气闭，故凡阴虚者非可独用，气滞者亦当权宜。是以用药之难，当如盘珠，有不可胶柱而鼓瑟也。

立斋曰：妊娠若元气不实，发热倦怠，或胎气不安，用当归散。因气恼，加枳壳。胸有痞闷，再加苏梗。或作痛，加柴胡。若饮食不甘，或欲呕吐，用六君加紫苏、枳壳。若恶阻呕逆，头眩体倦，用参橘散，未应，用六君子汤。若恶阻呕吐，不食烦闷，亦用参橘散之类。若顿仆胎动，腹痛下血，用胶艾汤，未应，用八珍加胶、艾。若顿仆、毒药，腰痛短气，用阿胶散，未应，煎送知母丸。若顿仆胎伤，下血腹痛，用佛手散，未应，用八珍送知母丸。若心惊胆怯，烦闷不安，名子烦，用竹叶汤。未应，血虚佐以四物，气虚佐以四君。若下血不止，名胎漏，血虚用二黄散，血去多用八珍汤。未应，用补中益气汤。若因事而动，下血，用枳壳汤加生熟地黄。未应，或作痛，更加当归。血不止，八珍加胶艾。若不时作痛，或小腹重坠，名胎痛，用地黄当归汤，未应，加参、术、陈皮。或因脾气虚，用四君加归、地。中气虚，用补中益气汤。若面目虚浮，肢体如水气，名子肿，用全生白术散。未应，用六君子汤。下部肿甚，用补中益气倍加茯苓。或因饮食失宜，呕吐泄泻，此是脾胃亏损，用六君子汤。若足指发肿，渐至腿膝，喘闷不安，或足指缝出水，名水气，用天仙藤散。脾胃虚弱，兼以四君子。内热晡热，兼逍遥散。若小便涩少，或成淋沥，名子淋，用安营散。不应，兼八珍汤。腿足转筋，而小便不利，急用八味丸，缓则不救。若项强筋挛，语涩痰盛，名子痫，用羚羊角散。或饮食停滞，腹胀呕吐，此是脾胃虚弱，而不能消化，用六君子汤。不应，用平胃散加参苓。或胎作胀，或胀作痛，此是脾胃气虚，不能承载，用安胎饮加升麻、白术。不应，用补中益气汤。或脐腹作胀，或小便淋闭，此是脾胃气虚，胎压尿胞，用四物加二陈、参、术，空心服后探吐。药出气定，又服又吐，数次必安。或因劳役所伤，或食煎炒，小便带血，此是血得热而流于胞中，宜清膀胱，用逍遥散。或遗尿不禁，或为频数，此是肝火血热，用加味逍遥散。若胸满腹胀，小便不通，遍身浮肿，名胎水不利，用鲤鱼汤，脾胃虚，佐以四君子。病名同而形证异，形证异而病名同，聊见本方。凡用见证之药不应，当分月经治之。

徐东皋曰：胎有不安而腰疼腹痛，甚则至于下坠者，未必不由气血虚，无所营养而使之然也。夫胎之在腹，如果之在枝，枝枯则果落，固理之自然。妇人性偏恣欲，火动于中，亦能致胎不安，而有坠者，大抵不外乎属虚属火二者之间，清热养血之治尽之矣。此外有二因动胎者，又不可不知也。有因母病动胎者，但疗母病则胎自稳，有因触伤动胎者，当以安胎药二三剂而胎自安。

安胎论外方

茯苓丸妇三九　温胃安胎

黄芪汤妇九　气虚胎动

七味阿胶散妇八　胎动腹痛

泰山磐石散妇三

千金保孕丸妇三六

《良方》白术散妇十一　胎热

三味白术汤妇十二　胎热心痛

益母地黄汤妇十七　跌坠腹痛

钩藤散妇十　胎动腹痛

醋附丸妇百七　胎滞不安

独圣散妇十八　顺气安胎

探胎饮妇十五

肾着汤热一二九　妊娠脚肿

当归黄芪汤妇九八　妊娠不利

滑胎枳壳散妇二四　瘦胎

恶阻二一

妊娠之妇，每多恶心呕吐，胀满不食，《巢氏病源》谓之恶阻。此证惟胃气弱而兼滞者多有之。或嗜酸择食，或肢体困倦，或烦闷胀满，皆其候也。然亦有虚实不同，所当辨而治之。

凡恶阻多由胃虚气滞，然亦有素本不虚，而忽受胎妊，则冲任上壅，气不下行，故为呕逆等症。及三月余而呕吐渐止者，何也？盖胎元渐大，则脏气仅供胎气，故无暇上逆矣。凡治此者，宜以半夏茯苓汤、人参橘皮汤之类，随宜调理，使之渐安，必俟及期，方得帖然也。若中脘多痰者，用二陈加枳壳，或用半夏茯苓汤。或饮食停滞作胀者，宜小和中饮加减主之。若气逆作胀者，宜半夏茯苓汤加枳壳、苏梗、香附。若脾胃气虚者，宜五味异功散、六君子汤、人参橘皮汤之类主之。若胃虚兼寒多呕者，宜六味异功煎、温胃饮之类主之。若肝肾阳虚作呕者，宜理阴煎主之。

立斋曰：半夏乃健脾气、化痰滞之主药也。脾胃虚弱而呕吐，或痰涎壅滞，饮食少思，胎不安，必用茯苓半夏汤，倍加白术，以半夏、白术、茯苓、陈皮、砂仁善能安胎气，健脾胃，予常用，验矣。

恶阻论外方

四味白术散妇十三　胃虚吐水

茯苓丸妇三九　养胃温胃，痞闷，恶食

竹茹汤妇三三　清痰止呕

乌附丸妇三五　和气养胃

胎气上逼二二

妊娠将理失宜，或七情郁怒，以致气逆，多有上逼之证。若气逆气实而胀逼者，宜解肝煎。若胃寒气实而逼者，宜和胃饮。若胃火兼滞者，宜枳壳汤。若脾虚兼滞者，宜紫苏饮。如脾虚而气不行者，宜四君子汤，甚者八珍汤。若脾气虚而兼寒者，宜五君子煎。若脾肾虚寒不行者，宜理阴煎。若脾肾气虚兼火者，宜逍遥散，或加黄芩、枳壳、砂仁。若胎死腹中，冷气上逼，呕恶面青者，治如后《胎动欲坠》条。

一方，治胎气上逼，热痛下血，或烦闷困笃。

用葱二十茎，水浓煮饮之。胎未死即安，胎已死即下。未效再服。若胎动烦躁，唇口青黑，手足厥冷，须用当归汤。

胎漏二三

妊妇经血不固者，谓之胎漏。而胎漏之由，有因胎气者，有因病气者。而胎气之由，亦有二焉。余尝诊一妇人，脉见滑数，而别无风热等病，问其经脉，则如常不断，而但较前略少耳。余曰：此必受妊者也，因胎小血盛有余而然。后于三月之外经脉方止。果产一男。故胎妊之妇多有此类。今常见怀胎七八个月而生子，人但以血止为度，谓之不足月。然其受胎于未止之前，至此而足而实，人所不知也。第此等胎气，亦有阴阳盛衰之辨，如母气壮盛，荫胎有余而血之溢者，其血虽漏而生子仍不弱，此阴之强也，不必治之。若父气薄弱，胎有不能全受而血之漏者，乃以精血俱亏，而生子必萎小，此阳之衰也，而亦人所不知也。凡此皆先天之由，若无可以为力者。然栽培根本，岂果无斡旋之道乎？第见有于无之目及转强于弱之手，为不易得，是乌可以寻常语也。至若因病而漏者，亦不过因病治之而已耳。

妊娠血热而漏者，保阴煎、清化饮择而用之。怒动肝火漏血者，保阴煎，甚者化肝煎主之。脾虚不能摄血者，寿脾煎、四君子之类主之。脾虚血热气滞者，四圣散主之。脾肾兼虚者，五阴煎主之。三焦气血俱虚者，五福饮、七福饮之类主之。劳倦伤而动血者，寿脾煎、归脾汤主之。偶因伤触动血者，五福饮、安胎散主之。冲任气虚，不能约制，血滑易动者，固阴煎、秘元煎主之。

立斋曰：前证若因气热，用防风黄芩丸。若因血热，用加味逍遥散。若因血虚，用二黄散。若因血去太多，用八珍汤，未应，补中益气汤。若因肝火，用柴胡清肝散。若因脾火，用加味归脾汤。若因事下血作痛，用八珍汤加阿胶、熟艾。若因脾胃虚弱，用补中益气汤加五味子。若因脾胃虚陷，用前汤，倍用升麻、柴胡。若晡热内热，宜用逍遥散。

胎漏论外方

安胎寄生汤妇十九　下血腰痛　　当归芍药汤妇十六　急痛去血

妊娠卒然下血二四

妊娠忽然下血，其证有四：或因火热迫血则妄行，或因郁怒气逆则动血，或因损触胎气，胞宫受伤而下血，或因脾肾气陷，命门不固而脱血。凡此皆动血之最者也，不速为调理，则必致堕胎矣。然治此者，必先察其血去之多少，及于血去之后，尤当察其邪之微甚，如火犹未清，仍当清火，气犹未顺，仍当顺气。若因邪而动血，血去而营虚，则速当专顾元气以防脱陷。此中或当治标，或当救本，或当兼标本而调理之，倘不知先后缓急，将恐治标未已，而救本无暇也，当详察之。

若火盛迫血妄行者，当察其火之微甚。火之微者，凉胎饮。稍甚者，徙薪饮。再甚者，保阴煎、子芩散。若肝经有风热而血下者，宜防风黄芩丸。若怒气伤肝，气逆血动而暴至者，宜保阴煎。若气有未顺而胀满者，四七汤、二陈汤，或加芎、归之类。若兼肝火者，宜化肝煎。若触损胎气，胞宫受伤而血下者，宜安胎散、胶艾汤，去血多者，倍加人参。若从高坠下，伤动胎气而下血者，宜益母地黄汤、安胎散，若因惊气虚而陷者，仍加人参。若脾胃素弱，或偶因伤脾下血者，宜寿脾煎、归脾汤。或中气下陷者，补中益气汤。若血虚微热，漏血尿血者，续断汤。以上诸动血证，若去血未多，血无所积，胎未至伤而不止者，宜凉则凉，宜补则补，惟以安之固之为主治。若血已离位，蓄积胞宫，为胀为痛，而余血未出者，欲以留之，有不可得，欲去其血而不伤营气，则惟四物汤大加当归为最宜也。若察其胎气已动，势有难留，则五物煎、决津煎皆切要之药。

一方：治顿仆胎动。用川芎末二钱，酒下二三服，胎生即安，胎死即下。

又方：治同前。用砂仁和皮炒为末，每服二钱，米饮下，腹热即安。

胎动欲堕二五

五物煎，助其血而落之，最妊娠胎气伤动者，凡跌扑，怒气，虚弱，劳倦，药食误犯，房室不慎，皆能致之。若因母病而胎动，但治其母。若因胎动而母病，但安其胎。轻者转动不安，或微见血，察其不甚，速宜安之，用前安胎及卒然下血等法。若腹痛血多，腰酸下坠，势有难留者，无如决津煎、为妥当。若其势甚而舌青面赤，胀满呕恶，或冷气上逼者，儿已死矣。若面青吐沫舌赤，是母死也。若面舌唇吻俱青，口中沫出，是母子俱死也。若胎已死，当速去其胎以救其母，气血虚者，惟用决津煎最妙。如不应而胀痛上逼，势不容缓者，急用平胃散一两，酒水各半煎，投朴硝五钱，热服之，或用朴硝一两，以童便调服，则逐而下矣，下后随证调补之。如无胀急，则但用决津煎加朴硝，则死胎自下。

凡气血衰弱，无以滋养其胎，或母有弱病，度其终不能成者，莫若下之，以免他患，宜桂心散，或下胎小品方。

数堕胎二六

夫胎以阳生阴长，气行血随，营卫调和，则及期而产。若或滋养之机少有间断，则源流不继而胎不固矣。譬之种植者，津液一有不到，则枝枯而果落，藤萎而花坠。故《五常政大论》曰：根于中者，命曰神机，神去则机息。根于外者，命曰气立，气止则化绝。正此之谓也。凡妊娠之数见坠胎者，必以气脉亏损而然。而亏损之由，有禀质之素弱者，有年力之衰残者，有忧怒劳苦而困其精力者，有色欲不慎而盗损其生气者。此外如跌扑饮食之类，皆能伤其气脉，气脉有伤而胎可无恙者，非先天之最完固者不能，而常人则未之有也。且胎怀十月，经养各有所主，所以屡见小产堕胎者，多在三个月及五月七月之间，而下次之堕必如期复然。正以先次伤此一经，而再值此经，则遇阙不能过矣。况妇人肾以系胞，而腰为肾之府，故胎妊之妇最虑腰痛，痛甚则坠，不可不防。故凡畏堕胎者，必当察此所伤之由，而切为戒慎。凡治堕胎者，必当察此养胎之源，而预培其损，保胎之法，无出于此。若待临期，恐无及也。

凡胎孕不固，无非气血损伤之病，盖气虚则提摄不固，血虚则灌溉不周，所以多致小产。故善保胎者，必当专顾血虚，宜以胎元饮为主而加减用之。其次则芍药芎归汤，再次则泰山盘石散或千金保孕丸，皆有夺造化之功，所当酌用者也。又凡胎热者血易动，血动者胎不安，故堕于内热而虚者，亦常有之。若脾气虚而血热者，宜四圣散。肝肾虚而血热者，宜凉胎饮。肝脾虚而血热者，宜固胎煎。又立斋法，治血虚血热、数坠胎者，于调补之外，时值初夏，教以浓煎白术汤下黄芩末二钱，与数十帖，得保而生，亦可法也。此外，凡有他证而胎不安者，当于《安胎》条中酌而治之。

胎不长二七

妊娠胎气本乎血气，胎不长者，亦惟血气之不足耳。故于受胎之后而漏血不止者有之，血不归胎也。妇人中年血气衰败者有之，泉源日涸也。妇人多脾胃病者有之，仓廪薄则化源亏而冲任穷也。妇人多郁怒者有之，肝气逆则血有不调而胎失所养也。或以血气寒而不长者，阳气衰则生气少也。或以血热而不长者，火邪盛则真阴损也。凡诸病此者，则宜补宜固，宜温宜清，但因其病而随机应之，则或以及期，或以过月，胎气渐充，自无不长。惟是年迈血衰而然者，数在天矣，有非可以人力为也。

鬼胎二八

妇人有鬼胎之说，岂虚无之鬼气，果能袭人胞宫而遂得成形者乎？此不过由本妇之气质，盖或以邪思蓄注，血随气结而不散；或以冲任滞逆，脉道壅瘀而不行，是皆内因之病，而必非外来之邪，盖即血癥气瘕之类耳。当即以癥瘕之法治之，详见本条。此外如狐魅异类之遇者，则实有所受而又非鬼胎之谓，亦当于癥瘕类求法下之。又凡鬼胎之病，必以血气不足而兼凝滞者多有之，但见经候不调而预为调补，则必无是病。若其既病，则亦当以调补元气为主，而继以去积之药乃可也。然用补之外，而欲于补中兼行者，无如决津煎。欲去其滞而不至猛峻者，无如通瘀煎。既加调补而欲直攻其病者，则夺命丹、回生丹皆可酌用，或以当归、红花煎浓汤，送赤金豆亦妙。

妊娠药禁二九

蚖斑水蛭及虻虫，乌头附子配天雄，野葛水银并巴豆，牛膝薏苡与蜈蚣，棱莪代赭芫花麝，大戟蛇蜕黄雌雄，牙硝芒硝牡丹桂，槐花牵牛皂角同，半夏南星与通草，瞿麦干姜桃仁通，硇砂干漆蟹甲爪，地胆茅根莫用好。出《便产须知》。

妊娠寡欲三十

妊娠之妇，大宜寡欲，其在妇人多所不知，其在男子而亦多有不知者，近乎愚矣。凡胎元之强弱，产育难易，及产后崩淋经脉之病，无不悉由乎此。其为故也，盖以胎神巩固之日，极宜保护宫城，使不知慎而多动欲火，盗泄阴精，则藩篱由不固而伤，血气由不聚而乱，子女由元亏而夭，而阴分之病亦无不由此而百出矣。此妇人之最宜慎者，知者不可不察。

胎孕类论列总方

四君子汤补一

四物汤补八

五君子煎新热六

八珍汤补十九

六君子汤补五

十全大补汤补二十

五物煎新因三
五阴煎新补十一
补中益气汤补三十
五福饮新补六
七福饮新补七
五味异功散补四
温胃饮新热五
和胃饮新和五
六味异功煎新热七
寿脾煎新热十六
归脾汤补三二
加味归脾汤补三三
逍遥饮新因一
逍遥散补九二
加味逍遥散补九三
左归饮新补二
右归饮新补三
地黄当归汤妇四
凉胎饮新因八
固胎煎新因七
全生白术散妇十四
安胎散妇二
安胎饮妇一
泰山磐石散妇三
胎元饮新因六
安营散妇一二九
千金保孕丸妇三六
理阴煎新热三
固阴煎新固二
茯苓半夏汤和十二
保阴煎新寒一
秘元煎新固一
半夏茯苓汤妇三四
当归散妇九六
当归汤妇五
益母地黄汤妇十七
八味丸补一二二
参橘散妇三二
人参橘皮汤妇三二
续断汤妇二二
菟丝煎新固三
柴胡清肝饮寒五九
阿胶散妇六
胶艾汤妇七
防风黄芩丸妇一二三
佛手散妇四一
决津煎新因二
芍药芎归汤妇四六
束胎丸妇三八
鲤鱼汤妇二六
通瘀煎新因五
化肝煎新寒十
解肝煎新和十一
枳壳汤妇二三
竹叶汤妇二七
二黄散妇二十
清化饮新因十三
子芩散妇一二二

卷之三十九　妇人规下

产育类

滑胎三二

妊娠滑胎之法，惟欲其坐草之期易而且速，而难易之由，则在血之盈虚，不在药之滑利。盖血多则润而产必易，血亏则涩而产必难，故于未产之前，但宜以培养气血为主，而预为之地，如四物汤、滑胎煎、五福饮、小营煎、八珍汤之类，即皆滑胎之要药。若不知此而过用滑利等物，或产期未近，无火无滞而妄用清火行气，沉降苦寒等药，必皆暗残营气，走泄真阴，多致血亏气陷，反为临期大害。若果肥盛气实者，则紫苏饮、保生无忧散、滑胎枳壳散之类，皆可择用。

催生三三

凡妊娠胎元完足，弥月而产，熟落有期，非可摧也。所谓催生者，亦不过助其血气而利导之耳。直待临期，乃可用脱花煎或滑胎煎，随证加减主之。或经日久产，母困倦难生，俱宜服滑胎煎，以助其气血，令儿速生。其有气虚无力，艰于传送者，必用独参汤，随多少接济其力，皆为催生要法。若期未至而妄用行气导血等剂以为催生，亦犹摘方苞之萼，揠宋人之苗耳。

——临盆将产，腹痛已甚，凡催生之药，无如脱花煎，少用肉桂五七分为最稳最妙若气虚无力者，加人参二三钱，虚甚者，任意加用之。

——催生若水血下多，子道干涩难出者，宜用滑利之物，如猪脂、蜜、酥油、葱白、葵子、牛乳、滑石、榆白皮之类以润之，亦济急之法也。

稳婆三四

产妇临盆，必须听其自然，弗宜摧逼，安其神志，勿使惊慌，直待花熟蒂圆，自当落矣。所以凡用稳婆，必须择老成忠厚者，预先嘱之，及至临盆，务令从容镇静，不得用法摧逼。余尝见有稳婆忙冗性急者，恐顾此失彼，因而勉强试汤，分之掐之，逼之使下，多致头身未顺而手足先出，或横或倒，为害不小。若未有紧阵，不可令其动手，切记切记！又有生息不顺，及双胎未下之类，但宜稳密安慰，不可使产母闻知，恐惊则气散，愈难生下。又尝见有奸诡之妇，故为哼讶之声，或轻事重报，以显己能，以图酬谢，因致产妇惊疑，害尤非细，极当慎也。

《立斋医案》载一稳婆云：止有一女，于分娩时，适当巡街侍御行牌取我视其内室分娩，女为此惊吓，未产而死。后见侍御，更以威颜吩咐。迨视产母，胎虽顺而头偏在一边，此时若以手入推正，可保顺生。因畏其威，不敢施手，但回禀云：此是天生天化，非人力所能。因是子母俱不能救。由此观之，可见产时当用静镇自然，而一毫惊恐疑畏有不可使混于其间者。

产要三五

凡孕妇临月，忽然腹痛，或作或止，或一二日，或三五日，胎水少来，但腹痛不密者，名曰弄胎，非当产也。又有一月前或半月前，忽然腹痛如欲产而不产者，名曰试月，亦非产也。凡此腹痛，无论胎水来与不来，俱不妨事，但当宽心候时可也。若果欲生，则痛极连腰，乃将产也。盖肾系于腰，胞系于肾故耳。又试捏产母手中指本节，跳动即当产也。此时儿逼产门，谷道挺迸，水血俱下，方可坐草试汤，瓜熟蒂悬，此乃正产之候也。

——产妇腹痛未甚，且须宽心行动，以便儿身舒转。如腰腹痛甚，有产之兆，即当正身仰卧，或起坐舒伸，务宜安静从容，待儿转身向下，其产必顺而且易，最不宜预为惊扰入手，以致产妇气怯，胞破浆干，使儿转身不易，则必有难产之患。

——产女初觉欲生，便须惜力调养，不可用力妄施，恐致临产乏力。若儿方转身而用力太早，则多致横逆，须待顺而临门，一逼自下。若时候未到，用力徒然。

——临产房中，不宜多人喧嚷惊慌，宜闭户，静以待生。

——将产时，宜食稠软白粥，勿令饥渴以乏气力。亦不宜食硬冷难化之物，恐产时乏力，以致脾虚不能消化，则产后有伤食之病。

——产妇产室，当使温凉得宜。若产在春夏，宜避阳邪，风是也。产在秋冬，宜避阴邪，寒是也。故于盛暑之时，亦不可冲风取凉，以犯外邪。又不宜热甚，致令产母头疼面赤。亦不宜人众，若热气熏蒸，亦致前患。其或有热极烦渴而血晕血溢者，亦可少与凉水，暂以解之，然亦不可多用。若冬末春初，余寒尚盛，产室不可无火，务令下体和暖，衣被亦当温厚，庶不为寒气所侵，可免胎寒血滞难产之患。且产后胎元既落，气血俱去，乘虚感邪，此时极易，故不可不慎。

——凡富贵之家，过于安逸者，每多气血壅滞，常致胎元不能转动。此于未产之先，亦须常为运动，庶使气血流畅，胎易转则产亦易矣。是所当预为留意者。

——妊娠将产，不可詹卜问神，如巫觋之徒哄吓谋利，妄言凶险，祷神祇保，产妇闻之，致生疑惧。夫忧虑则气结滞而不顺，多至难产，所宜戒也。

——产时胞浆不下，但只稳守无妨。若胞浆破后，一二时辰不生，即当服催生等药，如脱花煎、滑胎煎，或益母丸之类。盖浆乃养儿之生，浆干不产，必其胎元无力，愈迟则愈干，力愈乏，所以速宜催之。

——产妇与酒，不可多而致醉，凡产前醉则乏力而四肢不用。产后酒多，恐引入血分四肢，致后日有动血，及四肢无力，髓骨酸痛之患。

六逆产三六

一、横生者，以儿方转身，产母用力逼之太早，故致儿身未顺而先露手臂。但令母安然仰卧，稳婆以手徐推儿臂下体，令其正直，复以中指摸其肩，弗使脐带攀系即生。

二、倒生者，因儿未及转身，产母努力，故令儿先露足。令母正卧，以手徐推足入，良久仍推儿身，徐俟转正近门即生。

三、偏生者，因儿未顺生路，产母努力，逼儿头偏一边，虽若露顶，实额角也，亦照前法推正即生。若儿顶后骨偏拄谷道旁，以手从外后旁轻轻托正即生。

四、碍产者，儿身虽顺，门路虽正，但不能下，乃因胎转时脐带绊肩而然。令产母仰卧以手轻推儿向上，乃用中指按儿两肩，理顺脐带即生。

五、坐产者，因儿将产，其母疲倦，久坐椅褥，抵其生路而然。须用手巾一条拴系高处，令产母以手攀之，轻轻屈足舒伸以开生路，儿即顺生。

六、盘肠产者，临产母肠先出，子产而肠未收，故曰盘肠产。古法以醋水各半盏，默然噀产母面背则收。一法：以蓖麻子四十九粒，研烂，涂母头顶，待肠收上，急洗去。俗以水面背惊之而肠亦收，但恐惊则气散，反致他疾，戒之。

一方：治横逆产难，令产母仰卧，以小针刺儿手脚心三五次，用盐擦之，手脚即缩上，转身即生。

一方：治盘肠产，以半夏为末，用少许搐鼻中，肠自上。

又方：用大纸捻以麻油润渗，点着吹灭，以烟熏产妇鼻中，肠即上。

又方：肠出，盛以洁净漆器，浓煎黄芪汤浸之，肠即上。

胞破难产三七

凡产妇胎未顺而胞先破者，其因有二，盖一有母质薄弱，胞衣不固，因儿转动，随触而破者，此气血之虚也。一有儿身未转，以坐草太早，用力太过，而胞先破者，此举动之伤也。若胞破久而水血干，产路涩则儿难下，宜急用大料四物汤，或五物煎、脱花煎、滑胎煎、五福饮、当归汤之类，助其气血，并浓煎葱汤熏洗产户，使其暖而气达，则自当顺下。若持久力乏，血已耗涸，则甚危矣。当用八珍汤料一斤，益母草四两，水数碗煎熟，不时饮之，亦有得生者。或以黄芪、芎、归数斤，以大釜煎，药气氤氲满室，使产母口鼻俱受其气，亦良法也。大抵产难之证，多患于郁闷安佚富贵之家，治法虽云胎前清气，产后补血，然不可拘泥。若脾胃不健，气血不充，必当预为调补，不然，临产必多患难。

产难经日不下，别无危证者，宜用脱花煎催之，极妥极妙。一医宿客店，治店妇临产数日不生，下体俱冷，无药甚窘。令取椒、茱萸共煎汤一盆，令产妇以小凳坐盆内熏洗，良久，小腹皆暖，气温血行，遂产。

一方：以紫苏煎汤熏洗。大抵遇严寒时月，产久伤冷，气血必凝，此熏洗之法，亦要法也。外以淋汤，内以羊肉汤，必效。

一方：令产妇以自己发梢含于口中，令其恶心作呕，即下。亦治胞衣不出。

胞衣不出三八

胞衣不出，有以气血疲弱，不能传送而停阁不出者。其证但见无力，而别无痛胀，治当补气助血，宜速用决津煎或滑胎煎、保生无忧散、局方黑神散之类主之。有以恶露流入胞中，胀滞不出者。盖儿既脱，胞带必下坠，故胞在腹中，形如仰叶，仰则盛聚血水而胀碍难出。惟老成稳婆多有识者，但以手指顶其胞底，以使血散，或以指摸上口，攀开一角，使恶露倾泻，则腹空自落矣。又一法，以本妇头发，搅入喉中，使之作呕，则气升血散，胞软亦自落矣。凡胎胞不出者多死，授以此法，甚效。若血渗胞中，停蓄既久，而为胀为痛，或喘或急，则非逐血破血不可也，宜速用夺命丹，或用失笑散，以热酒调服，使血散胀消，其衣自下。若气血兼虚者，亦惟决津煎为善。

气脱血晕三九

产时胎胞既下，气血俱去，忽尔眼黑头眩，神错口噤，昏不知人，古人多云恶露乘虚上攻，故致血晕。不知此证有二：曰血晕，曰气脱也。若以气脱作血晕，而用辛香逐血化痰等剂，则立刻毙矣，不可不慎也。

——气脱证：产时血既大行，则血去气亦去，多致昏晕不省，微虚者少顷即苏，大虚者脱竭即死。但察其面白眼闭，口开手冷，六脉细微之甚，是即气脱证也。速用人参一二两，急煎浓汤，徐徐灌之，但得下咽，即可救活，若少迟延，则无及矣。余尝救此数人，无不随手而愈，此最要法也。又尝见有禁参而毙者，云新产后不可用参，用参则补住恶血，必致为害，即劝之亦不肯用，直待毙而后悔者亦数人矣。又有云产后必过七日方可用参，此等愚昧讹传，不知始自何人，误人不浅，万万不可信也。

——血晕之证，本由气虚，所以一时昏晕，然血壅痰盛者亦或有之。如果形气脉气俱有余，胸腹胀痛上冲，此血逆证也，宜失笑散。若痰盛气粗，宜二陈汤。如无胀痛气粗之类，悉属气虚，宜大剂芎归汤、八珍汤之类主之。

——猝时昏晕，药有未及，宜烧秤锤令赤，用器盛至床前，以醋沃之，或以醋涂口鼻，令酸气入鼻，收神即醒。或以破旧漆器，或用干漆烧烟熏之，使鼻受其气皆可。但此法惟轻而暴晕者所宜，若气虚之甚而昏厥者，非用大补之剂，终无益也。

儿初生四十　初诞法详《小儿门》

凡婴儿初生，当随手包裹，切不可为风寒所侵。盖儿在腹中，遮护最密，及其初脱胞胎，肌肤脆嫩，极易感邪。若在夏令，自无所虑，但觉稍寒，即须慎之。尝见儿生未久，多有惊风发热抽搐等病者，率由乎此。

——小儿初生，天气微凉即大忌洗沐，恐腠理不密，元气发泄，而外邪乘之也。凡产母分娩艰难，劳伤胎气，多有儿虽脱胞而乏力垂危，或已死者，切不可便断脐带，当急用大纸捻蘸香油，于脐带上往来烧断之，取其阳气以续胎元，俄顷，儿得啼声，即已活矣，且可免胃寒泄泻之病。凡见此者，若以刀断脐带，则子母皆多难保。此出《立斋医案》。

——凡烧带之法，惟素多阳虚及产时气脱者，最宜用之，以助阳气。若母气阳强，或儿声洪亮者，皆不宜用，恐火从脐入，日后致生热毒，则反为害不小。

子死腹中四一

凡子死腹中者，多以触伤，或犯禁忌，或以胎气薄弱不成而殒，或以胞破血干，持久困败，但察产母腹胀舌黑者，其子已死。若非产期而觉腹中阴冷重坠，或为呕恶，或秽气上冲，而舌见青黑者，皆子死之证。宜速用下死胎方下之，下后察其虚实，随加调补自愈。若唇舌面色俱青，则母子皆危之兆也。

补遗方：治胎死腹中。用红花以酒煮汁，饮二三碗即下。

新法下胎方：用当归一两，厚朴三钱，陈皮二钱，入酒水各一碗，煎至一碗，加朴硝三五钱，再煎十余沸，去渣热服，死胎自下。或止用脱花煎更妙。

死胎论外方

回生丹妇六六　　桂香散妇五五

下死胎方妇五九　　琥珀丸妇一三四

产门不开不闭子宫不收四二

交骨不开，产门不闭，无非阴气不足，阴不足则气不达，所以不开，不开则产必艰难，宜加味芎归汤，补而开之，大有奇效，或十全大补汤亦可。

产门不闭，由阴气大虚，不能收摄，或由阴火下流而然，故或为阴挺突出，或为肿胀，或为淋涩不禁。若气血俱虚者，宜十全大补汤加五味子，补而敛火。或痛而觉热者，宜加味逍遥散。若忧思伤脾血热者，加味归脾汤。若暴怒伤肝动火者，龙胆泻肝汤。子宫不收而外坠者，宜补中益气汤加醋炒芍药，饮而举之。或外以黄芪煎汤熏洗亦妙。或以硫黄汤熏洗，硫黄散傅之。

一方：治产后子宫不敛，用荆芥、藿香、椿根白皮煎汤熏洗，神效。

一方：产后子肠不收，外用枳壳、诃子、五倍子、白矾煎汤熏洗。

若不收，再灸顶心百会穴数壮即上。

一方：子宫脱出，用蓖麻仁十四枚，研烂涂顶心，入即洗去。

一方：治产后阴脱，用绢袋盛炒热蛇床子熨之，亦治阴痛。又法：用蛇床子五两，乌梅十四个，煎水，日洗五六次。

小产四三

小产之证，有轻重，有远近，有禀赋，有人事。由禀赋者，多以虚弱；由人事者，多以损伤。凡正产者，出于熟落之自然，小产者，由于损折之勉强，此小产之所以不可忽也。若其年力已衰，产育已多，欲其再振且固，自所难能。凡见此者，但得保其母气，则为善矣。若少年不慎，以致小产，此则最宜调理，否则下次临期仍然复坠，以致二次三次，终难子嗣，系不小矣。凡此安之之法，见前数堕胎条中。既产调理之法，亦与大产相似，详后产后条中，俱当按而用之。

——凡妇人年及中衰，胎元无力，则常有胎不能长，及多小产昏晕之患，此气血衰败而然。血气既衰，则凡于小产之后，多有胎既落而复又下坠，如更有一胎欲产者，此非胎也，乃因气虚而胞宫随胎下陷也。产母不知，必至惊慌。此无足虑，但以寿脾煎或八珍、十全大补、芎归补中汤之类主之，则自安矣。

又凡小产有远近，其在二月三月为之近，五月六月为之远。新受而产者其势轻，怀久而产者其势重，此皆人之所知也。至若犹有近者，则随孕随产矣。凡今艰嗣之家，犯此者十居五六，其为故也，总由纵欲而然。第自来人所不知，亦所不信。兹谨以笔代灯，用指迷者，倘济后人，实深愿也，请详言之。盖胎元始肇，一月如珠露，二月如桃花，三月四月而后，血脉形体具，五月六月而后，筋骨毛发生。方其初受，亦不过一滴之玄津耳。此其橐龠正无依，根荄尚无地，巩之则固，决之则流。故凡受胎之后，极宜节欲以防泛溢。而少年纵情，罔知忌惮，虽胎固欲轻者，保全亦多。其有兼人之勇者，或恃强而不败，或既败而复战。当此时也，主方欲静，客不肯休，无奈狂徒敲门撞户，顾彼水性热肠，有不启扉而从，随流而逝者乎？斯时也，落花与粉蝶齐飞，火枣共交梨并逸，合污同流，已莫知其昨日孕而今日产矣，朔日孕而望日产矣，随孕随产，本无形迹。盖明产者胎已成形，小产必觉。暗产者胎仍以水，直溜何知？故凡今之衏衏家多无大产，以小产之多也。娶娼妓者多少子息，以其子宫滑而贯于小产也。今尝见艰嗣求方者，问其阳事，则曰能战。问其功夫，则曰尽通。问其意况，则怨叹曰：人皆有子我独无。亦岂知人之明产，而尔之暗产耶。此外如受胎三月五月而每有堕者，虽衰薄之妇常有之，然必由纵欲不节，致伤母气而堕者为尤多也。故凡恃强过勇者多无子，以强弱之自相残也。纵肆不节者多不育，以盗损胎元之气也。岂悉由妇人之罪哉？欲求我方者，当以此篇先读之，则传方之思，已过半矣。

小产论外方

人参黄芪汤妇四八　小产气虚血不止

当归川芎汤妇四三　小产瘀血痛

殿胞煎新因十　小产后腹痛

下胎断产四四

下胎断产，本非仁者之事，然有妇人临产艰危，或病甚不胜产育者，则下胎断产之法有不得已，亦不可废者也。至若水银、虻虫、水蛭、斑蝥之属，不惟伤胎，且伤母矣，用者不可造次。

下胎方

千金去胎方妇六一

广济下胎方妇五七

下胎小品方妇五六

良方桂心散妇五四

扶羸小品方妇五八

一方：不拘生胎死胎，用蓖麻仁二个，巴豆一个，麝香一分，研贴脐中并足心即下。月一粒，温酒吞下。

又方，下生胎，用蓖麻子一个。

断产方

断产小品方妇六八

丹溪断子法妇六九

千金断产方妇又六七

断产灸法妇六七

产育类论列总方四五

四物汤补八
八珍汤补十九
十全大补汤补二十
五福饮新补六
五物煎新因三
补中益气汤补三十
当归汤妇五
小营煎新补十五
保生无忧散妇四七
羊肉汤妇七一
脱花煎新因十一
加味逍遥散补九三
寿脾煎新热十六
决津煎新因二
加味归脾汤补三三
滑胎煎新因九
益母丸妇六四
滑胎枳壳散妇二四
紫苏饮妇二八
夺命丹妇六五
加味芎归汤妇四四
失笑散妇百四十
芎归补中汤妇四六
龙胆泻肝汤寒六二
硫黄汤妇六二、六二
局方黑神散妇五十
芎归汤妇四一

产后类

论产后当大补气血四六

产后病治，尝见丹溪云：产后当大补气血，即有杂证，以末治之。一切病均是血虚，皆不可发表。此其意谓血气随胎而去，必属大虚，故无论诸证，皆当以大补为先，其它皆属可缓。余于初年诚然佩服，及执而用之，则每为所困。经者数次，始悟其言虽有理，而未免言之过也。即今产科所宗，无非此法。余目睹其误，及亲为解救者，盖不少矣，故敢剖析于后。实有所见，不得不言，非存心自炫，故毁先贤。若然，则徒为笑骂之招耳，宾虽至愚，必不为也，观者其深察此意。

产后气血俱去，诚多虚证，然有虚者，有不虚者，有全实者。凡此三者，但当随证随人，辨其虚实，以常法治疗。不得执有成心，概行大补，以致助邪，此辨之不可不真也。

——产后虚证，无非随人元气，必素弱之人多有之，或于产后血气俱去而更弱者亦有之。此当因人察脉，因脉察证，若脉气形气病气均不足，此当以全虚治之。若形气不足，病气有余，或兼火邪，或兼外邪，或以饮食停滞，是亦虚中有实，不得不详审而治。此中委曲，未能言尽，惟明者悟之。

——产后不虚证，盖或其素日无病，或以年少当时，或以素耐辛苦贫劳之质，此辈本无不足，及其一旦受孕，乃于无病腹中参入此物，故致血气壅塞，为胀为呕，是皆添设有余之病。及其既产，始见通快，所留得去，仍复故吾。常人之产，此类极多，果何虚之有？然或以内伤，或以外感，产后之病，难保必无，倘有所犯，去之即愈。若概行大补，果能堪否？即临盆带去血气，未免暂见耗损，然以壅滞之余，不过皆护胎随从之物，去者当去，生者旋生，不出数日，必已来复，此生化自然之理，何至是产皆虚也。凡治此类，但当因证用治，若执云产后必当大补气血，则实实之病，必所不免，而轻者必甚，甚者必危矣。由此观之，则立言者固不易，而用言者又岂易哉。

——产后全实证，有如外感风寒，头痛身热，便实中满，脉紧数洪大有力者，此表邪之实证也。又火之盛者，必热渴躁烦，或便结腹胀，口鼻舌焦黑，酷喜冷饮，眼眵，尿管痛赤，脉见洪滑，此内热之实证也。又郁怒动肝，胸胁胀痛，大便不利，脉弦而滑，此气逆之实证也。又恶露未尽，瘀血上冲，心腹胀满，疼痛拒按，大便难而小便利，此血逆之实证也。又凡富贵之家，保护太过，或过用人参、芪、术，以致气壅，或过用糖酒炭火，以致内热，或产本不虚而妄用大补之药，以致增病，此调摄之实证也。又或因产过食，恐其劳困，固令勉强，以致停蓄不散，此内伤之实证也。以上诸证，姑举要者以见其概。然既有表邪则不得不解，既有火邪则不得不清，既有内伤停滞则不得不开通消导，且人有强弱，产有虚实，病有真假，治有逆从，固不可以同日语也。观《六元正纪大论》曰：妇人重身，毒之何如？曰：有故无殒，亦无殒也。此自经常不易之大法，亦何庸赘辨之若此。第因丹溪之言，人多偏执，故不得不详尽其说，以解后人之惑也。诸虚实治法详具后条。

论产后三禁四七

观《病机机要》云：治胎产之病，当从厥阴证论之。宜无犯胃气及上二焦，是为三禁，谓不可汗，不可下，不可利小便。发其汗则同伤寒下早之证，利大便则脉数而伤脾，利小便则内亡津液，胃中枯燥。但使不犯三禁，则营卫自和，而寒热自止矣。凡用治之法，如发渴则白虎，气弱则黄芪，血痛则当归，腹痛则芍药。大抵产后天行从加减柴胡，杂证从增损四物，宜察脉证而用之。详此说虽为产育之大法，然病变不同，倘有是证，则不得不用是药，所谓有病则病受之也。第此经常之法，固不可不知，而应变之权，亦不可执一也。

产后腹痛四八

产后腹痛，最当辨察虚实。血有留瘀而痛者，实痛也。无血而痛者，虚痛也。大都痛而且胀，或上冲胸胁，或拒按而手不可近者，皆实痛也，宜行之散之。若无胀满，或喜揉按，或喜热熨，或得食稍缓者，皆属虚痛，不可妄用推逐等剂。

凡新产之后，多有儿枕腹痛者，摸之亦有块，按之亦微拒手，故古方谓之儿枕，皆指为胞中之宿血，此大不然。夫胎胞俱去，血亦岂能独留？盖子宫蓄子既久，忽尔相离，血海陡虚，所以作痛。胞门受伤，必致壅肿，所以亦若有块，而实非真块。肿既未消，所以亦颇拒按。治此者但宜安养其脏，不久即愈。惟殿胞煎为最妙，其次则四神散、五物煎皆极佳者。若误认为瘀而妄用桃仁、红花、玄胡、青皮之属，反损脏气，必增虚病。

——有母体本虚而血少者，即于产时亦无多血，此辈尤非血滞。若有疼痛，只宜治以前法，或以大、小营煎、黄雌鸡汤主之。——凡新产之后，其有阳气虚弱而寒从中生，或寒由外入，以致心腹作痛，呕吐不食，四肢厥冷者，宜九蜜煎、大岩蜜汤，或理阴煎主之。

——产当寒月，以致寒气入腹，脐下胀痛，手不可近者，宜羊肉汤主之。若气实寒甚者，宜蟠葱散。

——产后恶露不尽，留滞作痛者，亦常有之。然此与虚痛者不同，必其由渐而甚，或大小便不行，或小腹硬实作胀，痛极不可近手，或自下上冲心腹，或痛极牙关紧急，有此实证，当速去其血，近上者宜失笑散，近下者宜通瘀煎、夺命丹、回生丹。如或未效，当用决津煎为善。

——产后有脾虚肾虚而为腹痛者，此不由产而由脏气之不足。若脾气虚寒，为呕吐，为食少，而兼腹痛者，宜五君子煎、六君子汤、温胃饮之类主之。若肾气虚寒，为泻为痢，而兼腹痛者，宜胃关煎、理阴煎之类主之。

——产后有饮食停滞及气逆作痛，亦当因其类而消去之，如排气饮、大和中饮之类，皆可酌用。

仲景曰：产后腹中疞痛，当归生姜羊肉汤主之，并治腹中寒疝，虚劳不足。

立斋曰：前证若因气滞，用延胡索散。若因外寒，用五积散。若因怒气，用四物加木香、柴胡。若因血虚，用四物、参、术、炮姜。若因阳气虚弱，用四君、当归、炮姜。若因脾虚血弱，用六君、当归、炮姜。

产后发热四九

产后发热，有风寒外感而热者，有邪火内盛而热者，有水亏阴虚而热者，有因产劳倦，虚烦而热者，有去血过多，头晕闷乱烦热者。诸证不同，治当辨察。

——产后有外感发热者，盖临盆之际，多有露体用力，无暇他顾，此时或遇寒邪，则乘虚而入，感之最易。若见头疼身痛，憎寒发热，或腰背拘急，脉见紧数，即产后外感证也。然此等外感，不过随感随病，自与正伤寒宿感者不同，故略加解散即自痊，可勿谓新产之后不宜表散，但当酌其虚实而用得其宜耳。凡产后感邪，气不甚虚者，宜三柴胡饮。若气虚脾弱而感者，宜四柴胡、五柴胡饮。若肝脾肾三阴不足而感者，宜补阴益气煎。若虚寒之甚者，宜理阴煎。若产妇强壮，气实而感者，宜正柴胡饮。若兼内火盛而外邪不解者，宜一柴胡饮。若风寒俱感，表里俱滞者，宜五积散。

——产后有火证发热者，但外感之热多在表，火证之热多在里。此必以调摄太过，或时令热甚，或强以酒，或误用参、术、姜、桂大补之药，或过用炭火，或窗牖太密，人气太盛，或气体本实而过于动作，凡属太过，皆能生火。火盛于内，多见潮热内热，烦渴喜冷，或头痛汗多，便实尿赤，及血热妄行，但无表证，脉见缓滑不紧而发热者，便是火证，宜清化饮、保阴煎之类主之。若本元不虚，或火之甚而势之急者，即徙薪饮、抽薪饮亦所常用，不必疑也。

——产后有阴虚发热者，必素禀脾肾不足，及产后气血俱虚，故多有之。其证则倏忽往来，时作时止，或昼或夜，进退不常，或精神困倦，怔忡恍惚。但察其外无表证，而脉见弦数，或浮弦豁大，或微细无力，其来也渐，非若他证之暴至者，是即阴虚之候。治当专补真阴，宜小营煎、三阴煎、五阴煎之类，随宜主之。若阴虚兼火而微热者，宜一阴煎。若阴虚兼火之甚而大热者，宜加减一阴煎。若阴虚火盛，热而多汗者，宜当归六黄汤。若阴中之阳虚，火不归源而热者，宜大营煎、理阴煎、右归饮之类主之。若血虚阳不附阴，烦热作渴者，宜人参当归汤。若气血俱虚，发热烦躁，面赤作渴，宜八珍汤、十全大补汤。若热甚而脉微者，宜急加桂附，或认为火，则祸在反掌。

——产后有去血过多发热者，其证必烦渴短气，头痛头晕，闷乱内热，是亦阴虚之属，宜人参当归汤主之。

立斋曰：大凡元气虚弱而发热者，皆内真寒而外假热也，但用六君或补中益气加炮姜温补脾气，诸证自退。若四肢畏冷，急加附子。凡新产阴血暴伤，阳无所附而外热，宜用四物、炮姜补阴以配阳。若因误服寒凉克伐之剂而外热，此为寒气格阳于外，宜用四君子加姜、桂，如不应，急加附子。若或肌肤发热，面目赤色，烦渴引饮，此血脱发躁，宜用当归补血汤。

产后乍寒乍热五十

产后乍寒乍热，总由血气虚损，阴阳不和而然。若阳胜则乍热，阴胜则乍寒。凡阴胜而寒多者，宜增损四物汤、理阴煎。若阳胜而热多者，宜四物汤、三阴煎。若阳气陷入阴中而乍寒乍热者，宜补中益气汤、补阴益气煎。若阴阳俱虚而寒热者，宜八珍汤、十全大补汤。若败血不散，流入阴中而作寒热者，宜决津煎、殿胞煎。若血实气壅者，宜夺命丹。陈无择曰：败血流闭诸阴则寒，流闭诸阳则热，宜五积散。若有外感者，宜从前《产后发热》调治。

蓐劳五一

蓐，草荐也。产妇坐草艰难，以致过劳心力，故曰蓐劳，此即产后劳倦也。其证则或为寒热如疟，或头疼自汗，或眩晕昏沉，或百节疼痛，或倦怠喘促，饮食不甘，形体虚羸之类，皆其候也，悉当以培补元气为主。若初产后蓐劳困倦，惟猪腰汤为妙，或用黄雌鸡汤、白茯苓散。若蓐劳虚汗不止，宜母鸡汤。若兼脏寒者，宜羊肉汤。若气血俱虚者，宜五福饮、十全大补汤。若兼外邪发热者，宜补阴益气煎、补中益气汤。若兼外邪发热而中寒背恶寒者，宜理阴煎，详加减法治之。若兼阳虚内寒者，宜五君子煎或理阴煎。若阳盛阴虚兼内热者，宜五福饮加芍药、黄芩、地骨皮之类，随宜用之。

产后喘促五二

产后喘急有二，乃一以阴虚之极，一以寒邪在肺，盖产后既以大虚，焉得气实而喘？若肺无寒，续见喘促者，此以血去阴虚，孤阳无主，故气穷短促而浮脱于上，此实肝肾不接，无根将脱之兆，最为危候。经曰：肝苦急，急食甘以缓之。正此类也，惟贞元饮为治此之神剂。若气虚兼寒者，宜大补元煎或理阴煎。若风寒外感，邪气入肺而喘急者，此必气粗胸胀，或多咳嗽，自与气短似喘、上下不接者不同，治当以疏散兼补为主，宜金水六君煎或六君子汤。若单以寒邪入肺，气实气壅而本无虚者，宜六安煎，或二陈汤加苏叶之类主之。

喘嗽论外方

二母散妇八六　血热喘嗽

二物参苏饮妇八四　瘀血入肺喘嗽

产后恶露不止五三

产后恶露不止，若因血热者，宜保阴煎、清化饮。有伤冲任之络而不止者，宜固阴煎加减用之。若肝脾气虚，不能收摄而血不止者，宜寿脾煎或补中益气汤。若气血俱虚而淡血津津不已者，宜大补元煎或十全大补汤。若怒火伤肝而血不藏者，宜加味四物汤。若风热在肝而血下泄者，宜一味防风散。

止血方：用蒲黄二两，水煎，顿服。

血不止论外方

人参当归汤妇百十四　　佛手散妇四一　血多烦晕

产后发痉五四

产后发痉，乃阴血大亏证也。其证则腰背反张，戴眼直视，或四肢强劲，身体抽搐。在伤寒家虽有刚痉、柔痉之辨，然总之则无非血燥血枯之病，而实惟足太阳与少阴主之。盖膀胱与肾为表里，肾主精血，而太阳之脉络于头目项背，所以为病若此。若其所致之由，则凡如伤寒误为大汗以亡液，大下以亡阴，或溃疡、脓血、大泄之后，乃有此证。故在产后，亦惟去血过多，或大汗大泻而然，其为元气亏极，血液枯败也可知。凡遇此证，速当察其阴阳，大补气血，用大补元煎，或理阴煎及十全大补汤之类，庶保其生。若认为风痰而用发散消导等剂，则死无疑矣。

产后大便秘涩五五

产后大便秘涩，以其失血亡阴，津液不足而然，宜济川煎加减主之，及后立斋法俱妙。立斋曰：前证若计其日期饮食已多，即用药通之，祸在反掌之间矣。必待其腹满觉胀，欲去不能者，此乃结在大肠，宜用猪胆汁润之。若服苦寒疏通，反伤中气，通而不止，或成他证。若去血过多，用十全大补汤。气血俱虚，用八珍汤。虽数日不通，饮食如常，腹中如故，仍用八珍加桃仁、杏仁治之，若泥其日期饮食之多而通之，则误矣。

产后杂证方五六

良方黄龙汤妇八五　产后外感
良方交加散妇一百　产后中风
海藏愈风汤和二百十七　失血筋急搐搦
交加散和二五二　产后类风不省人事
七珍汤妇七九　产后不语
补脬饮妇八一　产后脬破淋沥
良方人参汤妇七七　产后诸虚
麻黄根汤妇八三　产后虚汗
趁痛散妇八十　产后发热骨节疼痛
加味小柴胡汤散二十　乳母肝火发热

产后类论列总方五七

四君子汤补一
五君子煎新热六
金水六君煎新和一
六君子汤补五
大补元煎新补一
十全大补汤补二十
四物汤补八
五物煎新因三
补中益气汤补三十
大营煎新补十四
小营煎新补十四
补阴益气煎新补十六
五福饮新补六
八珍汤补十九
当归六黄汤寒六五
温胃饮新热五
胃关煎新热九
加味四物汤补九
寿脾煎新热十六
理阴煎新热三
增损四物汤妇百十
三阴煎新补十一
一阴煎新补八
加减一阴煎新补九
五阴煎新补十三
贞元饮新补十九
人参当归汤妇百十四
保阴煎新寒一
固阴煎新因二
一味防风散妇百十五
右归饮新补三
蟠葱散热百十
当归补血汤补四四
羊肉汤妇七十、七一
猪腰汤妇七四
黄雌鸡汤妇七二
母鸡汤妇七三
决津煎新因二

殿胞煎新因十
通瘀煎新因五
济川煎新补二一
清化饮新因十三
失笑散妇百四十
夺命丹妇六五
四神散妇七五
二陈汤和一
六安煎新和二
五积散散三九
抽薪饮新寒三
徙薪饮新寒四
延胡索散妇九八
白茯苓散妇七八
正柴胡饮新散六
一柴胡饮新散一
三柴胡饮新散三
四柴胡饮新散四
五柴胡饮新散五
九蜜煎新因十二
大岩蜜汤妇七六
回生丹妇六六
排气饮新和六
大和中饮新和七

带浊遗淋类

带下五八

凡妇人淋带，虽分微甚，而实为同类，盖带其微而淋其甚者也。总由命门不固，而不固之病，其因有六。盖一以心旌之摇之也，心旌摇则命门应，命门应则失其所守，此由于不遂者也。一以多欲之滑之也，情欲无度，纵肆不节，则精道滑而命门不禁，此由于太遂者也。一以房室之逆之也，凡男女相临，迟速有异，此际权由男子，而妇人心兴多致中道而止，止则逆，逆则为浊为淋，此由于遂而不遂，乃女子之最多而最不肯言者也。以上三证，凡带浊之由乎此者，十居八九，而三者之治，必得各清其源，庶可取效。然源未必清，而且旋触旋发，故药饵之功，必不能与情窦争胜，此带浊之所以不易治也。此三者之外，则尚有湿热下流者，有虚寒不固者，有脾肾亏陷而不能收摄者，当各因其证而治之。

——心旌摇，心火不静而带下者，先当清火，宜朱砂安神丸、清心莲子饮、《直指》固精丸之类主之。若无邪火而但见心虚带下者，宜秘元煎、人参丸、心虚白浊歌、茯兔丸之类。——欲事过度，滑泄不固而带下者，宜秘元煎、寿脾煎、固阴煎、苓术菟丝丸、济生固精丸、锁精丸、金锁思仙丹之类主之。

——人事不畅，精道逆而为浊为带者，初宜六味地黄汤或威喜丸之属以利之。久不止者，宜固阴煎、苓术菟丝丸之属以固之。

——湿热下流而为带浊，脉必滑数，色见红赤，证有烦渴而多热者，宜保阴煎、加味逍遥散，或经验猪肚丸亦佳。若热甚兼淋而赤者，宜龙胆泻肝汤。

——元气虚弱而带下者，宜寿脾煎、固阴煎、菟丝煎、七福饮、十全大补汤、九龙丸之属。若阳气虚寒，脉见微涩，色白清冷，腹痛多寒者，宜加姜附，或用家韭子丸。

——脾肾气虚下陷而多带者，宜用寿脾煎、固阴煎、归脾汤、补中益气汤之属。

立斋曰：前证或因六淫七情，或因醉饱房劳，或因膏粱厚味，或服燥剂所伤，或亏损阳气下陷，或湿痰下注蕴积而成，故言带也。凡此皆当壮脾胃，升阳气为主，佐以各经见证之药。若色青者属肝，用小柴胡加山栀。或湿热壅滞，小便赤涩，龙胆泻肝汤。色赤者属心，用小柴胡汤加黄连、山栀、当归。思虑过伤，用妙香散等药。色白者属肺，用补中益气加山栀。色黄者属脾，用六君子加山栀、柴胡，不应，归脾汤。色黑者属肾，用六味地黄丸。若气血俱虚，八珍汤。阳气陷下，补中益气汤。湿痰下注，前汤加茯苓、半夏、苍术、黄柏。气虚痰饮下注，四七汤送肾气丸。不可拘肥人多痰，瘦人多火，而以燥湿泻火之药轻治也。

带浊论外方

醋附丸妇百七　气滞带浊，腹中急痛

金樱膏补一百　虚劳带浊

克应丸妇一二八　虚滑带浊

固元丹固三一　赤白带

白芷散妇百十六　下元虚滑

白芍药散妇一二七　带浊疼痛

益母丸妇六四　带浊诸病

白浊遗淋五九

淫浊与带下之不同者，盖白带出于胞宫，精之余也。淫浊出于膀胱，水之浊也。虽膀胱与肾为表里，故带浊之源，无非皆出于阴分，然带由脾肾之虚滑者多，淫浊由膀胱之湿热者多，此其所以有辨也。若淫浊初起而见热涩者，宜大分清饮。若初起无火而但有窒塞者，宜小分清饮或五苓散。若肝经怒火下流，宜加味逍遥散。若肝火盛而见痛涩者，宜龙胆泻肝汤。若服寒凉利药太过，以致下焦虚寒不固者，宜萆薢分清饮。若元气虚寒下陷者，宜寿脾煎、补中益气汤。若脾湿下流者，宜归脾汤、六君子汤。若久而不愈，肝肾虚滑下陷者，宜寿脾煎、秘元煎、家韭子丸。

淋浊论外方

滑石散妇一二九　热淋

三味牛膝汤寒一二六　血热淋痛

牛膝膏和三四六　死血作淋

妇人梦与鬼交六十

人禀五行正气以生，气正则正，气邪则邪，气强则神旺，气衰则鬼生。如《刺法论》曰：神失守位，则邪鬼外干，即此类也。然妇人之梦与邪交，其证有二：一则由欲念邪思，牵扰意志而为梦者，此鬼生于心，而无所外干也。一则由禀赋非纯，邪得以入，故妖魅敢于相犯，此邪之自外至者，亦有之矣。病因有内外，则证亦有不同。病由内生者，外无形迹，不过于梦寐间常有所遇，以致遗失，及为恍惚带浊等症，亦如男子之梦遗，其机一也，但在女子多不肯言耳。至若外有邪犯者，其证则异，或言笑不常，如有对晤，或喜幽寂，不欲见人，或无故悲泣，而面色不变，或面带桃花，其脉息则乍疏乍数，三五不调，或伏沉，或促结，或弦细，或代易不常，是皆妖邪之候。凡此二者，若失于调理，久之不愈，则精血日败，真阴日损，乃致潮热发热，神疲体倦，饮食日减，经水日枯，肌肉消削，渐成劳损，脉见紧数，多致不救矣。凡治此者，所因虽有不同，而伤精败血，其病则一。故凡病生于心者，当先以静心为主，然后因其病而药之。神动者，安其神，定其志。精滑者，固其精，养其阴。尤当以培补脾肾，要约门户，以助生气为主。若为妖魅所侵，则内当调补正气，如归神汤之类，外宜速灸鬼哭穴以驱邪气，则自当渐愈。其穴以两手大指相并缚定，用艾炷于爪甲角骑缝灸之，务令两甲连肉四处着火方效，或七壮，或二七壮。两足大指亦名足鬼眼。

带浊类论列总方六一

人参丸补百五
八珍汤补十九
朱砂安神丸寒一四二
归脾汤补三二
六君子汤补五
清心莲子饮寒三二
妙香散固十五、十六
九龙丸固四二
十全大补汤补二十
寿脾煎新热十六
秘元煎新固一
加味逍遥散补九三
菟丝煎新固三
固阴煎新固二
心虚白浊歌补百
威喜丸固四五
茯菟丸固三八
补中益气汤补三十
锁金丸固二六
保阴煎新寒一
济生固精丸固二九
四七汤和九七
五苓散和一八二
金锁思仙丹固十九
归神汤妇一二五
肾气丸补一二一
六味地黄汤补百二十
七福饮新补七
家韭子丸固三四
小分清饮新和十
直指固精丸固三十
小柴胡汤散十九
大分清饮新寒五
苓术菟丝丸新固五
萆薢分清饮热一六五
经验猪肚丸固四十
龙胆泻肝汤寒六二

乳病类

乳少六二

妇人乳汁，乃冲任气血所化，故下则为经，上则为乳。若产后乳迟乳少者，由气血之不足，而犹或无乳者，其为冲任之虚弱无疑也。治当补化源而兼通利，宜猪蹄汤。若乳将至而未得通畅者，宜涌泉散。

产妇乳汁不来，其原有二：盖一因气血不足，故乳汁不来，宜用猪蹄汤，是即虚者补之也。一因肥胖妇人痰气壅盛，乳滞不来者，宜用漏芦汤之类，是壅者行之也。

产妇乳汁不来，其原有二：盖一因气血不足，故乳汁不来，宜用猪蹄汤，是即虚者补之也。一因肥胖妇人痰气壅盛，乳滞不来者，宜用漏芦汤之类，是壅者行之也。

乳出六三

产后乳自出，乃阳明胃气之不固，当分有火无火而治之。无火而泄不止，由气虚也，宜八珍汤、十全大补汤。若阳明血热而溢者，宜保阴煎，或四君子汤加栀子。若肝经怒火上冲，乳胀而溢者，宜加减一阴煎。若乳多胀痛而溢者，宜温帛熨而散之。若未产而乳自出者，以胎元薄弱，滋溉不全而然，谓之乳泣，生子多不育。

吹乳妒乳六四

产后吹乳，因儿饮乳，为口气所吹，致令乳汁不通，壅结肿痛，不急治之，多成痈溃，速服栝蒌散，外以南星末敷之，更以手揉散之。势甚者，惟连翘金贝煎最妙。

产后妒乳，因无儿饮乳，或儿未能饮，余乳蓄结作胀，或妇人血气方盛，乳房作胀，以致肿痛，憎寒发热，不吮通之，必致成痈。若肿不消，用麦芽二三两炒熟，水煎服，立消。

一方：用陈皮一两，甘草一钱，水煎服。

一方：治吹乳，乳痈肿痛，用萱草根擂酒服之，以滓罨患处。

《袖珍方》用猪牙皂去皮，蜜炙为末，酒服一钱。又诗云：妇人吹奶法如何？皂角烧灰蛤粉和，热酒一盏调八字，管教时刻笑呵呵。

乳痈乳岩六五

肿痛势甚，热毒有余者，宜以连翘金贝煎先治之，甚妙。

立斋法曰：妇人乳痈，属胆胃二腑热毒，气血壅滞，故初起肿痛发于肌表，肉色焮赤，其人表热发热，或发寒热，或憎寒头痛，烦渴引冷，用人参败毒散、神效栝蒌散、加味逍遥散治之，肿自消散。若至数日之间，脓成溃窍，稠脓涌出，脓尽自愈，若气血虚弱，或误用败毒，久不收敛，脓清脉大则难治。

乳岩属肝脾二脏郁怒，气血亏损，故初起小核结于乳内，肉色如故，其人内热夜热，五心发热，肢体倦瘦，月经不调，用加味逍遥散、加味归脾汤、神效栝蒌散，多自消散。若积久渐大，巉岩色赤出水，内溃深洞为难疗，但用前归脾汤等药可延岁月。若误用攻伐，危殆迫矣。大凡乳证，若因恚怒，宜疏肝清热。焮痛寒热，宜发表散邪。焮肿痛甚，宜清肝消毒，并隔蒜灸。不作脓或脓不溃，补气血为主。不收敛或脓稀，补脾胃为主。脓出反痛，或发寒热，补气血为主。或晡热内热，补血为主。若饮食少思，或作呕吐，补胃为主。饮食难化，或作泄泻，补脾为主。劳碌肿痛，补气血为主。怒气肿痛，养肝血为主。儿口所吹，须吮通揉散，成痈治以前法。潮热暮热，亦主前药。大抵男子多由房劳耗伤肝肾，妇人郁怒亏损肝脾，治者审之。世有孕妇患此，名曰内吹，然其所致之因则一，惟用药不可犯其胎耳。

乳病论列总方六六

猪蹄汤妇八七

涌泉散妇八八

漏芦汤妇九十

八珍汤补十九

四君子汤补一

十全大补汤补二十

保阴煎新寒一

归脾汤补三二

加味归脾汤补三三

栝蒌散妇九一

神效栝蒌散外一八一

加味逍遥散补九三

加减一阴煎新补九　　连翘金贝煎新因三一

人参败毒散散三六

子嗣类

宜麟策　总论　六七　共十二段

天地絪缊，万物化醇，男女遘精，万物化生，此造化自然之理也，亦无思无为之道也。故有人道即有夫妇，有夫妇即有子嗣，又何有乏嗣之说？然天有不生之时，地有不毛之域，则人不能无乏嗣之流矣。然则生者自生，乏者当乏，而求嗣之说，又何为也？果可求耶？果不可求耶？则其中亦自有说，亦自有法矣。所谓说者，非为不生不毛者而说也，亦非为少壮强盛者而说也。盖不生不毛者，出于先天之禀赋，非可以人力为也。少壮强盛者，出于妙合之自然，不必识，不必知也。惟是能子弗子者，无后难堪，本非天付；衰老无儿者，精力日去，岂比少年。此所以有挽回之人力，则有说而有法矣。虽法之垂诸古者已不为少，然以余觉之，则若有未尽其妙蕴者焉。因而胪列其法，曰天时，曰地利，曰人事，曰药食，曰疾病，总五类二十四条，但凡其一，便足败乃公事矣。宾于晚年得子，率鉴乎此，凡苦于是者，惟察之信之，则祚胤之猷，或非渺小，故命之曰《宜麟策》。

时气　天时一

凡交会下种之时，古云宜择吉日良时、天德月德及干支旺相，当避丙丁之说。顾以仓猝之顷，亦安得择而后行，似属迂远，不足凭也。然惟天日晴明，光风霁月，时和气爽，及情思清宁，精神闲裕之况，则随行随止，不待择而人人可办。于斯得子，非惟少疾，而必且聪慧贤明。胎元禀赋，实基于此。至有不知避忌者，犯天地之晦冥，则受愚蠢迷蒙之气；犯日月星辰之薄蚀，则受残缺刑克之气；犯雷霆风雨之惨暴，则受狠恶惊狂之气；犯不阴不阳、倏热倏寒之变幻，则受奸险诡诈之气。故气盈则盈，乘之则多寿；气缩则缩，犯之则多夭。顾人生六合之内，凡生长壮老已，何非受气于生成？而知愚贤不肖，又孰非禀质于天地？此感兆元始之大本，苟思造命而赞化育，则当以此为首务。

阴阳 天时二

干道成男，坤道成女，此固生成之至道，然亦何以见之？亦何以用之？盖乾坤不用，用在坎离，坎离之用，阴阳而已。夫离本居阳，何以为女？以阳之中而阴之初也。坎本居阴，何以为男？以阴之中而阳之初也。盖中者盛于上，盛者必渐消；初者生于下，生者必渐长。故阳生于坎，从左而渐升，升则为阳而就明；阴生于离，从右而渐降，降则为阴而就晦。此即阴阳之用也，而千变万化，莫不由之。由之推广，则凡冬至夏至，一岁之阴阳也；子东午西，一日之阴阳也；有节有中，月令之阴阳也；或明或晦，时气之阴阳也；节前节后，消长之阴阳也；月光潮汛，盈虚之阴阳也。再以及人，则老夫女妻，阴若胜矣，有颠之倒之之妙；彼强此弱，阳亦在也，有操之纵之之权。顾无往而非阴阳之用也。知之而从阳避阴，则干道成男；不知而背阳向阴，则坤道成女矣。明眼人其鉴而悟之，笔有难于尽意也。

地利 地利一

地利关于子嗣，非不重也。有阴宅之宜子孙者，常见螽斯之多，有阳宅之宜子嗣者，惟生气天乙方为最吉。然吉地吉人，每多不期而会，所谓有德斯有人，有人斯有土，此其所致之由，自非偶然，故曰必先有心地，而后有阴地，信非诬也。第其理深义邃，有非一言可悉，然宗枝攸系，诚有不可不知者。此外如寝室交会之所，亦最当知宜忌，凡神前庙社之侧，井灶冢柩之旁，及日月火光照临，沉阴危险之地，但觉神魂不安之处，皆不可犯，倘有不谨，则夭枉残疾，飞灾横祸，及不忠不孝之流，从而出矣，验如影响，可不慎哉。

基址 地利二

欲绵瓜瓞，当求基址，盖种植者必先择地，砂砾之场，安望稻黍。求子者必先求母，薄福之妇，安望熊罴？倘欲为子嗣之谋，而不先谋基址，计非得也。然而基址之说，隐微叵测，察亦诚难，姑举其显而易者十余条，以见其概云耳。大都妇人之质，贵静而贱动，贵重而贱轻，贵厚而贱薄，贵苍而贱嫩。故凡唇短嘴小者不堪，此子处之部位也。耳轮薄者不堪，此肾气之外候也。声细而不振者不堪，此丹田之气本也。形体薄弱者不堪，此藏蓄之宫城也。饮食纤细者不堪，此仓廪血海之源也。发焦齿豁者不堪，肝亏血而肾亏精也。睛露臀削者不堪，藏不藏而后无后也。颜色娇艳者不堪，与其华者去其实也。肉肥胜骨者不堪，子宫隘而肾气诎也。袅娜柔脆，筋不束骨者不堪，肝肾亏而根干不坚也。山根唇口多青气者不堪，阳不胜阴，必多肝脾之滞逆也。脉见紧数弦涩者不堪，必真阴亏弱，经候不调而生气杳然者也。此外，如虎头熊项，横面竖眉，及声如豺狼之质，必多刑克不吉，远之为宜。又若刚狠阴恶，奸险克薄之气，尤为种类源流，子孙命脉所系，乌可近之？虽曰尧亦有丹朱，舜亦有瞽瞍，然二气相合，未必非一优一劣之所致，倘使阴阳有序，种址俱宜，而稼穑有不登者，未之有也。惟一有偏胜，则偏象见矣，是种之不可不择者有如此，不然，则麟趾之诗，果亦何为而作者耶。余因人艰嗣之苦，复见人有不如无之苦，故愿天常生好人，所以并虑及之。

十机　人事一

阴阳之道，合则聚，不合则离，合则成，不合则败，天道人事莫不由之，而尤于斯道为最。合与不合，机有十焉。使能得之，权在我矣。

一曰阖辟，乃妇人之动机也。气静则阖，气动则辟，动缘气至，如长鲸之饮川，如巨觥之无滴。斯时也，吸以自然，莫知其入，故未有辟而不受者，未有受而不孕者。但此机在瞬息之间，若未辟而投，失之太早；辟已而投，失之太迟。当此之际，自别有影响情状可以默会，不可以言得也。惟有心人能觉之，带雨施云，鲜不谷矣。

二曰迟速，乃男女之合机也。迟宜得迟，速宜见速，但阴阳情质禀有不齐，固者迟，不固者速。迟者嫌速，则犹饿待食，及咽不能。速者畏迟，则犹醉添杯，欲吐不得。迟速不侔，不相投矣。以迟遇疾，宜出奇由迳，勿逞先声。以疾遇迟，宜静以自持，挑而后战。能反其机，适逢其会矣。

三曰强弱，乃男女之畏机也。阳强阴弱则畏如蜂虿，避如戈矛。阳弱阴强，则闻风而靡，望尘而北。强弱相凌，而道同意合者鲜矣。然抚弱有道，必居仁由义，务得其心。克强固难，非聚精会神，安夺其魄？此所以强有不足畏，弱有不足虞者，亦在乎为之者之何如耳。

四曰远近，乃男女之会机也。或以长材排闼，唐突非堪，或以偷觑踞门，敢窥堂室。欲拒者不能，欲吞者不得，睽隔如斯，其能姤乎？然敛迹在形，致远在气，敛迹在一时，养气非顷刻，使不有教养之夙谋，恐终无刚劲之锐气，又安能直透重围，而使鸠居鹊巢也。

五曰盈虚，乃男女之生机也。胃有盈虚，饱则盈而饥则虚也。肾有盈虚，蓄则盈而泄则虚也。盛衰由之，成败亦由之，不知所用，则得其抖而失其常耳。

六曰劳逸，乃男女之气机也。劳者气散而怯，逸者气聚而紧，既可为破敌之兵机，亦可为种植之农具，动得其宜，胜者多矣。

七曰怀抱，乃男女之情机也。情投则合，情悖则离。喜乐从阳，故多阳者多喜，郁怒从阴，故多阴者多怒。多阳者多生气，多阴者多杀气。生杀之气，即孕育贤愚之机也，莫知所从，又胡为而然乎。

八曰暗产，乃男子之失机也。勿谓我强，何虞子嗣？勿谓年壮，纵亦何妨？不知过者失佳期，强者无酸味，而且随得随失，犹所莫知，自一而再，自再而三，则亦如斯而已矣。前有小产论，所当并察之。

九曰童稚，乃女子之时机也。方苞方萼，生气未舒，甫童甫笄，天癸未裕，曾见有未实之粒可为种否？未足之蚕可为茧否？强费心力而年衰者能待乎？其亦有知机也矣。

十曰二火，乃男女之阳机也。夫君火在心，心其君主也，相火在肾，肾其根本也。然二火相因，无声不应，故心宜静，不静则火由欲动，而自心挑肾。先心后肾者，以阳烁阴，出乎勉强，勉强则气出乎降，而丹田失守，已失元阳之本色。肾宜足，肾足则阳从地起，而由肾及心。先肾后心者，以水济火，本乎自然，自然则气主乎升，而百脉齐到，斯诚化育之真机。然伶薄之夫每从勉强，故多犯虚劳，讵云子嗣？朴厚之子，常由自然，故品物咸亨，奚虑后人？知机君子，其务阳道之真机乎。

蓄妾　人事二

无故置妾，大非美事，凡诸反目败乱多有由之。可已则已，是亦齐家之一要务也。其若年迈妻衰，无后为大，则势有不得不置者。然置之易而蓄之难，使蓄不有法，则有蓄之名而无蓄之实，亦仍与不蓄等耳。而蓄之之法，有情况焉，有寝室焉。以情况言之，则主母见妾，大都非出乐从，所以或多嗔怒，或多骂詈，或因事责其起居，或假借加以声色，是皆常情之所必至者。而不知产育由于血气，血气由于情怀，情怀不畅，则冲任不充，冲任不充，则胎孕不受，虽云置妾，果何益与？凡蓄妾之不可过严者以此。再以寝室言之，则宜静宜远，宜少近耳目者为妙。盖私构之顷，锐宜男子，受宜女人，其锐其受，皆由乎气。当此时也，专则气聚而直前，怯则气馁而不摄，此受与不受之机也。然勇怯之由，其权在心，盖心之所至，气必至焉，心有疑惧，心不至矣。心有不至，气亦不至矣。倘临期惊有所闻，则气在耳而不及器矣。疑有所见，则气在目而不及器矣。或忿或畏，则气结在心而至器矣。气有不至，则如石投水，而水则无知也。且如两阵交锋，最嫌奸细之侦伺，一心无二，何堪谗间以相离？闺思兵机，本无二致，凡妾室之不可不静而远者以此。虽然，此不过为锦囊无奈者设，倘有高明贤淑，因吾言而三省，惟宗祧之是虑，不惟不妒，而且相怜，则愈近愈慰，而远之之说，岂近人情？又若有恭良人小心奉治，则求容已幸，又安敢有远而敬之之念。其然其然，吾未知如之何也已。

药食　药食一

种子之方，本无定轨，因人而药，各有所宜。故凡寒者宜温，热者宜凉，滑者宜涩，虚者宜补，去其所偏，则阴阳和而生化著矣。今人不知此理，而但知传方，岂宜于彼者亦宜于此耶？且或见一人偶中，而不论宜否，而遍传其神，竞相制服，又岂知张三之帽非李四所可戴也。

今录十方于后，择宜用之，庶获济矣。

——妇人血气俱虚，经脉不调，不受孕者，惟毓麟珠随宜加减用之为最妙。其次则八珍丸亦佳。若脏寒气滞之甚者，用续嗣降生丹亦妙。

——男子脏气平和而惟精血不足者，宜还少丹、全鹿丸、无比山药丸。若右肾阳气不足者，宜右归丸，或毓麟珠俱妙。若阳痿精衰，虚寒年迈艰嗣者，必宜赞育丹。若阳盛阴虚，左肾精气不足者，宜左归丸或延年益嗣丹。若火盛水亏，多内热者，宜大补阴丸。此外，如河车种玉丸、乌鸡丸、黑锡丹之类，皆可酌用。

用药法 药食二

凡男女胎孕所由，总在血气，若血气和平壮盛者无不孕育，亦育无不长。其有不能孕者，无非气血薄弱，育而不长者，无非根本不固。即如诸病相加，无非伤损血气，如果邪逆未除，但当以煎剂略为拨正，拨正之后，则必以调服气血为主，斯为万全之策。所以凡用种子丸散，切不可杂以散风消导，及败血苦寒峻利等药。盖凡宜久服而加以此类，则久而增气，未有不反伤气血而难于孕者也。再若香附一物，自王好古曰乃妇人之仙药，多服亦能走气。而后世不言走气，但相传曰香附为妇人之要药，由是但治妇人，则不论虚实，无弗用之。不知香附气香味辛性燥，惟开郁散气，行血导滞，乃其所长，若气虚用之，大能泄气，血虚用之，大能耗血，如古方之女金丹，又四制香附丸之类，惟气实血滞者用之为宜。凡今妇人十有九虚，顾可以要药二字而一概用之乎？用之不当，则渐耗渐弱，而胎元之气必反将杳然矣。

饮食 药食三

凡饮食之类，则人之脏气各有所宜，似不必过为拘执，惟酒多者为不宜。盖胎种先天之气，极宜清楚，极宜充实，而酒性淫热，非惟乱性，亦且乱精。精为酒乱，则湿热其半，真精其半耳。精不充实则胎元不固，精多湿热则他日痘疹、惊风、脾败之类，率已受造于此矣。故凡欲择期布种者，必宜先有所慎，与其多饮，不如少饮，与其少饮，犹不如不饮，此亦胎元之一大机也。欲为子嗣之计者，其毋以此为后着。

男病 疾病一

疾病之关于胎孕者，男子则在精，女人则在血，无非不足而然。凡男子之不足，则有精滑、精清、精冷者，及临事不坚，或流而不射者，或梦遗频数，或便浊淋涩者，或好色以致阴虚，阴虚则腰肾痛惫。或好男风以致阳极，阳极则亢而亡阴。或过于强固，强固则胜败不洽。或素患阴疝，阴疝则肝肾乖离。此外，则或以阳衰，阳衰则多寒，或以阴虚，阴虚则多热。若此者，皆男子之病，不得尽诿之妇人也。倘知其由而宜治则治之，宜反则反之，必先其在我而后及妇人，则事无不济矣。

女病 疾病二

妇人所重在血，血能构精，胎孕乃成。欲察其病，惟于经候见之。欲治其病，惟于阴分调之。盖经即血也，血即阴也，阴以应月，故月月如期，此其常也。及其为病，则有或先或后者，有一月两至者，有两月一至者，有枯绝不通者，有频来不止者，有淡色黑色紫色者，有瘀而为条为片者，有精血不充而化作白带白浊者，有子宫虚冷而阳气不能生化者，有血中伏热而阴气不能凝成者，有血癥气痞，子脏不收，月水不通者，凡此皆真阴之病也。真阴既病，则阴血不足者不能育胎，阴气不足者不能摄胎。凡此摄育之权，总在命门，正以命门为冲任之血海，而胎以血为主，血不自生，而又以气为主，是皆真阴之谓也。所以凡补命门，则或气或血，皆可谓之补阴，而补阴之法，即培根固本之道也。凡自壮至老，乃人人之所不可缺者，而矧以先天后天之肇基，又将舍是而何求乎？是以调经种子之法，亦惟以填补命门，顾惜阳气为之主。然精血之都在命门，而精血之源又在二阳心脾之间。盖心主血，养心则血生，脾胃主饮食，健脾胃则气布，二者胥和，则气畅血行，此情志饮食又当先经脉而为之计者，亦无非补阴之源也。使不知本末先后而妄为之治，则又乌足以言调经种子之法。以上《宜麟策》终。

盈虚吟六八

谁识雌雄在坎离，玄关消息有真机。坎虚离实云非是，坎实离虚亦是非。天以至刚方得体，地缘无日乃成泥。三生同有金丹在，试问仙翁知不知？

辨古六九

种子之法，古人言之不少，而余谓其若未尽善者，盖亦有疑而云然，谨列而辨之，亦以备达者之裁正。

——《广嗣诀》云：三十时辰两日半，二十八九君须算，落红满地是佳期，金水过时徒霍乱，霍乱之时枉费功，树头树底觅残红，但解开花能结子，何愁丹桂不成丛。案：此言妇人经期方止，其时子宫正开，便是布种之时，过此佳期，则子宫闭而不受胎矣。然有十日半月及二十日之后受胎者，又何为其然也。又一哲妇曰：若依此说，则凡有不端者，但于后半月为之，自可无他虑矣。善哉言也，此言果可信否？

——《道藏经》曰：妇人月信止后一日、三日、五日合者，干道成男。二日、四日、六日合者，坤道成女。案：此以单数属阳故成男，偶数属阴故成女，果若然，则谁不知之，得子何难也？总未必然。

——《褚氏遗书》云：男女之合，二情交畅，若阴血先至，阳精后冲，血开裹精，精入为骨而男形成矣。阳精先至，阴血后参，精开裹血，血入为本而女形成矣。案：此一说余初见之，甚若有味有理，及久察之，则大有不然。盖相合之顷，岂堪动血，惟既结之后，则精以肇基，血以滋育而胎渐成也。即或以血字改为精字，曰阴精先至，似无不可。然常见初笄女子，有一合而即孕者，彼于此时，畏避无暇，何云精泄？但其情动则气至，气至则阴辟，阴辟则吸受，吸受则无不成孕，此自然之正理也。若褚氏之说，似穿凿矣。

——东垣曰：经水断后一二日，血海始净，精胜其血，感者成男，四五日后，血脉已旺，精不胜血，感者成女。案：此说亦非确论，今见多生女者，每加功于月经初净而必不免于女者，岂亦其血胜而然乎？

——丹溪曰：阴阳交构，胎孕乃凝，所藏之处，名曰子宫。一系在下，上有两歧，中分为二，形如合钵，一达于左，一达于右。精胜其血，则阳为之主，受气于左子宫而男形成。精不胜血，则阴为之主，受气于右子宫而女形成。案：此乃与《圣济经》左动成男，右动成女之说同。第以子粒验之，无不皆有两瓣，故在男子亦有二丸，而子宫之义谅亦如此，信非谬也。惟左受成男，右受成女之说，则成非事后莫测其然。即复有左射右射之法，第恐阴中阖辟，自有其机，即欲左不必左，欲右未必右，而阴阳相胜之理，则在天时人事之间，似仍别有一道，虽知此说，终无益也。

述古七十

《褚氏遗书》曰：建平孝王妃姬皆丽而无子，择民家未笄女子入御，又无子。问曰：求男有道乎？澄对曰：合男女必当其年，男虽十六而精通，必三十而娶，女虽十四而天癸至，必二十而嫁，皆欲阴阳完实，然后交而孕，孕而育，育而子坚壮强寿。今未笄之女，天癸始至，已近男色，阴气早泄，未完而伤，未实而动，是以交而不孕，孕而不育，而子脆不寿，此王之所以无子也。然妇人有所产皆女者，有所产皆男者，大王诚能访求多男妇人至宫府，有男之道也。王曰：善。未再期生六男。夫老阳遇少阴，老阴遇少阳，亦有子之道也。

子嗣类论列总方七一

毓麟珠新因十四
左归丸新补四
右归丸新补五
赞育丹新因又十四
还少丹补一三五
全鹿丸补一二七
无比山药丸补一三六
延年益嗣丹妇一三五
大补阴丸寒一五七
八珍益母丸妇一三八
续嗣降生丹妇一三六
女金丹妇一三三
四制香附丸妇一三二
河车种玉丸妇一三七
乌鸡丸四方妇一三九后
黑锡丹热一八九

癥瘕类

论证七二

癥瘕之病，即积聚之别名，《内经》止有积聚疝瘕，并无癥字之名，此后世之所增设者。盖癥者征也，瘕者假也。癥者成形而坚硬不移者是也。假者无形而可聚可散者是也。成形者，或由血结，谓之血癥。或由食结，谓之食癥。无形者惟在气分，气滞则聚而见形，气行则散而无迹，此癥瘕之辨也。然又有痛者，有不痛者。痛者联于气血，所以有知，气血行则愈，故痛者易治。不痛者不通气血，另结窠囊，药食难及，故不痛者难治。此又治之有辨也。其它如肺之积曰息奔，心之积曰伏梁，脾之积曰痞气，肝之积曰肥气，肾之积曰奔豚，以至后世有曰痃癖，曰痞块之属，亦不过以形见之处有不同，故名亦因之而异耳。总之非在气分则在血分，知斯二者，则癥瘕二字已尽之矣。但血癥气瘕，各有虚实，而宜攻宜补，当审之真而用之确也。诸经义另详《积聚门》，所当参阅。

《骨空论》曰：任脉为病，男子内结七疝，女子带下瘕聚。张子和曰：遗溺闭癃，阴痿脬痹，精滑白淫，皆男子之疝也。若血涸，月事不行，行后小腹有块，或时动移，前阴突出，后阴痔核，皆女子之疝也。但女子不谓之疝而谓之瘕。

血癥七三

瘀血留滞作癥，惟妇人有之。其证则或由经期，或由产后，凡内伤生冷，或外受风寒，或恚怒伤肝，气逆而血留，或忧思伤脾，气虚而血滞，或积劳积弱，气弱而不行，总由血动之时，余血未净，而一有所逆，则留滞日积而渐成癥矣。然血必由气，气行则血行，故凡欲治血则或攻或补，皆当以调气为先。罗谦甫曰：养正邪自除，必先调养，使营卫充实，若不消散，方可议下。但除之不以渐，则必有颠覆之害；若不守禁忌，纵嗜欲，其有不丧身者鲜矣。

——血瘀作痛，或成形不散，在脐腹之下，若暂见停蓄而根盘未固者，只宜五物煎，或决津煎加减主之，则血无不去，痛无不止，足称神剂。

——妇人形气病气俱实，或腹胀，或痛甚，而新有所逆，但欲行滞止痛者，宜通瘀煎、失笑散、玄胡当归散、加减四物汤之类疏之导之，气通滞去，痛必自愈。若稍久且坚而欲消之磨之，宜三棱煎、万病丸之类主之。

——形气强壮而瘀血不行，或大病结闭，或腹胀痛甚，有非下不可者，宜《良方》桃仁承气汤下之最捷，或用夺命丹、桃仁煎、川山甲散、赤金豆之类皆可。然下须详慎，非有大实不得已之证，不宜妄用。

——养正之法，当察阴阳上下，病之久新及邪正强弱之势。其有停瘀虽甚而元气困弱者，不可攻。病久而弱，积难摇动者，不可攻。凡此之类，皆当专顾根本，以俟其渐磨渐愈，乃为良策。如郁结伤脾者，宜用归脾汤、逍遥饮、寿脾煎。脾胃虚寒者，宜温胃饮、养中煎、六君子汤。肝肾虚寒者，宜大营煎、暖肝煎、理阴煎或《良方》交加散亦可。脾肾虚寒，大便泄泻或不实者，宜胃关煎、理阴煎。病久脾肾气滞而小腹痛胀者，宜八味地黄丸。肝火不清，血热而滞者，宜加味逍遥散。以上诸证，凡虚中带滞者，不妨于前药中各加行气导滞之品，此在用者之圆活也。

——妇人久癥宿痞，脾肾必亏，邪正相搏，牢固不动，气联子脏则不孕，气联冲任则月水不通。内治之法宜如前，外以阿魏膏贴之，仍用熨痞方，或用琥珀膏亦可。然必须切慎七情及六淫，饮食起居，而不时随证调理，庶乎可愈。

食癥七四

凡饮食留聚而为癥痞者，或以生冷，或以风寒，或以忿怒气逆，或以劳倦饥馁，而饮食叠进不用消化，则积而成癥矣。然胃气强者必不致留聚饮食，而饮食之不能化者，必由脾肾气弱而然。所以治此者，宜酌虚实而为攻补，庶乎得效也。诸治法详《积聚门》，宜参而用之。

立斋曰：前证若形气虚弱，须先调补脾胃为主，而佐以消导。若形气充实，当先疏导为主，而佐以补脾胃。若气壅血滞而不行者，宜用乌药散散而行之。若脾气虚而血不行者，宜用归脾汤解而行之。若肝肾血燥而不行者，宜用加味逍遥散清而行之。大抵食积痞块之证，皆以邪气盛则实，真气夺则虚，但当养正辟邪而积自除矣。虽曰坚者削之，客者除之，若胃气未虚，或可少用，若病久虚乏者，不宜轻用。

气瘕七五

瘕者，假也。所谓假者，谓其形虽若癥，而原无根窠，非若癥痞之坚顽有形者也。盖有形者，或因血积，或因食积，积有定形，所不可移易者也。无形者，病在气分，气逆则甚，气散则缓，聚散无根者也。惟其无根，故能大能小，或左或右，或近胁肋而如臂如指，则谓之痃癖。或下脐腹而为胀为急，则谓之疝瘕。《难经》曰：病有积聚，何以别之？然，积者阴气也，阴沉而伏。聚者阳气也，阳浮而动。故积者五脏之所生，聚者六腑之所成也。然则癥由于积，积在阴分而有渊薮，故攻之非易。瘕由于聚，聚在阳分而犹乌合，故散之非难，此癥瘕之辨有如此。惟散之之法，最有因通因塞之妙用，而人多莫之知也。

——凡病在气分而无停蓄形积者，皆不可下。盖凡用下者，可除有形，而不可以除无形。若气因形滞者，去其积则气亦顺，自无不可。若全在无形气分，即下亦不去，而适足以败正气也，宜切识之。

——散气之法，止在行气，盖气行则散也。但行气之法，大有权宜，如气实则壅滞，宜破而行之。气闭则留蓄，宜利而行之。气热则干涸，宜寒而行之。气寒则凝结，宜温而行之。此散气治瘕之大法也。然瘕聚之证，使果气强力健，则流行不息，又何瘕聚之有？惟正气不行，而后邪气得聚。经曰：邪之所凑，其气必虚。故凡为此病，必气虚者多，虚不知补，则正气不行，正气不行，则邪气不散，安望其有瘳乎？但实者有据，故显而易见，虚每似实，故隐而难知，此所以当辨其真也。

——破气行气之剂，凡气实气壅之甚而为胀为痛者，宜排气饮、木香顺气散、木香调气散、四磨汤、诸七气汤之类主之。若血中之气滞而为瘀为痛者，宜失笑散、通瘀煎、调经饮，甚者《良方》夺命丹。疝瘕气聚者，荔香散，甚者天台乌药散。气结膀胱，小水不利者，小分清饮、四苓散、五苓散。气结大肠，干秘不行者，搜风顺气丸、麻仁丸。水亏血虚而秘滞者，济川煎。肝气逆而为聚者，解肝煎，兼火者，化肝煎。气聚兼热，火郁不行者，抽薪饮、大分清饮。寒滞不行，气结胀聚者，抑扶煎、和胃饮、丁香茯苓汤。三焦壅滞，气道不清而中满肿胀者，廓清饮。痰饮水气停蓄胸胁而为吞酸呕逆者，苓术二陈煎、六安煎、和胃饮、括痰丸之类主之。以上诸法，惟气实瘕聚者宜之，凡元气不足者，皆不可用。

——补气以行气之剂，如圣愈汤、参归汤、七福饮，皆能调心气之虚滞。五味异功散、参术汤，能理心脾之气虚不行。独参汤、参附汤，能助肺以行五脏之治节。若脾胃气虚而滞者，惟六君子汤、归脾汤为宜。脾胃虚寒而滞者，必温胃饮、理中汤、五君子煎最佳。若虚在脾肾阴分，气有不行而或为痰饮，或为胀满，或为呕吐腹痛等症，非理阴煎不可。若虚在血中之气而为滞为痛，微则四物汤，甚则五物煎、决津煎、大营煎方可。若肝肾寒滞，小腹气逆而痛者，必暖肝煎以温之。若脾肾气虚，门户不要而为滞为痛者，必胃关煎以固之。若元气下陷，滞而不升者，宜补中益气汤、举元煎以举之。若元气大虚，气化不行而滞者，必五福饮、十全大补汤、大补元煎，或六味回阳饮以培补之。以上皆补气行气之法也，亦不过为之筌蹄云耳，而此中之用，诚有未可以言悉者。然常人之情，犹为气之滞者，惟破之散之为宜，而反云补之，必不然也。不知客之强者，以主之弱，邪之胜者，惟正之虚。凡今人之病虚者最多，而用补者最少，治与病违，而欲以药济人，盖亦罕矣。即余以多虚少实谆谆为言，而人亦未信，姑以人事喻之，其或可晓然乎。夫人之虚实，亦犹人之贫富，气实者若富翁，气虚者若贫士，今人于千百中，而富者其几？舍富之外，尽贫人矣。其多其少，即此类也。又有华其貌而罄其室者，人多难测，亦此类也。但贫人之情，可益不可损，增一分犹然未足，削一分其窘何堪？使以潜消暗剥之术，而加之贫寒窘乏之士，阴移人祚而人不之觉，亦甚堪怜矣。此道以仁为术，其可不以此为心乎？嗟乎，人生以气为主，得气则生，失气则死。夫知者知人之命，不知者知人之病，若强不知以为知，而徒资便给，以人命为尝试者，则其概可知矣。

癥瘕类论列总方七六

四君子汤补一
五君子煎新热六
六君子汤补五
四物汤补八
五物煎新因三
五味异功散补四
五福饮新补六
七福饮新补七
十全大补汤补二十
圣愈汤补九十
大补元煎新补一
补中益气汤补三十
参术汤补四十
参归汤补三八
六味回阳饮新热二
参附汤补三七
独参汤补三五
六味地黄丸补百二十
举元煎新补十七
大营煎新补十四
八味地黄丸补一二一
寿脾煎新热十六
逍遥饮新因一
加味逍遥散补九三
归脾汤补三二
养中煎新热四
苓术二陈煎新和四
温胃饮新热五
胃关煎新热九
丁香茯苓汤热六二
理中汤热一
理阴煎新热三
天台乌药散和三二九
暖肝煎新热十五
和胃饮新和五
木香调气散和四四
解肝煎新和十一
化肝煎新寒十
木香顺气散和四三
排气饮新和六
抑扶煎新热十一
搜风顺气丸和三四三
乌药散和七四
六安煎新和二
桃仁承气汤攻四
四磨汤和五二
廓清饮新和十三
大分清饮新和五

抽薪饮新寒三
济川煎新补二一
小分清饮新和十
七气汤和四七
调经饮新因四
《良方》交加散妇一百
决津煎新因二
通瘀煎新因五
加减四物汤妇百十二
失笑散妇百四十
五苓散和一八二
玄参当归散妇九八
三棱丸攻三七、六十
荔香散新因二八
四苓散和一八七
夺命丹妇六五
括痰丸新和十九
穿山甲散攻四十
桃仁煎攻三九
赤金豆新攻二
麻仁丸攻九二
万病丸妇一四三
熨痞方攻八八
琥珀膏外三百十七
阿魏膏外三百十二

前阴类

阴挺七七

妇人阴中突出如菌如芝，或挺出数寸，谓之阴挺。此或因胞络伤损，或因分娩过劳，或因郁热下坠，或因气虚下脱，大都此证当以升补元气，固涩真阴为主。如阴虚滑脱者，宜固阴煎、保元煎。气虚陷下者，补中益气汤、十全大补汤。因分娩过劳气陷者，寿脾煎、归脾汤。郁热下坠者，龙胆泻肝汤、加味逍遥散。

水杨汤　治妇人阴中生物痒痛，牵引腰腹，多由房事太过，或因淫欲不遂，或因非理所为，以致阴户有伤，名曰阴挺。

金毛狗脊　五倍子　枯矾　鱼腥草　水杨根　黄连各一两

上为末，分四剂，用有嘴瓦罐煎汤，外预以竹筒去节，接罐嘴，引热气熏入阴中，或透挺上。俟汤温，仍用洗沃之。仍服治挺诸药。

阴肿七八

妇人阴肿，大都即阴挺之类。然挺者多虚，肿者多热。如气陷而热者，升而清之，宜清化饮，如柴胡、防风之属。气闭而热者，利而清之，宜大分清饮、徙薪饮。肝肾阴虚而热者，加味逍遥散。气虚气陷而肿者，补中益气汤。因产伤阴户而肿者，不必治肿，但调气血，气血和而肿自退。或由损伤气滞，无关元气而肿者，但以百草汤熏洗之为妙。

一方　治阴中肿痛。用枳壳半斤，切，炒，乘热以帛裹熨之，以消其外。仍用少许乘热裹纳阴中，冷即易之，不三次愈。

一方　用小麦、朴硝、白矾、五倍子、葱白煎汤浸洗。

甘菊汤　治阴户肿。用甘菊苗叶，不拘多少，捣烂，以百沸汤淋汁熏浸洗之。

阴疮七九

妇人阴中生疮，多由湿热下注，或七情郁火，或纵情敷药，中于热毒。其外证则或有阴中挺出如蛇头者，谓之阴挺，如菌者，谓之阴菌，或如鸡冠，或生虫湿痒，或内溃肿烂疼痛，常流毒水。其内证则或为体倦内热，经候不调，或为饮食不甘，晡热发热，或为小腹痞胀，腰胁不利，或为小水淋沥，赤白带下。凡治此之法，若肿痛内外俱溃者，宜芍药蒺藜煎为最佳，或四物汤加栀子、丹皮、胆草、荆芥，或用加味逍遥散。若湿痒者，宜芍药蒺藜煎，或归脾汤加柴栀丹皮。淋涩者，宜龙胆泻肝汤加白术、丹皮。淋涩而火盛痛胀者，宜大分清饮，或抽薪饮。肿而坠毒者，补中益气汤加山栀、丹皮。可洗者用百草煎。可敷者宜螵蛸散、完疮散。

蛇蜕散　治妇人阴疮。先以荆芥，蛇床子汤熏洗，挹干敷药。

蛇蜕一条，烧存性　枯矾　黄丹　萹蓄　藁本各一两　硫黄　荆芥穗　蛇床子各五钱

上为细末，香油调搽，湿则干掺。

阴痒八十

妇人阴痒者，必有阴虫，微则痒，甚则痛，或为脓水淋沥，多由湿热所化，名曰䘌。内宜清肝火，以龙胆泻肝汤，及加味逍遥散主之。外宜桃仁研膏，和雄黄末，或同鸡肝纳阴中，以制其虫。然无如银朱烟

搽鸡肝以纳之尤妙。

椒茱汤　治妇人阴痒不可忍，惟以热汤泡洗，有不能住手者。

花椒　吴茱萸　蛇床子各一两　藜芦半两　陈茶一撮　炒盐二两

以水五升煎汤，乘热熏洗。

杏仁膏　治妇人阴痒不可忍。

杏仁烧存性　麝香少许

上为末，用旧帛裹之缚定，火上炙热，纳阴中。

椿根皮汤　治阴痒突出。

臭椿皮　荆芥穗　藿香等分

上剉，煎汤熏洗，即痒止而入。

一方　治㿗虫下蚀下部。用蒲黄，水银研匀傅入，外以鹤虱草煎汤熏洗。

炙肝散　治妇人阴痒虫蚀。用牛肝或猪肝，切三寸长，大如钱，炙熟纳阴中，引虫出尽即愈。

一方　治阴中虫痒。捣桃叶，绵裹纳阴中，日易三四次。

一方　治阴痒。用蛇床子一两，白矾五钱，煎汤淋洗。

阴冷八一

妇人阴冷，有寒证，有热证。寒由阳虚，真寒证也。热由湿热，假寒证也。假寒者必有热证，如小便涩数黄赤，大便燥结，烦渴之类是也。真寒者，小便清利，阳虚畏寒者是也。真寒者宜补其阳，如理阴煎、十补丸、加减续嗣降生丹。假寒者当清其火，宜龙胆泻肝汤、加味逍遥散。肝肾虚寒者，宜暖肝煎、镇阴煎、大营煎。脾胃虚寒者，宜理中汤、理阴煎、寿脾煎之类主之。

交接出血而痛八二

凡妇人交接即出血者，多由阴气薄，肾元不固，或阴分有火而然。若脾虚气陷不能摄血者，宜补中益气汤或补阴益气煎。若脾肾虚弱阴气不固者，宜寿脾煎、归脾汤。若肝肾阴虚不守者，宜固阴煎。若阴火动血者，宜保阴煎。

前阴类论列总方八三

补中益气汤补三十
理中汤热一
归脾汤补三二
加味逍遥散补九三
秘元煎新固一
清化饮新因十三
芍药蒺藜煎新因三五
暖肝煎新热十五
十补丸热一七三
大分清饮新寒五
螵蛸散新因三八
抽薪饮新寒三
保阴煎新寒一
理阴煎新热三
补阴益气煎新补十六
寿脾煎新热十六
四物汤补八
续嗣降生丹妇一三六
大营煎新补十四
镇阴煎新热十三
龙胆泻肝汤寒六二
徙薪饮新寒四
百草煎新因三七
银朱烟新因五三
完疮散新因五九

谟集

卷之四十　小儿则上

总论一

小儿之病，古人谓之哑科，以其言语不能通，病情不易测。故曰：宁治十男子，莫治一妇人；宁治十妇人，莫治一小儿。此甚言小儿之难也。然以余较之，则三者之中，又为小儿为最易。何以见之？盖小儿之病，非外感风寒，则内伤饮食，以至惊风吐泻，及寒热疳痫之类，不过数种，且其脏气清灵，随拨随应，但能确得其本而撮取之，则一药可愈，非若男妇损伤，积痼痴顽者之比，余故谓其易也。

第人谓其难，谓其难辨也；余谓其易，谓其易治也。设或辨之不真，则诚然难矣。然辨之之法，亦不过辨其表里寒热虚实，六者洞然，又何难治之有？故凡外感者，必有表证而无里证，如发热头痛、拘急无汗，或因风搐搦之类是也；内伤者，止有里证而无表证，如吐泻腹痛、胀满惊形、积聚之类是也；热者必有热证，如热渴躁烦、秘结痈疡之类是也；寒者必有寒证，如清冷吐泻、无热无烦、恶心喜热者是也。凡此四者，即表里寒热之证，极易辨也。然于四者之中，尤惟虚实二字最为紧要。盖有形色之虚实，有声音之虚实，有脉息之虚实，如体质强盛与柔弱者有异也，形色红赤与青白者有异也，声音雄壮与短怯者有异也，脉息滑实与虚细者有异也；故必内察其脉候，外观其形气，中审其病情，参此数者而精察之，又何虚实之难辨哉？

必其果有实邪，果有火证，则不得不为治标。然治标之法，宜精简轻锐，适当其可，及病则已，毫毋犯其正气，斯为高手。但见虚象，便不可妄行攻击，任意消耗。若见之不真，不可谓姑去其邪，谅亦无害，不知小儿以柔嫩之体，气血未坚，脏腑甚脆，略受伤残，萎谢极易，一剂之谬尚不能堪，而况其甚乎！矧以方生之气，不思培植而但知剥削，近则为日下之害，远则遗终身之羸，良可叹也。凡此者，实求本之道，诚幼科最要之肯綮，虽言之若无奇异，而何知者之茫然也。故余于篇端，首以为言。然非有察察之见者，固不足以语此，此其所以不易也。

《阴阳应象大论》曰：善诊者，察色按脉，先别阴阳。审清浊而知部分，视喘息、听声音而知所苦，观权衡规矩而知病所主。按：此论虽通言诊法之要，然尤于小儿为最切也。

初诞法二

小儿初生，饮食未开，胃气未动，是诚清虚之腑，此时开口调燮，极须得宜。保婴诸书皆云：分娩之时，口含血块，啼声一出，随即咽下，而毒伏于命门，因致他日发为惊风、发热、痘疹等症。此说固似有理，然婴儿通体无非血气所结，而此亦血气之余，何以毒遽如是？即使咽之，亦必从便而出，何以独留为害？无足凭也。惟是形体初成，固当为之清除。其法于未啼时，用软帛裹指，挖去口中之血，乃用后法，并拭去口中秽恶，以清脏腑。此亦初诞之要法，不可无也。

开口法：凡小儿初诞，宜以甘草细切少许，用沸汤泡汁，以淡为妙，不宜太甜；乃用软帛蘸汁，遍拭口中，去其秽浊。随用胡桃肉去皮嚼极烂，以稀绢或薄纱包如小枣，纳儿口中，使吮其汁，非独和中，且能养脏，最佳法也。若母气素寒，小儿清弱者，只以淡姜汤拭口，最能去胃寒、通神明，并可免吐泻之患。此法最妙，人所未知也。拭后仍用核桃法如前。一法以牛黄半分，同朱砂研匀，蜜调，如前与吮为佳，极能辟痰邪、去秽恶、除热安神。然必母气多热，小儿肥盛者可用，清弱者不宜用。

——古法拭口多有用黄连者，不知黄连大寒大苦，而小儿以胃气为主，安得初生即可以苦劣之气相犯，致损胃气，则他日变呕变泻，由此而起矣，大非所宜。

——古法多用朱砂开口者，案陈文中曰：小儿初生，便服朱砂、轻粉、白蜜、黄连，本欲下胎毒，不知此皆伤脾败阳之药，轻粉下痰损心，朱砂下涎损神。儿实者服之软弱，弱者服之易伤，反致变生诸病，是固不可不察也。

护养法三　出《保婴撮要》

巢氏曰：小儿初生，肌肤未实，宜用旧絮护其背，不可太暖，更宜数见风日，则血气刚强，肌肉致密。若藏于重帏密室，或厚衣过暖，则筋骨软脆，不任风寒，多易致病。衣服当随寒热加减，但令背暖为佳，亦勿令出汗，恐表虚风邪易伤。乳哺亦不宜过饱，陈氏所谓忍三分寒，吃七分饱，频揉肚，少洗澡，要肚暖头凉心胸凉，皆至论也。又须令乳母预慎六淫七情、厚味炙煿，则乳汁清宁，儿不致疾。否则阴阳偏胜，血气沸腾，乳汁败坏，必生诸病。若屡用药饵，则脏腑阴损，多变败证，可不慎欤？大抵保婴之法，未病则调和乳母，既病则审治婴儿，亦必兼治其母为善。

小儿饮食有任意偏好者，无不致病，所谓爽口味多终作疾也，极宜慎之。尝见王隐君曰：余幼时酷嗜甘饴，忽一日见饴中有蛆则伸头而出，自此不敢食饴，至长始知长上为之。此可为节戒之妙法。

初生儿看病法四

初生儿以手捻其头，摸其颐颔，不作声者为无病。总有病，以手指探其口，虽发声而从容咂指者其病轻，若即发声不咂指而色或青红兼紫者，此落地受寒之甚也，其病重，须急辨其形色虚实而治之。若牙关紧闭不纳乳，或硬而不软，其病极重也，此惊邪入足太阳经及足阳明经而然，须急治之，庶可平复。

初生儿肥胖色嫩，日觉好看者，此其根本不坚，甚非佳兆，且亦最易感邪。凡邪入腑者，近在第二三日见之，其证吐乳、夜啼发哭、腹鸣，皆胎惊之证，然犹浅而易治。若邪之入脏者，远在六七日见之，此脐风、噤风、撮口风之候，其病深而难医。若大声、口噤、舌大痰壅者，不治。盖五六日间病传心肺脾三经也，此风气甚盛而无所泄，故形见于喉口牙关声音也。其面额青紫黑色者不治，爪甲青黑者不治，脐青黑者亦不治。凡父母肥者不可生肥儿，父母瘦者亦不可生肥儿。生而肥胖，必当以药敛之，使其肥肉坚实，面转微黄之色则吉，不然则凶。生儿怯弱，必须以药扶助之。若七日之内，肌肉顿肥，则必病矣。过此以往渐肥者，不足虑也。治肥之法，宜清痰湿、解胎毒，预防其风气，亦不可过用峻厉以伤脾气。又当看小儿元气厚薄，厚者十无一失，薄者十无一生。然其中有死者，有不死者，则以病之所生，有真伪也。凡怯弱者。宜专培脾肾为主。

看小儿寿夭法五

看小儿法，以听声为先，察色为次。凡声音清亮者生，有回音者生；涩者病，散而无出声者不寿。忽然大声而无病者，须细看其身，恐有疮毒，即须治之。脐带中无血者生，脐带银白色者生；短带紫胀者，于断带之后捻去紫血，可保无虞。额皮宽者寿，卵缝通达黑色者寿，初生下如水泡之状者险。面转微黄之色者吉。生下粉白花色者，必主脐风而死。生下皮宽肉瘦，五六日顿肥者，亦必有脐风之患。生下皮肉不光者死。泣不出声音死。泣面无泪者死。舌如猪肝者死。口角上有紫色虾须者死。发粗长者生，细软不放者死。阴物不起者死。阴囊不收考死，白者死，赤者死。无粪门者死。臀肉不生者死。股肉不生者不寿。面无彩色者夭。脐带短大紫色者夭。生下浑身银白色者夭。生下有齿者大凶，致伤父母，不然必伤自身。生下未裹即撒尿者，杀父母，荡家财，在世一生劳苦。

脉法六

凡小儿形体既具，经脉已全，所以初脱胞胎，便有脉息可辨，故《通评虚实论》曰：乳子病热，脉悬小者，手足温则生，寒则死。乳子病风热，喘鸣肩息者，脉实大也，缓则生，急则死。此轩岐之诊小儿，未尝不重在脉，亦未尝不兼证为言也。自《水镜诀》及《全幼心鉴》等书，乃有三岁以上当察虎口寅卯辰、风气命三关之说。其中之可取者，惟曰：脉从寅关起，不至卯关者易治，若连卯关者难治；若寅侵卯、卯侵过辰者，十不救一。只此数语，乃于危急之际，亦可用辨吉凶。至若紫为风，红为伤寒，青为惊，白为疳，及青是四足惊，赤是水惊，黑是人惊，黄是雷惊之类，岂此一线之色，果能辨悉如此？最属无稽，乌足凭也。即今幼科所尚，无不以此为科套，全不知脉而信口胡猜。

试问其心果亦有的确之见否？茫然无据而欲以人子为尝试，良可叹也！故凡诊小儿，既其言语不通，尤当以脉为主，而参以形色声音，则万无一失矣。然小儿之脉，非比大人之多端，但察其强弱缓急四者之脉，是即小儿之肯綮。盖强弱可以见虚实，缓急可以见邪正。四者既明，则无论诸证，但随其病以合其脉，而参此四者之因，则左右逢源，所遇皆道矣。再加以声色之辨，更自的确无疑，又何遁情之有？此最活最妙之心法也，若单以一脉凿言一病，则一病亦能兼诸脉，其中真假疑似，未免胶柱，实有难于确据者。然法不可废，最所当察，故择其得理者，并附于下，亦可以见其概。

钱仲阳曰：小儿之脉，气不和则弦急，伤食则沉缓，虚惊则促急，风则浮，冷则沉细，脉乱者不治。

薛氏曰：凡看脉，先定浮沉迟数、阴阳冷热。沉迟为阴，浮数为阳。浮主风，沉迟主虚冷，实主有热，紧主癫痫，洪主热盛，沉缓主虚泻，微迟有积有虫，迟涩主胃脘不和，沉主乳食难化，沉细主乳食停滞，紧弦主腹中热痛，牢实主大便秘，沉而数者骨中有热，弦长是肝膈有风，紧数乃惊风为患，四肢掣颤，浮洪乃胃口有热，沉紧主腹痛有寒，虚濡者有气，又主慢惊，芤主大便利血。

声音七

声由气发，气实则声壮，气虚则声怯。故欲察气之虚实者，莫先乎声音。如《内经》诸篇，有曰：言而微，终日乃复言者，此夺气也。有曰：气海有余者，气满胸中，悗息面赤；气海不足，则气少不足以言。有曰：心气虚则悲，实则笑不休。有曰，手少阴虚则不能言。有曰：内夺而厥，则为喑俳，此肾虚也。华元化曰；阳候多语，阴旺无声。多语音易治，无声者难荣。凡此皆声音虚实之辨。故彼圣人者，闻声知情，无所不达，此声音之学，所以不可忽也。

颜色八

《脉要精微论》曰：夫精明五色者，气之华也。赤欲如白裹朱。不欲如赭；白欲如鹅羽，不欲如盐；青欲如苍璧之泽，不欲如蓝；黄欲如罗裹雄黄，不欲如黄土；黑欲如重漆色，不欲如地苍。五色精微象见矣，其寿不久也。

《玉版论要篇》曰：色夭面脱不治，百日尽已。色见上下左右，各在其要，上为逆，下为从，女子右为逆，左为从，男子左为逆，右为从。

《五色》篇曰：官五色奈何？曰：青黑为痛，黄赤为热，白为寒，是谓五官。又曰：以色言病之间甚奈何？曰：其色粗以明，沉夭者为甚，其色上行者病益甚，其色下行如云彻散者病方已。

《经脉》篇曰：凡诊络脉，脉色青则寒且痛，赤则有热。胃中寒，手鱼之络多青矣。胃中有热，鱼际络赤。其暴黑者，留久痹也。其有赤有黑有青者，寒热气也。其青短者，少气也。

凡察色之法，大都青白者少热气，病主阴邪；黄赤者多热气，病主阳盛，青主风气，主肝邪，主脾胃虚寒，主心腹疼痛，主暴惊伤心胆之气，主惊风，当察兼色以分急慢。白主气虚，甚则气脱，主无火，主脾肺不足。白兼青者主慢惊，主大小肠泄泻。赤主火，主痰热，主伤寒热证，主烦渴，主急惊躁扰，主闭结，主阳邪喘促，主痈疡痘疹。黑属水，主阴寒，主厥逆，主痛极。沉黑主危笃。黄主积聚，主痞块，主脾病，主胀满，主脾疳。黄兼白者主脾寒脾弱，主气虚神怯。黄兼青者主脾虚泄泻，主慢脾风。黄兼赤者主疳热。两颧鲜红，或作或止者，谓之面戴阳，乃真阴虚弱，此非阳证也，不得以热赤同论。

钱氏曰：左颊为肝，右颊为肺，额上为心，鼻上为脾，下额为肾，随证施治之。

药饵之误九

小儿气血未充，而一生盛衰之基，全在幼时，此饮食之宜调，而药饵尤当慎也。今举世幼科，既不知此大本，又无的确明见，而惟苟完目前。故凡遇一病，则无论虚实寒热，但用海底兜法，而悉以散风、消食、清痰、降火、行滞、利水之剂，总不出二十余味，一套混用，谬称稳当，何其诞也！夫有是病而用是药，则病受之矣，无是病而用是药，则元气受之矣。小儿元气几何，能无阴受其损而变生不测耶？此当今幼科之大病，而医之不可轻任者，正以此也。又见有爱子者，因其清黄瘦弱，每以为虑，而询之庸流，则不云痰火，必云食积，动以肥儿丸、保和丸之类使之常服。不知肥儿丸以苦寒之品，最败元阳，保和丸以消耗之物，极损胃气。谓其肥儿也，而适足以瘦儿，谓其保和也，而适以违和耳。即如抱龙丸之类，亦不宜轻易屡用。余尝见一富翁之子，每多痰气，或时惊叫，凡遇疾作，辄用此丸，一投即愈。彼时以为神丹，如此者不啻十余次，及其长也，则一无所知，凝然一痴物而已，岂非暗损元神所致耶？凡此克伐之剂，所以最当慎用，故必有真正火证疳热，乃宜肥儿丸及寒凉等剂；真正食积胀满，乃宜保和丸及消导等剂；真正痰火喘急，乃宜抱龙九及化痰等剂。即用

此者，亦不过中病即止，非可过也。若无此实邪可据，而诸见出入之病，则多由亏损元气，悉当加意培补，方是保赤之主。倘不知此，而徒以肥儿、保和等名，乃欲藉为保障，不知小儿之元气无多，病已伤之，而医复伐之，其有不萎败者鲜矣。此外，如大黄、芒硝、黑丑、芫花、大戟、三棱、蓬术之类，若非必不得已，皆不可轻易投也。

小儿诊治大法十

凡小儿之病，本不易察，但其为病之源，多有所因。故凡临证者，必须察父母先天之气，而母气为尤切。如母多火者，子必有火病；母多寒者，子必有寒病；母之脾肾不足者，子亦如之。凡骨软行迟，齿迟语迟，囟门开大，疳热脾泄之类，多有由于母气者。虽父母之气俱有所凛，但母气之应在近，父气之应在远。或以一强一弱而偏得一人之气者，是皆不可不察。至若稍长而纵口纵欲，或调摄失宜而自为病者，此又当察其所由，辨而治之。如果先天不足而培以后天，亦可致寿。虽曰先天俱盛，而或父母多欲，或抚养失宜，则病变百端，虽强亦夭。此中

几圆理微，贵在知常知变也。

撮口脐风十一

初生小儿撮口脐风者，因胎中受热，或初生不慎，为风寒所侵，遂致聚唇撮口，眼闭口噤，啼声如鸦，或声不能出，或舌上如粟，或口吐白沫，或喉痰潮响，或气息喘急，甚者舌强面青，腹胀青筋，吊肠牵痛，百日内病甚者多不治。脐风者，以断脐之后，为水湿风邪所侵，因致腹胀脐肿，四肢柔直，啼不吮乳，甚则发搐。若脐边青黑，手拳口噤者，是为内搐，不可治。凡治此之法，痰盛者当先治痰，火盛者当先清火，若无火无痰者，专当温补脾胃。凡断脐不盈尺，多患此者。齿龈有泡如粟，以绵裹指，蘸温水擦破，口即开，不用药。

七日内患此者，百无一生。脐风果因浴拭外伤皮肤者，用绵灰或枯矾末掺之即愈。若因剪脐短少，或因束缚不紧，或因牵动，风入脐中；或因铁器断脐，冷气传于脾络以致前证者，口内有小泡，急掐破，去其毒水，以艾灸脐中，亦有得生者。治法多端，无如灸法。若因乳母肝脾郁怒，或饮食生冷辛热致儿为患者，当治其母。

钱氏云：撮口因浴后拭脐，风邪所入而作，用益黄散补之。

陈无择云：视其牙髓有泡，擦破之。口既开，用真白僵蚕略烘为末，蜜调涂口内《保婴集》云：小儿百日，脐风马牙，当作胎毒。泻足阳明之火，用针挑破，以桑树白汁涂之。

田氏治噤风，用天南星为末，加片脑少许，以指蘸姜汁擦牙龈，立开。或用牛黄，以竹沥调服一字，随以猪乳滴于口中。

惊风十二

惊风之要领有二：一曰实证，一曰虚证而尽之矣。盖急惊者，阳证也，实证也，乃肝邪有余而风生热，热生痰，痰热客于心膈间，则风火相搏，故其形证急暴而痰火壮热者，是为急惊。此当先治其标，后治其本。慢惊者，阴证也，虚证也。此脾肺俱虚，肝邪无制，因而侮脾生风，无阳之证也，故其形气病气俱不足者，是为慢惊。此当专顾脾肾，以救元气。虽二者俱名惊风，而虚实之有不同，所以急慢之名亦异，凡治此者，不可不顾其名以思其义。

论惊风证治十三

小儿惊风，肝病也，亦脾、肾、心、肺病也。盖小儿之真阴未足，柔不济刚，故肝邪易动；肝邪动则木能生火，火能生风，风热相搏则血虚，血虚则筋急，筋急则为掉眩反张，搐搦强直之类，皆肝木之本病也。至其相移，木邪侮土则脾病，而为痰，为吐泻；木盛金衰则肺病，而为喘促，为短气；木火上炎则心病，而为惊叫，为烦热；木火伤阴则肾病，而为水涸，为血燥，为干渴，为汗不出，为搐，为痓。此五脏惊风之大概也。

治此之法，有要存焉。盖一曰风，二曰火，三曰痰，四曰阳虚，五曰阴虚，但能察此缓急则尽之矣。所谓风者，以其强直掉眩皆属肝木，风木同气，故云惊风，而实非外感之证。今人不明此义，但为治风必须用散，不知外来之风可散，而血燥之风不可散也。故凡如防风、荆芥、羌活、独活、细辛、干葛、柴胡、紫苏、薄荷之类，使果有外邪发热无汗等症，乃可暂用，如无外邪，则最所当忌。此用散之不可不慎也。

所谓痰火者，痰凝则气闭，火盛则阴亏，此实邪之病本也。若痰因火动，则治火为先，火以痰留，则去痰为主。火之甚者，宜龙胆草、山栀子、黄连、黄柏、石膏、大黄之属；火之微者，宜黄柏、知母、玄参、石斛、骨皮、木通、天麻之属。痰之甚者，宜牛黄、胆星、天竺黄、南星、半夏、白芥子之属；痰之微者，宜陈皮、前胡、海石、贝母、天花粉之属。此外，如朱砂之色赤体重，故能入心镇惊，内孕水银，故善透经络，坠痰降火。雄黄之气味雄悍，故能破结开滞，直达横行；冰片、麝香，乃开窍之要药；琥珀、青黛，亦清利之佐助而已。又如僵蚕、全蝎、蝉蜕之属，皆云治风，在僵蚕味咸而辛，大能开痰涎、破结气，用佐痰药，善去肝脾之邪，邪去则肝平，是即治风之谓也。全蝎生于东北，色青属木，故善走厥阴，加以盐味咸而降痰，是亦同气之属，故云治风，较之僵蚕，此其次矣。蝉蜕性味俱薄，不过取其清虚轻蜕之义，非有实济不足恃也。凡惊风之实邪，惟痰、火为最，而风则次之。治实之法，止于是矣。

然邪实者易制，主败者必危。盖阳虚则阴邪不散而元气不复，阴虚则营气不行而精血何来？所以惊风之重，重在虚证。不虚不重，不竭不危，此元精元气相为并立，有不容偏置者也。故治虚之法，当辨明阳：阳虚者宜燥宜刚，阴虚者宜温宜润。然善用阳者，气中自有水；善用阴者，水中自有气。造化相须之妙，既有不可混，又有不可离者如此。设有谓此非小儿之药，此非惊风之药者；岂惊风之病不属阴阳，而小儿之体不由血气乎？若夫人者，开口便可见心，又乌足与论乾坤合一之道？诸补之法具详如下。

惊风反张、强直转筋等病，在《经筋》篇曰：足少阴之筋病，足下转筋及所过而结者皆痛。病在此者，主痫瘛及痉。在外者不能俯，在内者不能仰。故阳病者腰反折不能俯，阴病者不能仰。又曰：经筋之病，寒则反折筋急，热则筋弛纵不收，阴痿不用。阳急则反折，阴急则俯不伸。

急惊风十四

急惊之候，壮热痰壅，窜视反张，搐搦颤动，牙关紧急，口中气热，颊赤唇红，饮冷便结，脉浮洪数。此肝邪风热，阳盛阴虚证也。治此之法，当察缓急。凡邪盛者，不得不先治其标。若痰甚喘急者，宜抱龙丸、琥珀散、清膈煎、梅花饮之类主之。火盛而烦热者，宜凉惊丸、抑青丸，或黄连安神丸、牛黄散，及山栀、黄连、龙胆草之属；火盛燥热而大便秘结者，宜泻青丸，或以为汤煎服之，或利惊丸亦可。若外感风寒，身热为惊者，当解其表，宜抑肝散倍加柴胡，或参苏饮、五积散、星苏散之类择而用之；若表邪未解而内亦热者，宜钱氏黄龙汤；若惊气渐退而以未清者，宜安神镇惊丸。凡以上者，皆急则治标之法 但得痰火稍退，即当调补血气，如后附薛氏之法，或参用慢惊诸治，以防虚败。此幼科最要之法。前哲有云：小儿易为虚实，攻伐之药，中病即止，不可过剂。诚至言也。大抵此证多属肝胆脾肾，阴虚血燥、风火相搏而然。若不顾真阴，过用祛风化痰之药，则脾益虚、血益燥，邪气绵延，必成慢惊矣。此中阴虚之义，皆人所不知，当阅《小儿补肾论》，始见其详。论载第二卷二五。

东垣曰：急惊者，风木旺也。风木属肝，肝邪盛必传克于脾。欲治其肝，当先实脾，后泻风木。

楼全善曰：急惊属木火土实。木实则搐而有力，及目上视，动札频睫；土实则身热面赤，而不吐泻，偃睡合睛。治法宜凉宜泻，而用凉惊、利惊等丸。亦有因惊而发者，以致牙关紧急、壮热等症，此内有实热，外挟风邪，当截风定搐。若痰热尚盛，宜微下之。痰热既泄，急宜调养胃气。搐定而痰热少退，即宜调补脾气。

薛氏曰：此肝经血虚，火动生风。盖风生则阴血愈散，阴火愈炽；火动则肺金愈亏，肝邪愈盛。宜滋肝血，养脾气。若屡服祛风化痰、泻火辛散之剂，便宜认作脾虚血损，急补脾土。若风火相搏，发热抽搐，目瞤筋挛，痰盛者，用四物、钩藤钩以生肝血、清肝火，用四君子加当归以补脾土、生肺金。若肝经血燥，发热惊搐，目瞤筋挛，痰盛者，用六味丸以滋肾水，四君子加芍药以补脾土。若肺金克肝木，用地黄丸以益肝血，加芍药、木香以平肺金。若屡用惊药而脾胃虚寒者，须用六君子汤以补脾土，丁香、木香以培阳气。若脾土虚寒，肾水反来侮土而致中寒腹痛、吐泻少食等症者，用益黄散以补脾土而泻水，庶几不致慢惊矣。但治小儿，当审察虚实，凡证属有余者，病气也，不足者，元气也，故有余当认为不足，思患预防，斯少失矣。

慢惊风十五

慢惊之候，多由吐泻，因致气微神缓，昏睡露睛，痰鸣气促。惊跳搐搦，或乍发乍静，或身凉身热，或肢体逆冷，或眉唇青赤，面色淡白，但其脉迟缓，或见细数，此脾虚生风，无阳证也。小儿慢惊之病，多因病后，或以吐泻，或因误用药饵，损伤脾胃所致。然亦有小儿脾胃素弱，或受风寒，则不必病后及误药者亦有之，总属脾肾虚寒之证。治慢惊之法，但当速培元气，即有风痰之类，皆非实邪，不得妄行消散，再伤阳气，则必致不救。凡脾土微虚微泻而内不寒者，可平补之，宜六神散、四君子汤，或五味异功散。脾肾俱虚而脏平无寒者，宜五福饮。且阴血生于脾土，又宜四君子加当归、枣仁。脾气阳虚微寒者，宜温胃饮、理中汤、五君子煎。脾气虚寒多痰者，宜六君子汤或金水六君煎。脾肾阴阳俱虚而寒者，惟理阴煎为最妙。脾肾虚寒之甚或吐泻不止者，宜附子理阴煎，再甚者宜六味回阳饮或四味回阳饮，量儿大小与之。脾肾虚寒，泄泻不止者，宜胃关煎。

薛氏曰:《保婴集》云，急惊屡发屡用攻泻，则脾损阴消而变为慢惊者多矣。当补脾养血，佐以安心清肺、制木之药，最为切当。窃谓前证多因脾胃亏损，肝木所胜，外虚热面内真寒也，但用五味异功散加当归，佐以钩藤饮，以补脾土、平肝木，亦多得效。如不应，用六君加炮姜、木香，温补脾土。更不应，急加附子以回阳。若用逐风驱痰之药，反促其危也。愚按：附子温中回阳，为侵惊之圣药也，如元气未脱，用之无有不效，气脱甚者，急宜炮用之。

《保婴撮要》曰：凡元气亏损而至昏愦者，急灸百会穴。若待下痰不愈而后灸之，则元气脱散而不救矣。此乃脏腑传变已极，总归虚处，惟脾受之，无风可逐，无惊可疗，因脾虚不能摄涎，故津液妄泛而似痰者，但当以温补脾胃为主。若不审其因，泛用祛风化痰之剂，则脾气益伤，阴血益损，病邪益甚而危矣。

楼全善曰：木虚则搐而无力，火虚则身寒、口中气冷，土虚则吐泻、睡而露睛，治宜温补脾胃，用六君子汤、五味异功散之类。

大惊卒恐十六

小儿忽被大惊，最伤心胆之气。《口问》篇曰：大惊卒恐则气血分离，阴阳破散，经络厥绝，脉道不通，阴阳相逆，经脉空虚，血气不次，乃失其常。此《内经》概言受惊之病有如此。矧小儿血气尤非大人之比，若受大惊，则其神气失散，溃乱不堪，尚何实邪之有？斯时也，收复正气犹恐不暇，顾可复为清散耶？即如朱砂、琥珀之类，不过取其镇重之意，亦非救本之法。今幼科诸书，皆以大惊之证，例作急惊论治，误亦甚矣。不知急惊、慢惊，一以风热，一以脾肾之虚，皆不必由惊而得。而此以惊恐致困者，本心胆受伤，神气陡离之病，所因不同，所病亦异，胡可以同日语也？

治大惊气散之病，当以收复神气为主，宜《秘旨》安神丸、七福饮、茯神汤、团参散、独参汤之类，加金银等物煎服之。

惊啼十七

小儿惊啼，证本与惊风不同，亦与大惊卒恐者有异。盖小儿肝气未充，胆气最怯，凡耳闻骤声，目视骤色，虽非大惊卒恐，亦能怖其神魂。醒时受怖，寐则惊惕，或振动不宁，或忽尔啼叫，皆神怯不安之证，总宜安神养气为主，如独参汤、团参散、七福饮、《秘旨》安神丸之类，皆其所宜。若微烦热者，宜生脉散。热甚者，宜朱砂安神丸或导赤散。惊哭多泪、忽啼忽止者是惊惕，啼叫无泪、声长不扬者是腹痛。

发搐十八

搐，抽搐也，是即惊风之属。但暴而甚者，谓之惊风，微而缓者，谓之发搐。发搐不治，则渐成惊风矣。虽钱氏等书，皆以时候之气，分五脏之证为论治，然病变不测，有难以时气拘者，是不若察见在之形证，因脏腑之虚实，随宜施治者之为得也。总之，小儿之实证无他，惟东方之实及中央之滞耳。盖东方木实则生火生风，而为热为惊；中央土实则生湿生滞，而为痰为积。知斯二者，则知所以治实矣。若小儿之虚证，则五脏皆有之，如心虚则惊惕不安；肺虚则气促多汗；脾虚则为呕吐、为暴泄、为不食、为痞满倦卧、为牙紧流涎、为手足牵动；肝虚则为筋急血燥、为抽搐劲强、为斜视目瞪，肾虚则为二便不禁、为津液枯槁、为声不出、为戴眼、为肢体厥逆、为火不归源。知此五者，则知所以治虚矣。然此虚实之证，固亦多有疑似者，但以形色、声音、脉息参而察之，则无有不了然者。诸治实之法，当从急惊，治虚之法，当从慢惊，及如后夜啼诸治法，已尽其蕴，当并察之。总之，诸言实者，乃邪气之实，非元气之实也。故治此者，切不可伤及元气。若病已久，尤当专顾脾肾，则根本完固，诸无不愈矣。

钱仲阳曰：惊痫发搐，男左视无声，右视有声；女右视无声，左视有声，此相胜也。盖左为肝部，右为肺部，金木相胜故耳。若握拳拇指在内，女为顺，拇指在外，男为顺。顺则易治，逆则难治。

薛氏曰：寅卯辰时搐而发热作渴，饮冷便结，属肝胆经虚热，用柴芍参苓散；作渴引饮，自汗盗汗，属肝胆经血虚，用地黄丸；口吻流涎，属肝木克脾土，用六君子汤。巳午未时发搐，若兼作渴饮水，属风火相搏，以地黄丸补肝，导赤散、凉惊丸治心。若作渴饮汤，体倦不乳，土虚而木王也，用地黄丸以补肾，六君子汤以补脾。申酉戌时微搐而喘，目微斜，身似热，睡而露睛，大便淡黄，属脾肺虚热，用异功散；若手足逆冷，或喘泻不食，属脾肺虚寒，用六君、炮姜、木香；久病而元气虚者，用六君子、六味丸二药主之。亥子丑时微搐身热，目睛紧斜，吐泻不乳，肠冷多睡，属寒水侮土，用益黄散。未应，用六君、姜、桂。伤风发搐，口中气热，呵欠，手足动者，名假搐，用大青膏发散风邪。伤风发搐，口气不热，肢体倦怠，用异功散补脾土，钩藤饮清肝木。若因风邪内郁，发热而变诸证者，当理肺金、清风邪。若外邪既解而内证未除，当理肺补脾。若停食发搐，呕吐乳食者，宜用消食丸。若伤食后发搐，身热困睡，呕吐不思乳食者，当先定搐，后用白饼子下之。若食既散而前证仍作，或变他证者，脾土伤而肝木乘之也，用六君子加钩藤钩以健脾平肝。若肺经亏损而致惊搐等症者，当补脾肺以平肝心，则惊搐自止矣。如手足冷汗，搐眉搐肚，日夜不止，名真搐，当用人参汤、川乌、全蝎等药，平其胃气。百日内发搐，真者内生风，二三次必死；假者外生风，虽频发不死。百日内搐，亦有因乳母七情厚味所致者，当兼治其母，而以固胃为先，不可迳治其儿也。若涎入心脾则不能言，用凉心、镇惊、下痰之药。逆搐者不治。若吐泻后变证者，亦不治。大凡发搐，因风者则面青目赤，因惊则叫呼搐搦，因食则嗳吐气闷。脾肺虚则生黏痰，喉间作锯声。此乃心火不能生脾土，脾土不能生肺金，以致肺不能主气，脾不能摄涎，故涎气泛上而喉中作声耳。若用祛风治痰之剂，则气散阴消而促其危矣。

夜啼十九

小儿夜啼不安，按《保婴》等书云：夜啼有二，曰脾寒，曰心热也。夜属阴，阴胜则脾脏之寒愈盛，脾为至阴，喜温而恶寒，寒则腹中作痛，故曲腰而啼，其候面青，手腹俱冷，不思乳食是也，亦曰胎寒，宜钩藤饮。寒甚者，理中丸。若曲腰啼叫，哭而无泪者，多系腹痛，宜木香散，或用温胃饮加木香。若脾肾寒甚而兼带作痛者，宜陈氏十二味异功散。若过用乳食，停滞作痛，邪实无虚而啼者，宜保和丸、和胃饮加减主之，甚者宜消食丸。若阴盛阳衰，心气不足，至夜则神有不安而啼叫者，宜四君子汤、五味异功散，或七福饮、《秘旨》安神丸。若面青手冷，阳气虚寒，心神惊怯而啼者，宜五君子煎或六味异功煎，甚者宜七福饮加炮干姜、肉桂。若兼泄泻不乳，脾肾虚弱也。宜六神散，甚者养中煎、胃关煎。若兼吐泻少食，脾胃虚寒也，宜五君子煎、温胃饮，或六味异功煎加炮木香。若大便不化，食少腹胀，脾气虚弱也，宜五味异功散，或五君子煎加木香。若面色白，黑睛少，至夜分阴中阳虚而啼者，此肝肾之不足也，宜六味丸、八味丸、理阴煎。若见灯见火愈啼者，心热也。心属火，见火则烦热内生，两阳相搏，故仰身而啼，其证面赤手腹俱暖，口中气热是也。火之微者，宜生脉散、导赤散；火之甚者，宜朱砂安神丸、人参黄连散。若肝胆热甚，木火相搏者，宜柴胡清肝散。大都此证或因吐泻，内亡津液，或禀赋肾阴不足，不能滋养肝木，或乳母恚怒，肝火侮金，当用六君子汤补脾土以生肺金，地黄丸壮肾水以滋肝木。若乳母郁闷而致者，用加味归脾汤。乳母暴怒者，加味小柴胡汤。乳母心肝热搏者，柴胡清肝散。若因惊夜啼者，宜从前惊啼论治。

发热二十

小儿发热证，其最要者有四：一则外感发热，二则疮毒发热，三则痘疹发热，四则疳积发热。凡此四者之外，如饮食、惊风、阴虚、变蒸之类，虽亦有之，然各有其说，均当详辨。

——发热当辨虚实，如实则面赤气粗，口燥唇疮作渴，喜冷饮水，大小便难，或掀衣露体，烦啼暴叫，声洪脉强，伸体而卧，睡不露睛，手足指热，皆为实证。实以邪气有余，或可散邪，或宜清火。虚则面色青白，气怯神倦，忧伤软弱，口鼻微冷，不喜寒凉，饮汤安静，泄泻多尿，呕恶惊惕，上盛下泄，抱腹喜按，乍凉乍温，夜则虚汗，卧则露睛，屈体而卧，手足指冷，脉息缓弱，皆为虚证。虚以正气不足，最宜调补，或兼解邪，虽有发热外证，必不可妄用寒凉及任意消散克伐等剂。

外感发热治法二一

凡小儿无故发热，多由外感风寒。若寒邪在表未解者，必有发热头痛，或身痛无汗，或鼻塞流涕，畏寒拘急，脉见紧数者是也。凡暴感者，极易解散，一汗可愈。但察其气血平和，别无实热等症，或但倦怠昏睡者，则但以四柴胡饮或五柴胡饮为主，酌儿大小而增减其剂。此法先固其中，次解其表，庶元气无伤而邪且易散，最为稳当极妙之法。有云：小儿何虚，乃堪此补？及又有补住邪气之说，皆寸光昧理之谈，不可信也。若胃气微见虚寒者，宜五君子煎加柴胡，或以理阴煎加减用之最妙。元气颇强而能食者，宜正柴胡饮。兼内热火盛而外邪未解者，宜一柴胡饮或钱氏黄龙汤。壮热火盛，往来寒热者，宜柴芩煎。寒气盛者，宜二柴胡饮。寒邪盛而中气微虚者，宜五积散。伤寒见风，身热兼嗽而中气不虚者，宜柴陈煎。若中气不足而兼热兼嗽者，宜金水六君煎。冬受寒邪，至春夏而发热者，是为小儿正伤寒，但取效稍迟，然治法不能外此。

新案：余之仲儿，生于乙卯五月，于本年初秋，忽尔感寒发热，脉微紧。然素知其脏气属阴，不敢清解，遂与芎、苏、羌、芷、细辛、生姜之属，冀散其寒。一剂下咽，不惟热不退而反大泻作，连二日泻不止而喘继之，愈泻则愈喘。斯时也，将谓其寒气盛耶，何以用温药而反泻？将谓其火刑金耶，岂以清泻连日而尚堪寒凉？将谓其表邪之未除耶，则何以不利于疏散？束手无策，疑惧已甚，且见其表里俱剧，大喘垂危，又岂浅易之剂所能挽回？因沉思良久，渐有所得，乃用人参二钱，生姜五片，煎汁半盏，然未敢骤进，恐再加喘，必致不救。因用茶匙挑与二三匙，即怀之而旋走室中，徐察其呼吸之进退。然喘虽未减，而亦不见其增甚，乃又与三四匙，少顷，则觉其鼻息似乎少舒，遂放胆与以半小盅，更觉有应，自午及酉，完此一剂。适一医至，急呼曰：误矣，误矣！焉有大喘如此而尚可用参者？速宜以抱龙丸解之。余诺之而不听。乃复以人参二钱五分，如前煎汤，自酉至子尽其剂，剂完而气息遂平，齁齁大睡，泻亦止而热亦退矣。此所以知其然者，观其因泻反喘，岂非中虚？设有实邪，自当喘随泻减，是可辨也。向使误听彼医，易以清利，中气一脱，即当置之死地，必仍咎余之误用参也。孰是孰非，何从辨哉？余因纪此，以见温中散寒之功，其妙有如此者。

外感发热不用药物可以治愈二二

凡小儿偶然发热者，率由寒热不调，衣被单薄，柔弱肌腠，最易相感，感则热矣。余之治此，不必用药，但于其熟睡之顷，夏以单被，冬以绵被，蒙头松盖，勿壅其鼻，但以稍暖为度，使其鼻息出入皆此暖气，少顷则微汗津津，务令上下稍透，则表里通达而热自退矣。若冬月衣被寒凉，汗不易出，则轻搂著身，赤体相贴，而上覆其面，则无有不汗出者。此余近年养儿至妙之法，百发百中者也。若寒邪甚者，两三微汗之，无有不愈。然此法惟行于寅卯之际，则汗易出而效尤速。

诸热辨证二三

——小儿发热，若热随汗退者，即外感证也。其有取汗至再而热不退者，必痈毒痘疹之候，候其形见，当于本门求法治之。若是疮毒，但当辨其阴证阳证，阳证宜清火解毒，阴证宜托里助阳。方治详具《外科》。若汗出热不退，别无痈肿而耳后红筋灿然，及眼如包泪，或手指尖冷，脉紧数者，必是痘疹，方治详具《痘疹门》。

——小儿饮食内伤，本无发热之证，盖饮食伤脏，则为胀为痛，为吐为泻，本非肌表之病，焉得发热？故《调经论》曰：邪生于阳者，得之风雨寒暑，生于阴者，得之饮食居处、阴阳喜怒。此自不易之理也。今人但见小儿发热，则多言伤食而妄行消导，谬亦甚矣。其或饮食内伤，风寒外感，表里兼病发热者，亦常有之。然此当察其食之有停无停，酌而治之，亦非可混行消耗。盖恐内本无滞而妄加克伐，则亏损中气，以致外邪难解，则病必滋甚

——小儿疳积发热，此诚饮食内伤所致，然必成痞成形，阳明郁积既久，所以内外俱热，是非暴伤饮食者之比，亦非肌表发热者之比，方治详具《疳积》条。

——小儿有阴虚发热之证及变蒸发热之说。凡阴虚发热者，此即小儿劳损证也，亦名为童子劳，此当于《虚损门》求法治之。至若变蒸之说，则辨在本条，并当详察。

钱仲阳曰：潮热者，时间发热，过时即退，来日依时而发，此欲发惊也。壮热者，常热不已，甚则发惊痫也。风热者，身热而口中气热，乃风邪外感也。温热者，肢体微热，热不已则发惊搐。壮热恶风寒，为元气不充，表之虚热也；壮热不恶风寒，为外邪所客，表之实热也。壮热饮汤，为津液短少，里之虚热也；壮热饮水，为内火销烁，里之实热也。脉尺寸俱满为重实，尺寸俱弱为重虚。脉洪大，或缓而滑，或数而鼓，此热盛拒阴，虽形证似寒，实非寒也。热而脉数，按之不鼓，此寒盛格阳，虽形证似热，实非热也。发热恶热，大渴不止，烦躁肌热，不欲近衣，其脉洪大，按之无力，或兼目痛鼻干者，此血虚发热也，当补其血。如不能食而热，自汗出者，气虚也，当补其气。

内热证二四

内热与外热不同，内热以五内之火，热由内生，病在阴分，故内热者宜清凉，不宜升散，升散则内火愈炽，火空则发也；外热以肤腠之邪，风寒外袭，病在阳分，故外热者宜解散，不宜清降，清降则表热愈留，外内合邪也。此外热内热之治，其不同者有如此。欲分内外之辨，则外热者，其至必骤，内热者，其来必缓，但察其绝无表证，而热在脏腑、七窍、三焦、二阴、筋骨、肌肉之间者，皆是内热之证。但内热之证，亦有虚实，实者宜从正治，虚者当从反治。反正之间，有冰炭之异，非可混也。

凡实热之在内者，古法治分五脏，宜从正治。心热者，宜泻心汤、导赤散、安神丸；肝热者，泻青丸、柴胡饮子、龙胆汤；脾热者，泻黄散；肺热者，轻则泻白散、地骨皮散，重则凉膈散；肾热者，滋肾丸、滋阴八味丸。实热则宜疏下，虚热则宜调补。肢体热，轻则惺惺散，重则人参羌活散。大便秘者，二黄犀角散、四顺清凉饮。余热不退者，地骨皮散。大小便血者，保阴煎。血热妄行者，清化饮。三焦火盛、上下热甚者，抽薪饮。小水热痛者，大分清饮。阳明内热，烦渴头痛，二便秘结者，玉泉散。阳明火盛，兼少阴水亏者，玉女煎。凡元气虚而为热者，必真阴不足，皆假热证也，宜从反治。心脾肺气虚假热者，五君子煎、人参理中汤。五脏气血俱虚假热者，五福饮。肝肾真阴不足假热者，轻则六味地黄汤，甚则理阴煎。肝肾血虚假热者，大营煎、五物煎。肝肾阴虚，上热下寒，则阳无所附而格阳为热者，六味回阳饮或八味地黄汤。肝经血虚生风而热者，四物加天麻、钩藤钩。汗后血虚而热甚者，六神散加粳米。汗后气虚而恶寒发热者，补中益气汤。汗后阴虚，阳无所附而热者，四物汤加参芪。汗后阳虚，阴无所附而热者，四君子加芎归。久从温补而潮热不退，脉见滑大者，五福饮加地骨皮，或加知母。凡婴儿诸热，有因别证而作者，当从所重者而治之。若乳下婴儿，当兼治其母以调之。

小儿上论列方二五

四君子汤补一
五君子煎新热六
五味异功散补四
六君子汤补五
团参散小十
六味异功煎新热七
四物汤补八
五物煎新因三
金水六君煎新和一
五福饮新补六
理中汤热一
人参理中汤热一
七福饮新补七
温胃饮新热五
四味回阳饮新热一
胃关煎新热九
理阴煎新热三
六味回阳饮新热二

独参汤补二五
生脉散补五六
六味地黄丸补百二十
养中煎新热四
茯神汤小六十
八味地黄丸补一二一
大营煎新补十四
滋肾丸寒一六三
滋阴八味丸新寒十七
保阴煎新寒一
清化饮新因十三
补中益气汤补二十
益黄散和十九
六神散小五一
加味归脾汤补三三
小柴胡汤散十九
柴胡饮子小三十
柴胡清肝散寒五九
一柴胡饮新散一
二柴胡饮新散二
人参黄连散小十七
四柴胡饮新散四
五柴胡饮新散五
二黄犀角散小二九
正柴胡饮新散六
柴芩煎新散十
钱氏黄龙汤小二五
柴陈煎新散九
五积散散三九
四顺清凉饮攻二五
星苏散小二四
参苏饮散三四
朱砂安神丸寒一四二
惺惺散小二三
钩藤饮小六六
黄连安神丸寒一四二
泻白散寒四二
泻黄散寒五七
《秘旨》安神丸小七一
泻心汤寒二七
抑肝散小六七
安神镇惊丸小七六
泻青丸寒一五一
抑青丸小九八
东垣凉膈散痘八三
抽薪饮新寒三
龙胆汤小八二
大分清饮新寒五
玉泉散新寒十五
玉女煎新寒十二
地骨皮散小三一
导赤散寒一二二
大青膏小六八
消食丸小三七
清膈煎新寒九
和胃饮新和五
利惊丸小九七
凉惊丸小九六

抱龙丸小八五
琥珀散小八一
牛黄散小二七

备用方

梅花饮小八三
白饼子小三九
肥儿丸小百一十
保和丸小二五
木香散痘二一
陈氏十二味异功散痘二二
人参羌活散小二六
具列《小儿方》中，所当详阅。

卷之四十一　小儿则下

吐泻二六

小儿吐泻证，虚寒者居其八九，实热者十中一二。但察其脉证无火，面色清白，气息平缓，肢体清凉，或神气疲倦，则悉是虚寒之证，不得妄用凉药。古人云：脾虚则呕，胃虚则吐者是也。盖饮食入胃，不能运化而吐者，此脾气虚弱，所以不能运也。寒凉入胃，恶心而吐者，此中焦阳气受伤，所以不能化也。若邪在中焦，则止于呕吐，若连及下焦，则并为泻矣。故在中上二焦者，宜治脾胃，连及下焦者，宜调脾肾。若非实热火邪而妄用寒凉消伐者，无有不死。

——小儿虚寒呕吐，凡无故吐泻，察其无火者，必生冷寒气伤胃所致。今小儿所病，大约皆是此证，宜养中煎或温胃饮为主治，其次则五君子煎、理中汤、冬术煎。若兼血虚燥渴者，宜五君子加当归。若兼脾肾虚寒，或多痰涎，或兼喘促，宜理阴煎，甚者，人参附子理阴煎为最妙，勿谓呕吐不宜熟地也。若脾气无寒，或偶有所触，虽吐而不甚者，宜五味异功散。若脾中寒滞，气有不顺而呕吐者，宜藿香安胃散。若上焦不清，多痰兼滞者，宜六君子汤，或更加砂仁、炮姜、木香。

——小儿伤食呕吐。若误食不宜之物，或停积滞浊以致吐者，必胸膈胀满，或肚腹作痛，此其中必有余邪，宜和胃饮、益黄散。若但有食滞而胃不寒者，宜大和中饮、小和中钦。若食滞兼痰而吐者，宜二陈汤、六安煎、苓术二陈煎。若饮食虽滞而因脾虚不能运化者，此其所重在脾气，不在饮食，止宜养中煎、温胃饮，或理阴煎、圣术煎之类以培其本，不可因饮食之故而直行消伐也。

——小儿胃热呕吐者，其证最少，盖内热者多不致吐，即亦有之，其必多食炙煿甘甜之物，以致滞积胃口，或夏间冒暑，及脏气素热者乃有之。凡治热证，必须详辨的确，勿得以假热作真热也。凡胃火内热呕吐者，察其证必烦热作渴、喜冷，察其脉息必洪大滑数。火之甚者，宜泻黄散、玉泉散，或竹叶石膏汤。若有痰食之滞兼火作吐者，宜二陈汤加石膏、黄连、山栀，或加山楂、麦芽之类。若脾胃虚弱而兼火者，宜人参安胃散或橘皮竹茹汤。若胃火呕吐作渴者，宜竹茹汤。若夏月胃热，阳暑伤胃者，必烦热大渴，吐泻并作，宜五味香薷饮，或十味香薷饮，或竹茹汤，或橘皮竹茹汤。若内热之甚者，宜益元散、玉泉散主之。然暑有阴阳之辨，若因天气暑热，过用生冷，以致伤胃而为吐泻者，此属阴暑，则宜暖胃温中，如前虚寒治法，或用五苓散亦妙，凡本条之药绝不可用。

薛氏曰：凡暑令吐泻，手足发热，作渴饮冷者，属阳证，宜清凉之剂。若手足并冷，作渴饮汤者，属阴证，宜温补之剂。故病有属阴者，误用寒凉之药，死后手足青黯，甚则遍身皆然，于此可验。

——小儿吐泻并作者，本属内伤，然有因寒气自外而入，内犯脏气而然者；有因生冷不慎，致伤胃气而然者；有因中气本弱，饮食失宜而然者。邪伤阳分则为吐，邪伤阴分则为泻。若吐泻并作，则阴阳俱伤之证也。此当察其有滞无滞，详辨其虚实而治之。若吐泻初起，邪滞未清者，必有胸腹胀闷实滞等症，此宜先用和胃饮、苓术二陈煎之类，以清上焦之气。若吐泻初起，腹胀腹痛而拒按者，宜先用胃苓汤，或五苓散加干姜、木香之类，以分下焦之清。若上无胀滞，或所吐既多而呕恶不已，此其上焦岂尚有物？但察其形气困倦，总惟胃虚而然。若虚寒不甚者，宜五味异功散。然无寒不作吐，故惟五君子煎、六味异功煎，及养中煎、温胃饮之类，皆最宜也。若下腹虽痛而可按可揉，或腹寒喜熨，或所泻既多而泄仍不止，此其下焦必空虚已极，惟脾肾虚寒不能固摄而然，非胃关煎不可。其稍轻者，或用四君子加肉豆蔻、补骨脂、丁香之属。若虚中兼滞者，或助胃膏亦可酌用。其或果由胃火，则火逆于上，热蓄于下，亦能为吐为泻，然必有火证火脉者，方是其证，乃宜大小分清饮，或用香连丸，或如前胃热呕吐条参而治之。然此证最少，不得轻易混用。

吐泻新案

余季子于丁巳正月生于燕邸，及白露时甫及半周，余见新凉日至，虞裀褥之薄，恐为寒气所侵，每切嘱眷属保护之，而眷属不以为意。及数日后，果至吐泻大作，余即用温胃和脾之药，不效，随用理中等剂，亦不效。三日后，加人参三钱，及姜、桂、吴茱、肉豆蔻之类，亦不效。至四五日，则随乳随吐，吐其半而泻其半，腹中毫无所留矣。余不得已，乃用人参五六钱，制附子、姜、桂等各一二钱，下咽即吐，一滴不存，而所下之乳白洁无气，仍犹乳也。斯时也，其形气之危，已万无生理矣。余含泪静坐书室，默测其故，且度其寒气犯胃而吐泻不止，若舍参、姜、桂、附之属，尚何术焉？伎已止此，窘莫甚矣。思之思之，忽于夜半而生意起，谓其胃虚已极，但药之气味略有不投，则胃不能受，随拒而出，矧附于味咸，亦能致呕，必其故也。因自度气味，酌其所宜，似必得甘辣可口之药，庶乎胃气可安，尚有生意。乃用胡椒三钱，捣碎，加煨姜一两，用水二盅，煎至八分，另盛听用。又用人参二两，亦用水二盅，煎至一盅，另盛听用。用此二者，取其气味之甘辛纯正也。乃用茶匙挑合二者，以配其味，凡用参汤之十，加椒姜汤之一，其味微甘而辣，正得可口之宜。遂温置热汤中，徐徐挑而与之，陆续渐进。经一时许，皆咽而不吐，竟得获效，自后乳药皆安，但泻仍未止也。此自四鼓服起，至午未间，已尽二两之参矣。参尽后，忽尔躁扰呻吟，烦剧之甚，家人皆怨，谓以婴儿娇嫩，脏腑何堪比等热药，是必烧断肚肠也，相与抱泣。余虽疑之而不为乱，仍宁神熟思之。意此药自四鼓至此，若果药有难堪，何于午前相安，而此时剧变若此？其必数日不食，胃气新复，而仓廪空虚，饥甚则然也。旁有预备之粥，取以示之，则张皇欲得，其状甚急，乃与一小盏，辄鲸吞虎嗜，又望其余，遂复与半碗，犹然不足，又与半碗，遂寂然安卧矣。至次日，复加制附，始得泻止全愈。呜呼！此儿之重生，固有天命，然原其所致之因，则人之脏气皆系于背，褥薄夜寒，则寒从背俞而入，内干于脏，中必深矣。原其所治之法，则用药虽当，而气味不投无以相入，求效难矣。及其内饥发躁，使非神悟其机，倘妄用清凉，一解则全功尽弃，害可言哉？故余笔此，以见病原之轻重，气味之相关，及诊治之活变有如此关系者。虽然，此特以己之儿，故可信心救疗如是，设以他人之子，有同是病者，于用参数钱之时，见其未效，不知药未及病，必且烦言吠起，谤其误治，改用苦寒，无不即死，而仍归罪于用参者，此时黑白将焉辨之？

故再赘其详，用以广人之闻见云。

都阃钱旭阳长郎，年及两周，季夏间以生果伤脾，因致先泻后痢。旭阳善医，知其不过伤于生冷，乃与参、术、姜、桂温脾等药，泻痢不愈，而渐至唇口生疮。乃谋之余，曰：此儿明为生冷所伤，今不利温药，将奈之何？余曰：此因泻伤阴，兼之辛辣遽入，而虚火上炎耳。非易以附子，不能使火归源也。因用二剂，而唇口疮痛、咽肿倍甚，外见于头面之间，而病更剧矣。又谋之余，曰：用药不投如此，岂真因湿生热耶？余诊之曰：上之脉息，下之所出，皆非真热，本属阳虚。今热之不效，虽属可疑，然究其所归，寒之则死，必无疑也。意者，药犹未及耳。旭阳曰：尚有一证似属真寒，今其所用汤饮，必欲极滚极热者，余等不能入口，而彼则安然吞之，即其喉口肿痛如此，所不顾也，岂其证乎？余曰：是矣，是矣。遂复增附子一钱五分，及姜、桂、肉果、人参、熟地之属，其泻渐止，泻止而喉口等症不一日而全收矣。疑似之间，难辨如此，使非有确持之见，万无一生矣。余自经此以来，渐至不惑，后有数儿，证治大同者，俱得保全。噫！此不惑之道，其要何居？在知本之所在耳，临证者可无慎哉？

附案

薛氏治一小儿，每饮食失节，或外惊所忤，即吐泻发搐，服镇惊化痰等药而愈。后发搐益甚，饮食不进，虽参术之剂，到口即呕。余用白术和土炒黄，用米泔煎数沸，不时灌半匙，仍呕。次日灌之，微呕。再日灌之，欲呕。此后每服二三匙，渐加至半杯，不呕，乃浓煎服而愈。

一小儿泻而大便热赤，小便涩少，此热蕴于内也。先以四苓散加炒黄连一剂，其热顿退。又用七味白术散去木香二剂，热渴顿止。后以四君、升麻调理而痊。

一小儿九岁，食炙煿之物，作泻饮冷，诸药不应，肌体消瘦，饮食少思。余用黄连一两，酒拌炒焦为末，入人参末四两，粥丸小豆大，每服四五十丸，不拘时白汤下，服讫渐愈，又用五味异功散加升麻，服月余而瘥。后不戒厚味，患疳积，消瘦少食，发热作渴，用大芦荟丸为主，以四味肥儿丸为佐，疳证渐退。却以四味肥儿丸为主，以五味异功散为佐而痊。后又不禁厚味，作泻饮冷，仍服肥儿丸、异功散而瘥。

霍乱吐泻二七

小儿霍乱吐泻者，必以寒凉伤胃，或时气阴湿，或饮食失宜，皆能致之。然此与前吐泻并行者，稍有不同。盖霍乱者暴而甚，吐泻者徐而缓。霍乱者，伤在一时；吐泻者，其伤以渐。此其所以有异也。若暴疾霍乱而胃口未清，"胸腹仍满者，宜先用和胃饮、苓术二陈煎，或大、小和中饮，或小分清饮，或神香散之类主之。候胃口稍平，即宜五味异功散，或温胃饮、五苓散之类调补之。若霍乱初起便觉神疲气倦，而胃口别无胀滞者，此其胃气已伤，即宜温补，如养中煎、温胃饮之类，不得概行清利也。

论泻痢粪尿色二八

古人有以小儿泻痢粪黄酸臭者，皆作胃热论治，此大误也。盖饮食入胃，化而为粪，则无有不黄，无有不臭者，岂得以黄色而酸臭者为热乎？今以大人之粪验之，则凡胃强粪实者，其色必深黄而老苍，方是全阳正色。若纯黄不苍而粪有嫩色，则胃中火力便有不到之处，再若淡黄则近白矣。近白之色则半黄之色也，粪色半黄则谷食半化之色也，粪气酸腥则谷食半化之气也。谷食半化，则胃中火力盛衰可知也。若必待粪青粪白，气味不臭，然后为寒，则觉之迟矣。故但以粪色之浅深，粪气之微甚，便可别胃气阳和之成色。知者见于未然，而况于显然乎？余故曰：古人以粪黄酸臭为火者，大误也。再若小水之色，凡大便泻痢者，清浊既不分，小水必不利。小水不利，其色必变，即清者亦常有之，然黄者十居八九。此因泻亡阴，阴亡则气不化，气不化则水涸，水涸则色黄不清，此自然之理也。使非有淋热痛涩之证，而但以黄色便作火治者，亦大误也。

吐乳二九

小儿吐乳，虽有寒热之不同，然寒者多而热者少，虚者多而实者少，总由胃弱而然。但察其形色脉证之阴阳，则虚实寒热自有可辨。热者宜加微清，寒者必须温补。乳子之药，不必多用，但择其要者二三四味，可尽其妙，如参姜饮、五味异功散之类，则其要也。若儿小乳多，满而溢者，亦是常事，乳行则止，不必治也。若乳母有疾，因及其子，或有别证者，又当兼治其母，宜从薛氏之法如下。

薛氏曰：前证若小儿自受惊，或乳母恚怒，致儿吐泻青色者，宜用异功散。若母食厚味而乳热者，用东垣清胃散。母饮酒而乳热者，用葛花解醒汤，子服一二匙。若饮烧酒而乳热，或子母身赤，或昏愦，服冷米醋三五杯，多亦无妨，儿服一二匙。若母停滞生冷而乳冷者，母服人参养胃汤，子服调中丸。若母停滞而变热乳者，母服大安丸，子服五味异功散。若母郁怒伤肝脾而乳热者，用归脾汤、逍遥散。若母脾虚血弱而乳热者，用六君子加芎归。若母气血虚而乳热者，子母俱服八珍汤。若母劳后发热而乳热者，子母俱服补中益气汤。若因怒动肝火而乳热者，用五味异功散加柴胡、山栀。若吐痰涎及白绿水者，木乘脾土，虚寒证也，用六君子加柴胡、木香。大凡吐乳泻青色者属惊，法当平肝补脾；吐泻青白色者，属寒，法当温补脾土。前诸证，若手足指热者属实，手足指冷者属虚，此亦验法也。

五疳证三十

钱仲阳曰：小儿诸疳，皆因病后脾胃亏损，或用药过伤，不能传化乳食，内亡津液，虚火妄动，或乳母六淫七情，饮食起居失宜，致儿为患。凡疳在内者，目肿腹胀，泻痢青白，体渐瘦弱；疳在外者，鼻下赤烂，频揉鼻耳，或肢体生疮。大抵其证虽多，要不出于五脏，而五脏之形不同，当各分辨治之。肝疳者，一名筋疳，亦名风疳，其证白膜遮睛，或泻血而瘦，宜用地黄丸以生肾。心疳者，面黄颊赤，身体壮热，宜用朱砂安神丸以治心，异功散以补脾。脾疳者，一名肥疳，体黄瘦削，皮肤干涩而有疮疥，腹大嗜土，宜用四味肥儿丸以治疳，五味异功散以生土，或用益黄散。肺疳者，一名气疳，喘嗽气促，口鼻生疮，宜用人参清肺汤以治肺，益气汤以生金肾疳者，一名骨疳，肢体瘦削，遍生疮疥，喜卧湿地，用地黄丸。鼻疮用兰香散，诸疮用白粉散。若患潮热，当先补肝，后泻心，若妄以硝黄等药利之，则成疮。若患癖，当消磨，若误以巴豆、硼砂下之，或伤寒误下，皆能成疳。其初病者为热疳，用黄连丸；久病者为冷疳，用木香丸；冷热相兼者，用如圣丸；津液短少者，用七味白术散。凡此皆因大病，脾胃亏损，内亡津液所致，当固脾胃为主，而早为施治，则不变败证也。

杨氏曰：无辜疳者，脑后项边有核如弹丸，按之转动，软而不疼，其内有虫，不速针出，则内食脏腑，肢体痈疽，便利脓血，壮热羸瘦，头露骨高，宜用大芜荑汤、蟾蜍丸。丁奚者，手足极细，项小骨高，尻削体痿，腹大脐突，号哭胸陷，宜用肥儿丸、大芦荟丸。哺露者，虚热往来，头骨分开，翻食吐虫，烦渴呕哕，宜用肥儿丸、大芦荟丸。走马疳者，牙齿蚀烂，盖齿属肾，肾虚受热，痰火上炎，致口臭齿黑，甚则龈烂牙宣，宜敷雄黄散，服蟾蜍丸。若作渴泻痢、肿胀劳瘵等症，当详参方论而治之。盖疳者，干也，因脾胃津液干涸而患，在小儿为五疳，在大人为五劳，总宜以调补胃气为主。

又，杨氏曰：又有疳伤者，五脏虫疳也。其名甚多，姑举其要。虫疳者，其虫如丝，出于头项腹背之间，黄白赤者可治，青黑者难治；蛔疳者，皱眉多啼，呕吐青沫，腹中作痛，肚胀青筋，唇口紫黑，头摇齿痒；脊疳者，身热羸黄，烦渴下利，拍背有声，脊骨如锯齿，十指皆疮，频啮指甲；脑疳者，头皮光急，满头并疮，脑热如火，发结如穗，遍身多汗，腮肿囟高；疳渴者，日则烦渴，饮水不食，夜则渴止；疳泻者，毛焦唇白，额上青纹，肚胀肠鸣，泻下糟粕；疳利者，停积宿滞，水谷不聚，泻下恶物；疳肿者，虚中有积，肚腹紧胀，脾复受湿，则头面手足虚浮；疳劳者，潮热往来，五心烦热，盗汗骨蒸，嗽喘枯悴，渴泻饮水，肚硬如石，面色如银。大抵其证虽多，要不出于五脏，总宜以五脏之法治之。

景岳曰：按杨氏云，疳者，干也，在小儿为五疳，在大人为五劳。然既云为干，又云为劳，岂非精血败竭之证乎？察前诸法，俱从热治，多用清凉，虽此证真热者固多，而元气既败，则假热者尤多也。即前所用，亦有地黄丸、异功散、益黄散、益气汤之类，恐此数方有不足以尽之。其或血气俱损，有非大补不可者；阴虚假热，脾败肾亏，又有非温补不可者。贵在临证酌宜，仍当以虚损治劳之法参用，庶得尽善。

薛氏曰：案疳证或以哺食太早，或嗜食甘肥，或服峻厉之药，重亡津液，虚火炽盛，或因禀赋，或乳母厚味七情致之，各当调治其内。若口舌蚀烂，身体壮热，腮唇赤色，或作肿痛，腹膈烦闷，或掌热咽干，作渴饮水，便赤盗汗，啮齿虚惊，此心经内外疳也，宜安神丸之类主之。若鼻外生疮，眼目赤烂，肢体似癣，两耳前后、项侧、缺盆、两腋结核，或小腹、内股、玉茎、阴囊、睾丸肿溃，小便不调，或出白津，或咬指甲，摇头侧目，白膜遮睛，羞明畏日，肚大青筋，口干下血，此肝经内外疳也，用地黄、芦荟二丸主之。若头不生发，或生疮痂，或发成穗，或人中口吻赤烂，腹痛吐逆，乳食不化，口干嗜土，泻下酸臭，小便白浊，或合目昏睡，恶闻木音，此脾经内外疮也，用肥儿丸主之。若鼻外生疮，咽喉不利，颈肿齿痛，咳嗽寒热，皮肤皱错，欠伸少气，鼻痒出涕，衄血目黄，小便频数，此肺经内外形也，用地黄清肺饮主之。若脑热吐痰，手足逆冷，寒热往来，滑泄肚痛，口臭作渴，齿龈溃烂，爪黑面黧，身耳生疮，或耳出水，或食自发，此肾经内外疳也，用地黄丸主之。凡疳热上攻，或痘毒上升，为患甚速，名为走马疳，急敷雄黄散、搽牙散、马鸣散，择而用之，服蟾蜍丸。轻则牙龈腐烂，唇吻肿痛，可治；甚则牙龈蚀落，腮颊透烂，不治。

盗汗三一

小儿元气未充，腠理不密，所以极易汗出，故凡饮食过热，或衣被过暖，皆能致汗。东垣诸公云：此是小儿常事，不必治之。然汗之根本，由于营气；汗之启闭，由于卫气。若小儿多汗者，终是卫虚，所以不固。汗出既多，未免营卫血气愈有所损，而衰羸之渐，未必不由乎此，此所以不可不治也。大都治汗之法，当以益气为主，但使阳气外固，则阴液内藏，而汗自止矣。

——治法：凡小儿无故常多盗汗，或自汗者，宜以团参散为主，或参苓散、四君子汤、五味异功散，或白术散之类，俱可择用。若其甚者，宜三阴煎、人参养营汤，或十全大补汤。若心经有火而见烦渴者，宜生脉散、一阴煎。若肝脾火盛，内热蒸蒸，血热而汗出者，脉必洪滑，证多烦热，宜当归六黄汤或加减一阴煎。若阳明实热，汗出大渴者，宜仲景竹叶石膏汤。若因病后，或大吐大泻之后，或误用克伐之药，以致气虚气脱而大汗亡阳者，速宜用参附汤、六味回阳饮，或芪附汤之类，庶可挽回也。大都汗多亡阳者，多致角弓反张，项强戴眼等症，此太阳、少阴二经精血耗散，阴虚血燥而然，速宜用大营煎、人参养营汤，或十全大补汤之类，方可解救。若作风治，万无一生矣。前《汗证门》有详论详法，所当参阅。余之儿辈，有于襁褓中多盗汗者，但以人参一钱，泡汤与服，当夜即止。久不服参，必又汗出，再服再止，其效如神。凡养儿者，亦可以此为常法。

腹胀腹痛三二

小儿腹胀腹痛，多因食积，或寒凉伤脾而然。《内经》曰：病痛者，阴也。又曰：痛者，寒气多也，有寒故痛也。东垣曰：寒胀多，热胀少，皆主于脾胃。故凡小儿肚腹或胀或痛，虽曰多由积滞，然脾胃不虚，则运化以时，何致作胀？是胀必由于虚也。若胃气无伤而腹中和暖，则必无留滞作痛，是痛多由乎寒也。故治痛治胀者，必当以健脾暖胃为主。若无火证，不得妄用凉药。若无拒按坚实等症，不得妄用攻药。

——治法：凡小儿肚腹膨胀，或时常作痛，黄瘦，常用调理之法，惟芍药枳实丸加减用之为宜，且善止腹痛，或大健脾丸、杨氏启脾丸、和中丸之类，皆可酌用。若偶尔伤脾，气促困倦，外见腹胀而内不胀者，此脾气虚也，宜五味异功散或六味异功煎。若脾胃阳气不足，虚寒作胀，或畏寒，或手足冷，或兼呕泻者，宜五君子煎、养中煎、温胃饮、六君子汤，或调中丸。若兼脾肾阳虚，或水泛为痰，或喘促、痛胀、泄泻，宜理阴煎加减主之。若脾胃气虚而痛滞吐泻者，宜六味异功煎，或六君子汤加木香，或调中汤。若胃口偶有留滞，大痛而胀者，宜排气饮或益黄散。若宿食偶有不消而暂为胀满者，宜大、小和中饮，或保和丸、消食丸。若有坚积停滞，胀痛拒按，形气俱实者，宜赤金豆、白饼子、紫霜丸之类攻下之。凡诸未尽，当于《腹痛》《肿胀》二门，参酌为治。

余初年在京，治一五岁邻女，适经药铺，见有晒晾巴豆，其父误以为松仁，以一粒与食之，嚼而味辣，即忙吐出，而已半粒下咽矣。少顷，大泻十余次，泻后次日，即致肚腹通身悉皆肿胀，绝口不食，因求治于余。或谓宜黄连、绿豆以解毒，或谓宜四苓、五皮以利水。余曰：大攻之后，岂非大虚之证乎？能再堪苦寒以败脾否？大泻之后，又尚有何水之可利？遂单用独参汤及温胃饮以培脾气，不数剂而复元如初。夫既以大泻，而何以反胀若是？因此一证，乃知大虚大寒而致成肿胀者，类多如此。新案。

痞块三三

小儿多有痞块者，总由口腹无节，见食必啖，食上加食，脾胃化之不及，则胃络所出之道，未免渐有留滞。留滞不已，则日以益大，因成痞矣。或以感寒发热之后，胃气未清，此时最宜择食节食，若不知慎，则食以邪留，最易成痞，此实人所不知也。第痞块既成，必在肠胃之外，膜膈之间，故非可以消伐之剂推起而去者。若但知攻痞，则胃气益弱，运化失权，不惟不能消痞，且致脾土亏损，则痞邪益横而变百出矣。故治此者，当酌其缓急，专以调补胃气为主，外则用膏用灸，以拔其结络之根，庶为万全之策。

——凡调理脾胃之法，若痞邪未甚，宜芍药枳实丸加减用之为善，或大健脾丸及杨氏启脾丸，皆可择用。若脾胃气虚，食少体瘦，宜五味异功散。若脾胃虚寒者，宜调中丸、温胃饮、五君子煎。若兼胃脘停积，食滞作胀者，宜保和丸、消食丸，或大、小和中饮。若胀急坚实，形气尚强，不得不泻者，宜赤金豆、白饼子。若痞久成热，致动阳明之火而牙口溃烂成疳者，宜芦荟丸、胡黄连丸，或蟾蜍丸。此外，如贴痞膏及灸治之法，俱详载《积聚门》。

癫痫三四

钱仲阳曰：小儿发痫，因血气未充，神气未实，或为风邪所伤，或为惊怪所触，亦有因妊娠七情惊怖所致。若眼直口牵，口噤涎流，肚膨发搐，项背反张，腰脊强劲，形如死状，终日不醒，则为痓矣。凡治五痫，皆随脏治之，每脏各有一兽之形，通用五色丸为主，仍参以各经之药。发而重者死，病甚者亦死。如面赤目瞪，吐舌啮唇，心烦气短，其声如羊者曰心痫。血虚者用养心汤；发热饮冷为实热，用虎睛丸；发热饮汤为虚热，用辰砂妙香丸。面青唇青，两眼上窜，手足挛掣反折，其声如犬者曰肝痫。肝之虚者，用地黄丸；抽搐有力为实邪，用柴胡清肝散；大便不适，用泻青丸。面黑目振，吐涎沫，形体如尸，其声如猪者曰肾痫，用地黄丸、紫河车丸之类。肾无泻法，故径从虚治之。面如枯骨，目白反视，惊跳反折，摇头吐沫，其声如鸡者曰肺痫。肺气虚者，用补肺散；面色萎黄者，土不能生也，用五味异功散；面色赤者，阴火上冲于肺也，用地黄丸。面色萎黄，目直腹满，自利，四肢不收，其声如牛者曰脾痫，用五味异功散；若面青泻利，饮食少思，用六君子加木香、柴胡。若发热抽掣，仰卧，面色光泽，脉浮者，病在腑，为阳证，易治；身冷不搐，覆卧，面色黯黑，脉沉者，病在脏，为阴证，难治。凡有此证，先宜看耳后高骨间，若有青脉纹，先抓破出血，可免其患。此皆元气不足之证也，须以紫河车丸为主，而以补药佐之。设若泛行克伐，复伤元气，则必不时举发，久而变危，多致不救。又有惊痫、风痫、食痫三种，治惊痫，宜比金丸、茯神丸；钱氏养心汤、辰砂妙香散、清神汤、虎睛丸之类主之；风痫用钱氏牛黄丸、消风丸、星苏散之类主之，食痫用妙圣丹主之。

薛立斋曰：妊娠若遇惊恐，则必内应于胎，故一月足厥阴脉养，惊则肝有病；二月足少阳脉养，惊则胆受病；三月手少阴脉养，惊则心受病；四月名为离经；五月足太阴脉养，惊则脾受病；六月足阳明脉养，惊则胃受病；七月手太阴脉养，惊则肺受病；八月手阳明脉养，惊则大肠受病；九月足少阴脉养，惊则肾受病。是脏腑纳气于丹田，自肝至肾，十经滋养而生，此则胎中所致也。若既生之后，或惊怪所触，或乳哺失节，或乳母饮食起居，六淫七情，脏气不平，亦致是证。须察见证属于何经，更别阴阳，以调补脾胃为主，否则不时举发，甚至不救。

附案

薛氏治一小儿，患前证，吐痰困倦，半晌而苏，诸药不效，年至十三而频发。用肥厚紫河车生研烂，入人参、当归末，捣丸，桐子大，每服三五十丸，日进三五服，乳化下。一月渐愈，又佐以八珍汤全愈。

又一儿七岁发惊痫，令其恣饮人乳后，发渐疏而轻。至十四复发，用乳不效，亦用河车丸数具而愈，常用加减八味丸而安。后至二十三岁复发而手足厥冷，仍用前法，佐以八味丸、十全大补汤而痊。

又治数小儿，皆以补中益气汤、六君子汤、六味、八味等丸，相间用之，皆得全愈。

癫痫诸《经义》及大人证治诸法，俱详载《癫狂门》，所当参阅。

溺白 三五

小儿便如米泔，或溺停少顷变作泔浊者，此脾胃湿热也。凡饮食不节者多有此证，然亦有气虚下陷而然者。若脉证兼火者，当清利，宜导赤散或四味肥儿丸。若饮食过伤兼胀滞者，宜保和丸、大安丸。若形气不足，或黄瘦，或呕泄者，宜五味异功散，或四君子汤，或补中益气汤。若肝肾火盛，移热膀胱者，必兼痛涩烦热，宜七味龙胆泻肝汤。若脾胃本虚而复兼湿热者，宜四君子汤加炒黄连。若止见溺白而别无烦热脉证，则但节其生冷水果及甘甜等物，不久自愈，切不可因其溺白而过用芩、连、栀子之类，多致伤脾而反生吐泻等症，渐至羸败者，是皆误治之害也，不可不察。

变蒸三六

巢氏云：小儿变蒸者，以长血气也。变者上气，蒸者体热。钱仲阳曰：变者易也。小儿在母腹中，乃生骨气，五脏六腑成而未全。自生之后，即长骨脉，脏腑之神志，自内而长，自下而上。故以生之日，后三十二日一变蒸，即觉情志有异于前，何也？长生意志脏腑故也。何谓三十二日长骨添精神？盖人有三六五骨节，以应天数，内除手足四十五碎骨外，共有三百二十数，自下生骨，一日十段而上之，十日百段，而三十二日计三百二十段为一遍，亦曰一蒸。凡一周遍，乃生虚热诸病，如是十周，则小蒸毕也。故初三十二日一变，生肾志；六十四日二变一蒸，生膀胱。九六日三变，生心喜；一二八日四变二蒸，生小肠。一六五日五变，生肝哭；一九二日六变三蒸，生胆。二二四日七变，生肺声；二五六日八变四蒸，生大肠。二八八日九变，生脾；三百二十日十变五蒸，生胃，此所谓小蒸毕也。又手厥阴经为脏，手少阳经三焦为腑，此一脏一腑俱无状，故不变不蒸也。太仓云：气入四肢，长碎骨，于十变后六十四日为一大蒸，计三八四日，又六十四日为二大蒸，计四百四十八日，又六十四日为三大蒸，计五百一十二日，至五百七六日变蒸既毕，儿乃成人也。变者，生五脏也；蒸者，养六腑也。每经一变一蒸，情态即异，轻则发热微汗，其状似惊；重则壮热，脉乱而数，或汗或吐，或烦啼躁渴。轻者五日解，重者七八日解，其候与伤寒相似。其治法，平和者微表之，实热微利之，用紫霜丸、黑散子，柴胡散。有寒无热，并吐泻不乳多啼者，当归散、调气散主之。

薛立斋曰：《全婴方论》云：变蒸者，以长气血也。变者上气，蒸者发热也。轻则体热虚惊，耳冷微汗，唇生白泡，三日可愈。重则寒热脉乱，腹痛啼叫，不能乳食，食即吐哯，五日方愈。古方以黑散子、紫霜丸主之。窃谓此证，小儿所不免者，虽勿药可也。况前药乃属峻厉，非惟脏腑不能胜，抑且反伤气血，慎之慎之！余尝见一小儿，至二变发热有痰，投以抱龙丸一粒，卒至不救，观此可验矣。若不热不惊，略无证候而暗变者，盖受胎气壮实故也。

景岳曰：小儿变蒸之说，古所无也，西晋王叔和始一言之，继自隋唐巢氏以来，则日相传演，其说益繁。然以余观之，则似有未必然者，何也？盖儿胎月足离怀，气质虽未成实，而脏腑已皆完备。及既生之后，凡长养之机，则如月如苗，一息不容有间，百骸齐到，自当时异而日不同，岂复有此先彼后，如一变生肾，二变生膀胱，及每变必三十二日之理乎？又如小儿之病与不病，余所见所治者，盖亦不少，凡属违和，则不因外感必以内伤，初未闻有无因而病者，岂真变蒸之谓耶？又见保护得宜，而自生至长，毫无疾痛者不少，抑又何也？虽有暗变之说，终亦不能信然。余恐临证者有执迷之误，故道其愚昧若此，及如前薛氏之戒，皆不可不察也，明达者以为然否？

小儿下论列方三七

理中汤热一
理中丸同上
十全大补汤补二十
养中煎新热四
温胃饮新热五
六味地黄丸补百二十
理阴煎新热三
胃关煎新热九
八味地黄丸补一二一
四君子汤补一
五君子煎新热六
加减八味丸补一二二
六君子煎补五
归脾汤补三二
补中益气汤补三十
八珍汤补十九
白术散和三十
人参养营汤补二一
生脉散补五六
逍遥散补九二
人参养胃汤小四一
参姜饮新热八
团参散小三五
人参安胃散小四二
益黄散和十九
大营煎新补十四
人参清肺汤寒三六
一阴煎新补八
三阴煎新补十一
加减一阴煎新补九
参附汤补三七
芪附汤补四三
五味异功散补四
参苓散补五三

安神丸寒一四三
当归六黄汤寒六四
茯神汤小六十
清神汤小六一
六味异功煎新热七
虎睛丸小百一
调中汤小二
调中丸小三
六味回阳饮新热二
保和丸小三五
和中丸和八七八八
参术二陈煎新和四
六安煎新和二
二陈汤和一
芍药枳术丸新和十六
大安丸小三六
大健脾丸和八五
启脾丸和八六
和胃饮新和五
排气饮新和六
大和中饮新和七
小和中饮新和八
竹茹汤和一二一
地黄清肺饮小六九
五苓散和一八二
泻黄散寒五七
钱氏养心汤小五九
四苓散和一八七
胃苓汤和百九十

朱砂安神丸寒一四二
益元散寒百一十
小分清饮新和十
辰砂妙香散固十五
兰香散小百一十
玉泉散新寒十五
东垣清胃散寒五四
柴胡散小二一
导赤散寒一二二
葛花解酲汤和一二四
星苏散小二四
香连丸寒百十三
五物香薷饮和百七十
比金丸小一百
消风丸小百四
十味香薷饮和一七一
妙圣丹小百五
紫河车丸小百九
橘皮竹茹汤和一二二
消食丸小三七
胡黄连丸小一二二
藿香安胃散热七一
黄连丸小一三一
如圣丸小一二六
竹叶石膏汤寒五
紫霜丸小百三十
木香丸小百二十
龙胆泻肝汤寒六三
白饼子小三九

卷之四十二　麻疹诠

麻疹 全

述原一

景岳子曰：痘之与疹，原非一种。虽痘之变态多证，而疹之收敛稍易，然疹之甚者，其势凶危，亦不减于痘，最为可畏。盖疹毒痘毒，本无异也，第古人重痘而忽疹，多不详及，使后人无所宗法，余实怅之。自得罗田万氏之刻，见其理透法精，鄙念斯慰。今悉从其训，备述于此，虽其中稍有裁订，亦不过正其疑似，详具未详耳。使此后患疹者，幸获迷津之指南，亦以见万氏之功不少矣。

名义二

疹者，痘之末疾，惟二经受证，脾与肺也，内应于手足太阴，外合于皮毛肌肉，是皆天地沴戾不正之气，故曰疹也。然其名目有异，在苏松曰沙子，在浙江曰瘄子，在江右湖广曰麻，在山陕曰肤疮，曰糠疮，曰赤疮，在北直曰疹子。名虽不同，其证则一。但疹在痘前者，痘后必复疹，惟痘后出疹者，方为结局。

疹逆顺三

万氏曰：疹以春夏为顺，秋冬为逆，以其出于脾肺二经，一遇风寒，势必难出，且多变证，故于秋冬为不宜耳。夫天行不正之气，致为人之疡疹，然古人于痘疹二字，始终归重于痘，并不分别疹为何物，岂可以二证归于一证耶。想当时重痘不重疹，故尔略之，致使后人不得心法，因而害事者，往往有之。今以吾家四代传流，以及今日心得之法，开载于后，用此应病，定不差矣。敢有毫厘隐匿，天其鉴之。

疹脉四

凡出疹，自热起至收完，但看右手一指，脉洪大有力，虽有别证，亦不为害，此定存亡之要法也。景岳曰：按此即阳证得阳脉之义，若细软无力，则阳证得阴脉矣，元气既弱，安能胜此邪毒，是即安危之基也。故凡诊得阴脉者，即当识为阴证而速救元神，宜用伤寒温补托法参酌治之。若执以麻疹为阳毒而概用清寒，则必不免矣。

疹证五

疹虽非痘之比，然亦由胎毒蕴于脾肺，故发于皮毛肌肉之间，但一时传染，大小相似，则未有不由天行疠气而发者。此其源虽内发，而证多属表，故其内为胎毒，则与痘证同。外有表邪，则与伤寒类。其为毒也，总由君相二火燔灼太阴，而脾肺受之，故其为证，则有咳嗽喷嚏，面肿腮赤，目胞浮肿，眼泪汪汪，鼻流清涕，呵欠闷顿，乍凉乍热，手足稍冷，夜卧惊悸，或恶心呕哕，或以手掐面目唇鼻者，是即出疹之候，便宜用解毒散邪等药，不使留停于中，庶无他患。且凡是疹证，必其面赤，中指冷而多嗽，又必大热五六日，而后见红点遍身，此其所以与痘与伤寒有异也。

痘欲尽发而不留，疹欲尽出则无病。邪气郁遏则留而不去，正气损伤则困而不伸。毒归五脏，变有四证，归脾则泄泻不止，归心则烦热不退而发惊，归肺则咳嗽血出，归肾则牙龈烂而疳蚀。

程氏曰：麻疹初出，类伤风寒，头疼咳嗽，热甚，目赤颊红，一二日内即出者轻，必须解表，忌风寒荤腥厚味，如犯之，恐生痰涎，变为惊搐，必致危矣。如初起吐泻交作者顺，干呕霍乱者逆，欲出不出者危亡立至。

徐氏曰：痘自里而出于脏，故重，疹自表而出于腑，故轻。

景岳曰：痘疹之属有四种：曰痘，曰疹，曰麻，曰斑也。痘则陆续渐出，自小而大，或稀或密，部位颗粒有辨也。疹则一齐发出，大者如苏子次者如芥子，小者如蚕子，而成粒成片者是也。麻则最细而碎，如蚊迹模糊者是也。斑则无粒，惟成片红紫，如云如锦者是也。大都疹与麻斑同类，即发斑伤寒之属，而痘则本非其类也。盖痘毒本于肝肾，出自中下二焦，是以终始不妨于食，而全赖水谷为主，所以能食则吉，不能食则凶，故治痘者不可不顾脾胃。麻疹之毒则由表邪不解而内犯太阴阳明，病在上中二焦，所以多不能食，故治麻疹者但宜解散火邪，邪散则自能食矣。是痘疹之治，当各有所重者如此。

疹期六

出疹之候，初热一日，至次日鸡鸣时，其热即止，止存五心微热，渐见咳嗽鼻流清涕，或腹中作痛，饮食渐减，至申酉之间，其热复来。如此者四日，用手满按发际处甚热，其面上热少减二三分，咳嗽连声，面燥腮赤，眼中多泪，喷嚏频发，或忽然鼻中出血。至五日，其热不分昼夜，六日早时，其疹出在两颊下，细细红点，七日普遍掀发，其鼻中清涕不流，喷嚏亦不行，七日晚，两颊颜色渐淡。此验出疹之要法。

凡疹热六日而出，一定之规也。若医人无识，用药太早，耗散元气，及至出时，变害多矣。或嗽而变喘，或出一二日即隐，或作大泻.，或合目而喘，此医人用药不当之害也。吾家治法，定不在五日内用药，必待见疹，方用徐徐升表。然用药亦有次第，凡一剂必作十余次饮之，况疹在皮肤之间，若作一次服，则药性催之太急，每致谵语烦躁，故当慎之。

景岳曰：案此万氏之法，谓医人用药太早，恐致耗散元气，故必待见点而后施治，及作一次服，恐药性催之太急，皆惟恐无益而反以致害，此固其心得之法也。然以愚见，则医有高下，药有宜否，但使见有确真，发无不当，则于未出之前，或解或补，必有得愈防之力，以潜消其毒者。既出之后，亦必有善调之方，而不致催急者，此在善与不善，或不嫌早与不早也。尝见庸流之误治者多，是诚不服药为中医也。此万氏之说所以不可不遵。

凡疹热，五六日必出矣，医人用药见不能散，父母见药不效，医人见热嗽不能除，或以别证治之，主家又或更医，此世之所以误者多矣。

麻疹初热七

麻疹发热之初，与伤寒相似，惟疹子则面颊赤，咳嗽喷嚏，鼻流清涕，目中有泪，呵欠喜睡，或吐泻，或手掐眉目，面赤为异耳。但见此候，即是疹子，便宜谨避风寒，戒荤腥厚味。古法用升麻葛根汤以表散毒邪，余制透邪煎代之更佳，或柴归饮亦妙。但使皮肤通畅，腠理开豁，则疹毒易出，不可作伤寒妄加汗下也。妄汗则增热而为衄血咳血，为口疮咽痛，为目赤肿，为烦躁干渴，为大小便不通。妄下则里虚，为滑泄，为滞下。经曰：必先岁气，毋伐天和。言不可妄汗妄下也。

凡疹初热疑似之间，切不可轻易用药。纵有他证，必待五日，腮下见疹，方可用升表之剂。嗽多，连打嚏喷，鼻流清涕，或流鼻血，饮食减少，好饮凉水，只宜调理饮食，戒面食荤腥。

——疹子初发热时，未见出现，咳嗽百十余声不已，上气喘急，面目胞肿，时卧时起，此火毒内蒸，肺叶焦举，宜甘桔汤合白虎汤加牛蒡子，薄荷主之。如疹出之时，咳嗽口干心烦者，此毒在心肺，发未尽也，泻白散加天花、连翘、玄参、黄连主之。

——疹子欲出未出之时，宜早为发散以解其毒，则无余患。若不预解，使之尽出，多致毒蓄于中，或为壮热，日久枯瘁，或成惊痫，或为泻痢，或为咳血喘促，或作疳蚀而死。此虽一时戾气之染，然未有不由于人事之未尽也。

疹出没八

——疹子出没，常以六时为准。假如子后出，午后即收，午后出，子后即收，乃阳生阴成，阴生阳成，造化自然之数也。凡此旋出旋收者轻，若一出连绵，三四日不收者，乃阳毒太甚，宜大青汤或用荆芥、牛蒡子、甘草、玄参、石膏、桔梗主之。若逡巡不出者，乃风寒外束，皮肤闭密也，宜荆防败毒散主之。

——疹已出而复没者，乃风寒所逼而然。若不早治，毒必内攻，以致痒塌而死。急用升麻汤加荆芥、牛蒡子、甘草热服，则疹必复出而安矣。

——发热六七日以后，明是疹子却不见出，此必皮肤坚厚，腠理闭密，或为风寒所袭，或曾有吐泻，皆能伏也，急用托里散表之剂，如麻黄汤去杏仁加蝉蜕升麻，外用胡荽酒之类。如一向未更衣者，必毒甚于内，伏而不出，《局方》凉膈散加牛蒡子主之。

——疹子只怕不能得出，若出尽则毒便解。故治疹者，于发热之时，当察时令寒暄，酌而治之。如时证大寒，以桂枝葛根汤或合人参白虎汤发之。不寒不热，以荆防败毒散发之。如兼疫疠之气，以人参败毒散发之。如尽一剂不出，再作本汤服之，外用胡荽酒，又以苎麻蘸酒遍身戛之，务令亟出。如三四作更不出，加腹中胀痛，气喘昏闷，则死证也。

景岳曰：案此万氏之法极得随时制宜之善，已尽发表之义矣。然发表之义，亦最不易，即如营卫不足而疹有不能出者，其证甚多，若徒知发之而不知滋之，则营卫有弱者，非惟不能发，而且恐穷其源矣。此其或在脾胃，或在血气，必得其神，庶乎有济。如伤寒三表之法，实亦有关于此。

——疹毒出尽则邪气解散，正气自然和平。如发热烦闷，或呕吐，或泄泻，此毒邪壅遏，尚未尽也。烦热者，黄连解毒汤。呕泄者，柴胡橘皮汤。并外用胡荽酒，及苎麻戛法如前。待疹子出尽，则烦热自去，呕吐自止矣。

——疹有既收而余毒未尽，至三日之外又复发出，或至五六次不已者，此因发热之时，不避风寒，致令邪气郁于肌肉之间，留连不散，虽曾解散，终属未畅耳。若兼杂证，亦当随证治之。

疹形色九

凡看麻疹初出之法，多于耳后项上腰腿先见，其顶尖而不长，其形小而匀净者吉也。若色见通红，则疹发于心，红者，火之正色也。若疹色淡白者，心血不足也，养血化斑汤主之，或四物汤加防风。色大红焰或微紫者，血热也，或出太甚者，并宜大青汤主之。或四物汤去川芎，加柴胡、黄芩、干葛、红花、牛蒡子、连翘，凉血滋阴而热自除，所谓养阴退阳之义，亦五死一生之证也。若黑色者，则热毒尤甚，而十死一生之证，此尤不可不明察之而混为施治也。

凡疹初出色赤者，毒盛之势也。但大便调，咳嗽多，右手一指脉轻重取皆有力，虽势重不碍，但当随证调理。若嗽少，右手一指无力，虽三日后收，其浑身疹疮变为紫色，壅结于皮肤之间，若用解利之药，其色渐转红色，嗽多流涕，颇思饮食者生。若投二三剂难变者，难疗也。

疹涕十

凡疹出至二三日，必两鼻俱干。待收完，看毒气轻者，清涕即来，就思饮食，此不必服药。若清涕来迟，不思饮食者，须要清肺解毒，必俟清涕出，方可不用药。

疹吉凶十一

或热或退，五六日而后出者轻。

透发三日而渐没者轻。

淡红滋润，头面匀净而多者轻。

头面不出者重。

红紫黯燥者重。

咽喉肿痛不食者重。

冒风没早者重。

移热大肠变痢者重。

黑黯干枯，一出即没者不治。

鼻扇口张，目无神者不治。

鼻清粪黑者不治。

气喘，心前吸者不治。

总论治法十二

一一疹喜清凉而恶湿，痘喜温暖而恶凉。此固其大法也，然亦当有得其宜者。如疹子初出，亦须和缓则易出，所以发苗之初，只要发出得尽，则疹毒便解，非若痘之苗而秀，秀而实，而后毒解也。痘子成熟之时，若太温热，则反溃烂不收，是痘之后亦喜清凉也。故治痘疹者，无过热，无过寒，必温凉适宜，使阴阳和平，是为得之。

——痘宜内实，可用补剂，疹忌内实，只惟解散，惟初热发表时略相似耳。既出之后，痘宜补气以生血，疹宜补阴以制阳。何也？盖疹热甚则阴分受其熬煎，而血多虚耗，阴金被克，故治以清火滋阴为主，而不可稍动其气。若燥悍之剂，首尾皆深忌也。世知痘证所系之重，而不知疹之杀人尤甚，方书多忽而不备，良可太息矣。

——斑疹之毒，皆出于火。《内经》曰：赫曦之纪，其病疮疡。故或遇二火司天，或司运之岁，肺金受制，感而发者居多。轻则如蚊迹之状，或垒肿于皮肤间，名曰瘾疹。重者如珠点红晕，或片片如锦纹，名曰斑疹。大抵色赤者吉，色黑者凶。其证似伤寒发热，凡三四日而出，七八日而靥也。凡此之类，皆属邪热，治之之法，惟辛凉解利而已。即若吐泻，亦断不可用温补也。如豆蔻、干姜之类，切勿轻用。而初发之时，尤不可大汗，只宜升麻葛根透邪煎之属微表之耳。故用宜斟酌，有不可一概取必也。

——标出不红，现而发热转甚，或头痛身痛烦躁者，升麻汤或透邪煎。

——色赤稠密，身痛烦躁者，升麻汤加紫草、连翘。

——寒热并作，头痛背强者，升麻汤加羌活、防风、连翘。

——头项面肿，升麻汤加牛蒡子、荆芥。若脉强火盛热渴者，宜清降其火，以白虎汤加减用之。

——自汗烦渴，气壅脉数者，化斑汤。

——身热烦渴，泄泻者，柴苓汤或四苓散。如夏月，益元散。

——热甚，小便赤涩，谵语惊恐者，导赤散、四苓散加辰砂。夏月，益元散加辰砂。

——咳嗽甚者，二母散、麦门冬汤、清肺汤。

——喘者，小柴胡汤去人参，加五味子。

——热甚鼻衄，或便血尿血，热甚者，黄连解毒汤。血甚者，犀角地黄汤。

——伤食呕吐，六君子汤加藿香、干葛，或减去人参。热甚呕吐者，解毒汤。小便不利而呕吐者，四苓散。一二日不通者，导赤散。

——大便秘结，发热身痛者，大柴胡汤。腹胀气喘者，前胡枳壳汤。

——咽喉不利，甘桔汤。兼风热咳嗽者，加防风。

——寒热往来似疟，小柴胡汤。如兼咳嗽，去人参。

——靥后身热不除者，升麻汤，或去升麻加黄芩、黄连各酒炒用。

——下痢赤白腹痛者，黄芩芍药汤，或加枳壳。身热腹痛者，解毒汤。

——余毒未尽，变生痈疽疮疖者，升麻汤加防风、荆芥、牛蒡子。

景岳曰：案以上万氏治疹诸条，皆极详妥。然其中惟泻痢、气喘二证则最多疑似。盖二证之由疹毒，固当如其治矣。然有不因疹毒者，如俗医但见是疹，无不概用寒凉，不知有可凉者，有不可凉者。其有脾气本弱而过用寒药，或以误食生冷致伤脾胃而为泄泻者，亦多有之。此一证也，虽曰由疹而发，而实非疹毒之病矣。但察其别无热证热脉，而兼之色白气馁者，便速救脾气，急从温补，宜温胃饮、五君子煎、胃关煎之类主之。若执谓疹毒不可温，则无不危矣。此医之当知本也。又如气喘一证，大有虚实。盖十喘九虚，若察其本非火证，又非外邪，而或以大泻，或以大汗而致喘者，必皆气脱之候，此非六气煎或贞元饮必不可也。凡此二者，皆不可不加细察，而或者以气促作气喘，则万万大误矣。又《痘疮总论》中，有因人因证之辨，与此麻疹实同一理，所当参阅。故不可以麻疹之邪悉认为实火，而不知虚火之为害也。

徐东皋曰：痘难疹易之说，此俗谈耳。其有胃气原弱，所感入深，又或因泻利而发有不快，或发之未透而随现随隐，久之邪气渐入于胃，必泄泻不已，出而复出，加之喘促，则必危矣。凡若此者，又岂可以易言哉。所以但有出疹，若见虚弱，急当先补脾胃，其有欲出不出，急当托里发表以助之。且首尾俱不可泻，一如痘证同也。

疹禁忌十三

凡疹疮发表之后，红影出于肌肤，切戒风寒生冷。如一犯之，则皮肤闭密，毒气壅滞，遂变浑身青紫，而毒反内攻，烦躁腹痛，气喘闷乱，诸证作矣。欲出不出，危亡立至，医家病家皆不可不慎。

——疹疮之证，全在调治，禁忌如鸡鱼炙煿、盐醋五辛之类，直过七七之后方可食之，惟宜食淡，不可纵口，致生他疾也。或误食鸡鱼，则终身皮肤粟起如鸡皮之状，或遇大行出疹之时，又令重出。误食猪肉，则每岁凡遇出疹之月，多有下利。误食盐醋，致令咳嗽，则每岁出疹之月，必多咳嗽。误食五辛之物，则不时多惊热。此痘疹之家皆所当慎也。

疹发热十四

疮疹非热不出。凡疹子欲出，必遍身发热，或烦躁，或头眩，或身体拘急。及既出，则身便凉，诸证悉解。此一层疹子随即收者，极轻者也。如疹子既出而热甚不减，此毒盛者也，宜大青汤解其毒。便涩者，宜黄连解毒汤合白虎汤，或大连翘饮解其里。大便不通者，《局方》凉膈散加牛蒡子主之。

疹喘嗽十五

凡疹证多嗽，此顿出顿入之势也。但有疹毒，须假嗽多而散，故疹后旬日之内，尚宜有嗽，切不可见嗽多而治嗽也，宜慎之。疹证属肺与脾胃，肺受火邪则嗽多，嗽多则顿出头面并及四肢。大肠受火邪，则上连脾胃而为泄泻。若早泻则嗽减而变为喘，盖喘嗽二者皆属于肺。然嗽实喘虚，得嗽者出，得喘者入。入则合眼多痰，胸满腹胀，色白而毒不尽出，证则危矣。此疹之宜嗽不宜喘，而最不宜于泄泻也。

疹吐泻十六

凡疹子初起，发热吐利，纯是热证，不可作寒论。此乃火邪内逼，上焦则多吐，下焦则多利，中焦则吐利并作。自利者，宜黄芩汤。吐利者，宜黄芩汤加半夏二钱、生姜三片。自利里急后重，宜黄连解毒汤合益元散。

凡疹出一二日，或三四日，忽然大泻嗽多者，用升表之药，加以分利治之。若泻而兼喘，复见闷乱摇头者，凶。

——麻疹现后，大便下脓血，或因泄泻而变成脓血者，或径自利者，但看疮疹出多而色红，又多嗽者，只宜表散。俟其收后，方宜解毒，兼治其痢。

——疹子初起，最忌泄泻，然亦有始终泄泻而不妨者，禀之强弱异也。若因泻嗽减而变为喘者则危矣，详前《喘嗽》条。

——身热烦渴泄泻者，柴苓汤、四苓散。如热甚或夏月，益元散。

——疹后作痢，亦有看手咬指甲，撕口唇皮，及咬人等症，当以解毒分利药治之。若所下稠涎红白相兼者，务要用解毒之药。若昼夜有三五十次，渐减至二三次，或渐多嗽，右手一指脉渐起，清涕复来者，方可望生。若痢变煤色，或成屋漏色，或如青菜色，肛门如筒，喘促音哑，饮食不进，午后腮红，皆不治。

景岳曰：自古方书，凡发挥未尽，及用治未当者，间亦有之，而惟于泄泻一证则尤其为最，何也？盖古人以泄泻为热者什九，故多用河间黄芩芍药汤为主治，而不知凡属泄泻，最多脾肾虚寒也。即如出疹一证，虽有由疹毒而泻者，然果系实热，多不作泻，但致泻者，率由脾胃之弱。若但知清火解毒，则脾必日败，而渐成屋漏、青菜色，及气促、绝食不治之证矣。病而至此，岂犹热耶，总属误耳。故凡治泄泻者，即虽是疹，亦必察其有无热邪。如无热证热脉，即当于痘疮泄泻条求法治之，庶最危者犹可望其生也。故余于诸法之外，而独言其要者有如此。

疹饮食十七

凡出疹者，多有五六日不饮食，此胃为邪气所侵，亦为邪气所养，故不食亦不妨。切不可着意治之，只宜治疹，疹疮出尽，毒气渐解，即思饮食。尤不可与面食，虽用粥饮，每次只可少与，候气清神爽，身全不热，渐渐加添，但宜少而频也。

凡出疹之先，平昔过用面食者，或正出时吃面食者，或胃气渐开即思面食而用早者，因动胃火，以致清涕不来，身体作热，两眼看手，咬指抠鼻，撕口唇皮，及撕眼札毛者，此皆疹后食复之病也，当清肺解毒加消导之剂治之。

疹饮水十八

凡患疹之人，不拘大小，自起至收，必皆喜饮凉水，此不必禁，但宜少不宜多，宜频不宜顿，则毒气随之渐解。

疹渴十九

凡疹子渴喜饮水，纯是火邪，肺焦胃干，心火内亢故也。初热发渴者，升麻葛根汤加天花粉、麦门冬。渴甚者，人参白虎汤合黄连解毒汤主之。

疹汗衄二十

凡疹子发热，或自汗，或鼻衄者，不须止之，此亦散越之义。汗者，毒从汗散。衄者，毒从衄解，但

不可太过。如汗太多，人参白虎汤合黄连解毒汤；衄太多者，玄参地黄汤。

疹躁妄狂乱二一

凡疹有初热而见烦扰谵妄狂乱者，宜升麻葛根汤调辰砂益元散主之。

——疹收之后，余热未尽，日夜烦躁，谵语狂乱者，辰砂益元散用灯心汤调下，或四苓散加灯草、黄连、黄芩，调水飞朱砂五分主之。

疹咽痛二二

痘疹咽痛亦是常候，乃火毒上熏而然也，勿以喉痹同论，妄用针刺。盖此非喉痹痈肿，原无恶血可去也。痘疹喉病，只是咽干作痛，宜甘桔汤加牛蒡子，或射干鼠粘子汤，细细咽之，更以玉钥匙吹之。

疹唇口疮二三

凡出疹之先，或有胃火，及出疹之后，余毒不散，此热毒收于牙龈上下，故并唇口生疮。遇有此证，每日用温米泔水洗十余次，急用解毒之药治之。若或失治，多变走马疳也。

疹腹痛二四

凡疹初热一日至五六日之间，多有腹痛之证，此大肠之火郁于皮窍之中，故作腹痛。俱不可认作伤食，

用消导之药，或以手揉，俱能致害。但解疹毒，毒散则腹痛自止，最宜慎之。

疹后诸证二五

凡疹后余毒未尽，随当解之。若停留日久不解，则必致喘嗽，或喉中痰响，或为四肢冷痹，或目无光彩，面色青白，或鼻孔如烟筒，或嗽声不出。若右手一指脉轻取散乱，重按全无，则成难治之证矣。

——疹子收后身有微热者，此虚热也，不须治之，待血气和畅，其热自退。若热势太甚，或日久不减，宜用柴胡麦门冬散，甚则黄连解毒汤，或合人参白虎汤。

——疹后热不退而发枯毛竖，肉消骨立，渐渐羸瘦，为骨蒸劳瘵之证者，宜万氏柴胡四物汤主之，或芦荟肥儿丸加当归、连翘治之。迟则变证，为睡则露睛，口鼻气冷，手足厥逆，遂成慢脾风瘈疭，不治之证矣。

——疹后热不除，忽作搐者，不可以急惊风同论，宜导赤散加人参、麦门冬，送七味安神丸。小便清者可治，短少者难治。如见多痰，或用抱龙丸，或以四物汤加麦门冬、枣仁、淡竹叶、甘草、龙胆草、黄连、茯苓、辰砂、石菖蒲之类治之，或以此药为末，用蒸饼、猪心血为丸服亦可。

——疹退后多有咳嗽之证，若微嗽不已者，此余毒未尽也，用清肺饮加生甘草、牛蒡子主之。若嗽甚气逆，发而不已者，此肺中伏火，金虚叶焦也，宜清肺饮，或清肺汤合人参白虎汤、六一散之类主之。若身热顿嗽，甚至饮食俱呛出，或咳出血，皆热毒乘肺而然，宜多用门冬清肺汤，或加连翘，或清金降火汤主之。若咳甚而面浮目肿，胸高喘急，血出口鼻，面色青赤，昏躁摇头者，死证也。又有肺气本虚，为毒所逼，而发喘不已，但无嗽血呛食等症者，宜用清肺饮倍加人参治之。

不可拘肺热之说而纯用清肺解毒之药也。

——疹后余热未尽，或热甚而失血者，四物汤加茵陈、木通、犀角以利小便，使热气下行则愈。若血在上者，去川芎。

——疹后余毒入胃，久而不散，以致牙龈黑烂，肉腐血出，臭气冲人者，名为走马疳，用马鸣散主之，甚者急用人中白、芦荟、使君子、龙胆草、黄连、五灵脂，浸蒸饼为丸，滚水服之，以清胃火。若面颊浮肿，环口青黑，齿脱唇崩鼻坏者，死证也。

——疹退之后，饮食如常，动止如故，乃卒心腹绞痛，遍身汗出如水者，此因元气虚弱，失于补养，外虽无病，里实虚损，偶然为恶气所中，谓之中恶。此朝发夕死之证。

附麻疹二六

痘之外有疹，疹子之外又有麻疹。麻疹者，亦疹之类，即斑疹也。但正疹则热至五六日而后一齐涌出，出皆粒粒成疮，非若麻疹之皮红成片也。且麻疹之出，则不拘三四日，以火照之，遍身涂朱之状，此将出之兆。出则细碎，皮红成片如蚊蚤之迹者，即麻疹也。亦或有六日始出，出而又没，没而又出，不过一周时许，世俗谓一日三出，三日九出，后方齐出透澈。然亦有不拘者，只三日间，从面至胸背手足，虽随出随没，然只要出透，以遍身红润者为美。重者遍身膨胀，眼亦封闭，面目胸腹稠密，缠锁咽喉者为逆，发不出而喘者即死。所谓麻者，以遍身但红而绝无斑点者，是又谓之火丹，亦其类也。故痘家有夹疹夹麻夹丹等症，总皆热毒所致，俱当详辨也。

——麻疹初起，呵欠发热，恶寒咳嗽，喷嚏流涕，宜升麻葛根汤加苏叶、葱白以解肌，切忌大汗。若潮热甚者，加芩连地骨皮，谵语者，调辰砂益元散，咳嗽加麻黄、杏仁、麦门冬、石膏，咳甚热甚者，用凉膈散加桔梗、地骨皮，泄泻者，宜四苓散。便红，合犀角地黄汤。吐血衄血，用犀角地黄汤加山栀，小便赤，加木通，寒热似疟，小柴胡汤。

——麻疹已出，烦躁作渴者，解毒汤合白虎汤，喘而便闭者，前胡枳壳汤加五味子，便秘甚者，小承气汤，谵语尿闭者，导赤散，小便如泔者，四苓散加车前、木通，谵语如狂者，解毒汤调辰砂益元散，大小便血者，犀角地黄汤合解毒汤，吐血衄血，解毒汤加炒山栀、童便，泄泻，解毒汤或四苓散，喘兼泄泻，尿赤涩者，柴苓汤，烦热大渴作泻者，白虎汤加苍术、猪苓，热盛干呕者，解毒汤，伤食呕吐，四君子汤，夏月因热作呕，四苓散加人参

——麻证初起，及已出已没，一切杂证，俱与痘疹大同，但始终药宜清凉。虽曰麻喜清凉，痘喜温暖，不易常道，然虚则补，实则泻，寒则温，热则凉，方是医家玄妙。故治麻亦有血虚而用四物汤，气虚而用四君子汤，伤冷则温中理中之药，皆当因证而用也。

——麻证收后，余毒内攻，凡寻衣摸床，谵言妄语，神昏志乱者死。如热轻而余毒未除，必先见诸气色，若有所见，须预防之，始终以升麻葛根汤为主，或四味消毒饮，或六味消毒饮、解毒汤，随证选用，仍忌鱼腥葱蒜等物。

水痘二七

凡出水痘，先十数点，一日后，其顶尖上有水泡，二日三日，又出渐多，四日浑身作痒，疮头皆破，微加壮热即收矣。但有此疾，须忌发物，七八日乃痊。

——水痘亦有类伤寒之状，身热二三日而出者，或咳嗽面赤，眼光如水，或喷嚏，或流涕，但与正痘不同，易出亦易靥，治以清热解毒为主。

麻疹论列方二八

四君子汤补一
五君子煎新热六
六君子汤补五
四物汤补八
六气煎新因二一
人参败毒散散三六
化斑汤寒三
白虎汤寒二
人参白虎汤寒三
小柴胡汤散十九
大柴胡汤攻七
荆防败毒散痘三一

甘桔汤因一七五
解毒汤痘五一
黄连解毒汤寒一
麻黄汤散一
升麻汤痘一三九
升麻葛根汤散三十
透邪煎新因二三
托里散痘四
《局方》凉膈散攻十九
柴归饮新因十五
清肺饮痘八七
清肺汤痘一四五
柴胡橘皮汤痘二九
仲景黄芩汤寒百五
二母散痘百五十
射干鼠粘子汤痘七七
麦门冬汤痘一四二
导赤散寒一二二
万氏柴胡四物汤痘一四三
四苓散和一八七
柴苓汤和一九二
养血化斑汤痘十八
小承气汤攻二
益元散寒百十二
门冬清肺汤痘一四七
大青汤痘一五三
泻白散寒四二
清金降火汤痘一四九
温胃饮新热五
贞元饮新补十九
柴胡麦门冬散痘二四
胃关煎新热九
抱龙丸小八五
玄参地黄汤痘八六
大连翘饮寒七八
玉钥匙因一九三
七味安神丸小七二
胡荽酒痘百十八
马鸣散痘一三八
犀角地黄汤寒七九
四味消毒饮痘四八
六味消毒饮痘四九
芦荟肥儿丸小百十四
桂枝葛根汤痘三七
前胡枳壳汤痘九四
黄芩芍药汤寒百九十

备用方

具列痘疹方末，所当详阅。

烈集

卷之四十三　痘疹诠

痘疮上

总论一

痘疮一证，俗曰天疮。原其所由，实由胎毒内藏，而复因时气外触，其毒乃发，故传染相似，是亦天行疫疠证也。但考之《内经》，则止言疡胗，即今斑疹之属也。故自越人、仲景、元化、叔和诸公，皆无一言及痘，可见上古本无是证，而今则何以有之？愚谓近代之毒，必以醇酒五味造作太过，较古人之恬惔相去远矣。或者未信余言，第观藜藿膏粱之家即有不同，今之北虏亦不出痘，原其所由，实由是耳。岂果彼无胎毒耶？故几多遭此害者，当以余言熟味之。

痘疮变幻百出，虚中有实，实中有虚，要非曲学偏见者可以窥其堂室，若目力心思一有不到，则害不小矣。设或知证而不知形，则无以洞其外；知形而不知脉，则无以测其内；知脉而不知本，则无以探其源；知本而不知因，则无以穷其变；知因而不知用药，则无以神其治。只此数事，今医果能全之否？设有不能而强以为能，则致害于人，获罪于天，能无畏乎？故余于痘疹一门，留心既久，积验已多，因搜采先哲之最精于此者，如文中陈氏、仲阳钱氏、立斋薛氏、罗田万氏、晨峰程氏、东皋徐氏、改斋支氏，并其它杂录等书，有述其旧者，有发其未发者，有剖其疑似者，有因涉历而吐其心得者，尽我愚衷，集而成帙。痘疹玄秘，似无出此。

初辨痘证二

痘疹发热，大抵初时与伤寒相似。然伤寒之邪从表入里，故见各经之证，痘疹之毒则从里出表，故见五脏之证。如呵欠闷顿，肝证也。乍凉乍热，肺证也。惊悸，心证也。肌凉耳冷，肾证也。又观心窝有红色，耳后有红筋，目中含泪，或身热，手指皆热，惟中指独冷，乃知是痘证也，便当察其虚实，随证治之。

辨痘歌　五指梢头冷，惊来不可当。若逢中指热，必定是伤寒。中指独自冷，麻痘证相传。女右男分左，分明好细看。

看耳歌　两耳红筋痘必轻，紫筋起处重沉沉。急须用药相攻治，十个难求三五生。

看痘法　凡初看痘法，以纸捻蘸油照其颗粒，次以手摸面颊，如红色随手转白，随白转红，谓之血活，生意在矣。若揩之不白，举之不红，是谓血枯，纵疏亦危。又看目睛神光，口唇舌尖红活如常，无燥白之色，乃为吉兆，自可无忧。此观痘疹之大法。

察脉法　凡看痘之法，一见发热，即当先察其脉。盖凡痘疮将出者，未见形迹，必先发热，既见发热，脉必滑数。但微见滑数有神而不失和缓之气者，其痘必轻而少。若滑数加倍而犹带和缓者，其痘必多而重，尚亦无害。若滑数之甚，又兼弦躁，或芤急无神而全无和缓之气者，其痘必甚而危。故余于初熟时，便能断其吉凶，人多惊服，而不知所窥在脉也。凡诊此之法，但全握小儿之手，而单以拇指诊之，亦最易也。看疹之法，此为第一，而今医多不知之，亦以古人之未之及耳。

认痘法　凡痘疮紧小充实者，名曰珍珠痘，此则易壮易靥。高大饱满者，名曰大痘，此则早壮而迟收。四围起而中心陷者，名茱萸痘，平扁不突者，名曰蒸饼痘，此则有凶有吉，稀者轻，密者重。

论脉三

痘自发热以至起胀，毒从内出，阳之候也，脉宜浮大而数，不宜沉细而迟。自贯脓收靥以后，毒已外解，阴之候也，脉宜和缓，不宜洪数。又曰：痘疮之脉，中和为贵，不可过于躁疾，或见微小。故曰：脉静身凉者生，脉躁身热者死。又，阳病得阴脉者死。大抵四时以胃气为本，胃气者，以四时之脉而皆兼和缓，即胃气也。盖滑数浮洪为太过，太过为实，实者邪气实也。弦迟微弱为不及，不及为虚，虚者正气虚也。设以太过不及之脉而中无和缓之气，是皆死候之脉，故曰人无胃气则死。

形色情性四

凡天行痘疹之时，有于未出之先，察其形色情性，或以预知吉凶也。一观其色，如面颜红白明润，与平日同而无变者吉。如忽见红赤而太娇，或□白而无彩，顿然改变异于平时者凶。又如额有青纹，目有赤脉，口有黑气，耳有尘痕者，皆大凶之兆。二观其形，凡精神畅爽，动止便利，语言清亮者，无病而吉也。如精神衰弱，动止迟留，言语低微，异如平时者凶。又原具寿相者吉。如有夭相，则凡头破颅解，项小脚细，声微，目无精彩，或睛光露神，啼声断续，无喜无情而自语自笑，聪慧太早，肉浮骨嫩者，皆不吉之兆。三观情性，凡未发热时，忽生喜心，若与父母爱恋不舍者，及闻见怪异，言语妄诞者，皆凶兆也。

日期五

痘疮大约之数，发热三日，报痘三日，起胀三日，灌脓三日，结靥三日，共十五日，乃大率常数，此其正也。惟痘密毒甚者，常过其期，痘疏毒微者，常不及期，固有不可一例拘者。但得痘色明润，根窠红活，饮食二便如常，又无表里杂证，虽迟数日不妨。设有当出不出，当起不起，当脓不脓，当靥不靥者，须详察其证。或为元气虚弱，不能运行，则去其杂证。又六日以前毒发未尽，有杂证者常也。六日以后，毒该尽出，杂证当除而不出者为逆，须详辨而急治之。

五脏证六

痘疹二证，古人有云：痘自里而出于脏，其毒深，故久热而难出为重。疹自表而出于腑，其毒浅，故暴热而易出为轻。余谓此说未必然也。盖痘疹皆出于脏腑，未有表里不相通者，但出于腑者在痘亦轻，出于脏者在疹亦重。所以凡是疹子，必发热至五六日而后出，不可言易。且疹子多属肺经，岂肺经非脏耶？

——心经痘证：心主火，凡红赤烦渴，或上窜咬牙者，心脏热也。心热者，导赤散；心虚者，人参、麦门冬、生地黄、当归之类。烦渴邪盛者，葛根解毒汤。脾经痘证：多有吐泻腹痛者，诀云：发热肚中痛，斑疮腹内攻，发多防未透，发少更防痈。可见疮疹腹痛乃为恶候，当察《腹痛》《吐泻》各条治之。肺经痘证：凡发热之时，喘息气逆，喉中涎响，此肺经恶候也。盖毒火内蒸刑肺而然，当察本条治之。肝经之痘：凡发热之初，多有惊搐等症，盖痘毒多热，热则生风，风热相搏，故发惊搐。然有当速治者，有不必治者，详见本条。肾经痘证：初发热时，便觉腰痛。盖肾与膀胱为表里，今毒由太阳传入少阴，所以腰痛，此其毒陷阴分，最非佳兆，宜察本条治之。

——毒归五脏，证有不同，当详辨也。毒归于心，则为斑疹，为惊悸，为壮热，为咽干，为痛，为渴，为汗，为丹瘤，为痈疡溃烂。毒归于肺，则为咳，为喘，为痒，为衄血，为疮，干燥皱揭，为肩臂痛。毒归于脾，则为吐，为泻，为肿，为胀，为腹痛，为唇疮破裂，为舌本强，为手足痛，为不食。毒归于肝，则为闷乱，为水疱，为目病，卵肿，为干呕，为筋急拘挛，为吐蛔，为寒战咬牙。毒归于肾，为腰痛，为黑陷，为失音，为手足逆冷，为咽干痛，为饥不欲食，为多唾。毒归于肠胃，为泄泻，为痢脓血，为腹鸣矢气，为大便不通。毒归于膀胱，为小腹满痛，为尿血，为遗尿。为小水不通，为头顶肿痛，为反张，为目上视。以上五脏之证，举其概耳，凡诸证治，俱备杂证各条之中，宜详究之。

分气血七

气血各有所主，凡痘之终始，无非藉赖血气，但得血气充畅，则易出易收，血气不足，则变证百出，故治痘者必当先顾血气。然气属阳，无形者也；血属阴，有形者也。故无形之属，皆气主之；有形之属，皆血主之。是以气主标，血主本；气主发，血主肥；气主形，血主色；气主橐籥，血主根基。故气能起胀，以主郛郭；血能灌浆，以成饱满。至其为病，则凡为白，为陷，为灰色，为不起发，为顶有孔，为出水，为痛，为痒，为浮肿，为豆壳，为不靥不落，为肌表不固，为肤腠不通等症，皆气之为病也。又如为紫黑，为干枯，为无血，为无脓，为黑陷黑靥，为肿痛牙疳，为疔痈斑疹，为津液不达，为痘后余毒，皆血之为病也。此气血之分固有如是，然血无气不行，气无血不止。气至而血不随，虽起发而灌必不周。血至而气不至，虽润泽而毒终不透。故治此者，有不可不兼顾也。

辨虚实寒热八

察痘之要，惟在虚实二字。盖实者，邪气实也，邪实者宜清宜泻。虚者，血气虚也，血气虚者宜温宜补。且痘本胎毒，非藉元气不能达，非藉元气不能收。故凡欲解毒清火，亦须凭藉元气。使元气无力，则清亦不能清，解亦不能解，设有不支，尚能堪此清解不？此痘疮之终始，皆当斟酌元气为主

痘疮表实里虚者，必易出难靥，表虚里实者，必难出易靥。若表里之气俱充实，其疮必易出易靥。故凡自始出以至十日之外，外则浑身壮热，内则饮食二便俱如常，此即表里俱实者也。其疮必光泽起发，且易收易靥也。

表里各有虚实，凡表虚者，或恶寒，或身不大热，或寒热往来，四肢厥冷，或面青色白，多汗恶风，或怠惰嗜卧，或痘色灰白，顶陷不起，发不光泽，或色嫩皮薄，痒塌，或如水泡，摸不碍手，或根窠不红，或倒靥不能结痂，脉必浮细而弱，是皆表虚之证，治宜温补阳分。里虚者，凡痘疮已出未出之间，有为吐泻呕恶，或喜热饮食，或为少食，不思饮食，或食亦不化，或为二便清利，为溏泻，为不渴，为气促声微，为神昏多睡，为腹膨嗳气，为吞酸，为脉弱无力，是皆里虚之证，治宜温补阴分。表实者，为身体壮热无汗，为面赤唇紫，头疼身痛，眼红鼻塞，皮焦肤赤，手足热甚，为痘色红紫，焮肿疼痛，为皮厚而硬，为痈肿斑疔，为脉浮洪滑大，是皆表实之证，治宜清解表邪。里实者，为二便秘结，胸膈胀满，为唇燥咽干，口疮舌黑，为大渴咳嗽，痰涎喘粗，为烦躁惊狂，声高谵语，为脉沉数洪滑，是皆里实之证，治宜清解里邪。

张翼之曰：吐泻少食为里虚，陷伏倒靥灰白为表虚，二者俱见，为表里俱虚，用异功散救之，甚至桂、附、灵砂亦可用。若能食便秘而

陷伏倒靥者，为里实，轻则射干鼠粘子汤，重则前胡枳壳汤。下痢多血能食者为里实，若实其里则结痈毒。红活绽突为表实，若补其表则溃烂不结痂。

痘疮表里皆有寒热，热则阳证，寒则阴证，寒则血气凝涩而不彰，热则血气淖泽而不敛。然热证多实，最忌芪、术、桂、附及诸热燥之物。若元气虚弱者，即有热证，总不可执为实热。寒证多虚，最忌芩、连、栀、柏及诸苦寒之物。虽形体强盛，但见虚脉虚证，总不可认作有余。

表寒者，不起发，不红活，根窠淡白，身凉，痒塌倒陷干枯，皆肌表无阳之证，治宜补阳温表。

里寒者，为泻，为呕恶，为腹胀，为腹痛，为吞酸。为不欲食，为寒战咬牙，气寒喜暖，为二便清利，完谷不化，皆脏腑无阳之证，治宜温中补阳。

表热者，为肌肤大热，根窠红紫，顶赤发斑，头面红肿，紫黑焦枯，痈肿疔毒痛甚，皆火在肌表之证，治宜散邪解毒。

里热者，为烦躁狂言，口干大渴，咽肿喉痛，内热自汗，小便赤涩，大便秘结，衄血尿血，皆火在脏腑之证，治宜清热解毒。

虚实寒热等症，虽表里之分各有如此，然表之虚实，表之寒热，孰不由中气之所使，故惟善治中气，则未有表不和调者也，是即必求其本之道。

纯阴无阳之证，凡痘疮发热，手足却宜和暖，若手足厥冷，必其人曾有吐泻，脾脏气虚也。脾主四肢，所以冷为恶候，即有外证，亦不可单用发散，反损脾胃之气。此当温中兼表，宜黄芪建中汤，或六气煎、五物煎加防风、羌活、生姜、荆芥之类，以补养脾胃血气而助痘疹之成就也。

部位吉凶九

五脏之属，皆见于面，故但察部位，可知吉凶。盖人之面部，左颊为肝，右颊为肺，额上为心，颏下为肾，鼻为脾土。又目为肝之窍，鼻为肺之窍，口为脾之窍，耳为肾之窍，舌为心之苗。若痘疹未出之先，但得面中诸部明润者吉，燥暗者凶。又山根为命宫，年寿为疾厄宫，此二宫红黄光明者吉，青黑昏暗者凶。

三阳之脉皆会于面，正额为太阳脉之所会，唇颊为阳明脉之所居，两耳前后为少阳脉之所过。痘为阳毒，故随阳气而先见于面。惟阳明经乃胃与大肠，积陈受腐，血气俱多之处，故痘疹初发，但于本经口鼻两旁，人中上下，腮颏年寿之间先出现者为吉。如太阳经则水火交战之处，少阳经则木火相并之乡，若于其位先现者凶。凡起浆收靥，亦皆如是。

通身部位皆有所辨，如头为诸阳聚会之处，两颐两颊为五脏精华之腑，咽为水谷之道路，喉为呼吸之关门，胸腹乃诸阳受气之海，为心肺之所居，脊背乃诸阳之统会，为十二经脏气之所系。凡此五处稀少者吉。若头额多者，谓之蒙头，颈项多者，谓之锁项，胸前多者，谓之瞒胸。蒙头则阳毒亢，真阴竭，锁项则出入废，气化绝，瞒胸则心腹近，神失守。两颊两颐多至成片，或如涂朱，则肝盛克脾。凡此者，至八九日间，多见滑泄泻青，或不能食，最为险候，故皆不宜多也。惟四肢虽诸阳之本，然乃身所役使，卒伍卑贱之属，故虽多亦不至害。凡起发成浆收靥，俱如此也。又心窝，手足心，谓之五心，痘俱多者必重。若头面胸项手足，细碎稠密一样者，恐气血衰微，脾胃虚弱，不能周流灌注，则无不危矣。

痘形痘色吉凶十

万氏曰：形乃气之充，色乃血之华。凡看痘者，舍此更无他法。是故形贵尖圆起发，若疮皮厚硬而平塌者凶。色贵光明润泽，根窠红活，而惨黯昏黑者凶。然形有起发而或致变者，由色不明润，根不红活故耳。若痘色光泽，根窠红活，虽平塌亦为可治。然色以红活为贵，而犹有圈红、噀红、铺红之别。圈红者，一线淡红紧附于根下，而无败走之势，吉之兆也。噀红者，血虽以附而脚跟血色隐然不聚，险之兆也。铺红者，痘色与肉不分，平铺散漫，凶之兆也。以此察之，则死生可预决矣。根窠者，血之基，脓者，血之成，故六日以前专看根窠，若无根窠，必不灌脓，六日以后专看脓色，若无脓，必不结痂，此必然之势也。

吉证十一

一看口唇舌尖，红活无燥白之色者吉。

二看根窠，红润圆活，地白分明者吉。

三看心窝额上，稀少者，最为顺候。

四看痘顶，出来不焦不紫者吉。

五看颜色，无黑陷，痘顶内暗而黄如苍蜡色，外润而黄如油色者吉。

凡看痘之法，须察部位，并察多寡。大抵痘少者毒少而吉，痘多者毒甚而凶。如上而头面，次而咽喉，前而胸腹，后而腰背，下而四肢，凡此五处，但得二三处稀少，而头面别无危证，即吉候也。若五处通身皆密，即虽颗粒分明，恐气血不能周给，必难尽灌，或既灌而不能收，或既收而不能脱，客强主弱而外盛内虚，小舟重载而力不胜任，鲜不覆矣。此多寡之宜察，勿谓虽多亦吉也。

凶证十二

痘未出而声哑嗽喉者不治。已出五日内见者亦不治。

痘未壮而先抓破无气血者不治。

痰涎壅盛气急者不治。

痘未出已出而神昏气促，躁乱不宁者不治。

腹痛而泻脓血者不治。

肌肉黎黑如被杖者不治。

浆水米粒不入口，或饮食呛喉者不治。

眼中神光不明，珠色转绿转赤者不治。

闭目昏睡，舌卷囊缩者不治。

头温足冷，闷乱饮水者不治。

吐泻不止，药食不停不化，直下及肛门如筒者不治。

胃热发黄，身如桔色，下利者不治。

痘初出即青晦焦黑者不治。

密如蚕种，全不起发，平片花搭者不治。

痘疮痒塌，寒战不止者不治。

旧有疮疡走漏气血，而敷药不效者不治。故曰：不怕五心有痘，只怕原疮泄漏。原疮即是未痘之先有疮，泄去脓血，最为凶也。若果五心稀少，而饮食如常者，亦不妨事。

痘后伤风伤食，肌肉瘦脱者不治。

上除此之外，虽有杂证险证及痘之稠密，但略有润泽兴起之意，须仗医之高妙，患家之心托弗惑，细心调理，自有可收全功者。

怪痘形证十三

怪痘者，乃逆痘中之尤甚者，形证不一，不可不辨。

——痘初出时，面胸手足已见红点，却不起发，不成脓浆，随即收敛，若加气促声哑闷乱者，即死，此名内陷证也。此证若无烦喘闷乱等候者，名曰试痘。过五七日后，必复发热而痘出者，其痘必重。

——痘疮初出，如蚊蚤所咬，三日后反不见者，名反关痘，五日死。

——痘子出现，三两成丛，根脚坚硬成块者，此名痘母，六七日死。

——痘子将出，身上有红肿结硬处，似瘤非瘤，似痈非痈者，亦名痘母，三五日死。以上二证，俱宜真人解毒汤救之。

——痘初出便成血泡，或水泡，随即破坏者，此名烂痘。二三日死。

——痘出后，遍身都是空壳，不作脓水者，此名空痘。八九日死。

——痘当出现起发之时，中有干黑者，此名鬼痘，宜用胭脂水涂之，勿使蔓延。若不能急治，则乍起乍塌，当靥不靥，或多作番次而出，绵延日久而死。

——痘当起发之时，中有痛甚如刀剜，叫哭不停者，此名痘疔，五六日死。

——痘当起发之时，枯燥不润，塌伏不起，皮肤皱揭者，此名干痘。五六日加烦满喘急而死。

——痘于起发之时，皮嫩易破，摸之温手者，此名温痘。六七日痒塌而死。

——痘起发之时，疮色妖艳，皮薄光润，鲜红可爱者，此名嫩痘。八九日后不能成痂，必痒塌而死。

——痘于起发养浆之时，疮头有孔，浆水漏者，此名漏疮。五六日后痒塌而死。

——贼痘者，是诸痘未浆而此痘先熟也，又名假云泛，多在太阳、喉口、心胸等处，三日见者六日死，四日见者七日死。五六日见者十一二日必死也。

——痘出虽稀，根窠全白无血色，三四日后虽亦起胀，然按之虚突，此亦名为贼痘。气血太虚，至灌浆时必变成水泡，大如葡萄，皮薄若纸，抓破即死。

——脓水将成之时，其疮自破，有孔而深者，此名倒陷。

——将靥之时不能成痂，皮脱骨黑者，此亦名倒陷，俱不治。

——痘于收靥之时不能成痂，皮肉溃烂，脓水淋漓者，此名痘癞。能食则生，不能食则死

凡以上者，皆不治之证。

死证日数歌十四

初出顶陷连肉红，过至九日一场空。又如血点带红紫，斑证只在六日中。发斑黑者在朝夕，斑青顷刻去匆匆。无脓痒塌期二日，不治腰疼及挺胸。报痘似痱如蚕种，舌卷囊缩命不充。紫泡刺出黑血者，饮食嗾喉证俱凶。难疗面肿痘不肿，青色黑陷及无脓。二便流利下肠垢，更加吐泻出蛔虫。头温足冷好饮水，痘先惊后药难攻。气促泄泻渴不止，目无神者数当穷。声哑失音叫与哭，痘色纵好也难终。有种气急亦难治，庶几灌好是伤风。见此宜服参苏饮，起死回生须见功。

发热三朝辨吉凶十五

——初发热时，身无大热，或热或退，神清气爽，唇鼻滋润，腰腹不疼，自始至终皆饮食如常，大便稠实，小便清利而无杂证者吉。不必服药。

——初热时，先发惊搐一二次而随止者，此痘出心经也，乃为吉兆，不必治之。若甚惊不止，日发三五次，或连日不止，痘出多而密者，乃凶兆也。

——初发热时，吐泻不甚而随止者吉。

——正发热时，或得大汗一身，汗随止而脉见稍平者吉。

——初发热时，用红纸条蘸麻油点照之，如心窝或遍身有成块红者，八九日后决死。

——发热一日，即遍身齐出，或稠密如蚕种，摸之不碍手者决死。

——发热时，腹中大痛，腰如被杖，乃至报痘而痛犹不止者决死。

——发热时，头面上有一片红如胭脂者，八九日以后决死。

——发热时，口鼻或大小便俱失血者决死。

——发热时，妄见妄语，昏不知人者死。

——发热时，腹胀而痛，大叫不止者死。

——正发热三日之内，其热忽退而反烦躁闷乱，坐卧不安，此外虽清凉，内却热也。若见手足冷，腹胀气喘者即死。

以上诸证，俱不必治。

报痘三朝辨吉凶十六

——见点之时，头面稀少，胸前背上皆无，根窠红润，顶突碍手，如珠光泽，此为上吉，不必服药。

——发热三日或四五日，热稍退，乃于口鼻、腮颐、地阁、颈项之间，或四肢，先放数点，大小不一，淡红润色，痘与肉色红白分明者吉。

——痘作二三次出，三日后手足心方才出齐，出齐后，头面胸背稀少，尖圆紧实，饮食二便如常者吉。如无他证，不宜妄行用药。

——痘之初出，三五相连者必密，单见者必稀。

——痘疮上身多，下身少者吉。反是者险。

——发热至五六日，痘应出不出，以灯照之，只在皮肤中有红点，但其色脉和平，别无逆证，忽然眩冒大汗出者，毒气痘疮一齐从汗而出者，此名冒痘，再无壅遏之患，乃吉兆也。

——痘疮变化莫测，有等身无大热，亦报痘，但不灌脓结痂，或出而复没者，此名试痘，不可误作轻看。再过数日，忽然大热，必然复出，宜审治之。

——发热一日便出者凶，或一齐涌出，如蚕种密布者决死。

——大热未退而见红点数粒，先见于太阳、额角、发际、额头或鼻根以上等处，此阳毒乘虚上侵阳位也，大非吉兆。再加目红唇裂，痰鸣，色紫或白者尤甚。又或有三五粒聚于一块者，此名铜钱痘，皆不吉之兆，急宜凉血解毒，以防其危。

——痘疮初出，当顶红者，六七日死。盖痘欲淡红如线，附于根下，不欲当顶红也。

——痘已出一遍，心腹疼痛不止，口气臭，色紫黑者决死。

——痘疮皮薄，色白而光，根窠全无红色，或根带一点红，三五日后乃如绿豆样，此痘决不能成脓，只成一胞清水，擦破即死。

——色红带艳，皮肉尽红者，必不成脓，痒塌而死。

——报痘之时，全不起顶，有如汤泡及灯草火烧者，十余日后，必痒塌而死。

——报痘之时，有黑斑如痣状，或肌肉有成块黑者即死。

——报痘时，若口鼻及耳后有紫红色，或血出不止者决死。

——报痘之时，应出不出，或起红斑如蚊迹者，六日后必死。

——报痘之时，腰腹痛，或狂言烦躁，大渴，吐泻不食者，俱不治。

——报痘之后，痘已出齐而身热不退反甚者死。

——报齐之后，毒已外达，则内当安静，而反见烦躁闷乱，谵妄不止者，此邪气盛极，神机无主也，必死。

起发三朝辨吉凶十七

——自报痘三朝之后，不疾不徐，先出者先起，后出者后起，大小分明，不相连串，尖圆坚实，红活肥满，面目渐肿，依期灌浆，饮食二便如常而无他证者，此表里无病，大吉之兆，不必服药。

——痘虽起发，而色见灰白，肿如锡饼者，看其人脏气何如。如能食便调，无他证者吉。若不能食，或吐利，或瘙痒者凶。

——痘起一分则毒出一分，至五六日不尽起发，又色不红活者，大无生理。

——起胀三日已足，痘皆满顶红紫者凶，面目肿甚者亦凶。

——痘当起胀之时，遍身虽起而头面全然不起，或痘不胀而肉胀，头面皮肉红肿如瓠瓜之状，而痘反不起者，决死。

——起胀之时，遍身痘顶有眼如针孔，紫黑色者，决死。

——痘色干燥不润，惨黑不明，或灰白渐至倒陷，或发紫泡者，皆死。

——起胀时，凡腰腹大痛，或腹胀不能饮食，或气促神昏，或闷乱不宁，或泄泻烦渴，或唇白痰鸣，或狂言妄语，啼哭呻吟，如见鬼神者，皆死。

——起胀时，吐利不止，乳食不化，或二便下血者死。

——手足间见而复隐，起而后塌，或通身随胀随没，躁而发喘者死。

——痘已起胀，内有六七粒细而成块，于中有一大痘扁阔歪斜者死。

——痘起紫色，刺出黑血如屋漏水者死。

——痘于起发时，疮头便戴白浆者，不分何处，并非佳兆，不特唇口然也。

灌脓三朝辨吉凶十八

——痘自起发之后，小者渐大，平者渐高，陷者渐起，外带微红，内涵清浆，以至灌脓之时，却要个个成脓，根脚红活，其形圆满光泽，此时毒化成浆，由绿色而渐变苍蜡，以手按之，其皮坚硬，脓浆厚浊，约束完固，无少破损，饮食二便如常，此上吉候也，不必服药。

——痘密者，自起至浆，渐至壮大，未有不相串者，虽相连属，只要根脚分明，陷者尽起，无处不透，则毒从浆化，脓成而毒自解，无伏留者矣，此亦吉候。

——痘之初出，或顶平，或中心陷下，或白色，只要其人能食，二便如常，治无乖谬，以及灌脓之时，陷者微起，平者微尖，淡白者红活，窠中血水尽化为脓，但得如此，毒已解矣。又表无痛痒之证，里无吐泻之证，是表里俱无病也，如此者，坐待收靥，不可妄投汤剂。

——灌脓时，红紫黑色，外剥声哑者死。

——灌时纯是清水，皮薄而白如水泡者，三四日必抓破而死。

——脓不能灌而干枯焦黑，或全无血水，塌陷者即死。

——头面肿大，疮尽搔破，臭不可近而足冷者决死。

——灌脓之时，吐利不止，或二便下血，乳食不化，痘烂无脓者决死。

——灌脓之时，二便不通，腹胀，肉黑发斑，谵妄气喘，或寒战咬牙者决死。

——回浆之时，渐当苍黑收敛而反光嫩不敛者，此气血两虚，浆不能干，必发痒，搔破而死。

——脓浆未成，忽然干收，或青紫焦黑者死。

——忽然作痒，正面抓破，皮脱肉干者死。

——诸痘有浆而天庭不起，或额上如沸汤浇破，臭连两类，水去而干，似靥非靥者死。

结靥三朝辨吉凶十九

——痘至十日之外，血化毒解，脓必渐干，如苍蜡色，或如葡萄色，从口鼻两旁面部收起，以至胸腹而下，然后额上与脚背一齐结靥而落，别无内证，饮食二便如常，或从手足心、手指尖或阴上先收者，俱吉候也。

——痘既苍蜡收靥而身有微热者，乃烧瘢之证，但饮食如常，俱不必治。

——痘当靥时，遍身发痒，搔破无脓，皮卷如豆壳而干者死。

——当靥之时，无脓而气急声哑，或手足颤掉，或寒战咬牙，或腹胀痰响，或足冷过膝，或小便少而大便频者，皆死。

——当靥时，两脸干硬，按之如石者死。

——痘至收靥，饮食不进，口中常如食物动而不止者决死。

——面部胸腹未靥而脚先靥者危，阴胜阳也。

——遍身俱靥，内遗数粒独不靥者，尚能杀人，如蛇之退皮，中有一节被伤，不能全退者终死。其有靥至项下或至胸住定，而服药不效者亦死。

——痘疮未该靥而卒然焦紫者死。

——痘当靥时，遍身未见脓成而口唇上下痘先黄熟者，毒气内攻于脾也，凶。

——痘疮有脓结靥者则为吉证，若无脓收靥，则立见其危。

——痘未收靥，而口唇腐烂及口白到舌者危。

——收靥时，前后有红紫泡者不治。

落痂后辨吉凶二十

——痘疮收后，其痂先后自脱，痂厚落迟，离肉不粘者吉。

——自食痘痂者，虽有他证不死。

——痘痂虽落，而痘雪白，略无血色者，气血脱尽也。若不急培元气，则过后必死。

——痂落后，每发惊而神无所依者，心气绝也，危。

——痂落后，手足颤掉，咬牙噤口，目闭腹胀，足冷过膝者不治。

——原痘干燥，脓少不灌，虽结靥落痂而疤白者，或有余热不退者，虽过一月亦要死。

痘疮上论列方二一

真人解毒汤痘五二

卷之四十四　痘疹诠

痘疮 中

总论治法二二　共十九条

痘疮一证，顺者不必治，逆者不能治，所当治者，惟险证耳。何为险证？如根窠顺而部位险，部位顺而日期险，饮食顺而杂证险，杂证顺而治疗险，治疗顺而触秽险。然犹有最险者，则在元气与邪气，邪气虽强，元气亦强者无害，只恐元气一馁，邪气虽微者亦危。设或犯之而不为速治，则顺者不顺，而吉变为凶矣。凡此数者，皆痘中之要领，所当详察详辨也。故凡欲治痘，必须先识死生，辨虚实，审寒热，明此六者，则尽之矣。

——治痘之要，惟邪气正气二者而已。凡邪气盛而无制者杀人，正气虚而不支者杀人，及其危也，总归元气之败耳，使元气不尽，则未必至死。凡治此者，但知补泻二字，而用之无差，则尽善矣。故补泻难容苟且，毫厘皆有权衡，必不可使药过于病，亦不可使药不及病。是以善用攻者，必不致伐人元气，善用补者，必不致助人邪气，务使正气无损，而邪气得释，能执中和，斯为高手。然执中之妙，当识因人因证之辨。盖人者，本也，证者，标也。证随人见，成败所由，故当以因人为先，因证次之。若形气本实，则始终皆可治标。若形质原虚，则开手便当顾本。若谓用补太早，则补住邪气，此愚陋之见也。不知补中即能托毒，灌根即能发苗，万无补住之理。是以发源之初，最当着力，若不有初，鲜克有终矣。此可与智者言，不可与庸人道也。

——治痘不宜迟。凡痘疹之有不同者，无过寒热虚实四证，大都寒则虚，热则实，虚寒则宜温补，实热则宜清解。然其挽回之力，当于三五日前治之，过此则恐无及。若七日之后，毒发于外，外不足则外剥而死，若毒发不尽，则又内传，内不足则内攻而死。故治痘有时，时之不可失也有如此。倘初时不慎，则后来之祸从此伏矣。

——解毒当知表里。所谓毒者，火毒也，所谓解毒者，求其所在而逐之也。盖痘疮之发，内则本于淫火，外则成于风邪，内外相触，其毒乃发。故其发也，不甚于内则甚于外。甚于内者，以火邪内盛而炽焰于外也。甚于外者，以寒邪外闭而郁火于内也。故但察其无汗外热而邪在表者，则当疏之散之，使热邪从外而去，则毒亦从外而解矣。若察其多汗内热而邪在里者，则当清之利之，使热邪从内而泄，则亦从内而解矣。其有内热既甚而表邪仍在者，则当表里相参，酌轻重而兼解之，则邪必皆散矣。若邪不在表，则必不可妄兼发散，以致表气愈虚而痘必终败，其证则身有汗而外不甚热者是也。若毒不在里，则必不可兼用寒凉，以致中寒脾败，而毒必反陷，其证则口不渴而二便不秘者是也。知斯五者，则解毒治实之法，无余蕴矣。此外有虚邪虚火等症，则当先酌元气，次察邪气，无使失楫中流，顾本不及，则尤为切戒。凡云痘毒者，痘必自内而达外，但得出尽，则内无毒，但得化尽，则外无毒。既出既化而不使复陷，则毒尽去矣。故或宜散表，或宜托送，或宜清解，或宜固中，而治法尽之矣。

——补虚当辨阴阳。凡痘疮血气各有所属，已见前气血条中。然痘之所主，尤惟阴分为重，何也？盖痘从形化，本乎精血，凡其见点起胀，灌浆结痂，无非精血所为，此虽曰气为血之帅，而实血为之主。且痘以阳邪，阳盛必伤阴，所以凡治痘者，最当重在阴分，宜滋润不宜刚燥。故曰：补脾不若补肾，养阴所以济阳，此秘法也。然血气本自互根，原不可分为两，如参、芪、白术之类，虽云气分之药，若用从血药，则何尝不补血？归、芎、地黄之类，虽云血分之药，若用从气药，则何尝不补气？故凡见气虚者，以保元汤为主，而佐以参芪，盖气血本不相离，但主辅轻重各有所宜，而用之当不，则明拙自有差耳。

——治痘有要方，兹表而出之，以便择其用，其有未尽，当于各条求之。

凡解表诸方，乃初热时所必用者，诸家皆以升麻葛根汤为首，程晨峰则用苏葛汤，似为更妥，余则常用柴归饮以兼营卫，似为尤妥，此当随宜择用。营虚表不解者，五柴胡饮。阳气虚寒表不解者，柴葛桂枝汤。元气本壮而表不解者，五积散或麻黄甘草汤。

凡清火解毒诸方，所以解实热也。如欲解毒清火而兼养气者，惟四味消毒饮为妙，鼠粘子汤亦佳。热毒两盛而不化者，宜搜毒煎。烦热作渴，小水不利者，导赤散、六一散。血热赤斑，烦躁多渴者，犀角散。热在阴分而失血者，玄参地黄汤。内热不清者，东垣凉膈散。二便俱不利而火甚于内者，通关散。热毒内蓄，小水不利而为丹为痈者，大连翘饮。烦热多惊而神不安者，七味安神丸。热毒内甚而狂妄者，退火丹。

凡表里兼解诸方。如内外俱有热邪者，宜柴葛煎或柴胡麦门冬散。里邪甚而表邪微者，解毒防风汤。表里俱有邪而元气兼虚者，实表解毒汤。表里俱实热者，双解散。

凡托里诸方，有宜专补元气者，有宜兼解毒者。如气血俱虚不起者，六物煎或托里散。虚寒不达，兼托兼表者，参芪内托散或十宣散。气分虚寒不透者，六气煎。气血俱虚，微热不起者，紫草快斑汤。

凡诸补剂，皆痘中元气根本，祛邪托毒者之所必赖，但见虚邪，必当以此诸方为主。气分不足者，调元汤。气宜温者，保元汤、六气煎。气微热宜兼凉者，参芪四圣散。血虚者，四物汤、芎归汤。血分虚寒宜温者，五物煎。血虚血滞者，养血化斑汤。血虚血热宜兼解毒者，凉血养营煎。气血俱虚者，六物煎、八珍汤、十全大补汤。气血虚寒，大宜温补者，无如九味异功煎。六味回阳饮，即陈氏十一味木香散、十二味异功散，但虚寒而兼气滞者宜用之，欲赖补虚，大有不及。

凡攻下诸方，亦痘中所不可无，惟必不得已然后用之，勿得视以为常也。血虚秘结，大便不通者，四顺清凉饮。里实多滞秘结者，前胡枳壳汤。表里俱实，大便不通者，柴胡饮子。血热便结毒盛者，当归丸。

——凡痘已出尽，内无不虚，盖随痘而为托送者，皆元气也。使于此时不知培补化源，则何以灌浆？何以结痂？何以收靥？倘内虚无主，将恐毒气复陷，无不危矣。若痘之稀疏者，气血之耗，犹为有限，若痘之多而甚者，其气血内亏，必更甚矣。此不可不预为之防也。

——平顺之痘，毒原不甚，既出之后，内本无邪。此辈原不必治，无奈父母爱子之切，且不识病之轻重，故必延医诊视。既延医至，无不用药。既已用药，无匪寒凉。在彼立意，不过曰但解其毒，自亦何妨。不知无热遭寒，何从消受？生阳一拔，胃气必伤，多致中寒泄泻。犹云协热下利，更益芩连，最可恨也。又如痘疮初见发热，每多不审虚实，止云速当解毒，凡于十日之外，多有泄泻而致毙者，皆此辈之杀之也。冤哉！冤哉！余见者多矣，故笔诸此以为孟浪者戒。

——痘在肌肉，阳明主之，故自出齐以后，最不宜吐泻，与其救治于倒陷之后，孰若保脾土于未坏之先。故凡生果茶水之类，皆宜慎用，而寒凉之药，尤不可不慎也。

——治痘须辨其证，大都湿多则泡，血热则斑，气不足则顶陷，血不足则浆毒不附，里实大补则生痈毒，表实大补则不结痂，里虚不补则内攻而陷，表虚不补则外剥而枯。但使周身气血活泼无碍，则虽密亦不难治。故惟贵得中，勿使偏胜，则寒热虚实，自无太过不及之患，斯足云尽善矣。

——秘传治痘之法，首尾当以四物汤为主，随证加减用之。惟肚腹不实者须远当归，但将全剂通炒微焦，则用自无碍，且复有温中暖脾之妙。

——首尾皆忌汗下，此先哲治痘之心法。盖妄汗者必伤阳气，阳气伤则凡起发、灌浆、收靥之力皆失所赖，此表虚之为害也。妄下者必伤阴气，阴气伤则凡脏腑化源，精神锁钥，饮食仓廪，皆为所败，此里虚之为害也。然表虚者犹赖里气完足可以充之，里虚则根本内溃，卫气亦从而陷，无策可施矣。故古人深以汗下为戒，诚至要之旨也。然此以常道为言，非所以应变者设。遇外感寒邪，腠理闭密，其出不快，其发不透者，若不用辛甘发散之剂以通达肌表，则痘有壅遏之患矣。又若大小便秘结而毒有留伏不达者，不与苦寒泄利之药以疏通脏腑，则有胀满烦躁，焦紫黑陷等患矣。故当察其虚实，审其常变，当汗则汗，当下则下，中病则已，无过其制。若无汗下之证，则必不可妄用汗下，以贼人之命也。务得其宜，然后谓之明医，而福自有归矣。

万氏曰：解其火毒，恐郁遏而干枯；养其血气，欲流行而舒畅。案：此说诚善，然所谓火毒者，以实热为言，若火有虚实真假，则不得概认为火毒。

程氏曰：痘疮出自六腑，先动阳分，而后归阴经，其本属阳，故多发热而阴血虚耗者多也。首尾当滋阴补血为主，不可一毫动气，贵从缓治，所以白术、半夏之燥悍，升麻之提气上冲，皆不可轻用也。且痘疮多有血热者，故宜用四物汤加芩连之属，以养其阴而退其阳也。

程氏曰：痘毒根于淫火，必因岁气传流而发，故多兼表证，则内外交攻。此时若不用轻扬之剂，祛风散邪，淡渗解毒之药，利便退热，则外邪内火何由得解？邪既不解，则痘何由得善？此治之不容已也。然治之之法，必须审儿形色，察儿虚实，因证用药，庶几神效。世之医者多宗钱氏清凉解毒之论，或按陈氏辛温发散之方，主见不同，致误多矣。殊不知痘疹色灰白，不起发，根窠不红活，此皆虚寒，必宜陈氏方救之。苟非明理于心，无不眩惑，故必热则凉之，寒则温之，虚则补之，实则泻之，何患乎疾之不愈耶。

程氏曰：治痘之要，始出之前，宜开和解之门。既出之后，当塞走泄之路。落痂之后，清凉渐进。毒去已尽，补益宜疏。

程氏曰：凡治痘，前后须加木通，以泻热邪自小便中出，不使攻胃，令无变黑之证。七日之后，热退者，少用之。凡痘疮前后总有危证，万勿用天灵盖、脑麝之属攻之。盖毒出一步则内虚一步，血气运一日则内耗一日，岂可复用辛香耗气之剂。虽侥幸偶中，后必有余害也。是可见王霸之殊，相去远矣。

程氏曰：凡妇人有孕而出痘者，以安胎为主。气虚者保元汤，血虚者四物汤，或加白术、黄芩、砂仁、陈皮，必使胎气无损为主。

程氏曰：桂岩郑先生云：痘者，象其形而名之也。愚谓不独象形而名，而治之之法，亦犹农家之种豆也。豆之为物，土实则难出，土瘠则难长，故实者锄耕之，瘠者灌沃之，不实不瘠，惟顺其性，不使物害之而已。知此则可以语医矣。今人于痘初起，不察虚实寒热，或过用木香散、异功散之类，则以火济火，致变紫黑倒陷、痈毒吐衄者有之。或妄用芩、连、栀、柏寒凉之药，则大伤脾胃，为吐为泻，为寒战内陷者有之。故凡治痘之法，六日之前不宜温补，亦不宜妄用寒凉。师云：凡解毒之内略加温补，温补之中略加解毒，此不传不刻之秘诀也。若六日已后，毒已尽出于表，当温补而不温补者，脓不得壮而痒塌寒战之患必所不能免矣。

热证论治二三　共十一条

古云：痘疹之病，皆由父母胎毒伏于命门相火之中，故每遇二火之令，或主客温热之气，即触发而动，此痘疹属阳，固无疑矣。然阳毒阳邪，无热不成，亦无热不散，所以非热不能出现，非热不能起发，非热不能化浆，非热不能干浆，此痘　疮之终始，不能无热，亦不可无热也。但热贵其微，不宜其甚，盖热甚者毒必甚，而痘亦必重；热微者毒亦微，而痘出必轻；无热则不成不化，此热固痘之常也。所以凡治痘疮，不可尽除其热，若必欲尽去之，则未有不成阴证而败者矣。

——痘有三火，盖痘疹二证，皆言为火者是矣。然轩岐之火义有三，曰太过，曰平气，曰不及也。太过之火是谓赫曦，炎烈之气也，其毒盛，治宜清解。平气之火是谓升明，蕃茂之气也，其毒平，不必治之。不及之火是谓伏明，屈伏之气也，其毒陷，治宜培补。此阴中有阳，阳中有阴之大义，而亦痘疹万病之法旨。使不知此，尚敢云医？

——治热当知微甚及有毒无毒，斯无谬误。盖痘疹属阳，无不发热。若是外虽发热而内则不渴，或饮食二便如常，此蒸痘之热耳。热虽在表而内则无病，万万不可妄治。其有热之甚者，痘毒必甚，此不得不为调理。若甚于发热之初，必为之表散，若甚于见点之后，必为之清解。钱氏曰：热甚而大小便闭则利之。如果有热毒实邪，则不得骤用补阳之剂，致令毒气壅盛，则热终不退，反为害矣。

——假热非热，假寒非寒，见有不真，误治则死。如文中主温补，仲阳主凉泻，虽若各有所主，然无非因病而药，各有所宜，是以二者皆不可偏用。但得中和，斯为贵耳。余见近日幼科，多不知陈氏之心法，但见痘疮，则无论是虚是实，开口止知解毒，动手只是寒凉，百证千家，若同一辙，岂必尽皆实热乎？如实热果真，自非凉泻不可，然必内外俱热，方是热证，内外俱实，方是实证。但其中有似实非实，似热非热者最多，此不可不察之真而审之确也。故凡见外证，虽若实热，而内察则无，如口不甚渴，二便通利，或见微溏，或禀赋素弱，或脉息不强，或声色不振，或脏气多阴，或饮食不化，或胀满呕恶，或吐蛔，或蜷睡，或畏寒，或作痒，或多惊恐，或筋惕肉瞤之辈，虽见有热，此皆热在表而不在里，总属无根之火，非真热证也，最忌寒凉。若执而妄用，则必致败脾，无一免矣。

——痘疮热甚者，毒之盛也，其痘必多，热微者毒亦微，其痘必少。痘既出而热不减者，痘必日增；见点后而热渐退者，痘必疏矣。或有微热而痘反密，其内热必甚，而或见烦躁，或二便热燥，此毒深热亦深也，宜清其内而兼解其表。或有热甚而痘反稀者，以外虽热而内则不热，此毒浅热亦浅也。

——痘疮初热之治法，详见《发热三朝治法》条中。

——治阳邪实热之法，表里挟邪俱热者，柴葛煎、连翘升麻汤。表热不解而里无热者，疏邪饮、苏葛汤、柴归饮。表里俱热而邪实者，双解散。内热毒盛者，东垣凉膈散或解毒防风汤。热毒炽盛，痘疮紫赤烦躁者，搜毒煎，或大连翘饮，或犀角地黄汤。阴虚血少，燥热神昏者，四物汤或二阴煎。阴虚血热而大便不通者，四顺清凉饮。大便不通，湿热内壅而胸膈胀闷者，前胡枳壳汤或三黄丸。二便俱不利而实热内滞者，通关散。小水赤涩而邪热内蓄者，导赤散、六一散。心火盛而惊搐多痰者，万氏牛黄清心丸或七味安神丸。痘疮稠密，身热毒盛，养营退热解毒者，鼠粘子汤、柴胡麦门冬散。

——纯阳无阴之证，凡发热谵语，狂妄躁乱，大渴大烦，如见鬼祟，大便秘结，小便赤涩，六脉滑数急疾，是皆火毒内炽之证，当用前法酌而治之。

陈氏曰：凡痘疹壮热，经日不除，如无他证，只用六味柴胡麦门冬散治之。如不愈，服七味白术散。凡身壮热，大便坚实，或口舌生疮，咽喉肿痛，皆疮毒未尽也，用射干鼠粘子汤。如不应，用七味人参白术散。

程氏曰：痘疮前后凡有烧热不退，并属血虚血热，只宜四物汤按证加减。渴加麦门冬、犀角汁，嗽加瓜蒌霜，有痰加贝母、橘红。切忌人参、白术、半夏之属，倘误用之，为害不小。盖痘疮属阳，血多虚耗，今但滋阴补血，其热自退，此即养阴退阳之义也。

——痘后余热发热证治，俱详《痘后余毒》条中。

发热三朝治款二四

痘疹一证，虽原于有生之初，然必因时气相触，内外挟邪而后作。凡痘之轻重，已兆于发热之微甚，而吉凶于此亦可判矣。毒轻者易出易靥，固不必治；毒甚者险证百出，故不得不治。凡治此者，于初热时，急宜用轻扬之剂，汗以散之。但使外感之邪，脏腑之毒，皆作秽汗，尽从毛窍中出，则毒气已减其半，而重者可轻，危者可活矣。即如痘中一切变证，亦无非毒气欲出不能之所为，一经表散，则毒从汗去，而诸证亦必自退。然又当察表里之轻重，或宜解表，或宜清里，或宜托助元气，孰者宜急，孰者宜缓，有不可执一也。故胡氏曰：表热壅盛，非微汗则热不解，里热壅盛，非微利则里不解。失此不治，则毒气渐盛，而逆证随见矣。

——散表之法，当知邪之浅深，毒之微甚。表邪甚者微散之，则表不能解，无益于事。表邪微者妄汗之，则表气必虚，痘不起发而反为大害。故惟以得中为贵，亦以微汗为贵，不可过伤卫气也。其有大热不退，肌肤秘密，或气令寒凝之时，则不得不大为表散。一散未应，或至于再，必令身热由汗而退，则毒气自解，可无患矣。此散之微甚，有权宜也。故凡是痘证，最畏内外之寒气，务使表里温暖，但得毛窍中常见津津润泽，亦犹庖人炊笼之法，但欲其松，则皮肤通畅，气无不达，痘必易出易收，无不善矣。

——痘疮发热之候，宜乍热乍凉者为常。若遍身如火，昼夜不休，为失常也。此当察其表里，酌宜施治。

——痘疮初见发热，若无虚寒等症，固不得骤用温补，以助火邪，恐致鼓扇痘毒，则反资大害。若无实火大热等症，切不可因其发热，妄用寒凉，必致败脾泄泻，则为尤甚。此时医之通弊也，大宜戒之。

——既经表散之后，须谨避风寒，若使外邪再感，则皮毛闭塞，热毒必将复炽，汗而再汗，必不能堪。又须切戒生冷水果，若误犯之，恐寒湿伤脾而为泄泻不食，则无不致害。

——表散之剂，凡初见发热，状类伤寒，未知是痘非痘，即当先用汗散。此时欲散表邪，即当兼调营气，宜以柴归饮为第一，惟大便不实者勿用之，以其性多润也。其次则苏葛汤，再次则升麻葛根汤，或只用加减参苏饮亦佳。若冬月寒胜之时，或气体壮实，表不宜解者，须加麻黄，必要表出一身臭汗为佳，但使热退身凉，苗则轻矣。若初发热，有恶寒身振如疟之状者，阳气虚也，宜柴葛桂枝汤加黄芪主之，痘出即愈。

——清解之剂，用治表里而兼清兼散也。凡热之甚者毒必甚，若身常有汗而大热不退，或兼烦躁热渴者，此其内火熏蒸而表里俱热也，须两解之，宜连翘升麻汤或如圣汤。若身热烙手而目赤口干，二便热秘，烦闷不安者，此表里俱实也，宜柴胡饮子，甚者大连翘饮、双解散，或调益元散以利之。

——表汗已透者，不得再汗，恐外亡阳而内伤气也。

——发热之时，有腹痛胀满者，必外邪与毒气相并，未得外达而然，宜参苏饮加砂仁，温而散之。

——初热时，有惊搐谵语者，是为痘搐。微见而随止者不必治。若元气强壮而搐之甚者，宜羌活散调制过朱砂以表之。若痰涎壅盛，喉内作声者，宜煎生姜汤调化痰丸服之，或抱龙丸亦可。

——此时渴欲茶水，只宜少与葱白汤，既可止渴，亦可疏表。

——痘疮首尾皆畏泄泻，宜检本条速为治之，否则内溃脱陷之祸不可胜言也。

徐氏曰：凡解表之药，必在红点未见之前，如热之甚者，邪毒必甚，宜败毒散或参苏饮，调三酥饼。

张翼之曰：凡痘疮一见红点，便不可用升麻葛根汤，恐发得表虚也。

程氏曰：治痘者不可轻用升麻，恐提气上冲，引动肺气也。

案：此二家之说，是皆治痘之大要，甚属有理，但其中亦有宜否之辨。如阳气下陷，或虽见红点而表有热邪未解者，则仍宜解散，亦不可缓，此二说者，虽不可坚执，实不可不知也。

吴东园曰：初热时，只有二事，惟去邪扶正而已。邪热盛则去邪，而正气自旺。正气衰则扶正，而邪热自退。正气盛而痘自发，热为痘用，则不为害矣。邪气退而正气不受烁，血脉充裕，则痘自泰矣。须于此时看明，下手迟则无济于事矣。

报痘三朝治款二五

痘之形色初见，吉凶攸分，而寒热虚实亦已可辨。凡调摄挽回之力，惟在此时尤为紧要。且痘出三日内，毒在半表半里之间，关系最重，故妄汗则成斑烂，妄下则成陷伏，寒凉过用必伤正气，燥热过用则助邪气，虚寒不补则陷伏痒塌，实热不解则变黑归肾，倘有一差，死生立判，医者于此，不可不为之慎。

——痘疮见点后，身热稍退，别无内热等症，或色不甚红，顶不甚突者，便有虚象，虽在三五日内，亦切不可用寒凉之药，恐伤脾胃，为害不小，须以保元汤或六物煎之类为主，因证加减，以培养之。

——痘疮必因热而出，因热而起，若热甚则血燥血枯，其出反难。故于未见点之先，必须察其寒热，预为调理。若有热证，勿得过用辛热气分等药，恐助火邪，致滋多变。

——此时最畏泄泻，宜按本条急治之。

——见点太早者，必血热毒盛之所致，其证多凶，但痘稀而饮食如常，别无他证，则亦无害。若其形气本弱而痘现速者，此营热卫虚，不能约束于外，故出现太骤，须兼实表，庶可免痒塌溃烂之患，宜实表解毒汤主之。如发热一日便出而密者，其证最凶，其毒必甚，此证最忌温补，宜搜毒煎加柴胡主之，或羌活散加牛蒡子、紫草、蝉蜕，或调保婴丹。热甚者，调退火丹或双解散急治之，可保一二。其有痘虽出早而色不红紫，热不甚者，此全属表虚之证，如保元汤、六物煎之类，亦所当用。

——痘出不快者有数证，须审其有无外感内伤而辨治其所病。如冬月严寒，或非时阴邪，外闭寒胜而出迟者，宜五物煎加生姜、麻黄、细辛之类主之，或五积散亦佳。如夏月火热熏蒸，以致血热气虚，烦渴发躁而出迟者，宜人参白虎汤加木通、干葛主之。有因时气不正，为风寒外邪所袭，以致皮腠闭密，发热无汗而出迟者，其证必头痛鼻塞，四体拘急酸痛，宜疏邪饮、参苏饮、惺惺散之类主之。若本无诸邪而出不快者，此气血内虚，不能驱毒托送而留连于内，宜十宣散或托里消毒散。若气分大虚而出不快者，宜保元汤、六气煎。血分大虚者，宜五物煎或六物煎加减主之。若内有所伤，气滞而出不快者，宜匀气散、橘皮汤加减主之。头面出不快，当用川芎、荆芥、羌活、防风、天麻之类为引使；胸腹出不快，当用藁本、升麻、紫苏及紫草木通汤；四肢出不快，当用桂枝、干葛、甘草、连须紫草、葱白，各加生姜为佐，连进二服，出自快矣。

——痘不起发者，虽证有不同，然率由血气内虚，不能托送者居多。此中或宜兼解散，或专补元气，当辨而治之。凡出齐之后，或被风寒所闭，而发热头痛，陷伏不起者，宜羌活散、参苏饮加内托等药治之。若红点初出，暗昧干燥不起发者凶，宜四物汤加紫草、红花、丁香、蝉蜕、官桂，或调无价散，量儿大小与之。若便实内热，隐隐肌肉间不起发者，宜紫草饮子。若血分微热而毒不能达者，宜托里消毒散。若气虚气陷不起者，保元汤或蝉蜕膏加黄芪。若血虚不起者，芎归汤、四物汤。若血分虚寒不起者，五物煎。若气分虚寒不起者，保元汤、六气煎。若气血俱虚不起者，六物煎、托里散。凡以上补助气血等剂，须加好酒、人乳、糯米更妙。凡发痘之药，用本不同，有以毒攻毒而发痘者，如用山甲、人牙、蟾酥、蝉蜕之属是也。有解毒清毒而发痘者，如紫草、红花、牛蒡子、犀角、木通、连翘、金银花之属是也。有升提气血而发痘者，如川芎、白芷、荆芥、升麻、蔓荆子之属是也。有解散寒邪而发痘者，如麻黄、桂枝、柴胡、干葛、防风、紫苏、葱白之属是也。有行气行滞以通壅塞而发痘者，如丁香、木香、陈皮、厚朴、山楂、大黄之属是也。有益火回阳、健脾止泻而发痘者，如附子、肉桂、干姜、肉豆蔻之属是也。凡此者，孰非托里起痘之法，然但可以此为佐，而必以血气为主，则在乎四君、四物、十全大补之类，庶乎随手而应，无不善矣。

——虚证见于报痘之时，即当速为培补，失此不治，必不能灌浆结痂，十日后必不救。盖痘疮实热者毒盛可畏，虚寒者内败可畏，但实热证显，虚寒证隐，人多误认，故为害反甚。且痘疮之所赖者，惟饮食血气。饮食之本在脾胃，血气之本在肝肾，但使脾胃气强，则滋灌有力，而无内虚陷伏之忧，气血充畅则毒皆生化，而无表虚痒塌之患。此其在气在血，或微或甚，所当早辨而治也。凡痘出灰白不红绽，或灰黑顶陷，或身无大热，皮嫩色光，溶溶如淫湿之状，或口不渴，饮食少，腹膨溏泄，二便清凉，皆表里虚寒证也。若气虚者，宜调元汤、四君子汤。气虚微滞者，五味异功散。气虚宜温者，保元汤、六气煎。脾气虚寒者，养中煎、温胃饮，或理中汤。血虚者，四物汤。血虚宜温者，五物煎。气血俱虚者，六物煎、五福饮或八珍汤。气血俱虚而寒者，十全大补汤。脾肾血气大虚大寒者，九味异功煎、六味回阳饮。脾胃虚寒气滞者，陈氏十二味异功散。凡痘疮色灰白不起发者，气虚也，候出齐，以保元汤和木通、川芎最稳。

——火证热毒在见点之后，宜速为清解，若不早治，则日甚一日，必致不救。凡出点太赤，根下皮色通红，此血热气有不能管束也，后必起发太骤，皮嫩易破，或痒塌不可救，宜急清血分之热，用凉血养营煎，或鼠粘子汤，或用六味消毒饮加芍药治之。或四味消毒饮、益元散俱佳。凡痘疮已现，毒泄则热当自解，若疮已出而壮热不减，此毒蕴于内，其势方张，其疮必密，宜解其毒，用柴葛煎或鼠粘子汤。凡见点之后，壮热不退，或三四点相连，色红带紫，或根窠焦色，红紫成片，或口唇热燥，烦渴喜冷，舌上有苔，或二便燥涩，此表里皆热，毒盛之重候，急须清热解毒。如表热甚者，宜柴葛煎，里热甚者，宜搜毒煎加柴胡，或用六味消毒饮加酒芩、木通、栀子、黄连、山楂、蝉蜕、归、芎、红花之类，或调退火丹加减用之。如热毒内甚而发狂谵语者，宜用紫草煎汤，磨犀角汁调朱砂益元散或退火丹解之。以上凡解毒之后，红紫退，二便调，能食不渴，此表里皆清也，切勿再为解毒，须急以保元汤、四物汤、六物煎之类调补气血，以助灌浆收靥，否则恐变痒塌而不能善其后矣。如痘疮内热之甚，大便硬结不通，大渴烦躁，腹胀满，脉见洪数而痘出不快者，此热毒壅伏于内，须通利之以祛其热毒，宜柴胡饮子或三黄丸，甚则承气汤，或用猪胆导之。然此惟热毒在里，痘形未见，不得已而微下之可也。若斑点隐隐见于皮肤之中者，此已发越在表，乃痘疮正发之时，切不可妄用下药。凡痘疮初出，但见红点稠密，急用缠豆藤烧存性，加制过朱砂，连进二三服，或用薄荷、牛蒡子煎汤，调退火丹服之，另用吴茱萸为末，以水调摊足心，引下热毒，亦可解散其势。

——痘出变黑，乃危证也。盖痘疮乃血气滋灌，血足气充，则痘自红活。若热毒熏烁，则成焦黑，若阳气不充，则成灰黑。且黑为水色，其亏在肾，以阴犯阳，最为恶候，当辨而治之。若热毒凝聚，大便秘结，或烦躁热渴而为焦紫黑陷者，须通其便，先以解里之急，宜柴胡饮子或当归丸。得利后，宜即以紫草饮或加味四圣散以化表之毒，仍用胭脂汁以涂之。若大便不结，别无大热等症而痘色黯黑者，总由脾虚不能制水，故见黑色，宜速用五物煎，或保元汤加紫草、红花服之，外点以四圣丹、胭脂汁。若渐见红活则吉，若更干黑则凶。《心鉴》云：凡治黑痘，常用保元汤加芎、桂补提其气，气旺则诸毒自散，黑者转黄，屡试屡验。

——夹疹夹斑证，本非痘中吉兆，然亦有轻重之辨，宜酌而治之。外有本条，仍宜参阅。凡发热二三日之间，痘形未见，忽然遍身发出红点一层，密如蚊蚤所咬者，决非痘也，此乃斑疹之属，多为风寒所遏，不能发越，而斑先见也，宜疏邪饮、柴葛煎或败毒散之属，微散而解之。但得身凉，斑必自退，再越一日，痘出必轻矣。凡痘夹斑疹齐出者，亦宜辨其寒热。若表里俱热而邪不解者，宜柴葛煎加减主之。若热邪不甚而表邪甚者，宜疏邪饮，或柴归饮加羌活、防风、干葛之类主之，或败毒散亦可用。若痘夹红斑如绵纹者，宜凉血化毒汤加柴胡、黄芩、玄参、犀角之属主之。若痘出夹斑夹疹而眼红唇裂者，表热也。烦躁大渴，妄言妄见者，里热也。表里俱热，最为凶证，若不表里兼治，何由得解，宜双解散主之。若加闷乱气喘者，必不治。

——贼痘者，于出齐之后，其中有独红独赤独大，摸之皮软而不碍手者，此贼痘也。过三日之外，必变成水泡，甚至紫黑泡，皆危证也，急用保元汤，或六气煎加紫草、红花、蝉蜕解之，或用灯草、木通煎汤，调下益元散，利去心经之热而红自退。如已成水泡，宜用保元汤，倍加四苓散利之，此秘法也，不然，则遍身擦破，身烂而死。

——病于未出之先，倘有湿疮脓水流注者，用滑石末敷之，以防其漏气，或真正绿豆粉亦可。

起发三朝治款二六

痘疮放标之后，渐渐起胀，但肥胖一分，是胎毒发出一分，胖尽而毒出尽也。有不起者，或因元气之弱不能送毒，或有杂证阻滞不能升发，皆痘前之失调理也。此时当速治之，否则后难为矣。

——痘宜渐发者吉，若一齐涌出，皮肉虚肿者，此表虚不能收摄，故奔溃而出，后必痒塌或成溃烂，急宜人参固肌汤或芎归汤。若血热者，宜凉血养营煎。虚甚者，宜六物煎。毒盛者，宜六味消毒饮或四味消毒饮出入用之。

——痘不起发，或起而不透者，多由元气内虚，不能托送，故毒气留伏不出也。毒不尽出，则变证莫测。凡见此者，速当救里，以托其毒。然当察其气分血分，辨而治之。盖痘之壮突由乎气，肥泽由乎血，气主煦之，血主濡之也。若形虽壮而色见枯者，此气至而血不荣也，宜四物汤加人参、麦门冬之类主之，若痘色红润而形平陷者，此血至而气不充也，宜保元汤，或六气煎加川芎主之。若形色俱弱而不起发者，此气血俱不足也，宜六物煎加减主之，或保元汤、十全大补汤调无价散或独圣散与之。若冬春之间为寒气所抑，不能起发者，宜麻黄甘草汤加归芪，或十宣散主之。若夏秋火盛不起而烦渴秘结内热者，宜人参白虎汤。若痘疮起胀迟延不红活者，宜保元汤，或六物煎加丁香、山楂、糯米、人乳、好酒主之。或用无价散量儿大小以好酒调服。凡痘疮起发，通身皆欲其透，惟四肢稍远难齐。若脾胃素强能食者勿虑，惟脾胃素弱食少者，四肢多有不透，以脾主四肢，津液不能灌溉故也，宜以补脾为主，用快斑越婢汤加当归，或黄芪建中汤加人参、防风。若因误服凉药而致白塌不起者，宜理中汤或胃爱散。

——痘虽起发，若灰白色或顶陷者，气虚也，切不可用寒凉之药，须六气煎加丁香、川芎、人乳、好酒主之，或保元汤倍加酒炒黄芪、当归亦佳。

——痘虽起发红活，若顶平色嫩，皮薄不能坚厚者，此气虚也，必恐变为痒塌，宜六气煎或六物煎加减主之，或十全大补汤、十宣散俱可择用。

——地红血散不附者，保元汤加芍药、当归稍以收敛，归附气位。

——根窠淡红，线晕枯燥者，血虚也，宜保元汤加当归、川芎、酒洗红花，再加山楂以行参芪之滞，少加木香以行气而血自活也。

——痘虽起发而干枯无水，或青紫黯色，不久必变黑陷，乃血虚之甚也，宜四物汤加人参、麦门冬、紫草、红花，或调服无价散，外用水杨汤浴之，兼用胭脂涂法。

——痘疮红甚而引饮渴不止者，名曰燥痘，宜犀角地黄汤之属。

——痘色红紫满顶或焮肿者，血热毒盛也，宜凉血养营煎加丹皮、木通、牛蒡子之属主之。然痘出六日以后，有此证者多死。

——痘已出齐而热尚不退，或烦躁发渴引饮，或二火司气之令，可少与冷水数口无妨。盖水性下流，不滞上膈，亦能使毒从小便而出。但不可用生果之类，恐伤脾气也。

——痘疮贵颗粒分明，如彼此相串，皮肿肉浮，或于本痘四旁旋出小痘攒聚，胖长渐成一块，此候最险，宜用快斑汤合六味消毒饮以解其毒。

——出齐后，痘有小孔，自顶直下至脚，不白不黑，与痘色相同者，名为蛀痘。此因表虚腠理不密而为此证，失之不治，则大泄元气，不起不发，速人之祸也，宜保元汤或六气煎，大加糯米、川芎、丁香提气灌脓，内补其孔，甚为捷径，连进二三服，必孔满而痘自起，若至黑色，则为疔矣。

——口唇为脾之外候，人以脾胃为本，不宜受伤，如初发热即见口唇焦裂，此毒气攻脾，乃恶候也，宜用泻黄散之类以速解之。若不早治，则毒聚于唇，及众痘起发，而唇疮必已先熟，内带黄浆，及诸痘成浆，而此疮已靥，唇皮揭脱，渐变呕恶，呛水昏沉，不可为矣。

灌脓三朝治款二七

脓者，血之变也。痘疮初出，一点血耳，渐起渐长，则由血成浆，由浆成脓，始成实矣。故有血则有脓，无血则无脓也。痘至灌脓，大势已成，此时必以有脓为主，有脓则生，无脓则死，乃必然之理也。故六日前有热则宜解毒，无热则宜调养血气，至此自然灌脓。若痘至七日以后，顶陷不能灌脓者，必由先失调治故也。所以治不可缓，必俟浆足，斯可回生。若顶陷灰白，浆脓不至，此气血俱离，无生意矣。

——痘疮灌脓，专以脾胃为主，脾胃强则气血充实，脓浆成而饱满坚厚，不须服药。脾胃弱则血气衰少，所以不能周灌，故虽见浆而浆亦不满，或清淡灰白不能作脓，即所蓄微浆仍是初时之血水。而浆薄无以化脓者，总属血气大虚之候。若不速治，必成内攻外剥之证，宜急用六物煎或六气煎加减治之，或保元汤，或十全大补汤加人乳、好酒与服亦妙。欲辨脾胃强弱，当于饮食二便察之。饮食虽少而大便坚者，脾胃之气犹可也，但微加调补，以能食为贵。若大便不实，或见溏泻，则最为可畏。盖一泻则浆停，泻止则灌满矣，速宜用温胃饮，甚者用陈氏十二味异功散主之。如痘当作脓之时，犹是空壳，此血不附气也。血既不至，则毒何由化？宜五物煎或四物汤，或紫草散加蝉蜕主之。如顶陷脓少，或服内托药而暂起复陷者，血气大虚故也，宜十全大补汤倍加参、芪、当归、糯米，煎成和人乳、好酒服之，此助灌之妙法也。

——灌脓三朝之内，若身凉而痘色灰白，或不进饮食，或寒气逆上而为呕吐，或腹胀，或泄泻而手足逆冷，此皆纯阴无阳之证也，急宜用保元汤加二仙散连进数服，甚者必须九味异功煎，或陈氏十二味异功散，皆可择用。若寒战咬牙泄泻等症，俱同此治。

——手足灌脓饱满者，方见脾胃之强，气血之足也。若色见灰白，浆水清薄，或瘪塌不起者，此必脾胃之弱也。或灌浆已完，而四肢犹有不灌者，恐终变痒塌之证，宜快斑越婢汤，或六气煎加防风、白芷以达之，庶无陷伏之患。若毒有未透，亦恐关节之处靥后致生痈毒。

——痒塌不止者，虽曰气血俱虚，然亦由火力不足，故不作痛而作痒塌也。宜六气煎，或五物煎加防风、白芷、木香、蝉蜕主之。《心鉴》曰：气愈虚则愈痒，当用保元汤倍黄芪以助表，少加芍药以制血，其痒自止。若将靥而发痒，此毒退血活，新肉和畅，自然之理也，不必治之。

——灌脓痛楚不止者，气滞也。少下保元加山楂、木香以行滞气。如脓色盛满，大下四苓散利之而痛自止。

——痘疮起发之后，不作脓有四证，有内虚而不灌者，专宜托补气血，治法如前。有感风寒，邪居肤腠而不灌者，宜温散之，以柴葛桂枝汤加黄芪、白芷。有热毒炽盛，身壮热，津液干涸，小便赤热而不灌者，宜托里解毒利小便，以紫草饮子，或用辰砂六一散解之，俟热退后，方可用保元汤，热盛者，大连翘饮，或大便坚热，数日不通而不灌者，宜猪胆导之，使气得疏通，则营卫和畅，不然，恐成黑陷也。有触秽气而不灌者，外宜熏解，用胡荽酒或辟邪丹，内服紫草木香汤或紫草快斑汤。

程氏曰：凡顶陷无脓者为逆，但得根窠红润，血犹不散，急用保元汤和芎、归、白芍、丁香、糯米煎熟，加人乳、好酒温服。若色白如水晶，内无脓者，治亦同。但得脓痘相间者犹可治。若纯是水晶色者决死。若地红血散有热者，去丁香，加白芍、地骨皮以敛血退热。若寒战咬牙，宜以木香散、异功散选用。

程氏曰：凡正壮之时，有痘虽起壮而皮肤无力，按之水浆就出，虽肉色不黯，此乃名为假壮，至十一二日决不能回浆结靥，内攻而死，可急用保元汤加丁香、川芎、糯米提气灌脓自愈，此即名内托也。凡内托之法，即保元汤加川芎、丁香便是，不必千金内托也，但按本方佐用之。

——痘将灌脓之时，忽于面上有干　者，即倒陷证也，宜速用八珍汤或六物煎加金银花、牛蒡子、连翘、麻黄之属，水煎熟，调独圣散服之。服药后，若干者复起作脓，未干者即壮而饱满，或空地处再出补空小痘者，上也。若痘不作脓，空处或发痈毒者，次也。若连进三服而干者不肿，未干者不饱满，补痘不多，则最险证也，宜以十全大补汤加金银花调治之。

——灌脓时发白泡如弹子者，用枣针刺去其水，外以滑石末敷之，内服保元汤加石榴皮、茯苓以利皮肤之水。如发紫泡，乃毒溢皮肤之上也，此证必危。

——疮烂成片，脓水不干者，用滑石末敷之，或败草散敷之，加珍珠尤妙。

——痘疮有重出者，凡痘疮破损溃烂处，但得复肿复灌，不致干枯，或于原无痘处复出一层，如初出之状，亦以渐起发，灌脓者，此皆余毒未尽，赖里气充实，毒不得入，故犹出于表而不成倒陷，是皆逆中之顺证也。但痘疮重出一番，必其人能食而大便坚，乃足以胜其再作之毒，自无足虑也。如食少而大便润者，宜用十全大补汤之类补而调之。若自利者，宜陈氏十二味异功散、肉豆蔻丸主之。盖病久气虚，惟利温补，不可再解毒也。

结靥三朝治款二八

痘疮灌脓之后，肥泽坚实，以手摸之，疮头硬而微焦，此欲靥也。靥时干净，无突陷淫湿破绽，色苍蜡，皮坚厚，外明内暗，尖利碍指者，此为正靥。若痘虽似干而痂薄如纸，或有内证未除，此痘之极险时也，急宜调补，庶不致害。

——痘疮自出起至十日、十一二日，当从口唇头面以渐收靥，但自上而下者为顺，自下而上者为逆。察有他证，速宜治之。

——将收靥时，而一向身温忽然发热者，名为干浆，是亦常候，此时不可轻用汗下。若有风寒外感及饮食所伤，乃当随证治之。

——痘疮收靥太迟，或当靥不靥者，证有数种，当详辨治之。大都当靥不靥之证，惟脾胃弱，中气虚者居多，盖中气虚则不能营养肌肉，使之成实，亦或致溃烂也。但察其别无他证而形色气血俱虚者，宜内用十全大补汤，外用败草散衬之。若当靥不靥，微热脉大而别无他证者，此阴分之不足也，宜四物汤倍加芍药、何首乌。若血虚热毒未清者，宜四物汤加牛蒡子、木通、山楂。若因食少脾胃气虚而不收者，宜六气煎或六物煎加减主之。若频见泄泻，脾胃弱，肌肉虚，或腹胀烦渴而不收者，宜陈氏十二味异功散或木香散，外用败草散敷之。若当靥不靥之际，忽见头面温，足指冷，身不热，或泄泻腹胀，气促烦渴，急与陈氏十二味异功散或九味异功煎，迟则不救。凡痘疮将靥之时，而见泄泻烦渴，腹胀咬牙等症，多有难救。若与蜜水生冷等物，必烦躁转加而死。有因饮水过多，或触于湿气，以致脾胃肌肉湿淫不收难靥者，宜五苓散或四苓散加山楂利之。有因热毒未退，肤腠郁蒸，阴不能敛而当靥不靥者，若不速解，则毒必内攻，为害不浅，宜犀角散加芍药、牛蒡子。有内外俱热，阳毒散漫，以致大便秘结，阴气不行而当靥不靥者，宜用四顺清凉饮或三黄丸，以通其便，外用败草散、猪胆导法。有天寒失于盖覆，疮受寒凝而不收者，宜服五积散，外用乳香或芸香于被内熏之。有天热过暖，痘被热蒸不收者，宜内服人参白虎汤，或五苓散、四苓散以利湿热，外用天水散扑之。有为邪秽阴寒所触，致伤元气而不靥者，宜保元汤或十二味功散，外以辟邪丹熏之，猪髓膏涂之即愈。

——痘疮内热，毒邪未尽化而干靥太疾者，后必为目疾，或为痈毒及诸怪证，宜凉血养营煎少清其火。若大便过于干结者，宜微利之以解其毒，当归丸主之。

——痘疮有脓结靥则为善，无脓结靥则为凶，此治之不可缓也。若痘已脓成，不能结靥而反致溃烂，或和皮脱去者，此名倒靥，乃毒气入内也，急须大补中气以托其里，宜六气煎倍加芍药合四苓散主之。如头面疮破，服补药后，但得复种复灌，或遍身无疮处又出一层，谓之补空，虽过期延日，而饮食不减，不为大害。若服药后不起不补，此毒已入深，最凶候也。

——痘疮无论已溃未溃，于十二日之后，但得结靥，便为佳兆。若痂皮不结，则必成倒靥。其有回之未尽，或遍身俱靥而但有数颗不靥者，终致作抓破，亦难必其生也，速宜治之。

——靥时色白如梅花片者，此为假回，十二日后当死，此不治之证也。如不泄泻，可速用六气煎或六物煎合二仙散大进救之。

——痘疮成脓不靥，以致溃烂，脓汁淋漓，黏着疼痛不可着席者，用败草散或荞麦散，以绢袋盛扑之，更多布席上衬卧尤佳，或用秘传茶叶方亦佳。若欲面上不成瘢者，用救苦灭瘢散，以蜜水调敷之。

——痘疮溃烂先伤于面者，凶兆也。如饮食无阻，二便如常，更无他证者，宜内用十全大补汤。如毒盛内热者，宜以解毒防风汤加当归、蝉蜕，相间服之，外以救苦灭瘢散敷之。

——痘疮于未灌之先，或曾伤犯，破烂成疮，及诸痘收靥，此独不靥，脓汁不干，更多痛楚，若不急治，渐成疳蚀，损伤筋骨，以致横夭，宜服十全大补汤，外敷救苦灭瘢散或白龙散。

——痘疮抓破去皮而犹有血水者，急用六气煎或六物煎主之，外以白龙散敷之。

——痘有臭气，凡当收靥之时，臭而带腥者，此痘疮成熟之气，邪气自内而出也，为吉。若臭如烂肉，浊恶不可近者，此虽似结痂，未可为真，急须清热滋血，宜凉血养营煎或解毒防风汤。若于养浆之时便见臭者，此毒火熏蒸之气积于中而见于外也，大凶，速宜清热以解其毒。若痘疮溃烂不靥而臭不可闻者，名为烂痘，间亦有收靥无事者，只要胃气不衰，饮食如故，不作烦躁，则为可治，宜用八珍汤或四味消毒饮，外用败草散敷之。

——痘疮靥后而有生疮溃烂成坑者，须用托里消毒散或解毒内托散主之。如气血俱虚而不敛者，必用十全大补汤。如遍身疮多溃烂，深而无气血者，必死。

靥后落痂治款二九

痘疮结痂，自当依期脱落，其有应落不落，及延绵日久者，此亦不可不察而治之，以防他变也。

——结痂至半月一月，粘肉不落，或发痒者，此必表散太过，伤其津液，以致腠理虚涩，无力脱卸故也，宜用人参固肌汤，或以真酥油、麻油润之。如久而不脱，宜六物煎加黄芪、肉桂、蝉蜕主之。切不可勉强剥去，恐伤皮肤，一时难愈。

——遍身结痂虽完，若余热未退，蕴蓄肌表，或身热，或烦渴而痂不落者，宜凉血养营煎或解毒防风汤酌宜用之。如热甚者，宜大连翘饮加地骨皮主之，外宜用滑石为末，以蜂蜜调匀，鸡翎扫润痂上即落。

——痘瘢突起作痒不止者，此热毒未尽也，宜解毒防风汤主之。

——痘瘢发痒，剥去痂皮，或血出，或后成脓如疮疥者，此血热气虚也，宜四君子汤或四物汤加红花、紫草、牛蒡子治之。

——收靥迟而痂不落，昏昏欲睡，此邪气已退，正气未复，脾胃虚弱也，宜五福饮或调元汤缓缓调治之。若余火未清者，宜酸枣仁汤。

——痘痂既落，中气暴虚，多有不能食者，宜五味异功散或养中煎以调之。

——收靥落痂之后，若余热不退，谵语昏沉者，用辰砂六一散，以小柴胡汤调服之。若大便秘胀者，宜当归丸利之。热甚者，用大连翘饮最妙。

——原痘不灌脓，干如豆壳，虽痂落而疤白，或有余热不退者，虽过一日亦要死，宜速用八珍、十全之类调补之。或毒盛者，仍须先用消毒饮。

——痘痂既落之后，血气未复，极当调护，切不宜澡浴及食饮生冷，伤饥过饱，损伤脏气，致生他病，为终生之患也。慎之慎之。

痘后余毒发热三十

疮痘无论疏密，只要毒出得尽而无留伏，其发以渐而透，其收以期而净，岂尚有余毒哉。若出不能尽，发不能透，收不能齐，其人自有余热，或渴而腹痛吐泻，或小便赤涩，大便秘结，精神昏愦，四体倦怠，饮食减少，坐卧不安，是皆余毒未净之证。凡出之净者，作三四次出，大小不一，至成浆收靨之时，于疮空中犹有补出者，此皆出之尽也。若只始出一层，后无补空之痘，此必尚有伏也。又发之透者，必于手足候之，盖手足部远，气不易达，若能充拓饱满，浆气颇足，可谓发之透也。若只平塌不能成脓，此虽出而未能旁达四肢，必有留而伏者。又收之齐者，自面而下，痂皮洁净，中无溃烂，可谓之齐。若收之太早，或不成痂，此必有内陷之毒也。凡若此者，皆有余毒，须察部位经络，寒热虚实，或补或利，或解或散，以平为期。若治之不应不已者，此坏证也，不必妄行攻击。

——痘后发热不减者，此有虚实二证，如能食而烦渴，小便赤，大便秘者，实也，宜四顺清凉饮、三黄丸之类主之。若痘后余毒未净，有诸热证者，惟大连翘饮为最佳。如大便不秘，小便不赤，坐卧振摇，饮食少进者，虚也，宜调元汤或五福饮加芍药之类主之。

《心鉴》云：痘后余热者，虚热也，虚热多发于午后，脸赤唇红，或妄言谵语，切不可作实热治，当用调元汤或保元汤加黄连，热甚者，宜大连翘饮。若妄用攻下，使胃气一虚，则变生他患，致成坏证，不可治矣。

徐氏曰：痘后余热不除者，当量其轻重而治之，大热则利小便，小热则宜解毒。盖利其小水，使心火有所导引，虽不用凉药，而余热自无容留矣。小热宜解毒者，盖小热不解，恐大热渐至矣。利水者，宜导赤散；解毒者，宜犀角地黄汤。若但身表发热而别无他证者，止宜柴胡麦门冬散。

禁忌三一

——痘疮起发之初，全要避风寒，远人物，节饮食，守禁忌。若到养浆之时，万宜谨慎，如天气大热则去衣被，当令清凉，但谨门窗帷帐，勿使邪气透入。如天寒则宜厚添盖护，房中勿绝灯火。如或作痒，须为抚摩，勿使搔破，以致难灌，最当慎也。

——痘疮房中，凡诸臭秽腥香之气，及僧道师巫之人，或骂詈呼怒，震惊歌乐，扫地，对面搔痒，对面梳头之类，皆不可不避。

——房中欲辟臭秽，惟烧避邪丹，或红干枣，或黄熟香皆佳。若苍术之气则太峻也。

——饮食最宜调和，无使太过不及。或好食何物有不宜者，但少与之，以顺其意，若禁固太严，使之忿怒，恐反助火邪，但不可纵耳。至若助火生风及葱蒜泄气等物，皆所当慎。

——痘疮前后，大忌猪肉鱼酒之类，恐惹终身痰咳。

——痘疮平复之后，勿与鸡鸭蛋，食之则伤神。

——痘疮退后，须避风寒，戒水湿，如犯其邪，则终身咳嗽，患疮无有休日。

东垣曰：痘疮宜避一切秽恶气及外人入房，远行劳汗气，腋下狐臭气，房中淫液气，麝香臊膻气，妇人经候诸血腥气，硫黄蚊烟气，厕缸便桶气，误烧头发气，吹灭灯烛气，鸡毛鱼骨气，葱蒜韭薤气，已上皆不可犯。需要时常烧乳香之类甘香之气，使之渐闻，则营卫气畅，可无倒靥陷伏等患。

陈氏曰：凡痘疹热渴，切不可与瓜柿蜜水等冷物及清凉饮、消毒散等药，恐损脾胃，则腹胀喘闷，寒战咬牙而难治。轻变重者，犯房室，不忌口，先曾泻，饮冷水，饵凉药也。重变轻者，避风寒，常和暖，大便调也。

薛氏曰：前证若兼吐泻，手足指冷，属内虚寒而外假热也，最忌寒凉。若大便不通，渴欲饮水，则蜜水之类又当用也。但当审其热之虚实可也。今北方出痘，多有用水，无不愈者，盖北方多睡热炕故也。

出不快三二

陈氏曰：凡痘疮出不快者，多属于虚，若误谓实热壅盛，妄用宣利之药，致脏腑受冷，营卫涩滞，不能运达肌肤，则不能起发充满，亦不能结实成痂，后必痒塌烦躁喘渴而死。

薛氏曰：前证亦有各经热盛，壅遏而出不快者，亦有毒盛痘疔而不能起发者，亦有余毒而溃痒者，当细审其因而药之。

景岳曰：案此二子之说，皆为有理，但此出迟不起之证，总是气血内虚，不能速达者为最多。若风寒外闭及痘疔留毒而不出不起者，虽亦有之，但不多耳。再若各经热盛而壅遏不出者，则尤为最少，何也？盖热盛者毒必盛，毒盛者势必疾速，而或密或早，无能缓也。故凡治此者，必当察其热之微甚，以辨虚实，再察外邪之有无以辨表里，如无外邪，亦无痘疔而火邪不甚者，则尽属虚证，宜从温补，不得杂乱，以遗后患也。诸治法详《报痘三朝治款》中。

陷伏三三

凡看痘之法，其出欲尽，出不尽者伏也。其发欲透，发不透者倒陷也。其收欲净，收不净者倒靥也。伏惟一证，陷有数种。凡毒之伏者，患在未壮之先，其人疮虽出而热不少减，或烦渴，或躁闷，此必有伏毒未得全出也。陷则患于既壮之后，其血渐干而变黑者，谓之黑陷。浆脓未成而为痒塌，或破损者，谓之倒陷。浆脓既成而复湿烂，皮破不肯结靥，收不干净者，谓之倒靥，亦陷类也，是皆恶候。凡治此者，使非猛峻之剂，安能望其回生。时医欲以寻常之药救此危病，其犹放雀搏鹯、驱羊敌虎耳。故其轻者宜夺命丹，重者宜神应夺命丹，则其庶几耳。倘服药后而反增黑色者，为必不治之证。

——痘之留伏毒不尽出者，证有不同，当辨治之。有元气不足而托送无力者，此必禀赋素弱，饮食素少，身无大热而出有不透，即不足之证也，宜十宣散、蝉蜕膏之类加独圣散主之。若虚而有热者，宜人参透肌散。有毒盛气滞，留伏经络而出不透者，必其人气体厚浊，身有大热而汗不易出，即皆有余之证，宜荆防败毒散主之。若表里俱实，外有大热，内有秘结，烦满而留伏不透者，宜双解散。

——干黑不起而倒陷者，当分五证，一则内虚而阳气不能外达，故致出而复没，或斑点白色，或见灰黑倒陷者，必其人不能乳食，或腹胀内寒，或手足冷，或吐泻，或寒战咬牙，皆内虚也，速宜温中，轻则十宣散、六气煎，甚则陈氏十二味异功散，或九味异功煎，外用胡荽酒喷之，或更用十全大补汤，但得冷者暖，陷者起，黑者红活，便是佳兆，若服药后而反加烦燥昏乱者死。二则毒气太盛，内外熏灼，不能尽达于表，因而复陷于里，乃致热烦躁扰，气喘妄言，或大小便不利，渴而腹胀，是皆毒气之倒陷也，轻者利小便，宜大连翘饮、通关散，或四顺清凉饮，甚者通大便，宜承气汤，并外用水杨汤浴之，得利后疮出则佳，更用加味四圣散调治之，凡治此者，但得阳气不败，脾胃温暖，身温欲饮水者生，若加寒战身冷汗出，耳尻反热者死。三则外感风寒，肌窍闭塞，血脉不行，必身痛，或四肢微厥，斑点不长，或变紫黑如瘾疹者，此倒伏也，宜温肌散表，用桂枝葛根汤加麻黄、蝉蜕，或紫草饮，外用胡荽酒喷之，但令温散寒邪，使热气得行，则痘自长矣。四则或因误下，毒气入里而黑陷者，先宜六气煎或温胃饮以培养胃气，如表有未解者，后宜柴葛桂枝汤以疏散于外，甚者再加麻黄。五则以房室不洁，或为秽恶所触而黑陷者，宜内服紫草饮子，外用胡荽酒喷之，或用茵陈熏法，并用辟邪丹。

——将起发时，虽有浆水，但色见黑黯者最为可畏，急宜六气煎加川芎以养血气，血气旺则毒自散而色自活矣，或以十全大补汤合无价散主之。

——凡倒靥之证，亦须看大便何如。若大便秘结而内热者宜利之，以四顺清凉饮或三黄丸主之。若大便不实而内不热者宜补之，以六气煎或十全大补汤加防风、白芷，甚而泄泻者，宜陈氏十二味异功散。有虽不泄泻而虚寒甚者，宜九味异功煎，并外用败草散。

——治陷伏证有三验法：凡服药之后，但得陷者复肿，渐以成脓，乃一验也。若原疮已干而别于空处另出一层，起发成脓，渐以收靥者，二验也。亦有不肿不出，只变自利，下去脓血而饮食精神如故者，三验也。有三验者吉，无则凶。

痒塌抓破三四

诀云：虚则痒，实则痛。又曰：诸痒为虚。此固其辨矣。然实即兼热也，虚即兼寒也。盖如疮疡之痛，必由乎热，今不作痛而作痒，此其无热可知。无热由乎阳虚，阳虚便是寒证。诸有以初起作痒为火者，皆谬也。且凡痘疮发痒，则多为不起不灌而塌陷继之，最可虑也。故凡治痒之法，虽云当补，然尤不可不温，惟温补则营卫和，气血行，而痘自起矣。痘毒既起而透，则多有作痛，尚何痒哉。故痘于起发之时，则宜痛不宜痒也。然痒有数证，亦当辨治如下：

——痘疮初见点便作痒者，此邪在半表半里之间，而进退迟疑总由元气无力，欲达不能也，速当温补阳气，兼以疏散，但使腠理通畅，则痘自起而痒自止矣，宜六气煎加川芎、白芷、防风、荆芥之属。若虚在血分而色白者，宜六物煎或五物煎加减主之。

——痘疮出齐之后，但是作痒，俱宜保元汤或六气煎加川芎、当归、防风、荆芥治之，或用十全大补汤，或用蝉蜕膏。

——血渗肌肤，咸螯皮肉而作痒者，亦以气虚而然，宜保元汤加芍药、当归以制血，或加丁香以治里，官桂以治表，表里俱实，自不作痒。

程氏曰：凡前后痒塌，宜保元汤加何首乌、牛蒡子、白芍药。何首乌须赤白兼用。

——痘疮干而作痒者，宜养血润燥，以五物煎加防风、荆芥，外用茵陈熏法。

——痘疮湿而作痒者，宜补气去湿，以四君子汤加防风、荆芥、桂枝以解之，外用茵陈熏法。

——头面为诸阳之会，若痒而抓破，则泄气最甚，速宜六气煎或十全大补汤加防风、荆芥、何首乌之属以培补之。但得复肿复灌而饮食如常则无害，若痒不止而满面抓破者，必死。

——遍身发痒抓破，脓血淋漓者，宜参芪内托散，倍加当归及白芷、荆芥、木香，使气和血行，其痒自止，外以败草散敷之。

——疮痒溃烂，粘衣连席难任者，内服十全大补汤加防风、荆芥，外用败草散。

——痘疮见形而皮肉红艳，起发而皮嫩多水者，其后多致痒塌也，急须先期调补之。

——痘疮将收而痒者，其脓已成，其疮已回，邪散而正复，营卫和畅故痒也。不须服药，但谨护之，勿令抓破，以致损伤成疮。

——浆脓初化，脓未成而浑身瘙痒不宁者，此恶候也，速当温补气血，用六气煎、六物煎之类加以防风、白芷、荆芥之属，必令痒去方保无虑。若痒甚不休，疮坏皮脱，其毒复陷，谓之痒塌，必不能活矣。

《活幼心书》云：凡作痒不止，用荆芥穗以纸束之，用刺痒处，以散郁邪，其痒自止，此屡验之法，内服消风化毒汤加参、归以解之。

作痛三五

痘疮作痛，有实有虚，虽曰诸痛为实，然此言亦不可执。若身有大热而大便秘结，烦躁不宁，喘胀作渴而为痛者，此实痛也。若无大热而二便清利，脾气不健，卫气不充，营失所养而作痛者，此虚痛也。实者宜解毒清火，当用解毒汤或四味消毒饮之类主之。虚者宜补养血气，当用保元汤或六物煎之类主之。

头面肿三六

经曰：热甚则肿。大抵毒盛者必肿，毒微者不肿，故亦可以肿与不肿察毒之甚与不甚也。然痘疮应期起发，毒必以渐尽出，故头面亦必以渐浮肿，此毒火聚于三阳之分，欲化脓浆，其宜然也。然止宜微肿，而甚肿者大非所宜。若当起发之时，头面全然不肿，必其痘稀磊落，毒气轻浅者然，此最吉兆也。

——痘以渐起，面以渐肿，及灌脓收靥而肿以渐消，此常候也。如应肿不肿者，必其元气不足；应消不消者，必其毒气有余，须急治之。

——有痘未起发而头面预肿，皮光色嫩，如瓠瓜之状，此恶毒上冲之候也。又有痘点已见，但隐隐于皮肤之中，面目肿而痘不起者决死。汪氏《理辨》曰：痘起五六日之际，有面目先肿而光亮者，是阳乘阴分，毒不能发也，何也？血乃气之本，气乃血之标，血有不足，则根本之力已亏，故致虚阳动作，其气妄行肉分，区区不足之血，何能载毒而出？七日之后，传经已足，则气退毒陷，阴阳各失其正，尚何可治之有？凡值此者，不可不预调气血，若待临期，无能为矣。

——痘正起发头面肿胀时，正面之疮切防瘙痒，不可使之抓破，少有损伤，以致真气外泄，邪气内蚀，则肿消毒陷，多致死矣。但得破者复灌，消者复肿，饮食二便如常，则变凶为吉矣，宜十全大补汤或合苦参丸治之。

——头面肿胀而眼目咽喉痛闭者，急宜解毒，眼与咽喉相兼治之，宜消毒化斑汤去升麻，或大连翘饮主之。

——兼疫毒之气而头项腮颔预肿者，此必大头风及蛤蟆瘟之属，宜以疫气治之，如大连翘饮及普济消毒饮之类主之。但兼此者亦多凶少吉也。

痘疔黑陷三七

痘有紫黑枯硬而独大，针拨不动，手捻有核者，是为痘疔。若不去之，则一身之痘皆不能起发，或皆变黑色，必致死矣。其有黑大而软者，此名黑痘，慎不可作痘疔治也。

痘疔者，以热毒蓄积，气血凝败而成也。然其类亦有数种，最为恶候，宜谨察之。有初出红点，渐变黑色，其硬如石者，此肌肉已败，气血中虚，不能化毒，反致陷伏也。有肌肉微肿，状如堆粟，不分颗粒者，此气滞血凝，毒气结聚不散也。有中心黑陷，四畔突起戴浆者，此血随毒走，气不能充也。有中心戴浆，自破溃烂者，此气血俱虚，皮肤败坏也。有为水泡溶溶易破者，此脾虚不能制湿，气虚不能约束也。有为血泡色紫易破者，此血热妄行，而气虚不能完固也。有疮头针孔浆水自出者，此卫气已败，其液外脱也。以上数证，虽与痘疔不同，而危险无异，但于五六日间候之，若见一证，多不可治。

——凡痘疔及黑陷者，宜内服六气煎加川芎、紫草、红花、木通之类，以补血凉血而疔自退。疔退后，宜大进六气煎或六物煎，外用四圣丹，以胭脂汁调点之。疔若大者，用银针挑破疮口，吸出恶血，入后药末，即转红活。大抵黑陷而疔多或余毒不起者多死。若痘疔挑去黑血，搽药不变，仍是黑色者必死。

《心鉴》曰：痘疔见于四肢，不近脏腑者易治，若穿筋骨者亦难治。但有见于头面腹背，逼近于内者，其势必攻穿脏腑矣。如未穿者，急须治之，用飞过雄黄，以真蟾酥拌匀为丸，如麻子大，挑疔点入，立效。又或用巴豆一粒，去皮膜，合朱砂一分，研烂点入，一时突出即愈，内服无价散，汲井水加猪尾血三五点调下。

——痘疮黑陷者，必气不足，血不活也，急宜托里散或六物煎加川芎、肉桂、红花、蝉蜕，调无价散或独圣散，甚者宜九味异功煎或十全大补汤，调无价散，仍外用四圣丹点之。若见焦紫而黑，混身皆是，及身有大热，或大便秘结，内热烦渴者，此亦有火毒之证，宜四顺清凉饮或承气汤合万氏夺命丹，以解其毒。俟火邪略退，即宜用六气煎调无价散，以托其内，亦可望其生也。

——痘疮起发之时，但见干燥，其根焦黑，即当速治之。如火邪不甚，证无大热者，惟五物煎或六物煎，为最宜也。如有火证火脉，血热毒盛而焦黑者，轻则凉血养营煎或鼠粘子汤，甚则以万氏夺命丹合而服之。

——原有疮疥未愈，至痘出之时，其破处痘有攒聚而形色黑溃者，急以银针挑破，吮去毒血，吐于水中，其血红者可治，黑者难治，须内服加味四圣散或万氏夺命丹，外用万氏四圣散涂之。

——靥后痘疔溃烂成坑，内见筋骨者，宜托里消毒散或荆防败毒散加川山甲、蝉蜕、僵蚕，外用神效当归膏或太乙膏贴之，或以白龙散敷之。

饮食三八

痘疮终始皆以脾胃为主，但能饮食则气血充实，而凡起发灌浆收靥，无不赖之。故能食者，虽痘疮稠密，亦自无害。不能食者，虽痘疮稀少，亦为可虞。此脾胃之调，所当先也。然证有不同，最须详审施治。

——痘有毒气正盛而不食者，当痘疮正出之时，虽不欲食，但得痘色真正，不为害也。盖热毒未解，于将出未出之际，多有不欲食者，待毒气尽出，自能食矣。其有痘已尽出而仍不欲食者，当徐用四物汤加神曲、砂仁、陈皮，一二剂必能食矣。

——痘见灰白，别无大热停滞等症，而食少或不食者，必脾胃虚也，宜五味异功散或四君子汤。若胃中阳气不足，不能运化而食少者，此虚而且寒也，宜温胃饮、养中煎，或六气煎主之。

——凡命门元阳不足，则中焦胃气不暖，故多痞满不食；下焦肾气不化，故多二阴不调，此必用理阴煎加减治之，自见神效，勿谓小儿无阴虚证。

——凡泄泻或见恶心，或呕吐而不食者，尤属胃气虚寒也，轻则理中汤、六气煎，甚则陈氏十二味异功散，或用六气煎合二仙散主之。

——凡脾气不虚，但胃口寒滞，或痛或呕而不食者，宜益黄散。

——凡停食多食而不食者，宜大小和中饮以清宿滞，或五味异功散加山楂、麦芽、神曲、砂仁，或合匀气散治之。

——凡口疮不能进食，或咽喉疼痛而不能食者，但清其咽，痛止自食矣，宜甘桔汤或加味甘桔汤。

——凡外感风寒，邪入胃口则不能食，须表散寒邪，邪散自能食矣，宜加减参苏饮或柴陈煎，或五味异功散加柴胡。

——痘后别无他证而饮食不进者，此惟脾气不足，宜五味异功散，或温胃饮、养中煎之类主之。

程氏曰：凡水谷不能运化而饮食不进者，只用保元汤加陈皮、麦芽、神曲、砂仁、扁豆、生姜，呕者加真藿香。

徐氏曰：痘疮不乳食者，有虚实二证，或吐或利，面目青白或青黑色者为虚寒，宜温之补之。若大小二便干涩，面赤而气壅，或渴或热，或目睛黄赤，气粗中满者为实热，宜清之利之。

咽喉口齿三九

咽喉司呼吸之升降，乃一身之橐钥也。毒气不能舒散则壅聚于此，肿痛闭塞，水浆难入，则死生系之，深可畏也。首尾俱宜甘桔汤加麦门冬、牛蒡子、玄参、杏仁，或加味甘桔汤及《拔萃》甘桔汤，俱可用。

热甚痛甚者，宜东垣凉膈散加牛蒡子，或以甘桔汤合黄连解毒汤加石膏、木通、牛蒡子、山豆根、射干，并外用玉钥匙点之。咽痛便秘者，宜四顺清凉饮下之。以上证治，必其能食内热者，方可用此寒凉之剂。若上焦虽热而下焦不热，或不喜饮食者，只用加味甘桔汤，徐徐咽服，不必用牛蒡子，恐其性凉伤脾也。

——咽喉肿痛，凡痘疮多有是证，但七日前见者为逆，七日后见者无虑。盖起发灌脓之时，内外之痘俱大，以致气道壅肿而然，此痘也，非喉痹之毒也。待外痘既靥，则内证自除矣，不必治之。

徐氏曰：凡咽喉肿痛不能饮食者，内服加味甘桔汤。外看身上有痘之最大者，此其毒气相连，宜用香油灯草燃而淬之，一淬即愈，或用手捻破，以痘疔散涂之。

陈氏曰：凡身壮热，大便坚实，或口舌生疮，咽喉肿痛，皆疮毒未尽，宜用四味射干鼠粘子汤。如不应，宜七味白术散。

——痘疮弄舌吐舌者，脾之热也，轻者导赤散，甚者泻黄散。

——唇口与五内相通，故热毒内发，口舌必先受伤，毒甚则口舌或紫或黑，舌或肿大，此皆实热之证，宜内服黄连解毒汤加石膏、牛蒡子、木通、生地，或东垣凉膈散。若大便干结者，宜《局方》凉膈散，外用玉钥匙点之。若口舌生疳者，以吹口丹或阴阳散敷之。

——牙龈肿烂成疳者，此阳明热毒内攻也，杀人甚速，宜甘露饮主之，外用老茶叶、韭菜根煎浓汤洗之，仍用翎毛刷去腐肉，洗见鲜血，乃以神授丹或搽牙散敷之，日三次，或绵茧散亦可。若烂至喉中者，用小竹管将绵茧散吹入，虽遍口牙齿烂落，口唇穿破者，皆可敷药而愈。然必有黄白脓水者方可治，若色如干酱，其肉臭烂，日烂一分者，俱不治。

——牙疳臭烂，气粗热甚，舌白至唇，口臭如烂肉，大便泻脓血，肚腹胀痛，此胃虚毒气内攻，胃烂之证。若山根发红点者，此疳毒内攻，故见于山根，亦胃烂之证，俱不治。

——痘疹退后，若有牙龈腐烂，鼻血横流者，并为失血之证，宜《局方》犀角地黄汤加山栀、木通、玄参、黄芩之类以利小便，使热毒下行，外用神授丹治之，不可缓也。若痘疮色白者，为胃烂，此不治之证。

痘疮中论列方四十

保元汤痘一
调元汤痘二
五味异功散补四
四君子汤补一
五福饮新补六
九味异功煎新因二二
四物汤补八
五物煎新因二
十二味异功散痘二二
二阴煎新补二十
六物煎新因二十
十一味木香散痘二二
二仙散痘二十
六气煎痘二五八
十全大补汤补二十
十宣散痘十四
八珍汤补十九
六味回阳饮新热二
温胃饮新热五
理中汤热一
七味白术散小七
养中煎新热四
理阴煎新热三
七味安神丸小七三
益黄散和十九
胃爱散痘十九
黄芪建中汤补二七
芎归汤痘十五
托里散痘四
参芪内托散痘七
惺惺散小二三
酸枣仁汤补八四
人参固肌汤痘十二
柴陈煎新散九
柴葛煎新因十八
人参透肌散痘十三
柴葛煎新因十五
苏葛汤痘二七
升麻葛根汤痘二六
疏邪饮新因十六
小柴胡汤散十九
柴葛桂枝汤痘三六
参苏饮散三四
柴胡饮子痘四二
加减参苏饮痘三四
五积散散三九
五柴胡饮新散五
桂枝葛根汤痘三七
双解散痘四一
羌活散痘三八

卷之四十五　痘疹诠

痘疮下

总论吐泻四一

凡痘疹吐泻，有不必治者，有当速治者。如初热时即见吐泻，但欲其不甚而随止者吉，盖吐利中自有疏通之意，邪气赖以宣泄，不必治也。其有吐利之甚者则不得不治。又有元气本弱而见此证者，使不速为调补，必致脾气困惫，则痘出之后虚证叠见而救无及矣。此痘前之吐利，其当治不必治，自有轻重之分也。若见点之后，则吐泻大非所宜，速当察其寒热虚实而调治之。

——吐泻虽曰多属脾经，然亦有三焦五脏之辨。盖病在上焦，但吐而不利，病在下焦，但利而不吐，病在中焦，则上吐下利。故在上焦者，当辨心肺之脾气，在下焦者，当察肝肾之脾气。此五脏之气，各有相滋相制之机，设不明此，鲜不误矣。

——痘疮吐泻，大都中气虚寒者，十居七八，然亦有邪实毒盛及饮食过伤而为吐泻者，此宜详审脉证，自有可辨。若果有热毒实邪，则不可误认虚寒，轻用温补，恐反助邪以致余毒痈肿，或为溃烂难收等症。

呕吐四二

痘疮呕吐，大都虚寒者多，实热者少，但当以温养脾胃为主。即或兼杂证者，亦必有实邪可据，方可因病而兼治之，故不得轻用寒凉消耗等药。

——凡呕吐之病，病在上中二焦也，切不可妄用下药，致犯下焦元气，则必反甚而危矣。即或有大便不通者，亦当调补胃气，从缓利导，但得脾胃气和，则升降调而便自达，此不可不知也。

——痘疮别无风寒食滞，胀满疼痛等症，而为呕吐或干呕恶心者，必脾胃虚寒也，宜六味异功煎、五君子煎、参姜饮之类主之，或温胃饮、理中汤皆可酌用。

——脾气微寒微呕而中焦不寒者，宜五味异功散。

——胃口虚寒，呕吐而兼有痛滞者，六味异功煎送神香散，或调中汤亦佳。

——脾胃虚寒，吐泻并行者，温胃饮，甚者陈氏十二味异功散。

——脾肾虚寒，命门不暖而为吐泻者，必饮食不化，水谷不分而下腹多痛，非胃关煎或理阴煎不可。

——凡寒气犯胃，腹胀腹痛而为呕吐者，神香散、益黄散，或加炮姜。若因饮水或食生冷瓜果而作呕吐者，五苓散加炮姜。

——饮食过伤，停滞胃口，胸膈胀满而为呕吐者，宜和胃饮，或大和中饮，或神香散。

——痰饮停蓄胸膈而胀满呕吐者，宜二陈汤或橘皮汤加炮姜。

——三焦火闭，烦热壅滞胃口而为呕吐者，此必阳明火证也，宜橘皮汤加黄连，甚者再加石膏，或用竹叶石膏汤。但此证甚少，勿以虚火作实火也。

程氏曰：凡痘疮呕吐之证，须辨冷热。热吐者，宜六君子汤加姜汁炒芩连。冷吐者，宜六君子汤加丁香、藿香、白豆蔻。

——痘疮呕吐不已，声浊而长，或干哕者，最是疮家恶候。

泄泻四三

痘疮首尾皆忌泄泻，而后为尤甚。惟初热时，有随泄而随止者为吉。若自见黑点之后，以致收靥，毒气俱已在表，俱要元气内充，大便坚实，庶能托载收成。若略泄泻，则中气虚弱，变患百出矣。若初出之后而见泄泻，则必难起难灌。既起之后而见泄泻，一泻则浆停，泻止则浆满。既灌之后而见泄泻，则倒陷倒靥，内溃内败等症无所不至，此实性命所关，最可畏也。今多见妄药误治，败人脾气以致莫救者，犹云欲去其毒，泻泻无害，欺耶昧耶？庸莫甚矣。

凡治痘疹泄泻，只在辨其寒热。热者必湿滞之有余，寒者必元阳之不足。但十泻九虚而实热者极少，故凡见泄泻、呕吐、腹痛而别无实热等症者，无论痘前痘后，俱速宜温救脾肾。此大要也，当详察之，若失其真，误治则死。

——虚寒泄泻：凡证无大热，口不喜冷，脉不洪数，腹无热胀，胸无烦躁，饮食减少而忽然自利者，则悉属虚寒。切不可妄用寒凉之剂，再伤脾土，必致不救，宜温胃饮、养中煎、五君子煎，或理中汤、四君子汤之类，随宜用之。若腹有微滞微胀而为泄泻者，宜六味异功煎或五味异功散加砂仁。若泄泻兼呕兼痛而气有不顺者，宜养中煎加丁香、木香，或四君子汤合二仙散。若泄泻而山根、唇口微见青色，或口鼻微寒，手足不热，指尖微冷，泻色淡黄，或兼青白，睡或露睛，此皆脾肾虚寒之证，非速救命门，终不见效，宜胃关煎、理阴煎主之，或陈氏十二味异功散亦可。若泄泻势甚，用温脾之药不效者，则必用胃关煎，或理阴煎之类主之。若久泻滑脱不能止者，宜胃关煎、温胃饮，或陈氏十二味异功散，送五德丸或肉豆蔻丸。若胃本不虚，但以寒湿伤脾，或饮水而为泄泻者，宜佐关煎、抑扶煎，或益黄散加猪苓、泽泻，或五苓散俱佳。

——蓄热泄泻，本不多见而间亦有之，然必有热证可据，方可用清利之药。如脉见洪数，身有大热，口有大渴，喜冷恶热，烦躁多汗，或中满气粗，或痘色焮肿红紫，或口鼻热赤，小水涩痛之类，皆热证也。且热泻者必暴而甚，寒泄者必徐而缓，皆可辨之。然治热之法，当察火之微甚，勿使药过于病，恐致伤脾，则必反为害。凡湿热内蓄，小水不利，微热不甚而为泄泻者，宜五苓散、四苓散，或小分清饮之类加木通主之。若湿热稍甚，清浊不分而泄泻者，宜四苓散加姜炒黄连，或合黄芩汤治之。若食多脉盛，气壮而泄泻者，当从热治，宜黄芩汤加黄连。若热在下焦，小水赤涩而泄泻者，宜大分清饮，或合益元散。若湿热在脾，泄泻内热而兼腹痛者，宜香连丸。若颊赤身热，头痛咽疼，口疮烦躁而泄泻者，阳明火证也，宜泻黄散。若湿热在脾，泻而兼呕者，黄芩汤加半夏、生姜，或《御药》大半夏汤加黄芩。若内热泄泻而兼气虚者，四君子汤加芍药、黄连、木香。

——发渴乃泄泻之常候，盖水泄于下，则津涸于上，故凡患泄泻者，必多口干口渴。但干与渴不同，渴者欲饮，干者不欲饮，渴属阳而干属阴，此其辨也。然有渴欲饮水者，此火证也。有渴欲饮汤者，此非火也。有虽欲饮水而不能多者，有口虽欲凉而胸腹畏寒者，此皆非火证也。然则病渴者尚有阴阳之辨，而矧夫但干而不渴者，此实以水亏而然，若作火治，鲜不为害。故凡有久泻津亡而作渴者，当审其非热而不可不壮其水也。

程氏曰：泄泻须分寒热，寒者小便清，宜理中汤或参苓白术散。然白术、茯苓非泄泻发泡者不宜用，以其渗利故也。案：此说可见治痘者，即渗利亦忌，顾可妄为消伐以残其气血津液乎？

陈氏曰：凡泻频津耗则血气不荣，疮虽起发亦难收靥。如身温腹胀，气促咬牙，烦躁谵妄者皆难治，缘谷食去多，津液枯竭，故多死也，速宜与十一味木香散或十二味异功散。

万氏曰：疮未出而利者，邪并于里，实也，宜从清毒。疮已出而利者，邪达于表，里虚也，宜治其虚。凡痘疮所忌，惟内虚泄泻。若温之固之而不愈者，此不治之证。

寒战咬牙四四

寒战者，阳中之气虚也，阳气虚则阴乘之，阳不胜阴，故寒栗而战也。咬牙者，阴中之气虚也，阴气虚者肾元惫，骨气消索，故切齿而鸣也。总之，虚在气分，则无非阴盛阳虚之病耳，非大加温补不可也。

《心鉴》云：七日前见寒战者，表虚也，咬牙者，内虚也。七日后见寒战者，气虚极也，咬牙者，血虚极也。气虚者，保元汤倍加肉桂以温阳分。血虚者，保元汤加芎归以益阴分。余常用六气煎或六物煎加桂附治之，无不应手而止。其有独寒战、独咬牙者，亦一体治之，或合二仙散用之亦妙。

——有寒邪在表，身体大热，脉紧数无汗，邪正相争而为战栗者，此即似疟之类，但散其邪而战自止，宜柴葛桂枝汤之类主之。

——痘疮灰白溃烂，泄泻而寒战咬牙者，此纯阴无阳之证，宜九味异功煎或陈氏十二味异功散亦可。——痘色干紫黑陷，大小便不通，烦躁大渴而寒战咬牙者，此纯阳无阴，火极似水之证也，宜双解散。

——养浆结靥之时，有红紫焮肿，大小便秘，烦渴喜水者，乃表里俱热之证，以疮痛而振摇，忍痛而咬牙也。此非寒战咬牙之属，如热甚而便秘者，宜四顺清凉饮加连翘、木通、金银花之类主之。

——筋惕肉瞤似战者，以经络血气为疮所耗，不能荣养肌肉，主持筋脉，故惕惕然肌肉自跳，瞤瞤然肌肉自动，本非寒战之证也，宜十全大补汤之类主之。

陈氏曰：咬牙者，齿槁也，乃血气不荣，不可妄作热治。

——寒战咬牙而气喘谵妄，闷乱足冷者，非倒陷即倒靥也，不治。

烦躁四五

烦者，扰扰而烦，躁者，烦剧而躁。合言之则烦躁皆热也，分言之则烦在阳分，躁在阴分，烦浅而躁深也。《难知集》曰：火入于肺，烦也；火入于肾，躁也。痘疹烦躁，大非所宜，若吐利厥逆，腹胀喘促，谵妄狂乱，昏不知人而烦躁者，谓之闷乱，乃不治之证。

——痘疮以安静为贵，若忽然烦躁多哭，切须详审其故。如别无逆证而忽然若此，是必疮有痛而然，待脓成则痛止而烦亦止矣，不必治之。其或饮食寒热偶有所因而致然者，但当随证调理之，则无不即安者。

——痘疮烦躁兼喘者，火毒在肺也，宜人参白虎汤加栀子仁。

——烦躁多惊者，火在心经也，宜导赤散加栀子、麦门冬，或七味安神丸。

——痘毒不透，热伏于内而烦躁者，宜六味消毒饮或兼万氏夺命丹。

——热甚于内而烦渴热躁者，宜导赤散，或玄参地黄汤加木通、麦门冬，或万氏牛黄清心丸，或四味消毒饮。

——邪毒未解，热甚于表而烦躁者，宜柴胡麦门冬散或羌活汤。

——痘疮红紫干燥，壮热口渴谵妄者，退火丹，或万氏牛黄清心丸，或用《良方》犀角地黄汤。

——阴虚假热，自利烦躁者，肝肾水亏也，轻则五阴煎，甚则九味异功煎或陈氏十二味异功散。

——吐利不食而烦躁者，脾气虚也，轻则保元汤、温胃饮，甚则九味异功煎或陈氏十二味异功散。

——疮密脓成，营血亏耗，心烦不得眠者，宜三阴煎加麦门冬。如有微火者，宜酸枣仁汤。

——昼则烦躁，夜则安静，此阳邪盛于阳分也，宜人参白虎汤，或加栀子。如昼则安静，夜则烦躁者，此阴中之阳虚也，宜三阴煎，如有火邪，亦可加栀子仁。

——大便干结不通而烦躁腹胀者，四顺清凉饮、当归丸，甚则承气汤。若大便秘结，痘疮陷伏而烦躁者，百祥丸或承气汤。

喘急四六

喘与气促不同，喘者气粗而壅，壅而急，喘为肺邪有余也；促者气促而短，上下不相接续，促为肺肾不足也。此二者一实一虚，反如冰炭，若或误治，无不死也，当详辨之。

——寒邪在肺作喘者，此外感之证，必咳嗽多痰，或鼻塞，或身有微热，或胸满不清，治当疏散肺邪，宜六安煎或二陈汤加苏叶主之。若寒邪外闭之甚者，仍宜加麻黄、北细辛之类。若兼气血不足，而风寒在肺作喘者，惟金水六君煎为最。

——痰因火动而为喘急者，当以清痰降火为主。若痰涎上壅者，先治其痰，宜抱龙丸、清膈煎之类主之。若火上刑肺，肺热叶举，大热大喘者，宜人参石膏汤。若微热作渴，肺燥液衰而喘者，宜人参麦门冬散。若夏月热甚，火犯肺金而喘者，仲景竹叶石膏汤或六味竹叶石膏汤。若火伏三焦，肺胃大肠俱热，胸腹胀，大便秘结而喘者，前胡止渴汤。

——喘以气虚者，人多不能知之。凡下泻而上喘者，必虚喘也。凡小儿喘息，觉在鼻尖而气不长者，必虚喘也，此实气促，原非气喘。若见此证，急须速补脾肺，或救肾阴，轻则生姜饮、六气煎，甚则六味回阳饮。若下为泄泻而上为喘促者，急用六味回阳饮或九味异功煎，不可疑也。若大便不泻，而或为多汗，或为腹膨，或见痰饮狂躁，但以阴虚水亏，气短似喘，而脉气无神者，急宜贞元饮加人参、煨姜之类主之。若治喘促用清痰降火等剂而愈甚者，此必虚证也，速宜改用温补，如前诸法，犹有可救，迟则恐无及矣。

——痘疹发喘，乃恶候也。若利止喘定者生，其有泻利不止，或加胀满，或为狂躁，或痘毒入肺，口张息肩，目闭足冷而喘甚者，皆不治之证。

声音四七

痘疮最要声音清亮，若卒有失音者，凶兆也。先哲云：疮已出而声不变者，形病也，其病轻。疮未出而声先变者，气病也，其病甚。疮出而声不出者，形气俱病也。凡此失音之证，大为痘疮所忌，然亦有吉有凶，须当详辨治之。

——风寒外袭皮毛，壅闭肺窍，或致咳嗽而偶为失音者，此惟外感之证，宜解散之，以加减参苏饮或六安煎加薄荷、桔梗主之。或待风寒解散，其声自出，此固无足虑也。

——火邪上炎，肺金受制，气道壅闭而声不出者，宜导赤散合甘桔汤加炒牛蒡子主之，或用甘桔清金散。

——上焦阳虚而声音低小不出者，此心肺不足之病。盖心主血，肺主气，痘疮稠密则血气俱损，故声不能出，宜六物煎加麦门冬，或导赤通气散主之。

——下焦阴虚而声不出者，其病在肝肾。盖肾为声音之根，若证由肝肾，而痘疮稠密，则精血俱为耗竭，水亏则肺涸，故声不能出，速当滋阴益水以救其本，宜大补元煎、五福饮，或十全大补汤之类，酌宜用之。

——凡啼哭无声而但见泪出，语言无声而但见口动者，此皆毒气归肾而内败也；或声哑如破如梗者，此咽喉溃烂也，皆难治之证。

——痘后余毒失音，其证有二：一以咽痛不能言者，此毒气不净也，宜甘桔清金散加天花粉。一以肾气虚不能上达而声不出者，宜治如前，或用四物汤加麦门冬、白茯苓。

惊搐四八

惊者，忽然惊惕而手足搐搦，口眼歪斜，每多忽作忽止，其证多由风热。盖心主火而恶热，肝主风而善动，惊痘之火，内生于心，心移热于肝，风火相搏，故发惊搐。然未出之先发惊搐者多吉，既出之后发惊搐者多凶，何也？盖痘毒将散而溪谷开张，窍理疏解，因致牵引伸缩，得疏散达之气，痘出而惊自止，则其内毒无留于此可见，故俗名惊痘，最为吉也。若既出之后，则中之伏火亦宜散矣，倘仍见惊搐，则是外毒已出而内毒犹然未尽，此其毒盛莫测，乃可畏也。故凡发惊搐者，必随发随止者为吉，不必治也；若连发不已，此毒伏于心肝二脏，速宜随证治之，不得误以为吉证。

——治惊搐之法，最当察其虚实，酌其微甚。如果有风热实邪，庶可解毒清火，但得稍见清楚，便当培养心脾，以防虚败之患。若止见微邪，则但当以调和气血为主。

——惊搐证由风热相搏，故治宜平肝利小便。盖平肝则风去，利小便则热除，风热既平，惊自愈矣。若过用寒凉，则气敛而毒反陷伏，痘出不透，多致不救。

——心脾阳气虚寒则神怯而易为惊搐，六气煎加枣仁、朱砂。

——心脾血虚而惊搐者，七福饮、养心汤。

——肝胆气虚，多恐畏而惊搐者，茯神汤。

——心血虚，睡中惊搐，或兼微痰者，《秘旨》安神丸。

——心虚火盛，多热躁而惊搐者，宁神汤、酸枣仁汤。

——痘既出，其色红紫而烦渴惊搐者，《良方》犀角地黄汤。若烦热之甚而大便干涩者，多由阳明之火，人参石膏汤加朱砂。

——心火独盛而烦热惊搐者，朱砂安神丸或七味安神丸。

——心火盛，小水不利而惊搐者，导赤散加黄连、朱砂，或合朱砂益元散。

——痰涎壅盛，气急胸满而惊搐者，抱龙丸、清膈煎，或梅花饮、琥珀散。此宜暂用以开痰涎，但得痰气稍清，即当酌虚实以调理血气。

——肝胆实热，大便秘结而烦躁惊搐者，泻青丸或七味龙胆泻肝汤。

——血热见血而惊搐者，《局方》犀角地黄汤。热甚者，《良方》犀角地黄汤。若热甚而大便秘结者，《拔萃》犀角地黄汤。

——风寒外感，心脾阳虚而微热不退，或咳嗽恶寒而惊搐者，惺惺散。若虚在阴分，汗不能出，身热不退而惊搐者，柴归饮。若外有风邪，内有热邪，表里俱热而惊搐者，生犀散。

——风寒外感，身热无汗，但有表邪，别无虚证而惊搐者，败毒散或苏葛汤。寒邪闭甚者，红棉散。然此皆表散之剂，若兼虚邪，不得单用此类。

昏睡四九

凡痘将出未出而猝然昏睡者，其痘必重，当察其脉证虚实，预为治之。若痘后喜睡，此毒气已解，元气将复，故邪退而神安，乃否极泰来之象，不须服药妄治。如见寂然气虚，但以调元汤、保元汤、六物煎之类，察其寒热，渐以调之，自然平复。不可妄行消耗，致伤其神，反必害矣。

腰痛五十

经曰：腰者肾之府。又曰：太阳所至为腰痛。盖足太阳之脉，夹脊络肾，而痘疮之毒，多出于肾，循足太阳膀胱散行诸经，乃邪之由里传表也。如初见热而腰即痛，或日以渐甚者，此邪由膀胱直入于肾，而毒有不能达也。急宜解毒，以泄少阴之邪，以通太阳之经，务令邪气不得深入，则痘虽稠密，亦可愈也。若不速治，则邪必日陷而表里俱甚，营卫之脉不行，脏腑之气皆绝，或为痒塌，或为黑陷，终莫能救矣。

——凡痘毒自阴传阳，自里传外者为顺；自上传下，自外传里者为逆。若毒由太阳传入少阴，则毒陷而不升，伏于骨髓之中，不能外达，所以腰痛。大凡疮疹之毒，归肾则死。故但见腰痛，急宜治疗，若毒陷不起，即宜发散解毒，令其复出太阳而达乎阳道，斯无害也，宜人参败毒散或五积散主之。若肾气虚陷，不能传送外达者，必用理阴煎加细辛、官桂、杜仲、独活之类主之。

——治发热便见腰痛者，以热麻油按痛处揉之可止，仍急服前药之类。如小水不利者，宜五苓散。如火毒内盛而小水不利者，宜四苓散加栀子、木通。

腹痛五一

治腹痛证，当以可按拒按及宜饱宜饥辨其虚实，不得谓痛无补法而悉行消伐也。又当因脉因证，辨其寒热，不得妄用寒凉也。大都寒滞者十居八九，热郁者间或有之。若虚不知补而寒因寒用，则害莫甚矣。

——初见发热，痘疮未出，别无寒滞食滞而腹满腹痛者，此必起发不透，痘毒内攻而然，宜解表疏里，以化毒汤加紫苏、厚朴之类主之，或五积散加木香亦可。若大便不通，腹胀而作痛者，温胃饮、理中汤加肉桂、木香，或小建中汤，随宜用之。若胃气虚寒作痛而喜按者，黄芪建中汤。

——寒犯中焦，气滞作胀而腹痛或泄泻者，和胃饮或抑扶煎加丁香、木香，或陈氏十一味木香散。

——脾肾虚寒，下腹作痛，泻利不止者，胃关煎。

——误饮冷水凉茶，寒湿留中，小水不利而腹痛者，五苓散，或加木香，或用小建中汤。

——饮食停滞，中满作痛者，大小和中饮或保和丸加木香、砂仁。若大便不通而痛甚者，赤金豆或承气汤利之。

——发热二三日后，大便不通，燥粪留滞而腹痛者，当归丸，或用猪胆导法。

——湿热下利，烦热大渴，小水热涩而腹痛者，大小分清饮或黄芩汤加木香、青皮、砂仁。

——火毒内攻，谵妄狂乱而烦热腹痛者，退火丹或朱砂益元散。

腹胀五二

痘疮腹胀之证，其要有二，一以脾胃受伤，一以邪气陷伏。盖痘疮将发，毒由内生，其证无不发热，或见微渴，此其常也。当此之时，只宜温平和解，或兼托散，无抑遏，无穷追，无残及元气，惟贵轻扬善导，但令毒透肌表，则苗秀而实，无不善矣。设不知此，而见热即退热，见毒即攻毒，则未有妄用寒凉而不伤胃气者，未有但知攻毒而不伤元气者。胃气伤则运行无力而脾寒，所以作胀，元气伤则托送无力而毒陷，所以作胀。虽作胀之由，犹不止此，然惟此最多，而人多不能察也。诸未尽者，俱详如下。

——误服凉药或过食生冷而作胀者，其人必不能食，或大小便利，或腹中雷鸣，此皆脾胃中寒之证，速宜温中以疏逐冷气，冷气散则胀自消矣，宜益黄散加姜制厚朴，或人参胃爱散加干姜。若胃寒兼虚，疮白神倦，或气促发厥者，惟温胃饮及陈氏十一味木香散俱为要药。若寒在脾肾，下焦不化而作胀者，非理阴煎不可。

——中气本虚，或过用消伐，以致元气无力，不能托送痘毒而陷伏作胀者，宜十宣散，或合二妙散，或神香散。

——痘毒陷伏于里者，必有热证相杂。如烦躁干渴，大小便秘而作胀者，此只宜温平快气兼托之剂，当用紫草饮子。

——寒邪外闭肌腠，身热无汗，或气喘鼻塞，则痘毒不能外达而陷伏腹胀者，宜五积散或加减参苏饮。

——饮食过伤，偶为停滞而腹胀者，此不过一时之滞，食去则胀消，宜大和中饮，或合二妙散、神香散。

——腹胀而目闭，口中如烂肉臭，或大便泄泻，或脓血者，皆不治。

厥逆五三

厥逆者，四肢不温，或甚至于冷也。四肢为诸阳之本，故常宜和暖，若至厥逆，则其阳虚可知。如指尖微寒者，亦阳气衰也。足心冷者，乃阴邪胜也。其有疮头焦黑，烦渴闷顿，大便热结而厥逆者，此阳毒内陷，火极似水，所谓热深厥亦深也。又有疮本灰白，大便不结而厥逆者，此元气虚惫，阳衰而寒也。凡痘疹之候，头常欲凉，足常欲温，若头温足冷者多不治，故厥逆为疮家恶候。

——痘疹十指微寒者，即宜五君子煎、六气煎，或六物煎加姜桂温之，以防虚寒之变。

——痘疹泻利，气虚而逆者，胃关煎或陈氏十二味异功散。

——痘疮始出，手足便冷，或其人先有吐利，致伤脾胃，脾胃气虚则为厥逆，宜六气煎、六物煎加姜桂主之，甚者人参附子理阴煎。

——痘疮起胀之时，手足厥逆，此阳气欲绝之候，必其自利，或呕吐，脉见沉细微弱，或浮大而虚，速宜温补元阳，轻则六气煎加肉桂，甚则六味回阳饮或九味异功煎，服药后手足和暖者生，厥不止者死。

——热毒内甚而厥者，必有烦热便秘胀满脉滑等症，宜四顺清凉饮或承气汤。

——痘后厥逆者，此其气血已虚，脾胃已困，无怪其有厥也，宜保元汤，或六气煎、六物煎加附桂之类主之。

发渴五四

痘疹发渴者，里热也。以火起于内，销烁真阴，所以发渴。又其津液外泄，化为脓浆，则营气虚耗，亦以致渴。此痘疮之常候也，若微渴不甚，不必治之。惟大渴者，乃由火盛，然亦须察其虚实以为调理，切不可因其作渴，即以西瓜、梨、柿之类，轻以与之，恐脾肺受寒，致生他患也。外有干渴，论在《泄泻》条中，所当参阅。

痘疮气血内耗，微热微渴而喜汤者，宜七味白术散，或五福饮加麦门冬、五味子。

——脾肺多热，渴而喜冷者，宜人参麦门冬散或生脉散。

——痘疮多热多躁，口燥咽干，大渴引饮，喜冷能食，或大便干结者，此热在肺胃二经，宜人参白虎汤，甚者再加黄连。若痘后渴者，此余火未清也，其治亦然。

——痘疮自利不止，肾阴亏损而作渴者，病作少阴，速宜陈氏十二味异功散或九味异功煎。

——大便秘结，腹满烦热，内火不清而作渴者，四顺清凉饮。

——痘疮发热时便见大渴，唇焦舌燥，此心火太炎，肾水不升，故血液枯耗也，急宜解之，以葛根解毒汤。

程氏曰：痘疮初发之源，乃壬癸水也。水既流出，其源必竭，奚不作渴？由此观之，可见治渴者，必不可不滋肾水。

薛氏曰：凡渴欲饮水者，当审其热之虚实，若属虚热，虽欲水而不多饮，当用七味白术散。若系实热，索水喜饮者，当以犀角磨水服，其后亦无余毒之患。

失血五五

经曰：阳络伤则血外溢，阴络伤则血内溢。血外溢则衄血，血内溢则便血。疮疹之火由内而发，毒不能达，则燔灼经络而迫血妄行。血随火动，从上而出，则为衄为吐。从下而出，则为便为尿。阴阳俱伤，则上下俱出。凡痘疮失血，若从鼻出者，则有阳明外达之意，尚可望生，若从他处，则总属阴分而火毒内陷，乃悉为危证。

——痘疹发热见血者，多属火证。若衄血者，宜玄参地黄汤，或加茅根汁，或加京墨汁同饮之。衄止者生，不止者不治。尿血者，大分清饮或八正散。大便秘而见血者，宜四顺清凉饮。

——痘疮已出未出之间，凡诸血证，俱宜用犀角地黄汤三方酌宜治之最佳。血止后，可进调元汤加木通。

——痘疮十日之后，忽脓血大作，大便陡出者，此为胃烂，不治。

发泡五六

痘疮发泡亦与黑陷相类，虽一以外出，一以外入，形有不同，而邪气留结，毒则一也。或发水泡，或发血泡，或赤或紫或黑，但见此证，十无一生。然亦有似泡而实非者，不可不辨。或其人身上原有破伤，或疮疖未痊，或虽痊而瘢痕尚嫩，一旦痘出，则疮瘢四围痘必丛集，此物从其类之理也。因疮作泡，则其腐败皮肉，气色本异，宜与完肤有别，不得即认为紫黑泡也。至若治泡之法，先以针刺破，吮去恶血，后用胭脂汁涂法，又用百花膏敷之。此疮极易作痒，起发之后，宜常用茵陈熏法熏之，勿令抓伤。若不慎之，则反复灌烂，淹延不愈，变为疳蚀坏疮，以致不治者多矣。

溃烂五七

痘疮脓熟或微有溃烂者，亦常候也。惟于未成脓之先即有溃者，此名斑烂。有当靥不靥而身多破烂不收者，此名溃烂。良由未出之先，当发散而不发散，则热毒内藏，必溃烂而兼喘促闷乱，或不当发散而误发散，则表虚毒滥亦致遍身溃烂，此皆不善表之故也。又有阳毒内炽，火盛脉实，便结喜冷而失于清利，以致阳明蓄热，肌肉溃烂者，此不善解毒之故也。故治此之法，表热者仍宜清理火邪，表虚者即宜补养营卫。且脾主肌肉，尤宜调脾进食，务令大便得所，以生肌解毒。但解毒不至于过冷，调养不至于太热，必得中和，方为良法。

——表虚不收者，必其卫气不足，别无热证，宜十全大补汤之类，或去肉桂，加防风、荆芥穗，多服自愈。

——火盛胃热溃烂者，宜大连翘饮之类。若大便秘者，以猪胆导之。

——痘疮或发表太过，或清解过当，以致表里俱虚，阳气不守，则内为泄泻，外为溃烂，急当救里，宜陈氏十二味异功散或九味异功煎。

——溃烂脓水淋漓者，以败草散或荞麦散衬之。若斑烂作脓痛甚者，以天水散和百花膏敷之。

——痘疮衣以厚绵，围以厚被，或向火偎抱，或任其饮酒，未七日而靥，日期未足，其收太急，以致自面至腰溃烂平塌不作痂者，盖此非正靥，乃倒靥也，急宜解去衣被，勿近火，勿饮酒。因立一方，用黄芪、白芷以排脓，防风、蝉蜕以疏表，青皮、桔梗以和中，牛蒡子、甘草以解毒。服后溃疮复胀，则中外毒气俱得无留而渐收矣。

多汗五八

痘疹自汗者，以阴中之火自里及表，达于卫气，故皮肤为之缓，腠理为之疏，津液流行，故多自汗，但得痘疹身常潮润，实为美证。此乃阴阳气和，血脉通畅，盖热随汗减，毒随汗散，邪不能留，则易出易解，虽见热甚，而汗出之后身必清凉，此即毒之消散也，不必治之。然只宜微汗，不宜大汗，若汗出过多，则阳气泄而卫气弱，恐致难救难靥，或为痒塌寒战之患，此则速宜固表以敛其汗也。又有汗出不止，其热反甚者，此邪热在表，阴为阳扰之患，速宜清火解毒，阳邪退而汗自敛也。若汗出如油，或发润如洗而喘不休者，此肺脱之证，不可治。

——别无邪热，但以卫气虚，肌表不固而多汗者，调元汤倍加黄芪，或白术散。

——脾虚于中，卫虚于外，肌肉无主，别无他证而汗不敛者，人参建中汤。

——心气虚，神怯多惊而汗不固者，团参散。

——或吐或泻，气脱于中，阳脱于外，而汗出不收，微者五福饮加炮姜、枣仁。甚至手足厥冷，或呕恶不止而汗不收者，速宜人参理阴煎或六味回阳饮，迟则恐致不救。

——阴中火盛，或身有大热而汗多不收者，当归六黄汤。

——睡中汗出不收者，以阳入阴中，而阴不能静也，当归六黄汤。

——阳明热盛，火邪燔灼肌肉，或身热烦渴，或二便热涩而汗不收者，人参白虎汤，或加黄连。

——收靥痂脱之后，自汗不止者，此邪去而气虚也，宜十全大补汤，或调止汗散，或以滑石粉扑之。

夹疹五九

痘疮止宜单出，若与疹并出者，谓之夹疹。盖痘疹之发，皆由时气，而二者并见，其毒必甚。《心鉴》曰：夹疹者，即痘之两感证也，大为不顺之候。若痘本稀少而夹疹者，名为麻夹痘，其证则轻。若痘本稠密而更加以疹，彼此相混，些碎莫辨，其证则凶。急宜以辛凉之剂解散为先，而托里次之。但得疹毒渐消，痘见磊落者，乃为可治。若痘疹相杂，毒不少减者，必危无疑。

——治夹疹之法，先当察痘之稀密，疹之微甚。若疹轻热微者，但当以痘为主，痘获吉而疹无虑也。若疹多热甚者，即当急解疹毒，务令疹散而后痘可保也。

——痘疮初出，内有细密如蚕子者，即夹疹证也。若痘稀疹多者，宜但解疹毒为主。如表邪不解，外热甚，内火不甚而夹疹者，宜疏邪饮、升麻葛根汤、荆防败毒散，或十味羌活散。如表里俱热，毒盛而夹疹者，柴葛煎、解毒防风汤，或十三味羌活散。如内热毒盛而夹疹者，六味消毒饮，或合黄连解毒汤。如阳明火盛，多热多渴，或烦躁而夹疹者，白虎汤、化斑汤，或葛根麦门冬散。以上诸治如法而疹散痘出者可治，然后随证调理之。若疹不散，毒不解者难治。

——痘疹俱多者，毒必大盛，虽治得其法，疹毒已解，亦必气血重伤，终难为力。凡遇此者，惟当以保养脾胃、调和气血为主，庶可有济。

——收靥后复出疹者，此余毒解散之兆，不必治之。

夹斑六十

痘疮夹斑与夹疹不同，盖疹则细碎有形，斑则成片无形也。凡痘疮初出，有片片红肿如锦纹者，有红晕与地皮相平而全无兴起之意者，是皆夹斑证也。斑以热毒郁于血分，而浮于肌肉之间，乃足阳明胃经所主；或以寒邪陷入阳明，郁而成热者，亦致发斑，俱宜凉血解毒，但使斑退而痘见者吉，否则皮肤斑烂，疮易痒而皮嫩易破也。又有赤斑成块，其肉浮肿结硬者，乃名丹瘤，其毒尤甚，疮未成就，此必先溃，不可治也。

——治斑之法，大抵斑在起发之前者多用表散，在灌脓之后者多用解利。如遍身通红者，其治亦同。

——痘出夹斑轻者，只以升麻葛根汤加石膏、玄参，甚者宜人参白虎汤合六味消毒饮。

——风寒外感，表邪不解而夹斑者，宜荆防败毒散，或加石膏、玄参。

——斑色紫赤而大便秘结者，宜四顺清凉饮利之。斑既已退，即宜用四君子之类以固其脾，庶可免其内陷。

程氏曰：凡治夹斑，急宜凉血解毒，以羌活散加酒炒芍药、紫草、红花、蝉蜕、木通、官桂、糯米，连进数服。斑退后，以保元汤加木香、豆蔻煎服，以解紫草之寒，防其泄泻。如痘中夹疹，治亦同此，如稍迟则恐变成黑斑，为难治矣。

——痘疮结痂之后而见斑者，此余毒煎熬血分，必致溃烂，宜黄连解毒汤加当归、芍药、黄芩、石膏，甚则大连翘饮。若热毒熏蒸于内，大便脓血臭秽而见斑者，此胃烂之证，不可治。

——发斑溃烂者，以救苦灭瘢散敷之。

昼夜啼哭六一

凡小儿出痘而昼夜啼哭者，当辨其虚实表里而治之。其有内未得出或外未得散而啼哭者，此毒气不解之使然也。有阳邪火盛，红赤焮突而啼哭者，此痘盘疼痛之使然也。有心肾本虚，邪热乘阴而啼哭者，此或以神志不摄，或以烦热不宁之使然也。有饮食不节，或偶停滞而啼哭者，此胃气不和，腹痛腹胀之使然也。知此之由，而辨得其真，则内未出者表之托之，外未散者解之化之。火之盛者清其热，神之虚者养其阴。若痘毒本微而无故啼哭者，多由饮食内伤，或二便秘结，此或去其停滞，或通其壅闭，务令表里和畅，营卫通行，则神魂安泰，而痘无不善矣。或谓啼哭非痰即热，而不究其本，则失之远矣。

大小便闭六二

凡痘疹，小便欲望其清而长，大便欲望其润而实，则邪气不伏，正气不病。若小便利者，大便必实，虽二三日不更衣者无碍也。若小便少则病必进，小便秘则病必甚，以火盛故也。但初热时，大便不宜太实，若二三日不行，宜微润之，不然，恐肠胃不通，则营卫不行而疮出转密。惟起发之后，大便却宜坚实，若太实而四五日不行，恐热甚难靥，亦宜微利之。

——痘疹小水不利而热微者，宜导赤散。热甚而小水不利者，宜八正散。

——痘疹发热时，大便秘结不行而内外俱热，有不得不通以疏其毒者，轻则柴胡饮子，甚则三黄丸，再甚则承气汤。

——自起发后以至收靥，凡大便不行而火不盛，或虚弱不可通利者，只宜用猪胆导法，或以酱瓜一条如指许，导之即出，切不可轻用利药。

——大小便俱不通而内热甚者，八正散或通关散，酌宜用之。

——热毒内盛而痘疮干黑倒陷，烦躁便结者，百祥丸或承气汤。然宜慎用，毋轻易也。

——痘后余热不尽，内陷膀胱而小水不利者，导赤散或五苓散。大便不通者，四顺清凉饮。

陈氏曰：凡痘疮四五日不大便，用嫩猪脂一块，以白水煮熟，切如豆粒与食之，令脏腑滋润，亦使疮痂易落。切不可妄投宣泄之药，以致元气内虚，多伤儿也。

薛氏曰：前证若因热毒内蕴，宜用射干鼠粘子汤解之。或发热作渴，或口舌生疮，咽喉作痛，并宜用之。

目证六三

目虽肝之窍，而实五脏六腑之精气皆上注于目，故其赤脉属心，瞳子属肾，白珠属肺，黑珠属肝，裹约属脾。又太阳为上网，阳明为下网，少阴循外眦，太阳出内眦，此其部分各有所主，故可因证以察其本也。然痘疮之病目而为障为翳者，多由火炎于内而热以生风，风热散于诸经，因多红赤肿痛之患。故治此者，亦当察其所属而因证以调之也。

——戴眼证：凡痘疮灌脓之后，或大汗大泻之后，多有目睛上吊，或露白者，谓之戴眼。此精气为脓血汗液所耗，乃太阳少阴真阴亏竭大虚之证。盖太阳为上网，血枯则筋急，所以上吊也，速宜大补气血，以六物煎、六气煎，或十全大补汤之类主之。其有以此为风热而散之解之者，是皆速其死也。若七日以前见此者多不治，或无魂失志，不省人事者，亦不治。

——痘疮目赤肿痛翳障等症，无不谓之风热，故古方亦多用清火散风等剂。夫痘疮之火由中生，目为肝窍，肝主风木而病在目，故去风热，实以风生于火由内热。所以凡治目赤目痛者，不必治风，但治其火，火去则风自息矣。何也？盖内生之风与外感之风不同，外感之风，升之散之则解散而去，内生之风而再加升散，则火愈炽而热愈高矣。常见治目多难救而寒凉反以伤脾者，正以升降相杂，而用药有不精耳，经曰高者抑之，果何谓乎？今如古方之治火眼，凡用洗肝散及洗肝明目散、芍药清肝散之类，总不如《良方》龙胆泻肝汤，而《良方》泻肝汤又不如加味龙胆泻肝汤之为得宜也。

——痘疮眼中流泪赤痛，或多眼眵，此肝火盛也，宜清解之，以加味龙胆泻肝汤或抽薪饮加木贼、蝉蜕之类主之。若大便结闭不通者，亦可少加大黄。

——痘疮入眼肿痛，或痘后生翳膜者，宜蒺藜散、蝉菊散，或通神散，外以秦皮散洗之。

——痘疮目病，热少风多而昏暗涩痛，眵泪羞明翳障者，宜密蒙花散，亦以秦皮散洗之。

——痘后眼闭泪出不敢见明者，此内火不清而阳光烁之，故畏明也，宜洗肝明目散。

——痘后眼皮风毒赤烂，或痛或痒，燥涩羞明多眵泪者，秦皮散洗之。

——痘疮靥后，精血俱耗，而眼涩羞明，光短倦开，或生翳障者，宜四物汤，甚者六物煎加木贼、蝉蜕、白蒺藜。

——痘斑入眼，在白珠上者不必治，久当自去，惟在黑珠上宜治之，当清肝火。

——凡病目热者，最忌酒及椒、姜、牛、羊、难、鹅、鸭一应热物，并鸡、鹅、鸭蛋皆不可用，以防连绵不愈之患。

——痘疮热毒伤目，凡必用之药，如生地、芍药、麦门冬、山栀、玄参、草决明、连翘、黄芩、黄连，肝热者龙胆草，阳明实热者石膏、石斛，肾火盛者黄柏、知母，三阴俱热者地骨皮，火浮不降者木通、泽泻，翳障不去者木贼草、蝉蜕、白蒺藜，气虚者人参、黄芪，血虚者当归、熟地。但火炎于上者不宜升，阴虚于下者不宜泄，是皆治眼之大法。

——痘疮护眼法，宜钱氏黄柏膏为佳，从耳前眼皮上下颧面间，日涂三四次，可以护眼稀痘。

——用点药者，凡目中生痘，或食发物，或热毒太盛，上蒸目窍，以致热毒，或生翳障，切不可妄用一切点药。盖其非毒即冷，必致寒热相激，反以为害。惟余之金露散乃为相宜，可间用之，以解热毒之急。

徐氏曰：痘之毒气自里达表，故有目病，治宜活血解毒而已。活血不至热，解毒不至寒，但得血活毒散，则目疾自愈。

痘痈痘毒六四　又痘母，见前怪痘形证

痘发痈毒者，亦名痘母。经曰：痘前发母者凶，痘后发母者半吉半凶。大都毒发不透，必发痈疽，故蕴结于经络之间。然其壅结犹无足虑，而惟其不能消散，及治之不得其法，则乃为可虑。然散之之法，当知要领，其在虚实之辨而已。如痘痈之有大毒者，不得不为解毒，有大热者，不得不为清火。俟火毒略清，便当调理脾气。其有外虽见热而内本不足者，则当专用托法，务令元气完固，饮食不减，则毒无不化，何害之有？若不察根本强弱，而但知攻毒清火，则无不伤脾，多致饮食日减，营气日削，脓血不化，毒日以陷，而痘变百出矣。所以痘疮始末皆当以脾气为主，苟不知此，则未有中气虚败而痘能保全者。

——痘痈初起，壅盛疼痛，元气无损，饮食如常者，宜先用连翘归尾煎或仙方活命饮以解其毒，俟毒气稍平，即当用四君、归芪之类，以补托元气。

——凡用托里之剂，如痈毒内无大热，亦无便闭烦渴等症，或素非强盛之质，或以阴毒深陷，形不焮突，不红肿，不化脓，痛有不甚者，此其毒皆在内，俱速宜用托里之药，以六气煎加金银花、甘草节、

防风、荆芥、白芷、川山甲、牛蒡子之类，如阳气不足者，仍可加肉桂、附子，用酒水各半煎服，或全用酒煎亦可，或托里消毒散，俱可酌用。

——凡内热晡热而饮食少思者，多属脾胃不足，血气虚弱，宜六气煎或温胃饮加金银花、白芷。若痈毒色白而作痒者，气虚也，治同上。若极赤而作痒者，血虚血热也，宜四物汤加丹皮、白芷。若肿而不溃者，血气虚也，托里消毒散，或加肉桂。若溃而不收者，脾气虚也，宜六气煎或六物煎加肉桂。

——凡饮食如常而内外俱热，痈毒肿痛，或烦渴，或大小便俱热涩者，宜大连翘饮或仙方活命饮，可间用之。若饮食如常，内热作痛，或兼口舌生疮者，宜间用射干鼠粘子汤。

——痘毒发痈，有结硬实热难解者，宜排毒散。

——痘后发痈疖者，乃痘中未尽之毒留于经络肢节而为痈肿也，或解毒，或清火，各有所宜。凡欲表里兼解者，宜柴胡麦门冬散。欲润肠解毒者，宜消毒散及四顺清凉饮。欲凉血解毒者，宜犀角地黄汤。欲清火利便解毒者，宜大连翘饮。

疳蚀疮六五

陈氏曰：凡痘疮已靥未愈之间，五脏未实，肌肉尚虚，血气未复，被风邪所搏，则津液涩滞，遂成疳蚀，宜用雄黄散、绵茧散等药治之。久而不愈，则多致不起。

薛氏曰：前方乃解毒杀虫之剂，若毒发于外，元气未伤者，用之多效。若元气伤损，邪火上炎者，用大芜荑汤、六味丸；若赤痛者，用小柴胡汤加生地黄；若肝脾疳证，必用四味肥儿丸及人参白术散，更佐以九味芦荟丸。

万氏曰：凡痘后疳蚀疮，至毒壅肌肉，内透筋骨，外连皮肤，时痛出血，日久不痊者，此毒在脾经，甚为恶候，乃不足之证也，内服十全大补汤，外用绵茧散贴之。疳蚀出血者难治。

痘药正品六六

人参：益元气，生精血，复元神，补五脏。凡痘疮表散、起胀、灌浆、收靥，始终皆赖之。

黄芪：固腠理，补元气，内托陷下皆用之。

当归：生血养血，活血止血，痘疮赖以调血。凡虚者能补，滞者能行。欲其升散，当佐以川芎，欲其敛附，当佐以芍药。

熟地黄：痘疹之病，形质之病也，形质之本在精血。熟地以至静之性，以至甘至厚之味，实精血形质中第一品纯厚之药。凡痘疮起发、灌浆、收敛之用，以参、芪配之，其功乃倍。且其得升、柴则能发散，得桂、附则能回阳，得参、芪则入气分，得归、芍则入血分。今见痘家、伤寒家多不用此，岂亦古人之未之及耶，抑不知四物汤为何物耶？

生地黄：凉血行血养血，治痘疮血热血燥。凡吐血衄血，痘疮红紫，及解毒药中皆宜用之。

芍药：可升可降，能清能敛。治痘疮血散不归，赖以收之使附气分。能泻肝脾之火，故止腹之热痛，亦能止汗。

川芎：能升能散，能引清气上行头角，以起头面之痘。能佐参芪以行阳分而解肌表之邪，此可为引导通行之使。但性多辛散，凡火在上而气虚者当避之。

白术：健脾利水，燥湿温中。能补气，故能发痘，能固脾，故能止泻。

甘草：味甘平，得土气之正，故能补中和中而兼达四脏，佐理阴阳。惟其甘和而润，故能解刚暴之毒，泻枯涸之火。

麦门冬：生津止渴，清肺滋阴，除烦热，解燥毒。痘疹阴虚而多火者宜之。

糯米：善滋脾胃，益中气，助血生浆，能制痘毒，不能内攻。

扁豆：健脾和中，养胃止呕。

柴胡：发散热邪，泻肝胆之火，解肌开表，退往来寒热。

升麻：升阳气，达肌表，散风寒，善走阳明。

防风：散风热，解表邪，举陷气，佐黄芪能托里祛毒。

干葛：解肌清热，凉散表邪，故能止渴。

荆芥穗：解风热，消疮毒，利肌表，退肿清咽，亦散头目之风邪。

白芷：散风邪，逐寒湿，止头疼，除搔痒，化痈毒。善走阳明，故能起头面之痘，亦托肌肉之脓。

麻黄：阴寒沉滞之邪非此不能散，亦痘家之要药，而人多畏之，由不能察也。

薄荷：散风热，清头目，能利咽喉，亦能解毒。

羌活：散肌表之毒风，利筋骨，走经络，故能止周身之痛。

官桂：味甘辛，能养营解表，性温热，能暖血行经。凡痘疮营卫不充而见寒滞者，必用此以导达血气，且善行参、芪、熟地之功。

附子：脾肾虚寒，元阳大亏，凡泄泻呕吐不能止，寒战厥逆不能除者，非此不可以益火之源。

生姜：辟恶气，散寒气，温中气，开脾胃，止呕吐之要药。若欲理中寒，止腹痛，则炮干姜尤胜。

陈皮：和脾胃，达阴阳，开痰行气，和胃消胀，可降可升。

山楂：消食快胃，解利宿滞，开导六腑，无辛香之耗，故可为参术之导引。

木香：调诸气，和胃行滞止泻，除胸腹痛，亦能温中。若气虚烦热者，不宜轻用。

丁香：暖胃逐寒，顺气止呕，且除腹痛，寒滞者不可少也。

肉豆蔻：固肠温中，行滞止泻，中寒滑泄者最宜之。

茯苓：利水益脾，去湿热，故能止泻除烦以通津液。

泽泻：利水下行，能去湿热以消肿，亦导诸药以降火。

木通：大利小水，善泄心与小肠之火，能使痘疮湿热之毒从小便而出。凡内热毒盛者宜之，若热退中虚者，不可概用。

桔梗：性味轻浮，能载药上升，清火解毒，故治喉痹。

鼠粘子：性味清凉，能润肺散气，利咽退肿，欲解痘疹热毒，此不可缺。

紫草：味苦性寒，能凉血活血，制热邪，解痘毒，滑利大便。程氏曰：大抵凡下紫草，必下糯米五十粒以制其冷性，庶不损胃气而致泄泻，惟大热便秘者不必糯米也。

蝉蜕：散风清热，疏邪气，故能解痘疮之毒风。

僵蚕：散风消痰解毒，尤利咽喉。

川山甲：性窜而利，善通经脉，直达病所。凡痘有毒盛而郁遏不能出者，宜此达之。然必藉血气诸药为之主，而以此为佐引则可。

犀角：解心火及肝脾之火。凡痘中血热吐衄及焦黑惊搐、烦躁不宁等症，皆可用之以解热毒。

蜂蜜：益脾，生津，润燥，可结痂，亦可落痂。

朱砂：镇心气，除热毒，坠痰涎，安惊悸，定神魂。凡心经痘毒及痰火上壅有余之证，皆宜用之。

琥珀：安神定志，利水镇惊。

玄参：能解血中之热，清游火，滋肝肺，除痘疹之热毒。

黄连：解诸热毒，泻心肝大肠之火。

滑石：甘凉下降，利水道，清解六阳之烦热。

石膏：清肃大寒，善降阳明之火。凡属阳明实热而为头痛目肿，口疮咽痛，身热烦渴，狂躁便结者，非此不能解。

连翘：清三焦浮游之火，解痘疹痈疡之毒。

栀子：利小水，降脾肺膀胱之火，使从小便中出。

龙胆草：性寒而降，大清肝肾之火，上退眼目之赤痛，下清足膝之热肿。

黄芩：性味轻浮，能清肺金大肠之火。

大黄：通壅滞，逐瘀血，退热攻坚，非有大实证则不可轻用。

痘家药忌六七

人参、黄芪：皆补气助阳之剂，凡痘色白陷者宜用之。若红紫壮实者，用之则愈热而毒愈炽，红紫者转为枯黑，反甚矣。

白术：能燥湿，专补气分，亦能闭气，多用则润，气不行，痘难成浆，助阳生火，亦难收敛。

茯苓、猪苓、泽泻：渗泄燥湿，能令水气下行，多服则津液耗散。凡阴虚于下而精血不足者当避之。

川芎：性升气散，凡气虚者不宜多用，火浮于上而头痛浮肿者忌之。

生地：性寒，肠胃虚寒者慎之。

升麻：提气上冲，凡下虚上实，气壅烦躁者忌之。

柴胡：清散而润利，汗多者不宜用，脾泄者不宜多用。

紫草：性寒利窍，多服成泄泻，脾气虚者忌之。

鼠粘子：通肌滑窍，多服恐内损中气，外致表虚。

蝉蜕：能开肌窍，多服恐泄元缺气，以致表虚。

麻黄：开窍，大泄肌表，妄用恐表虚气脱。

干葛：性凉解肌，多用恐致表虚。

枳壳：下气宽肠，多用则损中气。

山楂：散血解结，多则伤血陷气。

砂仁：散气动气，气虚者不宜用。

乌梅：酸敛，宜散宜行者不宜用。

川山甲：锐性有余，补性不足，若任用攻毒而不以王道为之帅，则无异追穷寇而出孤注，能善其终者鲜矣。

人牙：性烈，发表太过，若妄用之则内动中气，外增溃烂。

诃子、龙骨、枯矾　皆能阻塞肌窍，欲通利者宜避之。

大黄：耗削力雄，血气中虚者不可轻用。

黄连：大苦大寒，原非厚肠之物，泄泻无火者大忌之。

山栀、黄芩、黄柏、石膏、龙胆草、滑石、连翘、前胡、天花粉之类，皆大寒之物，非有实火热毒者，不得妄行滥用。

附子、干姜、肉桂、吴茱萸之类，性皆温热，凡烦热紫黑，便结毒盛者，皆不可轻用。

瓜蒌仁：开结陷气滑肠，凡虚痰虚火及中气不足而为喘促胀满，大便不实者，皆大忌之。

桑虫：亦名桑蚕，不知创自何人。用以发痘，今俗医以为奇品，竟相传用。余尝遍考本草、痘疹诸书，皆所不载。及审其性质，不过为阴寒湿毒之虫耳。惟其有毒，所以亦能发痘，惟其寒湿，所以最能败脾。且发痘者不从血气而从毒药，痘虽起而中则败矣，此与揠苗者何异。矧以湿毒侵脾，弱稚何堪？故每见多服桑虫者，毒发则唇肤俱裂，脾败则泄泻不止，前之既覆，后可鉴矣。其奈蒙蒙者，率犹长夜之不醒何，盖其但见痘之死，总未知败在虫毒也。余欲呼之，用斯代柝，而并咎夫作俑者之可恨。

痘疮下论列方六八

保元汤痘一
调元汤痘二
十全大补汤补二十
调中汤小三
五福饮新补六
五味异功散补四
养中煎新热四
七福饮新补七
六味异功煎新热七
温胃饮新热五
三阴煎新补十一
九味异功煎新因二二
胃关煎新热九
五阴煎新补十三
六味回阳饮新热二
佐关煎新热十
理中汤热一
七味白术散小七
六气煎新因二一
理阴煎新因二十
四君子汤补一
参苓白术散补五四
四物汤补八
六君子汤补五
金水六君煎新和一
六味丸补百二十
五君子煎新热六
人参建中汤补二六
贞元饮新补十九
小建中汤补二二
黄芪建中汤补二七
生脉散补五六
大补元煎新补一
人参麦门冬散痘二三
胃爱散痘十九
酸枣仁汤补八四
朱砂安神丸寒一四二
团参散小十

大和中饮新和七
七味安神丸小七二
参姜饮新热八
《秘旨》安神丸小七一
益黄散和十九
大分清饮新寒五
加减参苏饮痘三四
养心汤小五九
小分中饮新和十
升麻葛根汤痘二六
宁神汤小五七
小柴胡汤散十九
柴葛桂枝汤痘三六
茯神汤小六十
柴胡饮子痘四二
柴胡麦门冬散痘一四一
抑扶煎新热十一
紫草饮子痘六七
解毒防风汤痘五六
苏葛汤痘二七
大芜荑汤痘五六
前胡枳壳散痘九四
柴葛煎新因十八
肉豆蔻丸小五六
仙方活命饮外一
五积散散三九
疏邪饮新因十六
连翘归尾煎新因三二
柴归饮新因十五
败毒散散三六
荆防败毒散痘三一
双解散痘四一
羌活散痘三八
十味羌活散痘三八
二陈汤和一
羌活汤痘四十
十三味羌活散痘三九
橘皮汤痘九二
白虎汤寒二
人参白虎汤寒三
惺惺散小二三
化斑汤寒三
人参石膏汤寒三
十宣散痘十四
化毒汤痘五七
黄连银毒汤寒一
和胃饮新和五
排毒散痘九八
葛根解毒汤痘五三
六安煎新和二
消毒散痘四七
托里消毒散痘六
清膈煎新寒九
抽薪饮新寒三
四味消毒饮痘四八
黄芩汤寒百五
退火丹痘八四
六味消毒散痘四九

生犀散小二八
益元散寒百十二
玄参地黄汤痘八六
二妙散寒一三四
天水散寒百十二
当归六黄汤寒六五
泻黄散寒五七
导赤散寒一二二
导赤通气散痘八八
二仙散痘二十
神香散新和二十
五苓散和一八二
射干鼠粘子汤痘七七
五德丸新热十八
四苓散和一八七
《御药》大半夏汤和十一
保和丸小三五
八正散寒百十五
九味芦荟丸小百十五
抱龙丸小八五
甘桔汤因一七五
甘桔清金散痘八九
百祥丸痘九六
承气汤攻一
四顺清凉饮攻二五
万氏夺命丹痘八二
赤金豆新攻二
桂枝大黄汤痘四三
琥珀散小八一

三黄丸攻六八
《良方》龙胆泻肝汤寒六二
梅花饮小八三
香连丸寒百十三
加味龙胆泻肝汤寒六四
泻青丸寒一五一
当归丸痘九五
七味龙胆泻肝汤寒六三
通关散痘八五
洗肝散痘百七
洗肝明目散痘百六
通神散痘百十二
蒺藜散痘百九
芍药清肝散寒六一
蝉菊散痘百一十
密蒙花散因三十
仲景竹叶石膏汤寒五
秦皮散痘百十一
茵陈熏法痘百十九
六味竹叶石膏汤寒六
雄黄散痘一三三
胭脂涂法痘一二五
《局方》犀角地黄汤寒七九
荞麦散痘一二四
败草散痘一二六
《良方》犀解地黄汤寒八十
百花膏痘一二三
黄柏膏痘百十三
《拔萃》犀角地黄汤寒八一

圣集

卷之四十六　外科钤上

经　义 一

《痈疽》篇黄帝曰：血气已调，形气乃持。余已知血气之平与不平，未知痈疽之所从生，成败之时，死生之期有远近，何以度之？可得闻乎？岐伯曰：经脉流行不止，与天同度，与地合纪。故天宿失度，日月薄蚀；地经失纪，水道流溢，草萓不成，五谷不殖，径路不通，民不往来，巷聚邑居则别离异处。血气犹然，请言其故。夫血脉营卫，周流不休，上应星宿，下应经数。寒邪客于经络之中则血泣，血泣则不通，不通则卫气归之，不得复反，故痈肿。寒气化为热，热胜则腐肉，肉腐则为脓，脓不泻则烂筋，筋烂则伤骨，骨伤则髓消，不当骨空，不得泄泻，血枯空虚则筋骨肌肉不相荣，经脉败漏，熏于五脏，脏伤故死矣。黄帝曰：愿尽闻痈疽之形，与忌曰名。岐伯曰：痈发于嗌中，名曰猛疽。猛疽不治，化为脓，脓不泻，塞咽，半日死。其化为脓者，泻则合豕膏，冷食，三日已。发于颈，名曰天疽。其痈大以赤黑，不急治，则热气下入渊腋，前伤任脉，内熏肝肺，熏肝肺十余日而死矣。阳气大发，消脑留项，名曰脑烁。其色不乐，项痛而如刺以针，烦心者死不可治；发于肩及臑，名白疵痈。其状赤黑，急治之，此令人汗出至足，不害五脏，痈发四五日，逞焫之。发于腋下赤坚者，名曰米疽。治之以砭石，欲细而长，疏砭之，涂以豕膏，六日已，勿裹之。其痈坚而；发于膺，名曰甘疽。色青，其状如谷实菰蓏，常苦寒热，急治之，去其寒热，十岁死，死后出脓。发于胁，名曰败疵。败疵者，女子之病也，灸之，其病大痈脓，治之，其中乃有生肉，大如赤小豆，剉陵、翘草根各一升，以水一斗六升，煮之竭，为取三升，则强饮，厚衣坐于釜上，令汗出至足，已。发于股胫，名曰股胫疽。其状不甚变，而痈脓搏骨，不急治，三十日死矣。发于尻，名曰锐疽。其赤坚大，急治之，不治，三十日死矣。发于股阴，名曰赤施，不急治，六十日死；在两股之内，不治，十日而当死。发于膝，名曰疵痈，其状大痈，色不变，寒热，如坚石，勿石，石之者死；须其柔乃石之者生。诸痈疽之发于节而相应者，不可治也。发于阳者百日死，发于阴者三十日死。发于胫，名曰兔啮，其状赤至骨，急治之，不治害人也。发于内踝，名曰走缓。其状痈也，色不变，数石其输而止其寒热，不死。发于足上下，名曰四淫。其状大痈，急治之，百日死。发于足旁，名曰厉痈。其状不大，初如小指发，急治之，去其黑者，不消辄益，不治，百日死。发于足指，名脱痈。其状赤黑，死不治；不赤黑，不死；不衰，急斩之，不则死矣。黄帝曰：夫子言痈疽，何以别之？岐伯曰：荣卫稽留于经脉之中则血泣而不行，不行则卫气从之而不通，壅遏而不得行，故热。大热不止，热胜则肉腐，腐则为脓。然不能陷骨，髓不为焦枯，五脏不为伤，故曰痈。黄帝曰：何谓疽？岐伯曰：热气淳盛，下陷肌肤，筋髓枯，内连五脏，血气竭，当其痈下，筋骨良肉皆无余，故命曰疽。疽者，上之皮夭以坚，上如牛领之皮；痈者，其皮上薄以泽。此其候也。

《玉版》篇黄帝曰：病之生时，有喜怒不测，饮食不节，阴气不足，阳气有余，营气不行，乃发为痈疽。阴阳不通，两热相搏，乃化为脓，小针能取之乎？岐伯曰：以小治小者其功小，以大治大者多害，故其已成脓血者，其唯砭石铍锋之所取也。黄帝曰：多害者其不可全乎？岐伯曰：其在逆顺焉。以为伤者，其白眼青，黑眼小，是一逆也；内药而呕者，是二逆也；腹痛渴甚，是三逆也；肩项中不便，是四逆也，音嘶色脱，是五逆也。除此五者为顺矣。

《寒热病》篇曰：五脏身有五部：伏兔一；腓二，腓者腨也；背三；五脏之腧四；项五。此五部有痈疽者死。凡刺之害，中而不去则精泄，不中而去则致气；精泄则病甚而恇，致气则生为痈疽也。

《生气通天论》曰：高粱之变，足生大疔，受如持虚。汗出见湿，乃生痤痱。劳汗当风，寒薄为皶，郁乃痤。营气不从，逆于肉理，乃生痈肿。陷脉为瘘，留连肉腠。因而饱食，筋脉横解，肠澼为痔。

《阴阳别论》曰：三阳为病，发寒热，下为痈肿。

《脉度》篇曰：六腑不和，则留结为痈。

《异法方宜论》曰：东方之域，其民食鱼而嗜咸，其病皆为痈疡，其治宜砭石。故砭石者，亦从东方来。

《气穴论》曰：肉之大会为谷，肉之小会为溪。肉分之间，溪谷之会，以行荣卫，以会大气。邪溢气壅，脉热肉败，荣卫不行，必将为脓，内消骨髓，外破大䐃；留于节凑，必将为败。积寒留舍，荣卫不居，卷肉缩筋，肋肘不得伸，内为骨痹，外为不仁，命曰不足，大寒留于溪谷也。

《刺节真邪论》曰：虚邪之中人也，洒淅动形，起毫毛而发腠理。其入深，内搏于骨，则为骨痹；搏于筋，则为筋挛；搏于脉中，则为血闭不通，则为痈。虚邪之入于身也深，寒与热相搏，久留而内著，寒胜其热则骨疼肉枯，热胜其寒则烂肉腐肌为脓，内伤骨，内伤骨为骨蚀。有所疾前筋，筋屈而不得伸，邪气居其间而不反，发为筋溜。有所结，气归之，卫气留之不得反，津液久留，合而为肠溜。久者数岁乃成，以手按之柔。已有所结，气归之，津液留之，邪气中之，凝结日以易甚，连以聚居，为昔瘤。以手按之坚，有所结，深中骨，气因于骨，骨与气并，日以益大，则为骨疽。有所结，中于肉，宗气归之，邪留而不去，有热则化为脓，无热则为肉疽。凡此数气者，其发无常处，而有常名也。

《病能论》黄帝问曰：人病胃脘痈者，诊当何如？岐伯对曰：诊此者，当候胃脉，其脉当沉细，沉细者气逆，逆者人迎甚盛，甚盛则热。人迎者，胃脉也，逆而盛则热聚于胃口而不行，故胃脘为痈也。帝曰：有病颈痈者，或石治之，或针灸治之而皆愈，其真安在？岐伯白：此同名异等者也。夫痈气之息者，宜以针开除去之；夫气盛血聚者，宜石而泻之，此所谓同病异治也。

《脉要精微论》帝曰：诸痈肿筋挛骨痛，此病安生？岐伯曰：此寒气之肿，八风之变也。帝曰：治之奈何？岐伯曰：此四时之病，以其胜治之愈也。

《厥论》曰：少阳厥逆，机关不利。机关不利者，腰不可以行，项不可以顾，发肠痈，不可治，惊者死。《寒热》篇帝曰：寒热瘰疬在于颈腋者，皆何气使然？岐伯曰：此皆鼠瘘，寒热之毒气也，留于脉而不去者也。鼠瘘之本皆在于脏，其末上出于颈腋之间，其浮于脉中而未内著于肌肉，而外为脓血者，易去也。黄帝曰：去之奈何？岐伯曰：请从其本引其末，可使衰去而绝其寒热。审按其道以予之，徐往徐来以去之，其小如麦者，一刺知，三刺而已。黄帝曰：决其死生奈何？岐伯曰：反其目视之，其中有赤脉上下贯瞳子，见一脉，一岁死；见一脉半，一岁半死；见二脉；二岁死；见二脉半，二岁半死；见三脉，三岁死。见赤脉不下贯瞳子，可治也。

《通评虚实论》曰：所谓少针石者，非痈疽之谓也，痈疽不得顷时回。

《气交变大论》曰：岁火太过，民病身热骨痛而为浸淫；岁金太过，民病两胁下少腹痛，目赤痛，眦疡，耳无所闻。岁木不及，复则炎暑流火，湿性燥，病寒热，疮疡，痱疹痈痤；岁金不及，复则寒雨暴至，民病口疮；岁水不及，民病寒疡流水。

《五常政大论》曰：委和之纪，其病肢废，痈肿疮疡；卑监之纪，其动疡涌，分溃痈肿；赫曦之纪，其病笑，疟，疮疡；坚成之纪，其动暴折，疡，疰。少阳司天，火气下临，鼻窒疮疡；太阳司天，寒气下临，甚则胕肿，身后痛；少阴司天，热气下临，甚则疮疡。地有高下，气有温凉，高者气寒，下者气热。故适寒凉者胀，之温热者疮。下之则胀已，汗之则疮已。

脉候 二

浮数之脉，应发热，其不发热而反恶寒者，若有痛处，疮疽之谓也。

洪大之脉，其主血实，积热，疮肿。凡洪大者，疮疽之病进也，脓未成者宜下之。脓溃之后，脉见洪大则难治；若兼自利，尤为凶候。

数脉主热，浮而数者为表热，沉而数者为里热。诸紧数之脉，应发热而反恶寒者，痈疽也。仲景曰：数脉不时见，则生恶疮也。又曰：

肺脉数者，生疮也。凡诸疮，脉至洪数，其内必有脓也。

实脉主邪盛，邪气盛则实也。疮疽得此，可下之；若久病虚人，则最忌之，以正不胜邪也。

滑脉多阳，或为热，或为虚。疮疽得此，脓未成者可内消，脓已溃者宜托里，所谓始为热，终为虚也。

散脉为血虚，有表无里也。凡疮毒脓溃之后，脉见洪滑粗散而烦痛不除者难治，以其正气虚、邪气实也。又曰：肢体沉重，肺脉大则毙，谓其浮散无根也。

长脉主阳气充实，伤寒得之，将欲汗解也。长而缓者，胃脉也，百病得之皆愈。故曰长则气治也。

芤脉主阴虚血虚，脓溃后得之为宜，以脉病相应也。

弦脉主肝邪。《疮疽论》曰：弦洪相搏，内寒外热，欲发疮疽也。

紧脉主切痛积癖。凡疮疽得此，则气血留滞，邪结不散，多为痛也。

短脉主虚。经曰：短则气病。以其乏胃气也。疮疡脉短，真气虚也。诸病见之，皆为难治，尤不可攻也。

涩脉主血虚气涩。疮疡溃后得之无妨。

沉脉为阴。疮疡得之，邪气深也。

迟脉主阳气不足。疮疡得之，溃后自愈。

缓脉无邪，长而缓者，百病皆宜。疮疡得此则易愈，以其有胃气也。

弱脉主气血俱虚，形精不足。大抵疮家之脉，凡沉迟濡弱者，皆宜托里。

微脉主虚，真气复则生，邪气胜则死。疮疡溃后，微而和者，将愈也。

细脉主阳衰。疮肿脉细而沉者，里虚而欲变证也。

虚脉空而无力，脉虚则血虚，血虚生寒，阳气不足也。疮疡得之，止宜托里，养血补气也。

软脉少神，元气弱也。凡疮疡之脉，但见虚迟软弱者，悉宜补虚、排脓、托里。

牢脉坚强，阴之亏也。凡瘰疬结肿之类，诊得牢脉者，皆不可内消也。

结促之脉，凡阴衰则促，阳衰则结。大抵结促之脉，由气血俱虚而断续者居多，疮疡得之，多宜托里。然有素禀结促者，又当以有力无力辨其虚实。实者可下，虚者不可不补。

上痈疽脉二十二种，大都微弱虚细迟缓短涩者，必气血皆虚，形精不足，俱当用补用托，不可妄攻，无待言也。即如浮滑弦洪结促等脉，此中最有疑似，亦不得以全实论治。必须详审形证，或攻或补，庶无误也。

齐氏曰：疮疡之证，若不诊候，何以知阴阳勇怯，血气聚散？又曰：脉洪大而数者，实也；细微而数者，虚也。

河间曰：脉沉实者，其邪在脏。浮大者，其邪在表。

立斋曰：痈疽未溃而脉先弱者，何以收敛？

论证 三

凡疮疡之患，所因虽多，其要惟内外二字；证候虽多，其要惟阴阳二字。知此四者，则尽之矣。然内有出脏者，有出腑者，外有在皮肤者，有在筋骨者，此又其浅深之辨也。至其为病，则无非血气壅滞，营卫稽留之所致。盖凡以郁怒忧思，或淫欲丹毒之逆者，其逆在肝脾肺肾，此出于脏而为内病之最甚者也。凡以饮食厚味、醇酒炙煿之壅者，其壅在胃，此出于腑而为内病之稍次者也。又如以六气之外袭，寒暑之不调，侵入经络，伤人营卫，则凡寒滞之毒其来徐，来徐者，其入深，多犯于筋骨之间，此表病之深者也；风热之毒其来暴，来暴者，其入浅，多犯于皮肉之间，此表病之浅者也。何也？盖在脏在骨者多阴毒，阴毒其甚也；在腑在肤者多阳毒，阳毒其浅也。所以凡察疮疡者，当识痈疽之辨。痈者热壅于外，阳毒之气也，其肿高，其色赤，其痛甚，其皮薄而泽，其脓易化，其口易敛，其来速者其愈亦速，此与脏腑无涉，故易治而易愈也；疽者结陷于内，阴毒之气也，其肿不高，其痛不甚，其色沉黑，或如牛领之皮，其来不骤，其愈最难；或全不知痛痒，甚有疮毒未形而精神先困，七恶叠见者，此其毒将发而内先败，大危之候也。知此阴阳内外，则痈疡之概可类见矣。然此以外见者言之，但痈疡之发，原无定所，或在经络，或在脏腑，无不有阴阳之辨。若元气强则正胜邪，正胜邪则毒在腑，在腑者便是阳毒，故易发易收而易治；元气弱则邪胜正，邪胜正则毒在脏，在脏者便是阴毒，故难起难收而难治。此之难易，全在虚实，实者易而虚者难也，速者易而迟者难也。所以凡察痈疽者，当先察元气以辨吉凶。故无论肿疡溃疡，但觉元气不足，必当先虑其何以收局，而不得不预为之地，万勿见病治病，且顾目前，则鲜不致害也。其有元气本亏而邪盛不能容补者，是必败逆之证；其有邪毒炽盛而脉证俱实者，但当直攻其毒，则不得误补助邪，所当详辨也。

华元化曰：痈疽疮肿之作，皆五脏六腑蓄毒不流，非独因营卫闭塞而发也。其行也有处，其主也有归。假令发于喉舌者心之毒，发于皮毛者肺之毒，发于肌肉者脾之毒，发于骨髓者肾之毒，发于筋膜者肝之毒，发于下者阴中之毒，发于上者阳中之毒，发于外者六腑之毒，发于内者五脏之毒。故内曰坏，外曰溃，上曰从，下曰逆。发于上者得之速，发于下者得之缓。感于六腑者易治，感于五脏则难瘳。又近骨者多冷，近肤者多热。近骨者久不愈，则化成血虫；近肤者久不愈，则传气成漏。成虫则多痒少痛，或先痒后痛；成漏则多痛少痒，或不痒不痛。内虚外实者，多痛少痒。血不止则多死，溃脓则多生。证候多端，要当详治。

伍氏云：痈疽之疾有二十余证，曰：熛发、痼发、石发、岩发、蜂窠发、莲子发、椒眼发、连珠发、竟体发；肠痈内发、脑背发、眉发、腮头发、肺痈瓜瓠发。大率随病浅深，内外施治，不可迟缓。初发如伤寒，脉浮而紧，是其候也。

又曰：五脏六腑俞穴皆在背，凡患疮证有伤脏膜者，多致不救。腑气浮行于表，故痈肿浮高为易治；脏血沉寒主里，故疽肿内陷为难治。

又曰：疖者，节也；痈者，壅也；疽者，沮也。一寸至二寸为疖，三寸至五寸为痈，一尺为疽，一尺至二尺为竟体疽。若脉洪数者难治，脉微涩者易治。初觉宜清热拔毒，已溃则排脓止痛，脓尽则长肌敷痂，当酌轻重顺逆而审治之。

马益卿《痈疽论》曰：人有四肢五脏，一觉一寐，呼吸吐纳，精气往来，流而为营卫，畅而为气色，发而为声音。阳用其形，阴用其精，此人之常数所同也。至其失也，蒸则生热，否则生寒，结则为瘤赘，陷则为痈疽，凝则为疮癣，愤则结瘿，怒则结疽。又五脏不和则九窍不通，六气不和则留结为痈，皆经络涩滞，气血不流，风毒乘之而致然也。

薛立斋曰：疮疡之作，皆由膏粱厚味，醇酒炙煿，房劳过度，七情郁火，阴虚阳辏，精虚气节，命门火衰不能生土，营卫虚弱，外邪所袭，气血受伤而为患，当审其经络受证，标本缓急以治之。

陈良甫曰：外如麻，里如瓜。又曰：外小如钱，内可容拳。

善恶逆顺四

痈疽证有五善七恶，不可不辨。凡饮食如常，动息自宁，一善也；便利调匀，或微见干涩，二善也；脓溃肿消，水浆不臭，内外相应，三善也；神彩精明，语声清亮，肌肉好恶分明，四善也；体气和平，病药相应，五善也。七恶者，烦躁时嗽，腹痛渴甚，眼角向鼻，泻利无度，小便如淋，一恶也；气息绵绵，脉病相反，脓血既泄，肿焮尤甚，脓色臭败，痛不可近，二恶也；目视不正，黑睛紧小，白睛青赤，瞳子上视，睛明内陷，三恶也；喘粗短气，恍惚嗜卧，面青唇黑，便污，未溃肉黑而陷，四恶也；肩背不便，四肢沉重，已溃青黑，筋腐骨黑，五恶也，不能下食，服药而呕，食不知味，发痰呕吐，气噎痞塞，身冷自汗，耳聋惊悸，语言颠倒，六恶也；声嘶色败，唇鼻青赤，面目四肢浮肿，七恶也。五善者病在腑，在腑者轻；七恶者病在脏，在脏者危也。

齐氏曰：病有证合七恶，皮急紧而如善者；病有证合五善，而皮缓虚如恶者，夫如是，岂浅识之所知哉。然五善并至，则善无加矣；七恶并至，则恶之极矣。凡五善之中，乍见一二善证，疮可治也；七恶之内，忽见一二恶证，宜深惧之。大抵疮疽之发，虚中见恶证者不可救，实证无恶候者自愈。又凡脓溃之后而烦疼不除，诊其脉洪数粗散者难痊，微涩迟缓者易愈，此善恶之证于诊候中亦可知也。若发背脑疽及诸恶疮，别有五逆之证者，白睛青黑而眼小，服药而呕，伤痛渴甚，膊项中不便，音嘶色败者，是为五逆。其余热渴利呕，盖毒气入里，脏腑之伤也，可随证以治之。出《外科精义》，宋·齐德之著。

陈氏曰：病有甚而致生，有微而致死。病证难辨死生，何从决乎？答曰：发背溃透内膜者死，未溃内陷，面赤唇黑便污者死。烦闷者不治，溃喉者不治，阴患入腹者不治，入囊者不治，鬓深寸许者不治。颐后一寸三分名锐毒，亦不治。无此者生，流注虽多，疗之必愈。出《外科精要》，宋临川陈自明著。

《发挥》曰：大抵发背、脑疽、脱疽，肿痛色赤者，乃水衰火旺之色，多可治；若黑若紫，则火极似水之象，乃其肾水已竭，精气枯涸也，决不治；又骨髓不枯，脏腑不败者可治。若老弱患此，疮头不起，或肿硬色夭，坚如牛领之皮，脉更涩，此精气已绝矣，不可治，或不待溃而死；有溃后气血不能培养者亦死。

立斋曰：疮疡之证有五善七恶，善者勿药自愈，恶者乃五脏亏损之证，多因元气虚弱，或因脓水出多，气血亏损；或因汗下失宜，营卫消铄；或因寒凉克伐，血气不足；或因峻厉之治，胃气受伤，以致真气虚而邪气实，外似有余而内实不足。法当纯补胃气，多有可生，不可因其证恶，遂弃而不治。若大渴发热，或泄泻淋闭者，邪火内淫，一恶也，竹叶黄芪汤，血气俱虚，八珍汤加黄芪、麦冬、五味、山茱萸，如不应，佐以加减八味丸煎服。脓血既泄，肿痛尤甚，脓色败臭者，胃气虚而火盛，二恶也，人参黄芪汤，如不应，用十全大补汤加麦冬、五味。目视不正，黑睛紧小，白睛青赤，瞳子上视者，肝肾阴虚而目系急，三恶也，六味丸料；如或阴中有火，加炒山栀、麦冬、五味，如不应，用八珍汤加炒山栀、麦冬、五味。喘粗短气，恍惚嗜卧者，脾肺虚火，四恶也，六君加大枣、生姜，如不应，用补中益气汤加麦冬、五味；心火刑克肺金，人参平肺散；阴火伤肺，六味丸加五味子煎服。肩背不便，四肢沉重者，脾肾亏损，五恶也，补中益气汤加熟地、山药、山茱萸、五味，如不应，用十全大补汤加山茱萸、山药、五味。不能下食，服药而呕，食不知味者，胃气虚弱，六恶也，六君子汤加木香、砂仁，如不应，急加附子。声嘶色败，唇鼻青赤，面目四肢浮肿者，脾肺俱虚，七恶也，补中益气汤加大枣、生姜，如不应，用六君子汤加炮姜，更不应，急加附子，或用十全大补汤加附子、炮姜。腹痛泄泻，咳逆昏愦者，阳气虚，寒气内淫之恶证也，急用托里温中汤，后用六君子汤加附子，或加姜、桂温补。此七恶之治法也。此外更有溃后发热恶寒作渴，或怔忡惊悸，寤寐不宁，牙关紧急，或头目赤痛，自汗盗汗，寒战咬牙，手撒身热，脉洪大，按之如无，或身热恶衣，欲投于水，其脉浮大，按之微细，衣厚仍寒，此血气虚极，传变之恶证也；若手足逆冷，肚腹疼痛，泄利肠鸣，饮食不入，呃逆呕吐，此阳气虚，寒气所乘之恶证也；若有汗而不恶寒，或无汗而恶寒，口噤足冷，腰背反张，颈项强劲，此血气虚极变痉之恶证也。俱急用参、芪、归、术、熟地、附、桂之属救之，间有可生者。宋时齐院令虽尝纂其状而未具其因，皇明陶节庵虽各立一方亦简而未悉，予故补其缺云。

又曰：前证善者，乃五脏未伤，病微邪浅，使能慎起居、节饮食，则勿药自愈；恶者，乃五脏亏损之证，前哲虽云不治，若能补其脾胃，固其根本，多有可生者，岂可以其恶而遂弃之耶？

虚实 五

齐氏曰：疮疽之证，有脏腑、气血、上下、真邪、虚实不同也，不可不辨。如肿起坚硬脓稠者，疮疽之实也；肿下软漫脓稀者，疮疽之虚也。大便硬，小便涩，饮食如故，肠满膨胀，胸膈痞闷，肢节疼痛，口苦咽干，烦躁多渴，身热脉大，精神闷塞者，悉脏腑之实也；泻利肠鸣，饮食不入，呕吐无时，手足厥冷，脉弱皮寒，小便自利，或小便短少，大便滑利，声音不振，精神困倦，悉脏腑之虚也。凡疮疽肿起色赤，寒热疼痛，皮肤壮热，脓水稠黏，头目昏重者，血气之实也；凡脓水清稀，疮口不合，聚肿不赤，不堪热痛，肌寒肉冷，自汗色夭者，气血之虚也。头痛鼻塞，目赤心惊，咽喉不利，口舌生疮，烦渴饮冷，睡语咬牙者，上实也；精滑不禁，大便自利，腰脚沉重，睡卧不宁者，下虚也。肿焮尤甚，痛不可近，寒热往来，大便秘涩，小便如淋，心神烦闷，恍惚不宁者，邪气之实也；肩项不便，四肢沉重，目视不正，睛不了了，食不知味，音嘶色败，四肢浮肿，多日不溃者，真气之虚也。又曰：邪气胜则实，真气夺则虚。又曰：诸痛为实，诸痒为虚也。又曰：诊其脉洪大而数者，实也；细微而软者，虚也。虚则补之，和其气以托里也；实则泻之，疏利而导其滞也。《内经》曰：血实则决之，气虚则掣引之。又曰：形伤痛，气伤肿。先肿而后痛者，形伤气也；先痛而后肿者，气伤形也。

《精要》曰：凡疮疽肿高痛甚，烦渴饮冷，此病气元气俱有余，宜用清热消毒散、仙方活命饮为主；若肿高痛甚，口干饮热，此病气有余，元气不足，宜用托里消毒散为主；若漫肿微痛，食少体倦，此病气元气俱不足，宜用六君、补中二汤壮其脾胃，则未成者消，已成者溃，已溃者敛矣。

《心法》曰：凡疮口不合，脓水清稀，气血俱虚也；饮食少而难化，脾胃虚寒也；肌体瘦弱，面色瘦黄，胆气不行也。非参、芪、归、术之类不能补，非附子不能助其功。今饮食进少且难消化，属脾胃虚寒。盖脾胃属土，乃命门火虚不能生土而然，不宜直补脾胃，当服八味丸补火以生土也。

立斋曰：疮疡之作，当审其标本虚实、邪正缓急而治之。若病急而元气实者，先治其标；病缓而元气虚者，先治其本；或病急而元气又虚者，必先于治本而兼以治标。大要肿高焮痛，脓水稠黏者，元气未损也，治之则易；漫肿微痛，脓水清稀者，元气虚弱也，治之则难；不肿不痛，或漫肿黯黑不溃者，元气虚甚，治之尤难也。主治之法，若肿高焮痛者，先用仙方活命饮解之，后用托里消毒散；漫肿微痛者，用托里散，如不应，加姜、桂；若脓出而反痛者，气血虚也，八珍汤；不作脓，不腐溃，阳气虚也，四君加归、芪、肉桂；不生肌，不收敛，脾气虚也，四君加地黄、木香；恶寒憎寒，阳气虚也，十全大补加姜、附；

晡热内热，阴血虚也，四物加参、术；欲呕作呕，胃气虚也，六君加炮姜；自汗盗汗，五脏虚也，六味丸料加五味子；食少体倦，脾气虚也，补中益气加茯苓、半夏；喘促咳嗽，脾肺虚也，前汤加麦门、五味；欲呕少食，脾胃虚也，人参理中汤；腹痛泄泻，脾胃虚寒也，附子理中汤；小腹痞，足胫肿，脾肾虚也，十全大补汤加山茱、山药、肉桂；泄泻足冷，脾肾虚寒也，前药加桂、附；热渴淋秘，肾虚阴火也，加减八味丸；喘嗽淋秘，肺肾虚火也，补中益气汤、加减八味丸。

又曰：大凡虚怯之人，不必分其肿溃，惟当先补胃气。或疑参、芪满中，间有用者，又加发散败毒，所补不偿所损；又有泥于气质素实或有痰，不服补剂者，多致有误。殊不知疮疡之作，缘阴阳亏损，其脓既泄，则气血愈虚，岂有不宜补者哉！故丹溪曰：但见肿痛，参之脉证虚弱，便与滋补，气血无亏，可保终吉。旨哉斯言。

又曰：气无补法，俗论也，以其为病痞满壅塞，似难于补，不知正气虚而不能运行，则邪气滞而为病。经云：壮者气行则愈，怯者弱者则著而为病。苟不用补，气何由而行乎？

浅深辨六

齐氏《精义》曰：疮候多端，欲辨浅深，直须得法。简而论之，则疮疽概举有三：肿高而软者，发于血脉；肿下而坚者，发于筋骨；皮肉之色不变者，发于骨髓。又曰：凡疗疮疽，以手按摇，疮肿根牢而大者，深也；根小而浮者，浅也。又验其人，初生疮之时，便觉壮热恶寒，拘急头痛，精神不宁，烦躁饮冷者，其疮疽必深也；若人虽患疮疽，而起居平和，饮食如故者，其疮浮浅也。恶疮初生，其头如米粟，微似有痛痒，误触破之，即焮展觉有深意，速服犀角升麻汤及漏芦汤通气等药，取通利疏畅，兼用浴毒汤溻渍之类。若浮浅者，贴膏纴求差。以此推之，则深浅之辨，始终之次也。又曰：憎寒壮热，所患必深；肉色不变，发于内也。

曾氏曰：凡痈疽，其脉浮数洪紧，肿焮作痛，身热烦渴，饮食如常，此六腑不和，毒发于外而为痈，其势虽急，投以凉剂，多保全生。

其脉沉细伏紧，初发甚微，或无疮头，身不热而内躁，体重烦疼，情绪不乐，胸膈痞闷，饮食无味，此五脏不和，毒蓄于内而为疽，急投五香连翘汤，或神仙截法、蜡矾丸、制甘草汤，防托毒气，免致变证内攻，尤宜当头隔蒜灸。若涂毒药迷其腠理，投凉药虚其真气。故善恶之证，在乎医之工拙耳。或气噫痞塞咳逆，身冷自汗，目瞪耳聋，恍惚惊悸，语言颠倒，皆深恶证也。五善见三则瘥，七恶见四则危；五善并至则善无以加，七恶并臻则恶之极矣。

李氏曰：疽初发一粒如麻豆，发热肿高，热痛色赤，此为外发，势虽炽盛，治得其法，可保其生。若初时不发热，体倦怠，患处如故，数日不肿痛，内脏已坏，虽有卢扁之药，亦未如之何矣。

立斋曰：前证有因元气虚而不能发出者，有因数贴寒药而不发出者，有因攻伐过伤气血而不能发出者，有因热毒内壅而失疏托者，审而治之，多有生者。

总论治法七

疮疡之治，有宜泻者，有宜补者，有宜发散者，有宜调营解毒者，因证用药，各有所主。经曰：形气有余，病气有余，当泻不当补；形气不足，病气不足，当补不当泻。此其大纲也。故凡察病之法，若其脉见滑实洪数，而焮肿痛甚，烦热痞结，内外俱壅者，方是大实之证，此其毒在脏腑，非用硝、黄猛峻等剂荡而逐之，则毒终不解，故不得不下。然非有真实真滞者，不可下，此下之不可轻用也。其有脉见微细，血气素弱，或肿而不溃，溃而不敛，或饮食不加，精神疲倦，或呕吐泄泻，手足常冷，脓水清稀，是皆大虚之候，此当全用温补，固无疑矣。然不独此也，即凡见脉无洪数，外无烦热，内无壅滞而毒有可虑者，此虽非大虚之证，然察其但无实邪，便当托里养营，预顾元气。何也？盖恐困苦日久，或脓溃之后，不待损而自虚矣，及其危败，临期何能及哉？故丹溪云：痈疽因积毒在脏腑，宜先助胃壮气，以固其本。夫然，则气血凝结者自散，脓瘀已成者自溃，肌肉欲死者自生，肌肉已死者自腐，肌肉已溃者自敛。若独攻其疮，则脾胃一虚，七恶蜂起，其不死者幸矣，即此谓也。其有脉见紧数，发热憎寒，或头痛，或身痛，或四肢拘急无汗，是必时气之不正，外闭皮毛，风热壅盛而为痈肿，此表邪之宜散者也。如无表证，则不宜妄用发散，以致亡阳损卫。故仲景曰：疮家不可汗。此之谓也。其有营卫失调，气血留滞而偶生痈肿，但元气无损，饮食如常，脉无凶候，证无七恶，此其在腑不在脏，在表不在里，有热者清其热，有毒者解其毒，有滞者行其气，所当调营和卫而从平治者也。大都疮疡一证，得阳证而病气形气俱有余者轻，得阴证而形气病气俱不足者重。若正气不足而邪毒有余，补之不可，攻之又不可者危。若毒虽尽去而脾肾已败，血气难复者，总皆不治之证。故临证者，当详察虚实，审邪正，辨表里，明权衡，倘举措略乖，必遗人大害。斯任非轻，不可苟也。

王海藏《元戎》曰：若人气血壅盛，营卫充满，抑遏不行，腐化而为痈者，当泄之，以夺其盛热之气。若人饮食少思，精神衰弱，营卫短涩，寒搏而为痈者，当补之，以接其虚怯之气。丹溪亦曰：肿疡内外皆虚，宜以补接行散为主。

东垣曰：疮疽之发，其受之有内外之别，治之有寒热之异。受之外者，法当托里，以温剂，反用寒药，则使皮毛始受之邪，引入骨髓。受之内者，法当疏利以寒剂，反用温药托里，则使骨髓之病上彻皮毛，表里通溃，共为一疮，助邪为毒，苦楚百倍，轻则危殆，重则死矣。《病机机要》云：内之外者，其脉沉实，发热烦躁，外无焮赤，痛深于内，其邪气深，故宜疏通脏腑以绝其源；外之内者，其脉浮数，焮肿在外，形证外显，恐邪气极而内行，故先宜托里也；内外之中者，外无焮恶之气，内亦脏腑宣通，知其在经，当和营卫也。用此三法之后，虽未即瘥，必无变证，亦可使邪气峻减而易愈。故治疮大要，须明此托里、疏通，和营卫之三法。

陈良甫曰：诸痛痒疮疡，皆属心火。前辈云：痈疽多生于丹石房劳之人。凡人年四十以上，宜先用内托散，次用五香连翘汤，更以骑竹马法，或隔蒜并明灸足三里以发泄其毒。盖邪之所凑，其气必虚，留而不去，其病乃实。故痈疽未溃，则一毫热药断不可用；痈疽已溃，脏腑既亏，一毫冷药亦不可用。尤忌敷贴之药，闭其毫孔。若热渴便闭，脉沉实洪数者，宜用大黄等药以泄其毒，后以国老膏、万金散、黄矾丸、远志酒之类，选而用之。

立斋曰：按前证若热毒蕴于内，大便秘结，元气无亏者，宜用大黄等药泄其热毒。若阴虚阳凑，精虚气怯，脾胃虚弱者，宜用甘温之剂培其本源。若疮不焮肿，不作脓者，虽其未溃，仍须温补；若疮已溃而肿不退，痛不止者，仍宜清凉之剂治之。若病急而元气实者，先治其标；病缓而元气虚者，先治其本；或病急而元气更虚者，必先治本而兼以治标。大抵肿高焮痛，脓水稠黏者，元气未损也，治之则易；漫肿微痛，脓水清稀者，元气虚弱也，治之则难；不肿不痛，或漫肿色黯不溃者，发于阴也，元气虚甚，理所不治。若肿高焮痛者，先用仙方活命饮，后用托里消毒散；漫肿微痛者，宜托里散，如不应，加姜、桂。若脓出而反痛，气血虚也，八珍汤；不作脓，不腐溃，阳气虚也，四君加归、芪、肉桂；不生肌，不收敛，脾气虚也，十全大补加姜、桂；晡热内热，阴血虚也，四物加参、术；欲呕作呕，胃气虚也，六君加炮姜；自汗盗汗，五脏虚也，六味丸加五味子；食少体倦，脾气虚也，补中益气加茯苓、半夏；喘促咳嗽，脾肺虚也，前汤加麦门、五味；欲呕少食，脾胃虚也，人参理中汤；腹痛泄泻，脾胃虚寒也，附子理中汤；小腹痞，足胫肿，脾肾虚弱也，十全大补加山茱、山药、肉桂；泄泻足冷，脾肾虚寒也，前药加桂、附；热渴淋闭，肾虚阴火也，加减八味丸；喘嗽淋闭，肺肾虚火也，补中益气汤、加减八味丸。凡此变证，皆因元气亏损，失于预补所致。 又曰：凡疮疡用药，当审其经络受证、标本虚实以治之，不可泥于热毒内攻，专用寒凉克伐之剂，亏损脾胃气血，多致有误。且以虚弱之人，用峻利之药，则药力未到，胃气先伤，虚虚之祸，有所不免。故凡元气不足者，即治其初患，更当内用参、芪、归、术，温补脾胃，外用桑枝、葱熨，接补阳气，使自消散。

又曰：凡痈疽肿痛初生，便觉脉沉细而烦闷，脏腑弱而皮寒，邪毒猛暴，恍惚不宁，外证深沉者，亦当即用托里散及温热之剂，以从治之。

又曰：前证若发热烦渴，大便秘结者，由邪蓄于内，宜内疏黄连汤以泄内毒。若头痛拘急，发热恶寒者，由邪客于外，宜人参败毒散以散表邪。若肿痛焮赤，发热作渴，此毒气凝于肉里，宜仙方活命饮解散其毒。若食少体倦，发热恶寒，此中气虚弱，宜六君子汤以补脾胃。又曰：大抵证有本末，治有权宜。治其主则末病自退，用其权则不拘于时。泥于守常，必致病势危甚，况杂用攻剂，动损各经乎？罗谦甫云：守常者，众人之见；知变者，智者之事。知常而不知变，因细事而取败者多矣。

凡痈疽实证不可温补，虚证不可凉泻，此大法也。观前条陈良甫曰：凡疮疡未溃，一毫热药断不可用；痈疽已溃，脏腑已亏，一毫冷药亦不可用。又，立斋云，若肿焮痛甚，烦躁脉大，寒热往来，大便秘结，小便涩痛，心神愦闷，皆邪热之证。凡辛热之剂，不但肿疡不可用，虽溃疡亦不可用也。此固然矣。然二公已道其半，犹未尽也。余续之曰：凡痈疽阴盛阳衰者，但见体虚脉弱，阳气无权等症，则凡苦寒之剂，非惟溃疡不可用，即肿疡亦不可用也。又若阴邪凝结之毒，非用温热，何以运行？而陈氏谓肿疡不可用热药，恐不可以概言也。

败毒 八

《外科枢要》曰：疮疡之证，当察经之传受，病之表里，人之虚实而攻补之。假如肿痛热渴，大便秘结者，邪在内也，疏通之；焮肿作痛，寒热头疼者，邪在表也，发散之；焮肿痛甚者，邪在经络也，和解之；微肿微痛而不作脓者，气血虚也，补托之；漫肿不痛，或不作脓，或脓成不溃者，气血虚甚也，峻补之；色黯而微肿微痛，或脓成不出，或腐肉不溃，阳气虚寒也，温补之。若泥其未溃而概用败毒，复损脾胃，不惟肿者不能成脓，而溃者亦难收敛，七恶之证蜂起，多致不救。马益卿曰：肿疡内外皆壅，宜以托里表散为主，如欲用大黄，宁无孟浪之非；溃疡内外皆虚，宜以托里补接为主，如欲用香散，未免虚虚之失，治者审之。

托里 九

齐德之曰：凡疮疽、丹肿、结核、瘰疬，初觉有之，即用内消之法。经久不除，血气渐衰，肌寒肉冷，脓汁清稀，毒气不出，疮口不合，聚肿不赤，结核无脓，外证不明者，并宜托里。脓未成者，使脓早成，脓已溃者，使新肉早生。血气虚者，托里补之，阴阳不和，托里调之。大抵托里之法，使疮无变坏之证。凡为疮医，不可一日无托里之药。然而寒热温凉，烦渴利呕，临证宜审其缓急耳。

马益卿曰：痈疽因积毒在脏腑，当先助胃壮气，使根本坚固，次以行经活血药为佐，参以经络时令，务使毒气外泄。治之早者，可以内消。此托里之旨也。

立斋曰：大凡疮疡之作，由胃气不从；疮疡之溃，由胃气腐化；疮疡之敛，由胃气营养。余尝治初结未成脓者，托而散之；已成欲作脓者，托而腐之；脓成未溃者，托而开之；脓已溃者，托而敛之。东垣云：脾为仓廪之官，胃为水谷之海，主养四旁，以生血气，故胃气乃生发之源，为人身之本。厥有旨哉。

论汗下 十

仲景治伤寒，有汗、吐、下三法；东垣治疮疡，有疏通、托里、和营卫之三法。用之得宜，厥疾瘳矣。假如疮疡肿硬木闷，烦热便秘，脉沉而实，其邪在内，当先疏其内以下之；焮肿作痛，便利调和，脉浮而洪，其邪在表，当先托其里以汗之。仲景曰：疮家虽身体疼痛，不可发汗，汗之则发痉。苟不详审而妄为汗下，以致血气亏损，毒反延陷，少壮者难以溃敛，老弱者多致不救。见《外科枢要》

罗谦甫云：丁巳岁冬月，予从军曹州，有牛经历者，病头目赤肿，耳前后尤甚，疼痛不可忍，发热恶寒，牙关紧急，涕唾稠黏，饮食难下，不得安卧。一疡医于肿上砭刺四五百针，肿亦不减，其痛益甚，莫知所由。予往诊视，其脉浮紧，按之洪缓。此证乃寒覆皮毛，郁遏经络，热不得散，聚而为肿。经云：天寒则地冻水冰，人气在身中，皮肤致密，腠理闭，汗不出，气血强，肉坚涩。当是之时，善行水者，不能往冰；善穿地者，不能凿冻；善用针者，亦不能取四厥。必待天温冻解，而后水可行，地可穿，人脉亦犹是也。又云：冬月闭藏，用药多而少针石也，宜以苦温之剂温经散寒，其病自己。所谓寒致腠理，以苦发之，以辛散之也。遂用托里温经汤，依方饵之，以薄衣覆其首，以厚被覆其身，卧于暖处，使经血温，腠理开，寒气散，阳气升，大汗出后，肿减八九；再服则去麻黄、防风，加连翘、鼠粘子，肿痛悉愈。经言汗之则疮已，信哉斯言。

或云：仲景言疮家虽身痛，不可发汗，其理何也？余曰；此说乃营气不从，逆于肉理，而生疮肿，作身疼痛，非外感寒邪之病，故戒之以不可发汗，汗之则成痉也。又问：仲景言鼻衄者不可发汗，复言脉浮紧者，当以麻黄汤发之，衄血自止。所说不同，其故何也？予曰：此正与疮家概同。夫人身血之与汗，异名而同类。夺汗者无血，夺血者无汗。今衄血妄行，为热所逼，更发其汗，是反助热邪，重竭津液，必变凶证，故不可汗。若脉浮则在表，脉紧则在寒，寒邪郁遏，阳不得伸，热伏营中，迫血妄行，上出于鼻，故当用麻黄汤散其寒邪，使阳气得舒，其血自止，又何疑焉？或者叹曰：知其要者，一言而终；不知其要，流散无穷。洁古之学，可谓知其要者矣。

东垣云：疮疡有因风热外郁，其人多怒，其色赤，其肿高，结硬而痛，其脉洪紧而弦，是邪客于血脉之上、皮肤之间，故发其汗而通其营卫，则邪气去矣。又曰：疮疡诸病，凡面赤者，虽伏大热，禁不得攻里，攻里则下利。此以阳邪怫郁在经，宜发表以去之，故曰火郁则发之。虽大便数日不见，宜多攻其表，以发散阳气，少加润燥之药以润之；如见风脉风证，只宜用风药发表，风邪解则大便自通也。若只干燥闭涩，止宜润之，切不可下也。但疮疡郁冒，俗呼昏迷是也，宜汗之则愈。

初虞世云：凡痈疽始作，须以大黄等药亟转利之，勿以困苦为念。与其溃烂而死，不若利之而死，况有生道哉！古人立法，率用五香连翘、漏芦等药，贫乏者单煮大黄汤以利之。至于脓溃，乃服黄芪等药以排脓，《千金》《外台》备矣。世以疮发于外，不行转利而死者多矣。

立斋曰：按前证，若肿高焮痛，脏腑闭结，属内外俱实者，当用前药泻之；若漫肿微痛，脏腑不实，属内外俱虚者，当用内托补之。若患肿无头，肉色不变，当助胃壮气，令其内消。若疼痛不止，焮肿不消，当用人参黄芪汤以托里排脓。若饮食少思，肌肉不生，当用参芪托里散以补养脾胃。

立斋曰：王德之患发背，脉浮数，按之则涩，大便五六日不行，腹不加胀。余曰：邪在表不在里，但因气血虚，饮食少，故大便不行，非热结也，宜生气血为主。彼不信，以为积毒在内，仍用大黄.遂连泻不止，更加发热呃逆，饮食不进而死。其子曰：泻亦能为害乎？余曰：服利药而利不止者死。不当泻而强泻，令人洞泄不禁者死。下多亡阴者死。曰：疮疡乃积毒在脏，若不驱逐，何以得解？余曰：疮疡虽积毒在脏腑，治法先当助胃气，使根本坚固，参以行经活血时宜之药，非宜妄用大黄也。今其病在表，而反以峻利之剂重夺其阴，其可乎哉？故曰：表病里和而反下之，则中气虚，表邪乘虚而入，由是变证百出。虽云脉浮数者邪在表，当用托里复煎散，然其间黄芩、苍术亦不敢妄用；脉沉实者邪在里，当用内疏黄连汤，然其中大黄、槟榔亦不敢妄用。况浮数涩主气血皆虚，且邪既在表，而反用峻剂，重伤其里，诛伐无过，不死何俟？

愚谓疮肿之属表邪者，惟时毒、丹毒、斑疹，及头面颈项上焦之证多有之。察其果有外邪，而脉见紧数，证有寒热者，方宜表散。然散之之法，又必辨其阴阳盛衰，故或宜温散，或宜凉散，或宜平散，或宜兼补而散，或宜解毒而散，此散中自有权宜也。又如里证用下之法，则毒盛势剧者大下之，滞毒稍轻者微下之，营虚便结而毒不解者，养血滋阴而下之，中气不足而便结壅滞者，润导而出之。凡此皆通下之法，但宜酌缓急轻重而用得其当耳。故必察其毒果有余，及元气壮实，下之必无害者，方可用下，否则不但目前，且尤畏将来难结之患。是以表证不真者不可汗，汗之则亡阳；里证不实者不可下，下之则亡阴。亡阴亦死，亡阳亦死，医固可以孟浪乎！

论灸法十一

其毒。用骑竹马灸法，或就患处灼艾，重者四面中央总灸一二百壮，更用敷药，其效甚速。

立斋云：夫疮疡之证，有诸中必形诸外。

王海藏曰：疮疡自外而入者，不宜灸；自内而出者，宜灸。外入者托之而不内，内出者接之而令外。故经曰：陷者灸之。灸而不痛，痛而后止其灸。灸而不痛者，先及其溃，所以不痛，而后及良肉，所以痛也。灸而痛，不痛而后止其灸。灸而痛者，先及其未溃，所以痛，而次及将溃，所以不痛也。

李氏云：治疽之法，灼艾之功胜于用药，盖使毒气外泄。譬诸盗入人家，当开门逐之，不然则入室为害矣。凡疮初发一二日，须用大颗独蒜，切片三分厚，贴疽顶，以艾隔蒜灸之，每三壮易蒜，疮溃则贴神异膏。如此则疮不开大，肉不坏，疮口易敛，一举三得，此法之妙，人所罕知。若头顶见疽，则不可用此法。《五府极观碑》载。

又曰：凡患背疽漫肿无头者，用湿纸贴肿外，但一点先干处，乃是疮头。可用大蒜十颗，淡豆豉半合，乳香钱许，研烂置疮上，铺艾灸之，痛否皆以前法为度。

陈氏曰：脑为诸阳之会，颈项近咽喉，肾俞乃致命之所，皆不可灼艾。

伍氏曰：凡用蒜饼灸者，盖蒜味辛温有毒，主散痈疽，假火势以行药力也。有只用艾炷灸者，此可施于顽疽痼发之类。凡赤肿紫黑毒甚者，须以蒜艾同灸为妙。又曰；凡治疽痈、发背、疔疮，若初灸即痛者，由毒气轻浅；灸而不痛者，乃毒气深重。悉宜内服追毒排脓，外傅消毒之药。大抵痈疽不可不痛，又不可大痛闷乱，不知痛者难治。又曰：凡隔蒜灸者，不论壮数，则邪无所容而真气不损。但头项见疮，宜用骑竹马法，及足三里灸之。

《千金》云：痈疽始作，或大痛，或小痛，或发如米粒，即便出脓，宜急断口味，利去在外者引而拔之，在内者疏而下之，灼艾之功甚大，若毒气郁结，瘀血凝滞，轻者或可药散，重者药无全功矣。东垣曰：若不针烙，则毒气无从而解，是故善治毒者，必用隔蒜灸，舍是而用苦寒败毒等剂，其壮实内热者或可，彼怯弱气虚者，未有不败者也。又有毒气沉伏，或年高气弱，或服克伐之剂，气益以虚，脓因不溃者，必假火力以成功。大凡蒸灸，若未溃则拔引郁毒，已溃则接补阳气，祛散寒邪，疮口自合，其功甚大。尝治四肢疮疡，气血不足者，只以前法灸之皆愈。疔毒甚者尤宜灸，盖热毒中隔，内外不通，不发泄则不解散。若处贫居僻，一时无药，则用隔蒜灸法尤便。每三壮一易蒜片，大概以百壮为度。用大蒜取其辛而能散，用艾炷取其火力能透，如法灸之，必疮发脓溃，继以神异膏贴之，不日自愈。一能使疮不开大，二内肉不坏，三疮口易合，见效甚神。丹溪云：惟头为诸阳所聚，艾壮宜小而少。曹工部发背已十八日，疮头如粟，疮内如锥，痛极，时有闷瞀，饮食不思，气则愈虚。以大艾隔蒜灸十余壮，尚不知而痛不减，遂明灸二十余壮，内疮悉去，毒气大发，饮食渐进。更以大补药及桑木燃灸，瘀肉渐溃。刘贯卿足患疔疮已十一日，气弱，亦灸五十余壮，更以托里药而愈。黄君腿痈，脓清脉弱，一妇臂结一块，已溃，俱不收敛，各灸以豆豉饼，更饮托里药而愈。一男子胸肿一块，半载不消，令明灸百壮方溃，与大补药不敛，复灸以附子饼而愈。一男子患发背，疮头甚多，肿硬色紫，不甚痛，不腐溃，以艾铺患处灸之，更以大补药，数日，死肉脱去而愈。陈工部患发背已四五日，疮头虽小，根畔颇大，以隔蒜灸三十余壮，其根内消，惟疮头作脓，数日而愈。余丙子年，忽恶心，大椎骨甚痒，须臾臂不能举，神思甚倦。此夭疽，危病也，急隔蒜灸之，痒愈甚，又明灸五十余壮，痒遂止，旬日而愈。《精要》云；灸法有回生之功。信矣！薛案。

史氏引证曰：疡医常器之于甲戌年诊太学史氏之母，云：内有蓄热，防其作疽。至辛巳六月，果背胛微痒，疮粒如黍，灼艾即消。隔宿复作，用膏药覆之，晕开六寸许，痛不可胜，归咎于艾。适遇一僧，自云：病疮甚危，尝灸八百余壮方苏。遂用大艾壮如银杏者，灸疮头及四旁各数壮，痛止，至三十余壮，赤晕悉退；又以艾作团如梅杏大者四十壮，乃食粥安寝，疮突四寸，小窍百许，患肉俱坏而愈。立斋曰：灼艾之法，必使痛者灸至不痛，不痛者灸至痛，则毒必随火而散，否则非徒无益而反害之。

愚意痈疽为患，无非血气塞滞，留结不行之所致。凡大结大滞者，最不易散，必欲散之，非藉火力不能速也，所以极宜用灸。然又有孙道人神仙熏照方，其法尤精尤妙。若毒邪稍缓，邪深经远而气有不达，灸之为良；若毒邪炽盛，其势猛疾而垂危者，则宜用熏照方，更胜于灸也。

脓针辨十二

齐氏曰：若发肿都软而不痛者，血瘤也；发肿日渐增长而不大热，时时牵痛者，气瘤也。气结微肿，久而不消，后亦成脓，此是寒热所为也。留积经久，极阴生阳，寒化为热，以此溃者，必多成瘘，宜早服内塞散以排之。又凡察痈疽，以手掩其上，太热者，脓成自软也；若其上薄皮剥起者，脓浅也；其肿不甚热者，脓未成也。若患瘰疬结核，寒热发渴，经久不消，其人面色痿黄者，被热上蒸，已成脓也。至于脏腑肠胃内疮内疽，其疾隐而深藏，目既不见，手不能近，所为至难，但以诊脉而辨之亦可知也。有患胃脘痈者，当候胃脉。胃脉者，人迎也。其脉沉数，气逆则甚，甚则热聚胃口而胃脘为痈也。若其脉洪数者，脓已成也；设脉迟紧，虽脓未就，已有瘀血也，宜急治之，不尔，则邪气内攻，腐烂肠胃，不可救也。又《肺痈论》曰：始萌时可救，脓成即死，不可不慎也。久之咳脓如粳米粥者不治，呕脓而止者自愈也。又《肠痈论》曰：或绕脐生疮，脓从疮出者，有出脐中者，惟大便下脓血者，自愈也。

伍氏曰：疮肿赤色，按之色不变者，此脓已成也。按之随手赤色者，其亦有脓也。按之白色，良久方赤者，此游毒已息，可就赤白尽处灸断，赤肿自消。凡痈疽以手按之，若牢硬，未有脓也；若半软半硬，已有脓也。又按肿上不热者为无脓，热甚者为有脓，宜急破之。

立斋曰：疮疡之证，毒气已结者，但可补其气血，使脓速成。脓成者，当验其生熟浅深，视其可否，针而去之，不可论内消之法。小按便痛者，脓浅也；大按方痛者，脓深也。按之不复起者，脓未成也；按之即复起者，脓已成也。脓生而用针，气血既泄，脓反难成；脓熟而不针，则腐溃益深，疮口难敛。若疮深而针浅，内脓不出，外血反泄；若疮浅而针深，内脓虽出，良肉受伤。若元气虚弱，必先补而后针，勿论尻神，其脓一出，诸证自退。若脓出而反痛，或烦躁呕逆，皆由胃气亏损也，宜急补之。若背疮热毒炽盛，中央肉黯，内用托里壮其脾胃，外用乌金膏涂于黯处，其赤处渐高，黯处渐低，至六七日间，赤黯分界，自有裂纹如刀划然，黯肉必渐溃矣，当用铍针利剪，徐徐去之，须使不知疼痛，不见鲜血为妙。若虽有裂纹，脓未流利，及脓水虽出而仍痛者，皆未通于内，并用针于纹中引之。若患于背胛之间，凡人背近脊处并胛皮里有筋一层，患此处者，外皮虽破，其筋难溃，以致内脓不出，令人胀痛苦楚，气血转虚，变证百出。若待自溃，多致不救。必须开之引之，兼以托里。常治此证，以利刀剪之，尚不能去，似此坚物，待其自溃，不反甚乎？此非气血壮实者，未见其能自溃也。若元气虚弱而误服克伐，患处不痛，或肉将死，急须温补脾胃，亦有生者。后须纯补之药，庶可收敛。若妄用刀针，去肉出血，则气血愈虚愈伤矣，何以生肌收敛乎？大凡疮疡脓血既溃，当大补血气为先，须有他证，当以末治。又曰：凡疮不起者，托而起之；不成脓者，补而成之。使不内攻，脓成而及时针之，不数日即愈矣。常见患者皆畏针痛而不肯用，又有恐伤肉而不肯用，殊不知疮虽发于肉薄之所，若其脓成必肿高寸余，疮皮又厚分许，用针深不过二分，若发于背必肿高二三寸，入针止于寸许，况患处肉既已坏，何痛之有？何伤之虑？凡怯弱之人，或患附骨等疽，待脓自通，以致大溃不能收敛，气血沥尽而已者为多矣。又曰：凡疮既成脓，皮肤不得疏泄，昧者待其自穿，殊不知少壮而充实者，或能自解。若老弱之人，气血枯槁，或兼攻发太过，不行针刺，脓毒乘虚内攻，穿肠腐膜，鲜不误事。若毒结四肢，砭刺少缓，则腐溃深大，亦难收敛。毒结于颊项胸腹紧要之地，不问壮弱，急宜针刺，否则难治。如沈氏室、黄上舍等，皆以此而殁者多矣。大抵疮疡之证，感有轻重，发有深浅。浅者肿高而软，发于血脉；深者肿下而坚，发于筋骨。然又有发于骨髓者，则皮肉不变。故古人制法，浅宜砭而深宜刺，使瘀血去于毒聚之始则易消，若脓成之时，气血壮实者或自出，怯弱者不行针刺，鲜有不误。凡疮疡透膜，十无一生，虽以大补药治之，亦不能救，此可为待脓自出之戒也。故东垣云：毒气无从而解，脓瘀无从而泄，过时不烙，反攻于内，内既消败，欲望其生，岂可得乎？兹举一二，以告同道，并使患者知所慎云。又曰：凡患疮疽，虽因积热所成，若初起未成脓，脉洪数，乃阴虚阳亢之证。若脓溃于内，不得发泄于外，身必发热，故脉见洪数，乃疮疽之病进也。脓既去，则当脉静身凉，肿消痛息，如伤寒表证之得汗也。若反发热作渴，脉洪数者，此真气虚而邪气实，死无疑矣。又曰：若治元气不足之证，即其初患，便当内用参、芪、归、术温补脾胃，外用桑枝、葱熨接补阳气，使自消散。若久而不能成脓者，亦用前二法补助以速之。若脓既成而不溃，用艾于当头灸数炷以出之，却服十全大补汤。

论针法十三

上古有砭石之制，《内经》有九针之别，制虽不同，而去病之意则一也。且疮疡一科，用针为贵，用之之际，虽云量其溃之浅深，尤当随其肉之厚薄。若皮薄针深，则反伤良肉，益增其溃；肉厚针浅，则脓毒不出，反益其痛，用针者可不慎哉？至于附骨疽、气毒、流注，及有经久不消，内溃不痛者，宜燔针开之。若治咽喉之患，当用三棱针。若丹瘤及痈毒四畔焮赤，疼痛如灼，宜用砭石去血，以泄其毒，则重者减，轻者消。如洪氏室患腹痈，脓胀闷瞀，以卧针刺脓出即苏。一人患囊痈，脓熟肿胀，小便不利，几殆，急针之，脓水大泄，气通而愈。大抵用针之法，迎而夺之，顺而取之，所谓不治已成治未成，正此意也。今之患者，或畏针而不用，医者又徇患者之意而不针，遂至脓已成而不得溃，或得溃而所伤已深矣，卒之夭枉者十常八九，亦可悲矣。见《外科心法》。

不能敌也。乃数砭患处，出紫血，服犀角解毒之药。翼日，肿痛尤甚，又砭患处与唇上，并刺口内赤脉，各经曰：天温日明，则人血淖溢而卫气浮，故血易泻，气易行；天寒日阴，则人血凝涩而卫气沉。是以因天时而调血脉也。故凡遇天寒水冰，或阴气凝滞之时，欲行针刺，则先当温衣覆盖，或以艾叶炒热，或热盐热衣类先熨其处，务令血脉温和而后刺之，则血泻气行，其病立已。若血寒脉涩，遽而用针，则邪毒不泻，徒伤良肉，反以益其病也。

立斋曰：凡元气虚弱者，必当补助脾胃，禁用刀针。若妄用之而去肉去血，使阳随阴散，是速其危也。

薛案曰：四明有屠寿卿者，当门齿忽如所击，痛不可忍，脉洪大而弦。余曰：弦洪相搏，将发疮毒也。先用清胃散加白芷、银花、连翘，一剂痛即止。至晚，鼻上发一疮，面肿黯痛，用前药加犀角一剂，肿至两额，口出秽气，脉益洪大，恶寒内热，此毒炽血瘀，药力出毒血，再服前药，至数剂而愈。

用针勿忌尻神十四

立斋曰：针灸之法，有太乙人神，周身血忌，逐年尻神，逐日人神，而其穴有禁针禁灸之论，犯者其病难瘳，理固然也。但疮疡气血已伤，肌肉已坏，急宜迎而夺之，顺而取之，非平人针灸之比，何忌之有？《外科精义》云：疮疡之证，毒气无从而解，脓瘀无从而泄，反攻于内，内既消败，欲望其生，岂可得乎？危恶之证，发于致命之所，祸在反掌。腹痈囊痈，二便不通，胸腹胀闷，唇疔喉癣，咽喉肿塞，其祸尤速，患者审之。

邻人苏子遇之内，左手指患疔麻痒，寒热恶心，左半体皆麻，脉数不时见。余曰：凡疮不宜不痛，不宜大痛，烦闷者不治，今作麻痒，尤其恶也。用夺命丹二服，不应，又用解毒之剂，麻痒始去，乃作肿痛。余曰：势虽危，所喜作痛，但毒气无从而泄。欲针之，适值望日，其家俱言尻神，不从。势愈肿甚，余强针之，诸证顿退，又用解毒之剂，其疮乃愈。薛案。

围药十五

《内经》云：五脏不和则七窍不通，六腑不和则留结为痈。又云：形伤痛，气伤肿。此以脏腑不和而疮发于外也明矣。若涂贴寒凉，岂能调和脏腑，宣通气血耶？若其肿痛热渴，脉滑数而有力，证属纯阳者，宜内用济阴汤，外用抑阳散，则热毒自解，瘀滞自散。若似肿非肿，似痛非痛，似溃不溃，似赤不赤，脉洪数而无力，属半阴半阳者，宜内用冲和汤，外用阴阳散，则气血自和，瘀滞自消。若微肿微痛，或色黯不痛，或坚硬不溃，脉虽洪大，按之微细软弱，属纯阴者，宜内服回阳汤，外敷抑阴散，则脾胃自健，阳气自回也。丹溪曰：敷贴之剂，应酬轻小热证耳，若不辨其阴证阳证之所由分，而妄敷寒凉之剂，则迷塞腠理，凝滞气血，毒反内攻而肉反死矣。况运气得寒则不健，瘀血得寒则不散，败肉得寒则不溃，新肉得寒则不生，治者审焉。见《外科枢要》。

立斋曰：大抵疮之起发溃敛，皆血气使然，各人元气虚实不同，有不能发出而死者，有发出不能成脓而死者，有成脓不能腐溃而死者，有腐溃不能收敛而死者。敷贴之法，但可应酬轻小之证耳，若血气已竭，其患必死，不但敷贴不效，且气血喜温而恶寒，腠理喜通而恶塞，气血因而愈滞，肿患因而愈盛，邪气因而愈深，腐溃因而愈大，怯弱之人取败多矣。况疮疡乃七情相火，或食膏粱，或饵金石，以伤阴血，阳盛阴虚，受病于内而发于外，若不别气分血分，阴阳虚实，腐溃浅深，即服药尚有不能保生者，可敷贴而已乎？

施二守项右患一核，用凉药敷贴，颈皆肿。又敷之，肿胤胸腋，冷应腹内，不悟凉药所致，尚以为毒盛，形体困惫，自分不起，延余治之。见其敷药处热气如雾，急令去药，良久疮色变赤，刺出脓血，用托里药而愈。张侍御发背，专用敷药，疮黯不起，胸膈闷气，不能呼吸，自分不治，余用辛温托里药而愈。一男子臀痈腐溃，肌肉不生，用药敷之，肌肉四沿反硬。予诊之，脉涩而弱，此气血俱虚，不能营于患处，故敷凉药反硬，乃血气受寒凝结而非毒也，用大补药而愈。一男子患胸疽，肿高作痛，肿处敷药，痛虽止而色变黯，肿外作痛，仍敷之，肉色亦黯，喉内作痛。不悟此为凉药所误，反尽颈敷之，其颈皆溃而死。一男子因怒，左胁肿一块，不作痛，脉涩而浮。余曰：此肝经邪火炽盛，而真气不足为患，宜培养血气为主。彼以草药敷贴，遂致不救。王安人发背，正溃时欲速效，敷以草药，即日而死。张宜人年逾六十，患发背三日，肉色不变，头如粟许，肩背肿，脉洪数，寒热饮冷。予以人参败毒散二剂，及隔蒜灸五十余壮，毒大发，背始轻。再用托里药，渐溃，因血气虚甚而作渴，用参、芪、归、熟等药而渴亦止。彼欲速效，乃自用草药罨患处，毒气复入，遂不救。薛案。

凡痈疡肿痛，宜用围药敷治者，惟降痈散为第一，无论阴毒阳毒，皆所宜也。

腐肉十六

齐德之曰：夫疮疡生于外，皆由积热蕴于内。《内经》谓血热肉败，荣卫不行，必将为脓，留于节腠，必将为败。盖疮疽脓溃之时，头小未破，疮口未开，或毒气未出，疼痛难忍，所以立追蚀腐溃之法，使毒气外泄而不内攻，恶肉易去，好肉易生也。若纴其疮而血出不止者，则未可纴，于疮上掺追蚀之药，待其熟，可纴方纴。若纴其疮而痛应心根者，亦不可强纴之，误触其疮，焮痛必倍，变证不无，不可不慎也。若疮疖脓成未破，于上薄皮剥起者，即当用破头代针之剂安其上，以膏贴之，脓出之后，用搜脓化毒之药，取效如神矣。若脓血未尽，便用生肌敛疮之剂，欲其早愈，殊不知恶肉未尽，其疮早合，后必再发，不可不慎也。

立斋曰：疮疡之证，脓成者当辨其生熟浅深，肉死者当验其腐溃连脱。余尝治脉证虚弱者，用托里之药，则气血壮而肉不死；脉证实热者，用清热之剂，则毒气退而肉自生。凡疮聚于筋骨之间，肌肉之内，皆因血气虚弱，用十全大补汤壮其脾胃，则未成者自散，已成者自溃，又何死肉之有？若不大痛，或不痛，或不赤，或内脓不溃，或外肉不腐，乃血气虚弱，宜用桑枝灸，及十全大补加姜、桂壮其阳气，则四畔即消，疮头即腐，其毒自解，又何待于针割！若脾胃虚弱，饮食少思，

用六君倍加白术壮其营气，则肌肉受毒者自溃，已死者自话，

已溃者自敛。若初起或因克伐，或犯房事，以致色黯而不痛者，乃阳气脱陷，变为阴证也，急用参附汤温补回阳，亦有可生。又曰：夫腐肉者，恶肉也。大凡痈疽疮肿溃后，若有腐肉凝滞者，必取之，乃推陈致新之意。若壮者筋骨强盛，气血充溢，真能胜邪，或自去，或自平，不能为害。若年高怯弱之人，血液少，肌肉涩，必迎而夺之，顺而取之，是谓定祸乱以致太平，设或留而不去，则有烂筋腐肉之患。如刘大尹、汪夫人，取之及时，而新肉即生，得以全愈。金工部、郑挥使，取之失期，大溃而毙。予尝见腐肉既去，虽少壮者，不补其气血尚不能收敛；若怯弱者，不取恶肉，不补血气，未见其生也。故古人曰：坏肉恶于狼虎，毒于蜂虿，缓去之则能贼性命，信哉！又曰：疮疡之证，若毒气已结，肿赤炽盛，中央肉死黯黑者，内用托里健脾之剂，外用乌金膏涂之，则黯处渐低，赤处渐起，至六七日间，赤黯之界，自有裂纹如刀划状，其黯渐溃。若用铍针利剪徐去犹好，须使不知疼痛，不见鲜血为善。若脓未流利，宜用针于纹中引之；若脓水已出，肿痛仍作，乃内筋间隔，亦用针引之。若元气虚弱，误服克伐之剂，患处不痛，或肉死不溃者，急温补脾胃，亦有复生者。后须纯补脾胃，庶能收敛。此则不可妄用针刀，若误用之，以去肉出血，使阳随阴散，是速其危也。

论外通用方

针头散外一四四　去腐管

代针膏外一四五　溃头

透骨丹外一四三　溃头

猪蹄汤外一二五　洗腐

舍时从证十七

立斋曰：经云诸痛痒疮，皆属于心。若肿赤烦躁，发热大痛，饮冷便秘作渴，脉洪数实者，为纯阳，虽在严冬之时，必用大苦寒之剂以泻热毒；若不肿不痛，脉细皮寒，泻利肠鸣，饮食不入，呕吐无时，手足厥冷，是为纯阴，虽在盛暑之时，必用大辛温热之剂以助阳气，不拘严寒盛暑，但当舍时从证。若微肿微痛，似溃不溃，时出清脓者，为半

阴半阳，宜用辛热之剂温补胃气，此亦治阴阳法也。经曰：用寒远寒，用热远热。有假者反之。虽违其时，必从其证，若执常法，无不误矣。壬午仲冬，金台一男子患腹痛，误服干姜理中丸，即时口鼻出血，烦躁发狂，入井而死。辛卯冬，一吏患伤寒，误服附子药一盅，下咽发躁，奔走跌死。夫盛暑之际，附子、姜、桂三药并用，连进三四剂无事，严冬时令，三药单用一味，止进一剂者即死，可见罗谦甫先生有舍时从证、权宜用药之妙。余宗此法，凡冬间疮证，如脉沉实洪数，大便秘，疮焮痛，烦躁，或饮冷不绝者，即用硝、黄、芩、连之剂攻之。虽在夏令，而脉见虚弱或浮大，疮不溃，脓清稀，恶寒饮者，即用姜、桂、参、芪之剂补之。如脉见沉细，疮不溃不痛，作呃逆，手足冷，大便不实，或泻利，或腹痛，更加附子，皆获脾肿甚，上至肩，下至手指，色变皮肤凉，六脉沉细而微，此乃脉证俱寒。余举疡医孙彦和视之，曰：此乃附骨痈，开发已迟。以燔针启之，脓清稀解，次日，肘下再开之，加呃逆不绝。彦和与丁香柿蒂散两剂，稍缓。次日，呃逆尤甚，自利，脐腹冷痛，腹满，饮食减少，时发昏愦。于左乳下黑尽处灸二七壮，又处托里温中汤，用干姜、附子、木香、沉香、茴香、羌活等药，㕮咀一两半欲与服。或者曰：诸痛痒疮疡，皆属心火。又当盛暑之时，用干姜、附子可乎？予应之曰：理所当然，不得不然。《内经》曰：脉细皮寒，泻利前后，饮食不入，此谓五虚。况呃逆者，胃中虚寒故也。诸痛痒疮疡皆属心火，是言其定理也，此证内外相反，须当舍时从证，非大方辛热之剂急治之，则不能愈也。遂投之，诸证悉去，饮食倍进，疮势温，脓色正。彦和复用五香汤数服，后月余平复。噫！守常者，众人之见；知变者，知者之能。知常不知变，因细事而取败者，亦多矣，况乎医哉！见罗氏《卫生宝鉴》。

愚意罗先生以舍时从证之法垂训后人，诚百世不磨之要道也。但时之迁变，本所难知，而证之幽显，尤不易识。何也？盖常人之所谓时者，春夏秋冬之时也，岁岁时常之主气也，谁不得而知之？而不知五六周环，则长夏有寒淫之令，三冬有炎暑之权，此则虽若舍时，而实以从时，昧者固能知此乎？又如察证之法，则凡脉细皮寒，泄泻厥冷之类，是皆已见之寒证也，又谁不得而知之？不知其来有源，其甚有渐，即诸证未见之前，而本来已具，此际便难错认，使必待焦头烂额，而后曲突徒薪，则已晚矣。此罗先生之所以明已然，而余则更为虑未然，盖恐人之见之迟而无及于事也。虽然，余常见今人之于已然者尚不能见，而复欲其见未然，诚哉迂矣！然余慨然之念，则不能不道其详，而深望于知音者。

阳气脱陷十八

立斋曰：疮疡阳气脱陷，或因克伐之剂，或因脓血大泄，或因吐泻之后，或因误以入房。大凡溃后劳后，元气亏损，或梦遗精脱，或脉数便血，或外邪乘虚而入，以致发热头痛，小便淋涩，或目赤烦喘，气短头晕，体倦热渴，意欲饮水投水，身热憎寒，恶衣，扬手掷足，腰背反张，郑声自汗，脉浮洪大，此无根虚火之假热证也。若畏寒头痛，咳逆呕吐，耳聩目蒙，小便自遗，泻利肠鸣，里急腹痛，玉茎短缩，齿牙浮痛，肢体麻痹，冷汗时出，或厥冷身痛，咬舌啮唇，舌本强硬，呃逆喘促，脉微沉细，此阳气脱陷之真寒证也。凡此危候，无论脉证，但见有一二，急用参附汤或用托里消毒散去连翘、白芷、金银花三味，急加桂、附大剂补之，多有复生者。

内翰杨皋湖，孟夏患背疽，服克伐之剂，二旬余矣，漫肿坚硬，重如负石，隔蒜灸五十余壮，背遂轻。以六君加砂仁二剂，涎沫涌出，饮食愈少，此脾虚阳气脱陷也。剂用温补，反呕不食，仍用前药作大剂，加附子、姜、桂，又不应，遂以参、芪各一斤，归、术、陈皮各半斤，附子一两，煎服。三日而尽，流涎顿止，腐肉顿溃，饮食顿进。再用姜、桂等药托里健脾，腐脱而疮愈矣。少参史南湖之内，夏患疽不起发，脉大而无力，发热作渴，自汗盗汗，用参、芪大补之剂，益加手足逆冷，大便不实，喘促时呕，脉细微，按之如无，惟太冲不绝，仍以参、芪、白术、当归、茯苓、陈皮计斤许，加附子五钱，水煎二盅作一服，诸证悉退，脉息顿复。翌日，疮起而溃，仍用前药。四剂后，日用托里药调理，两月余而愈。薛案。

一妇人于癸卯冬，失物发怒，缺盆内微肿。甲辰春，大如覆碗，左肩胛亦肿，肉色如故。或针出鲜血三碗许，腹痛如锥，泄泻不止，四肢逆冷，呕吐恶寒，或时发热，绝食已七日矣，其脉洪大，时或微细，此阳气脱陷也。用六君加炮姜三钱、附子二钱，早服至午不应，再剂加附子五钱，熟睡，觉来诸证顿退六七，可进稀粥。再四剂，诸证悉退，饮食如故，缺盆始痛。针出清脓二碗许，诸证复至，此虚极也，以十全大补加姜、桂、附各一钱，三剂而安。后减姜、附各五分，与归脾汤兼服，五十余剂而愈。薛案。

温补案则十九

留都郑中翰，仲夏患发背已半月，疮头十余枚，皆如粟许，漫肿坚硬，根如大盘，背重如负石，即隔蒜灸五十余壮，其背顿轻。彼因轻愈，不守禁忌，三日后大作，疮不起发，但苦作痛，用活命饮四剂，势少退，用香砂六君子汤四剂，饮食少进。彼恃知医，自用败毒药二剂，饮食益少，口流涎沫，若不自知，此脾虚之甚也。每用托里药，加参、芪各三钱，彼密自拣去大半，后虽用大补药加姜、桂，亦不应。遂令其子以参、芪各一斤，归、术各半斤，干姜、桂、附各一两，煎膏一罐，三日饮尽，涎顿止，腐顿溃，食顿进。再用托里健脾药，腐肉自脱而愈。下俱薛案。

张侍御患背疮三枚，皆如粟，彼以为小毒，服清热化痰药，外用凉药敷贴，数日尚不起，色黯不焮，胸中气不得出入，势甚可畏。连用活命饮二剂，气虽利，脓清稀．疮不起。欲用补剂，彼泥于素有痰火，不受参、术之补。因其固执，遂阳以败毒之剂与视之，而阴以参、芪、归、术各五钱，姜、桂各二钱，服二剂，背觉热，腐肉得溃，方信余言，始明用大补药乃愈。

南都聂姓者，时六月患发背，腐肉已去，疮口尺许，色赤焮肿，发热不食，欲呕不呕，服十宣散等药，自为不起，请余决之。其脉轻诊则浮而数，重诊则弱而涩，此溃后之正脉。然疮口开张，血气虚也；欲呕不呕，脾胃虚也；色赤焮肿，虚火之象也，尚可治。遂与十全大补汤加酒炒黄柏、知母、五味、麦门，及饮童便，饮食顿进，肌肉顿生。服至八剂，疮口收如栗许。又惑于人言，谓余毒未尽，乃服消毒药二剂，复发热昏愦，急进前药，又二十余剂乃愈。后两月，因作善事，一昼夜不睡，以致劳倦发热，似睡不睡，与前汤二剂，更加发热，饮食不进，惟饮热汤，后以前药加附子一钱，二剂复愈。

高秋官贞甫，孟秋发背，色黯而硬，不痛不起，脉沉而细，四肢逆冷，急用大艾隔蒜灸三十余壮，不痛，遂用艾如粟大者着肉灸七壮，乃始知痛。与六君子汤二剂，每剂入附子二钱，不应；后剂又加肉桂二钱，始应而愈。

一男子胁肿一块，日久不溃，按之微痛，脉微而涩，此形证俱虚也。经曰：形气不足，病气不足，当补不当泻。予以人参养营汤治之，彼不信，乃服流气饮，虚证悉至，方服前汤，月余少愈。但肿处尚硬，以艾叶炒热熨患处，至十余日脓成，以火针刺之，更灸以豆豉饼，又服十全大补汤百剂而愈。

定痛二十

齐氏曰：疮疽之证候不同，凡寒热虚实皆能为痛，故止痛之法，殊非一端。世人皆谓乳、没珍贵之药，可住疼痛，而不知临病制宜，自有方法。盖热毒之痛者，以寒凉之药折其热而痛自止也；寒邪之痛，以温热之剂熨其寒则痛自除也。因风而痛者除其风，因湿而痛者导其湿。燥而痛者润之，塞而痛者通之，虚而痛者补之，实而痛者泻之。因脓郁而闭者开之，恶肉侵溃者去之，阴阳不和者调之，经络秘涩者利之。临机应变，方为上医，不可执方而无权也。

立斋曰：疮疡之作，由六淫七情所伤，其痛也，因气血凝滞所致。假如热毒在内，便秘而作痛者，内疏黄连汤导之。热毒炽盛，焮肿而作痛者，黄连解毒汤治之，不应，仙方活命饮解之。瘀血凝滞而作痛者，乳香定痛丸和之。作脓而痛者，托里消毒散排之。脓胀而痛者针之，脓溃而痛者补之。若因气虚而痛，四君加归、芪；血虚而痛，四物加参、芪。肾虚而痛，六味地黄丸；口干作渴，小便频数者，加减八味丸。此皆止痛之法也，慎勿概用寒凉之药。况血气喜温而恶寒，若冷气入里，血即凝滞，反为难瘥之证矣。丹溪云：脓出而反痛，此为虚也，宜补之，秽气所触者和解之，风寒所逼者温散之。若专用龙、竭生肌，乳、没止痛，吾知其必无效也。

凡痈毒焮肿赤痛之甚者，虽内治之法已具如前，然煎剂功缓而痛急难当者，必须外用敷药。既欲其止痛，又欲其散毒，则无如降痈散之神妙也。

生肌收口二一 附成漏证

陈良甫曰：痈疽之毒有浅深，故收敛之功有迟速，断不可早用收口之药，恐毒气未尽，后必复发，为患非轻。若痈久不合，其肉白而脓少者，此气血俱虚，不能潮运，而疮口冷涩也。每日用艾叶一把煎汤，避风热洗，及烧松香烟熏之，或用猪蹄汤洗之，更以神异膏贴之，必须守禁调理，否则不效。又曰：脉得寒则下陷，凝滞肌肉，故曰留连肉腠，是为冷漏，须温补之。

丹溪曰：诸经惟少阳、厥阴之生痈者宜须防之，以其多气少血也。血少则肌肉难长，故疮久未合，必成败证。苟反用驱利毒药，以伐其阴分之血，祸不旋踵矣。

立斋曰：肌肉者，脾胃之所主；收敛者，血气之所使。但当纯补脾胃，不宜泛敷生肌之剂。夫疮不生肌而色赤甚者，血热也，四物加山栀、连翘；色白而无神者，气虚也，四君加当归、黄芪；晡热内热，阴血虚也，四物加参、术；脓水清稀者，气血虚也，十全大补汤；食少体倦，脾气虚也，补中益气汤；烦热作渴，饮食如常，胃火也，竹叶黄芪汤，不应，竹叶石膏汤；热渴而小便频数，肾水虚也，用加减八味丸料煎服。若败肉去后，新肉微赤，四沿白膜者，此胃中生气也，但用四君子汤以培补之，则不日自敛。若妄用生肌之药，余毒未尽而反益甚耳。殊不知疮疡之作，由胃气不调；疮疡之溃，由胃气腐化；疮疡之敛，由胃气荣养。东垣云：胃乃发生之源，为人生之本。丹溪亦谓治疮疡当助胃壮气，使根本坚固。诚哉是言也，可不慎欤？又曰：若肌肉伤而疮口不敛，用六君子汤以补脾胃；若气虚恶寒而疮口不敛，用补中益气汤以补脾肺；若血虚发热而疮口不敛，用四物、参、术以滋肝脾；若脓多而疮口不敛，用八珍汤或十全大补汤以养血气，如不应，但用四君、归、芪以补脾胃，更不应，乃属命门火衰，急用八味丸以壮火生土。若脉数发渴者难治，以真气虚而邪气实也。又曰：生肌之法，当先理脾胃，助气血为主。若气血俱虚不能生者，当用托里之剂；若有风寒袭于疮所不能生者，宜用豆豉饼灸之。若流注顽疮，内有脓管，或瘀肉，或疬核，须用针头散腐之，锭子尤妙。如背疮、杖疮、汤火疮大溃，当用神效当归膏，则能去腐生新止痛，大有神效。又曰：痈疽溃后，毒尽则肉自生。常见世之治者，往往用龙骨、血竭之属以求生肌，殊不知余毒未尽，肌肉何以得生？气血既虚，龙、竭岂能得效？设若脓毒未尽，就用生肌，则反增溃烂，壮者轻者不过复溃，或迟敛而已；怯者重者必致内攻，或溃烂不敛，反致危矣。又曰：凡疮疡成漏，皆因元气不足，营气不从，阳气虚寒，则寒气逆于肉理，稽留血脉，腐溃既久，即成是患。故凡治不足之证，于其初患，便当内用参、芪、归、术温补脾胃，外用桑枝、葱熨接补阳气，使自消散。若久而不能成脓，亦用前二法补助以速之；若脓既成而不溃，用艾于当头灸数炷而出之，却服十全大补汤。患者又当慎起居，节饮食，庶几收敛。若用冷针开刺，久而内出清脓，外色黑黯，或误用生肌散速其口敛，反束其邪，必成败证。

诸疮患久成漏，常有脓水不绝，其脓不臭，若无歹肉者，法用炮附子去皮尖为细末，以唾津和为饼如三钱厚，安疮上以艾炷灸之。漏大艾亦大，漏小艾亦小，但灸令微热，不可令痛，干则易之，每灸一二十壮不论。灸后贴以膏药，隔二三日，又如前再灸，更服大补气血之药，直至肉平为度。或用炮附子切片三分厚灸之亦可。或用江西淡豆豉为饼，多灸之亦效。若疮久成漏，外有腐肉，内有脓管，不能收口者，以针头散和作细条纴入口内，外用膏药贴之，待脓管尽去，自然渐平收口。或先用灸法，数日后用此纴药，亦可仍内服十全大补等药。

郭氏灸法：疮疽久不收敛，及有脓水恶物，渐溃根深者，用白面、硫黄、大蒜三物，一处捣烂，看疮大小捻作饼子，厚约三分，安于疮上，用艾炷灸二十一壮，一灸一易。后隔四五日用药锭、针头散等药纴入疮内，歹肉尽去，好肉长平，然后贴收敛之药，内服应病之剂调理即瘥矣。

一男子年逾二十，禀弱，左腿外侧患毒，三月方溃，脓水清稀，肌肉不生，以十全大补汤加牛膝，二十余剂渐愈，更以豆豉饼灸之，月余而痊。一妇人左臂结核，年余方溃，脓清不敛，一男子患贴骨痈，腿细短软，疮口不合，俱用十全大补汤，外以附子饼及贴补药膏，调护得宜，百剂而愈。大凡不足之证，宜大补之剂兼灸，以补接阳气，祛散寒邪为上。京师董赐年逾四十，胸患疮成漏，日出脓碗许，喜饮食如常，以十全大补汤加贝母、远志、白敛、续断，灸以附子饼，脓渐少，谨调护，岁余而愈。薛案。

用香散药二二

伍氏曰：气血闻香则行，闻臭则逆。大抵疮疡多因营气不从，逆于肉理，故郁聚为脓，得香散药则气流行，故当多服五香连翘汤、万金散、清心内固金粉散。凡疮本腥秽，又闻臭浊则愈甚。若毒气入胃则为咳逆，古人用此，可谓有理。且如饮食，调令香美则益脾土，养真元，保其无虞矣。

立斋曰：今人有疮疡，不审元气虚实，病之表里，病者多喜内消，而医者即用十宣散及败毒散、流气饮之类。殊不知十宣散虽有参、芪，然防风、白芷、厚朴、桔梗皆足以耗气，况不分经络、时令、气血多少而概用之乎！败毒散乃发表之药，果有表证，亦止宜一二服，多则元气反损，其毒愈盛，虽有人参，莫能补也，况非表证而用之乎！流气饮乃耗血之剂，果气结隔满，亦止宜二三服，多则血气愈伤。夫血气凝滞，多因营卫气弱不能运行，岂可复用流气饮以益其虚？况诸经气血多寡不同，而流气饮通行十二经，则诸经皆为所损，反为败证，虽有芎、归，亦难倚仗，若服之过度，则气虚血耗，何以成脓？苟不察其由而泛投克伐之剂，能无危乎？此三药者，其不可轻用亦明矣。河间云：凡疮止于一经，或兼二经者，止当求责其经，不可干扰余经也。

槐花酒二三

槐花治湿退热之功最为神速，大抵肿毒非用蒜灸及槐花酒先去其势，虽用托里诸药，其效未必甚速，惟胃寒之人不可过用

滁州于侍御，髀胛患毒痛甚，服消毒药其势未减，即以槐花酒一服，势遂大退，再以托里消毒之药而愈。王通府患发背十余日，势危脉大，先以槐花酒二服杀退其势，更以败毒散二剂，再以托里药数剂，渐溃。又用桑柴燃灸患处，每日灸良久，仍以膏药贴之，灸至数次，脓温腐脱，以托里药加白术、陈皮，月余而愈。刘大尹发背六七日，满背肿痛，势甚危，与隔蒜灸百壮，饮槐花酒二碗，即睡觉，以托里消毒药，十去五六，令以桑枝灸患处而溃，数日而愈。一上舍肩患疽，脉数，以槐花酒一服，势顿退，再与金银花、黄芪、甘草，十余服而平。薛案。

忍冬酒二四

忍冬酒治痈疽发背，初发时便当服此。不问疽发何处，或妇人乳痈，皆有奇效。如或处乡落贫家，服此亦便且效。仍兼以麦饭石膏及神异膏贴之，甚效。

一园丁患发背甚危，令取金银藤五六两捣烂，入热酒一盅，绞取酒汁温服，柤罨患处，四五服而平。彼用此药治疮，足以养身成家，遂弃园业。诸书云：金银花治疮疡，未成者即散，已成者即溃，有回生之功。一男子患脑痈，其头数多，痛不可忍，先服消毒药不应，更以忍冬酒服之，即酣睡，觉而势去六七，再四剂而消。又一男子所患尤甚，亦令服之，肿痛顿退，但不能平，加以黄芪、当归、栝蒌仁、白芷、甘草节、桔梗，数剂而愈。一男子被鬼击，身有青痕作痛，以金银花煎汤，饮之即愈。本草谓此药大治五种飞尸，此其验也。

肿疡二五

若用补之法，亦但察此二者，凡气道壅滞者不宜补，火邪炽盛者不宜温。若气道无滞，火邪不甚，或饮食二便清利如常，而患有危险可

畏者，此虽未见虚证，或肿疡未溃，亦宜即从托补。何也？盖恐困苦日立斋曰：肿高焮痛脉浮者，邪在表也，宜托之。肿硬痛深脉沉者，邪在里也，宜下之。外无焮肿，内则便利调和者，邪在经络也，当调营卫。焮肿烦躁，或咽干作渴者，宜降火。焮肿发热，或拘急，或头痛者，邪在表也，宜散之。大痛或不痛者，邪气实也，隔蒜灸之，更用解毒。烦躁饮冷，焮痛脉数者，邪在上也，宜清之。恶寒而不溃者，气虚兼寒邪也，宜宣而补之。焮痛发热，汗多大渴，便结谵语者，结阳证也，宜下之。不作脓，或熟而不溃者，虚也，宜补之。又曰：大抵痈肿之证，不可专泥于火为患，况禀有虚实及老弱不同，岂可概用寒凉之药。设若毒始聚，势不盛者，庶可消散。尤当推其病因，别其虚实。若概用凉药，必致误事。如脓将成，邪盛气实者，用消毒之剂先杀其毒，虽作脓不为大苦，溃亦不甚，若就用托里，必益其势。如脓将成不成及不溃者，方用托里。脓成势盛者针之，脓一出，诸证悉退矣。

丹溪曰：肿疡内外皆壅，宜以托里表散为主，如欲用大黄，宁无孟浪之非。溃疡内外皆虚，宜以补接为主，如欲用香散，未免虚虚之失。

愚意前论肿疡有云忌补宜下者，有云禁用大黄者，此其为说若异，而亦以证有不同耳。盖忌补者，忌邪之实也；畏攻者，畏气之虚也。即如肿疡多实，溃疡多虚，此其常也。然肿疡亦多不足，则有宜补不宜泻者；溃疡亦或有余，则有宜泻不宜补者，此其变也。或宜补，或宜泻，总在虚实二字。然虚实二字最多疑似，贵有定见。如火盛者，宜清者也；气滞者，宜行者也；既热且壅，宜下者也；无滞无壅，则不宜妄用攻下，此用攻之宜禁者也。至久，无损自虚，若能预固元气，则毒必易化，脓必易溃，口必易敛，即大羸大溃犹可望生。若必待虚证叠出，或既溃不能收敛，而后勉力支持，则轻者必重，重者必危，能无晚乎？此肿疡之有不足也，所系非细，不可不察。向予长男生在癸丑，及乙卯五月，甫及二周而患背疽。初起时，背中忽见微肿，数日后按之，则根深渐阔，其大如碗，而皮色不变，亦不甚痛，至十余日，身有微热，其势滋甚。因谋之疡医，或云背疽，或云痰气，或曰荤腥温补一毫不可入口，乃投以解毒之药，一剂而身反大热，神气愈困，饮食不进矣。予危惧之甚，因思丹溪有云：痈疽因积毒在脏腑，当先助胃气为主，使根本坚固，而以行经活血佐之。又曰：但见肿痛，参之脉证虚弱，便与滋补，气血无亏，可保终吉。是诚确论也。因却前医，而专固元气以内托其毒，选用人参三钱，制附子一钱，佐以当归、熟地、炙甘草、肉桂之属，一剂而饮食顿进，再剂而神彩如旧，抑何神也！由是弛其口腹，药食并进，十剂而脓成，以其根深皮厚，复用针出脓甚多，调理月余而愈。向使倾信庸流，绝忌温补滋味，专意解毒，则胃气日竭，毒气日陷，饮食不进，倘致透膈内溃，则万万不保矣。且此儿素无虚病，何敢乃尔？盖以其既属阴证，又无实邪，见自确真，故敢峻补脾肾，方保万全。呜呼！医之关系，皆是类也。因录此案，用告将来，以见肿疡溃疡，凡虚证未见，而但无实热壅滞可据者，便宜托补。如此则其受益于不识不知，有非可以言语形容者。新案。

肿疡不足二六

汪太夫人年逾八十，脑疽已溃，发背继生，头如粟米，脉大无力。此膀胱经湿热所致，然脉大无力，乃血气衰也，遂以托里消毒散，数服稍可，更加参、芪之剂，虽疮起而作渴，此气血虚甚，以人参、黄芪各一两，当归、熟地各五钱，麦冬、五味各一钱，数服渴止而愈。此不有脏腑能言，气血能告，岂能省悟？病者至死皆归于命，深可哀也。又有患者气质素实，或有痰不服补剂，然不知脓血内溃，气血并虚，岂不宜补？余常治疮，阴用参、芪大补之剂，阳书败毒之名，与服之俱不中满，疮亦随效。虚甚者尚加姜、桂，甚至附子，未尝有不效也。薛案。

溃疡二七

立斋曰：脓熟不溃者，阳气虚也，宜补之。瘀肉不腐者，宜大补阳气，更以桑木灸之。脓清不敛者，气血俱虚，宜大补。脓后食少无睡，或发热者，虚也，宜补之。倦怠懒言，食少不睡者，虚也，宜补之。寒气袭于疮口，不能收敛，或陷下不敛者，温补之。脉大无力或微涩者，气血俱虚也，峻补之。出血或脓多，烦躁不眠者，乃亡阳也，急补之。凡脓溃而清，或疮口不合，或聚肿不赤，肌寒肉冷，自汗色脱者，皆气血俱虚也，非补不可。凡脓血去多，疮口虽合，尤当补益，务使气血平复，否则更患他证，必难治疗也。又曰：大抵脓血大泄，当大补血气为先，虽有他证，以末治之。凡痈疽大溃，发热恶寒，皆属气血虚甚，若左手脉不足者，补血药当多于补气药；右手脉不足者，补气药当多于补血药，切不可发表。大凡痈疽，全藉血气为主，若患而不起，或溃而不腐，或不收敛，及脓少或清，皆血气之虚也，俱宜大补之，最忌攻伐之剂。亦有脓反多者，乃气血虚而不能禁止也。常见气血充实之人患疮者，必肿高色赤，易腐溃而脓且稠，又易于收敛。怯弱之人多不起发，不腐溃，及难于收敛，若不审察而妄投攻剂，虚虚之祸不免矣，及患后更当调养。若瘰疬流注之属，尤当补益也，否则更患他证，必难措治，慎之！又曰：溃疡若属气血俱虚，固所当补；若患肿疡而气血虚弱者，尤宜预补，否则虽溃而不敛矣。又凡大病之后，气血未复，多致再发，若不调补，必变为他证而危。或误以疮毒复发，反行攻伐，则速其不起，深可为戒也。又曰：若疮疡肿焮痛甚，烦躁脉大，则辛热之剂不但肿疡不可用，即溃疡亦不可用也。

《太平圣惠方》云：凡痈疽脓溃之后，脉微涩迟缓者，邪气去而真气将复也，为易愈。若脉来沉细而直者，里虚而欲变证也。若脓血既去，则当脉静身凉，肿消痛息，如伤寒表证之得汗也。若反发热作渴，脉洪数者，此真气虚而邪气实也，死无疑矣。

溃疡有余 二八

溃疡有余之证，其辨有四：盖一以元气本强，火邪本盛，虽脓溃之后而内热犹未尽除，或大便坚实而能食脉滑者，此其形气病气俱有余，仍宜清利，不宜温补，火退自愈，亦善证也；一以真阴内亏，水不制火，脓既泄而热反甚，脉反躁者，欲清之则正气以虚，欲补之则邪气愈甚，此正不胜邪，穷败之证，不可治也；一以毒深而溃浅者，其肌膜之脓已溃，而根盘之毒未动，此乃假头，非真溃也，不得遽认为溃疡而概施托补，若误用之，则反增其害，当详辨也。又有一种，元气已虚，极似宜补，然其禀质滞浊，肌肉坚厚，色黑而气道多壅者，略施培补，反加滞闷，若此辈者，真虚既不可补，假实又不可攻，最难调理，极易招怨，是亦不治之证也。总之，溃疡有余者十之一二，故溃疡宜清者少，肿疡不足者十常四五，故肿疡宜补者多，此亦以痈疽之危险，有关生死者为言，故贵防其未然也。至若经络浮浅之毒，不过肿则必溃，溃则必收，又何必卷卷以补泻为辩也，观者审之。

一男子年逾三十，腹患痈肿，脉数喜冷。齐氏云：疮疡肿起坚硬，疮疽之实也。河间云：肿硬木闷，烦躁饮冷，邪气在内也。遂用清凉饮倍加大黄，三剂稍缓；次以四物汤加芩、连、山栀、木通，四剂遂溃，更以十宣散去参、芪、肉桂，加金银花、天花粉，渐愈。彼欲速效，自服温补药，遂致肚腹俱肿，小便不利，仍以清凉饮治之，脓溃数碗，再以托里药而愈。赵宜人年逾七旬，患鬓疽已溃，焮肿甚痛，喜冷脉实，大便秘涩。东垣曰：烦躁饮冷，身热脉大，精神昏闷者，皆脏腑之实也。遂以清凉饮一剂，肿痛悉退，更以托里消毒药三十余剂而平。若谓年高溃后，投以补剂，实实之祸不免矣。薛案。

溃疡作痛二九

立斋曰：脓出而反痛者，虚也，宜补之；脉数虚而痛者，属虚火，宜滋阴；脉数实而痛者，邪气实也，宜泄之；脉实便秘而痛者，邪在内也，宜下之；脉涩而痛者，气血虚寒也，温补之。大抵疮之始作也，先发为肿，气血郁积，蒸肉为脓，故多痛；脓溃之后，肿退肌宽，痛必渐减。若反痛者，乃虚也，宜补之。亦有秽气所触者，宜和解之；风寒所逼者，宜温散之。

丁兰年二十余，股内患毒日久，欲求内消。诊其脉滑数，知脓已成，因气血虚不溃，遂刺之，脓出作痛，以八珍汤治之，少可。但脓水清稀，更以十全大补汤加炮附子五分，数剂渐愈，仍服十全大补汤三十余剂而痊。一僧股内串肿一块，不痛不溃，治以托药，二十余剂脓成，刺之作痛。予谓肿而不溃，溃而反痛，此气血虚甚也，宜峻补之。彼云气无补法，予谓正气不足，不可不补，补之则气化而痛邪自除。遂以参、芪、归、术、熟地黄治之，两月余而平。薛按。

溃疡发热三十　附恶寒

用手摸热有三法，以轻手扪之则热，重按之则不热，是热在皮毛血脉也；重按之至筋骨之分则热，蒸手极甚，轻手则不热，是邪在筋骨之间也；不轻不重按之而热，是热在筋骨之上、皮毛血脉之下，乃热在肌肉也。

仲景曰：脉虚则血虚，血虚生寒，阳气不足也。寸口脉微为阳不足，阴气上入阳中，则洒淅恶寒；尺脉弱为阴不足，阳气下陷入阴中，则发热也。

王氏曰：病热而脉数，按之不鼓动，乃寒盛格阳而致之，非热也；形证似寒，按之而脉气鼓击于指下盛者，此为热甚拒阴而生病，非寒也。

东垣曰：发热恶热，大渴不止，烦躁肌热，不欲近衣，或目痛鼻干，但脉洪大，按之无力者，非白虎汤证也，此血虚发躁，当以当归补血汤主之。又有火郁而热之证，如不能食而热，自汗气短者，虚也，当以甘寒之剂泻热补气。如能食而热，口舌干燥，大便难者，当以辛苦大寒之剂下之，以泻火保水。又曰：昼则发热，夜则安静，是阳气自旺于阳分也；昼则安静，夜则发热烦躁，是阳气下陷入阴中也，名曰热入血室；昼夜发热烦躁，是重阳无阴也，当亟泻其阳，峻补其阴。

立斋曰：脉浮或弱而热，或恶寒者，阳气虚也，宜补气；脉涩而热者，血虚也，宜补血。脉浮数发热而痛者，邪在表也，宜散之；脉沉数发热而痛者，邪在里也，当下之。午前热者，补血为主；午后热者，补气为主。左手脉小于右手而热者，用血药多于气药，右手脉小于左手而热者，用气药多于血药。

发热烦躁三一

王太仆曰：大寒而甚，热之不热，是无火也，当治其心。大热而甚，寒之不寒，是无水也；热动复止，倏忽往来，时动时止，是无水也，当补其肾。故心盛则生热，肾盛则生寒；肾虚则寒动于中，心虚则热收于内。又热不胜寒，是无火也；寒不胜热，是无水也。夫寒之不寒，责其无水；热之不热，责其无火。热之不久，责心之虚；寒之不久，责肾之弱。治者当深味之。

立斋曰：疮疡发热烦躁，或出血过多，或脓溃大泄，或汗多亡阳，或下多亡阴，以致阴血耗散，阳无所依，浮散于肌表之间而非火也。若发热无寐者，血虚也，用圣愈汤。兼汗不止，气虚也，急用独参汤。发热烦躁，肉瞤筋惕，血气俱虚也，用八珍汤。大渴面赤，脉洪大而虚，阴虚发热也，用当归补血汤。肢体微热，烦躁面赤，脉沉而微，阴盛发躁也，用四君加姜、附。

作呕三二

立斋曰：喜热恶寒而呕者，宜温养胃气；脉细肠鸣，腹痛滑泻而呕者，宜托里温中；喜寒恶热而呕者，宜降火；脉实便秘而呕者，宜泻火。若不详究其源而妄用攻毒之药，则肿者不能溃，溃者不能敛矣。虽丹溪曰：肿疡时呕，当作毒气攻心治之；溃疡时呕，当作阴虚补之。殊不知此大概之言耳。况今之热毒内攻而呕者，十才一二；脾胃虚寒，或痰气而呕者，十居八九，故不可执以为言也。又曰：凡痈疡肿赤，痛甚烦躁，脉实而呕者，为有余，当下之；若肿硬不溃，脉弱而呕者，乃阳气虚弱，当补之。若呕吐少食者，乃胃气虚寒，当温补脾胃；若痛伤胃气，或感寒邪秽气而呕者，虽在肿疡，当助胃壮气。若妄用攻伐，多致变证不治。

薛氏《枢要》曰：疮疡作呕，不可泥于热毒内攻，而概用败毒等药。如热甚焮痛，邪气实也，仙方活命饮解之；作脓焮痛，胃气虚也，托里消毒散补之；脓熟胀痛，气血虚也，先用托里散，后用针以泄之；焮痛便秘，热壅于内也，内疏黄连汤导之；若因寒药伤胃而呕者，托里健中汤；胃寒少食而呕者，托里益中汤；中虚寒淫而呕者，托里温中汤；肝木乘脾而呕者，托里抑青汤；胃脘停痰而呕者，托里清中汤；脾虚自病而呕者，托里益黄汤；郁结伤脾而呕者，托里越鞠汤。又曰：大凡诸疮作呕，若饮冷便秘，是热毒也，黄连消毒散解之；饮冷便实，是胃火也，竹叶石膏汤清之；懒食饮汤，是胃虚也，补中益气汤补之；大便不实，喜饮热汤，是脾胃虚寒也，六君加炮姜以温之。常见脾虚弱者，用前散反心膈阴冷致呕，而喉舌生疮，乃肾水枯涸，虚火炎上也，其证甚恶，急用加减八味丸，亦有得生者。

热毒作呕证：如刘贵患腹痈，焮痛烦躁，脉实作呕。河间云：疮疡者，火之属，须分内外以治其本。若脉沉实者，先当疏其内，以绝其源。又曰：呕哕心烦，脉沉而实，肿硬木闷，或皮肉不变，邪气在内，宜用内疏黄连汤治之。然作呕脉实，毒在内也，遂以前汤通利二三行，诸证悉去，更以连翘消毒散而愈。金台王时亨年逾四十，患臂毒焮痛作呕，服托里消毒药愈甚，予用凉膈散二剂顿退，更以四物汤加芩、连，四剂而消。薛案。

胃寒作呕证：如顾浩室人，年逾四十，患发背，治以托里药而溃，忽呕而疮痛，胃脉弦紧，彼以为余毒内攻。东垣云：呕吐无时，手足厥冷，脏腑之虚也。丹溪云：溃后发呕不食者，湿气侵于内也。又云：脓出而反痛，此为虚也。今胃脉弦紧，木乘土位，其虚明矣。予欲以六君子汤加酒炒芍药、砂仁、藿香治之，彼自服护心散，呕愈甚。复邀治，仍用前药，更以补气血药，两月而愈。大抵湿气内侵，或感秽气而作呕者，必喜温而脉弱；热毒内攻而作呕者，必喜凉而脉数，必须辨认明白。亦有大便不实，或腹痛，或膨胀，或呕吐，或吞酸嗳腐，此皆肠胃虚寒也，以理中汤治之。如不应，加熟附子二三片。予尝饮食少思，吞酸嗳腐，诸药不应，惟服理中汤及附子理中丸有效。盖此证皆因冷气虚寒，不能运化郁滞所致，故用温补之剂，使中气温和，自无此证矣。张生患漆疮作呕，由中气虚弱，漆毒侵之，予以六君子汤加砂仁、藿香、酒炒芍药治之。彼不信，另服连翘消毒散，呕果甚，复邀治，仍用前药，外用麻油调铁锈末涂之而愈。薛案。

戴氏曰：如恶心者，无声无物，欲吐不吐，欲呕不呕，虽曰恶心，实非心经之病，皆在胃口上，宜用生姜，盖能开胃豁痰也。名元礼，南院使。

作渴三三

李氏曰：人病疽多有愈后发渴而不救者，十有八九。或先渴而后患疽者，为难治，急用加减八味丸可免前患。若疽安而渴者，服此丸则渴止；疽安而未渴者，预服此丸则永不生渴；或未发疽而先发渴者，服此不惟渴止，且疽亦不作，气血加壮，真神剂也。又曰：痈疽已安之后，或未安之际，口舌燥黄如鸡内金者，为肾水枯竭，心火上炎，此证最恶。古人云：玉华池竭七庙亡。若误投以丹药，则祸在反掌，急用加减八味丸、桑枝煎、五味子汤以滋补之。又：一贵人病疽，未安而渴作，一日饮水数升，予以加减八味丸治之。诸医大笑云：此能止渴，我辈当不复业医。皆用木瓜、紫苏、乌梅、人参、茯苓、百药煎等剂，服多而渴愈甚。不得已用此药，三日而渴止，久服遂不复渴，饮食加倍，健于少壮。盖此药非出鄙见，自为儿时闻先君言，有人病渴用渴药，累年不愈，一名医使服此药，降心火，生肾水为最。家藏此方，亲用尝验，患者当知所鉴。详《外科精要》。

马益卿曰：痈疽作渴，乃气血两虚，宜用参、芪以补气，当归、地黄以养血，或用黄芪六一汤，或用忍冬丸。其方以忍冬藤入瓶内，加无灰酒，微火煨一宿，取出晒干，少加甘草，俱为末，仍用余酒调糊为丸，桐子大，每服百余丸，温酒下。兼治五痔诸瘘气。

立斋曰：尺脉大或无力而渴者，宜滋阴降火；上部脉沉实而渴者，宜泻火；上部脉洪数而渴者，宜降火；胃脉数而渴者，宜清胃火；气虚不能生津液而渴者，宜补中气；脉大无力或微弱而渴者，宜补气血；脓血大泄，或疮口出血而渴者，宜大补气血，如不应，急用独参汤。

薛氏《枢要》曰：疮疡作渴，若焮肿发热，便利调和者，上焦热也，用竹叶石膏汤；肿痛发热，大便秘涩者，内脏热也，用四顺清凉饮；焮肿痛甚者，热毒蕴结也，用仙方活命饮；漫肿微痛者，气血虚壅也，用补中益气汤；若胃火消烁而津液短少者，用竹叶黄芪汤；若胃气虚弱不生津液者，用补中益气汤；若胃气受伤，内无津液者，用七味白术散；若肾水干涸作渴，或口舌干燥者，用加减八味丸。或先口干作渴，小便频数，而后患疽，或疽愈后作渴饮水，或舌黄干硬，小便数而疽生者，尤其恶也。苟能逆知其因，预服加减八味丸、补中益气汤以滋化源，可免是患。《心法》曰：予治疮疡作渴，不问肿溃，但脉数发热而渴，以竹叶黄芪汤治之。脉不数，不发热，或脉数无力而渴，或口干，以补中益气汤。若脉数而便秘，以清凉饮。若尺脉洪大，按之无力而渴，以加减八味丸。若治口燥舌黄，饮水不歇，此丸尤效。

泻痢三四

立斋曰：疮疡大便泄泻，或因寒凉克伐，脾气亏损；或因脾气虚弱，食不克化；或因脾虚下陷，不能升举；或因命门火衰，不能生土；或因肾经虚弱，不能禁止；或因脾肾虚寒，不能司职。所主之法：若寒凉伤脾，六君加木香、砂仁，送二神丸；脾虚下陷，用补中益气送二神丸；命门火衰，用八味丸料送四神丸；肾虚不禁，用姜附汤加吴茱萸、五味；脾肾虚寒，用参附汤送四神丸。《病机》云：脉沉而细，身不动作，睛不了了，饮食不下，鼻准气息者，姜附汤主之。身重四肢不举者，参附汤主之。仲景云：下痢肠鸣，当温之。脉迟紧，痛未止，当温之。大孔痛，当温之。心痛，当救里，可与理中、附子、四逆辈。《精要》云：痈疽呕泻，肾脏虚者不治。凡此难治之证，如按前法治之，多有可生者。

御医王彭峰之内，年逾四十，背疽不起发，泄泻作呕，食少厥逆，脉息如无，属阳气虚寒，用大补剂加附子、姜、桂，不应；再加附子二剂，泻愈甚；更以大附子、姜、桂各三钱，参、芪、归、术各五钱，作一剂，腹内始热，呕泻乃止，手足渐温，脉息遂复；更用大补而溃，再用托里而敛。十年后，仍患脾胃虚寒而殁。薛案。

大便秘结三五

立斋曰：疮疡大便秘结，若作渴饮冷，其脉洪数而有力者，属实火，宜用内疏黄连汤。若口干饮汤，其脉浮大而无力者，属气虚，宜用八珍汤。若肠胃气虚血燥而不通者，宜用十全大补汤培养之。若疮证属阳，或因入房伤肾而不通者，宜用前汤加姜、附回阳，多有得生者。若饮食虽多，大便不通，而肚腹不胀者，此内火消烁，切不可通之。若肚腹痞胀而直肠干涸不通者，宜用猪胆汁导之。若误行疏利，复伤元气，则不能溃敛。经曰：肾开窍于二阴。藏精于肾，津液润则大便如常。若溃疡有此，因气血亏损，肠胃干涸，当大补为善。设若不审虚实，而一于疏利者，鲜有不误。若老弱或产后而便难者，皆气血虚也，猪胆汁最效，甚者多用之。更以养血气药助之，万不可妄行攻伐。

居宾鸥仲夏患发背，黯肿尺余，皆有小头如铺粟状，四日矣。此真气虚而邪气实也，遂隔蒜灸之，服活命饮二剂，其邪顿退，乃纯补其真阴，又将生脉散以代茶饮，疮邪大退。余因他往，三日复视之，饮食不入，中央肉死，大便秘结，小便赤浊。余曰：中央肉死，毒气盛而脾气虚也；大便不通，肠虚而不能传送也；小便赤浊，脾虚而火下陷也，治亦难矣。彼始云：莫非间断补药之过也？余曰：然。乃急用六君子加当归、柴胡、升麻，饮食渐进，大便自通。外用乌金膏涂中央三寸许，四围红肿渐消，中央黑腐渐去，乃敷当归膏，用地黄丸与前药间服，将百剂而愈。薛案。

小便淋涩不利 三六

立斋曰：疮疡小便淋漓频数，或茎中涩者，肾经亏损之恶证也，宜用加减八味丸以补阴。足胫逆冷者，宜用八味丸以补阳。若小便频而黄者，宜用四物汤加参、术、麦门、五味以滋肺肾。若小便短而少者，宜用补中益气加山药、麦门、五味以补脾肺。若热结膀胱而不利者，宜用五淋散以清热。若脾气燥热而不能化者，宜用黄芩清肺饮以滋阴。若膀胱阴虚，阳无以生者，宜用滋肾丸；若膀胱阳虚，阴无以化者，宜用六味地黄丸。肾虚之患，多传此证，非滋化源则不救。若用黄柏、知母反泻其阳，是速其危也。若老人阴痿思色，精气内败，茎中痛而不利者，用加减八味丸加车前子、牛膝，不应，更加附子，多有复生者。若精已竭而复耗之，大小便中牵痛，愈痛则愈便，愈便则愈痛，以前药加附子，亦有复生者。王太仆云：无阴则阳无以化，无阳则阴无以生，当滋其化源。若专用淡渗，复损真阴，乃速其危也。

发痉三七

立斋曰：疮疡发痉，因气血亏损，或为外邪所搏，或内虚郁火所致。其形则牙关紧急，四肢劲强，或腰背反张，肢体抽搐。其有汗而不恶寒者曰柔痉，风能散气，故有汗也；其无汗而恶寒者曰刚痉，寒能涩血，故无汗也。皆由亡血过多，筋无所养，故伤寒汗下过多，与溃疡、产后多患之，乃败证也。若大补气血，多有可治者。若作风治，速其危矣。

痉论法俱详见《杂证谟》十二卷《痉证门》，所当参阅。

无寐三八

立斋曰：疮疡溃后无寐，发热烦躁，血虚也，圣愈汤；自汗不止，无寐，气虚也，四君加黄芪、五味子；发热烦躁，肉瞤筋惕，气血虚也，八珍汤。大渴面赤，脉洪大而浮，阴虚发热也，当归补血汤；肢体微热，烦躁面赤，脉沉微，阴盛发躁也，四君加姜、附。

疮疡出血三九

立斋曰：疮疡出血，因五脏之气亏损，虚火动而错经妄行也，当求其经，审其因而治之。若肝热而血妄行者，宜四物加炒山栀、苓、术、丹皮；肝虚而不能藏血者，六味地黄丸；心虚而不能主血者，四物加炒黄连、丹皮、苓、术；脾虚热而不能统血者，四君子加炒栀子、丹皮。若脾经郁结，用归脾汤加五味子。脾肺气虚，用补中益气汤加五味子；气血俱虚，用十全大补汤。阴火动者，用六味丸加五味子。大凡失血过多，见烦热发渴等症，勿论其脉，急用独参汤以补气。经云：血生于气。苟非参、芪、归、术甘温等剂，以生心肝之血，决不能愈。若发热脉大者不治。凡患血证，皆当以犀角地黄汤为主。

戒忌调护四十

李氏云：病疽之人，当戒酒面、炙煿、腌腊、生冷、油腻、鸡鹅、鱼腥之类。若起居七情，尤当深戒，务令卧室洁净馨香，使气血流畅。仍忌僧道孝子，产妇经妇，及鸡犬猫畜之类。若背疽难于隐几，宜用绿豆十斗作一袋，隐伏其上，以解毒凉心也。又曰：大凡脏腑已利，疮毒已溃，气血既虚，最当调护。若发热而服凉药，无不致祸。

立斋曰：绿豆性寒，主丹毒烦热，风疹，或金石所发，实热烦渴，饮食如常，证属纯阳者，极宜用之，否则不可轻用也。又曰：疮疡食肉，乃自弃也。疮疡之毒，发于营气，今反助之，与自弃何异？虽用药施治，亦不能愈。

东垣云：胃为五脏之根本，胃气一伤，诸证皆虚，七恶蜂起，可不慎哉？

愚案：疮疡当忌荤腥，然以愚见言之，则惟热火证及疔毒阳痈，则毫不可犯，宜切慎也。至若营卫大虚而毒不能化，肉不能长，凡宜温宜补等症，岂亦不宜滋补乎？故古人号黄芪为羊肉，则既宜黄芪，未有不宜羊肉者。惟猪肉、牛肉、醇酒，及伤脾助湿等物，则不可不忌。

阴阳证变四一

太监刘关患发背，肿痛色紫，诊其脉息沉数。陈良甫云：脉数发热而痛者，发于阳也，且疮疡赤甚则紫，即火极似水也。询之，尝服丹石药半载，乃积温成热所致。遂以内疏黄连汤，再服稍平，更用排脓消毒药及猪蹄汤、太乙膏而愈。经曰色与脉当相参应，治之者在明亢害承制之理、阴阳变化之机焉耳。举人潘光甫，年四十，患脑疽焮肿，诊其脉沉静。予谓此阳证阴脉，断不起，已而果然。盖疮疡之证虽属心火，尤当分表里虚实，果元气充实，内有实火者，寒剂或可责效。若寒凉过度，使胃寒脾弱，阳证变阴，或结而不溃，溃而不敛，阴阳乖戾，水火交争，死无日矣。薛案。

论列方外科上

参附汤补三七
托里散外四三
八珍汤补十九
六君子汤补五
圣愈汤补九一
归脾汤补三十
回阳汤外三七
八味丸补一二一
败毒散散三六
冲和汤外二四
四神丸热一五一
流气饮外五五
五淋散寒百十七
五香汤未入，即外五一方
姜附汤热三二
四君子汤补一
独参汤补三五
四物汤补八
理中汤热一
六味丸补百二十
滋肾丸寒一六三
护心散外七二
二神丸热百五十
清凉饮外九十
麻黄汤散一
凉膈散痘八三
清胃散寒五四
十宣散痘十四
济阴汤外八五
白虎汤寒二
万金散外六七
漏芦汤外九五
夺命丹外七七
蜡矾丸外七四
忍冬酒外百二
槐花酒外百四
远志酒外百六
国老膏外六八
桑枝煎外百九
制甘草汤外六八
五味子汤补五七
神仙截法外百十
十全大补汤补二十
仙方活命饮外一
人参黄芪汤外二六
补中益气汤补三十
托里消毒散外二
托里温中汤外十二
托里健中汤外十一
托里清中汤外十六
托里益黄汤外十五
托里益中汤外十三
托里抑青汤外十七
托里越鞠汤外十九

托里温经汤外十四
七味白术散小七
丁香柿蒂散热六四
黄芪六一汤补四九
当归补血汤补四四
加减八味丸外三八
人参养营汤补二一
人参平肺散寒三七
人参理中汤热一
人参败毒散散三六
附子理中汤外三四
竹叶黄芪汤寒七
黄连消毒散外六十
黄连解毒汤寒一
竹叶石膏汤寒五
连翘消毒散外六一
内疏黄连汤外九三
五香连翘汤外五一
四顺清凉饮攻二五
黄芩清肺饮寒三八
内固金粉散外七三
犀角地黄汤外四六
乳香定痛丸外五七
犀角升麻汤外四七
香砂六君汤补七
神仙熏照方外一二二
附子饼外百十六
豆豉饼外百十七
桑枝灸外百二十
葱熨法外一二一
隔蒜灸外百十五
骑竹马法外百十四
针头散外一四四
降痈散新因三六
麦饭石膏外一三九
乌金膏外一四二
阴阳散外一三三
抑阴散外一三一
抑阳散外一三二
猪蹄汤外一二五
浴毒汤即百草煎之类。新因三七
太乙膏外三百八
当归膏外三百十四
神异膏外三百十

贤集

卷之四十七　外科钤下

发背四二

发背属督脉、膀胱经。凡阴虚火盛，或醇酒厚味，或郁怒房劳，或丹石热毒，皆能致之。若肿赤痛甚，脉洪数而有力者，热毒之证也，为易治；若漫肿微痛，色黯作渴，脉虽洪数而无力者，阴虚之证也，为难治；若不肿不痛，或漫肿色黯，脉微细者，阳气虚甚也，尤为难治。大抵发背之证，其名虽多，总惟阴阳二证为要。若发一头或二头，其形焮赤肿高，发热疼痛，头起者为痈，属阳，易治；若初起一头如粟，不肿不赤，闷痛烦躁，大渴便秘，睡语咬牙，四五日间，疮头不计其数，疮口各含如粟，形如莲蓬，故名莲蓬发。积日不溃，按之流血，至数日或八九日，其头成片，所含之物俱出，通结一衣，揭去又结，其口共烂为一疮，其脓内攻，其色紫黯者为疽，属阴，难治。且此证不可大痛，又不可不痛，若见烦闷者多不治。总之，疮疡虽云属火，然未有不由阴虚而致者。故经云：督脉经虚，从脑而出；膀胱经虚，从背而出，故不可专泥于火。

陈良甫曰：背疽之源有五：一天行，二瘦弱气滞，三怒气，四肾气虚，五饮冷酒、食炙煿、服丹药。立斋曰：大抵发背之证，虽发热疼痛，形势高大，烦渴不宁，但得脉息有力，饮食颇进，可保无虞，其脓一溃，诸证悉退。多有因脓不得外泄以致疼痛，若用败毒寒药攻之，反致误事。若有脓，急针之，脓一出，苦楚即止。脓未成而热毒作痛者，可用解毒之药。亦有腐溃尺余者，若无恶证，则投以大补之剂，肉最易生，亦无所妨。惟忌肿不高，色不赤，不焮痛，脉无力，不饮食，肿不溃，腐不烂，脓水清或脓多不止，皆属元气虚也，为难治，宜峻补之。其或脓血既泄，肿痛尤甚，脓水臭败，烦躁时嗽，腹痛渴甚，泻利无度，小便如淋，乃恶证也，皆不可治。

又灸法曰：予常治发背，不问日期、阴阳、肿痛，或不痛，或痛甚，但未成脓，或不溃者，即与灸之，随手取效。或麻木者，明灸之，毒气自然随火而散。或疮头如黍者，灸之尤效。亦有数日色尚微赤，肿尚不起，痛不甚，脓不作者，尤宜多灸，勿拘日期，更服甘温托里药，切忌寒凉之剂。其有势未定者，或先用箍药围之，若用乌金膏点患处尤妙。凡人初觉发背，赤热肿痛，莫辨其头者，但以湿纸覆其上，立候视之，其纸有先干处，即是结痈头也。取大蒜切成片如二三钱厚薄，安于头上，用大艾炷灸之，三壮换一蒜片，痛者灸至不痛，不痛灸至痛时方止。最要早觉早灸为上，一日二日，十灸十活，三日四日六七活，五日六日三四活，过七日则难为力矣。若有十数头作一处生者，即用大蒜研成膏，作薄饼铺头上，聚艾于蒜饼上烧之，亦能活也。若背上初发赤肿一片，中间有一片黄粟米头子，便用独蒜切去两头，取中间半寸厚者，正安于疮上，灸十四壮，多至四十九壮。盖如此恶证，惟隔蒜灸及涂乌金膏有效。

又治法曰：肿硬痛深脉实者，邪在内也，可下之；肿高焮痛脉浮者，邪在表也，宜托之；焮痛烦躁，或咽干，火在上也，宜泻之；肿高或不作脓者，邪气凝结也，宜解之；肿痛饮冷，发热睡语者，火也，宜清之；不作脓，或不溃不敛者，阳气虚也，宜补之；瘀肉不腐，或积毒不解者，阳气虚也，宜助阳气；脓多或清者，气血俱虚也，宜峻补之；脉浮大或涩而肌肉迟生者，气血俱虚也，宜补之；右关脉弱而肌肉迟生者，宜补脾胃。

又《诸毒治法》曰：如头痛有表证者，宜先服人参败毒散一二剂。如焮痛发热脉数者，用金银花散、槐花酒、神功托里散。如疼痛肿硬脉实者，以清凉饮、仙方活命饮、苦参丸。肿硬木闷，疼痛发热，烦躁饮冷，便秘脉沉实者，内疏黄连汤或清凉饮。大便已通，欲其作脓，宜仙方活命饮、托里散、蜡矾丸，外用神异膏。如饮食少思，或不甘美，用六君子汤加藿香，连进三五剂，更用雄黄解毒散洗患处，每日用乌金膏涂疮口处，候有疮口，即用纸作捻，蘸乌金膏纴入疮内。若有脓为脂膜间隔不出，或作胀痛者，宜用针引之，腐肉堵塞者去之。若瘀肉腐动，用猪蹄汤洗之。如脓稠或痛，饮食如常，瘀肉自腐，用消毒与托里药相兼服之，仍用前二膏涂贴。若腐肉已离好肉者，宜速去之。如脓不稠不稀，微有疼痛，饮食不甘，瘀肉腐迟，更用桑柴灸之，亦用托里药。若瘀肉不腐，或脓清稀不焮痛者，急服大补之剂，亦用桑木灸之，以补接阳气，解散郁毒。常观患疽稍重未成脓者，不用蒜灸之法，及脓熟不开，或待腐肉自去，则多致不救。大抵气血壮实，或毒少轻者，可假药力，或自腐溃。若怯弱之人，热毒中隔，内外不通，不行针灸，药无全功矣。此证若脓已成，急宜开之，否则重者溃通脏腑，腐烂筋骨，若使透膈则不可治；轻者延溃良肉，难于收功，因而不敛者多矣。

又《诸补治法》曰：若肿焮作痛，寒热作渴，饮食如常，此形气病气俱有余也，先用仙方活命饮，后用托里消毒散解之。漫肿微痛，或色不赤，饮食少思，此形气病气俱不足也，用托里散调补之。不作脓或脓成不溃，阳气虚也，托里散倍加肉桂、参、芪。脓出而反痛，或脓清稀，气血俱虚也，八珍汤。恶寒形寒或不收敛，阳气虚也，十全大补汤。晡热内热或不收敛，阴血虚也，四物加参、术。作呕欲呕或不收敛，胃气虚也，六君加炮姜。食少体倦或不收敛，脾气虚也，补中益气汤加茯苓、半夏。肉赤而不敛，血热也，四物加山栀、连翘。肉白而不敛，脾虚也，四君加酒炒芍药、木香。小便频数者，肾阴亏损也，加减八味丸。大抵疮毒势甚，若妄用攻剂，怯弱之人必损元气，因而变证者众矣。

又《三证治法》曰：若初患未发出而寒热疼痛，作渴饮冷，此邪气内蕴也，仙方活命饮。若口干饮热，漫肿微痛，此元气内虚也，托里消毒散。若饮食少思，肢体倦怠，此脾胃虚弱也，六君子汤，如未应，加姜、桂。其有死者，乃邪气盛、真气虚而不能发出也，在于旬余之间见之；若已发出，用托里消毒散；不腐溃，用托里消毒散，如不应，急宜温补脾胃。其有死者，乃真气虚而不能腐溃也，在于二旬之间见之；若已腐溃，用托里散以生肌，如不应，急温补脾胃。其有死者，乃脾气虚而不能收敛也，在于月余见之。此三证虽不见于经籍，余尝治而历验者。

《千金方》灸法：治发背已溃未溃者。用淡豆豉以水和捣成硬泥，依肿大小作饼，三四分厚；如已有疮孔，勿置疮孔上，但四布豆饼，列艾其上灸之，使微热，勿令破肉。如热痛急，少起之。日灸二度，如先有疮孔，孔出汁即瘥。

验透膈法：凡背疽大溃，欲验穿透内膜者，不可用皂角散嚏法。但以纸封患处，令病者用意呼吸，如纸不动者，未穿透也。倘用取嚏法鼓动内膜，则反致穿透，慎之，慎之！

都宪周弘冈背患疽，肿而不溃，脉大而浮，此阳气虚弱而邪气壅滞也，用托里散倍加参、芪，反内热作渴，脉洪大鼓指。此虚火也，用前散急加肉桂，脉证顿退，仍用托里而愈。若以为热毒而用寒药则误矣。上舍张克恭患此，内服外敷皆寒凉败毒，遍身作痛，欲呕少食，晡热内热，恶寒畏寒。余曰：遍身作痛，营卫虚而不能营于肉理也；欲呕少食，脾胃虚寒而不能消化饮食也；内热晡热，阴血内虚而阳气陷于阴分也；恶寒畏寒，阳气虚弱而不能卫于肌肉也，此皆由脾胃之气不足所致，遂用补中益气汤，诸证渐退；更以十全大补汤，腐肉渐溃；又以六君子汤加芎、归，肌肉顿生而愈。府庠彭碧溪患腰疽，服寒凉败毒之药，色黯不痛，疮头如铺黍，背重不能安寝，耳聩目白，面色无神，小便频涩，作渴迷闷，气粗短促，脉浮数，重按如无。余先用滋水之药一剂，少顷，便利渴止，背即轻爽；乃砭出瘀血，以艾半斤许明灸患处，外敷乌金膏，内服参、芪、归、术、肉桂等药，至数剂，元气稍复。自疑肉桂辛热，一日不用，手足并冷，大便不禁。仍用肉桂及补骨脂二钱，肉豆蔻一钱，大便复常，其肉渐溃；更用当归膏以生肌肉，八珍汤以补气血而愈。上舍蔡东之患此，余用托里之药而溃，疮口尚未全敛，时值仲冬，且兼咳嗽。余曰：疮口未敛，脾气虚也；咳嗽不止，肺气虚也，法当补其母。一日与之同宴，见忌羊肉，余曰：补可以去弱，人参、羊肉之类是也，最宜食之。遂每日不彻，旬余而疮敛，嗽亦顿愈矣。一男子年逾五十，患发背，色紫肿痛，外皮将溃，寝食不安，神思甚疲，用桑柴灸患处出黑血，即鼾睡，觉而诸证如失。服仙方活命饮二剂，又灸一次，脓血皆出，更进二剂，肿痛大退，又服托里消毒散数剂而敛。夫疮势炽甚，本宜峻剂攻之，但年老血气衰弱，况又发在肌表，若专于攻毒，则胃气先损，必反误事。薛案。

予长男于二周患背疽，治案在《肿疡》条中。新案。

论外通用方

神仙熏照法外一二三

脑疽四三

立斋曰：脑疽属膀胱经积热，或湿毒上壅，或阴虚火炽，或肾水亏损，阴精消涸所致。若肿痛未作脓者，宜除湿消毒。大痛或不痛，或麻木者，毒甚也，隔蒜灸之，更用解毒药。肿痛便秘者，邪在内也，宜泄之。不甚痛或不作脓者，虚也，托里为主。脓成胀痛者，针之，更以托里。上部脉数实而痛者，宜降火；上部脉数虚而痛者，宜滋阴降火为主。尺部脉数而作渴者，滋阴降火。脉数而虚细无力，或脓清，或不敛，或脓多者，大补血气。不作脓或不溃者，托里药主之。烦躁饮冷，脉实而痛者，宜泻火。

又，治法曰：初起肿赤痛甚，烦渴饮冷，脉洪数而有力，乃湿热上壅，当用黄连消毒散，并隔蒜灸以除湿热。若漫肿微痛，渴不饮冷，脉洪数而无力，乃阴虚火炽，当用六味丸及补中益气汤以滋化源。若口舌干燥，小便频数，或淋漓作痛，乃肾水亏损，急用加减八味丸及前汤，以固根本而引火归经。若不成脓，不腐溃，阳气虚也，四君加归、芪。若不生肌，不收敛，脾气虚也，十全大补汤。若色黯不溃，或溃而不敛，乃阴精消涸，名曰脑烁，为不治。若攻补得宜，亦有可愈。大凡肿焮痛甚，宜活命饮，隔蒜灸之，以解散瘀血，拔引郁毒，但艾炷宜小而少。若欲其成脓腐溃，生肌收敛，并用托里为主。

李氏曰：脑疽及颈项有疽，不可用隔蒜灸，恐引毒上攻，宜灸足三里穴五壮，气海穴三七壮，仍服凉血化毒之药，或以骑马穴法灸之。凡头项咽喉生疽，古法皆为不治，若用此法，多有生者。如五香连翘、漏芦等汤，国老膏、万金散皆可选用。见《外科精要》。

一老人患此，色赤肿痛，脉数而有力，与黄连消毒散二剂少退，更与清心莲子饮四剂而消。一男子肿痛脉数，以荆防败毒散二剂而痛止，更以托里消毒药而消。一男子焮肿疼痛，发热饮冷，脉洪数，与凉膈散二剂而痛止，以金银花散四剂而溃，更以托里药而愈。一老妇禀壮实，溃而痛不止，脉实便秘，以清凉饮二剂而痛止，更以托里消毒药而愈。一妇人冬间患此，肿痛热渴，余用清热消毒，溃之而愈。次年三月，其舌肿大，遍身发疔如葡萄，不计其数，手足尤多。乃脾胃受毒也，先各刺出黑血，随服夺命丹七粒，出臭汗，疮热益甚，便秘二日，与大黄、芩、连各三钱，升麻、白芷、山栀、薄荷、连翘各二钱，生甘草一钱，水煎三五沸，服之，大小便出臭血甚多，下体稍退；乃磨入犀角汁，再服，舌本及齿缝出臭血，诸毒乃消，更以犀角地黄汤而愈。一妇人患前证，口干舌燥，内服清热，外敷寒凉，色黯不臖，胸中气噎，此内真寒而外假热也。彼疑素有痰火，不欲温补，余以参、芪各五钱，姜、桂各二钱，一剂顿溃，又用大补药而愈。一男子头项俱肿，虽大溃，肿痛益甚，兼作泻，烦躁不睡，饮食少思，其势可畏。诊其脉，则毒尚在，与仙方活命饮，二剂肿痛退半；与二神丸及六君子汤加五味子、酸枣仁，四剂诸证少退，饮食少进，睡亦少得；又与参苓白术散数服，饮食顿进；再与十全大补汤加金银花、白芷，月余而瘥。薛案。

耳疮四四

立斋曰：耳疮属少阳三焦经、或足厥阴肝经血虚风热，或肝经燥火风热，或肾经虚火等因。若发热焮痛，属少阳、厥阴风热，用柴胡清肝散。若内热痒痛，属二经血虚，用当归川芎散。若寒热作痛，属肝经风热，用小柴胡汤加山栀、川芎。若内热口干，属肾经虚火，用加味地黄丸，如不应，用加减八味丸，余当随证治之。

愚案：薛氏所治耳证，凡气虚者，以补中益气汤加山栀、黄芩；血虚者，用八珍汤加柴胡、丹皮；肝火血虚者，用栀子清肝散；怒动肝火者，用加味逍遥散；肝脾受伤者，朝用加味归脾汤，暮用加味逍遥散，此其治之大约也。予尝治一儒者，年近三旬，素有耳病，每年常发，发必肿溃，至乙亥二月，其发则甚，自耳根下连颈项，上连头角，耳前耳后，莫不肿痛。诸医之治，无非散风降火，至一月后，稠脓鲜血自耳迭出，每二三日必出一酒盅许。然脓出而肿全不消，痛全不减，枕不可近，食不可加，气体俱困，自分其危，延余治之。察其形气已大不足，察其病体则肿痛如旧，仍若有余；察其脉息则或见弦急，或见缓弱，此非实热可知。然脉不甚紧，而或时缓弱，亦得溃疡之体，尚属可治。遂先以六味汤，二三剂而元气稍振；继以一阴煎加牛蒡子、茯苓、泽泻，仍倍加白蒺藜为君，服五十余剂，外用降痈散昼夜敷治，两月而后愈。盖此证虽似溃疡有余，而实以肝肾不足，上实下虚，一奇证也，故存识之。新案。

鬓疽四五

立斋曰：鬓疽属肝胆二经怒火，或风热血虚所致。若焮痛或发热者，宜祛风清热；焮痛发寒热或拘急者，发散表邪。作脓焮痛，托里消毒；脓已成作痛者，针之；不作脓或脓成而不溃者，俱宜托里；不敛或脓清者，宜峻补之。

又治法曰：若发热作渴者，用柴胡清肝散。肿焮痛甚者，仙方活命饮。若大势已退，余毒未散，用参、芩、归、术为主，佐以川芎、白芷、金银花，以速其脓。脓成仍用参、芩之类托而溃之。若欲其生肌收敛，肾虚者，六味丸；血虚者，四物加参、芪；或血燥者，四物汤；或水不能生木者，六味地黄丸；气虚者，用补中益气汤，皆当滋其化源为善。

痄腮四六

立斋曰：痄腮属足阳明胃经，或外因风热所乘，或内因积热所致。若肿痛寒热者，白芷胃风汤。内热肿痛者，升麻黄连汤。外肿作痛，内热口干者，犀角升麻汤。内伤寒凉，不能消溃者，补中益气汤。发热作痛，大便秘结，清凉饮。表里俱解而仍肿痛者，欲作脓也，托里散。若饮食少思，胃气虚弱者，六君子汤。肢体倦怠，阳气虚弱也，补中益气汤。脓毒既溃，肿痛不减，热毒未解也，托里消毒散。脓出而反痛，气血虚也，参芪内托散。发热晡热，阴血虚也，八珍汤。恶寒发热，气血俱虚也，十全大补汤。若焮肿痛连耳下者，属手足少阳经，当清肝火。若连颐及耳后者，属足少阴经虚火，当补肾水。此证而有不治者，多泥风热，执用克伐之剂耳。

瘰疬四七

瘰疬之病，属三焦肝胆等经风热血燥，或肝肾二经精血亏损，虚火内动，或恚怒忧思，气逆于肝胆二经。二经常多气少血，故怒伤肝则木火动而血燥，肾阴虚则水不生木而血燥，血燥则筋病，肝主筋也，故累累然结若贯珠。其候多生于耳前后，连及颐颔，下至缺盆及胸腋之侧，又谓之马刀。其初起如豆粒，渐如梅李核，或一粒，或三五粒，按之则动而微痛，不甚热；久之则日以益甚，或颈项强痛，或午后微热，或夜间口干，饮食少思，四肢倦怠，或坚而不溃，或溃而不合，皆由气血不足，故往往变为痨瘵。《外台秘要》云：肝肾虚热则生疬。《病机》云：瘰疬不系膏粱丹毒火热之变，总因虚劳气郁所致，止宜以益气养营之药调而治之，其疮自消，盖不待汗之下之而已也。若不详脉证虚实之异，而概用追蚀攻下，及流气饮、十宣散之属，则必犯经禁病禁，以致血气愈损，必反为败证矣。若脉洪大，以元气虚败，为不治；若面色㿠白，为金克木，亦不治；若眼内赤脉贯瞳人，见几条则几年死，使不求本而妄用伐肝之剂则误矣。盖伐肝则脾土先伤，脾伤则损五脏之源矣，可不慎哉？

齐氏曰：瘰疬结核初觉时，宜内消之；如经久不除，气血渐衰，肌寒肉冷，或脓汁清稀，毒气不出，疮口不合，聚肿不赤，结核无脓，外证不明者，并宜托里。脓未成者，使脓早成；脓已溃者，使新肉早生。血气虚者，托里补之；阴阳不和，托里调之。大抵托里之法，使疮无变坏之证，所以宜用也。

丹溪曰：瘰疬必起于足少阳一经，不守禁忌，延及足阳明经，食味之厚，郁气之久，曰毒，曰风，曰热，皆此三端。拓引变换，须分虚实，实者易治，虚者可虑。此经主决断，有相火，且气多血少，妇人见此，若月水不调，寒热变生，稍久转为潮热，自非断欲食淡，神医不能疗也。

立斋曰：焮肿脉沉数者，邪气实也，宜泄之。肿痛憎寒发热，或拘急者，邪在表也，宜发散。因怒结核，或肿痛，或发热者，宜疏肝行气。肿痛脉浮数者，祛风清热。脉涩者，补血为主。脉弱者，补气为主。肿硬不溃者，补气血为主。抑郁所致者，解郁结，调气血。溃后不敛者，属气血俱虚，宜大补。虚劳所致者补之。因有核而不敛者，腐而补之。脉实而不敛或不消者下之。

又治法曰：若寒热焮痛者，此肝火风热而气病也，用小柴胡汤以清肝火，并服加味四物汤以养肝血；若寒热既止而核不消散者，此肝经火燥而血病也，用加味逍遥散以清肝火，六味地黄丸以生肾水。若肿高而稍软，面色痿黄，皮肤壮热，脓已成也，可用针以决之，及服托里之剂。若经久不愈，或愈而复发，脓水淋漓，肌肉羸瘦者，必纯补之剂，庶可收敛，否则变成九瘘。《内经》曰陷脉为瘘，留连肉腠，即此病也。外用豆豉饼、琥珀膏以驱散寒邪，补接阳气，内服补中益气汤、六味丸以滋肾水、培肝木、健脾土，亦有可愈者。

又治法曰：大抵此证原属虚损，若不审虚实而犯经禁病禁，则鲜有不误。常治此证，先以调经解郁，更以隔蒜灸之，多自消。如不消，即以琥珀膏贴之。俟有脓，即针之，否则变生他处。设若兼痰兼阴虚等症，只宜加兼证之剂，不可干扰余经。若气血已复而核不消，却服散坚之剂，至月余不应，气血亦不觉损，方进必效散或遇仙无比丸，其毒一下，即止二药，更服益气养营汤以调理之。若疮口不敛，宜用豆豉饼灸之，用琥珀膏贴之。若气血俱虚，或不慎饮食起居七情者，俱不治。然此证以气血为主，气血壮实者，不用追蚀之剂，彼亦能自腐，但取去之，亦使易于收敛。若气血虚者，不先用补剂而数用追蚀之药，适足以败之矣。若发寒热，眼内有赤脉贯瞳人者不治。

灸瘰疬法：取肩尖、肘尖骨缝交接处各一穴，即手阳明经肩髃、曲池二穴也，各灸七壮，在左灸左，在右灸右，左右俱病者俱灸之。余常用之甚效，薛氏以曲池云肘髎，似亦未的也。

又《薛氏经验方》云：治瘰疬已成未成、已溃末溃者，以手仰置肩上，微举起则肘骨尖自见，即是灸处，灸以三四十壮为度，更服益气养营汤，灸三次，疮自除。如患三四年不愈者，辰时灸至申时，三灸即愈，更服补剂。按：此法乃单灸曲池，以多为贵也。然但用前法，则已妙矣，倘有未应者，又当以此法治之。又曰：此治瘰疬之秘法，凡男子妇人，若因恚怒伤肝，气血壅遏而不愈者，宜灸此穴，以疏通经络。如取此穴，当以指甲掐两肘两肩四所，患处觉有酸麻，方是其穴。

又法：灸瘰疬未成脓者，用大蒜切片三钱厚安患处，用艾壮于蒜上灸之，每三五壮即换蒜再灸，每日灸十数蒜片以拔郁毒。如破久不合，更用江西豆豉为末，以唾津和作饼，如前灸之以助阳气，内服补药，外贴琥珀膏或太乙膏，疮口自合。又或疮口已破，核不腐则疮口不能敛，或贴琥珀膏不应，须用针头散傅之以去腐肉，再以如神散傅之，更服益气养营汤。若气血虚者，先服益气养营汤，待血气稍充，方用针头散，仍服前汤。

一男子患而肿硬久不消，亦不作脓，服散坚败毒药不应，令灸肩尖、肘尖二穴，更服益气养营汤，月余而愈。一妇人久溃发热，月经每过期且少，用逍遥散兼前汤两月余，气血复而疮亦愈。但一口不收，敷针头散，更灸前穴而痊。常治二三年不愈者，连灸三次，兼用托里药必愈。一妇人因怒结核肿痛，察其气血俱实，先以必效散下之，更以益气养营汤三十余剂而消。常治此证虚者，先用益气养营汤，待其气血稍充，乃用必效散取去其毒，仍进前药，无不效者。田氏妇年逾三十，瘰疬已溃不愈，与八珍汤加柴胡、地骨皮、夏枯草、香附、贝母五十余剂，形气渐转，更与必效散二服，疮口遂合。惟气血未平，再与前药三十余剂而愈。后田生执此方，不问虚实概以治人，殊不知散中斑蝥性毒，虽治瘰疬，多服则损元气。若气血实者，先用此下之而投补剂或可愈；若虚而用下药，或用追蚀药，瘀肉虽去而疮口不合，反致难治。俱薛案。

治瘰疬痰核方　凡瘰疬初起未甚者，即宜服此。或加夏枯草更佳。

用忍冬花、蒲公英各四五钱，以水二碗同煎汤，朝夕代茶饮之，十余日渐消。然此药但可治标，若欲除根，必须灸肩髃、曲池二穴。

疔疮 四八

齐氏曰：夫疔疮者，以其疮形如丁盖之状者是也。古方之论，凡有十种，华元化之论，有五色疔，《千金方》说疔有十三种，以至《外台秘要》《神巧万全》其论颇同，然皆不离毒气客于经络及五脏内蕴热毒。凡初生一头，凹而肿痛，青黄赤黑，无复定色，令人烦躁闷乱，或憎寒头痛，或呕吐心逆，以针刺疮，不痛无血，是其候也。多因肥甘过度，不慎房酒，以致邪毒蓄结，遂生疔疮。《内经》曰：膏粱之变，足生大疔。此之谓也。其治之法，急以艾炷灸之，若不觉痛者，针疔四边，皆令血出，以夺命丹或回生丹从针孔纴之，上用膏药贴之，仍服五香连翘汤、漏芦汤等剂疏下之为效。若或针之不痛无血者，以猛火烧铁针通红，于疮上烙之，令如焦炭，取痛为效，亦纴前药，用膏药贴之，经一二日脓溃根出，服托里汤散，依常疗之，以取平复。如针之不痛，其人眼黑，或见火光者，不可治也。此邪毒之气入于脏腑故也。《养生方》云：人汗入肉食，食之则生疔疮，不可不慎也。

立斋曰：此证多由膏粱厚味之所致，或因卒中饮食之毒，或感四时不正之气，或感蛇虫之毒，或感死畜之秽，各宜审而治之。其毒多生于头面四肢，形色不一，或如小疮，或如水泡，或疼痛，或麻木，或寒热作痛，或呕吐恶心，或肢体拘急。并宜隔蒜灸之，痛则灸至不痛，不痛灸至痛。若灸而不痛则明灸之，及针疔四畔去恶血，以夺命丹一粒入疮头孔内，仍以膏药贴之，并服解毒之剂，或用荆防败毒散。若针之不痛无血者，宜用烧针，治如前齐氏之法。若不省人事，或牙关紧急者，以夺命丹为末，葱酒调灌之，候醒，更服败毒散或夺命丹，甚效。若生两足者，多有红丝至脐；生两手者，多有红丝至心腹；生唇面口内者，多有红丝入喉，皆为难治。急宜用针于血丝尽处挑破，使出恶血。若红丝近心腹者，更挑破疮头，去恶水以泄其毒，亦以膏药贴之，多有生者。若患于偏僻下部之处，药力所难到者，若专假药力，则缓不及事，惟灸之则大有回生之功。疔之名状，虽有十三种之不同，而治法但当审其元气虚实，邪之表里，庶不误人于夭札也。若专泥于疏利表散，非为无益而反害之。凡人暴死者，多是疔毒，急取灯遍照其身，若有小疮，即是其毒，宜急灸之，并服夺命丹等药，亦有复苏者。

又曰：脉浮数者散之，脉沉实者下之。表里俱实者，解表攻里。麻木或大痛及不痛者，并灸之，更兼攻毒。

操江张恒山，左足次指患之，痛不可忍，急隔蒜灸三十余壮，即能举步。彼欲速愈，自敷凉药，遂致血凝肉死，毒气复炽。再灸百壮，服活命饮，出紫血，其毒方解，脚底通溃，腐筋烂肉甚多。及将愈，予因考绩北上，又误用生肌药，反助其毒，使元气亏损，疮口难敛。予回用托里药补之，喜其禀实，且客处，至三月余方瘥。表甥居富，右手小指患之，或用针出血，敷以凉药，掌指肿三四倍，六脉洪大，此真气夺则虚，邪气胜则实也。先以夺命丹一服，活命饮二剂，势稍缓。余因他往，或又遍刺出血，肿延臂腕如大瓠，手指肿大数倍，不能消溃，乃真气愈虚而邪气愈盛也。余回用大剂参、芪、归、术之类，

及频灸遍手，肿势渐消。后大便不实，时常泄气，此元气下陷，以补中益气汤加补骨脂、肉豆蔻、吴茱萸、五味子，又以生脉散代茶饮，大便渐实，手背渐溃，又用大补药五十余剂渐愈。薛案。

时毒四九

齐氏曰：时毒者，为四时邪毒之气而感之于人也。其候发于鼻、面、耳、项、咽喉，赤肿无头，或结核有根，令人憎寒发热，头疼，肢体甚痛，恍惚不宁，咽喉闭塞，人不识者，将谓伤寒。原夫此疾，古无方论，世俗通谓丹瘤，病家恶言时毒，切恐传染。经曰：人身忽经变赤，状如涂丹，谓之丹毒。此风热恶毒所为，自与时毒不同。盖时毒者，感四时不正之气，初发状如伤寒，五七日之间，乃能杀人，若至十日之外，则不治自愈也，治宜辨之。先诊其脉，凡滑、数、浮、洪、沉、紧、弦、涩，皆其候也。但浮数者，邪在表也；沉涩者，邪气深也。察其毒之甚者，急服化毒丹以攻之；实热便秘者，大黄汤下之；其

有表证者，犀角升麻汤以发之；或年高气郁者，五香连翘汤主之。又于鼻内嗃通气散，取十余嚏作效。若嗃药不嚏者，不可治之；如嚏出脓血者，治之必愈。凡左右看病之人，日日用嗃药嚏之，必不传染，切须记之。其病人每日用嚏药三五次以泄热毒，此治时证之良法也。凡经三四日不解者，不可大下，独宜和解之，以犀角散、芩连消毒饮，甚者连翘汤之类。至七八日，大小便通利而头面肿起高赤者，可服托里散、托里黄芪汤。如肿甚者，宜砭患处出恶血，以泄其毒气。此病若五日已前，精神昏乱，咽喉闭塞，语言不出，头面赤肿，食不知者，必死之候，治之无功矣。然而此疾有阴有阳，有可汗者，有可下者。尝见粗工，但云热毒，只用寒药，殊不知病有微甚，治有逆从，不可不审矣。

罗谦甫云：泰和二年，先师监济源税，时四月，民多疫疠，初觉憎寒体重，次传头面肿盛，目不能开，上喘，咽喉不利，舌干口燥，俗云大头天行，亲戚不相访问，染之多不救。张县令侄亦得此病，至五六日，医以承气加板蓝根下之，稍缓；翌日，其病如故，下之又缓，终莫能愈，渐至危笃。或曰：李明之存心于医，可请治之。遂请诊视，具说其由。先师曰：夫身半已上，天之气也；身半已下，地之气也。此邪热客于心肺之间，上攻头目而为肿盛，用承气下之，以泻胃中之实热，是诛伐无过也，殊不知适其病所为故。遂处一方，用黄芩、黄连味苦寒，泻心肺间热以为君；橘红苦平，玄参苦寒，生甘草甘寒，人参甘平，泻火补气以为臣；连翘、鼠粘子、薄荷叶苦辛平，板蓝根味苦寒，马勃、白僵蚕味苦平，行少阳、阳明二经气不得伸；桔梗味辛温，为舟楫，不令下行；升麻、柴胡苦辛以散表邪。共为细末，半用汤调，时时服之；半蜜为丸，噙化之，服尽良愈。因叹曰：往者不可追，来者犹可及。凡他所有病者，皆书方以贻之，全活甚众。时人皆曰：此方天人所贻。遂刊于石，以传永久，命曰普济消毒饮。

薛立斋曰：此感四时不正之气，邪客心肺之间，上攻头目而为患，与膏粱积热之证不同。硝、黄之剂，非大便秘实者不可用，若不审其因，不辨其表里虚实而概用攻之，必致有误。里实而不利者下之，表实而不解者散之，表里俱实而不解者解表攻里，表里俱解而不消者和之。

肿甚焮痛者，砭去恶血，更用消毒之剂。不作脓或不溃者托之。饥年普患者，不宜用峻利药，当审而治之。

又治法曰：若脉浮者，邪在表也，用葛根牛蒡汤、犀角升麻汤、人参败毒散之类以发之；脉沉涩者，邪在里也，用栀子仁汤、五利大黄汤之类以下之。表里俱病而肿不退者，用犀角升麻汤；甚者，砭出恶血，并用通关散嗜鼻内取嚏，以泄其毒。表里俱不解，而内外俱实者，防风通圣散。欲其作脓者，用托里消毒散；欲其收敛者，用托里散，此法最为稳当。常见饥馑之际，刍荛之人多患之，乃是胃气有损，邪气从之为患也。故凡以凶荒劳役而患此者，多宜安里为主，或用普济消毒饮最善。

一老人，冬月头面耳项俱肿，痛甚，便秘脉实，此表里俱实病也，与防风通圣散，不应，遂砭患处出黑血，仍投前药即应，又以荆防败毒散而瘳。盖前药不应者，毒血凝聚上部经络，药力难达故也。恶血既去，其药自效。或拘用寒远寒，及年高畏用硝、黄，而用托里，与夫寻常消毒之剂，或不砭泄其毒，专假药力，鲜不危矣。一男子头面肿痛，服硝、黄败毒之剂愈甚。诊之脉浮数，其邪在表，尚未解散，用荆防败毒散加玄参、牛蒡子二剂，势退大半，以葛根牛蒡子汤四剂而痊。薛案。

肺痈肺痿五十

此证初起，邪结在肺者，惟桔梗杏仁煎为治此之第一方，在新因三三。

齐德之曰：肺者，五脏之华盖也，处于胸中，主于气，候于皮毛。劳伤血气，腠理虚而风邪乘之，内感于肺也，故汗出恶风，咳嗽短气，鼻塞项强，胸胁胀满，久久不瘥，已成肺痿也。风中于卫，呼气不入；热至于营，则吸而不出。所以风伤皮毛，热伤血脉，风热相搏，气血稽留，蕴结于肺，变成疮疽。诊其脉候，寸口脉数而虚者，肺痿也；数而实者，肺痈也。若欲知其有脓，但脉见微紧而数者，未有脓也；紧甚而数者，已有脓也。肺痿之候，久嗽不已，汗出过度，重亡津液，便如烂瓜，下如豕膏，小便数而不渴，渴者自愈，欲饮者将瘥，此由肺多唾涎而无脓者，肺痿也。肺疮之候，口干喘满，咽燥而渴，甚则四肢微肿，咳唾脓血，或腥臭浊沫，胸中隐隐微痛者，肺疽也。又，《圣惠》曰：中府隐隐微痛者，肺疽也。上肉微起者，肺痈也。中府者，穴名也。是以候始萌则可救，脓成则多死。又，《内经》曰：血热则肉败，营卫不行，必将为脓。大凡肺痈当咳嗽短气胸满，时唾脓血，久久如粳米粥者难治。若呕脓而不止者，亦不可治。其呕脓而自止者将自愈。其脉短而涩者自痊，浮洪而大者难治。其面色当白而反面赤者，此火之克金，皆不可治。仲景曰：上气，面浮肿，肩息，其脉浮大，不治，又加利尤甚。

马益卿曰：肺痈治法要略，先以小青龙汤一帖，以解其风寒邪气，然后以葶苈大枣泻肺汤、桔梗汤、苇茎汤见《金匮要略》，随证用之以取脓，此治肿疡之例也；终以内补黄芪汤以补里之阴气，此治溃疡之例也。又白：肺痈已破，入风者不治，或用太乙膏丸服，以搜风汤吐之。若吐脓血，状如肺痈，口臭，他方不应者，宜消风散入男子发灰，清米饮调下，两服可除。

立斋曰：凡劳伤血气，腠理不密，外邪所乘，内感于肺；或入房过度，肾水亏损，虚火上炎；或醇酒炙，辛辣厚味，熏蒸于肺；或咳唾痰涎，汗下过度，重亡津液，皆能致之。其候恶风咳嗽，鼻塞项强，胸胁胀满，呼吸不利，咽燥作渴，甚则四肢微肿，咳唾脓血。若吐痰臭浊，脓血腥秽，胸中隐隐微痛，右手寸口脉数而实者，为肺疽；若唾涎沫而无脓，脉数而虚者，为肺痿也。

又治法曰：大抵劳伤血气，则腠理不密，风邪乘肺，风热相搏，蕴结不散，必致咳嗽，若误用汗下过度，则津液重亡，遂成斯证。凡喘嗽气急胸满者，表散之；咳嗽发热者，和解之；咳而胸膈隐痛，唾痰腥臭者，宜排脓散；喘急恍惚痰盛者，宜平肺；唾脓脉短涩者，宜补之。

又治法曰：若咳嗽喘急者，小青龙汤；咳嗽胸胀者，葶苈大枣泻肺汤；咳脓腥浊者，桔梗汤；咳喘短气，或小便短少者，佐以参芪补肺汤；体倦食少者，佐以参术补脾汤；咳唾痰壅者，肾虚水泛也，六味地黄丸；口干咽燥者，虚火上炎也，加减八味丸。此证皆因脾土亏损，不能生肺金，肺金不能生肾水，故始成则可救，脓成则多死。苟能补脾肺，滋肾水，庶有生者。若专攻其疮，则脾胃益虚，鲜有不误者矣。

陆司厅子，春间咳嗽，唾痰腥秽，胸满气促，皮肤不泽，项强脉数，此肺疽也。盖肺系在项，肺伤则系伤，故牵引不能转侧。肺者气之本，其华在毛，其充在皮。治以黄芪、当归、川芎、白芷、贝母、知母、麦冬、栝楼仁、桔梗、防风、甘草，兼以腊矾丸及太乙膏治之，脓尽脉涩而愈。一男子面白神劳，咳而胸膈隐痛，其脉滑数，予以为肺痈，欲用桔梗汤。不信，仍服表药，致咳嗽愈甚，唾痰腥臭，始悟。乃服前汤四剂，咳嗽少定，又以四顺散四剂而脉静，更以托里药数剂而愈。一男子咳嗽喘急，发热烦躁，面赤咽痛，脉洪大，用黄连解毒汤，二剂少退，更以栀子汤，四剂而安。一男子患肺痿，咳嗽喘急，吐痰腥臭，胸满咽干，脉洪数。用人参平肺散六剂及饮童便，诸证悉退，更以紫菀茸汤而愈。童便虽云专治虚火，常治疮疡焮肿疼痛，发热作渴，及肺痿、肺痈发热口渴者尤效。一男子面赤吐脓，发热作渴，烦躁引饮，脉洪数而无伦次。先用加减八味丸加麦冬大剂一服，热渴顿止，即熟睡良久，觉而神爽索食。再剂诸证顿减，仍用前药，更以人参五钱，麦冬二钱五分，五味二钱，水煎代茶，日饮一剂，月余而安。此证面赤者，当补肺肾；面白者，当补脾肺，治者审之。一妇人素血虚，发热咳嗽，或用痰火之剂后，吐脓血，面赤脉数，其势甚危，此脓成而气血虚也，余用八珍汤以补元气，用桔梗汤以治肺证，因得渐愈。一儒者患肺痈，鼻流清涕，咳吐脓血，胸膈作胀，此风邪外伤也，先用消风散加乱发灰，二服而鼻利，又用四君加芎、归及桔梗汤而愈。后因劳役，咳嗽吐脓，小便滴沥，面色黄白，此脾土不能生肺金，肺金不能生肾水也，用补中益气汤、六味地黄丸而愈。一仆年逾三十，嗽久不愈，气壅不利，睡卧不宁，咯吐脓血，甚虚可畏，其主已弃矣。余以宁肺散，一服少愈，又服而止大半，乃以宁肺汤数剂而痊。所谓有是病必用是药，若泥前散性涩而不用，何以得愈？薛案。

乳痈乳岩五一　妇人门亦有乳证，当互察之。

立斋曰：乳房属足阳明胃经，乳头属足厥阴肝经。男子房劳恚怒，伤于肝肾；妇人胎产忧郁，损于肝脾，皆能致之。若因暴怒，或儿口气所吹，肿痛者，宜疏肝行气；焮痛发寒热者，发散表邪；焮肿痛甚者，清肝消毒，并宜隔蒜灸。未成脓者，疏肝行气；不作脓或不溃者，托里为主；溃而不敛或脓清者，宜大补脾胃气血为主。

又治法曰：若脓出反痛，或作寒热，气血虚也，十全大补汤；体倦口干，中气虚也，补中益气汤；晡热内热，阴血虚也，八珍汤加五味子；欲呕作呕，胃气虚也，补胃为主，或用香砂六君子汤；食少作呕，胃气虚寒也，前汤加干姜；食少泄泻，脾气虚寒也，理中汤，或加人参、附子；若劳碌以致肿痛，气血未复也，八珍汤倍用参、芪、归、术；若因怒气以致肿痛，肝火伤血也，八珍汤加柴胡、山栀；若肝火血虚而结核不消者，四物汤加柴胡、升麻；若肝脾气血俱虚而结核者，四君子加芎、归、柴胡、升麻；郁结伤脾而结核者，归脾汤兼神效栝楼散；若为儿所吹而发肿焮痛，须吮通揉散，否则成痈矣；若兼余证，亦当治以前法。若妇人郁怒伤肝脾而结核，不痒不痛，一二载始溃者，名曰乳岩，最难治疗。

又治法曰：若忿怒伤肝，厚味积热，以致气不行、窍不通、乳不出，则结而为肿为痛，此阳明之血热，甚则肉腐为脓。若脓一成，即针出之，以免遍溃诸囊之患。亦有所乳之子，膈有滞痰，口气焮热，含乳而睡，热气所吹，遂成肿痛。于初起时，须吮吸使通，或忍痛揉散之，失治必成痈患。宜用青皮以疏厥阴之滞，石膏以清阳明之热，甘草节以行污浊之血，栝楼子以消肿导毒，或加没药、橘叶、皂角针、金银花、当归，更宜随证消息加减而治。仍用少酒佐之，更用隔蒜灸之，其效尤捷。若有脓，即针之，否则通溃，难于收敛。

乳痈用蒲公英、忍冬藤入少酒煎，服即欲睡，是其功也，及觉而病安矣。见《外科心法》。

一妇人患乳痈，寒热头痛，与荆防败毒散一剂，更与蒲公英一握，捣烂入酒二三盏，再捣，取汁热服，渣热罨患处而消。丹溪云：此草散热毒，消肿核，又散滞气，解金石毒之圣药。一妇人左乳内肿如桃，不痛色不变，发热渐消瘦，以八珍汤加香附、远志、青皮、柴胡百余剂，又间服神效栝楼散三十余剂，脓溃而愈。常见患者责效太速，或不解七情，及药不分经络虚实者俱难治。大抵此证四十以外者尤难治，盖因阴血日虚也。一妇人因怒，左乳内肿痛发热，表取太过．致热益甚，以益气养营汤数剂，热止脓成，欲用针，彼不从，遂肿胀大热发渴，始针之．脓大泄，仍以前汤，月余始愈。一男子左乳肿硬痛甚，以仙方活命饮二剂而痛止。更以十宣散加青皮，四剂脓成，针之而愈。此证若脓成未破，疮头有薄皮剥起者，用代针之剂点起皮处，以膏药贴之，脓亦自出，但不若及时针之，则不致大溃。如脓出不利，更纴入搜脓化毒之药；若脓血未尽，辄用生肌之剂，反助邪气，纵早合，必再发，不可不慎也。一产妇因乳少服药通之，致乳房肿胀，发热作渴，状类伤寒，以玉露散补之而愈。夫乳汁乃气血所化，在上为乳，在下为经。若冲任之脉盛，脾胃之气壮，则乳汁多而浓，衰则少而淡，所乳之子亦弱而多病，此自然之理。亦有屡产有乳，再产却无，或大便涩，乃亡津液也。《三因论》云：产妇乳脉不行有二：有血气盛闭而不行者，有血气弱涩而不行者。虚当补之，盛当疏之。盛者当用通草、漏芦、土瓜根辈，虚者当用炼成钟乳粉、猪蹄、鲫鱼之属，概可见矣。俱薛案。

一妇人久郁，右乳内结三核，年余不消，朝寒暮热，饮食不甘。此乳岩也，乃七情所伤，肝经血气枯槁之证，宜补气血、解郁结药治之，遂以益气养营汤，百余剂血气渐复，更以木香饼灸之，喜其谨疾，年余而消。若用克伐之剂以复伤血气，则一无可保者。一妾乃放出宫人，乳内结一核如栗，欲用前汤，彼不信，乃服疮科流气饮及败毒散，三年后大如覆碗，坚硬如石，出水不溃而殁。大抵郁闷则脾气阻，肝气逆，遂成隐核，不痛不痒，人多忽之，最难治疗。若一有此，宜戒七情，远厚味，解郁结，更以养血气之药治之，庶可保全，否则不治。亦有数载方溃而陷下者，皆曰乳岩，盖其形似岩穴而最毒也，慎之则可保十中之一二。薛案。

胃脘痈五二

立斋引《圣济总录》云：胃脘痈由寒气隔阳，热聚胃口，寒热不调，故血肉腐坏。以气逆于胃，故胃脉沉细；以阳气不得上升，故人迎热甚，令人寒热如疟，身皮甲错，或咳嗽，或呕脓唾血。若脉见洪数，脓已成也，急宜排之；设脉迟紧，其脓未就，有瘀血也，急下之，否则邪毒内攻，腐烂肠胃矣。丹溪云：内疽者，因饮食之毒，七情之火，相郁而发，用射干汤主之。愚常以薏苡仁汤、牡丹皮散、太乙膏选用之，亦效。若吐脓血，饮食少思，宜助胃壮气为主而佐以前法，不可专治其疮。

腹痈五三

立斋曰：腹痈谓疮生于肚腹，或生于皮里膜外，属膏粱厚味、七情郁火所致。若漫肿坚硬，肉色不变，或脉迟紧，未成脓也，四君加芎、归、白芷、枳壳，或托里散；肿软色赤，或脉洪数，已成脓也，托里消毒散。脓成而不外溃者，气血虚也，卧针而刺之；焮肿作痛者，邪气实也，先用仙方活命饮、隔蒜灸以杀其毒，后用托里以补其气。若初起欲其内消，当助胃壮气，使根本坚固，而以行经活血之药佐之。若用克伐之剂欲其消散，则肿者不能溃，溃者不能敛。若用疏利之药下其脓血，则少壮者多为难治，老弱者立见危亡。若有食积、疝气类此者，当辨而治之。

进士边云庄，腹痛恶寒，脉浮数。余曰：浮数之脉而反恶寒，疮疽之证也。不信，数日后复请视之，左尺洪数。余曰：内有脓矣。仍不信，至小腹痛胀，连及两臀，始悟。余曰：脓溃臀矣，气血俱虚，何以收敛？急服活命饮一盅，臀溃一孔，出脓斗许，气息奄奄，用大补药一剂，神思方醒。每去后，粪从疮出，痛不可当。小腹间如有物上挺，即发痉不省人事，烦躁脉大，举按皆实；省而细察之，脉虽洪大，按之如无。以十全大补倍加参、芪至四斤，更加附子二枚，煎膏服之而痉止。又用十全大补汤五十余剂而疮敛。上舍周一元患腹痈，三月不愈，脓水清稀，朝寒暮热。服四物、黄柏、知母之类，食少作泻，痰涎上涌；服二陈、枳实之类，痰涎愈甚，胸膈痞闷。谓余曰：何也？余曰：朝寒暮热，血气虚也；食少作泻，脾肾虚也；痰涌胸痞，脾肺虚也，悉因真气虚而邪气实也。当先壮其胃气，使诸脏有所禀而邪自退矣。遂用六君加黄芪、当归，数剂诸证渐退，又用十全大补汤，肌肉渐敛，更用补中益气汤调理而愈。薛案。

肠痈五四

孙真人云：肠痈为病，小腹重，强按之则痛，小便如淋，时时汗出，复恶寒，身皮甲错，腹皮急如肿，甚者腹胀大，转侧有水声，或绕脐生疮，或脓从脐出，或大便脓血。脉洪数者，已有脓也，血下则安。若妄治者，必杀人。

陈无择曰：肠痈为病，身甲错，腹皮急，按之濡，如肿状，腹无聚积，身无热，脉数，此为肠内有脓，久积阴冷所成也，故《金匮》有用附子温之。其脉迟紧者，脓未成，可下之，当有血；洪数者，脓已成，不可下，此以内结热所成也，故《金匮》有用大黄利之。

《千金方》灸法：曲两肘，正肘头锐骨灸百壮，下脓血而安。

立斋曰：此证因七情饮食所致。治法：脉迟紧者，未有脓也，宜牡丹皮汤下之；脉洪数者，已有脓也，用薏苡仁汤排之。小腹疼痛，小便不利，脓壅滞也，用牡丹皮散主之。若脐间出脓者不治。经云：肠痈为病，不可惊，惊则肠断而死。故患是者，其坐卧转侧极宜徐缓，时少饮薄粥，及服八珍汤固其元气，静养调理，庶可保全其生。

一男子里急后重，下脓胀痛，此脾气下陷也，用排脓散、蜡矾丸而愈。后因劳役，寒热体倦，用补中益气汤而安。一妇人脓成腹胀痛，小便不利，脉滑数，此脓毒内溃也，服太乙膏丸三钱，脓下升许，胀痛顿退，更以神效栝楼散二剂而全退，又以蜡矾丸及托里药十余剂而安。一产妇小腹疼痛，小便不利，以薏苡仁汤二剂痛止，更以四物汤加桃仁、红花，下瘀血升许而愈。一妇人产后恶露不尽，小腹患痛，服瓜子仁汤下瘀血而痊。凡瘀血停滞，宜急治之，缓则腐化为脓，最难治疗。

若使流注骨节，则患骨疽，失治多为败证。薛案。

附骨疽五五

附骨疽一证，近俗呼为贴骨痈，凡疽毒最深而结聚于骨际者，皆可谓之附骨疽，然尤惟两股间肉厚处乃多此证。盖此证之因，有劳伤筋骨而残损其脉者，有恃酒力房而困烁其阴者，有忧思郁怒而留结其气者，有风邪寒湿而凑滞其经者。凡人于环跳穴处无故酸痛，久而不愈者，便是此证之兆，速当因证调治，不可迟也。盖其初起，不过少阳经一点逆滞，逆而不散，则以渐而壅，壅则肿，肿则溃，至其延漫，则三阴三阳无不连及，而全腿俱溃。然此证无非元气大亏，不能运行，故致留滞不散，而后至决裂，诚危证也。若溃后脉和，虽见困弱之甚，只以大补气血为主，皆可保全。若溃后脉反洪芤而烦躁不宁，发热口渴，则必不可治。至若治此之法，凡以劳伤筋骨而致者，宜大营煎兼大防风汤治之；若酒色伤阴者，宜八味丸、六味丸，或右归丸，兼大防风汤主之；若忧思郁怒结气者，宜疮科流气饮或五香连翘汤，兼大防风汤主之；若寒邪外袭者，宜五积散兼大防风汤主之。大抵此证初起，即宜用大营煎温补气血，或兼仙方活命饮通行毒气。有火者，宜速用连翘归尾煎以解散其毒，仍宜速用隔蒜灸或豆豉饼寻头灸之，以速散其毒，最为捷法。其有湿热痰饮等症，当并求后法以治之，庶免大害也。若环跳久痛不已，或见臀股微肿，度其已成，势不能散，只宜速用托补，专固根本，使其速起速溃，则根本既实，虽凶亦无大害，必且易溃易敛而易愈也。若脉见滑数，按之软熟，脓已成也，速宜针之，无使久留，以防深蚀之患。其有不明利害，苟图目前，或用克伐消散，再伤元气，或用寒凉敷药，以遏其毒气，必致日延日甚，而元气日败，则一溃不可收拾矣。考诸方书，俱未详及此证，故悉其所因，并附治案于后。

立斋曰：附骨疽有因露卧风寒深袭于骨者，有因形气损伤不能起发者，有因克伐之剂亏损元气不能发出者，有因外敷寒药血气凝结于内者。凡此皆宜灸熨患处，解散毒气，补接元气，温补脾胃为主。若饮食如常，先用仙方活命饮解毒散郁，随用六君子汤补托营气。若体倦食少，但用前汤培养诸脏，使邪不得胜正。若脓已成，即针之，使毒气不得内侵，带生用针亦无妨。如用火针，亦不痛，且使易敛。其隔蒜灸能解毒行气，葱熨法能助阳气，行壅滞，此虽不见于方书，予常用之，大效，其功不能尽述，惟气血虚脱者不应。

又曰：大抵此证虽云肿有浅深，感有轻重，其所受皆因真气虚弱，邪气得以深袭。若真气壮实，邪气焉能为患也？故附骨痈疽及鹤膝风证，惟肾虚者多患之。前人用附子者，以温补肾气，而又能行药势、散寒邪也。亦有体虚之人，秋夏露卧，为冷气所袭，寒邪伏结，多成此证，不能转动，乍寒乍热而无汗，按之痛应骨者是也。若经久不消，极阴生阳，寒化为热而溃也。若被贼风所伤，患处不甚热而洒淅恶寒，不时汗出，熨之痛止少者，须大防风汤及火龙膏治之。若失治，则为弯曲偏枯。有坚硬如石者，谓之石疽；若热缓，积日不溃，肉色赤紫，皮肉俱烂，名缓疽，其始末皆宜服前汤，欲其驱散寒邪以补虚托里也。

又曰：此证亦有产后恶血未尽，脐腹刺痛，或流于四肢，或注于股内，疼痛如锥，或两股肿痛。此由冷热不调，或思虑动作，气所壅遏，血蓄经络而然，宜没药丸治之。亦有经血不行，流注四肢或股内，疼痛如锥，或因水湿所触，经水不行而肿痛者，宜当归丸治之。凡恶血停滞，为患非轻，治之稍缓，则流注为骨疽，多致不救。

一妇人膝肿痛，遇寒痛益甚，月余不愈，诸药不应，脉弦紧，此寒邪深伏于内也，用大防风汤及火龙膏治之而消。一男子腿根近环跳穴患痛彻骨，外皮如故，脉数而滞滑，此附骨疽脓将成也，用托里药六剂，肿起作痛，脉滑数，其脓已成，针之，出碗许，更加补剂，月余而瘳。一男子患附骨疽，肿硬发热，骨痛筋挛，脉数而沉，用当归拈痛汤而愈。一男子腿内患痈，漫肿作痛，四肢厥逆，咽喉闭塞，发寒热，诸治不效。乃邪郁经络而然也，用五香连翘汤一剂，诸证少退，又服之，大便行二次，诸证悉退而愈。一男子先腿痛，后四肢皆痛，游走不定，至夜益甚，服除湿败毒之剂不应，其脉滑而涩，此湿痰浊血为患，以二陈汤加苍术、羌活、桃仁、红花、牛膝、草乌治之而愈。凡湿痰湿热，或死血流注关节，非辛温之剂开发腠理，流通隧道，使气行血和，焉能得愈？王时亨室，产后腰间肿痛，两腿尤甚，此由瘀血滞于经络而然也，不早治必作骨疽，遂与桃仁汤二剂，稍愈，更以没药丸，数服而痊。薛案。

魏生者，年三十余，素多劳碌，忽患环跳酸痛，数月后，大股渐肿，延予视之。曰：此附骨疽也，速当治之。与以活命饮二剂，未及奏效而肿益甚，因慌张乱投，或清火，或解毒，遂致呕恶发热，饮食不进，其势甚危，然后恳求相救。遂以参芪内托散大加炮姜，数剂而呕止食进，其肿软熟。知其脓成，速令针之，针处出脓不多。复以九味异功煎与之，遂得大溃，且瓣瓣出脓，溃者五六处，而腿肉尽去，止剩皮骨矣。溃后复呕恶发热不食，遂以十全大补汤及九味异功煎相间与之，然后热渐退，食渐进，稍有生色。然足筋短缩，但可竖膝仰卧，左右挨紧，毫不能动，动则痛极，自分已成废物。此后凡用十全大补汤八十余剂，人参三斤，而腿肉渐生，筋舒如故，复成一精壮男子，此全得救本之功也。一男子陈姓者，年近三旬，素不节欲，忽见环跳酸痛，月余不愈。予曰：此最可畏，恐生痈毒之患。彼不信，又谋之一庸医，反被其诟，曰：此等胡说，真可笑也。筋骨之痛亦常事耳，不过风热使然，何言痈毒？遂用散风清火等药。至半年后，果见微肿，复来求治。予曰：速用托补以救根本，尚不迟也。彼又不信而谋之疡医，曰：岂有肿疡未溃而遽可温补耶？复用清火消毒之剂。及其大溃而危，再延余视，则脉证俱败，方信予言而痛悔前失，已无及矣。一膏粱子茅姓者，年未三旬，素以酒色为事，亦患此证。早令服药，执拗不从。及其肿而脓成，令速针之，亦畏痛不从，而偏听庸流，敷以苦寒解毒之药。不知脓既已成，尤不可解，但有愈久愈深，直待自溃而元气尽去，不可收拾矣。新案。

臀痈 五六

马益卿曰：臀痈证，臀居小腹之下，此阴中之阴也。道远位僻，虽曰多血，然气运不到，血亦罕来。中年之后，尤虑患此。才有肿痛，参之脉证，但见虚弱，便与滋补。气血无亏，可保终吉。

立斋曰：凡治此者，毋伤脾胃，毋损脾气，但当以固根本为主。若焮痛，尺脉紧而无力者托之。肿硬痛甚者，隔蒜灸之，更以解毒。不作脓者，托里为主。不作脓而痛者，解毒为主。不溃或溃而不敛者，托里为主。

又治法曰：若肿硬作痛者，形气虚而邪气实也，用托里消毒散。微肿微痛者，形气病气俱虚也，用托里散补之。欲作脓者，用内托羌活汤。若痛甚者，用仙方活命饮。大势既退，亦用托里消毒散。若脾虚不能消散，或不溃不敛者，六君子加芎、归、黄芪。若阴虚不能消散，或作渴便淋者，六味丸加五味子。若阳虚不能溃，或脓清不能敛者，用补中益气汤。气血俱虚者，十全大补汤。若肿硬未成脓者，用隔蒜灸及活命饮。溃后宜豆豉饼及补中益气、十全大补二汤。若灸后大势已退，余毒未消，频用葱熨以补其气，以消余毒为善。

又曰：凡毒气已退，不起者，但可补其血气，使脓速成而针去之，不可用内消之论。若肿高而软者，发于血脉；肿下而坚者，发于筋骨；肉色不变者，发于骨髓也。脓血大泄之后，当大补气血为先，虽有他证，以末治之。

巡按陈和峰，脾胃不健，常服消导之剂，左腿股及臀患肿。余曰：此脾气虚而下注，非疮毒也，当用补中益气倍加白术。彼惑于众人云白术能溃脓，乃专以散肿消毒为主，而肿益甚，体益倦。余用白术一味煎饮而消。儒者杨启元，左臀患此，敷贴凉药，肿彻内股，服连翘消毒散，左体皆痛。余以为足三阴亏损，用补中益气汤以补脾肺，用六味丸加五味子以补肝肾，股内消而臀间溃，又用十全大补汤而疮口敛。一儒者焮肿痛甚，此邪毒壅滞，用活命饮、隔蒜灸而消。后因饮食劳倦，肿痛复作，寒热头痛，此元气虚而未能复也，与补中益气汤，频用葱熨法，两月而愈。一男子患臀痈，作脓而痛，以仙方活命饮二剂痛止，更以托里消毒散，脓溃而瘥。一弱人臀痈脓成不溃，以十全大补汤数剂始托起，乃针之，又二十余剂而愈。薛案。

流注五七

立斋曰：流注之证，多因郁结，或暴怒，或脾气虚，湿气逆于肉理，或腠理不密，寒邪客于经络，或湿痰，或闪扑，或产后瘀血流注关节，或伤寒余邪未尽为患，皆因真气不足，邪得乘之，故气凝血聚为患也。然此证或生于四肢关节，或生于胸腹腰臀，或结块，或漫肿，或痛或不痛，悉宜用葱熨法及益气养营汤固其元气，则未成者自消，已成者自溃，可全愈也。若不补气血及节饮食，慎起居，戒七情，而专用寒凉克伐者，俱不治。

又治法曰：常治此证，凡暴怒所致，胸膈不利者，调气为主。抑郁所致而不痛者，宜调经脉，补气血。肿硬作痛者，行气和血。溃而不敛者，补气血为主。伤寒余邪未尽者，和而解之。脾气虚，湿热凝滞滞肉理者，健脾除湿为主。闪跌伤血凝滞为患者，和血气，调经络。寒邪所袭，筋挛骨痛，或遍身痛，宜温经络，养血气。若久而不敛，疮口无阳者，宜豆豉饼或附子饼灸之，以去散寒邪，接补阳气，或外用琥珀膏贴之。若内有脓管，或生瘀肉而不敛者，用针头散腐之自愈，锭子尤效。

《医林集要》云：骨疽乃流注之败证也，如用凉药，则内伤其脾，外冰其血。脾主肌肉，脾气受伤，饮食必减，肌肉不生；血为脉络，血受冰，则气血不旺而愈滞。宜用理脾，脾健则血自生而气自运行矣。又有白虎飞尸，留连周期，或辗转数岁，冷毒朽骨出尽自愈。若附骨腐者可痊，正骨腐则为终身废疾矣。有毒自手足或头面肿起，或兼疼痛，上至颈项骨节去处，如疬疡贯珠，此风湿流气之证也，宜以加减小续命汤及独活寄生汤治之。有两膝肿痛起，或至遍身骨节疼痛者，此风湿痹，又名历节风，宜附子八物汤治之。又有结核在项腋，或两乳旁，或两胯软肉处，名曰瘰疬痈，属冷证也。又有小儿宿痰失道，致结核于颈项臂膊胸背之处，亦冷证也，俱宜热药敷贴。已上诸证，皆缘于肾，肾主骨，肾虚则骨冷而为患也。所谓骨疽皆起于肾，亦以其根于此也。故用大附子以补肾气，肾实则骨有生气，而疽不附骨矣。

一男子臀肿一块微痛，脉弦紧，以疮科流气饮四剂而消。一妇人暴怒，腰肿一块，胸膈不利，时或气走作痛，用方脉流气饮数剂而止，更以小柴胡汤对四物加香附、贝母，月余而愈。一妇人禀弱性躁，胁臂肿痛，胸膈痞闷，服流气败毒药反发热，以四七汤数剂，胸宽气利，以小柴胡汤对四物加陈皮、香附，肿痛亦退。大抵妇人情性执著，不能宽解，多被七情所伤，遂至遍身作痛，或肢节肿痛，或气填胸满，或如梅核塞喉，咽吐不出，或痰涎壅盛，上气喘急，或呕逆恶心，甚者渴闷欲绝，产妇多有此证，宜服四七汤先调滞气，更以养血之药。若因忧思致小便白浊者，用此汤吞青州白丸子，屡效。一老人伤寒，表邪未尽，股内患肿发热，以人参败毒散二剂热止，灸以香附饼，又小柴胡汤加二陈、羌活、川芎、归、术、枳壳，数剂而散。一男子腿患溃而不敛，用人参养营汤及附子饼，更以补剂煎膏贴之，两月余而愈。一男子腿患肿，肉色不变，不痛，脉浮而滑，以补中益气汤加半夏、茯苓、枳壳、木香饮之，以香附饼熨之。彼谓气无补法，乃服方脉流气饮，虚愈甚，复求治。，以六君子汤加芎、归数剂，饮食少进，再用补剂，月余而消。夫气无补法，俗论也，以其为病痞塞，似难于补，殊不知正气虚而不能运行，则邪气滞而为病。经云：壮者气行则愈，怯者弱者则著而为病。苟不用补法，元气何由而行乎？一妇人腿患筋挛骨痛，诸药不应，脉迟紧，用大防风汤二剂顿退，又二剂而安。又一妇人亦然，先用前汤二服，更服黑丸子而痊。此二患若失治，必溃成败证。一男子肩胛患之，微肿，形劳气弱，以益气养营汤服黑丸子，及木香、生地黄作饼，覆患处熨之，月余脓成，针之，仍服前药而愈。一男子臂肿，筋挛骨痛，年余方溃不敛，诊其脉更虚，以内塞散一料，少愈，以十全大补汤及附子饼灸之而愈。《精要》云：留积经久，极阴生阳，寒化为热，以此溃多成瘘，宜早服内塞散排之。一男子臂患，出腐骨三块尚不敛，发热作渴，脉浮大而涩，乃气血俱损，须多服生血气之药，庶可保全。彼惑于火尚未尽，仍用凉药，内服外敷，几危，始求治。其形甚瘁，其脉愈虚，先以六君子汤加芎、归，月余饮食渐进，以八珍汤加肉桂三十余剂，疮色乃赤，更以十全大补汤，外以附子饼灸之，仅年而瘥。薛案。

鹤膝风五八

凡肘膝肿痛，臂胻细小者，名为鹤膝风，以其象鹤膝之形而名之也。或止以两膝肿大，胻腿枯细，不能屈伸，俗又谓之鼓槌风，总不过风寒湿三气流注之为病也。然肿痛者必有邪滞，枯细者必因血虚。凡治此者，必宜以养气滋血为主，有风者兼散其风，有寒湿者兼去其寒湿，若果由邪郁成热者，必宜滋阴清火，自无不愈。其有痢后而成者，又名痢后风，此以泻痢亡阴，尤宜壮肾。凡寒胜者，宜三气饮、五积散，或大防风汤之类主之；湿胜者，宜五苓散、理中汤之类主之；热胜者，宜保阴煎、大秦艽汤之类主之。若以阳气不足而败及四肢者，非右归丸、理阴煎及八味地黄丸之类不可。

立斋曰：鹤膝风乃调摄失宜，亏损足三阴经，风邪乘虚而入，以致肌肉日瘦，内热减食，肢体挛痛，久则膝大而腿细，如鹤之膝，故尔名之。若伤于脾胃者，用补中益气汤为主；若伤于肝肾者，六味地黄丸为主；若欲其作脓，或溃后者，十全大补汤为主，皆佐以大防风汤。初起者，须用葱熨法，可以内消。若津涸口干，中气不足也，补中益气汤加五味子。头晕头痛，阳气不升也，补中益气汤加蔓荆子。发热晡热，阴血虚弱也，用四物、参、芪、白术。畏寒憎寒，阳气虚弱也，用十全大补汤。饮食少思，胸膈膨胀，脾胃虚痞也，用四君子汤。面色痿黄，饮食少思，脾胃虚弱也，用六君子汤。脓水清稀，肌肉不生，气血俱虚也，用八珍汤。热来复去，有时而动，无根虚火也，用十全大补汤。形瘦嗜卧，寝息发热，痰盛作渴，小便频数，五脏虚损也，用六味丸。脐腹疼痛，夜多漩尿，脚膝无力，头晕吐痰，肾气冷败也，用八味丸。发热大渴，不欲近衣，面目赤色，脉大而虚，血虚发躁，用当归补血汤。或有痢后而患者，亦治以前法。余当临证制宜。

又曰：夫立方之义，各有所宜。凡体气虚弱，邪入骨界，遏绝隧道，若非用附、桂辛温之药，开散关节腠理之寒邪，通畅隧道经络之气血，决不能愈。且本草云：附子治寒湿痿躄，拘挛膝痛，不能行步，以白术佐之，为寒湿之圣药。又云：桂通血脉，消瘀血，坚骨节，治风痹骨挛脚软，宣导诸药。及十全大补汤以治前证，不但不可去桂，亦不可不加附子，无此二味，何以行参、芪之功，健芎、归之性，而补助血气，使之宣通经络，扶大虚之证，以收必效之功哉！况前证在骨节之间，关键之地，治之不速，使血气循环至此，郁而为脓，从此而泄，气血沥尽，无可生之理矣。亦有秋夏露卧，为寒所袭，拂热内作，遂成附骨疽。亦有贼风搏于肢节，痛彻于骨，遇寒尤甚，以热熨之则少减，尤当以大防风汤治之。更以蒜捣烂摊患处，用艾铺蒜上烧之，蒜坏再易，皮肤倘破无妨。若经久不消，则极阴生阳，溃而出水，必致偏枯，或为漏证，宜服内塞散，及附子饼灸之。或脉大，或发渴者，俱不治，以其真气虚而邪气实也。

张上舍患前证，伏枕半载，流脓三月。彼云：初服大防风汤去附子，将溃，服十宣散，今用十全大补汤而去肉桂，俱不应。视其脉证甚弱，予以十全大补汤，每帖加熟附子一钱，服三十余剂少愈；乃去附子五分，又服三十余剂，将愈；却全去附子，更三十余剂而痊。一男子左膝肿大，三月不溃。予谓体虚之人，风邪袭于骨节，使气滞而不行，故膝愈大而腿愈细，名曰鹤膝风，遂以大防风汤，三十余剂而消。州守张天泽左膝肿痛，胸膈痞闷，饮食少思，时欲作呕，头晕痰壅，日晡益倦。此脾肺气虚也，用葱熨及六君加炮姜，诸证顿退，饮食少进；用补中益气加蔓荆子，头目清爽，间与大防风汤十余剂，又用补中益气汤三十余剂而消。薛案。

多骨疽五九

立斋曰：多骨疽者由疮疡久溃，气血不能营于患处，邪气陷袭，久则烂筋腐骨而脱出，属足三阴亏损之证也，用补中益气汤以固根本。若阴火发热者，佐以六味丸，壮水之主以镇阳光；阳气虚寒者，佐以八味丸，益火之源以消阴翳。外以附子饼、葱熨法去散寒邪，补接营气，则骨自脱、疮自敛也。夫肾主骨，若肾气亏损，其骨渐肿，荏苒岁月，溃而出骨，亦用前法。若投以克伐之剂，复伤真气，鲜有不误者。

下疳疮六十

下疳一证，本肝肾湿热证也，若无外因而病者，不过去其湿热，或滋真阴，湿热既清，其疮自愈，无足虑也。惟感触淫毒而患者，毒有浅深，则病有微甚，皆宜用百草煎熏洗，外以螵蛸散敷之，则轻者自愈。若湿热甚而为肿为痛者，宜用芍药蒺藜煎兼而治之。如毒甚者，必用萆薢汤方可。若感触淫邪，毒自少阴直入精宫者，不易愈。即治如前法，然必见便毒广疮发出，而后下疳始愈。既见疮毒，即当于本证条下求法治之。余尝治一少年，因偶触秽毒，遽患下疳，始溃龟颈，敷治不效，随从马口延入尿管，以渐而深，直至肛门，逐节肿痛，形如鱼骨。每过夜，则脓结马口，胀不得出，润而通之，则先脓后尿，敷洗皆不能及，甚为危惧。余尝遇一山叟，传得槐花蕊方，因以治之，不十日而茎根渐愈，半月后，即自内达外，退至马口而全愈。疳愈后，即见些微广疮，复与五加皮饮十余剂而全愈。向彼传方者曰：此方善治淫疮，热毒悉从小便泄去，所以能治此疳。但服此者，可免终身疮毒后患。然犹有解毒奇验，则在疮发之时，但见通身忽有云片红斑，数日而没者，即皆疮毒应发之处，疮毒已解而疮形犹见，是其验也。予初未之信，及此人疮发之时，疮固不多，而通身红斑果见，凡两日而没，予始知疮之有奇，一至如此。新案。

立斋曰：下疳属肝经湿热下注，或阴虚火燥。治法：肿痛发热者，血虚而有热也，四物汤加柴胡、山栀。肿痛寒热者，肝经湿热也，小柴胡汤加龙胆草、黄连。肿痛便涩者，湿热壅滞也，龙胆泻肝汤。肿痛腐溃者，气血虚而有火也，八物汤加山栀、柴胡。日晡热甚者，阴血虚而有火也，小柴胡汤加参、术、芎、归。日晡倦怠者，阳气虚而下陷也，补中益气汤。有经久不愈而发寒热者，肾水不能生肝木也，宜六味丸。若筋缩或纵，或为痒痛，或出白津，此筋疝也，用龙胆泻肝汤。气虚者，补中益气汤加炒山栀、炒龙胆。阴虚火燥者，用六味丸。茎中痒，出白津，用补中益气汤与清心莲子饮间服。盖此证肝经阴虚为本，肿痛寒热等症为标，须用六味丸以生肝血。凡脾土虚不能生金水，而见一切肝证者，当佐以补中益气汤加麦门冬以滋化源。

一男子肿痛不消；一男子溃而肿痛发热，小便秘涩，日晡或热；一小儿肿痛，诸药不应，俱以小柴胡汤吞芦荟丸，数服而愈。一小儿十五岁患前证，杂用消毒之药，虚证悉具，二年余矣。询之，乃禀所致。用萆薢汤月余，诸证渐愈；又用补阴八珍汤、补中益气二汤而痊。庶吉士刘华甫，或茎中作痛，或窍出白津，或小便秘涩，先用小柴胡汤加山栀、泽泻、黄连、木通、胆草、茯苓二剂，以清肝火、导湿热，诸证渐愈。后因劳倦，忽然寒热，此元气复伤也，用补中益气而安，又用六味丸以生肝血、滋肾水而全愈。一男子玉茎肿痛，小便如淋，自汗，甚苦，时或尿血少许，尺脉洪数，按之则涩。先用清心莲子饮加牛膝、山栀、黄柏、知母、柴胡，数剂少愈，更以滋肾丸一剂而痊。《玉机微义》曰：如自汗小便少，不可以药利之。既已自汗，则津液外亡，小便自少，若再利之，则营卫枯竭，无以制火而烦热愈甚，当候热退汗止，小便自行也。兼此证，乃阳明经病，大忌利小便。俱薛案。

海藏治下疳久不愈方　橡斗子二个，合盛黄丹令满，以乱发厚缠定，烧烟尽为度，同研为细末。先以葱白　热浆水洗疮脓尽，次上药。甚者不过三次，如神。

又下疳方　下疳疮内毒盛者，必须治内方愈。外治者，须螵蛸散，或此方亦佳。

人中白生用　官粉煅黄　红丹飞，炒

上等分为末。先用药汤或浓茶洗净，然后敷药，每日二三次，或用猪油，或用蜜水调敷之。

便毒六一

便毒论治如薛氏之法，固已详矣，然又惟交感不洁，遭淫毒而患者为最多。每每先起下疳，下疳未已，便毒继之，此湿热秽毒之为患也。凡初起肿痛，尚未成脓，而元气尚强者，速宜先去其毒，惟会脓散或牡蛎散为最善。若已成脓，则或针或蚀，惟速去其脓，随证调补，使速收口为善。若初起一核，其痛微，其肿漫者，此有二证：一以邪轻，一以元气虚弱，毒深而然。若邪轻者，只用会通膏加麝香贴之，无有不散，或降痈散亦可。若元气虚弱而毒深者，既不肯散，又不早溃，愈久必愈甚，最为可畏。及其溃后，多不能收，轻则为瘘，重则殒命。此惟大补元气，方不致害。若焮肿痛甚，脓已将成，势不能消，宜用降痈散留头围之，则势可敛，痛可解，脓可速成而溃也。

立斋曰；便痈属足厥阴肝经，内热外寒，或劳役过度，或房欲不节，或欲火不遂，或强固其精，或肝经湿热而致。大抵多患于劳役不足，精气俱虚之人。俗云一石米疮，此言百日方可愈。若大补血气，不旬日可愈，何用百日？盖疮之收敛，在乎血气之盛也。亦有内蕴热毒而生者，须辨虚实，及成脓与否，不可概投攻药。凡妇人患此者，多在两拗肿痛，或腹中结块，小便涩滞，苟治者得法，患者又能调摄，无足虑也。常见治此证者，概用大黄之类下之，以求内消，或其脓成，令脓从大便而出，鲜有见其痊也。人多欲内消者，盖恐收口之难也。若知补养血气，不旬日而收矣，何难之有？若脓既成，岂有可消之理？如再用克伐之剂，必致难治。

又曰：便痈者，血疝也，俗呼为便毒，言于不便处为痈也。乃足厥阴之经络，及冲任督脉亦属肝之旁络，此气血流通之道路，今壅而肿痛，是则热毒所致，宜先疏导其滞，更以托里之剂，此临证制宜之法也。

又治法曰：内热外寒者，牛黄双解散。湿热壅滞者，宜用龙胆泻肝汤疏肝导滞。欲心不遂致逆精气者，先用五苓散加大黄疏其逆滞，后用地黄丸以补肝肾，强固其精。房欲不节者，宜六味丸料。劳倦过度者，补中益气汤。

一男子患便毒，焮肿作痛，大小便秘，脉有力，以玉烛散，二剂顿退，更以龙胆泻肝汤四剂而消。一男子脓未成，大痛，服消毒托里等药不应，诊之脉洪大，毒尚在，以仙方活命饮，一剂痛止，又剂而消。一儒者肿痛便涩，用八正散二剂，以清肝火、导湿热而肿痛愈；再以小柴胡加芎、归、泽泻、山栀二剂，以清火补血而小便利。一男子已溃而痛不止，小便秘涩，此肝火未解也，与小柴胡加黄柏、知母、芎、归，痛止便利，更以托里当归汤而疮敛。若毒未解而痛不止者，须用活命饮。府庠沈尼文，年二十，左拗患之，余以肝肾阴虚，先用托里药，溃而将愈，因入房，发热作渴，右边亦作痛，脓水清稀，虚证悉至，脉洪大而无力，势甚可畏。用十全大补加附子一钱，脉证顿退，再剂全退，后用大补汤三十剂而愈。一男子肿而不溃，此因阳气虚弱，用参、芪、归、术以补托元气，用白芷、皂刺、柴胡、甘草以排脓清肝，数剂而溃，以八珍加柴胡补其气血，数剂而愈。春元凌待之，虚而服克伐药，几至危殆，余用托里健脾药而愈。秀才王文远因劳苦患之，服小柴胡汤而表证散，后用托里药脓成，针之而旬日愈。又胡判官脓清脉弱，以大补之药而已愈，因新婚复发，自用连翘消毒散，致泻痢不止，竟致不救。可见此证属不足者多矣，非补不可。大抵便毒属肝经，初起坚硬，肝主筋故也。五七日后当赤软，脓成故也。若尚坚硬，乃元气不能腐化。往往人见坚硬，只欲内消，反服攻散药，多致虚虚之祸，前此治者，即其验也。一妇人两拗肿痛，小腹痞满，小便数，白带时下，寒热往来，小水淋沥，余谓脾气滞而血病，用龙胆泻肝汤渐愈，又用加味逍遥散、六味丸而全愈。一妇人小腹内如有所梗，两拗并人门俱肿，小便淋涩，经候不调，内热作渴，饮食少思。腹内初如鸡卵而渐大，脉洪数而虚，左关尤甚，属肝胆郁结之证也，用加味归脾汤，肝火退而脾土健，间以逍遥散下芦荟丸而愈。俱薛案。

杨梅疮六二

杨梅疮一证，以其肿突红烂，状如杨梅，故尔名之。其在西北人则名为天泡疮，东南人又谓之广东疮。凡毒轻而小者，状类茱萸，故名茱萸疮；毒甚而大者，泛烂可畏，形如绵花，故名绵花疮。大都此证，必由淫毒传染而生。盖此淫秽之毒，由精泄之后，气从精道乘虚直透命门，以灌冲脉，所以外而皮毛，内而骨髓，凡冲脉所到之处，则无处不到，此其为害，最深最恶。设初起时去毒不净，或治失其宜，而随至败烂殒命者，盖不少矣。或至二三十年之后，犹然发为疯毒，或至烂头，或至烂鼻，或四肢幽隐之处，臭烂不可收拾，或遗毒儿女，致患终身，其恶如此。静而思之，则有见此恶道，而不为寒心知避者，其愚亦甚矣。故凡治之之法，最当知要，切不可不慎也。亦有不因淫毒传染，偶中湿热而患者，此不过在皮毛肌肉之间，清去湿热，自当全愈，无足虑也。

——今人每遭此患，或畏人知，或畏毒甚，而大用攻击峻利等药，多致邪毒未除而元气先败，或成劳瘵，或即殒命，或愈久愈甚，以致败坏不能收敛，皆元气先败之故也，余见之多矣。故凡被此病者，切不可惊慌，亦不可专肆攻击，但按法渐解其毒，务使元气毫无损伤，则正能胜邪，虽毒无害；若正不胜邪，则微毒亦能杀人，此其要也，不可不察。

——广疮治法：凡其初起而元阳未伤，毒亦未甚，宜速用清利，使从小便利去其毒，惟换肌消毒散为第一，其次则五加皮饮亦妙。或兼火邪者，宜秘方仙遗粮汤；或禀气多弱者，宜茯苓膏。凡此诸药，或十日，或半月，甚者一月，无不见效。

——凡生疮毒者，宜服槐花蕊至二三升，则毒从小便泄去，可免终身之患，真神方也。有案在《下疳疮》条中。

——此疮初起时，多有先下疳，次便毒，而后疮出，是为一套。若便毒势甚，肿痛热秘而元气素强者，即宜用会脓散或牡蛎散，先去其毒之大势，而后用前方诸药，亦要着也。

——此疮或久而不愈，或元气素弱，或因克伐致虚，但见有正不胜邪之势，则当酌其轻重，或以纯补元气为主，凡脾肾阴阳气血，皆宜随用方，但使气血得复，则虽毒无害。最忌见不真而执两端，则终归无益，亦是要着。

——饮食宜否。有谓宜忌口者，有谓不宜忌口者，而任其发透，总之亦有其要。盖疮毒初染，毒本未甚，此时只宜清利，使毒渐消为善，若食发物，则愈发愈多，而毒愈甚矣，此则宜忌之时也；若疮毒已久，元气已弱，脓汁既多，血气既耗，斯时也，非以药食滋补，则日见消败，何以收效？此则不宜忌者也。宜忌不宜忌，是亦宜补不宜补之法耳，使不知辨，安能无误？

——疮生头面，或遍身不便处，欲其速愈，但用点药，则二三日可以脱落，亦神妙者也，但此惟治标之法耳。方在新因四二。

——疮毒久蓄，发为疯毒，亦名杨梅痈漏，或蚀筋，或腐骨，溃烂不收，最为恶候。近来治法，惟五宝丹为最效，及徐东皋杨梅痈漏方，或秘传水银膏，宜择用之。

立斋曰：天泡疮属元气不足，邪气所乘，亦有传染而患，受证在肝肾二经，故多在下体发起。有先筋骨痛而后患者，有先患而后痛者。有疮凸赤作痛，热毒炽甚也；疮微作痛，毒将杀也。疮色白而不结痂，阳气虚也；色赤而不结痂，阴血虚也。搔痒脉虚浮，气不相荣也；搔痒脉浮数，血不相荣也。臀背间或颈间作痒，膀胱阴虚也；阴器、股内作痒，肝经血虚也；阴囊作痒重坠，肝经阴虚湿热也；小便频数，短少色赤，肝经阴虚也；小便频数，短少色白，脾肺气虚也；面目搔痒或变赤，外邪相搏也；眉间痒或毛落，肝胆血燥也；饮食少思，口干饮汤，胃气虚也；饮食不化，大便不实，脾气虚也；侵晨或夜间泄泻，脾肾虚也。

又治法曰：若表实者，先用荆防败毒散解散之；里实者，先用内疏黄连汤通导之；表里俱实者，防风通圣散双解之。邪热在肝经者，龙胆泻肝汤清解之，后用换肌消毒散为主，愈后再无筋骨疼痛之患。气虚者，四君子汤；血虚者，四物汤；气血俱虚者，八珍汤，俱加兼证之药治之，自无不愈。若治失其法，有蚀伤眼目，腐烂玉茎，拳挛肢体者，但用九味芦荟丸以清肝火，六味丸以生肾水，蠲痹消毒散以养血祛邪，亦有可生者。若服轻粉等药，反收毒于内，以致迭发；或概服防风通圣散，气血愈虚，因而不治者多矣。凡有肿硬，或作痛，外用蒜灸及敷冲和膏，内服补药并效。

一男子遍身皆患，脉浮而数，以荆防败毒散治之，表证乃退；以仙方活命饮六剂，疮渐愈，兼饮萆薢汤，月余而愈。一男子下部生疳，诸药不应，延及遍身突肿，状似番花，筋挛骨痛，至夜尤甚。此肝肾二经湿热所致，先以导水丸五服，次以龙胆泻肝汤数剂，再与除湿健脾之药，外贴神异膏吸其脓，隔蒜灸拔其毒而愈。一童子玉茎患之，延及小腹数枚，作痛发热，以小柴胡汤吞芦荟丸，更贴神异膏，月余而安。一儒者患前证，先玉茎作痒出水，后阴囊、股内、小腹、胁臂发小疮，或干或脓窠，误服去风等药，肢体倦怠，恶寒发热，饮食渐减，大便不实，脉见浮弦，两尺浮数。此肾水虚热，肝木乘脾土也，用六味地黄丸、补中益气汤为主，佐以换肌消毒散而愈。一人患此，服攻毒等药，患处凸而色赤作痛，肢体倦怠，恶寒发热，脉浮而虚，此元气复伤而邪气实也，用补中益气汤二剂而愈。进士刘华甫患之数月，用轻粉、朱砂等药，头面背臀各结一块，二寸许，溃而形气消弱，寒热口干，舌燥唇裂，小便淋漓，痰涎上壅，饮食少思。此脾胃伤、诸脏弱而虚火动也，先用六君子二十余剂，又用补中益气汤加山药、山茱萸、麦门、五味服之，胃气复而诸证愈；惟小便未清，痰涎未止，用加减八味丸而痊。一男子患杨梅疮后，两腿一臂各溃二寸许一穴，脓水淋漓，少食无睡，久而不愈。以八珍汤加茯神、枣仁炒服，每日以蒜捣烂涂患处，灸良久，随贴膏药，数日少可，却用豆豉饼灸之，更服十全大补汤而愈。一妇人患之，皆愈，惟两腿两臁各烂一块如掌，兼筋挛骨痛，三载不愈，诸药不应，日晡热甚，饮食少思。以萆薢汤兼逍遥散，倍用茯苓、白术，数剂热止食进，贴神异膏，更服八珍汤加牛膝、杜仲、木瓜，三十余剂而痊。一妇人患此，燃轻粉药于被中熏之，致遍身皮塌，脓水淋漓，不能起居。以滑石、黄柏、绿豆粉末等药，铺席上，令可卧，更服神功托里散，月余而痊。俱薛案。

囊痈 六三

立斋曰：囊痈属肝肾二经阴虚湿热下注也。肿痛未作脓者，疏肝导湿；肿硬发热者，清肝降火；已溃者，滋阴托里。大抵此证属阴道亏，湿热不利所致，故滋阴除湿药不可缺。常治肿痛小便秘涩者，用除湿为主，滋阴佐之。肿痛已退，便利已和者，除湿滋阴药相兼用之。欲其成脓，用托里为主，滋阴佐之。候脓成，即针之，仍用托里滋阴。湿毒已尽者，专用托里。如脓清或多，或敛迟者，用大补之剂，及豆豉饼灸之。若溃后虚而不补，少壮者成漏，老弱者不治。脓清作渴，脉大者，亦不治。

又法曰：若小便涩滞者，先用分利以泄其毒，继补阴以令其自消。若湿热退而仍肿痛，宜补阴托里，以速其脓。脓肿而便秘者，热毒壅闭也，先用托里消毒散，后用针以泄之，脓去即解。若脓去而肿痛不减者，热毒未解也，用清肝益营汤。口干而小便数者，肾经虚热也，六味丸。内热晡热者，肝经血虚也，四物加参、术。体倦食少者，脾气虚热也，补中益气汤。脓水清稀者，气血俱虚也，十全大补汤。此证虽大溃而睾丸悬露，治得其法，旬日间肉可渐生而愈。若专攻其疮，阴道益虚，则肿者不能溃，溃者不能敛，少壮者多成痼疾，老弱者多致不起。亦有患痔久漏而串及于囊者，当兼治其痔，切忌寒药克伐，亏损胃气。

马益卿曰：囊痈者，湿热下注也。有作脓者，此浊气下流，入渗精道，因阴道或亏，水道不利而然，脓尽自安，不药可也，惟在善于调摄耳。又有因腹肿渐流入囊，肿甚而囊自裂开，睾丸悬挂水出。以麸炭末敷之，外以紫苏包裹，仰卧而养之。痈疽入囊者，予尝治数人，悉以湿热入肝经施治，而用补阴佐之，虽脓溃皮脱，睾丸悬挂，皆不死。

一男子患此，未作脓而肿痛，以加味龙胆泻肝汤，二剂少愈，更以四物汤加木通、知母、黄柏而愈。一男子焮肿痛甚，小便涩，发热脉数，以龙胆泻肝汤倍用车前子、木通、茯苓，四剂势去其半；仍以前汤止加黄柏、金银花，四剂又减二三，便利如常，惟一处不消，此欲成脓也；再用前汤加金银花、白芷、皂角刺，六剂微肿痛，脉滑数，乃脓已成，令针之，肿痛悉退；投滋阴托里药，及紫苏末敷之而愈。一膏粱之客阴囊肿胀，小便不利，此中焦积热，乘虚下注，先用龙胆泻肝汤加黄柏、牛膝，四剂渐愈；后用补阴八珍汤加柴胡、山栀而愈。后不守禁忌，前证复作，仍用补阴八珍汤、补中益气汤、六味丸而痊。又因劳倦发热，自用四物、黄柏、知母之类，虚证悉具，疮口大开。余谓五脏气血俱虚也，朝用补中益气，夕用六君加当归，各五十余剂，疮口始敛，又用六味丸调补全愈。儒者陈时用考试不利，一夕饮烧酒入房，其妻不纳，翌日阴囊肿胀焮痛，遣人求治，与以清肝火、除湿热之剂，城门夜闭，不及归服。翌日报云：夜来阴囊悉腐，玉茎下面贴囊者亦腐。此肝火挟酒毒而湿热炽盛也，仍以前清火除湿之剂加参、芪、归、术，四剂腐肉尽脱，睾丸悬挂。用大补气血，并涂当归膏，囊茎全复而愈。一男子醉而入房，阴囊肿胀大如斗，小腹胀闷，小水淋赤，发热口干，痰涎壅盛，此膀胱阴虚，酒毒所乘也，用六味丸料加车前、牛膝作饮，下滋肾丸，诸证顿退；再加五味、麦冬，二剂而愈；却以补中益气加麦冬、五味调理而瘳。若全用淡渗，复损真阴，决致不起。俱薛案。

悬痈 六四

立斋曰：悬痈谓疮生于玉茎之后，谷道之前，属足三阴亏损之证。轻则为漏，沥尽气血而亡，重则内溃而即殒。大抵此证原属肝肾阴虚，故不足之人多患之，虽一于补，犹恐不治，况脓成而又克伐，不死何俟？即寒凉之剂亦不可过用，恐伤胃气。惟制甘草一药，不损血气，不动脏腑，其功甚捷，最宜用之，不可忽也。焮肿或发热者，清肝解毒；肿痛者，解毒为主。肿痛而小便赤涩者，肝经湿热也，宜分利清肝；不作脓或不溃者，气血虚也，宜补之。

又治法曰：凡初起湿热肿痛，或小便赤涩，宜先以制甘草一二剂，及隔蒜灸，更饮龙胆泻肝汤；焮肿痛甚，宜仙方活命饮，以制甘草佐之；若发热肿痛者，以小柴胡汤加车前、黄柏、芎、归。若不成脓，或脓成不溃者，八珍汤补之；若脓已成者，急针之；已溃者，用八珍汤加制甘草、柴胡梢、酒炒黄柏、知母。小便涩而脉有力者，仍用龙胆泻肝汤加制甘草；小便涩而脉无力者，清心莲子饮加制甘草。脓清不敛者，用大补之剂，间以豆豉饼灸之；久而不敛者，用附子饼灸之，并效。欲其生肌收敛，肾虚者，六味地黄丸；血虚者，四物加参、术；气虚者，四君加芎、归；脾虚者，补中益气汤；气血俱虚者，八珍汤并十全大补汤。若用寒凉消毒则误矣。

陈良甫曰：治谷道前后生痈，谓之悬痈，用粉草一两，截断，以涧水浸润，炙令透内，细剉，用无灰酒煎服。有人患此已破，服两剂，疮即合。

一弱人茎根结核如大豆许，劳则肿痛，先以十全大补汤去桂，加车前、麦冬、酒制黄柏、知母，少愈；更服制甘草，渐愈；仍以四物、车前之类而消。一男子患此，焮痛发热，以龙胆泻肝汤二剂及制甘草四剂而溃，再用滋阴之剂而愈。若或脓未成，以葱炒热敷上，冷即易之，隔蒜灸之亦可。数日不消，或不溃，或溃而不敛，以十全大补汤加柴胡梢为主，间服制甘草，并效。若不保守，必成漏矣。一儒者患悬痈，服坎离丸及四物、黄柏、知母之类不应，脉浮洪，按之微细，余以为足三阴之虚，用托里散及补阴八珍汤，渐愈；又用六味丸、补中益气汤调补化源，半载而痊。大凡疮疡等症，若肾经火气亢盛，致阴水不能生化，而患阴虚发热者，宜用坎离丸，取其苦寒能化水中之火，令火气衰而水自生。若阳气衰弱，致阴水不能生化，而患阴虚发热者，宜用六味丸，取其酸温能生火中之水，使阳气旺而阴自生。况此证属肾经精气亏损者，十有八九；属肾经阳气亢盛者，十无一二。然江南之人患此者，多属脾经阴血亏损，元气下陷，须用补中益气汤升补阳气，使阳生而阴长。若嗜欲过多，亏损真阴者，宜用六味丸，补肾经元气以生精血，仍用补中益气汤，以培脾肺之生气而滋肾水。经云：阴虚者，脾虚也。但多误认为肾经火证，用黄柏、知母之类，复伤脾肺，绝其化源，反致不起，惜哉！通府张敬之患前证，久不愈，日哺热甚作渴，烦而喘，或用四物汤、黄柏、知母之类，病益甚，肢体倦，少食，大便不实，小便频数。谓余曰：何也？余曰：此脾虚之证，前药复伤而然。遂用补中益气加茯苓、半夏，数剂饮食渐进，前证渐愈，更加麦冬、五味，调理乃痊。经曰：脾属太阴，为阴土而主生血。故东垣云：脾虚元气下陷，发热烦渴，肢体倦怠等症，用补中益气汤，以升补阳气而生阴血。若误认为肾虚火盛而用四物、黄柏、知母之类，反伤脾胃生气，是虚其虚矣。况黄柏、知母乃泻阳损阴之剂，若非膀胱阳火盛而不能生阴水，以致发热者，不可用也。俱薛案。

脱疽 六五

立斋曰：脱疽以疔患于足或足趾，重者溃脱，故名之。亦有患于手指者，名曰蛀节疔，重者腐去本节，轻者筋挛。此证因膏粱厚味、酒面炙爝积毒所致。或不慎房劳，肾水枯竭，或服丹石补药，致有先渴而后患者，有先患而后渴者，皆肾水亏涸，不能制火也。此证形势虽小，其恶甚大，不问肿溃，皆须隔蒜灸之，不痛者宜明灸之，庶得少杀其毒。凡初发而色黑不溃者不治，毒延入腹者不治，色黑不痛者亦不治，色赤作痛自溃者可治。若失解其毒，以致肉死色黑者，急斩去之。亦有因修手足口咬等伤而致者。若元气虚弱，或犯房事，或外涂寒凉，内服克伐，损伤脾胃，以致患处不溃，或黑延上足，亦多致死。重者须当用脚刀转解周骨，轻拽去之，使筋随骨出而毒得泄，亦不痛。否则毒筋内断，虽去而仍溃。且偏僻之处，气血罕到，药难导达。况攻毒之剂，必先伤脾胃，后损元气，不若灸法为良，重者须解去为善。故孙真人云：在肉则割，在指则截。使不如此，则必致夭殁而害尤甚矣。况患处已坏，虽解不痛，又何惮而不为乎？患者当知之。若女人患此，又多因扎缚，血脉不通，遂成死肉。惟当壮其脾胃，行其经络，生其血气则愈。

又，治法曰：色赤作痛者，元气虚而湿毒壅盛也，先用隔蒜灸，更用解毒药，如活命饮、托里散之属；仍速用补剂，如十全大补汤、加减八味丸，则毒气不致上侵，元气不致亏损，庶可保生。作渴者，宜滋阴降火。色黑者不治。

崔氏方　治手足甲疽，或因修甲伤肉，或因损足成疮，溃烂上脚。

用绿矾置铁板上煅沸，色赤如溶金色者为真，沸定取出研末，以盐汤洗而搽之。

一男子足趾患之，焮痛色赤发热，隔蒜灸之，更以人参败毒散去桔梗，加金银花、白芷、大黄，二剂痛止；又用十宣散去桔梗、官桂，加天花粉、金银花，数剂而痊。一男子足趾患之，色紫不痛，隔蒜灸五十余壮，尚不知痛，又明灸百壮始痛，更投仙方活命饮四剂，乃以托里药溃脱而愈。一膏粱之人先作渴足热，后足大指赤痛，六脉洪数而无力，左尺为甚。予谓此足三阴虚证，当滋化源为主，彼因服除湿败毒等剂，元气益虚，色黯延足，余乃朝用补中益气汤，夕用补阴八珍汤，各三十余剂，及桑枝灸，溃而脓清，作渴不止，遂朝以前汤送加减八味丸，夕用十全大补汤，二十余剂而痊。是时同患此证，服败毒之药者，俱不救。一膏粱人年逾五十亦患此，色紫黑，脚焮痛，喜其饮食如故，动息自宁，为疮疡之善证，尚可治。遂以连翘消毒散六剂，更以金银花、甘草节、栝楼二十余剂，患趾溃脱；再以当归、川芎、连翘、生地、金银花、白芷二十余剂而愈。一刍荛左足趾患一泡，麻木色赤，次日趾黑，五日其足黑冷，不知疼痛，脉沉细，此脾胃受毒所致。以飞龙夺命丹一服，翌日令割去足上死肉，割后骨始痛而可救，遂以十全大补汤治之而愈。盖死肉乃毒气盛而拒绝营气所致，况至阴之下，气血难达。经曰风淫末疾，即此是也。向若攻伐之，则元气愈虚，邪气愈盛，乘虚上侵，必致不救。俱薛案。

脚发 六六

立斋曰：脚发之证，属足三阴精血亏损，或足三阳湿热下注。若色赤肿痛而溃脓者，属湿热下注，为可治；若色微赤微肿而脓清者，属精血亏损，为难治；若黑黯不肿痛，不溃脓，烦热作渴，小便淋漓者，阴败末传，恶证也，为不治。治法：湿热下注者，先用隔蒜灸、活命饮以解壅毒，次服益气汤、六味丸以补精气。若色黯不痛者，着肉灸、桑枝灸以行壅滞、助阳气，更用十全大补汤、八味丸以壮脾土、滋化源，多有复生者。若专治其疮，复伤生气，吾未见其生者。

阁老靳介庵脚趾缝作痒，出水肿焮，脚面敷止痒之药不应，服除湿之药益甚。余以为阴虚湿热下注，用六味地黄丸、补中益气汤而愈。大参李北溪左足赤肿作痛，此足三阳经湿热下注，先用隔蒜灸与活命饮一剂，其痛顿止，灸患处出水，赤肿顿消；次用托里消毒散四剂，灸患处出脓而愈。一儒者患此，肿硬色白，两月余矣，此足三阴亏损，为外寒所侵也，用大防风汤及十全大补汤兼服而消。后场屋不利，饮食劳倦，前证复作，盗汗内热，饮食不化，便滑肌瘦。此脾土虚寒，而命门火不能相生，用八味丸、益气汤百余剂，喜其年壮得愈。一男子脚心发热，作渴引饮，或用四物、芩、连、知、柏之类，腹痛作呕，烦热大渴，此足三阴亏损，前药复伤脾胃也。先用六君加炮姜，数剂而脾胃醒，再用补中益气加茯苓、半夏而脾胃健，乃以加减八味丸兼服，半载而愈。一儒者脚心发热作痒，以滚汤浸渍而出水，肌体骨立，作渴吐痰，此脾肾虚而水泛为痰也，服益气汤、六味丸年余，元气复而诸证愈。俱薛案。

足跟疮六七

立斋曰：足跟乃督脉发源之所，肾经所过之地，若饮食失节，起居失宜，亏损足三阳经则或疮矣。若漫肿寒热，体倦少食，属脾虚下陷也，用补中益气汤。若晡热作痛，头目不清，属脾虚阴火也，前汤并六味丸。若痰涎上升，或口舌生疮，属肾水干涸也，前汤并加减八味丸。凡此皆当滋其化源，若治其外则误矣。俗云兔啮疮者，盖猎人被兔咬脚跟，或疮久而不敛，必气血沥尽而死。若人脚跟患此，亦终难愈，因名兔啮也。

一男子素不慎起居，内热引饮，作渴体倦，两足发热，后足跟作痛。或用清热除湿之剂，更加发肿，又服败毒之药，焮赤痛甚，复用清热祛毒，溃裂番张，状如赤榴，热痛如锥，内热晡热。此以足三阴亏损，朝用十全大补汤，夕用加减八味丸，外敷当归膏，两月余而愈。其服消毒等药而殁者，不能枚举。太尹陈汝邻两腿酸软，或赤或白，足跟患肿，或痛，或痒后痛，而或如无皮，或如破裂，日晡至夜，胀痛焮热，用补中益气汤加八味丸料，补其肝肾而愈。一男子患足跟疮肿痛，服消毒散，搽追蚀药，虚证叠出，形体骨立，自分必死，余用十全大补汤兼山药、山茱萸，两月余而愈。一妇人两足发热，两跟作痛，日晡热甚，余以为肝肾血虚，用加味逍遥散、六味地黄丸，五十余剂而愈。杨锦衣脚跟生疮如豆许，痛甚，状似伤寒，以还少丹、内塞散治之，稍可。次因纳宠作痛，反服攻毒药，致血气愈弱，腿膝痿弱而死。盖足跟乃二跻发源之处，肾经所由之地，若疮口不合，则跻气不能发生，肾气由此而泄，故为终身之疾。况彼疮先得于虚，复不知戒，虽大补气血，犹恐不及，安可服暴悍攻毒之药以戕贼之乎？俱薛案。

肾脏风疮六八

立斋曰：肾脏风属肾虚风邪乘于臁胫，以致皮肤如癣，或渐延上腿，久则延及遍身。外证则搔痒成疮，脓水淋漓，眼目昏花；内证则口燥舌干，腰腿倦怠，吐痰发热，盗汗体疲。治法用六味丸为主，佐以四生散。若脾胃虚弱者，用补中益气汤为主，佐以六味丸、四生散为善。

钦天薛循斋年六十有一，两臁患之，脓水淋漓，发热吐痰四年矣。此肾脏风证也，与六味丸、四生散而瘥。年余复作，延及遍身，日晡益甚，痰渴盗汗，唇舌生疮，两目昏赤，皆肾经虚火而水泛为痰也，用加减八味丸而愈。三年后，小便淋沥，茎中涩痛，此思色精不出而内败也，用前丸及补中益气汤加麦门、五味而愈。薛案。

凡肾囊湿痒，抓破成疮，俗名肾上风也。外治之法，但以黄丹、枯矾、生牡蛎共为末，搽擦即愈。或以蛇床子同白矾煎汤洗之亦可。

臁疮六九

立斋曰：臁疮生于两臁，初起赤肿，久而腐溃，或津淫搔痒，破而脓水淋漓。盖因饮食起居，亏损肝肾，或因阴火下流，外邪相搏而致。外臁属足三阳湿热，可治；内臁属足三阴虚热难治。若初起恶寒壮热，焮肿作痛者，属湿热，用槟苏散。若漫肿作痛，或不肿不痛者，属阴虚，用补阴八珍汤。若脓水淋漓，体倦食少，内热口干者，属脾虚，用补中益气汤加茯苓、酒炒白芍药。若午后热，或作痛，头目不清者，属阴火，前汤加酒炒黑黄柏及六味地黄丸。若午后发热，至子时方止，是血虚，前汤加芎、归、熟地。若郁结伤脾而甚者，用归脾汤加柴胡、山栀。若怒动肝火而甚者，用补中益气汤加川芎、山栀、黄芩。若内热口干，肢体倦怠，或痰涎上升，或口舌生疮，属脾肾虚热，用六味地黄丸、补中益气汤。若患处黑黯，肢体畏寒，饮食少思，属脾肾虚败，用八味地黄丸。若误用攻伐，复损胃气，绝其化源，治亦难矣。

鸿胪翟少溪两臁生疮，渐至遍身，发热吐痰，口燥咽干，盗汗心烦，尿赤足热，日晡益甚，形体日瘦。此肾经虚火也，用六味丸，不一月诸证悉退，三月元气平复。陈湖陆懋诚素因阴虚，过饮入房，发热腿痛似臁疮，用发表之剂，两腿肿黯，热气如雾，欲发痉，脉皆洪数，两尺尤大。余曰：属足三阴虚，酒湿所乘，元气损而邪益甚耳。用十全大补加山药、山茱萸、附子一剂，脉证顿退，却去附子，又二剂全愈。薛案。

天泡疮七十

天泡疮形如水泡，皮薄而泽，或生头面，或生遍身，乃太阴阳明风热所致，故见于皮毛肌肉之间，宜清血凉血，热解则愈。如兼表邪而发热脉数者，宜荆防败毒散；如火盛者，或加芩、连、连翘、金银花、玄参之属。如焮肿疼痛，脉数便结者，此表里俱实也，宜防风通圣散双解之。如外多毒水，以金黄散敷之，无有不愈。

赤白游风七一

立斋曰：赤白游风属脾肺气虚，腠理不密，风热相搏；或寒闭腠理，内热拂郁；或因虚火内动，外邪所乘；或肝火血热，风热所致。治法：若风热，用小柴胡汤加防风、连翘；血热，用四物汤加柴胡、山栀、丹皮；风热相搏，用荆防败毒散；内热外寒，用加味羌活汤；胃气虚弱，用补中益气汤加羌活、防风及消风散；血虚，用加味逍遥散；阴虚，逍遥散、六味丸；肝肾虚热，用六味丸则火自息，风自定，痒自止。若用祛风辛热之剂，则肝血愈燥，风火愈炽，元气愈虚，腠理不闭，风客内淫，肾气受伤，相火翕合，血随火耗，反为难治矣。

一男子秋间发疙瘩，此元气虚而外邪所侵也，先用九味羌活汤二剂，又用补中益气加羌、防而愈。后不慎起居，盗汗晡热，口干唾痰，体倦懒言，用补中益气汤、加减八味丸而愈。一妇人身如丹毒，搔破脓水淋漓，热渴头晕，日晡益甚，用加味逍遥散而愈。一女子赤晕如霞，作痒发热，用加味小柴胡汤加生地、连翘、丹皮而愈。俱薛案。

翻花疮七二

立斋曰：翻花疮者，由疮疡溃后，肝火血燥生风所致。或疮口胬肉突出如菌，大小不同；或出如蛇头，长短不一。治法：当滋肝补气，外涂藜芦膏，胬肉自入。须候元气渐复，脓毒将尽，涂之有效，不然虽入而复溃。若误用刀针、蚀药、灸火，其势益甚，或出血不止，必致寒热呕吐等症，须大补脾胃为善。

判官张承恩内股患痈将愈，翻出一肉如菌。余曰：此属肝经风热血燥，当清肝热、养肝血。彼为不然，乃内用降火，外用追蚀，蚀而复翻，翻而复蚀，其肉益大，元气益虚，始信余言。遂内用栀子清肝散，外用藜芦膏而痊。一上舍素膏粱善怒，耳下结一核，从溃而疮口翻张如菌，焮连头痛，或胸胁作胀，或内热寒热，或用清热消毒之药，年余未瘥，余用补中益气汤、六味地黄丸而寻愈。一男子背疮敛如豆许，翻出肉寸余，用消蚀割系法，屡去屡大。此肝经血虚风热，余用加味逍遥散三十余剂，涂藜芦膏而消，又用八珍汤倍用参、芪、归、术而敛。一妇人素善怒，臂患痈，疮口出肉长二寸许，此肝肾郁怒，气血虚而风内动也，用加味逍遥散、涂藜芦膏而愈。后因怒，患处胀闷，遍身汗出如雨，此肝经风热，风能散气故耳，仍用前散，并八珍汤而愈。俱薛案。

痔漏七三　附脏毒下血案

丹溪云：漏疮须先服补药以生气血，即参、芪、归、术、芎大剂为主。外以炮附子为末，唾津和为饼，如三钱厚，安疮上，以艾炷灸之，漏大艾炷亦大，漏小艾炷亦小，但灸令微热，不可令痛，干则易之，如困则止，来日如前再灸，直至肉平为效。亦有用附片灸之，以补气血药作膏贴之。

立斋曰：痔属肝、脾、肾三经，凡阴精亏损者难治，多成漏证。若肺与大肠二经风热湿热者，热退自愈，若不守禁忌者亦成漏证。此因醉饱入房，筋脉横解，精气脱泄，热毒乘虚流注；或淫极强固其精，以致木乘火势而侮金；或炙煿厚味过多，或劳伤元气，阴虚火炽，皆成斯疾。若破而不愈，即成漏矣。有串臀者，有串阴者，有串肠者，有秽从疮口而出者，形虽不同，治颇相似。其肠头肿成块者，湿热也；作痛者，风热也；大便燥结者，火也；溃而为脓者，热胜血也。当各推其所因而治之。

治法曰：初起焮痛便秘，小便不利者，宜清热凉血，润燥疏风。若气血虚而为寒凉伤损者，宜调养脾胃，滋补阴精。大便秘涩或作痛者，润燥除湿。肛门坠痛者，泻火导湿。下坠肿痛而痒者，祛风胜湿。小便涩滞肿痛者，清肝导湿。其成漏者，养元气，补阴精为主。大凡痔漏下血，服凉血药不应者，必因中气虚不能摄血，非补中升阳之药不能愈，切忌寒凉之剂。亦有伤湿热之食，成肠澼而下脓血者，宜苦寒之剂内疏之。脉弦绝涩者难治，滑大柔和者易治。经云因而饱食，筋脉横解，肠澼为痔，其属肝、脾、肾也明矣。若有患痔而兼疝，患疝而兼下疳，皆属肝肾不足之变证，但用地黄丸、益气汤以滋化源为善。若专服寒凉治火者，无不致祸。

一男子患痔成漏，每登厕则痛，以秦艽防风汤加条芩、枳壳，四剂而愈，以四物加升麻、芩、连、荆、防，不复作。一男子患痔漏，每登厕则肛门下脱作痛，良久方收，以秦艽防风汤数剂少愈，乃去大黄加黄芪、川芎、芍药而痛止，更以补中益气汤二十余剂，后再不脱。一儒者脓血淋漓，口干作渴，晡热便血，自汗盗汗。余谓此肝肾阴虚也，不信，仍服四物、芩、连、知、柏之类，食少泻呕。余先用补中益气汤加茯苓、半夏、炮姜，脾胃渐醒，后用六味丸朝夕服，两月余，诸证悉愈。一男子患此，服寒凉之剂，侵晨去后不实，食少体倦，口干作渴，少腹重坠，余用补中益气汤而下坠顿止，用四神丸而食进便实，用地黄丸而疮寻愈。俱薛案。

一男子脏毒下血，服凉药败毒药不惟不能止，且饮食日减，肢体愈倦，脉数而涩。先以补中益气汤数剂少止，更以六君子汤加升麻、炮姜，四剂而止，乃去炮姜加芎、归，月余，脾胃亦愈。常治积热成风下血者，先以败毒散散之，胃寒气弱者，用四君子汤或参苓白术散补之，并效。一男子脏毒下血，脾气素弱，用六君子汤加芎、归、枳壳、地榆、槐花治之而愈。后因谋事血复下，诸药不应，余意思虑伤脾所致，遂投以归脾场，四剂而痊。大抵此证所致之由不一，当究其因而治之。丹溪云：芎归汤一剂，乃调血之上品，热加赤茯苓、槐花，冷加白茯苓、木香，此则自根自本之论也。虽然，血气出于谷气，故大肠下血，以胃药收功，宜四君子汤或参芪白术散，以枳壳散、小乌沉汤和之，胃气一回，血自循经络矣。凡肠风者，邪气外入，随感随见；脏毒者，蕴积毒久而始见。又云：人惟坐卧风湿，醉饱房劳，生冷停寒，酒面积热，以致营血失道，渗入大肠，此肠风脏毒之所由作也。挟热下血者，清而色鲜；挟冷下血者，浊而色黯。清则为肠风，浊则为脏毒。先便而后血者其来远，先血而后便者其来近。治法大要：先当解散脾胃风邪，热则败毒散，冷则不换金正气散加川芎、当归，后随其冷热治之。一妇人素患痔漏，每因热则下血数滴，以四物汤加黄连治之即愈。后为大劳，疮发肿痛，经水不止，脉洪大无力，此劳伤血气，火动而然也，用八珍汤加芩、连、蒲黄，二剂而止。后去蒲黄、芩、连，加地骨皮，数剂而安。丹溪曰：妇人崩中者，由脏腑伤损，冲任二脉血气俱虚故也。若劳动过极，脏腑俱伤，以致冲任气虚，不能约制经血，故忽然而下，谓之崩中暴下，治宜大补气血之药举养脾胃，微加镇坠心火之剂以治其心，补阴泻阳，经自止矣。俱薛案

论外通用方

枯痔水澄膏外二百三十

熊胆膏外二二七

如神千金方外二三一

水银枣子膏外二二六

三品锭子外二二四

蜗牛膏外二二八

羊胆膏外二二五

一方　凡痔疮初起，痛痒不止，以旧布鞋底烘热，频频熨之，冷则再烘再熨，其痛痒则止。

灸法

命门灸七壮，治五种痔漏。长强灸随年壮，治五痔、便血最效。

一法　治痔疾大如胡瓜，贯于肠头，发则疼痛僵仆。先以荆芥汤

洗之，以艾灸其上三五壮，若觉一道热气贯入肠中，必大泻鲜血秽血，一时许觉痛甚，后其疾乃愈。

跌打损伤七四

凡跌打损伤，或从高坠下，恶血流于内，不分何经之伤，皆肝之所主。盖肝主血也，故凡败血凝滞，从其所属必归于肝，多在胁肋小腹者，皆肝经之道者也。若其壅肿痛甚，或发热自汗，皆当酌其虚实，而以调血行经之药治之。

——脉法：如《内经》曰：肝脉搏坚而长，色不青，当病堕若搏，因血在胁下，令人呕逆。《金匮》云：寸口脉浮微而涩，然当亡血若汗出。设不汗出者，当身有疮，被刀斧所伤，亡血故也。《脉经》云：金疮出血太多，其脉虚细沉小者生，浮数实大者死。砍刺出血不止，其脉来大者七日死，滑细者生。从高颠仆，内有瘀血，腹胀，脉坚强者生，小弱者死。破伤有瘀血在内者，脉坚强实则生，虚小弱则死。若血亡过多者，脉细小则生，浮大数实则死。皆为脉病不相应故也。

——治法：凡胸满胁胀者，宜行血；老弱者，宜行血活血。腹痛者，宜下血。瘀肉不溃，或溃而不敛，宜大补气血。若打扑坠堕稍轻，别无瘀血等症，而疼痛不止者，惟和气血、调经脉，其痛自止，更以养气血，健脾胃，则无有不效。亦有痛伤胃气，作呕或不饮食者，以四君子汤加当归、砂仁类调之。若有瘀血，不先消散而加补剂，则成实实之祸；设无瘀血而妄行攻利，则致虚虚之祸。故凡治此证，须察所患轻重，有无瘀血，及元气虚实，不可概行攻下，致成败证。盖打扑坠堕，皮肉不破，肚腹作痛者，必有瘀血在内，宜以复元活血汤攻之。老弱者，四物汤加红花、桃仁、穿山甲，补而行之。若血去多而烦躁，此血虚也，名曰亡血，宜补其血。如不应，当以独参汤补之。

——凡损伤不问老弱及有无瘀血停积，俱宜服童便，以酒佐之，推陈致新，其功甚大。若胁胀，或作痛，或发热烦躁，口干喜冷，惟饮热童便一瓯，胜服他药。他药虽亦可取效，但有无瘀血，恐不能尽识，反致误人。惟童便不动脏腑，不伤气血，万无一失。常询之诸营，操军常有坠马伤者，何以愈之？俱对曰：惟服热童便即愈。此其屡试之验亦明矣。然惟胃虚作呕及中寒泄泻者不可服。大凡肿痛或伤损者，以葱捣烂，炒热罨之；或用生姜、葱白同捣烂，和面炒热罨之尤妙；或用生姜、陈酒糟同捣烂，炒热罨之亦可。外治损伤诸方，如秘传正骨丹、没药降圣丹、当归导滞散、黑丸子、《本事》接骨方、十味没药丸，洗损伤等十余方，俱有妙用，所当详察。

斋曰：予于壬申年被重车碾伤，闷瞀良久复苏，胸满如筑，气息不通。随饮热童便一碗，胸宽气利，惟小腹作痛。吾乡银台徐东濠先生与复元活血汤一剂，便血数升，肿痛悉退，更服养血气药而痊。戊辰年公事居庸，见覆车被伤者七八人仆地呻吟，一人未苏，予俱令以热童便灌之，皆得无事。

杖疮七五

杖疮一证，凡其甚者，必以瘀血为患。血瘀在外者，浅则砭之，深则刺之，内溃者开之，腐肉者取之；血瘀在内者，宜以活血流气之药和之，甚者利之行之，此治血凝之法也。然其受刑之时，号叫则伤气，忍痛则伤血，悲愤则伤志，血气情志俱伤，虚所必致，若不培补，则羸困日甚矣。况脾主肌肉，脾气受伤，则饮食必减，血脉损坏，则肌肉俱病。故凡既伤之后，但察其虚多滞少者，则宜以参、芪、归、术、熟地、甘草之属，专理脾气以托气血，脾健则元气日复，肌肉自生，可保无虞矣。其有伤筋骨而作痛者，宜没药降圣丹治之；若牙关紧急，或腰背反张者，以玉真散治之，并效。总之，此证宜先察其有瘀无瘀，及形气虚实，酌而治之。凡诸变证，治法有未尽者，宜与前《跌打损伤》条互参通用。外杖疮四方，见《外科方》中。

文刑部用晦，伏阙谏南巡，受杖，瘀血已散，坏肉不溃，用托里之药，稍溃而脓清，此气血虚也，非大剂参芪不能补。文君亦善医，以为恐腹满，予强之而饮食稍思，遂加大补剂，饮食日进，肉溃脓稠而愈。又治江翰林诸公与文同事者九人，皆先散其瘀血，渐用排脓托里之药，俱愈。夏凤，北京人，因杖疮臀膝通溃，脓瘀未出，时发昏愦；此脓毒内作而然也，急与开之，昏愦愈甚；此虚也，以八珍汤一服少可，数服死肉自腐，顿取之，令用猪蹄汤洗净，以神效当归膏涂贴，再以十全大补汤，两月而愈，若更投破血之剂则危矣。薛案。

破伤风七六

《病机》云：破伤风者，有因卒暴伤损，风寒袭之，传播经络，致使寒热更作，身体反张，口噤不开，甚者邪气入脏。有因诸疮不瘥，营卫俱虚，肌肉不生，疮眼不合，邪亦能外入于疮，为破伤风之候。有诸疮不瘥，举世皆言着灸为上，是为热疮，而不知火热客毒，逐经为变，不可胜数。微则发热，甚则生风而搐，或角弓反张，口噤目斜。亦有破伤不灸而病此者，因疮着白痂，疮口闭塞，气难通泄，故阳热易为郁结，热甚则生风也。

徐用诚曰：此论所因有四：二者因疮口入风，似属外因；一者因灸生热，似属不内外因；一者因疮口闭塞，内热生风，似属内因也。又云：破伤风证，古方药论甚少，岂非以此疾与中风同论，故不另立条目也。惟河间论与伤寒表里中三法同治，其言病因，有因外伤于风者，有因灸者，有因内热所作者，然与中风相似也，但中风犯之人尚可淹延岁月，而破伤风者，犯之多至不救。盖中风有在经在腑在脏之异，独入脏者最难治。破伤风或始而出血过多，或疮早闭合，瘀血停滞，俱是阴虚受病，乃五脏之所主，故此风所伤，始虽在表，即随必传入脏，故多死也。此病或因疮口坦露，或因疮口闭密，皆能为之。若病已十分安全而忽有此，大抵皆由内气虚而有郁热者乃得之。若内气壮实而无郁热者，虽害而无所害也

立斋曰：大法破伤中风，风热燥甚，怫郁在表，而里气尚平者，必善伸数欠，筋脉拘急，时或恶寒，或筋惕而播，脉浮数而弦，皆表证也，宜以辛热治风之药，开散结滞，是与伤寒表热怫郁，而以升麻汤辛热发散者同也。然凡用辛热开其风热结滞者，宜以寒药佐之，则免其药虽中病，而风热转甚也，如治伤寒发热用麻黄、桂枝而加黄芩、知母、石膏之类是也。若近世以甘草、滑石、葱、豉寒药发散甚妙。若表病不

已，渐伤入里，里又未太甚，而脉在肌肉者，宜以退风热、开结滞之寒药调之，或微加治风辛热亦得，犹伤寒在半表半里，而以小柴胡和解之意也。若里热已甚而舌强口噤，项背反张，惊搐惕搦，涎唾稠黏，胸腹满塞，或便尿闭结，或时汗出，脉洪数而弦。然出汗者，由风热甚于里而表邪已罢，腠理疏泄，心火内盛，故汗出也，法宜除风散结，以寒药下之，后用退风热、开郁滞之寒药调之，热退结散，则风自愈矣。凡治此者，亦宜用按摩导引之法，及以药斡开牙关，勿令口噤，使粥药得下也。

一妇人臀痈将愈，患破伤风，发热搐搦，脉浮数，予以当归地黄汤治之，彼不信，乃服发散败毒药，果甚，始信而服之，数剂而痊。一男子背疮未痊，敛以膏药，剪孔贴之，患破伤风证而殁。此先失于内补，外邪袭其虚耳。余见此证贴膏药，剪孔欲其通气，而反患破伤风；搽敛药生肌，欲其收口而反助余毒，以致殁者多矣，可不慎哉？薛案。

破伤风通用方

豨莶酒外二百五十

防风汤外二五七

蜈蚣散外二六四

大芎黄汤外二六一

羌活汤外二五九

白术防风汤外二五八

玉真散外二六二

敷药外二五五

养血当归地黄汤外二六三

类破伤风七七

立斋曰：大凡痈疽溃后，筋糜肉烂，脓血大泄，阳随阴散，或筋脉拘急，恶寒惕搦，甚者舌强口噤，项背反张，痰涎壅盛，便闭汗出，不时发热，此气血俱虚而变见若此。虽与破伤风相类，而主治之法，但当大补血气。若果有风证，亦须以大补气血为主，而兼以治风之药。设若不审是非而妄药之，则误矣。

司徒边华泉，肩患痈而发热，目直或瞤，殊类中风，日晡热甚，脉益数。此足三阴气血亏损，虚火妄动也，用参、芪、归、术、炙甘草，加酒炒黑黄柏、五味、麦冬、肉桂，四剂而愈，又数剂而敛。一儒者患腿痈，深蓄于内，肉色不变，久不穿溃，针出脓瘀五碗许，恶证骈臻，全类中风。此脾胃虚而变证也，用六君子汤加当归、炮姜及圣愈汤，各四剂而安；又劳心不寐，用归脾汤而愈。薛案。

斑疹丹毒七八

斑疹一证，虽已有正门详载，然彼以小儿麻瘄为言，其有非麻瘄而无论大人小儿忽患斑疹小疮者，此虽与彼相类，而实有小异也，是亦不可不辨而治之，盖多由风热外感之证耳。治此之法，脉浮而身热有表证者，惟散风邪为主；脉浮而数者，祛风兼清热。脉沉滑而无表证者，清火为主；脉浮沉俱滑数而表里兼见者，宜表里双解之。然惟小儿多有此证，须察其表里虚实，酌而治之可也。总之，小儿脆弱，宜安里之药多，攻发之药少，秘则微泄之，结则微导之，但令邪气不壅而散之易，则证轻而儿自安矣。大抵身温暖者顺，身凉者逆。

王海藏曰：前人云首尾俱不可下者，何也？曰：首不可下者，为斑未见于表，下则邪气不得伸越，此脉证有表而无里，故禁首不可下也；尾不可下者，为斑毒已显于外，内无根蒂，大便不秘，本无一切里证，下之则斑气陷逆，故禁尾不可下也。

洁古曰：斑疹之病，其为证各异，发焮肿于外者，属少阳三焦相火也，谓之斑；小红靥行皮肤之中不出者，属少阴君火也，谓之疹。凡见斑证，若自吐泻者多吉，慎勿乱治，谓邪气上下俱出也。若斑疹并出者，其邪必甚，小儿难胜，是以多生别证也，然首尾皆不可下。

立斋曰：凡小儿丹毒，遍身俱赤，不从砭治，以致毒气入腹则不救。盖此证乃恶毒热血蕴蓄于命门，遇相火而合起也。如霞片者，须砭去恶血为善；如肿起赤色，游走不定者，宜先以生麻油涂患处，砭之以泄其毒。凡从四肢起入腹者不治。虽云丹有数种，治有数法，无如砭之为善。常见患稍重者，不用砭法俱不救。

一妇人患斑作痒，脉浮，以消风散四剂而愈。一妇人患斑作痒，脉浮数，以人参败毒散二剂少愈，更以消风散四剂而安。一男子患斑，色赤紫焮痛，发热喜冷，脉沉实，以防风通圣散一剂顿退，又以荆防败毒散加芩、连四剂而愈。一老人患疹，色微赤，作痒发热，以人参败毒散二剂少愈，以补中益气汤加黄芩、山栀而愈。一小儿患疹，发热作痛，烦渴，欲以清凉饮下之，诊其脉不实，举指不数，此邪在经络也，不可下，遂以解毒防风汤，二剂而愈。此证小儿多患之，须详审在表在里，及邪之微甚而治之。一儿作痒发热，以犀角散一剂，作吐泻，此邪气上下俱出也，毒必自解，少顷，吐泻俱止，其疹果消。吐泻后，脉见七至，此小儿和平之脉也，

邪已尽矣，不须治，果愈。俱薛案。

一男子患丹毒，焮痛便秘，脉数而实，服防风通圣散不应，令砭患处，去恶血，仍用前药而愈。一小儿腿患丹如霞，游走不定。先以麻油涂患处，砭出恶血，毒即渐散，更以神功托里散一剂而安。一小儿患丹毒，外势虽轻，内则大便不利，此患在脏也，服大连翘饮，敷神功散而瘥。一小儿遍身皆赤，砭之，投解毒药而愈。尝治小儿丹毒，便秘或烦躁者，服五福化毒丹亦效。俱薛案。

白虎丹方治，在外科方二九二。

瘤赘七九

立斋曰：《内经》云肝主筋而藏血，心裹血而主脉，脾统血而主肉，肺司腠理而主气，肾统骨而主水。若怒动肝火，血涸而筋挛者，自筋肿起，按之如筈，久而或有赤缕，名曰筋瘤。若劳役火动，阴血沸腾，外邪所搏而为肿者，自肌肉肿起，久而有赤缕，或皮俱赤者，名曰血瘤。若郁结伤脾，肌肉消薄，外邪所搏而为肿者，自肌肉肿起，按之实软，名曰肉瘤。若劳伤肺气，腠理不密，外邪所搏而壅肿者，自皮肤肿起，按之浮软，名曰气瘤。若劳伤肾水，不能荣骨而为肿者，自骨肿起，按之坚硬，名曰骨瘤。夫瘤者留也，随气凝滞，皆因脏腑受伤，气血乖违，当求其属而治其本。大凡属肝胆二经结核，宜八珍加山栀、胆草以养气血、清肝火，六味丸以养肺金、生肾水。若属肝火血燥，须生血凉血，用四物、二地、丹皮、酒炒黑胆草、山栀。若中气虚者，补中益气

汤兼服之。若治失其法，脾胃亏损，营气虚弱，不能濡于患处；或寒气凝于疮口，营气不能滋养于患处，以致久不生肌而成漏者，悉宜调补脾气，则气血壮而肌肉自生矣。若不慎饮食起居及七情六淫，或用寒凉蚀药、蛛丝缠、芫花线等法以治其外，则误矣。

案瘤赘一证，如前薛论已尽其略，然此五瘤之外，又惟粉瘤为最多。盖此以腠理津沫，偶有所滞，聚而不散，则渐以成瘤。是亦粉刺之属，但有浅深耳，深者在皮里，则渐大成瘤也。余尝闻之先辈曰：瘤赘既大，最畏其破，非成脓者，必不可开，开则牵连诸经，漏竭血气，最难收拾，无一可活。及详考薛案所载数人，凡其溃破者皆至不治，诚信然也，不可不知。兹纪予于三旬之外，忽于臀下肛门前骨际皮里生一小粒，初如绿豆许，不以为意，及半年而如黄豆矣，又一年而如皂子，复如栗矣。此时乘马坐椅，皆有所碍，而渐至痛矣。然料此非敷药可散，又非煎药可及，使其日渐长大，则如升如斗，悬挂腰股间，行动不便，岂不竟成废物乎？抱忧殊甚，谋之识者，皆言不可割刺，恐为祸不小。予熟筹数月，莫敢妄动。然窃计此时乘小不取，则日后愈大愈难矣，将奈之何？尝见人臀股间受箭伤者，未必即死，此之利害，不过如是，遂决意去之。一日饮酒微醺，乘醉以柳叶针刺之，所出者皆如豆腐白皮之属，盖即粉瘤也。刺后顿消，予甚快然。及两日后，则肿如热痈，予以会通膏贴三日，脓溃而愈，予又快然。不两日，又肿起，更热更大，予则大惧大悔，谓瘤赘诚不可刺也。然而无奈，复以会通膏贴之，又三日而大溃，则溃出一囊如鱼胞者，然后收口全愈。今愈后数十年，此间仍有一小窍，诚险证也。向非予之勇决，则此后不知作何状，使开之再迟，则真有不可收拾矣。是以病不早治，则不知所终，此亦可为治病者之鉴。新案。

——刺灸法：向一人于眼皮下弦生一小瘤，初如米粒，渐大如豆，其人疑畏，求治于外科。彼用攒针二四枚，翻转眼皮，刺其内膜，少少出血，如此二三次，其瘤日缩，竟得尽消。又一人于手臂上生一瘤，渐大如龙眼，其人用小艾于瘤上灸七壮，竟尔渐消不长，亦善法也。或用隔蒜灸之，亦无不可。

——凡于不便处有生此物者，当以此二法酌宜用之。大都筋病宜灸，血病宜刺。或有以萝卜子、南星、朴硝之类敷而治者，亦可暂消。若欲拔根，无如前法。

——蛛丝缠法：可治瘤赘未甚大者，其法最妙。予尝见一人于腹上生一瘤，其大如胡桃，一治者取蛛丝捻成粗线，缠札其根。数日其丝渐紧，瘤根渐细，屡易屡细，不十日竟尔脱落，诚奇法也。可见诸线日松，惟蛛丝日紧，物理之妙，有当格致者如此。然亦缠治宜早，若形势既大，恐不宜也。

薛氏案曰：一男子左腿外侧近臀肿一块，上有赤缕三年矣，饮食起居如常，触破涌出脓血，发热恶寒，此胆经受证，故发于腿外侧。诊其脉，左尺洪数，左关弦洪，此肾水不能生肝木，用补中益气汤、六味地黄丸而痊。一男子小腹患之，脓水淋漓，此足三阴之证，用补中益气加麦门、五味以培脾土，用六味地黄丸以生肾水，更用芦荟丸以清肝火而敛。一老儒眉间患之三年，其状如紫桃，下垂目，按之如水囊，此肝脾之证，脓瘀内溃而然耳。遂刺出血脓，目即开，以炒黑胆草、山栀、芎、归、芍药、柴胡、白术、茯苓等药而愈。

疣 八十

立斋曰：疣属肝胆经风热血燥，或怒动肝火，或肝客淫气所致。盖肝热水涸，肾气不荣，故精亡而筋挛也，宜以地黄丸滋肾水以生肝血为善。若用蛛丝缠、螳螂蚀、着艾灸，必致多误。大抵此证与血燥结核相同，故外用腐蚀等法，内服燥血消毒，则精血愈虚，肝筋受伤，疮口翻突开张，卒成败证。

府库朱宏仁，年二十，右手背近中指患五疣，中一大者如黄豆，余皆如聚黍，拔之如丝长三四寸许，此血燥筋缩也，用清肝益荣汤，五十余剂而愈。府庠沈妪文，幼啮指甲，及长不能自禁，余曰：此肝火血燥也。又项侧常生小疣子，屡散屡发；又臂生一块如绿豆大，若触碎则如断束缕，扯之则长，纵之则缩，后两鬓发白点，求治。余曰：子素肝病，此部亦属肝胆经也。夫爪为筋之余，胆行人身之侧，正与啮爪、生痳等症相应，须滋补肾水以生肝胆，则诸病自愈矣。乃与六味地黄丸服之，二年白点自退，疣亦不生。一男子小腹中一块，不时攻痛，或用行气化痰等药，不应，犹以为血鳖，服行气逐血之剂。后手背结一痳子，渐长寸许，形如鳖状，肢体间如豆大者甚多。彼疑鳖生子，今发于外，亦用行血，虚证悉至，左尺洪数，关脉洪数而弦。余以为肾水不能生肝木，以致肝火血燥而筋挛，用六味地黄丸生肾水，滋肝血，三月余诸证悉愈。一妇人左手背并次指患五六枚如熟椹，内热晡热，月经素不及期。余曰：此因肝脾血虚而有热也，当调补二经，使阴血生而诸证自愈。不信，乃用艾灸，手即肿胀发热，手指皆挛，两胁项及胸乳间皆患疣，经行无期。余用加味逍遥散少加炒黑黄连，数剂渐愈，乃去黄连，更佐以归脾汤，各患渐愈，又百余剂，经行如期，再用地黄丸三料而痊。俱薛案。

论列方 外科下

四物汤补八
八珍汤补十九
一阴煎新补八
四顺散外一五四
八正散寒百十五
五积散散三九
五苓散和一八二
四生散外一八七
三气饮新热十七
十宣散痘十四
四七汤和九七
五宝丹外二百五
六味丸补百二十
四神丸热一五一
二神丸热百五十
八味丸补一二一
理中汤热一
归脾汤补三二
生脉散补五六
大营煎新补十四
还少丹补一二五
右归丸新补五
芎归汤痘十五
坎离丸寒一六五
内塞散外二三
保阴煎新寒一
圣愈汤补九十
托里黄芪汤外八
玉露散妇八九
托里散外三五

排脓散外一六二

宁肺散固六

宁肺汤补六二

连翘汤外五十

桔梗汤外一五一

犀角散痘六三

射干汤外一六八

消风散散四七

漏芦汤外九五

化毒丹外七六

槟苏散外一八八

搜风汤未入

凉膈散攻十九

回生丹外七九

通关散因九八

夺命丹外七七

通气散外八十

大黄汤外一六七

必效散外一七二

枳壳散寒百一

承气汤攻一

清凉饮外九十

会脓散外二百七

桃仁汤外九四

槐花蕊新因四十

牡蛎散外二百八

萆薢汤外二百一

槐花酒外百四

苦参丸外八七

滋肾丸寒一六三

导水丸攻七一

蜡矾丸外七四

当归丸外一百

黑丸子外二三七

茯苓膏外二百四

四君子汤补一

六君子汤补五

仙遗粮汤外一九八

小柴胡汤散十九

小青龙汤散八

大防风汤补九八

小乌沉汤和二一八

大秦艽汤和二四五

大芦荟丸小百十五

牡丹皮汤外一六七

牡丹皮散外一六五

瓜子仁汤外一六四

薏苡仁汤外一六四

紫菀茸汤外一五六

栀子仁汤寒十九

五加皮饮外二百

制甘草汤外六八

金银花散外四

仙方活命饮外一

人参败毒散散三六

神功托里散外四

补中益气汤补三十

十全大补汤补二十

大集

卷之四十八　本草正上

山草部

人参一　反藜芦　味甘微苦，微温，气味颇厚，阳中微阴，气虚血虚俱能补。阳气虚竭者，此能回之于无何有之乡；阴血崩溃者，此能障之于已决裂之后。惟其气壮而不辛，所以能固气；惟其味甘而纯正，所以能补血。故凡虚而发热，虚而自汗，虚而眩运，虚而困倦，虚而惊惧，虚而短气，虚而遗泄，虚而泻利，虚而头疼，虚而腹痛，虚而饮食不运，虚而痰涎壅滞，虚而嗽血吐血，虚而淋沥便闭，虚而呕逆躁烦，虚而下血失气等症，是皆必不可缺者。第欲以气血相较，则人参气味颇轻而属阳者多，所以得气分者六，得血分者四，总之不失为气分之药，而血分之所不可缺者，为未有气不至而血能自至者也。故扁鹊曰：损其肺者益其气，须用人参以益之，肺气既王，余脏之气皆王矣。所以人参之性，多主于气，而凡脏腑之有气虚者，皆能补之。

然其性温，故积温亦能成热，若云人参不热则可，云人参之性凉，恐未必然。虽东垣云：人参、黄芪为退火之圣药，丹溪云：虚火可补，参、术之类是也，此亦皆言虚火也。而虚火二字，最有关系，若内真寒而外假热者，是为真正虚火，非放胆用之，必不可也。然有一等元阴亏乏，而邪火烁于表里，神魂躁动，内外枯热，真正阴虚一证，谁谓其非虚火？若过用人参，果能助热。若王节斋云：阳旺则阴愈消，及《节要》云：阴虚火动者勿用，又曰：肺热还伤肺等说，固有此理，亦不可谓其尽非。而近之明哲如李月池辈，皆极不然之，恐亦未必然也。夫虚火二字，最当分其实中有虚，虚中有实，阳中有阴，阴中有阳，惟勿以成心而执己见，斯可矣。如必欲彼此是非，是所谓面东方不见西墙，皆未得其中也。予请剖之曰：如龙雷之火，原属虚火，得水则燔，得日则散，是即假热之火，故补阳即消矣。至若亢旱尘飞，赤地千里，得非阳亢阴虚，而亦可以补阳生阴乎？或必曰：此正实火也，得寒则已。予曰：不然。夫炎暑酷烈，热令大行，此为实火，非寒莫解；而干枯燥旱，泉源断流，是谓阴虚，非水莫济，此实火之与阴虚，亦自判然可别。是以阴虚而火不盛者，自当用参为君；若阴虚而火稍盛者，但可用参为佐；若阴虚而火大盛者，则诚有暂忌人参，而惟用纯甘壮水之剂，庶可收功一证，不可不知也。予非不善用人参者，亦非畏用而不知人参之能补阴者，盖以天下之理，原有对待，谓之曰阴虚必当忌参固不可，谓之曰阴虚必当用参亦不可，要亦得其中和，用其当而已矣，观者详之。

黄芪二　味甘气平，气味俱轻，升多降少，阳中微阴。生者微凉，可治痈疽。蜜炙性温，能补虚损。因其味轻，故专于气分而达表，所以能补元阳，充腠理，治劳伤，长肌肉。气虚而难汗者可发，表疏而多汗者可止。其所以止血崩血淋者，以气固而血自止也，故曰血脱益气。其所以除泻痢带浊者，以气固而陷自除也，故曰陷者举之。然其性味俱浮，纯于气分，故中满气滞者，当酌用之。

白术三　味甘辛，气温，气味俱厚，可升可降，阳中有阴，气中有血。其性温燥，故能益气和中，补阳生血，暖胃消谷，益津液，长肌肉，助精神，实脾胃，止呕逆，补劳倦，进饮食，利小水，除湿运痰，消浮去胀，治心腹冷痛，胃虚下痢，痃癖癥瘕。制以人乳，欲润其燥。炒以壁土，欲助其固。佐以黄芩，清热安胎。以其性涩壮气，故能止汗实表。而痈疽得之，必反多脓；奔豚遇之，恐反增气；及上焦燥热而气多壅滞者，皆宜酌用之。然冬术甘而柔润，夏术苦而燥烈，此其功用大有不同，不可不为深辨也。若于饥时择肥而甘者嚼而服之，服之久久，诚为延寿之物，是实人所未知。

苍术四　味苦甘辛，性温而燥，气味俱厚，可升可降，阳也。用此者用其温散燥湿。其性温散，故能发汗宽中，调胃进食，去心腹胀疼，霍乱呕吐，解诸郁结，逐山岚寒疫，散风眩头疼，消痰癖气块，水肿胀满。其性燥湿，故治冷痢冷泄，滑泻肠风，寒湿诸疮。与黄柏同煎，最逐下焦湿热痿痹。若内热阴虚，表疏汗出者忌服。然惟茅山者，其质坚小，其味甘醇，补益功多，大胜他术。

甘草五　味甘气平，生凉炙温，可升可降，善于解毒。反甘遂、海藻、大戟、芫花。其味至甘，得中和之性，有调补之功，故毒药得之解其毒，刚药得之和其性，表药得之助其升，下药得之缓其速。助参芪成气虚之功，人所知也；助熟地疗阴虚之危，谁其晓焉？祛邪热，坚筋骨，健脾胃，长肌肉，随气药入气，随血药入血，无往不可，故称国老。惟中满者勿加，恐其作胀；速下者勿入，恐其缓功，不可不知也。

黄精六　一名救穷草。味甘微辛，性温。能补中益气，安五脏，疗五劳七伤，助筋骨，益脾胃，润心肺，填精髓，耐寒暑，下三虫，久服延年不饥，发白更黑，齿落更生。张华《博物志》言天老曰：太阳之草名黄精，食之可以长生。太阴之草名钩吻，不可食之，入口立死。此但以黄精、钩吻对言善恶，原非谓其相似也。而陶弘景谓黄精之叶与钩吻相似，误服之害人。苏恭曰：黄精叶似柳，钩吻蔓生，叶如柿叶，殊非比类。陈藏器曰：钩吻乃野葛之别名，二物全不相似，不知陶公凭何说此？是可见黄精之内本无钩吻，不必疑也。

肉苁蓉七　味甘咸，微辛酸，气微温。味重阴也，降也，其性滑。以其味重而甘温，故助相火，补精兴阳，益子嗣，治女人血虚不孕，暖腰膝，坚筋骨，除下焦寒痛。以其补阴助阳，故禁虚寒，消痰益气，遗沥泄精，止血崩尿血。以其性滑，故可除茎中寒热涩痛，但骤服反动大便。若虚不可攻而大便闭结不通者，洗淡，暂用三四钱，一剂即通，神效。

丹参八　味微苦、微甘、微涩，性微凉，无毒。反藜芦。能养血活血，生新血，行宿血，故能安生胎，落死胎，血崩带下可止，经脉不匀可调。此心脾肝肾血分之药，所以亦能养阴定志，益气解烦，疗眼疼脚痹，通利关节，及恶疮疥癣，赤眼丹毒，排脓止痛，长肉生肌。

远志九　味微苦、微辛，气温，阳也，升也。制以甘草汤，浸一宿，晒干炒用。功专心肾，故可镇心止惊，辟邪安梦，壮阳益精，强志助力。以其气升，故同人参、甘草、枣仁，极能举陷摄精，交接水火。但可为佐，用不宜多。神气上虚者所宜，痰火上实者当避。

巴戟天十　味甘微温，阴中阳也。虽曰足少阴肾经之药，然亦能养心神，安五脏，补五劳，益志气，助精强阴。治阴痿不起，腰膝疼痛，及夜梦鬼交，遗精溺浊，小腹阴中相引疼痛等症。制宜酒浸，去心微炒，或滚水浸剥亦可。

仙茅十一　味辛，温，有小毒，阳也。能助神明，强筋骨，益肌肤，培精血，明耳目，填骨髓，开胃消食，帮助房事，温利五脏，补暖腰脚。此西域婆罗门僧献方于唐明皇，服之有效，久秘而后得传。按许真君书云：仙茅久服，可以长生。其味甘能养肉，辛能养节，苦能养气，咸能养骨，滑能养肤，酸能养筋，宜和苦酒服之，必效也。然仙茅性热，惟阳弱精寒，禀赋素怯者宜之，若体壮相火炽盛者，服之大能动火，不可不察。凡制用之法，于八九月采得，用竹刀刮去黑皮，切如豆粒，糯米泔浸两宿，去赤汁，用酒拌蒸之，从巳至亥，制之极熟，自无毒矣。然后曝干捣筛，熟蜜丸桐子大，每空心酒饮任下二三十丸。忌食牛乳及黑牛肉，恐减药力也。若随群补药中为丸服之，无所不可。

天麻十二　一名赤箭，一名定风草。味辛，平，阴中有阳。治风虚眩晕头旋，眼黑头痛，诸风湿痹，四肢拘挛，利腰膝，强筋骨，安神志，通血脉，止惊恐恍惚，杀鬼精虫毒，及小儿风痫惊气。然性懦力缓，用须加倍，或以别药相佐，然后见功。

沙参十三　反藜芦　一名铃儿草。味微甘苦，气味俱轻，性微寒。能养肝气，治多眠，除邪热，益五脏阴气，清肺凉肝，滋养血脉，散风热瘙痒，头面肿痛，排脓消肿，长肌肉，止惊烦，除疝痛。然性缓力微，非堪大用。易老云：人参补五脏之阳，沙参补五脏之阴。特以其甘凉而和，补中清火，反而言之，故有是论。若云对待人参，则相去远矣。

玄参十四　反藜芦　味苦甘微咸，气寒。此物味苦而甘，苦能清火，甘能滋阴。以其味甘，故降性亦缓。本草言其惟入肾经，而不知其尤走肺脏。故能退无根浮游之火，散周身痰结热痈，逐颈项咽喉痹毒、瘰疬结核，驱男女传尸，烦躁骨蒸，解温疟寒热往来，治伤寒热斑支满，亦疗女人产乳余疾，或肠中血瘕热癥，并疗劳伤痰嗽热烦，补肾滋阴，明目解渴。

茅根十五　即白茅。味甘凉，性纯美，能补中益气，此良药也。善理血病，凡吐血衄血，瘀血血闭，及妇人经水不调，崩中漏下。且通五淋，除客热，止烦渴，坚筋骨，疗肺热哕逆喘急，解酒毒及黄疸水肿，久服大是益人。若治痈疽疖毒，及诸毒诸疮诸血，或用根捣敷，或用此煮汁调敷毒等药，或以酒煮服，无不可也。茅有数种，处处有之，惟白者为胜。春生芽，布地如针，故曰茅针，可以生啖，甚益小儿，功用亦同。

淫羊藿十六　味甘，气辛，性温，乃手足阳明、少阴，三焦命门药也。主阳虚阳痿，茎中作痛。化小水，益精气，强志意，坚筋骨，暖下部一切冷风劳气，筋骨拘挛。补腰膝，壮真阴，及年老昏耄，中年健忘。凡男子阳衰，女子阴衰，艰于子嗣者，皆宜服之。服此之法，或单用浸酒，或兼佐丸散，无不可者。制法每择净一斤，以羊脂四两，同炒油尽用之。

苦参十七　味苦性寒。反藜芦。沉也，阴也，乃足少阴肾经之药。能祛积热黄疸，止梦遗带浊，清小便，利水，除痈肿，明目止泪，平胃气，能令人嗜食，利九窍，除伏热狂邪，止渴醒酒，疗恶疮斑疹疥癞，杀疳虫及毒风烦躁脱眉。炒黄为末，米饮调服，治肠风下血热痢。

贝母十八　反乌头　味苦，气平，微寒。气味俱轻，功力颇缓，用须加倍。善解肝脏郁愁，亦散心中逆气，祛肺痿肺痈痰脓喘嗽。研末，沙糖为丸，含咽最佳。降胸中因热结胸，及乳痈流痰结核。若足生人面诸疮，烧灰油调频敷。产难胞衣不出，研末用酒和吞。亦除瘕疝、喉痹、金疮，并止消渴烦热。赤眼翳膜堪点，时疾黄疸能驱。又如半夏、贝母，俱治痰嗽，但半夏兼治脾肺，贝母独善清金。半夏用其辛，贝母用其苦。半夏用其温，贝母用其凉。半夏性速，贝母性缓。半夏散寒，贝母清热。性味阴阳，大有不同，俗有代用者，其谬孰甚。

土贝母十九　反乌头　味大苦，性寒。阴也，降也，乃手太阴、少阳，足阳明、厥阴之药。大治肺痈肺痿、咳喘、吐血衄血，最降痰气，善开郁结，止疼痛，消胀满，清肝火，明耳目，除时气烦热，黄疸淋闭，便血溺血，解热毒，杀诸虫，及疗喉痹瘰疬，乳痈发背，一切痈疡肿毒，湿热恶疮，痔漏金疮出血，火疮疼痛。为末可敷，煎汤可服。性味俱厚，较之川贝母，清降之功不啻数倍。

山慈菇二十 一名金灯笼。味甘微辛，有小毒。治痈疡疔肿疮瘘，瘰疬结核，破皮攻毒，俱宜醋磨敷之。除斑，剥人面皮，宜捣汁涂之。并治诸毒蛊毒，蛇虫狂犬等伤，或用酒调服，或干掺之。亦治风痰痫疾，以茶清研服，取吐可愈。

柴胡二一 味苦微辛，气平微寒。气味俱轻，升也，阳中之阴。用此者，用其凉散，平肝之热，入肝、胆、三焦、心胞四经。其性凉，故解寒热往来，肌表潮热，肝胆火炎，胸胁痛结，兼治疮疡，血室受热。其性散，故主伤寒邪热未解，温疟热盛，少阳头痛，肝经郁证。总之，邪实者可用，真虚者当酌其宜。虽引清气上升，然升中有散，中虚者不可散，虚热者不可寒，岂容误哉。兼之性滑，善通大便，凡溏泄脾薄者，当慎用之。热结不通者，用佐当归、黄芩，正所宜也。愚谓柴胡之性，善泄善散，所以大能走汗，大能泄气，断非滋补之物，凡病阴虚水亏而孤阳劳热者，不可再损营气，盖未有用散而不泄营气者，未有动汗而不伤营血者。营即阴也，阴既虚矣，尚堪再损其阴否？然则用柴胡以治虚劳之热者，果亦何所取义耶？观寇宗奭《衍义》曰：柴胡，《本经》并无一字治劳，今人治劳方中，鲜有不用者。呜呼！凡此误世甚多。尝原病劳之人，有一种脏本虚损，复受邪热者，当须斟酌用之，如《经验方》中治劳青蒿煎之用柴胡，正合宜耳。若或无邪，得此愈甚，虽至死人亦不怨，目击甚多。《日华子》又谓补五劳七伤，《药性论》亦谓治劳乏羸瘦，若此等病，苟无实热，医者执而用之，不死何待。注释本草，一字不可忽，盖万世之后，所误无穷，可不谨哉！观此寇氏之说，其意专在邪热二字，谓但察有邪无邪，以决可用不可用，此诚得理之见，而复有非之者，抑又何也？即在王海藏亦曰：苟无实热而用柴胡，不死何待？凡此所见略同，用者不可不察。

桔梗二二 一名荠苨。味苦微辛，气微凉。气轻于味，阳中有阴，有小毒，其性浮。用此者，用其载药上升，故有舟楫之号，入肺、胆、胸膈、上焦。载散药表散寒邪，载凉药清咽疼喉痹，亦治赤目肿痛。载肺药，解肺热肺痈，鼻塞唾脓咳嗽。载痰药，能消痰止呕，亦可宽胸下气。引大黄，可使上升，引青皮，平肝止痛。能解中恶蛊毒，亦治惊痫怔忡。若欲专用降剂，此物不宜同用。

防风二三　味甘辛，气温，升也，阳也。用此者，用其气平散风。虽膀胱脾胃经药，然随诸经之药，各经皆至。气味俱轻，故散风邪，治一身之痛，疗风眼，止冷泪。风能胜湿，故亦去湿，除遍体湿疮。若随实表补气诸药，亦能收汗。升举阳气，止肠风下血崩漏。然此风药中之润剂，亦能走散上焦元气，误服久服，反能伤人。

细辛二四　反藜芦，忌生菜　味大辛，气温，气味俱厚，升也，阳也，有小毒。用此者，用其温散，善祛阴分之寒邪，除阴经之头痛，益肝温胆利窍，逐诸风湿痹，风痫痎疟，鼻齆不闻香臭，开关通窍，散风泪目疼。口臭牙虫，煎汤含漱。过服亦散真气，不可不知。此味辛甚，故能逐阴分之邪，阴分且然，阳分可知。旧云少阴、厥阴之药，然岂有辛甚而不入阳分者？但阳证忌热，用当审之。

羌活二五　味微苦，气辛微温，升也，阳也。用此者，用其散寒定痛。能入诸经，太阳为最。散肌表之寒邪，利周身项脊之疼痛，排太阳之痈疽，除新旧之风湿。缘非柔懦之物，故能拨乱反正。惟其气雄，大能散逐，若正气虚者忌用之。

独活二六　味苦，气香，性微凉。升中有降，善行滞气，故入肾与膀胱两经，专理下焦风湿。两足痛痹，湿痒拘挛，或因风湿而齿痛，头眩喘逆，奔豚疝瘕，腰腹疼痛等症，皆宜用之。

升麻二七　味微苦，气平，气味俱轻，浮而升，阳也。用此者，用其升散提气，乃脾、胃、肺与大肠四经之药。善散阳明经风寒，肌表邪热，提元气之下陷，举大肠之脱泄，除阳明温疫表邪，解肤腠风热斑疹。引石膏除齿牙臭烂肿痛，引葱头去阳明表证头疼，佐当归、肉苁蓉可通大便结燥。凡痈疽痘疹，阳虚不能起发，及泻痢崩淋，梦遗脱肛，阳虚下陷之类，用佐补剂，皆所宜也。若上实气壅，诸火炎上，及太阳表证，皆不宜用。且其味苦气散，若血气太虚，及水火无根者，并不可用。

前胡二八　味苦气寒，降也，阴中微阳。去火痰实热，开气逆结滞，转筋霍乱；除胸中痞满，气喘呕逆，咳嗽烦闷；治伤寒寒热，风热头疼；解婴儿疳热。

延胡索二九　味苦微辛，气微温，入肝脾二经。善行滞气，破滞血，血中气药。故能止腹痛，通经，调月水淋滞，心气疼痛，破癥癖跌扑凝瘀。亦善落胎，利小便，及产后逆血上冲。俱宜以酒煮服，或用酒磨服亦可。然性惟破气逐血，必真有血逆气滞者方可用。若产后血虚，或经血枯少不利，气虚作痛者，皆大非所宜。

紫草三十　味苦性寒，此手厥阴、足厥阴血分之药。性寒而利，能凉血滑血，通利二便，故痘疹家宜用之。凡治痘疹，无论未出已出，但血热毒盛，或紫或黑，而大便秘结者，宜用之。若已出红活，不紫不黑，而大便如常通利者，即不可用。故曾世荣《活幼心书》云：紫草性寒，小儿脾气实者犹可用，脾气虚者反能作泻。又若古方惟用其茸，亦取其气轻味薄，而有清凉升发之功也。此外，可用以解黄疸，消肿胀，及一切斑疹恶疮，亦以其能利九窍，通水道，去湿凉血而然也。

白及三一　味苦涩，性收敛，微寒。反乌头。能入肺止血，疗肺痈肺痿。治痈疽败烂恶疮，刀箭汤火损伤，生肌止痛，俱可为末敷之。凡吐血不能止者，用白及为末，米饮调服即效。

三七三二　味甘气温，乃阳明、厥阴血分之药，故善止血散血定痛。凡金刃刀箭所伤，及跌扑杖疮血出不止，嚼烂涂之，或为末掺之，其血即止。亦治吐血、衄血、下血、血痢、崩漏、经水不止、产后恶血不下，俱宜自嚼，或为末，米饮送下二三钱。若治虎咬蛇伤等症，俱可服可敷。

叶之性用与根大同，凡折伤跌扑出血，敷之即止，青肿亦散。

白鲜皮三三　味苦寒，性燥而降，乃手足太阴阳明之药。解热黄、酒黄、急黄、谷黄、劳黄，通关节九窍，利血脉小水，治时行大热饮水，狂躁叫呼，及妇人阴中肿痛，小儿风热惊痫。尤治一切毒风风疮，疥癣赤烂，杨梅疮毒，眉发脱落。此虽善理疮疡，而实为诸黄、风痹要药。

秦艽三四　味苦，性沉寒，沉中有浮，手足阳明清火药也。治风寒湿痹，利小水，疗通身风湿拘挛，手足不遂，清黄疸，解温疫热毒，除口噤牙疼口疮，肠风下血，及虚劳骨蒸发热，潮热烦渴，以及妇人胎热，小儿疳热瘦弱等症。

地榆三五　味苦微涩，性寒而降。既清且涩，故能止吐血衄血，清火明目，治肠风血痢，及妇人崩漏下血，月经不止，带浊痔漏，产后阴气散失；亦敛盗汗，疗热疮，除恶肉，止疮毒疼痛。凡血热者当用，虚寒者不相宜也。作膏可贴金疮；捣汁可涂虎犬蛇虫伤毒，饮之亦可。

黄芩三六　味苦气寒，气轻于味，可升可降，阴中微阳。枯者善于入肺，实者善入大肠。欲其上者酒炒，欲其下者生用。枯者清上焦之火，消痰利气，定喘嗽，止失血，退往来寒热、风热湿热头痛，解瘟疫，清咽，疗肺痿肺痈，乳痈发背；尤祛肌表之热，故治斑疹鼠瘘，疮疡赤眼。实者凉下焦之热，能除赤痢，热蓄膀胱，五淋涩痛，大肠闭结，便血漏血。胎因火盛不安，酌佐砂仁、白术；腹因火滞为痛，可加黄连、厚朴。大肠无火滑泄者，最当慎用。

黄连三七　味大苦，气大寒。味厚气薄，沉也，降也，降中微升，阴中微阳。专治诸火，火在上，炒以酒；火在下，炒以童便；火而呕者炒以姜汁；火而伏者炒以盐汤。同吴茱萸炒，可以止火痛；同陈壁土炒，可止热泻。同枳实用，可消火胀；同天花粉用，能解烦渴。同木香丸，和火滞下痢腹痛；同吴茱萸丸，治胃热吐吞酸水。总之，其性大寒，故惟平肝凉血，肃胃清肠凉胆，止惊痫，泻心除痞满。上可治吐血衄血，下可治肠澼便红。疗妇人阴户肿痛，除小儿食积热疳，杀蛔虫。消恶疮痈肿，除湿热郁热。善治火眼，亦消痔漏。解乌附之热，杀巴豆之毒。然其善泻心脾实火，虚热妄用，必致格阳。故寇宗奭曰：虚而冷者，慎勿轻用。王海藏曰：夏月久血痢，不用黄连，阴在内也。景岳曰：人之脾胃，所以盛载万物，发生万物，本象地而属土。土暖则气行而燥，土寒则气凝而湿，土燥则实，土湿则滑，此天地间不易之至理。黄连之苦寒若此，所以过服芩、连者，无不败脾，此其湿滑，亦自明显易见。独因陶弘景《别录》中有调胃厚肠之一言，而刘河间复证之曰：诸苦寒药多泄，惟黄连、黄柏性冷而燥。因致后世视为奇见，无不谓黄连性燥而厚肠胃，凡治泻痢者，开手便是黄连，不知黄连、黄柏之燥，于何见之？，呜呼！一言之谬，流染若此，难洗若此，悖理惑人，莫此为甚。虽曰黄连治痢亦有效者，然必其素禀阳脏，或多纵口腹，湿热为痢者，乃其所宜。且凡以纵肆不节而血气正强者，即或误用，未必杀人，久之邪去亦必渐愈，而归功黄连，何不可也。此外则凡以元气素弱，伤脾患痢，或本无火邪而寒湿动脾者，其病极多，若妄用黄连，则脾肾日败，百无一生。凡患痢而死者，率由此类，可不寒心。余为此言，而人有未必信者，多以苦燥二字有未明耳，故余于《传忠录》辨河间条中，复详言苦味之理，以俟卫生仁者再为赞正，庶是非得明，而民生有攸赖矣。道书言服黄连犯猪肉，令人泄泻。

胡黄连三八　味大苦，大寒。其性味功用，大似黄连。能凉肝明目，治骨蒸劳热、消、吐血、衄血、五心烦热，疗妇人胎热、虚惊热痢，及小儿疳热惊痫。浸人乳点目甚良。

知母三九　味苦，寒，阴也。其性沉中有浮，浮则入手太阴、手少阴，沉则入足阳明、足厥阴、足少阴也。故其在上，则能清肺止渴，却头痛，润心肺，解虚烦喘嗽，吐血衄血，去喉中腥臭。在中则能退胃火，平消瘅。在下则能利小水，润大便，去膀胱肝肾湿热，腰脚肿痛，并治劳瘵内热，退阴火，解热淋崩浊。古书言知母佐黄柏，滋阴降火，有金水相生之义，盖谓黄柏能制膀胱命门阴中之火，知母能消肺金制肾水化源之火，去火可以保阴，是即所谓滋阴也，故洁古、东垣皆以为滋阴降火之要药。继自丹溪而后，则皆用以为补阴，诚大谬矣。夫知母以沉寒之性，本无生气，用以清火则可，用以补阴则何补之有？第其阴柔巽顺，似乎有德，倘元气既亏，犹欲藉此以望补益，是亦犹小人在朝，而国家元气日受其削，有阴移焉而莫之觉者，是不可不见之真而辨之早也。

龙胆草四十　味大苦，大寒。阴也，沉也，乃足厥阴、少阳之正药。大能泻火，但引以佐使，则诸火皆治。故能退骨蒸疳热，除心火惊痫狂躁；胃火烦热黄疸，咽喉肿痛；肝肾膀胱伏火，小水淋闭，血热泻痢；下焦湿热痈肿，疮毒疼痛；妇人血热崩淋；小儿热疳客忤，去目黄睛赤肿痛，杀蛊毒肠胃诸虫，及风热盗汗。凡肝肾有余之火，皆其所宜。

隰草部

地黄四一　生地黄，味苦甘，气凉。气薄味厚，沉也，阴也。鲜者更凉，干者微凉。能生血补血，凉心火，退血热，去烦躁骨蒸，热痢下血，止呕血衄血，脾中湿热，或妇人血热而经枯，或上下三消而热渴。总之其性颇凉，若脾胃有寒者，用宜斟酌。

熟地黄　味甘微苦，味厚气薄，沉也，阴中有阳。《本草》言其入手足厥、少阴经，大补血衰，滋培肾水，填骨髓，益真阴，专补肾中元气，兼疗藏血之经。此虽泛得其概，亦岂足以尽是之妙。夫地黄产于中州沃土之乡，得土气之最厚者也。其色黄，土之色也。其味甘，土之味也。得土之气，而曰非太阴、阳明之药，吾弗信也。惟是生者性凉，脾胃喜暖，故脾阳不足者，所当慎用。至若熟则性平，禀至阴之德，气味纯静，故能补五脏之真阴，而又于多血之脏为最要，得非脾胃经药耶？

且夫人之所以有生者，气与血耳，气主阳而动，血主阴而静。补气以人参为主，而芪、术但可为之佐；补血以熟地为主，而芎、归但可为之佐。然在芪、术、芎、归，则又有所当避，而人参、熟地，则气血之必不可无。故凡诸经之阳气虚者，非人参不可；诸经之阴血虚者，非熟地不可。人参有健运之功，熟地禀静顺之德，此熟地之与人参，一阴一阳，相为表里，一形一气，互主生成，性味中正，无逾于此，诚有不可假借而更代者矣。

凡诸真阴亏损者，有为发热，为头疼，为焦渴，为喉痹，为嗽痰，为喘气，或脾肾寒逆为呕吐，或虚火载血于口鼻，或水泛于皮肤，或阴虚而泄利，或阳浮而狂躁，或阴脱而仆地。阴虚而神散者，非熟地之守不足以聚之；阴虚而火升者，非熟地之重不足以降之；阴虚而躁动者，非熟地之静不足以镇之；阴虚而刚急者，非熟地之甘不足以缓之。阴虚而水邪泛滥者，舍熟地何以自制？阴虚而真气散失者，舍熟地何以归源？阴虚而精血俱损，脂膏残薄者，舍熟地何以厚肠胃？且犹有最玄最妙者，则熟地兼散剂方能发汗，何也？以汗化于血，而无阴不作汗也。熟地兼温剂始能回阳，何也？以阳生于下，而无复不成干也。然而阳性速，故人参少用亦可成功；阴性缓，熟地非多难以奏效。而今人有畏其滞腻者，则崔氏何以用肾气丸而治痰浮？有畏其滑湿者，则仲景何以用八味丸而医肾泄？有谓阳能生阴，阴不能生阳者，则阴阳之理，原自互根，彼此相须，缺一不可，无阳则阴无以生，无阴则阳无以化，故《内经》曰：精化为气，得非阴亦生阳乎？孰谓阳之能生，而阴之不能长也。

又若制用之法，有用姜汁拌炒者，则必有中寒兼呕而后可；有用砂仁制者，则必有胀满不行而后可；有用酒拌炒者，则必有经络壅滞而后可。使无此数者，而必欲强用制法，是不知用熟地者正欲用其静重之妙，而反为散动以乱其性，何异画蛇而添足。

今之人即欲用之补阴，而必兼以渗利，则焉知补阴不利水，利水不补阴，而补阴之法不宜渗。即有用之补血，而复疑其滞腻，则焉知血虚如燥土，旱极望云霓，而枯竭之阳极喜滋。设不明此，则少用之尚欲兼之以利，又孰敢单用之而任之以多？单用而多且不敢，又孰敢再助以甘而尽其所长？是又何异因咽而废食也。嗟，嗟！熟地之功，其不申于时用者久矣，其有不可以笔楮尽者尚多也，予今特表而出之，尚祈明者之自悟焉。

牛膝四二　味苦甘，气微凉，性降而滑，阴也。忌牛肉。酒渍，㕮咀。走十二经络，助一身元气。主手足血热痿痹，血燥拘挛；通膀胱涩秘，大肠干结，补髓填精，益阴活血；治腰膝酸疼，滋须发枯白。其性下走如奔，故能通经闭，破血癥。引诸药下降，同麝香用，堕胎尤速。凡脏寒便滑，下元不固者，当忌用之。

麦门冬四三　味甘微苦，性微寒，降也，阳中阴也。去心用，恐令人烦。其味甘多苦少，故上行心肺，补上焦之津液，清胸膈之渴烦，解火炎之呕吐，退血燥之虚热。益精滋阴，泽肌润结；肺痿肺痈，咳唾衄血；经枯乳汁不行，肺干咳嗽不绝；降火清心，消痰补怯。复脉须仗人参，便滑中寒者勿设。

续断四四　川者色灰黑，尖瘦多芦，形如鸡脚，皮断而皱者是。味苦而涩，苦重涩轻，气微凉。他产者，味甘微辛涩少。用川者良。凡用此者，用其苦涩。其味苦而重，故能入血分，调血脉，消肿毒乳痈，瘰疬痔瘘，治金损跌伤，续筋骨血脉。其味涩，故能止吐血、衄血、崩淋、胎漏、便血、尿血，调血痢，缩小便，止遗精、带浊。佐之以甘，如甘草、地黄、人参、山药之类，其效尤捷。

蜀葵子四五　味甘性寒。能利小水，通淋闭，消水肿，润大肠，催生落胎，通乳汁，亦治一切疮疥，并瘢疵赤靨。苗叶可作菜茹，古以葵为五菜之主，今不复用之矣。

黄葵花　性滑利，与蜀葵大同。若治诸恶疮脓水久不瘥者，用花为末，敷之即愈，为疮家要药。浸油可涂汤火疮。

车前子四六　即芣苡，味甘微咸，气寒，入膀胱、肝经。通尿管热淋涩痛，驱风热目赤翳膜；利水能除湿痹，性滑极善催生，兼治湿热泻痢，亦去心胸烦热。

根、叶　生捣汁饮，治一切尿血衄血热痢，尤逐气癃利水。

白蒺藜四七　味苦微辛微甘，微凉。能破癥瘕结聚，止遗溺泄精，疗肺痿肺痈，翳膜目赤，除喉痹、癣疥、痔、瘰、癜风，通身湿烂恶疮，乳岩带下俱宜，催生止烦亦用，凉血养血，亦善补阴。用补宜炒熟去刺，用凉宜连刺生捣，去风解毒，白者最良。

沙苑蒺藜　性亦大同。若用固精补肾，止遗沥尿血，缩小便，止烦渴，去燥热，则亦可用此。

红花四八　味甘微苦微辛，气微凉，阴中微阳。惟入血脉，多用女科。少用可活血引经，多用能破血通瘀。可下死胎，亦疗血晕；达痘疮血热难出，散斑疹血滞不消；润燥活血，止痛通经，亦消肿毒。

紫菀四九　味苦平微辛。辛能入肺，苦能降气，故治咳嗽上气痰喘。惟肺实气壅，或火邪刑金而致咳唾脓血者，乃可用之。若以劳伤肺肾，水亏金燥而咳喘失血者则非所宜。观陶氏《别录》谓其补不足，治五劳体虚，其亦言之过也。

甘菊花五十　白菊花根善利水，捣汁和酒服之，大治癃闭。味甘色黄者，能养血散风，去头目风热，眩晕疼痛，目中翳膜，及遍身游风风疹。作枕明目，叶亦可用。味苦者性凉，能解血中郁热，清头目，去风热眼目肿痛流泪。根叶辛香，能消痈毒，止疼痛。

野菊花五一　一名苦薏。根叶茎花皆可同用。味苦辛。大能散火散气，消痈毒疔肿瘰疬，眼目热痛，亦破妇人瘀血。孙氏治痈毒方，用野菊连根叶捣烂酒煎，热服取汗，以渣敷之；或同苍耳捣汁，以热酒冲服。冬月用干者煎服，或为末酒服亦可。

豨莶五二　味苦，气微寒，有小毒。此物气味颇峻，善逐风湿诸毒。用蜜酒层层和洒，九蒸九曝，蜜丸，空心酒吞，多寡随宜。善治中风口眼歪邪，除湿痹腰脚痿痛麻木。生者酒煎，逐破伤风危急如神。散撒麻疔恶毒，恶疮浮肿，虎伤狗咬，蜘蛛虫毒，或捣烂封之，或煎汤，或散敷并良。其扫荡功力若此，似于元气虚者非利。

益母草五三　子名茺蔚　味微苦微辛，微寒，性滑而利。善调女人胎产诸证，故有益母之号。能去死胎，滑生胎，活血凉血行血，故能治产难胎衣不下，子死腹中，及经脉不调，崩中漏下，尿血泻血瘀血等症。然惟血热血滞，及胎产艰涩者宜之，若血气素虚兼寒，及滑陷不固者，皆非所宜，不得以其益母之名，谓妇人所必用也。盖用其滑利之性则可，求其补益之功则未也。《本草》言其久服益精轻身，诚不足信。此外如退浮肿，下水气，及打扑瘀血，通大小便之类，皆以其能利也。若治疔肿乳痈，丹毒恶毒，则可捣汁饮之，其渣亦可敷贴。

子名茺蔚，功用略同，但子味微甘，稍温，故能凉血补血，亦益阴气明目。

瞿麦五四　味苦，微寒，降也，性滑利。能通小便，降阴火，除五淋，利血脉。兼凉药亦消眼目肿痛，兼血药则能通经破血下胎。凡下焦湿热疼痛诸病，皆可用之。

茵陈五五　味苦微辛，气微寒，阴中微阳，入足太阳经。用此者，用其利湿逐热，故能通关节，解热滞，疗天行时疾，热狂头痛，利小水。专治黄疸，宜佐栀子。黄而湿者多肿，再加渗利；黄而燥者干涩，再加凉润。只有阴黄一证，因以中寒不运，此非所宜。又解伤寒瘴疟火热，散热痰风热疼痛，湿热为痢，尤其所宜。

青蒿五六　味苦微辛，性寒，阴中有阳，降中有散。主肝肾三焦血分之病，疗阴火伏留骨节，故善治骨蒸劳热，尸疰鬼气，降火滋阴，润颜色，长毛发，治疟疾寒热，杀虫毒，及恶疮湿疥。生捣可敷金疮，止血止痛。

款冬花五七　味微甘微辛而温，其气浮，阳也，入手太阴经。能温肺气，故疗咳嗽，及肺痈肺痿咳唾脓血。寇宗奭曰：有人病嗽多日，或教以燃款冬花三两于无风处，以笔管吸其烟，满口则咽之，数日果效。

麻黄五八　味微苦微涩，气温而辛，升也，阳也。此以轻扬之味，而兼辛温之性，故善达肌表，走经络，大能表散风邪，祛除寒毒，一应瘟疫疟疾，瘴气山岚，凡足三阳表实之证，必宜用之。若寒邪深入少阴、厥阴筋骨之间，非用麻黄、官桂不能逐也。但用此之法，自有微妙，则在佐使之间，或兼气药以助力，可得卫中之汗，或兼血药以助液，可得营中之汗；或兼温药以助阳，可逐阴凝之寒毒；或兼寒药以助阴，可解炎热之瘟邪。此实伤寒阴疟家第一要药，故仲景诸方以此为首，实千古之独得者也。今见后人多有畏之为毒药而不敢用，又有谓夏月不宜用麻黄者，皆不达可哂也。虽在李氏有云：若过发则汗多亡阳，若自汗表虚之人用之则脱人元气，是皆过用及误用而然。若阴邪深入，则无论冬夏，皆所最宜，又何过之有？此外如手太阴之风寒咳嗽，手少阴之风热斑疹，足少阴之风水肿胀，足厥阴之风痛目痛，凡宜用散者，惟斯为最。然柴胡、麻黄俱为散邪要药，但阳邪宜柴胡，阴邪宜麻黄，不可不察也。制用之法，须折去粗根，入滚汤中煮三五沸，以竹片掠去浮沫，晒干用之。不尔，令人动烦。

麻黄根　味甘，平，微苦微涩。用甘敛药煎服，可以止汗。同牡蛎粉、米粉，或用旧蕉扇杵末，等分，以生绢袋盛贮，用扑盗汗或夏月多汗，用之俱佳。

萱草五九　一名忘忧，一名宜男，一名鹿葱。萱草者，《诗》作谖草。凡树此玩此者，可解忧思，故名忘忧。烹食其苗，气味如葱，而鹿喜食之，故名鹿葱。妇人佩其花则生男，故名宜男。花叶气味甘而微凉，故能去湿热，利小便赤涩，除烦渴酒湿黄疸；安五脏，利胸膈，令人和悦，亦能明目。根，治沙淋带浊，利水气，解酒疸，宜捣汁服之。治吐血衄血，研汁一大盏，和姜汁细细呷之。治吹乳、乳痈肿痛，须擂酒服，以渣封之。

连翘六十　味苦微辛，气微寒，气味俱薄，轻清而浮，升也，阳中有阴。入手少阴、手足少阳、阳明。泻心经客热，降脾胃湿热，去寸白、蛔虫，通月水五淋。以其味苦而轻，故善达肌表，散鼠瘘、瘰疬、瘿瘤、结热、蛊毒、痈毒、斑疹，治疮疖，止痛消肿排脓，疮家号为圣丹。以其辛而能散，故又走经络，通血凝，气滞结聚，所不可无。

旋覆花六一　味苦甘微辛，阴也，降也，乃手太阴肺经、手阳明大肠经药。开结气，降痰涎，通水道，消肿满，凡气壅湿热者宜之。但其性在走散，故凡见大肠不实，及气虚阳衰之人，皆所忌用。

鼠粘子六二　一名牛蒡子，一名大力子。味苦辛，降中有升。治风毒斑疹诸瘘，散疮疡肿毒喉痹，及腰膝凝寒痹滞之气，以其善走十二经而解中有散也。

决明六三　味微苦微甘，性平微凉，力薄。治肝热风眼，赤而多泪，及肝火目昏，可为佐使，惟多服久服，方可得效。或作枕用，治头风，明目，其功胜于黑豆。

葶苈六四　味苦，大寒，沉也，阴也，气味俱厚，有毒。善逐水气，不减大黄，但大黄能泄血闭，葶苈能泄气闭，气行而水自行也。若肺中水气膹满胀急者，非此不能除。然性急利甚，凡涉气虚者，不可轻用。《淮南子》曰：大戟去水，葶苈愈胀，用之不慎，乃反成病，即此谓也。第此有甜苦二种，虽曰为甜，然亦非真甜，但稍淡耳，稍淡者，其性亦稍缓。

夏枯草六五　味微苦微辛，气浮而升，阴中阳也。善解肝气，养肝血，故能散结开郁，大治瘰疬鼠瘘，乳痈瘿气，并治头疮目疾。楼全善云：夏枯草治目珠痛，至夜则甚者，神效；或用苦药点眼反甚者，亦神效。一男子目珠痛，至夜则重，用黄连点之更甚，诸药不效，乃用夏枯草二两，香附二两，甘草四钱，为末，每服一钱半，清茶调服，下咽即疼减，至四五服，良愈也。

苍耳子六六　一名羊负来。味苦微甘。治头风寒痛，风湿周痹，四肢拘挛；去风明目，养血，暖腰膝，及瘰疬疮疥，亦治鼻渊。宜炒熟为末，白汤点服一二钱，久之乃效。忌猪肉、马肉。

漏芦六七　味微咸，性寒，有小毒。主热毒恶疮，瘰疬乳痈痔漏，排脓长肉，止金疮血出。亦下乳汁，通经脉，消赤眼，利小便，止尿血肠风，淋沥遗溺，及小儿壮热。疗跌扑损伤，可续筋骨。

刘寄奴六八　味苦，性温。能破瘀血，活新血，通妇人经脉，产后余血，损伤瘀血，下气，止心腹痛，及小便去血，俱可为散，或茶或酒调服。捣敷金疮出血不止，其效尤捷。用治汤火伤大效，但为末掺之。

萹蓄六九　味苦涩。利小便，除黄疸，杀三虫，去下部湿热浸淫阴蚀，疮疥痔漏。煮汁饮之，疗小儿蛔虫上攻心腹作痛大效。有《海上歌》云：心头急痛不能当，我有仙人海上方。萹蓄醋煎通口咽，管教时刻即安康。

青葙子七十　野鸡冠子也。味微苦，微寒。能清肝火血热，故治赤眼，退赤障，消翳肿，镇肝明耳目，亦去风湿恶疮疥癞。

艾七一　味微苦，气辛，生用微温，熟用微热。能通十二经，而尤为肝脾肾之药。善于温中逐冷除湿，行血中之气，气中之滞，凡妇人血气寒滞者，最宜用之。故能安胎，止心腹痛，治带下血崩，暖腰膝，止吐血、下痢，辟风寒寒湿瘴疟，霍乱转筋，及一切冷气鬼气，杀蛔虫并下部䘌疮。或生用捣汁，或熟用煎汤；或用灸百病，或炒热敷熨，可通经络；或袋盛包裹，可温脐膝，表里生熟，俱有所宜。

佛耳草七二　一名鼠曲草。味微酸，性温。大温肺气，止寒嗽，散痰气，解风寒寒热，亦止泄泻。铺艾卷作烟筒，用熏久嗽尤效。

蓝靛七三　蓝叶，气味苦寒微甘。善解百虫百药毒，及治天行瘟疫，热毒发狂，风热斑疹，痈疡肿痛，除烦渴，止鼻衄吐血，杀疳蚀、金疮箭毒。凡以热兼毒者，皆宜捣汁用之。

靛青　乃蓝与石灰所成，性与蓝叶稍异，其杀虫止血，敷诸热毒热疮之功，似有胜于蓝叶者。

青黛　味微咸而寒，性与靛青大同。解诸热毒虫毒，金疮热疮，或干掺，或以水调敷。若治诸热疮毒，或用马齿苋加青黛同捣敷之。若治天行头痛，瘟疫热毒，及小儿诸热，惊痫发热，并水研服之。

木贼七四　味微苦微甘，性温而升，阳也。性亚麻黄，故能发汗解肌，治伤寒疟疾，去风湿，散火邪，疗目疾，退翳障，止肠风下血下痢，及妇人崩中带漏，月水不调，亦治风湿疝痛，大肠脱肛。

王不留行七五　一名金盏银台。味苦，平，性滑利，乃阳明冲任血海药也。治风毒，通血脉，疗妇人难产及经滞不调，下乳汁，利小便，除湿痹痛，止心烦鼻衄，发背痈疽疮瘘，游风风疹，出竹木刺，及金疮止血，亦能定痛。

海金沙七六　此草出黔中，七月收其全科，晒干，以杖击之，则细沙自茎叶中落。味甘性寒，乃小肠膀胱血分药也。善通利水道，解郁热湿热，及伤寒热狂，小便癃闭肿满，热淋膏浊，血淋石淋、茎中疼痛。解诸热毒。或丸或散皆可用。

灯心草七七　味淡性平。能通水道涩结癃闭，治五淋，泻肺热，降心火，除水肿，止血，通阴气，散肿止渴。但用败席煮服更良。若治喉痹，宜烧灯草灰吹之。若治下疳疮，亦用烧灰，加轻粉、麝香为末掺之。

烟又七七　味辛气温，性微热，升也，阳也。烧烟吸之，大能醉人，用时惟吸一口或二口，若多吸之，令人醉倒，久而后苏，甚者以冷水一口解之即醒；若见烦闷，但用白糖解之即安，亦奇物也。吸时须开喉长吸咽下，令其直达下焦。其气上行则能温心肺，下行则能温肝脾肾，服后能使通身温暖微汗，元阳陡壮。用以治表，善逐一切阴邪寒毒，山岚瘴气，风湿邪闭腠理，筋骨疼痛，诚顷刻取效之神剂也。用以治里，善壮胃气，进饮食，祛阴浊寒滞，消膨胀宿食，止呕哕霍乱，除积聚诸虫，解郁结，止疼痛，行气停血瘀，举下陷后坠，通达三焦，立刻见效。

此物自古未闻也，近自我明万历时始出于闽广之间，自后吴楚间皆种植之矣，然总不若闽中者，色微黄，质细，名为金丝烟者，力强气胜为优也。求其习服之始，则向以征滇之役，师旅深入瘴地，无不染病，独一营安然无恙，问其所以，则众皆服烟，由是遍传，而今则西南一方，无分老幼，朝夕不能间矣。予初得此物，亦甚疑贰，及习服数次，乃悉其功用之捷有如是者，因著性于此。

然此物性属纯阳，善行善散，惟阴滞者用之如神，若阳盛气越而多躁多火，及气虚短而多汗者，皆不宜用。或疑其能顷刻醉人，性必有毒，今彼处习服既久，初未闻其妨人者，抑又何耶？盖其阳气强猛，人不能胜，故下咽即醉，既能散邪，亦必耗气，理固然也。然烟气易散，而人气随复，阳性留中，旋亦生气，此其耗中有补，故人多喜服而未见其损者以此。后槟榔条中有说，当与此参阅。

芳 草 部

当归七八　味甘辛，气温。气轻味重，可升可降，阴中有阳。其味甘而重，故专能补血；其气轻而辛，故又能行血。补中有动，行中有补，诚血中之气药，亦血中之圣药也。头止血上行，身养血中守，尾破血下流，全活血不走。大约佐之以补则补，故能养营养血，补气生精，安五脏，强形体，益神志，凡有形虚损之病，无所不宜；佐之以攻则通，故能祛痛通便，利筋骨，治拘挛瘫痪燥涩等症。营虚而表不解者，佐以柴、葛、麻、桂等剂，大能散表；卫热而表不敛者，佐以六黄之类，又能固表。惟其气辛而动，故欲其静者当避之；性滑善行，大便不固者当避之。凡阴中火盛者，当归能动血，亦非所宜；阴中阳虚者，当归能养血，乃不可少；若血滞而为痢者，正所当用。其要在动、滑两字。若妇人经期血滞，临产催生，及产后儿枕作痛，俱当以此为君。小儿痘疹惊痫，凡属营虚者，必不可少。

川芎七九　味辛微甘，气温，升也，阳也。其性善散，又走肝经，气中之血药也。反藜芦。畏硝石、滑石、黄连者，以其沉寒而制其升散之性也。芎、归俱属血药，而芎之散动尤甚于归，故能散风寒，治头痛，破瘀蓄，通血脉，解结气，逐疼痛，排脓消肿，逐血通经。同细辛煎服，治金疮作痛。同陈艾煎服，验胎孕有无。三四月后，服此微动者，胎也。以其气升，故兼理崩漏眩运；以其甘少，故散则有余，补则不足。惟风寒之头痛，极宜用之，若三阳火壅于上而痛者，得升反甚。今人不明升降，而但知川芎治头痛，谬亦甚矣。多服久服，令人走散真气，能致暴亡，用者识之。

芍药八十　反藜芦　味微苦微甘略酸，性颇寒。气薄于味，敛降多而升散少，阴也。有小毒。白者味甘，补性多。赤者味苦，泻性多。生者更凉，酒炒微平。其性沉阴，故入血分，补血热之虚，泻肝火之实，固腠理，止热泻，消痈肿，利小便，除眼疼，退虚热，缓三消。诸证于因热而致者为宜，若脾气寒而痞满难化者忌用。止血虚之腹痛，敛血虚之发热。白者安胎热不宁，赤者能通经破血。此物乃补药中之稍寒者，非若极苦大寒之比。若谓其白色属金，恐伤肝木，寒伐生气，产后非宜，则凡白过芍药，寒过芍药者，又将何如？如仲景黑神散、芍药汤之类，非皆产后要药耶？用者还当详审。若产后血热而阴气散失者，正当用之，不必疑也。

丹皮八一　味辛苦，气微凉，气味俱轻，阴中阳也。赤者行性多，白者行性缓，入足少阴及手厥阴经。忌葫蒜。凉骨蒸无汗，散吐衄于血，除产后血滞寒热，祛肠胃蓄血癥坚，仍定神志，通月水，治惊搐风痫，疗痈肿住痛。总之，性味和缓，原无补性，但其微凉而辛，能和血、凉血、生血，除烦热，善行血滞，滞去而郁热自解，故亦退热。用此者，用其行血滞而不峻。

白豆蔻八二　味辛，气温，味薄气厚，阳也。入脾肺两经，别有清爽之气。散胸中冷滞，温胃口止疼，除呕逆翻胃，消宿食膨胀，治噎膈，除疟疾，解酒毒，祛秽恶，能退翳膜，亦消痰气。欲其速效，嚼咽甚良，或为散亦妙。

肉豆蔻八三　味苦辛而涩，性温。理脾胃虚冷，谷食不消；治大肠虚冷，滑泄不止。以其气香而辛，故能行滞止痛，和腹胀，治霍乱，调中下气，开胃进食，解酒毒，化痰饮，温胃逐虫，辟诸恶气，疗小儿胃寒伤乳吐泻。以其能固大肠，肠既固则元气不走，脾气自健，故曰理脾胃虚冷，而实非能补虚也。面包煨熟用，或剉如豆大，以干面拌炒熟，去面用之尤妙，盖但欲去其油而用其熟耳。

草果八四　亦名草豆蔻。味辛，性温热，阳也，浮也，入足太阴、阳明。能破滞气，除寒气，消食，疗心腹疼痛，解酒毒，治瘴疠寒疟，伤暑呕吐，泻痢胀满，反胃吐酸，开痰饮积聚噎膈，杀鱼肉毒，开郁燥湿，辟除口臭，及妇人恶阻气逆带浊。此有二种，惟建宁所产，辛香气和者佳。宜以面裹微火煨熟用之，或面拌炒熟亦可。滇广者气辛而臭，大能损人元气。

破故纸八五　味苦辛，气大温，性燥而降。能固下元，暖水脏，治下焦无火，精滑带浊，诸冷顽痹，脾肾虚寒而为溏泄下痢。以其暖肾固精，所以能疗腰膝酸疼，阴冷囊湿，缩小便，暖命门小腹，止腹中疼痛肾泄。以其性降，所以能纳气定喘。惟其气辛而降，所以气虚气短，及有烦渴眩运者，当少避之，即不得已，用于丸中可也。忌羊肉、芸苔。

木香八六　味苦辛，性温。气味俱厚，能升能降，阳中有阴。行肝脾肺气滞如神，止心腹胁气痛甚捷。和胃气，止吐泻霍乱；散冷气，除胀疼呃逆。治热痢可佐芩、连，固大肠火煨方用。顺其气，癥积恶逆自除；调其气，安胎月经亦用。亦治疫疠温疟，亦杀蛊毒鬼精。若下焦气逆诸病，亦可缩小便，亦能通秘结，亦能止气逆之动血，亦能消气逆之痈肿。

藿香八七　味辛微甘，气温。气味俱薄，阳也，可升可降。此物香甜不峻，善快脾顺气，开胃口，宽胸膈，进饮食，止霍乱呕吐，理肺化滞。加乌药等剂，亦能健脾；入四君同煎，能除口臭。亦疗水肿，亦解酒秽。

香附八八　味苦辛微甘，气温。气味俱厚，阳中有阴，血中气药也。专入肝胆二经，兼行诸经之气。用此者，用其行气血之滞。童便炒，欲其下行；醋炒，则理气痛。开六郁，散寒邪，利三焦，行结滞，消饮食痰涎，痞满腹胀，胕肿脚气，止心腹肢体头目齿耳诸痛；疗霍乱吐逆，气滞泄泻，及吐血下血尿血，妇人崩中带下，经脉不调，胎前产后气逆诸病。因能解郁，故曰妇人之要药。然其味辛而动，若阴虚躁热而汗出血失者，概谓其要，则大误矣。此外，凡痈疽瘰疬疮疡，但气滞不行者，皆宜用之为要药。

砂仁八九　味辛微苦，气温。和脾行气，消食逐寒，除霍乱，止恶心。消胀满，安气滞之胎；却腹痛，治脏寒之泻。止小便泄痢，快胸膈开痰。平气逆咳嗽，口齿浮热；止女子崩中，鬼气奔豚。欲其温暖，须用炒研。入肺肾膀胱，各随使引。亦善消化铜铁骨哽。

紫苏九十　味辛，气温。气味香窜者佳。用此者，用其温散。解肌发汗，祛风寒甚捷；开胃下食，治胀满亦佳。顺气宜用，口臭亦辟，除霍乱转筋，祛脚气，通大小肠，消痰利肺，止痛温中，安胎定喘，解鱼蟹毒，治蛇犬伤。或作羹，或生食俱可。

梗　能顺气，其性缓，体虚者可用。

子　性润而降，能润大便，消痰喘，除五膈，定霍乱，顺气滞。

薄荷九一　味辛微苦，气微凉。气味俱轻，升也，阳也。其性凉散，通关节，利九窍，乃手厥阴、太阴经药。清六阳会首，散一切毒风，治伤寒头痛寒热，发毒汗，疗头风脑痛，清头目咽喉口齿风热诸病，除心腹恶气胀满霍乱，下气消食痰，辟邪气秽恶，引诸药入营卫，开小儿之风涎，亦治瘰疬痈肿疮疥风瘙瘾疹。作菜食之除口气，捣汁含漱，去舌胎语涩，揉叶塞鼻止衄血。亦治蜂螫蛇伤。病新瘥者忌用，恐其泄汗阳。

荆芥九二　味辛苦，气温。气厚味薄，浮而升，阳也。用此者，用其辛散调血。能解肌发表，退寒热，清头目，利咽喉，破结气，消饮食，通血脉，行瘀滞，助脾胃，辟诸邪毒气，醒酒逐湿，疗头痛头旋，脊背疼痛，手足筋急，痹痹脚气，筋骨烦疼，风湿疝气，止下血血痢，崩淋带浊。若产后中风强直，宜研末酒服甚妙。捣烂醋调，敷疔疮肿毒最佳，亦鼠瘘、瘰疬、血风、疮疥必用之要药。

白芷九三　味辛，气温。气厚味轻，升也，阳也。其性温散败毒，逐阳明经风寒邪热，止头痛头风头眩，目痛目痒泪出，散肺经风寒，皮肤斑疹燥痒，治鼻鼽鼻渊，齿痛眉棱骨痛，大肠风秘，肠风尿血。其气辛香达表，故治疮疡排脓止痒定痛，托痈疽肺痈瘰疬痔瘘，长肉生肌。炒黑用之，提女人血崩，漏下赤白，血闭阴肿。欲去皯斑，宜以生用，可作面脂。亦治蛇伤砒毒，金疮伤损。

香薷九四　味苦辛，气寒。气轻，能升能降。散暑热霍乱，中脘绞痛，小便涩难，清肺热，降胃火，除躁烦，解郁滞。为末水服，可止鼻衄。煮汁顿饮，可除风热转筋，去口臭。湿热水肿者可消，中寒阴脏者须避之。

益智九五　气味辛温，能调诸气，辟寒气，治客寒犯胃，暖胃和中，去心腹气滞疼痛，理下焦虚寒，温肾气，治遗精余沥梦泄，赤白带浊。及夜多小便者，取二十余枚，研碎，入盐少许，同煎服之，有奇验。此行阳退阴之药，凡脾寒不能进食，及三焦命门阳气衰弱者皆宜之。然其行性多，补性少，必兼补剂用之斯善。若单服多服，未免过于散气。

郁金九六　味苦辛，气温。善下气，破恶血，去血积，止吐血衄血，血淋尿血，及失心癫狂蛊毒。单用治妇人冷气血积，结聚气滞，心腹疼痛，及产后败血冲心欲死，或散或丸，或以韭汁、姜汁、童便、井花水俱可，随宜调服。若治痔漏肿痛，宜水调敷之。耳内肿痛，宜水调灌入，少顷倾出即可愈。

姜黄九七　味苦辛，性热。善下气破血，除心腹气结气胀，冷气食积疼痛，亦治癥瘕血块，通月经，产后败血攻心，及扑损瘀血，祛邪辟恶，散风热，消痈肿、功与郁金稍同，而气味则尤烈。

泽兰九八　味微苦微辛。善清血和血，治吐血衄血，疗妇人产前产后诸血不调，破宿血，除腹痛，清新血，利关节，通水道，除癥瘕，消扑损瘀血，并治金疮痈肿疮脓。用在清和，故为妇人要药。

藁本九九　味甘辛，性温。气厚味薄，升也，阳也。疗诸恶风鬼注，除太阳顶巅头痛，大寒犯脑，痛连齿颊，及鼻面皮肤酒齄皯刺，风湿泄泻，冷气腰疼，妇人阴中风邪肿痛。此足太阳经风痫雾露瘴疫之要药。

荜茇一百　味辛，大热，阳也，浮也。入手足阳明，亦入肝肾。善温中下气，除胃冷，辟阴寒，疗霍乱心腹疼痛，冷痰呕逆吞酸，及虚寒泻痢肠鸣。其味大辛，须同参、术、归、地诸甘温补剂用之尤效。为末搐鼻，可解偏风头痛；揩齿可杀牙痛牙虫。又牛乳煎治唐太宗气痢方，详列《痢疾门》。

良姜百一　子名红豆蔻。味辛热，纯阳，浮也。入足太阴、阳明。治胃中逆冷、呕吐清水、恶心霍乱、气寒腹痛，解酒毒，消宿食，健脾胃，宽噎膈，除反胃，破冷癖，解瘴疟，疗转筋泻痢。同草豆蔻煎饮，亦治口臭。子名红豆蔻，治用略同。

三棱百二　气味苦平，能行血中之气。善破积气，逐瘀血，消饮食胀满，气滞腹痛，除痃癖癥瘕、积聚结块，通月水，亦堕胎及产后恶血，扑损瘀血，并治疮肿坚硬。制宜醋浸炒熟入药。此与蓬术稍同，但蓬术峻而此则差缓耳。

蓬术百三　一名蓬莪术。味苦辛，气温，有小毒。走肝经。善破气中之血。通月经，消瘀血，疗跌扑损伤血滞作痛。在中焦攻饮食气滞不消，胃寒吐酸膨胀；在下焦攻奔豚痃癖，冷气积聚，气肿水肿。制宜或酒或醋炒用，或入灰火中煨熟捣切亦可。但其性刚气峻，非有坚顽之积不宜用。

蛇床子百四　味微苦，气辛，性温。乃少阳三焦命门之药。辛能去风，暖能温肾，故可温中下气，和关节，除疼痛，开郁滞，疗阴湿恶疮疥癣，缩小便，去阴汗，止带浊，逐寒疝，漱齿痛。治男子阳痿腰疼，大益阳事；女人阴中肿痛，善暖子宫。男妇阳衰无子，小儿惊痫扑伤俱可服。去皮壳，微炒用之。凡治外证瘙痒，肿痛风疮，俱宜煎汤熏洗，亦可为末掺敷，俱宜生用。

蔓草部

天门冬百五　味苦微甘，气大寒。味厚气薄，沉也，阴也。入肺肾两经，除虚劳内热。其味苦寒，故上定热喘，下去热淋，苦杀三虫，润滋骨髓，解渴除烦，消痰止嗽，降火保肺，退热滋阴，大润血热燥结。虚寒假热，脾肾溏泄最忌。使宜贝母、地黄。去皮去心方用。

菟丝子百六　味甘辛，气微温。其性能固，入肝脾肾三经。先用甜水淘洗净，浸胀，次用酒渍，煮熟晒干，炒之更妙。补髓添精，助阳固泄，续绝伤，滋消渴，缩小便，止梦遗带浊余沥，暖腰膝寒疼，壮气力筋骨，明目开胃，进食肥肌，禁止鬼交，尤安梦寐。汤液丸散，任意可用，古人不入煎剂，亦一失也。欲止消渴，煎汤任意饮之。

五味子百七　皮甘肉酸，性平而敛；核仁味辛苦，性温而暖，俱兼咸味，故名五味。入肺、肾二经。南者治风寒咳嗽，北者疗虚损劳伤。整用者用其酸，生津解渴，止泻除烦，疗耗散之肺金，滋不足之肾水，能收敛虚火，亦解除酒毒。敲碎者用其辛温，补元阳，壮筋骨，助命门，止霍乱。但感寒初嗽当忌，恐其敛束不散。肝旺吞酸当忌，恐其助木伤土。

何首乌百八　味甘涩微苦，阴中有阳，性温。此其甘能补，涩能固，温能养阳，虽曰肝肾之药，然白者入气分，赤者入血分，凡血气所在，则五阴之脏何所不至？故能养血养神助气、壮筋骨、强精髓、黑须发，亦治妇人带浊、失血、产后诸虚等疾。第其性效稍缓，暂服若不甚显，必久服之，诚乃延年益寿，滋生助嗣之良剂。至如断疟疾，安久痢，活血治风，疗痈肿瘰疬，风湿疮疡，及一切冷气肠风宿疾，总由其温固收敛之功，血气固则真元复，真元复则邪自散也。故唐之李翱著有《何首乌传》，即李时珍亦曰此物不寒不燥，功在地黄、门冬之上，诚非诬也。若其制用之法，则有用黑豆层铺，九蒸九晒者；有单用米泔浸三宿，切焙为末而用者；有用壮健人乳拌晒三次，生杵为末而用者。总之，生不如熟，即单用米泔浸透，蒸之极熟则善矣，或不必人乳与豆也。服此之后，须忌生萝卜并诸血败血等物。

栝蒌仁百九　味甘，气寒。气味俱厚，性降而润。能降实热痰涎，开郁结气闭，解消渴，定胀喘，润肺止嗽。但其气味悍劣善动，恶心呕吐、中气虚者不宜用。《本草》言其补虚劳，殊为大谬。

天花粉百十　即栝蒌根。味苦，性寒。气味颇轻，有升有降，阴中有阳。最凉心肺，善解热渴，大降膈上热痰，消乳痈肿毒痔瘘疮疖，排脓生肌长肉，除跌扑瘀血，通月水，除狂热，去黄疸，润枯燥，善解酒毒，亦通小肠，治肝火疝痛。

金银花百十一　一名忍冬。味甘，气平，其性微寒。善于化毒，故治痈疽肿毒疮癣，杨梅风湿诸毒，诚为要药。毒未成者能散，毒已成者能溃。但其性缓，用须倍加。或用酒煮服，或捣汁搀酒顿饮，或研烂拌酒厚敷。若治瘰疬、上部气分诸毒，用一两许，时常煎服，极效。

葛根百十二　味甘，气平寒。气轻于味，浮而微降，阳中微阴。用此者，用其凉散，虽善达诸阳经，而阳明为最。以其气轻，故善解表发汗。凡解散之药多辛热，此独凉而甘，故解温热时行疫疾，凡热而兼渴者，此为最良，当以为君而佐以柴、防、甘、桔极妙。尤散郁火，疗头痛，治温疟往来，疮疹未透，解酒除烦，生津止渴，除胃中热狂，杀野葛、巴豆、毒箭、金疮等伤。但其性凉，易于动呕，胃寒者所当慎用。

茜草百十三　亦名过山龙。味苦甘，气微寒。阴中微阳，血中要药。其味苦，故能行滞血；其性凉，故能止动血。治劳伤吐衄时来，除虚热漏崩不止。亦通经滞，又疗乳痈，散跌扑血凝瘀聚，解蛊毒吐下败血如烂肝，对各种血热血瘀病证，都能建立奇功。若女人经血不通，以一两酒煎服之，一日即通，甚效。若气虚不摄血，及脾寒者勿用。

土茯苓百十四　一名仙遗粮。味甘淡，性平。能健脾胃，强筋骨，去风湿，利关节，分水道，止泻痢，治拘挛骨痛，疗痈肿喉痹，除周身寒湿恶疮，尤解杨梅疮毒，及轻粉留毒，溃烂疼痛诸证。凡治此者，须忌茶、酒、牛、羊、鸡、鹅，及一应发风动气等物。

使君子百十五　味甘，气温，有小毒，性善杀虫。治小儿疳积，小便白浊。凡大人小儿有虫病者，但于每月上旬，侵晨空腹食数枚，或即以壳煎汤咽下，次日虫皆死而出也。或云七生七煨食，亦良。或云一岁食一枚。食后忌饮热茶，犯之即作泻。凡小儿食此，亦不宜频而多，大约性滑，多则能伤脾也。李时珍曰：凡杀虫药多是苦辛，惟使君子、榧子甘而杀虫，亦异也。但使君子专杀蛔虫，榧子专杀寸白虫耳。

牵牛百十六　一名黑丑。味苦辛热，气雄烈，性急疾，有毒。下气逐水，通大小便，善走气分，通水道，消气实气滞水肿，攻癥积，落胎杀虫，泻蛊毒，去湿热痰饮，开气秘气结。古方多为散丸，若用救急，亦可佐群药煎服。然大泄元气，凡虚弱之人须忌之。

防己百十七　味苦，性寒，阴也，降也。去湿热水肿，利大小便，解诸经热壅肿痛、湿热脚气，通九窍热闭，逐膀胱肝肾湿热，及热毒诸疮、湿热生虫等症。

萆薢百十八　味微甘而淡，气温。能温肾去湿，理阴痿阴寒，失溺白浊，茎中作痛，及四肢瘫痪不随，周身风湿恶疮。性味纯缓，用宜大剂。

钩藤百十九　味微甘微苦，性微寒。能清手厥阴之火，足厥阴、足少阳之风热，故专理肝风相火之病。凡大人小儿惊痫眩运，斑疹天钓，头旋烦热等症，用之而风静火息，则诸证自除矣。

山豆根百二十　味大苦，大寒。解诸药热毒，消痈肿疮毒，杀寸白诸虫。含而咽汁，解咽喉痹痛。研末汤服五七分，解内热喘满腹胀。磨汁服，解热厥心痛。研汁涂诸热毒热疮肿痛，及诸虫热毒所伤。

威灵仙百二一　味微辛微咸，性温，可升可降，阴中阳也。善逐诸风，行气血，走经络，宣通五脏，去腹内冷滞，心膈痰水，癥瘕痃癖，气块积聚，膀胱宿水，腰膝肢体冷痛，亦疗折伤。此药性利善走，乃治痛风之要药，故崔元亮言其去众风，通十二经脉，朝服暮效。其法采得根，阴干月余，捣末，温酒调服一钱匕，空腹服之；如人本性杀药，可加及六钱，微利两行则减之，病除乃停药。其性甚善，不触诸药，但恶茗及面汤。李时珍曰：威灵仙辛能泄气，咸能泄水，故于风湿痰饮之病，气壮者服之有捷效。其性大抵峻利，久服恐损真气，气弱者亦不可服之。

马兜铃百二二　味微苦微辛，性寒气薄，阴中微阳。入手太阴肺经。降肺火，清肺气，除热痰咳嗽，喘急不得卧。多用则作吐。凡蛊毒蛇毒于饮食中得之，咽中如有物，咽不下，吐不出者，以此一两煎汤服之，即毒从吐出。若治痔瘘肿痛，用马兜铃于瓶中烧烟熏病处良。

青木香百二三　即马兜铃根，亦名土木香。味苦微辛，性寒。有毒，能吐能利，不可多服。煮汁服，可吐蛊毒鬼疰诸毒。捣末水调，涂疔肿热毒蛇毒，日三四次，立瘥。亦可敷瘙痒秃疮。

白蔹百二四　味苦，微寒，性敛。取根捣敷痈毒，及面上疮疱、刀箭伤、汤火毒。诸疮不敛，生肌止痛，俱宜为末敷之。若为丸散，亦治眼目赤痛，小儿惊痫，妇人阴中肿痛，赤白带下。

木通百二五　亦名通草。味苦，气寒，沉也，降也。能利九窍，通关节，消浮肿，清火退热，除烦渴黄疸，治耳聋、目痛、天行时疾、头痛、鼻塞、目眩，泻小肠火郁，利膀胱热淋，导痰湿呕哕，消痈肿壅滞、热毒恶疮，排脓止痛，通妇人血热经闭，下乳汁，消乳痈血块，催生下胎。若治小水急数疼痛，小腹虚满，宜加葱煎饮。若治喉痹咽痛，宜浓煎含咽。

毒草部

附子百二六　气味辛甘，腌者大咸，性大热，阳中之阳也。有毒。畏人参、黄芪、甘草、黑豆、绿豆、犀角、童便、乌韭、防风。其性浮中有沉，走而不守。因其善走诸经，故曰与酒同功。能除表里沉寒、厥逆寒噤、温中强阴、暖五脏、回阳气，除呕哕霍乱、反胃噎膈、心腹疼痛、胀满泻痢、肢体拘挛、寒邪湿气、胃寒蛔虫、寒痰寒疝、风湿麻痹、阴疽痈毒、久漏冷疮、格阳喉痹、阳虚二便不通及妇人经寒不调、小儿慢惊等症。大能引火归源，制伏虚热，善助参、芪成功，尤赞术、地建效。无论表证里证，但脉细无神，气虚无热者，所当急用。故虞搏曰：附子禀雄壮之质，有斩关夺将之气，能引补气药行十二经，以追复散失之元阳；引补血药入血分，以滋养不足之真阴。引发散药开腠理，以驱逐在表之风寒；引温暖药达下焦，以祛除在里之冷湿。吴绶曰；附子乃阴证要药，凡伤寒传变三阴，及中寒夹阴，虽身大热而脉沉者必用之；或厥冷脉沉细者，尤急须用之，有退阴回阳之力，起死回生之功。近世阴证伤寒往往疑似而不敢用，直待阴极阳竭而用，已迟矣。且夹阴伤寒，内外皆阴，舍此不用，将何以救之？此二公之言，皆至言也，不可不察。惟孕妇忌服，下胎甚速。合葱涎塞耳，亦可治聋。

辨制法：附子制法，稽之古者，则有单用童便煮者，有用姜汁盐水者，有用甘草、黄连者，有数味皆兼而用者，其中宜否，最当详辨。夫附子之性热而刚急，走而不守，土人腌以重盐，故其味咸而性则降。

今之所以用之者，正欲用其热性以回元阳，以补脾肾，以行参、芪、熟地等功，若制以黄连，则何以藉其回阳？若制以盐水，则反以助其降性。若制以童便，则必不免于尿气，非惟更助其降，而凡脾气大虚者，极易呕哕，一闻其臭，便动恶心，是药未入口，而先受其害，且其沉降尤速，何以达脾？惟是姜汁一制颇通，第其以辛助辛，似欠和平，若果直中阴寒等症，欲用其热，此法为良；至若常用而欲得其补性者，不必用此。又若煮法，若不浸胀而煮，则其心必不能熟，即浸胀而煮，及其心熟，则边皮已太熟而失其性矣；虽破而为四，煮亦不匀。且煮者必有汁，而汁中所去之性亦已多矣，皆非制之得法者。

制法：用甘草不拘，大约酌附子之多寡而用。甘草煎极浓甜汤，先浸数日，剥去皮脐，切为四块，又添浓甘草汤再浸二三日，捻之软透，乃咀为片，入锅文火炒至将干，庶得生熟匀等，口嚼尚有辣味，是其度也。若炒太干，则太熟而全无辣味，并其热性全失矣。故制之太过，则但用附子之名耳，效与不效无从验也。其所以必用甘草者，盖以附子之性急，得甘草而后缓；附子之性毒，得甘草而后解；附子之性走，得甘草而后益心脾；附子之性散，得甘草而后调营卫，此无他，亦不过济之以仁而后成其勇耳。若欲急用，以厚纸包裹，沃甘草汤，或煨，或炙，待其柔软，切开，再用纸包频沃，又炙，以熟为度。亦有用面裹而煨者亦通。若果真中阴寒，厥逆将危者，缓不及制，则单用炮附，不必更用他制也。

辨毒　附子之性，刚急而热，制用失宜，难云无毒，故欲制之得法。夫天下之制毒者，无妙于火。火之所以能制毒者，以能革物之性。故以气而遇火，则失其气，味而遇火，则失其味，刚者革其刚，柔者失其柔。故制附之法，但用白水煮之极熟，则亦全失辣味，并其热性俱失，形如萝卜可食矣，尚何毒之足虑哉？今制之必用甘草者，盖欲存留其性而柔和其刚耳。今人但知附子之可畏，而不知太熟之无用也。故凡食物之有毒者，但制造极熟，便当无害，即河豚、生蟹之属，诸有病于人者，皆其欠熟而生性之未尽也。故凡食物之有毒者，皆可因此以类推矣。至若药剂之中，有当煅炼而用者，又何以然？夫物之经火煅者，其味皆咸涩，而所以用煅者，非欲去其生刚之性，则欲用其咸涩之味，而留性与不留性，则其中各有宜否，故凡当煅炼而用者，皆可因此以类推矣。

又如药之性毒者，何可不避？即如《本草》所云某有毒、某无毒，余则甚不然之，而不知无药无毒也。故热者有热毒，寒者有寒毒，若用之不当，凡能病人者，无非毒也。即如家常茶饭，本皆养人之正味，其或过用误用，亦能毒人，而况以偏味偏性之药乎？但毒有大小，用有权宜，此不可不察耳。矧附子之性，虽云有毒，而实无大毒，但制得其法，用得其宜，何毒之有？今之人不知其妙，且并人参、熟地而俱畏之。夫人参、熟地、附子、大黄，实乃药中之四维，病而至于可畏，势非庸庸所济者，非此四物不可，设若逡巡，必误乃事。今人直至必不得已而后用附子，事已无济矣。事无济则反罪之，将附子诚废物乎？

嗟夫！人之所以生者，阳气耳，正气耳。人之所以死者，阴气耳，邪气耳。人参、熟地者，治世之良相也；附子、大黄者，乱世之良将也。兵不可久用，故良将用于暂；乱不可忘治，故良相不可缺。矧夫附子虽烈，而其性扶阳，有非硝、黄之比；硝、黄似缓，而其性阴泄，又非桂、附可例。华元化曰：得其阳者生，得其阴者死。《内经》曰：门户不要，是仓廪不藏也。得守者生，失守者死。今之人履芒硝、大黄若坦途，视参、附、熟地为蛇蝎，愚耶？知耶？

白附子百二七　味甘辛，大温，有小毒。其性升，能引药势上行。辟头风诸风，冷气心疼，风痰眩晕，带浊，疗小儿惊风痰搐，及面鼻游风，默斑风刺，去面痕，可作面脂，亦治疥癣风疮，阴下湿痒，风湿诸病。凡欲入药，炮而用之。

大黄百二八　味苦，气大寒。气味俱厚，阴中之阴，降也，有毒。其性推陈致新，直走不守。夺土郁壅滞，破积聚坚癥，疗瘟疫阳狂，除斑黄谵语，涤实痰，导瘀血，通水道，退湿热，开燥结，消痈肿。因有峻烈威风，积垢荡之顷刻。欲速者生用，汤泡便吞；欲缓者熟用，和药煎服。气虚同以人参，名黄龙汤；血虚同以当归，名玉烛散。佐以甘草、桔梗，可缓其行；佐以芒硝、厚朴，益助其锐。用之多寡，酌人实虚；假实误用，与鸩相类。

常山百二九　味大苦，性寒，有毒。攻温疟痰疟，及伤寒寒热，痰结气逆，狂痫癫厥。惟胸腹多滞，邪实气壮而病疟者宜之；若老人弱人，俱当忌用。盖此物性悍，善逐痰饮，得甘草则上行发吐，得大黄则下行发泻也。亦治鬼毒蛊毒，及头项瘰疬鼠瘘。

半夏百三十　味大辛微苦，气温。可升可降，阳中阴也。有毒。其质滑润，其性燥湿降痰，入脾胃胆经。生嚼戟喉，制用生姜。下肺气，开胃健脾，消痰饮痞满，止咳嗽上气、心痛胁痛，除呕吐反胃、霍乱转筋、头眩腹胀、不眠气结、痰核肿突，去痰厥头痛，散风闭喉喑，治脾湿泄泻、遗精带浊，消痈疽肿毒，杀蜈蚣蜂虿虫毒。性能堕胎，孕妇虽忌，然胃不和而呕吐不止，加姜汁微炒，但用无妨。若消渴烦热，及阴虚血证，最忌勿加。李时珍曰：半夏能主痰饮及腹胀者，为其体滑味辛而性温也。滑则能润，辛温能散亦能润，故行湿而通大便，利窍而泄小便，所谓辛走气，能化液，辛以润之是矣。丹溪曰：二陈汤能使大便润而小便长。成聊摄云：半夏辛而散，行水而润肾燥。又《局方》用半硫丸治老人虚秘，皆取其滑润也。世俗皆以半夏、南星为性燥，误矣。湿去则土燥，痰涎不生，非二物之性燥也。古方治咽痛喉痹，吐血下血，多用二物，非禁剂也。二物亦能散血，故破伤打扑皆主之。

南星百三一　味苦辛，气温，可升可降，阳中阴也。性烈有毒，姜汁制用。善行脾肺，坠中风实痰，利胸膈，下气，攻坚积，治惊痫，散血堕胎。水磨箍蛇虫咬毒，醋调散肿。破伤风，金疮折伤瘀血，宜捣敷之。功同半夏，酌用可也。

胆星百三二　七制、九制者方佳。降痰因火动如神，治小儿急惊必用。总之，实痰实火壅闭上焦，而气喘烦躁，焦渴胀满者，所当必用。较之南星，味苦性凉，故散解风痰热滞。

射干百三三　味苦，微寒，有毒。阴也，降也。治咳逆上气，喉痹咽疼，散结气不得息；除胸腹邪热胀满，清肝明目，消积痰结核，痃癖热疝，降实火，利大肠，消瘀血，通女人经闭。苦酒磨涂，可消肿毒。

大戟百三四　味苦，大寒，有毒。反甘草。性峻利，善逐水邪痰涎，泻湿热胀满，消急痛，破癥结，下恶血，攻积聚，通二便，杀蛊毒药毒，疗天行瘟疟黄病，及颈腋痈肿。然大能泻肺损真气，非有大实坚者，不宜轻用。若中其毒，惟菖蒲可以解之。

甘遂百三五　味苦，性寒，有毒。反甘草。专于行水，能直达水结之处，如水结胸者，非此不除。若留痰留饮宿食，癥坚积聚，无不能逐，故善治腹脚阴囊肿胀，去面目浮肿，通二便，泻膀胱湿热，及痰逆癫痫，噎膈痞塞。然性烈伤阴，不宜妄用。

芫花百三六　反甘草　味苦，微温，有毒。专逐五脏之水，去水饮寒痰痰癖，胁下痛，咳逆上气，心腹肢体胀满，瘴疟鬼疟，湿毒寒毒，蛊毒肉毒，虫鱼毒，除疝瘕痈肿，逐恶血，消咽肿。根疗疮疥，亦可毒鱼。若捣汁浸线，亦能系落痔疮。惟其多毒，虚者不可轻用。

玉簪百三七　味甘辛，性寒，有小毒。用根捣汁，解一切诸毒，下一切骨哽，涂消痈疡。妇人乳痈初起，但取根擂酒服之，仍以渣敷肿处即消。然性能损齿，故亦可落齿取牙。

凤仙花百三八　味微苦，性微温，有小毒。子名急性子。治产难下胎，消积块，开噎膈，下骨哽。亦善透骨通窍，故又名透骨草。若欲取牙，但用子研末，入砒少许，点疼牙根，即可取之。然此不生虫蠹，即蜂蝶亦不近，似非无毒者也。

蓖麻子百三九　味甘辛，性热，有毒。能逐风散毒，疗口眼㖞斜，失音口噤，肿毒丹瘤，针刺入肉，止痛消肿，追脓拔毒，俱可研贴。若治舌肿喉痹，宜研烂，纸卷烧烟，熏吸立通。催生下胎，可同麝香、巴豆研贴脐中。

李时珍曰：一人病偏风，手足不举，用此油同羊脂、麝香、穿山甲煎膏，日摩数次，兼服搜风养血之药而愈。

一人病手臂一块肿痛，用此捣膏贴之，一夜而愈。一人病气郁偏头痛，用此同乳香、食盐捣贴太阳，一夜痛止。一妇产后子肠不收，捣仁贴其丹田，一夜而上。此药外用，屡奏奇效，但内服不可轻率尔。或云捣膏，以箸点于鹅、鸭六畜舌根下，即不能食，点于肛门内，即下血死，其毒可知。凡服篦麻者，一生不得食炒豆，犯之必胀死。

续随子百四十　一名千金子。味辛，性温，有毒。能逐瘀血，消痰饮食积，癥瘕痃癖，除蛊毒鬼疰，水气冷气，心腹胀满疼痛，腹内诸疾，利大小肠，祛恶滞，及妇人血结血闭瘀血等症。研碎酒服，不过三颗，当下恶物，甚者十粒。若泻多，以酸浆水或薄醋粥食之即止。亦可研涂疥癣恶疮。此物之功，长于逐水杀虫，是亦甘遂、大戟之流也。

木鳖子又百四十　味苦微甘微辛，气雄劣，性大寒，有大毒。《本草》言其甘温无毒，谬也。今见毒狗者，能毙之于顷刻，使非大毒，而有如是乎？人若食之，则中寒发噤，不可解救。按刘绩《霏雪录》云：木鳖子有毒，不可食。昔一蓟门人，有两子患痞，食之相继皆死，此不可不慎也。若其功用，则惟以醋磨，用敷肿毒乳痈，痔漏肿痛，及喉痹肿痛，用此醋漱于喉间，引痰吐出，以解热毒，不可咽下。或同朱砂、艾叶卷筒，熏疥杀虫最效。或用熬麻油擦癣亦佳。

番木鳖　味极苦，性大寒，大毒。功用与木鳖大同，而寒烈之性尤甚。

卷之四十九　本草正下

水石草部

石斛百四一　此药有二种，力皆微薄，圆细而肉实者，味微甘而淡，其力尤薄。《本草》云：圆细者为上。且谓其益精强阴，壮筋补虚，健脚膝，驱冷痹，却惊悸，定心志。但此物性味最薄，焉能滋补如此？惟是扁大而松，形如钗股者，颇有苦味，用除脾胃之火，去嘈杂善饥，及营中蕴热。其性轻清和缓，有从容分解之妙，故能退火养阴除烦，清肺下气，亦止消渴热汗。而诸家谓其厚肠胃，健阳道，暖水脏，岂苦凉之性味所能也？不可不辨。

菖蒲百四二　味辛微苦，性温。散风寒湿痹，除烦闷咳逆上气，止心腹痛，霍乱转筋，癫痫客忤，开心气胃气，行滞气，通九窍，益心智，明耳目，去头风泪下，出声音，温肠胃，暖丈夫水脏，妇人血海，禁止小便，辟邪逐鬼，及中恶卒死，杀虫，疗恶疮瘙疥。欲散痈毒，宜捣汁服用，渣贴之。若治耳痛，宜作末炒热绢裹罯之。亦解巴豆、大戟等毒。

蒲黄百四三　味微甘，性微寒。解心腹膀胱烦热疼痛，利小便。善止血凉血活血，消瘀血，治吐血衄血，痢血尿血。通妇人经脉，止崩中带下，月经不调，妊妇胎漏坠胎，血运血癥，儿枕气痛，及跌扑血闷。疗疮疡，消舌肿，排脓消毒。亦下乳汁，亦止泄精。凡欲利者，宜生用；欲固者，宜炒熟用。

泽泻百四四　味甘淡微咸，气微寒。气味颇厚，沉而降，阴也，阴中微阳。入足太阳、少阳。其功长于渗水去湿，故能行痰饮，止呕吐泻痢，通淋沥白浊，大利小便，泻伏火，收阴汗，止尿血，疗难产疝痛，脚气肿胀，引药下行。经云：除湿止渴圣药，通淋利水仙丹。第其性降而利，善耗真阴，久服能损目痿阳。若湿热壅闭而目不明者，此以去湿，故亦能明目。

海藻百四五　反甘草　海带、昆布性用略同。味苦咸，性微寒，阴也，降也。善降气清热，消膈中痰壅，故善消颈项瘿瘤结核，及痈肿癥积，利小便，逐水气，治湿热气急，腹中上下雷鸣，疗偏坠疝气疼痛，消奔豚水气浮肿，及百邪鬼魅热毒。

骨碎补百四六　味微苦，性温平，乃足少阴、厥阴肝肾药也。能活血止血，补折伤，疗骨中斜毒，风热疼痛。及痢后下虚，或远行，或房劳，或外感风湿，以致两足痿弱疼痛，俱宜以四斤丸、补阴药之类佐而用之。或炒熟研末，用猪腰夹煨，空心食之，能治耳鸣，及肾虚久痢牙疼。

竹木部

竹沥百四七　味甘，性微凉，阴也，降也。治暴中风痰，失音不语，胸中烦热，止烦闷消渴。丹溪曰：凡风痰、虚痰在胸膈，使人癫狂，及痰在经络四肢、皮里膜外者，非此不达不行。

淡竹叶百四八　味甘淡，气平微凉，阴中微阳，气味俱轻。清上气咳逆喘促，消痰涎，解热狂，退虚热烦躁不眠，壮热头痛，止吐血。专凉心经，亦清脾气。却风热，止烦渴，生津液，利小水，解喉痹，并小儿风热惊痫。

淡竹茹百四九　味甘，微凉。治肺痿唾痰，唾血吐血，衄血尿血，胃热呕哕噎膈，妇人血热崩淋胎动，及小儿风热癫痫，痰气喘咳，小水热涩。

天竹黄百五十　味甘辛，性凉，降也，阴中有阳。善开风痰，降热痰，治中风失音，痰滞胸膈，烦闷癫痫。清心火，镇心气，醒脾疏肝。明眼目，安惊悸。疗小儿风痰急惊客忤，其性和缓，最所宜用。亦治金疮，并内热药毒。

官桂百五一　味辛甘，气大热，阳中之阳也。有小毒，必取其味甘者乃可用。桂性热，善于助阳，而尤入血分，四肢有寒疾者，非此不能达。桂枝气轻，故能走表，以其善调营卫，故能治伤寒，发邪汗，疗伤风，止阴汗。肉桂味重，故能温补命门，坚筋骨，通血脉，治心腹寒气，头疼咳嗽鼻齆，霍乱转筋，腰足脐腹疼痛，一切沉寒痼冷之病。且桂为木中之王，故善平肝木之阴邪，而不知善助肝胆之阳气。惟其味甘，故最补脾士，凡肝邪克土而无火者，用此极妙。与参、附、地黄同用，最降虚火，及治下焦元阳亏乏。与当归、川芎同用，最治妇人产后血瘀，儿枕腹痛，及小儿痘疹虚寒，作痒不起。虽善堕胎动血，用须防此二证。若下焦虚寒，法当引火归元者，则此为要药，不可误执。

丁香百五二　味大辛，气温，纯阳。入肾、胃、肺脏。能发诸香，辟恶去邪，温中快气。治上焦呃逆翻胃，霍乱呕吐，解酒毒，消痃癖奔豚阴寒，心腹胀满冷痛，暖下焦腰膝寒疼，壮阳道，抑阴邪，除胃寒泻痢，杀鬼疰蛊毒，疳蚀诸虫，辟口气，坚齿牙，及妇人七情五郁，小儿吐泻，痘疮胃寒，灰白不发。

白檀香百五三　味辛，气温。能散风热，辟秽恶邪气，消肿毒，逐鬼魅。煎服之可散冷气，止心腹疼痛，定霍乱，和胃气，开噎膈，止呕吐，进饮食。又治面生黑子，每晚以热水洗拭，磨汁涂之甚良。

沉香百五四　味辛，气微温，阳也，可升可降。其性暖，故能抑阴助阳，扶补相火；其气辛，故能通天彻地，条达诸气。除转筋霍乱，和噤口泻痢，调呕逆胃翻喘急，止心腹胀满疼痛；破癥癖，疗寒痰，和脾胃，逐鬼疰恶气，及风湿骨节麻痹，皮肤瘙痒结气。

乌药百五五　气味辛温，善行诸气，入脾、胃、肝、肾、三焦、膀胱诸经。疗中恶鬼气蛊毒，开胸膈，除一切冷气，止心腹疼痛，喘急霍乱，反胃胀满；温肠胃，行宿食，止泻痢，除天行疫瘴，气厥头痛，膀胱肾气攻冲心腹，疝气脚气，痈疽疥癞，及妇人血气，小儿虫积；亦止小便频数，气淋带浊，并猫犬百病，俱可磨汁灌治之。

枸杞百五六　味甘微辛，气温，可升可降。味重而纯，故能补阴；阴中有阳，故能补气，所以滋阴而不致阴衰，助阳而能使阳旺。虽谚云：离家千里，勿食枸杞，不过谓其助阳耳，似亦未必然也。此物微助阳而无动性，故用之以助熟地最妙。其功则明耳目，壮神魂，添精固髓，健骨强筋，善补劳伤，尤止消渴。真阴虚而脐腹疼痛不止者，多用神效。

地骨皮百五七　枸杞根也。南者苦味轻，微有甘辛，北者大苦性劣，入药惟南者为佳。其性辛寒，善入血分肝肾三焦胆经。退阴虚血热，骨蒸有汗，止吐血衄血，解消渴，疗肺肾胞中阴虚伏火。煎汤漱口止齿血。凡不因风寒而热在精髓阴分者，最宜此物。凉而不峻，可理虚劳。气轻而辛，故亦清肺。假热者勿用。

厚朴百五八　味苦辛，气大温，气味俱厚，阳中之阴，可升可降。有小毒。用此者，用其温降散滞。制用姜汁炒。治霍乱转筋，消痰下气，止咳嗽呕逆吐酸，杀肠脏诸虫，宿食不消，去结水，破宿血，除寒湿泻痢，能暖脾胃，善走冷气。总之，逐实邪，泻膨胀，散结聚，治胸腹疼痛之要药。倘本元虚弱，误服脱人真气。孕妇忌用，堕胎须知。

枣仁百五九　味微甘，气平。其色赤，其肉味酸，故名酸枣。其仁居中，故性主收敛而入心。多眠者生用，不眠者炒用。宁心志，止虚汗，解渴去烦，安神养血，益肝补中，收敛魂魄。

杜仲百六十　味甘辛淡，气温平。气味俱薄，阳中有阴。其功入肾。用姜汁或盐水润透，炒去丝。补中强志，壮肾添精，腰痛殊功，足疼立效。除阴囊寒湿，止小水梦遗。因其气温，故暖子宫；因其性固，故安胎气。内热火盛者，亦当缓用。

山茱萸百六一　味酸涩，主收敛，气平微温，阴中阳也。入肝肾二脏。能固阴补精，暖腰膝，壮阴气，涩带浊，节小便，益髓兴阳，调经收血。若脾气大弱而畏酸者，姑暂止之，或和以甘草，煨姜亦可。

苏木百六二　味微甘微辛，性温平，可升可降，乃三阴经血分药也。少用则和血活血，多用则行血破血。主妇人月经不调，心腹作痛，血癖气壅。凡产后血瘀，胀闷势危者，宜用五两，水煮浓汁服之。亦消痈肿死血，排脓止痛，及打扑瘀血，可敷。若治破伤风，宜为末酒服，立效。

川椒百六三　味辛，性热，有小毒。本纯阳之物，其性下行，阳中有阴也。主温中下气，开通腠理，散肌表寒邪，除脏腑冷痛，去胸腹留饮，停痰宿食，解郁结，温脾胃，止咳逆呕吐，逐寒湿风痛，疗伤寒温疟，水肿湿疸，除齿痛，暖腰膝，收阴汗，缩小便，温命门，止泄泻下痢，遗精脱肛，杀蛔虫鬼疰蛊毒蛇虫诸毒。久服之能通神明，实腠理，和血脉，坚齿牙，生须发，明耳目，调关节，耐寒暑。若中其毒，惟冷水、麻仁浆可以解之。

胡椒百六四　味辛，性大热，纯阳也，善走气分。温中下气，暖肠胃，消宿食，辟臭恶，除寒食寒痰，寒饮吐水，止反胃呕吐霍乱，虚寒胀满，心腹疼痛，去冷积阴毒，壮肾气，治大肠寒滑冷痢，杀一切虫鱼鳖蕈诸药食阴凝之毒。若治风虫牙痛，须同荜茇为末，熔蜡为细丸，塞孔中即愈。

金樱子百六五　味涩，性平。生者色青酸涩，熟者色黄甘涩，当用其将熟微酸而甘涩者为妙。其性固涩，涩可固阴治脱，甘可补中益气。故善理梦遗精滑，及崩淋带漏，止吐血衄血，生津液，安魂魄，收虚汗，敛虚火，益精髓，壮筋骨，补五脏，养血气，平咳嗽，定喘急，疗怔忡惊悸，止脾泄血痢及小水不禁。此固阴养阴之佳品，而人之忽之亦久矣，此后咸宜珍之。

槐蕊百六六　味苦，性寒。清心肺脾肝大肠之火，除五内烦热，心腹热疼，疗眼目赤痛热泪。炒香嚼咽，治失音喉痹，止吐血衄血，肠风下血，妇人崩中漏下，及皮肤风热。凉大肠，杀疳虫，治痈疽疮毒，阴疮湿痒痔漏，解杨梅恶疮，下疳伏毒，大有神效。

柏子仁百六七　味甘平，性微凉。能润心肺，养肝脾，滋肾燥，安神魂，益志意。故可定惊悸怔忡，益阴气，美颜色，疗虚损，益血止汗，润大肠，利虚秘，亦去百邪鬼魅，小儿惊痫。总之，气味清香，性多润滑，虽滋阴养血之佳剂，若欲培补根本，乃非清品所长。

枳壳百六八　即枳实之迟收而大者。较之枳实，其气略散，性亦稍缓，功与枳实大类。但枳实性重，多主下行削坚，而此之气轻，故多主上行破气。通利关节，健脾开胃，平肺气，止呕逆反胃，霍乱咳嗽，消痰消食，破心腹结气，癥瘕痃癖，开胸胁胀满痰滞，逐水肿水湿泻痢，肠风痔漏，肛门肿痛。因此稍缓，故可用之束胎安胎，炙热可熨痔肿。虚者少用，恐伤元气。

枳实百六九　味苦微酸，微寒，气味俱厚，阴中微阳。其性沉，急于枳壳。除胀满，消宿食，削坚积，化稠痰，破滞气，平咳喘，逐瘀血停水，解伤寒结胸，去胃中湿热。佐白术亦可健脾，佐大黄大能推荡。能损真元，虚羸勿用。

蔓荆子百七十　味苦辛，气清，性温，升也，阳也。入足太阳、阳明、厥阴经。主散风邪，利七窍，通关节，去诸风头痛脑鸣，头沉昏闷，搜肝风，止目睛内痛泪出，明目坚齿，疗筋骨间寒热湿痹拘挛，亦去寸白虫。

五加皮百七一　味辛，性温。除风湿，行血脉，壮筋骨，明目下气。治骨节四肢拘挛，两脚痹痛，风弱五缓，阴痿囊湿，疝气腹痛，小便遗沥，女人阴痒。凡诸浸酒药，惟五加皮与酒相合，大能益人，且味美也。仙家重此，谓久服可以长生，故曰：宁得一把五加，不用金银满车。虽未必然，然亦必有可贵者。

川楝子百七二　味苦，性寒，有小毒，阴也。能治伤寒瘟疫烦热狂躁，利小水，泻肝火，小肠膀胱湿热，诸疝气疼痛，杀三虫疥癞，亦消阴痔。丸散汤药任意可用，甄权言其不入汤使，则失之矣。

苦楝根　味大苦。杀诸虫，尤善逐蛔。利大肠，治游风热毒恶疮。苦酒和涂疥癣甚良。

女贞子百七三　味苦，性凉，阴也，降也。能养阴气，平阴火，解烦热骨蒸，止虚汗消渴，及淋浊崩漏，便血尿血，阴疮痔漏疼痛。亦清肝火，可以明目止泪。

桑白皮百七四　味甘微辛微苦，气寒。气味俱薄，升中有降，阳中有阴。入手太阴肺脏。气寒味辛，故泻肺火；以其味甘，故缓而不峻。止喘嗽唾血，亦解渴消痰，除虚劳客热头痛。水出高原，故清肺亦能利水。去寸白，杀腹脏诸虫。研汁治小儿天吊惊痫客忤，及敷鹅口疮，大效。作线可缝金疮。既泻肺实，又云补气，则未必然。

黄柏百七五　味苦微辛，气寒，阴中微阳，降也，善降三焦之火。制各以类，但其性多沉，尤专肝肾，故曰足少阴本经、足太阳、厥阴之引经也。清胃火呕哕蛔虫，除伏火骨蒸烦热，去肠风热痢下血，逐二便邪火结淋。上可解热渴口疮，喉痹痈疡；下可去足膝湿热，疼痛痿蹶。此其性寒润降，去火最速。丹溪言其制伏龙火，补肾强阴。然龙火岂沉寒可除？水枯岂苦劣可补？阴虚水竭，得降愈亡，扑减元阳，莫此为甚。水未枯而火盛者，用以抽薪则可，水既竭而枯热者，用以补阴实难，当局者慎勿认为补剂。予尝闻之丹溪曰：火有二：君火者，人火也，心火也，可以湿伏，可以水灭，可以直折，黄连之属可以制之；相火者，天火也，龙雷之火也，阴火也，不可以水湿折之，当从其性而伏之，惟黄柏之属可以降之。按此议论，若有高见，而实矫强之甚，大是误人。夫所谓从其性者，即《内经》从治之说也。经曰：正者正治，从者反治。正治者，谓以水制火，以寒治热也。从治者，谓以火济火，以热治热也，亦所谓甘温除大热也。岂以黄连便是正治，黄柏便是从治乎？即曰黄连主心火，黄柏主肾火，然以便血溺血者，俱宜黄连，又岂非膀胱、大肠下部药乎？治舌疮口疮者，俱宜黄柏，又岂非心脾上部药乎？总之，黄连、黄柏均以大苦大寒之性，而曰黄连为水，黄柏非水，黄连为泻，黄柏为补，岂理也哉？若执此说，误人多矣，误人多矣。

栀子百七六　味苦，气寒。味厚气薄，气浮味降，阴中有阳。因其气浮，故能清心肺之火，解消渴，除热郁，疗时疾躁烦，心中懊侬热闷不得眠，热厥头疼，耳目风热赤肿疼痛，霍乱转筋。因其味降，故能泻肝肾膀胱之火，通五淋，治大小肠热秘热结，五种黄疸，三焦郁火，脐下热郁疝气，吐血衄血，血痢血淋，小腹损伤瘀血。若用佐使，治有不同：加茵陈，除湿热疸黄；加豆豉，除心火烦躁；加厚朴、枳实，可除烦满；加生姜、陈皮，可除呕哕；同玄胡索，破热滞瘀血腹痛。此外，如面赤酒皶，热毒汤火，疮疡肿痛，皆所宜用。仲景因其气浮而苦，极易动吐，故用为吐药，以去上焦痰滞。丹溪谓其解郁热，行结气。其性屈曲下行，大能降火从小便泄去，人所不知。

郁李仁百七七　味苦辛，阴中有阳，性润而降。故能下气消食，利水道，消面目四肢大腹水气浮肿，开肠中结气滞气，关膈燥涩，大便不通，破血积食癖。凡妇人、小儿实热结燥者皆可用。

诃子百七八　味苦酸涩，气温。苦重酸轻，性沉而降，阴也。能消宿食膨胀，止呕吐霍乱，定喘止嗽，破结气，安久痢，止肠风便血，降痰下气，开滞涩肠，通达津液，疗女人崩中胎漏带浊，经乱不常。若久痢肛门急痛，或产妇阴痛者，宜和蜡烧烟熏之，或煎汤熏洗亦可。若痰嗽咽喉不利，宜含数枚，咽津殊效。其有上焦元气虚陷者，当避其苦降之性。

侧柏百七九　味苦，气辛，性寒。善清血凉血，止吐血衄血，痢血尿血，崩中赤白；去湿热湿痹，骨节疼痛。捣烂可敷火丹，散痄腮肿痛热毒，及汤火伤，止痛灭瘢。炙捣可罯冻疮。烧汁涂发，可润而使黑。

辛夷百八十　一名木笔，一名迎春。气味辛温，乃手太阴、足阳明之药。能解寒热憎寒体噤，散风热，利九窍，除头风脑痛，眩冒瘙痒，疗面肿引齿疼痛。若治鼻塞涕出，鼻渊鼻鼽鼻疮，及痘后鼻疮，并宜为末，入麝香少许，以葱白蘸药点入数次，甚良。

皂角百八一　气味辛咸，性温，有小毒。善逐风痰，利九窍，通关节，治头风，杀诸虫精物，消谷导痰，除咳嗽心腹气结，疼痛胀满，开中风口噤，治咽喉痹塞肿痛，行肺滞，通大肠秘结，堕胎，破坚癥，消肿毒，及风癣疥癞。烧烟熏脱肛肿痛。可为丸散，不入汤药。

巴豆百八二　味辛，性热，有大毒，可升可降。善开关窍，破癥坚积聚，逐痰饮，杀诸恶毒虫毒蛊毒，通秘结，消宿食，攻脏腑停寒，生冷壅滞，心腹疼痛，泻痢惊痫，诸水气癥气，下活胎死胎，逐瘀血血积，及消痈疡疔毒恶疮，去息肉恶肉腐肉，排脓消肿，喉痹牙疼诸证。然其性刚气烈，无处不到，故称为斩关夺门之将，若误用之，则有推墙倒壁之虞；若善用之，则有戡乱调中之妙，用者所当慎察。

密蒙花百八三　味甘平，性微寒。入肝经，润肝燥，专理目疾。疗青盲，去赤肿多泪，消目中赤脉肤翳，羞明畏日，及小儿疮痘疳气攻目，风热糜烂，云翳遮睛。制用之法，宜蜜酒拌蒸三次，日干用。

雷丸百八四　味苦，性寒，有小毒。杀三虫，逐蛊毒诸毒，降胃中实热，痰火癫狂，除百邪恶气，并一应血积气聚。

大枫子百八五　味辛，性热，有毒。能治风癣疥癞，攻毒杀虫，亦疗杨梅诸疮。

芜荑百八六　味辛平，性温。主心腹冷气癥积疼痛，散肌肤风湿淫淫如虫行，杀三虫，去寸白及诸恶虫毒，疗肠风痔漏恶疮。和猪脂捣涂热疮，和蜜可治湿癣。

茯苓百八七　味甘淡，气平。性降而渗，阳中阴也。有赤白之分，虽《本草》言赤泻丙丁，白入壬癸，然总不失为泄物，故能利窍去湿。利窍则开心益智，导浊生津；去湿则逐水燥脾，补中健胃。祛惊痫，厚肠脏，治痰之本，助药之降。以其味有微甘，故曰补阳，但补少利多，故多服最能损目，久弱极不相宜。若以人乳拌晒，乳粉既多，补阴亦妙。

茯神百八八　附根而生近，故能入心经，通心气，补健忘，止恍惚惊悸。虽《本草》所言如此，然总不外于渗降之物，与茯苓无甚相远也。

猪苓百八九　味微苦、甘，气平，阳中阴也。性善降渗，入膀胱，肾经。通淋消水肿，除湿利小便。因其苦，故能泄滞，因其淡，故能利窍。亦解伤寒湿热脚气白浊，亦治妊娠子淋胎肿。

桑寄生百九十　味苦，性凉。主女子血热崩中胎漏，固血安胎，及产后血热诸疾，去风热湿痹，腰膝疼痛、长须眉、坚发齿，凉小儿热毒，痈疳疮癞。

琥珀百九一　味甘淡，性平。安五脏，清心肺，定魂魄，镇癫痫，杀邪鬼精魅，消瘀血痰涎，解蛊毒，破癥结，通五淋，利小便，明目磨翳，止血生肌，亦合金疮伤损。

松香百九二　味苦辛，温。治痈疽恶疮，头疡白秃，风湿疥癣。酒煮糊丸，可治历节风痛，亦治妇人崩带。煎膏则活血生肌，排脓止痛。塞牙孔杀虫。敷刺入肉中自出。加铜末研掺，大治金疮折伤。

乳香百九三　味苦辛，性温，微热。辟邪恶诸气，治霍乱，通血脉，止大肠血痢疼痛，及妇人气逆血滞，心腹作痛；消痈疽诸毒，托里护心，活血定痛，舒筋脉，疗折伤。煎膏止痛长肉。

没药百九四　味苦，气平。能破血散血，消肿止痛。疗金疮杖疮，诸恶疮，痔漏痈肿。破宿血癥瘕，及堕胎产后血气作痛。凡治金刃跌坠，损伤筋骨，心腹血瘀作痛者，并宜研烂热酒调服，则推陈致新，无不可愈。

阿魏百九五　味苦辛，性热，有毒。其气辛臭，乃能辟夺臭气，逐瘟疫瘴疟，传尸鬼气恶气。疗霍乱膈噎癫疝，心腹疼痛，杀诸小虫牙虫。破癥积，消癖块，除蛊毒，及一切蕈菜牛羊鱼肉诸毒。或散或丸，随意可服。

樟脑百九六　味辛微苦，性热。善通关窍，破滞气。辟中恶邪气，治疥癣，杀虫除蠹，着鞋中，去脚气。烧烟熏衣筐席簟，除蚤虱壁虱。北方新生小猫极多跳蚤，用此拌面研匀掺擦之，则尽落无遗，亦妙方也。

龙脑百九七　即冰片。味微甘，大辛。敷用者，其凉如冰，而气雄力锐，性本非热，阳中有阴也。善散气散血，散火散滞，通窍辟恶，逐心腹邪气，疗喉痹脑痛，鼻息齿痛，伤寒舌出，小儿风痰，邪热急惊，痘疔黑陷。凡气壅不能开达者，咸宜佐使用之。亦通耳窍，散目热，去目中赤肤翳障，逐三虫，消五痔，疗一切恶疮聚毒，下疳痔漏疼痛。亦治妇人气逆难产，研末少许，新汲水服之则下。以热酒服之则能杀人。凡用此者，宜少而暂，多则走散真气，大能损人。

血竭百九八　味甘咸微涩，性平。善破积血，止痛生肌。疗金疮折伤打损，血瘀疼痛，内伤血逆，妇人血气凝滞，亦能生血补虚，俱可为末酒服，并治一切恶疮癣疥久不合口。然性能引脓，不宜多用。

芦荟百九九　味大苦，性大寒。气味俱厚，能升能降。除风热烦闷，清肺胃郁火，凉血清肝明目，治小儿风热急惊癫痫，五疳热毒，杀三虫，及痔漏热疮。单用杀疳蛔。吹鼻治脑疳鼻热鼻痒鼻痔。研末敷虫牙。同甘草敷湿癣杀虫，出黄水极妙。

干漆二百　味辛，性温，有毒。能疗绝伤，续筋骨，杀三虫，去蛔虫，削年深坚结之积滞，破日久凝聚之瘀血。用须炒熟入药，不尔损人肠胃。若外着其毒而生漆疮者，惟杉木汤、紫苏汤、蟹汤浴之可解，或用香油调铁锈涂之。

苏合油二百一　味甘辛，性温。能辟邪恶诸气，杀鬼魅蛊毒虫毒，疗癫痫温疟，止气逆疼痛。亦通神明，可除梦魇。

孩儿茶二百二　味苦微涩，性凉。能降火生津，清痰涎咳嗽，治口疮喉痹烦热，止消渴吐血衄血，便血尿血，湿热痢血，及妇人崩淋，经血不止，小儿疳热口疳，热疮湿烂诸疮，敛肌长肉，亦杀诸虫。

谷部

麦芽二百三　味甘微咸，气温。善于化食和中，破冷气，消一切米面诸果食积，去心腹胀满，止霍乱，除烦热，消痰饮，破癥结，宽肠下气。病久不食者，可借此谷气以开胃；元气中虚者，毋多用此以消肾。亦善催生落胎。单服二两，能消乳肿。其耗散血气如此，而脾胃虚弱，饮食不消方中，每多用之何也？故妇有胎妊者，不宜多服。

神曲二百四　味甘，气平。炒黄入药。善助中焦土脏，健脾暖胃，消食下气，化滞调中，逐痰积，破癥瘕，运化水谷，除霍乱胀满呕吐。其气腐，故能除湿热；其性涩，故又止泻痢。疗女人胎动因滞，治小儿腹坚因积。若妇人产后欲回乳者，炒研酒服二钱，日二即止，甚验。若闪挫腰痛者，淬酒温服最良。

白扁豆二百五　味甘，气温。炒香用之，补脾胃气虚，和呕吐霍乱，解河豚酒毒，止泻痢温中，亦能清暑治消渴。欲用轻清缓补者，此为最当。

薏仁二百六　味甘淡，气微凉。性微降而渗，故能去湿利水。以其去湿，故能利关节，除脚气，治痿弱拘挛湿痹，消水肿疼痛，利小便热淋，亦杀蛔虫。以其微降，故亦治咳嗽唾脓，利膈开胃。以其性凉，故能清热，止烦渴上气。但其功力甚缓，用为佐使宜倍。

绿豆二百七　味甘，性凉。能清火清痰下气，解烦热，止消渴，安精神，补五脏阴气，去胃火吐逆，及吐血衄血，尿血便血，湿热泻痢肿胀，利小水，疗丹毒风疹，皮肤燥涩，大便秘结，消痈肿痘毒，汤火伤痛，解酒毒鸩毒，诸药食牛马金石毒，尤解砒霜大毒。或用囊作枕，大能明耳目，并治头风头痛。

粟壳二百八　味微甘，性多涩。泡去筋膜，醋拌炒用。甚固大肠，久痢滑泻必用，须加甘补同煎。久虚咳嗽劫药，欲用须辨虚实。脱肛遗精，俱所当用。湿热下痢，乃非所宜。

麻仁二百九　即黄麻也，亦名大麻。味甘平，性滑利。能润心肺，滋五脏，利大肠风热结燥。行水气，通小便湿热，秘涩五淋。去积血，下气，除风湿顽痹，关节血燥拘挛。止消渴，通乳汁，产难催生，经脉阻滞，凡病多燥涩者宜之。若下元不固，及便溏阳痿，精滑多带者，皆所忌用。

果 部

芡实二百十　味甘，气平，入脾肾两脏。能健脾养阴止渴，治腰膝疼痛，强志益神，聪明耳目，补肾固精，治小便不禁，遗精白浊带下，延年耐老。或散丸、或煮食皆妙。但其性缓，难收奇效。

杏仁二一一　味苦辛微甘，味厚于气，降中有升。有毒。入肺胃大肠经。其味辛，故能入肺润肺，散风寒，止头痛，退寒热咳嗽，上气喘急，发表解邪，疗温病脚气。其味苦，降性最疾，观其澄水极速可知，故能定气逆上冲，消胸腹急满胀痛，解喉痹，消痰下气，除惊痫烦热，通大肠气闭干结，亦杀狗毒。佐半夏、生姜，散风邪咳嗽；佐麻黄发汗，逐伤寒表邪；同门冬、乳酥煎膏，润肺治咳嗽极妙；同轻粉研匀油调，敷广疮肿毒最佳。尤杀诸虫牙虫，及头面皯斑瘔疱。元气虚陷者勿用，恐其沉降太泄。

桃仁二一二　味苦辛微甘，气平，阴中有阳，入手足厥阴经。去皮尖用。善治瘀血血闭，血结血燥，通血隔，破血癥，杀三虫，润大便，逐郁滞，止鬼疰血逆疼痛膨胀，疗跌扑损伤。若血枯经闭者，不可妄

木瓜二一三　味酸，气温。用此者，用其酸敛，酸能走筋，敛能固脱。入脾肺肝肾四经，亦善和胃。得木味之正，故尤专入肝，益筋走血，疗腰膝无力，脚气引经所不可缺。气滞能和，气脱能固。以能平胃，故除呕逆霍乱转筋，降痰去湿行水。以其酸收，故可敛肺禁痢，止烦满，止渴。

陈皮二一四　味苦辛，性温散，气实痰滞必用。留白者，微甘而性缓；去白者，用辛而性速。泻脾胃痰浊，肺中滞气，消食开胃，利水通便，吞酸嗳腐，反胃嘈杂。呃逆胀满堪除，呕吐恶心皆效。通达上下，解酒除虫，表里俱宜，痈疽亦用。尤消妇人乳痈，并解鱼肉诸毒。

青皮二一五　味苦辛微酸，味厚，沉也，阴中之阳。苦能去滞，酸能入肝，又入少阳、三焦、胆腑。削坚癖，除胁痛，解郁怒，劫疝疏肝，破滞气，宽胸消食。老弱虚羸，戒之勿用。

槟榔二一六　味辛涩，微苦微甘，气微温。味厚气薄，降中有升，阴中阳也。能消宿食，解酒毒，除痰癖，宣壅滞，温中快气。治腹胀积聚，心腹疼痛喘急，通关节，利九窍，逐五膈、奔豚、膀胱诸气，杀三虫，除脚气，疗诸疟瘴疠湿邪。《本草》言其治后重如马奔，此亦因其性温行滞而然。若气虚下陷者，乃非所宜。又言其破气极速，较枳壳、青皮尤甚。若然，则广南之人，朝夕笑噬而无伤，又岂破气极速者？总之，此物性温而辛，故能醒脾利气；味甘兼涩，故能固脾壮气，是诚行中有留之剂。观《鹤林玉露》云：饥能使之饱，饱能使之饥，醉能使之醒，醒能使之醉。于此四句详之，可得其性矣。其服食之法：小者气烈，俱以入药。广中人惟能用其大而扁者，以米泔水浸而待用，每一枚切四片，每服一片；外用细石灰以水调如稀糊，亦预制待用。用时以蒌叶一片，抹石灰一二分，入槟榔一片，裹而嚼服。盖槟榔得石灰则滑而不涩，石灰、蒌叶得槟榔则甘而不辣，服后必身面俱暖，微汗微醉，而胸腹豁然。善解吞酸，消宿食，辟岚瘴，化痰醒酒下气，健脾开胃润肠，杀虫消胀，固大便，止泻痢。又，服法：如无蒌叶，即以肉桂，或大茴香，或陈皮俱可代用，少抹石灰，夹而食之。然此三味之功，多在石灰、蒌叶，以其能燥脾温胃也，然必得槟榔为助，其功始见。此物理相成之妙，若有不可意测者。一、大约此物与烟性略同，但烟性峻勇，用以散表逐寒，则烟胜于此；槟榔稍缓，用以和中暖胃，则此胜于烟。二者皆壮气辟邪之要药，故滇广中人一日不可少也。又，习俗之异，在广西用老槟榔，滇中人用清嫩槟榔，广东人多在连壳腌槟榔，亦各得其宜耳。

乌梅二一七　味酸涩，性温平。下气，除烦热，止消渴吐逆，反胃霍乱，治虚劳骨蒸，解酒毒，敛肺痈肺痿，咳嗽喘急，消痈疽疮毒，喉痹乳蛾，涩肠止冷热泻痢，便血尿血，崩淋带浊，遗精梦泄，杀虫伏蛔，解虫、鱼、马汗、硫黄毒。和紫苏煎汤，解伤寒时气瘴疟，大能作汗。取肉烧存性，研末，敷金疮恶疮，去腐肉弩肉死肌，一夜立尽，亦奇方也。

山楂二一八　味甘微酸，气平，其性善于消滞。用此者，用其气轻，故不甚耗真气。善消宿食痰饮吞酸，去瘀血疼痛，行结滞，驱膨胀，润肠胃，去积块，亦祛颓疝。仍可健脾，小儿最宜。亦发疮疹。妇人产后儿枕痛，恶露不尽者，煎汁入沙糖服之，立效。煮汁洗漆疮亦佳。肠滑者少用之。

甜瓜蒂二一九　一名苦丁香。味苦，性寒，有毒。阴中有阳，能升能降。其升则吐，善涌湿热顽痰积饮，去风热头痛，癫痫喉痹，头目眩晕，胸膈胀满，并诸恶毒在上焦者，皆可除之。其降则泻，善逐水湿痰饮，消浮肿水膨，杀蛊毒虫毒，凡积聚在下焦者，皆能下之。盖其性峻而急，不从上出，即从下出也。若治鼻中息肉，不闻香臭，当同麝香、细辛为末，以绵裹塞鼻中，日一换之，当渐消缩。

大腹皮二百二十　味微辛，性微温。主冷热邪气，下一切逆气滞气攻冲心腹大肠，消痰气吞酸痞满，止霍乱，逐水气浮肿，脚气瘴疟，及妇人胎气恶阻胀闷，并宜加姜盐同煎。凡用时，必须酒洗炒过，恐其有鸩鸟毒也。

吴茱萸二二一　味辛苦，气味俱厚，升少降多，有小毒。能助阳健脾，治胸膈停寒，胀满痞塞，化滞消食，除吞酸呕逆霍乱，心腹蓄冷，中恶绞痛，寒痰逆气，杀诸虫鬼魅邪疰，及下焦肝、肾、膀胱寒疝，阴毒疼痛，止痛泻血痢，厚肠胃，去湿气肠风痔漏，脚气水肿。然其性苦善降，若气陷而元气虚者，当以甘补诸药制而用之。

菜　部

山药二二二　味微甘而淡，性微涩。所以能健脾补虚，涩精固肾，治诸虚百损，疗五劳七伤。第其气轻性缓，非堪专任，故补脾肺必主参、术，补肾水必君茱、地，涩带浊须破故同研，固遗泄仗菟丝相济。诸凡固本丸药，亦宜捣末为糊。总之性味柔弱，但可用为佐使。

干姜二二三　味辛微苦，性温热。生者能散寒发汗，熟者能温中调脾。善通神明，去秽恶，通四肢关窍，开五脏六腑，消痰下气，除转筋霍乱，逐风湿冷痹，阴寒诸毒，寒痞胀满，腰腹疼痛，扑损瘀血，夜多小便。孙真人曰：呕家圣药是生姜。故凡脾寒呕吐宜兼温散者，当以生姜煨熟用之。若下元虚冷而为腹疼泻痢，专宜温补者，当以干姜炒黄用之。若产后虚热虚火盛而唾血痢血者，炒焦用之。若炒至黑炭，已失姜性矣，其亦有用以止血者，用其黑涩之性已耳。若阴盛隔阳，火不归元，及阳虚不能摄血而为吐血衄血下血者，但宜炒熟留性用之，最为止血之要药。若阴虚内热多汗者，皆忌用姜。

大茴香二二四　味辛，气温，入心肾二脏。气味香甜，能升能降，最暖命门。故善逐膀胱寒滞，疝气腰疼，亦能温胃止吐，调中止痛，除霍乱反胃，齿牙口疾，下气解毒，兼理寒湿脚气。调和诸馔，逐臭生香

小茴香二二五　气味略轻，治亦同前。但大茴性更暖，而此则稍温耳。

白芥子二二六　味大辛，气温。善开滞消痰，疗咳嗽喘急，反胃呕吐，风毒流注，四肢疼痛。尤能祛辟冷气，解肌发汗，消痰癖疟痞，除胀满极速。因其味厚气轻，故开导虽速而不甚耗气。既能除胁肋皮膜之痰，则他近处者不言可知。善调五脏，亦熨散恶气，若肿毒乳癖痰核初起，研末用醋或水调敷甚效。

萝卜子二二七　味大辛，气温，气味俱厚，降也。善于破气消痰，定喘除胀，利大小便，有推墙倒壁之功。研水搀薄饮之，立吐风痰尽出。胃有气食停滞致成鼓胀者，非此不除。同醋研敷，大消肿毒。中气不足，切忌妄用。

葱二二八　味辛，性温。善散风寒邪气，通关节，开腠理，主伤寒寒热，天行时疾头痛，筋骨酸疼，行滞气，除霍乱转筋，奔豚脚气，阴邪寒毒，阳气脱陷，心腹疼痛，及虫积气积，饮食毒百药毒，利大小便，下痢下血，小儿盘肠内钓，妇人溺血，通乳汁，散乳痈，消痈疽肿毒。捣罨伤寒结胸，及金疮折伤血瘀血出，疼痛不止。涂猘犬，亦制蚯蚓毒。

蒜二二九　味辛，性温，有小毒。善理中温胃，行滞气，辟肥腻，

开胃进食，消寒气寒痰，面积食积，鱼肉诸积，邪痹膨胀，宿滞不安，杀溪毒水毒、蛊毒蛇虫毒。捣烂可灸痈疽，涂疔肿，敷蛇虫沙虱毒甚良

韭菜二百三十　味辛甘微涩，性温。善温中，安五脏，和胃气，健脾气，除浊气，开胃进食。祛心腹痼冷痃癖，膈噎滞气，止消渴，泻痢脓血，腹中冷痛。壮肾气，暖腰膝，疗泄精带浊。俱宜常煮食之，大能益人。若欲消胃脘瘀血作痛，及中风痰盛失音，上气喘急，或中饮食药毒，或暴见吐血衄血尿血，打扑瘀血，妇人经滞血逆，上冲心腹，或被狂犬蛇虫恶毒，势在危急者，俱宜捣生韭汁服之，或从吐出，或从内消，皆得愈也。或用煎汤熏产妇血晕，亦可洗肠痔脱肛。

韭子二三一　味辛，性温，阴中阳也。宜炒黄用之。主梦泄、遗精、尿血，暖腰膝，壮阳道，治鬼交，补肝肾命门，止小便频数、遗尿，及妇人白淫白带、阴寒小腹疼痛。

百合二三二　味微甘淡，气平功缓。以其甘缓，故能补益气血，润肺除嗽，定魄安心，逐惊止悸，缓时疫咳逆，解乳痈喉痹，兼治痈疽，亦解蛊毒，润大小便，消气逆浮肿。仲景用之以治百合证者，盖欲藉其平缓不峻，以收失散之缓功耳。虚劳之嗽，用之颇宜。

蒲公英二三三　即黄花地丁。味微苦，气平。独茎一花者是，茎有桠者非。入阳明、太阴、少阳、厥阴经。同忍冬煎汁，少加酒服，溃坚消肿，散结核瘰疬最佳。破滞气，解食毒，出毒刺俱妙。若妇人乳痈，用水酒煮饮，以渣封之立消。

金石部

金箔二三四　味辛平，性寒，生者有毒。气沉质重，降也，阴也。能镇心神，降邪火，坠痰涎，疗风热上壅，吐血衄血，神魂飞荡，狂邪躁扰，及小儿惊风癫痫，痰滞心窍，上气咳喘，安魂魄，定心志。凡邪盛于上，宜降宜清者，皆所当用。若阳虚气陷，滑泄清寒者，俱当辟之。

水银二三五　性辛寒，有大毒。能利水道，去热毒。同黑铅结砂，则镇坠痰涎；同硫黄结砂，则疗劫危疾。极善堕胎，杀诸虫及疥癣癞

疮，凡有虫者皆宜之。亦善走经络，透骨髓，逐杨梅疯毒。其它内证，不宜轻用，头疮亦不可用，恐入经络，必缓筋骨，百药不治也。李时珍曰：水银乃至阴之精，禀沉着之性，得凡火煅炼，则飞腾灵变，得人气熏蒸，则入骨钻筋，绝阳蚀脑，阴毒之物，无似之者。而《大明》言其无毒，《本经》言其久服神仙，甄权言其还丹元母，《抱朴子》以为长生之药，六朝以下，贪生者服食，致成废笃而丧厥躯，不知若干人矣。方士固不足道，本草其可妄言哉！水银但不可服食尔，而其治病之功，不可掩也。

轻粉二三六　味微辛，性温燥，有大毒。升也，阳也。治痰涎积聚，消水肿鼓胀，直达病所。尤治瘰疬诸毒疮，去腐肉，生新肉，杀疮癣疥虫，及鼻上酒齇，风疮瘙痒。然轻粉乃水银加盐矾升炼而成，其以金火之性，燥烈流走，直达骨髓，故善损齿牙。虽善劫痰涎水湿疮毒，涎从齿缝而出，邪得劫而暂开，病亦随愈，然用不得法，则金毒窜入经络，留而不出，而伤筋败骨，以致筋挛骨痛，痈疮疳漏，遂成废痼，其害无穷。尝见丹家升炼者，若稍失固济，则虽以铁石为鼎，亦必爆裂，而矧以人之脏腑血气乎。陈文中曰：轻粉下痰而损心气，小儿不可轻用，伤脾败阳，必变他证，初生者尤宜慎之。

铜青二三七　即铜绿。此铜之精华，惟醋制者良，硇制者毒也。味酸涩，性收敛。善治风眼烂弦流泪，合金疮止血，明目，去肤赤瘜肉，治恶疮、口鼻疳疮。若治走马牙疳，宜同滑石、杏仁等分为末，擦之立愈。

朱砂二三八　味微甘，性寒，有大毒。通禀五行之气，其色属火也，其液属水也，其体属土也，其气属木也，其入属金也，故能通五脏。其入心可以安神而走血脉，入肺可以降气而走皮，入脾可逐痰涎而走肌肉，入肝可行血滞而走筋膜，人肾可逐水邪而走骨髓，或上或下，无处不到。故可以镇心逐痰，祛邪降火，治惊痫，杀虫毒，祛蛊毒鬼魅中恶，及疮疡疥癣之属。但其体重性急，善走善降，变化莫测，用治有余，乃其所长，用补不足，及长生久视之说，则皆谬妄不可信也。若同参、芪、归、术兼朱砂以治小儿，亦可取效。此必其虚中挟实者乃宜之，否则不可概用。

银朱二三九　乃水银同硫黄升炼而成。味辛，温，有毒。破积滞，劫痰涎，善疗疮癣恶疮，杀虫毒蚤虱。惟烧烟熏之，或以枣肉拌烟擦之，其功尤捷。

灵砂二百四十　味甘，性温。主五脏百病，养神志，安魂魄，通血脉，明耳目，调和五脏。主上盛下虚，痰涎壅盛，头旋吐逆，霍乱反胃，心腹冷痛。升降阴阳，既济水火，久服通神明，杀精魅恶鬼，小儿惊吐，其效如神。研末，糯米糊为丸，枣汤服，最为镇坠，神丹也。或以阴阳水送下尤妙。案胡演《丹药秘诀》云，升灵砂法，用新锅安逍遥炉上，以蜜揩锅底，文火下烧，入硫黄二两，熔化，投水银半斤，以铁匙急搅，作青砂头。如有焰起，喷醋解之。待汞不见星，取出细研，盛入水火鼎内，盐泥固济，下以自然火升之，干水十二盏为度，取出如束针纹者，成矣。

硫黄二四一　味苦微酸，性热，有毒。疗心腹冷积冷痛霍乱，咳逆上气，及冷风顽痹寒热，腰肾久冷，脚膝疼痛，虚寒久痢滑泄。壮阳道，补命门不足，阳气暴绝，妇人血结，小儿慢惊，尤善杀虫除疥癣恶疮。老人风秘，用宜炼服。亦治阴证伤寒，厥逆烦躁，腹痛脉伏将危者，以硫黄为末，艾汤调服二三钱，即可得睡，汗出而愈。

雄黄二四二　味苦甘辛，性温，有毒。消痰涎，治癫痫岚瘴疟疾寒热，伏暑泻痢，酒癖，头风眩晕。化瘀血。杀精物鬼疰，蛊毒邪气，中恶腹痛，及蛇虺百虫兽毒，疥癞疳虫䘌疮。去鼻中瘜肉，痈疽腐肉，并鼠瘘广疮疽痔等毒。欲逐毒蛇，无如烧烟熏之，其畏遗尤速。

自然铜二四三　味辛平，性凉。能疗折伤，散瘀血，续筋骨，排脓止疼痛，亦镇心神，安惊悸。宜研细水飞用，或以酒磨服。然性多燥烈，虽其接骨之功不可泯，而绝无滋补之益，故用不可多，亦不可专任也。

黄丹二四四　味辛，微咸微涩。性重而收，大能燥湿，故能镇心安神，坠痰降火，治霍乱吐逆，咳嗽吐血，镇惊痫癫狂客忤，除热下气，止疟止痢，禁小便，解热毒，杀诸虫毒，治金疮火疮湿烂，诸疮血溢，止痛生肌长肉，收阴汗，解狐臭，亦去翳障明目。

白矾二四五　味酸涩，性凉，有小毒。所用有四：其味酸苦，可以涌泄，故能吐下痰涎，治癫痫黄疸。其性收涩，可固脱滑，故能治崩淋带下，肠风下血，脱肛阴挺，敛金疮止血，烧枯用之，能止牙缝出血，辟狐腋气，收阴汗脚汗。其性燥，可治湿邪，故能止泻痢，敛浮肿，汤洗烂弦风眼。其性毒，大能解毒定痛，故可疗痈疽疔肿，鼻齆息肉，喉痹瘰疬，恶疮疥癣，去腐肉，生新肉，及虎犬蛇虫蛊毒。或丸或散，或生或枯，皆有奇效。

石脂二四六　味甘涩，性温平。脂有五色，而今之入药者，惟赤白二种，乃手足阳明、足厥阴、少阴药也。其味甘而温，故能益气调中，其性涩而重，故能收湿固下。调中则可疗虚烦惊悸，止吐血衄血，壮筋骨，厚肠胃，除水湿黄疸，痈肿疮毒，排脓长肉，止血生肌之类是也。固下则可治梦泄遗精，肠风泻痢，血崩带浊，固大肠，收脱肛、痔漏阴疮之类是也。又治产难胞衣不出，东垣曰：胞衣不出，惟涩剂可以下之，即此是也。然脂有五种，虽在《本经》言各随五色补五脏，又云白入气分，赤入血分。第五脂之性味略同，似亦不必强分者。且其性粘如膏，故用固炉鼎甚良。

炉甘石二四七　味甘涩，性温。能止血消肿毒，生肌敛疮口，去目中翳膜赤肿，收湿烂。同龙脑点，治目中一切诸病。宜用片子炉甘，其色莹白，经火煅而松腻味涩者为上。制宜炭火煅红，童便淬七次，研粉，水飞过，晒用。若煅后坚硬，不松不腻者，不堪也。

蓬砂二四八　味咸微甘，阴也，降也。消痰涎，止咳嗽，解喉痹，生津液，除上焦湿热噎膈，癥瘕瘀血，退眼目肿痛翳障，口齿诸病，骨哽、恶疮。或为散丸，或噙化咽津俱可。

水粉二四九　即官粉，亦名胡粉。味辛，性寒，有毒。善杀虫堕胎，治痈疽疮毒，湿烂诸疮，下疳瘘溃不收，亦治疥癣狐臭，黑须发。虽亦能坠痰消食，然惟外证所宜，而内伤诸病，似亦不宜用之。

密陀僧二百五十　味咸平，有小毒。能镇心神，消痰涎，治惊痫咳嗽，呕逆反胃，疟疾下痢，止血杀虫，消积聚，治诸疮肿毒，鼻皻面皯汗斑，金疮五痔，辟孤臭，收阴汗脚气。

石膏二五一　味甘辛，气大寒。气味俱薄，体重能沉，气轻能升，阴中有阳。欲其缓者煅用，欲其速者生用。用此者，用其寒散清肃，善祛肺胃三焦之火，而尤为阳明经之要药。辛能出汗解肌，最逐温暑热证而除头痛；甘能缓脾清气，极能生津止渴而却热烦。邪火盛者不食，胃火盛者多食，皆其所长。阳明实热牙疼，太阴火盛痰喘，及阳狂热结热毒，发斑发黄，火载血上，大吐大呕，大便热秘等症，皆当速用。胃虚弱者忌服，阴虚热者禁尝，若误用之，则败阳作泻，必反害人。

滑石二五二　味微甘，气寒，性沉滑，降中有升。入膀胱、大肠经。能清三焦表里之火，利六腑之涩结，分水道，逐凝血，通九窍，行津液，止烦渴，除积滞，实大肠，治泻痢淋秘白浊，疗黄疸水肿脚气、吐血衄血、金疮出血、诸湿烂疮肿痛。通乳亦佳，堕胎亦捷。

青礞石二五三　味微甘微咸，其性下行，降也，阴也，乃肝脾之药。此药重坠，制以硝石，其性更利。故能消宿食、癥积、顽痰，治惊痫、咳嗽、喘急。《宝鉴》言礞石为治痰利惊之圣药，若吐痰在水上，以石末掺之，痰即随水而下，则其沉坠之性可知。杨士瀛谓其功能利痰，然性非胃家所好。而王隐君谓痰为百病母，不论虚实寒热，概用滚痰丸，通治百病，岂理也哉？是以实痰坚积，乃其所宜。然久病痰多者，必因脾虚，人但知滚痰丸可以治痰，而不知虚痰服此，则百无一生矣。

朴硝二五四　味苦咸辛，气寒。阴也，降也，有毒。其性峻速。咸能软坚，推逐陈积，化金石药毒，去六腑壅滞胀急，大小便不通，破瘀血坚癥实痰，却湿热疫痢，伤寒胀闭热狂，消痈肿排脓，凡属各经实热，悉可泻除。孕妇忌用，最易堕胎；虚损误吞，伤生反掌。

玄明粉二五五　味辛微甘，性冷，沉也，阴也。降心火，祛胃热，消痰涎，平伤寒实热狂躁，去胸膈脏腑宿滞癥瘕，通大便秘结，阴火疼痛，亦消痈疽肿毒。

海石二五六　味咸，性微寒，阳中阴也。善降火下气，消食，消热痰，化老痰，除瘿瘤结核，解热渴热淋，止痰嗽喘急，消积块，软坚癥，利水湿、疝气，亦消疮肿。

花蕊石二五七　此药色如硫黄，黄石中间有淡白点，故名也。李时珍曰：此药旧无气味，今尝试其气平，其味涩而酸，盖厥阴经血分药也。其功专于止血，能使血化为水，酸以收之也。若治金疮出血，则不必制，但刮末敷之则合，仍不作脓，及治一切损伤失血。又疗妇人恶血血晕，下死胎，落胞衣，去恶血，血去而胎胞自落也。凡入丸散，须用罐固济，火煅过，研细水飞用之。

代赭石二五八　味微甘，性凉而降，血分药也。能下气降痰清火，除胸腹邪毒，杀鬼物精气，止反胃吐血衄血，血痹血痢，血中邪热，大人小儿惊痫，狂热入脏，肠风痔漏，脱精遗尿，及妇人赤白带下，难产胞衣不出，月经不止，俱可为散调服。亦治金疮，生肌长肉。

硇砂二五九　味咸苦大辛，性大热，有毒。善消恶肉腐肉生肌，敷金疮生肉，去目翳努肉，除痣黡疣赘，亦善杀虫毒，水调涂之，或研末掺之立愈。《本草》言其消瘀血宿食，破结气，止反胃，肉食饱胀，暖子宫，大益阳事。但此物性热大毒，能化五金八石，人之脏腑岂能堪此？故用以治外则可，用以服食则不宜也。若中其毒，惟生绿豆研汁饮一二升，乃可解之。

青盐二百六十　味咸微甘，性凉。能降火消痰明目，除目痛，益肾气，除五脏癥结，心腹积聚，吐血尿血，齿牙疼痛出血，杀毒虫，除疥癣诸虫，及斑蝥、芫青诸毒。此盐不经火炼而成，其味稍甘，虽性与大盐略同，而滋益之功则胜之。

石灰二六一　味辛，温，有毒。能止水泻血痢，收白带白淫，可倍加茯苓为丸服之。此外如散血定痛，傅痈毒，消结核瘿瘤，恶疮腐肉，白癜斑息肉，收脱肛阴挺，杀痔漏诸虫，止金疮血出，生肌长肉，或为末可掺，或用醋调敷俱妙。能解酒酸，亦解酒毒。

禽兽部

鸡血二六二　味咸，性平。主疗痿痹、中恶、腹痛，解丹毒、蛊毒、虫毒、盐卤毒，及小儿惊风便结，亦能下乳，俱宜以热血服之。若马咬人伤，宜以热血浸之。

鸡冠血　治白癜风，经络风热。涂囟颊，治口㖞不正。卒灌之，治缢死欲绝，及小儿卒惊客忤。和酒服，发痘最佳。涂诸疮癣蜈蚣蜘蛛马啮等毒。若有百虫入耳，宜用热血滴之。

鸭血二六三　味咸微凉，善解诸毒。凡中金银、丹石、砒霜、盐卤毒者，俱宜服此解之。若野葛毒杀人至死，热饮之，入口即解。若溺水死者，灌之即活。蚯蚓咬疮，涂之即愈。

虎骨二六四　味微辛，气平。主百邪恶气，杀鬼精，心腹诸痛，止惊悸，壮筋骨，治肢体毒风拘挛，走注疼痛，辟伤寒温疟，及恶疮鼠瘘，犬咬诸毒。头骨作枕，辟恶梦魇魅，置户上，辟鬼祟。寇宗奭曰：风从虎者，风木也，虎金也，木受金制，安得弗从，故可治风病挛急走注，风毒癫厥惊痫诸病。李时珍曰：虎骨通可用。凡辟邪疗惊痫头风，温疟疮疽，当用头骨；治手足诸风，当用胫骨；治腰背诸风，当用脊骨，亦各从其类也。吴球曰：虎之一身筋节气力皆出前足，故以胫骨为胜。

象牙二六五　味甘，气凉。能清心肾之火，可疗惊悸风狂，骨蒸痰热，鬼精邪气，痈毒诸疮，并宜生屑入药煮服。若诸物鲠刺喉中，宜磨水饮之。竹木刺入肌肉，宜刮牙屑和水敷之即出。

鹿角胶二六六　味甘咸，气温。大补虚羸，益血气，填精髓，壮筋骨，长肌肉，悦颜色，延年益寿。疗吐血下血，尿精尿血，及妇人崩淋，赤白带浊，血虚无子，止痛安胎，亦治折跌损伤，疮疡肿毒。善助阴中之阳，最为补阴要药。

鹿茸二六七　味甘咸，气温。破开涂酥炙黄脆入药。益元气，填真阴，扶衰羸瘦弱，善助精血，尤强筋骨，坚齿牙，益神志。治耳聋目暗，头脑眩运。补腰肾虚冷，脚膝无力，夜梦鬼交，遗精滑泄，小便频数，虚痢尿血，及妇人崩中漏血，赤白带下，道家云：惟有斑龙顶上珠，能补玉堂关下血者，即此是也。若得嫩而肥大如紫茄者，较之鹿角胶，其功力为倍倍。

犀角二六八　味苦辛微甘，气寒。气味俱轻，升也，阳也。其性灵通，长于走散，较诸角为甚。药用黑色，功力在尖。专入阳明，清胃火，亦施他脏，凉心定神镇惊，泻肝明目，能解大热，散风毒阳毒，瘟疫热烦。磨汁治吐血、衄血、下血，及伤寒蓄血、发狂发黄、发斑谵语；痘疮稠密，内热黑陷，或不结痂；亦散疮毒痈疡，脓血肿痛，杀妖狐精魅鬼疰，百毒蛊毒，钩吻、鸩羽、蛇毒，辟溪瘴山岚恶气。其性升而善散，故治伤寒热毒闭表，烦热昏闷而汗不得解者，磨尖搀入药中，取汗速如响应。仲景云：如无犀角，以升麻代之者，正以此两物俱入阳明，功皆升散。今人莫得其解，每致疑词，是但知犀角之解心热，而不知犀角之能升散，尤峻速于升麻也。倘中气虚弱，脉细无神，及痘疮血虚，真阴不足等症，凡畏汗畏寒畏散者，乃所当忌。或必不得已，宜兼补剂用之。

羚羊角二六九　味咸，性寒。羊本火畜，而此则属木，善走少阳、厥阴二经。故能清肝定风，行血行气，辟鬼疰邪毒，安魂魄，定惊狂，祛魇寐，疗伤寒邪热，一切邪毒，中恶毒风，卒死昏不知人，及妇人子痫强痉，小儿惊悸烦闷，痰火不清。俱宜为末，蜜水调服，或烧脆研末，酒调服之。若治肿毒恶疮，磨水涂之亦可。

牛黄二百七十　味苦辛，性凉，气平，有小毒。忌常山。入心肺肝经。能清心退热，化痰凉惊，通关窍，开结滞。治小儿惊痫客忤，热痰口噤，大人癫狂痰壅，中风发痉。辟邪魅中恶，天行疫疾，安魂定魄，清神志不宁，聪耳目壅闭，疗痘疮紫色，痰盛躁狂。亦能堕胎，孕妇少用。

阿胶二七一　味甘微辛，气平，微温。气味颇厚，阳中有阴。制用蛤粉妙珠，入肺肝肾三经。其气温，故能扶劳伤，益中气。其性降，故能化痰清肺，治肺痈肺痿，咳唾脓血，止嗽定喘。其性养血，故能止吐血衄血，便血尿血，肠风下痢，及妇人崩中带浊血淋，经脉不调。其味甘缓，故能安胎固漏，养血滋肾，实腠理，止虚汗，托补痈疽肿毒。用惟松脆气清者为佳，坚硬臭劣者不美。

熊胆二七二　味苦，性寒。能退热清心，疗时气黄疸，平肝明目，去翳障，杀蛔蛲，牙虫风痛，及小儿热疳热痰，惊痫瘛疭，疳慝热痢，俱宜以竹沥化两豆粒许服之，甚良。亦治鼻疮热疮，痔漏肿痛，以汤化涂之，少加冰片尤效。欲辨其真，惟取一粟许，置水面，如线而下一道不散者是也。且凡是诸胆，皆能水面辟尘，惟此尤速，乃亦可辨。

麝香二七三　味苦辛，性温。能开诸窍，通经络，透肌骨，解酒毒，吐风痰，消积聚癥瘕，散诸恶浊气，除心腹暴痛胀急，杀鬼物邪气魇寐，脏腑虫积，蛇虫毒、蛊毒、瘴毒、沙虱毒，及妇人难产，尤善堕胎。用热水研服一粒，治小儿惊痫客忤，镇心安神。疗鼻塞不闻香臭，目疾可去翳膜，除一切恶疮，痔漏肿痛，脓水腐肉，面䵟斑疹。凡气滞为病者，俱宜用之。若鼠咬虫咬成疮，但以麝香封之则愈。欲辨真假，但置些须于火炭上，有油滚出而成焦黑炭者，肉类也，此即香之本体。若燃火而化白灰者，木类也，是即假搀。

虫鱼部

龙骨二七四　味甘，平，性收涩。其气入肝肾，故能安神志，定魂魄，镇惊悸，涩肠胃，逐邪气，除夜梦鬼交，吐血衄血，遗精梦泄，收虚汗，止泻痢，缩小便，禁肠风下血尿血，虚滑脱肛，女子崩淋带浊，失血漏胎，小儿风热惊痫。亦疗肠痈脏毒，内疽阴蚀，敛脓敛疮，生肌长肉。涩可去脱，即此属也。制须酒煮焙干，或用水飞过，同黑豆蒸熟晒干用之。

海螵蛸二七五　即乌贼鱼骨。味咸，性微温，足厥阴、少阴肝肾药也。咸走血，故专治血病，疗妇人经枯血闭，血崩血淋，赤白带浊，血癥气瘕，吐血下血，脐腹疼痛，阴蚀疮肿；亦治痰疟，消瘿气，及丈夫阴中肿痛，益精固精，令人有子，小儿下痢脓血，亦杀诸虫，俱可研末饮服。尤治眼中热泪，磨翳去障，并宜研末和蜜点之。为末可敷小儿疳疮痘疮，臭烂脓湿，下疳等疮，跌打出血，汤火诸疮。烧灰存性酒服，治妇人阴户嫁痛。同鸡子黄，涂小儿重舌鹅口。同蒲黄末，敷舌肿出血如泉。同槐花末吹鼻，止衄血。同麝香吹耳，治聤耳耳聋。

乌贼鱼　善补益精气，尤治妇人血枯经闭。

牡蛎二七六　味微咸微涩，气平。用此者，用其涩能固敛，咸能软坚，专入少阴肾脏，随药亦走诸经。能解伤寒、温疟、寒热往来，消瘀血，化老痰，去烦热，止惊痫、心脾气痛，解喉痹咳嗽、疝瘕积块、痢下赤白，涩肠止便，禁鬼交遗沥，止滑精带下，及妇人崩中带漏，小儿风痰虚汗。同熟地，固精气，禁遗尿。同麻黄根，敛阴汗。同杜仲，止盗汗。同白术，燥脾利湿。同大黄，善消痈肿。同柴胡，治胁下硬痛。同天花茶，消上焦瘿瘤瘰疬结核。

穿山甲二七七　味咸平，性微寒。能通经络，达腠理，除山岚瘴气疟疾，风痹强直疼痛，疗小儿五邪惊啼，妇人鬼魅悲泣，下乳汁，消痈肿，排脓血，除疮疥痔漏，通窍杀虫。佐补药行经，善发痘疮。或炮焦投入煎剂，或烧灰存性，酒服方寸匕。亦可用傅恶疮。

青鱼胆二七八　味苦，性寒。其色青，故入肝胆二经。能消赤目肿痛，点暗目，可吐喉痹痰涎，涂热疮恶疮，亦消鱼骨之鲠。

白花蛇二七九　即蕲蛇也。味甘咸，性温，有毒。诸蛇鼻俱向下，惟此蛇鼻向上，而龙头虎口，黑质白花，胁有方胜纹二十四个，口有四长牙，尾上有一佛指甲者是。用宜去头尾各三寸，以防其毒。春秋酒浸三宿，夏一宿，冬五宿，火炙，去尽皮骨，取肉焙干，密封藏之，久亦不坏。诸蛇之性皆窜，而此蛇尤速，故善于治风，能透骨髓，走脏腑，彻肌肤，无所不到。疗中风湿痹，骨节疼痛，手足拘挛，不能行立，暴风瘙痒，破伤风，大风癞癣，及小儿惊风搐搦，瘰疬杨梅，风毒恶疮，俱为要药。凡服蛇酒药者，切忌见风。

珍珠二百八十　味微甘微咸。能镇心明目，去翳磨障。涂面可除斑，令人润泽好颜色。亦除小儿惊热，安魂魄。为末可敷痘疔痘毒。

龟板二八一　味微甘微咸，性微寒，阴也。能治痰疟，破癥坚，祛湿痹伤寒劳疫，骨中寒热，消五痔阴蚀诸疮。下甲能补阴血，清阴火，续筋骨，退劳热，疗腰脚酸痛，去瘀血，止血痢漏下赤白，利产难，消痈毒。烧灰可敷小儿头疮难燥，妇人阴疮，臁疮，亦治脱肛。

龟板膏　功用亦同龟板，而性味浓厚，尤属纯阴。能退孤阳阴虚劳热，阴火上炎。吐血衄血，肺热咳喘，消渴烦扰，热汗惊悸，谵妄狂躁之要药。然性禀阴寒，善消阳气，凡阳虚假热，及脾胃命门虚寒等症，皆切忌之，毋混用也。若误用，久之则必致败脾妨食之患。

僵蚕二八二　味辛咸，性温，有小毒。辛能散，咸能降，毒能攻毒。轻浮而升，阳中有阴。故能散风痰，去头风，消结核瘰疬，辟痰疟，破癥坚，消散风热喉痹危证，尤治小儿风痰急惊、客忤、发痘疮，攻痘毒，止夜啼，杀三虫，妇人乳汁不通，崩中带下。为末可敷丹毒疔肿，拔根极效。灭头面丨斑，及诸疮瘢痕，金疮痔瘘，小儿疳蚀，牙龈溃烂，重舌木舌，及大人风虫牙痛，皮肤风疹瘙痒。

蟾蜍二八三　俗名癞虾蟆。眉间有两囊，遍身有颗磊，其中俱有蟾酥，行极迟缓，不能跳跃，亦不解鸣者是也。此物受土气之精，上应月魄，赋性灵异，穴土食虫，能制蜈蚣。入足阳明胃经。消癖气积聚，破坚癥肿胀，治五疳八痢、及小儿劳瘦疳热，杀疳虫，消痈肿鼠瘘，阴疽恶疮。若治破伤风，宜同花椒剁烂，入酒煮熟饮之，通身汗出即愈。亦解猘犬毒。烧灰油调，敷有虫诸恶顽疮，极效。又治瘟毒发斑危剧者，去肠生捣一二枚，绞汁饮之，无不即瘥，或烧灰汤送亦良。

蟾酥　味辛麻，性热，有毒。主治发背痈疽疔肿一切恶毒。若治风虫牙痛，及齿缝出血，以纸捻蘸少许点齿缝中，按之即止。

水蛭二八四　味咸苦，性微寒，有毒。能逐恶血瘀血，破血癥积聚，通经闭，和水道，堕胎。咂赤白游疹，痈疽肿毒，及折伤跌扑瘀血不散。制用之法，当取田间啮人腹中有血者佳。须晒干细剉，以微火炒黄熟方可用，或以冬收猪脂煎，令焦黄用之亦可。不尔入腹则活，最能生子害人。若受其害，惟以田泥水或黄土水饮数升，则必尽下，盖此物得土气即随土而走也。或以牛羊热血二一升，同猪脂饮之亦下也。

鳖甲二八五　味咸，气平，此肝脾肾血分药也。能消癥瘕坚积，疗温疟，除骨节间血虚劳热，妇人血癥恶血，漏下五色，经脉不通，治产难，能堕胎，及产后寒热阴脱，小儿惊痫，斑痘烦喘，亦消疮肿肠痈，扑损瘀血，敛溃毒，去阴蚀痔漏恶肉。然须取活鳖大者，去肉，用醋煮干，炙燥用之。若诸煮熟肋骨露出者不堪用。

蜈蚣二八六　一名即蛆。赤足者良。味辛，温，有毒。能啖诸蛇，杀诸蛇虫鱼鬼疰诸毒，去三虫，攻瘰疬便毒，痔瘘丹毒，亦疗小儿惊风、脐风、丹毒、秃疮。然此虫性毒，故能攻毒，不宜轻用。若入药饵，须去头足，以火炙熟用之。

蝉蜕二八七　味微甘微咸，性微凉。此物饮风吸露，气极清虚，故能疗风热之证，亦善脱化，故可疗痘疮壅滞，起发不快。凡小儿惊痫，壮热烦渴，天吊口噤，惊哭夜啼，及风热目昏翳障，疔肿疮毒，风疹痒痛，破伤风之类，俱宜以水煎服。或为末，以井花水调服一钱，可治喑哑之病。

斑蝥二八八　味辛，性热，有大毒、能攻鼠瘘瘰疬疮疽，破血积疝瘕，堕胎元，解疔毒、猘犬毒、沙虱、蛊母、轻粉毒，亦傅恶疮，去死肌败肉。制用之法，须去翅足，同糯米炒熟，然后可用。或同麸炒，或同醋煮皆可。若中其毒，惟黑豆、绿豆汁、靛汁、黄连、浓茶、葱汁可以解之。

蜂房二八九　味微甘微咸，有毒。疗蜂毒肿毒。合乱发、蛇蜕烧灰，以酒服二方寸匕，治恶疽附骨疽疔肿诸毒，亦治赤白痢，遗尿失禁，阴痿。煎水可洗狐尿疮、乳痈、蜂螫、恶疮，及热病后毒气冲目。漱齿牙，止风虫牙痛。炙研，和猪脂，涂瘰疬成瘘。

五灵脂二百九十　味苦，气辛，善走厥阴，乃血中之气药也。大能行血行气，逐瘀止痛，凡男子女人有血中气逆而腹胁刺痛，或女人经水不通，产后血滞，男子疝气，肠风血痢，冷气恶气，心腹诸痛，身体血痹，胁肋筋骨疼痛，其效甚捷。若女人血崩，经水过多，赤带不止，宜半炒半生，酒调服之。亦治小儿气逆癫痫，杀虫毒，解药毒，行气极速。但此物气味俱厚，辛膻难当，善逐有余之滞，凡血气不足者，服之大损真气，亦善动吐，所当避也。制用之法，当用酒飞去砂石，晒干入药。

全蝎二九一　味甘辛，有毒。蝎生东方，色青属木，足厥阴肝经药也。故治中风诸风，开风痰，口眼㖞斜，半身不遂，语言蹇涩，痎疟，耳聋，疝气，风疮瘾疹，小儿风痰惊痫，是亦治风之要药。

文蛤二九二　即五倍子。味酸涩，性微凉，能敛能降。故能降肺火，化痰涎，生津液，解酒毒。治心腹疼痛，梦泄遗精，疔肿毒喉痹。止咳嗽消渴，呕血失血，肠风脏毒，滑泄久痢，痔瘘下血不止。解蛊毒虫毒，妇人崩淋带浊，子肠不收，小儿夜啼，脱肛，俱可为散服之。若煎汤用，可洗赤眼湿烂，皮肤风湿癣癞，肠痔脱肛。为末，可敷金疮折伤，生肌敛毒。

百药煎二九三　即五倍子酿造者。味酸涩微甘，功用与五倍子颇同。但经酿造而成，其气稍浮，其味稍甘而纯，故用以清痰解渴止嗽，及收敛耗散诸病，作丸噙化为尤佳，及治下焦滑泄诸病，亦更优也。

蜗牛二九四　负壳而行者。味咸，性寒，有小毒。能清火解热。生研汁饮，消喉痹，止消渴鼻衄，通耳聋，治肿毒痔漏，疗小儿风热惊痫。加麝香捣罨脐间，大利小便，亦敷脱肛。及治蜈蚣蚤毒，俱宜研烂敷之。无壳者，名蜒蚰。治热疮痈毒肿痛。少入冰片，研涂痔漏脱肛热痛最良，解蜈蚣毒尤捷。

蚯蚓二九五　味咸，性寒，沉也，阴也，有毒。能解热毒，利水道。主伤寒瘅疟，黄疸消渴，二便不通。杀蛇瘕三虫，伏尸鬼疰蛊毒，射罔药毒。治疗癫狂喉痹，风热赤眼，聤耳鼻息，瘰疬，阴囊热肿，脱肛。去泥，盐化为水，治天行瘟疫，大热狂躁，或小儿风热癫狂急惊，饮汁最良。亦可涂丹毒漆疮。炒为末服，可去蛔虫，亦可敷蛇伤肿痛，蜘蛛伤毒。入葱管化汁，可治耳聋及蚰蜒入耳。若中蚯蚓毒者，惟以盐汤浸洗，或饮一杯，皆可解之。粪名六一泥，可涂火疮痄腮热毒，亦止消渴，解瘟疫烦热狂躁，利小水，通五淋热闭疼痛。

桑螵蛸二九六　即螳螂育子房也。深秋作房，粘着桑枝之上，房长寸许，大如拇指，其内重重有隔，每房有子如蛆卵子是也。味甘微咸，性平。能益气益精，助阳生子，疗男子虚损、阴痿梦遗、疝瘕遗尿，治女人血闭腰痛，通五淋，利水道。炮熟空心食之，可止小便不禁。

人　部

童便二九七　味咸，气寒，沉也，阴也。咸走血，故善清诸血妄行，止呕血、咳血、衄血，血闷热狂，退阴火，定喘促，降痰滞，解烦热，利大小两便，疗阳暑中暍声暗，扑损瘀血晕绝，难产胎衣不下，及蛇犬诸虫毒伤。若假热便溏，胃虚作呕者，俱不可妄用。

紫河车二九八　一名混沌衣。味甘咸，性温。能补男妇一切精血虚损，尤治癫痫失志，精神短少，怔忡惊悸，肌肉羸瘦等症，此旧说也。但此物古人用少，而始于陈氏《本草》，自后丹溪复称其功，遂为时用。予于初年，亦惑于以人补人之说，尝制用之，及用之再三，则无所奇效。且制用之法，若生捣之，则补不宜生，若炖熟烘熟，则亦犹肉脯之类耳。又尝见有以酒煮而食之者，后必破腹泄泻，总亦因其性滑也。近复有以纯酒煮膏，去柤收贮，而日服其膏者，较前诸法似为更善。然其既离毛里，已绝生气，既无奇效，又胡忍食之，以残厥子之先天。东方朔曰：铜山西崩，洛钟东应。此母子自然之理，不可不信，故并述此以劝人少用可也。

血余二九九　味微苦，性温气盛，升也，阴中阳也。在古药性不过谓其治咳嗽，消瘀血，止五淋、赤白痢疾，疗大小便不通，及小儿惊痫，治哽噎、痈疽疔肿，烧灰吹鼻，可止衄血等症。然究其性味之理，则自阴而生，自下而长，血盛则发盛，最得阴阳之生气。以火炮制，其色甚黑，大能壮肾，其气甚雄，大能补肺。此其阴中有阳，静中有动，在阴可以培形体，壮筋骨，托痈疽；在阳可以益神志，辟寒邪，温气海，是诚精气中最要之药，较之河车、鹿角胶阴凝重着之辈，相去远矣。凡补药中，自人参、熟地之外，首当以此为亚。

人中白三百　味咸，性微凉。能降火清痰，消瘀血，止吐血衄血，退劳热，清肺痈肺痿，心膈烦热。烧研为末，大治诸湿溃烂，下疳恶疮，口齿疳蚀，虫慝肿痛，汤火诸疮，及诸窍出血，生肌长肉，善解热毒。或生用为末亦可。

德集

卷之五十　新方八阵

新方八略引

药不执方，合宜而用，此方之不必有也。方以立法，法以制宜，此方之不可无也。夫方之善者，得其宜也。得其宜者，可为法也。方之不善者，失其宜也。失其宜者，可为鉴也。第法有善不善，人有知不知，必善于知方者，斯可以执方，亦可以不执方，能执方能不执方者，非随时之人不能也。此方之所不可废者，正欲以启发其人耳。余因选古方之得宜者共若干首，列为八阵，已不为不多矣。第以余观之，若夫犹有未尽，因复制新方八阵，此其中有心得焉，有经验焉，有补古之未备焉。凡各方之下，多附加减等法，及分两之数，俱有出入不一者，正以见方之不可执也。八阵之中，如攻方、寒方之不多及者，以古法既多，不必更为添足也。大都方宜从简，而余复冗之，不尤鄙乎？正意在冗中求简耳，此制方之意也。然用方之意，则犹有说焉：夫意贵圆通，用嫌执滞，则其要也。若但圆无主，则杂乱生而无不可矣，不知疑似间自有一定不易之道，此圆通中不可无执持也；若执一不反，则偏拗生而动相左矣。不知倏忽间每多三因难测之变，此执持中不可无圆活也。圆活宜从三思，执持须有定见，既能执持，又能圆活，其能方能圆之人乎，而人其为谁哉！

一、补略

补方之制，补其虚也。凡气虚者，宜补其上，人参、黄芪之属是也；精虚者，宜补其下，熟地、枸杞之属是也。阳虚者，宜补而兼暖，桂、附、干姜之属是也；阴虚者，宜补而兼清，门冬、芍药、生地之属是也。此固阴阳之治辨也。其有气因精而虚者，自当补精以化气；精因气而虚者，自当补气以生精。又有阳失阴而离者，不补阴何以收散亡之气？水失火而败者，不补火何以苏垂寂之阴？此又阴阳相济之妙用也。故善补阳者，必于阴中求阳，则阳得阴助，而生化无穷；善补阴者，必于阳中求阴，则阴得阳升，而源泉不竭。余故曰：以精气分阴阳，则阴阳不可离；以寒热分阴阳，则阴阳不可混，此又阴阳邪正之离合也。故凡阳虚多寒者，宜补以甘温，而清润之品非所宜；阴虚多热者，宜补以甘凉，而辛燥之类不可用。知宜知避，则不惟用补，而八方之制，皆可得而贯通矣。

二、和略

和方之制，和其不和者也。凡病兼虚者，补而和之。兼滞者，行而和之。兼寒者，温而和之。兼热者，凉而和之，和之为义广矣。亦犹土兼四气，其于补泻温凉之用，无所不及，务在调平元气，不失中和之为贵也。故凡阴虚于下而精血亏损者，忌利小水，如四苓、通草汤之属是也。阴虚于上而肺热干咳者，忌用辛燥，如半夏、苍术、细辛、香附、芎、归、白术之属是也。阳虚于上，忌消耗，如陈皮、砂仁、木香、槟榔之属是也。阳虚于下者，忌沉寒，如黄柏、知母、栀子、木通之属是也。大便溏泄者，忌滑利，如二冬、牛膝、苁蓉、当归、柴胡、童便之属是也。表邪未解者，忌收敛，五味、枣仁、地榆、文蛤之属是也。气滞者，忌闭塞，如黄芪、白术、薯蓣、甘草之属是也。经滞者，忌寒凝，如门冬、生地、石斛、芩、连之属是也。凡邪火在上者不宜升，火得升而愈炽矣；沉寒在下者不宜降，阴被降而愈亡矣。诸动者不宜再动，如火动者忌温暖，血动者忌辛香，汗动者忌苏散，神动者忌耗伤，凡性味之不静者皆所当慎，其于刚暴更甚者，则又在不言可知也。诸静者不宜再静，如沉微细弱者脉之静也，神昏气怯者阳之静也，肌体清寒者表之静也，口腹畏寒者里之静也，凡性味之阴柔者，皆所当慎，其于沉寒更甚者，又在不言可知也。夫阳主动，以动济动，火上添油也，不焦烂乎？阴主静，以静益静，雪上加霜也，不寂灭乎？凡前所论，论其略耳，而书不尽言，言不尽意，能因类而广之，则存夫其人矣。不知此义，又何和剂之足云。

三、攻略

攻方之制，攻其实也。凡攻气者攻其聚，聚可散也。攻血者攻其瘀，瘀可通也。攻积者攻其坚，在脏者可破可培，在经者可针可灸也。攻痰者攻其急，真实者暂宜解标，多虚者只宜求本也。但诸病之实有微甚，用攻之法分重轻。大实者，攻之未及，可以再加；微实者，攻之太过，每因致害，所当慎也。凡病在阳者，不可攻阴，病在胸者，不可攻脏，若此者，邪必乘虚内陷，所谓引贼入寇也。病在阴者，勿攻其阳。病在里者，勿攻其表，若此者，病必因误而甚，所谓自撤藩蔽也。大都治宜用攻，必其邪之甚者也。其若实邪果甚，自与攻药相宜，不必杂之补剂。盖实不嫌攻，若但略加甘滞，便相牵制；虚不嫌补，若但略加消耗，偏觉相妨。所以寒实者最不喜清，热实者最不喜暖。然实而误补，不过增病，病增者可解；虚而误攻，必先脱元，元脱者，无治矣。是皆攻法之要也。其或虚中有实，实中有虚，此又当酌其权宜，不在急宜攻、急宜补者之例。虽然，凡用攻之法，所以除凶剪暴也，亦犹乱世之兵，必不可无，然惟必不得已乃可用之。若或有疑，宁加详慎。盖攻虽去邪，无弗伤气，受益者四，受损者六。故攻之一法，实自古仁人所深忌者，正恐其成之难，败之易耳。倘任意不思，此其人可知矣。

四、散略

用散者，散表证也。观仲景太阳证用麻黄汤，阳明证用升麻葛根汤，少阳证用小柴胡汤，此散表之准绳也。后世宗之，而复不能用之，在不得其意耳。盖麻黄之气，峻利而勇，凡太阳经阴邪在表者，寒毒既深，非此不达，故制用此方，非谓太阳经药必须麻黄也。设以麻黄治阳明、少阳之证，亦寒无不散，第恐性力太过，必反伤其气，岂谓某经某药必不可移易，亦不过分其轻重耳。故如阳明之升麻、干葛，未有不走太阳、少阳者。少阳之柴胡，亦未有不入太阳、阳明者。但用散之法，当知性力缓急，及气味寒温之辨，用得其宜，诸经无不妙也。如麻黄、桂枝，峻散者也；防风、荆芥、紫苏，平散者也；细辛、白芷、生姜，温散者也；柴胡、干葛、薄荷，凉散者也；羌活、苍术，能走经去湿而散者也；升麻、川芎，能举陷上行而散者也。第邪浅者，忌峻利之属；气弱者，忌雄悍之属；热多者，忌温燥之属；寒多者，忌清凉之属。凡热渴烦躁者喜干葛，而呕恶者忌之；寒热往来者宜柴胡，而泄泻者忌之；寒邪在上者，宜升麻、川芎，而内热炎升者忌之。此性用之宜忌，所当辨也。至于相配之法，则尤当知要，凡以平兼清，自成凉散；以平兼暖，亦可温经。宜大温者，以热济热；宜大凉者，以寒济寒。此其运用之权，则毫厘进退，自有伸缩之妙，又何必胶柱刻舟，以限无穷之病变哉！此无他，在不知仲景之意耳。

五、寒略

寒方之制，为清火也，为除热也。夫火有阴阳，热分上下。据古方书，咸谓黄连清心，黄芩清肺，石斛、芍药清脾，龙胆清肝，黄柏清肾。今之用者，多守此法，是亦胶柱法也。大凡寒凉之物，皆能泻火，岂有凉此而不凉彼者，但当分其轻清重浊，性力微甚，用得其宜则善矣。夫轻清者，宜以清上，如黄芩、石斛、连翘、天花之属是也。重浊者，宜于清下，如栀子、黄柏、龙胆、滑石之属也。性力之厚者，能清大热，如石膏、黄连、芦荟、苦参、山豆根之属也。性力之缓者，能清微热，如地骨皮、玄参、贝母、石斛、童便之属也。以攻而用者，去实郁之热，如大黄、芒硝之属也。以利而用者，去癃闭之热，如木通、茵陈、猪苓、泽泻之属也。以补而用者，去阴虚枯燥之热，如生地、二冬、芍药、梨浆、细甘草之属也。方书之分经用药者，意正在此，但不能明言其意耳。然火之甚者，在上亦宜重浊；火之微者，在下亦可轻清。夫宜凉之热，皆实热也。实热在下，自宜清利；实热在上，不可升提。盖火本属阳，宜从阴治，从阴者宜降，升则反从其阳矣。经曰高者抑之，义可知也。外如东垣有升阳散火之法，此以表邪生热者设，不得与伏火内炎者并论。

六、热略

热方之制，为除寒也。夫寒之为病，有寒邪犯于肌表者，有生冷伤于脾胃者，有阴寒中于脏腑者，此皆外来之寒，去所从来，则其治也，是皆人所易知者。至于本来之寒，生于无形无响之间，初无所感，莫测其因，人之病此者最多，人之知此者最少，果何谓哉？观丹溪曰：气有余便是火。余续之曰：气不足便是寒。夫今人之气有余者，能十中之几？其有或因禀受，或因丧败，以致阳气不足者，多见寒从中生，而阳衰之病，无所不致。第其由来者渐，形见者微，当其未觉也，孰为之意？及其既甚也，始知治难。矧庸医多有不识，每以假热为真火，因复毙于无形无响者，又不知其几许也。故惟高明见道之士，常以阳衰根本为忧，此热方之不可不预也。

凡用热之法，如干姜能温中，亦能散表，呕恶无汗者宜之。肉桂能行血，善达四肢，血滞多痛者宜之。吴茱萸善暖下焦，腹痛泄泻者极妙。肉豆蔻可温脾肾，飧泄滑利者最奇。胡椒温胃和中，其类近于荜茇。丁香止呕行气，其暖过于豆仁。补骨脂性降而散闭，故能纳气定喘，止带浊泄泻。制附子性行如酒，故无处不到，能救急回阳。至若半夏、南星、细辛、乌药、良姜、香附、木香、茴香、仙茅、巴戟之属，皆性温之当辨者。然用热之法，尚有其要：以散兼温者，散寒邪也；以行兼温者，行寒滞也；以补兼温者，补虚寒也。第多汗者忌姜，姜能散也；失血者忌桂，桂动血也；气短气怯者忌故纸，故纸降气也。大凡气香者，皆不利于气虚证。味辛者，多不利于见血证，所当慎也。是用热之概也。

至于附子之辨，凡今之用者，必待势不可为，不得已然后用之，不知回阳之功，当用于阳气将去之际，便当渐用，以望挽回。若用于既去之后，死灰不可复然矣，尚何益于事哉。但附子性悍，独任为难，必得大甘之品如人参、熟地、炙甘草之类，皆足以制其刚而济其勇，以补倍之，无往不利矣。此壶天中大将军也，可置之无用之地乎？但知之真而用之善，斯足称将将之手矣。

七、固略

固方之制，固其泄也。如久嗽为喘，而气泄于上者，宜固其肺。久遗成淋，而精脱于下者，宜固其肾。小水不禁者，宜固其膀胱；大便不禁者，宜固其肠脏。汗泄不止者，宜固其皮毛；血泄不止者，宜固其营卫。凡因寒而泄者，当固之以热；因热而泄者，当固之以寒。总之，在上者在表者，皆宜固气，气主在肺也；在下者在里者，皆宜固精，精主在肾也。然虚者可固，实者不可固；久者可固，暴者不可固。当固不固，则沧海亦将竭；不当固而固，则闭门延寇也，二者俱当详酌之。

八、因略

因方之制，因其可因者也。凡病有相同者，皆可按证而用之，是谓因方。如痈毒之起，肿可敷也；蛇虫之患，毒可解也；汤火伤其肌肤，热可散也；跌打伤其筋骨，断可续也，凡此之类，皆因证而可药者也。然因中有不可因者，又在乎证同而因不同耳。盖人之虚实寒热，各有不齐，表里阴阳，治当分类，故有宜于此而不宜于彼者，有同于表而不同于里者。所以病虽相类，而但涉内伤者，便当于血气中酌其可否之因，不可谓因方之类，尽可因之而用也。因之为用，有因标者，有因本者，勿因此因字而误认因方之义。

卷之五十一　新方八阵

补　阵

大补元煎一　治男妇气血大坏，精神失守危剧等症。此回天赞化，救本培元第一要方。本方与后右归饮出入互思。

人参补气补阳，以此为主，少则用一二钱，多则用一二两　山药炒，二钱　熟地补精补阴，以此为主，少则用二三钱，多则用二三两　杜仲二钱　当归二三钱，若泄泻者，去之　山茱萸一钱，如畏酸吞酸者，去之　枸杞二三钱　炙甘草一二钱

水二盅，煎七分，食远温服。如元阳不足多寒者，于本方加附子、肉桂、炮姜之类，随宜用之；如气分偏虚者，加黄芪、白术；如胃口多滞者，不必用；如血滞者，加川芎，去山茱萸；如滑泄者，加五味、故纸之属。

左归饮二　此壮水之剂也。凡命门之阴衰阳胜者，宜此方加减主之。此一阴煎、四阴煎之主方也。

熟地二三钱，或加至一二两　山药二钱　枸杞二钱　炙甘草一钱　茯苓一钱半　山茱萸一二钱，畏酸者，少用之

水二盅，煎七分，食远服。如肺热而烦者，加麦冬二钱；血滞者，加丹皮二钱；心热而躁者，加玄参二钱；脾热易饥者，加芍药二钱；肾热骨蒸多汗者，加地骨皮二钱；血热妄动者，加生地二三钱；阴虚不宁者，加女贞子二钱；上实下虚者，加牛膝二钱以导之；血虚而燥滞者，加当归二钱。

右归饮三　此益火之剂也，凡命门之阳衰阴胜者，宜此方加减主之。此方与大补元煎出入互用。如治阴盛格阳，真寒假热等症，宜加泽泻二钱，煎成用凉水浸冷服之尤妙。

熟地用如前　山药炒，二钱　山茱萸一钱　枸杞二钱　甘草炙，一二钱　杜仲姜制，二钱　肉桂一二钱　制附子一二三钱

水二盅，煎七分，食远温服。如气虚血脱，或厥或昏，或汗或运，或虚狂，或短气者，必大加人参、白术，随宜用之；如火衰不能生土，

为呕哕吞酸者，加炮干姜二三钱；如阳衰中寒，泄泻腹痛，加人参、肉豆蔻，随宜用之；如小腹多痛者，加吴茱萸五七分；如淋带不止，加破故纸一钱；如血少血滞，腰膝软痛者，加当归二三钱。

左归丸四　治真阴肾水不足，不能滋养营卫，渐至衰弱，或虚热往来，自汗盗汗，或神不守舍，血不归原，或虚损伤阴，或遗淋不禁，或气虚昏运，或眼花耳聋，或口燥舌干，或腰酸腿软，凡精髓内亏，津液枯涸等症，俱速宜壮水之主，以培左肾之元阴，而精血自充矣。宜此方主之。

大怀熟八两　山药炒，四两　枸杞四两　山茱萸肉四两　川牛膝酒洗，蒸熟，三两，精滑者不用　菟丝子制，四两　鹿胶敲碎，炒珠，四两　龟胶切碎，炒珠，四两，无火者，不必用

上先将熟地蒸烂，杵膏，加炼蜜丸，桐子大。每食前用滚汤或淡盐汤送下百余丸。

如真阴失守，虚火炎上者，宜用纯阴至静之剂，于本方去枸杞、鹿胶，加女贞子三两，麦冬三两；如火烁肺金，干枯多嗽者，加百合三两；如夜热骨蒸，加地骨皮三两；如小水不利不清，加茯苓三两；如大便燥结，去菟丝，加肉苁蓉三两；如气虚者，加人参三四两；如血虚微滞，加当归四两；如腰膝酸痛，加杜仲三两，盐水炒用；如脏平无火而肾气不充者，加破故纸三两，去心莲肉、胡桃肉各四两，龟胶不必用。上凡五液皆主于肾，故凡属阴分之药，无不皆能走肾，有谓必须导引者，皆见之不明耳。

右归丸五　治元阳不足，或先天禀衰，或劳伤过度，以致命门火衰，不能生土，而为脾胃虚寒，饮食少进，或呕恶膨胀，或番胃噎膈，或怯寒畏冷，或脐腹多痛，或大便不实，泻痢频作，或小水自遗，虚淋寒疝，或寒侵溪谷而肢节痹痛，或寒在下焦而水邪浮肿。总之，真阳不足者，必神疲气怯，或心跳不宁，或四体不收，或眼见邪祟，或阳衰无子等症，俱速宜益火之原，以培右肾之元阳，而神气自强矣，此方主之。

大怀熟八两　山药炒，四两　山茱萸微炒，三两　枸杞微炒，四两　鹿角

胶炒珠，四两　菟丝子制，四两　杜仲姜汤炒，四两　当归三两，便溏勿用　肉桂二两，渐可加至四两　制附子自二两，渐可加至五六两

上丸法如前，或丸如弹子大。每嚼服二三丸。以滚白汤送下，其效尤速。

如阳衰气虚，必加人参以为之主，或二三两，或五六两，随人虚实，以为增减。盖人参之功，随阳药则入阳分，随阴药则入阴分，欲补命门之阳，非加人参不能捷效。如阳虚精滑，或带浊便溏，加补骨脂酒炒三两；如飧泄肾泄不止，加北五味子三两，肉豆蔻三两，面炒去油用；如饮食减少，或不易化，或呕恶吞酸，皆脾胃虚寒之证，加干姜三四两，炒黄用；如腹痛不止，加吴茱萸二两，汤泡半日，炒用；如腰膝酸痛，加胡桃肉连皮四两；如阴虚阳痿，加巴戟肉四两，肉苁蓉三两，或加黄狗外肾一二副，以酒煮烂捣入之。

五福饮六　凡五脏气血亏损者，此能兼治之，足称王道之最。

人参随宜，心　熟地随宜，肾　当归二三钱，肝　白术炒，一钱半，肺　炙甘草一钱，脾

水二盅，煎七分，食远温服。或加生姜三五片。凡治气血俱虚等症，以此为主。或宜温者，加姜、附；宜散者，加升麻、柴、葛，左右逢源，无不可也。

七福饮七　治气血俱虚，而心脾为甚者。

即前方加枣仁二钱，远志三五分，制用。

一阴煎八　此治水亏火胜之剂，故曰一阴。凡肾水真阴虚损，而脉证多阳，虚火发热，及阴虚动血等症，或疟疾伤寒屡散之后，取汗既多，脉虚气弱，而烦渴不止，潮热不退者，此以汗多伤阴，水亏而然也，皆宜用此加减主之。

生地二钱　熟地三五钱　芍药二钱　麦冬二钱　甘草一钱　牛膝一钱半　丹参二钱

水二盅，煎七分，食远温服。如火盛躁烦者，入真龟胶二三钱，化服；如气虚者，间用人参一二钱；如心虚不眠多汗者，加枣仁、当归各一二钱；如汗多烦躁者，加五味子十粒，或加山药、山茱萸；如见微

火者，加女贞子一二钱；如虚火上浮，或吐血、或衄血不止者，加泽泻一二钱，茜根二钱，或加川续断一二钱，以涩之亦妙。

加减一阴煎九　治证如前而火之甚者，宜用此方。

生地　芍药　麦冬各二钱　熟地三五钱　炙甘草五七分　知母　地骨皮各一钱

水二盅，煎服。如躁烦热甚便结者，加石膏二三钱；如小水热涩者，加栀子一二钱；如火浮于上者，加泽泻一二钱，或黄芩一钱；如血燥血少者，加当归一二钱。

二阴煎十　此治心经有热，水不制火之病，故曰二阴。凡惊狂失志，多言多笑，或疡疹烦热失血等症，宜此主之。

生地二三钱　麦冬二三钱　枣仁二钱　生甘草一钱　玄参一钱半　黄连或一二钱　茯苓一钱半　木通一钱半

水二盅，加灯草二十根，或竹叶亦可，煎七分，食远服。如痰胜热甚者，加九制胆星一钱，或天花粉一钱五分。

三阴煎十一　此治肝脾虚损，精血不足，及营虚失血等病，故曰三阴。凡中风血不养筋，及疟疾汗多，邪散而寒热犹不能止，是皆少阳、厥阴阴虚少血之病，微有火者，宜一阴煎；无火者，宜此主之.

当归二三钱　熟地三五钱　炙甘草一钱　芍药酒炒，二钱　枣仁二钱　人参随宜

水二盅，煎七分，食远服。如呕恶者，加生姜三五片；汗多烦躁者，加五味子十四粒；汗多气虚者，加黄芪一二钱；小腹隐痛，加枸杞二三钱；如有胀闷，加陈皮一钱；如腰膝筋骨无力，加杜仲、牛膝。

四阴煎十二　此保肺清金之剂，故曰四阴。治阴虚劳损，相火炽盛，津枯烦渴，咳嗽吐衄多热等症

生地二三钱　麦冬二钱　白芍药二钱　百合二钱　沙参二钱　生甘草一钱　茯苓一钱半

水二盅，煎七分，食远服。如夜热盗汗，加地骨皮一二钱；如痰多气盛，加贝母二三钱，阿胶一二钱，天花粉亦可；如金水不能相滋，而干燥喘嗽者，加熟地三五钱；如多汗不眠，神魂不宁，加枣仁二钱；

如多汗兼渴，加北五味十四粒；如热甚者，加黄柏一二钱，盐水炒用，或玄参亦可，但分上下用之；如血燥经迟，枯涩不至者，加牛膝二钱；如血热吐衄，加茜根二钱；如多火便燥，或肺干咳咯者，加天门冬二钱，或加童便亦可；如火载血上者，去甘草，加炒栀子一二钱。

五阴煎十三　凡真阴亏损，脾虚失血等症，或见溏泄未甚者，所重在脾，故曰五阴。忌用润滑，宜此主之。

熟地五七钱，或一两　山药炒，二钱　扁豆炒，二三钱　炙甘草一二钱　茯苓一钱半　芍药炒黄，二钱　五味子二十粒　人参随宜用　白术炒，一二钱

水二盅，加莲肉去心二十粒，煎服。

大营煎十四　治真阴精血亏损，及妇人经迟血少，腰膝筋骨疼痛，或气血虚寒，心腹疼痛等症。

当归二三钱，或五钱　熟地三五七钱　枸杞二钱　炙甘草一二钱　杜仲二钱　牛膝一钱半　肉桂一二钱

水二盅，煎七分，食远温服。如寒滞在经，气血不能流通，筋骨疼痛之甚者，必加制附子一二钱方效；如带浊腹痛者，加故纸一钱，炒用；如气虚者，加人参、白术；中气虚寒呕恶者，加炒焦干姜一二钱。

小营煎十五　治血少阴虚，此性味平和之方也。

当归二钱　熟地二三钱　芍药酒炒，二钱　山药炒，二钱　枸杞二钱　炙甘草一钱

水二盅，煎七分，食远温服。如营虚于上，而为惊恐怔忡，不眠多汗者，加枣仁、茯神各二钱；如营虚兼寒者，去芍药，加生姜；如气滞有痛者，加香附一二钱，引而行之。

补阴益气煎十六　此补中益气汤之变方也。治劳倦伤阴，精不化气，或阴虚内乏，以致外感不解，寒热痎疟，阴虚便结不通等症。凡属阴气不足而虚邪外侵者，用此升散，无不神效。

人参一二三钱　当归二三钱　山药酒炒，二三钱　熟地三五钱或一二两　陈皮一钱　炙甘草一钱　升麻三五分，火浮于上者，去此不必用　柴胡一二钱，如无外邪者，不必用

水二盅，加生姜三五七片，煎八分，食远温服。

举元煎十七　治气虚下陷，血崩血脱，亡阳垂危等症，有不利于归、熟等剂，而但宜补气者，以此主之。

人参　黄芪炙。各三五钱　炙甘草一二钱　升麻五七分，炒用　白术炒，一二钱

水一盅半，煎七八分，温服。如兼阳气虚寒者，桂、附、干姜随宜佐用。如兼滑脱者，加乌梅二个，或文蛤七八分。

两仪膏十八　治精气大亏，诸药不应，或以克伐太过，耗损真阴，凡虚在阳分而气不化精者，宜参术膏；若虚在阴分而精不化气者，莫妙于此。其有未至大病而素觉阴虚者，用以调元，尤称神妙。

人参半斤或四两　大熟地一斤

上二味，用好甜水或长流水十五碗，浸一宿，以桑柴文武火煎取浓汁。若味有未尽，再用水数碗煎柤取汁，并熬稍浓，乃入瓷罐，重汤熬成膏，入真白蜜四两或半斤收之，每以白汤点服。若劳损咳嗽多痰，加贝母四两亦可。

贞元饮十九　治气短似喘，呼吸促急，提不能升，咽不能降，气道噎塞，势剧垂危者。常人但知为气急，其病在上，而不知元海无根，亏损肝肾，此子午不交，气脱证也，尤为妇人血海常亏者最多此证，宜急用此饮以济之缓之，敢云神剂。凡诊此证，脉必微细无神，若微而兼紧，尤为可畏。倘庸众不知，妄云痰逆气滞，用牛黄、苏合及青、陈、枳壳破气等剂，则速其危矣。

熟地黄七八钱，甚者一二两　炙甘草一二三钱　当归二三钱

水二盅，煎八分，温服。如兼呕恶或恶寒者，加煨姜三五片；如气虚脉微至极者，急加人参随宜；如肝肾阴虚，手足厥冷，加肉桂一钱。

当归地黄饮二十　治肾虚腰膝疼痛等症。

当归二三钱　熟地三五钱　山药二钱　杜仲二钱　牛膝一钱半　山茱萸一钱　炙甘草八分

水二盅，煎八分，食远服。如下部虚寒，加肉桂一二钱，甚者仍加附子；如多带浊，去牛膝，加金樱子二钱，或加故纸一钱；如气虚

者，加人参一二钱，枸杞二三钱。

济川煎二一　凡病涉虚损，而大便闭结不通，则硝、黄攻击等剂必不可用；若势有不得不通者，宜此主之。此用通于补之剂也，最妙最妙。

当归三五钱　牛膝二钱　肉苁蓉酒洗去咸，二三钱　泽泻一钱半　升麻五七分或一钱　枳壳一钱，虚甚者不必用

水一盅半，煎七八分，食前服。如气虚者，但加人参无碍；如有火，加黄芩；如肾虚，加熟地。

地黄醴二二　治男妇精血不足，营卫不充等患，宜制此常用之。

大怀熟取味极甘者，烘、晒干以去水气，八两　沉香一钱，或白檀三分亦可　枸杞用极肥者，亦烘、晒以去润气，四两

上约每药一斤，可用高烧酒十斤浸之，不必煮，但浸十日之外，即可用矣。凡服此者，不得过饮。服完又加酒六七斤，再浸半月，仍可用。

归肾丸二三　治肾水真阴不足，精衰血少，腰酸脚软，形容憔悴，遗泄阳衰等症。此左归、右归二丸之次者也。

熟地八两　山药四两　山茱萸肉四两　茯苓四两　当归三两　枸杞四两　杜仲盐水炒，四两　菟丝子制，四两

炼蜜同熟地膏为丸，桐子大。每服百余丸，饥时，或滚水或淡盐汤送下。

赞化血余丹二四　此药大补气血，故能乌须发，壮形体，其于培元赞育之功，有不可尽述者。

血余八两　熟地八两，蒸捣　枸杞　当归　鹿角胶炒珠　菟丝子制　杜仲盐水炒　巴戟肉，酒浸，剥，炒干　小茴香略炒　白茯苓乳拌蒸熟　肉苁蓉酒洗，去鳞甲　胡桃肉各四两　何首乌小黑豆汁拌蒸七次，如无黑豆，或人乳、牛乳拌蒸俱妙，四两　人参随便用，无亦可

上炼蜜丸服。每食前用滚白汤送下二三钱许。精滑者，加白术、山药各三两；便溏者，去苁蓉，加补骨脂酒炒，四两；阳虚者，加附子、肉桂。

养元粉二五　大能实脾养胃气。

糯米一升，水浸一宿，沥干，慢火炒熟　山药炒　芡实炒　莲肉各三两　川椒去目及闭口者，炒出汗，取红末二三钱

上为末。每日饥时，以滚水一碗，入白糖三匙化开，入药末一二两调服之。或加四君、山楂肉各一二两更妙。

玄武豆二六

羊腰子五十个　枸杞二斤　补骨脂一斤　大茴香六两　小茴香六两　肉苁蓉十二两，大便滑者去之　青盐八两，如无苁蓉，此宜十二两　大黑豆一斗，圆净者，淘洗净

上用甜水二斗，以砂锅煮前药七味，至半干，去药渣，入黑豆，匀火煮干为度。如有余汁，俱宜拌渗于内。取出用新布摊晾晒干，瓷瓶收贮。日服之，其效无穷。如无砂锅，即铁锅亦可。若阳虚，加制附子一二两更妙。

蟠桃果二七　治遗精虚弱，补脾滋肾最佳。

芡实一斤，炒　莲肉去心，一斤　胶枣肉一斤　熟地一斤　胡桃肉去皮，二斤

上以猪腰六个，掺大茴香蒸极熟，去筋膜，同前药末捣成饼。每日服二个，空心、食前用滚白汤或好酒一二盅下。此方凡人参、制附子俱可随意加用。

王母桃二八　培补脾肾，功力最胜。

白术用冬术腿片味甘者佳，苦者勿用。以米泔浸一宿，切片，炒　大怀熟蒸捣，上二味等分　何首乌九蒸　巴戟甘草汤浸，剥，炒　枸杞子上三味减半

上为末，炼蜜捣丸，龙眼大。每用三四丸，饥时嚼服，滚汤送下。或加人参，其功尤大。

休疟饮二九　此止疟最妙之剂也。若汗散既多，元气不复，或以衰老，或以弱质，而疟有不能止者，俱宜用此，此化暴善后之第一方也。其有他证，加减俱宜如法。

人参　白术炒　当归各三四钱　何首乌制，五钱　炙甘草八分

水一盅半，煎七分，食远服。渣再煎。或用阴阳水各一盅，煎一

盅，粗亦如之。俱露一宿，次早温服一盅，饭后食远再服一盅。如阳虚多寒，宜温中散寒者，加干姜、肉桂之类，甚者，或加制附子；如阴虚多热，烦渴喜冷，宜滋阴清火者，加麦冬、生地、芍药，甚者加知母，或加黄芩；如肾阴不足，水不制火，虚烦虚馁，腰酸脚软，或脾虚痞闷者，加熟地、枸杞、山药、杜仲之类，以滋脾肾之真阴；如邪有未净而留连难愈者，于此方加柴胡、麻黄、细辛、紫苏之属，自无不可；如气血多滞者，或用酒、水各一盅，煎服，或服药后饮酒数杯亦可。

和　阵

金水六君煎一　治肺肾虚寒，水泛为痰，或年迈阴虚，血气不足，外受风寒，咳嗽呕恶，多痰喘急等症，神效。

当归二钱　熟地三五钱　陈皮一钱半　半夏二钱　茯苓二钱　炙甘草一钱

水二盅，生姜三五七片，煎七八分，食远温服。如大便不实而多湿者，去当归，加山药；如痰盛气滞，胸胁不快者，加白芥子七八分；如阴寒盛而嗽不愈者，加细辛五七分；如兼表邪寒热者，加柴胡一二钱。

六安煎二　治风寒咳嗽，及非风初感，痰滞气逆等症。

陈皮一钱半　半夏二三钱　茯苓二钱　甘草一钱　杏仁一钱，去皮尖，切　白芥子五七分，老年气弱者不用

水一盅半，加生姜三五七片，煎七分，食远服。凡外感风邪，咳嗽而寒气盛者，多不易散，宜加北细辛七八分或一钱；若冬月严寒邪甚者，加麻黄、桂枝亦可；若风胜而邪不甚者，加防风一钱，或苏叶亦可；若头痛鼻塞者，加川芎、白芷、蔓荆子皆可；若兼寒热者，加柴胡、苏叶；若风邪咳嗽不止，而兼肺胃之火者，加黄芩一二钱，甚者再加知母、石膏，所用生姜，只宜一片；凡寒邪咳嗽痰不利者，加当归二三钱，老年者尤宜；若气血不足者，当以金水六君煎与此参用；凡非风初感，痰胜而气不顺者，加藿香一钱五分；兼胀满者，加厚朴一钱，暂开痰气，然后察其寒热虚实而调补之。若气虚猝倒，及气平无痰者，

皆不可用此。

和胃二陈煎三　治胃寒生痰，恶心呕吐，胸膈满闷嗳气。

干姜炒，一二钱　砂仁四五分　陈皮　半夏　茯苓各一钱半　甘草炙，七分

水一盅半，煎七分，不拘时温服。

苓术二陈煎四　治痰饮水气停蓄心下，呕吐吞酸等症。

猪苓一钱半　白术一二钱　泽泻一钱半　陈皮一钱　半夏二三钱　茯苓一钱半　炙甘草八分　干姜炒黄，一二钱

水一盅半，煎服。如肝肾兼寒者，加肉桂一二钱。

和胃饮五　治寒湿伤脾，霍乱吐泻，及痰饮水气，胃脘不清，呕恶胀满腹痛等症。此即平胃散之变方也。凡呕吐等症，多有胃气虚者，一闻苍术之气，亦能动呕，故以干姜代之。

陈皮　厚朴各一钱半　干姜炮，一二钱　炙甘草一钱

水一盅半，煎七分，温服。此方凡藿香、木香、丁香、茯苓、半夏、扁豆、砂仁、泽泻之类，皆可随宜增用之。若胸腹有滞而兼时气寒热者，加柴胡。

排气饮六　治气逆食滞胀痛等症。

陈皮一钱五分　木香七分或一钱　藿香一钱五分　香附二钱　枳壳一钱五分　泽泻二钱　乌药二钱　厚朴一钱

水一盅半，煎七分，热服。如食滞者，加山楂、麦芽各二钱；如寒滞者，加焦干姜、吴茱萸、肉桂之属；如气逆之甚者，加白芥子、沉香、青皮、槟榔之属；如呕而兼痛者，加半夏、丁香之属；如痛在小腹者，加小茴香；如兼疝者，加荔枝核，煨熟捣碎，用二三钱。

大和中饮七　治饮食留滞积聚等症。

陈皮一二钱　枳实一钱　砂仁五分　山楂二钱　麦芽二钱　厚朴一钱半　泽泻一钱半

水一盅半，煎七八分，食远温服。胀甚者，加白芥子；胃寒无火或恶心者，加炮干姜一二钱；疼痛者，加木香、乌药、香附之类；多痰者，加半夏。

小和中饮八　治胸膈胀闷，或妇人胎气滞满等症。

陈皮一钱五分　山楂二钱　茯苓一钱半　厚朴一钱五分　甘草五分　扁豆炒，二钱

水一盅半，加生姜三五片，煎服。如呕者，加半夏一二钱；如胀满气不顺者，加砂仁七八分；如火郁于上者，加焦栀子一二钱；如妇人气逆血滞者，加紫苏梗、香附之属；如寒滞不行者，加干姜、肉桂之属。

大分清饮九　方在寒阵五。

小分清饮十　治小水不利，湿滞肿胀，不能受补等症，此方主之。

茯苓二三钱　泽泻二三钱　薏仁二钱　猪苓二三钱　枳壳一钱　厚朴一钱

水一盅半，煎七八分，食前服。如阴虚水不能达者，加生地、牛膝各二钱；如黄疸者，加茵陈二钱；如无内热而寒滞不行者，加肉桂一钱。

解肝煎十一　治暴怒伤肝，气逆胀满阴滞等症。如兼肝火者，宜用化肝煎。

陈皮　半夏　厚朴　茯苓各一钱半　苏叶　芍药各一钱　砂仁七分

水一盅半，加生姜三五片，煎服。如胁肋胀痛，加白芥子一钱；如胸膈气滞，加枳壳、香附、藿香之属。

二术煎十二　治肝强脾弱，气泄湿泄等症。

白术炒，二钱或三钱　苍术米泔浸，炒，一二钱　芍药炒黄，二钱　陈皮炒，一钱五分　炙甘草一钱　茯苓一二钱　厚朴姜汤炒，一钱　木香六七分　干姜炒黄，一二钱　泽泻炒，一钱半

水一盅半，煎七分，食远服。

廓清饮十三　治三焦壅滞，胸膈胀满，气道不清，小水不利，年力未衰，通身肿胀，或肚腹单胀，气实非水等症。

枳壳二钱　厚朴一钱半　大腹皮一二钱　白芥子五七分或一二钱　萝卜子生捣，一钱，如中不甚胀，能食者，不必用此　茯苓连皮用，二三钱　泽泻二三钱　陈皮一钱

水一盅半，煎七分，食远温服。如内热多火，小水热数者，加栀

子、木通各一二钱；如身黄，小水不利者，加茵陈二钱；如小腹胀满，大便坚实不通者，加生大黄三五钱；如肝滞胁痛者，加青皮；如气滞胸腹疼痛者，加乌药、香附；如食滞者，加山楂、麦芽。

扫虫煎十四　治诸虫上攻，胸腹作痛。

青皮一钱　小茴香炒，一钱　槟榔　乌药各一钱半　细榧肉三钱，敲碎　吴茱萸一钱　乌梅二个　甘草八分　朱砂　雄黄各五分，俱为极细末

上将前八味，用水一盅半，煎八分，去粗，随入后二味，再煎三四沸，搅匀，徐徐服之。如恶心作吐，加炒干姜一二钱，或先啖牛肉脯少许，俟一茶顷，顿服之更妙。

十香丸十五　治气滞寒滞诸痛。

木香　沉香　泽泻　乌药　陈皮　丁香　小茴香　香附酒炒　荔核煨焦。各等分　皂角微火烧烟尽

为末，酒糊丸。弹子大者，磨化服；丸桐子大者，汤引下。癞疝之属，温酒下。

芍药枳术丸十六　治食积痞满，及小儿腹大胀满，时常疼痛，脾胃不和等症。此方较之枳术丸，其效如神。

白术二两，面炒　赤芍药二两，酒炒　枳实一两，面炒　陈皮一两

荷叶汤煮黄老米粥为丸，桐子大。米饮或滚白汤任下百余丸。如脏寒，加干姜炒黄者五钱或一二两；如脾胃气虚，加人参一二两。

苍术丸十七　治寒湿在脾，泄泻久不能愈者。

云苓四两　白芍药炒黄，四两　炙甘草一两　川椒去闭口者，炒去汗　小茴香炒。各一两　厚朴三两，姜汁炒　真茅山苍术八两，米泔浸一宿，切，炒。如无，即以好白术代之　破故纸酒浸二日，晒干，炒香，四两

上为末，糯米糊为丸，桐子大。每食远清汤送下七八十丸。

贝母丸十八　消痰热，润肺止咳，或肺痈肺痿，乃治标之妙剂。

贝母一两为末，用砂糖或蜜和丸，龙眼大。或噙化，或嚼服之。若欲劫止久嗽，每贝母一两，宜加百药煎、蓬砂、天竺黄各一钱佐之尤妙。如无百药煎，即醋炒文蛤一钱亦可，或粟壳亦可酌用。若治肺痈，宜加白矾一钱，同贝母丸服如前，最妙。

括痰丸十九　治一切停痰积饮，吞酸呕酸，胸胁胀闷疼痛等症。

半夏制，二两　白芥子二两　干姜炒黄，一两　猪苓二两　炙甘草五钱　陈皮四两，切碎，用盐二钱入水中拌浸一宿，晒干

上为末，汤浸蒸饼为丸，绿豆大。每服一钱许，滚白汤送下。如胸胁疼痛者，加台乌药二两。

神香散二十　治胸胁胃脘逆气难解，疼痛呕哕胀满，痰饮膈噎，诸药不效者，惟此最妙。

丁香　白豆蔻或砂仁亦可

二味等分为末。清汤调下五七分，甚者一钱，日数服不拘。若寒气作痛者，姜汤送下。

攻　阵

吐法一　此方可代瓜蒂、三圣散之属。凡邪实上焦，或痰或食，或气逆不通等症，皆可以此法吐之。

用萝卜子捣碎，以温汤和搅，取淡汤徐徐饮之，少顷即当吐出。即有吐不尽者，亦必从下行矣。又法，以萝卜子为末，温水调服一匙，良久吐涎沫愈。

一法，用盐少许，于热锅中炒红色，乃入以水，煮至将滚未滚之际，搅匀，试其滋味稍淡，乃可饮之。每用半碗，渐次增饮，自然发吐，以去病为度而止。一法，凡诸药皆可取吐，但随证作汤剂，探而吐之，无不可也。

赤金豆二　亦名八仙丹。治诸积不行。凡血凝气滞，疼痛肿胀，虫积结聚癥坚，宜此主之。此丸去病捷速，较之硝、黄、棱、莪之类过伤脏气者，大为胜之。

巴霜去皮膜，略去油，一钱半　生附子切，略炒燥，二钱　皂角炒微焦，二钱　轻粉一钱　丁香　木香　天竺黄各三钱　朱砂二钱为衣

上为末，醋浸蒸饼为丸，萝卜子大，朱砂为衣。欲渐去者，每服五七丸。欲骤行者，每服一二十丸。用滚水，或煎药，或姜、醋、茶、蜜、茴香、史君煎汤为引送下。若利多不止，可饮冷水一二口即止。盖

此药得热则行，得冷则止也。如治气湿实滞鼓胀，先用红枣煮熟，取肉一钱许，随用七八丸，甚者一二十丸，同枣肉研烂，以热烧酒加白糖少许送下。如治虫痛，亦用枣肉加服，止用清汤送下。

太平丸三　治胸腹疼痛胀满，及食积气积血积，气疝血疝，邪实秘滞痛剧等症。此方借些微巴豆以行群药之力，去滞最妙。如欲其峻，须用巴豆二钱。

陈皮　厚朴　木香　乌药　白芥子　草豆蔻　三棱　蓬术煨　干姜　牙皂炒断烟　泽泻各三钱

以上十一味俱为细末。

巴豆用滚汤泡去皮心膜，称足一钱，用水一碗，微火煮至半碗，将巴豆捞起，用乳钵研极细，仍将前汤搀入研匀，然后量药多寡，入蒸饼浸烂捣丸，前药如绿豆大。每用三分，或五分，甚者一钱

上随证用汤引送下。凡伤食停滞，即以本物汤下；妇人血气痛，红花汤或当归汤下；气痛，陈皮汤；疝气，茴香汤；寒气，生姜汤；欲泻者，用热姜汤送下一钱。未利，再服。利多不止，用冷水一二口即止。

敦阜丸四　治坚顽食积停滞肠胃，痛剧不行等症。

木香　山楂　麦芽　皂角　丁香　乌药　青皮　陈皮　泽泻各五钱　巴霜一钱

上共为末，用生蒜头一两研烂，加熟水取汁，浸蒸饼捣丸，绿豆大。每服二三十丸，随便用汤引送下。如未愈，徐徐渐加用之。

猎虫丸五　治诸虫积胀痛黄瘦等病。

芜荑　雷丸　桃仁　干漆炒烟尽　雄黄微炒　锡灰　皂角烧烟尽　槟榔　使君子各等分　轻粉减半　细榧肉加倍

汤浸蒸饼为丸，绿豆大。每服五七分，滚白汤下，陆续服之。如虫积坚固者，加巴豆霜与轻粉同。

百顺丸六　治一切阳邪积滞。凡气积血积，虫积食积，伤寒实热秘结等症，但各为汤引，随宜送下，无往不利。

川大黄锦纹者，一斤　牙皂角炒微黄，一两六钱

上为末，用汤浸蒸饼捣丸，绿豆大。每用五分，或一钱，或二三钱，酌宜用引送下。或用蜜为丸亦可。

散　阵

一柴胡饮一　一为水数，从寒散也。凡感四时不正之气，或为发热，或为寒热，或因劳因怒，或妇人热入血室，或产后经后因冒风寒，以致寒热如疟等症，但外有邪而内兼火者，须从凉散，宜此主之。

柴胡二三钱　黄芩一钱半　芍药二钱　生地一钱半　陈皮一钱半　甘草八分

水一盅半，煎七八分，温服。如内热甚者，加连翘一二钱随宜；如外邪甚者，加防风一钱佐之；如邪结在胸而痞满者，去生地，加枳实一二钱；如热在阳明而兼渴者，加天花粉或葛根一二钱；热甚者，加知母、石膏亦可。

二柴胡饮二　二为火数，从温散也。凡遇四时外感，或其人元气充实，脏气素平无火，或时逢寒胜之令，本无内热等症者，皆不宜妄用凉药，以致寒滞不散，则为害非浅，宜此主之。

陈皮一钱半　半夏二钱　细辛一二钱　厚朴一钱半　生姜三五七片　柴胡一钱半，或二三钱　甘草八分

水一盅半，煎七八分，温服。如邪盛者，可加羌活、白芷、防风、紫苏之属，择而用之；如头痛不止者，加川芎一二钱；如多湿者，加苍术；如阴寒气胜，必加麻黄一二钱，或兼桂枝，不必疑也。

三柴胡饮三　三为木数，从肝经血分也。凡人素禀阴分不足，或肝经血少，而偶感风寒者；或感邪不深，可兼补而散者；或病后产后感冒，有不得不从解散，而血气虚弱不能外达者，宜此主之。

柴胡二三钱　芍药一钱半　炙甘草一钱　陈皮一钱　生姜三五片　当归二钱。溏泄者，易以熟地

水一盅半，煎七八分，温服。如微寒咳呕者，加半夏一二钱。

四柴胡饮四　四为金数，从气分也。凡人元气不足，或忍饥劳倦，而外感风寒，或六脉紧数微细，正不胜邪等症，必须培助元气，兼之解

散，庶可保全，宜此主之。若但知散邪，不顾根本，未有不元气先败者，察之，慎之！

柴胡一二三钱 炙甘草一钱 生姜三五七片 当归二三钱，泻者少用 人参二三钱或五七钱，酌而用之

水二盅，煎七八分，温服。如胸膈滞闷者，加陈皮一钱。

五柴胡饮五 五为土数，从脾胃也。脾土为五脏之本，凡中气不足而外邪有不散者，非此不可。此与四柴胡饮相表里，但四柴胡饮止调气分，此则兼培血气以逐寒邪，尤切于时用者也，神效不可尽述。凡伤寒疟疾痘疮，皆所宜用。

柴胡一二三钱 当归二三钱 熟地三五钱 白术二三钱 芍药钱半，炒用 炙甘草一钱 陈皮酌用，或不必用

水一盅半，煎七分，食远热服。寒胜无火者，减芍药，加生姜三五七片，或炮干姜一二钱，或再加桂枝一二钱则更妙；脾滞者，减白术；气虚者，加人参随宜；腰痛者，加杜仲；头痛者，加川芎；劳倦伤脾阳虚者，加升麻一钱。

正柴胡饮六 凡外感风寒，发热恶寒，头疼身痛，痎疟初起等症，凡血气平和，宜从平散者，此方主之。

柴胡一二三钱 防风一钱 陈皮一钱半 芍药二钱 甘草一钱 生姜三五片

一盅半，煎七八分，热服。如头痛者，加川芎一钱；如热而兼渴者，加葛根一二钱；如呕恶者，加半夏一钱五分；如湿胜者，加苍术一钱；如胸腹有微滞者，加厚朴一钱；如寒气胜而邪不易解者，加麻黄一二三钱，去浮沫服之，或苏叶亦可。

麻桂饮七 治伤寒瘟疫阴暑疟疾，凡阴寒气胜而邪有不能散者，非此不可。无论诸经四季，凡有是证，即宜是药，勿谓夏月不可用也。不必厚盖，但取津津微汗透彻为度。此实麻黄、桂枝二汤之变方，而其神效则大有超出二方者，不可不为细察。

官桂一二钱 当归三四钱 炙甘草一钱 陈皮随宜用，或不用亦可 麻黄二三钱

水一盅半，加生姜五七片或十片，煎八分，去浮沫，不拘时服。若阴气不足者，加熟地黄三五钱；若三阳并病者，加柴胡二三钱；若元气大虚，阴邪难解者，当以大温中饮更迭为用。

大温中饮八　凡患阳虚伤寒，及一切四时劳倦寒疫阴暑之气，身虽炽热，时犹畏寒，即在夏月，亦欲衣披覆盖，或喜热汤，或兼呕恶泄泻，但六脉无力，肩背怯寒，邪气不能外达等症。此元阳大虚，正不胜邪之候。若非峻补托散，则寒邪日深，必致不救，温中自可散寒，即此方也。服后畏寒悉除，觉有躁热，乃阳回作汗佳兆，不可疑之畏之。此外，凡以素禀薄弱之辈，或感阴邪时疫，发热困倦，虽未见如前阴证，而热邪未甚者，但于初感时，即速用此饮，连进二三服，无不随药随愈，真神剂也。此方宜与理阴煎、麻桂饮相参用。

熟地三五七钱　冬白术三五钱　当归三五钱，如泄泻者，不宜用，或以山药代之　人参二三钱，甚者一两，或不用亦可　炙甘草一钱　柴胡二三四钱　麻黄一二三钱　肉桂一二钱　干姜炒熟，一二钱，或用煨生姜三五七片亦可

水二盅，煎七分，去浮沫，温服，或略盖取微汗。如气虚，加黄芪二三钱；如寒甚阳虚者，加制附子一二钱；头痛，加川芎或白芷、细辛；阳虚气陷，加升麻；如肚腹泄泻，宜少减柴胡，加防风、细辛亦可。尝见伤寒之治，惟仲景能知温散，如麻黄、桂枝等汤是也；亦知补气而散，如小柴胡之属是也。至若阳根于阴，汗化于液，从补血而散，而云腾致雨之妙，则仲景犹所未及，故予制此方，乃邪从营解第一义也，其功难悉，所当深察。

柴陈煎九　治伤风兼寒，咳嗽发热，痞满多痰等症。

柴胡二三钱　陈皮一钱半　半夏二钱　茯苓二钱　甘草一钱　生姜三五七片

水一盅半，煎七分，食远温服。如寒胜者，加细辛七八分；如风胜气滞者，加苏叶一钱五分；如冬月寒甚者，加麻黄一钱五分；气逆多嗽者，加杏仁一钱；痞满气滞者，加白芥子五七分。

柴芩煎十　治伤寒表邪未解，外内俱热，泻痢烦渴喜冷，气壮脉滑数者，宜此主之。及疟痢并行，内热去血，兼表邪发黄等症。

柴胡二三钱　黄芩　栀子　泽泻　木通各二钱　枳壳一钱五分

水二盅，煎八分，温服。如疟痢并行，鲜血纯血者，加芍药二钱，甘草一钱；如湿胜气陷者，加防风一钱。

柴苓饮十一　治风湿发黄，发热身痛，脉紧，表里俱病，小水不利，中寒泄泻等症。

柴胡二三钱　猪苓　茯苓　泽泻各二钱　白术二三钱　肉桂一二三钱

水一盅半，煎服。如寒邪胜者，加生姜三五片；如汗出热不退者，加芍药一二钱

柴胡白虎煎十二　治阳明温热，表邪不解等症。

柴胡二钱　石膏三钱　黄芩二钱　麦冬二钱　细甘草七分

水一盅半，加竹叶二十片，煎服。

归葛饮十三　治阳明温暑时证，大热大渴，津液枯涸，阴虚不能作汗等症。

当归三五钱　干葛二三钱

水二盅，煎一盅，以冷水浸凉，徐徐服之，得汗即解。

柴葛煎十四　方在因阵十八。

治瘟毒表里俱热。

秘传走马通圣散十五　治伤寒阴邪初感等症。此方宜用于仓卒之时，其有质强而寒甚者俱可用。

麻黄　炙甘草各一两　雄黄二钱

上为细末。每服一钱，热酒下，即汗。或加川芎二钱。

秘传白犀丹十六　发散外感瘟疫痈毒等症。

白犀角　麻黄去节　山茨菇　玄明粉　血竭　甘草各一钱　雄黄八分

上共为末，用老姜汁拌丸，如枣核大，外以红枣去核，将药填入枣内，用薄纸裹十五层，入砂锅内炒令烟尽为度，取出去枣肉，每药一钱，入冰片一分，麝香半分，研极细，瓷罐收贮。用时以角簪蘸麻油粘药点眼大角。轻者只点眼角，重者仍用些须吹鼻，男先左，女先右，吹点皆同。如病甚者，先吹鼻，后点眼。点后蜷足坐起，用被齐项暖盖半炷香时，自当汗出邪解。如汗不得出，或汗不下达至腰者不治。

又一制法　将前药用姜汁拌作二丸，以乌金纸两层包定，外捣红枣肉如泥，包药外约半指厚，晒干，入砂锅内，再覆以砂盆，用盐泥固缝，但留一小孔以候烟色，乃上下加炭火，先文后武，待五色烟尽，取出去枣肉，每煅过药一钱，止加冰片二分，不用麝香。忌生冷、面食、鱼腥、七情。

上药，凡伤寒瘟疫，及小儿痘毒壅闭，痈毒，吼喘，及阴毒冷气攻心，或妇人吹乳，或眼目肿痛，鼻壅闭塞，并皆治之。

归柴饮十七　治营虚不能作汗，及真阴不足，外感寒邪难解者，此神方也。如大便多溏者，以冬术代当归亦佳。

当归一两　柴胡五钱　炙甘草八分

水一盅半，煎服。或加生姜三五片。或加陈皮一钱。或加人参。

寒阵

保阴煎一　治男妇带浊遗淋，色赤带血，脉滑多热，便血不止，及血崩血淋，或经期太早，凡一切阴虚内热动血等症。

生地　熟地　芍药各二钱　山药　川续断　黄芩　黄柏各一钱半　生甘草一钱

水二盅，煎七分，食远温服。如小水多热，或兼怒火动血者，加焦栀子一二钱；如夜热身热，加地骨皮一钱五分；如肺热多汗者，加麦冬、枣仁；如血热甚者，加黄连一钱五分；如血虚血滞，筋骨肿痛者，加当归二三钱；如气滞而痛，去熟地，加陈皮、青皮、丹皮、香附之属；如血脱血滑，及便血久不止者，加地榆一二钱，或乌梅一二个，或百药煎一二钱，文蛤亦可；如少年，或血气正盛者，不必用熟地、山药；如肢节筋骨疼痛或肿者，加秦艽、丹皮各一二钱。

加减一阴煎二　方在《补阵》九。治水亏火胜之甚者。

抽薪饮三　治诸凡火炽盛而不宜补者。

黄芩　石斛　木通　栀子炒　黄柏各一二钱　枳壳钱半　泽泻钱半　细甘草三分

水一盅半，煎七分，食远温服。内热甚者，冷服更佳。如热在经络肌肤者，加连翘、天花粉以解之；热在血分大小肠者，加槐蕊、黄连以清之；热在阳明头面，或躁烦便实者，加生石膏以降之；热在下焦，小水痛涩者，加草龙胆、车前以利之；热在阴分，津液不足者，加门冬、生地、芍药之类以滋之；热在肠胃实结者，加大黄、芒硝以通之。

徙薪饮四　治三焦凡火，一切内热，渐觉而未甚者，先宜清以此剂。其甚者，宜抽薪饮。

陈皮八分　黄芩二钱　麦冬　芍药　黄柏　茯苓　牡丹皮各一钱半

水一盅半，煎七分，食远温服。如多郁气逆伤肝，胁肋疼痛，或致动血者，加青皮、栀子。

大分清饮五　治积热闭结，小水不利，或致腰腿下部极痛，或湿热下利，黄疸，溺血，邪热蓄血，腹痛淋闭等症。

茯苓　泽泻　木通各二钱　猪苓　栀子或倍之　枳壳　车前子各一钱

水一盅半，煎八分，食远温服。如内热甚者，加黄芩、黄柏、草龙胆之属；如大便坚硬胀满者，加大黄二三钱；如黄疸小水不利，热甚者，加茵陈二钱；如邪热蓄血腹痛者，加红花、青皮各一钱五分。

清流饮六　治阴虚挟热泻痢，或发热，或喜冷，或下纯红鲜血，或小水痛赤等症。

生地　芍药　茯苓　泽泻各二钱　当归一二钱　甘草一钱　黄芩　黄连各半钱　枳壳一钱

水一盅半，煎服。如热甚者，加黄柏；小水热痛者，加栀子。

化阴煎七　治水亏阴涸，阳火有余，小便癃闭，淋浊疼痛等症。

生地黄　熟地黄　牛膝　猪苓　泽泻　生黄柏　生知母各二钱　绿豆三钱　龙胆草钱半　车前子一钱

水二盅，加食盐少许，用文武火煎八分，食前温服，或冷服。若水亏居多，而阴气大有不足者，可递加熟地黄，即用至一二两亦可。

茵陈饮八　治挟热泄泻热痢，口渴喜冷，小水不利，黄疸湿热闭涩等症。

茵陈　焦栀子　泽泻　青皮各三钱　甘草一钱　甘菊花二钱

用水三四盅，煎两盅，不时陆续饮之。治热泻者，一服可愈。

清膈煎九　治痰因火动，气壅喘满，内热烦渴等症。

陈皮钱半　贝母二三钱，微敲破　胆星一二钱　海石二钱　白芥子五七分　木通二钱

水一盅半，煎七分，温服。如火盛痰不降者，加童便一小盅；如渴甚者，加天花粉一钱；如热及下焦，小水不利者，加栀子一钱半；如热在上焦，头面红赤，烦渴喜冷者，加生石膏二三钱；如痰火上壅而小水不利者，加泽泻一二钱；如痰火闭结，大便不通而兼胀满者，加大黄数钱，或朴硝一二钱，酌宜用之。

化肝煎十　治怒气伤肝，因而气逆动火，致为烦热胁痛，胀满动血等症。

青皮　陈皮各二钱　芍药二钱　丹皮　栀子炒　泽泻各钱半，如血见下部者，以甘草代之　土贝母二三钱

水一盅半，煎七八分，食远温服。如大便下血者，加地榆；小便下血者，加木通，各一钱五分；如兼寒热，加柴胡一钱；如火盛，加黄芩一二钱；如胁腹胀痛，加白芥子一钱；胀滞多者，勿用芍药。

安胃饮十一　治胃火上冲，呃逆不止。

陈皮　山楂　麦芽　木通　泽泻　黄芩　石斛

水一盅半，煎七分，食远服。如胃火热甚，脉滑实者，加石膏。

玉女煎十二　治水亏火盛，六脉浮洪滑大，少阴不足，阳明有余，烦热干渴，头痛牙疼，失血等症，如神如神。若大便溏泄者，乃非所宜。

生石膏三五钱　熟地三五钱或一两　麦冬二钱　知母　牛膝各钱半

水一盅半，煎七分，温服或冷服。如火之盛极者，加栀子、地骨皮之属亦可；如多汗多渴者，加北五味十四粒；如小水不利，或火不能降者，加泽泻一钱五分，或茯苓亦可；如金水俱亏，因精损气者，加人参二三钱尤妙。

太清饮十三　治胃火烦热，狂斑呕吐等症。可与白虎汤出入酌用。

知母　石斛　木通各一钱半　石膏生用，五七钱

水一盅半，煎七分，温服或冷服。或加麦门冬。

绿豆饮十四　凡热毒劳热，诸火热极不能退者，用此最妙。

用绿豆不拘多寡，宽汤煮糜烂，入盐少许，或蜜亦可。待冰冷，或厚或稀或汤，任意饮食之，日或三四次不拘。此物性非苦寒，不伤脾气，且善于解毒除烦，退热止渴，大利小水，乃浅易中之最佳最捷者也。若火盛口甘，不宜厚味，但略煮半熟，清汤冷饮之，尤善除烦清火。

玉泉散十五　亦名一六甘露散。治阳明内热，烦渴头痛，二便闭结，温疫斑黄，及热痰喘嗽等症。此益元散之变方也，其功倍之。

石膏六两，生用　粉甘草一两

上为极细末。每服一二三钱，新汲水或热汤，或人参汤调下。此方加朱砂三钱亦妙。

雪梨浆十六　解烦热，退阴火，此生津止渴之妙剂也。

用清香甘美大梨，削去皮，别用大碗盛清冷甘泉，将梨薄切浸于水中，少顷，水必甘美，但频饮其水，勿食其租，退阴火极速也。

滋阴八味丸十七　治阴虚火盛，下焦湿热等症。此方变丸为汤，即名滋阴八味煎。

山药四两　丹皮三两　白茯苓三两　山茱萸肉，四两　泽泻三两　黄柏盐水炒，三两　熟地黄八两，蒸捣　知母盐水炒，三两

上加炼蜜捣丸，梧桐子大。或空心，或午前，用滚白汤，或淡盐汤送下百余丸。

约阴丸十八　治妇人血海有热，经脉先期或过多者，或兼肾火而带浊不止，及男妇大肠血热便红等症。

当归　白术炒　芍药酒炒　生地　茯苓　地榆　黄芩　白石脂醋煅淬　北五味　丹参　川续断各等分

上为末，炼蜜丸服。火甚者，倍用黄芩；兼肝肾之火甚者，仍加知母、黄柏各等分；大肠血热便红者，加黄连、防风各等分。

服蛮煎十九　此方性味极轻极清，善入心肝二脏，行滞气，开郁结，通神明，养正除邪，大有奇妙。

生地　麦门冬　芍药　石菖蒲　石斛　川丹皮极香者　茯神各二钱

陈皮一钱　木通　知母各一钱半

水一盅半，煎七分，食远服。如痰胜多郁者，加贝母二钱；痰盛兼火者，加胆星一钱五分；阳明火盛，内热狂叫者，加石膏二三钱；便结胀满多热者，玄明粉二三钱调服，或暂加大黄亦可；气虚神困者，加人参随宜。

约营煎二十　治血热便血，无论脾胃、小肠、大肠、膀胱等症，皆宜用此。

生地　芍药　甘草　续断　地榆　黄芩　槐花　荆芥穗炒焦　乌梅二个

水一盅半，煎七分，食前服。如下焦火盛者，可加栀子、黄连、龙胆草之属；如气虚者，可加人参、白术；如气陷者，加升麻、防风。

热　阵

四味回阳饮一　治元阳虚脱，危在顷刻者。

人参一二两　制附子二三钱　炙甘草一二钱　炮干姜二三钱

水二盅，武火煎七八分，温服，徐徐饮之。

六味回阳饮二　治阴阳将脱等症。

人参一二两或数钱　制附子二三钱　炮干姜二三钱　炙甘草一钱　熟地五钱，或一两　当归身三钱，如泄泻者，或血动者，以冬术易之，多多益善

水二盅，武火煎七八分，温服。如肉振汗多者，加炙黄芪四五钱或一两，或冬白术三五钱；如泄泻者，加乌梅二枚，或北五味二十粒亦可；如虚阳上浮者，加茯苓二钱；如肝经郁滞者，加肉桂二三钱。

理阴煎三　此理中汤之变方也。凡脾肾中虚等症，宜刚燥者，当用理中、六君之类；宜温润者，当用理阴、大营之类。欲知调补，当先察此。此方通治真阴虚弱，胀满呕哕，痰饮恶心，吐泻腹痛，妇人经迟血滞等症。又凡真阴不足，或素多劳倦之辈，因而忽感寒邪，不能解散，或发热，或头身疼痛，或面赤舌焦，或虽渴而不喜冷饮，或背心肢体畏寒，但脉见无力者，悉是假热之证，若用寒凉攻之必死，宜速用此汤，照后加减以温补阴分，托散表邪。连进数服，使阴气渐充，则汗从阴

达，而寒邪不攻自散，此最切于时用者也，神效不可尽述。

熟地三五七钱或一二两　当归二三钱或五七钱　炙甘草一二钱　干姜炒黄色，一二三钱　或加肉桂一二钱

水二盅，煎七八分，热服。此方加附子，即名附子理阴煎；再加人参，即名六味回阳饮。治命门火衰，阴中无阳等症。若风寒外感，邪未入深，但见发热身痛，脉数不洪，凡内无火证，素禀不足者，但用此汤加柴胡一钱半或二钱，连进一二服，其效如神；若寒凝阴盛而邪有难解者，必加麻黄一二钱，放心用之，或不用柴胡亦可，恐其清利也。此寒邪初感温散第一方，惟仲景独知此义。第仲景之温散，首用麻黄、桂枝二汤，余之温散，即以理阴煎及大温中饮为增减，此虽一从阳分，一从阴分，其迹若异，然一逐于外，一托于内，而用温则一也。学者当因所宜，酌而用之。若阴胜之时，外感寒邪，脉细恶寒，或背畏寒者，乃太阳少阴证也，加细辛一二钱，甚者再加附子一二钱，真神剂也。或并加柴胡以助之亦可。若阴虚火盛，其有内热不宜用温，而气血俱虚，邪不能解者，宜去姜、桂，单以三味加减与之，或只加人参亦可。若治脾肾两虚，水泛为痰，或呕或胀者，于前方加茯苓一钱半，或加白芥子五分以行之；若泄泻不止及肾泄者，少用当归，或并去之，加山药、扁豆、吴茱萸、破故纸、肉豆蔻、附子之属；若腰腹有痛，加杜仲、枸杞；若腹有胀滞疼痛，加陈皮、木香、砂仁之属。

养中煎四　治中气虚寒，为呕为泄者。

人参一二三钱　山药炒，二钱　白扁豆炒，二三钱　炙甘草一钱　茯苓二钱　干姜炒黄，一二钱

水二盅，煎七分，食远温服。如嗳腐气滞者，加陈皮一钱，或砂仁四分；如胃中空虚觉馁者，加熟地三五钱。

温胃散五　治中寒呕吐，吞酸泄泻，不思饮食，及妇人脏寒呕恶，胎气不安等症。

人参一二三钱，或一两　白术炒，一二钱，或一两　扁豆二钱，炒　陈皮一钱，或不用　干姜炒焦，一二三钱　炙甘草一钱　当归一二钱，滑泄者勿用

水二盅，煎七分，食远温服。如下寒带浊者，加破故纸一钱；如

气滞或兼胸腹痛者，加藿香、丁香、木香、白豆蔻、砂仁、白芥子之属；如兼外邪及肝肾之病者，加桂枝、肉桂，甚者加柴胡；如脾气陷而身热者，加升麻五七分；如水泛为痰而胸腹痞满者，加茯苓一二钱；如脾胃虚极，大呕大吐不能止者，倍用参、术，仍加胡椒二三分许，煎熟徐徐服之。

五君子煎六　治脾胃虚寒，呕吐泄泻而兼湿者。

人参二三钱　白术　茯苓各二钱　炙甘草一钱　干姜炒黄，一二钱

水一盅半，煎服。

六味异功煎七　治证同前而兼微滞者。

即前方加陈皮一钱。此即五味异功散加干姜也。

参姜饮八　治脾肺胃气虚寒，呕吐咳嗽气短，小儿吐乳等症。

人参三五钱或倍之　炙甘草三五分　干姜炮，五分或一二钱，或用煨生姜三五片

水一盅半，煎七八分，徐徐服之。此方或陈皮，或荜茇，或茯苓，皆可酌而佐之。

胃关煎九　治脾肾虚寒作泻，或甚至久泻，腹痛不止，冷痢等症。

熟地三五钱，或一两　山药炒，二钱　白扁豆炒，二钱　炙甘草一二钱　焦干姜一二三钱　吴茱萸制，五七分　白术炒，一二三钱

水二盅，煎七分，食远温服。泻甚者，加肉豆蔻一二钱，面炒用，或破故纸亦可；气虚势甚者，加人参随宜用；阳虚下脱不固者，加制附子一二三钱；腹痛甚者，加木香七八分，或加厚朴八分；滞痛不通者，加当归二三钱；滑脱不禁者，加乌梅二个，或北五味子二十粒；若肝邪侮脾者，加肉桂一二钱。

佐关煎十　治生冷伤脾，泻痢未久，肾气未损者，宜用此汤以去寒湿，安脾胃。此胃关煎之佐者也。

厚朴炒，一钱　陈皮炒，一钱　山药炒，二钱　扁豆炒，二钱　炙甘草七分　猪苓二钱　泽泻二钱　干姜炒，一二钱　肉桂一二钱

水一盅半，煎服。如腹痛甚者，加木香三五分，或吴茱萸亦可；如泻甚不止者，或破故纸，或肉豆蔻，皆可加用。

抑扶煎十一　治气冷阴寒，或暴伤生冷致成泻痢，凡初起血气未

衰，脾肾未败，或胀痛，或呕恶，皆宜先用此汤。此胃关煎表里药也，宜察虚实用之。其有寒湿伤脏，霍乱邪实者，最宜用此。

厚朴　陈皮　乌药各一钱五分　猪苓二钱　泽泻二钱　炙甘草一钱　干姜炮，一二钱　吴茱萸制，五七分

水一盅半，煎七分，食远温服。如气滞痛甚者，加木香五七分，或砂仁亦可；如血虚多痛者，加当归二钱；如寒湿胜者，加苍术一钱半。

四维散十二　治脾肾虚寒，滑脱之甚，或泄痢不能止，或气虚下陷，二阴血脱不能禁者，无出此方之右。

人参一两　制附子二钱　干姜炒黄，二钱　炙甘草一二钱　乌梅肉五分或一钱，酌其味之微甚，随病人之意而用之。或不用此，即四味回阳饮也

上为末，和匀，用水拌湿，蒸一饭顷，取起烘干，再为末。每服一二钱，温汤调下。

镇阴煎十三　治阴虚于下，格阳于上，则真阳失守，血随而溢，以致大吐大衄，六脉细脱，手足厥冷，危在顷刻而血不能止者，速宜用此，使孤阳有归，则血自安也。如治格阳喉痹上热者，当以此汤冷服。

熟地一二两　牛膝二钱　炙甘草一钱　泽泻一钱半　肉桂一二钱　制附子五七分，或一二三钱

水二盅，速煎服。如兼呕恶者，加干姜炒黄一二钱；如气脱倦言而脉弱极者，宜速速多加人参，随宜用之。

归气饮十四　治气逆不顺，呃逆呕吐，或寒中脾肾等症。

熟地三五钱　茯苓二钱　扁豆二钱　干姜炮　丁香　陈皮各一钱　藿香一钱五分　炙甘草八分

水一盅半，煎七分，食远温服。中气寒甚者，加制附子；肝肾寒者，加吴茱萸、肉桂，或加当归。

暖肝煎十五　治肝肾阴寒，小腹疼痛，疝气等症。

当归二三钱　枸杞三钱　茯苓二钱　小茴香二钱　肉桂一二钱　乌药二钱　沉香一钱，或木香亦可

水一盅半，加生姜三五片，煎七分，食远温服。如寒甚者，加吴

茱萸、干姜；再甚者，加附子。

寿脾煎十六　一名摄营煎。治脾虚不能摄血等症。凡忧思郁怒积劳，及误用攻伐等药，犯损脾阴，以致中气亏陷，神魂不宁，大便脱血不止，或妇人无火崩淋等症，凡兼呕恶，尤为危候，速宜用此，单救脾气，则统摄固而血自归源。此归脾汤之变方，其效如神。若犯此证而再用寒凉，则胃气必脱，无不即毙者。

白术二三钱　当归二钱　山药二钱　炙甘草一钱　枣仁钱半　远志制，三五分　干姜炮，一二三钱　莲肉去心，炒，二十粒　人参随宜一二钱，急者用一两

水二盅，煎服。如血未止，加乌梅二个，凡畏酸者不可用，或加地榆一钱半亦可；滑脱不禁者，加醋炒文蛤一钱；下焦虚滑不禁，加鹿角霜二钱为末，搅入药中服之；气虚甚者，加炙黄芪二三钱；气陷而坠者，加炒升麻五七分，或白芷亦可；兼溏泄者，加补骨脂一钱，炒用；阳虚畏寒者，加制附子一二三钱；血去过多，阴虚气馁，心跳不宁者，加熟地七八钱，或一二两。

三气饮十七　治血气亏损，风寒湿三气乘虚内侵，筋骨历节痹痛之极，及痢后鹤膝风痛等症。

当归　枸杞　杜仲各二钱　熟地三钱，或五钱　牛膝　茯苓　芍药酒炒　肉桂各一钱　北细辛或代以独活　白芷　炙甘草各一钱　附子随宜一二钱

水二盅，加生姜三片，煎服。如气虚者，加人参、白术随宜；风寒胜者，加麻黄一二钱。此饮亦可浸酒，大约每药一斤，可用烧酒六七升，浸十余日，徐徐服之。

五德丸十八　治脾肾虚寒，飧泄鹜溏等症，或暴伤生冷，或受时气寒湿，或酒湿伤脾，腹痛作泄，或饮食失宜，呕恶痛泄，无火等症。

补骨脂四两，酒炒　吴茱萸制，二两　木香二两　干姜四两，炒　北五味二两，或以肉豆蔻代之，面炒用。或用乌药亦可

汤浸蒸饼丸，桐子大。每服六七十丸，甚者百余丸，滚白汤或人参汤，或米汤俱可下。腹痛多呕者，加胡椒二两更妙。

七德丸十九　治生冷伤脾，初患泻痢，腹胀疼痛，凡年壮气血未衰，及寒湿食滞，凡宜和胃者，无不神效。此即佐关煎之偏裨也。

台乌药　吴茱萸制　干姜炒黄　苍术炒。各二两　木香　茯苓各一两　补骨脂炒，四两

神曲糊丸，桐子大。每服七八十丸，或百丸，滚白汤送下。

复阳丹二十　治阴寒呕吐泄泻，腹痛寒疝等症。

附子制　炮姜　胡椒　北五味炒　炙甘草各一两　白面二两，炒熟

上为末，和匀，入温汤捣丸，桐子大。每服一钱，随证用药引送下。

黄芽丸二一　治脾胃虚寒，或饮食不化，或时多胀满泄泻，吞酸呕吐等症。此药随身常用甚妙。

人参二两　焦干姜三钱

炼白蜜为丸，芡实大。常嚼服之。

一气丹二二　治脾肾虚寒，不时易泻腹痛，阳痿怯寒等症。此即参附汤之变方也。

人参　制附子各等分

炼白蜜丸，如绿豆大。每用滚白汤送下三五分，或一钱。凡药饵不便之处，或在途次，随带此丹最妙。

九气丹二三　治脾肾虚寒如五德丸之甚者。

熟地八两　制附子四两　肉豆蔻面炒，二两　焦姜　吴茱萸　补骨脂酒炒　荜茇炒　五味子炒，各二两　粉甘草炒，一两

炼白蜜为丸，或山药糊丸，如桐子大。每服六七十丸、或百丸，滚白汤下。如气虚者，加人参，或二两，或四两，尤妙甚。

温脏丸二四　治诸虫积既逐而复生者，多由脏气虚寒，宜健脾胃以杜其源，此方主之。

人参随宜用，无亦可　白术米泔浸炒　当归各四两　芍药酒炒焦　茯苓　川椒去合口者，炒出汗　细榧肉　使君子煨，取肉　槟榔各二两　干姜炮　吴茱萸汤泡一宿，炒。各一两

上为末，神曲糊为丸，桐子大。每服五七十丸，或百丸，饥时白汤下。如脏寒者，加制附子一二两；脏热者，加黄连一二两。

圣术煎二五　治饮食偶伤，或吐或泻，胸膈痞闷，或胁肋疼痛，或

过用克伐等药，致伤脏气，有同前证而脉无力，气怯神倦者，速宜用此，不得因其虚痞虚胀而畏用白术，此中虚实之机，贵乎神悟也。若痛胀觉甚者，即以此煎送神香散最妙。若用治寒湿泻痢呕吐，尤为圣药。

白术用冬术味甘佳者，五六七八钱，炒，或一二两　干姜炒　肉桂各一二钱　陈皮酌用，或不用

水一盅半，煎七分，温热服。若治虚寒泻痢呕吐等症，则人参、炙甘草之类，当任意加用；若治中虚感寒，则麻黄、柴胡亦任意加用。

固　阵

秘元煎一　治遗精带浊等病。此方专主心脾。

远志八分，炒　山药二钱，炒　芡实二钱，炒　枣仁炒，捣碎，二钱　白术炒　茯苓各钱半　炙甘草一钱　人参一二钱　五味十四粒，畏酸者去之　金樱子去核，二钱

水二盅，煎七分，食远服。此治久遗无火，不痛而滑者，乃可用之。如尚有火觉热者，加苦参一二钱；如气大虚者，加黄芪一二三钱。

固阴煎二　治阴虚滑泄，带浊淋遗，及经水因虚不固等症。此方专主肝肾。

人参随宜　熟地三五钱　山药炒，二钱　山茱萸一钱半　远志七分，炒　炙甘草一二钱　五味十四粒　菟丝子炒香，二三钱

水二盅，煎七分，食远温服。如虚滑遗甚者，加金樱子肉二三钱，或醋炒文蛤一钱，或乌梅二个；如阴虚微热而经血不固者，加川续断二钱；如下焦阳气不足，而兼腹痛溏泄者，加补骨脂、吴茱萸之类，随宜用之；如肝肾血虚，小腹痛而血不归经者，加当归二三钱。如脾虚多湿，或兼呕恶者，加白术一二钱；如气陷不固者，加炒升麻一钱；如兼心虚不眠，或多汗者，加枣仁二钱，炒用。

菟丝煎三　治心脾气弱，凡遇思虑劳倦即苦遗精者，宜此主之。

人参二三钱　山药炒，二钱　当归钱半　菟丝子制炒，四五钱　枣仁炒　茯苓各钱半　炙甘草一钱或五分　远志制，四分　鹿角霜为末，每服加入四五匙

上用水一盅半，煎成，加鹿角霜末调服，食前。或加白术一二钱。

惜红煎四　治妇人经血不固，崩漏不止，及肠风下血等症。

白术　山药　炙甘草　地榆　续断炒　芍药炒　北五味十四粒　荆芥穗炒　乌梅二枚

水一盅半，煎七分，食远服。如火盛者，加黄连、黄芩；如脾虚兼寒，脾泄者，加破故纸、人参。

苓术菟丝丸五　治脾肾虚损，不能收摄，以致梦遗精滑困倦等症。

白茯苓　白术米泔洗，炒　莲肉去心。各四两　五味二两，酒蒸　山药炒，二两　杜仲酒炒，三两　炙甘草五钱　菟丝子用好水淘净，入陈酒浸一日，文火煮极烂，捣为饼，焙干为末，十两

上用山药末以陈酒煮糊为丸，桐子大。空心鲜开水或酒下百余丸。如气虚神倦，不能收摄者，加人参三四两尤妙。

固真丸六　治梦遗精滑。

菟丝子一斤，淘洗净，用好酒浸三日，煮极熟，捣膏，晒干。或用净白布包蒸亦佳　牡蛎煅，四两　金樱子去子，蒸熟，四两　茯苓酒拌蒸晒，四两

上蜜丸，空心好酒送下三钱，或盐汤亦可。

黏米固肠糕七　治脾胃虚寒，或因食滞气滞，腹痛泄泻久不止者，多服自效。

用白糯米滚汤淘洗，炒香熟为粉，每粉一两，加干姜末炒熟者二分半，白糖二钱，拌匀，于饥时用滚水调服一二两。如有微滞者，加陈皮炒末二分，或砂仁末一分俱妙。一法用陈老米粉亦妙。此与《古方·固类》四九泄泻经验方大同小异，并《补阵》养元粉略同。

玉关丸八　治肠风血脱，崩漏带浊不固，诸药难效者，宜用此丸兼煎药治之。及泻痢滑泄不能止者，亦宜用此。

白面炒熟，四两　枯矾二两　文蛤醋炒黑，二两　北五味一两，炒　诃子二两，半生半炒

上为末，用熟汤和丸，梧子大。以温补脾肾等药随证加减煎汤送下，或人参汤亦可。如血热妄行者，以凉药送下。

巩堤丸九　治膀胱不藏，水泉不止，命门火衰，小水不禁等症。

熟地二两　菟丝子酒煮，二两　白术炒，二两　北五味　益智仁酒炒

故纸酒炒　附子制　茯苓　家韭子炒。各一两

上为末，山药糊丸，如桐子大。每服百余丸，空心滚汤，或温酒下。如兼气虚，必加人参一二两更妙。

敦阜糕十　治久泻久痢，肠滑不固妙方，及妇人带浊最佳。

白面炒黄，二两　冬白术炒黄，一两　破故纸炒，五钱

上共为末。临服时加白糖，随宜用清滚汤，食前调服如糕法。如胃寒者，每一两加干姜炒末五分或一钱；如气有不顺，或痛，或呕，每末一两，加丁香一钱；如滑泄不禁者，每两加粟壳末炒黄一钱。若以作丸，则宜三味等分用，即名敦阜丸。

因阵

逍遥饮一　治妇人思郁过度，致伤心脾冲任之源，血气日枯，渐至经脉不调者。

当归二三钱　芍药钱半　熟地三五钱　枣仁二钱，炒　茯神钱半　远志制，三五分　陈皮八分　炙甘草一钱

水二盅，煎七分，食远温服。如气虚者，加人参一二钱；如经水过期兼痛滞者，加酒炒香附一二钱。

决津煎二　治妇人血虚经滞，不能流畅而痛极者，当以水济水，若江河一决而积垢皆去，宜用此汤，随证加减主之。此用补为泻之神剂也，如气虚者，宜少用香、陈之类，甚者不用亦可。

当归三五钱，或一两　泽泻一钱半　牛膝二钱　肉桂一二三钱　熟地二三钱或五七钱，或不用亦可　乌药一钱，如气虚者，不用亦可

水二盅，煎七八分，食前服。如呕恶者，加焦姜一二钱；如阴滞不行者，非加附子不可；如气滞而痛胀者，加香附一二钱，或木香七八分；如血滞血涩者，加酒炒红花一二钱；如小腹不暖而痛极者，加吴茱萸七八分；如大便结涩者，加肉苁蓉一二三钱，微者以山楂代之。

五物煎三　治妇人血虚凝滞，蓄积不行，小腹痛急，产难经滞，及痘疮血虚寒滞等症，神效。此即四物汤加肉桂也。

当归三五七钱　熟地三四钱　芍药二钱，酒炒　川芎一钱　肉桂一二三钱

水一盅半，煎服。兼胃寒或呕恶者，加干姜炮用；水道不利，加泽泻或猪苓；气滞者，加香附或丁香、木香、砂仁、乌药；阴虚疝痛者，加小茴香；血瘀不行，脐下若覆杯，渐成积块者，加桃仁或酒炒红花；痘疮血虚寒胜，寒邪在表者，加细辛、麻黄、柴胡、紫苏之属。

调经饮四　治妇人经脉阻滞，气逆不调，多痛而实者。

当归三五钱　牛膝二钱　山楂一二钱　香附二钱　青皮　茯苓各一钱半

水二盅，煎七分，食远服。如因不避生冷而寒滞其血者，加肉桂、吴茱萸之类；如兼胀闷者，加厚朴一钱，或砂仁亦可；如气滞者，加乌药二钱，或痛在小腹者，加小茴香一钱半。

通瘀煎五　治妇人气滞血积，经脉不利，痛极拒按，及产后瘀血实痛，并男妇血逆血厥等症。

归尾三五钱　山楂　香附　红花新者，炒黄。各二钱　乌药一二钱　青皮钱半　木香七分　泽泻钱半

水二盅，煎七分，加酒一二小盅，食前服。兼寒滞者，加肉桂一钱，或吴茱萸五分；火盛内热，血燥不行者，加炒栀子一二钱；微热血虚者，加芍药二钱；血虚涩滞者，加牛膝；血瘀不行者，加桃仁三十粒，去皮尖用，或加苏木、玄胡索之类；瘀极而大便结燥者，加大黄一二三钱，或加芒硝、蓬术亦可。

胎元饮六　治妇女冲任失守，胎元不安不固者，随证加减用之。或间日，或二三日，常服一二剂。

人参随宜　当归　杜仲　芍药各二钱　熟地二三钱　白术钱半　炙甘草一钱　陈皮七分，无滞者，不必用

水二盅，煎七分，食远服。如下元不固而多遗浊者，加山药、补骨脂、五味之类；如气分虚甚者，倍白术，加黄芪。但芪、术气浮，能滞胃口，倘胸膈有饱闷不快者，须慎用之；如虚而兼寒多呕者，加炮姜七八分，或一二钱；如虚而兼热者，加黄芩一钱五分，或加生地二钱，去杜仲；如阴虚小腹作痛，加枸杞二钱；如多怒气逆者，加香附无妨，或砂仁亦妙；如有所触而动血者，加川续断、阿胶各一二钱；如呕吐不止，加半夏一二钱，生姜三五片。

固胎煎七　治肝脾多火多滞而屡堕胎者。

黄芩二钱　白术一二钱　当归　芍药　阿胶各钱半　陈皮一钱　砂仁五分

水一盅半，煎服。

凉胎饮八　治胎气内热不安等症。

生地　芍药各二钱　黄芩　当归各一二钱　甘草生，七分　枳壳　石斛各一钱　茯苓钱半

水一盅半，煎七分，食远温服。如热甚者，加黄柏一二钱。

滑胎煎九　胎气临月，宜常服数剂，以使易生。

当归三五钱　川芎七分　杜仲二钱　熟地三钱　枳壳七分　山药二钱

水二盅，煎八九分，食煎温服。如气体虚弱者，加人参、白术，随宜用之；如便实多滞者，加牛膝一二钱。

殿胞煎十　治产后儿枕疼痛等症如神。

当归五七钱或一两　川芎　炙甘草各一钱　茯苓一钱　肉桂一二钱或五七分

水一盅，煎八分，热服。如脉细而寒或呕者，加干姜炒黄色一二钱；如血热多火者，去肉桂，加酒炒芍药一二钱；如脉弱阴虚者，加熟地三五钱；如气滞者，加香附一二钱，或乌药亦可；腰痛，加杜仲一二钱。

脱花煎十一　凡临盆将产者，宜先服此药催生最佳，并治产难经日，或死胎不下俱妙。

当归七八钱或一两　肉桂一二钱或三钱　川芎　牛膝各二钱　车前子钱半　红花一钱，催生者，不用此味亦可

水二盅，煎八分，热服，或服后饮酒数杯亦妙。若胎死腹中，或坚滞不下者，加朴硝三五钱即下；若气虚困剧者，加人参随宜；若阴虚者，必加熟地三五钱。

九蜜煎十二　治产后阳气虚寒，或阴邪入脏，心腹疼痛，呕吐不食，四肢厥冷。此与大岩蜜汤略同而稍胜之。

当归　熟地各三钱　芍药酒炒焦　茯苓各钱半　炙甘草　干姜炒　肉桂　北细辛各一钱　吴茱萸制，五分

水二盅，煎服。

清化饮十三　治妇人产后因火发热，及血热妄行，阴亏诸火不清等症。

芍药　麦冬各二钱　丹皮　茯苓　黄芩　生地各二三钱　石斛一钱

水一盅半，煎七分，食远温服。如觉骨蒸多汗者，加地骨皮一钱半；热甚而渴或头痛者，加石膏一二三钱；下热便涩者，加木通一二钱，或黄柏、栀子皆可随证用之；如兼外邪发热，加柴胡一二钱。愚案：丹溪云：芍药酸寒，大伐发生之气，产后忌用之。此亦言之过也。夫芍药之寒，不过于生血药中稍觉其清耳，非若芩、连辈之大苦大寒者也。使芍药犹忌如此，则他之更寒者，尤为不可用矣。余每见产家过慎者，或因太暖，或因年力方壮，而饮食药饵太补过度，以致产后动火者，病热极多。若尽以产后为虚，必须皆补，岂尽善哉！且芍药性清，微酸而收，最宜于阴气散失之证，岂不为产后之要药乎？不可不辨也。

毓麟珠十四　治妇人气血俱虚，经脉不调，或断续，或带浊，或腹痛，或腰酸，或饮食不甘，瘦弱不孕，服一二斤即可受胎。凡种子诸方，无以加此。

人参　白术土炒　茯苓　芍药酒炒，各二两　川芎　炙甘草各一两　当归　熟地蒸捣，各四两　菟丝子制，四两　杜仲酒炒　鹿角霜　川椒各二两

上为末，炼蜜丸，弹子大。每空心嚼服一二丸，用酒或白汤送下，或为小丸吞服亦可。如男子制服，宜加枸杞、胡桃肉、鹿角胶、山药、山茱萸、巴戟肉各二两；如女人经迟腹痛，宜加酒炒破故、肉桂各一两，甚者再加吴茱萸五钱，汤泡一宿炒用；如带多腹痛，加破故一两，北五味五钱，或加龙骨一两，醋煅用；如子宫寒甚，或泄或痛，加制附子、炮干姜随宜；如多郁怒，气有不顺，而为胀为滞者，宜加酒炒香附二两，或甚者再加沉香五钱；如血热多火，经早内热者，加川续断、地骨皮各二两；或另以汤剂暂清其火，而后服此；或以汤引酌宜送下亦可。

赞育丹又十四　治阳痿精衰，虚寒无子等症妙方。

熟地八两，蒸捣　白术用冬术，八两　当归　枸杞各六两　杜仲酒炒　仙

茅酒蒸一日　巴戟肉甘草汤炒　山茱萸　淫羊藿羊脂拌炒　肉苁蓉酒洗，去甲　韭子炒黄。各四两　蛇床子微炒　附子制　肉桂各二两

上炼蜜丸服。或加人参、鹿茸亦妙。

柴归饮十五　治痘疮初起，发热未退，无论是痘是邪，疑似之间，均宜用此平和养营之剂以为先着。有毒者可托，有邪者可散，实者不致助邪，虚者不致损气。凡阳明实热邪盛者，宜升麻葛根汤；如无实邪，则悉宜用此增减主之。

当归二三钱　芍药或生或炒，一钱半　柴胡一钱或钱半　荆芥穗一钱　炙甘草七分或一钱

水一盅半，煎服。或加生姜三片。血热者，加生地；阴虚者，加熟地；气虚脉弱者，加人参；虚寒者，加炮姜、肉桂；火盛者，加黄芩；热渴者，加干葛；腹痛者，加木香、砂仁；呕恶者，加炮姜、陈皮。若治麻疹，或以荆芥易干葛；阴寒盛而邪不能解者，加麻黄、桂枝。

疏邪饮十六　治痘疹初起发热，凡血气强盛，无藉滋补者，单宜解邪，用此方为主，以代升麻葛根汤及苏葛汤等方，最为妥当。

柴胡倍用　芍药倍用，酒炒　苏叶　荆芥穗　炙甘草减半

水一盅半，煎服。无火者，加生姜三片；火盛内热者，加黄芩；渴者，加干葛。

凉血养营煎十七　治痘疮血虚血热，地红热渴，或色燥不起，及便结溺赤，凡阳盛阴虚等症，悉宜用此。

生地黄　当归　芍药　生甘草　地骨皮　紫草　黄芩　红花

水一盅半，煎服。量儿大小加减用之。渴，加天花粉；肌热无汗，加柴胡；热毒甚者，加牛蒡子、木通、连翘之属；血热毒不透者，加犀角。

柴葛煎十八　治痘疹表里俱热，散毒养阴，及瘟疫等症。

柴胡　干葛　芍药　黄芩　甘草　连翘

水一盅半，煎服。

搜毒煎十九　解痘疹热毒炽盛，紫黑干枯，烦热便结纯阳等症。

紫草　地骨皮　牛蒡子杵　黄芩　木通　连翘　蝉蜕　芍药等分

水一盅半，煎服。渴者，加天花粉、麦门冬；阳明热甚，头面牙龈肿痛者，加石膏、知母；大肠干结实，脐腹实胀者，加大黄、芒硝；血热妄行者，加犀角、童便；小水热闭者，加山栀、车前子；兼表热者，加柴胡。

六物煎二十　治痘疹血气不充，随证加减用之，神效不可尽述。并治男妇气血俱虚等症。

炙甘草　当归　熟地或用生地　川芎三四分，不宜多　芍药俱随宜加减　人参或有或无，随虚实用之，气不虚者不必用

上㕮咀，用水煎服。如发热不解，或痘未出之先，宜加柴胡以疏表，或加防风佐之；如见点后，痘不起发，或起而不贯，或贯而浆薄，均宜单用此汤，或加糯米、人乳、好酒、肉桂、川芎以助营气；如气虚痒塌不起，加穿山甲，炒用；如红紫血热不起，宜加紫草或犀角；如脾气稍滞者，宜加陈皮、山楂；如胃气虚寒多呕者，加干姜，炒用，或加丁香；如腹痛兼滞者，加木香、陈皮；表虚气陷不起，或多汗者，加黄芪；气血俱虚，未起未贯而先痒者，加肉桂、白芷；如元气大虚，寒战咬牙泄泻，宜去芍药，加黄芪、大附子、干姜、肉桂。

六气煎二一　治痘疮气虚，痒塌倒陷，寒战咬牙，并治男妇阳气虚寒等症。

黄芪炙　肉桂　人参　白术　当归　炙甘草

上㕮咀，水煎服。加减法照前六物煎。

九味异功煎二二　治痘疮寒战咬牙倒陷，呕吐泄泻，腹痛虚寒等症。用代陈氏十二味异功散等方。

人参二三钱　黄芪炙，一二钱　当归　熟地各二三钱　炙甘草七分或一钱　丁香三五分或一钱　肉桂一钱　干姜炮，一二钱　制附子一二钱

上量儿大小加减。用水一盅半，煎七分，徐徐与服之。如泄泻腹痛，加肉豆蔻，面炒一钱，或加白术一二钱。

透邪煎二三　凡麻疹初热未出之时，惟恐误药，故云未出之先，不宜用药。然解利得宜，则毒必易散而势自轻减，欲求妥当，当先用此方

为主。

当归二三钱　芍药酒炒，一二钱　防风七八分　荆芥一钱　炙甘草七分　升麻三分

水一盅半，煎服。如热甚脉洪滑者，加柴胡一钱。此外，凡有杂证，俱可随宜加减。

牛膝煎二四　截疟大效。凡邪散已透，而血气微虚者，宜此主之。

牛膝二钱　当归　陈皮各三钱

上用好酒一盅，浸一宿，次早加水一盅，煎至八分，温服。

何人饮二五　截疟如神。凡气血俱虚，久疟不止，或急欲取效者，宜此主之。

何首乌自三钱以至一两，随轻重用之　当归二三钱　人参三五钱或一两，随宜　陈皮二三钱，大虚者，不必用　煨生姜三片，多寒者用三五钱

水二盅，煎八分，于发前二三时，温服之。若善饮者，以酒一盅，浸一宿，次早加水一盅煎服亦妙。再煎不必用酒。

追疟饮又二五　截疟甚佳。凡血气未衰，屡散之后而疟有不止者，用此截之，已经屡验。

何首乌一两，制　当归　甘草　半夏　青皮　陈皮　柴胡各三钱

上用井水、河水各一盅，煎一盅，柤亦如之，同露一宿。次早温服一盅，饭后食远再服一盅。

木贼煎二六　凡疟疾形实气强，多湿多痰者，宜此截之，大效。

半夏　青皮各五钱　木贼　厚朴各三钱　白苍术　槟榔各一钱

用陈酒二盅，煎八分，露一宿，于未发之先二时，温服。

牙皂散二七　治胃脘痛剧，诸药不效者，服此如神。

用牙皂烧存性，以烟将尽为度，研末，用烧酒调服一钱许即效。

荔香散二八　治疝气痛极，凡在气分者，最宜用之，并治小腹气痛等症，神效。又心腹久痛方如后。

荔枝核炮微焦　大茴香等分，炒

上为末，用好酒调服二三钱。如寒甚者，加制过吴茱萸减半用之。凡心腹胃脘久痛，屡触屡发者，惟妇人多有之。用荔枝核一钱，木香八

分，为末，每服一钱，清汤调服，数服除根。

豕膏二九 《内经》曰：痈发于嗌中，名曰猛疽，猛疽不治，化为脓，脓不泻，塞咽，半日死；其化为脓者，泻则合豕膏，冷食，三日已。此必以猪板油炼净服之也。

又万氏方：治肺热暴喑。用猪脂一斤，炼过，入白蜜一斤，再炼少顷，滤净冷定，不时挑服一匙，即愈。案：此方最能润肺润肠，凡老人痰嗽不利，及大肠秘结者，最宜用之。

又《千金》方：治关格闭塞。用猪脂、姜汁各二升，微火煎至三升，加酒五合和煎，分服之。

愚意先以当归半斤，浓煎取汁，炼过猪脂一斤，同炼去其水气，乃入白蜜一斤，再炼少顷，滤净收贮，不时挑服，用治老人之秘结，及噎膈闭结等症，必无不妙。如果阳气不行者，仍加生姜四两，同当归煎入；或宜酒者，以酒送服亦可。或气有不利者，加杏仁二两，去皮尖，同前煎入皆妙；或有滞者，当以饧代蜜更妙。是即《内经》所谓以辛润之也。

罨伤寒结胸法三十 凡病伤寒结胸，其有中气虚弱，不堪攻击内消者，须以此法外罨之，则滞行邪散，其效如神。

葱白头 生姜 生萝卜此味加倍。如无，以子代之

上用葱姜各数两，萝卜倍之，共捣一处炒热，用手巾或白布包作大饼，罨胸前胀痛处。此药须分二包，冷则轮换罨之，无不即时开通，汗出而愈。但不宜太热，恐炮烙难受也。

又法：以大蒜一二十头，捣烂，摊厚纸或薄绢上，贴于胀处，少顷即散。用治一切胀痛，无不神妙。

连翘金贝煎三一 治阳分痈毒，或在脏腑肺膈胸乳之间者，此方最佳，甚者连用数服，无有不愈。

金银花 贝母土者更佳 蒲公英 夏枯草各三钱 红藤七八钱 连翘一两或五七钱

用好酒二碗，煎一碗服。服后暖卧片时。火盛烦渴乳肿者，加天花粉；若阳毒内热，或在头项之间者，用水煎亦可。

连翘归尾煎三二　治一切无名痈毒，丹毒流注等毒，有火者最宜用之。

连翘七八钱　归尾三钱　甘草一钱　金银花　红藤各四五钱

用酒煎服如前。如邪热火盛者，加槐蕊二三钱。

桔梗杏仁煎三三　此桔梗汤之变方也。治咳嗽吐脓，痰中带血，或胸膈隐痛，将成肺痈者，此方为第一。

桔梗　杏仁　甘草各一钱　阿胶　金银花　麦冬　百合　夏枯草　连翘各二钱　贝母三钱　枳壳钱半　红藤三钱

水二盅，煎八分，食远服。如火盛兼渴者，加天花粉二钱。

当归蒺藜煎三四　治痈疽疮疹血气不足，邪毒不化，内无实热而肿痛淋漓者，悉宜用之。此与芍药蒺藜煎相为奇正也，当酌其详。

当归　熟地　芍药酒炒　何首乌各二钱　炙甘草　防风　川芎　荆芥穗　白芷各一钱　白蒺藜炒，捣碎，三钱或五钱

上或水或酒，用二盅煎服，然水不如酒。或以水煎服后，饮酒数杯以行药力亦可。阳虚不能化毒者，加桂枝，甚者再加干姜、附子；气虚不化者，加黄芪、人参；毒陷不能外达者，加穿山甲或皂刺。

芍药蒺藜煎三五　治通身湿热疮疹，及下部红肿热痛诸疮，神效。外以螵蛸粉敷之。

龙胆草　栀子　黄芩　木通　泽泻各钱半　芍药　生地各二钱　白蒺藜连刺捶碎，五钱，甚者一两

水二盅，煎八分，食远服。如火不甚者，宜去龙胆、栀子，加当归、茯苓、薏仁之属；如湿毒甚者，加土茯苓五钱，或一二两。

降痈散三六　治痈疽诸毒，消肿止痛散毒，未成者即消，已成者敛毒速溃可愈。若阳毒炽盛而疼痛势凶者，宜先用此方，其解毒散毒之功，神效最速。若坚顽深固者，宜用后方。

薄荷辛佳者，用叶　野菊花连根叶。各一握　土贝母半之　茅根一握

上干者可为末，鲜者可捣烂，同贝母研匀，外将茅根煎浓汤去粗，用调前末，乘热敷患处，仍留前剩汤炖暖，不时润于药上。但不可用冷汤，冷则不散不行，反能为痛。约敷半日即宜换之，真妙方也。

后方：凡疽毒坚顽深固，及结核痰滞，宜用此方。

脑荷倍用　生南星　土贝母　朴硝各等分　石灰风化者，亦倍用或倍倍用之

上同为末，用盐卤调杵稠黏，敷患处，经宿，干即易之，不必留头，若脓成者留头亦可。或炒热摊绢上，隔绢贴之亦可。或用麻油调，或用热茅根汤调亦可。若欲止痛速效，加麝香或冰片少许更妙。

百草煎三七　治百般痈毒诸疮，损伤疼痛，腐肉肿胀，或风寒湿气留聚，走注疼痛等症，无不奇效。

百草凡田野山间者，无论诸品，皆可取用，然犹以山草为胜，辛香者佳。冬月可用干者，须预为收采之

上不论多寡，取以多，煎浓汤，乘热熏洗患处，仍用布帛蘸熨良久，务令药气蒸透，然后敷贴他药，每日二三次不拘，但以频数为善。盖其性之寒者，可以除热；热者，可以散寒；香者，可以行气；毒者，可以解毒，无所不用，亦无所不利。汤得药性则汤气无害，药得汤气则药力愈行。凡用百草以煎膏者，其义亦此。此诚外科中最要最佳之法，亦传之方外人者也。若洗水鼓肿胀，每次须用草二三十斤，煎浓汤二三锅，用大盆盛贮，以席簟遮风熏洗良久，每日一次或二次，内服廓清饮分利等剂妙甚。

螵蛸散三八　治湿热破烂，毒水淋漓等疮，或下部、肾囊、足股肿痛，下疳诸疮，无不神效。又海藏治下疳方，在《外科·下疳门》。

海螵蛸不必浸淡　人中白或人中黄，硇砂亦可，等分

上为细末。先以百草多煎浓汤，乘热熏洗，后以此药掺之。如干者，以麻油或熬熟猪油，或蜜水调敷之；若肿而痛甚者，加冰片少许更妙；若湿疮脓水甚者，加密陀僧等分，或煅过官粉亦可，或煅制炉甘石更佳。

肠痈秘方三九　凡肠痈生于小肚角，微肿而小腹隐痛不止者是。若毒气不散，渐大内攻而溃，则成大患，急宜以此药治之。

先用红藤一两许，以好酒二碗，煎一碗。午前一服，醉卧之。午后用紫花地丁一两许，亦如前煎服。服后痛必渐止为效，然后服后末药

除根神妙。

当归五钱　蝉蜕　僵蚕各二钱　天龙　大黄各一钱　石蠵蚆五钱，此草药也　老蜘蛛二个，捉放新瓦上，以酒盅盖定，外用火煅干存性

上共为末。每空心用酒调送一钱许，日逐渐服，自消。

槐花蕊四十　治杨梅疮、下疳神方。

凡绵花疮毒及下疳初感，或毒盛经久难愈者，速用新槐蕊拣净，不必炒，每食前用清酒吞下三钱许，早、午、晚每日三服，服至二三升，则热毒尽去，可免终身除毒之患，亦无寒凉败脾之虑，此经验神方也。如不能饮，即用滚水、盐汤俱可送下，但不及酒送之效捷也。

飞丹散四一　治寒湿风湿脚腿等疮。

飞丹　人中黄白更妙　轻粉　水粉各等分

为末，凡湿烂者可以干掺，外用油纸包盖。若干陷者，以猪骨髓或猪油调贴之。先以百草煎汤，乘热熏洗，然后贴之，日洗数次妙。

绵花疮点药四二

杏仁取霜　轻粉真者

二味等分为末，敷于疮上，二三日即痂脱而落。

又武定侯方　用雄黄钱半，杏仁三十粒去皮，轻粉一钱，同为末，用雄猪胆汁调敷之，二三日即愈，百发百中，天下第一方。

鸡子黄连膏四三　治火眼暴赤疼痛，热在肤腠，浅而易解者，用此点之，数次可愈。若热由内发，火在阴分者，不宜外用凉药，非惟不能去内热，而且以闭火邪也。

用鸡子一枚，开一小窍，单取其清，盛以瓷碗；外用黄连一钱，研为粗末，掺于鸡子清上，用箸彻底速打数百，使成浮沫，约得半碗许，即其度矣。安放少顷，用箸拨开浮沫，倾出清汁，用点眼眦，勿得紧闭眼胞，挤出其药，必热泪涌出，数次即愈。内加冰片少许尤妙。若鸡子小而清少者，加水二三匙同打亦可。

金露散四四　治赤目肿痛，翳障诸疾。

天竺黄择辛香者用　海螵蛸不必浸洗　月石各一两　朱砂飞　炉甘石片子者佳，煅淬童便七次，飞净。各八钱

上为极细末，瓷瓶收贮。每用时旋取数分，研入冰片少许。诸目疾皆妙。若内外眦障，取一钱许，加珍珠八厘，胆矾三厘。内珍珠须放豆腐中蒸熟用。若烂弦风眼，每一钱加铜绿、飞丹各八厘；如赤眼肿痛，每一钱加乳香、没药各半分。

二辛煎四五　治阳明胃火，牙根口舌肿疼不可当，先用此汤漱之，漱后敷以三香散，或仍服清胃等药以治其本。

北细辛三钱　生石膏一两

上二味，用水二碗，煎一碗，乘热频漱之。

冰玉散四六　治牙疳牙痛，口疮齿衄喉痹。

生石膏一两　月石七钱　冰片三分　僵蚕一钱

上为极细末，小瓷瓶盛贮，敷之吹之。

冰白散四七　治口舌糜烂，及走马牙疳等症。

人中白倍用之　冰片少许　铜绿用醋制者　杏仁二味等分

上为细末，敷患处。此方按之古法，有以人中白七分，与枯矾三分同用者。又有以蜜炙黄柏，与人中白等分，仍加冰片同用者，是皆可师之法，诸当随宜用之。

代匙散四八　治喉痹。

月石　石膏各一钱　脑荷五分　胆矾五分　粉草三分　僵蚕炒，五分　冰片一分　皂角炙烟尽，五分

上为细末，用竹管频吹喉中。加牛黄五分更佳。

三香散四九　治牙根肿痛。

丁香　川椒取红，等分　冰片少许

上为末，敷痛处。如无川椒，以荜茇代之亦可。

固齿将军散五十　治牙痛牙伤，胃火糜肿，久之牢牙固齿。

锦纹大黄炒微焦　杜仲炒半黑。各十两　青盐四两

上为末，每日清晨擦漱，火盛者咽之亦可。

熏疥方五一

朱砂　雄黄　银朱各三分，同研　大枫子　木鳖子各三个

上将大枫、木鳖先捣碎，乃入前三味拌匀，外以干艾铺卷成筒，

约长二寸许足矣。凡熏时，须将全身疥痂悉行抓破，熏之始效。后五六日，复熏一筒，无不悉愈。

杖丹膏五二

猪板油半斤　黄占二两　轻粉三钱　水银三钱　冰片三分

先将水银、轻粉同研细，俟猪油熬熟，去滓，先下黄占熔化，后入末药，搅匀收贮，以水浸二三时，令出火毒。用竹纸摊贴，觉热即换，轻者即愈，重者不过旬日。

银朱烟五三　治头发生虱，及诸疮之有虫者。

用银朱四五分，揩擦厚纸上，点着，置一干碗中，上用一湿碗露缝覆之，其烟皆着于湿碗之上，乃用纸揩擦发中，覆以毡帽，则虮虱皆尽矣。此烟以枣肉和捻作饼，或作丸，或擦于猪鸡熟肝之间，用点诸疮癣之有虫者。及虫蚀肛门者，以绵裹枣丸纳肛门中一宿，无不神效。须留绵带在外，以便出之。

雷火针五四　治风寒湿毒之气留滞经络，而为痛为肿不能散者。

五月五日取东引桃枝，去皮，两头削如鸡子尖样，长一二寸许。针时以针向灯上点着，随用纸三五层，或布亦可，贴盖患处，将热针按于纸上，随即念咒三遍，病深者再燃再刺之，立愈。咒曰：天火地火，三昧真火，针天天开，针地地裂，针鬼鬼灭，针人人得长生，百命消除，万病消灭。吾奉太上老君急急如律令。

又雷火针新方　乃以药为针者，其法更妙。

白芷　独活　川芎　细辛　牙皂　穿山甲炮，倍用　丁香　枳壳　松香　雄黄　乳香　没药　杜仲　桂枝各一钱　硫黄二钱　麝香不拘　熟艾二三两

上捣为粗末，和匀，取艾铺底，掺药于上，用上好皮纸卷筒，先须用线绊约两头，防其伸长，然后加纸再捍，务令极实，粗如鸡子尖样，是其度也。乃用鸡子清尽刷外层，卷而裹之，阴干。用法如前。一方有巴豆仁八分，斑蝥三钱，去头、足、翅用。

疥癣光五五　治疥疮，搽上即愈。癣疮亦妙。

松香一钱　水银　硫黄　枯矾各二钱　樟脑各二钱，此或一钱　麻油

上先将松香、水银加麻油少许，研如糊，后入三味，研细如膏，擦之神效。

鹅掌风四方五六　附录

猪胰一具，去油，勿经水　花椒三钱

上用好酒温热，将二味同浸二三日，取胰，不时擦手，微火烘之，自愈。

又方：用白砒三钱，打如豆粒，以麻油一两熬砒至黑，去砒用油擦手，微火烘之，不过二三次即愈。

又方：用葱五六根，椎破，再用花椒一把，同入瓷瓦罐中，入醋一碗，后以滚汤冲入，熏洗数次即愈。

又方：用榖树叶煎汤温洗，以火烘干，随用柏白油擦之，再以火烘干，少顷又洗又烘，如此日行三次，不过三五日即愈。

秘传水银膏五七　擦治杨梅风毒溃烂危恶，多年不愈者，经验神方。

黄柏　黄连各一钱　川大黄五分，三味另研　雄璜　胆矾　青黛　儿茶　铜青各三分　轻粉　枯矾各四分　大枫子去油，取净霜五分，黑者勿用　珍珠一分半，生用　冰片一分半，二味另研　人言人壮者七厘，弱者半分，中者六厘

上十四味为极细末，分作三份，每份约一钱八分。

番打麻另为末。若疮重而人壮能食者，每份用五分；人弱不起者，每份用三分；中者四分。以末入前药各分内研匀　水银人健者每份用一两，或八九钱；中者，或五六钱；卧床不起而极弱者，只可用三钱，决不可再多矣

上先将麻、汞并前药各一份，俱入盏内，再入真芝麻油少许，用手指研开，务使汞药混为一家，渐次增油，久研，以不见汞星为度，大约如稀糊可矣。

擦法：用此药擦手足四腕动脉处，每药一份，务分擦三日，每日早晚各擦一次，每次以六七百数为度，擦完用布包之。擦药时，凡周身略有破伤处，俱用无麝膏药贴之，膏药须厚摊，每二日一换，换时不可经风，常须避帐幔中，冬月须用厚被暖炕，他时亦须常暖，南方则多用被褥盖垫可也。擦至七日，毒必从齿缝中发出，口吐臭涎。若口齿破烂

出血，但用甘草、蜂房煎汤，候冷漱解，不可咽下。轻者只以花椒汤漱之亦可。擦处必皮破，不可畏疼而少擦也。忌盐十余日，多更好，并鱼腥、生冷、沙气、发风等物一个月，尤忌房事。外如牛肉、烧酒、团鱼之类，须忌二三年。惟荞麦面、羊肉则终身忌之。治杨梅疮初发者，五六日可愈。但每分用汞四五钱足矣。若治蛀干疳疮，或咽喉溃烂，或遍身牛皮疮癣，俱照前中治法。若治久烂臁疮，烂处难擦，则擦脚心，俱照前中治法，亦布包贴膏如前。

自擦起之日，即当服后败毒散，至七日后，发口则止。

二十四味败毒散随前水银膏

当归　川芎　生地　熟地　芍药　牛膝　防风　荆芥　白芷　防己　忍冬　桔梗　羌活　独活　白鲜皮　薏仁　连翘　木通　陈皮　粉草　黄柏　知母　栀子　黄连

上每帖加土茯苓干者四两，鲜者须半斤，用水六碗，煎三碗，分三次，每日早、午、晚各服一碗。上方后四味，须察其人阴阳寒热，酌而用之。

案：上水银膏方，凡用此者，其于筋骨经络无处不到，既能追毒，亦善杀虫。若用治大麻风证，必有奇效，但未经试，故表诸此，以俟后人试用之。或于大风条择煎剂之相宜者同用尤妙。倘获济人，其幸多矣。

臁疮隔纸膏五八

黄占五两　飞丹　铅粉各四两　轻粉　乳香　没药各二钱　冰片三分　麻油春夏二两，秋冬三两

上先将占、油煎五六沸，下乳、没，再二三沸，下轻粉，随下丹、粉，槐柳枝搅十余沸，取起冷定，后下冰片搅匀，瓶盛，浸水中一宿出火毒。先以苦茶洗疮净，将膏用薄油纸刺孔厚摊，间日番背面贴之，三日一换，三贴即可愈。

收疮散五九　治湿烂诸疮，肉平不敛，及诸疮毒内肉既平，而口有不收者，皆宜用此，最妙。

滑石飞，一两　赤石脂飞，五钱　粉甘草三钱

上为末，干掺，或用麻油调敷。或加枯矾一钱，痒者极宜。若痒甚者必有虫，先用水银三四钱，同松香二钱研匀后，拌前药和匀敷之。

图集

卷之五十二　古方八阵目录

附古方条序

愚案：古方之散列于诸家者，既多且杂，或互见于各门，或彼此之重复，欲通其用，涉猎固难，欲尽收之，徒资莠乱。今余探其要者，类为八阵，曰补、和、攻、散、热、寒、固、因；八阵之外，复列有妇人、小儿、痘疹、外科之四方。且于诸方之中，仍以类聚，庶乎奇正罗列，缓急并陈，或舍短可以就长，或因此可以校彼，慧眼所及，朗如日星，引而伸之，触类而长之，因古人之绳墨，得资我之变通，医中之能事，斯亦先机一着也，凡我同志，其加省焉。

一曰补阵　存亡之几，几在根本，元气既亏，不补将何以复，故方有补阵。

二曰和阵　病有在虚实气血之间，补之不可，攻之又不可者，欲得其平，须从缓治，故方有和阵。

三曰攻阵　邪固疾深，势如强寇，速宜伐之，不可缓也，故方有攻阵。

四曰散阵　邪在肌表，当逐于外，拒之不早，病必日深，故方有散阵。

五曰寒阵　阳亢阴伤，阴竭则死，或去其火，或壮其水，故方有寒阵。

六曰热阵　阴极亡阳，阳尽则毙，或祛其寒，或助其火，故方有热阵。

七曰固阵　元气既伤，虚而且滑，漏泄日甚，不尽不已，故方有固阵。

八曰因阵　病有相同，治有相类，因证用方，亦有不必移易者，故方有因阵。

附列四方　古方于八方之外，其有未尽者，如妇人有经脉胎产之异，小儿有养育惊疳之异，痘疮有出没变化之异，外科有经脏表里之异，随几应变，治有不同，故并列方目于后。

卷之五十三　古方八阵

补　阵

四君子汤一　治脾胃虚弱，饮食少思，或大便不实，体瘦面黄，或胸膈虚痞，吞酸痰嗽，或脾胃虚弱，善患疟痢等症。

人参　白术　茯苓各二钱　炙甘草一钱

加姜、枣，水煎服。或加粳米百粒。

加味四君汤二　治痔漏下血，面色痿黄，怔忡耳鸣，脚软气弱，及一切脾胃气虚，口淡，食不知味，又治气虚不能摄血，以致下血不禁。

人参　白术炒　茯苓　炙甘草　黄芪炙　白扁豆炒

上水煎服。或为末，每服三钱，滚汤调服。

生附四君汤三　方在小儿四三。

治脾胃虚寒吐泻。

五味异功散四　治脾胃虚寒，饮食少思，呕吐，或久患咳嗽，面浮气逆腹满等症。

人参　白术炒　茯苓　炙甘草　陈皮各一钱

此即四君子汤加陈皮也。

上加姜、枣，水煎服。

六君子汤五　治脾胃虚弱，饮食少思，或久患疟痢，或食饮难化，或呕吐吞酸，或咳嗽喘促。若虚火等症，须加炮姜，其功尤速。

即前四君子汤加陈皮、半夏各一钱五分。

加味六君汤六　治一切脾胃虚弱泄泻，及伤寒病后米谷不化，肠中虚滑，发渴微痛久不瘥者，及治小儿脾疳泻痢。

人参　白术　黄芪　山药　甘草　白茯苓各一两　砂仁　厚朴　肉豆蔻面裹煨，各七钱

上每服一两，用水煎服；或为细末，用米汤调服二钱，不拘时。

香砂六君子汤七　治过服凉药，以致食少作呕，或中气虚滞，恶心胀满等症。

人参 白术 茯苓 半夏 陈皮各一钱 砂仁炒 藿香各八分 炙甘草六分

上姜、水煎服。

《局方》四物汤八 治血虚营弱，一切血病，当以此为主。

熟地黄 当归各三钱 川芎一钱 芍药二钱

水二盅，煎服。

薛氏加味四物汤九

即前方加山栀、柴胡、丹皮。

《正传》加味四物汤十 治血热阴虚诸痿，四肢软弱不能举动。

当归一钱 五味子九粒 熟地三钱 麦冬 黄柏 苍术各一钱 白芍药 川芎各七分半 人参 黄连各五分 杜仲七分半 牛膝足不软者不用 知母各三分

水二盅，煎一盅，空心温服。酒糊丸服亦可。

东垣加减四物汤十一 方在寒阵九九。

治肠风下血。

《保命》柴胡四物汤十二 治日久虚劳，微有寒热，脉滑而数者。

当归 熟地 芍药 川芎各钱半 柴胡八分 人参 黄芩 半夏 甘草各三钱

加生姜三片，水煎服。

万氏柴胡四物汤十三 方在痘疹一四三。

治疹后余热。

奇效四物汤十四 方在妇人百十一。

治肝经虚热血崩。

增损四物汤十五 方在妇人百十。

治脾虚不摄，去血不止。

《元戎》四物汤十六 方在攻阵二六。

治血虚脏结。

《良方》加减四物汤十七 方在妇人百十二。

治妇人血积。

四物二连汤十八　方在妇人百十三。

治妇人阴虚内热。

《局方》八珍汤十九　治气血两虚，调和阴阳。

即前四君子、四物汤相合也。本方加黄柏、知母，即名补阴八珍汤，方见外科三二。

十全大补汤二十　治气血俱虚，恶寒发热，自汗盗汗，肢体困倦，眩晕惊悸，晡热作渴，遗精白浊，二便见血，小便短少，便泄闭结，喘咳下坠等症。

即前八珍汤加黄芪、肉桂各一钱。

《局方》人参养营汤二一　治脾肺俱虚，恶寒发热，肢体瘦倦，食少作泻，口干心悸自汗等症。

人参　黄芪　当归　白术　炙甘草　桂心　陈皮各一钱　熟地　五味　茯苓各七分　白芍钱半　远志五分

加姜、枣，水煎服。

《金匮》小建中汤二二　治虚劳里急，腹痛失精，四肢酸疼，手足烦热，咽干口燥等症。

炙甘草　桂枝　生姜各三两　大枣十二枚　芍药六两　胶饴一升

上六味，以水七升，煮取三升，去渣，纳胶饴，更上微火消解，温服一升，日三服。呕家不可用建中汤，以甜故也。

案：此即桂枝汤加胶饴也。今方俱改两为钱，而以阿胶代胶饴，殊失本方之妙矣。

《金匮》大建中汤二三　治胸中大寒痛，呕不能饮食，腹中寒气上冲，上下疼痛不可触近。

人参二两　蜀椒二合，炒去汗　干姜四两　胶饴

上三味，以水四升，煮取二升，去滓，纳胶饴一升，微火煎取一升半，分二次温服，如一炊顷，可食温粥覆之。

《局方》十四味大建中汤二四　治阳虚气血不足，腰脚筋骨疼痛；及荣卫失调，积劳虚损，形体羸瘠，短气嗜卧，渐成劳瘵者。

人参　白术　茯苓　甘草炙　川芎　当归　白芍　熟地　黄芪　肉

桂　附子炮　麦冬　半夏汤洗　肉苁蓉酒浸。各等分

上㕮咀。每服五钱，水二盅，姜三片，枣二枚，煎八分，空心温服。

八味大建中汤二五　治中气不足，手足厥冷，小腹挛急，或腹满不食，阴缩多汗，腹中寒痛，唇干精出，寒热烦冤，四体酸痛，及无根失守之火出于肌表，而为疹为斑，厥逆呕吐等症。

人参　甘草炙。各一钱　黄芪炙　当归　芍药酒炒　桂心各二钱　半夏　附子制。各二钱半

上㕮咀。每服五钱，水二盅，姜三片，枣二枚，煎七分，食前服。

人参建中汤二六　治虚劳自汗。

即前小建中汤加人参二两，煎法同。

黄芪建中汤二七　治诸虚羸瘠百病。

即前小建中汤加黄芪一两五钱，煎法同。

当归建中汤二八　治妇人血虚自汗。

即前小建中汤加当归二两，煎法同。

三味建中汤二九　治表虚自汗。

芍药二钱　甘草一钱　官桂五分

姜三片，枣一枚，水煎服。

东垣补中益气汤三十　治劳倦伤脾，中气不足，清阳不升，外感不解，体倦食少，寒热疟痢，气虚不能摄血等症。

人参　黄芪炒　白术炒　甘草炙。各钱半　当归一钱　陈皮五分　升麻　柴胡各三分

上加姜、枣，水煎，空心、午前服。

东垣调中益气汤三一　治湿热所伤，体重烦闷，口失滋味，或痰嗽稠黏，寒热不调，体倦少食等症。

黄芪一钱　人参　炙甘草　苍术各五分　橘红　木香　柴胡　升麻各二分

水煎，空心服。一方有白芍三分，五味十五粒。

归脾汤三二　治思虑伤脾，不能摄血，致血妄行，或健忘怔忡，惊

悸盗汗，嗜卧少食，或大便不调，心脾疼痛，疟痢，气机郁结，或因病用药失宜，克伐伤脾以致变证者，最宜用之。

人参　黄芪　白术　茯苓　枣仁各二钱　远志　当归各一钱　木香　炙甘草各五分

水二盅，加圆眼肉七枚，煎七分，食远服。

愚意此汤之用木香，特因郁结疼痛者设，如无痛郁等症，必须除去木香，以避香燥，岂不于气虚血动者为尤善乎。又远志味辛，气升而散，凡多汗而躁热者，亦宜酌用。

加味归脾汤三三　治脾经血虚发热等症。

即前方加柴胡、山栀各一钱。

人参汤三四　治吐血咯血后宜服，并治吐血不止。

人参一两，为细末

五更时用鸡蛋清调如稀糊。每用二钱，茶匙抄服，服讫却卧，参尽则效。

愚意此方固佳，其或有恶腥者，但以真牛乳稀调炖熟，或温饮之，凡无火及微火者岂不更妙。一方治吐衄咯血不止，用人参为末，以鸡子清投新汲水搅匀，调服一二钱。

独参汤三五　治诸气虚气脱，及反胃呕吐喘促，粥汤入胃即吐，凡诸虚证垂危者。

用人参二两，水一升，煮取四合，乘热顿服，日再进之。兼以人参煮粥食之尤妙。

夺命散三六　治伤寒瘴疾，阴阳不明，或误用药致病愈困，烦躁发渴，及妇人胎前产后受热瘴疾。

上党人参七钱

水二盅，煎一盅，去渣，连罐浸新汲水中取冷，一服而尽。若鼻上有汗滴尤妙。

严氏参附汤三七　治真阳不足，上气喘急，呃逆自利，脐腹疼痛，手足厥冷，呕恶不食，自汗盗汗，气短头晕等症。

人参　制附子

用须参倍于附，或等分，不拘五钱或一两，酌宜用姜，水煎服。《良方》有丁香十五粒，名加减参附汤。

参归汤三八　此即团参散，见小儿门十。亦名人参汤，见妇人门七七。治心虚盗汗。

人参　当归等分

上先用猪心一枚，破作数片，煎汤澄取清汁，煎药服。

参术膏三九　治中气虚弱，诸药不应，或因用药失宜，耗伤元气，虚证蜂起，但用此药补其中气，诸证自愈。

人参　白术等分

用水煎膏，化服之。一方用白术一斤，人参四两，切片，以流水十五碗浸一宿，桑柴文武火煎取浓汁，再用重汤熬膏，入真白蜜收之，每以白汤点服。

参术汤四十　治气虚颤掉，泄泻呕吐等症。

人参　白术　黄芪各二钱　白茯苓　陈皮　炙甘草各一钱

甚者加制附子一钱。水二盅，煎八分，食远服。

仲景术附汤四一　一名白术附子汤。治中寒中气不足，四肢逆冷，口噤，牙关紧急，痰盛脉弱，风虚头眩，头重苦极，不知食味。

白术二两　炙甘草一两　附子一两半，炮去皮

每用五六钱，姜五片，枣一枚，水一盅半，煎七分，食远温服。或用此化苏合丸。连进三服效。

《济生》术附汤四二　治寒湿腰痛重冷，小便自利。

白术　附子制。各一两　杜仲炒，半两

上㕮咀。每服四钱，入姜煎服。

严氏芪附汤四三　治气虚阳弱，虚汗倦怠

黄芪蜜炙　制附子等分

每服四钱，水一盅，姜五片，煎六分，食远服。

《宝鉴》当归补血汤四四　治血气损伤，或因误攻致虚，肌热口渴，目赤面红，脉大而虚，重按全无，及病因饥饱劳役者。

黄芪炙，一两　当归酒洗，三钱

水一盅半，煎八分，食远服。

《济生》黄芪汤四五　治喜怒惊恐房劳，致阴阳偏虚者，或自汗盗汗不止。

黄芪蜜炙　熟地　白茯苓　天门冬　麻黄根　肉桂　龙骨各一钱　小麦炒　五味子　防风各八分　当归　炙甘草各七分

水二盅，姜三片，煎服。如冷汗，加熟附子二片；发热自汗，加石斛一钱。

《良方》黄芪汤四六　方在妇人方九。

安胎，治腹痛。

魏氏大补黄芪汤四七　治虚弱自汗。

人参　白茯苓　肉苁蓉　熟地各一钱　黄芪　白术　当归　山茱萸　防风各八分　炙甘草　肉桂各四分　五味子十一粒

水一盅半，加姜三片，枣一枚，煎七分，不拘时服。

东垣神效黄芪汤四八　治浑身或头面手足麻木不仁，目紧缩小，及羞明畏日，视物不明。

黄芪二钱　人参八分　炙甘草　蔓荆子　芍药各一钱　陈皮五分

水煎，临卧热服。如麻木不仁，虽有热证，不得用黄柏，但加黄芪。

黄芪六一汤四九　治阴阳俱虚，盗汗。

黄芪蜜炙，六钱　炙甘草一钱

水一盅半，煎八分，食远服。

玉屏风散五十　治表虚自汗。

黄芪蜜炙　防风各一钱　白术炒，二钱

水一盅，姜三片，煎服。

《良方》润神散五一　治劳瘵，憎寒壮热，口干咽燥，自汗疲倦，烦躁。

人参　麦门冬　黄芪　桔梗　淡竹叶　炙甘草等分

上每服一两，水煎服。如自汗，加小麦同煎。

当归六黄汤五二　方在寒阵六五

治阴虚血热盗汗，神效。

参苓散五三　治睡中汗出。

人参　酸枣仁　白茯苓各等分

上为细末，每服三钱，食远米饮调下。大人小儿皆可服。

《和剂》参苓白术散五四　治脾胃虚弱，饮食不进，呕吐泄泻；或久泻或大病后，调助脾胃。

人参　山药炒　白扁豆去皮，姜汁炒　莲肉去心。各一斤半　白术二斤，米泔浸炒　桔梗炒黄色　砂仁　薏仁炒　白茯苓去皮　炙甘草各一斤

上为细末，每服二钱，米汤调下。或加姜、枣水煎服。或炼蜜丸，桐子大，每服七八十丸，空心米饮、白汤任下。

七味白术散五五　方在小儿七。

治脾虚热渴。

《医录》生脉散五六　治热伤元气，肢体倦怠，气短口渴，汗出不止；或金为火制，水失所生，而致咳嗽喘促，肢体痿弱，脚软眼黑等症。

人参五钱　麦冬　五味子各三钱

水煎服。此方以生脉为名，故俗医之治脉脱者每多用此，是岂知脉脱由阳气，岂麦冬、五味之所宜乎？见亦浅矣。

五味子汤五七　治喘促，脉伏而数，或虚烦作渴。

五味子一钱　人参　麦冬　杏仁　橘红各一钱五分

水二盅，姜三片，枣二枚，煎八分，无时服。

陈氏五味子汤五八　治肾水枯涸，口燥舌干。

五味子　麦门冬各一两　黄芪炒，三两　人参二两　粉草炙，五钱

上每服五钱，水煎，日夜服数剂。

人参胡桃汤五九　治喘急不能卧。

人参钱半　胡桃肉五枚，泡去皮

水一盅半，姜三片，枣一枚，煎八分，食后温服。

丹溪琼玉膏六十　治虚劳干咳嗽，或好酒者久嗽尤效。

人参十二两　白茯苓十五两　白蜜五斤，熬去沫　琥珀　沉香各五钱　大

生地十斤，以银石器杵取自然汁

上先以地黄汁同蜜熬沸，搅匀，用密绢滤过，将人参等为极细末，和蜜汁入瓷、银瓶内，用绵纸十余层加箬封扎瓶口，入砂锅或铜锅，以桑柴火，长流水没瓶煮三昼夜，取出换油蜡纸扎口，悬浸井中半日以出火气，提起仍煮半日，以去水气，然后收藏。每日清晨及午后，取三匙，用温酒一两许调服，或白汤亦可。制须净室，忌鸡、犬、妇人。本方原无琥珀、沉香二味，乃臞仙加入者，云奇效异常，今并录其方。

补肺汤六一　治劳嗽。

人参　黄芪　北五味　紫菀各七分半

熟地黄　桑白皮各钱半

水二盅，煎八分，入蜜少许，食远温服。

杨氏宁肺汤六二　治荣卫俱虚，发热自汗，咳嗽痰涎，肺气喘急，唾脓。

人参　茯苓　当归　白芍药　白术　甘草炙　川芎　熟地黄　麦门冬　五味　桑白皮各七分　阿胶炒，一钱

水二盅，姜二片，紫苏五叶，煎八分，食远服。

《圣惠》宁肺散六三　方在固阵六。

治久嗽，收涩之剂。

凤髓汤六四　治咳嗽，大能润肺。

牛髓一斤，胻骨中者　白蜜半斤　干山药四两，炒　杏仁四两，去皮尖，研如泥　胡桃仁去皮，四两，另研

上将牛髓、白蜜用砂锅熬沸，以绢滤去渣，盛瓷瓶内，将杏仁等三味同入瓶内，以纸密封瓶口，重汤煮一日夜，取出冷定。每空心以白汤化服一二匙。

《良方》蜜酥煎六五　治咳嗽胸痛，上气喘壅。此为邪搏于肺，气不宣通，故咳而喘，气上逆，面目浮肿。此方非独治嗽，兼补虚损，去风燥，悦肌肤，妇人服之尤佳。

白沙蜜一升　牛酥一升　杏仁三升，去皮尖，研如泥

上将杏仁于瓷盆中用水研取汁五升，以净铜锅先倾汁三升，熬减

其半，又倾汁二升，再以微火熬减至一升许，即入蜜、酥二味煎熟，其药乃成，贮于净瓷器中。每日三次，以温酒或米饮、白汤调服一匙。服至七日，唾色变白，二七唾稀，三七嗽止。

醍醐膏六六　治一切咳血肺疾。

用好牛酥五斤，熔三遍，凝取当出醍醐，含服一合即瘥。

《良方》黄芪散六七　治嗽久劳嗽唾血。

黄芪蜜炙　糯米炒　阿胶炒，等分

上为细末。每服二钱，米饮调下。

《拔萃》五味黄芪散六八　治咳嗽咯血成劳，眼睛疼痛，四肢困倦，脚膝无力。

五味子　人参　芍药　甘草各五分　黄芪　桔梗各钱半　熟地　麦冬各一钱

水二盅，煎八分，食后温服。

黄芪益损汤六九　治男妇诸虚百损，五劳七伤，骨蒸潮热，百节疼痛，盗汗惊惕，咽燥唇焦，憔瘦少力，咳嗽多痰，咯吐衄血，寒热往来，颊赤昏倦少食，服热药则热烦躁满，服寒药则膈满腹痛，及大病后荣卫不调，或妇人产后血气未足，俱宜服此。

人参　黄芪　当归　熟地黄　白术　川芎　芍药　麦冬　甘草　茯苓　山药　五味子　木香　石斛　肉桂　丹皮等分

上㕮咀。每服一两，水一盅半，姜五片，枣二枚，小麦五十粒，乌梅一个，煎七分，食前服。

《元戎》地黄散七十　治衄血往来久不愈。

生地黄　熟地黄　地骨皮　枸杞子

上等分，焙干为细末，每服二钱，蜜汤调下，不拘时。

《良方》柔脾汤七一　治虚热吐血、衄血、汗出。

甘草炒　白芍药炒　黄芪炒。各半两　熟地黄两半

上每服五七钱，水煎服。世治吐血并用竹茹、地黄、藕汁、童便，此亦不可拘泥。如阳乘于阴，血得热则流散，经水沸溢，理宜凉解，以大黄、犀角之类；如阴乘于阳，所谓天寒地冻，水凝成冰，须当温散，

宜干姜、肉桂，或理中汤之类。

东垣麦门冬饮子七二　治吐血久不愈者。

麦门冬　黄芪各一钱　人参　归身　生地各五分　五味子十粒

上㕮咀。水煎服。

《拔萃》麦门冬饮子七三　治脾胃虚，气促气弱，精神短少，衄血吐血，气虚不能摄血者。

麦冬　当归　芍药　紫菀各一钱　人参　黄芪各八分　甘草五分　五味子九粒

水二盅，煎一盅，食后服。

《家抄》麦门冬饮七四　方在寒阵四七。

治虚火咳嗽，阴虚劳损。

麦门冬汤七五　方在寒阵四四。

治肺热咳嗽见血。

万氏麦门冬汤七六　方在痘疹一四二。

治表邪内热咳嗽。

麦门冬散七七　治鼻衄。

麦门冬　生地各一钱　白芍药　蒲黄各二钱

水二盏，姜三片，煎八分，食后温服。

旋神饮七八　治劳瘵憎寒壮热，口干咽燥，自汗烦躁，咳嗽唾血，瘦剧困倦。

人参　白术　黄芪　当归　熟地黄　麦门冬　白芍药　茯神　白茯苓　莲肉　五味子　炙甘草　桔梗　半夏曲各五分

水一盅半，红枣一枚，乌梅一个，煎七分，食远服。如嗽，加阿胶；胸满，加木香，以湿纸包，炮用，或加沉香亦可；如不思饮食，加扁豆，炒用。

《医统》养心汤七九　治体质素弱，或病后思虑过多，心虚惊悸不寐。

归身　生地　熟地　茯神各一钱　人参钱半　麦冬钱半　枣仁　柏子仁各八分　炙甘草四分　五味子十五粒

加灯心、莲子，水煎八分服。

钱氏养心汤八十　方在小儿五九。

治心虚惊痫。

正心汤八一　治七情五志久逆，心风妄言妄笑，不知所苦。

人参　当归酒洗　生地黄　茯神各一钱　羚羊角镑为末　枣仁炒，研　甘草炙　远志制。各八分

水一盅半，莲子七枚，煎七分，入羚羊角末、麝香半分，和匀，食后、临卧服。

开心散八二　治好忘。后定志丸稍胜于此百十六。

人参　远志各二钱半　石菖蒲一两　白茯苓二两

上为细末，每服一钱，食后米饮调下。

《局方》茯苓补心汤八三　治心虑过多，心神溃乱，烦躁不寐。

白茯苓　白茯神　麦门冬　生地黄　当归　半夏曲　陈皮各一钱　甘草五分

上加竹叶、灯心，同煎服。

酸枣仁汤八四　治病后气血俱虚，内亡津液，烦热，诸虚不眠者。

枣仁微炒　人参各一钱　麦冬三钱　竹茹一钱

加龙眼肉五枚，煎服，无时。

《秘传》酸枣仁汤八五　治心肾水火不交，精血虚耗，痰饮内蓄，怔忡恍惚，夜卧不安。

枣仁炒　远志　黄芪　白茯苓　莲肉去心　当归　人参　茯神各一钱　陈皮　炙甘草各五分

水一盅半，加生姜三片，枣一枚，煎七分，日一服，临卧一服。

仲景酸枣仁汤八六　治虚劳虚烦不得眠。

酸枣仁二升　甘草一两　知母　茯苓　川芎各二两

深师方仍有生姜二两

上五味，以水八升，煮酸枣仁得六升，纳诸药再煮取三升，分温三服。

钱氏酸枣仁汤八七　方在小儿六二。

治心肺虚热烦躁。

远志汤八八　治心虚烦热，夜卧不宁，及病后虚烦。

远志黑豆、甘草同煮　黄芪　当归　麦冬　枣仁炒　石斛各钱半　人参　茯神各七分　甘草五分

水二盅，煎八分，食远服。烦甚者，加竹叶、知母。

远志饮子八九　治心劳虚寒，梦寐惊悸。

远志肉　茯神　人参　当归酒浸　枣仁　黄芪　肉桂各一两　炙甘草五钱

上㕮咀。每服一两，水一盅半，姜五片，煎服，无时。

东垣圣愈汤九十　治血虚心烦，睡卧不宁，或五心烦热。

人参　川芎　当归　熟地黄酒拌蒸　生地黄酒拌　黄芪炙，各一钱

上水煎服。

益荣汤九一　治思虑过度，心血耗伤，怔忡恍惚不寐。

人参一钱　芍药　枣仁　柏子仁各五分　当归　黄芪　茯神各一钱　紫石英五分　远志　甘草　木香各三分

水一盅半，姜三片，枣一枚，煎八分服。

《元戎》逍遥散九二　治肝脾血虚，及郁怒伤肝，少血目暗，发热胁痛等症。

当归　芍药　白术　茯神　甘草　柴胡各等分

上姜、水煎服。

薛氏加味逍遥散九三　治肝脾血虚，发热，小水不利。

即前逍遥散加丹皮、栀子各七分。

生姜汁煎九四　治噎食不下，咽喉闭塞，胸膈烦闷。

生姜汁　白蜜　牛酥各五两　人参　百合各二两

上入铜铫中，以慢火熬膏，每用一二匙，用人参百合汤调下，或咽下。

《局方》胃风汤九五　治风冷乘虚入客肠胃，水谷不化，泄泻注下，及肠胃湿毒，下如豆汁，或下瘀血，日夜无度。

人参　白术　茯苓　当归　川芎　白芍药　肉桂等分

上为粗散，每服二钱，入粟米数粒同煎，食前服。

此方名为治风而实非治风，乃补血和血，益胃气之药，下血痢而挟虚者，实可倚仗，出太阳桂苓汤例药也。

《选要》十宝汤九六　治冷痢虚甚，下物如鱼脑，三服愈。

黄芪炙，四钱　熟地黄　人参　白术　白芍药　当归　茯苓　半夏　五味子　肉桂各一钱　甘草炙，五分

水一盅，姜三片，乌梅一个，煎七分，食远服。

《良方》当归黄芪汤九七　治妊娠下痢，腹痛，小便涩。

当归炒　黄芪各一两　糯米一合

水二盅，煎一盅，温服。

《局方》大防风汤九八　治足三阴亏损，寒湿外邪乘虚内侵，患鹤膝、附骨等疽，不问已溃未溃，宜先用此。及治痢后脚膝软痛，不能动履，名曰痢后风。此药祛风顺气，活血壮筋骨，行履如故。

人参　白术　防风　羌活各二钱　黄芪一钱　熟地　杜仲各二钱　官桂　甘草炙。各五分　白芍　牛膝　附子各一钱　川芎钱半

水煎服。一方有当归，无官桂，加姜七片。

河间地黄饮子九九　治舌喑不能言，足废不能行，此谓少阴气厥不至，急当温之，名曰痱证。凡阴虚有二，有阴中之水虚，有阴中之火虚，此治火虚之剂

熟地　巴戟去心　山茱萸　肉苁蓉浸　附子　石斛　五味　石菖蒲　茯苓　远志　官桂　麦门冬

上等分，每服五钱，入薄荷少许，姜、枣煎服。

金樱膏一百　治虚劳遗精、白浊最效。

金樱子经霜后采红熟者，撞去刺，切开去核，捣碎煮之，滤榨净汁用，熬成膏　人参　桑螵蛸新瓦焙燥　山药各二两　杜仲姜汁炒　益智仁各一两　薏仁　山茱萸　芡实　枸杞各四两　青盐三钱

上㕮咀。用水同熬二次，去渣，熬成膏，将金樱膏对半和匀，空心白汤下三四匙。

心虚白浊歌百一

白浊皆因心气虚，不应只作肾虚医。四君子汤加远志，一服之间见效奇。

劫劳汤百二　方在妇人一二四。

治虚劳咳嗽，盗汗发热。

益气补肾汤百三　治气虚眩晕。

人参　黄芪各一钱二分　白术二钱　白茯苓一钱　山药　山茱萸各钱半　炙甘草五分

水二盅，枣二枚，煎八分，食前服。

《元戎》当归酒百四　治血虚头痛欲裂。

当归一两　好酒一升

煮取六合服之。

人参丸百五　宁心益智，安神固精。

人参　茯苓　茯神　枣仁　远志　益智　牡蛎各五钱　朱砂二钱半

为末，枣肉丸服。

《千金》人参固本丸百六　治脾虚烦热，金水不足，及肺气燥热，作渴作嗽，或小便短少赤色，涩滞如淋，大便燥结，此阴虚有火之圣药也。

人参二两　天冬炒　麦冬炒　生地黄　熟地黄各四两

蜜丸，桐子大。每服五六十丸，空心，温酒或淡盐汤下。中寒之人不可服。如欲作膏，俟煎成，外加白蜜四两。

团参丸百七　治吐血咳嗽服凉药不得者。团参散方在小儿十。

人参　黄芪　飞罗面各一两

上为细末，滴水和丸，桐子大。每服五七十丸，茅根汤下。

天王补心丹百八　宁心保神，固精益血，壮力强志，令人不忘；去烦热，除惊悸，清三焦，解干渴，育养心气。此方之传，未考所自。《道藏》偈云：昔志公和尚日夜讲经，邓天王悯其劳者也，锡之此方，因以名焉。

生地黄四两，洗净　人参　玄参炒　丹参炒　远志炒　桔梗各五钱　白

茯苓五钱　五味炒　当归酒洗　麦冬炒　天冬炒　柏子仁炒　酸枣仁炒。各一两

上为细末，炼蜜为丸，每两分作十丸，金箔为衣。每服一丸，灯心枣汤化下，食远临卧服。或作小丸亦可。

《类方》如前方，内多黄连二两酒炒。

《医统》方此较前多百部、菖蒲、杜仲三味。

生地黄二两，用砂仁五钱、茯苓一两同煮，去砂仁不用　人参　玄参　丹参　远志　柏子仁炒　枣仁炒　白茯神　杜仲制　百部各一两　归身一两六钱　天冬　麦冬各一两二钱　桔梗八钱　五味　石菖蒲各五钱

《得效》方用熟地，不用生地，余如《医统》，又外加茯苓、炙甘草，共一十八味，分两俱各等分。

案：上方惟前十三味者，乃《道藏经》本方。此外各有不同，亦惟随宜择用可也。

《百一》补心神效丸百九

黄芪蜜炙　茯神　人参各四两　远志制，二两　熟地黄三两　枣仁炒　柏子仁另研　五味子各二两　朱砂一两，另研

上为末，炼蜜丸，桐子大。每服五十丸，米饮、温酒任下。盗汗不止，麦麸汤下；梦遗失精，人参龙骨汤下；卒暴心痛，乳香汤下；虚烦发热，麦门冬汤下；吐血，人参汤下；大便下血，地榆汤下；小便出血，茯苓车前子汤下；中风不语，薄荷生姜汤下；风痫痰气，防风汤下。

《局方》平补镇心丹百十　治心血不足，时或怔忡，夜多乱梦，如堕岸谷。常服安心肾，益荣卫。

人参　龙齿各二两五钱　白茯苓　茯神　麦冬　五味各一两二钱半　车前子　远志制　天冬　山药姜汁炒　熟地酒蒸。各一两半　朱砂两半，为衣　枣仁炒，三钱

炼蜜丸，桐子大。每服八九十丸，早晚米饮或温酒下。一方有肉桂一两二钱五分。一方有当归、柏子仁、石菖蒲。

《集验》柏子养心丸百十一　治心劳太过，神不守舍，合眼则梦，遗

泄不常。

柏子仁鲜白不油者，以纸包槌去油　白茯神　酸枣仁　生地黄　当归身各二两　五味子　辰砂细研　犀角镑　甘草各半两

上为末，炼蜜丸如芡实大，金箔为衣。午后、临卧各津嚼一丸。

古庵心肾丸百十二　治水火不济，心下怔忡，夜多盗汗，便赤梦遗。

牛膝酒浸　苁蓉酒浸　熟地黄各二两　菟丝子酒煮，三两　人参　黄芪蜜炙　当归酒浸　山药炒　鹿茸酥炙　附子炮，去皮脐　茯神　五味子　龙骨煅　远志甘草汤浸剥，姜汁炒。各一两

右为细末，酒煮面糊丸，桐子大。每服百丸，空心枣汤或清汤送下。

《济生》远志丸百十三　治心神恍惚不宁，梦泄遗精。

人参　茯神　白茯苓　龙齿　远志姜汤浸炒　石菖蒲各二两

蜜丸，桐子大，朱砂为衣。每服七八十丸，空心盐汤下。

宁志丸百十四　治怔忡惊悸、癫痫。《得效》宁志丸方在和阵六十，与此稍同。

人参　枣仁酒浸　茯苓　柏子仁　当归　远志酒浸　茯神　石菖蒲　琥珀各五钱　乳香　朱砂各三钱

上为末，炼蜜丸，桐子大。每服三五十丸，食后枣汤下。

宁志膏百十五　治因惊失志。

人参　枣仁泡去皮，纸炒　朱砂各半两　滴乳香一钱，另研

上为末，炼蜜丸，弹子大。每服十丸，薄荷汤下。

定志丸百十六　治心气不足，惊悸恐怯，或语鬼神，喜笑，及目不能近视，反能远视，乃阳气不足也，宜此方主之。此方与前开心散小异八二。

人参　茯苓各二两　菖蒲　远志制，各一两

炼蜜丸，桐子大，朱砂为衣。每服五七十丸，米饮下。

《拔萃》八物定志丸百十七　补心神，安魂魄，去热除痰。

人参一两半　石菖蒲　茯神　远志制，各一两　麦门冬　白术各五钱　朱砂一钱　牛黄二钱，另研

上为细末，炼蜜丸，桐子大，朱砂为衣。每服五十丸，米饮下。一方有茯苓一两。

十四友丸百十八　治惊悸怔忡。

人参　黄芪　当归　生地黄　远志　茯神　茯苓　枣仁泡去皮，隔纸炒　阿胶炒　龙齿　紫石英　薄荷　朱砂各一两

上为末，炼蜜丸，桐子大。每服五七十丸，食后临卧枣汤下。

《秘验》琥珀多寐丸百十九　治健忘恍惚，神虚不寐。

真琥珀　真羚羊角细镑　人参　白茯神　远志制　甘草等分

上为细末，猪心血和炼蜜丸，芡实大，金箔为衣。每服一丸，灯心汤嚼下。

《金匮》六味地黄丸百二十　即《金匮》肾气丸，亦名地黄丸。治肾水亏损，小便淋闭，头目眩晕，腰腿酸软，阴虚发热，自汗盗汗，憔悴瘦弱，精神疲困，失血失音，水泛为痰，病为肿胀，壮水制火之剂也。

熟地黄八两，蒸捣　山茱萸　山药炒。各四两　丹皮　泽泻　白茯苓各三两

上为细末，和地黄膏加炼蜜为丸，桐子大。每服七八十丸，空心食前滚白汤，或淡盐汤任下。此方用水煎汤，即名六味地黄汤，下八味丸亦同。

崔氏八味丸一二一　治命门火衰，不能生土，以致脾胃虚寒，饮食少思，大便不实，或下元冷惫，脐腹疼痛等症。王太仆曰：益火之源以消阴翳，即此谓也。

即前六味地黄丸加肉桂、制附子各一两。

陈氏加减八味丸一二二　治肾水不足，虚火上炎，发热作渴，口舌生疮，或牙根溃蚀，咽喉疼痛，寝汗憔悴等症。此临川陈自明方。李氏云：凡发背之热，未有不自肾虚而得之者，必须五更服加减八味丸。

即前六味丸加肉桂一两、五味子四两炒用。内泽泻切片，蒸五次焙用。一方五味止用一两。

《良方》益阴肾气丸一二三　治阴虚潮热盗汗，烦热作渴，筋骨疼痛，月经不调等症。

即前六味丸加当归、生地各四两，五味子二两。

薛氏加减《金匮》肾气丸一二四　治脾肾阳虚，不能行水，小便不利，腰重脚肿，或肚腹肿胀，四肢浮肿，或喘急痰盛，已成臌证，其效如神。此证多因脾胃虚弱，或治失其宜，元气复伤而变此证。若非速救肾中之火，则阳气不充于下，何以生土？土虚又何以制水？此必用之剂也，苟不知此，必不能救。若病在燃眉，当变丸为汤治之。

熟地四两，酒拌蒸　山药　山茱萸　川牛膝　丹皮　泽泻　车前子　肉桂各一两　白茯苓三两　附子制，五钱

上为末，炼蜜同地黄膏捣丸，桐子大。每服七八十丸，空心米饮下。

丹溪滋阴大补丸一二五　治诸虚不足，腰腿疼痛，行步无力。壮元阳，益肾水。

熟地二两　山药炒　牛膝各两半　山茱萸　杜仲　巴戟肉　白茯苓　五味子　小茴香炒　肉苁蓉酒洗，去甲，新瓦焙干　远志甘草汤煮，晒干。各一两　石菖蒲　枸杞各五钱

上为末，红枣肉和或炼蜜为丸，桐子大。每服七八十丸，空心淡盐汤或温酒任下。

大造丸一二六　方在寒阵一五六。

治阴虚血热诸证。

《秘方》全鹿丸一二七　此药能补诸虚百损，五劳七伤，攻效不能尽述。人制一料服之，可以延年一纪。其法须四人共制一鹿，分而服之，逾年又共制之，四人共制四年，则每人得一全鹿。若一人独制一料，恐久留变坏，药力不全矣。

中鹿一只　缚杀之，退去毛，将肚杂洗净，同鹿肉加酒煮熟，将肉横切，焙干为末；取皮同杂仍入原汤熬膏，和药末、肉末加炼蜜和捣为丸。其骨须酥炙为末，同入之。

人参　白术炒　茯苓　炙甘草　当归　川芎　生地黄　熟地黄　黄芪蜜炙　天门冬　麦门冬　枸杞　杜仲盐水炒　牛膝酒拌蒸　山药炒　芡实炒　菟丝制　五味子　锁阳酒拌蒸　肉苁蓉　破故纸酒炒　巴戟肉　胡

芦巴酒拌蒸　川续断　覆盆子酒拌蒸　楮实子酒拌蒸　秋石　陈皮上。各一斤　川椒去目，炒　小茴香炒　沉香　青盐各半斤

上先须精制诸药为末，和匀一处，候鹿胶成就，和捣为丸，桐子大，焙干。用生黄绢作小袋五十条，每袋约盛一斤，悬置透风处，用尽一袋，又取一袋。阴湿天须用火烘一二次为妙。每服八九十丸，空心、临卧姜汤、盐汤、白汤任下，冬月温酒亦可。

《青囊》仙传斑龙丸一二八　壮精神，除百病，养气血，补百损，老人虚人常服，延年益寿。昔蜀中有道士酣歌酒肆曰：尾闾不禁沧海竭，九转金丹都慢说，惟有斑龙顶上珠，能补玉堂关下血。真人仲源索方传世。

鹿角胶　鹿角霜　柏子仁　菟丝子制　熟地黄各八两　白茯苓　补骨脂各四两

上将胶先溶化，量入无灰酒打糊丸，桐子大。每服六七十丸，空心淡盐汤或酒任下。

《秘验》斑龙二至百补丸一二九　此药固本保元，生精养血，培复天真，大补虚损，益五内，除骨蒸，壮元阳，多子嗣，充血脉，强健筋骸，美颜色，增延寿算，聪明耳目，润泽髭须，真王道奇品之方，功难尽述也。

鹿角五十两为则，取新角连脑骨者佳，锯长二寸许，用米泔浸一宿，刷洗净，同后药入坛煮胶　黄精八两　枸杞　怀熟地　菟丝子淘洗净　金樱子去毛、子。各四两　天门冬去心　麦门冬去心　川牛膝　龙眼肉　楮实子各二两

以上十味，同角入金华好坛，层层放实，以新汲淡水入坛平肩，用密梭布四层包口，以新砖压之，置大锅中井字架上，以木甑盖好，重汤煮三日夜，毋得间断火候。旁用小锅烧滚水，不时添注坛内，并锅水勿使干涸。日足取起，滤去滓，将汁用罗底绢绞出，入净砂锅内，文火熬成膏，约一斤半，外炼蜜二斤，滴水成珠，搀入调和后药，杵合为丸。

鹿角霜十两　人参五两　黄芪蜜炙　芡实炒　白茯苓　山药炒　山茱萸　生地黄酒洗，饭上蒸过　知母盐水炒。各四两　北五味子一两

夏月加川黄柏四两，炒褐色。

以上十味为细末，用前膏和匀，木杵捣丸，桐子大。空心淡盐汤送下百余丸，随用煮熟莲肉或干枣数枚压之，俾纳丹田也。

《正传》鹿角胶丸百三十　治血气亏损，两足痿弱，不能行动，久卧床褥者，神效。

鹿角胶一斤　鹿角霜　熟地各半两　当归四两　人参　牛膝　菟丝子制　白茯苓各三两　白术　杜仲各二两　虎胫骨酥炙　龟板酥炙。各一两

上为末，先将鹿角胶用无灰酒二盅溶化，加炼蜜捣丸，桐子大。每服百丸，空心盐姜汤下。

鹿茸丸一三一　治脚气腿腕生疮，及阴虚下元痿弱，咳嗽等症。

鹿茸酥炙，另捣成泥　五味子　当归　熟地黄各等分

酒糊和丸，桐子大。每服四五十丸，温酒或盐汤任下。

《集验》鹿茸丸一三二　治诸虚劳倦。补心肾，益气血。

鹿茸酥炙　熟地黄　当归　枸杞　枣仁炒　附子制　牛膝　远志姜汁浸，炒　山药　沉香　肉苁蓉酒浸。各二两　麝香五分

炼蜜丸，桐子大。每服五十丸，盐汤下。

《三因》鹿茸丸一三三　治失志伤肾，肾虚消渴，小便无度。

鹿茸酥炙　麦门冬　熟地黄　黄芪炙　五味　肉苁蓉　鸡内金酒炒　山茱萸　破故纸炒。各七钱　茯苓　人参　牛膝酒浸　玄参　地骨皮各半两

上为末，炼蜜丸，桐子大。每服七八十丸，米饮下。

《本事》麋茸丸一三四　治肾虚腰痛，不能转侧。

麋茸鹿茸亦可　菟丝子制。各一两　舶茴香五钱

上为末，以羊肾二对，用酒煮烂，去膜，研如泥，和丸桐子大，阴干。如太干，以酒糊佐之。每服三五十丸，温酒或盐汤下。

杨氏还少丹一三五　治脾肾虚寒，饮食少思，发热盗汗，遗精白浊，真气亏损，肌体瘦弱等症。

熟地黄二两　山药　山茱萸　杜仲姜汤炒　枸杞二两　牛膝酒浸　远志姜汁浸炒　肉苁蓉酒浸　北五味　川续断　楮实子　舶茴香　菟丝子制　巴戟肉余。各一两

上为细末，炼蜜丸，桐子大。每服五十丸，空心盐酒下。

《局方》无比山药丸一三六　治诸虚损伤，肌肉消瘦，耳聋目暗。常服壮筋骨，益肾水，令人不老。

山药二两　菟丝子三两，酒浸煮　五味拣净，六两　肉苁蓉四两，切片酒浸，焙　杜仲三两，酒炒　牛膝一两，酒浸蒸　熟地　泽泻　山茱萸　茯苓　巴戟肉　赤石脂各一两

上为细末，炼蜜和丸，桐子大。每服三五十丸，食前温酒或米饮下。

还元丹一三七　一名延年益寿不老丹。此药大补元气，服一月自觉异常，功效不可尽述。案，此方为阴虚血热者宜之，诸阳虚者不可用。

何首乌半斤，用米泔水浸软，竹刀刮去皮，分四制。忌铁器，以砂锅、瓦器盛酒拌芝麻蒸一次，晒干；又用羊肉一斤，切片拌蒸一次，晒干；再用酒拌蒸一次，黑豆拌蒸一次，各晒干　熟地　生地酒浸焙。各三两　天冬　麦冬各末。一两　人参五钱　地骨皮童便浸晒　白茯苓酒浸晒干取末。各一两

上取乳汁六两，白蜜十两，同炼一器中，合前末为膏，瓷器取贮，勿令泄气。不拘时服一二匙，沸汤漱咽之。

《经验》养荣丸一三八　治男妇气血两虚，精神短少，脾胃不足，形体羸瘦。

人参　白术土炒　当归　熟地黄　黄芪　芍药　山药各一两　远志制　生地黄　山茱萸各半两　白茯苓二两　陈皮八钱

上为细末，用鸭一只，取血入炼蜜和丸，桐子大。每服八九十丸，食前淡盐汤送下，或酒亦可。

三才丸一三九

天门冬　熟地黄　人参等分

上为末，炼蜜丸服。

七珍至宝丹百四十　补血生精，泻火益水，强筋骨，黑须发，补益之功甚大。

何首乌赤、白各半斤，酒浸软，竹刀刮去皮，同牛膝蒸　川牛膝半斤，净，用黑豆三升，同何首乌层层拌铺甑内，蒸极熟，取出去豆，与何首乌共捣如泥　白茯苓一

斤，用人乳五升煮干为度　赤茯苓一斤，用牛乳五升煮干为度　当归四两，酒浸，焙干　枸杞四两　破故纸炒香　菟丝子制。各半两

炼蜜为丸，鸡头子大。每服一丸，日进三服，空心温酒、午后姜汤、临卧盐汤送下。

《百一》补髓丹一四一　治老人虚弱肾伤，腰痛不可屈伸。

杜仲十两　补骨脂用芝麻五两同炒，以芝麻黑色无声为度，去麻不用，十两　鹿茸四两，燎去毛，酒浸炙

上为末，用胡桃肉三十个，浸去皮，捣为膏，入面少许，煮糊为丸，桐子大。每服百丸，温酒、盐汤任下。

枸杞子丸一四二　治肾虚精滑，补精气。

甘州枸杞　黄精九蒸九晒

上二味等分，相和捣作饼子，焙干为末，炼蜜丸，桐子大。每服百余丸，空心温酒送下。

《局方》青娥丸一四三　治肾虚腰痛，益精助阳，乌须壮脚力。妇人随证用引吞送，神效。

破故纸四两，炒香　杜仲净，八两，姜汤炒　胡桃肉十两

上为末，用蒜四两，捣膏和丸，桐子大。每服三五十丸，空心温酒送下。一法不用蒜，以酒糊为丸，或炼蜜为丸，服者更佳。案，此方可加巴戟肉、大茴香各四两为尤妙。或再加肉苁蓉亦可。

《良方》加味青娥丸一四四　补诸虚不足，滋益阴阳，美容颜，健腰膝，止腰痛尤效。

破故纸炒　小茴盐水炒　胡芦巴炒。各四两　杜仲三两，姜汁炒　胡桃肉二十五个　莲蕊一两　青盐煅，五钱　穿山甲酥炙，三钱五分

上为末，将胡桃肉捣烂，加酒煮面糊为丸，桐子大。每服三十丸，空心温酒下。

十补丸一四五　方在热阵一七三。治肾脏虚冷等症。

《保命》煨肾丸一四六　治肾肝虚损，骨痿不能起床，筋弱不能收持，及脾损谷不化，善益精缓中消谷。

杜仲姜汤炒　牛膝　萆薢　白蒺藜　防风　菟丝子制　胡芦巴　肉

苁蓉酒浸 破故纸酒炒。各等分 官桂减半

上将猪腰子制如食法，捣烂加炼蜜和杵千余为丸，桐子大。每服五七十丸，空心用温酒送下。治腰痛不起甚效。

《局方》煨肾散一四七 治肾虚腰痛。

杜仲姜汁炒 花椒炒出汁 食盐少许

上为末，以猪腰子一枚，薄批作五七片，以椒、盐淹去腥水，掺杜仲末三钱在内，以薄荷包，外加湿纸二三层，煨熟食之，酒下。

安肾丸一四八 方在热阵一六七。治肾经积冷，下元衰弱。

小安肾丸一四九 方在热阵一六八。治肾气虚寒，多溺，腰膝沉重。

石刻安肾丸百五十 方在热阵一六九。治真气虚惫，梦遗便数，脚膝软弱。

红铅丸一五一 一名一气丹。一名人精妙合丸。

紫河车用头产壮盛男胎者一具，以银针挑去紫血，米泔水洗净，用酒、醋炖烂焙干 人乳以瓷罐盛晒干者四两。或以茯苓末一两收晒至五两者亦可 秋石以童男女小便炼成者，四两 红铅亦名先天梅子，五钱。此室女初次经血。扣算女子年岁，凡五千四十八日，即女子天癸将至之日，须预备锡船候取，以茯苓末收渗晒干；或以丝绵渗取，用乌梅煎汤洗下，去水晒干亦可

上为细末，炼蜜为丸，每丸重七厘。此药俗传云以人补人，得先天之气，神妙不可尽述，每丸价一两。

打老儿丸一五二

熟地 山药炒，各五两 牛膝酒洗 巴戟枸杞汤洗，炒 楮实子去浮者 枸杞 石菖蒲 远志肉甘草汤制 白茯苓去筋 杜仲盐水炒 北五味蜜水拌蒸一二时，捣饼焙干 山茱萸上各四两 小茴香 续断各三两 肉苁蓉切片酥炒，五两

上为末，炼蜜丸，桐子大。每服五六十丸，空心、午前、临睡，或酒或盐汤下百余丸。

肉苁蓉丸一五三 治肾虚耳聋。

肉苁蓉酒浸，焙 菟丝子酒浸煮，研 山茱萸 白茯苓 熟地黄 人参 官桂 防风 芍药 黄芪各五钱 附子炮 羌活 泽泻各二钱半 羊肾一对，

薄切，去筋膜，炙干

炼蜜丸，桐子大。每服三五十丸，空心温酒下。

四味肉苁蓉丸一五四　方在固阵六二。治小便不禁。

黄芪丸一五五　治虚风羸瘦，心神虚烦，筋脉拘挛，疼痛少睡。

黄芪炙　人参　熟地黄　白茯苓　薏苡仁　山茱萸各一两　枣仁　羌活去芦　当归　羚羊角屑　枸杞子　桂心各七钱半　防风　远志各半两

上为细末，炼蜜和丸，梧子大。每服七八十丸，温酒下，不拘时。

二丹丸一五六　治风邪健忘。和血养神定志，内安心神，外华腠理。

丹参　天门冬　熟地黄各一两半　麦门冬　白茯苓　甘草各一两　人参　丹皮　远志各半两

上为细末，炼蜜和丸，桐子大，以朱砂半两为衣。每服五七十丸，加至百丸，空心煎愈风汤送下。

海藏益血丹一五七　治大便燥，久虚亡血。

当归酒浸，焙　熟地黄等分

上为末，炼蜜丸，弹子大。细嚼酒下一丸。

《集要》四神丸一五八　治禀赋虚弱，小便频数不禁。

五味子　菟丝饼各四两　熟地黄六两　肉苁蓉一斤，去甲

上为末，酒煮山药糊丸，桐子大。每服五十丸，空心盐汤下。

《局方》虎骨四斤丸一五九

宣州木瓜去穰　天麻去芦　肉苁蓉洗净　牛膝焙干。各一斤　附子炮，去皮脐，二两　虎骨酥炙，一两

上先将前四味用无灰酒五升浸，春秋五日，夏三日，冬十日，取出焙干，入附子、虎骨，共为末，用前浸药酒打面糊丸，梧子大。每服五十丸，食前盐汤送下。

加味四斤丸百六十　治肝肾二经气血不足，足膝酸痛，步履不随，如受风寒湿毒以致脚气者，最宜服之。

虎胫骨一两，酥炙　乳香另研　没药另研。各五钱　川乌炮，去皮，一两　肉苁蓉　牛膝各一两半　天麻一两　木瓜一斤，去穰，蒸

上各为末，先将木瓜、苁蓉捣膏，加酒糊和杵丸，桐子大。每服

七八十丸，空心温酒或盐汤任下。

《三因》加味四斤丸一六一　治肾虚肺热，热淫于内，致筋骨痿弱，不能收持。

肉苁蓉酒洗　牛膝酒洗　天麻　木瓜　鹿茸酥炙　熟地黄　五味酒浸　菟丝子酒煮，等分

上为末，炼蜜丸，桐子大。每服五十丸，食前温酒或米饮送下。刘宗厚曰：案此方云：热淫于内，而用温补，何也？然，阴血衰弱，血不养筋，筋缓不能自收持。今阳燥热淫于内，故用此以养阳滋阴，阴实则水升火降矣。

金刚丸一六二　治肾损骨痿不能起床，宜此益精。

萆薢　杜仲姜汁炒　肉苁蓉酒洗　菟丝子制

上用酒煮猪腰子捣丸，桐子大。每服五七十丸，空心温酒送下。

人参膏一六三

用人参十两，细切，以活水二十盏浸透，入银石器内，桑柴火缓缓煎取十盏，滤汁，再以水十盏，煎渣取汁五盏，并入前汁，合煎成膏，瓷瓶收贮。随证作汤使调服。丹溪云：多欲之人肾气衰惫，咳嗽不止，用生姜、橘皮煎汤，化膏服之。浦江郑兄，五月患痢，又犯房室，忽发昏运，不知人事，手撒目暗，自汗如雨，喉中痰鸣，声如拽锯，小便遗失，脉大无伦。此阴亏阳绝之证也。予令急煎大料人参膏，仍与灸气海十八壮，右手能动。再二壮，唇口微动。遂与膏服一盏半，夜后服三盏，眼能动。尽三斤，方能言而索粥，尽五斤而痢止，至十斤而全安。若作风治则误矣。一人背疽，服内托十宣药已，多脓出，作呕，发热，六脉沉数有力，此溃疡所忌也。遂用大料人参膏，入竹沥饮之，参尽十六斤，竹伐百余竿而安。后经旬余，值大风拔木，疮复起有脓，中有红线一道，过肩胛抵右肋。予曰：急作参膏，以芎、归、橘皮作汤，入竹沥、姜汁饮之，尽三斤而疮溃，调理乃安。若痈疽溃后，气血俱虚，呕逆不食，变证不一者，以参芪归术等分，煎膏服之最妙。

书集

卷之五十四　古方八阵

和　阵

《局方》二陈汤一　治痰饮呕恶，风寒咳嗽，或头眩心悸，或中脘不快，或因生冷，或饮酒过多，脾胃不和等症。

陈皮　半夏制。各三钱　茯苓二钱　炙甘草一钱

水二盅，姜三五片，枣一枚，煎八分，食远服。

加减二陈汤二　治呕吐吞酸，胃脘痛，呃逆。

即前方加丁香九粒，气滞甚者，可加一二钱。

丹溪加味二陈汤三　治食郁瘀滞，胸膈不快。

苍术米泔浸　白术炒　橘红　半夏泡　茯苓　川芎　香附各八分　枳壳　黄连姜炒　甘草各五分

水盏半，煎八分，食前，稍热服。

二术二陈汤四　治一切呕吐清水如注。

苍术土炒　白术炒　陈皮　半夏制　茯苓各一钱　炙甘草五分

水一盅半，姜三片，枣一枚，煎八分，稍热服。虚寒者加人参、煨干姜；痰饮，加南星，倍半夏；宿食，加神曲、砂仁。

《宣明》黄芩二陈汤五　治热痰。

黄芩　陈皮　半夏　茯苓等分　甘草减半

水一盅半，姜三片，煎七分，食远服。

《辨疑》柴葛二陈汤六　治一切疟、暑、湿、劳、食等症。

柴胡　干葛　陈皮　半夏　茯苓　甘草　白术　苍术制　川芎　黄芩各等分，若阴疟除此味

水二盅，姜三片，煎服。内干葛、川芎、苍术，乃发散之剂，若久疟及发散过者除之。阳分汗多，加人参、黄芪，去干葛；阴分虚者，加酒炒芍药、当归、生地；久疟，微邪潮热，加四君子汤，去祛邪之

药；若欲截疟，加常山、槟榔、青皮、贝母各一钱。

桂附二陈汤七　方在热阵百十五。治寒疟厥冷。

《金匮》小半夏汤八　治呕吐，谷不得下，及心下有饮者。

半夏一升　生姜半斤

上二味，以水七升，煮取一升半，分温再服。《局方》用半夏五钱，生姜二钱半，水一盅半，煎服.

《金匮》小半夏加茯苓汤九　治卒呕吐，心下痞，膈间有水，眩悸者。

即前方加茯苓三两，煎法同。

《金匮》大半夏汤十　治胃反不受食，食入即吐。《外台》云：治呕而心下痞硬者。

半夏二升，洗完用　人参三两　白蜜一斤

上三味，以水一斗二升，和蜜扬之二百四十遍，煮药取三升半，温服一升，余分再服。

《御药》大半夏汤十一　一名橘皮汤。治痰饮及脾胃不和。

半夏　陈皮　白茯苓各二钱

水二盅，姜五片，煎八分，温服。

茯苓半夏汤十二　治呕吐哕，心下坚痞，膈间有水，痰眩惊悸，及小儿等病。

白茯苓二两　半夏五钱

上每服三五七钱，姜、水煎服。

《宣明》橘皮半夏汤十三　治痰涎壅嗽久不已者，常服润燥解肌热止嗽。

陈皮五钱　半夏制，二钱半

水一盅半，加生姜三五片，煎七分，温服。

《灵枢》秫米半夏汤十四　久病不寐者神效，世医鲜用之。

秫米一升　半夏五合

上用千里长流水八升，扬之万遍，取清者五升，煮秫米、半夏，炊以苇薪，令竭至一升半，去渣，饮汁一小杯，日三服。其新病者，覆杯即卧，汗之即已；久病者，三日已也。

东垣半夏白术天麻汤十五　治眩晕，及足太阴痰厥头疼。

半夏钱半　白术　神曲炒，各一钱　麦芽　陈皮各钱半　人参　黄芪　茯苓　苍术　天麻　泽泻各五分　黄柏二分　干姜三分

上㕮咀。每服半两，水二盅，煎八分，食远热服。

《金匮》黄芩半夏生姜汤十六　治干呕而利者。

黄芩　生姜各三两　炙甘草　芍药各二两　半夏半升　大枣十二个

上六味，以水一斗，煮取三升，去滓，温服一升，日再夜一服。

东垣平胃散十七　治脾胃不思饮食，心腹胁肋胀满刺痛，呕哕恶心，吞酸噫气，体重节痛，自利霍乱，噎膈反胃等症。

厚朴姜制炒　陈皮去白，各五两　苍术去皮，米泔浸炒，八两　炙甘草三两

本方加人参、茯苓各二两，即名参苓平胃散。

上为末。每服二钱，水二盅，姜三片，枣二枚，煎七分，去渣温服。或去姜枣，入盐一小捻，单以沸汤点服亦可。如小便不利，加茯苓、泽泻；如饮食不化，加神曲、麦芽、枳实；如胃中气痛，加木香、枳实或枳壳；如脾胃困倦，加人参、黄芪；如有痰，加半夏；如便硬腹胀，加大黄、芒硝；如脉大内热，加黄连、黄芩。

调气平胃散十八　治胃气不和，胀满腹痛。

厚朴制　陈皮　木香　乌药　白豆蔻　砂仁　白檀香各一钱　甘草五分　苍术钱半　藿香一钱二分

水一盅半，生姜三片，煎八分，食远温服。

钱氏益黄散十九　治脾土虚寒，寒水反来侮土而呕吐不食，或肚腹作痛，或大便不实，手足逆冷等症。

陈皮一两　青皮　诃子肉炮，去皮　炙甘草各半两　丁香二钱

上每服四钱，水煎服。

藿香正气散二十　治外感风寒，内停饮食，头疼寒热，或霍乱泄泻，痞满呕逆，及四时不正之气，疟痢伤寒等症。

藿香　紫苏　桔梗　白芷　大腹皮各一钱　陈皮　半夏　茯苓　甘草　白术　厚朴各八分

水二盅，姜三片，枣一枚，煎八分，热服取汗。

不换金正气散二一　治脾气虚弱，寒邪相搏，痰停胸膈，致发寒热，或作疟疾，或受山岚瘴气等毒。

厚朴姜制　藿香　半夏　苍术米泔浸　陈皮各一钱　甘草炙，五分

姜、枣、水煎服。

陈氏不换金正气散二二　治感冒风寒，或伤生冷，或瘴疟，或疫疠。

苍术米泔浸炒　厚朴姜汁炒，各四两　橘红三两　炙甘草　半夏制　藿香各二两　人参　木香湿纸裹煨　白茯苓各一两

上每服一两，姜、枣、水煎服。

徐氏正气散二三　正胃气，进饮食，退寒疟、食疟、瘴气，脾胃滞者，用之为宜。

藿香　草果各二两　半夏制　陈皮　厚朴　砂仁　炙甘草各一两

上为末。每服三钱，加生姜七片，枣三枚同煎，俟疟未发前，和渣服。

《济生》大正气散二四　治脾胃不和，为风寒湿气所伤，心腹胀闷，有妨饮食。

白术　陈皮各二钱　半夏制　藿香叶　厚朴姜炒　桂枝　枳壳　槟榔　干姜炮。各钱　甘草炙，五分

水一盅半，姜三片，枣一枚，煎七分，不时温服。

东垣升阳益胃汤二五　治秋燥令行，湿热少退，脾胃虚弱，怠惰嗜卧，体重节痛，四肢不收，口苦舌干，饮食不消，大便不调，小便频数，兼见肺病，洒淅恶寒，惨惨不乐，面色恶而不和，乃阳气不伸故也，当升阳益胃。《良方》无黄芪、甘草、半夏、芍药四味。

人参　炙甘草　半夏脉涩者宜用。各一钱　黄芪二钱　白术三分　白芍　防风　羌活　独活各五分　柴胡　茯苓小便利者勿用　泽泻不淋者勿用。各三分　陈皮四分　黄连二分

上㕮咀。每服三钱，渐加至五钱，生姜五片，枣二枚，水三盅，煎一盅，早饭、午饭之间温服。忌语话一二时，及酒湿助火之物。服药

后，如小便毕而病反增，是不宜利小便也，当去茯苓、泽泻。若得喜食增食，初一二日间不可太饱，恐药力尚浅，胃气再伤，不得转运也。或用美食以助药力而滋胃气，慎不可淡食以损药力而助邪气之沉降也。亦可小役形体，使胃气升发，切勿大劳，致令复伤，但以胃气安静为尤善。

海藏白术汤二六　治风湿恶寒，脉缓。

白术　防风　甘草

上㕮咀，加生姜煎服。

《济生》白术汤二七　治五脏受湿，咳嗽痰多，气喘身重，脉濡细。

白术　橘红　半夏　茯苓各二钱　炙甘草一钱

水一盅半，姜五片，煎七分，食远服。

《良方》三味白术汤二八　方在妇人十二。治妊娠内热心痛。

《良方》四味白术汤二九　方在妇人十三。治妊娠胃虚恶阻。

白术散三十　治自汗盗汗极效。

白术半斤

上将白术切成小块，用浮麦一升，水一斗，同煮干，如白术尚硬，再加水煎透烂，取起切片，焙干为末。每服二三钱，仍用浮麦煎汤，食远调服。如治小儿，以炒黄芪煎汤，量儿大小与服。忌萝卜、辛辣炙煿之物，乳母尤忌。

《宣明》白术散三一　方在固阵三。治虚风多汗痿弱。

《良方》白术散三二　方在妇人十一。治妊娠伤寒内热等症。

调胃白术散三三　治脾胃不和，腹胀泄泻，身面浮肿。

白术　茯苓各二钱　陈皮　白芍药炒　泽泻　槟榔各一钱　木香五分

水二盅，姜三片，煎八分，食远服。如肿不退，倍加白术，并枳实麸炒一钱。

白术芍药汤三四　治脾经受湿水泄，体重微满，困弱无力，不欲饮食，或暴泄无数，水谷不化，宜此和之。

白术炒　芍药炒。各一两　甘草炒，半两

上每用一两，水煎服。

草窗白术芍药散三五　治痛泻要方。

白术炒，三两　芍药炒，二两　陈皮炒，两半　防风一两

上或煎，或丸，或散，皆可用。久泻者加炒升麻六钱。

《金匮》苓桂术甘草汤三六　病痰饮者，当以温药和之。凡心下有痰饮，胸胁支满，目眩，此方主之。

茯苓四两　桂枝　白术各三两　甘草二两

上以水六升，煮取三升，温分三服，小便则利。

神术散三七　治伤寒头痛身热等症。

苍术二钱　川芎　藁本　甘草各一钱

水二盅，姜三片，煎一盅，不拘时服。

《局方》神术散三八　方在散阵六五。治四时瘟疫，头疼发热。

海藏神术汤三九　治风湿恶寒脉紧。

苍术　防风　甘草

上㕮咀。加葱白煎服。治刚痉汗者，加羌活，或独活、麻黄。

《约说》沉香降气散四十　治阴阳壅滞，气不升降，胸膈痞塞，或留饮吞酸，胁下妨闷。

沉香二钱八分　砂仁七钱半　香附子去毛，盐水炒，六两二钱五分　炙甘草五钱五分

上为极细末。每服二钱，入盐少许，沸汤调，不拘时服，或淡姜汤亦可。

《和剂》苏子降气汤四一　治心腹胀满，喘促气急，消痰进食。

苏子炒　半夏曲　前胡　当归　陈皮　厚朴制，各八分　桂　甘草各三分

水二盅，姜三片，煎七分，不拘时服。

《医林》小降气汤四二　治浊气在上，痰涎壅盛。

家紫苏　台乌药　白芍　陈皮各二钱　炙甘草五分

水一盅半，生姜三片，枣一枚，煎七分，食远服。

《统旨》木香顺气散四三　治气滞腹痛胁痛。

木香　香附　槟榔　青皮　陈皮　枳壳　砂仁　厚朴制　苍术各一

钱　炙甘草五分

水二盅，姜三片，煎八分，食远服。

《局方》木香调气散四四

木香　白檀香　白豆蔻　丁香各二钱　炙甘草　藿香各八钱　砂仁四钱

上为末。每服二钱，入盐少许，沸汤点服。

流气饮子四五　治三焦气壅，五脏不和，胸膈痞满，肩背攻痛，呕吐气喘，痰盛浮肿等症。即外科方脉流气饮。

木香磨汁　槟榔　青皮　陈皮　枳壳　乌药　大腹皮　枳实　茯苓　紫苏　桔梗　防风　黄芪　当归　川芎　芍药　甘草　半夏制，各等分

水一盅半，姜三片，枣一枚，煎服。

《和剂》二十四味流气饮四六　调营卫，利三焦，行痞滞，消肿胀。

紫苏　陈皮　青皮　厚朴制　炙甘草　香附炒，各四两　木通二两　大腹皮　丁香皮　槟榔　肉桂　木香　草果　莪术炮　藿香各一两半　麦冬　人参　白术　赤茯苓　木瓜　白芷　半夏　枳壳炒　石菖蒲各一两

上每服三钱，姜四片，枣二枚，水煎服。

七气汤四七　治七情之气郁结于中，心腹绞痛不可忍，及不能饮食。

半夏制，五两　人参　肉桂　甘草炙，各一两

上每服三五钱，水一盅半，姜三片，煎八分服。

《三因》七气汤四八　治如前。案此方即《局方》四七汤也。在后九七。

半夏五两，制　茯苓四两　厚朴三两　紫苏二两

上每服三五钱，姜七片，枣二枚，水煎服。

加味七气汤四九　即前七气汤加厚朴，茯苓各等分。

《局方》七气汤五十　治七情郁结，脏气互相刑克，阴阳不和，挥霍撩乱，吐泻交作。

半夏制　厚朴　芍药　茯苓各二钱　人参　肉桂　橘红　紫苏各一钱

水二盅，加姜、枣煎服。

《指迷》七气汤五一　治七情相干，阴阳不得升降，气道壅滞，攻冲作疼，积聚癥瘕胀满等症。

半夏　甘草各七分半　香附钱半　青皮　陈皮　桔梗　官桂　藿香　益智　莪术煨。各一钱

上每服三五钱，姜三片，枣一枚，水煎服。《统旨》七气汤有三棱、玄胡索、姜黄、草豆蔻，无半夏、桔梗。《济生》大七气汤有三棱，无半夏。

四磨饮五二　治诸逆气。

沉香　乌药　枳实　槟榔

上四味，用白汤共磨服，或下养正丹尤佳。一方用白酒磨。《济生方》用人参，无枳实。本方加木香，即名五磨饮。

《济生》疏凿饮五三　治水气通身浮肿，喘呼气急，烦渴，大小便不利。

泽泻　茯苓皮　木通　商陆　大腹皮　槟榔　羌活去芦　秦艽去芦　椒目　赤小豆炒

上㕮咀。每服六七钱，水一盅半，姜五片，煎服。

《良方》厚朴汤五四　治心腹胀满。此病气壅实者之治法也。

厚朴四五钱，姜汁炒

加生姜五七片，水煎，温服。或间用沉香降气散。

木香宽中散五五　治七情伤于脾胃，以致胸膈痞满，停痰气逆，或成五膈之病。

青皮　陈皮　丁香各四两　厚朴制，一斤　甘草炙，五两　白豆蔻二两　香附炒　砂仁　木香各三两

上为末。每服二钱，姜、盐汤调服。若脾胃虚损之证，不可过服，或与六君子兼用之。

《良方》木香分气饮五六　治气滞留注四肢，腹急中满，胸膈胁肋膨胀，虚气上冲，小便臭浊。

木香　猪苓　泽泻　赤茯苓　半夏　枳壳　槟榔　灯草　苏子等分

上㕮咀。每服一两，水一盅半，煎八分，入麝香末少许，食远服。

《良方》人参木香散五七　治水气病。

人参　木香　茯苓　滑石　琥珀　海金沙　枳壳　槟榔　猪苓　甘草等分

上㕮咀。每服一两，生姜三片，水一盅半，煎七分，日进三服，不拘时。

消导宽中汤五八　治气滞食滞，水肿胀满。

白术一钱半　枳实麸炒　厚朴姜制　陈皮　半夏　茯苓　山楂　神曲炒　麦芽炒　萝卜子炒。各一钱

水一盅半，姜三片，煎八分，食远服。小便不利，加猪苓、泽泻。

化滞调中汤五九　治食滞胀满。

白术钱半　人参　白茯苓　陈皮　厚朴姜汁炒　山楂　半夏各一钱　神曲炒　麦芽炒。各八分　砂仁七分

水一盅半，姜三片，煎七分，食前服。胀甚者，加萝卜子炒用一钱，面食伤者尤宜用。

索矩三和汤六十　治脾湿肿满。

陈皮　厚朴姜炒　白术　槟榔各一钱　紫苏七分　海金沙　木通各五分

水一盅半，姜三片，枣一枚，煎七分，食远服。

《宝鉴》导滞通经汤六一　治脾湿气不宣通，面目手足浮肿

木香　白术　桑白皮　陈皮各五钱　茯苓一两

上㕮咀。每服七八钱，水一盅半，煎八分，食前温服。

《良方》导水茯苓汤六二　治水肿，头面手足遍身肿如烂瓜之状，按而塌陷，胸腹喘满，不能转侧安睡，饮食不下，小便秘涩，溺出如割，或如黑豆汁而绝少，服喘嗽气逆诸药不效者，用此即渐利而愈。

赤茯苓　麦门冬去心　泽泻　白术各三两　桑白皮　紫苏　槟榔　木瓜各一两　大腹皮　陈皮　砂仁　木香各七钱半

上㕮咀。每服一二两，水二盅，灯草一二十根，煎八分，食前服。如病重者可用药五两，再倍加麦冬及灯草半两，以水一斗，于砂锅内熬至一大碗，再下小铫内煎至一盅，五更空心服，柤再煎。连进此三服，自然小水通利，一日添如一日。

健脾散六三　和中健胃，消食快气。

人参　白术炒　丁香　藿香　砂仁炒　肉果煨　神曲炒　炙甘草等分

上为细末。每服二钱，不拘时，橘皮汤下。

参术健脾汤六四　治脾虚兼滞胀满。

人参　白茯苓　陈皮　半夏　砂仁　厚朴姜制。各一钱　白术二钱　甘草三分

水一盅半，姜三片，煎七分，食远服。加神曲、麦芽、山楂，消胀尤佳。

《三因》当归散六五　水肿之疾，多由火不养土，土不制水，故水气盈溢，脉道闭塞，渗透经络，发为浮肿、心腹胀满之证。

当归　桂心　木香　赤茯苓　木通　槟榔　赤芍药　牡丹皮　陈皮　白术各一钱半　木瓜一片

水二盅，加紫苏五叶，煎八分，不拘时服。

当归活血散六六　治瘀血胀满。

赤芍药　归尾酒洗　生地黄各钱半　桃仁去皮尖，炒　红花酒洗　香附童便浸，各一钱　川芎　牡丹皮　玄胡索　蓬术炮。各八分　三棱炮　青皮各七分

水一盅半，煎七分，食前服。

《局方》五皮散六七　治风湿客于脾经，以致面目虚浮，四肢肿满，心腹膨胀，上气急促，兼治皮水、胎水。

五加皮　地骨皮　大腹皮　茯苓皮　生姜皮等分

上㕮咀。每服三钱，水一大盅，煎七分，热服，无时。

《澹寮》五皮散六八　治病后身面四肢浮肿，小便不利，脉虚而大。此由诸气不能运行，散漫于皮肤肌腠之间，故令肿满，此药最宜。

大腹皮　陈皮　生姜皮　桑白皮炒　赤茯苓皮各等分

上㕮咀。每服五六钱，水一大盅，煎八分，不拘时温服，日三次。忌生冷、油腻、坚硬之物。

沉香琥珀丸六九　治水肿、一切小便不通难治之证。

沉香　郁李仁去皮　葶苈炒。各两半　琥珀　杏仁去皮尖　紫苏　赤茯

苓　泽泻各半两　橘红　防己各七钱半

上为细末，炼蜜丸，梧子大，以麝香为衣。每服二十五丸，渐加至五七十丸，空心人参汤送下，量虚实增减。

法制陈皮七十　消食化气，宽利胸膈，美进饮食。

茴香炒　甘草炙，各二两　青盐炒，一两　干姜　乌梅肉各半两　白檀香二钱半

上六味，共为末，外以广陈皮半斤，汤浸去白，净取四两，切作细条子。用水一大碗，煎药末三两，同陈皮条子一处慢火煮，候陈皮极软，控干，少时用余剩干药末拌匀，焙干。每服不拘多少，细嚼温姜汤下，无时。

《家秘》祛痛散七一　治诸般心气痛，或气滞不行，攻刺心腹，痛连胸胁，小肠吊疝，及妇人血气刺痛。此方屡用，无不神效。

青皮　五灵脂去石　川楝子　穿山甲　大茴香各二钱　良姜香油炒　玄胡索　没药　槟榔各钱半　沉香一钱　木香钱二分　砂仁少许

上㕮咀，用木鳖子仁一钱二分，同前药炒令焦燥，去木鳖不用，共为细末。每服一钱，加盐一星，用酒或滚水送下。

调痛散七二　治脾痛气膈。

木香　丁香　檀香　大香附　台乌药　莪术　肉桂　片姜黄　白生姜　白豆蔻　砂仁　炙甘草等分

上㕮咀。每服二钱半，加紫苏四叶，煎汤服。

丁香止痛散七三　方在《热阵》百八。治心痛。

《良方》乌药散七四　治血气壅滞，心腹作痛。

乌药　莪术醋浸炒　桂心　桃仁　当归　青皮　木香等分

上为末。每服二钱，热酒调下。

《奇效》手拈散七五　治心脾气痛。

延胡索　五灵脂　草果　没药等分

上为细末。每服二三钱，不拘时，热酒调下。

《良方》游山散七六　治心脾痛。此药极奇，叶石林游山，见一小寺颇整洁，问僧所以仰给者，则曰：素无田产，亦不苦求，只货数药以

赡，其脾疼药最为流布。有诗云：草果玄胡索，灵脂并没药。酒调一二钱，一似手拈却。

上等分为末。每服三钱，不拘时，温酒调下。

舒筋汤七七　一名如神汤。治闪肭血滞，腰腹n痛，及产后血滞作痛者更妙。

当归　玄胡索　桂心等分

上为细末。每服二钱，不拘时温酒调服。一方加杜仲、牛膝、桃仁、续断亦可。

丹溪玄桂丸七八　治死血留胃脘，当心作痛。

玄胡索一两半　官桂　红花　红曲　滑石各五钱　桃仁三十粒

上为细末，汤浸蒸饼为丸，绿豆大。每服四十丸，姜汤下。

洁古枳术丸七九　治痞积，消食强胃。

枳实去瓤，麸炒，一两　白术麸炒，二两

上为末，荷叶裹烧饭为丸，桐子大。每服五十丸，白术汤下。但久服之，令人胃气强实，不复伤也。东垣橘皮枳术丸，即前方加陈皮一两。半夏二两，即名橘半枳术丸。

香砂枳术丸八十　破滞气，消宿食，开胃进食。

木香　砂仁各五钱　枳实麸炒，一两　白术米泔浸炒，二两

上制，服如枳术丸法。

曲蘖枳术丸八一　治强食多食，心胸满闷不快。

神曲炒　麦蘖炒　枳实麸炒。各一两　白术二两

上制，服如枳术丸法。

东垣木香人参生姜枳术丸八二　开胃，进饮食。

木香三钱　人参五钱　干生姜二钱半　陈皮四钱　枳实一两，炒　白术一两半

上为细末，荷叶烧饭为丸，桐子大。每服三五十丸，食前温水下。

《直指》加味枳术丸八三　治脾胃虚弱，食积气滞，胸腹胀满。常服进食宽中，和畅脾胃。

白术泔浸土炒，二两　枳实麸炒，一两　神曲炒　麦芽炒　陈皮　山楂

香附炒，各一两　砂仁炒，半两

如前法丸服。

丹溪枳实丸八四　专治食积癖块。

枳实　白术　山楂　麦芽　神曲　半夏各一两　苍术　陈皮各五钱　木香钱半　姜黄三钱

荷叶蒸饭为丸，桐子大。每服百丸，食后姜汤下。

《医统》大健脾丸八五　又名百谷丸。徐东皋曰：此方健脾养胃，滋谷气，除湿热，宽胸膈，去痞满。久服强中益气，百病不生。

人参　白茯苓饭上蒸　广陈皮各二两　枳实饭上蒸　青皮米醋洗　半夏曲炒　山楂肉饭上蒸。各一两　白术土炒，三两　谷芽炒，一两六钱　白豆蔻炒　广木香各五钱　川黄连一两六钱，同吴茱萸五钱浸炒赤色，去茱萸

上为末，用长流水煮荷叶老米粥捣丸，绿豆大。每服百丸，食前白汤下。愚案：此方虽佳，但脾多畏寒，若非有火，当去黄连，或仍加炮姜一二两为妙。

杨氏启脾丸八六　治脾胃不和，气不升降，中满痞塞，心腹膨胀，肠鸣泄泻，不思饮食。

人参　白术　陈皮　青皮去瓤　神曲炒　麦芽炒　砂仁　厚朴　干姜各一两　甘草两半，炙

炼蜜为丸，弹子大。每服一丸，食前细嚼，米饮下。

和中丸八七　治久病厌厌不能食，而脏腑或秘或溏，此皆胃虚所致。常服之，和中理气，消痰积，去湿滞，厚肠胃，进饮食。

白术麸炒，二两四钱　厚朴姜制，二两　陈皮一两六钱　半夏汤泡，一两　槟榔五钱　枳实五钱　炙甘草四钱　木香二钱

上用生姜自然汁浸蒸饼为丸，桐子大。每服三四十丸，食远温水送下。

东垣和中丸八八　开胃进食。

人参　白术各三钱　干姜炮　甘草炙　陈皮各一钱　木瓜一枚

上为末，蒸饼为丸，桐子大。食前白汤下三五十丸。

养胃进食丸八九　治脾胃虚弱，心腹胀满，面色痿黄，肌肉消瘦，

怠惰嗜卧，或不思食。常服滋养脾胃，进饮食，消痰涎，辟风寒湿冷邪气。

人参　白茯苓　白术泔浸，炒　厚朴姜炒，各二两　神曲二两半炒　大麦蘖炒　橘红各一两半　甘草炙，一两　苍术坚小而甘者，米泔浸去皮，五两，炒

上九味，为末，水面糊丸，桐子大。每服三五十丸，食前米汤或姜汤送下。

消食丸九十　治一切食积停滞。

山楂　神曲炒　麦芽炒　萝卜子　青皮　陈皮　香附各二两　阿魏一两，醋浸另研

汤泡蒸饼为丸，桐子大。每服五十丸，食远姜汤下。

《济生》导痰汤九一　治一切痰涎壅盛，或胸膈留饮，痞塞不通。

陈皮　半夏　茯苓　甘草　南星　枳壳炒

上等分，每服六钱，水二盅，姜五片，或十片，煎七分，食后服。

海藏五饮汤九二　一留饮在心下，二澼饮在胁下，三痰饮在胃中，四溢饮在膈上，五流饮在肠间。凡此五饮，以酒后饮冷过多所致。

旋覆花　人参　橘红炒　枳实　厚朴姜汁炒　半夏　茯苓　泽泻　白术　猪苓各八分　前胡　桂心　芍药　炙甘草各五分

水二盅，姜十片，煎八分，不拘时服。饮酒伤者，加葛根、砂仁。

《外台》茯苓饮九三　治胸有停痰宿水，自吐出水后，心胸间虚，气满不能食。消痰气，令能食。

茯苓　人参　白术各三两　枳实二两　陈皮二两半　生姜四两

上六味，水六升，煮取一升八合，分温三服，如人行八九里进之。

茯苓饮子九四　治痰迷心窍，怔忡不止。

陈皮　半夏　茯苓　茯神　麦冬各钱半　沉香　甘草各五分

上水一盅半，姜五片，煎七分服。

千缗汤九五　治痰喘不得卧，人扶而坐，一服即安。

半夏泡，七个　炙甘草　皂角炙。各一寸　生姜一指大

水一盅半，煎七分，不拘时服。

玉液汤九六　治七情所伤，气郁生涎，随气上逆，头目眩晕，心嘈

忪悸，眉棱骨痛。

半夏大者，六钱，汤泡七次，切片

上作一服，水盅半，姜十片，煎七分，入沉香末少许，不拘时温服。

《局方》四七汤九七　治七情之气结成痰涎，状如破絮，或如梅核，在咽喉之间，咯不出，咽不下，此七情所为也。或中脘痞满，气不舒快，痰饮呕恶，皆治之。

半夏汤泡，钱半　茯苓一钱二分　苏叶六分　厚朴姜制，九分

水一盅半，生姜七片，红枣二枚，煎八分，不时服。

《得效》加味四七汤九八　治心气郁滞，豁痰散惊。

半夏制，二钱半　厚朴制　茯苓各一钱半　苏叶　茯神各一钱　远志　石菖蒲　甘草各五分

水二盅，加姜、枣煎服。

《玉机》泽泻汤九九　治心下有支饮，苦眩冒。

泽泻五钱　白术二钱

水二盅，煎七分，食远温服。

朱砂消痰饮一百　治痰迷心窍，惊悸怔忡。

胆星五钱　朱砂二钱半，另研　麝香二分，另研

上为末，临卧姜汤调下一钱。

《深师》消饮丸百一　治停饮胸满呕逆，腹中水声，不思饮食。

白术二两，炒　茯苓五钱　枳实炒　干姜炮。各七钱

上为细末，蜜丸，桐子大。温水下三十丸。

《秘方》星香丸百二　治诸般气嗽生痰。

南星矾水泡一宿　半夏制同上，共泡之　香附皂角水浸一周时。各二两　陈皮去白，四两

上不见火为末，姜汁糊丸。每服五十丸，临卧姜汤送下。

祛痰丸百三　治风痰头旋恶逆，胸膈不利。

南星生　半夏生　赤茯苓　橘红　干姜炮，等分

上为细末，面糊丸，梧子大。每服五七十丸，不拘时，米饮送下。

天花丸百四　亦名玉壶丸。治消渴引饮无度。

人参　天花粉各等分

上为细末，炼蜜丸，桐子大。每服三五十丸，麦门冬汤下。

《局方》玉壶丸百五　治风痰头痛，亦治诸痰。

南星生　半夏生。各一两　天麻五钱　白面三两

上为末，水和为丸，桐子大。每服三五十丸，用水一大盏，煎沸入药，煮令药浮即熟，漉出放温，别用生姜汤下。

一方：用南星、半夏各二两俱制，天麻、白矾　各五钱，共为末，以姜汁糊丸，如胡椒大。每服三十丸，白汤下。

玉液丸百六　治风热痰涎壅盛，利咽膈，清头目，止咳嗽，除烦热。

半夏汤泡，焙为细末　枯矾研细。各十两　寒水石煅赤，为末，水飞，三十两

上研匀，面糊丸，桐子大。每服三十丸，食后淡姜汤下。

洁古玉粉丸百七　治气痰咳嗽。

南星　半夏各一两，俱汤浸　橘红二两

上为末，汤浸蒸饼为丸，桐子大。每服五七十丸，人参、生姜汤任下，食后。

《瑞竹》杏仁丸百八　治久嗽，及老人咳嗽，喘急不已，睡卧不得，服此立效。

杏仁去皮尖，炒　胡桃肉去皮

上等分，研为膏，加炼蜜丸，如弹子大。每服一丸，食后细嚼，姜汤下。

许学士神术丸百九　治痰饮。此足阳明、太阳治湿发散之剂也。

茅山苍术一斤，米泔浸一宿，去皮切片，焙干为末　生油麻五钱，水二盏研细取浆　大枣十五个，煮取肉，研，旋入麻浆拌和药

上三味，和丸，桐子大，日干。每服五七十丸，空心温酒下。

《三因》曲术丸百十　治中脘宿食留饮，酸蜇心痛，嘈杂，口吐清水。

神曲炒，三两　陈皮一两　苍术米泔浸三宿，切炒，一两半

上为末，生姜汁别煮神曲糊为丸。姜汤送下。

《百一》三仙丸百十一　治一切湿痰痰饮，胸膈烦满，痰涎不利，头目不清。

南星　半夏　香附各等分

上南星、半夏以滚汤泡过为末，用生姜自然汁和，不可太软，用楮叶或荷叶包住，外以蒲包再包，罨之令发黄色，晒干收用。须五六月内造如罨曲之法。每制丸药，用药二两，香附一两，同为细末，面糊为丸，绿豆大。每服四五十粒，食后姜汤下。

青州白丸子百十二　治男妇风痰壅盛，手足瘫痪，呕吐涎沫，牙关紧急，痰喘麻木，及小儿惊风呕吐。

半夏七两　南星三两　白附子二两　川乌半两，俱生用

上俱研，罗为细末，用生绢袋盛，以瓷盆盛井花水摆洗粉出，未出者，以手揉摆，再擂再摆，以尽为度。然后日晒夜露，每日一换新水，搅而复澄，春五，夏三，秋七，冬十日，去水晒干，白如玉片。以糯米粉作稀糊丸，如绿豆大。每服二十丸，生姜汤下，无时。如瘫痪，用酒下；小儿惊风，薄荷汤下五七丸。

《局方》琥珀寿星丸百十三

天南星一斤　朱砂二两，研　琥珀一两，研

上先掘地坑，深二尺，用炭火五斤，于坑内烧热红，取出炭扫净，以好酒一升浇之。将南星乘热下坑内，用盆急盖，以泥壅护，经一宿取出，焙干为末，同二味和匀，用生姜汁打面糊丸，如桐子大。每服五十丸，煎人参汤空心送下，日三服。

一方用琥珀四两，朱砂一两，仍用猪心血三个，和药末内加糊为丸，如前服。

《指迷》茯苓丸百十四　治人有臂痛，手足不能举，或时左右转移。此伏痰在内，中脘停滞，脾气不能流行，上与气搏，脾属四肢而气不下，故上行攻臂，其脉沉细者是也。但治其痰，则臂痛自止。及妇人产后发喘，四肢浮肿者，用此则愈。此治痰第一方也。

半夏制，二两　茯苓一两　枳壳炒，半两　风化硝一钱半

上为末，姜汁煮糊丸，桐子大。每服三五十丸，姜汤下。累有人为痰所苦，夜间两臂常觉抽掣，两手战掉，至于茶盅亦不能举，随服随效。

又《简易方》：治痰饮流注疼痛。止用大半夏二两，风化硝一两，为末，以姜汁煮糊丸，桐子大。姜汤下十五丸。痰在上，临卧服；在下，食前服。

丹溪白螺丸百十五　治痰饮积胃脘痛。

白螺蛳壳墙上年久者，烧　滑石炒　苍术　山栀　香附　南星各一两　枳壳　青皮　木香　半夏　砂仁各五钱

上为末，生姜汁浸蒸饼为丸，绿豆大。每服三四十丸，姜汤下。春加川芎，夏加黄连，冬加吴茱萸，各五钱。

丹溪润下丸百十六　降热痰甚妙。

半夏二两，依橘红制　南星依橘红制　炙甘草　黄芩　黄连各一两　橘红半斤，以水化盐五钱拌匀，煮干，焙

上为末，蒸饼丸，绿豆大。每服五七十丸，白汤下。

《集成》润下丸百十七　治胸膈停痰，降痰甚妙。

橘红一斤，盐五钱，同水浸煮干　甘草炙，一两

上为末，汤浸蒸饼丸，绿豆大。每服五十丸，白汤下。

《丹溪》黄栝蒌丸百十八　治食积作痰，壅滞喘急。

栝蒌仁　半夏　山楂　神曲炒，等分

上为末，栝蒌汁丸。姜汤下五十丸。

《丹溪》杏仁萝卜子丸百十九　治气壅痰盛咳嗽。

杏仁　萝卜子炒。各一两

上为末，粥糊丸，桐子大。每服五十丸，白汤下。

《金匮》陈皮汤百二十　治呕吐呃逆。

陈皮四两　生姜半斤

水七升，煮取三升，温服一升，下咽即愈。

《本事》竹茹汤一二一　治胃热呕吐。

半夏姜汁制　干葛各三钱　甘草二钱

上为末。每服二钱，水一盅，姜三片，竹茹一弹许，枣一枚，同煎七分，去柤温服。

橘皮竹茹汤一二二　治吐利后，胃虚膈热，呃逆者。

人参　竹茹　橘红各二钱　甘草炙，一钱

水一盅半，生姜五片，枣一枚，煎八分温服。

二汁饮一二三　治反胃。

甘蔗汁二分　姜汁二分

二味和匀，每温服一碗，日三服则吐止。

东垣葛花解醒汤一二四　治饮酒太过，痰逆呕吐，心神烦乱，胸膈痞塞，手足颤摇，饮食减少，小便不利。

人参　白术　茯苓　砂仁　白豆蔻　葛花各一钱　青皮　陈皮　猪苓　泽泻各七分　神曲　木香各五分

水二盅，生姜五片，煎七分，食远稍热服。取微汗，酒病去矣。或为末，姜醋汤调服二三钱亦可。

《金匮》猪苓散一二五　治呕吐，病在膈上，思水者。

猪苓　茯苓　白术等分

上三味，杵为散。饮服方寸匕，日三服。

《大全》人参散一二六　治脾胃虚寒，霍乱吐泻，心烦腹痛，饮食不入。

人参　当归　厚朴　橘红各二钱　干姜炮　炙甘草各五分

加枣一枚，水煎服。

《澹寮》六和汤一二七　治夏秋暑湿伤脾，或饮冷乘风，多食瓜果，以致客寒犯胃，食留不化，遂成痞膈霍乱呕吐，及广南夏月瘴疾寒热等症。

半夏　人参　炙甘草　砂仁　杏仁各一钱　赤茯苓　扁豆炒　藿香　木瓜各二钱

上㕮咀。每服五钱，水二盅，生姜三片，枣一枚，煎，温服。

一方有白术、香薷、厚朴各一钱，名六和半夏汤。

《良方》丁香散一二八　治霍乱呕吐不止。

丁香五分　藿香　枇杷叶拭去毛。各二钱

上㕮咀。水一盅半，姜一片，煎六分，热服。

《局方》丁香半夏丸一二九　治胃寒呕吐吞酸。

丁香一两　红豆炒　半夏制　白术炒。各二两　陈皮三两

上为末，姜汁打糊丸，胡椒大。每服二三十丸，姜汤下。

《局方》半夏丁香丸百三十　治脾胃宿冷，胸膈停痰，呕吐恶心，吞酸噫腐，心腹痞满，不思饮食。

肉豆蔻　丁香　木香　藿香　人参　陈皮去白。各二钱　半夏制，三两

上为细末，姜汁煮糊丸，桐子大。每服三十丸，姜汤下。

《和剂》大七香丸一三一　治脾胃虚冷，心膈噎塞，渐成隔气，及脾泄泻痢，反胃呕吐。

香附二两　麦芽炒，一两　砂仁　藿香　官桂　甘草　陈皮各二两半　丁香三两半　甘松　乌药各六钱半

上为末，蜜丸，弹子大。每服一丸，嚼碎，盐酒、盐汤任下。忌生冷、肥腻。

《良方》许仁则半夏丸一三二　治胃冷呕逆不食。

半夏洗去滑，一斤　小麦面一斤

上水和丸，弹子大，水煮熟。初服四五丸，二服加至十四五丸，旋煮间服之。

万氏定喘汤一三三　治诸喘久不愈。案此方必风痰在肺者乃可用，他则忌之。

白果三七枚，去壳切碎，炒　款冬花　桑白皮蜜炒　麻黄　制半夏各三钱　苏子二钱　黄芩微炒　杏仁各钱半　甘草一钱

水三盅，煎二盅，作二次服。不拘时，徐徐饮。

歌曰：诸病原来有药方，惟愁齁喘最难当。麻黄桑杏寻苏子，白果冬花用更良，甘草黄芩同半夏，水煎百沸不须姜。病人遇此仙丹药，服后方知定喘汤。

《局方》人参定喘汤一三四　治肺气上喘，喉中有声，坐卧不安，胸膈紧痛，及治肺感寒邪，咳嗽声重。

人参　麻黄　阿胶　半夏曲　五味子　粟壳　甘草各八分　桑白皮钱半

水二盅，姜三片，煎八分，食后服。

《良方》百合汤一三五　治肺气壅滞，咳嗽喘闷，多渴，腰膝浮肿，小便淋沥。

百合　赤茯苓　陈皮　桑白皮　紫苏　大腹皮　枳壳　马兜铃　人参　猪苓　炙甘草　麦冬各一钱

上分二服。每服水一盅半，姜一片，枣一枚，煎七分，不拘时温服。

《局方》五虎汤一三六　治风寒所感，热痰喘急。

麻黄七分　细茶八分　杏仁去皮尖，一钱　石膏一钱半　甘草四分

水一盅半，姜三片，枣一枚，煎服。

《三因》神秘汤一三七　治上气喘急不得卧。

人参一钱　陈皮　桔梗　紫苏各钱半　五味子十五粒

水一盅半，煎七分，食远温服。

《直指》神秘汤一三八　治水气作喘。

人参　陈皮　桔梗　紫苏　半夏　桑白皮　槟榔各一钱　炙甘草五分　五味子十五粒

水二盅，姜三片，煎八分，食远温服。

萝卜子汤一三九　治积年上气喘促，唾脓血不止，而气实者宜之。

萝卜子一合，研碎

水煎，食后服，其效如神。

《三因》葶苈大枣泻肺汤百四十　治上气喘急，身与面目俱浮，鼻塞声重，不闻香臭，胸膈胀满，将成肺痈。

甜葶苈炒，研细，三钱　大枣十枚，去核

水二盅，先煎大枣至一盅，去枣入葶苈，煎至八分，食后服。须先服小青龙汤二服方用此。

苏子煎一四一　治上气咳嗽。

苏子　杏仁　生姜汁　生地黄汁　白蜜各一斤

上将苏子捣烂，以二汁和之，绢绞取汁，又捣又和，如此六七次则味尽，乃去柤，以蜜和之，置铜器中，于汤上煎之如饴。每服二匙，日三次，夜一二次，病愈即止。

《医林》杏仁煎一四二　治喘嗽。

杏仁去皮尖，炒　胡桃肉去皮

上等分，研膏，炼蜜丸，弹子大。每服一丸，临卧细嚼，姜汤送下。一方以胡桃肉三枚，姜三片，临卧嚼服，饮汤三四口，再嚼再饮就卧，止嗽无痰。

《良方》杏仁膏一四三　治咳嗽喘急，喉中枯燥如物塞，兼唾血不止。

杏仁二两，去皮尖，炒，研如膏　真酥三两　阿胶二两，研炒为末　生姜汁一合　白蜜五合　苏子二两，微炒研膏

上和匀，银锅内慢火熬成膏。每服一匙，不拘时，米饮调下。

《良方》前胡散一四四　治心胸烦热不利，咳嗽涕唾稠黏。

前胡　桑白皮　麦门冬　贝母各钱半　甘草炙，五分　杏仁去皮尖，一钱

水一盅半，姜三片，煎七分，温服。

《济生》百花膏一四五　治咳嗽不已，或痰中有血。

百合蒸，焙干　款冬花等分

上为细末，炼蜜丸，龙眼大。临卧细嚼一丸，姜汤下。

《本事》枳壳散一四六　治心下痞闷作痛，嗳气如败卵。

枳壳　白术各五钱　香附一两　槟榔二钱

上为细末。每服二钱，米饮调下，日二三服，不拘时。

保和汤一四七　治中染瘴气，发热呕吐，腹满不食。

厚朴姜制　半夏制　大腹皮黑豆水洗　橘红各八分　柴胡　枳壳　甘草各五分　生姜三钱，煨

水煎温服。

十味保和汤一四八　治胃虚气滞作嗳。

人参　白术　茯苓　半夏制　陈皮各一钱　藿香　香附　砂仁各六分

炙甘草　木香各三钱

水一盅半，姜三片，枣二枚，煎七分，食前温服。

丹溪六郁汤一四九　能解诸郁。

香附二钱　橘红　苍术　抚芎　半夏炮，各一钱　赤茯苓　栀子炒，各七分　炙甘草　砂仁各五分

水一盅，姜三片，煎八分，温服。气郁，加乌药、木香、槟榔、紫苏、干姜，倍砂仁、香附；湿郁，加白术；热郁，加黄芩，倍栀子；痰郁，加南星、枳壳、小皂荚；血郁，加桃仁　红花、丹皮；食郁，加山楂、神曲、麦芽。

《局方》三和散百五十　治七情气结，脾胃不和，心腹痞满，大便秘涩。

羌活　苏叶　木瓜　大腹皮　沉香各一钱　木香　槟榔　陈皮　白术　川芎　炙甘草各七分半

上㕮咀，分二服，每服水一盅，煎六分，不拘时服。

丹溪生韭饮一五一　治食郁久则胃脘有瘀血作痛，大能开提气血。

生韭捣取自然汁一盏，加温酒一二杯同服

上先以桃仁连皮细嚼数十枚，后以韭汁送下。

《三因》温胆汤一五二　治气郁生涎，梦寐不宁，怔忡惊悸，心虚胆怯，变生诸证。

半夏汤泡　枳实　竹茹各一两　陈皮一两五钱　茯苓七钱　炙甘草四钱

每服四五钱，生姜七片，枣一枚，水一盅半，煎七分，食远温服。一方有远志一两。

十味温胆汤一五三　治证同前，兼治四肢浮肿，饮食无味，心虚烦闷，坐卧不安，梦遗精滑等症。

半夏汤泡　枳实麸炒　陈皮各二钱　白茯苓钱半　人参　熟地　枣仁炒　远志制　五味各一钱　炙甘草五分

水二盅，生姜五片，枣一枚，煎八分，不拘时服。

越鞠丸一五四　治六郁，胸膈痞满，或吞酸呕吐，饮食不和，疮疥等症。

香附　山楂　神曲炒　麦芽炒　抚芎　苍术　栀子炒。各等分

上为末，水调神曲糊丸，桐子大。每服五七十丸，滚汤下。丹溪越鞠丸，无山楂、麦芽。

流气丸一五五　治五积六聚，癥瘕痞块，留饮之疾，是皆郁气客于肠胃之间，皮肤之下，久而停留，变而为痞。此药能通滞气，和阴阳，消旧饮，虽年高气弱，亦可缓缓服之。

木香　小茴香　橘红　菖蒲　青皮　广术炮　槟榔　萝卜子　神曲炒　麦芽炒　枳壳麸炒　补骨脂炒　砂仁　荜澄茄各一两

上为末，面糊丸，桐子大。每服五十丸，细嚼白豆蔻仁一枚，食后白汤送下。

严氏五膈散一五六　治五膈五噎。

人参　白术　甘草　白豆蔻　半夏　桔梗　干姜　荜澄茄　木香　杵头糠　沉香各三分　枇杷叶五片，炙，去毛

水二盅，姜七片，煎七分，温服。

《局方》五膈宽中散一五七　治七情四气伤于脾胃，以致阴阳不和，遂成膈噎，一切气逆并治。

青皮　陈皮各五钱　香附童便浸炒　厚朴姜汁炒　甘草各六钱　白豆蔻　砂仁　丁香　木香各一钱

上为细末。每服二钱，姜盐汤点服。

《选要》十膈散一五八　治十般膈气：风、冷、气、热、痰、食、水、忧、思、喜。

人参　白术　茯苓　炙甘草　陈皮　枳壳麸炒　神曲炒　麦芽　干姜炮　官桂　诃子煨　三棱炮　莪术炮。各一两　厚朴姜炒　槟榔　木香磨，各半两

上为细末。每服二钱，入盐少许，白汤调服。如脾胃不和，腹满胀闷，用水一盅，姜五片，枣一枚，盐少许，煎七分服。

《局方》五噎散一五九　治胸膈痞闷，诸气结聚，胁肋胀满，痰逆恶心，不进饮食。

白术　南星制　半夏曲　枳壳麸炒　青皮　草果　麦芽　大腹皮

干姜　丁香各一钱　甘草五分

水一盅半，姜五片，煎七分，不拘时服。

嘉禾散百六十　一名谷神散。治脾胃不和，胸膈痞闷，气逆生痰，不进饮食，五膈五噎。

白茯苓　砂仁　薏仁炒仁　枇杷叶去毛，姜炙　桑白皮炒　沉香磨汁　五味子　白豆蔻　炙甘草　丁香　人参　白术各五分　木香磨汁　青皮　陈皮　杜仲姜汁炒　谷芽炒　藿香　大腹皮洗　石斛酒炒　半夏曲炒　神曲炒　随风子　槟榔各三分

上水二盅，姜三片，枣二枚，煎八分，食远服。五噎，入柿干一个。膈气吐逆，入薤白三寸，枣五枚同煎。

《局方》人参豆蔻汤一六一　治嗝噎，宽中顺气。

人参　炙甘草　白豆蔻　石菖蒲各五分　白术　陈皮　半夏曲　萝卜子炒研　当归　厚朴各八分　藿香　丁香各三分

水一盅半，姜三片，粟米一撮，煎七分服。

《良方》紫苏子饮一六二　治嗝噎上气咳逆。因怒未定，便夹气饮食，或食饮毕便怒，以致食与气相逆，遂成膈噎之候。

真苏子　诃子煨　萝卜子微炒　杏仁去皮尖，麸炒　人参各一钱　木香五分　青皮　炙甘草各二钱

上㕮咀。水一盅半，姜三片，煎七分服。

枇杷叶煎一六三　治五噎立效。

枇杷叶拭去毛尖　橘红各三钱　生姜半两

水一盅半，煎七分，作二次温服。

《统旨》补气运脾汤一六四　治中气不运，噎塞。

人参二钱　白术三钱　黄芪一钱，炙　橘红　茯苓各钱半　砂仁八分　甘草炙，五分

水一盅半，姜一片，枣一枚，煎八分，食远服。

利膈散一六五　治胸痹膈塞不通。

人参　白术　陈皮　赤茯苓　前胡各一钱　干姜　桂心　诃子　甘草各五分

水一盅半，姜五片，煎七分，频频服之效。

《发明》人参利膈丸一六六　治胸中不利，痰逆喘满，利脾胃壅滞，治膈噎圣药。案：此方必膈噎而大便秘结者乃可用。

人参　当归　藿香各一两　木香　槟榔各七钱　枳实炒　甘草各八钱　厚朴姜炒　大黄酒浸。各二两

上为末，滴水丸，桐子大。温水送下三十丸。

草豆蔻丸一六七　治酒积胃口痛，咽膈不通。

草豆蔻煨　白术各二两　麦芽煨　神曲炒　黄芩　半夏炮，各五钱　枳实炒，二两　橘红　青皮各三钱　干姜二钱　炒盐五分

汤浸蒸饼为丸，绿豆大。每服百丸，煎白汤下。案：此方当去黄芩，庶乎不滞。

东垣清暑益气汤一六八　治暑热蒸人，四肢倦怠，胸满气促，肢节疼痛，身热而烦，小便黄数，大便溏泻，自汗口渴，不思饮食。

人参　黄芪　升麻　苍术各一钱　白术炒　神曲炒，各五分　陈皮　炙甘草　黄柏　麦冬　当归各五分　干葛　五味　泽泻　青皮各三分

水煎温服。

《局方》香薷饮一六九　治一切暑热腹痛，或霍乱吐利烦心等症。案：此方惟治阳暑，阴暑不宜用。

藿香一斤　厚朴制　白扁豆炒。各半斤

每服五钱，水一盅半，煎八分，不拘时温服。

五物香薷饮百七十　治一切暑毒腹痛，霍乱吐泻，或头痛昏愦等症。

香薷　茯苓　白扁豆　厚朴　炙甘草各一钱

上为㕮咀。水一盅半，煎服。本方加黄连，即名黄连香薷饮。

《百一》十味香薷饮一七一　治伏暑身体倦怠，神昏头重吐泻等症。

香薷二钱　人参　黄芪　白术　茯苓　厚朴姜炒　陈皮　白扁豆炒。各一钱　木瓜　炙甘草各五分

水二盅，煎七分，食远温服。

黄连香薷饮一七二　治阳暑中热。

黄连四两　香薷一斤　厚朴半斤

每服四钱，如前煎服。

《局方》缩脾饮一七三　解伏暑，除烦渴，消暑毒，止吐泻霍乱。

白扁豆炒　干葛各二两，一作干姜　炙甘草　乌梅肉　砂仁　草果各四两

上㕮咀。每服四钱，水煎冷服。

《局方》七味渗湿汤一七四　治寒湿所伤，身体重着，如坐水中，小便或赤涩，大便溏泄。因坐卧湿地，或阴雨之所袭也。

炙甘草　苍术　白术各一钱　茯苓　干姜各二钱　丁香　橘红各二分半

水一盅半，姜三片，枣一枚，煎七分，食前服。

清热渗湿汤一七五　方在寒阵百十一。治湿热浮肿，小水不利。

《金匮》防己黄芪汤一七六　治风湿脉浮，身重，汗出恶风者。

防己　黄芪去芦。各一两　甘草炙，半两　白术七钱半

上㕮咀。每用五钱，生姜四片，枣一枚，水盏半，煎八分，温服，良久再服。喘者，加麻黄半两；胃中不和，加芍药；气上冲者，加桂枝；下有陈寒者，加细辛。服后当如虫行皮中，从腰下如冰，后坐被上，又以一被绕腰下，温令微汗，瘥。

《百一》除湿汤一七七　治中湿身体重着，腰腿酸疼，大便溏，小便或涩或利。

半夏曲　苍术　厚朴　茯苓各钱半　陈皮七分　藿香　炙甘草各五分

水二盅，姜七片，枣一枚，煎七分，食远服。

羌活胜湿汤一七八　治外伤湿气，一身尽痛者。此方通治湿证。

羌活　独活各二钱　藁本　防风各钱半　蔓荆子　川芎　炙甘草各五分

水二盅，煎八分，食后温服。如身重腰痛沉沉然，经有寒也，加酒防己五分，附子五分。

东垣升阳除湿汤一七九　治脾胃虚弱，不思饮食，肠鸣腹痛，泄泻无度，小便黄，四肢困弱。

升麻　柴胡　羌活　防风　半夏　益智仁　神曲　泽泻各五分　麦蘖面　陈皮　猪苓　甘草各三分　苍术一钱

上㕮咀。作一服，水三大盏，生姜三片，枣二枚，煎至一盏，去

柤，空心服。

《拔萃》升阳除湿防风汤百八十　治下痢下血，大便秘滞，里急后重，数至圊而不能便，或下白脓。慎勿利之，举其阳则阴自降矣。

防风二钱　白术　白茯苓　白芍药各一钱　苍术酒浸去皮，炒，四钱

上先将苍术用水一盅半，煎至一盅，入诸药同煎至八分，食前服。

《三因》白术酒一八一　治中湿骨节疼痛。

白术一两

用酒三盏，煎一盏，不拘时频服。不能饮酒者，以水代之。

《仲景》五苓散一八二　治暑热烦躁，霍乱泄泻，小便不利而渴，淋涩作痛，下部湿热。

白术　猪苓　茯苓各七钱半　肉桂五钱　泽泻一两二钱半

古法为细末，每服二钱，白汤调下，日三服。今法以水煎服。

加减五苓散一八三　治湿热黄疸，小水不利。

即前五苓散去肉桂，加茵陈各等分。

加味五苓散一八四　治湿胜身痛，小便不利，体痛发渴。此太阳经解表渗利之剂，治风湿、寒湿药也。

即前五苓散加羌活。

《金匮》茵陈五苓散一八五　治黄疸。

茵陈蒿末十分　五苓散五分

上和匀，先食饮方寸匕，日三服。

柴胡茵陈五苓散一八六　治伤寒、温湿、热病发黄，小便赤黑，烦渴发热。此以汗下太早，湿热未除，以致遍身发黄，尝用此治之甚效。

五苓散一两　加：茵陈半两　车前子一钱　木通　柴胡各一钱半

上分二服，用水一盅半，灯草五十茎，煎服。连进数服，小便清利而愈。因酒后者，加干葛二钱。

四苓散一八七

即前五苓散去肉桂。

仲景猪苓汤一八八　治伤寒下后，脉浮发热，渴欲饮水，小便不利，及少阴病下利，咳而呕渴，心烦不得眠者。

猪苓去皮　茯苓　阿胶　滑石　泽泻各一两

上五味，以水四升，先煮四味取二升，去滓，纳阿胶烊尽，服七合，日三服。

茯苓汤一八九　治湿热泄泻，或饮食泄泻。

茯苓　白术炒。各五钱

上用水煎，食前服。一方有芍药等分，名白术散。

胃苓汤百九十　治脾湿太过，泄泻不止。

陈皮　厚朴　甘草　苍术　白术　茯苓　泽泻　猪苓　肉桂各等分

每服五六钱，姜五片，枣二枚，水煎服。

橘半胃苓汤一九一　治呕吐泄泻，胀满不下，食不知味。

橘红　半夏制。各一钱　苍术米泔浸炒　白术炒　厚朴　炙甘草　人参　茯苓　泽泻　茅根各二钱　姜汁数匙

水二盅，煎一盅，入姜汁再煎一二沸，陆续饮之。

柴苓汤一九二　治身热烦渴泄泻。

白术　茯苓　泽泻　柴胡　猪苓　黄芩

上水煎服。

加减柴苓汤一九三　治诸疝。此和肝肾、顺气、消疝、治湿之剂。

柴胡　甘草　半夏　茯苓　白术　泽泻　猪苓　山栀炒　山楂　荔核煨。各等分

上㕮咀。水二盅，姜三片，煎八分，食前服。

《局方》真人养脏汤一九四　治大人小儿冷热不调，下痢赤白，或如脓血、鱼脑，里急后重，脐腹㽲痛；或脱肛坠下，酒毒便血，并治之。

人参　当归　诃子　肉豆蔻面煨　炙甘草　木香各一钱　芍药　白术各三钱　肉桂五分　粟壳蜜炙，二钱

水二盅，煎八分，食远服。脏寒者，加附子一钱。

《良方》草果散一九五　治中寒泄泻，腹痛无度。

厚朴姜汁炒，二两　肉豆蔻面煨　草豆蔻煨。各十个

上每服三钱，姜、水煎服。

《经验》大橘皮汤一九六　治湿热内甚，心腹胀满，水泻，小便

不利。

橘皮　槟榔各一钱　滑石　茯苓　猪苓　泽泻　白术各二钱　官桂　甘草各五分

水一盅半，生姜三片，煎八分，食远服。

消食导气饮一九七　治凡遇气怒便作泄泻，此必因怒挟食所致。其有脾土本虚，不胜肝气者，此方主之。

人参　白术　茯苓　炙甘草　川芎　半夏　青皮　陈皮　枳实　香附　神曲　砂仁　木香　上酌虚实增减用

水一盅半，姜三片，煎七分，食远温服。

《外台》黄芩汤一九八　治干呕下利。

黄芩　人参　干姜各三两　桂枝一两　半夏半升　大枣十二枚

上六味，以水七升，煮取三升，温分三服。

秘传斗门方一九九　治毒痢脏腑撮痛，脓血赤白，或下血片，日夜不息，及噤口恶痢，里急后重，全不进食，久渴不止，他药不能治者，立见神效。

干姜炒，四钱　粟壳蜜炙，八钱　地榆　甘草炙。各六钱　白芍药炒，三钱　黑豆炒，去皮，一两半

上㕮咀，可分三四帖，用水一盅半，煎七分，食远热服。

治痢简易八方二百

《外台秘要》方：治痢下白脓不止。用白面一味炒熟，捣筛，煮米粥内方寸匕食之。此疗泻痢日至百行，药所不及者也。

《千金方》：治痢。用薤白一握，细切，煮粥食之。

《圣惠方》：治赤白痢疾。以葱一握，切，和米煮粥，空腹食之。

《千金翼方》：用鸡子以醋煮极熟，空腹食之，治久痢赤白。

又方：用干姜于火内烧焦黑，不可成炭，放瓷瓶中闭冷，为末。每服一钱，米饮调下。

炙鸡散：治脾胃气虚，肠滑下痢。用黄雌鸡一只，制如食法，以炭火炙之，捶扁，用盐醋刷遍，又炙，令极熟而燥，空腹食之。

一方　治热毒下血，痢久不已。用当归、黄连各三钱，乌梅五个，

水煎八分，空心服。

《类方》曲曲术丸二百一　治暑湿暴泻，壮脾温胃，及治饮食所伤，胸膈痞闷。

神曲炒　苍术米泔浸一宿，切，炒，等分

上为细末，面糊丸，桐子大。每服七八十丸，米饮下，不拘时。

《局方》戊己丸二百二　治脾经受湿，泻痢不止，米谷不化，脐腹刺痛。

黄连炒　吴茱萸泡，炒　白芍药各五两

一方：黄连四两　吴茱萸二两　芍药三两

上为细末，面糊丸，桐子大。每服七十丸，空心食前米饮下。

《圣惠》双荷散二百三　治卒暴吐血。

藕节七节　荷叶顶七个

上入蜜一匙，擂细，水二盅，煎八分，温服；或为末，蜜汤调下二钱亦妙。

《直指》侧柏散二百四　治内损失血。饮酒太过，劳伤于内，气血妄行，血如涌泉，口鼻皆出，须臾不救，服此即安。又治男妇九窍出血。

人参　荆芥穗烧灰。各一钱　侧柏叶蒸干，一两半

上为末。每服三钱，入飞罗面三钱，拌匀，汲水调黏，啜服。

地黄煎二百五　治吐血，忧患内伤，胸膈疼痛，及虚劳唾血百病，久服佳。

用生地黄一斤，捣取汁，于银锅或砂锅微火煎一二沸，入白蜜一斤，再煎至三升，每服半升，日三服。

一方：用生地黄汁一升，生姜汁一合，和匀。温服，日三四次。

一方：治虚劳吐血。用生地黄五斤捣，以好酒五升煮，去渣服。

《局方》枇杷叶散二百六　治暑毒攻心，呕吐鲜血。

香薷二钱　厚朴　甘草　麦门冬　木瓜　茅根各一钱　陈皮　枇杷叶　丁香各五分

上为末。每服二钱，姜、水煎服。

阿胶散二百七　治肺燥咳嗽不已，及唾血。

阿胶炒　白及各二钱　天门冬　北五味子　人参　生地黄　茯苓各一钱

上以白及为细末，余药用水一盅半，入蜜二匙，秫米百粒，生姜五片，同煎熟，入白及末调，食后温服。

《良方》阿胶散二百八　方在妇人六。安胎补血气。

钱氏阿胶散二百九　方在小儿三四。治小儿咳嗽喘急。

绿云散二百十　治吐血。

柏叶　人参　阿胶炒珠　百合

上等分为末。每服二钱，不拘时，糯米饮调下。

《简易》黑神散二百十一　治一切吐血，及伤酒食醉饱，低头掬损，吐血致多；并血热妄行，口鼻俱出，但声未失，无有不效。

百草霜不拘多少，村居者佳

上研细。每服二钱，糯米煎汤下。喜凉水者，以新汲水调服；衄血者，用少许吹鼻。皮破出血或灸疮出血，掺之即止。

《局方》黑神散二百十二　方在妇人五十。治产后恶露不尽，胎衣不下，攻心腹痛。

天门冬丸二百十三　治吐血咯血，大能润肺止嗽。

天门冬一两　贝母　杏仁各七钱，炒　白茯苓　阿胶　甘草各五钱

上为细末，炼蜜丸，芡实大。每噙化一丸，津咽下。

发灰散二百十四　治起居所伤，小便尿血，或忍尿脬转，脐下急痛，小便不通，又治肺疽心衄，内崩吐血，舌上出血。

乱发烧灰。即血余也

上每服二钱，以米醋汤调服。

棕灰散二百十五　治大肠下血不止，或妇人崩漏下血。

败棕不拘多少，烧灰存性，为细末

每服二钱，空心好酒或清米饮调服。

《宝鉴》平胃地榆汤二百十六　治邪陷阴分，则阴结便血。

陈皮　厚朴　苍术　甘草　地榆　人参　白术　当归　芍药　升麻　干葛　茯苓　神曲　干姜炒　香附各等分

上㕮咀。每服五钱，加姜、枣煎，空心服。

海藏愈风汤二百十七　一名举卿古拜散。治一切失血，筋脉紧急，产后或汗后搐搦。

荆芥穗为细末

上先炒大豆黄卷，以酒沃之，去黄卷取净汁，调前末三四钱服之。轻者一服，重者二三服即止。气虚者忌服。童便调亦可。

《局方》小乌沉汤二百十八　治气逆便血不止。

乌药一两　炙甘草　香附醋炒，四两

上为末。每服二钱，食前盐汤下。

除湿和血汤二百十九　治阳明经湿热虚陷，便血腹痛。

当归身酒拌　牡丹皮　生地黄　熟地黄　黄芪炙　炙甘草各一钱　白芍药钱半　生甘草　升麻　陈皮　秦艽　苍术　肉桂各五分

水二盅，煎八分，空心，候宿食消尽热服。

驱疟饮二百二十　治诸疟久疟不愈者。

草果　青皮　陈皮　人参　茯苓　半夏制　厚朴　苍术炒　槟榔　白术　甘草各一钱　良姜五分

水二盅，枣二枚，乌梅一个，煎八分，食远服。

祛疟饮二二一　三发后，火盛气强者，可因其衰而减之，立效。

贝母去心　紫苏各一钱　橘红　山楂肉　枳实各钱半　槟榔八分　柴胡七分　甘草炙，三分　知母去毛净，盐酒炒过，五钱

上用水二盅，煎一盅，又将滓再煎至八分，并一处，露过宿，临发日早温服一半，未发前一时许再温服后半。

截疟饮二二二　《史崇质传》云：得之四明胡君，屡试屡验。

黄芪炙，一钱六分　人参　白术　白茯苓　橘红　砂仁　草果　五味子各一钱　甘草七分　乌梅三枚

水二盅，姜三片，枣二枚，煎一盅，温服。

《济生》万安散二二三　治一切疟病之初，邪盛气壮者，进此药以逐邪取效。若气虚胃弱及妊妇，皆不宜用。

苍术　厚朴姜炒　陈皮　槟榔　常山酒浸　甘草炙。各一钱半

上㕮咀。水一盅半，煎八分，露一宿，临发早，温服。忌热物。

《济生》鳖甲饮子二二四　治疟疾久不愈，胁下痞满，腹中结块，名曰疟母。

鳖甲醋炙　川芎　黄芪　草果仁　槟榔　白术　橘红　白芍药　甘草　厚朴制，等分

上㕮咀。每服五七钱，水一盅，姜七片，枣一枚，乌梅少许，煎七分，温服无时。

《济生》清脾饮二二五　治瘴疟，脉来弦数，但热不寒，或热多寒少，口苦咽干，小便赤涩。

厚朴制　青皮　白术　草果仁　柴胡　茯苓　黄芩　半夏　甘草各等分

每服四五钱，水一盅半，姜三片，枣一枚，未发前服。忌生冷、油腻。寒多者，可加肉桂；热多者，可加黄连。

《局方》草果饮二二六　治诸疟通用。

草果　川芎　白芷　苏叶　青皮　陈皮　良姜　炙甘草

上等分，㕮咀。每服五钱，水一盅半，煎七分，温服，留滓服并煎。当发日，进三服，不以时。加姜煎，亦治寒疟。

《简易》七宝饮二二七　治一切疟疾，不拘寒热、鬼疟、食疟。

常山　草果　槟榔　厚朴姜制　青皮　陈皮　甘草各一钱

上用酒、水各一盅，共煎一盅，将滓亦如前再煎一盅，各另放，俱露一宿，至次日当发清晨，面东先服头服，少顷，再饮二服，大有神效。

《简易》四兽饮二二八　治诸疟，和胃消痰。

人参　白术　茯苓　甘草炙，减半　陈皮　半夏　草果　乌梅各等分　大枣三枚　生姜五片

上㕮咀，以盐少许，腌食顷，湿纸厚裹，慢火煨香熟。每服四五钱，水一盅半，煎七分，温服。

《局方》常山饮二二九　治疟疾发散不愈，渐成痨瘵。

知母　常山　草果　乌梅肉各一斤　良姜二十两　炙甘草一斤

上㕮咀。每服五钱，姜五片，枣一枚，水煎服。

丹溪截疟丹二百三十

雄黄一两　人参五钱

上为末，于端午日用粽子尖丸，桐子大。每服一丸，发日早，面东，井花水吞之。忌诸热味。

《集成》截疟常山饮二三一

常山　草果　穿山甲炙　甘草炙　槟榔　知母　乌梅

上等分，用水、酒各一盅，煎至一盅，露一宿，发前二时温服。如吐则顺之。

《宝鉴》交加饮子二三二　治痰、食、瘴气、虚寒等疟。

肉豆蔻　草豆蔻各二个，一煨一生　厚朴二钱，半炒半生　大甘草二寸，半生半炙　生姜一两，半生半煨

上水一盅半，煎八分，发日空心服，未愈再服。

柴平汤二三三　治脉濡湿疟，一身尽痛，手足沉重，寒多热少。

柴胡　人参　半夏　黄芩　甘草　陈皮　厚朴　苍术

水二盅，加姜、枣煎服。

《局方》人参养胃汤二三四　治外感风寒，内伤饮食，寒热头痛，身体拘急，山岚瘴气，疫疠疟疾等症。

半夏　厚朴姜制　橘红各八分　藿香　草果　茯苓　人参各五分　苍术一钱　炙甘草三分

姜七片，乌梅一个，水煎服。

和解散二三五　治瘴病初作，胸腹满闷，头眩发热。

厚朴姜汁炒　陈皮各二两　甘草四两，炒　藁本　桔梗各三两　苍术半斤，米泔浸一宿，二两

上为粗末。每服五七钱，水盅半，姜三片，枣一枚，煎七分，热服。日三服，夜一服。此药不拘伤风伤寒，初作未分证候，任服之，大能助胃祛邪，和解百病。

槟榔煎二三六　治山岚瘴气，寒热呕吐腹满，不思饮食。

槟榔　苍术　厚朴姜制　陈皮　草果各一钱　甘草一寸　煨生姜一块

水一盅半，枣三枚，煎八分，食远热服。

屠酥酒二三七　辟山岚瘴气，瘟疫等气。

麻黄　川椒去合口者　细辛　防风　苍术制　干姜　肉桂去粗皮　桔梗等分

上为粗末，绢囊贮浸酒中，密封瓶口，三日后可服。每日空心服一二杯。冒露远行，辟诸邪气，但不宜多饮使醉。

降椒酒二三八　辟一切瘴气，寻常宜饮之。

降真香二两，细剉　川椒一两，去合口者

上用绢囊贮浸无灰酒中，约二斗许，每日饮数杯，百邪皆不能犯。兼治风湿脚气，疝气冷气，及背面恶寒、风疾有效。

《局方》省风汤二三九　治中风挟热挟痰，口噤，口眼歪斜，挛急疼痛，风盛痰实。

防风　南星生用。各二钱　半夏浸洗，生用　黄芩　甘草各一钱

水二盅，生姜五片，煎八分，不拘时服。此药同导痰汤合服尤妙。

《局方》八风散二百四十　治风气上攻，头目昏眩，肢体拘急烦疼，或皮肤风疮痒痛，及寒壅不调，鼻塞声重。

藿香去土，半斤　前胡去芦　白芷各一斤　黄芪炙　甘草炙　人参各二斤　羌活　防风各三斤

上为细末。每服二钱，水一盅，入薄荷少许，煎七分，食后温服。或用腊茶清调服一钱亦可。小儿虚风，用腊茶清调下半钱，更量儿大小加减服。

防风当归汤二四一　治发汗过多，发热，头摇口噤，脊背反张，太阳兼阳明证也，宜去风养血。

防风　当归　川芎　熟地黄等分

每服一两，水二盅，煎一盅，温服。

顺风匀气散二四二　治中风中气，半身不遂，口眼㖞斜，先宜服此。

白术　人参　天麻各五分　沉香　白芷　青皮　甘草各四分　紫苏　木瓜各三分　乌药一钱半

水一盅半，姜三片，煎七分，食远服。

《易简》星香汤二四三　治中风痰盛，服热药不得者。凡痰厥气厥，身热面赤者，宜服之。

南星八钱　木香一钱

上作二帖。水二盅，生姜十片，煎七分，不拘时服。

《济生》八味顺气散二四四　治气厥，身冷似中风。凡患中风者，先服此药顺气，次进治风药。

人参　白术　茯苓　青皮　陈皮　白芷　台乌各一两　甘草半两

上㕮咀。每服三钱，水一盏，煎七分，温服。

《机要》大秦艽汤二四五　治中风外无六经之形证，内无便溺之阻隔，血弱不能养筋，故手足不能运动，舌强不能言语，宜养血而筋自愈。

当归　芍药　白术　生地　熟地　川芎　甘草　茯苓　防风　白芷　独活　羌活　黄芩各七分　秦艽　石膏各一钱　细辛五分

春、夏加知母一钱。

水二盅，煎一盅，温服。如遇天阴，加生姜七片；如心下痞，加枳实五分。案：此汤自河间、东垣而下，俱用为中风之要药。夫既无六经之外证，而胡为用羌、辛、防、芷等药？既内无便溺之阻隔，而何用石膏、秦艽、黄芩之类？其为风寒痛痹而血虚有火者，乃宜此方耳。

《拔萃》养血当归地黄汤二四六　治中风少血偏枯，筋脉拘挛疼痛。

当归　川芎　熟地黄　芍药　藁本　防风　白芷各一钱　细辛五分

水一盅半，煎八分，食远温服。

薏苡仁汤二四七　治中风流注，手足疼痛，麻痹不仁，难以伸屈。

薏苡仁　当归　芍药　麻黄　官桂　苍术米泔浸，切，炒　甘草

水一盅半，生姜七片，煎八分，食前服。自汗，去麻黄；有热，减官桂。

涤痰汤二四八　治中风痰迷心窍，舌强不能言。

南星制　半夏泡七次。各二钱半　枳实麸炒　茯苓各一钱　橘红一钱半　石菖蒲　人参各一钱　竹茹七分　甘草五分

水一盅半，生姜五片，煎八分，食后服。

清心散二四九　治风痰不开。

青黛　硼砂　薄荷各二钱　牛黄　冰片各三分

上为细末。先以蜜水洗舌，后以姜汁擦舌，将药末蜜水调稀擦舌本上。

《简易》虎骨散二百五十　治半身不遂，肌肉干瘦为偏枯。忌用麻黄发汗，恐枯津液，惟此方润筋去风。

当归　乌蛇肉各二两　赤芍药　白术　续断　藁本　虎骨各一两

上为细末。每服二钱，食后温酒调下。若骨中烦疼，加生地黄一两；若脏寒自利，加天雄半两。

虎骨散二五一　治风毒走注，疼痛不定，少得睡卧。

虎胫骨醋炙　龟板醋炙，各二两　血竭另研　没药另研　自然铜醋淬　赤芍药　当归　苍耳子炒　骨碎补去毛　防风各七钱半　牛膝酒浸　天麻　槟榔　五加皮　羌活各一两　白附子炮　桂心　白芷各半两

上为细末。每服二钱，温酒调下，不拘时。

交加散二五二　治瘛疭，或战振，或产后不省人事，口吐痰涎。

当归　荆芥穗等分

上为细末。每服二钱，水一盅，酒少许，煎七分，灌服，神效。

《良方》交加散二五三　方在妇人一百。治经脉结聚不调，腹中撮痛。

洁古四白丹二五四　清肺气，养魂魄，以中风多昏冒，气不清利也，兼能下强骨髓。

白术　白茯苓　人参　川芎　甘草　砂仁　香附　防风各半两　白芷一两　白檀香　藿香各钱半　知母　细辛各二钱　羌活　薄荷　独活各二钱半　麝香一钱，另研　牛黄　片脑各五分，另研　甜竹叶

上为末，炼蜜为丸，每两作十丸。临睡嚼一丸，煎愈风汤送下。上清肺气，下强骨髓。

续断丹二五五　治中风寒湿，筋挛骨痛。

续断　萆薢酒浸　牛膝酒浸　干木瓜　杜仲炒。各二两

上为末，炼蜜和丸，每两作四丸。每服一丸，细嚼温酒下，不

拘时。

《济生》豨莶丸二五六　治中风口眼㖞斜，时吐涎沫，语言蹇涩，手足缓弱。

豨莶草生于沃壤间带猪气者是

五月五日或六月六日采叶洗净，不拘多少，九蒸九晒，每蒸用酒蜜洒之，蒸一饭顷。九蒸毕，日干为末，炼蜜丸，桐子大。每服百丸，空心温酒、米饮任下。

一方：每豨莶草一斤，加四物料各半两，川乌、羌活、防风各二钱，丸服。

蠲痹汤二五七　治周痹及手足冷痹，脚腿沉重，或身体烦疼，背项拘急。

当归　赤芍药煨　黄芪　姜黄　羌活各钱半　甘草五分

水二盅，姜三片，枣二枚，不拘时服。

三痹汤二五八　治血气凝滞，手足拘挛，风痹等疾皆效。

人参　黄芪　当归　川芎　熟地黄　白芍药　杜仲姜汁炒　续断　桂心　牛膝　细辛　白茯苓　防风　秦艽　独活　甘草等分

水二盅，姜三片，枣一枚，煎七分，不拘时服。

加味五痹汤二五九　治五脏痹证。

人参　白芍药煨　茯苓　川芎或倍之　当归各一钱　五味子十五粒　细辛七分　甘草五分　白术一钱，脾痹倍用

水二盅，姜一片，煎八分，食远服。肝痹，加枣仁、柴胡；心痹，加远志、茯神、麦冬、犀角；脾痹，加厚朴、枳实、砂仁、神曲；肺痹，加紫菀、半夏、杏仁、麻黄；肾痹，加独活、官桂、杜仲、牛膝、黄芪、萆薢。

人参散二百六十　治肝脾气逆，胸胁引痛，眠卧多惊，筋脉挛急，此药镇肝去邪。

人参二两　杜仲炒　黄芪炙　枣仁微炒　茯神各一两　五味子　细辛去苗　熟地黄　秦艽　羌活去芦　芎䓖　丹砂细研。各半两

上为细末，入丹砂再研匀，每服一钱，不拘时，温酒调下，日

三服。

六味茯苓汤二六一　治肢体手足麻痹，多痰唾，眩冒者。

半夏制　赤茯苓　橘红各二钱　枳壳麸炒　桔梗去芦　甘草炙。各一钱

水二盅，姜五片，煎八分，不拘时服。

枳实散二六二　治心痹，胸中气坚急，心微痛，气短促，咳唾亦痛，不能饮食。

枳实麸炒　桂心　细辛　桔梗各七钱半　青皮一两

上㕮咀。每服三钱，水一盅，生姜一钱半，煎六分，不拘时服。

紫苏子汤二六三　治肺痹，心胸满塞，上气不下。

紫苏子炒，八两　半夏汤泡，五两　橘红　桂心各三两　人参　白术　甘草炙。各二两

上㕮咀。每服四五钱，水一盅，生姜五片，枣二枚，煎七分，不拘时温服。

除湿蠲痛汤二六四　治风湿痛痹。

羌活　茯苓　泽泻　白术各一钱半　陈皮一钱　甘草四分　苍术米泔浸炒，二钱

水二盅，煎八分，入姜汁、竹沥各二三匙。痛在上者，加桂枝、威灵仙、桔梗；痛在下者，加防己、木通、黄柏、牛膝。

桂心散二六五　治风邪走注疼痛。

桂心　漏芦　芎䓖　威灵仙　白芷　当归　木香　白僵蚕炒　地龙去土炒干。各半两

上为细末。每服二钱，温酒调下，不拘时。

湿郁汤二六六　治雨露所袭，或岚气所侵，或坐卧湿地，或汗出衣衫湿郁，其状身重而痛，倦怠嗜卧，遇阴寒则发，脉沉而细缓者是也。

苍术三钱　白术　香附　橘红　厚朴姜汁炒　半夏制　白茯苓　抚芎　羌活　独活各一钱　甘草五分

生姜五片，水煎服。

趁痛散二六七

乳香　没药　桃仁　红花　当归　羌活　地龙酒炒　牛膝酒洗　甘

草　香附童便洗　五灵脂酒炒

上为末。每服二钱，酒调服。或加酒炒芩、柏。

秦艽地黄汤二六八　治风热血燥，筋骨作痛。

秦艽　生地黄　当归　川芎　白芍药　甘草　防风　荆芥　升麻　白芷　蔓荆子　大力子蒸　羌活各一钱

上水煎服。

活络饮二六九　治风湿痹痛，诸药不效。

当归　白术　川芎　羌活　独活各一钱　甘草五分

水一盅半，姜五分，煎七分，温服。

《宝鉴》独活寄生汤二百七十　治肾虚卧冷，寒湿当风，腰脚疼痛。

独活一钱　杜仲炒　细辛　桑寄生　人参　当归　川芎　芍药　茯苓　牛膝　甘草　桂心　熟地黄　防风　秦艽

水一盅半，姜三片，煎七分，空心服。

透经解挛汤二七一　治风热筋挛骨痛。

穿山甲三钱，炮　荆芥　红花　苏木　羌活　当归　蝉蜕去土　防风　天麻　甘草各七分　白芷一钱　连翘　川芎各五分

上酒、水各半煎服。

熏蒸方二七二　治肾气衰弱，或肝脾肾三经受风寒湿气，停于腿膝经络，致成脚痹疼痛，宜用此药和荣卫、通经络，是亦治痹之法。

花椒一撮　葱三大茎，切　盐一把　小麦麸约四五升　酒一盏　醋不拘多少，以拌前件，至润为度

上放铜器内炒令极热，摊卧褥下，将患脚熏蒸其上，盖以衣被，稳卧一时，要汗出为度，勿见风。或加姜、桂亦妙。

熏洗痛风法二七三　治手足冷痛如虎咬者。

上用樟木屑一斗，以急流水一担煮沸，将樟木屑入大桶内，用前汤泡之，桶边放一兀凳，桶内安一矮凳，令病人坐桶边，放脚在桶内，外以草荐一领围之，勿令汤气入眼，恐致坏眼。其功甚捷。

愈风丹二七四　治足三阴亏损，风邪所伤，肢体麻木，手足不随等症。

羌活十四两　当归　熟地　生地各一斤　杜仲七两　天麻　萆薢另研细　牛膝酒浸焙干　玄参各六两　独活五两　肉桂三两

炼蜜丸，桐子大。每服五七十丸，或百丸，空心食前，温酒或白汤下。

易老天麻丸二七五　治诸风肢节麻木，手足不随等症。

天麻酒浸三日，焙干　牛膝制同前　萆薢各六两，另研末　当归二十两　附子制，一两　羌活十两　生地一斤

丸服如前法。一方有玄参六两　杜仲七两　独活五两

案：此方与前愈风丹大同，但生地性凉，恐滞经络，宜改用熟地为妥。且以六十四两之诸药，而佐以一两之附子，果能效否？此最少亦宜四两或六两方可也。

愈风燥湿化痰丸二七六　治历节风，湿痰壅滞，昼夜疼痛无休者。

白术炒　苍术米泔浸　杜仲姜汁炒。各二两　牛膝酒浸　川芎　薏仁　巴戟　破故纸炒。各一两　当归　牙皂瓦炒　防风　羌活　生地　独活　防己　天麻　南星　半夏　陈皮　木香　沉香　川乌　僵蚕　全蝎各五钱

上为末，酒糊丸，桐子大。每服百丸，空心、食前酒送下，日二次，食干物压之。

活络丹二七七　治中风手足不用，日久不愈，经络中有湿痰死血者。

草乌炮，去皮　川乌炮，去皮脐　胆星各六两　地龙去土，焙干　乳香去油　没药各二两二钱

蜜丸，桐子大。每服二三十丸，温酒、茶清任下。

东垣开结导饮丸二七八　治饮食不消，心下痞闷，腿脚肿痛。

白术炒　陈皮炒　泽泻　茯苓　神曲炒　麦芽炒　半夏制。各一两　枳实炒　青皮　干姜各五钱

如有积块者，加巴霜钱半。

为末，汤浸蒸饼为丸，梧子大。每服四五丸或十丸，温水下。此内伤饮食，脾胃之气不能运行上升，则注为脚气，故用此以导引行水化脾气也。

换骨丹二七九　通治诸风痹痛，兼治鹤膝风。此与后史国公浸酒方大同。

虎骨酥炙　防风　牛膝　当归　羌活　独活　败龟板　秦艽　萆薢　晚蚕砂　松节各一两　枸杞一两半　茄根洗净，二两

酒糊丸服，或酒浸、或为末服亦可。

《局方》换腿丸二百八十　治足三阴经虚，为风寒热湿所侵，发为挛痹，纵缓疼痛，上攻胸胁，下至脚膝，足心发热，行步艰难。

薏仁　南星　防己　防风　石斛　槟榔　萆薢　石南叶　羌活　木瓜各四两　牛膝酒浸　当归　天麻　续断各一两　黄芪一两半

上为末，酒糊丸，梧子大。每服五七十丸，空心，盐酒下。

史国公浸酒方二八一　一名万病无忧酒。治诸风五痹，左瘫右痪，四肢顽麻，口眼歪斜，骨节酸痛，诸般寒湿风气，效难尽述。

当归　鳖甲炙　羌活　萆薢　秦艽　防风去芦　牛膝　晚蚕砂　松节各二两　枸杞五两　干茄根八两，饭上蒸熟　虎胫骨酒浸一日，焙干，酥炙

用无灰酒一斗，绢袋盛药入酒内，封十日可服。取饮时，不可面向坛口，恐药气冲人头面。饮酒不可间断。饮尽，将药渣晒干为末，米糊丸，桐子大，空心酒下五十丸。忌发风动气等物。

《类方》煨肾散二八二　治腰痛。

人参　当归　杜仲　肉苁蓉　破故纸　巴戟　鹿角霜　秋石等分

为末，用猪腰子一个，洗净血水，淡盐浥过，劈开两半，勿令断，中间细细花开，用前药掺入，另用稀绢裹，线缚定，外用小砂罐入酒少许，用纸封固，毋令泄药气，煮腰子候熟取食之，仍饮醇酒三杯，立愈。

调荣活络饮二八三　治失力闪腰，或跌扑瘀血，及大便不通，腰痛。

当归　牛膝　杏仁研如泥　大黄各二钱　生地　芍药　红花　羌活各一钱　桂枝三分　川芎一钱半

水一盅半，煎八分，食前温服。

胡桃汤二八四　治肾虚腰痛。

胡桃肉　补骨脂　杜仲各四两。一作各四钱

上㕮咀，分二帖。用水二盅，煎七分，空心服。

《良方》鸡鸣散二八五　治脚气第一品药，不问男女皆可服。如感风湿流注，脚痛不可忍，筋脉浮肿者，并宜服之，其效如神。

槟榔七枚　橘红　木瓜各一两　吴茱萸　苏叶各三钱　桔梗去芦　生姜连皮。各半两

上㕮咀。用水三大碗，慢火煎至一碗半，取渣再入水二碗，煎取一小碗，两汁相和，安置床头。次日五更，分作三五次冷服之，冬月略温亦可，服了用干物压下。如服不尽，留次日渐渐服之亦可。服药至天明，当下黑粪水，即是肾家所感寒湿之毒气也。至早饭时，必痛住肿消，只宜迟吃饭，使药力作效。此药并无所忌。

茱萸木瓜汤二八六　治脚气冲心，闷乱不识人，手足脉欲绝。

吴茱萸半两　干木瓜一两　槟榔二两

上㕮咀。每服八钱，水一盅半，生姜五片，煎八分，不拘时温服。

立效散二八七　治脚气攻心。此方消肿甚效，及治暴肿。

槟榔七枚　生姜二两　陈皮　吴茱萸　紫苏　木瓜各一两

上水三升，煎一升，分作二服。

丹溪防己饮二八八　治脚气。

白术　木通　防己　槟榔　川芎　甘草梢　犀角　苍术盐水炒　生地黄　黄柏酒炒，等分

上水煎服。大便实，加桃仁；小便涩，加牛膝；有热，加黄芩、黄连；大热及时令热，加石膏；有痰，加竹沥、姜汁。

紫苏散二八九　治脚气上气，心胸壅闷，不得眠卧。

苏叶　桑白皮　赤茯苓　槟榔　木瓜各一两　炙甘草　紫菀　前胡去芦　杏仁去皮尖　百合各七钱

上㕮咀。每服八钱，水一盅半，生姜五片，煎八分。不拘时温服。

《三因》紫苏子汤二百九十　治脚气阴阳交错，上重下虚，中满喘急，呕吐自汗。

苏子炒　半夏制。各一钱　前胡　厚朴姜汁炒　甘草炒　归身各七分　陈皮　肉桂各四分

水一盅半，姜三片，煎七分，不拘时服。

《济生》槟榔汤二九一　治一切脚气，散气疏壅。

槟榔　香附　陈皮　苏叶　木瓜　五加皮　甘草炙。各七分

上㕮咀。水一盅半，生姜三片，煎服。

加减槟榔汤二九二　治一切脚气、脚弱，名曰壅疾，贵在疏通，春夏尤宜服之。

槟榔　橘红　苏叶各一两　甘草炙，半两

上每服五七钱，水一盅半，生姜五片，煎八分，不拘时温服。如脚痛不已者，加木香、五加皮；妇人脚痛，加当归；室女脚痛，多是肝血滞实，宜加赤芍药；中满不食，加枳实；痰厥或吐，加半夏；腹痛大便不通，用此汤下青木香丸，或加大黄；小便不利，加木通；转筋者，加吴茱萸；脚肿而痛者，加大腹皮、木瓜；脚痛而热，加地骨皮。

槟榔散二九三　治脚气冲心，烦闷不识人。

槟榔　茴香　木香各半两

上㕮咀。每服五钱，以童便一盅，煎七分。不拘时温服。

《活人》桑白皮散二九四　治脚气盛发，上气喘促，两脚浮肿，小便赤涩，腹胁胀满，气急坐卧不得。

桑白皮　郁李仁各一两　赤茯苓二两　木香　防己　大腹子各一两半　苏子　木通　槟榔　青皮各七钱半

上每服三五钱，姜三片，水煎服。

木香散二九五　治脚气冲心，烦闷，脐下气滞。

木香半两　槟榔　木通各一两

上㕮咀。每服八钱，水一盅半，生姜五片，葱白七寸，煎八分，不拘时温服。

木通散二九六　治脚气遍身肿满，喘促烦闷。

木通去皮　苏叶　猪苓各一两　桑白皮　赤茯苓　槟榔各二两

上㕮咀。每服五七钱，水一盅半，生姜五片，葱白七寸，煎一盅，不拘时温服。

人参桂心散二九七　治脚气呕逆，心烦不能饮食。

人参去芦　赤茯苓　槟榔　麦门冬　橘红各一两　桂心七钱半

上㕮咀。每用八钱，水一盅半，加生姜七片，煎服。

橘皮汤二九八　治脚气痰壅呕逆，心胸满闷，不思饮食。

橘红　人参去芦　苏叶各一两

上㕮咀。每服八钱，水一盅半，生姜五片，煎一盅，不拘时温服。

《集验》半夏散二九九　治脚气烦闷呕逆，心胸壅闷，不能饮食。

半夏泡七次，切　桂心各七钱半　赤茯苓　人参去芦　橘红　前胡去芦　槟榔各一两　苏叶一两半

上㕮咀。每服五七钱，水一盅半，生姜七片，淡竹茹二钱，煎七分，温服无时。

大腹皮散三百　治诸脚气浮肿，心腹痞闷，小便不利。

大腹皮三两　木瓜　苏子　槟榔　荆芥穗　乌药　橘红　苏叶各一两　萝卜子半两　沉香　枳壳麸炒　桑白皮各两半

上㕮咀。每服八钱，水一盅半，姜五片，煎八分，温服。《御医药方》加木通、白茯苓、炒茴香、炙甘草四味，即名沉香大腹皮散。

《活人》大腹子散三百一　治风毒脚气，肢节烦疼，心神壅闷。

大腹子　紫苏　木通　桑白皮　羌活　木瓜　荆芥　赤芍药　青皮　独活各一两　枳壳二两

上每服四钱，水一盏，姜五片，葱白七寸煎，空心温服。

地黄汤三百二　治穿心脚气。

熟地黄四两　当归二两　芍药　川芎　牛膝酒浸　三奈各一两　杜仲半两，姜汁炒

上㕮咀。每服一两，水一盅半，煎八分，不拘时温服。

木瓜汤三百三　治脚气。

木瓜　大腹　紫苏　木香　羌活　炙甘草各一钱　茯苓　陈皮各八分

水一盅半，煎八分，食前服。

沉香汤三百四　治脚气攻心，烦闷气促，脚酸疼。

沉香　木通　槟榔各五分　吴茱萸三分　赤芍一钱半　紫苏一钱

水一盅半，生姜三片，煎八分，不拘时温服。

续断丸三百五　治风湿流注，四肢浮肿，肌肉麻痹。

川续断　当归　萆薢　附子　防风　天麻各一两　乳香　没药各半两　川芎七钱半

上为细末，炼蜜丸，桐子大。每服四十丸，空心温酒或米饮下。

《本事》续断丸三百六　治肝肾风寒气弱，脚不可践地，脚瘠疼痛，风毒流注下部，行止艰难，小便余沥。此药补五脏内伤，调中益气，凉血，强筋骨。

杜仲五两　五加皮　防风　薏仁　羌活　续断　牛膝酒浸。各三两　萆薢四两　生地黄五两

上为末，用好酒三升，化青盐三两，用木瓜半斤去皮、子，以前盐、酒煮成膏，和药为丸，梧子大。每服五七十丸，空心食前，温酒、盐汤任下。

《保命》牛膝丸三百七　治肾肝虚损，骨痿不能起于床，筋弱不能收持，宜益精缓中。

牛膝酒浸　萆薢　杜仲炒　白蒺藜　防风　菟丝子酒煮　肉苁蓉酒浸，等分　官桂减半

上为末，酒煮猪腰子捣和丸，桐子大。每服五七十丸，空心温酒送下。

《本事》酒浸牛膝丸三百八　治腰脚筋骨酸软无力。

牛膝三两，炙黄　川椒去合口者　虎骨真者，醋炙黄。各半两　附子一枚，炮，去皮脐

上吹咀，用生绢作袋盛药，以煮酒一斗，春秋浸十日，夏七日，冬十四日，每日空心饮一大盏。酒尽出药为末，醋糊丸，每服二三十丸，空心温酒、盐汤任下。忌动风等物。

茱萸丸三百九　治脚气入腹，喘急欲死。

吴茱萸泡　木瓜等分

上为末，酒糊丸，梧子大。每服五七十丸至百丸，空心酒饮任下。或以木瓜蒸烂，研膏丸服尤妙。此方内加大黄，名三将军丸。

东垣健步丸三百十　治脚膝无力，屈伸不得，腰背腿脚沉重，行步

艰难。

防己酒洗，一两　羌活　柴胡　滑石炒　炙甘草　天花粉酒洗。各五钱　防风　泽泻各三钱　苦参酒洗　川乌各一钱　肉桂五分

上为细末，酒糊丸，桐子大。每服七八十丸，煎愈风汤空心送下。

调元健步丸三百十一　治阴虚血少，湿热兼行，足履无力。

当归酒洗　川黄柏盐酒炒　枸杞各二两　牛膝三两，盐酒浸　白芍药微炒　白茯苓　白术炒　苍术　陈皮各一两　炙甘草三钱　木瓜　五加皮各八钱　川续断七钱　泽泻　防己各五钱

蜜丸，桐子大。空心盐汤送下七八十丸，或百丸。

《三因》胜骏丸三百十二　治元气不足，为寒湿之气所袭，腰足挛拳，或脚面连指走痛无定，筋脉不伸，行步不随。常服益真气，壮筋骨。

附子炮制　当归　天麻　牛膝　木香　枣仁炒　熟地酒蒸　防风各二两　木瓜四两　羌活　乳香各半两　全蝎炒　甘草炙　没药各一两　麝香二钱

上为末，用生地黄三斤，以无灰酒四升煮干，晒二日，杵烂如膏，入前末和匀，杵千余下，每两作十丸。每服一二丸，细嚼临卧酒下。作小丸服亦可。

神应养真丹三百十三　治厥阴经为四气所袭，脚膝无力，或右瘓左瘫，半身不遂，手足顽麻，语言蹇涩，气血凝滞，遍身疼痛。

当归酒浸片时，捣　熟地黄酒蒸，捣　川芎　芍药　羌活　天麻　菟丝子酒制　木瓜等分

上为末，入地黄、当归二膏，加蜜捣丸，桐子大。每服百丸，空心酒下，盐汤亦可。

透骨丹三百十四　专治脚气。

川乌炮　羌活　沉香　乳香另研　川芎　槟榔　木瓜各一两　木香一两半　白茯苓二两

上为末，曲糊丸，梧子大。食前姜汤下六七十丸。

《本事》虎骨酒三百十五　去风，补血益气，壮筋骨，强脚力。

虎胫骨真者　萆薢　仙灵脾　薏苡仁　牛膝　熟地黄各二两

上剉细，绢袋盛，浸酒二斗，饮了一盏入一盏，可得百日。妇人去牛膝。

《活人》薏仁酒三百十六　治脚痹。

薏苡仁　牛膝各二两　海桐皮　五加皮　独活　防风　杜仲各一两　熟地黄一两半　白术半两

上为粗末，以生绢袋盛，用好酒五升浸，春秋冬二七日，夏月分作数帖，逐帖浸酒用之。每日空心服一盏或半盏，日三四服，常令酒气不绝。久服觉皮肤下如有虫行，即风湿气散。

椒艾囊三百十七　治脚气极效，及避一切脚气风气毒气。

艾叶揉，半斤　川椒一斤，净　草乌二两，为粗末

上三味，和匀，用布袱铺如棉褥，裹足底及足胫，即用火踏，下加微火，烘踏于上，使椒艾之气得行于足，自然寒湿风毒诸气皆得消散，立能止痛。痛止后，仍要三二日一为之，或夜卧包之，达旦去之。用此方法，无不效者。

丹溪敷脚气方三百十八　治脚气肿痛。

芥菜子　白芷等分

上为末，姜汁和敷痛处。

芜荑散三百十九　治大人小儿蛔咬心痛不可忍，或吐青黄绿水涎沫，或吐虫出，发有休止，此蛔心痛也，宜此主之。

芜荑　雷丸各半两　干漆捶碎，炒大烟尽，一两

上为细末。每服三钱，用温水七分盅调和服，不拘时，甚者不过三服。小儿每服五分。

《直指》芜荑散三百二十　取诸虫。

鸡心槟榔　芜荑各三钱　木香一钱

上为末，作一服。先以酸石榴根煎汤，俟五更时，乃嚼炙肉引虫头向上，然后以石榴根汤调药温服，虫自软困而下。

榧子煎三二一　治寸白虫，化为水。

细榧子四九枚，去壳

以砂糖水半盏，用砂锅煮干，熟食之，每月上旬平旦空心服七枚，

七日服尽，虫化为水，永瘥。一方以百枚食尽佳；不能食者，尽五十枚。经宿，虫消自下。并治三虫，神效方也。

圣效方三二二　治寸白虫神效。

槟榔半两　南木香二钱

上为细末。每服三钱，浓米饮调下。须五更空心，先嚼炙肉，只咽汁下咽，吐其肉，随即服药，辰巳间当虫下，尽去病根，此方简易屡验。

仲景乌梅丸三二三　治胃寒吐蛔、蛔厥等症。

乌梅三十个　人参　黄柏炙　细辛　附子炮　桂枝各六钱　黄连炒，一两六钱　干姜一两　当归酒浸　川椒去目及闭口者。各四钱。《撮要》作各四两

上研末，先将乌梅用酒蒸烂捣膏，加炼蜜丸，桐子大。每服一二十丸，日三服。忌生冷滑物。或用理中汤下。成无已曰：肺欲收，急食酸以收之，乌梅之酸，以收肺气。脾欲缓，急食甘以缓之，人参之甘，以缓脾气。寒淫于内，以辛润之，当归、桂、椒、细辛之辛，以润内寒。寒淫所胜，平以辛热，姜、附之辛热以胜寒。蛔得甘则动，得苦则安，黄连、黄柏之苦以安蛔。

《济生》乌梅丸三二四　方在固阵六十。治大便下血。

神授散三二五　方在因阵二五五。治传尸痨虫。

《宝鉴》川楝散三二六　治诸疝、小肠气。

木香　小茴香盐炒。各一两　川楝子一两，用巴豆十五粒打破，同炒黄，去巴豆不用

上为末。空心酒下二钱。

荔核散三二七　治疝气阴核肿大，痛不可忍。

大茴香炒　沉香　木香　青盐　食盐各一钱　川楝肉　小茴香各二钱　荔枝核十四枚，用新者，烧焦裂

上为细末。每三钱，食前热酒调服。

《经验》苍术散三二八　治下元虚损，偏坠，肾茎痛楚。

真茅山苍术六斤，分六制：一斤用老米泔水浸二日夜；一斤用酒浸二日，切片晒干；一斤用斗子青盐半斤，同炒黄色，不用盐；一斤用小茴香四两，同炒黄色，去茴香不用；

一斤用大茴香四两，同炒如前；一斤用桑椹二斤，取汁拌制，晒干

上为细末。每服三钱，空心酒下。

《宝鉴》天台乌药散三二九　治小肠疝气，牵引脐腹疼痛。

乌药　木香　茴香炒　良姜炒　青皮各半两　槟榔二个　川楝子十个　巴豆七十粒

上将巴豆微打破，同川楝子加麸炒黑，去麸及巴豆不用，其余共为细末。每服一钱，温酒下，甚者姜酒下。

《百选》桃仁膏三百三十　治气血凝滞，疝气，膀胱小肠气，痛不可忍。

桃仁炒，去皮尖　大茴香炒

上等分为末。每服二钱，葱白二寸煨熟，蘸药细嚼，空心热酒下。

《局方》守效丸三三一　治㿗疝不痛者之要药。

苍术　南星　白芷　川芎　山楂　半夏　枳实一云橘核

上等分为末，姜汁糊丸，桐子大。每服七八十丸，盐汤下。有寒，加茱萸；有热，加山栀子；又或加青皮、荔枝核。

来复丹三三二　治伏暑泄泻，里寒外热，其效如神。及治诸腹痛疝气，小儿惊风。

硝石一两，同硫黄为末，入瓷碟内，用微火炒，以柳枝搅结砂子，火不可大，恐伤药力；再研极细，名二气末　舶上硫黄一两　五灵脂澄去砂　橘红　青皮各二两。一作各二钱　太阴玄精石一两

上为末，醋糊丸，豌豆大。每服三十丸，空心米饮下。伏暑闷乱，紫苏汤下。大人疝气诸痛，悉宜服之。小儿惊风欲绝，研碎，米汤下。

《卫生》润肠汤三三三　治大便燥结不通。

生地黄　生甘草　熟地黄　当归尾　大黄煨。各五钱　桃仁　麻子仁各一钱　红花五分

上用水二盏，煎一盏，空心服。

通幽汤三三四　治大便燥结坚黑，腹痛。

熟地　生地　归梢　红花　桃仁泥　大黄各一钱　升麻二分

水一盅半，煎服。古方加麻仁、甘草，即名润燥汤。

东垣导滞通幽汤三三五　治幽门不通，气不升降，大便闭塞。凡脾胃初受热中，多有此证，治在幽门，以辛润之。

升麻梢　桃仁泥　归身各一钱　炙甘草　红花各三分　熟地　生地各五分

水二盅，煎一盅，调槟榔末五分，稍热服。

河间厚朴汤三三六　治大便气秘不通，不能饮食，小便清利者，谓之虚秘，此汤主之。盖实秘者物也，虚秘者气也。

厚朴一钱半　白术二钱　半夏　枳壳　陈皮　甘草各一钱

水一盅半，姜三片，枣三枚，煎八分，食远服。如不通，加大黄一钱。

《会编》皂角散三三七　治大小便关格不通，经三五日者

大皂角烧存性

上为末。米汤调下。又以猪脂一两煮熟，以汁及脂俱食之。又宜以八正散加槟榔、枳壳、朴硝、桃仁、灯心、茶叶煎服。

《良方》三仁丸三三八　治大肠有热，津液竭燥，大便涩。

柏子仁　松子仁　火麻仁各一两

上研匀，用黄蜡半两溶化和丸，桐子大。每服二十丸，食前米饮下；未快，加数服之。

脾约丸三三九　方在攻阵九三。通大便秘结。

东垣润肠丸三百四十　治胃中伏火，大便秘涩不通，不思饮食，或风结血秘，皆须润燥和血疏风，则自通矣。

归梢　大黄煨　羌活各五钱　麻仁　桃仁去皮尖。各一两

上以二仁另研为泥，外为细末，炼蜜为丸，桐子大。每服三五十丸，空心白汤送下。一方有皂角仁、秦艽各五钱。

《济生》苁蓉润肠丸三四一　治发汗利小便，致亡津液，大腑秘结，老人虚人宜服。

肉苁蓉酒浸，焙，二两　沉香一两，另研

上为末，取麻子仁捣烂，和水取汁打糊丸，桐子大。每服七八十丸，空心米饮或酒送下。

益血润肠丸三四二　治老人大便燥结。

熟地黄六两　杏仁炒，去皮尖　麻仁各三两，以上三味同杵膏　枳壳麸炒　橘红各二两　肉苁蓉酒洗，去甲　阿胶炒。各一两　苏子　荆芥各一两　当归三两

上以后七味为末，同前三味膏和杵千余下，仍加炼蜜丸，桐子大。每服五六十丸，空心白汤或酒下。

搜风顺气丸三四三　治痔漏、风热闭结，老人燥秘等症。

车前子两半　大麻子微炒，二钱　大黄五钱，半生半熟　牛膝酒浸　郁李仁　菟丝子酒浸　枳壳　山药各二钱

上为末，炼蜜丸，桐子大。每服三十丸，温酒下。

《圣惠》搜风顺气丸三四四　治风气脚气，凡老人小儿血热风热而大便秘结者宜服。

车前子两半　大麻仁微炒，去壳　郁李仁炮，去皮　菟丝子酒浸煮　牛膝酒浸一宿　干山药各一两　白槟榔一两　枳壳麸炒　防风　独活各八钱　大黄五钱，半生半熟

炼蜜丸，小豆大。茶酒汤任下，早晚各一服。

地髓汤三四五　治死血作淋，痛不可忍，及五淋小便不通，茎中痛甚欲死。一名牛膝膏，又名苦杖散。

牛膝不拘多少，或用一两捶碎。

以水二盅，煎浓汁一盅，去渣，日三服。又法入麝香少许，空心服。或单以酒煎亦可。

牛膝膏三四六　治死血作淋。

桃仁去皮尖　归尾酒洗。各一两　生地黄酒洗　赤芍药各两半　川芎五钱　牛膝去芦，四两，酒浸一宿

上㕮咀。用好水十盅，炭火慢煎至二盅，入麝香少许，分四次空心服。如夏月，须用冷水换浸之，则不坏。

《经验》琥珀散三四七　治老人虚人小便不通，淋涩。

琥珀为末　人参煎汤

空心，以人参汤调服琥珀末一钱。

导赤散三四八　方在寒阵一二二。利小肠热涩。

万全木通汤三四九　治小便难而黄。

木通　赤茯苓　车前叶　滑石各二钱　瞿麦一钱

水一盅半，煎七分，食前服。

葱白汤三百五十　治小便卒暴不通，小腹胀急，气上冲心，闷绝欲死。此由暴气乘膀胱，或因惊忧气无所伸，冲逆胞系，郁闭不流。

陈皮三两　葵子一两　葱白三茎

上㕮咀。用水五升，煮取二升，分三服。一云每服五钱，葱白三茎，水煎服。

东垣清肺饮子三五一　治渴而小便不利，邪热在上焦气分也。

茯苓　猪苓　泽泻各一钱半　车前子　琥珀　木通　瞿麦　萹蓄各一钱　通草　灯心各五分

水二盅，煎一盅，食远服。

半夏丸三五二　治湿痰流注、白浊，神效。

半夏制　猪苓等分

上为末，神曲糊丸服。案：此方与《本事》猪苓丸同意，详固阵四八。

《良方》醍醐膏三五三　治消渴。

白砂蜜五斤　砂仁为末，半两　乌梅一斤，捶碎。用水四大碗，煎一碗，去渣

上入砂锅，慢火熬赤色成膏，取下放冷，加白檀细末三钱，麝香一字，搅匀，以瓷器收贮密封。冬月沸汤调服，夏月凉水亦可。

无择养荣汤三五四　治五疸虚弱，脚软心悸，口淡耳鸣，微发寒热，气急，小便白浊，当作虚劳治之。

人参　黄芪　白术　当归　甘草炙　桂心　陈皮各一两　白芍药三两　生地黄　茯苓各五钱　五味子　远志各三钱

上㕮咀。每服一两，水一盅半，姜三片，枣三枚，煎七分，食前服。

《纲目》绿矾丸三五五　治黄胖。

绿矾六两，以米醋于铁杓内炒七次，干为度，放地上出火气　**南星**炒黄色　**神曲**

一两，炒黄色　大皂角一斤，铁锅水煮烂，揉出声，取净汁入锅，入枣肉再熬成胶和药　红枣六两，蒸，去皮核，入皂角汁内熬胶

上前三味为细末，以皂角枣胶捣丸，桐子大。每服五丸，清晨下床时用姜汤下，夜卧上床时再服五丸。忌油腻煎炒。如身上发红斑，急煎枣汤解之自愈。

《简易》济众方三五六　治心气不宁，怔忡惊悸，清上膈风热痰饮。

白石英　朱砂等分

上为细末。每服五分，金银汤调下。

抱胆丸三五七　治男妇一切癫痫风狂，或因惊恐畏怖所致，及妇人产后惊气入心，并室女经脉通时惊邪蕴结，气实上盛者，累效。

水银二两　黑铅一两半　朱砂细研　乳香细研。各一两

上将黑铅入铫子内溶化，下水银结成砂子，次下朱砂、乳香，乘热用柳木槌研匀，丸鸡豆子大。每服一丸，空心井花水吞下。病者得睡，切莫惊动，觉来即安，再一丸可除根。

《灵苑》辰砂散三五八　治风痰诸痫，狂言妄走，精神恍惚，思虑迷乱，乍歌乍哭，饮食失常，疾发仆地，吐沫戴眼，魂魄不守。

辰砂光明佳者，二两　枣仁微炒　乳香明者。各半两

上为细末。先令病人随量恣饮沉醉，但勿令吐，居静室中，将前药都作一服，用温酒一盅调匀，令顿饮之。如量浅者，但随量取醉。服药讫，便令安卧，病浅者半日至一日，病深者卧三两日，只令家人潜伺之，察其鼻息匀调，切勿唤觉，亦不可惊触使觉，必待其自醒，即神魂定矣。万一惊寤，则不可复治。吴正肃公少时心病，服此一剂，五日方寤，遂瘥。

归神丹三五九　治五痫诸风，痰壅惊悸，神不守舍。

人参　当归　枣仁　白茯苓各二两　朱砂大块者　琥珀　远志姜汤制　龙齿各一两　金箔　银箔各二十片

上为末，酒糊丸，桐子大。每服三五十丸，麦门冬汤下。

《得效》宁志丸三百六十　治心风癫痫，服此一料，其病顿减。

朱砂佳者，一两　人参　白茯苓　当归　石菖蒲　乳香另研　枣仁浸，

去皮，取仁，炒香熟。各五钱

上将朱砂用熟绢一小片包裹线扎，以猜猪心一枚，竹刀切开，纸拭去血，入朱砂包定，再用线缚外，以竹箬重裹，麻皮扎紧，用无灰酒二升同入砂罐煮，酒尽，取出朱砂另研；将猪心用竹刀细切，砂盆内研烂，拌入药末，再加煮熟净枣肉四两捣丸，桐子大，留少朱砂为衣。每服五七十丸，人参汤下。

人参琥珀丸三六一　治癫痫。

人参　琥珀另研　茯神　白茯苓　石菖蒲小者　远志酒浸。各半两　乳香另研　朱砂水飞　枣仁温酒浸半日，去壳，纸上炒香。各二钱半

上为末，炼蜜丸，桐子大。每服三五十丸，食后温酒送下，日再服。如不能饮者，枣汤下。此可常服。

《集验》秘方半夏丸三六二　治心风癫狂。《张德明传》其内人失心狂数年，服此药而愈，后再作，服人参琥珀丸而安。

半夏一两，用生姜汁煮三五十沸，取出切作块，更煮令熟，焙干为末　麝香一钱，研　水银半两　生薄荷一大握，用水银研如泥

上药同薄荷泥更研千百下，丸如芥子。每服十五丸，金银汤临卧服，三日再服。

神应丹三六三　治诸痫。

辰砂佳者，不拘多少

上研细，猪心血和匀，以蒸饼裹剂蒸熟，就热取出，丸桐子大。每服一丸，人参汤下，食后临卧服。

杨氏五痫神应丸三六四　治癫痫潮发，不问新久。

白附子炮，半两　半夏二两，汤洗　南星姜制　乌蛇酒浸　白矾生。各一两　全蝎炒，二钱　蜈蚣半条　白僵蚕炒，一两半　麝香三字，研　皂角二两，捶碎，用水半升揉汁去渣，同白矾一处熬干为度，研　朱砂飞，二钱半

上为细末，生姜汁煮面糊为丸，桐子大。每服三十丸，生姜汤食后送下。

《局方》牛黄清心丸三六五　治心志不定，神气不宁，惊恐癫狂，语言谵妄，虚烦少睡，甚至弃衣登高，逾垣上屋，或小儿风痰上壅，抽搐

发热，或急惊痰盛发搐，目反口噤，烦躁等症。

牛黄一两，二钱　白术　麦门冬　枯黄芩各两半　人参　神曲　蒲黄炒，各二两半　山药七两　炙甘草五两　杏仁去皮尖，炒黄色。另研　桔梗各二两二钱　大豆黄卷微炒　当归　肉桂各一两七钱　阿胶　白蔹各七钱半　白茯苓一两二钱　川芎　防风　麝香　冰片各五钱　羚羊角镑，一两　犀角镑，二两　雄黄八钱，飞　干姜炮，七钱　大枣百枚，蒸熟去皮，研膏　金箔一千四百张，内四百为衣

上另研为末，炼蜜与枣杵匀，每两作十丸，用金箔为衣。每服一丸，温水化下。

《医统》牛黄丸三六六　治癫狂风痫心风，神不守舍，时发无常，仆地吐涎，不自知觉。

牛黄　珍珠　麝香各五分　朱砂　龙齿各另研　犀角　琥珀各二钱　天门冬去心　麦门冬去心　人参　茯苓各四钱　水银五分　防风　黄芩　知母　龙胆草　石菖蒲　白芍药　全蝎　甘草各五钱　蜂房三钱　金箔　银箔各七十片

上为末，共和匀，炼蜜和捣千杵，丸如梧桐子大。每服十五丸，食后临卧新竹叶汤下。

万氏牛黄清心丸三六七　方在小儿九四。治心热神昏。

钱氏牛黄丸三六八　方在小儿九二。治小儿痰涎风痫。

《杂著》牛黄丸三六九　方在小儿九三。治小儿惊痫，痰涎壅盛。

三味牛黄丸三百七十　方在小儿九五。治小儿惊热疳积。

苏合香丸三七一　治中气，或卒暴气逆心痛，鬼魅恶气等症。

麝香　沉香　丁香　白檀香　香附　荜茇　白术　诃子煨，去皮　朱砂水飞　青木香　乌犀角各二两　熏陆香　龙脑各一两　安息香二两，另为末，用无灰酒一升熬膏　苏合油二两，入安息香膏内

上为细末，用安息香膏并炼蜜，每两作十丸，熔黄蜡包裹为善。每用温水化服一丸。或丸如桐子大，每服四五丸。

龙脑鸡苏丸三七二　治上焦之火，除烦解劳，安吐血衄血，清五脏虚烦，神志不定，上而酒毒膈热消渴，下而血滞五淋血崩等疾。

麦冬四两　甘草一两半　龙脑薄荷叶一斤　阿胶炒　人参各二两　黄芪炙，一两　生地六两，另为末　木通　银柴胡各二两，此二味用沸汤浸一日夜，绞取汁

上用好白蜜二斤，先煎一两沸，却入地黄末，不住手搅，徐加木通、柴胡汁，慢火熬成膏，然后加前诸药末和丸，如豌豆大。每服二十丸，随证用引送下。如室女虚劳，寒热潮作，用人参柴胡汤下。一方如前，有黄连一两。

九还金液丹三七三　方在小儿八八。治男妇小儿中风惊风，痰盛气急。

《良方》香橘汤三七四　治七情内伤，胸膈不快，腹胁胀痛。

香附炒　半夏制　橘红各三钱　甘草炙，一钱

水一盅半，生姜五片，红枣二枚，煎八分。食远服。

《良方》分气紫苏饮三七四　治腹胁疼痛，气促喘息。

苏叶　桔梗去芦　桑白皮　草果仁　大腹皮　白茯苓　陈皮　炙甘草各一钱半

水一盅半，生姜三片，入盐少许，煎八分，食前服。

《本事》枳实散三七五　治男子两胁疼痛。

枳实一两　白芍药炒　雀脑芎　人参各半两

上为细末。姜枣汤调服二钱，酒亦可，食前，日三服

《济生》推气散三七六　治右胁疼痛，胀满不食。

片姜黄　枳壳麸炒　桂心各五钱　甘草炙，二钱

上为细末。每服二钱，姜、枣汤食远调服。

白术丸三七七　治息积病，胁下满闷，喘息不安，呼吸引痛，不可针灸，宜导引，服此药。

白术炒　枳实麸炒　官桂各一两半　人参二两　陈皮　桔梗醋炒　炙甘草各一两

上为细末，炼蜜丸如桐子大。每服五七十丸，不拘时，温酒送下，日三服。

宇集

卷之五十五　古方八阵

攻　阵

仲景大承气汤一　治阳明、太阴伤寒，谵语，五六日不大便，腹满烦渴，并少阴舌干口燥，潮热脉实者。刘河间加甘草，名三一承气汤。

大黄四两　厚朴半斤　枳实五枚　芒硝三合

上以水一斗，先煮厚、枳二物取五升，去滓；纳大黄，煮取二升，去滓；纳芒硝，更上微火一两沸。分温再服，得下，余勿服。

仲景小承气汤二　治病在太阴，无表证，汗后潮热狂言，腹胀脉实，六七日不大便，喘满者。

即前大承汤减去芒硝。

仲景调胃承气汤三　治太阳阳明，不恶寒，反恶热，大便秘结，日晡潮热者。凡阳明病有一证在经者，当解肌；入腑者，当攻下。

大黄　芒硝　甘草各五钱。此从近法

每服三五钱，水一大盏，煎七分，温服。

仲景桃仁承气汤四　治伤寒蓄血，小腹急，大便黑而不通。

桃仁十二枚，去皮尖　官桂　甘草各一钱　芒硝三钱　大黄半两或一两，此从近法

上㕮咀，作一服或分二服。水一大盏，煎七分，温服。

《良方》桃仁承气汤五　治瘀血小腹作痛，大便不利，或谵语口干，漱水不咽，遍身黄色，小便自利，或血结胸中硬满，心下手不可近，或寒热昏迷，其人如狂。

桃仁半两，去皮尖　大黄炒，一两　甘草二钱　肉桂一钱

上姜，水煎，发日五更服。

当归承气汤六　治燥热里热，火郁为病，或皮肤枯燥，或咽干鼻干，或便溺结秘，通宜此方。

当归 大黄各四钱 甘草 芒硝各二钱

上㕮咀，入姜煎服。

仲景大柴胡汤七 表证未除，里证又急，汗下兼行用此。

柴胡半斤 半夏半升 黄芩 芍药各三两 生姜五两，切 枳实四枚 大黄二两 大枣十二枚，擘

上七味，以水一斗二升，煮取六升，去滓再煎。温服一升，日三服。

陶氏六一顺气汤八 以代大小承气、大柴胡、大陷胸等汤之神药也。此汤治伤寒热邪传里，大便结实，口燥咽干，怕热谵语，揭衣狂走，斑黄阳厥，潮热自汗，胸胁满硬，脐腹疼痛等症，效不尽述。

大黄 枳实 黄芩 厚朴 柴胡 甘草 芍药 芒硝

水煎服。欲峻者，大黄后入。凡伤寒过经，及老弱或血气两虚之人，或妇人产后，有下证，或有下后不解，或表证尚未除而里证又急，不得不下者，用此汤去芒硝下之则吉。盖恐硝性峻急，故有此戒。经云：转药孰紧？有芒硝者紧也。今之庸医，不分当急下、可少与、宜微和胃气之论，一概用大黄、芒硝，乱投汤剂下之，因兹枉死者多矣。仲景云：荡涤伤寒热积皆用汤液，切禁丸药，不可不知也。

仲景大陷胸汤九 治大结胸手不可按。

大黄四钱 芒硝三钱 甘遂末二分。此从近数

用水一盅半，先煎大黄至一盅，纳芒硝，煎一二沸去柤，纳甘遂末和匀服，得利则止。此药极峻，必不得已而用之。原方用大黄六两、芒硝一升、甘遂末一钱，水六升，如前法煮二升，分二服。得快利，止后服。

小陷胸汤十 方在寒阵十六。治小结胸，正在心下，按之则痛，脉浮滑者。

河间大黄汤十一 治泻痢湿热邪盛，脓血稠黏，里急后重，日夜无度者。

大黄一两

上细剉，好酒二大盏浸半日，煎至一盏半，去大黄，分二服，顿

服之。痢止，一服；如未止，再服，以利为度，服芍药汤以和之。痢止，再服黄芩汤和之，以撤其毒。

外科大黄汤十二　方在外科一六七。治肠痈小腹坚肿。

《金匮》大黄甘草汤十三　治食已即吐。案：此汤必下焦胀实，大便秘结不通，而格拒吐食者方可用之。若因胃虚而食已即吐者，此则大非所宜，用者不可误认。

大黄四两　甘草一两

上二味，以水三升，煮取一升，分温再服。

《金匮》大黄硝石汤十四　治黄疸腹满，小便不利而赤，自汗出，表和里实者宜用之。

大黄　黄柏　硝石各四两　栀子十五枚

上四味，以水六升，煮取二升，去滓，纳硝，更煮取一升，顿服。

《金匮》栀子大黄汤十五　治酒疸，心中懊侬，或热痛。

栀子十四枚　大黄一两　枳实五枚　豉一升

上用水六升，煮取二升，分温三服。

河间防风通圣散十六　治诸风潮搐，手足瘛疭，小儿急惊便结，邪热暴甚，肌肉蠕动，一切风热疥痢等疾。

防风　川芎　当归　芍药　麻黄　连翘　薄荷叶　大黄　芒硝各五钱　石膏　黄芩　桔梗各一两　滑石三两　甘草二两　荆芥　白术　栀子各二钱半

上为末。每服二钱，水一大盅，生姜三片，煎六七分，温服。《医统》方各五分，用水二盅煎服。痰嗽加半夏；闭结加大黄二钱；破伤风加羌活、全蝎各五分。此方有四：贾同知方无芒硝；崔宣武方无芒硝，有缩砂；《疠疡机要》有白芷、蒺藜、鼠粘子、甘草。

双解散十七　方在痘疹四二。治痘疹表里俱实。

牛黄双解散十八　方在外科二百九。治便痈热毒，大小便秘。

《局方》凉膈散十九　泻三焦六经诸火。

大黄　朴硝　甘草各一钱　连翘一钱半　栀子　黄芩　薄荷各五分

水一盅半，加竹叶七片，煎八分，入蜜一匙，和匀服。

东垣凉膈散二十　方在痘疹八三。解痘疹内热良方。

陶氏黄龙汤二一　治热邪传里，胃有燥粪结实，心下硬痛而下利纯清水，身热谵语发渴。此非内寒而利，乃因汤药而利也，名曰积热利证，宜急下之。身有热者，宜用此汤；身无热者，宜六一顺气汤。医家有不识此证者，便呼为漏底伤寒，即用热药止之者，是犹抱薪救火也，误人多矣。

大黄　芒硝老弱者去此　厚朴　甘草　人参　当归

水一盅半，生姜三片，枣二枚，煎服。

《良方》黄龙汤二二　方在妇人八五。治妊妇感冒风寒，热入胞宫，寒热如疟。

钱氏黄龙汤二三　方在小儿二五。治小儿感冒发热，或寒热往来。

子和玉烛散二四　治血虚有滞，或妇人经候不通，腹胀作痛。此四物汤对调胃承气汤也。

当归　川芎　芍药　地黄　大黄　芒硝　甘草各等分

上㕮咀。水煎服。甚者倍用大黄。

四顺清凉饮子二五　治大人小儿血脉壅实，脏腑生热，面赤烦渴，睡卧不宁，大便秘结。

大黄　当归　芍药　甘草各等分

上㕮咀。水煎服。

《元戎》四物汤二六　治脏结秘涩。

当归　熟地黄　川芎　白芍药　大黄煨　桃仁各等分

上用水煎，或丸服亦可。

仲景抵当汤二七　治伤寒热在下焦，少腹硬满，其人发狂，小便自利，下血乃愈，以太阳病瘀热在里也。

水蛭三十条，熬　虻虫三十个，熬，去翅尾　桃仁二十个，去皮尖　大黄三两，酒浸

上四味为末。以水五升，煮取三升。又，抵当丸，亦即此四味。

仲景十枣汤二八　治悬饮内痛。

芫花醋拌经宿，炒微黑勿焦　大戟长流水煮半时，晒干　甘遂面裹煨。各等分

上为细末。先以水一盅半，煮大枣十枚至八分，去枣纳药末，强人一钱，弱人五分，平旦服之，不下更加五分；快下，徐以糜粥补之。

洁古三化汤二九　治中风外有六经之形证，先以续命汤主之；内有便溺之阻格，此方主之。

厚朴姜制　大黄　枳实　羌活各等分

上㕮咀。每服一两，水煎服。微利则止。

《选要》透膈汤三十　治脾胃不和，中脘气滞，胸膈满闷，噎塞不通，胁肋胀痛，痰涎呕逆，饮食不下。

木香　白豆蔻　砂仁　槟榔　枳壳麸炒　厚朴姜汁炒　半夏制　青皮　橘红　甘草　大黄　朴硝各一钱

水一盅半，姜三片，红枣一枚，煎八分，食远服。

《金匮》茵陈蒿汤三一　治伤寒发黄，及谷疸。发热不食，大小便秘，或食即头眩，是为谷疸。

茵陈九钱　大黄四钱半　山栀一钱半

上作二服，每服水二盅，煎八分，食远温服。

河间芍药汤三二　下血调气。经曰：溲而便脓血，气行而血止；行血则便自愈，调气则后重除。

芍药一两　当归　黄连各五钱　木香　甘草炙　槟榔各二钱　大黄三钱　官桂一钱半　黄芩五钱

上㕮咀。每服半两，水二盅，煎一盏，食后温服。如血痢，则渐加大黄；如汗后脏毒，加黄柏半两，依前服。

愚案：此汤乃河间之心方，然惟真有实热者可用，若假热假实者，误服则死。

枳实大黄汤三三　治湿滞脚气。

羌活钱半　当归一钱　枳实五分　大黄酒煨，三钱

水一盅半，煎八分，食前空心温服，以利为度。

羌活导滞汤三四　治风湿实滞脚气。

羌活　独活各半两　防己　当归各三钱　枳实麸炒，二钱　大黄酒煨，一两

上每服五七钱，水一盅半，煎至七分，温服，量虚实加减，微利则已。

牛黄泻心汤三五　治心经实热，狂言妄语，神志不安。

牛黄另研，一两　冰片另研，一分　朱砂另研，二钱　大黄生，一两

上为细末，和匀。每服一二钱，冷姜汤或蜜水调下。

《宣明》三棱散三六　治积聚、癥瘕，痃癖不散，坚满痞闷，食不下。

三棱　白术炒。各二两　蓬术　当归各五钱　木香　槟榔各三钱

上为末。每服三钱，沸汤调下。

三棱丸三七　治血癥血瘕，食积痰滞。

莪术醋浸炒　三棱各三两　青皮　麦芽炒　半夏各一两

上共享好醋一盅，煮干焙为末，醋糊丸，桐子大。每服四十丸，淡醋汤下。痰积，姜汤下。

三圣膏三八　贴积聚癥块。

石灰十两　官桂半两，为末　大黄一两，绵纹者，为末

上将石灰细筛过，炒红，急用好醋熬成膏，入大黄、官桂末搅匀，以瓷器收贮，用泊纸或柿漆纸摊贴患处，火烘熨之。

《良方》桃仁煎三九　治血瘕。

桃仁　大黄炒。各一两　虻虫半两，炒黑　朴硝一两

上为末，以醇醋一盅，瓷器中煮三分，下前三味，不住手搅，煎至可丸，乃下朴硝，丸如桐子大。不吃晚食，五更初温酒下五丸，日午下秽物，如未见，再服。仍以调气血药补之。立斋曰：向在毗陵，一妇人小便不通，脐腹胀甚。予诊之曰：此血瘕也。用前药一服，腹痛，下瘀血血水即愈。此药猛烈大峻，气血虚者，斟酌与之。

穿山甲散四十　治癥痞瘀血，心腹作痛。

穿山甲炒焦　鳖甲醋炙　赤芍药　大黄炒　干漆炒烟尽　桂心各一两　川芎　芫花醋炒　归尾各半两　麝香一钱

上为末。每服一钱，酒调下。

子和禹功散四一　泻水之剂。

黑丑头末，四两　茴香一两，炒　或加木香一两

上为细末。以生姜自然汁调一二钱，临卧服。

子和浚川散四二　治一切痰饮，十种水气。

甘遂面裹煨　芒硝各二钱　郁李仁一钱　大黄　牵牛末各三钱

上为末，滴水丸，桐子大。每服五十丸，温水下。

稀涎散四三　吐顽痰。

牙皂炙，去皮弦，一钱　藜芦五分

上为细末。每服五分或一二钱，浆水调下。牙关不开者灌之。

大异香散四四　治积聚胀满。

三棱　蓬术　青皮　陈皮　枳壳炒　藿香　香附　半夏曲　桔梗　益智各一钱半　炙甘草五分

上分二帖，水二盅，姜三片，枣一枚，煎七分。食远服。

《经验》流金膏四五　治一切火痰咳逆等症。

白石膏微煅，研细　大黄锦纹者，捶碎，酒浸半日，蒸晒九次，各二两　黄芩酒洗　橘红各两半　连翘　川芎　桔梗　贝母各一两　胆星　苏州薄荷　香附各五钱

上为极细末，炼蜜丸，弹子大。午后、临卧细嚼一丸。忌酒面诸湿热物。案此方当去川芎、桔梗，效必更速。

子和通经散四六　治妇人气逆血闭。

陈皮去白　当归各一两　甘遂以面包勿令透水，煮百余滚，取出用冷水浸过，去面焙干。一两

上为细末。每服三钱，温汤调下，临卧服。

《外台》苦楝汤四七　治蛔虫。

苦楝根东引不出土者，刮去皮土，取内白皮二两，水三碗，煎一碗半，去柤，以晚米三合煮糜粥。空心先以炙肉一片嚼之，引虫向上，次吃药粥一二口，少顷又吃，渐渐加至一碗，其虫下尽而愈。

《宣明》三花神佑丸四八　治一切沉积痰饮，变生诸病，或气血壅滞，湿热郁结，走注疼痛，风痰胀满等症。子和神佑丸用黑丑一两，无轻粉。

黑丑取头落末，二两　大黄一两　芫花醋浸炒　大戟醋浸炒　甘遂面裹煨，各五钱　轻粉一钱

上为细末，滴水为丸，小豆大。初服五丸，每服加五丸，温水下，日三服，以快利为度。欲速下者，宜八九十丸或百余丸。凡痞满甚者，以痰涎壅盛，顿攻不开，则转加痛闷，须渐进之，初服止三丸，每加二丸，至快利即止。

木香槟榔丸四九　杀下诸虫。

槟榔一两　木香　鹤虱　贯众　锡灰　干漆烧烟尽　使君子各五钱　轻粉一钱　雷丸　巴豆仁各二钱半

面糊丸，麻子大。每服二十丸，五更粥饮下，或煎菖蒲石榴汤下。

《宝鉴》木香槟榔丸五十　治一切气滞，心腹痞满，胁肋胀闷，大小便涩秘不通。

木香　槟榔　青皮去瓤　陈皮去白　枳壳麸炒　蓬术煨，切　黄连各一两　黄柏去皮　香附炒　大黄炒。各三两　黑丑取头落末，四两

滴水为丸，豌豆大。每服三五十丸，食远姜汤送下，以微利为度。

遇仙丹五一　追虫逐积，消癖利痰，万病可除。

黑丑头末　槟榔各一斤　大黄半斤　三棱　莪术醋炙。各四两　木香二两

上为末，用大皂角去子打碎，煎浓汤去滓，煮面糊为丸，桐子大。每服四五十丸，以强弱为加减，五更茶清下，如未通，再饮温茶助之。下虫积恶物尽了，白粥补之。

备急丸五二　治胃中停滞寒冷之物，心腹作痛如锥，及胀满下气，并卒暴百病，中恶客忤，口噤卒死皆治之。易老名独行丸。《脾胃论》名备急大黄丸。

巴霜　大黄　干姜俱为末

上等分，和匀，炼蜜丸，石臼内杵千余下如泥，丸如小豆大。夜卧时温水下一丸，气实者加一二丸，如卒病，不计时候服。如卒死口噤，即斡口折齿灌之。司空裴秀亦作散用，用其急也。孕妇忌用。

《和剂》神保丸五三　治心膈痛，腹痛，血痛，肾气胁下痛，大便不通，气噎，宿食不消。

木香　胡椒各二钱半　干蝎七枚　巴豆十粒，去皮心研

上为末，汤浸蒸饼丸，麻子大，朱砂三钱为衣。每服五丸，用柿蒂汤，或姜、醋、茶、蜜、茴香、木香等汤，随宜送下。

《宝藏》感应丸五四　治宿食积滞腹痛，胸膈痞闷，疼痛吐泻。

南木香　肉豆蔻　丁香各两半　干姜炮，一两　巴霜七十粒　百草霜二两　杏仁一百四十粒，去皮尖，研

上先将前四味为末，后入三味同研匀，外用好黄蜡六两溶化，以绢滤净，更用好酒一升，于银、石器内煮蜡数沸，倾出，其蜡自浮，听用。凡春夏修合，先用香油一两，铫内熬令香熟，次下酒蜡四两，同化成汁，就铫内乘热拌和前药成剂，分作小锭，油纸裹放，旋丸服之。若秋冬须用香油一两五钱。每服三十丸，空心姜汤下。

大金花丸五五　治中外诸热，淋秘溺血，嗽血，衄血，头痛骨蒸，咳嗽肺痿。

黄连　黄芩　黄柏　栀子　大黄各等分

上为细末，滴水丸，小豆大。每服三十丸，凉水、茶清任下。本方去大黄，倍加栀子，名栀子金花丸。

《千金》大硝石丸五六　治痞积。

硝石六两　大黄八两，另研　人参　甘草各三两

上为细末，用好陈醋三升，以瓷器微火熬丸。每入醋一升，先入大黄，不住手搅使微沸，尽一刻又入一升，再熬微干，又下一升，并下余药再熬，使可丸，如鸡子黄大，每服一丸，白汤化下；或丸如桐子大，每服三五十丸。服后当下如鸡肝，或如米泔赤黑色等物乃效。下后忌风冷，宜软粥将息。

东垣枳实导滞丸五七　治伤湿热之物，不得旋化而作痞满，闷乱不安。

黄芩　茯苓　白术　黄连各三钱　枳实麸炒　神曲各五钱。炒　泽泻二钱　大黄煨，一两

上为末，汤浸蒸饼为丸。食远白汤下五十丸。

《秘方》化滞丸五八　理诸气，化诸积。夺造化，有通塞之功；调

阴阳，有补泻之妙。久坚沉痼者，磨之自消；暴滞积留者，导之自去。此与邓山房感应丸略同，但彼方犹有沉香、檀香、砂仁、香附四味。

南木香　丁香　青皮　橘红　黄连各二钱半　莪术煨　三棱各五钱　半夏曲三钱

上八味，共为细末。

巴豆去壳，滚汤泡去心膜，用好醋浸少顷，慢火熬至醋干，用六钱研细，入前药，又研匀，再入后乌梅膏。巴豆若干，止用梅四钱五分　乌梅肉焙干为末，用五钱，以米醋调略清，慢火熬成膏，和入前药

上和匀，用白面八钱调厚糊丸，萝卜子大。每服五七丸，壮人十丸，五更空心用陈皮汤下。不欲通者，以津下。知所积物，取本汁冷下。停食饱闷，枳壳汤下。因食，吐不止，以津咽下即止。妇人血气痛，当归汤下。赤痢，冷甘草汤下。白痢，冷干姜汤下。心痛，石菖蒲汤下。诸气痛，生姜陈皮汤下。肠气，茴香酒下。若欲推荡积滞，热姜汤下，仍加数丸，未利，再服。利多不止，饮冷水一二口即止。此药得热即行。得冷即止。小儿疳积，量大小饮汤下。妊娠勿服。

化铁丹歌五九

八梅十六豆，一豆管三椒；青陈各半两，丁木不相饶。将来研作末，醋打面糊调，丸如黍米大，日晒要坚牢。五分或三分，强弱或儿曹。任意作引下，是铁也能消。

陈米三棱丸六十　消积聚，去米面五谷等积。

陈仓米一两，用新巴豆五枚去壳，同米慢火炒，巴豆焦色，去豆不用　陈皮　三棱煨　砂仁　麦芽各二钱　南木香一钱

上为末，醋糊丸，绿豆大。每服十五丸至二十丸，食远姜汤下。

《局方》温白丸六一　治心腹积聚，癥癖痞块，大如杯碗，胸胁胀满，呕吐，心下坚结，旁攻两胁，如有所碍，及一切诸风，身体顽麻，三十六种遁尸注忤，十种水病，痞塞心痛，腹中一切诸疾，但服此药，无不除愈。

川乌制，二两　皂角炙，去皮弦　吴茱萸汤泡一宿，炒　石菖蒲　柴胡　桔梗去芦，炒　厚朴姜制　紫菀　人参　黄连去须　茯苓　干姜炮姜　肉桂

川椒去目，炒　巴霜各五钱，另研

上为末，入巴豆研匀，蜜丸，桐子大。每服三丸。姜汤下。案：此方与海藏万病紫菀丸大同，但彼多羌活、独活、防风三味，止用巴霜二钱，而群药更倍，随证用引送下，与此为稍异也。

洁古治法：肝积肥气，温白丸加柴胡、川芎；心积伏梁，温白丸加菖蒲、黄连、桃仁；脾积痞气，温白丸加吴茱萸、干姜；肺积息奔，温白丸加人参、紫菀；肾积奔豚，温白丸加丁香、茯苓、远志。

陈氏温白丸六二　方在小儿九十。驱风豁痰定惊。

丹溪阿魏丸六三　治内积。

阿魏醋煮作糊　糖球子各一两　黄连六钱　连翘五钱

上为末，阿魏糊丸，桐子大。每服二三十丸，白汤送下。

《医林》阿魏丸六四　治诸般积聚，癥瘕痞块。

山楂肉　南星皂角水浸　半夏　麦芽炒　神曲炒　黄连各一两　连翘　阿魏醋浸　栝蒌仁　贝母各五钱　风化硝　石碱　萝卜子炒　胡黄连各二钱半

上为末，姜汤浸蒸饼为丸，桐子大。每服五十丸，食远姜汤下。

守病丸六五

此药名为守病，朱砂加上雄黄，硼砂轻粉要相当，去皮巴霜半两。硇砂合济有功，乳香五钱随良。蜜丸一粒放毫光，取下多年积胀。

《简易》胜红丸六六　治脾积气滞，胸膈满闷，气促不安，呕吐清水，丈夫酒积，妇人脾血积，小儿食积并治。

三棱　蓬术各醋煮　青皮　陈皮　干姜　良姜各一两　香附二两，炒

上为末，醋糊丸，桐子大。每服三四十丸，姜汤下。

《御院》助气丸六七　治三焦痞塞，胸膈饱闷，气不流通，蕴结成积，痃癖气块，并皆治之。

三棱炮　莪术炮。各一两　青皮　橘红　白术各五钱　木香　槟榔　枳壳各三钱

上为末，糊丸桐子大。每服五十丸，米汤下。

《局方》三黄丸六八　治三焦积热，咽喉肿闭，心膈烦躁，小便赤

涩，大便秘结。

黄芩　黄连　大黄各等分

炼蜜丸，桐子大。每服四五十丸，白汤送下，或淡盐汤亦可。此方为汤，即名泻心汤。

东垣雄黄圣饼子六九　治一切酒食伤脾，积聚满闷等症。

巴豆百枚，去膜油　雄黄半两　白面十两，炒，罗过

上二味为细末，同面和匀，用新汲水搅和作饼如手大，以水煮之，候浮于汤上，看硬软捏作小饼子。每服五七饼，加至十饼、十五饼，嚼食一饼利一行，二饼利二行。食前茶酒任下。

河间舟车丸七十　治一切水湿蛊腹，痰饮癖积；气血壅满，不得宣通；风热郁痹，走注疼痛，及妇人血逆气滞等症。

黑丑头末，四两　甘遂面裹煨　芫花　大戟俱醋炒。各一两　大黄二两　青皮　陈皮　木香　槟榔各五钱　轻粉一钱

取虫加芜荑半两。

上为末，水糊丸，如小豆大。空心温水下，初服五丸，日三服，以快利为度。服法如前三花神佑丸。

子和导水丸七一

大黄　黄芩各二两　滑石　黑丑头末。各四两

加法：甘遂一两，去湿热腰痛，泄水湿肿满，久病则加；白芥子一两，去遍身走注疼痛宜加；朴硝一两，退热散肿毒止痛，久毒宜加；郁李仁一两，散结滞，通关节，润肠胃，行滞气，通血脉宜加；樟柳根一两，去腰腿沉重宜加。

上为细末，滴水丸，桐子大。每服五十丸，或加至百丸，临卧温水下。

子和神芎丸七二　治心经积热，风痰壅滞，头目赤肿，疮疖咽痛，胸膈不利，大小便秘，一切风热等症。

大黄生　黄芩各二两　黑丑头末，生　滑石各四两　黄连　川芎　薄荷叶各半两

滴水丸，桐子大。每服五十丸，食后温水下。《局方》无黄连。

《三因》小胃丹七三　上可去胸膈之痰，下可利肠胃之痰。

芫花　大戟俱醋炒　甘遂面裹煨。各一两　大黄酒拌蒸，一两半　黄柏炒褐色，二两

上为细末，粥丸，麻子大。每服十丸，温水下。

清气化痰丸七四

南星　半夏各八两，用皂角、白矾、生姜各三两，水十碗煮至五碗，取汤浸星、夏二日，却煮至无白点为度，晒干听用　橘红　槟榔各二两　木香　沉香各一两　苍术米泔浸炒，四两

上为末，姜汁糊丸。淡盐汤、白汤任下。

丹溪清气化痰丸七五　治上焦痰火壅盛，咳嗽烦热口渴，胸中痞满。

南星制，三两　半夏制　黄连　黄芩各五两　栝蒌仁　杏仁去皮尖　茯苓各四两　枳实炒　陈皮各六两　甘草

上为细末，姜汁煮糊丸，桐子大。每服五十丸，姜汤下。

法制清气化痰丸七六　顺气快脾，化痰消食。

南星去皮　半夏各四两，用皂角、白矾、干姜各四两，入水五碗，煎至三碗，去柤，却入南星、半夏浸二日，再煮至星、夏俱无白点为度，晒干，加后药　陈皮　青皮　苏子炒　神曲炒　麦芽炒　萝卜子炒，另研　杏仁去皮尖，炒　葛根　山楂　香附各二两

上为末，汤泡蒸饼丸，桐子大。每服五七十丸，临卧、食后茶汤下。

隐君滚痰丸七七　治一切湿热食积等痰，窠囊老痰。一方礞石止用五钱，外加百药煎五钱，乃能收敛周身痰涎，聚于一处，然后利下，所以甚效。

礞石硝煅金色，一两　大黄酒蒸　黄芩去朽者。各半斤　沉香五钱

上为细末，滴水为丸，桐子大。每服三五十丸，量人强弱加减。凡服滚痰丸之法，必须临卧就床，用热水一口许，只送过咽，即便仰卧，令药徐徐而下；服后须多半日勿饮食起坐，必使药气除逐上焦痰滞恶物，过膈入腹，然后动作，方能中病。或病甚者，须连进二三次，或

壮人病实者，须多至百丸，多服无妨。

子和朱砂滚涎丸七八 治五痫。

朱砂 白矾生 硝石 赤石脂等分

上为细末，研蒜膏为丸，绿豆大。每服三五十丸，食后荆芥汤下。

丹溪青礞石丸七九 解食积，去湿痰，重在风化硝。

南星二两，切片，用白矾末五钱，水浸一二日，晒干。又云一两 半夏一两，汤泡切片，以皂角水浸一日，晒干 黄芩姜汁炒 茯苓 枳实炒。各一两 礞石二两，捶碎，焰硝二两同入小砂罐内，瓦片盖之，铁线缚定，盐泥固济，晒干，火煅红，候冷取出 法制硝同莱菔水煮化，去卜，绵滤令结，复入腊月牛胆内风化之。或只用风化硝一两

上为末，神曲糊丸，桐子大。每服三五十丸，白汤下。

又方：半夏二两 白术 礞石各一两 黄芩五钱 茯苓 陈皮各七钱半 风化硝二钱

上为末，丸同前。

节斋化痰丸八十 润燥开郁，降火消痰，治老痰郁痰结成粘块，凝滞喉间，肺气不清，或吐咯难出。皆因火邪炎上，凝滞于心肺之分，俱宜开郁降火消痰，缓而治之，庶可效耳。

天门冬去心 黄芩酒炒 海粉另研 栝蒌仁另研 橘红各一两 连翘 香附淡盐水浸炒 桔梗各五钱 青黛另研 芒硝另研。各三钱

上为细末，炼蜜入姜汁少许捣丸，龙眼大。噙嚼一丸，清汤送下，或丸如绿豆大，淡姜汤送下五六十丸。此等老痰，大约饮酒人多有之，酒气上蒸，肺与胃脘皆受火邪，故结而成痰。此方天冬、黄芩泻肺火，海石、芒硝咸以软坚，栝蒌润肺消痰，香附、连翘开郁降火，青黛去郁火，故不用辛燥等药。

《医林》辰砂化痰丸八一 治风化痰，安神定志，止嗽除坚。

辰砂另研 明矾另研。各五钱 南星制，一两 半夏曲三两

上为细末，姜汁糊丸，绿豆大，朱砂为衣。每服三十丸，食后姜汤下。

《三因》控涎丹八二 凡人忽患胸背手足腰胯疼痛，牵引钓动，时时走易不定，不可忍者，或手足冷痹，气脉不通，是皆痰涎在心膈上

下，故为此证。

真白芥子　紫大戟去皮　甘遂面裹煨。各等分

上为末，糊丸，桐子大。临卧淡姜汤或温水下五七丸至十丸。痰甚者，量加之。

《医林》乌巴丸八三　治胸膈久为顽痰所害，面色青白浮肿，不思饮食，遍身疼痛，夜间气壅不得睡，往来寒热，手足冷痛，不得转侧，屡用痰药坠之不下，取之不出，此是顽痰坚滞，宜此药利下之则愈，未利再服。

乌梅肉二两　巴霜五粒，去油

上用水二碗，砂锅内将乌梅肉煮烂，候水稍干，入巴豆，将竹片搅如稠糊，取出捣为丸，桐子大。每服七丸、九丸、十丸、十一丸、或十五丸，姜汤下，不拘时。

《御药》吐痰方八四　治胸中有痰瘀癖者。

用白矾一两，水二升，煮一升，入蜜一合，更煮少时。温服。须臾即吐，如未吐，再饮热水一盏，吐痰为效。

人参利膈丸八五　方在和阵一六六。治痰逆噎嗢圣药。

《和剂》青木香丸八六　治胸膈噎塞，气滞不行，肠中水声，呕哕痰逆，不思饮食，宽中和膈。

黑丑炒香，取头末，十二两　破故纸炒　荜茇各四两　木香二两　槟榔用酸粟米饭裹，湿纸包，火煨令纸焦，去饭，四两

上为末，滴水为丸，绿豆大。每服三四十丸，茶汤、热水任下。

消痞核桃八六

莪术酒洗　当归酒洗　白芥子　急性子各四两，俱捣碎　皮硝　海粉各八两　大核桃百枚

上先以群药入砂锅内，宽水煮一二沸，后入大核桃重五钱者百枚，同煮一日夜，以重一两为度，取起晾干。先用好膏药一个，掺阿魏一钱，麝香半分，量痞大小贴住，以热手磨擦。每空心服前桃一个，三日后二个，以至三个。服完后，须四物汤之类，数帖即愈。

熨痞方八八

一层用麝香二三分掺肉上。二层阿魏一二钱。三层芒硝一二两铺盖于上。

上先用荞麦面和成条，量痞大小围住，铺药于内，以青布盖之，随烧热砖四五块，轮流布上熨之，觉腹中气行宽快，即是痞消之兆。以手烘热摩之亦妙。内须服调养气血之药。

开结导饮丸八九　方在和阵二七八。治饮食不消，心下痞闷，腿脚肿痛。

《局方》犀角丸九十　除三焦热邪，及痰涎壅滞，肠胃燥涩，大小便难。

黄连去须　犀角镑。各十两　人参二十两　大黄八十两　黑丑炒捣，取头末，六十两

上为细末，炼蜜丸，梧子大。每服十五丸至二十丸，临卧汤下，更量虚实加减。

河间犀角丸九一　治癫痫发作有时，扬手掷足，口吐痰涎，不省人事，暗倒屈伸。

犀角末半两　赤石脂三两　朴硝二两　白僵蚕　薄荷各一两

上为末，面糊丸，梧子大。每服二三十丸，温水下，日三服，不拘时。如觉痰多，即减其数。忌油腻炙爆。

麻仁丸九二　治大便秘结，胃实能食，小便热赤者。

芝麻四两，研取汁　杏仁四两，去皮尖，研如泥　大黄五两　山栀十两

上为末，炼蜜入麻汁和丸，桐子大。每服五十丸，食前白汤下。

《局方》脾约丸九三　此即仲景麻人丸。仲景曰：趺阳脉浮而涩，浮则胃气强，涩则小便数，浮涩相搏，大便则难，其脾为约，麻人丸主之。亦名润肠丸，治脏腑不和，津液偏渗于膀胱，以致小便利，大便秘结者。

大黄蒸　杏仁去皮尖，炒　厚朴　麻仁各四两　枳实二两

炼蜜丸，桐子大。每服二十丸，白滚汤下，日三服，渐加，以和为度。

《局方》七宣丸九四　治风气结聚，宿食不消，心腹胀满，胸膈痞

塞，风毒肿气连及头面，大便秘涩，小便时数，脾胃气壅，不能饮食。东垣云：治在脉则涩，在时则秋。

柴胡 枳实 诃子肉 木香各五两 炙甘草四两 桃仁炒，去皮尖，六两 大黄蒸，十五两

上为末，炼蜜丸，桐子大。每服二十丸，食远米饮下，渐加至四五十丸，以利为度。觉病退，止服。

《局方》七圣丸九五 治风气壅盛，痰热结搏，心烦面赤，咽干口燥，肩背拘急，胸膈胀满，腹胁痞闷，腰膝沉重，大便闭结，小便赤涩。东垣曰：治在脉则弦，在时则春。

木香 槟榔 川芎 肉桂 羌活各五钱 郁李仁炮，去皮 大黄半生半熟。各一两

上为末，炼蜜丸，小豆大。每服十五丸至二十丸，食后临卧白汤下。

《三因》红丸子九六 治食疟。

胡椒一两 阿魏一钱，醋化 青皮炒，三两 莪术 三棱醋煮一伏时。各二两

上为末，另用陈仓米末同阿魏醋煮糊丸，桐子大，炒土朱为衣。每服七十丸，姜汤下。

追虫丸九七 取一切虫积。

黑丑头末 槟榔各八钱 雷丸醋炙 南木香各二钱

上为末，用茵陈二两，大皂角、苦楝皮各一两，煎浓汁丸，绿豆大。壮大人每服四钱，小人弱人或一钱五分，量人虚实，于五更时用砂糖水吞下，待追去恶毒虫积二三次，方以粥补之。

《医林》化虫散九八

雷丸二粒 槟榔二枚 鹤虱一钱 使君子七枚 轻粉少许

上为末，分二服。候晚刻以精猪肉一两切成片，用皂角浆泡一宿，至五更慢火炙熟，乃以香油拭肉上，候温，取前药一服擦肉上，略烘过食之。至巳时虫下了，乃进饮食。

万应丸九九 下诸虫。

槟榔五两　大黄半斤　黑丑头末，四两　皂角不蛀者，十条　苦楝根皮一升

上先将苦楝皮、皂角二味，用水二大碗熬成膏子，搜和前三味为丸，桐子大，以沉香、雷丸、木香各一两为衣，先用沉香衣、后用雷丸、木香衣。每服三钱，四更时用砂糖水送下。

妙应丸一百　一名剪红丸。杀诸虫。

大黄　牵牛头末　槟榔各三两　雷丸　锡灰各五钱　大戟三钱　鹤虱　使君子煨　茴香　贯众各二钱半　轻粉少许　苦楝根一两

上为细末，用皂角煎膏丸服。每服五六十丸，随弱强加减，五更初茶清下。如未通，再吃温茶助之。下虫积尽了，白粥补之。

《运气》五瘟丹百一　治瘟疫火证。

黄芩　黄柏　黄连　山栀　香附　紫苏　甘草梢　大黄

上以前七味生为末，用大黄三倍煎浓汤，去滓和药，丸如鸡子大，朱砂、雄黄为衣，贴以金箔。每用一丸，取泉水七碗浸化，可服七人。前药甲己年以甘草梢为君，乙庚年黄芩为君，丙辛年黄柏为君，丁壬年山栀为君，戊癸年黄连为君。为君者，多一倍也。余四味同香附、紫苏为臣，为臣者，减半也。

大青丸百二　治时行瘟病发热，上膈结热。

薄荷　栀子　黄芩　黄连　甘草各三钱　连翘六钱　大黄　玄明粉各八钱

上为细末，以青蒿自然汁为丸，绿豆大，雄黄为衣。每服五六十丸，白滚汤下。若治杂病发热者，以朱砂或青黛为衣。

朱砂丸百三　治卒时中恶垂死。

朱砂研　附子炮，去皮脐　雄黄明者。各一两　麝香一分，另研　巴豆二十粒，去油

上研匀，炼蜜和捣为丸，麻子大。每服三丸，不拘时粥饮下。如不利，更加三丸至七丸，以利为度。

李氏八毒赤丸百四　治一切邪祟鬼疰，服之即愈。

雄黄　朱砂　矾石　附子炮　藜芦　牡丹皮　巴豆各一两　蜈蚣一条

上为末，炼蜜丸，如小豆大。每服五七丸，凉水送下，无时。《卫生宝鉴》云：副使许可道宿驿中，夜梦一妇人于胁下打一拳，遂痛不止，而往来寒热，不能食，乃鬼击也。《名医录》云李子豫八毒赤丸，名为杀鬼杖子。遂与药三粒，卧时服，明旦下清水二斗而愈。又陈庆玉子，因昼卧水仙庙，梦得一饼食之而心腹痞满，病及一年，诸治不效。余诊之，问其始末，因思此疾既非外感，又非内伤，惟八毒赤丸颇为相当。遂与五七丸，下清黄涎斗余，渐得气调，后以别药理之，数月而愈。

仲景瓜蒂散百五　治伤寒头不痛，寸脉微浮，胸中痞硬，气上冲咽喉不得息者，此为胸有寒也，当吐之。

瓜蒂熬黄　赤小豆等分

上二味，各别捣筛为散，然后合之。取一钱匕，以香豉一合，用热汤七合煮作稀糜，去滓取汁和散，温顿服之。不吐者，少少再加，得快吐乃止。诸亡血虚家不可与瓜蒂散。

子和独圣散百六　吐积蓄痰涎。

甜瓜蒂不拘多少，微炒

为细末。每服一二钱，齑汁调服。膝痛加全蝎，头痛加郁金服，吐之。

茶调散百七　吐除痰积。

瓜蒂二钱　好茶一钱

上为末。每服二钱，齑汁调服。

陈氏独圣散百八　方在外科五六。治疮疡气血凝滞。

《良方》独圣散百九　方在妇人十八。治妊娠伤触动胎，腹痛下血。

钱氏独圣散百十　方在痘疹七八。治痘疮倒靥陷伏。

木通散百十一　凡男子妇人胁肋苦痛。

木通去节　青皮　萝卜子炒　茴香　川楝子取肉，用巴豆半两同炒黄，去巴豆。各一两　滑石另研　莪术　木香各半两

上为细末。每服三钱，不拘时，用葱白汤调服，甚者不过三服。

《金匮》大黄附子汤百十二　治寒气内积，胁下偏痛。

大黄三两　附子三枚，炮　细辛二两

上三味，用水五升，煮取二升，分温三服。若强人煮取二升半，分温三服。服后如人行四五里，更进一服。

《金匮》外台走马汤百十三　治中恶心痛腹胀，大便不通。

巴豆二枚，去皮心，熬　杏仁二枚

上二味，以绵缠令碎，热汤二合捻取白汁，饮之当下。通治飞尸鬼击病。老小量用。

卷之五十六　古方八阵

散　阵

仲景麻黄汤一　治太阳经伤寒，发热无汗，恶寒及身痛。此峻逐阴邪之方也。

麻黄　桂枝各三两　甘草一两　杏仁七十个

上四味，以水九升，先煮麻黄减二升，去沫，纳诸药，煮取三升半，去柤。温服八合，覆取微汗。

麻黄加术汤二　治风湿。

即前方加白术四两。

仲景麻黄附子细辛汤三　治少阴伤寒，始得之，脉虽沉而反发热者，此阴分之表证也，宜此主之。并治寒气厥逆，头痛，脉沉细者。

麻黄去节　细辛各二两　附子一枚，炮，去皮，切八片

上三味，以水一斗，先煮麻黄减二升，去上沫，纳药煮取三升，去滓，温服一升，日三服。

《金匮》麻黄杏仁薏苡甘草汤四　治风湿一身尽痛，发热，日晡剧者。因汗出当风，或久伤取冷所致。

麻黄去节，汤泡　薏仁各半两　甘草炙，一两　杏仁十个，去皮尖，炒

上每服四钱，水一盏半，煮八分，温服取微汗，避风。

仲景麻黄附子甘草汤五　治少阴伤寒，二三日，无别证，用此微发其汗，并治风湿通身浮肿。

麻黄去节　甘草炙。各三两　附子一枚，炮去皮

上三味，以水七升，先煮麻黄一两沸，去上沫，纳诸药，煮取三升，去滓，温服一升，日三服。

《金匮》麻黄甘草汤六　治腰以上水肿者，宜此汗之。

麻黄半两　甘草二钱半

上㕮咀。用水二盅，先煮麻黄三四沸，去沫，入甘草，再煎至八分，食远热服取汗。有人患气喘，积久不瘥，遂成水肿，服此效。

仲景大青龙汤七　治伤寒头痛发热，无汗而烦躁。

麻黄三钱　桂枝　生姜各一钱　杏仁五枚　甘草五分　大枣一枚，此非古数　石膏半鸡子大一块

水一盅半，煎分二服。

仲景小青龙汤八　治伤寒表不解，心下有水气，呕哕而咳，发热，或渴，或利，或小水不利，小腹满而喘，并治肺经受寒，咳嗽喘急，宜服此以发散表邪。

麻黄去节　桂枝　芍药　甘草　细辛　干姜各三两　半夏　五味各半升

上八味，以水一斗，先煮麻黄减二升，去上沫，纳诸药，煮取三升，温服一升。案：上方乃仲景古法，今当随证轻重，酌宜用之。

仲景桂枝汤九　治太阳经伤风，发热，自汗，恶风。

桂枝　芍药　生姜各三两　甘草二两　大枣十二枚

上以水七升，微火煮取三升，去滓，适寒温服一升。服已须臾，食热稀粥一升余以助药力，温覆一时许，令遍身微似有汗者佳，不可令如水流漓，病必不除。

桂枝加黄芪汤一十　治黄疸脉浮者，当以汗解之。

即前桂枝汤加黄芪二两。

桂枝加大黄汤一十一

即前桂枝汤内加大黄一两。

栝蒌桂枝汤一十二　治痓。

即前桂枝汤加栝蒌根二两。

仲景桂枝人参汤一十三　治太阳伤寒，表里不解，协热下利者。

桂枝去皮　炙甘草各四两　白术　人参　干姜各三两

上五味，以水九升，先煮四味取五升，后纳桂枝，更煮取三升。温服一升，日再夜一服。

仲景桂枝麻黄各半汤一十四　治太阳伤寒如疟状，发热恶寒，不能得汗，热多寒少而身痒者。

桂枝去皮　麻黄去节　芍药　甘草炙　生姜切。各一两　大枣四枚，擘

杏仁二十四个，汤浸，去皮尖

上七味，以水五升，先煮麻黄一二沸，去上沫，内诸药，煮取一升八合，去滓。温服六合。

桂枝附子汤一十五　方在热阵三十。治伤寒风湿身痛。

桂枝甘草汤一十六　方在热阵四四。治过汗心悸。

桂枝葛根汤一十七　方在痘疹三七。解散寒邪。

仲景柴胡桂枝汤一十八　治伤寒发热，微恶寒，支节烦疼，微呕，心下支结，外证未去者。

柴胡四两　桂枝去皮　人参　黄芩　芍药　生姜各一两半　甘草炙，一两　半夏二合半　大枣六枚，擘

上九味，以水七升，煮取三升，去滓，温服。

仲景小柴胡汤一十九　治邪在肝胆半表半里之间，寒热往来，喜呕，或日晡发热，胁痛耳聋，郁怒痃疟等症。

柴胡半斤　半夏半升　人参　黄芩　生姜　甘草各三两　大枣十二枚，擘

上七味，以水一斗二升，煮取六升，去滓，再煎取三升，温服一升，日三服。若胸中烦而不呕，去半夏、人参，加栝蒌实一枚；若渴者，去半夏，加人参合前成四两半，栝蒌根四两；若腹中痛者，去黄芩，加芍药三两；若胁下痞硬，去大枣，加牡蛎四两；若心下悸，小便不利者，去黄芩，加茯苓四两；若不渴，外有微热者，去人参，加桂三两，温覆取微汗愈；若咳者，去人参、大枣、生姜，加五味子半升，干姜二两。

案：上方乃汉时古数也，今方改用柴胡二三钱　半夏　黄芩各一二钱　人参二三钱　甘草五七分

上加姜、枣，水煎服。

薛氏加味小柴胡汤二十　亦名柴胡栀子散。治乳母肝火发热，致儿为患，及风热生痰等症。

即前方加丹皮、栀子。

《良方》加味小柴胡汤二一　治伤寒胁痛，及少阳厥阴热疟。

即前方小柴胡汤加枳壳面炒、牡蛎粉

加姜三片，枣二枚，水二盅，煎服。

加减小柴胡汤二二　治脉弦，寒热，腹中痛。

即前小柴胡汤去黄芩，加芍药。

加姜、枣，水煎服。

柴胡石膏汤二三　治少阳阳明外感挟火，头痛口干，身热恶寒拘急。

柴胡二钱　石膏三钱　甘草一钱

上用姜、水煎服。气虚者，加人参。

大柴胡汤二四　方在攻阵七。治表证未除，里证又急，汗下兼行，宜此。

柴平汤二五　方在和阵二三三。治湿疟一身尽痛。

柴苓汤二六　方在和阵一九二。治身热烦渴泄泻。

加减柴苓汤二七　方在和阵一九三。治诸疝。和肝肾，顺气除湿。

仲景四逆散二八　治阳气亢极，血脉不通，四肢厥逆，在臂胫之下者。若是阴证，则上过于肘，下过于膝，以此为辨，乃不当用此也。

柴胡　芍药　甘草　枳壳各等分

为细末。每服二钱，米饮调下，日三服。嗽加五味子、干姜各五分；悸者，加桂五分；腹痛，加附子一枚，炮令坼；泄利下重者，浓煎韭白汤调服。

仲景葛根汤二九　治太阳伤寒，项背强几几，无汗恶风，及太阳阳明合病下利者。此即桂枝汤加麻黄、葛根也。

葛根四两　麻黄去节　生姜各三两　桂去皮　芍药　甘草炙。各二两　大枣十二枚，擘

上七味，㕮咀。以水一斗，先煮麻黄、葛根减二升，去沫，纳诸药，煮取三升，去滓，温服一升，覆取微似汗，不须啜粥，余如桂枝法将息及禁忌。

升麻葛根汤三十　治伤寒阳明经证，目痛鼻干不眠，无汗恶寒发热，及小儿疮疹疫疠等症。

升麻　葛根　芍药　甘草各等分

水二盅，煎一盅，寒多，热服；热多，温服。

柴葛解肌汤三一　此《槌法》加减方。治足阳明证，目痛鼻干，不眠头疼，眼眶痛，脉微洪者。

柴胡　干葛　甘草　黄芩　芍药　羌活　白芷　桔梗

水二盅，姜三片，枣二枚，《槌法》加石膏末一钱煎之，热服。本经无汗恶寒者去黄芩，冬月加麻黄，他时加苏叶。

葛根葱白汤三二　治伤寒已汗未汗，头痛。

葛根　芍药　川芎　知母各二钱　生姜二钱　葱白五寸

水二盅，煎一盅服。

连须葱白汤三三　治伤寒已汗未汗，头痛如破。

连须葱白切，半片　生姜二两

水三盅，煎一盅半，分二服。

《局方》参苏饮三四　治四时感冒伤寒，头痛发热，恶寒无汗，及伤风咳嗽声重，涕唾稠黏，潮热往来。此药解肌宽中，孕妇伤寒、痘疹并治。

人参　苏叶　干葛　前胡　陈皮　枳壳　半夏　茯苓各八分　木香　桔梗　甘草各五分

水二盅，姜五片，枣一枚，煎八分，热服。

加减参苏饮三五　方在痘疹三四。治痘疹初热见点，解利之药。

败毒散三六　亦名人参败毒散。治四时伤寒瘟疫，憎寒壮热，风湿风眩项强，身体疼痛，不问老少皆可服。或岭南烟瘴之地，疫疠时行，或处卑湿，脚气痿弱等症，此药不可缺，日三服，以效为度。

人参　茯苓　枳壳　甘草　川芎　羌活　独活　前胡　柴胡　桔梗各等分

水一盅半，姜三片，煎服。或为细末，沸汤点服。

加味败毒散三七　方在外科四一。解利足三阳热毒，寒热如疟。

荆防败毒散三八　方在痘疹三一。发散痘疹俱可用。

《局方》五积散三九　治感冒寒邪，头疼身痛，项背拘急，恶寒呕吐，肚腹疼痛，及寒湿客于经络，腰脚骨髓酸痛，及痘疮寒胜等症。

当归　麻黄　苍术　陈皮各一钱　厚朴制　干姜炮　芍药　枳壳各八分　半夏炮　白芷各七分　桔梗　炙甘草　茯苓　肉桂　人参各五分　川芎四分

水二盅，姜三片，葱白三茎，煎八分，不拘时服。

又歌曰：痢后遍生脚痛风，《局方》五积自能攻。就中或却麻黄去，酒煮多多服见功。

十神汤四十　治时气瘟疫，感冒风寒，发热憎寒，头痛咳嗽无汗。此药不拘阴阳两感，一切发散宜此。

紫苏　干葛　升麻　芍药各一钱　麻黄　川芎　甘草各八分　白芷　陈皮　香附各六分

水二盅，姜三片，煎服。

东垣升阳散火汤四一　治胃虚血虚，因寒邪郁遏阳气，以致肌表俱热如火，扪之烙手。此火郁发之之剂也。

升麻　葛根　羌活　独活　芍药　人参各五分　防风　炙甘草各三分　生甘草二分　柴胡八分

水一盅半，加生姜三片，煎服。忌生冷。

升阳益胃汤四二　方在和阵二五。治秋燥行令，阳气渐衰，恶寒体倦。

圣散子四三　治一切山岚瘴气，时行瘟疫，伤寒风湿等疾，有非常之功。如李待诏所谓内寒外热，上实下虚者，此药尤效通神。宋嘉佑中，黄州民病疫瘴大行，得此药全活者不可胜纪，苏东坡撰文勒石以广其传，圣散子之功益著。徽州郑尚书在金陵，用此方治伤寒，活人甚众。故知其大能发散寒湿，驱除瘴疟，实有超凡之效也。

苍术制　防风　厚朴姜炒　猪苓　泽泻煨。各二两　白芷　川芎　赤芍药　藿香　柴胡各半两　麻黄　升麻　羌活　独活　枳壳　吴茱萸泡　细辛　藁本　茯苓各七钱　石菖蒲　草豆蔻　良姜各八钱　甘草二两半　大附子一枚

上为粗末。每服三钱，水二盅，枣一枚，煎八分，稍热服。

易老九味羌活汤四四　一名羌活冲和汤。治四时不正之气，感冒风寒，憎寒壮热，头疼身痛，口渴，人人相似者，此方主之。

羌活　防风　苍术各一钱　白芷　川芎　生地　黄芩　甘草各钱半　细辛七分

水二盅，姜三片，枣一枚，煎八分，热服取汗。有汗者，去苍术，加白术；渴者，加葛根、石膏。

六神通解散四五　方在寒阵一十五。治发热头痛，脉洪身热无汗。

《局方》消风百解散四六　治四时伤寒，头痛发热，及风寒咳嗽，鼻塞声重，或喘急。

荆芥穗　麻黄　白芷　苍术　陈皮各一钱　甘草五分

水一盅半，加姜、葱煎八分，热服。嗽甚者，加乌梅一个。

《局方》消风散四七　一名人参消风散。治风热上攻，头目昏眩，鼻塞声重，及皮肤顽麻，瘾疹瘙痒等症。

荆芥穗　炙甘草　人参　川芎　防风　羌活　薄荷　蝉蜕炒　僵蚕炒　茯苓各二钱　陈皮　厚朴各一钱

上为末。每服二三钱，茶清调服。疮癣温酒下。

子和消风散四八

照前方，但无荆芥、防风、薄荷、甘草四味。

二味消风散四九　治皮肤瘙痒不能忍。

苏州薄荷叶　蝉蜕去头足土。各等分

上为末。食远温酒调下二钱。

《大旨》黄芩半夏汤五十　专治寒包热，兼治表里。

黄芩酒炒　半夏　麻黄　紫苏　桔梗　枳壳　杏仁　甘草等分

水二盅，姜三片，枣二枚，煎八分，食远服。天寒，加桂枝。

《金匮》续命汤五一　治中风肢体不收，口不能言，冒昧不知痛处，拘急不能转侧，并治但伏不得卧，咳逆上气，面目浮肿。

麻黄去节　人参　当归　石膏　桂枝　川芎　干姜　甘草各三两　杏仁四十枚，去皮尖

上九味，以水一斗，煮取四升，温服一升。当小汗，薄覆脊，凭

几坐，汗出则愈。不汗更服。无所禁忌，勿当风。

《千金》小续命汤五二　通治八风五痹痿厥等症，又于六经分别随证加减用之。

麻黄去节　人参去芦　黄芩去腐　芍药　甘草炙　川芎　白术　防己　杏仁去皮尖，炒　官桂各一两　防风一两半　附子炮，去皮脐，半两

上㕮咀。每服五钱，用水一盅半，加姜五片，枣一枚，煎八分，温服。春夏加石膏、知母、黄芩，秋冬，加官桂、附子、芍药。可随证增减诸药用。

附云岐子加减法：如精神恍惚，加茯苓、远志；心烦多惊，加犀角；骨节间烦疼有热者，去附子，倍芍药；骨间冷痛，倍用桂枝、附子；燥闷、小便涩，去附子，倍芍药，入竹沥一合煎；脏寒下痢，去防己、黄芩，倍附子、白术一两；热痢，减去附子；脚弱，加牛膝、石斛各一两；身痛，加秦艽一两；腰痛，加桃仁、杜仲各半两；失音，加杏仁一两；自汗者，去麻黄、杏仁，加白术。春加麻黄一两，夏加黄芩七钱，秋加当归四两，冬加附子半两。

《千金》大续命汤五三

即前方《金匮》续命汤去人参，加黄芩、荆沥。《元戎》方用竹沥。

续命煮散五四　补虚消风，通经络，行气血，除瘾疢疼痛。

人参　熟地黄　当归　川芎　芍药　防风　荆芥　独活　细辛　葛根　甘草　远志　半夏各五钱　桂心七钱半

上每服一两，水二盅，生姜三片，煎八分，温服。汗多者，加牡蛎粉一钱半。

《宝鉴》秦艽升麻汤五五　治中风手足阳明经，口眼㖞斜，四肢拘急，恶风寒。

升麻　葛根　甘草炙　芍药　人参各半两　秦艽　白芷　防风　桂枝各三钱

每服一两，水二盅，连须葱白头三茎，煎至一盅，食后稍热服，避风寒卧，得微汗即止。

愈风汤五六　治中风诸证，当服此药，以行导诸经，则大风悉去，纵有微邪，只从此药加减治之。若初觉风动，服此不致倒仆，此乃治未病之要药也。

羌活　甘草　防风　当归　蔓荆子　川芎　细辛　黄芪　枳壳　人参　麻黄　白芷　甘菊　薄荷　枸杞子　知母　地骨皮　独活　秦艽　黄芩　芍药　苍术　生地黄各四两　肉桂一两

上㕮咀。每服一两，水二盅，生姜三片，煎七分，空心、临卧服。空心一服，吞下二丹丸，谓之重剂；临卧一服，吞下四白丹，谓之轻剂。假令一气之微汗，用愈风汤三两，加麻黄一两，作四服，加姜五七片，空心服，以粥投之，得微汗则佳。如一旬之通利，用愈风汤三两，加大黄一两，亦作四服，每服加生姜五七片，临卧煎服，得利为度。

又洁古羌活愈风汤

即同前方加柴胡、杜仲、半夏、厚朴、防己、白茯苓、前胡、熟地黄、石膏等九味，共三三味，云治肝肾虚，筋骨弱，言语艰难，精神昏愦，风湿内弱，风热体重，或瘦而一肢偏枯，或肥而半身不遂。心劳则百病生，心静则万邪息，此药能安心养神，调阴阳，无偏胜。

景岳曰：中风一证，病在血分，多属肝经，肝主风木，故名中风，奈何自唐宋名家以来，竟以风字看重，遂多用表散之药。不知凡病此者，悉由内伤，本无外感，既无外感而治以发散，是速其危耳。若因其气血留滞，而少佐辛温以通行经络则可，若认为风邪，而必用取汗以发散则不可。倘其中亦或有兼表邪而病者，则诸方亦不可废，故择其要者详录之，亦以存古人之法耳。

胃风汤五七　治虚风能食，牙关紧急，手足搐挛，胃风面肿。

白芷一钱二分　升麻二钱　葛根　苍术　蔓荆子　当归各一钱　甘草炙　柴胡　藁本　羌活　黄柏　草豆蔻　麻黄各五分

水二盅，姜三片，枣二枚，煎八分，温服。

地黄散五八　治中风四肢拘挛。

干地黄　甘草炙　麻黄去节。各一两

上㕮咀。用酒三升，水七升，煎至四升，去柤，分作八服。日进二服，不拘时。

东垣羌活附子汤五九　治冬月犯寒，脑痛齿亦痛，名曰脑风。

羌活　苍术各五分　制附子炮　麻黄　防风　白芷　僵蚕　黄柏各七分　升麻　甘草各二分　黄芪三分　佛耳草无嗽不用

水一盅半，煎八分，温服。一方有细辛。

《宝鉴》羌活附子汤六十　方在热阵三五。治呃逆。

羌活胜风汤六一　治两眼眵多眊燥，紧涩羞明，赤脉贯睛，头痛鼻塞，肿胀涕泪，脑颠沉重，眉骨酸疼，外翳如云雾丝缕，秤星螺盖。

羌活　防风　荆芥穗　白芷　独活　柴胡　薄荷叶　白术　桔梗　前胡　枳壳　甘草　川芎　黄芩各五分

水二盅，煎一盅，热服。

《圣惠》川芎散六二　治偏正头风疼痛。

川芎　羌活　细辛　香附　槐花　甘草炙　石膏各半两　荆芥穗　薄荷　菊花　茵陈　防风各一两

上为末。每服二钱，食后茶清调服。忌动风物。

《玉机》川芎散六三　治风热头痛不清及目病。

川芎三分　羌活　防风　藁本　升麻　甘草各一钱　柴胡七分　黄芩炒　黄连各四钱　生地二钱

上为末。每服一二钱，茶清调下。

《局方》川芎茶调散六四　治伤风上攻，偏正头痛，鼻塞声重。

薄荷叶二两　川芎　荆芥穗各一两　羌活　白芷　甘草各五钱　细辛　防风各二钱半

上为细末。每服二钱，食后茶清调下。

《局方》神术散六五　治四时瘟疫伤寒，发热恶寒，头疼，项强身痛，及伤风头痛，鼻塞声重，咳嗽。

苍术　藁本　白芷　细辛　羌活　川芎　炙甘草各一钱

水一盅半，姜三片，葱白三寸，煎服。

《良方》天香散六六　治年久头风不得愈者。

南星制　半夏制　川乌去皮　白芷各二钱

上作一服，水二盅，加生姜自然汁小半盏，煎一盏。食远服。

《直指》芎芷散六七　治风壅头痛。

川芎　白芷　荆芥穗　软石膏

上为末，每服一钱，食后沸汤调下。

芎辛导痰汤六八　治痰厥头痛。

川芎　细辛　南星　橘红　茯苓各钱半　半夏二钱　枳实　甘草各一钱

水一盅半，姜七片，煎八分，食后服。

《奇效》上清散六九　治头痛、眉骨痛、眼痛不可忍者。

川芎　郁金　芍药　荆芥穗　芒硝各半两　薄荷叶一钱　片脑半钱

上为细末。每用一字，鼻内搐之。一方有乳香、没药各一钱。

《本事》透顶散七十　治偏正头风，夹脑风，并一切头风，不问年深日近。

细辛表白者，三茎　瓜蒂七个　丁香三粒　糯米七粒　脑子　麝香各一豆许

上将脑、麝另研极细，却将前四味亦另研细末，然后并研令匀，用瓷罐盛之，谨闭罐口。用时随左右搐之一大豆许，良久出涎则安。

菊花散七一　治风热上攻，头痛不止。

甘菊花　旋覆花　防风　枳壳　羌活　蔓荆子　石膏　甘草各一钱

水一盅半，姜五片，煎七分，不拘时服。

《宝鉴》如圣散七二　治眼目、偏痛、头风。

麻黄烧灰，半两　盆硝二钱半　麝香　脑子各少许

上为细末搐之。

点头散七三　治偏正头痛。

川芎一两　香附四两，炒，去毛

上为细末。每服二钱，食后茶清调服。

东垣清空膏七四　治偏正头痛年深不愈者。善疗风湿热上壅头目，及脑痛不止。若除血虚头痛者，非此所宜。

川芎五钱　柴胡七钱　黄连酒炒　防风　羌活各一两　炙甘草一两半

细挺子黄芩一两，一半炒，一半酒洗

上为细末。每服二钱匕，热茶调如膏，抹在口内，少用白汤送下，临卧。如若头痛，每服加细辛二分；如太阴脉缓有痰，名曰痰厥头痛，减羌活、防风、川芎、甘草，加半夏一两五钱。

愈风饼子七五　治头风疼痛。

川乌炒，半两　川芎　甘菊　白芷　防风　细辛　天麻　羌活　荆芥　薄荷

上为细末，水浸蒸饼为剂，捏作饼子。每服三五饼，细嚼，茶酒任下，不拘时。

《本事》治八般头风七六

草乌尖　细辛等分　黄丹少许

上为细末，用苇管搐入鼻中。

《百一》都梁丸七七　治风吹项背，头目昏眩，脑痛，及妇人胎前产后伤风头痛。

白芷大块白者，沸汤泡，切

上为末，炼蜜丸，弹子大。每用一丸，细嚼，荆芥点茶下。

《和剂》三拗汤七八　治感冒风寒，鼻塞声重，语音不出，咳嗽喘急，胸满多痰。

麻黄连节　杏仁连皮尖　生甘草

上㕮咀。每服五钱，姜三五片，水煎，食远服。若憎寒恶风，欲取汗解，加桔梗、荆芥，名五拗汤，治咽痛。

《局方》华盖散七九　治肺受风寒，头痛发热，咳嗽痰饮。

麻黄去节　苏子　桑白皮　杏仁去皮尖，炒　赤茯苓　橘红各一钱　甘草五分

水二盅，姜五片，枣一枚，煎八分，食后服。

冲和散八十　治感冒风湿，头目不清，鼻塞声重，倦怠欠伸出泪。

苍术四两，米泔浸炒　荆芥　甘草炙，八钱

上为末。姜汤调服二钱。

金沸草散八一　治肺感寒邪，鼻塞声重，咳嗽不已，憎寒发热，无

汗恶风，或热壅膈间，唾浊痰甚。

旋覆花　麻黄　荆芥各一钱　前胡　半夏　芍药各八分　甘草炙，五分

水二盅，姜三片，枣一枚，煎八分，食远服。

《三因》旋覆花汤八二　治风寒暑湿伤肺，喘嗽大甚，坐卧不宁。

旋覆花　前胡　甘草　茯苓　半夏曲　杏仁　麻黄　荆芥穗　五味子　赤芍药各等分

上每服五钱，加姜、枣水煎。有汗者勿服。

《良方》旋覆花汤八三　治风痰呕逆，饮食不下，头目昏闷等症。

旋覆花　枇杷叶　川芎　细辛　赤茯苓各一钱　前胡一钱半

上加姜、枣水煎服。

《医林》桑皮散八四　治上焦热壅，咳嗽连声，血腥并气不得透。

桑皮　柴胡　前胡　紫苏　薄荷　枳壳　桔梗　赤茯苓　黄芩　炙甘草等分

上㕮咀。每服七八钱，水一盅半，煎七分，食远温服。

《简易》苏陈九宝汤八五　治老人小儿素有喘急，遇寒暄不常，发则连绵不已，咳嗽哮吼，夜不得卧。

麻黄　紫苏　薄荷　桂枝　桑白皮　大腹皮　陈皮　杏仁　甘草各六分

水一盅半，姜三片，乌梅一个，煎七分服。

《局方》羌活散八六　治风邪壅滞，鼻塞声重，头目昏眩，遍身拘急，肢节烦痛，天阴愈觉不安者。

羌活　麻黄　防风　细辛　川芎　菊花　枳壳　蔓荆子　前胡　白茯苓　甘草　石膏　黄芩等分

水一盅半，姜三片，煎服。

羌活散八七　治风痹，手足不仁。

羌活　防己　防风　枣仁　当归　川芎各一两　附子炮，去皮脐　麻黄去根节　天麻各一两半　黄松节　薏仁各二两　荆芥一握

上为细末，每服二钱，不拘时温酒调下。

《得效》芎芷香苏散八八　散风消痰，理脚气。

川芎 甘草二钱 苏叶 干葛 白茯苓 柴胡各半两 半夏六钱 枳壳炒，三钱 桔梗生，二钱半 陈皮三钱半

每服三钱，水一盅，姜三片，枣一枚，煎八分，不拘时温服。

《金匮》越婢汤八九 治风水，恶风，一身悉肿，脉浮不渴，续自汗出，无大热。

麻黄一两 石膏半斤 生姜三两 甘草二两 大枣十五枚

上五味，以水六升，先煮麻黄去上沫，纳诸药，煮取三升。分温三服。恶风者，加附子一枚；风水，加白术四两。《古今录验》方即名越婢加术汤。

《金匮》越婢加半夏汤九十 治肺胀，咳喘上气，目如脱状，脉浮大者。

麻黄六两 石膏半斤 生姜三两 甘草二两 大枣十五枚 半夏半斤

上六味，以水六升，先煮麻黄去上沫，纳诸药，煮取三升，分温三服。

当归汤九一 治肺痹上气，闭塞胸中，胁下支满，乍作乍止，不得饮食，唇干舌燥，手足冷痛。

当归焙 防风去叉 黄芪各二两 人参 细辛 黄芩去腐。各一两 桂心三两 柴胡八两 半夏汤泡，五两 杏仁去皮尖，炒，五十个 麻黄去根节，水煮二三沸，掠去沫，晒干，一两

上㕮咀。每服五七钱，水一盅，姜七片，枣二枚，煎七分，不拘时温服，日三夜二。

羌活胜湿汤九二 方在和阵一七八。治外伤湿气，一身尽痛。

《局方》乌药顺气散九三 治风气攻注，四肢骨节疼痛，遍体顽麻，瘫痪脚气，语言蹇涩，痿弱等症。先宜服此以疏气道，然后随证用药。

乌药 麻黄 白芷 川芎 桔梗 橘红 枳壳麸炒 甘草炙 僵蚕炒。各一两 干姜炮，五钱

上每服五钱，姜、水煎服。

通关散九四 方在因阵九八。搐鼻取嚏，开通牙关。

神效左经丸九五 治诸风寒湿痹，麻木不仁，肢体手足疼痛，

极效。

苍术米泔浸　草乌去皮　葱白　干姜各四两

上四味，捣烂装入瓶内按实，密封瓶口，安于暖处，三日取出晒干，入后药。案：此方当加当归六两更佳。

金毛狗脊　藁本　白芷　破故纸酒浸，焙干　抚芎　小茴香炒　穿山甲炮　牛膝酒浸，各三两　川乌炮　木瓜　白附子　虎胫骨酥炙　乳香炙　没药炙。各一两，另研

上为末，酒糊丸，小豆大。每服三四十丸，空心酒下。

《三因》麻黄左经汤九六　治风寒暑湿四气流注足太阳经，腰足挛痹，关节重痛，憎寒发热，无汗恶寒，或自汗恶风头痛。

麻黄去节　干葛　细辛　防风　桂心　羌活　苍术　防己酒拌　茯苓　炙甘草各一钱一分

水二盅，姜三片，枣一枚，煎八分，食前服。

《三因》半夏左经汤九七　治足少阳经为四气所乘，以致发热，腰胁疼痛，不食，热闷烦心，腿痹纵缓。

半夏制　干葛　细辛　柴胡　防风　桂心　干姜炮　白术　麦冬　黄芩　茯苓　炙甘草各一钱

水二盅，姜三片，枣一枚，煎八分，食前服。

《三因》大黄左经汤九八　治四气流注足阳明经，致腰脚肿痛不可行，大小便秘，或恶饮食，喘满自汗，呕吐腹痛。

大黄煨　细辛　羌活　前胡　杏仁去皮尖，炒　厚朴制　枳壳　黄芩　茯苓　炙甘草各一钱

水二盅，姜三片，枣二枚，煎八分，食前服。

《千金》第一麻黄汤九九　治恶风毒气，脚弱无力，顽痹，四肢不仁，失音不能言，毒气冲心。有人病此者，但一病相当，即服此第一方，次服第二、第三、第四方。

麻黄一两　大枣十二枚　茯苓三两　杏仁三十枚　防风　当归　白术　川芎　升麻　芍药　黄芩　桂心　麦冬　甘草各二两

上㕮咀。以水九升，清酒二升，合煮取二升半，分四服，日三夜

一。覆令小汗，粉之，莫令见风。

《千金》第二独活汤一百

独活四两　熟地黄三两　生姜五两　葛根　桂心　甘草　芍药　麻黄各二两

上㕮咀。以水八升，清酒二升，合煎取二升半，分四服，日三夜一。脚弱者，特忌食瓠子、蕺菜，犯之则一世不愈。

《千金》第三兼补厚朴汤百一　并治诸气咳嗽，逆气呕吐。

厚朴　川芎　桂心　熟地黄　芍药　当归　人参各二两　黄芪　甘草各三两　吴茱萸二升　半夏七两　生姜一斤

上㕮咀。以水二斗，煮猪蹄一具，取汁一斗二升，去上肥腻，入清酒三升，合煮取三升，分四服。相去如人行二十里久，更进服。

《千金》第四风引独活汤百二　兼补方。

独活四两　茯苓　甘草各三两　升麻一两半　人参　桂心　防风　芍药　当归　黄芪　干姜　附子各二两　大豆二升

上㕮咀。以水九升，清酒三升，合煮三升半，分四服，相去如人行二十里久，更进服。

独活汤百三　脚气阳虚寒胜，经气不行，顽肿不用，如神。

独活　麻黄去节　川芎　熟附子　牛膝　黄芪炙　人参　当归　白芍药　白茯苓　白术　杜仲炒　干姜　肉桂　木香　甘草炙，等分

上㕮咀。每服五七钱，水一盅半，姜三片，枣三枚，煎八分，食前温服。

追毒汤百四　治肝脾肾三经为风寒热湿毒气上攻，阴阳不和，四肢拘挛，上气喘满，小便秘涩，心热烦闷，遍身浮肿，脚弱不能行步。

半夏汤泡七次　黄芪去芦　甘草炙　当归去芦　人参去芦　厚朴姜制　独活去芦　橘红各一两　熟地黄　枳实麸炒　芍药　麻黄去节。各二两　桂心三两

上㕮咀。每服八钱，水一盅半，生姜七片，枣三枚，煎八分，食前温服，日三夜一。

《局方》排风汤百五　治风虚冷湿，邪气入脏，狂言妄语，精神错

乱，及五脏风邪等症。

防风 白术 当归酒浸 芍药 肉桂 杏仁 川芎 白鲜皮 甘草炙。各一钱 麻黄去节 茯苓 独活各三钱

上分二服，水二盅，姜三片，煎七分，食远服。

阳毒升麻汤百六 治阳毒，赤斑狂言，吐脓血。

升麻一钱半 犀角磨 射干 黄芩 人参 甘草各八分

水一盏半，煎八分，纳犀角汁和匀服。

栝蒌根汤百七 治风温大渴。

栝蒌根 干姜 防风 人参 甘草各一钱 石膏三钱

水一盏半，煎八分服。

再造散百八 治伤寒头痛发热，恶寒无汗，用表药而汗不出，脉无力者。此以阳虚不能作汗，名曰无阳。若医不识此，复用麻黄等药，及覆逼取汗，误杀者多矣。

人参 黄芪 川芎 甘草 熟附子 桂枝 细辛 羌活 防风 煨生姜

夏月热甚，或加石膏。

水一盅半，枣二枚，煎八分，温服。

《本事》枳壳煮散百九 治悲哀烦恼伤肝，两胁骨痛，筋脉紧，腰脚重滞，筋急不能举动，此药大治胁痛。

枳壳麸炒，四两 细辛 川芎 桔梗 防风各二两 葛根一两半 甘草一两

上㕮咀。每服七八钱，水一盅半，姜、枣同煮，食煎温服。

柴胡疏肝散百十 治胁肋疼痛，寒热往来。

陈皮醋炒 柴胡各二钱 川芎 枳壳麸炒 芍药各一钱半 甘草炙，五分 香附一钱半

水一盅半，煎八分，食前服。

《本事》桂枝散百十一 治因惊伤肝，胁骨疼痛不已。

枳壳一两，小者 桂枝半两

上为细末。每服二钱，姜、枣汤调下。

河间葛根汤百十二　治寒邪在经，胁下疼痛不可忍。

葛根　桂枝　川芎　细辛　防风各一钱　麻黄　枳壳　芍药　人参　炙甘草各八分

上㕮咀。水一盅半，姜三片，煎八分，食远温服。

升麻汤百十三　治无汗而喘，小便不利，烦渴发斑。

升麻　苍术　麦门冬　麻黄各一钱　黄芩　大青各七分　石膏一二钱　淡竹叶十片

水二盅，煎八分，温服。

仲景柴胡桂枝干姜汤百十四　治伤寒五六日，汗下后，但头汗出，往来寒热，心烦者，邪未解也。

柴胡半斤　桂枝三两　干姜二两　栝蒌根四两　黄芩三两　牡蛎煅，二两　甘草炙，二两

上七味，以水一斗二升，煮取六升，去滓，再煎取三升，温服一升，日三服。初服微烦，再服汗出便愈。

卷之五十七　古方八阵

寒　阵

黄连解毒汤一　亦名解毒汤。治火热狂躁烦心，口干舌燥，热之甚者，及吐下后热不解，脉洪喘急等症。

黄连　黄芩　黄柏　栀子各等分

上每服五钱，水二盅，煎服。

仲景白虎汤二　治伤寒脉浮滑，此表有热，里有邪，宜用此以解内外之热，及一切中暑烦热，热结斑黄，狂躁大渴等症。

石膏一斤，碎　知母六两　甘草二两　糯米六合

上四味，以水一斗，煮米熟去滓。温服一升，日三服。本方加苍术，即名苍术白虎汤

仲景白虎加人参汤三

此即人参白虎汤。亦名化斑汤。仲景法即于前白虎汤内加人参三两，用治服桂枝汤大汗出后，大烦渴不解，脉洪大者。今近代止用人参二钱，石膏五钱，知母二钱，甘草一钱，糯米一撮，以治赤斑口燥烦躁，暑热脉虚等症。又河间名为人参石膏汤，用治膈消烦热，但分两加倍于今方。

《活人》白虎加桂枝汤四　治疟但热不寒，及有汗者。

知母　桂枝　甘草炙　粳米各一钱　石膏一钱

上㕮咀。水一盅半，煎八分，温服。

仲景竹叶石膏汤五　治阳明汗多而渴，鼻衄，喜水，水入即吐，及暑热烦躁等症。

石膏一两　竹叶二十片　半夏　甘草各二钱　麦冬　人参各三钱　粳米一撮，此系今方，分两非仲景旧法

水二盅，姜三片，煎服。一方云：石膏二钱，人参一钱，其它以递减之，用者当酌宜也。

六味竹叶石膏汤六　治胃火盛而作渴。

石膏煅，倍用之　淡竹叶　桔梗　薄荷叶　木通　甘草各一钱

水煎服。

竹叶黄芪汤七　治胃虚火盛作渴。

淡竹叶二钱　人参　黄芪　生地黄　当归　川芎　麦冬　芍药　甘草　石膏煅　黄芩炒。各一钱

水煎服。案此方之用，当去川芎为善。《外科》仍有半夏。

《宣明》桂苓甘露饮八　治阳暑发热烦躁，水道不利等症。

滑石飞，四两　石膏　寒水石　白术各二两　茯苓　泽泻各一两　肉桂　猪苓各五钱　甘草二两，炙

上为末。每服三钱，温汤调下。

子和桂苓甘露饮九　治证同前，脉虚而渴者当用此。

滑石一两　人参　白术　茯苓　甘草　石膏　寒水石　干葛　泽泻各一两　官桂　木香　藿香各一钱

上为末。每服三钱，白汤调下。

《千金》甘露饮十　治男妇小儿胃中客热，口舌生疮，咽喉肿痛，牙龈肿烂，时出脓血；及脾胃受湿，瘀热在内，或醉饱多劳，湿热相搏，致生胆病，身面皆黄，或身热而肿，大小便不调。

枇杷叶拭去毛　生地黄　熟地黄　天门冬　麦门冬　黄芩　石斛　茵陈　枳壳各一钱　炙甘草五分

上作一服，水二盅，煎七分，食后服。《本事方》无麦冬、茵陈，有山豆根、犀角屑，治口齿证大有神效。

三黄石膏汤十一　治疫疠大热而躁。

石膏生，三钱　黄芩　黄柏　黄连各二钱　豆豉半合　麻黄八分　栀子五枚，打碎

水二盏，煎一盏，连进三四盏则愈。

羌活升麻汤十二　治暑月时行瘟热，病宜清热解毒，兼治内外者。

羌活　升麻　葛根　人参　白芍药　黄芩各一钱　黄连　石膏　甘草　生地黄　知母各七分

水二盅，姜三片，枣一枚，煎八分，温服。

东垣普济消毒饮十三　治疫疠憎寒壮热，头面肿盛，目不能开，上喘，咽喉不利，口干舌燥，俗云大头瘟病，诸药不效。元泰和二年，东垣制以济人，所活甚众，时人皆曰天方。

黄芩酒炒　黄连酒炒。各五钱　人参三钱　橘红　玄参　生甘草　桔梗　柴胡各二钱　薄荷叶　连翘　鼠粘子　板蓝根　马屁勃各一钱　白僵蚕炒　升麻各七分

上为细末。半用汤调，时时服之；半用蜜丸噙化，服尽良愈。或加防风、川芎、当归、薄荷、细辛，水二盅，煎一盅，食远稍热服。如大便硬，加酒蒸大黄一二钱以利之；或热肿甚者，以砭针刺出其血。

芩连消毒饮十四　治天行时疫，大头病发热恶寒，颈项肿，脉洪痰痹等症。

柴胡　桔梗　羌活　防风　黄芩　黄连　连翘　枳壳　荆芥　白芷　川芎　射干　甘草

水一盅半，姜三片，煎服。有痰者，加竹沥、姜汁调服；如秘结热甚者，先加大黄煎服，利二三行后，依本方加人参、当归调理。

河间六神通解散十五　治发热头痛，脉洪身热无汗。《槌法》有川芎、羌活、细辛三味。

麻黄　甘草各一钱　黄芩　苍术各二钱　石膏　滑石各钱半　豆豉十粒

水二盅，加葱、姜同煮一盅，温服。

仲景小陷胸汤十六　治小结胸，正在心下，按之则痛，脉浮滑者。

半夏三钱　黄连钱半　栝蒌仁二钱，此非古数

上先以水二盅，煎栝蒌至一盅半，乃入二药同煎至八分，温服。原方用黄连一两，半夏半升，栝蒌实一枚，水六升，如法煮二升，分三服。

鸡子清饮十七　治热病五六日，壮热之甚，大便秘结，狂言欲走者。

鸡子二枚，取清　芒硝细研　寒水石细研。各二三钱

上以用新汲水一盏调药末，次下鸡子清搅匀，分二服。案：此法似不若以雪梨浆调二药服之更妙。

仲景黄连阿胶汤十八　治少阴伤寒，二三日以上，心中烦不得卧。

黄连四两　黄芩一两　芍药二两　阿胶三两　鸡子黄二枚

上以水五升，先煮前三味，取二升，去滓，纳胶烊尽，小冷，纳鸡子黄搅令相得。温服七合，日三服。

栀子仁汤十九　治发热潮热，狂躁面赤咽痛。

栀子　赤芍　大青　知母各一钱　升麻　柴胡　黄芩　石膏　杏仁　甘草各二钱　豆豉百粒

水煎温服。一方无豆豉。又六味栀子仁汤在外科八。

仲景栀子豆豉汤二十　治伤寒烦热懊侬。可为吐剂。

栀子十四枚，擘　香豉四合

上用水四升，先煮栀子得二升半，内豉再煮取一升半，去滓，分二服。温进一服，得吐者，止后服。

仲景栀子厚朴汤二一　治伤寒下后，余邪未清，心烦腹满，起卧不安者。

栀子十四枚，擘　厚朴四两，姜炙　枳实四两，炒

以上三味，用水三升半，煮取一升半，去滓，分二服。温进一服，得吐，止后服。

仲景栀子干姜汤二二　治伤寒以丸药大下之，身热不去，微烦者。若病人旧有微溏者不可用。

栀子十四枚，擘　干姜三两

上二味，以水三升半，煮取一升半，去滓，分二服。温进一服，得吐者，止后服。

仲景栀子柏皮汤二三　治伤寒身黄发热者。

栀子十五枚　甘草一两　黄柏二两

上三味，以水四升，煮取一升半，去滓，分温再服。

解瘟疫热毒二四

瘟疫八九日后，已经汗下不退，口渴咽干，欲饮水者，以蚯蚓粪名六一泥不拘多少，擂新汲水饮之，或用晚蚕砂亦可。其热甚者，用新青布以冷水浸过，略挤干，置患人胸上，以手按之良久，布热即易之，

须臾，当汗出如水，或作战汗而解。夏月极热用此法，他时不可用。

漏芦丹麻汤二五　方在外科九七。治时毒头面红肿。

黄连香薷饮二六　方在和阵一七二。治伤暑中热。

《局方》泻心汤二七　治心火。

用川黄连去须，为极细末。每服一字，或五分，或一钱，或汤或散，临卧服。

仲景甘草泻心汤二八　亦名半夏泻心汤。呕而肠鸣，心下痞者，此方主之。此方辛入脾而散气，半夏、干姜之辛以散结气；苦入心而泄热，黄连、黄芩之苦以泄痞热；脾欲缓，急食甘以缓之，人参、甘草、大枣之甘以缓之也。

半夏半升，洗　黄连一两　干姜　黄芩　甘草炙　人参各三两　大枣十二枚，擘

上七味，以水一斗，煮取六升，去滓，再煮取三升，温服一升，日三服。

仲景生姜泻心汤二九　治伤寒汗解之后，胃中不和，心下痞硬，干噫食臭，胁下有水气，腹中雷鸣下利者。

生姜四两，切　甘草炙　人参　黄芩各三两　干姜一两　黄连一两　半夏半升，洗　大枣十二枚，擘

上八味，以水一斗，煮取六升，去滓，再煎取三升，温服一升，日三服。此方无生姜，即名半夏泻心汤。

仲景大黄黄连泻心汤三十　治太阳伤寒汗下后，色微黄，心下痞，按之濡，其脉关上浮者。

大黄二两　黄连一两

上二味，以微沸汤二升渍之，须臾，绞去滓，分温再服。

仲景附子泻心汤三一　治伤寒汗下后，心下痞，而复恶寒汗出者。

大黄一两　黄连　黄芩各二两　附子一枚，炮去皮，破八片，别煮取汁

上前三味，以麻沸汤二升渍之，须臾，绞去滓，纳附子汁，分温再服。

清心莲子饮三二　治热在气分，口干作渴，小便淋浊，或口舌生

疮，咽疼烦躁。

黄芩 麦冬 地骨皮 车前子炒 甘草各钱半 人参 黄芪 石莲子 柴胡 茯苓各一钱

上每服五钱，水煎服。

《良方》加味通心饮三三 治诸疝内热胀痛，及小便不利。

木通 栀子仁 黄芩 瞿麦 连翘 枳壳 川楝子 甘草等分

上㕮咀。每服五钱，水一盅半，灯心二十根，车前草五茎，煎七分，温服。

清心汤三四 治心受热邪，狂言叫骂，动履失常。

黄连 黄芩 栀子 连翘 薄荷 甘草 芒硝 大黄等分

水一盅半，竹叶二十片，煎八分，温服。

外科清心汤三五 方在外科八四。治疮疡肿痛发热。

《局方》人参清肺汤三六 治肺胃虚热，咳嗽喘急，坐卧不安，年久劳嗽唾痰。

人参 杏仁去皮尖，炒 阿胶各一钱 粟壳蜜炒，一钱半 炙甘草 桑白皮 知母 地骨皮 乌梅肉各五分

水二盅，枣一枚，煎八分，食远服。

人参平肺散三七 治心火克肺金，传为咳嗽喘呕，痰涎壅盛，胸膈痞满，咽喉不利。

人参 天冬 黄芩 地骨皮 陈皮 青皮 茯苓各八分 知母一钱 五味二十粒 甘草炙，五分 桑白皮炒，一钱半

水二盅，姜三片，煎八分，食远服。

黄芩清肺饮三八 治肺热小便不利，宜用此清之。

栀子二钱 黄芩一钱

水煎服。如不利，加盐豉二十粒。

清肺汤三九 方在痘疹一四五。治麻疹咳嗽甚者。

东垣清肺饮子四十 方在和阵三五一。治邪热在气分，渴而小便不利。

万氏清肺饮四一 方在痘疹八七。治痘疹肺热喘嗽。

泻白散四二　治肺火、大肠火，喘急等症。

甘草一钱　桑白皮　地骨皮各二钱

上为末。水调服。

五味泻白散四三　方在因阵二六。治眼目风热，翳膜外障。

《正传》麦门冬汤四四　治病后火热乘肺，咳嗽有血，胸胁胀满，上气喘急，五心烦热而渴。

天冬　麦冬　桑白皮各七分　紫菀茸　贝母各六分　桔梗　甘草各五分　淡竹叶　生地各一钱　五味九粒

水一盅半，枣一枚，煎服。

《类方》麦门冬汤四五　治肺热气衰血焦，发落好怒，唇口亦甚。

麦门冬　远志甘草煮，去心　人参　黄芩　生地黄　茯神　石膏煅。各一两　甘草炙，半两

上㕮咀。每服一两，水煎服。

万氏麦门冬汤四六　方在痘疹一四一。治表邪麻疹，火热嗽甚。

《家抄》麦门冬饮四七　治虚劳咳嗽，午后嗽多者是也。

川芎　当归　生地黄　白芍药　麦门冬　黄柏　知母各一钱　桑白皮八分　五味子十五粒

水二盅，姜一片，枣一枚，煎八分，食后服。

《宣明》麦门冬饮子四八　治膈消胸满心烦，气多血少，津液不足，为消渴。

麦门冬　生地黄　人参　五味子　甘草炙　茯神　天花粉　知母　干葛等分

上㕮咀。每服一两，竹叶十四片，水煎服。

二母散四九　治肺热咳嗽，及疹后嗽甚者。

贝母去心，童便洗　知母等分　干生姜一片

上水煎服。或为末，每服五分，或一钱，沸汤下。

陈氏二母散五十　方在妇人八六。治产后热血上攻，咳嗽喘促。

《家抄》黄芩知母汤五一　治夏月火嗽有痰，面赤烦热。

黄芩　知母　桑白皮　杏仁　山栀　天花粉　贝母　桔梗　甘草

等分

水二盅，煎八分，食远服。

《医林》桑白皮汤五二　治肺气有余，火炎痰盛作喘。

桑白皮　半夏　苏子　杏仁　贝母　山栀　黄芩　黄连各八分

水二盅，姜三片，煎八分，温服。

海藏紫菀散五三　治嗽中有血，虚劳久嗽肺痿。

紫菀　阿胶　知母　贝母各钱半　人参　甘草　茯苓　桔梗各一钱　五味子十二粒

水二盅，煎八分，食后服。

东垣清胃散五四　治醇酒厚味，或补胃热药太过，以致牙痛不可忍，牵引头脑，满面发热，或齿龈溃烂，喜冷恶热，此阳明之火也，宜用此方。

生地钱半　升麻　当归　丹皮各一钱　黄连钱半，夏月倍之

水煎服。

加味清胃散五五

即前方加犀角、连翘、甘草。

《秘验》清胃饮五六　治一切风热湿痰牙痛床肿，血出动摇。

石膏　栀子　黄连　黄芩　当归　生地　白芍　苍术各一钱　青皮八分　细辛　藿香　荆芥穗各六分　升麻五分　丹皮　甘草各四分

水二盅，煎八分，食后缓缓含饮之，效。

钱氏泻黄散五七　治脾火。

山栀一两　石膏五钱　藿香七钱　防风四钱　甘草三钱

上㕮咀，蜜、酒拌，略炒香，为细末。每服二钱，水一盅，煎清汁饮。

和中汤五八　治虚火嘈杂。

人参　白术　茯苓　陈皮　半夏各一钱　甘草五分　黄连姜炒，钱半　大枣二枚

水一盅半，加粳米一撮，煎八分，温服。

薛氏柴胡清肝散五九　治肝胆三焦风热疮疡，或怒火憎寒发热，或

疮毒结于两耳、两胁前后，或胸乳小腹下及股足等症。

柴胡　黄芩炒。各钱半　山栀炒　川芎　人参各一钱　甘草五分　连翘　桔梗各八分

水一盅半，煎服。

栀子清肝散六十　治肝胆三焦风热，耳内作痒，或生疮出水，或胁肋胸乳作痛，寒热往来。

栀子　柴胡　丹皮各一钱　当归　川芎　芍药　牛蒡子炒　茯苓各七分　白术　甘草各五分

上水煎服。一方无白术。

《原机》芍药清肝散六一　治眵多眊矂，紧涩羞明，赤脉贯睛，脏腑秘结。

白术　川芎　防风　羌活　桔梗　滑石　石膏　芒硝各三分　黄芩　薄荷　荆芥　前胡　炙甘草　芍药各二分半　柴胡　山栀　知母各二分　大黄四分

水煎，食远热服。

《良方》龙胆泻肝汤六二　亦名龙胆汤。治肝经湿热，小便赤涩，或胁胀口苦寒热，凡肝经有余之证宜服之。

龙胆草酒拌炒　人参　天冬　麦冬　生甘草　黄连炒　山栀　知母各五分　黄芩七分　柴胡一钱　五味三分

水一盅半，煎服。

七味龙胆泻肝汤六三　治肝火内炎，如前诸证。

柴胡梢　泽泻　车前子　木通　龙胆草　归梢　生地各等分

上㕮咀。水二盅，煎一盅。空心稍热服。

薛氏加味龙胆泻肝汤六四　治肝经湿热，或囊痈下疳便毒，小便涩滞，或阴囊作痛，小便短少。

龙胆草酒炒，一钱　车前子炒　当归尾　木通　泽泻大人倍用　甘草　黄芩　生地　山栀大人倍用

上水煎。若治小儿，子母同服。

当归六黄汤六五　治盗汗之圣药。

当归　黄芪蜜炙。各二钱　生地黄　熟地黄　黄连　黄芩　黄柏各一钱

水二盅，煎服。

正气汤六六　治阴分有火，盗汗。

黄柏炒　知母炒。各二钱　炙甘草六分

水一盅半，煎八分，食远热服。

仲景芍药甘草汤六七　治伤寒脉浮，自汗出，小便数，心烦，微恶寒，脚挛急，足温者。

白芍药　甘草炒。各四两

上二味，以水三升，煮取一升半，去滓，分温再服。

生地黄煎六八　治阴火盗汗。

生地　当归　黄芪炙　甘草炙　麻黄根　浮小麦　黄连　黄芩　黄柏各一钱

水一盅半，煎八分，食远服。

《宝鉴》石膏散六九　治阳明风热头痛。

石膏　川芎　白芷等分

上为细末。每服四钱，热茶清调下。

《本事》荆芥散七十　治头风。

荆芥　石膏煅，等分

上为细末。每服二钱，姜三片，连须葱白三寸，水一盅，煎七分，食远服。

双玉散七一　治热痰咳嗽喘急，烦渴头痛。

石膏　寒水石等分

上为极细末。每服三钱，人参汤或随证用引调下。

《玄珠》秘方茶调散七二　治风热上攻，头目昏痛，及头风热痛不可忍。

小川芎一两　细芽茶　薄荷各三钱　白芷五钱　荆芥穗四钱　片芩二两，酒拌炒三次，不可令焦

头巅及脑痛，加细辛、藁本、蔓荆子各三钱

上为细末。每服二三钱，用茶清调下。

天花散七三　治消渴。

天花粉　生地黄　麦门冬　干葛各二钱　五味子　甘草各一钱

上作二服，水一盅半，粳米百粒，煎八分，食远服。

钱氏地骨皮散七四　治壮热作渴。

地骨皮　茯苓　甘草　柴胡　人参　知母　半夏等分

上㕮咀。每服一两，水煎服。

玉泉丸七五　治烦热口渴。

人参　麦门冬　黄芪蜜炙　茯苓　乌梅肉焙　甘草各一两　天花粉　干葛各两半

上为末，蜜丸，弹子大。每服一丸，温汤嚼下。

《宣明》清膈导痰汤七六　治胃火厚味，膈上热痰，咯吐不出，咳唾稠黏。

黄芩　贝母各一钱　天花粉　栝蒌仁　白茯苓　白术各八分　桔梗　甘草　陈皮各五分　石膏　朴硝各钱半

水一盅半，加竹叶二十片，揉烂，同煎八分，食远服。

生铁落饮七七　治痰火热狂，坠痰镇心。

生铁四十斤。入火烧赤沸，砧上锤之，有花出如兰如蛾，纷纷落地者，是名铁落。用水二斗，煮取一斗，用以煎药　石膏三两　龙齿研　茯苓　防风去芦。各一两半　玄参　秦艽各一两

上㕮咀。入铁汁中煮取五升，去柤，入竹沥一升，和匀。温服二合，无时，每日约须五服。

大连翘饮七八　治风热热毒，大小便不利，及小儿痘后余毒，肢体患疮，或丹瘤等毒，游走不止。

连翘　山栀炒　黄芩　滑石　柴胡　荆芥　防风　甘草　当归　赤芍　木通　瞿麦　蝉蜕各等分

上量大小，水煎服。

《局方》犀角地黄汤七九　治劳心动火，热入血室，吐血衄血，发狂发黄，及小儿疮痘血热等症。景岳云：此方治伤寒血燥血热，以致温毒不解，用此取汗最捷，人所不知。盖以犀角之性，气锐能散。仲景

云：如无犀角，以升麻代之，此二味可以通用，其义盖可知矣。

生地四钱　芍药　丹皮　犀角镑，各钱半。如欲取汗退热，必用尖生磨搀入之方妙

上㕮咀。水一盅半，煎八分，加犀角汁服。或入桃仁去皮尖七粒同煎，以治血证。

《良方》犀角地黄汤八十

即前方加黄连、黄芩各一钱。

《拔萃》犀角地黄汤八一　治一切血热失血，三焦血热便秘等症。

犀角磨汁　生地二钱　黄连　黄芩各一钱　大黄三钱

水二盅，煎一盅，入犀角汁，和匀，温服。

《外科》犀角地黄汤八二　方在外科四六。治胃火血热妄行。

《良方》生地黄散八三　治血热小便出血。

生地黄二钱　黄芩炒，五钱　阿胶炒　柏叶炒。各一钱

上水煎服。

生地黄饮子八四　治诸见血，吐血衄血，下血溺血，皆属热证。

生地　熟地　枸杞　黄芪　芍药　天冬　甘草　地骨皮　黄芩各等分

上㕮咀。每服七钱，水二盅，煎八分，食远服。如脉微身凉恶风者，加桂五分，吐血者多如此。

茜根散八五　治衄血不止，心神烦闷。

茜根　黄芩　阿胶炒珠　侧柏叶　生地黄各二钱　甘草炙，一钱

水一盅半，姜三片，煎七分，食远服。

人参五味子汤八六　方在外科一五二。治虚损肺痿等症。

二神散八七　治男妇吐血，或血崩下血。

陈槐花二两，炒焦　百草霜五钱

上为细末。每服三钱，茅根煎汤调下。治下血，宜空心服之。舌上忽然肿破出血，宜此掺之。

《良方》四生丸八八　治吐血衄血。阳乘于阴，血热妄行，宜服此药。

生荷叶　生艾叶　生侧柏叶　生地黄等分

上捣烂如鸡子大丸。每服一丸，水二盏，滤去粗服。陈日华云：先公尝游灵石寺，见一僧呕血，明年到寺，问呕血者何如？主僧云得服四生丸遂愈。自得此方，屡用有效。愚意前证，乃内热暴患者宜用之，若人病本元不足，须补脾以资化源，否则虚火上炎，金反受克，获生鲜矣。

《济生》鳖甲地黄汤八九　治虚劳烦热，怔忡羸瘦。

鳖甲醋炙　熟地　人参　白术　当归　麦门冬　茯苓　石斛　柴胡　秦艽各一钱　肉桂　甘草炙。各六分

水二盅，姜五片，乌梅一个，煎七分，不拘时服。

《局方》黄芪鳖甲煎九十　治虚劳客热，肌肉消瘦，烦热心悸盗汗，少食多渴，咳嗽有血。

黄芪蜜炙　鳖甲醋浸炙，去裙　人参　知母　桑白皮　紫菀　桔梗　甘草炙，各五分　地骨皮　秦艽　柴胡　生地　芍药各七分　天门冬　白茯苓各八分　肉桂四分

水一盅半，煎八分，食后温服。

地黄膏九一　滋阴降火，养血清肝退热。

鲜地黄以十斤为则，捣汁，和众药汁同煎　当归身一斤　芍药半斤　枸杞半斤　天门冬　麦门冬各六两　川芎　丹皮各二两　莲肉四两　知母　地骨皮各三两　人参　甘草各一两

上将众药用水二斗，煎一斗，去滓净，和生地黄汁同熬成膏服之。

《局方》秦艽扶羸汤九二　治肺痿骨蒸劳嗽，或寒热往来，声哑自汗，体虚怠惰。

人参　秦艽　当归　鳖甲醋炙　紫菀茸　地骨皮　柴胡　甘草各五分

水一盅半，姜五片，大枣、乌梅各一枚，煎七分，食远服。

退热汤九三　治急劳烦热，口干憎寒，饮食不得。

柴胡　龙胆草　青蒿　知母炒　麦冬　甘草各一钱

上用童便一盅半，葱白三寸，薤白三茎、桃、柳枝各五寸，同浸一宿，平旦煎一盅，空心顿服，至夜再服。

《良方》团鱼丸九四　治骨蒸劳嗽累效。

贝母　前胡　知母　杏仁各一两　柴胡半两　团鱼二个

上药与鱼同煮熟，取肉连汁食之。将药焙干为末，再以团鱼骨甲煮汁一盏，和药丸桐子大。每服二三十丸，煎黄芪六一汤空心送下。病既安，仍服黄芪六一汤调理。

《良方》地榆散九五　治肠风热证下血。

地榆　黄芩　黄连　栀子　茜根　茯苓等分

上㕮咀。每服五钱，入韭白五寸同煎。食远温服。

《良方》四味地榆散九六　一名泼火散。治中暑昏迷不省人事，并治血痢。

地榆　赤芍药　黄连去须　青皮等分

上为末，每服三钱，浆水调服，或新汲水亦可。若治血痢，以水煎服。

《本事》槐花散九七　治肠风脏毒下血。

槐花炒　侧柏叶杵　荆芥穗　枳壳麸炒

上各等分，为末。每服二钱，空心米饮调下。或用煎汤，亦名槐花汤。

《外科》槐花散九八　方在外科一九六。治肠风脏毒下血。

东垣加减四物汤九九　治肠风下血。

当归　川芎　生地　侧伯叶各八分　枳壳麸炒　荆芥穗　槐花炒　甘草各四分　地榆　条芩　防风各六分　乌梅肥者，三枚

水二盅，姜三片，煎八分，空心温服。

《局方》枳壳汤一百　治大便肠风下血。

枳壳二两，炒黄　大黄连一两，同槐花四两炒焦，去花不用

水二盅，浓煎，空心温服。

枳壳散百一　治便血，或妇人经候不调，手足烦热，胸膈不利。

枳壳麸炒　半夏曲　赤芍药　柴胡各一钱　黄芩一钱半

水二盅，姜三片，枣一枚，煎八分，食远服。

《济生》小蓟饮子百二　治下焦结热，溲血崩淋等症。

生地四两　小蓟根　滑石　蒲黄炒　藕节　淡竹叶　山栀　炙甘草各五钱

上㕮咀。每服五六钱，水一盅半，煎八分，空心温服。

仲景黄连汤百三　治伤寒胸中有热，胃中有邪气，腹中痛，欲呕吐者。

黄连　甘草炙　干姜　桂枝去皮，各三两　人参二两　半夏半升　大枣十二枚

上七味，以水一斗，煮取六升，去滓，温服一升，日三服，夜二服。

黄连汤百四　治便后下血，腹不痛，名温毒下血。

黄连　当归各二钱　甘草五分

水二盅，煎八分，食后服。

仲景黄芩汤百五　治太阳与少阳合病，自下利。

黄芩三两　炙甘草　芍药各二两　大枣十二枚

上四味，以水一斗，煮取三升，去滓，温服一升，日再服，夜一服。若呕者，加半夏半升，生姜三两。

《外台》黄芩汤百六　方在和阵一九八。治干呕下利。

《直指》黄芩汤百七　治心肺蕴热，口疮咽痛膈闷，小便淋浊不利。

黄芩　黄连　栀子　生地　麦冬　木通　泽泻　甘草各等分

上每服一两，水一盅半，煎八分，食前服。

黄芪散百八　治热痢下赤脓，心腹烦热疼痛。

黄芪　当归　龙骨各七钱半　生地黄五钱　黄连去须，微炒，一两　黄柏　黄芩　犀角屑　地榆各半两

上为细末。每服二钱，不拘时，粥饮调下。

河间黄芩芍药汤百九　治泻痢腹痛，或身热炽后重，脉洪数，脓血稠黏，及阴虚内热，衄吐血者。此方即前仲景之黄芩汤，但分两不同。

黄芩　白芍各二钱　甘草一钱

水一盅半，煎八分，温服。腹痛甚者，加桂二分；脓血甚者，加当归、黄连各一钱。一方芍药用六钱。

《局方》木香化滞汤百十　治痢下赤白，腹中n痛，里急后重，多热多滞者宜之。

木香　甘草各七分　人参　陈皮　黄连　泽泻　槟榔各一钱　白术　枳壳麸炒　厚朴　白芍药　茯苓各钱半

水二盅，煎八分，食前服。

清热渗湿汤百十一　治湿热浮肿，肢节疼痛，小水不利。

黄柏盐水炒，二钱　黄连　茯苓　泽泻各一钱　苍术　白术各钱半　甘草五分

水二盅，煎八分服。如单用渗湿，去黄连、黄柏，加橘皮、干姜。

河间益元散百十二　一名六一散。一名天水散。治中暑身热烦渴，小水不利。河间云：治痢之圣药，分利阴阳，去湿热，其功大矣。

粉甘草一两　桂府滑石飞，六两

上为极细末。每服二三钱，新汲水调下。一方加辰砂三钱，名朱砂益元散；一方加牛黄，治烦而不得眠。

《局方》香连丸百十三　治热泻痢疾，赤白脓血，湿热侵脾，里急后重。

黄连净，十两，切如豆粒，用净吴茱萸五两，二味用热水拌和，入瓷罐内置热汤中炖一日，同炒至黄连紫黄色为度，去茱萸不用　木香每制净黄连一两，用木香钱半

上为末，醋糊丸，桐子大。每服七十丸，食前，空心米饮下。

《良方》六神丸百十四　治食积兼热，赤白痢疾，或腹痛不食，或久而不止。

神曲为糊　麦芽炒　茯苓　枳壳麸炒　木香煨　黄连炒焦黑，等分

上为末，以神曲糊为丸，桐子大。每服五七十丸，白汤送下。

八正散百十五　治心经蕴热，脏腑秘结，小便赤涩，淋闭不通，及血淋等症。

车前子　木通　滑石飞　山栀　大黄煨　瞿麦　萹蓄

加灯心、竹叶，水煎服。

七正散百十六

车前子　赤茯苓　山栀仁　木通　龙胆草　萹蓄　生甘草梢

加灯芯、竹叶，水煎服。

五淋散百十七　治膀胱有热，水道不通，淋沥不止，脐腹急痛，或尿如豆汁，或如砂石，膏淋、尿血并皆治之。

茵陈　淡竹叶各一钱　木通　滑石　甘草各钱半　栀子炒　赤芍药　赤茯苓各二钱

水二盅，煎一盅，食前服。

《局方》薷苓汤百十八　治夏月暑泻欲成痢者。

香薷　黄连姜汁炒　厚朴姜炒　扁豆炒　猪苓　泽泻　白术　茯苓等分

上㕮咀。每服五六钱，水盅半，姜三片，煎七分服。

《局方》太平丸百十九　治泄泻。

黄连同吴茱萸炒，去茱萸不用　芍药炒，减半

上为末，老米糊丸服。同干姜炒，加阿胶一半为丸，名驻车丸。

《本事》火府丹百二十　治心经积热，小便淋涩，黄疸烦渴。

生地黄二两，杵膏　木通　黄芩炒。各一两

上以二味为末，加蜜丸桐子大。每服五七十丸，木通汤下。许学士云：一卒病渴，日饮水斗许，不食者三月，心中烦闷。时在十月，余谓心经有伏热，与火府丹数服。越二日来谢，云：当日三服，渴止；又三服，饮食如故。此本治淋，用以治渴，可谓通变也。

真珠粉丸一二一　治精滑白浊。

黄柏　真蛤粉各一斤　真珠三两。一方代以青黛亦效

上为末，水糊丸，桐子大。每服百丸，空心温酒下。或加樗皮、滑石、青黛俱好。

《局方》导赤散一二二　治心火及小肠热证，小便赤涩而渴。

生地　木通　生甘草各等分

入竹叶二十片，水煎服。一方加人参、麦门冬。

赤茯苓汤一二三　治膀胱实热，小便不通，口干，咽肿不利。

赤茯苓　猪苓　木通　车前子　瞿麦　葵子　黄芩　滑石　枳实　甘草各等分

水一盅半，姜三片，煎八分，食前服。

《济生》葵子汤一二四　治膀胱实热，腹胀，小便不通，口舌干燥。

葵子微炒　猪苓　赤茯苓　枳实　瞿麦　木通　黄芩　车前子　滑石各一钱　甘草五分

上用水一盅半，姜煎，空心服。

牛膝汤一二五　治砂石淋涩。

牛膝一合　麝香少许

上用水煎牛膝去滓，入麝香服之。鄞县耿梦得之内患淋，下砂石剥剥有声，甚为苦楚，一服而愈。

三味牛膝汤一二六　治小便不通，茎中痛，及妇人血热内结，腹坚痛。

牛膝根叶一握，生用　当归一两　黄芩去黑心，半两

上㕮咀。每服一两许，水一盅半，煎七分，食远服，日三。

海金沙散一二七　治膏淋。

海金沙　滑石各一两　甘草二钱半

上为细末。每服二钱，灯草汤空心调下。

茵陈汤一二八　治黄疸发热，大小便涩。

茵陈　栀子仁各二钱　赤茯苓　葶苈各钱半　枳实　甘草各五分

水一盅半，姜三片，煎八分，食前服。

《活人》茯苓渗湿汤一二九　治黄疸湿热，呕吐而渴，身目俱黄，小便不利，食少而热。

白茯苓　泽泻　茵陈　青皮　陈皮　防己各五分　栀子　黄芩各八分　黄连　枳实各七分　苍术　白术各一钱

上水煎服。

东垣当归拈痛汤百三十　治湿热为病，肢节烦疼，肩背沉重，胸膈不利，手足遍身流注疼痛，热肿等症。

羌活　黄芩　炙甘草　茵陈各五钱　人参　苦参　升麻　干葛　苍术各二钱　防风　归身　白术　知母　猪苓　泽泻各一钱半

上㕮咀。每服一两，水煎空心服，临睡再服。

《活人》犀角散一三一　治脚气冲心，烦喘闷乱，头痛口干，坐卧不得。

犀角屑　枳壳麸炒　沉香各七钱半　槟榔　紫苏茎叶　麦门冬　赤茯苓各一两　木香　防风各半两　石膏生用，研，二两

上㕮咀。每服八钱，以水一盅半，煎八分，去柤，入淡竹沥一合，更煎一二沸。不拘时温服。

东垣清燥汤一三二　治六七月间湿热成痿，肺金受邪，腰以下痿软瘫痪，不能动，行走不正，两足欹侧。

柴胡　酒黄柏　黄连　麦冬各三分　生地　人参各一钱　炙甘草　猪苓　白茯苓　橘红　神曲　泽泻各五分　白术　苍术各八分　黄芪钱半　升麻三分　五味子九粒

上㕮咀。每服半两，水二盏，煎一盏，稍热空心服。

苍术汤一三三　治湿热腰腿疼痛。

苍术三钱　柴胡二钱　黄柏　防风各一钱

上用水煎，空心服。

丹溪二妙散一三四　治湿热在经，筋骨疼痛。如有气，加气药；如血虚，加补血药；如痛甚，加姜汁热辣服之。

黄柏炒　苍术去皮，炒制，等分

上为末。捣生姜煎沸汤调服。此二物皆有雄壮之气，如气实者，加少酒佐之。此即《集要》二神汤，各三钱半，用水煎，空心服。

一方以二妙为君，加

甘草、羌活各二钱　陈皮、芍药各一钱　威灵仙酒炒，五分

为末，服之佳。

加味二妙丸一三五　治两足湿痹，疼痛如火燎，从两足跗热起，渐至腰胯，或麻痹痿软，皆是湿热为病，此方主之。

归尾　川牛膝　川萆薢　防己　龟板酥炙，各一两　苍术米泔浸炒，四两　黄柏二两，酒浸，晒干

酒煮面糊为丸，桐子大。每服百丸，空心姜盐汤送下。

《丹溪》苍术黄柏丸一三六　治湿热，食积，痰饮，流注，脚气。

苍术盐水炒　黄柏盐水炒　防己　南星　川芎　白芷　犀角　槟榔等分

上为末，酒糊丸服。血虚，加牛膝、龟板；肥人，加痰药。

《正传》虎胫骨丸一三七　治两足痿弱软痛，或如火焙，从足踝下上冲腿膝等症，因热所成者，经验。

牛膝　归尾各二两　龟板酥炙　虎胫骨酥炙　防己各一两　苍术米泔浸一宿　黄柏酒浸，日晒。各四两

上为细末，面糊为丸，桐子大。每服百余丸，空心，姜、盐汤送下。一方加炮附子五钱。

河间苦参丸一三八　治血虚风热着痹。

苦参二两，取粉　丹参炙　沙参　人参　防风去叉　五加皮　蒺藜炒，去刺　乌蛇酒浸，取肉　蔓荆子　龟板酥炙　虎骨酥炙　玄参各一两

上为细末，用不蛀皂角一斤剉碎，以水三升挼取汁，于无油铁器熬成膏，加炼蜜四两和丸，桐子大。每服十五丸至二十丸，食后良久，夜卧共三服，荆芥薄荷酒下。

陈氏苦参丸一三九　方在外科八八。治遍身瘙痒，癣疥疮疡。

钱氏苦参丸百四十　方在痘疹九九。治痘后溃烂，疮毒疥癞。

朱砂凉膈丸一四一　治上焦虚热，肺脘咽膈有气如烟抢上。

黄连　山栀各一两　人参　茯苓各半两　朱砂三钱，另研　冰片五分，另研

上为细末，炼蜜为丸，桐子大，朱砂为衣。熟水送下五七丸，日进三服。食后。

东垣朱砂安神丸一四二　一名黄连安神丸。治心神烦乱，发热怔忡不寐，或寐中惊悸头运等症。

生地　朱砂另飞，为衣　当归各一钱　甘草五分　黄连一钱半

汤浸蒸饼为丸，黍米大。每服十五丸至二十丸，津液咽之，或食后用温水、凉水送下亦可。

钱氏安神丸一四三　治热渴心闷，脉实颊赤口燥。

麦冬　马牙硝　白茯苓　寒水石　山药　甘草各五钱　朱砂一两　龙

脑一字

上为末，炼蜜丸，芡实大。每服一丸，沙糖水化下。

《秘旨》安神丸一四四　方在小儿七一。治心虚惊悸。

十味安神丸一四五　方在小儿七三。治虚惊。

七味安神丸一四六　方在小儿七二。治心热多惊。

《集验》龙脑安神丸一四七　治男妇小儿五种癫痫，不论远近，发作无时，但服此药，无不痊愈。

龙脑研　麝香研　牛黄研。各三钱　犀角屑　人参　茯神　麦冬　朱砂飞。各二两　桑白皮炒　地骨皮　甘草炙。各一两　马牙硝二钱　金箔三十五片

为细末，炼蜜丸，弹子大，金箔为衣。寒用热水，热用凉水，不拘时化下一丸，小儿半丸。如病二三年者，日进三服。若男妇虚劳，喘嗽发热者，用新汲水化下，其喘满痰嗽立止。

万氏龙脑安神丸一四八　方在小儿七七。治惊痰，及痘中昏闷谵妄。

抑青丸一四九　治肝火。

黄连姜汁炒

上单用一味为末，粥丸，温水下。

钱氏抑青丸百五十　方在小儿九八。治肝热，急惊搐搦。

泻青丸一五一　治肝胆火，并小儿急惊发搐，眼赤睛疼。

龙胆草　当归　川芎　防风　羌活　山栀　大黄等分

炼蜜为丸，桐子大。每服五十丸。

泻金丸一五二　治肺火。

用黄芩为末，滴水丸。白汤下。

丹溪茱连丸一五三　治湿热吐酸。

黄连陈壁土炒，二两　黄芩制同，一两　陈皮　苍术米泔浸　吴茱萸煮少时，浸半日，晒干。各一两

或加桔梗、茯苓各一两。

上为末，神曲糊丸，绿豆大。每服二三十丸，食后津液送下。

左金丸一五四　治肝火胁肋刺痛，或发寒热，或头目作痛，淋秘、

泄泻，一切肝火等症。

黄连六两，炒　吴茱萸一两，汤泡片时，炮干用

上为末，粥丸，梧子大。白术、陈皮煎汤下三四五十丸。

大补丸一五五　治阴火。

黄柏盐酒炒褐色

米粥丸。血虚，四物汤送下；气虚，四君子汤送下。

大造丸一五六　此方治阴虚血热，能使耳目聪明，须发乌黑，有夺造化之功，故名大造。亦治心风失志，虚劳水亏等症。

紫河车头生壮盛者，一具，以米泔洗净，少加酒，蒸极烂捣膏，以山药末收，烘干用。或洗净即以新瓦上焙干用　败龟板自死者，酥炙，二两　黄柏盐酒炒，两半　杜仲酥炙，两半　牛膝酒洗，一两二钱　天门冬　麦门冬各一两二钱　熟地二两半，用砂仁末六钱，茯苓二两一块，同稀绢包，入好酒煮七次，去茯苓不用

夏加五味子七钱

上除熟地黄另杵外，共为末，用酒煮米糊同熟地膏捣丸，桐子大；或蜜丸亦可。每服八九十丸，空心、临卧，盐汤、姜汤任下，冬月酒下。妇人，加当归二两，去龟板；男子遗精白浊，妇人带下，加牡蛎一两半。

丹溪大补阴丸一五七　降阴火，补肾水。

黄柏盐酒炒　知母盐酒炒。各四两　熟地酒洗，蒸，捣烂　龟板酥炙黄，各六两

上为细末，用猪脊髓蒸熟，和炼蜜同捣为丸，桐子大。每服五六十丸，空心，姜盐酒送下。

《秘传》大补天丸一五八　治男妇虚损劳伤，形体羸乏，腰背疼痛，遗精带浊。

紫河车初胎者一具，米泔洗净，入小砂罐内，加水一碗煮沸，候冷取起，放竹篮中，四围用纸糊密，烘干为末，入群药和匀　黄柏蜜炒　知母乳炒　龟板酥炙。各三两　怀熟地五两，捣　牛膝酒洗　肉苁蓉酒洗　麦门冬　山药炒　虎胫骨酥炙　黄芪蜜炙　茯神各两半　杜仲制　何首乌制　人参　白芍药冬月一两　枸杞各二两　生地酒洗，沙锅煮烂，捣　天门冬　当归酒洗　北五味各一两

冬加干姜半两，炒黑

上为细末，用猪脊髓三条蒸熟，同炼蜜和捣为丸，桐子大。每服八十丸，空心淡盐汤下，冬月酒下。

大补地黄丸一五九　治精血枯涸燥热。

黄柏盐酒炒　熟地酒蒸，各四两　当归酒洗　山药炒　枸杞各三两　知母盐酒炒　山茱萸　白芍药各二两　生地二两半　肉苁蓉酒浸　玄参各两半

上为末，炼蜜丸，桐子大。每服七八十丸，空心淡盐汤送下。

丹溪补阴丸百六十　一名虎潜丸。降阴火，滋肾水。

黄柏制　知母制　熟地酒洗。各三两　龟板酥炙，四两　白芍酒炒　当归　牛膝各二两　虎胫骨酥炙　锁阳酥炙　陈皮各两半

上为细末，酒煮羯羊肉为丸，桐子大。冬加干姜半两。每服五六十丸，姜盐汤，或酒下。

节斋补阴丸一六一

黄柏　知母俱酒炒　龟板各三两　熟地五两　锁阳　枸杞　天冬　白芍各二两　五味一两　干姜五钱

炼蜜入猪脊髓三条捣丸，桐子大。每服八九十丸，空心淡盐汤送下，冬月用酒。

三补丸一六二　治三焦火热。

黄连　黄芩　黄柏

滴水丸，桐子大。白汤送下，或淡盐汤亦可。

东垣滋肾丸一六三　降肾火。桂与火邪同体，此寒因热用法也。凡不渴者，病在下焦，宜用之。《良方》云：或肾虚足热，小便不利，肚腹肿胀，皮肤胀裂，眼睛突出，此神剂也。

黄柏二两，酒拌，阴干　知母同上　肉桂二钱

为细末，熟水为丸。百沸汤空心送下二百丸。

加味虎潜丸一六四　治诸虚不足，腰腿疼痛，行步无力。壮元气，滋肾水。

熟地黄八两　人参　黄芪炙　当归　杜仲酥炙　牛膝酒蒸　锁阳酒洗　龟板酥炙　菟丝子制　茯苓　破故纸炒　黄柏蜜水炒　知母酒炒　虎骨酥炙。

各一两　山药炒　枸杞各二两

上炼蜜加猪脊髓酒蒸熟同捣丸，桐子大。每服百余丸，空心淡盐汤，或酒任下。

加味坎离丸一六五　生精养血，升水降火。

川黄柏八两，分四分，用清酒、盐水、人乳、蜜水各浸二两，晒干，炒褐色　熟地八两，用茯苓四两打碎，砂仁二两，三味同入绢袋中，好酒三瓶煮干，去茯苓、砂仁，止用地黄　知母八两，盐酒浸炒　白芍酒浸一日，晒干　当归　川芎各四两

上为末，同铺筐中，日晒夜露，三日为度，炼蜜丸，桐子大。每服八九十丸，空心盐汤，冬月温酒任下。

三才封髓丹一六六　降心火，益肾水。

天门冬　熟地黄　人参各一两　黄柏炒褐色，三两　砂仁炒，半两　甘草炙，七钱

上为末，面糊丸，桐子大。每服五七十丸，以肉苁蓉五钱，切片，酒浸一宿，次日煎三四沸，空心送下。

当归龙荟丸一六七　治肝经实火，大便秘结，小便涩滞，或胸膈作痛，阴囊肿胀，凡肝经实火皆宜用之，及一切躁扰狂越，惊悸不宁等症。

当归　龙胆草　栀子仁　黄连　黄柏　黄芩各一两　芦荟　大黄　青黛各五钱　木香二钱半　麝香五分，另研

上为末，神曲糊丸，桐子大。每服二三十丸，姜汤、白汤任下。

《良方》芦荟丸一六八　治疳癖肌肉消瘦，发热潮热，饮食少思，口干作渴，或肝火食积，口鼻生疮，牙龈蚀烂等症。

芦荟　胡黄连　黄连炒焦　木香　白芜荑炒　青皮各五钱　当归　茯苓　陈皮各两半　甘草炒，七钱

上为末，水糊丸，桐子大。每服七八十丸，米汤下。

大芦荟丸一六九　方在小儿百十五。治小儿肝脾疳积发热。

加减芦荟丸百七十　方在小儿百十六。治证同前。

三圣丸一七一　治嘈杂神效。

白术四两，炒　橘红炒，一两　黄连炒，五钱

上为细末，神曲糊丸，绿豆大。每服五六十丸，姜汤下。

术连丸一七二　治嘈杂。

白术四两，土炒　黄连一两，姜汁炒

上为末，神曲糊丸，黍米大。每服百余丸，姜汤下。

软石膏丸一七三　治嘈杂、嗳气。

软石膏煅　半夏制　南星制　香附子炒　栀子仁炒。各等分

上为细末，米粥丸，桐子大。每服五七十丸，姜汤下。

地榆丸一七四　治血痢下血极效。

地榆微炒　当归微炒　阿胶糯米炒　黄连去须　诃子取肉，炒　木香晒干　乌梅肉各半两

上为细末，炼蜜丸，梧子大。每服三五十丸，空心，或食前，陈米饮吞下。

槐角丸一七五　治五种肠风下血，并痔漏脱肛。

槐角炒　黄芩　地榆　当归　防风　枳壳麸炒

上等分，为细末，米酒、面糊丸，桐子大。每服五六十丸，空心清米饮送下，极效。一方有乌梅肉。

《御药》阿胶丸一七六　治肠风下血。

黄连　阿胶炒珠　赤茯苓等分

上将连、茯为末，阿胶用酒熬化，和末，众手为丸。食前米汤送三五十丸。或共为末糊丸亦可。

聚金丸一七七　治酒毒，大肠蓄热下血。

黄芩　防风各二两　黄连四两，半生半酒炒

上为末，醋糊丸，梧子大。每服七八十丸，空心米饮下。

脏连丸一七八　治远年近日肠风脏毒下血。

大鹰爪黄连半斤　槐米二两　枳壳一两　防风　粉草　槐角　香附　牙皂　木香各五钱

上用陈仓米三合，同香附一处为末，外药共为细末。用猪大脏约长二尺，洗净，装入米、附缚定，量用水二大碗，沙锅炭火煮，干即添水，慢火煮烂如泥，取起和药捣匀，丸桐子大。每空心米饮下七八十

丸。忌面、蒜、生冷、煎炙之物。一料病痊。

《局方》酒蒸黄连丸一七九　治一切热泻便血，并伏暑发热，解酒毒。

黄连半斤，用净酒二升，浸以瓦器，置甑上蒸至烂，取出晒干

上为末，滴水丸。每服五十丸，食前温水下。

黄连丸百八十　治肠红便血，痔疮肿痛。

黄连　吴茱萸等分

上二味，用滚汤同漉过，罨一二日，同炒拣开，各另为末，米糊丸，桐子大。每服二三钱。粪前红，服茱萸丸；粪后红，服黄连丸，俱酒下。此与左金丸稍同。

猪脏丸一八一　方在外科二二二。治大便痔漏下血。

保和丸一八二　方在小儿三五。治饮食酒积停滞。

四顺清凉饮一八三　方在攻阵二五。治脏腑血热，烦渴秘结。

仲景白头翁汤一八四　治热痢下重者。

白头翁二两　黄连　黄柏　秦皮各三两

上四味，以水七升，煮取二升，去滓。温服一升，不愈，再服一升。

寅集

卷之五十八　古方八阵

热　阵

仲景理中丸一　即名人参理中汤。治太阴即病，自利不渴，阴寒腹痛，短气咳嗽，霍乱呕吐，饮食难化，胸膈噎塞；或疟疾瘴气瘟疫，中气虚损，久不能愈，或中虚生痰等症。

人参　白术炒　干姜炒　炙甘草各三两

上四味，捣筛为末，蜜丸，鸡子黄大。以沸汤数合和一丸，研碎，温服之，日三四，夜二服；腹中未热，益至三四丸。然不及汤，汤法以四物依数切，用水八升，煮取三升，去渣，温服一升，日三服。原论加减法，详在霍乱门述古条中。宾案：上方两数，乃汉时权度，今后世所用，惟每味数钱，而甘草半之，酌宜可也。

附子理中汤二　治证如前，而中气虚寒，腹痛甚者。又或入房腹痛，手足厥冷，或食冷犯寒等症。

即前方加制附子一二三钱，随宜用之。其有寒甚势急者，不妨生用，或炮用亦可。外科附子理中汤有芍药、茯苓，无甘草、干姜。

附子理中丸三　治阴寒肾气动者。

即前附子理中汤去白术，炼蜜丸服。

理中加丁香汤四　治中脘停寒，喜辛物，入口即吐即哕。

即前附子理中汤加丁香十粒，甚或兼痛者，可加至一二钱。若以理中加木香，即名木香理中汤。

加味理中汤五　治脾肺俱虚，咳嗽不已。

人参　白术　茯苓　炙甘草　陈皮　半夏　干姜　细辛　北五味等分

上㕮咀。每服三钱，姜三片，枣一枚，煎七分，食远服。

《局方》胡椒理中汤六　治肺胃虚寒，气不宣通，咳喘逆气，虚痞噎闷，胁腹满痛，短气不能饮食，呕吐痰水不止。

白术五两　干姜　炙甘草　胡椒　良姜　荜茇　陈皮　细辛　款冬花去梗。各四两

上㕮咀。每服五七钱，水一盅半，煎七分，食远温服。或炼蜜丸，桐子大，每服三五十丸，白汤、温酒、米饮任下，无时，每日二服。

《选方》八味理中丸七　治脾胃虚寒，饮食不化，胸膈痞闷，或呕吐泄泻。

人参　干姜炒。各一两　白术四两，炒　白茯苓　麦芽炒，二两　甘草炙　神曲炒　砂仁炒。各一两半

上为细末，炼蜜为丸，每丸重一钱。空心服一丸，姜汤嚼下。

枳实理中丸八　治伤寒寒实结胸。

人参　白术　茯苓　甘草　干姜各二两　枳实十六片

上为细末，炼蜜丸，鸡子黄大。每服一丸，热汤化下，连进二三服。

理中化痰丸九　治脾胃虚寒，痰涎内停，呕吐少食，或大便不实，饮食难化，咳唾痰涎。此中气虚弱，不能统涎归源也。

人参　白术炒　干姜炮　茯苓各二两　炙甘草一两　半夏制，三两

姜汤煮面糊丸，桐子大。每服四五十丸，白汤送下。

治中汤十　治脾胃不和，呕逆霍乱，中满虚痞，或泄泻。此即理中汤加青皮、陈皮也。

人参　白术　干姜炮　炙甘草　青皮　陈皮等分

上每服五钱，水煎服。如呕，加半夏。

丁香温中汤十一　治同前。

即前治中汤加丁香，去半夏。

《良方》温胃汤十二　治忧思结聚，脾肺气凝，元阳受损，大肠与胃气不平，胀满上冲，饮食不下，脉虚而紧满。

附子制　厚朴　当归　白芍药　人参　甘草炙　陈皮各一钱　干姜炮，一钱　川椒去合口，炒出汗，三分

水一盅半，姜三片，煎一盅，食远服。

东垣温胃汤十三　治服寒药多，致脾胃虚弱，胃脘痛。

白豆蔻　人参　泽泻各三分　益智　砂仁　厚朴　甘草　干姜　姜黄各四分　黄芪　陈皮各七分

上为细末。每服三钱，水一盏，煎至半盏，食前温服。

仲景四逆汤十四　又名通脉四逆汤。治伤寒阴证自利，里寒外热，脉沉身痛而厥。

甘草炙，二两　干姜炮，三两　附子一枚，破八片，生用

上㕮咀。以水三升，煮取一升二合，分二次温服，其脉即出者愈。面色赤者，加葱九茎；腹中痛者，去葱，加芍药二两；呕者，加生姜二两；咽痛者，加桔梗一两；利止脉不出者，加人参一两。

仲景四逆加人参汤十五　治伤寒恶寒，脉微而复利。

即于前方内加人参一两。

仲景四逆加猪胆汁汤十六　治伤寒吐下后，汗出而厥，四肢拘急，脉微欲绝者。

即于四逆汤内加入猪胆汁半合。

仲景茯苓四逆汤十七　治伤寒汗下后，病仍不解，烦躁者。

茯苓六两　人参一两　甘草炙，二两　干姜一两半　附子一枚，生用，去皮，切八片

上五味，以水五升，煮取三升，去渣，温服七合，日三服。

茱萸四逆汤十八　治厥阴中寒，小腹痛甚。

吴茱萸汤泡　附子炮　干姜各二钱　炙甘草钱半

水一盅半，煎七分，热服。

韩氏茵陈四逆汤十九　治发黄，脉沉细迟，肢体逆冷，腰以上自汗。

茵陈二两　炙甘草一两　干姜炮，两半　附子一个，炮，作八片

上分四帖，水煎服。

仲景当归四逆汤二十　治伤寒手足厥寒，脉细欲绝者；或下利脉大，肠鸣者，虚也。及其人内有久虚者，宜当归四逆加吴茱萸生姜汤主之。

当归 桂枝 芍药 细辛各三两 甘草 通草各二两 大枣二十五枚，擘

上七味，以水八升，煮取三升，去滓，温服一升，日三服。

四逆散二一 方在散阵二八。治阳邪亢热，血脉不通，四肢厥逆。

仲景附子汤二二 治少阴病，得之一二日，口中和，其背恶寒者，当灸之，附子汤主之。并治少阴病身体痛，手足寒，骨节痛，脉沉者。

附子二枚，去皮，破八片 人参二两 白术四两 芍药 茯苓各三两

上五味，以水八升，煮取三升，去渣，温服一升，日三服。

《三因》附子汤二三 治风寒湿痹，骨节疼痛，皮肤不仁，肌肉重着，四肢缓纵。

附子生 白芍药 桂心 甘草 白茯苓 人参 干姜各三两 白术一两

上㕮咀。每服四钱，水煎服。

生附汤二四 治寒湿腰痛。

附子生用 白术 茯苓 牛膝 厚朴 干姜 炙甘草各一钱 苍术 杜仲姜炒。各二钱

水二盅，生姜三片，红枣二枚，煎八分，食前服。

参附汤二五 方在补阵三七。治元阳不足，喘急呃逆，呕恶厥冷等症。

仲景术附汤二六 方在补阵四一。治中寒，中气不足，逆冷，痰盛，口噤等症。

芪附汤二七 方在补阵四三。治气虚阳弱，虚汗倦怠。

《济生》术附汤二八 方在补阵四二。治寒湿腰冷重痛，小便自利。

《金匮》桂枝附子汤二九 治伤寒八九日，风湿相搏，身体疼烦，不能转侧，不呕不渴，脉浮虚而涩者。

桂枝四两，去皮 生姜三两，切 附子三枚，炮，去皮。各破八片 甘草三两，炙 大枣十二枚，擘

上五味，以水六升，煮取二升，去渣，分温三服。

《金匮》白术附子汤三十 治伤寒八九日，风湿相搏，身体疼烦，

不能转侧，不呕不渴，脉虚浮而涩，若大便坚，小便自利者，去桂枝，此方主之。

白术二两　附子一枚，炮，去皮　甘草炙，一两　生姜一两半，切　大枣六枚

上五味，以水三升，煮取一升，去滓，分温三服。一服觉身痹，半日许再服。三日服都尽，其人如冒状，勿怪，即是术、附并走皮中，逐水气未得除故耳。

《金匮》甘草附子汤三一　治风湿相搏，骨节疼烦，掣痛不得屈伸，近之则痛剧，汗出短气，小便不利，大便反快，恶风不欲去衣，或身微肿者，此主之。

甘草炙　白术各二两　附子二枚，炮，去皮　桂枝四两，去皮

上四味，以水六升，煮取三升，去渣，温服一升，日三服。初服得微汗则解，能食。汗后复烦者，服五合。恐一升多者，服六七合为妙。

《良方》姜附汤三二　治霍乱转筋，手足厥冷，或吐逆身冷，脉微急，用此药救之。此即仲景干姜附子汤。

干姜一两　附子一个，生用

上每服半两，水煎。外科姜附汤有人参、白术。

生姜附子汤三三　治岭南瘴疠，内虚发热，或寒热往来，呕痰吐逆，头疼身痛，或汗多烦躁引饮，或自利小便赤。兼主卒中风。

附子一枚，如法制，分四服

上每服水一盅，生姜十片，煎六分，微温服。

干姜附子汤三四　治瘴毒阴证发热，或烦躁，手足冷，鼻尖冷，身体重痛，舌上胎生，引饮烦渴，或自利呕吐，汗出恶风。

大附子一枚，制，分四服

上每服加炮干姜二钱同煎，温服；热甚者，冷服。

《宝鉴》羌活附子汤三五　治呃逆。

羌活　附子　干姜炮　茴香各一钱　木香五分

水盅半，枣二枚，煎服。《三因方》木香作丁香。

仲景芍药甘草附子汤三六　治发汗病不解，反恶寒者，虚故也。

芍药　甘草炙。各三两　附子一枚，炮，去皮，切八片

上三味，以水五升，煮取一升五合，去渣，分温三服。

《活人》附子八味汤三七　治气虚中寒，脚气等症。

附子炮，去皮脐　人参　干姜炮　芍药　茯苓　甘草炙　桂心各二两　白术四两

上每服五七钱，水一盅半，煎七分，食前温服。又方去桂心，加干熟地黄三两。

六物附子汤三八　方在外科三五。治四气流注太阴，四肢骨节烦疼，浮肿，小水不利。

小建中汤三九　方在补阵二二。治虚劳里急，腹痛失精，四肢酸疼，咽干口燥等症。

《局方》大建中汤四十　方在补阵二四。治阳虚气血不足，腰脚筋骨疼痛。

八味大建中汤四一　方在补阵二五。治中气不足，厥逆呕吐，挛急阴缩，腹痛虚火等症。

三建汤四二　治元阳素虚，寒邪外攻，手足厥冷，六脉沉微，大小便数滑，凡中风潮涎，不省人事，伤寒阴证，皆可用之。

大附子　大川乌　天雄各制用，三钱

上用水二盅，姜十片，煎一盅，不拘时，或温服，或冷服。自汗加桂、浮小麦，气逆加沉香，胃冷加丁香、胡椒。

仲景炙甘草汤四三　一名复脉汤。治伤寒脉结代，心动悸。

炙甘草四两　生姜　桂枝去皮。各三两　人参　阿胶各二两　生地黄一斤　麦冬去心，半斤　麻子仁半斤　大枣十二枚，擘

上九味，以清酒七升，水八升，先煮八味，取三升，去渣，内胶烊尽，温服一升，日三服。

仲景桂枝甘草汤四四　治发汗过多，其人叉手自冒心，心下悸，欲得按者。

桂枝四两，去皮　甘草二两

上二味，以水三升，煮取一升，去渣，顿服。

陶氏回阳返本汤四五　治阴盛格阳，阴极发躁，渴而面赤，欲坐泥水中，脉则无力，或脉全微欲绝者。服后脉微出者生，顿出者死。

人参　制附子　炮姜　炙甘草　五味子　麦冬　陈皮　腊茶

面戴阳者，下虚也，加葱七茎，黄连少许，用澄清泥浆水一盅煎之。临服入蜜五匙，顿冷服之，取汗为效。

华佗救脱阳方四六　治寒中三阴，口噤失音，四肢强直，挛急疼痛，似乎中风，及厥逆唇青，囊缩无脉，或卒倒尸厥脱阳等症。

先急用葱白一握，微捣碎，炒热，用布包熨脐下，以二包更替熨之。甚者仍灸气海、关元二三十壮。脉渐出，手足渐温，乃可生也。

次用附子一个，重一两者，切八片，白术、干姜各五钱，木香二钱，同用水二盅，煎一盅，候冷灌服，须臾，又进一服。或煎服回阳等汤。

仲景旋覆代赭石汤四七　治伤寒若汗或吐下解后，心下痞硬，噫气不除者。

旋覆花　甘草炙。各三两　人参二两　生姜五两，切　代赭石一两　大枣十二枚，擘　半夏半升，洗

上七味，以水一斗，煮取六升，去滓，再煎取三升，温服一升，日三服。

仲景厚朴生姜甘草半夏人参汤四八　治发汗后腹胀满。

厚朴去皮，炙　生姜切。各半斤　半夏半升，洗　人参一两　甘草二两，炙

上五味，以水一斗，煮取三升，去滓，温服一升，日三服。

《简易》十味剉散四九　治中风血弱，臂痛连及筋骨，举动艰难。

附子三两，炮　当归　黄芪炙　白芍药各二两　川芎　防风　白术各两半　肉桂一两　熟地　茯苓各七钱半

上㕮咀。每服五七钱，水盅半，姜八片，枣三枚，煎八分，食后、临卧服。

《奇效》芎术汤五十　治寒湿头痛，眩运痛极。

川芎　附子生，去皮脐　白术各三钱　桂心去皮　甘草各一钱

水一盅半，生姜七片，枣二枚，煎八分，食远服。

正元散五一　治眩晕阳虚。

红豆炒　干姜炮，各三钱　人参　白术　炙甘草　茯苓各二两　附子炮，去皮脐　川芎　山药姜汁炒　乌药　干葛各一两　川乌炮，去皮脐　肉桂各五钱　黄芪炙，两半　陈皮二钱

上㕮咀。每服三钱，水一盅，姜三片，枣一枚，入盐少许，煎服。

《金匮》生姜半夏汤五二　治胸中似喘不喘，似呕不呕，似哕不哕，彻心中愦愦然无奈者。

半夏半升　生姜汁一升

上二味，以水三升，煎半夏取二升，纳生姜汁，煮取一升半，小冷，分四服，日三夜一服。病止，停后服。

《金匮》半夏干姜散五三　治干呕，或吐逆痰延。

半夏制　干姜炙，等分

上二味杵为散。取方寸匕，用浆水一升半，煎取七合，去柤，顿服之。

仲景甘草干姜汤五四　治少阴伤寒，小便色白，吐逆而渴，动气因下反剧，身虽有热反倦，及肺痿吐涎沫而不咳，口不渴，小便数，遗尿，肺中冷，上虚不能制下，眩晕，多涎唾等症。杨仁斋曰：治男女诸虚出血，胃寒不能引气归元，无以收约其血者。《良方》名姜草汤，治阴盛于阳，寒而呕血。

甘草炙，四两　干姜炮，二两

上㕮咀。以水三升，煮取一升五合，分温再服。仁斋曰：等分，每服三钱，食前煎服。

橘皮干姜汤五五　治恶心呕哕。

人参　干姜　肉桂各一钱　陈皮　通草各钱半　甘草五分

水一盅半，煎八分服。

《金匮》橘皮汤五六　亦名生姜橘皮汤。治干呕哕，若手足厥者。

橘皮四两　生姜半斤

上二味，以水七升，煮取三升，温服一升，下咽即愈。

万氏橘皮汤五七　方在痘疹九二。行滞消痰，止呕吐。

《金匮》橘皮竹茹汤五八　治哕逆。

橘皮二斤　竹茹二升　生姜半斤　甘草五两　人参一两　大枣三十枚

上六味，以水一斗，煮取三升，温服一升，日三服。

小半夏汤五九　方在和阵八。治呕吐及心下有饮者。

《三因》丁香散六十　治呃逆。

丁香　柿蒂各一钱　炙甘草　良姜各五分

上为末。热汤点服二钱，不拘时。

丁香煮散六一　治翻胃呕逆。

丁香　石莲肉各十四枚　北枣七枚，切碎　生姜七片　黄秫米半合，洗

水一碗半，同煮稀粥，去药啜粥。

《简易》丁香散六二　治反胃呕逆，粥食不下。

大附子一枚，坐于砖石上，四面着火，渐渐逼热，淬入生姜汁中，浸少时，如法再淬，约尽姜汁半碗许为度，去皮焙干为末　丁香二钱，研

二味匀和，每服二钱，水一盅，粟米同煎七分服。

杨氏丁香茯苓汤六三　治脾胃虚寒，宿食留滞，痞塞疼痛，气不升降，以致呕吐涎沫，或呕酸水，不思饮食。

半夏制　橘红　茯苓各一两半　丁香　附子制　肉桂　砂仁各五钱　干姜炮　木香各一两

每服四钱，水一盅半，姜七片，枣一枚，煎七分服。

《良方》丁香柿蒂散六四　治吐利，或病后胃中虚寒呃逆。凡呃逆至七八声相连，收气不回者难治。

丁香　柿蒂　炙甘草　良姜各五分　人参　半夏　陈皮　茯苓各一钱　生姜二钱

水二盅，煎热服。

《宝鉴》丁香柿蒂散六五　治呃逆呕吐。

丁香　柿蒂　青皮　陈皮各等分

水一盅半，姜五片，煎服。

严氏柿蒂汤六六　治胸满呃逆不止。

柿蒂　丁香各二钱

加生姜五片，水煎服。《家珍》方有人参一味。

《百一》安脾散六七　治胃气先逆，饮食过伤，忧思蓄怨，宿食癖积，冷饮寒痰，动扰脾胃，不能消磨，致成斯疾。女人由血气虚损，男子皆由下元虚惫。有食罢即吐，有朝食暮吐，暮食朝吐，所吐酸黄臭水。皆是脾败，惟当速治，迟则发烦渴，大便秘，水饮不得入口而危矣。

南木香磨汁　橘红　人参　白术　草果面煨　茯苓　甘草炙　丁香　胡椒各两半　高良姜一两，用陈壁土三合，以水二碗同煮干，切片

上㕮咀。每服五钱，水一盅半，入盐少许，煎七分，食远温服。或为细末，每服五钱，用盐米汤调下。

《三因》补脾汤六八　治脾胃虚寒，泄泻腹满，气逆呕吐，饮食不消。

人参　白术　茯苓　厚朴炒　陈皮各一钱　干姜炒　甘草炙　草果　麦芽炒。各八分

水一盅半，煎七分，空心温服。

《三因》养胃汤六九　治脾胃虚寒，呕逆恶心，腹胁胀疼，肠鸣泄泻。

藿香　厚朴炒　半夏制　茯苓各钱半　草果　陈皮　人参　白术炒。各一钱　附子制，八分　甘草炙，五分

水一盅半，姜三片，枣二枚，煎七分，食远服。

胃爱散七十　治脾胃久虚，中焦气滞，或冷涎上壅，呕吐恶心，或胸膈疼痛，不思饮食，或泄泻不止。

人参一两　白术　茯苓　黄芪炙。各三钱　丁香　甘草炙。各二钱　肉果三个，煨　干姜炒，半两

上用白米炒熟四两，同研为末。每服二三钱，用姜汤或人参汤调服。或为㕮咀，每药五七钱，加炒米一两，煎服亦可。

东垣藿香安胃散七一　治脾胃虚弱，不能进食，呕吐吞酸，腹痛不能腐熟。

藿香　人参　陈皮各一钱　丁香五分　生姜十片

水一盅半，煎七分，食远服。

《良方》七味人参丸七二　治胃冷兼虚，呕逆不食，服许仁则半夏丸不效，可服此药。方见和阵一三二。

人参　白术炒，各五两　厚朴姜制　北细辛各四两　生姜　橘皮各三两　桂心二两

上为末，炼蜜丸，桐子大。米饮下十丸，渐加至二十丸。

甘露汤七三　治反胃呕吐不止，饮食减少。常服之，快利胸膈，调养脾胃，进饮食。徐东皋曰：常州一富人病反胃，往京口甘露寺设水陆，泊舟岸下，梦一僧持汤一碗与之，饮罢犹记其香味，便觉胸膈少快。早入寺，知客供汤，乃是梦中所饮者，胸膈尤快，遂求其方，合数十服后，疾遂瘥，名曰观音应梦散。予得之，常以待宾，易名曰甘露汤。又在临汀疗一人愈，甚勿忽之。

干饧糟头榨者，用六分　生姜用四分

上和匀捣烂作饼，或焙或晒干，每十两入炙甘草二两，同研为末。每服二钱，用沸汤入盐少许调，不拘时服。

《金匮》茯苓泽泻汤七四　治胃反吐而渴欲饮水者。《外台》治消渴脉绝反胃者。

茯苓半斤　泽泻　生姜各四两　甘草　桂枝各二两　白术三两

上五味，以水一斗，煮取三升，纳泽泻再煮，取二升半，温服八合，日三服。

仲景茯苓甘草汤七五　治水饮停蓄心下，甚者作悸作利。

茯苓　桂枝各二两　甘草炙，一两　生姜三两

上四味，以水四升，煮取二升，去滓，分温三服。

草豆蔻汤七六　和中调气，治呕吐。

草豆蔻　藿香各五分　陈皮　枳壳各七分　白术　山药各一钱　桂心丁香各二分

水一盅半，姜五片，枣二枚，粟米少许，煎七分，食前温服。

大顺散七七　治冒暑伏热，引饮过多，以致寒湿伤脾，阴阳气逆，

霍乱吐泻，脏腑不调等症。

干姜　肉桂　杏仁各四两　甘草三两

上先将甘草微炒黄，次入干姜同炒，令姜裂，又入杏仁同炒，令杏仁不作声为度，却同肉桂研罗一处。每用二三钱，以水一盅，煎数滚，温服。如烦躁者，以井花水调服，不拘时。此方加附子，即名附子大顺散。

四顺附子汤七八　治霍乱转筋吐泻，手足逆冷，六脉沉绝，气少不语，身冷汗出。

附子生　白干姜炮　人参　甘草炙。各一两

上㕮咀。每服四五钱，水盅半，煎七分，食远服。

《医林》附子粳米汤七九　治霍乱四逆，多呕少吐者。

中附子一枚，制　半夏制，两半　干姜炒　甘草炙。各一两　大枣十枚　粳米五合

上㕮咀。每服八钱，水盅半，煎米熟，去柤服。

冷香饮子八十　治伤暑暍，霍乱腹痛烦躁，脉沉微或伏。

附子炮　陈皮各一钱　草果　甘草炙。各钱半

水一盅半，姜十片，煎八分，井水顿冷服。

《集成》冷香汤八一　治夏秋水湿，恣食生冷，阴阳相干，遂成霍乱，脐腹刺痛，胁肋胀满，烦躁引饮无度，或感瘴疟热，胸膈不利，或呕或泄并宜。

良姜　白檀香　草豆蔻面包煨　附子制　炙甘草各一钱　丁香七粒

水一盅半，煎七分，用冷水浸冷，于呕吐时服之效。或为细末，水调生面糊丸，如芡实大，每服一丸，新汲水磨下亦可。

《直指》木瓜汤八二　治吐泻不已，转筋扰乱。

木瓜一两　茴香微炒，二钱半　吴茱萸半两，汤泡　炙甘草二钱

上㕮咀，分二服。加姜五片，紫苏十叶，空腹急煎服之。《良方》有生姜二钱五分，无茴香、甘草，名木瓜煎。

《三因》诃子散八三　治老幼霍乱，一服即效。

诃子炮，去核　炙甘草　厚朴姜制　干姜炮　神曲炒　良姜炒　茯苓

麦芽炒　陈皮　草豆蔻等分

上为细末。每服二钱，当病发不可忍时，用水煎，入盐少许服之。

霍乱三方八四　治霍乱泻利不止，转筋入腹欲死者。

用生姜三两，捣烂，入酒一升，煮三四沸，顿服。一方：凡霍乱吐泻不能服药，急用胡椒四十粒，以饮吞之。

一方：凡霍乱吐泻不止，用艾一把，水三升，煮一升，顿服之。

《千金》霍乱方八五　治霍乱干呕不止。

以薤叶煎一升，服三次立愈。

干霍乱二方八六　凡欲吐不吐，欲下不下，呕恶不止者，谓之干霍乱。

一方：用盐一两，生姜半两，捣，同炒令色变，以水一碗煎，热服。

一方：用丁香十四粒为末，以热汤一盏调服。

《金匮》苓桂术甘汤八七　治心下有痰饮，胸胁支满，目眩。

茯苓四两　桂枝　白术各三两　甘草二两

上水六升，煮取三升，分三服，小便即利。

姜术汤八八　治心下停饮怔忡。

白姜　白术　白茯苓　半夏曲各一钱　官桂三分　甘草五分

水一盅半，枣三枚，煎服。

韩氏温中汤八九　凡病人两手脉沉迟或紧，是皆胃中寒也；若寸脉短少及力少于关尺者，此阴盛阳虚也，或胸膈满闷，腹中胀满，身体拘急，手足厥冷，急宜温之。

丁皮　丁香各五分　厚朴　干姜　陈皮　白术各一钱

水盅半，加葱白、荆芥穗同煎。

东垣厚朴温中汤九十　治脾胃寒滞，心腹胀满，或见疼痛。

厚朴姜炒　橘红　干姜各一钱　茯苓　草豆蔻　木香　甘草各五分

水煎，温服。

大正气散九一　方在和阵二四。治风寒湿气伤脾，心腹胀闷，有妨饮食。

强中汤九二　治生冷寒浆有伤脾胃，遂成胀满，有妨饮食，甚则腹痛。

人参　橘红　青皮　丁香各二钱　白术钱半　附子炮，去皮脐　草豆蔻　干姜炮。各一钱　厚朴姜汁炒　甘草炙。各五分

水盅半，姜三片，红枣二枚，煎七分，不拘时服。呕加半夏；若伤面食，加莱菔子一钱。

《三因》强中丸九三　治胃脘虚寒，痰饮留滞，痞塞不通，气不升降。《局方》温中化痰丸，即此方不用半夏。

高良姜　干姜炮　陈皮　青皮各一两　半夏制，二两

上为细末，生姜汁煮糊丸，桐子大。每服三十丸，姜汤下。

三生饮九四　此治中风，乃行经治痰之剂，斩关夺门之将，必用人参驱驾其邪而补助真气，乃可用之，否则恐反为害。

生南星一两　生川乌去皮，半两　生附子去皮，半两　木香二钱

每用一两，加人参一两，同煎服。

严氏三生丸九五　治痰厥头痛。

南星　半夏　白附子等分

上为末，姜汁浸蒸饼丸，小豆大。每服四十丸，食后姜汤下。

五生丸九六　治风痫。

川乌头　附子各生用，去皮脐　南星生　半夏生　干姜生。各半两

上为细末，醋煮大豆汁作面糊和丸，桐子大。每服五丸，冷酒送下，不拘时。

《局方》温中化痰丸九七　治停痰留饮。

陈皮　青皮　良姜　干姜等分

上为细末，醋煮面糊丸，桐子大。每服三十丸，空心米饮送下。

《宝鉴》温胃化痰丸九八　治膈内有寒，脾胃伤饮，胸膈不快，痰涎不已。

半夏制，三两　白术　陈皮　干姜炮。各一两

上为末，姜汁糊丸，桐子大。姜汤下二十丸。

《局方》倍术丸九九　治五饮吞酸等症。一曰留饮，停水在心下；

二曰澼饮，水在两胁；三曰痰饮，水在胃中；四曰溢饮，水溢在膈；五曰流饮，水在胁间，沥沥有声，皆由饮水过多，或饮冷酒所致。

白术炒，二两　桂心　干姜炒。各一两

上为末，蜜丸。每服二十丸，温米饮下，加至三五十丸，食前服。

《发明》丁香半夏丸一百　治心下停饮冷痰。

丁香　半夏制。各一两　人参　干姜炮　细辛各五钱　槟榔三钱

上为细末，姜汁糊丸，桐子大。每服三十丸，姜汤下。

《局方》丁香五套丸百一　治胃气虚弱，三焦痞塞，不能宣行水谷，故痰饮聚结，呕吐恶心，胀满不食。

丁香　木香　青皮　橘红各半两　白术　茯苓　良姜　干姜各一两　南星制　半夏制，各二两

上为末，汤浸蒸饼丸，桐子大。每服七十丸，温汤下。

《三因》复元丹百二　治脾肾虚寒，发为水肿，四肢虚浮，心腹坚胀，小便不通，两目下肿。

附子炮，二两　南木香煨　茴香炒　川椒炒出汗　厚朴制　独活　白术炒　橘红　吴茱萸炒　桂心各一两　泽泻一两半　肉豆蔻煨　槟榔各半两

上为末，糊丸桐子大。每服五十丸，紫苏汤不拘时送下。

薛氏加减金匮肾气丸百三　方在补阵一二四。治脾肾阳虚，不能制水，为肿为胀。

《济生》实脾散百四　治阴水发肿，宜先实脾土。

附子制　炮干姜　厚朴　木香　大腹皮　草果仁　木瓜各钱半　甘草炙，五分

水二盅，姜五片，枣一枚，煎七分，不拘时服。

严氏实脾散百五

即前方加白术、茯苓。

又方：用生姜如指大一块，煨熟，以绵裹乘热纳下部中，冷即易之。

《简易》腹胀方百六

凡肚腹胀满不能用药者，以独蒜煨熟去皮，绵裹纳下部中，冷即

易之。又治关格胀满，大小便不通，亦用上法，气立通。

丁香止痛散百七　治心痛不可忍。

丁香半两　良姜二两　茴香炒　甘草各两半

上为细末。每服二钱，不拘时沸汤点服。

胜金散百八　治卒心痛。

桂枝　玄胡索炒　五灵脂　当归各半两

上为末，炼蜜丸，桐子大。每服二十丸，食前陈皮汤送下。

《良方》铁刷散百九　治心脾积痛，妇人血气刺痛，酒病恶心，肠滑泄泻。

良姜炒，二两　茴香炒，七钱　苍术制　甘草炙。各二两八钱

上为末。每服二钱，空心姜盐汤调下。

《局方》蟠葱散百十　治男妇脾胃虚冷，滞气不行，攻刺心腹，痛连胸胁，膀胱小肠寒疝气疝，及妇人血气刺痛。

苍术米泔浸，切　炙甘草各八钱　三棱煨　蓬术煨　茯苓　青皮各六钱　丁皮　砂仁去壳　槟榔各四钱　延胡索三钱　干姜炒　肉桂各二钱

上每服五钱，水一盏，入连根葱白一茎，煎七分，空心热服；或为末，用葱汤调服二三钱。

《宝鉴》沉香桂附丸百十一　治中气虚寒，饮食不美，阴盛阳虚，脏腑积冷，心腹疼痛，胁肋膨胀，腹中雷鸣，便利无度，面色不泽，手足厥冷，及下焦阳虚，疝气疼痛不可忍，腰屈不能伸，喜热熨稍缓等症。

附子炮，去皮脐　川乌制同　沉香　肉桂　干姜炮　良姜炮　茴香炒　吴茱萸泡。各一两

上为末，醋煮面糊丸，桐子大。每服五七十丸，食前米饮下，日二服。忌生冷。

椒附丸百十二　治小肠虚冷，小腹痛，小便频而清白。

椒红炒　附子炮　龙骨　桑螵蛸炙　山茱萸　鹿茸酒蒸，焙。各等分

上为末，酒糊丸，桐子大。每服六十丸，空心盐汤下。

大沉香丸百十三　治寒气攻冲，心腹刺痛，亦治卒暴心痛。

沉香　干姜炮　姜黄　桂心　檀香各二两　甘松洗，焙　白芷　天台

乌药　甘草各半斤　香附一斤　白豆蔻三两

上为末，炼蜜和丸，弹子大。每服一丸，细嚼，生姜汤下，不拘时。

《辨疑》桂附二陈汤百十四　治寒疟寒多热少，腰足厥冷。

附子炮　肉桂　半夏制　白茯苓　陈皮　炙甘草

上㕮咀。每服五六钱，水一盅半，姜三片，枣一枚，煎服。

扶阳助胃汤百十五　罗谦甫治崔运使长男云卿，年二十五，体肥养厚，常食凉物寒药，以致秋间疟发，复用水吞砒石等药，反增吐泻，中气愈虚，延至次年四月，复因劳怒，前证大作。诊其脉得弦细而微，手足稍冷，面色青黄，食少痞闷呕酸，气促汗出。予思《内经》云：中气不足，溲便为之变，肠为之苦鸣。下气不足，则为痿厥心悗。又曰：寒气客于肠胃之间，则卒然而痛。非大热之剂不能愈，遂制此方。

附子炮，去皮脐，二钱　干姜炮，钱半　草豆蔻　益智仁　拣参　甘草炙　官桂　白芍药各一钱　吴茱萸　陈皮　白术各五分

上㕮咀。水二盏，枣二枚，姜三片，煎八分，食前温服。三服后，大势去，痛减半。至秋灸中脘以助胃气，次灸气海百余壮，生发元气。明年复灸三里二七壮，亦助胃气，引气下行。仍慎加调摄，一年而平复。

五味沉附汤百十六　治虚寒无阳，胃弱干呕。

熟附子　干姜炮。各一钱　白术　炙甘草各钱半　沉香五分

水盏半，姜五片，煎七分，食前服。

二味沉附汤百十七　治瘴疾上热下寒，腿足寒厥。

沉香磨汁　附子制。各三钱

水一盅半，生姜三片，煎八分，去柤，入沉香汁放冷服。此药主上热下寒。《全集》云：沉水真正铁角沉香，其味甘辛者为美，辛辣者性热；附子降气敛阳，治阴毒冷瘴，只一服而回生起死，真可以夺化功。

《济生》七枣汤百十八　治瘴疟，或因感冒风寒，或是五脏气虚，阴阳相搏，寒多热少，或但寒不热，皆可服。

大附子一枚，制，分四服。又方：用川乌代附子，以水调陈壁土为糊，浸泡七次

水二盅，姜七片，枣七枚，煎一盅，当发日早晨空心温服，仍吃枣子三五枚，忌如常。

冷汤百十九　治瘴毒内寒外热，咽嗌间烦躁不解。

人参半两　大附子一钱　甘草炙，三寸　淡竹叶十四片　大枣五枚

水煎，温服，或冷服。甚者，宜倍用人参、附子，不可拘此常数。

生姜煎百二十　治瘴如疟，憎寒壮热。

老生姜一大块，打破，湿纸包，煨熟

上用水一盅，煎半盅，热服取微汗。

芎附散一二一　治五种痛痹，自腿臂间发作不定者。

小川芎　附子炮，去皮　黄芪　防风　白术　当归酒洗　熟地　桂心　甘草　柴胡等分

水二盅，姜三片，枣二枚，煎八分，空心服。

《局方》参附渗湿汤一二二　治坐卧湿地，雨露所袭，身重脚弱，关节疼痛，发热恶寒，小便不利，大便溏泄。

人参　白术　茯苓　甘草　附子炮　干姜炮　桂枝　芍药等分

水二盅，姜三片，枣一枚，煎八分，不拘时服。

七味渗湿汤一二三　方在和阵一七四。治寒湿所伤，身体重着，小便赤涩，大便溏泄。

熨背散一二四　治胸痹，心背疼痛气闷。

乌头　细辛　附子　羌活　川椒　桂心各一两　川芎一两二钱

上为末，以少醋拌匀，或炒热，或用帛裹微火炙令暖，以熨背上，取瘥乃止。忌生冷，如常服。案：此方当用气，惟诸辛香者佳，附子似不必用。

温中法曲丸一二五　治脾痹，发咳呕汁。

法曲炒　枳实面炒　白茯苓　吴茱萸汤浸，炒　桂心　厚朴姜制　当归　甘草炙，各三两　人参　麦冬　干姜炮　细辛　附子炮　桔梗炒，各一两　麦芽微炒，五合

上为细末，炼蜜丸，桐子大。每服七十丸，食前熟水下，日三。

丹溪龙虎丹一二六　治走注疼痛，或麻木不仁，或半身疼痛。

草乌　苍术　白芷各一两

上为末，水拌发热过，再入乳香二钱，当归、牛膝各半两，酒糊丸，弹子大。酒化下。

活络丹一二七　方在和阵二七七。治中风手足不用，日久不愈，经络中有湿痰死血者。

《济生》二至丸一二八　治老人虚弱，肾气虚损，腰痛不可屈伸。

附子炮，去皮脐　桂心　杜仲制　补骨脂炒。各一两　鹿角霜　鹿角镑　鹿茸酒炙　青盐另研。各半两

上为末，酒煮糊丸，桐子大。每服七十丸，空心用胡桃肉细嚼，盐汤或盐酒送下。如畏热药者，去附子，加肉苁蓉。

《三因》肾着汤一二九　治肾虚身重，腰冷如在水中，不渴，小便自利，食饮如故，腰下重痛如带五千钱。

茯苓　白术各四两　炙甘草　干姜炮。各二两

上㕮咀。每服四钱，水煎，空心冷服。一方用姜四两，术二两；《良方》每服有杏仁五分，治妊娠脚肿。

韩氏茵陈附子汤百三十　治发黄，服四逆汤，身冷汗不止者。

附子二个。各作八片　干姜炮，二两半　茵陈一两半

上用水煎，分作三服。

韩氏小茵陈汤一三一　治发黄，脉沉细，四肢及遍身冷。

附子一个，炮作八片　炙甘草一两　茵陈二两

上用水二升，煮一升，分作三服。

韩氏茵陈橘皮汤一三二　治身黄，脉沉细数，热而手足寒，喘、呕、烦躁不渴者。

茵陈　橘皮　生姜各一两　白术二钱半　半夏　茯苓各五钱

上用水四升，煮取二升，放温，分作四服。

五膈散一三三　方在和阵一五六。治五膈、五噎。

十膈散一三四　方在和阵一五八。治十般膈气。

五噎散一三五　方在和阵一五九。治诸气结聚，胸膈痞闷，痰逆恶

心，饮食不进。

《良方》白术圣散子一三六　治一切泻痢久不瘥，并妇人产后痢疾。

白术　砂仁　当归　肉豆蔻　干姜炮　陈皮　炙甘草　石榴皮　诃子　芍药炒，等分

上㕮咀。每服五钱，水一盅半，入乳香一豆大，煎八分，食前服。

仲景吴茱萸汤一三七　呕而胸满，干呕吐涎沫，头痛，及食谷欲呕者，此方主之。

吴茱萸一升　人参三两　生姜六两　大枣十枚，擘

上四味，以水五升，煮取三升，温服七合，日三服。

《良方》吴茱萸汤一三八　治冒暑伏热，腹痛泻痢，或饮食过度，霍乱吐泻，或食冷冒寒，或忍饥大怒，或因舟车伤动胃气，令人吐泻并作，转筋逆冷等症，迟则不救。

吴茱萸　木瓜　食盐各半两

上同炒令焦，先用瓷瓶盛水三升，煮百沸入药，煎至二升以下，倾一盏，或冷或热，随病人之便服之。若卒无前药，止用盐一撮，醋一盏，同煎八分，温服。或盐、梅咸酸等物皆可用。

吴茱萸散一三九　治肠痹，寒湿内聚，腹痛满气急，大便飧泄。

炮干姜　炙甘草　吴茱萸　肉豆蔻面裹煨　砂仁　神曲炒。各一钱　白术　厚朴姜制　陈皮各二钱　一方有良姜

上为末。每服二钱，空心米饮调下。

海藏吴茱萸丸百四十　治下痢脏腑不调，胀满腹痛，水谷不化，怠惰嗜卧，时时下痢，乃阴湿证也。

吴茱萸两半，汤洗，炒　神曲炒，五两　白术炒，四两　肉桂　干姜炮。各二两半　川椒去目，炒，一两

上为末，糊丸，桐子大。米饮下三五十丸，食前服。

杨氏八味汤一四一　治脾胃虚寒，气滞不行，心腹刺痛，脏腑虚滑。

人参　当归　炮姜　吴茱萸汤泡七次　肉桂　丁香　木香　陈皮各一钱

上㕮咀。水一盅半，煎七分，温服无时。案：此汤味太刚烈，当

加炙甘草方妙。

仲景真武汤一四二　治少阴伤寒，腹痛，小便不利，四肢沉重疼痛，自下利者，此为有水气，其人或咳，或小便利，或下利，或呕者。

茯苓　芍药　生姜各三两　白术二两　附子一枚，炮，去皮，切八片

上五味，以水八升，煮取三升，去滓，温服七合，日三服。若咳者，加五味子半升，细辛、干姜各一两；小便利者，去茯苓；下利者，去芍药，加干姜二两；呕者，去附子，加生姜足前成半斤。

《良方》九宝丹一四三　调理脾胃，止泄泻。

人参　白术炒　茯苓　炙甘草　干姜炮　木香　藿香去土　诃子去核　肉豆蔻面炒。各一钱

水一盅半，加姜煎，食远服。

《济生》四柱散一四四　治本元气虚，真阳耗散，脐腹冷痛，泄泻不止。

人参　附子炮　白茯苓　木香各一两

上㕮咀，每服五七钱，水一盅半，煨姜五片，盐少许，食远煎服。滑泄不止，加肉豆蔻、诃子，名六柱散；《活人》有白术，无诃子。

仲景白通汤一四五　治少阴病下利。

葱白四茎　干姜一两　附子一枚，生用，去皮，破八片

上三味，以水三升，煮取一升，去滓，分温再服。白通加猪胆汁汤，即于前方加人尿五合，猪胆汁一合，治少阴下利，无脉，干呕而烦者。服汤后，脉暴出者死，微续者生。

仲景桃花汤一四六　治少阴伤寒，下利便脓血。

赤石脂一斤，一半筛末，一半全用　干姜一两　粳米一升

上三味，以水七升，煮米令熟，去滓，温服七合，内所筛赤石脂细末方寸匕，搅匀服之，日三服。若一服愈，余勿服。

洁古浆水散一四七　治暴泻如水，周身汗出，一身尽冷，脉微而弱，气少不能语者，甚者加吐，即为急证。

半夏一两，制　附子制　炮姜　肉桂　甘草各五钱　良姜二钱半

上为末。每服三钱，浆水一盅半，煎至半盅，热服。

《澹寮》附子茴香散一四八　治气虚积冷，心腹绞痛，泄泻食少。

人参　白术　茯苓　炙甘草各七分　附子制　炮姜各五分　茴香　肉豆蔻各四分　木香三分　丁香五粒

水一盅半，煎七分，食远服。

《本事》五味子散一四九　治肾泄，在侵晨及五更作泻，饮食不进，不时去后。

五味子炒，二两　吴茱萸炒，一钱

上为末。每服二钱，白汤调下。为丸尤效。

《本事》二神丸百五十　治脾胃虚寒，不思饮食，泄泻不止。

肉豆蔻生用，二两　破故纸炒，四两

上为末，用大肥枣四十九枚，入生姜片四两同煮，以枣烂为度，去姜，取枣肉捣药为丸，桐子大。每服五六十丸，白汤下。

薛氏四神丸一五一　治脾肾虚寒，大便不实，饮食不思，及泄痢腹痛等症。

破故炒，四两　肉豆蔻面煨　五味子各二两　吴茱萸汤浸，炒，一两

上为末，用大枣百枚，同姜八两煮烂，取肉捣丸，桐子大。每服七八十丸，空心、食前白汤下。案：此丸不宜用枣，但以姜汁煮面糊为丸更佳。

《澹寮》四神丸一五二　治脾肾泄，清晨溏泻。

破故炒，四两　肉豆蔻二两　木香半两　小茴香炒，一两

上为末，姜煮枣肉为丸，桐子大。白汤送下。

《医林》四神丸一五三　治寒疝胀痛不已。

荜澄茄　木香各半两　吴茱萸半酒浸，半醋浸　香附各一两

上为末，糊丸，桐子大。每服七八十丸，空心盐汤或乳香葱汤任下。

《集要》四神丸一五四　方在补阵八。治小便频数不禁。

五味子丸一五五　治下元虚寒，火不生土，以致命门不暖，关门不闭，名曰肾泄，亦名脾肾泄。

人参　白术炒　北五味子炒　破故炒，各三两　山药炒　白茯苓各两半

吴茱萸汤泡，炒　川巴戟去心，炒　肉果面煨。各一两　龙骨煅，五钱

上为末，酒糊丸，桐子大。每服百余丸，食前白汤或米汤任下。

《得效》荜茇丸一五六　治滑泄，中寒者宜之。

荜茇　川姜炮　丁香不见火　附子炮，去皮脐　良姜　胡椒　吴茱萸汤浸，炒。各一两　山茱萸　草豆蔻去皮，各半两

煮枣肉丸，桐子大。每服五六十丸，食前陈米饮下，日三服。

《局方》肉豆蔻丸一五七　治脾胃虚弱，胀满，水谷不消，脏腑滑泄。

肉豆蔻面煨　苍术制　干姜炮　厚朴制　陈皮各四两　炙甘草　茴香炒　肉桂　川乌炮，去皮脐　诃子肉各二两

上用汤浸蒸饼为丸，梧子大。每服七八十丸，食前白滚汤下。

陈氏肉豆蔻丸一五八　方在小儿五六。治肠滑泻痢。

《济生》诃梨勒丸一五九　治大肠虚冷，泄泻不止，腹胁引痛，饮食不化。

诃梨勒面裹煨　附子炮　肉豆蔻面裹煨　木香　吴茱萸汤泡，炒　龙骨生用　白茯苓去皮　荜茇各等分

上为细末，生姜汁煮面糊为丸，梧子大。每服七十丸，空心米饮下。

《良方》厚朴丸百六十　治寒中洞泄，实滞胀满等症。

厚朴炒　干姜炒，等分

上水拌炒为末，水糊丸，桐子大。每服五十丸，米饮下。

《百一》缩脾丸一六一　治滑泄不禁。

白术炒　厚朴姜炒　赤石脂　肉豆蔻面煨　干姜炒，各一两　附子制　荜茇　神曲炒，各五钱

上为细末，醋糊丸，桐子大。每服五七十丸，空心米饮下。

《三因》桂香丸一六二　治脏腑虚寒，为风寒所搏，冷滑注下不禁，危笃者累效。

附子　肉豆蔻面煨　白茯苓各一两　桂心　干姜炒　木香各半两　丁香二钱半

上为末，面糊丸，桐子大。空心米饮下五七十丸。

《宝鉴》陈曲丸一六三　磨积，止泻痢，治腹中冷痛。

陈曲一两半　人参　白术炒　当归炒　干姜　肉桂　甘草炙　厚朴制。各半两

上为末，炼蜜丸，桐子大。每服三五十丸，温酒或淡醋汤任下，日二服。

杨氏萆薢分清饮一六四　治真元不足，下焦虚寒，或服寒凉刮药过多，小便白浊，频数无度，澄如膏糊等症。

益智仁　川萆薢　石菖蒲　乌药各等分

上㕮咀。每服五六钱，水一盅，入盐一捻，煎七分，食前温服。一方加茯苓、甘草。

益志汤一六五　治肾经亏损，遗精白浊，四肢烦倦，时发蒸热等症。

鹿茸酥炙　巴戟肉　枸杞子　熟地黄　苁蓉酒浸　牛膝酒浸　附子炮，去皮脐　桂心不见火　山茱萸　白芍药　炙甘草　防风各等分

上每服三钱，水一盏，姜五分，盐少许同煎，空心服。

《局方》安肾丸一六六　治肾经积冷，下元衰惫，目暗耳鸣，四肢无力，夜梦遗精，小便频数，脐腹撮痛，食少体瘦，神困健忘。常服壮元阳，益肾水。

肉桂去粗皮，不见火　川乌炮，去皮脐。各一斤　白术　山药　茯苓　肉苁蓉酒浸，炙　巴戟去心　破故炒　萆薢　桃仁面炒　石斛炙　白蒺藜炒，去刺。各三斤

上为末，炼蜜丸，桐子大。每服三五十丸，温酒或盐汤下，空心食前服。疝气，茴香汤下。《三因》安肾丸无茯苓、肉桂二味。

小安肾丸一六七　治肾气虚乏，下元冷惫，夜多漩溺，体瘦神倦，腰膝沉重，泄泻肠鸣，眼目昏暗，牙齿蛀痛。

川楝子一斤，用香附子、川乌各一斤，加盐四两，水四升同煮，候干去香附、川乌不用，取川楝切，焙　小茴十一两　熟地八两　川椒四两，去闭口者，微炒出汗

上为末，酒糊丸，桐子大。每服二三十丸，空心临卧，盐汤或酒任下。

西蜀石刻安肾丸一六八　治真气虚惫，脚膝软弱，夜梦遗精，小便滑数。

附子制　肉桂　川乌制　川椒去目，微炒出汗　菟丝制　巴戟制　破故酒炒　赤石脂煅　远志制　茯神　茯苓　苍术米泔浸炒　山茱萸　杜仲制　石斛　胡芦巴炒　柏子仁　韭子微炒　小茴酒炒　肉苁蓉酒浸　川楝子酒蒸，去核。各二两　鹿茸制，一两　青盐四钱　山药四两，作糊

上为末，酒煮山药糊丸，桐子大。每服七八十丸，空心盐汤或白汤下。

《元戎》小已寒丸一六九　一名强中丸。治脾胃积冷中寒，洞泄倦怠，不思饮食。进食，止自汗，厚肠胃。见《肘后》，甚验。

艾叶四两　苍术一两，炒　吴茱萸炒　陈皮炒。各二两

上用米醋二升浸一宿，漉出曝干，再于原醋内拌匀，炒令紫色，焙干为末，稀糊丸，桐子大。每服三五十丸，空心食前，温酒、盐汤、米汤、白汤任下。

《局方》大已寒丸百七十　治脏腑虚寒，心腹n痛，肠鸣泄泻，自利自汗，米谷不化，手足厥冷，阴盛阳衰等症。

荜茇　肉桂各四两　干姜炮　良姜各六两

水煮面糊为丸，桐子大。每服二三十丸，食前米饮下。

《元戎》大已寒丸一七一　治诸沉寒冷秘等症。

吴茱萸　官桂　干姜　良姜　乌头　附子

上为末，醋糊丸，桐子大。每服三五十丸，米饮下，空心食前，日二服。无所忌。

海藏已寒丸一七二　此丸不僭上而阳生于下。治阴证服四逆辈，胸中发躁而渴者，或数日大便秘，小便赤涩，服此丸，上不燥，大小便自利。

肉桂　附子炮　乌头炮　良姜　干姜　芍药　茴香各等分

上为末，米糊丸，桐子大。空心温水下五七十丸，或八九十丸，食前亦可。酒醋糊丸亦可。海藏云：已寒上五味虽热，以芍药、茴香润剂引而下之，阴得阳而化，故大小便自通，如得春和之阳，冰自消矣。

十补丸一七三　治肾脏虚冷，面黑足寒，耳聋膝软，小便不利等症。

附子炮　五味各二两　山药　山茱萸　丹皮　桂心　鹿茸制　茯苓　泽泻各一两

炼蜜丸，桐子大。每服六七十丸，盐汤下。

《百选》十补丸一七四　治小肠寒疝。

附子一大枚，制　胡芦巴　木香　巴戟天　川楝肉　玄胡索　官桂　荜澄茄　大茴香　破故纸炒。各一两

上为末，酒煮糯米粉糊为丸，桐子大，朱砂为衣。空心酒下五十丸。

《集成》神应散一七五　治寒疝诸疝，心腹痛不可忍，散气开郁。

玄胡索　胡椒　小茴香等分

上为末。每服二钱，酒调下。

《金匮》当归生姜羊肉汤一七六　治寒疝腹中痛，及胁痛里急者。

当归三两　生姜五两　羊肉一斤

上三味，以水八升，煮取三升，温服七合，日三服。若寒多者，加生姜成一斤；痛多而呕者，加橘皮二两，白术一两。如加生姜，亦须加水五升，煮取三升二合服之。

丹溪肾气丸一七七　治诸疝痛。

小茴香炒　破故纸炒　吴茱萸盐炒。各五钱　胡芦巴七钱半　木香三钱半

上为末，萝卜汁丸，桐子大。盐汤下五七十丸。

《百选》胡芦巴丸一七八　治小肠气，蟠肠气，奔豚，疝气，偏坠阴肿，小腹有形如卵，上下来去，痛不可忍，或绞结绕脐攻刺，呕吐者。

胡芦巴炒，一斤　大巴戟炒　川乌炮，去皮。各六两　川楝子炒，十八两　茴香二十两　吴茱萸汤浸七次，炒，十两

上为末，酒糊丸，桐子大。每服十五丸至二十丸，空心温酒下。

东垣丁香楝实丸一七九　治寒疝，气血留滞。

当归酒洗　附子炮　川楝肉　茴香各一两

以上㕮咀，用好酒三升同煮，酒尽焙干为末，每药末一两，入

没药　丁香　木香各五分　全蝎十三个　玄胡索五钱

上俱为末，拌匀，酒糊丸，桐子大。每服三五十丸，加至百丸，空心温酒送下。

苦楝丸百八十　治奔豚小腹痛，神效。

川苦楝子　茴香各二两　附子一两，炮，去皮脐

上三味，用酒三升，同煮尽为度，焙干为末，每药末一两，入

玄胡索二钱，一作五钱　全蝎十八个，炒　丁香十八粒

俱为末，和匀，酒糊丸，桐子大。温酒下五十丸，空心服。如痛甚，煎当归酒下。

《良方》三层茴香丸一八一　治肾与膀胱俱虚，邪气搏结不散，遂成寒疝，脐腹疼痛，阴丸偏大，肤囊壅肿，有妨行步，或瘙痒不止，时出黄水，浸成疮疡，或长怪肉，或外肾肿胀，冷硬如石，日以渐大。须温导阳气，渐退寒邪，补虚消疝，暖养肾经。凡一应小肠气寒疝之疾，久新不过三料。

第一料：

舶上茴香用盐半两，同炒焦黄，和盐秤，用一两，连下共重四两　川楝子炮，去核　沙参洗　木香各一两

上为细末，米糊丸，桐子大。每服二三十丸，空心温酒或盐汤下，日三服。小病一料可安，病深者，一料才尽，便可用第二料。

第二料：　如前方加荜茇一两　槟榔五钱

上六味，共重五两半，依前糊丸，服如前。若未愈，再服第三料

第三料：如前方加白茯苓佳者，四两　附子炮，去皮脐，或五钱或一两

上八味，共重十两，丸服如前，渐加至三四十丸。凡小肠气频发及三十年者，或大如栲栳者，皆可消散，神效。

夺命丹一八二　治远年近日小肠疝气，偏坠搐痛，脐下胀痛，以致闷乱，及外肾肿硬，日渐滋长，阴间湿痒等症。

吴茱萸拣净，一斤，分四分，用酒、醋、盐汤、童便各浸一宿，焙干　泽泻净片，二两，酒浸一宿

上为末，酒糊丸，桐子大。每服五十丸，食前盐酒或盐汤下。

《良方》夺命丹一八三　方在妇人六四。治瘀血入胞，胀满难下。

万氏夺命丹一八四　方在痘疹八二。治痘疮倒陷，解毒发痘。

《外科》夺命丹一八五　方在外科七七。治疔疮发背，恶毒恶证，有夺命之功。

《局方》二气丹一八六　治虚寒积冷，小便不禁，老人虚人尺脉微弱患此者。

硫黄制，研细　肉桂各二钱半　干姜炮　朱砂研，为衣。各二钱　附子制，半两

上以面糊丸，桐子大。每服二十丸，空心盐汤下。

《局方》半硫丸一八七　治高年冷秘虚秘，及痃癖冷气。《简易》曰：此润剂也。

半夏汤泡七次，焙干为末　硫黄明净者，研极细，用柳木槌子杀过

上等分，以生姜汁打糊丸，桐子大。每服五七十丸，用无灰酒或生姜汤任下。

养正丹一八八　治上盛下虚眩运，此药升降阴阳；及咳逆翻胃，霍乱吐泻，中风涎潮，不省人事，伤寒阴盛，唇青自汗。

硫黄为末　黑锡熔净　水银　朱砂研。各一两

上将锡熔化，入硫末，渐入渐搅为末，再入水银同擂。如硬，再于火上微煅，又擂匀放冷，研极细末，糯米糊丸，绿豆大。每服三十丸，空心盐汤下。

《局方》黑锡丹一八九　治痰气壅塞，上盛下虚，肾水亏竭，心火炎盛，或一应下虚阴寒，真头痛等症，及妇人血海久冷无子，赤白带下。

黑锡去滓，二两，炒末　硫黄二两　肉桂五钱　附子炮　木香　沉香　舶茴香　故纸　阳起石水飞　胡芦巴酒浸炒　肉豆蔻面裹煨　金铃子蒸，去皮核。各一两

上用新铁铫将锡化开，下硫黄末，提起，以木杵擂极细，放地上退火毒，同余药研一日，至黑光色为度，酒糊丸，桐子大，阴干入布袋内擦令光莹，每服四十丸，空心姜盐汤下，女人艾枣汤下。

《局方》红丸子百九十　和脾胃，消宿食，去膨胀，治大人小儿脾胃之证，极有神效。

京三棱浸软切片　蓬术煨　青皮　橘红各五斤　干姜炮　胡椒各三斤

上为末，用醋糊丸，桐子大，矾红为衣。每服三十丸，食后姜汤送下。小儿临时加减与服丸，治饮食所伤，中脘痞满，服之应手而愈。妊妇恶阻呕吐，全不纳食，百药不治者，惟此最妙，可佐二陈汤服之。但人疑其堕胎，必不信服，每易名用之，时有神效。但恐妊妇偶尔损动，未免归咎此药，是当酌而防之。

椒囊法一九一　辟一切瘴疾时气，风寒时气。

以绛纱囊贮椒两许，悬佩身旁近里衣处，则一切邪气不能侵犯。

椒红丸一九二　治元脏伤惫，目暗耳聋。服此百日，觉身轻少睡足有力，是其效也；服及三年，心智爽悟，目明倍常，面色红悦，须发光黑。

川椒去目并合口者，炒出汗，捣取红，一斤　生地黄捣自然汁，熬取浓汁，一升

上将生地汁熬至稀稠得所，和椒末捣丸，梧子大。每空心温酒下三四十丸。合药时，勿令妇人、鸡、犬见。有诗曰：其椒应五行，其仁通六义。欲知先有功，夜间无梦寐。四时去烦劳，五脏调元气，明目腰不疼，身轻心健记。别更有异能，三年精自秘，回老返婴童，康强不思睡，九虫顿消亡，三尸自逃避。若能久饵之，神仙应可冀。

卷之五十九　古方八阵

固　阵

《局方》牡蛎散一　治诸虚不足，及大病后体虚，津液不固，常常自汗。

黄芪蜜炙　麻黄根　牡蛎煅淬醋中。各二钱半

水一盅半，加小麦百粒，煎八分，食远温服。

牡蛎白术散二　治漏风证，以饮酒中风，汗多，食则汗出如洗，久而不治，必成消渴。

牡蛎煅，一钱　白术炒　防风各二钱

水二盅，煎八分，食远温服。

《宣明》白术散三　治虚风多汗，食则汗出如洗，少气痿弱，不治必为消渴证。

白术二两　防风五两　牡蛎煅，六钱

上为末。每服一钱，温水调下，不拘时。如恶风，倍白术；如多汗而肿，倍牡蛎。案：此方虽与前同，而用法不同，故并存之。

神效麦面汤四　治心虚盗汗。

麦面炒黄色，一钱　防风　白术　牡蛎煅，醋淬　黄芪蜜炙，一钱半

水一盅半，枣二枚，煎八分，调服辰砂妙香散极效。在后十五。

黄芪汤五　方在补阵四五。治自汗盗汗。

《圣惠》宁肺散六　治新久咳嗽，肺气不通，咯唾脓血，自汗咳嗽，常年不愈者，服之立止。并坐卧不安，语言不出等症。

乌梅肉七分　罂粟壳二钱，去筋，蜜炙

上为细末。不拘时，乌梅汤调下。

《选要》安眠散七　治上喘咳嗽久而不止。

款冬花　麦门冬　乌梅肉　佛耳草各四分　橘红五分　炙甘草三分　粟壳蜜炙，一钱

上为末。水一盅，煎八分，入黄蜡如枣核许煎化，临睡温服。

丹溪百药煎八　劫嗽立止。

百药煎　诃子　荆芥穗等分

上为极细末，蜜丸噙化。

《集成》三妙汤九　治久嗽。

乌梅肉二个　北枣三枚　粟壳蜜炙，四个

水一盅半，煎七分，食后服。

九仙散十　治一切咳嗽不已。

人参　款冬花　桔梗　桑白皮　五味子　阿胶　贝母　乌梅各五分　御粟壳二钱，蜜炙

水一盅半，姜一片，枣一枚，煎七分，食远服。

劫嗽丸十一　治久嗽失气失声者，宜此敛之。新咳者不宜用也。

诃子肉　百药煎　荆芥穗等分

上为细末，蜜丸噙化。

五味子丸十二　劫咳嗽如神。

五味子五钱　甘草二钱半　文蛤　风化硝各一钱

上为末，炼蜜丸，芡实大。噙化。

罂粟丸十三　治一切久嗽劳嗽，一服即愈。

罂粟壳新者一半，去蒂，切，焙干；陈者一半，泡去筋膜，炒。各一两

上共为末，蜜丸，弹子大。临睡嚼服一丸。一方用罂粟子半斤，淘净焙干，炒黄为末，沙糖丸，弹子大，每服一丸，临卧绵包含化。

《统旨》润肺丸十四　治咳嗽。

诃子　五味子　五倍子　甘草等分

上为末，蜜丸噙化。久嗽者，加罂粟壳。

《良方》辰砂妙香散十五　治心气不足，惊痫，或精神恍惚，虚烦少气少睡，夜多盗汗，心虚遗精白浊，服之安神镇心。

黄芪　山药姜汁炒　茯苓　茯神　远志甘草汤制。各一两　人参　炙甘草　桔梗各五钱　木香二钱　麝香一钱，另研　朱砂三钱，另研

上为末。每服二钱，不拘时，温酒调下，或用麦面汤调下。

《局方》王荆公妙香散十六　安神秘精，定心气。

人参　龙骨五色者　益智各一两　白茯神　白茯苓　远志制　甘草炙。各五钱　朱砂飞，二钱半

上为末。每服二钱，空心、临卧温酒调下。

《本事》金锁丹十七　治梦泄遗精，关锁不固。

舶茴香　胡芦巴　破故炒　白龙骨各一两　木香两半　胡桃肉三十个，研膏　羊肾三对，切开，用盐半两擦，炙熟，捣膏

上为末，和二膏加酒浸蒸饼为丸，桐子大。每服三五十丸，空心盐汤下。

《和剂》金锁正元丹十八　治真气不足，遗精盗汗，目暗耳鸣，吸吸短气，四肢酸倦，一切虚损等症。

补骨脂一两，酒浸，炒　肉苁蓉酒洗，焙　紫巴戟去心　胡芦巴炒。各一斤　文蛤八两　茯苓去皮，六两　龙骨二两　朱砂三两，另研

上为细末，酒糊丸，桐子大。每服二十丸，空心温酒、盐汤任下。

万氏金锁思仙丹十九　治男子嗜欲太过，精血不固。此涩以固脱之剂。

莲蕊　芡实　石莲子各十两　金樱膏三斤

上以金樱煎膏如饧，入前三味药末和丸，桐子大。空心盐酒下三十丸。服久精神完固，大能延年。平时服食，忌葵菜、车前子。

《医林》金锁匙丹二十　治男妇精滑，遗泄不禁，梦与鬼交。

茯苓　茯神各二钱　远志制　龙骨煅。各三钱　左股牡蛎煅，四钱

上为末，酒糊丸，桐子大。每服四十丸，空心盐汤或酒下。

玉锁丹二一　治玉门不闭，遗精日久，如水之漏，不能关束者。

文蛤八两　白茯苓二两　白龙骨一两

上为细末，米糊丸，桐子大。每服七十丸，空心淡盐汤下，临睡更进一服，极效。

《御药》玉锁丹二二　治精气虚滑，遗泄不禁。

龙骨　莲花蕊　鸡头子　乌梅肉等分

上为末，用熟山药去皮为膏和丸，小豆大。空心米汤下三十丸。

《经验》水陆二仙丹二三　治精脱肾虚，梦遗白浊等症，与补阴药

同用，甚有奇效。

金樱膏一斤，用金樱子不拘多少，入粗麻布袋内擦去毛刺，捣烂入缸，以水没头，浸一二宿，滤去柤，取汁以棉滤二三次，却入铜锅，用桑柴文火熬成膏，取起，以瓷瓶收贮听用　芡实粉一斤

上二味和匀，丸桐子大。每服二三百丸，空心淡盐汤下。

《经验》金樱丸二四　治梦遗精滑，小便后遗溺。

金樱子　芡实各一两　龙骨煅　白莲蕊各五钱

上为末，糊丸，桐子大。每服八十丸，空心盐酒下。

《正传》经验秘真丹二五　治肾虚遗精，梦泄白浊等症。

菟丝子制　韭子　破故炒　杜仲姜汤炒　干姜炒。各一两　龙骨　牡蛎煅　山茱萸　赤石脂各五钱　远志　覆盆子　巴戟肉　枸杞　山药各七钱半　鹿角胶一两半　柏子仁一两　金樱子取黄者，去刺核，焙，净肉，二两　黄柏盐酒炒，七钱五分

上为细末，炼蜜丸，桐子大。每服百丸，空心姜盐汤下。

《局方》锁精丸二六　治白浊白带，小便频数。

破故纸　青盐　白茯苓　五味子炒，等分。一方用五倍子

上为末，酒糊丸，桐子大。每服三十丸，空心温酒下。

东垣固真丸二七　治精滑久不愈。

牡蛎不拘多少，用砂锅内煅，醋淬七遍为末

上以醋糊为丸，桐子大。每服五七十丸，空心盐汤下。

《良方》固真散二八　治才睡着即泄精。此二味大能涩精固真气，暖下元。

韭子一合　白龙骨一两

上为细末。每服二钱，空心用酒调服。

《济生》固精丸二九　治下元虚损，白浊如脂，或胞气虚寒，腰重少力，小便无度并效。

牡蛎煅　菟丝子酒浸蒸炒　韭子炒　龙骨煅　北五味炒　白茯苓　桑螵蛸酒炙　白石脂煅。各等分

上为细末，酒糊丸，桐子大。每服七十丸，空心盐汤下。

《直指》固精丸三十　治肾虚有火，精滑，心神不安。

黄柏酒炒　知母酒炒。各一两　牡蛎煅　龙骨煅　莲蕊　芡实　山茱萸　远志　甘草制　茯苓各三钱

上为末，山药糊丸，桐子大。每服五十丸，空心温酒下。

《百一》固元丹三一　治元脏久虚，遗精白浊五淋，及小肠膀胱疝气，妇人赤白带下，血崩便血等疾，以小便频利为效。

好苍术刮净，米泔浸咀片，一斤，择坚而小者佳，惟茅山者尤妙。分作四分制之。一分，用小茴香、食盐各一两同炒；一分用川椒、补骨脂各一两同炒；一分用川乌头、川楝子肉各一两同炒；一分用醇醋、老酒各半斤同煮干，焙燥

上连炒诸药同为末，用酒煮糊丸，桐子大。每服三五十丸，男以温酒，女以醋汤，空心下。此高司法方也。

《御药》秘元丹三二　治内虚里寒，自汗时出，小便不禁。

白龙骨三两　诃子肉　砂仁各一两　灵砂二两

上为末，煮糯米粥丸，桐子大。每服五十丸，空心盐酒下。

韭子丸三三　治虚劳寒脱漏精。

韭子炒　车前子　天雄制　菟丝子酒煮另捣　龙骨各一两　鹿茸酥炙　干姜炮　桑螵蛸炒。各三钱

上为末，炼蜜丸，桐子大。每服二三十丸，空心黄芪汤下。

《三因》家韭子丸三四　治少长遗溺，及男子虚剧，阳气衰败，小便白浊，夜梦遗精。此药补养元气，进美饮食。案：此方当除去石斛，倍用菟丝，庶乎尤效。

家韭子炒，六两　鹿茸酥炙，四两　肉苁蓉酒浸　牛膝酒浸　熟地　当归各二两　菟丝子酒煮　巴戟肉各一两半　杜仲炒　石斛　桂心　干姜炮。各一两

酒糊丸，桐子大。每服五七十丸，加至百余丸，食前温酒、盐汤任下。凡小儿遗尿者，多因胞寒，亦禀受阳气不足也，作小丸服之。

小菟丝子丸三五　治肾气虚损，目眩耳鸣，四肢倦怠，夜梦遗精。

菟丝子制，五两　石莲肉二两　白茯苓二两　山药炒，二两，分一半作糊

用山药糊丸，桐子大。每服五十丸，空心温酒、盐汤任下。一方

有五味子一两，治小便多而不禁。

《局方》大菟丝子丸三六　治肾气虚损，五劳七伤，脚膝酸痛，面色黎黑，目眩耳鸣，心忡气短，时有盗汗，小便滑数。

菟丝子酒制　鹿茸酥炙　肉桂　石龙肉去土　附子炮　泽泻各一两　熟地　牛膝酒浸一宿，焙干　山茱萸　杜仲炒　茯苓　肉苁蓉酒浸，切焙　续断　石斛　防风　补骨脂酒炒　荜茇　巴戟肉　茴香炒　沉香各三两　川芎　五味　桑螵蛸　覆盆子各五钱

上为末，酒煮面糊丸，桐子大。每服三五十丸，空心盐汤、温酒任下。

《济生》菟丝子丸三七　治小便多，致失禁。

菟丝子制　肉苁蓉酒浸。各二两　牡蛎煅　附子炮　五味子　鹿茸酒炙。各一两　鸡膍胵炙干，五钱　桑螵蛸酒炙，五钱

上为末，酒糊丸，桐子大。每服七十丸，空心盐汤、温酒任下。

《局方》茯菟丸三八　治思虑太过，心肾虚损，真阳不固，尿有余沥，或小便白浊，梦寐遗精等症。

菟丝子制，五两　白茯苓三两　石莲肉二两

酒糊丸，桐子大。每服三五十丸，空心盐汤或米汤下。一方有北五味子四两，兼治三消。

猪肚丸三九　治小便频数。

莲子一斤，以猪肚一个，同煮一周日，取出去皮心焙干为末　舶茴香　破故纸　川楝子　母丁香各一两

上为末，炼蜜丸，桐子大。每服五十丸，空心温酒送下。

《经验》猪肚丸四十　止梦遗泄精，进饮食，健肢体，此药神应。瘦者服之自肥，莫测其理。

白术面炒，五两　苦参白者，三两　牡蛎左扇者，煅研，四两

上为末，用雄猪肚一具，洗净，以瓷罐煮极烂，木石臼捣如泥，和药再加肚汁捣半日，丸如小豆大。每服四五十丸，日进三服，米饮送下。久服自觉身肥而梦遗永止。

《良方》三仙丸四一　治梦遗精滑。

益智仁二两，用盐二两同炒，去盐　乌药一两半，炒　山药一两，炒

上为末，山药煮糊丸，桐子大。每服七十丸，空心茯苓汤送下。

丹溪九龙丸四二　治肾虚精滑。

金樱子　枸杞　山茱萸　莲蕊　莲肉　当归　熟地　芡实　白茯苓各等分

上为末，酒糊丸，桐子大。每服五六十丸，或酒或盐汤下。

小温金散四三　治心肾虚热，小便赤白淋沥，或不时自汗等症。

人参　莲肉去心　巴戟肉　益智　黄芪蜜炙　麦冬去心　赤茯苓　萆薢酒浸炒　炙甘草各一钱

灯心十茎，枣一枚，水煎服。

仁斋莲子六一散四四　治心经虚热赤浊。

石莲子六两　炙甘草一两

为末。每服三钱，灯心汤调下。

《和剂》威喜丸四五　治元阳虚惫，精滑白浊遗尿，及妇人血海久冷，淫带梦泄等症。

白茯苓去皮，四两，切块，同猪苓二钱五分同于瓷器内煮二十余沸，取出晒干，不用猪苓

黄蜡四两

上以茯苓为末，熔黄蜡搜和为丸，如弹子大。每空心细嚼，满口生津，徐徐咽服，以小便清利为效。忌米醋，惟糠醋可用，尤忌气怒动性。

五子丸四六　治小便频数，时有白浊。

菟丝子酒蒸　家韭子炒　益智　茴香炒　蛇床子去皮，炒

上各等分为末，酒糊丸，桐子大。每服七十丸，米饮、盐汤任下。

远志丸四七　方在补阵百十三。治神魂恍惚，梦泄遗精。

《本事》猪苓丸四七　此方以行为止，治湿郁热滞，小水频数，梦遗精滑。

半夏一两

将半夏破如豆粒。用猪苓为末二两，先将一两炒半夏色黄，勿令

焦，出火毒，取半夏为末，糊丸桐子大，候干；用前猪苓末一半，又同炒微裂，入瓷瓶内养之。空心温酒、盐汤下三四十丸，常又服，于未申间以温酒下。

泄泻经验方四九　治泄泻饮食少进。

用糯米一升，水浸一宿沥干，慢火炒令极熟，磨细，罗如飞面，加怀山药一两，炒，研末，和米粉内。每日清晨用半盏，入白糖二匙，川椒末少许，将极滚汤调食，其味甚佳，且不厌人，大有资补。久服之，其有精寒不能成孕者亦孕矣。

固肠散五十　治脾胃虚弱，内寒注泄，水谷不分，下痢脓血，赤少白多，肠滑腹痛，心腹胀满，食减力乏。

陈米炒，二两　木香一钱　肉豆蔻生　粟壳蜜炙。各二钱　干姜炮　炙甘草各二钱半

上为末。每服二钱，水一盅，姜三片，枣一枚，煎七分，不拘时温服。忌酒、猪肉、鱼腥、生冷。

白术圣散子五一　方在热阵一六三。治一切泻痢久不瘥。

陈氏肉豆蔻丸五二　方在小儿五六。治泻痢肠滑不止。

《医林》固肠丸五三　治泻痢日夜无度。

人参　附子制　阿胶炒　龙骨研　肉豆蔻面煨　赤石脂煨，醋淬　干姜炒　木香各一两　白术炒　诃子肉各二两　沉香五钱

上为末，粳米糊丸，桐子大。每服七八十丸，米饮下。

《局方》大断下丸五四　治脏腑停寒，下痢不已。

干姜炮　高良姜　细辛各两半　附子制　牡蛎煅　龙骨研　赤石脂煨　肉豆蔻面煨　诃子肉　枯矾　酸石榴皮醋浸一宿，炙黄用，各一两

上为细末，醋煮面糊为丸，桐子大。每服五七十丸，米饮送下。

东垣椿皮散五五　治血痢及肠风下血神效。

椿根白皮　枯白矾各二两　槐角子四两　炙甘草一两

上为细末。每服三钱，米饮调下。

桃花丸五六　治肠胃虚弱，冷气乘之，脐腹搅痛，下痢肠滑不禁，日夜无度。此即仲景桃花汤之法，方见热阵一四六。

赤石脂煅，醋淬　干姜炮，等分

上为末，汤浸蒸饼丸，梧子大。每服百余丸，食前米饮下，日三服。若痢久虚滑，去积不已，用苍术二两，防风五钱，水一碗，煎至半碗，下此丸，小便利则安。

生地黄汤五七　治热痢便血，崩淋不止。

生地黄五钱　地榆七钱半　炙甘草二钱半

上㕮咀。用水二盅，煎一盅，分空心、日晚二服。

香梅丸五八　治肠风下血，服之即止。

乌梅肉　白芷　百药煎烧存性，等分

上为末，米糊丸，桐子大。每服五六十丸，空心米汤下。

胜金丸五九　一名百药散。治肠风下血，溺血不止，及脏毒便血。

百药煎三两。生用一两，炒焦一两，烧存性一两

上为末，软饭和丸，或蜜丸，桐子大。每服五七十丸，空心米饮下，或人参汤下。

《济生》乌梅丸六十　治大便下血如神。

僵蚕炒，一两　乌梅肉一两半

上为末，醋糊丸，桐子大。每服四五十丸，空心醋汤下。

缩泉丸六一　治脬气不足，小便频多。

乌药　益智等分，为末

酒煮山药糊为丸，桐子大。每服五七十丸，空心盐汤下。

四味肉苁蓉丸六二　治禀赋虚弱，小便遗数不禁。此即《集要》四神丸补阵一五八。

熟地六两　五味子四两　肉苁蓉酒洗去甲，八两　菟丝子制，二两

酒煮山药糊丸，桐子大。每服七八十丸，空心盐汤下。

固脬丸六三　治遗尿不觉，小便不禁。

菟丝子制，三两　茴香一两　桑螵蛸炙　制附子各五钱　戎盐一钱

上为末，酒煮面糊丸，桐子大。每服三十丸，空心米饮下。

牡蛎丸六四　治小便不禁。

牡蛎三两，用瓷器盛，以盐末一两铺底盖面，用炭火约五斤烧半日，取出研　赤石

脂三两，捣碎，醋拌匀湿，于铁锅内慢火炒干，研粉

上用酒糊丸，桐子大。每服五十丸，空心盐汤下。

《心统》茴香益智丸六五　治老人阳虚失禁，及房劳伤肾遗溺。

小茴香盐炒　益智仁炒　故纸酒炒　川乌炮　乌药各一两

上为末，山药糊丸，桐子大。每服八十丸，盐汤下。

溺血方六六

文蛤炒，为末

上以乌梅肉浸烂捣膏丸，桐子大。空心酒下五六十丸。

卷之六十　古方八阵

因　阵

以下眼目方

《原机》当归补血汤一　治男妇亡血过多，以致睛珠疼痛，不能视物，羞明酸涩，眼光无力，眉骨太阳酸痛。

当归　熟地黄各二钱　白芍药　牛膝　白术　生地黄　天门冬各一钱　川芎　防风　炙甘草各五分

水二盅，煎八分，稍热服。如恶心不进食者，加生姜煎。

益气聪明汤二　治目中内障初起，视觉昏花，神水淡绿色或淡白色，久则不睹，渐变纯白，或视物成二等症，并治耳聋耳鸣。

人参　黄芪各五钱　升麻　葛根　炙甘草各三钱　芍药　黄柏各二钱　蔓荆子钱半

上每服四五钱，水二盅，煎一盅，临睡热服，五更再服。

东垣蔓荆子汤三　治劳倦饮食不节，内障眼病，此方如神。

蔓荆子二钱半　人参　黄芪各一两　炙甘草八钱　黄柏酒拌炒四遍　白芍药各三钱

上㕮咀。每服四五钱，水二盏，煎一盏，去柤，临卧温服。

益阴肾气丸四　治足三阴亏损，虚火上炎，致目睛散大，视物不的，或昏花紧涩，作痛羞明，或卒见非常等症，其功与六味还少丹同类。

熟地二两，酒洗　生地　归尾酒洗　丹皮　五味　山药　山茱萸　柴胡　茯苓　泽泻各二钱半

炼蜜丸，桐子大，水飞朱砂为衣。每服五七十丸，空心淡盐汤下。

济阴地黄丸五　治证同上。

熟地倍用　山药　山茱萸　当归　枸杞　巴戟肉　麦冬　肉苁蓉　五味子　甘菊花各等分

炼蜜丸，桐子大。每服七八十丸，空心白汤下。

神效黄芪汤六　方在补阵四八。治目紧缩小，及羞明畏日，视物不明。

《局方》明目地黄丸七　治男妇肝肾俱虚，风邪所乘，热气上攻，翳障，目涩多泪。

熟地黄　生地黄各一斤　牛膝三两　石斛　枳壳　杏仁去皮尖，炒　防风各四两

炼蜜丸，桐子大。每服七八十丸，食前盐汤下。

《简易》加减驻景丸八　治肝肾气虚，两目昏暗，视物不明。

熟地　当归各五两　菟丝子酒煮，八两　枸杞　车前子炒　五味子各二两　楮实子　川椒炒。各一两

上为末，炼蜜丸，桐子大。每服七八十丸，食前温酒下。

东垣滋阴地黄丸九　治足三阴亏损，虚火上炎，致目睛散大，视物不的，或昏花紧涩，作痛羞明，兼眵多燥热赤烂者。一名干熟地黄丸。

熟地一两　归身酒制　黄芩各半两　天冬焙　甘草炙　枳壳　柴胡　五味子各三钱　人参　地骨各二钱　黄连三钱　生地酒洗，一两半

炼蜜丸，桐子大。每服百丸，食前茶汤下，日三服。

谦甫还睛散十　治翳膜遮睛，昏涩泪出，瘀血胬肉攀睛。

川芎　龙胆草　草决明　石决明　荆芥穗　甘菊花　茺蔚子　楮实子　白茯苓各一两　白蒺藜炒　木贼　甘草各七钱　川椒炒出汗，一钱

上为细末。每服二钱，食后茶清调下，日三服。忌一切鸡鱼厚味，及荞麦面热物。

八味还睛散十一　治肝肺停留风热，翳膜遮睛，痛涩眵泪。

白蒺藜炒，去刺　防风　甘草　木贼　山栀仁各七钱　草决明一两，炒　青葙子二钱半，炒　蝉蜕二钱

上为细末。每服二钱，食后麦门冬汤调服。

还睛丸十二　治男妇风毒上攻，眼目肿痛，怕日羞明，多眵，隐涩难开，睑眦红烂，瘀肉攀睛，或暴赤痛甚，又治偏正头风头痛，皆有奇效。

白术　菟丝子制　青葙子　防风　羌活　白蒺藜炒，去刺　密蒙花　木贼　炙甘草等分

炼蜜丸，弹子大。每服一丸，细嚼，白汤送下，空心、食前，日二服。

《正传》祖传固本还睛丸十三　治远年一切目疾，内外翳膜遮睛，风弦烂眼，及老弱人目眵多糊，迎风冷泪，视物昏花等症，悉皆治之。

天门冬酒浸一宿，另研如泥　麦门冬　生地黄酒浸焙　熟地黄酒洗。各三两　人参　白茯苓　干山药　枸杞各两半　川牛膝酒洗　石斛酒洗　草决明微炒　杏仁去皮另研　枳壳面炒黄　菟丝子酒浸煮　甘菊花用小金钱菊花。各一两　羚羊角细剉，取净末　乌犀角剉用　青葙子微炒　防风去芦。各八钱　五味子焙干　炙甘草　黄连去须　白蒺藜取仁　川芎各七钱

上为末，蜜丸，梧子大。每服五七十丸，盐汤下。

定志丸十四　方在补阵百十六。治阳气不足，眼目不能近视。

地芝丸十五　治目不能远视，但可近视，或并不能，乃阴气不足也，宜用此方。

生地黄四两　天冬　枳壳面炒　甘菊花各一两

炼蜜丸，桐子大。每服百丸，茶清或温酒下。

东垣助阳和血汤十六　治眼发之后，犹有上热，白睛赤色，隐涩难开而多眵泪等症。

黄芪　当归酒洗　柴胡　炙甘草　防风各五分　升麻七分　白芷三分　蔓荆子二分

水煎热服。

东垣芎辛散十七　治两眼风热，昼夜隐涩难开，羞明恶日，视物昏暗，赤肿而痛。

细辛二分　芎䓖　蔓荆子各五分　甘草　白芷各一钱　防风一钱半

上㕮咀。水二盏，煎一盏，临卧温服。

东垣明目细辛汤十八　治两目发赤微痛，羞明畏日，怯风，恶灯火，多眵隐涩，鼻塞流涕，津唾稠黏，大便微硬。

细辛　麻黄　羌活　蔓荆子　防风　藁本　川芎　荆芥穗　白茯

苓各四分　生地黄　归尾各八分　花椒七粒

水二盅，煎八分，食后、临卧稍热服。

决明夜光散十九　治眼目夜昏，虽有灯月亦不能视。

石决明　夜明砂各二钱　猪肝一两

上以药为末，乃将竹刀切肝为二片，铺药于内，合定，用麻皮缚之，以米泔水一碗，用砂锅煮至半碗，临卧连肝、连汁俱服之。

石斛夜光丸二十　治神水散大，昏如雾露，眼前黑花，睹物成二，久而光不收敛，及内障瞳人淡白绿色。

石斛酒洗，五钱　人参　生地　熟地酒洗　麦门冬　天门冬　白茯苓　防风　草决明　黄连酒炒。各一两　羚羊角镑　犀角镑　川芎　炙甘草　枳壳面炒　青葙子微炒　五味子炒　肉苁蓉酒洗去鳞，炙。各五钱　牛膝酒洗　白蒺藜炒，去刺　菟丝子制　家菊花　山药　杏仁　枸杞各七钱

上为末，炼蜜丸，梧子大。每服三五十丸，温酒、盐汤任下。

东垣泻热黄连汤二一　亦名黄连饮子。治眼暴发赤痛。

黄连酒炒　黄芩酒炒　龙胆草　生地　柴胡各一钱　升麻五分

水煎。于午前，或饭后热服。

东垣黄芩黄连汤二二　治两眼血热赤痛。

黄芩　黄连　草龙胆俱各酒洗，炒　生地酒洗

上等分，㕮咀。每用五钱，水二盏，煎一盏，去柤，热服。

东垣当归龙胆汤二三　治眼中白翳。

归身　龙胆草酒洗　黄芩酒炒　黄柏酒炒　芍药各八分　黄芪　黄连　甘草各五分　防风　羌活　升麻　柴胡　五味子　石膏各五分

水二盏，煎一盏，去柤，入酒少许。临卧热服。忌言语。

芍药清肝散二四　方在寒阵六一。治赤脉贯睛，眵多眊燥，紧涩羞明，脏腑秘结。

蝉花散二五　治肝经风热，毒气上攻，眼目赤痛，及一切内外翳障。

蝉蜕　甘菊花　谷精草　羌活　甘草炒　白蒺藜炒　草决明　栀子炒　防风　密蒙花　荆芥穗　木贼　川芎　蔓荆子　黄芩各等分

上为末。每服二钱，食后茶清调下。

五味泻白散二六　治风热翳膜血筋，一切肺热外障。

当归　生地　芍药　栀子　黄芩各等分

每服三五钱，为散、为汤任服。

明目羊肝丸二七　治肝虚风热，冷泪赤涩，内外障眼。

黄连三两　家菊花　龙胆草　石决明煅　人参　当归　熟地　枸杞　麦冬　牛膝　青盐　黄柏　柴胡　防风　羌活各八钱　肉桂四钱　羯羊肝一具，烙干为末

上为末，炼蜜丸，桐子大。每服三四十丸，温汤下。

黄连羊肝丸二八　治前证。

单用黄连一味，同羊肝俱为末，炼蜜丸服。《济生方》用生羊肝去筋膜，同黄连捣丸，桐子大。每服五六十丸，温水下。

黄连天花粉丸二九　治两眼赤痛，眵多眊燥，紧涩羞明，赤脉贯睛，脏腑秘结。

黄连酒炒　天花粉　家菊花　川芎　薄荷叶　连翘各一两　黄芩　栀子各四两　黄柏酒炒，六两

上为细末，滴水丸，梧子大，或用蜜丸。每服五七十丸，或百丸，食后、临睡茶汤下。

《局方》密蒙花散三十　治风气攻注，两眼昏暗，眵泪羞明，并暴赤肿翳障。

密蒙花　羌活　白蒺藜炒　木贼　石决明各一两　甘菊三两

上为末。每服二钱，食后茶清调下。

春雪膏三一　点赤眼。

朴硝置豆腐上蒸之，待流下者，瓦器盛点之。

玄明春雪膏三二　治时气热眼。

玄明粉半两　月石三钱　冰片三分

上乳无声，瓷罐密收，用时点二大眦内。

龙脑黄连膏三三　点赤热眼。

龙脑一钱　黄连去毛净，酒炒，八两

先剉黄连令碎，以水四碗贮砂锅内，入连煮至一大碗，滤去滓，入薄瓷碗内，重汤煮成膏半盏许，以龙脑为引，或用时旋入尤妙。

立消膏三四　治浮翳、宿障，雾膜遮睛。

雪白盐净器中生研如尘

上以大灯草蘸盐少许，轻手指定浮翳点上，凡三次即没，亦不疼痛。

黄连甘石散三五　治眼眶破烂，畏日羞明。

炉甘石制，一斤　黄连四两　龙脑量加

先以黄连研极细，同甘石再研，俱用细绉纱筛过收贮。用时取一二两加入龙脑，用井花水调如稠糊，临睡抹敷破烂处，不破烂者点眼内眦，勿使入眼珠内为妙。

黄连人参膏三六　治目赤痒痛。

宣黄连　人参各五分或一钱

上切碎，用水一小盅同浸，饭锅蒸少顷，取出冷定，频点眼角自愈，或于临用时研入冰片少许更妙。一方但用人乳浸黄连频点眦中，《抱朴子》云：治目中百病。一方用黄连少加生白矾，以人乳浸蒸，点抹眼角大效。

丹砂散三七　点治诸眼皆妙，此李时珍方也。

硼砂　海螵蛸去壳　炉甘石上好者，煅淬童便七次，飞。各一两　朱砂五钱，用此则不粘

上为极细末，瓷瓶收贮。临用少加冰片研点极妙。

清凉膏三八　治眼目赤肿不能开，痛闷，热泪如雨。

生南星　脑荷叶各半两　荆芥　百药煎如无，即用文蛤。各三钱

上为末，井水调成膏。点眼角上，自然清凉。

《正传》光明丹三九　治一切风热上壅，两目赤肿涩痛，烂弦风眼，及内外翳障。

制甘石一两　朱砂一钱　硼砂二钱　轻粉五分　冰片三分　麝香一分

以上用乳钵研极细，收贮为君。如眼赤肿痛，加乳香、没药各五分；内外翳障，加珍珠五分，胆矾二分。烂弦风眼，加铜绿五分，黄丹

五分；或以诸药合一，以治诸般眼疾。

上各研为细末，并一处再研二日，用瓷器密收，勿令泄气，点服绝妙。

青火金针四十　治头风牙痛赤眼。

火硝一两　青黛一钱　脑荷　川芎各五分

上为细末。口噙冷水勿咽，用此药吹鼻。

赤火金针四一　治赤眼、头风，冷泪，鼻塞，耳鸣，牙疼。

火硝一两　川芎　雄黄　乳香　没药　石膏各一钱

上为细末。每服一二分，如前吹鼻，三次愈。

吹鼻六神散四二　治眼目暴发赤肿，热泪昏涩，及头脑疼痛。

焰硝提净，五钱　白芷　雄黄　乳香制　没药制　脑荷叶各一钱

上为细末，瓷罐收贮。左吹左，右吹右。先令病人口含水吹之，其气上行，须臾觉效。头痛吹法亦然，或两鼻皆吹之。若久患眼疾者，不可吹。

东垣点盐法四三　明目，去昏翳。大利老眼，得补法之良。

用海盐二斤，拣净，以百沸汤泡，滤取清汁，于银石器内熬取雪花白盐，瓷器盛贮。每早用一钱擦牙，以水漱口，用左右手指互以口内盐津细洗两眼大小眦内，闭目良久，却用水洗面。能洞视千里，明目坚齿，极妙之法，苏东坡手录。目赤不明，昏花老眼，惟宜此法，大效。

洗烂弦风赤眼方四四　一名万金膏。此药之效如神，人家所不可少，无目病则以施人，价廉功倍，济人甚大。

文蛤　黄连去毛净　防风　荆芥穗各五钱　苦参四钱　铜绿五分

上为极细末，外以薄荷煎汤丸，弹子大。临用时以热水化开，乘热洗眼，日三次。立愈神效。一方有当归、川芎各四钱。

傅烂弦歌四五

烂弦百药煎为奇，研细汤澄柤去之，熬作稀膏入轻粉，盐汤洗了敷之宜。

搜风散四六　箍风热眼及肿痛。

黄连　大黄　朴硝　黄丹等分

上为末，以苦参煎汤，少加炼过白蜜，同调敷眼四弦，甚妙。

拜堂散四七　傅风赤热眼，倒睫烂弦。

五倍子不拘多少为末，蜜水调敷患处。

汤泡散四八　治肝虚风热攻眼，赤肿羞明，渐生翳膜。

杏仁　防风　黄连去须　赤芍药　归尾各半两　铜青二钱　薄荷叶三钱

上㕮散，每用三四钱，沸汤泡，乘热先熏后洗，冷则再暖又洗，每日三、两次。一方加白盐少许，闭目沃洗，尤能散血。

收泪散四九　治风泪不止。

海螵蛸五分　冰片少许　绿炉甘石一钱

上乳极细末，点大眦角，泪即收。上二药以燥湿，片脑以辛散。

去星五十

凡胡椒、韭菜根、橘叶、菊叶之类，皆可杵烂为丸，用棉裹塞鼻中触之，过夜则星自下。

眼目打伤青肿五一

以生半夏为末，水调涂之即愈。

明目第一方五二　此方始于上阳子，以授鲁东门左丘明，杜子夏、左太冲，凡此诸贤皆有目疾，得此皆愈。

夜省看书一，减思虑二，专内视三，简外视四，晨兴迟五，夜眠早六。

凡此六事，熬以神火，下以气饮，蕴于胸中，纳诸方寸，修之一时，长服不已，非但明目，亦可延年。

以下耳病方

桂星散五三　治风闭耳聋。

官桂　川芎　当归　石菖蒲　细辛　木通　木香　白蒺藜炒，去刺　麻黄去节　甘草炙。各一钱　白芷梢　天南星煨裂。各钱半

水二盅，葱白二根，紫苏五叶，姜五片，煎八分，食后服。一方加全蝎去毒一钱。

《类方》复元通气散五四　治诸气闭涩耳聋，及腹痈、便痈、疮疽

无头者，能止痛消肿。

青皮　橘红各四两　甘草炙，三寸　连翘一两

上为末。热酒调服一二钱。

补肾丸五五　治肾虚耳聋。

巴戟去心　干姜炮　白芍药　山茱萸　人参　黄芪　当归　熟地黄　远志制　肉苁蓉酒浸　菟丝子制　蛇床子　牡丹皮　附子炮　石斛　细辛　泽泻　桂心　甘草各二两　石菖蒲一两　茯苓半两　防风一两半　羊肾二枚

上为末，将羊肾用酒煮，研烂，仍加酒煮面糊丸，桐子大。每服五七十丸，空心盐酒送下。

聪耳益气汤五六　治肾虚耳聋。

黄芪一钱　人参　炙甘草　当归酒洗　白术各五分　橘红　菖蒲　防风　荆芥各三分　升麻　柴胡各二分

上水煎服。

肉苁蓉丸五七　方在补阵一五三。治肾虚耳聋。

聤耳明矾散五八　治脓耳。

枯矾　龙骨研。各二钱　黄丹飞，钱半　干胭脂七分　麝香少许

上为细末。先须以绵杖缠拭去脓，别用绵杖蘸药引入耳中。如无干胭脂，即以济宁油胭脂同枯矾拌擦如粉用之。

又，红玉散：止枯矾、干胭脂、麝香三味，等分用。

一方：单用枯矾，吹入即愈。

聤耳流脓方五九

用菖蒲根水洗净，捣取汁，先以绵椗将耳中脓水搅净，然后将蒲汁灌入荡洗数次，全愈最妙者。

白龙散六十　治小儿肾热上冲于耳，生脓作痛，或因沐浴水入耳中，亦令作脓，谓之聤耳，久而不愈则成聋。

枯矾　黄丹　龙骨各五分　麝香一分

上为极细末。先以绵杖子展尽耳内脓水，用药一字，分掺两耳，日二次。勿令风入。

百虫入耳六一

用香油滴入耳中即出。《本事方》用白胶香烧烟熏耳中，暖即出。一方用葱涕灌入，活者即出。一法用生姜擦猫鼻，其尿自出，取尿滴入，虫即出。或以麻油滴耳则虫死。或以炒芝麻枕头，则虫亦出，但不若猫尿之捷也。

蜈蚣入耳六二

用姜汁滴入，或韭汁、鸡冠血滴入俱好。

暴聋灸法六三

用小苍术一块，长七分，一头削尖，头截平，将尖头插入耳内，平头上用箸头大艾炷灸之，轻者七壮，重者十四壮，觉耳内有热气则效。

又方：用鸡心槟榔一个，将脐内剜一窝如钱眼大，实以麝香，坐于患耳内，上以艾炷灸之，不过二三次即效。

塞耳聋六四

用大蒜一瓣，一头剜一坑子，好巴豆一粒，去皮，慢火炮令极熟，入在蒜内，以新绵裹定塞耳中。

龙脑膏六五

龙脑一分　椒目五分　杏仁去皮，二分

上件捣研匀，绵裹枣核大，塞耳中，日二易之。

杏仁膏六六　治耳中汁出，或痛或脓。

上用杏仁炒令赤黑，研成膏，绵裹内耳中，日三四度易之。或乱发裹塞之亦妙。

一方治耳卒痛或水出，用杏仁炒焦为末，葱涎搜和为丸，以绵裹塞耳，又治耳聋兼有脓。

通圣散六七

穿山甲炙　蝼蛄各五分　麝香一分

上为细末，以葱涎和剂塞耳，或用少绵裹塞之，或用葱管盛药末塞耳中。

通耳法六八

磁石用活者，如豆一块　穿山甲烧存性，为末，一字

上二味，用新绵裹塞患耳内，口中衔生铁少许，觉耳内如风雨声即愈。

以下面鼻方

《医林》川芎散六九　治风寒鼻塞。

川芎　藁本　细辛　白芷　羌活　炙甘草各一两　苍术米泔浸，五两

上㕮咀。每服三钱，水一盏，姜三片，葱白三寸，煎服。

《济生》辛夷散七十　治肺虚为四气所干，鼻内壅塞，涕出不已，或气不通，不闻香臭。

辛夷　川芎　细辛　白芷　升麻　防风　羌活　藁本　炙甘草　木通各等分

一方有苍耳子减半

上为末。每服二钱，食后茶清调下。

温肺散七一　治闭塞阳明鼻塞。

升麻　黄芪　丁香各一钱　羌活　葛根　炙甘草　防风各五分　麻黄不去节，二钱

水二盅，葱白二茎，煎八分，食远热服。

《千金》细辛膏七二　治鼻塞脑冷，清涕常流。

细辛　川芎　川椒　黑附子炮，去皮脐　干姜　吴茱萸各二钱半　桂心三钱　皂角屑钱半

上将诸药用米醋浸过宿，次用猪脂二两熬油，入前药，煎附子色黄为度，以绵蘸药塞鼻中。

《三因》苍耳散七三　治鼻流浊涕不止，名曰鼻渊。

苍耳子炒，二钱半　辛夷仁　薄荷叶各五钱　白芷一两

上为细末。每服二钱，葱汤或茶清食后调下。

神愈散七四　治风热在肺，鼻流浊涕，窒塞不通。

细辛白芷与防风，羌活当归半夏芎，桔梗陈皮茯苓辈，十般等分

剉和同，三钱薄荷姜煎服，气息调匀鼻贯通。

醒醐散七五　治伤风鼻塞声重。

细辛半两　川芎一两　薄荷一两半　川乌炮，去皮脐　白芷　甘草各二两

上为细末。每服一钱，葱茶汤或薄荷汤下。

《良方》防风汤七六　治鼻塞不闻香臭。

防风　麻黄　官桂各半两　升麻　木通各一两　栀子七枚　石膏三两

上㕮咀。每服水一盏，煎七分，空心温服。

《宣明》防风汤七七　治鼻渊脑热渗下，浊涕不止，久而不已，必成衄血之证。

防风一两半　人参　麦冬　炙甘草　川芎　黄芩各一两

上为细末。每服二钱，沸汤调服，食后，日三服。

荆芥散七八　治肺风酒皶鼻赤疱。

荆芥穗四两　防风　杏仁去皮尖　白蒺藜炒，去刺　僵蚕炒　炙甘草各一两

上为末。每服二钱，食后茶清调下。

《正传》脑漏秘方七九　祖传经验治鼻中时时流臭黄水，甚者脑亦时痛，俗名控脑砂，有虫食脑中。

用丝瓜藤近根三五尺许，烧存性，为细末，酒调服之即愈。

《简易》黄白散八十　治鼻齆、瘜肉鼻痔等症。

白矾　雄黄　细辛　瓜蒂炒。各等分

上为细末，以雄犬胆汁为剂，如枣核，塞鼻中。

细辛散八一　治鼻齆有瘜肉，不闻香臭。

北细辛　瓜蒂等分

上为末，棉裹如豆大，塞鼻中。

《御药》菖蒲散八二　治鼻内窒塞不通，不得喘息。

菖蒲　皂角等分

上为细末，每用一钱，绵裹塞鼻中，仰卧片时。

轻黄散八三　治鼻中瘜肉。

轻粉　杏仁去皮尖。各一钱　雄黄五钱　麝香少许

上四味，用乳钵先研杏仁如泥，后入雄、麝、轻粉同研极细，瓷盒收盖。每有患者，不拘远近，于卧用箸头蘸米粒许点瘜肉上，隔一日卧点一次，半月见效。

雄黄散八四　治鼻齇。

雄黄五分　瓜蒂二个　绿矾一钱　麝香少许

上为末，吹入鼻中。

千金齇肉方八五　一名瓜丁散。

瓜蒂　华阴细辛等分

为末，绵包少许塞鼻中。

《简易》瘜肉方八六

用枯白矾为末，以绵胭脂塞鼻中，数日肉随落。

白矾散八七　治肺风酒皶鼻等疾。

白矾　硫黄　乳香各等分

为末，绵裹擦之。或用茄汁调敷患处更妙。

二神散八八　治赤鼻久不瘥。

大黄　朴硝等分

为末，津调涂鼻上。

酒皶鼻粉痣八九　亦名硫黄散。

硫黄　轻粉各一钱　杏仁五分

上为末，用蜜酒调，于卧时涂上，早洗去，效。或用津唾调搽更妙。

又方：只以铜绿为末，晚时切生姜蘸擦之。

点痣去斑九十

用石灰水调一碗如稠糊，拣好糯米粒全者，半置灰中，半露于外，经一宿，灰中米色变如水晶。若或面或手有黑痣黑靥及纹刺者，先须针头微微拨破，置少许水晶者于其上，经半日许，靥痣之汗自出，乃可去药，且勿着水，二三日则愈。

面鼻雀斑九一　此连子胡同方。

白芷　甘菊花各三钱，去梗　白果二十个　红枣十五个　珠儿粉五钱　猪

胰一个

上将珠粉研细，余俱捣烂拌匀，外以蜜拌酒酿炖化，入前药蒸过，每晚搽面，早洗去。

面疮二方九二

面上暴生疮：用生杏仁捣烂，以鸡子清调如煎饼，至夜洗面敷之，旦洗去，数十次愈。

指甲抓破面：用生姜自然汁调轻粉敷破处，无痕。

止鼻衄方九三

龙骨为细末，吹入鼻中少许即止。凡九窍出血者，用此皆能治之。

止鼻衄歌九四

石榴花瓣可以塞，萝卜、藕汁可以滴，火煅龙骨可以吹，水煎茅花可以吃。

又：墙头苔藓可以塞，车前草汁可以滴，火烧莲房可以吹，水调锅煤可以吃。

鼻衄蒸法九五　治衄如涌泉不止者。

用草纸折十余层，井花水湿透，分发贴顶心中，以热熨斗熨之，微热不妨，久之即止。

鼻塞不通葱熨法九六

但用葱头，以绳束成一把，去根头实处，切成寸长一饼。先以熨斗烙葱一面令热，置顶心囟会穴处，乃以熨斗或火从上熨之，俟鼻内作葱气方住。未通，再作饼熨之。其有婴儿伤风，鼻塞不能吮乳者，但用大南星为末，以生姜自然汁和作薄饼，用两掌合暖置囟上，片时即通。

硝石散九七　治风邪犯脑，患头痛不可忍，不问年岁。

硝石　人中白等分　冰片少许

上为末，用一字，吹入鼻中。

《良方》通关散九八　治卒然牙关紧急，腰背反张，药不能咽，或时毒痈肿，鼻塞气闭等症。

细辛如无真者，不用亦可　薄荷叶　牙皂角等分

上为细末，以纸捻少许入鼻内，候得喷嚏口开，随进汤药。《圣

惠》搐鼻法止用二味，无薄荷。

陈氏通关散九九　方在痘疹八五。通心经，降心火，利小便良方。

擦牙通关散一百　方在小儿八四。治风搐，关窍不通，痰塞中脘，留滞百节。

以下口舌方

《良方》玄参散百一　治满口并舌生疮，连齿龈烂痛。

玄参　黄芩　黄柏　栀子仁　大黄　前胡　独活　犀角屑　麦冬　升麻　炙甘草各等分

上为㕮咀。每服五钱，水一盅半，煎七分，不拘时温服。

玄参升麻汤百二　方在外科四八。治口舌生疮，重舌木舌，腮颊咽喉肿痛，斑疹疮疡。

清凉饮子百三　治上焦积热，口舌咽鼻干燥。

黄芩　黄连各二钱　薄荷　玄参　当归　芍药各钱半　甘草一钱

水二盅，煎八分，不拘时服。大便秘结，加大黄二钱。

清热化痰汤百四　治上焦有热，痰盛作渴，口舌肿痛。

贝母　天花　枳实　桔梗各一钱　黄芩　黄连各钱二分　玄参　升麻各七分　甘草五分

水煎服。

甘露饮百五　方在寒阵十。治口舌生疮，咽喉肿痛，牙龈溃烂。

龙胆泻肝汤百六　方在寒阵六三。治肝火内炎，上为喉口热疮，下为小便涩痛等症。

五福化毒丹百七　方在外科七六。治咽喉牙口疮毒痈肿。

《良方》冰柏丸百八　治舌疮口疮。

薄荷叶苏州者　黄柏等分　硼砂半之　冰片一分

上为末，生蜜丸，弹子大。每服一丸，噙化。

上清丸百九　治口舌生疮，咽喉肿痛，止嗽清音，宽膈化痰，极效。

砂仁　桔梗各一钱　月石二钱　冰片一分　甘草　玄明粉　诃子各一钱

百药煎八钱　苏州薄荷叶一两六钱

为极细末，炼蜜丸，芡实大。临睡含化一丸。或为小丸，茶清送下。

硼砂丸百十　治口疮舌疮。

寒水石一两　牙硝四钱　硼砂二钱　冰片　麝香各一分

甘草膏和丸，麻子大。不时含化一丸，津咽。

《良方》圣金散百十一　治舌上出血不止。

黄药子一两　青黛一钱

上为细末。每服一钱，食后新汲水调下，日二服。

金花煎百十二　治舌上出血如簪孔。

黄柏三两　黄连五钱　栀子二十枚

上哎咀。以水二升，浸一宿，煮三沸，去滓，顿服。一方用酒浸煮。

飞矾散百十三　治木舌渐肿大满口，若不急治即杀人。

白矾飞　百草霜等分

上为细末。捻糟茄自然汁调服，若口噤，灌之妙。

寸金散百十四　治心经烦热，动血妄行，舌上出血不止。

新蒲黄三钱　新白面三钱　牛黄五分，研　脑荷五分，研

上研匀。每服一钱，生藕汁调服，食后。亦可掺舌上。

黄柏散百十五　治舌出血不止，名曰舌衄。

黄柏不拘多少，涂蜜慢火炙焦为末

上每服二钱，温米饮调下。

舌上出血百十六　重出。

升麻黄连丸百十七　治多食肥甘，口臭秽恶。

升麻半两　黄连　黄芩酒炒　生姜　檀香　甘草各二钱　青皮半两

上为细末，汤泡蒸饼丸，弹子大。每服一丸，不拘时，细嚼，白汤下。

丁香丸百十八　治口臭秽。

丁香二钱　川芎二钱　白芷五分　炙甘草一钱

上为末，炼蜜丸，弹子大。绵裹一丸噙化。

应手散百十九　治伤寒舌出寸余，连日不收。

梅花冰片

为末。搽舌上，应手而收，重者须用一钱方收。

阴阳散百二十　亦名赴筵散。治口疮效。

黄连一两　干姜炒黑，三钱

为细末。干掺口疮上，涎出即愈。

《外科》阴阳散一二一　方在外科一三三。治疮属半阴半阳者。

绿云散一二二　治口疮烂臭久不愈。

黄柏蜜炙　青黛等分

上为细末。临卧用少许掺舌咽津妙。

细辛黄柏散一二三　治口舌疮。

黄柏　细辛等分

上为末敷之，或掺舌上，吐涎水，再敷。须旋合之。

白蚕黄柏散一二四　治口糜。

黄柏蜜炙　白僵蚕直者，新瓦上烙干断丝

上为细末。用少许敷疮上，吐涎。

硼砂散一二五　治口疮。

硼砂　青黛　龙脑薄荷　石膏煅。各等分

上为极细末。每用少许，临卧敷口中。

黄连朴硝散一二六　治口疮绝妙。

黄连　朴硝　白矾各五钱　薄荷叶一两

上为粗末，用腊月黄牛胆将药入胆内，风前挂两月取下。如遇口疮，旋将药研细敷之，去其热涎即愈。

柳华散一二七　治热毒口疮。

黄柏炒　蒲黄　青黛真者　人中白煅　上等分，为末敷之。

掺口疮一二八

天竺黄　月石等分　冰片少许

为末掺之。

碧雪一二九　治一切热壅，口舌生疮，舌强腮肿，咽喉肿痛等症。

蒲黄　青黛　硼砂　焰硝　甘草等分

上为细末。每用少许掺舌上，细细咽下，或饮凉水送下，频用之效。或用砂糖丸，芡实大，每服一丸，噙化下咽妙。

绛雪百三十　治口疮舌疮，咽喉肿痛。

硼砂一钱　朱砂三钱　马牙硝　寒水石飞。各二钱　冰片半字

上为细末。每用一字，掺舌上，咽亦不妨。喉痛者吹入咽中。

孙真人口疮方一三一

单用朴硝含之，甚良。

皂角散一三二　治重舌喉痹。

皂角不蛀者四五挺，去皮核，炙焦　荆芥穗二钱

上为细末，以米醋调涂肿处。

千金口臭方一三三　亦治舌上出血如簪孔。

用香薷一把，以水一斗，煮取三升，稍稍含漱咽之。

《圣惠》口齿方一三四　治口臭秽及齿慝肿痛。

用北细辛一两，煮取浓汁热漱，冷即吐之，立效。

以下齿牙方

东垣神功丸一三五　治多食肉人口臭不可近，牙齿疳蚀，牙龈肉脱血出，并治血崩血痢，肠风下血，及逆气上行等症。

黄连酒洗　砂仁各五钱　生地　甘草各三钱　当归　木香　藿香叶　升麻　兰叶各一钱。无亦可

上为末，以汤浸蒸饼和丸，绿豆大。每服百丸或二百丸，白汤食远服。

东垣清胃散一三六　方在寒阵五四。治齿龈溃烂，喜冷恶热。

《秘验》清胃饮一三七　方在寒阵五六。治一切风热牙床肿痛，出血动摇。

《三因》安肾丸一三八　治肾虚牙齿肿痛。

此与《局方》安肾丸同，但少肉桂、茯苓二味，方在热阵一六六。

《直指》立效散一三九　治牙痛不可忍，痛连头脑项背，微恶寒饮，大恶热饮。

防风一钱　升麻七分　炙甘草　细辛叶各三分　草龙胆酒洗，四分

上用水一盅，煎五分，去滓。以匙抄在口中，煠痛处少时，立止。如多恶热饮，更加草龙胆一钱。此法不定，宜随寒热多少临时加减。若恶风作痛，须去草龙胆，加草豆蔻、黄连各五分，累用得效。

细辛煎百四十　治牙齿肿痛不可忍，及口气臭。

用北细辛一味煎浓汁，乘热噙漱良久，吐之，极妙。

驱毒饮一四一　治热毒上攻，宣露出血，牙龈肿痛不可忍。

屋游此即瓦上青苔，不拘多少，洗净

上用水煎汤，澄清入盐一撮，频频漱之

《御药》丁香散一四二　治牙齿痛。

丁香　荜茇　蝎梢　大椒

上等分为末。每用少许擦于患处。

《选要》芫花散一四三　治风虫诸牙痛。

芫花　细辛　川椒　蕲艾　小麦　细茶等分

上㕮咀。水一盅，煎七分，温漱之，日三四次，吐涎出即愈。

如神散一四四　治风牙虫牙攻蛀疼痛，牙齿动摇，连颊浮肿。

川椒炒出汗　蜂房炙

上等分，为细末。每用二钱，水煎数沸，热漱即止。

赴筵散一四五　治风虫牙痛。

良姜　草乌　细辛　荆芥穗

上等分为末。擦牙，有涎吐之。

蟾酥膏一四六　治风蛀诸牙疼痛。

蟾酥少许　巴豆去油，研如泥　杏仁烧焦

上共研如泥，以绵裹如粟米大。若蛀牙塞入蛀处，风牙塞牙缝中，吐涎尽愈。

虫牙痛一四七

苍耳　艾　小麦　花椒　芫花　黑豆

煎熬，屡漱之即愈。

韭子汤一四八　治虫牙。

用韭菜子一撮，以碗足盛之，用火烧烟，外用小竹梗将下截劈为四开，以纸糊如喇叭样，引烟熏其蛀齿。如下牙蛀者，以韭子煎浓汤漱之，虫自出。

瑞竹堂方一四九　治虫牙疼痛不已。

用天仙子不拘多少，烧烟，以竹筒抵牙引烟熏之，其虫即死。

巴豆丸百五十　治虫牙疼痛，蚀孔空虚。

巴豆一枚　花椒五十粒，细研

上为极细末，饭丸，黍米大。绵包塞蛀孔。

藜芦散一五一　治虫牙疼痛。

用藜芦为末，塞牙孔中，勿令咽汁，有涎吐之，大有神效。

北枣丹一五二　治走马牙疳。

用北枣去核，每个内入信一厘，烧存性，研细。每以些小敷患处。

青金散一五三　治走马牙疳，蚀损唇舌，腐臭牙落，其效如神。

铜绿　砒霜等分

上为细末。每用些少敷患处。

三仙散一五四　治走马牙疳，一时腐烂即死。

铜绿三分　麝香一分　妇人溺桶中垢白者，火煅，一钱

上为极细末。敷齿上，不可太多。

麝矾散一五五　治走马牙疳危恶证候。

麝香少许　胆矾一钱　铜绿半两　白矾生用，五分

上为细末。敷牙患处。

神授丹一五六　治牙疳。

枯矾七分　白毯灰三分　麝香一分

为末。以竹管吹疮上。

黄连散一五七　治齿龈间出血，吃食不得。

黄连　白龙骨　马牙硝各一钱　枯矾五分　冰片半分

上为细末。每用少许敷牙根下。

雄黄麝香散一五八　治牙龈肿烂出血。

雄黄一钱半　铜绿　轻粉　黄连　黄丹炒。各一钱　血竭　枯矾各五分　麝香一分

上为细末，研匀。每用些少敷患处。

齿缝出血一五九

用纸纴子蘸干蟾酥少许，于血出处按之，立止。

固齿雄鼠骨散百六十　治肾水不足，牙齿浮动脱落，或缝中痛而出血，或但动不痛者。

雄鼠骨　当归　没石子　熟地　榆皮　青盐　细辛等分

上为细末，用绵纸裹条扱牙床上缝中，则永固不落矣。

《秘方》雄鼠骨散一六一　治牙落可以重生。

雄鼠骨一具，生打活雄鼠一个，剥去皮、杂，用盐水浸一时，炭火上炙，肉自脱落，取骨炙燥，入众药内同研为末　香附　白芷　川芎　桑叶晒干　地骨皮　川椒　蒲公英　青盐　川槿皮　旱莲草

上为末。擦牙，百日复出，固齿无不效。

《良方》荆槐散一六二　治牙宣出血，疼痛不止。

荆芥穗　槐花

上等分为末。擦牙患处。

石膏升麻散一六三　治阳明风热流注，齿牙肿痛出血，化为脓汁等症。

石膏　羊胫骨灰　地骨皮　升麻

上等分为末。每用少许擦牙齿根上。或加麝香少许更妙。

姜黄散一六四　治牙疼不可忍。

姜黄　白芷　细辛等分

上为粗末。擦患处，须臾吐涎，以盐汤漱口。面赤肿者，去姜黄，加川芎，其肿立消。

《济生》香盐散一六五　牢牙去风。

大香附炒焦黑，三两　青盐一两半

上为末。如常擦牙。乃铁瓮先生良方。

子和牙宣散一六六

良姜　胡椒　荜茇　细辛　乳香　麝香　雄黄　青盐下四味各另研

上等分为细末。先以温水漱净牙后，以药末擦患处，追出涎沫吐之，漱十余次，痛立止。忌油、盐二日。

槐盐散一六七　治食甘甜过多牙痛。

食盐　青盐　槐枝一斤，切断，用水五碗，煎一碗听用

上将二盐先炒干，乃入槐枝汤煮干，取起为末，用铅盒盛。擦牙固齿最妙。

椒盐散一六八　治牙痛用清凉药不效或反甚者，宜从此以治。

川椒　青盐　荜茇　薄荷　荆芥穗　细辛　朝脑

上为末。擦痛牙处，或煎汤漱之亦可。

宣风牢牙散一六九　驻颜补肾，牢牙固齿。

细辛　青盐各七钱　当归酒洗　川芎各一两

上为末。每用少许，清晨擦牙满口，漱良久，连药咽下，或先以温水漱口净，然后擦而咽之亦可。

万氏青白散百七十　治一切牙疼，固齿。

青盐二两　食盐　川椒煎汁。各四两

上以椒汁拌盐，炒干为末。擦牙，永无齿疾；以漱水洗面目，亦无疾。此药极妙。

御前白牙散一七一

石膏四两，另研　大香附一两　白芷七钱半　甘松　三奈　藿香　沉香　川芎　零陵香各三钱半　细辛　防风各半两

上为细末。先以温水漱口，次擦之妙。

东垣白牙散一七二

升麻一钱　羊胫骨灰二钱　软石膏三钱　白芷七分　麝香少许

上为细末。先以温水漱口，次擦之妙。

《道藏经》方一七三　治牙齿动摇，血出不止。

用白蒺藜不拘多少，捣为细末。每日擦牙及患处，最妙。

取牙不犯手一七四

草乌　荜茇各钱半　川椒　细辛各三钱

上为细末。每用少许，点在患牙内外，一时其牙自落。

以下咽喉方

《局方》甘桔汤一七五　治一切风热上壅，咽喉肿痛。钱氏方用甘草二钱，苦梗一钱。

甘草二钱　桔梗四钱

水二盅，煎八分，食后服。此方加荆芥穗二三钱，《三因方》即名荆芥汤，尤效。

《拔萃》甘桔汤一七六　治热肿喉痹。

甘草　桔梗　薄荷　连翘　黄芩各等分

水二盅，加竹叶煎服。一方有山栀子。

加味甘桔汤一七七　方在痘疹九十。治咽喉肿痛。

《医林》诃子甘桔汤一七八　治火盛失音。

诃子四个，半生半煨　桔梗一两五钱，半生半炒　甘草二寸，半生半炙

上㕮咀，分二服，每服水二盅，童便一盅，煎八分，食后温服。

清咽利膈散一七九　治咽喉肿痛，痰涎壅盛。

防风　金银花　荆芥　薄荷　桔梗　黄芩　黄连各一钱半　山栀　连翘　玄参　大黄　朴硝　牛蒡子炒研　甘草各七分

水二盅，煎一盅，食远服。

消梨饮百八十　治喉痹。

单用消梨汁频频饮之，或将梨削浸凉水中，频频饮之，尤妙。此物大解热毒。或南方少梨之处，但择好萝卜杵汁，加玄明粉徐饮，大效。

《医林》透天一块冰一八一　治一切风热喉痹，口舌生疮，头目不清，痰涎壅盛。

黄连二钱　脑荷　月石　槟榔　蒲黄　甘草各一钱　荆芥穗　黄柏各五分　冰片半分或一分　白砂糖半两

上为细末，炼蜜为丸，芡实大。每服一丸，噙化。

靛花丸一八二　治缠喉风声不出。

靛花　薄荷叶苏州者

上等分，为细末，炼蜜丸，弹子大。每服一丸，临睡噙化。

《医林》杏仁煎一八三　治咳嗽暴重，声音不出。

杏仁泡，去皮尖，研如泥　冬蜜　姜汁　砂糖各一小盏　木通　桑白皮去赤皮，炒　贝母　紫菀茸　北五味各一两　石菖蒲　款冬蕊各半两

上将后七味为咀，用水五升，煎半去滓，入杏、蜜、姜、糖四味合和，微火煎取一升半。每服三合，两日夜服之。

《三因》蜜附子一八四　治隔阳咽闭，吞吐不通，及脏寒闭塞等症。

用大附子一枚，去皮脐，切作大片，用蜜涂炙令黄，含口中，咽津；甘味尽，再涂蜜炙用，或易之。或用炮附子，以唾津调涂脚心。一方用肉桂含之。

牛黄益金散一八五　治虚火炎上伤肺，咽喉生疮破烂。

黄柏为末，用蜜炙数次，以热为度，另研为极细末　白硼砂　白僵蚕净。各钱半　牛黄三分

上用蜜调如稀糊涂敷患处；或丸如龙眼大，含化咽之。案：此方必加冰片半分方妙。

《秘方》三黄丸一八六　治喉痹极佳。

大黄　黄连　黄芩各一两　黄药子　白药子各七钱半　黄柏　山豆根　苦参各三钱　月石　京墨各钱半　麝香少许　冰片五分

上为末，猪胆调，甑内蒸三次，临用入片、麝、硼砂为丸，豆大。噙化一丸，津咽，日夜常噙，勿脱药味方妙。

人参平补汤一八七　治肾虚声哑不出。

人参　川芎　当归　熟地黄　白芍药　白茯苓　菟丝子制　杜仲制　北五味子　白术　巴戟去心　半夏曲　橘红各半两　牛膝酒洗　破故纸炒　益智仁　胡芦巴炒　炙甘草各二钱半　石菖蒲一钱半

上㕮咀。每服五钱，姜五片，枣二枚，煎七分，吞山药丸百余粒。凡五鼓后肾气开时，不得咳唾言语，再进上药，则功效胜常。

百合丸一八八　治肺燥失声不语。

百合　百药煎　杏仁去皮尖　诃子　薏苡仁等分

上为末，鸡子清和丸，弹子大。临卧噙化。或用蜜丸亦妙。

《秘方》竹衣麦门冬汤一八九　治一切劳瘵痰嗽，声哑不出，难治者，服之神效。

竹衣取金竹内衣膜鲜者，一钱　竹茹弹子大一丸。即金竹青皮也，刮取之　竹沥即取金竹者　麦冬三钱　甘草　橘红各五分　白茯苓　桔梗各一钱　杏仁七粒，去皮尖，研

上㕮咀。水一盅半，加竹叶十四片，煎七分，入竹沥一杯，和匀服。

射干丸百九十　治悬雍肿痛，咽喉不利。

射干　炙甘草各半两　川升麻　川大黄　木鳖仁各二钱半　杏仁去皮尖、双仁，麸炒微黄，半两

上为细末，炼蜜丸，小弹子大。常含一丸，津咽。

《医林》铁笛丸一九一　治讴歌动火，失音不语者神效。

薄荷叶四两　连翘　桔梗　甘草各二两半　诃子煨　大黄酒蒸　砂仁各一两　川芎一两半　百药煎二两

上为细末，鸡子清和丸，弹子大。临卧噙化一丸。或炼蜜丸亦可。

《三因》雄黄解毒丸一九二　治急喉风，双蛾肿痛，汤药不下。

雄黄飞　郁金各一两　巴霜十四枚

上为末，醋糊丸，绿豆大。热茶清下七丸，吐出顽涎即苏，未吐再服，大效。如口噤，以物斡开灌之，下咽无有不活者。如小儿惊热，痰涎壅塞，或二丸三丸，量大小与之。一法，以此丸三粒，用醋磨化灌之，其痰立出，尤妙。

《三因》玉钥匙一九三　治风热喉痹及缠喉风。

月石五钱　牙硝一两半　白僵蚕一钱　冰片一字

上为细末。每用五分，以竹管吹入喉中，立愈。此方加雄黄二钱，即名金钥匙。

《济生》二圣散一九四　治缠喉风，急喉痹。

胆矾二钱半　白僵蚕炒，半两

为细末。用少许吹入喉中。

《秘方》夺命散一九五　治急喉风。

白矾枯　僵蚕炒　月石　皂角炙烟尽。各等分

为细末，每用少许吹喉中，痰出即愈。

马牙硝散一九六　治喉痛，及伤寒热后咽痛，闭塞不通，毒气上冲。

马牙硝细研。每服一钱，绵裹含咽津，以通为度。

烧盐散一九七　治喉中悬壅垂长，咽中妨碍。

烧盐　枯矾各等分

上和匀研细，以箸头蘸点即消。

《宝鉴》开关散一九八　治喉风气息不通。

白僵蚕炒，去丝嘴　枯白矾等分

上为细末。每服二三钱，生姜、蜜水调下，细细饮之。

七宝散一九九　治喉闭及缠喉风。

僵蚕直者，十个　硼砂　雄黄　全蝎十个，全者，去毒　明矾　牙皂一挺，去皮弦。各一钱　胆矾五分

上为细末。每用一字，吹入喉中即愈。

破关丹二百　治乳蛾喉闭，缠喉风等症。

硼砂末五钱　霜梅肉一两，捣烂

上二味，和匀丸，芡实大。每服一丸，噙化咽下，内服荆防败毒散。

通气散二百一　方在外科八十。治时毒肿甚，咽喉不利，取嚏以泄其毒。

以下诸毒方

紫金锭二百二　一名神仙太乙丹，一名玉枢丹。一名万病解毒丹。解除一切中毒积毒，虫毒蛊毒，菌蕈、砒石、死牛、死马、河豚等毒，及时行瘟疫，山岚瘴气，喉闭喉风，癫邪鬼气，狂乱迷死，牙关紧急，小儿急惊等症。凡行兵兴役之处，尤不可无。

文蛤捶破洗焙，净末，三两　**山茨菰**去皮，净末，二两　**千金子**去油取霜，一两　**红芽大戟**去芦，焙干为末，一两五钱　**麝香**另研，三钱

上用糯米煮浓饮为丸，分作四十锭。每服半锭，用井花水或薄荷汤磨服，利一二次，用粥止之。若治痈疽恶毒，汤火蛇虫犬兽所伤，以东流水磨服，并敷患处。如治癫邪鬼气，鬼胎，挛急疼痛，须暖酒磨服。凡修合时日，须用端午、七夕、重阳，或天德、月德日，于净室焚香修制。凡奇怪之病，屡用如神，效验不可尽述，医家、大家，皆不可一日无之。

《三因》解毒丸二百三　治误食毒草，或中蛊毒，并百物毒，救人于必死。

板蓝根洗净晒干，四两　贯众去毛　青黛研　生甘草各一两

上为末，炼蜜丸，桐子大，另以青黛为衣。如稍觉精神恍惚，即是误中诸毒，急取十五丸嚼烂，用新汲水送下即解。或用水浸蒸饼丸，尤佳。

蓝根散二百四　解毒药热药诸毒。

蓝根剉，一握　芦根剉，一握　绿豆三钱，研　淀脚一合，研

上先将二根，以水一碗，煎至七分，去滓，次入后药，和匀，分三服。或一二服利下恶物，不用再服。

白扁豆散二百五　解诸毒入腹及砒毒。

用白扁豆不拘多少，为细末，入青黛等分，细研，再入甘草末少许。巴豆一枚，去壳不去油，别研为细末，取一半入药内。外以砂糖一大块，用水化开和药，共成一大盏饮之，毒随利去，后却服五苓散之类。

八毒赤丸二百六　方在攻阵百四。治一切邪祟鬼疰等毒。

饮食中毒二百七

凡中饮食毒，而觉烦热胀满者，急用苦参三两，苦酒一升半，煮半沸，陆续饮之，吐食出即瘥。或以水煮亦得。或用犀角汤亦可解。

中酒毒二百八　饮酒中毒者，经日不醒是也，谓之中酒。

黑豆一升煮汁，温服一盏，不过三盏即愈。

解面毒二百九

只以萝卜生啖之，或捣汁服之。麦面大热，萝卜能解其性。或用大蒜嚼食之，亦善解面毒。

解一切食毒二百十　解一切饮食之毒，及饮酒不知中何毒，卒急无药可解者。

荠苨　生甘草各二两

上剉细。以水五盏，同煎取二盏，停冷去滓，分三服。

一方：加蜜少许，同煎服之，解一切毒。

食鱼中毒二百十一

凡食鱼后中毒物烦乱者，用陈皮浓煎汁服之即解。

河豚毒二百十二

五倍子　白矾等分

上为细末，水调服之。

一方：凡中河豚鱼毒，一时困殆，仓卒无药，急以清油多灌之，使毒尽吐出即愈。

解河豚鱼脍及食狗肉不消胀满毒二百十三

芦柴根，鲜者捣汁饮之，干者煎汁温饮之。

解食鳝鱼龟鳖虾蟆自死禽兽等毒二百十四

豆豉一合，新汲水煎浓，顿温服之可解。

中蟹毒二百十五

凡食蟹中毒，用紫苏叶浓煮汁饮之；或用紫苏子捣汁饮之亦良。或捣藕汁，或捣蒜汁饮之俱可解。或用冬瓜汁，或食冬瓜亦可。

食牛马肉中毒二百十六

粉草擂无灰酒服，当吐泻。若渴者不可饮水，饮水必死。

一方：淡豆豉擂人乳服之即解。

食鸡子毒二百十七

好醋饮之即愈，未愈再服。

食斑鸠毒二百十八

葛粉二合，水调服可解，姜汤调服亦解。

解花椒毒二百十九　有服川椒气闭欲绝者，冷水饮之解，地浆水更妙。

解诸菜毒二百二十

食后多腹胀者，是毒也，以醋解之。

解蕈毒二二一

忍冬叶生啖之愈，或煎浓汁饮之。崇宁间，苏州天平山白云寺僧五人，行山间，得蕈一丛甚大，摘而食之，发吐，三人急采鸳鸯草生啖之即愈；二人不甚吐，至死。此即忍冬藤，亦名金银花，亦名鹭鸶藤也。

解巴豆毒二二二　其证口干，两脸赤，五心热，下利不止。

干姜炮　黄连微炒。各等分

上为细末。每服二钱，水调下，如人行五里许再服。

又方：煮绿豆汤冷服之即愈。

一方：黄连、甘草煎汁，凉饮之。

一方：芭蕉根叶捣汁饮之，利止而安。

解砒毒二二三　凡中砒毒者，其人烦躁如狂，心腹绞痛，头眩呕吐，面色青黑，四肢逆冷，六脉洪数。饮食中得者为易愈，若空心酒醋服者难救。

以地浆水顿服，若吐出，又服，所谓洗净腹中毒，全凭地上浆是也。其法掘地成坑，以水灌注，搅成混水饮之，谓之地浆。

又方：解砒毒最良，此为第一。

用生绿豆半升擂粉，入新汲水搅和，去租取汁饮之。

又方：用新鲜羊血、鸭血饮之，皆可解。

一方：用甘草汁同蓝汁饮之即愈。

钩吻毒二二四

钩吻生池旁，与芹菜相似，无他异，惟茎有毛，以此别之，误食杀人。解之之法，用荠苨八两，水六升，煮取二升。分温二服。此即甜桔梗也。一方用桂汤效。

解附子等药毒二二五

凡服附子酒多，而觉头重唇裂血流，或见内热诸证，急用绿豆、黑豆嚼服，或捣汁饮之，或浓煎二豆汤常饮食之。凡服散风药过多，以致闷乱不省，以醋灌之，或浓煎甘草同生姜自然汁顿饮之。

一方；大豆汁、饧糖、枣汤，并能解附子毒。

一方：用田螺捣碎调水饮之。

解乌头草乌毒二二六

甘草煎浓汤服之。或米醋调沙糖俱可解。

解半夏毒二二七

生姜捣汁饮之。有中此毒，口不能言，倒地将死者，速用姜汁灌之，须臾自苏。

解斑蝥芫青毒二二八

猪脂油和大豆汁饮之。

解藜芦毒二二九

雄黄为末，温酒调服一钱。

一方：煮葱汁服。

解雄黄毒二百三十

汉防己煎汤饮之。有用雄黄擦疮，或熏阴囊疮受毒者，防己煎汤洗数次愈。

解杏仁毒二三一

蓝子研水服则解。

解服丹毒二三二

地浆服之为上。

一方：用蚌肉食之良。

解中药箭毒二三三

交广黎人以焦铜作箭，中人破皮即死。粪清饮之立解，患处以粪涂洗之。

解盐卤毒二三四

凡妇女有服盐卤垂危者，急取活鸭或鸡，斩去头，将颈塞口中，以热血灌之可解。若卤多者，必数只方足尽收其硷毒。

解漆毒二三五

一州牧以生漆涂囚眼，囚即盲。适一村叟见而怜之，语之曰：汝急寻蟹捣碎，取汁滴眼内，漆当随汁流散，疮亦愈矣。如其言，觅得一小蟹用之，目睛果愈，略无损。或成红斑烂疮，取生蟹黄涂之，不数次即愈。

一方：用杉木煎汁洗之。

以下虫毒方

解虎伤毒二三六

麻油一碗饮之即无妨，仍用葛根汤洗伤处，绵拭干，香油涂之，再以青布作条燃火入竹筒中，放烟熏伤处。口渴者，沙糖调水饮之。

蛇毒二三七

凡被蛇伤，即用针刺伤处出血，用雄黄等药敷之，仍须中留一孔，使毒气得泄，乃内服解毒等药。凡伤处两头俱用绳扎缚，庶不致毒气内攻，流布经络。

一方：治毒蛇咬伤，急取三七捣烂罨之，毒即消散，神妙无比。

一方：治蛇虫伤毒，用五灵脂、雄黄等分为末，每服二钱，酒调服，仍敷疮留口，如干燥，须以油润之。凡居山野阴湿之处，每用雄黄如桐子大一丸，烧烟以熏衣袍被褥之类，则毒不敢侵，百邪皆远避矣。

——凡蛇入七窍，急以艾灸蛇尾。又法以刀破蛇尾少许，入川椒数粒，以纸封之，蛇自出。即用雄黄、朱砂末煎人参汤调灌之，或食蒜饮酒，内毒即解。

——山居人被蛇伤，急用溺洗咬处，拭干，以艾灸之立效。又方：用独头大蒜切片置患处，以艾于蒜上灸之，每三壮换蒜，多灸为妙，凡被毒蛇所伤皆效。

《肘后方》用小蒜捣汁服，滓敷伤处。

雄黄辟蛇毒二三八

南海地多蛇，而广府尤甚。某侍郎为帅，闻雄黄能禁制此毒，乃买数百两分贮绢囊，挂于寝室四隅。经月余，一日，卧榻外常有黑汁从上滴下，臭甚，使人穿承尘窥之，则巨蟒横其上死腐矣。于是尽令撤去障蔽，蛇死者长丈许，大如柱，旁又得十数条，皆蟠虬成窠，并他屋内所驱放者合数百，自是官舍清宁。

疯犬伤人二三九

急于无风处吮出疮口恶血，如或无血，则以针刺出血，用小便洗净，外用香油调雄黄少加麝香敷之。

——凡遇恶犬咬伤，如仓卒无药，即以百草霜、麻油调敷，或用葱捣烂贴之，牛粪敷之，或蚯蚓粪敷之，或口嚼杏仁烂敷之，皆能救急。如少延缓，恐毒气入经为害。

一方：拔去顶上红发，急令人吮去恶血，以艾灸伤处五七壮，甚者灸百壮，神效。

一方：用米泔水洗净，沙糖敷之。

一方：用杏仁炒黑，捣成膏贴之。

避犬法二百四十

《琐碎录》云：凡行道遇恶犬，即以左手大拇指掐寅上，吹气一口，轮至戌上掐之，犬即退伏。

糯米散二四一　治疯犬伤毒。

大斑蝥二十一个，去头足翅

上用糯米一撮，先将斑蝥七个入米内，慢火炒，勿令焦，去蝥；又入七个，炒令焦色变，又去之；再入七个炒米赤烟为度，去蝥不用，只将米研为末。分三分，冷水入香油少许，空心调下一服，须臾又进一服，以二便利下恶物为度。若腹痛，急以青靛调冷水解之，或先用黄连、甘草煎汤，待冷服之，不可食热物。或用冷水调益元散解之，甚妙。甚者，终身禁食犬肉，每见食犬肉而复作者不救。又见单服斑蝥而死者亦有之，盖斑蝥毒之尤者，虽曰以毒攻毒，惟少用之。兹用糯米以夺其气，尤宜预备青靛、黄连以解其毒，而况单服斑蝥者，岂有不死？

《宝鉴》定风散二四二　治诸犬伤毒。

南星生用　防风等分

上为末。凡被犬咬，先以口含浆水吮洗伤处，或小便、盐汤俱可，洗净，用绵拭干，方上药末，即不发。或用制过南星一二钱为末，以童便调下。亦可治破伤风。

诸犬咬虫伤灸法二四三

凡狼、犬、蛇、蝎、蜈蚣诸伤痛极危急，或因伤受风而牙关紧急，腰背反张，不省人事者，速切蒜片或捣烂罨伤处，隔蒜灸之，或二三十壮，或四五十壮，无不应手而愈，取效多矣，故《本草》谓蒜疗疮毒，有回生之功。夫积在肠胃，尚为难疗，况四肢受患，则经络远绝，药不易及，故古人有淋洗灸刺等法，正为通经逐邪，导引气血而设也。

解毒散二四四　一名国老饮。治蛊毒及一切蛇虫恶兽所伤，重者毒气入腹，则眼黑口噤，手足强直。此药平易，不伤元气，大有神效，不可以易而忽之也。

明矾　甘草各一两

上为末。每服二钱，不拘时冷水调下，亦可敷患处。

治马咬伤二四五　毒气入心则危。

马齿苋捣烂煎汤服，外以栗子嚼敷患处。

蜈蚣毒二四六

以盐擦咬处，或盐汤洗伤处，痛即止。用后蝎螫方最妙，已试。

一方：用吴茱萸嚼烂擦之，或取井底泥敷之。

解误吞蜈蚣方二四七

昔有婢用火筒吹火，不知内有蜈蚣，向火一吹，蜈蚣惊窜入口，不觉下喉，求救，人无措手。适有人云取小鸡一只，断喉取血顿饮之，复灌以香油取吐，蜈蚣随出。

蝎螫毒二四八

用生半夏、白矾等分为末，以醋和敷伤处。亦治蜈蚣伤，无白矾亦可。又蝎怕胆矾，蛇怕雄黄。徐春甫云：亲见蝎螫肿痛用胆矾擦之立消。可见南方人家不可无雄黄，北方人家不可无胆矾，此制蝎第一药也。

解蜂螫毒二四九

以小便洗擦拭干，以香油涂之。或以雄黄末擦之。或以蝎螫方治之。

治鼠咬毒二百五十

猫毛烧存性，入麝香少许，香油调敷伤处则不害。

治误吞水蛭二五一

昔一人夜间饮水，误吞水蛭入腹，经停日久，复生水蛭，食人肝血，腹痛不可忍，面目黄瘦，全不进食，不治必死。方用田中泥一块，小死鱼三枚，同猪膏溶捣匀，再用巴豆十粒去油，同鱼膏四味捣匀，丸如绿豆大。用田中冷水吞下，大人五七丸，小儿三丸，须臾泻下水蛭尽，却用八珍汤调理。

中蚯蚓毒二五二

石灰泡热水凉洗患处，久浸之则愈。小儿多受蚯蚓毒，则阴茎及囊俱肿如水泡，用鸭血涂之，或以鸭口含少时则消。

一方：用盐汤温洗之即效。

治蚕咬毒二五三　蚕咬人，毒入肉中，令人发寒热。

苎叶捣敷之，汁涂之。今治蚕家以苎近蚕，则蚕不生发也。

解蜘蛛咬毒二五四

姜汁调胡粉敷疮口，或用清油擦之，内饮羊乳。

《本草》云：蜘蛛咬人，令人一身生丝，惟羊乳饮之可解。贞元十年，崔员外从质云目击有人被蜘蛛咬，腹大如孕，其家弃之，乞食于道，一僧遇之，教饮羊乳，未几日而平。

《青囊》神授散二五五　治传尸劳瘵，血气未甚虚损者，不必多方，只以此药早服，则虫自不能为患，无有不愈者。此方得之河南郡王府，济世之功不可尽述。

川椒二升，去合口者，略炒出汗

上为细末，空心米饮调服二钱。或酒煮米粉糊为丸，桐子大。每服三十丸，以渐增至五六十丸，或用酒送。

解射工溪毒二五六　葱白散。治溪涧中射工虫专射行人形影，人中其毒，则病如疟状，或若伤寒，俗云沙发，中之深者死，急用后方治之。

葱白一握，切 豉半升 葛根二两 升麻七钱半

上剉如豆大。每服四钱匕，水二盏，煎一盏，去滓。不拘时温服，移时再服。

《千金》雄黄兑散二五七 治时气病慝，下部生虫。

雄黄半两 桃仁一两 青葙子 黄连 苦参各三两

上五味为末，绵裹如枣核大，纳下部。亦可用枣汁服方寸匕，日三。

《千金》治大孔虫痒方二五八

用大枣蒸烂为膏，以水银和捻长二三寸许，绵裹纳大孔中过宿，明旦虫皆出。但水银损肠，宜慎之。愚案：此方水银不必生用，但如治头虱法，烧烟以枣肉拌之用，必更妙。头发生虱方在新因。

雄麝散二五九 治五种蛊毒。

明雄黄 麝香各一字，另研

用生羊肺一指大，以刀切开，安药在内吞下。

《医林》丹砂丸二百六十 治蛊毒。

雄黄 朱砂各另研 藜芦略炒 鬼臼 巴豆霜各二钱半

上为末，炼蜜丸，桐子大。每服二丸，空心姜汤下，当利恶物并蛊毒。如烦闷，以鸭血为羹食之。

《良方》七宝丸二六一 治蛊毒。

败鼓皮 蚕蜕纸 刺猬皮各烧存性 五倍子炒 续随子 朱砂另研 雄黄另研，等分

上为细末，糯米粥丸，小豆大。每服七丸，空心白水下。

蜜髓煎二六二 治中蛊令人腹内坚痛，面目青黄，病变无常。

真蜜一碗 猪骨髓五两，研

上同煎熟。分作十服，日三服即瘥。

归魂散二六三 凡初中蛊毒在膈上者，当用此药吐之。

白矾 建茶各一两

上二味，为细末。每服五钱，新汲水调下顿服之，一时久当吐毒出。若此药入口，其味甘甜，并不觉苦味者，即其证也。

麦面散二六四　治中蛊毒吐血。

用小麦面二合，分为三服，以冷水调下，半日服尽，当下蛊即瘥。

挑生蛊毒简易方二六五

一方：明矾、芽茶，等分为末，凉水调三钱。

一方：青蓝汁，频频服半合则解。

一方：石榴皮，煎汁饮之，当吐出活虫而愈。

以下杂方

嗽烟筒二六六　治一切犯寒咳嗽，遇冬便作。

款冬蕊　鹅管石　雄黄　艾叶各等分

上为末，铺艾上，用纸卷筒，烧烟吸入口内吞下，即咽茶水一口压之，自效。一方有佛耳草，无艾叶。用纸卷成条，每切一节，约长三五分许，焚炉中，吸烟咽之。

灵宝烟筒二六七　治一切寒喘咳嗽。

黄蜡　雄黄各三钱　佛耳草　款冬蕊各一钱　艾叶三分

先将蜡溶化，涂纸上，次以艾铺之，将三味细研匀，掺卷成筒。用火点一头，吸烟吞之，清茶送下。

七宝美髯丹二六八　补肾元，乌须发，延年益寿。

何首乌赤、白各一斤　川牛膝半斤

将何首乌先用米泔水浸一日，以竹刀刮去粗皮，切作大片，用黑豆铺甑中一层，却铺何首乌一层，再铺豆一层，却铺牛膝一层，又豆一层，重重相间，面上铺豆盖之，蒸以豆熟为度，取起晒干，次日如前换豆再蒸，如此七次，去豆用。

破故纸半斤，洗净，用黑芝麻同炒无声为度，去芝麻　白茯苓半斤，用人乳浸透，晒干蒸熟　赤茯苓半斤，用黑牛乳浸透，晒干蒸熟　当归身半斤，酒洗　枸杞子半斤，去枯蒂者

上共为末，炼蜜丸，龙眼大。每日空心嚼二三丸，温酒、米汤、

盐汤俱可送下。制药勿犯铁器。案：此即七珍至宝丹少菟丝子一味。

北京乌须方二六九　两京各处乌须者，惟此方颇好，用之虽未至简妙，然不坏伤肉，制用得法者，可黑一月。

五倍子择川中之大者，打作碎粒，分粗细为二。先将粗者于锅内用文火炒成糊，次入细者同炒，初时大黑烟起，取出不住手炒，将冷，又上火炒，则黄烟起，叉取出炒，将冷，再上火炒，则青黄白烟间出，即可住火，先以真青布一大片浸湿，将倍子倾在布上，包成一团，用脚踏成饼，上用湿泥一担罨一夜，色如乌羽为妙，瓷器收贮听用　红铜花用细红铜丝炭火煅，醋中淬之，不拘遍数，以化尽为度，去醋取铜花晒干　皂矾　明矾各三分　没石子　食盐各二分　硼砂净，一分

上每次染时，旋配旋用，以制倍子二钱为则，加铜花四分，余皆一二分，和匀作一服，研细，以浓茶汁或烧酒用瓷盅调如稀糊，坐汤中煮之，看盅内绿气生面为佳。先用皂角汤洗须净，拭干，以抿柄涂上，用皮纸搭湿包之，或以青布囊囊之过夜，次早温水洗之。如不润，用胡桃油捻指润之。一连染二夜，其黑如漆亦妙。

擦牙乌须方二百七十　先期而擦者，永久不白。

青盐一斤　嫩槐枝叶五斤，切　黑铅四两　没石子尖者，七钱

上将黑铅、青盐入锅内，槐枝搅炒俱成灰炭取起，将没石子研细末和入，用瓷罐盛之，每日早晚以药擦牙，漱水吐掌上擦须鬓，久久自然润黑。

便易擦牙方二七一

用五倍子大者一百个，装食盐一斤，铺在锅内，大火烧过存性，为末。每日擦之，久则须髯皆黑。

丹溪疝气神方二七二　其病甚，至气上冲如有物筑塞心脏欲死，手足冷者，二三服除根。

陈皮　荔枝核为末，炒焦黄　硫黄火中溶化，即投水中去毒，研细。各等分

上为末，饭丸，桐子大。每服十四五丸，酒下，其疼立止。若疼甚不能支持，略加五六丸，再不可多也。

神仙六子丸二七三　男子三十岁后服此药，一岁二单，制服不息，永不白须发。四十以上，或见微白，及少年发黄不润者，服此百日，自

然漆黑，其效如神。

菟丝子制　金铃子　覆盆子　五味子　枸杞子　蛇床子炒，各一两　何首乌酒浸，蒸极熟，焙　牛膝酒浸蒸　熟地酒蒸，捣　地骨皮各三两　舶上茴香盐炒　川木瓜各二两

上十二味，为细末，用浸菟丝酒作糊为丸，梧子大。每服五七十丸，食前温酒或白汤送下。一方加人参、白术、白茯苓各一两，尤有神效。服此大忌三白。

疝气二七四　方重。

四制川楝子丸二七五　治疝气，一切下部之病，悉皆治之，凡肿痛缩小，虽多年亦可除根。

川楝子净肉，一斤，分四分。内一分用盐一两，茴香一合，同炒黄色，去盐、香不用。外三分，一分用巴豆四十九个，一分用斑蝥四十九个，一分用巴戟一两，仍各加麦面一合同炒黄色，俱去面、药不用　木香一两　破故纸一两，炒

上为末，酒糊丸，梧子大。每服五七十丸，盐汤送下，甚者日进二三服，或空心、或食前。

木香导气丸二七六　治男子小肠气肚疼，一切气积，下元虚冷，脾胃不和，并宜服之有效。

木香　丁香　乳香　香附　川楝子肉　大茴香　破故纸　胡芦巴炒　甘草炙　三棱各一两　杜仲炒，半两

上为细末，酒糊丸，梧子大。每服三五十丸，加至七八十丸，用温酒，或盐汤食前送下，日进二三服。

去铃丸二七七　治疝消铃。

用大茴香一升，以老生姜二斤，取自然汁浸茴香一宿，以姜汁渗尽为度，入好青盐二两同炒赤，取出焙干为末，用无灰酒浸蒸饼为丸，梧子大。空心、食前酒下二三十丸，或米饮亦可。此方实脾疏肝，所以治疝多效，非如常法之克伐，故为妙也。

房事后中寒腹痛方二七八

凡房事后中寒厥冷，呕恶腹痛者，用葱、姜捣烂冲热酒服之，睡少顷，出汗即愈。如腹痛甚者，以葱白头捣烂摊脐上，以艾灸之或熨之

亦可解，鼻尖有汗，其痛即止。

湿疝阴丸作痛二七九

蕲艾　紫苏叶烘干热　川椒炒热。各三两

上三味，拌匀，乘热用绢袋盛夹囊下，勿令走气，冷即易之。

熏熨脱肛方二百八十　治气痔脱肛。

枳壳面炒　防风去叉。各一两　枯矾二钱半

上㕮咀，用水三碗，煎至二碗，乘热熏之，仍以软帛蘸汤熨之，通手即淋洗。

熏洗脱肛法二八一

用赤皮葱、韭菜二味各带根者煎汤，入大枫子、防风末各数钱，乘热熏洗立收上。

一方：用五倍子煎汤洗，以赤石脂末掺上托入。或脱长者，以两床相并，中空尺许，以瓷瓶盛汤，令病人仰卧浸瓶中，逐日易之，收尽为度。又涩肠散方，在小儿五四。

参术芎归汤二八二　治泻痢产育气虚脱肛，脉濡而弦者。

人参　白术　川芎　当归　黄芪酒炒　山药炒　白芍药　白茯苓　升麻　炙甘草

上生姜水煎服。案：此方若治泄痢虚滑脱肛，仍加制附子、肉豆蔻方效。

凉血清肠散二八三　治大肠血热脱肛。

生地黄　当归　芍药各钱半　黄芩　黄连　防风　荆芥　升麻各一钱　香附　川芎　甘草各五分

水一盅半，煎服。

缩砂散二八四　治大肠伏热，脱肛红肿。

缩砂仁　黄连　木贼等分

上为细末。每服二钱，空心米饮调下。

诃子人参汤二八五　治证同前。

诃子煨，去核　人参　白茯苓　白术　炙甘草　莲肉　升麻　柴胡等分水一盅半，加生姜，煎服。

涩肠散二八六　治久痢大肠滑脱。

诃子　赤石脂　龙骨等分

上为末。以腊茶少许和药，掺肠头上，用绢帛揉入。又方用鳖头煅存性，入枯矾少许，如上揉入。

蟠龙散二八七　治阳证脱肛肿痛。

地龙晒干，一两　风化硝二两

上为末。每用一二钱，肛门湿则干掺，燥则清油调擦。先以见肿消、荆芥、生葱煮水候温洗，轻轻拭干，然后敷药。

伏龙肝散二八八　治阴证脱肛。

伏龙肝一两　鳖头骨五钱　百药煎二钱半

上为末。每用一二钱，浓煎紫苏汤候温洗过，以清麻油调药敷如前法。

独蒜通便方二八九　治小便不通。

独蒜一枚　栀子三、七枚　盐花少许

上捣烂摊纸上贴脐，良久即通。未通，涂阴囊上立通。

小便不通经验方二百九十

以朴硝为末。每服二钱，空心煎茴香汤下。

又方：用蚯蚓杵，以凉水滤过，浓服半碗立通。大解热疾不知人事欲死，服之甚效。

小水不通葱熨法二九一

用葱三斤，慢火炒香熟，以绢帕裹，更替熨脐下即通。或用盐炒热熨之，冷则再易，须臾即通。

鸡内金散二九二　治气虚溺尿。

用雄鸡膍胵并肠烧为末，温酒调服。

狐腋气五方二九三　治阴汗鸦臭，两腋下臭不可与人同行。

枯白矾　密陀僧　黄丹各二钱半　麝香五分

上于乳钵内研细。以醋于手心内调药擦腋下，经两时许，即以香白芷煎汤洗之，一日用一次。

又：治腋气神效方。

密陀僧四两　枯白矾二两　轻粉三钱

上为细末。频擦两腋，擦至半月见效，半年全愈。

又：腋气方。

用热蒸饼一枚，擘作两片，掺密陀僧细末一钱许，急挟在腋下，略睡少时，候冷弃之。如一腋有病，只用一半。叶元方平生苦此疾，来绍兴偶得此方，用一次遂绝根本。

又：腋气方。

单用枯矾为极细末，以绢袋盛之。常以扑于腋下，不过十度即愈。一方以唾调涂之。

又：腋气方。

先剃去腋毛令净，用白定粉水调擦敷患处，至六七日后，清晨看腋下有一黑点如针孔大者，以笔点定，即用小艾炷灸七壮，灸过或有浊气攻心作痛者，当用后药下之：

丁香　青木香　槟榔　檀香　麝香　大黄

上煎服，以下为度。

脚汗牡蛎散二九四　治脚汗，除秽气。

牡蛎煅　枯白矾　密陀僧　黄丹等分

上为细末。每用少许，干掺脚指缝中即收。

燥囊牡蛎散二九五　治阴囊湿痒，搔之则汁水流珠，用此极效。

牡蛎醋煅，一两　雄黄一钱　枯矾　硫黄　苦参　蛇床子各二钱

上为细末。先用苍术、椒、盐煎汤洗湿处，后用此药掺之。

熏洗阴囊法二九六　治一切阴囊湿痒。

陈茶一撮　苍术二钱　花椒　蛇床子　白矾各一钱　苍耳草量入　炒盐半两　朴硝三钱

上用水四碗，先将前五味煎汤，去柤，乃入后三味泡化，先熏后洗，三四次绝痒。

梅苏丸二九七

龙脑薄荷　粉草　冰糖各四两　乌梅肉三两　白檀香　紫苏叶各二两

上为极细末，以熟枣肉捣丸，芡实大。勿用铁器。

冰梅丸二九八

龙脑薄荷二两　白糖　柿霜各四两　乌梅肉　桔梗各五钱　儿茶三钱　甘草一钱　冰片一分

上为极细末，炼蜜丸，龙眼核大。

龙脑上清丸二九九

乌梅肉　脑荷各四两　白檀香　苏叶　儿茶　硼砂　沙糖各二两　冰糖　柿霜各八两　干葛　粉草各一两　冰片三分

上为极细末，蜜丸，樱桃大。

上清丸三百　佳方。

脑荷二两　雨茶　白硼砂七钱　乌梅肉　贝母　诃子各三钱　冰片三分

炼蜜丸。

辟邪丹三百一　方在痘疹一三一。辟一切秽寒邪气。

福建香茶饼三百二　能辟一切瘴气时疫，伤寒秽气，不时噙口中，邪气不入。

沉香　白檀各一两　儿茶二两　粉草五钱　麝香五分　冰片三分

上为极细末，糯米调饮汤为丸，黍米大。噙化。

香发木樨油三百三

采桂花半开者，去茎蒂令净，每花二升，用真麻油一斤，轻手拌匀，纳瓷瓶中，用油纸紧封器口，坐釜中汤煮一饷，持起顿燥处，十日后掀出，用麻布滤绞清油，封闭紧密收之，愈久愈香。或用菜子油亦可。

玉容散三百四　治面生黑䵟雀斑。

甘松　三奈　茅香各半两　白芷　白及　白蔹　白僵蚕　白附子　天花粉　绿豆粉各一两　防风　零陵香　藁本各二钱　肥皂二钱，去皮弦

上为细末。每早、晚蘸末洗面。

硫黄膏三百五　治面部生疮，或鼻赤风刺粉刺。

硫黄　白芷　天花粉　水粉各五分　全蝎一枚　蝉蜕五个　芫青七个，去头足

上为细末，用麻油、黄蜡约多寡，如合面油，熬匀离火，方入前末药和匀。每于临卧时洗面净，以少许涂面，勿近眼，数日间肿处自平，赤鼻亦消。如退风刺，一夕见效。

长集

卷之六十一　妇人规古方

妇　人

安胎饮一　治妊娠五七个月，用数服可保全产。

人参　白术　当归　熟地　川芎　白芍药　陈皮　甘草炙　紫苏　炙黄芩各一钱

上用姜水煎服。一方有砂仁。

安胎散二　治妊娠卒然腰痛下血。

熟地　艾叶　白芍炒　川芎　黄芪炒　阿胶炒　当归　甘草炙　地榆各一钱

上加姜、枣，水煎服。

泰山磐石散三　治妇人血气两虚，或肥而不实，或瘦而血热，或脾肝素虚，倦怠少食，屡有堕胎之患。此方平和，兼养脾胃气血。觉有热者，倍黄芩，少用砂仁；觉胃弱者，多用砂仁，少加黄芩。更宜戒欲事恼怒，远酒醋辛热之物，可永保无堕。徐东皋曰：妇人凡怀胎二三个月，惯要堕落，名曰小产。此由体弱气血两虚，脏腑火多，血分受热，以致然也。医家又谓安胎，多用艾、附、砂仁热补，尤增祸患而速其堕矣。殊不知血气清和，无火煎烁，则胎自安而固。气虚则提不住，血热则溢妄行，欲其不堕，得乎？香附虽云快气开郁，多用则损正气；砂仁快脾气，多用亦耗真气，况香燥之性，气血两伤，求以安胎，适又损胎而反堕也。今惟泰山盘石散、千金保孕丸二方，能夺化工之妙，百发百效，万无一失，甫故表而出之，以为好生君子共知也。

人参　黄芪　当归　川续断　黄芩各一钱　川芎　白芍药　熟地各八分　白术二钱　炙甘草　砂仁各五分　糯米一撮

水一盅半，煎七分，食远服。但觉有孕，三五日常用一服，四月之后方无虑也。

地黄当归汤四　一名内补丸。治妊娠冲任脉虚，补血安胎。

熟地二两　当归一两

上每服五钱，水煎服。为丸法：以当归炒为末，熟地蒸捣膏和丸，桐子大，每服百余丸，温酒或滚汤

下。许学士曰：大率妊娠惟在抑阳助阴，然胎前药最恶阴阳杂乱，致生他病，惟枳壳汤所以抑阳，四物汤所以助阴耳。然枳壳汤其味多寒，若单服恐致胎寒腹痛，更以内补丸佐之，则阳不致强，阴不致弱，阴阳调和，有益胎嗣，此前人未尝论及也。

《良方》当归汤五　治胎动烦躁，或生理不顺，唇口青黑，手足厥冷。

当归　人参各二三钱　阿胶炒　甘草炒，各一钱　连根葱白一握

上水四碗，煎四味至半，去滓，下葱再煎一碗，分二服。

《良方》阿胶散六　或顿仆，或因毒药胎动不安，或胁痛腹痛，上抢短气。

阿胶　艾叶　当归　熟地　川芎　白芍　黄芪　炙甘草等分

上每服四钱，姜、枣、水煎。

《良方》胶艾汤七　治妊娠顿仆，胎动不安，腰腹疼痛，或胎上抢，或去血腹痛。又《金匮》胶艾汤在后九三。

阿胶炒，一两　艾叶数茎

上二味，以水五升，煮取二升，分三服。

七味阿胶散八　治胎动腹痛。

阿胶炒　白茯苓　白术炒　川芎　当归　陈皮各一钱　甘草炒，三分

上姜、枣，水煎服。

《良方》黄芪汤九　治气虚胎动，腹痛下水。

糯米一合　黄芪炒　川芎各一两

上水煎，分三服。

《良方》钩藤汤十　治妊娠胎动腹痛，面青冷汗，气欲绝。

钩藤钩　当归　茯神　桑寄生　人参各一钱　苦梗一钱半

上水煎服。如有烦热，加石膏。

《良方》白术散十一　治妊娠伤寒内热等症。

白术　黄芩炒。各二钱

上用姜、枣、水煎服。若阴证者不可用。

《良方》三味白术汤十二　治妊娠内热心痛。

白术四钱　赤芍药三钱　黄芩炒，二钱

上水煎服。忌桃、李、雀肉。

《良方》四味白术汤十三　治妊娠胃虚，恶阻吐水，甚至十余日浆粥不入。

白术炒，一钱　人参五分　甘草炒　丁香各二分

上姜、水煎服。

全生白术散十四　治妊娠面目虚浮，四肢肿如水气，名曰胎肿。

白术一两　生姜皮　大腹皮　陈皮　白茯苓各半两

上为末，每服二钱，米饮下。如未应，佐以人参、甘草。

探胎饮十五　妇人经水不来三月，疑似，用此验之。

川芎不拘多少，为末，不见火

空心煎艾汤调下方寸匕，觉腹中动则有胎也。脐之下动者，乃血瘕也；不动者，血凝也，病也。

当归芍药汤十六　治妊娠心腹急痛，或去血过多而眩运。

当归　白芍药炒　白术炒　茯苓　泽泻各一钱　川芎二钱

上水煎服。

益母地黄汤十七　治妊娠跌坠，腹痛下血。

生地　益母草各二钱　当归　黄芪炒，各一钱

上姜、水煎服。

《良方》独圣散十八　治妊娠有所伤触，激动胎元，腹痛下血极效。

砂仁不拘多少，带皮同炒，勿令焦黑，取仁为末

上用热酒调服四五分，或一钱。此物有安胎导滞易产之功，实妊妇之要药也。

《良方》安胎寄生汤十九　治妊娠下血，或胎不安，或腰腹作痛。

桑寄生　白术　茯苓各五分　甘草一钱

上水煎服。

二黄散二十　治胎漏下血，或内热晡热，或头痛头晕，或烦躁作渴，或胁肋胀痛等症。

生地　熟地。

上为末。每服三钱，煎白术枳壳汤下。

四圣散二一　治漏胎下血。

条芩　白术　砂仁　阿胶各等分

上为细末。每服二钱，艾汤调下。一方有芍药无阿胶。案：此方若改为汤，砂仁用当减半。

《良方》续断汤二二　治妊娠下血尿血。

当归　生地黄各一两　续断　赤芍药各半两

上为末。每服二钱，空心用葱白煎汤调下。

枳壳汤二三　治胎漏下血，或因事下血。亦进食和中，并治恶阻。

枳壳炒　黄芩炙。各半两　白术炒，一两

上为末。每服一钱，白汤调下。前四证若因脾胃虚弱，宜用补中益气汤加五味。若因脾胃虚陷，宜用前汤倍加升麻、柴胡。若因晡热内热，宜用逍遥散。

滑胎枳壳散二四　此方能令胎瘦产易。湖阳公主每产累日不下，南山道人进此方。

粉草炒，一两　商州枳壳麸炒，二两

上为末。每服二钱，空心沸汤调，日三服。凡孕六七月宜服之。温隐居方加当归、广木香各等分。

或加香附一两亦可。

枳壳散二五　方在寒阵百一。

治妇人血热气滞，经候不调。

《千金》鲤鱼汤二六　治妊娠腹胀，胎中有水气，遍身浮肿，小便不利，或胎死腹中皆效。

当归　芍药各一钱　白术一钱　茯苓一钱半　橘红五分　鲤鱼一尾，不拘大小

上作一服，将鲤鱼去鳞脏，白水煮熟，去鱼，用汁盅半入药，加

生姜五片，煎一盅，空心服，当见胎

水下。如水未尽，胎死腹中，胀闷未除，再制一服，水尽胀消乃已。

竹叶汤二七 治妊娠心惊胆怯，烦闷不安，名曰子烦。一方有当归、防风、栀子仁。

白茯苓 麦门冬 黄芩各三两

上每服四钱，竹叶五片，水煎服。若因血虚烦热，宜兼用四物；若因中气虚弱，宜兼用四君。

紫苏饮二八 治妊娠失调，胎气不安，上逆作痛，名曰子悬，或临产气结不下等症。

大腹皮 川芎 白芍药 陈皮 苏叶 当归各一两 人参 甘草各半两

上每服一两，姜、葱、水煎服。一方有香附，无人参。若肝脾气血虚而有火不安，宜兼逍遥散；若脾

气虚弱而不安，宜用四君、芎、归。

安荣散二九 治妊娠小便涩少，遂成淋沥，名曰子淋，甚妙。

麦门冬 通草 滑石 当归 灯心 甘草 人参 细辛等分

上水煎服。一方人参、细辛加倍，为末，每服二钱，麦冬汤调服。若因肺经郁热，宜用黄芩清肺饮；

若因膏粱厚味，宜用清胃散；若因肝经湿热，宜用加味逍遥散。

天仙藤散三十 治妊娠三月之后，足指发肿，渐至腿膝，饮食不甘，状似水气，或脚指间出黄水，名曰子气。

天仙藤洗，略炒 香附炒 陈皮 甘草 乌药等分

上每服三五钱，加生姜、木瓜各三片，紫苏三叶，水煎，食前，日进三服。若因脾胃虚弱，宜兼六君子；中气下陷，须用补中益气汤。

羚羊角散三一 治妊娠虚风，颈项强直，筋脉挛急，语言蹇涩，痰涎不利，不省人事，名曰子痫。

羚羊角镑 川独活 枣仁 五加皮 薏苡仁炒 防风 当归 川芎 茯神 杏仁去皮尖。各五分 炙甘草 木香各一分

上加姜五片，水煎服。若因肝经风热，或怒火所致，须用加味逍遥散。

人参橘皮汤三二　治妊娠脾胃虚弱，气滞恶阻，呕吐痰水，饮食少进，益胃和中。一名参橘散。

人参　陈皮　麦门冬　白术各一钱　厚朴制　白茯苓各五分　炙甘草三分

上加淡竹茹一块，姜、水煎，温服。若因中脘停痰，宜用二陈、枳壳；若因饮食停滞，宜用六君加枳壳；若因脾胃虚，宜用异功散。

竹茹汤三三　治孕妇呕吐不止，恶心少食，服此止呕清痰。

竹茹弹子大一丸　陈皮　半夏　茯苓各钱半　生姜二钱

水盅半，粳米一撮，煎七分，温服。忌羊肉、鸡、鱼、面食。

《良方》半夏茯苓汤三四　治妊娠脾胃虚弱，饮食不化，呕吐不止。

半夏泡，炒黄　陈皮　砂仁炒，各一钱　白茯苓二钱　甘草炒，五分

上用姜、枣、乌梅、水煎服。——二剂后，用茯苓丸，在三九。

乌附汤三五　治孕妇恶心阻食，养胃，调和元气。

乌药　香附制　白术土炒　陈皮各一钱　人参　炙甘草各八分

水盅半，姜三片，煎七分服。吐甚者，加丁香、砂仁各七粒。

《千金》保孕丸三六　治妊妇腰背痛，善于小产，服此可免堕胎之患。此即《良方》杜仲丸，但彼等分用。

杜仲四两，同糯米炒去丝　川续断二两，酒洗

上为末，山药糊丸，桐子大，每服八九十丸，空心米饮下。忌酒、醋、恼怒。

一母丸三七　一名知母丸。治妊娠血热顿仆，胎动不安，或欲堕产。

知母炒，为末

上捣枣肉为丸，弹子大。每服一丸，人参汤嚼送。或丸桐子大，每服三四十丸，白汤下，或嚼咽之。

束胎丸三八　怀胎七八个月，恐胎气展大难产，用此扶母气，束儿胎，易产。然必胎气强盛者乃可服。

条黄芩酒炒，勿太熟。冬月一两，夏月半两　白术三两　陈皮二两　白茯苓

七钱半

上为末，粥糊丸，桐子大。每服五十丸，白汤下。

茯苓丸三九　治妊娠烦闷头晕，闻食吐逆，或胸腹痞闷。

赤茯苓　人参　桂心　干姜炮　半夏泡洗，炒黄　橘红各一两　白术炒　甘草炒　枳壳麸炒。各二两

上为末，蜜丸，桐子大。每服五十丸，米饮下，日三服。或原方仍有葛根二两，似非所宜也，用者当酌之。

达生散四十　妊娠临月服十余剂则易产，或加砂仁、枳壳。如兼别证，以意增减。《诗》云：诞弥厥月，先生如达。注曰：先生，首生也。达，小羊也。羊子易生，故以此名之。

人参　白术　当归　白芍　陈皮　紫苏各一钱　炙甘草二钱　大腹皮酒洗，晒干，三钱

水一盅半，煎服。一方无当归、白芍、白术。

佛手散四一　一名芎归汤。亦名当归汤。治产后去血过多，烦晕不省，并一切胎气不安，亦下死胎。

川芎二钱　当归三五钱

上㕮咀，每用半两，水煎服。若腹疼加桂；若腹痛自汗，头眩少气，加羊肉；若不应，用八珍汤；若用

下胎，当为末，以酒调服。

钱氏生化汤四二　此钱氏世传治妇人者。

当归五钱　川芎二钱　甘草炙，五分　焦姜三分　桃仁十粒，去皮尖、双仁　熟地三钱

上㕮咀，水二盅，枣二枚，煎八分，温服。一方无熟地。

附加减法：凡胎衣不下，或血冷气闭，血枯气弱等症，连服生化汤二三剂即下，或用此送益母丸一丸即下。盖益母草行血养血，性善走而不伤人者也；

——妇人无论胎前产后，皆宜此药；

——凡血晕虚晕，加荆芥穗六七分；

——凡产妇气虚气脱，倦怠无力，加人参、黄芪；

——凡阳虚厥逆，加附子、肉桂；

——脉虚烦渴，加麦冬、五味；

——气壅有痰，加陈皮、竹沥；

——血虚血燥便结，加麻仁、杏仁、苁蓉；

——多汗不眠，加茯神、枣仁、黄芪；上体多汗，加麻黄根；下体多汗，加汉防己；

——烦热，加丹皮、地骨皮；

——口噤如风，反张瘛疭者，加荆芥、防风各三四分；

——恶露未尽，身发寒热，头痛胁胀，其小腹必然胀痛，加红花、丹皮、肉桂各三四分，玄胡一钱；

——内伤饮食，加山楂、陈皮、砂仁，或神曲、麦芽；

——外伤寒湿，或加苍术、白术；

——血积食积，胃有燥粪，脐腹胀痛，加大黄二钱；

——产后下血不止，或如屋漏水沉黑不红，或断或来，或如水，或有块，淋沥不休，此气血大虚之候，不可误用寒凉。其脉浮，脱者，可加附子辈诸阳分药，否则无救矣。佛手散单用当归三钱，川芎二钱，此即其变方也。

产难，凡水下胎干，胎滞不生，用此最效。

滑石飞过，一两　白蜜　香油各半盏

上将油、蜜慢火熬熟三四沸，掠去沫，调滑石末顿服，外以油调于产妇脐腹，上下摩之，立效。

难产方五三

令产妇以自己发梢含于口中，恶心即下，亦治胎衣不下。

会稽《钱氏世传》曰：尝论产证，本属血虚，阴亡阳孤，气亦俱病。如大补则气血陡生，倘失调则诸邪易袭。四物避芍药之寒，四物得姜、桃之妙，气毋耗散，法兼补虚，食必扶脾，勿专消导。热不可用芩、连，恐致宿秽凝滞；寒不宜用桂、附，反招新血流崩。三阳见表证之多，似可汗也，用麻黄则重竭其阳；三阴见里证之剧，似可下也，用承气则大涸其血。耳聋胁病，乃肾虚恶露之停，休用柴胡；谵语汗多，乃元弱似邪之证，毋同胃实。厥由阳气之衰，难分寒热，非大补不能回阳；痓因阴血之亏，岂论刚柔，非滋营胡以润络？潮热似疟，以疟治则迁延；神乱如邪，以邪论则立困。总属大虚，须从峻补。去血多而大便燥，苁蓉加于生化，非润肠和气之能通；患汗出而小便难，六君倍用参、芪，必生津助液之可利。加参生化频服，救产后之危；活命长生调摄，须产前加意。

当归川芎汤四三　治小产后瘀血，心腹疼痛，或发热恶寒。

当归　熟地黄　白芍药炒　玄胡索炒　川芎　桃仁　红花　香附　青皮炒　泽兰　牡丹皮

上水煎，入童便、酒各小半。若以手案腹愈痛，此是瘀血为患，宜用此药，或失笑散消之。若案之反不痛，此是血虚，宜用四物、参、苓、白术。若痛而作呕，此是胃虚，宜用六君子。若或作泻，此是脾虚，宜用六君子送二神丸。

加味芎归汤四四　治分娩交骨不开，或五七日不下垂死者。

生男女妇人发一握，烧存性　自死龟壳一个，或占过者亦可，酥炙　川芎　当归各一两

上㕮咀。每用一两，水煎服，良久，不问生死胎，自下。

当归黄芪汤四五　方在补阵。

治妊娠下痢腹痛。

芎归补中汤四六　治气血虚半产。

川芎　当归　黄芪炙　白术炒　人参　芍药炒　杜仲炒　艾叶　阿胶炒　五味子杵，炒。各一钱　甘草炙，五分

上每服五钱，水煎服。若脾气虚弱，须用补中益气汤；若气虚有火，宜用安胎饮。

保生无忧散四七　临产服之，补其血，顺其气，或胞胎肥厚，根蒂坚牢者，皆可使之易产。又治小产瘀血腹痛。

当归　川芎　白芍　乳香　枳壳　南木香　血余

上等分，每服二三钱，水煎，日二服。若胞衣既破，其血已涸，或元气困惫，急用八珍汤斤许，水数碗，煎熟时饮救之，饮尽再制，亦

有得生。

人参黄芪汤四八　治小产气虚，血下不止。

人参　黄芪炒　当归　白术炒　白芍炒　艾叶各一钱　阿胶炒，二钱

上作一剂，水煎服。

《良方》牛膝散四九　治胎衣不下，腹中胀痛，急服此药腐化而下，缓则不救。

牛膝　川芎　朴硝　蒲黄各三两　当归一两半　桂心半两

上每服五钱，姜三片，加生地黄一钱，水煎服。

《局方》黑神散五十　一名乌金散。《灵苑方》名肉桂散。治产后恶露不尽，胎衣不下，血气攻心，腹痛不止，及治脾肾阴虚，血不守舍，吐衄等症。

黑豆二两，炒　当归去芦，酒洗　熟地　蒲黄　白芍　甘草炙　干姜炮　肉桂各一两

上为末。每服二钱，童便、酒各半调服。《良方》黑神散有炮附子半两，无蒲黄。

《简易》黑神散五一　方在和阵。

治一切失血。

《经验》滑石散五二　治

《良方》桂心散五四　治妊娠因病胎不能安者，可下之。

桂心　栝蒌　牛膝　瞿麦各五分，或一钱　当归一钱或二三钱

上水煎。

桂香散五五　治胎死腹中不下。

桂心三钱　麝香五分

上为末。作一服，酒调下。

下胎小品方五六

用麦蘖一升，擂碎，水二升，煮一升，服之即下，神效。案：麦蘖能损气破血如此，故凡脾胃虚弱，

及饮食不化者，不宜用明矣。又方用牛膝一两，酒一盅，煎七分，作二服即下。

《广济》下胎方五七　并下死胎俱效。

天花粉四两　肉桂　牛膝　豆豉各三两

上㕮咀。用水七碗，煎二碗半，分三服，每服后一时许又进一服。

扶羸小品方五八　虚弱人欲下胎宜用此。

人参　粉草　川芎　肉桂　干姜　桃仁　黄芩　蟹爪

上等分，每服一两，水二盅，煎八分，空心服，未动再服。

下死胎五九　凡胎死腹中，其舌多见青黑，口中甚秽而呕，腹中不动，只觉阴冷重坠者是。

用平胃散一两，以黄酒、河水各一盅，煎至一盅，入朴硝三五钱，再煎三五沸。温服，其死胎即

化水而出，万不失一。

又方：单用朴硝末三钱，以热酒和热童便调服立出，或用佛手散以酒调服亦妙。

《千金》去胎方六十

大麦曲五升

渍酒一斗，煮二三沸，去滓，分五服，隔宿勿食，旦再服，其胎如糜，母无所苦，千金不传。

《良方》硫黄散六一　治产后阳气虚寒，玉门不闭。

硫黄　乌贼骨各半两　五味子五钱

上为末，掺患处，日三易。

硫黄汤六二　治产后玉门不敛，阴户突出。

硫黄三钱　菟丝子　吴茱萸各二钱　蛇床子一钱半

上研匀，用水二盅，煎汤频洗自收。

《良方》益母丸六三　一名返魂丹。治妇人赤白带，恶露时下不止，及治妇人胎前产后经中诸般奇痛，无所不疗。《本草》云：此草胎前无滞，产后无虚，故名益母。

益母草一味　一名充蔚子，一名野天麻。方梗，对节生叶，叶类火麻，四五月间开紫花是，白花者非。

上于五月采取晒干，连根茎叶，勿犯铁器，磨为细末，炼蜜丸，

如弹子大。每服一丸，用热酒和童便化下，或随证用汤引送下。

一方：以此为末，每服二钱，或酒或童便，或随证用引服之。

一方：凡产时仓卒未合，只用生益母草捣汁，入蜜少许服之，其效甚大。

——益母膏方：依前采取捣烂，以布滤取浓汁，用砂锅文武火熬成膏，如黑砂糖色为度，入瓷罐收贮。每服二三匙，酒、便调下，或于治血汤药中加一匙服之，尤妙。

《良方》夺命丹六四　治瘀血入胞，胀满难下，急服此药，血即消，衣自下。案：此方颇有回生丹之功用，下死胎必效，须用当归方。

附子炮，半两　干漆碎之，炒烟尽　牡丹皮各一两

上为细末，另用大黄末一两，以好醋一升同熬成膏，和前药丸，桐子大。温酒吞五七丸。一方有当归一两。

回生丹六五　治妇人产后诸疾，污秽未净，及一切实邪疼痛，死胎瘀血冲逆等症。

大黄膏法：用苏木三两，河水五碗，煎至三碗，去柤听用　红花三两，炒黄色，用好酒一大壶，煮十余滚，去柤听用　黑豆三升，煮熟存汁三碗，去豆去皮，晒干为末，俱听用　大黄一斤，为末，用好醋入碗熬成膏，次下红花酒、苏木汤、黑豆汁搅匀，又熬成膏，盆内收盛候用。将锅焦焙干为末，同豆皮末俱入之

人参　白术　青皮　木瓜各三钱　当归　川芎　元胡　苍术　香附童便炒　蒲黄　赤茯苓　桃仁泥　熟地各一两　牛膝　三棱　山茱萸　五灵脂　地榆　甘草　羌活　陈皮　白芍各五钱　良姜四钱　乌药二两半　木香　乳香　没药各一钱

上为末，用前大黄膏为丸，弹子大，金箔为衣。不拘时，随证择用汤引送下一丸。

断产灸法六六　一传方欲绝产者，灸脐下二寸三分阴动脉中三壮。此当自脐中至骨际折作五寸约之。

《千金》断产方六七

四物汤一剂　芸台子一撮，即油菜子　红花

水盅半，煎八分，经后空心服则不受胎。

断产小品方六八　断产堕胎有验。

故蚕蜕纸方一尺

上烧为末，空心酒调服，终身不受孕。

丹溪断子法六九

用白面曲一升，无灰酒五升作糊，煮至三升半，滤去滓，分作三服，候经至前一日晚五更及天明各吃一服，经即不行，终身无子矣。

仲景羊肉汤七十　治产妇腹中疞痛寒痛，血气不足，虚弱甚者，及寒月生产，寒气入于子门，手不可犯，脐下胀满，此产后之寒证也。并治寒疝腹中痛，及胁痛里急者。

精羯羊肉一斤　当归三两　生姜五两

上用水八升，煮取三升，加葱、椒、盐，温服七合，日三服。若寒多者，加生姜成一斤；痛多而呕者，加橘皮二两，白术一两。

《良方》羊肉汤七一　治产妇脾虚，寒邪内乘，以致腹痛，或头眩，脐胁急痛。

精羊肉四两　当归　川芎各半两　生姜一两

上以水十盏，煎至四盏，分四次空心服。

《良方》黄雌鸡汤七二　治产后虚羸腹痛。

当归　白术炒　熟地黄　黄芪炒　桂心各半两　小黄雌鸡一只，去头足肠翅，细切

上先用水七碗，煮鸡至三碗，每用汁一碗，药四钱煎。日三服。

母鸡汤七三　治产后褥劳，虚汗不止。

人参　黄芪　白术　白茯苓　麻黄根　牡蛎煅，各三钱

上用母鸡一只，去毛杂净，水六七碗，同药煮至三碗，任意服之。

猪腰汤七四　治产后褥劳，寒热如疟，自汗无力，咳嗽头痛腹痛俱效。

猪腰一对　当归　白芍药酒炒，各一两

上以药二味，用水三碗，煎至二碗，去滓，将猪腰切如骰子块，同晚米一合，香豉一钱，加葱、椒、盐煮稀粥。空心日服一次，神效。或加人参更妙。

四神散七五　治产后血虚，或瘀血腹痛。

当归二钱　川芎　芍药炒。各一钱　炮姜五分

上水煎服。

大岩蜜汤七六　治产后阳气虚寒，心腹作痛，不食呕吐，四肢厥逆。

生地　当归　芍药炒　干姜　吴茱萸　桂心　独活　甘草炒　小草各一两　细辛半两

上每服半两，水煎服。

《良方》人参汤七七　治产后诸虚不足，发热盗汗，内热晡热等症。此即参归汤，亦名团参散。

人参　当归等分

上为末，先以猪腰子一枚切片，糯米半合，葱白二茎，入水二盅，煎汁八分，再入药三钱煎服。

白茯苓散七八　治产后褥劳，头目肢体疼痛，寒热如疟。

白茯苓一两　人参　当归　黄芪　川芎　白芍药炒　熟地　桂心各半两　猪腰一对

上以水三盏，入猪腰并姜、枣各三事，煎二盏，去柤，入前药半两，煎一盏服。

《良方》七珍散七九　治产后不语。

人参　石菖蒲　生地　川芎各一两　细辛七钱　防风　朱砂另研。各半两

上为末。每服一钱，薄荷汤调服。

《良方》趁痛散八十　治产后骨节疼痛，发热头重，四肢不举。

牛膝酒炒　甘草炒　薤白各一两　当归　白术炒　黄芪炒　桂心　独活加姜。各半两

上每服半两，水煎。

补脬饮八一　治产后伤动脬破，不能小便而淋沥。

生黄丝绢一尺，剪碎　白牡丹皮根　白及各一钱，俱为末

用水一碗，同煮至绢烂如饧。空心顿服。服时不得作声，作声则

不效。

《良方》止汗散八二

牡蛎煅粉，半两　小麦麸八两，炒黄为细末

上每服三五钱，用猪肉汁调服。

《良方》麻黄根汤八三　治产后虚汗不止，身热发渴，惊悸不安。

麻黄根　人参　黄芪炒　当归　牡蛎煅粉　甘草炒，等分

上每服四五钱，水煎服。

二味参苏饮八四　治产后瘀血入肺，咳嗽喘急。

人参一两　苏木二两

上作一剂，水煎服。若既愈，当用六君子以补脾胃。若口鼻黑气起，宜急用此药加附子五钱，亦有得生者。

《良方》黄龙汤八五　治妊妇寒热头疼，嘿嘿不食，胁痛呕痰，及产后经后外感风寒，热入胞宫，寒热如疟等症。

案：此即小柴胡汤之去半夏也。

柴胡二钱　黄芩炒　人参　甘草各一钱

上用水煎服。

陈氏二母散八六　治产后热血上攻，留于肺经，咳嗽喘促。

知母　贝母　人参　桃仁　杏仁俱去皮尖　白茯苓

上等分，每服五钱，姜、水煎服。

猪蹄汤八七　治气血不足，乳汁不下。

用八物汤加黄芪、漏芦、陈皮、木通，先以猪蹄煮汁二碗，煎药服之。或加天花粉。

又方：用猪蹄一副，通草二两，川芎一两，甘草一钱，穿山甲十四片，炒。将猪蹄洗切，入水六碗，同药煎煮约至三碗，加葱、姜、盐料，取汁饮之。忌冷物。要吃羹汤助其气血，乳汁自下。夏月不可失盖，时用葱汤洗乳为佳。

《良方》涌泉散八八　下乳。忌食姜、椒辛辣饮食。

王不留行　瞿麦　麦门冬　龙骨各二钱

上用猪蹄汁一碗，酒一杯，煎服。以木梳于乳上梳下。

玉露散八九　治产后乳脉不行，身体壮热，头目昏痛，大便涩滞。

人参　白茯苓　当归　炙甘草各五分　桔梗　川芎　白芷各一钱　芍药七分

上水煎。食后服。如热甚大便秘结，加大黄三五分炒用。

《良方》漏芦汤九十　治妇人肥盛，脉气壅结，乳少。

漏芦二两　蛇蜕一条　土瓜根

上共为末，酒调下二钱。

栝蒌散九一　治吹乳肿痛。

栝蒌一个　乳香二钱

上用酒煎服。外用南星为末，以温汤调涂。

滑氏补肝散九二　治肝肾二经气血亏损，胁胀作痛，或胁胀头晕，寒热发热，或遍身作痛，经候不调。

熟地　白术炒。各一两　枣仁炒　独活各四两　当归　川芎　黄芪炒　山药　五味子炒，杵　山茱萸肉　木瓜各半两

上㕮咀。每服五钱，枣、水煎服。

《金匮》胶艾汤九三　治劳伤血气，冲任虚损，月水过多，淋沥不止。

阿胶炒　川芎　炙甘草各一两　艾叶　当归各两半　白芍　熟地各二两

上㕮咀。每服五钱，水煎服。一方加地榆、黄芪，即名安胎散。

《集验》加味八珍汤九四　治妇人思虑过伤，饮食日减，气血两虚，月经不调，夜梦交感，或出盗汗，寝成劳损。

人参　白术　茯苓　当归　生地各一钱　炙甘草　川芎　芍药　软柴胡　黄芪各五分　香附制　丹皮各八分

水盅半，大枣一枚，煎七分，食前服。

《集验》调卫养荣汤九五　治妇人室女一切月经不调，或先或后，或绝闭不通，憎寒壮热，口苦无味，咳嗽躁烦头眩，渐成劳证者。

当归　生地　麦冬　沙参　陈皮　白术各一钱　牡丹皮　地骨皮各八分　柴胡梢　桔梗各五分　谷芽一钱　甘草四分

上加莲子、姜、枣，水煎服。痰中见血，加侧柏叶；烦躁口干，

加炒山栀，倍麦门冬；胁下胀疼，加青皮、川芎；胸膈满闷，加黄连姜炒，枳实，去麦冬、地骨皮；夜出盗汗，加黄连、黄芪，去柴胡、桔梗；大便秘结，加桃仁，倍当归；咳嗽不已，加栝蒌仁、阿胶；小水不利，加木通、茯苓。

《良方》当归散九六　治经水妄行不止，及产后气血虚弱，恶露内停，憎寒发热，宜服此去之。

当归酒洗　川芎　白芍炒　白术炒　黄芩炒，各半两　山茱萸肉一两半

上为末。每服二钱，酒调。日三服。一方无山茱萸。气虚者，去芩，加桂心一两。

《良方》丹参散九七　《良方》云：丹参一味，其治颇类四物汤，能破宿血，补新血，安生胎，落死胎，止崩中带下，调经，下产后恶血，兼治冷热劳，腰脊痛，骨节烦疼。

丹参酒洗去土，晾干，切

上为细末。每服二钱，温酒调下。经脉不调，食前服。冷热劳，不拘时服。

玄胡当归散九八　亦名延胡索散。治血积小腹疼痛，或因气逆月经不行，肚腹作痛。

当归　赤芍药　刘寄奴　没药　枳壳麸炒　玄胡索炒

上为末。每服一钱，热酒调下。

牛膝散九九　治月水不利，脐腹作痛，或小腹引腰，气攻胸膈。

当归酒浸　牛膝酒炒　赤芍药　桂心　桃仁去皮尖　玄胡索炒　牡丹皮各一两　木香三钱

上为末。每服一钱，温酒调下。或每服五七钱，水煎服。

《良方》交加散百　治经脉不调，腹中撮痛，或结聚癥瘕，产后中风。又交加散，方在和阵。

生地一斤，取汁　生姜十二两，取汁

上以地黄汁炒姜柤，姜汁炒地黄柤，干为末。每服三钱，温酒调服。加芍药、玄胡、当归、蒲黄、桂

心各一两，没药、红花各五钱，尤效。

姜黄散百一　治瘀血凝滞，肚腹刺痛，或腹胀发热等症。

姜黄　当归酒拌，各二钱　蓬术醋炒　红花　桂心　川芎　玄胡索炒　丹皮各五分

上水、酒各半煎服。

琥珀散百二　治心膈迷闷，肚腹撮痛，月信不通等疾。

乌药二两　当归酒洗　蓬术醋制。各一两

上为末。每服二钱，温酒调服。

温经汤百三　治寒气客于血室，以至血气凝滞，脐腹作痛，其脉沉紧。

人参　牛膝酒炒　甘草炒。各一钱　当归　川芎　芍药　牡丹皮　蓬术醋炒　桂心各五分

上水煎服。

《经验》失笑散百四　治妇人心痛气刺不可忍，及产后儿枕蓄血，恶血上攻疼痛，并治小肠气痛。

五灵脂净者　蒲黄等分，俱炒

上为末。每服二三钱，用酒煎，热服。

一方：用好醋一杓熬成膏，再入水一盅，煎至七分，热服。

一方：用醋糊和丸，龙眼大，每服一丸，以童便和水各半盅，煎七分，温服。案：此方若用以止痛，蒲黄宜减半；若用止血，则宜等分，或灵脂减半亦可。

泽兰汤百五　治劳怯经闭。

泽兰叶二钱　当归　芍药炒。各一钱　甘草炙，五分

用水煎服。

当归没药丸百六　治血瘀作痛，及血风筋挛骨痹，手足麻木疼痛。

当归　五灵脂炒。各一两　没药五钱

上为末，醋糊丸，桐子大。每服三十丸，姜汤下。

醋附丸百七　治元脏虚冷，月候不调，腹中急痛，赤白带下，浑身寒热，胎气壅滞不固。

香附米半斤，醋煮，焙干为末

上以醋糊为丸，桐子大。每服三四十丸，米饮下。

柏子仁丸百八　治血虚有火，月经耗损，渐至不通，日渐羸瘦而生潮热，慎勿以毒药通之，宜柏子仁丸，或前泽兰汤主之。

柏子仁炒研　牛膝酒拌　卷柏各半两　泽兰叶　续断各二两　熟地黄三两，酒拌蒸烂，杵膏

上为末，入地黄膏加炼蜜丸，桐子大。每服百余丸，空心米饮下。

乌贼鱼骨丸百九　此即《内经》治血枯方。

乌贼鱼骨去甲，四两　芦茹一两，即茜根

上为末，以雀卵捣丸，小豆大。每服五丸，或十丸，鲍鱼煎汤下，以饭压之。鲍鱼即今之淡干鱼也。

增损四物汤百十　治脾虚不摄，血去不止。

人参　当归　芍药炒　川芎　干姜炒。各一两　甘草炙，四钱

上每服四钱，水煎服。

《奇效》四物汤百十一　治肝经虚热，血沸腾而崩，久不止。

当归酒拌　熟地　白芍　川芎　阿胶炒　艾叶炒　黄芩各半两

上每服四钱，水煎。

《良方》加减四物汤百十二　治妇人血积。

当归　川芎　芍药　熟地　蓬术　三棱　肉桂　干漆炒烟尽，等分

上㕮咀。每服五七钱，水盅半，煎七分，食远服。

四物二连汤百十三　治妇人血虚发热，或口舌生疮，或昼安夜热。

当归　川芎　芍药　熟地　胡黄连　宣黄连各一钱

上作一剂，水煎服。

人参当归汤百十四　治去血过多，内热短气，头痛闷乱，骨节作痛，或虚烦咽燥。

人参　当归　生地　桂心　麦冬　白芍药各等分

上用粳米一合，竹叶十片，水二盅，煎一盅，去米入药五钱，枣二枚，煎服，或总煎之亦可。虚甚者用熟地黄。

《良方》一味防风散百十五　治肝经有风，以致血得风而流不归经者。

用防风去芦为末。每服一钱，白汤调服。一名独圣散，每服二钱，空心食前，用酒煮白面清饮调下，极效。

龙骨散百十六　治血崩不止。

龙骨煅　当归　香附炒。各一两　棕毛灰五钱

上为细末。每服四钱，空心米汤调下。忌油腻、鸡、鱼、炙□物。

如圣散百十七　治血崩，三服全愈。

棕榈子　乌梅肉　干姜俱烧存性，为末。各等分

上每服二钱，空心乌梅汤调服。一方单用棕皮，半烧半生，为末，每空心服二钱亦妙。

槐榆散百十八　治血崩及肠风下血。

槐花　地榆等分，炒焦

上二味，用酒煎饮之。

七灰散百十九　治血崩神效。

莲蓬壳　罂粟壳　腌蟹壳　益母草　旱莲草　棕毛叶　藕节各等分，俱烧存性，为末

空心醋点汤调下三钱。一秘方用棉花子，以铜锅炒黑为末，黄酒调下二三钱，三、两次即止，并治崩漏、小产血不止。

棕灰散百二十　方在和阵。治大肠下血，及崩漏失血。

柏叶散一二一　治元气虚弱，崩中漏血，年久不愈，亦治白带。

柏叶炒　当归　生地　续断　川芎　龟甲炙　禹余粮各一两半　阿胶炒，五钱　鳖甲炙，两半　赤石脂煅　牡蛎煅　地榆　艾叶炒　鹿茸炙。各五钱

上为末。每服二钱，粥饮调下。

子芩散一二二　一名黄芩散。治壮热崩中下血，是阳乘阴分，故经血泛溢，宜清其北方。

条黄芩不拘多少为细末

上烧秤锤粹酒，食前调下三四钱。一方有干姜、白芷。一方以木耳、黄芩等分为丸，俱效。

《良方》防风黄芩丸一二三　治肝经风热，以致血崩便血尿血等症。

条芩炒黑　防风等分

上为末，酒糊丸，桐子大。每服三五十丸，食远，或食前，米饮或温酒送下。

劫劳汤一二四　治劳嗽发热，盗汗体瘦，唾中有血，或成肺痿。此救本也，非劫劳也，能用此者，庶可望生，此外恐非佳剂矣。

白芍药炒，一钱　人参　黄芪炒　当归　熟地　甘草炒　白茯苓　五味子杵，炒　阿胶炒　半夏制。各五分，此上乃其原方，似有不足用者，仍宜加倍

上姜、枣、水煎，日三服。乡人杨元鼎女，及笄病此甚危，百药无效，偶遇名医，得此方服三十余剂，遂愈不发。

《集验》归神汤一二五　治妇人梦交盗汗，心神恍忽，四肢乏力，饮食少进。

人参　白术　白茯苓　归身各一钱　枣仁　陈皮各八分　圆眼肉七枚　甘草　羚羊角　琥珀末。各五分

上羚羊、琥珀二味不煎，余药煎熟去柤，入二末和匀。食前服。

白芷散一二六　治下元虚弱，赤白带下，或经行不止等症。

白芷一两　海螵蛸二枚，烧　胎发一团，煅

上为末。每服二钱，温酒调下。

海藏白芍药散一二七　治妇人赤白带下，脐腹疼痛，如神。

白芍二两，炒　干姜半两，炒

上为细末。每服三钱，空心温米汤调下，晚又进一服，十日见效。

克应丸一二八　治妇人赤白带下。

熟地　赤芍各二两　当归二两　赤石脂煅，醋淬　龙骨　牡蛎煅，酒淬　茯苓　丹皮　艾叶制　川芎各一两

上为末，醋糊丸，桐子大。每服五十丸，空心白汤送下。

《良方》滑石散一二九　治热淋。

滑石五分，研　通草　车前子　葵子各四分

上为末，以浆水调服。

芍药散百三十　治妇人血滞腰胁痛。

白芍药　玄胡炒　肉桂各一两　香附米二两，醋一升，盐半两，同煮干

上为细末。每服二钱，不拘时，白汤调下。

《良方》通气散一三一　治肾虚腰痛神效。

破故纸酒炒为末

上每服二钱，先嚼胡桃肉半个，空心以温酒送下。

四制香附丸一三二　调经养血，顺气受孕。

香附米一斤，分四制，酒、醋、童便、米泔各浸一宿，晒干用　当归酒洗　熟地酒洗　白芍药四两　川芎各四两　泽兰叶　白术　陈皮各三两　黄柏酒炒　甘草酒炒。各一两

上为末，酒糊丸，桐子大。每服七十丸，空心白汤送下。

《大典》女金丹一三三　此韩飞霞方也，一名不换金丹。内加熟地黄一两，即名胜金丹。治妇人久虚无子，及产前产后一切病患。此药能安胎催生，妊娠临月服五七丸，产时减痛。妇人子宫寒冷无孕，如服月余，男女自至。又治半身不遂，带浊血崩，及产后腹痛吐逆，子死腹中，气满烦闷，脐腹作痛，月水不通，中风口噤，痢疾消渴，败血上冲，头疼寒热，血运血泄，见鬼迷闷，产后伤寒，虚烦劳瘦。凡妇人诸疾，不问久近，并宜服之，兼治男子下虚无力等症。

人参　白术炒　茯苓　炙甘草　当归　川芎　白芍　白薇酒洗　丹皮　白芷　藁本　肉桂　玄胡　没药另研　赤石脂另研。上各一两　香附醋浸三日，炒香，十五两

上共十六味，为末，炼蜜丸，弹子大，以瓷瓶收贮封固。每服一丸，空心温酒化下，食干物压之。服至四十九丸为一剂，以癸水调平受妊为度。妊中三五日服一丸，产后二三日服一丸。醋汤下亦妙。

琥珀丸一三四　治妇人或老或少，或产前产后百病，及疗三十六种诸病，七疝八瘕，心腹刺痛，卒中瘫痪，半身不遂，八风十二痹，手足酸疼，乳中结核结毒，怀胎惊动，伤犯不安，死胎不下并治。

琥珀　朱砂各另研　沉香　阿胶炒珠　附子制　川芎　肉桂　五味子　石斛各五钱　牛膝酒浸　当归　肉苁蓉酒洗，晒　人参　熟地　续断　木香　没药各一两

一方有牛黄、珍珠、乳香、玄胡各一两，共二十一味。

上炼蜜为丸，弹子大。每服一丸，空心、食前、午后温酒化开服。

凡服法或姜汤，或米汤，或酒，或灯草汤，或随证用引，皆可下。若伤寒中风，角弓反张，用麻黄汤随证改汤引送下。孕妇临月，宜一日一服，至产顺利，不觉疼痛。凡妇人服至五服十服之后，日倍饮食，其功言不尽述，服者当自觉也。

延年益嗣丹一三五　滋补元气，益精黑发。案：此方即还元丹也，但制法分两不同，宜参酌用之。方在补阵。

人参　天门冬酒浸，去心　麦门冬同上。各三两　熟地黄酒蒸，捣　生地黄各二两　白茯苓酒浸，晒干　地骨皮酒浸。各五两　何首乌鲜者，半斤

上将何首乌去皮切片，如干者用米泔水浸软拈切，外用砂锅入黑羊肉一斤，黑豆三合，量着水，上用甑箅，箅上放首乌煮而蒸之，以肉烂为度。锅盖须密，勿令泄气。取起晒干为末，炼蜜丸，梧子大。每服七八十丸，空心温酒送下。

续嗣降生丹一三六　治妇人五脏虚损，子宫冷惫，不能成孕。并治男子精寒不固，阳事衰弱，白浊梦泄。妇人带下寒热，诸虚百损，盗汗短气，无不感应。此方乃温隐居《求嗣保生篇》所载，云东京焦员外三世无嫡嗣，后遇一神僧，问其故。曰：无嗣者有三：——祖宗无德，自身无行；二、夫妻年命恐犯禁忌；三、精神不守，妻妾血寒。焦公曰：治之有道乎？僧曰：先修德，后修身。三年之后到台山，令行童赐以方药，名续嗣降生丹，依方服之，后不及二十年，子孙数人皆贵显。此方无怪诞克伐之品，且温且固，凡血海虚寒者，服之必佳。但温力有余，补力不足，倘益以人参、白术、熟地、川芎、炙甘草各一两，则八珍全而温补赞育之功当非浅也，因命名曰加味续嗣降生丹。

当归酒洗　杜仲酒炒　茯神　益智仁　龙骨煅　桂心　吴茱萸制　干姜半生半熟　川椒去目　台乌药各一两　白芍药酒炒　川牛膝酒浸　半夏制　防风　秦艽　石菖蒲去毛　北细辛　桔梗　附子一枚，重一两者，脐下作一窍，入朱砂一钱，面裹煨熟，取出朱砂，留为衣　牡蛎大片者，以童便浸四十九日，每五日一换，取出，用硫黄一两为末，酒和涂遍，用皮纸糊实，米醋浸湿，外以盐泥厚固之，候干，用炭五斤煅过为末。每料止用二两，余可收贮再用

上为末，以酒煮糯米糊为丸，梧子大，以前朱砂为衣。每服

三五十丸，渐至七八十丸，空心滚白汤，或盐汤、温酒下。

河车种玉丸一三七

紫河车一具，只要母气壮盛、厚大新鲜者，但去胞内瘀血，不必挑去鲜红血脉，以米泔水洗净，用布绞干，石臼内生杵如糊，用山药末四五两收干，捻为薄饼八九个，于砂锅内焙干，以香如肉脯为妙　大熟地酒洗烘干，八两　枸杞烘干，五两　白茯苓人乳拌晒三次　归身酒洗　人参　菟丝制　阿胶炒珠。各四两　丹皮酒洗　白薇酒洗。各二两　沉香一两　桂心　山茱萸　香附米用酒、醋、水三件各半碗，浸三日，晒干略烘。各三两　大川芎酒浸，切片晒干，二两

上炼蜜和丸，桐子大。每服百余丸，空心或酒，或白汤、盐汤任下。如带浊多者，加赤、白石脂各二两，须以清米泔飞过用。服药后忌生萝卜、生藕、葱、蒜、绿豆粉之类。

八珍益母丸一三八　治血气两虚，脾胃并弱，饮食少思，四肢无力，月经不调，或腰酸腹胀，或断或续，赤白带下，身作寒热，罔不获效。服一月之后即可受胎。虚甚者，用药一斤，必能受子。

人参　白术土炒　茯苓　川芎各一两　当归酒洗　熟地酒洗。各二两　炙甘草五钱　芍药醋炒，一两　益母草四两，五六月采取，止用上半截带叶者，不见铁器，晒，杵为末

上为末，炼蜜丸，弹子大。空心蜜汤或酒下一丸。或为小丸亦可。脾胃虚寒多滞者，加砂仁一两，姜汁炒；腹中胀闷者，加山楂肉一两，饭上蒸熟；多郁者，加香附一两，酒制。此徐思鹤《医统》方。又一方名八珍益母十全丸，于前方内用益母草八两，外加沉香四钱。思鹤曰：资益坤元，补养气血，除淋带，壮形体，胎前和气，产后补虚，真妇人之圣剂，超古今之神方，有室家者不可不知也。予哂斯世之医，惟集古方香附胜金丹为女人开郁调经之要药，殊不审古今虚实之异。古人气实，故可用香附开导，香附味辛性燥，但能开破而已，多用之大耗气血，虚者愈甚，病者愈甚，而于滋补何有哉？今世十妇九虚，非补不可，再用香附以耗之，寝成怯弱之证，是辨之不早，则危殆而难痊矣。妇人经脉不调，或气血两虚而身体素弱者，宜服此以调养之。经不通者，服一料即通；不调者，一月即调。素不孕者，服一月即孕。胎前

间用一服，则胎固而安。产后用一服，以童便、酒化开调下，则无壅滞血运之候。多服之补虚活血，凡治产后诸病极稳。若急欲取效，以酒调化服。

乌鸡丸一三九　治妇人羸弱，血虚有热，经水不调，崩漏带下，骨蒸不能成胎等疾。

乌骨白毛公鸡一只，重二斤半许者，闭杀之，去毛杂。外用艾叶四两，青蒿四两，切碎，纳一半在鸡肚内。以小酒坛一个，入鸡并所剩蒿艾，用童便和水灌令没鸡二寸许，煮绝干，取出去骨。余俱同捣如薄饼，焙干为细末听用　南香附去毛净，一斤，分四分，用米泔、童便、酒、醋各浸一分，春秋——二日，夏一日，冬四日。取出晒干，略炒　人参　熟地　当归酒浸洗　生地　川芎　白芍各三两　黄芪　白术　川牛膝　柴胡　知母　丹皮各二两　鳖甲醋浸炙黄，三两　白茯苓二两半　秦艽一两半　黄连炒　地骨皮　贝母　玄胡索　干姜炮焦。各一两

上俱为末，用酒、醋各半煮糊为丸，桐子大。每服五六十丸，渐加至百丸，温酒、米饮任下。忌煎炒辛辣等物及苋菜。

又乌鸡丸百四十

熟地　当归　白术　山药　山茱萸　枣肉　柿饼　莲肉各四两　黄芪蜜炙，三两　鹿角胶　狗脊　杜仲　枸杞　莲须　香附　阿胶　川芎各二两　乌药一两半

上药制净，用乌骨鸡一只，闷杀之，干去毛去杂，连骨椎碎，用酒、醋各半同药煮熟，去骨烘干，共为末，即将余汁少入面打糊为丸。任意用引送下。

唐氏乌鸡丸一四一

人参　怀生　怀熟　青蒿子去梗　香附四制　鳖甲各三两　白术　枣仁肉　枸杞　麦冬　苓　地骨皮去骨　丹皮去骨　白芍各二两　归身二两半　川芎　甘草各一两

上先将诸药备完听用，乃取丝毛乌骨白公鸡一只，约重一斤许者，扑倒，去毛秽头足肠杂不用，将鸡切作四块。先以鳖甲铺铜锅底，次入杂药以免焦腐，渐渐加童便约至斗许，煮至极烂捞起，晒干为末。将鳖甲去裙，并鸡骨俱以原汁醮炙至干，为末，同前药炼蜜为丸，桐子大。

每空心用清汤送下百余丸。

《秘方》乌鸡煎丸一四二　治妇人百病，血气虚劳，赤白带下。

人参　官桂　地骨皮各二两　茯苓三两　黄芪蜜炙　当归各六两　生地　熟地　香附各四两

上将乌骨白鸡一只，男用雌，女用雄，笼住。将黄芪末和炒面丸如芡实，喂鸡二七日，将鸡缚死，干挦去毛并肠杂令净，捶碎其骨，入前药于腹内缝密，用酒、醋各一瓶煮一宿，取去骨，焙干为末，用前汁打面糊丸，桐子大。每服五六十丸，空心盐汤下。

万病丸一四三　治月经瘀闭，脐腹作痛，及产后癥瘕等病。

干漆炒烟出青白为度　牛膝酒洗，焙。各一两

上为末，生地黄汁一升，用砂锅慢火熬膏丸，桐子大。每服二十丸，空心米饮下。

以下通用方

四君子汤一四四　方在补阵。治脾肺气虚诸证。

六君子汤一四五　方在补阵。治脾胃虚弱，呕吐吞酸等症。

五味异功散一四六　方在补阵。治脾胃虚寒，饮食少思等症。

补中益气汤一四七　方在补阵。治劳倦伤脾，外感不解，寒热疟痢，气虚不能摄血等症。

四物汤一四八　方在补阵。治一切血虚劳弱之病。

八珍汤一四九　方在补阵。治气血两虚，调和阴阳。

十全大补汤百五十　方在补阵。治气血俱虚，补救元阳。

归脾汤一五一　方在补阵。治心脾虚损。

人参理中汤一五二　方在热阵。温中，补脾胃虚寒诸证。

逍遥散一五三　方在补阵。治肝脾血虚，郁怒伤肝等症。

加味逍遥散一五四　方在补阵。治肝脾血虚发热等症。

七味白术散一五五　方在小儿。治虚热作渴。

六味地黄丸一五六　方在补阵。壮水制火之剂。

八味地黄丸一五七　方在补阵。治命门火衰之剂。

薛氏四神丸一五八　方在热阵。治脾胃虚寒泄痢。

五积散一五九　方在散阵。治感冒寒邪。

参苏饮百六十　方在散阵。治四时伤寒感冒。

人参败毒散一六一　方在散阵。治四时伤寒瘟疫。

当归六黄汤一六二　方在寒阵。治血热阴虚盗汗。

柴胡清肝散一六三　方在寒阵。治肝胆风热，疮疡，怒火寒热。

栀子清肝散一六四　方在寒阵。治肝胆三焦风热。

八正散一六五　方在寒阵。治脏腑秘结，小便赤涩。

五苓散一六六　方在和阵。治小便不利。

犀角地黄汤一六七　方在寒阵。治心火动血及斑黄疮疹。

导赤散一六八　方在寒阵。治心火及小肠热秘淋涩。

桃仁承气汤一六九　方在攻阵。治瘀血小腹作痛，其人如狂。

玉烛散百七十　方在攻阵。治血虚有滞，经闭不通。

肾着汤一七一　方在热阵。治肾虚身重腰冷。

舒筋汤一七二　方在和阵。治产后血滞作痛。

交加散一七三　方在和阵。治产后口吐涎沫，不省人事。

加味小柴胡汤一七四　方在散阵。治乳母肝火发热。

《良方》蜜酥煎一七五　方在补阵。补虚润肺，止咳嗽。

柴胡石膏汤一七六　方在散阵。治少阳阳明外感挟火，发热头痛。

都梁丸一七七　方在散阵。治胎前产后伤风头痛。

瓜子仁汤一七八　方在外科。治产后瘀血、肠痈，腹中n痛。

子和通经散一七九　方在攻阵。治气逆经闭。

二神散百八十　方在寒阵。治吐血、血崩、下血。

小蓟饮子一八一　方在寒阵。治下焦结热，溲血崩淋。

海藏愈风汤一八二　方在和阵。治一切失血及产后搐搦。

锁精丸一八三　方在固阵。治白浊白带。

青蛾丸一八四　方在补阵。治肾虚腰痛。

独参汤一八五　方在补阵。治诸气虚脱。

夺命散一八六　方在补阵。治阳邪伤气暴脱，烦躁发渴。

卷之六十二　小儿则古方

小　儿

《秘旨》补脾汤一　治小儿久病，面黄肌瘦，咬牙目札，头发稀少，误药所致。

人参　白术各一钱　白芍药酒炒　白茯苓各八分　川芎　陈皮各六分　炙甘草　黄芪蜜炙　当归各四分

上每服二三钱，姜、水煎。

调中汤二　治伤乳食泻后，脾胃虚哕吐泻。

人参　茯苓　干姜炒　藿香　白术　甘草炙　木香　丁香　香附炒，去毛　砂仁等分

上水煎。食前服。

调中丸三　治脾胃虚寒吐泻。

人参　白术炒　甘草炒。各五钱　干姜炮，四钱

上为末，蜜丸，绿豆大。每服二三十丸，白汤下。薛案云：前二方乃本经自病之药，即人参理中丸也。

若肾水侮土而虚寒者，当加半夏、茯苓、陈皮；或呕吐，更加藿香；泄泻加木香。

人参理中丸四　治中气虚热。

人参　白术炒　炙甘草等分

上为末，姜汁糊丸，绿豆大。每服二三十丸，白汤下。

《局方》观音散五　治内伤呕逆吐泻，不进饮食，渐至羸瘦。

人参一两　神曲炒　茯苓　炙甘草　绵黄芪　白术炒　白扁豆炒　木香各一钱　石莲肉去心，钱半

上为末。每服一二钱，入藿香三叶、姜、枣，水煎服。

助胃膏六　治脾胃虚寒，吐泻，饮食不化等症。

人参　白术炒　茯苓　甘草炙　丁香各五钱　山药一两，炒　砂仁四十个　木香三钱　白豆蔻十四个　肉豆蔻面煨，四个

一方无木香，名香砂助胃膏。

上为末，蜜丸，芡实大。每服十丸，米饮化下。

钱氏七味白术散七　一名人参白术散。治虚热而渴。

人参　白术　白茯苓　炙甘草　藿香　木香各一钱　干葛二钱

上为末。每服三钱，水煎温服。如饮水多，多服之为妙。案：此方治小儿虚热而渴，如无气滞吐泻等证，则当减去木香、藿香，以避燥而耗气。

白术散八　方在和阵三十。

治自汗盗汗极效。

太和饼九

人参　白术　白茯苓各五钱　山药炒，四钱　木香　炙甘草各一钱　肉果面煨，四个　白豆蔻十四个　砂仁十四个　山楂肉一两　使君子肉六十个

炼蜜捣和为小饼，量儿大小与服。或再对证加减药味用之。

团参散十　治心虚血热，自汗盗汗。

人参　当归等分

上为末。用雄猪心一个，切三片。每服二钱，以猪心一片煎汤调服，或用水煎服亦可。

止汗散十一　一名败蒲散。治睡而自汗。

故蒲扇烧存性

上为末。每服三钱，温酒调下。

调元散十二　治小儿变蒸，脾弱不乳，吐乳多啼。

人参　白术　陈皮　厚朴制　香附各一钱　炙甘草　藿香各五分

上每服一二钱，姜、枣煎服。

平和饮子十三　治小儿变蒸，于三月后，每三日进一服，可免百病，百日内宜服。

人参一钱半　白茯苓一钱　炙甘草五分　升麻二分

上㕮咀，水半盏，煎三分。不时服。弱者加白术一钱。

调气散十四　治变蒸吐泻，不乳多啼，欲发慢惊。

人参　陈皮　木香　藿香　香附　炙甘草各一钱

上为末。每服一钱，姜、枣、水煎服。

钱氏当归散十五　治夜啼不乳。

人参　当归　白芍药各二钱半　炙甘草钱二分　桔梗　陈皮各一钱

上每服一二钱，水煎灌之。

《撮要》当归散十六　治变蒸有寒无热。

当归二钱　人参　炙甘草　木香　官桂各一钱

上每服二三钱，姜、枣、水煎。

人参黄连散十七　治心经蕴热，夜啼。

人参二钱半　黄连钱半，炒　炙甘草五分　竹叶二十片

姜、水上煎服。

无择灯花散十八　治心躁夜啼。

灯花二三颗

上研细，用灯草煎汤调涂口中，乳汁送下，日三服。一法用灯花涂乳上，令儿吮之。如无灯花，用灯草烧灰，加辰砂少许亦妙。一法用灯花七枚，硼砂一字，辰砂少许，蜜调涂唇上，立安。

《宝鉴》天麻散十九　治小儿急慢惊风，发热抽搐，痰涎壅盛，或脾土虚弱，肝木乘侮，吐泻不食，嗜卧困倦。

半夏七钱　天麻二钱半　甘草炙　白茯苓　白术各三钱

上为末。每服一二钱，姜枣汤调服。

汤氏异功散二十　止渴，消暑，生津，补脾胃。

猪苓　泽泻各三钱　人参　白术　茯苓各五钱　陈皮二钱半　朱砂一钱

上为末，蜜丸，芡实大。每服一丸，灯心竹叶汤化下。

柴胡散二一　治变蒸骨热，心烦啼叫不已。

人参　炙甘草　麦冬各二钱　龙胆草酒炒黑　防风各一钱　柴胡五分

上每服二三钱，水煎。

柴苓散二二　治壮热来去。

柴胡　赤茯苓　人参　麦冬　甘草各半两　黄芩一两

上每服二三钱，入小麦二十粒，青竹叶三片，水煎服。

惺惺散二三　治小儿伤寒时气，风热头痛目眵，多睡痰壅，咳嗽喘

急，或痘疹已出未出，疑似之间。

人参　白术炒　茯苓　甘草　北细辛　川芎　桔梗炒。各等分

上为末。每服一钱，入薄荷五叶，水煎服。一方有防风、天花粉。

星苏散二四　治诸风口噤不语。

南星略炮，切

上每服五七分，紫苏五叶，姜四片，水煎入雄猪胆少许。温服。

钱氏黄龙散二五　治发热不退，或往来寒热。

柴胡五钱　赤芍药三钱　黄芩炒　甘草炙。各二钱

上每服二三钱，姜、枣、水煎。

人参羌活散二六　治伤风惊热。

人参　羌活　川芎　白茯苓　柴胡　前胡　独活　桔梗　枳壳　地骨皮　天麻各等分　炙甘草减半

上用生姜薄荷水煎。治惊热加蝉蜕。

牛黄散二七　治温热壮热，或寒热往来。

牛黄研　甘草各半两　柴胡　栀子酒炒　龙胆草酒炒　黄芩炒。各二钱半

上为末。每服五七分，以金钱薄荷汤调下。

钱氏生犀散二八　治心经风热。

犀角镑，三钱　柴胡　葛根　赤芍药　地骨皮各一两　甘草五钱

上为末。每服一二钱，水煎。

二黄犀角散二九　治温热心神不安，火腑秘结。

犀角屑　大黄酒浸蒸　钩藤钩　栀子仁　甘草　黄芩等分

上为末。每服五七分，热汤调下，量儿加减。

柴胡饮子三十　解肌热蒸热积热，或汗后余热，脉洪实弦数，大便坚实者。

柴胡　人参各五分　黄芩　芍药各七分　当归一钱　甘草四分　大黄八分

上每服一二钱，水煎。案：此方用药颇善，但大便如常者，勿得轻用大黄。

地骨皮散三一　治虚热壮热。

地骨皮　知母　人参　柴胡　茯苓　半夏　甘草等分

上姜、水煎。有惊热，加蝉蜕、天麻、黄芩。

天麻定喘饮三二　治喘嗽惊风。

天麻　防风　羌活　白术　甘草炒　人参　桔梗　川芎　半夏曲等分

上每服二三钱，水煎服。

补肺散三三　一名阿胶散。治肺虚恶心喘急，久患咳嗽有痰。

阿胶两半，炒　鼠粘子炒　马兜铃各半两　杏仁七粒　糯米一两　甘草三钱

上每服二三钱，水煎服。

钱氏阿胶散三四　治小儿肺病，咳嗽喘急，或咳而哽气，喉中有声。

阿胶蛤粉炒，一两　鼠粘子炒香，二钱半　炙甘草一钱　马兜铃半两　杏仁七个，去皮尖　糯米一两

上每二三钱，水煎。

丹溪保和丸三五　治饮食酒积停滞胸膈，痞满腹胀。

神曲炒　陈皮　半夏　茯苓各一两　山楂肉蒸晒，三两　连翘　萝卜子炒。各五钱

上为末，粥丸，绿豆大。一方尚有炒麦芽一两，黄连五钱。

大安丸三六　治证同前。

即前保和丸加白术二两。

杨氏消食丸三七　治乳食过多，胃气不能消化。

砂仁　陈皮　神曲炒　麦芽炒　三棱　蓬术各半两　香附炒，一两

上为末，面糊丸，麻子大。白汤送下，量儿加减。

消乳丸三八　治呕吐，消乳食。脉沉者，伤食不化也。

香附炒　砂仁　陈皮　神曲炒　炙甘草　麦芽炒，等分

上为末，米糊丸黍米大。每服二十丸，姜汤下。

白饼子三九　治伤食，腹中有癖，呕吐肚疼。先用此药一服，推下食积，然后调治，不可服冷药。

滑石　轻粉　半夏汤浸焙　南星各一钱　巴豆二十四粒，去皮膜，用水一升煮干，研烂

上为末，糯米饭丸，绿豆大。捻作饼，每服二三饼，煎葱白汤、紫苏汤下，忌热物，量儿加减。

薛曰：凡用此方及利惊丸、紫霜丸、三味牛黄丸、褊银丸之类，乃斩关夺门，起死回生之重剂也，必审形病俱实，方可施之，恐至失手，命在反掌。经云：邪之所凑，其气必虚。留而不去，其病乃实，实者病气实，而形气则虚也。东垣先生云：形病俱实者，当泻不当补；形病俱虚者，当补不当泻。治者审焉。

宣风散四十　治湿痰，去积滞，通秘结，攻黑陷里实，以代百祥丸、牛李膏。

槟榔二个　陈皮　甘草各五钱　牵牛四两，半生半炒，取头末一两

上为末。每服一钱，量大小增减与服，白汤调下。一方有大黄、木香，连前三味煎成后，加牵牛末调服。

人参养胃汤四一　治外感风寒，内伤生冷，寒热如疟，或呕逆恶心。

人参　厚朴姜制　苍术炒　半夏制　草果仁　藿香　茯苓各五钱　橘红二钱半　炙甘草二钱

上每服二三钱，姜三片，乌梅一个，水煎。

人参安胃散四二　治脾胃虚弱，伤热乳食，呕吐泻痢。

人参一钱　黄芪二钱　生甘草　炙甘草各五分　白芍药酒炒，七分　白茯苓四分　陈皮三分　黄连炒，一分

上每服二三钱，水煎。

生附四君汤四三　治吐泻不思乳食，凡虚冷病，宜先与数服以正胃气。

人参　白术　茯苓　炙甘草　附子　木香　橘红等分

上为末。每服一二钱，姜、枣、水煎服。

酿乳法四四　治胃虚吐泻，睡中吐舌摇头，呕乳，额上汗流，惊啼面黄，令儿饥饮。

人参　藿香　木香　沉香　陈皮　神曲炒　麦芽炒，各等分　丁香

上每服四五钱，姜十片，紫苏十叶，枣三枚，水煎。每服半盏。令母食后捏去旧乳方服，卧少时却与儿饮。

案：小儿不能饮药者，凡用补泻诸剂皆宜此法。

银白散四五　治胃虚吐泻。

糯米炒，二两半　扁豆蒸，二两　白术炒，一两　炙甘草三钱　丁香　藿香各二钱

上为末。紫苏米饮调下。《直指方》加炮白附子、全蝎、木香、石莲子、姜，水煎。

朱君散四六　治吐泻后而为惊为泻及粪青者。

人参　白术　茯苓　炙甘草　钩藤钩　朱砂各一钱　麝香半分　灯心一团

上为末。每服一钱，白汤调下。

二顺散四七　治中暑霍乱吐泻，烦闷燥渴，小便赤涩，便血肚疼。

白术　炙甘草　茯苓　猪苓　泽泻　干姜炒　肉桂　杏仁去皮尖，炒。各等分

上为末。每服五七分，不拘时水调下，或用水煎服。

香朴散四八　治积冷呕吐。

藿香叶　厚朴姜汁炒　陈皮各七钱　半夏　汤泡七次，一两　炙甘草一钱

上每服三钱，姜、枣、水煎。泻甚者，加木香、肉豆蔻。

沉香散四九　顺胃气，止呕吐。

茯苓二钱　沉香　丁香　木香　藿香　厚朴　炙甘草各一钱

上为末。每服一字，米饮汤调服。

玉露散五十　治伤热吐泻。

石膏煅　寒水石各五钱　甘草一钱半

上为末。每服五分，白汤调下。

六神散五一　治面青啼哭，口出气冷，或泄泻不乳，腹痛曲腰，四肢厥冷。

人参　白术炒　山药炒。各五钱　炙甘草二钱　白茯苓　白扁豆炒。各

一两

上为末。每服二三钱，姜、枣、水煎。

香橘饼五二　治伤冷积泻。

木香　青皮各一钱　陈皮二钱半　厚朴　神曲炒　麦芽炒。各半两

上为末，蜜和为饼。每服一枚，米饮调下。

钱氏黄芩汤五三　治挟热下痢，头痛胸满大渴，或寒热胁痛，脉洪大而实者。

黄芩一两半　芍药　甘草炒。各一两

上每服二三钱，姜、水煎。如呕，加半夏二钱。

涩肠散五四　治小儿久痢，肠头脱出。

诃子炮　赤石脂　龙骨各等分

上为末，腊茶少许和药掺肠头上，绢帛揉入。

破故纸散五五　治膀胱虚冷，夜间遗尿，或小水不禁。

破故纸炒

上为末。每服一钱，热汤调下。

陈氏肉豆蔻丸五六　治泻痢水谷，或淡黄或白，不能止者。

肉豆蔻　诃子肉　白龙骨各半两　木香　砂仁各二钱　赤石脂　枯白矾各七钱半

上为细末，面糊为丸，黍米大。周岁儿每服三五十丸，三岁儿服百丸，温米饮下。泻甚者，煎木香散或异功散送下。不止，多服。薛案：前方治阳气虚寒肠滑之涩剂，盖肾主大便，若因肾气不固而致前证者，宜用木香散送四神丸；如不应，急煎六君子汤送四神丸补之，盖豆蔻丸涩滞之功多，补益之功少也。

宁神汤五七　治心虚火盛，热躁惊搐等症。

人参　当归身　生地　麦冬各一钱　山栀仁　黄连炒　炙甘草各二钱　石菖蒲三分　辰砂入二分

上加灯心半钱，水一盏，煎七分，调辰砂搅匀。食后温服。

当归养心汤五八　治心虚惊悸。

归身　麦冬　生地酒洗　人参　炙甘草　升麻少用

水一盅半，加灯草一团，煎七分。食远服。

钱氏养心汤五九　治心血虚怯，惊痫，或惊悸怔仲，盗汗无寐，发热烦躁。

人参　黄芪　远志　当归　川芎　枣仁　五味子　柏子仁　肉桂　白茯苓　茯神　半夏曲各三钱　炙甘草四钱

上每服二三钱，姜、水煎。

茯神汤六十　治胆气虚寒，头痛目眩，心神恐惧，或是惊痫。

人参　黄芪炒　枣仁炒　熟地　白芍炒　柏子仁炒　五味子炒　茯神各一两　桂心　甘草炒。各五钱

上每服二三钱，水煎。

清神汤六一　治惊痫，心虚血热。

犀角镑屑　远志姜汁焙　白鲜皮　石菖蒲　人参　甘草等分

上为末。每服五七分，麦门冬煎汤调服。

钱氏酸枣仁汤六二　治心肺虚热，烦躁惊啼，痘疹血热血燥等症。

枣仁　炙甘草　人参　生地　麦冬　当归身　栀子仁等分

上加灯心，水一盏，煎六分。温服。

黑附子汤六三　治慢脾风，四肢厥冷。

附子炒，去皮，三钱　木香　人参各一钱半　白附子一钱　炙甘草五分

上为散。每服三钱，姜五片，水煎。若手足即温，即止后服。

钩藤散六四　治吐利，脾胃气虚，慢惊生风。

钩藤钩　人参　天麻　蝎尾去毒　防风　蝉壳各半两　麻黄　僵蚕炒　炙甘草　川芎各二钱半　麝香五分

上㕮咀。每服二三钱，水煎服。虚寒加附子一钱。

薛案：慢惊之证属脾胃亏损所致，前方乃辛温散表之药而无调补之功，须审用之。

钩藤饮子六五　治小儿一切惊风潮搐，目视昏迷。

钩藤钩　防风　独活　天竺黄　羌活各三钱　麻黄　升麻　甘草　草龙胆各二钱　川芎三钱　蝉蜕五个，去头足

上每服二三钱，姜、枣、水煎服。薛立斋曰：案上方若外感风寒，

形证俱实者宜用之。若形气虚而病气实者，宜用惺惺散加钩藤、麻黄；若外邪少而形病俱虚者，宜异功散。

钱氏钩藤饮六六　治小儿脏寒夜啼，阴极发躁。

钩藤钩　茯神　茯苓　当归　川芎　木香各一钱　甘草五分

上每服二钱，姜、枣、水煎服。《撮要》方有芍药一钱。若心经有热，脸红便赤，去木香，加朱砂末一钱，木通汤下。

薛氏抑肝散六七　治肝经虚热发搐，或发热咬牙，或惊悸寒热，或木乘土而呕吐痰涎，腹胀少食，睡不安。

软柴胡　甘草各五分　川芎八分　当归　白术炒　茯苓　钩藤钩各一钱

大青膏六八　治伤风痰热发搐。

天麻　青黛各一钱　白附子煨　乌蛇酒浸，取肉，焙　蝎尾各五分　天竺黄　麝香各一字

上为末，生蜜丸，豆大。每用半粒，薄荷汤化下。

地黄清肺饮六九　治肺热疳蚀穿孔，或生息肉，或鼻外生疮。

桑白皮半两，炒　紫苏　前胡　赤茯苓　防风　黄芩　当归　天门冬　连翘　桔梗　生地　甘草炙。各二钱

每服五七钱，水煎服，次用化丸。

甘草汤七十　治撮口。

甘草生用，一钱

上水煎，以棉球蘸吮，令出痰涎，却以猪乳点入口中即瘥。

《秘旨》安神丸七一　治心血虚而睡中惊悸，或受惊吓而作。

人参　枣仁　茯神　半夏各一钱　当归　芍药炒　橘红各七分　五味子五粒，杵　炙甘草三分

上为末，姜汁糊丸，芡实大。每服一丸，生姜汤下。

七味安神丸七二　治心经蕴热，惊悸。

黄连　当归身　麦门冬　白茯苓　甘草各半两　朱砂飞，一两　冰片二分半

上为末，汤浸蒸饼和獖猪心血捣丸，黍米大。每服十丸，灯心汤下。

十味安神丸七三　治惊。

人参　茯神　麦门冬　山药各二钱　片脑一分　龙齿二钱　朱砂　甘草　寒水石各五分　金薄二片

上为末，蜜丸，鸡豆大。灯心汤调下。一方有马牙硝。

朱砂安神丸七四　方在寒阵一四二。

清心火，养血安神。

钱氏安神丸七五　方在寒阵一四三。

除火邪热渴，清心化痰。

安神镇惊丸七六　惊退后调理，安心神，养气血，和平预防之剂也。

天竺黄另研　人参　南星姜制　茯神各五钱　当归　枣仁炒　麦冬　生地　芍药炒。各三钱　黄连姜汁炒　薄荷　木通　山栀炒　朱砂另研　牛黄另研　龙骨煅。各二钱　青黛一钱，另研

上为末，蜜丸，绿豆大。每服三五丸，量儿大小加减，淡姜汤送下。

万氏龙脑安神丸七七　治惊痰，及痘中昏闷谵妄良方。

大辰砂一钱，飞　牛黄一分　龙脑半分

上研细末，取猿猪心血、小猪尾尖血，和丸如绿豆大。每服一丸或二三丸，新汲水化下，或灯心汤、紫草汤俱可下。

镇心丸七八　治急惊，化痰镇心。

朱砂　龙齿　牛黄各一钱　铁粉　人参　茯苓　防风　琥珀各二钱　全蝎七枚，焙

上为末，蜜丸，桐子大。每服一二丸，薄荷汤送下。

金薄镇心丸七九　治风壅痰热，心神不宁，惊悸烦渴，唇焦颊赤，夜卧不安，谵语狂妄。

金薄十二帖，为衣　朱砂一两，飞　人参　白茯苓　甘草各半两　山药一两半　牙硝一钱半　麝香五分　片脑一分

上为末，炼蜜丸，每一钱作十丸，以金薄为衣。每服一丸，薄荷汤化下，或含化亦可。

辰砂膏八十　治眼闭口噤，啼声不出，吮乳不得，口吐白沫。

辰砂二钱　硼砂　马牙硝各一钱半　玄明粉　全蝎　珍珠各一钱　麝香一分

上为末。每服一豆许。诸惊，薄荷汤下；潮热，甘草汤下；月内者，用乳汁调涂乳头令吮之。

琥珀散八一　治急慢惊风，涎潮昏冒，惊搐目瞪，内钓腹痛，或惊痫时发。

琥珀　牛黄　胆星此当倍用　白附子　天麻　僵蚕炒，去丝嘴　代赭石　全蝎　蝉蜕　乳香各一钱　朱砂一钱半

上为末。每服一二分，白汤调下。

《千金》龙胆汤八二　治月内脐风撮口，四肢惊掣，发热吐乳；及客忤鬼气惊痫，加人参、当归。

龙胆草炒黑　钩藤钩　柴胡　黄芩炒　芍药炒　桔梗　茯苓　甘草　大黄煨。各二钱半　蜣螂二枚，去翅足

上为末。每服一二钱，水煎，量儿加减。

梅花饮八三　治五脏积热，喉中有痰，面色赤白，鼻流清涕，气逆喘急，目赤咳嗽，或因惊夜啼。

硼砂　马牙硝　芒硝　辰砂各一钱　人参二钱　甘草五分　片脑半分　麝香一分

上为末，瓷器收贮。每服半匙，麦冬汤调服，或薄荷汤亦可。

擦牙通关散八四　治风搐关窍不通，痰塞中脘，留滞百节。

南星二钱　麝香一字　牙皂二钱，烧存性　僵蚕一钱　赤脚蜈蚣一条

上为末。姜汁蘸药少许擦牙，或调服二三点，涎自出。

陈氏抱龙丸八五　治风痰壅盛，或发热咳嗽，或发惊搐等症。

胆星九制，四两　天竺黄一两　雄黄　朱砂各五钱　麝香五分，另研，或减半亦可

上为细末，用大甘草一斤煮极浓汁捣丸，每两作二十丸，阴晾干。用薄荷汤或灯草汤下一二丸。此方加牛黄四钱，即名牛黄抱龙丸。加琥珀，即名琥珀抱龙丸。

至圣保命丹八六　治胎惊内钓，肚腹紧硬，啼叫不安，乃急惊风，眼目上视，手足抽搐，不省人事。

全蝎十四个，去毒　防风二钱　炮南星　白附子　蝉蜕　僵蚕炒，去丝嘴　天麻　朱砂各一钱　麝香五分　金箔

上为末，米糊和，每两作四十丸。每服一丸，白汤化下。有热者，以南星易炮星。此方去天麻，加琥

珀捏成锭，以薄荷汤磨服，即名保生锭子，亦名太乙保生丹，治慢惊尚有阳证者。

定命丹八七　治天钓撮口，通利痰热。

全蝎七枚　天麻　南星炮　白附子各二钱半　朱砂　青黛各一钱半　轻粉　麝香各五分

片脑一字

上为末，米糊丸，绿豆大。每服一二丸，荆芥薄荷汤下。可先研半丸吹入鼻中。

九还金液丹八八　此药有斡旋造化之功，专治男妇痰盛气急，中风不语，口眼歪斜，左瘫右痪，牙关紧急，及小儿急惊风，手足抽搐，不省人事，痰多气急等症，功效不可尽迷。

胆星九制者，二两　朱砂飞，一两　生半黄五钱　僵蚕五钱，炒　牙皂去皮弦，炒焦，三钱　冰　麝各五分

小麦面炒熟，炼蜜和匀捣丸，芡实大，金薄为衣，黄蜡区收藏。如大人牙关紧急，先以通关散开其窍，随用淡姜汤下一二丸。若治小儿，用薄荷汤化下一丸。

胆星天竺丸八九　治小儿痰涎上壅，喘嗽不休。

胆星一两　天竺黄三钱　半夏姜制　白附子汤炮，去皮脐。各五钱　天麻　防风各二钱　辰砂一钱，飞

上为末，甘草汤为丸，芡实大。每服一丸，空心薄荷汤或淡姜汤下。

陈氏温白丸九十　驱风豁痰定惊。

人参　防风　白附子生用　真僵蚕炒　全蝎焙。各一钱　南星汤泡七次，

焙　天麻各二钱

上用末，水糊丸，桐子大。每服三五丸，姜汤下。

粉红丸九一　治小儿心虚，困卧惊动，痰涎不利，或发热痰嗽等症。

天竺黄五钱　天南星　朱砂各一钱半　冰　胭脂各一钱

上以牛胆汁和丸，芡实大。每服一丸，砂糖汤下。

钱氏牛黄丸九二　治风痫，因汗出风邪乘虚而入，痰涎迷闷，手足搐掣。

牛胆南星　全蝎焙　蝉蜕各二钱半　防风　白附子生用　天麻　僵蚕炒。各一钱半　麝香半字

上为末，枣肉和丸，加水银半钱，同研细丸，绿豆大。每服一二丸，荆芥生姜汤下。

《杂著》牛黄丸九三　治小儿惊风，中风五痫天吊客忤，潮热，痰涎壅盛等症。

白花蛇酒浸　白附子　川乌　全蝎　天麻　薄荷　雄黄各五钱　朱砂二钱　牛黄　麝香各一钱　冰片五分

上各另研为极细末，和匀，用麻黄煎酒捣丸，芡实大。每服一丸，薄荷汤下。

万氏牛黄清心丸九四　治心热神昏。黄连生，半两　黄芩　山栀仁各三钱　郁金二钱　辰砂一钱半　牛黄二分半

上为细末，腊雪调面糊丸，如黍米大。每服七八丸，灯心汤下。

三味牛黄丸九五　治惊热，消疳积。

雄黄飞　牵牛各一钱　天竺黄二钱

上为末，面糊丸，粟米大。每服五七丸，薄荷水下。

凉惊丸九六　治惊疳热搐睛赤，潮热痰涎，牙关紧急。

龙胆草炒焦　防风　青黛各三钱　钩藤钩二钱　黄连炒，五钱　龙脑一钱　牛黄　麝香各二分

上为末，面糊丸，粟米大。每服十丸，煎金银花汤下。

利惊丸九七　治急惊。

天竺黄二钱　轻粉　青黛各一钱　黑牵牛炒，五钱

一方无天竺黄。

上为末，炼蜜丸，豌豆大。每岁一丸，薄荷水化下。

钱氏抑青丸九八　治肝热急惊搐搦。

羌活　川芎　当归　防风　龙胆草等分

上为末，炼蜜丸，芡实大。每服一二丸，竹叶汤入砂糖化下。此方加大黄、栀子仁，即名泻青丸。

化痰丸九九　治惊搐喉内痰响者暂用。

胆星　半夏制　礞石制　枳实各二两　麝香三分

上为末，姜汁糊丸，绿豆大，朱砂为衣。姜汤研化，量送。

比金丸一百　治惊痫先用此药。

人参　远志姜制取肉，炒　白茯苓　南星　川芎　石菖蒲细密者　天麻　朱砂　青黛　琥珀各一钱　麝香一字

上为末，蜜丸，桐子大。每服一二丸，金银薄荷汤下。

虎睛丸百一　治惊痫邪气入心。

虎睛细研　远志姜汁浸　犀角镑屑　石菖蒲　大黄湿纸包煨　麦冬等分　蜣螂去足翅，炒，三枚

上为末，米糊丸，梧子大。每服一二丸，竹叶煎汤或金银薄荷汤下。

五痫丸百二　一名五色丸。治五痫。

朱砂　珍珠各五钱　雄黄一两　水银二钱半　黑铅三两，同水银结成砂

上为末，炼蜜丸麻子大。每服三四丸，煎金银薄荷汤下。

断痫丹百三　治五痫瘥后复发，证候多端，连绵不除者。

黄芪蜜炙　钩藤钩　细辛　炙甘草各半两　蛇蜕二寸，酒炙　蝉蜕四个　牛黄一钱，另研

上为末，煮枣肉丸，麻子大。煎人参汤下，每服数丸，量儿加减。

消风丸百四　治风痫先宜此药。

胆星二钱　羌活　独活　防风　天麻　人参　荆芥　川芎　细辛各一钱

上为末，蜜丸，桐子大。每服二丸，薄荷紫苏汤调化下。

妙圣丹百五　治食痫，因惊而停食吐乳，寒热，大便酸臭是也。

赭石煅，醋淬，二钱半　巴霜三分　朱砂　雄黄　蝎梢各一钱　轻粉　麝香各一匙　杏仁微炒，二钱

上为末，枣肉丸，梧子大。每服一二丸，木贼草煎汤送下。

褊银丸百六　治癫痫膈热，风涎壅盛，腹胀喘促，实滞者。

巴豆　水银各五钱　京墨八钱，火烧醋淬　黑铅二钱半，水银煎　麝香五分，另研

上为末，陈米粥丸，绿豆大。每服二三丸，煎薄荷汤下。

薛氏紫河车丸百七　治癫痫。

紫河车肥大者，一具　人参　当归二味酌用，为末

上将河车生研烂，入二药捣丸，桐子大。每服五七十丸，日进三服，人乳化下。案：此方凡先天不足，后天亏败者，俱可随宜增用药物，照此制服，无不可也。然河车必用酒炖熟方善，虽薛氏之意用其生气，但生者腥腻，恐不利于胃气。且此物既离本体，尚何生气之有？亦不过取其应求之性味，为血气之资而已。矧人之血气，本皆热物之所养成，故饮食之类，凡生用热用，其补泻有甚相远者，岂熟之即无益，而生之果无碍耶？余故曰热之为宜。

大芜荑汤百八　治小儿脾疳，发热作渴，少食，大便不调，发黄脱落，面黑，鼻下生疮，能乳嗜土等症。

芜荑　山栀各五分　当归　白术　茯苓各四分　柴胡　麻黄　羌活各三分　防风　黄连　黄柏　炙甘草各二分

上作二剂，水煎服。

生熟地黄汤百九　治疳眼闭合不开。

生地黄　熟地黄各半两　川芎　赤茯苓　枳壳　杏仁去皮　川黄连　半夏曲　天麻　地骨皮　炙甘草各二钱半

上每服二三钱，黑豆十五粒，姜、水煎服。

兰香散百十　治鼻疳赤烂。

兰香叶二钱，烧灰　铜青　轻粉各五分

上为末干贴。

四味肥儿丸百十一　治小儿食积五疳，目生云翳，牙根腐烂，口舌生疮，发热体瘦，肚大筋青，发稀成穗，或白秃疮疥，小便澄白等症。

芜荑　神曲炒　麦芽炒　黄连各等分

上为末，猪胆汁丸，黍米大。每服二三十丸，木通煎汤下。

六味肥儿丸百十二　消疳化虫退热。

黄连　陈皮　川楝子去核，炒　神曲炒　麦蘖炒，各一两　白芜荑半两

上为末，糊丸麻子大。每服一二十丸，空心米饮吞下。

薛氏曰：前方又治脾疳饮食少思，肌肉消瘦，肚大颈细，发稀成穗，项间结核，发热作渴，大便酸臭，嗜食泥土，或口鼻头疮，肚见青筋，吃齿便白。五疳用此丸加干蟾一两尤妙。

七味肥儿丸百十三　治小儿食积五疳，颈项结核，发稀成穗，发热作渴消瘦等症。

黄连炒　神曲炒　木香各一两半　槟榔二十个　使君子酒浸　麦芽炒。各四两　肉豆蔻炮，二两

面糊丸，麻子大。每服三五十丸，米饮下，良久，用五味异功散一服以助胃气。

芦荟肥儿丸百十四　治疳热。

芦荟　龙胆草酒洗　木香　人参　使君子肉　蚵蚾酥炙，去头足。即土鳖　麦芽炒，各二钱　槟榔　黄连去芦须，酒炒　白芜荑各三钱　胡黄连五钱

上为细末，猪胆汁为丸，黍米大。每服五六十丸，米饮下。

大芦荟丸百十五　一名九味芦荟丸。治小儿肝脾疳积，发热体瘦热渴，大便不调，或瘰疬结核，耳内生疮，牙腮蚀烂，目生云翳等症。

胡黄连　黄连　芦荟　白芜荑炒　白雷丸破开，赤者不用　木香　青皮　鹤虱草微炒。各一两　麝香一钱，另研

上为末，蒸饼糊丸，麻子大。每服一钱，空心白汤送下。立斋曰：内青皮以龙胆草代之，麝香不用，尤效。

加减芦荟丸百十六　治证同前，尤治小儿疳积腹胀。

芦荟真者，五钱　宣黄连去须　胡黄连　枳实　青皮各二钱半　青黛

木香　山楂肉各二钱　麦芽炒，三钱　麝香一分　干虾蟆一只，酥炙

上为细末，汤浸蒸饼为丸，绿豆大。每服七八分，量儿大小与之。案：此方加使君子肉三钱，治湿热生虫亦佳。

当归龙荟丸百十七　方在寒阵一六七。

治肝经实火，大便秘结。

《良方》芦荟丸百十八　方在寒阵一六八。

治疳癖发热诸证。

龙胆丸百十九　治脑疳脑热疮。

龙胆草　升麻　苦楝根皮焙　赤茯苓　防风　芦荟　油发灰各二钱　青黛　黄连各三钱

上为末，牡猪胆汁浸米糕丸，麻子大。薄荷汤下，仍以芦荟末敷入鼻内。

木香丸百二十　治疳痢。

黄连净，三钱　木香　紫厚朴制　夜明砂纸炒。各二钱　诃子肉炒，一钱

上为末，饭丸，麻子大。干艾、生姜煎汤，食前下。

黄连丸一二一　治疳劳。

黄连半两，净牛胆汁浸，晒　石莲子　栝蒌根　杏仁去皮尖　乌梅肉各二钱

上为末，牛胆汁浸糕丸，麻子大。煎乌梅、姜、蜜汤下。

胡黄连丸一二二　治热疳。

胡黄连　黄连各五钱　朱砂二钱

上为末，填入猪胆内，以线扎悬挂铫中，淡浆水煮数沸取出，研芦荟、麝香各二钱入之，饭和丸，麻子大。每服一二十丸，米饮下。

蟾蜍丸一二三　治小儿颈项结核，面色痿黄，饮食不甘，腹大发热，名曰无辜疳证。一服虚热退，二服烦渴止，三服泻痢愈。

蟾蜍一二个，夏月沟渠深土中，取腹大不跳不鸣者是，身多癞者佳

上将粪蛆一杓置桶中，以尿浸之，却将蟾蜍跌死，投与蛆食一昼夜，用布袋盛蛆，置急流中一宿取出，瓦上焙干为末，入麝香一字，粳米饭丸，麻子大。每服二三十丸，米饮下，其效如神。

天麻丸一二四　治肝风疳眼。

天麻　青黛　黄连　五灵脂　夜明砂微炒　川芎　芦荟各二钱　龙胆草　防风　蝉蜕去足。各一钱半　全蝎二枚，焙　干　蟾头炙焦，三钱　麝香少许

上为末，猪胆汁浸米糕丸，麻子大。每服十丸，薄荷汤下。

灵脂丸一二五　治脾疳、食疳。

白豆蔻　麦芽炒　五灵脂　砂仁　蓬术煨　青皮　橘红　使君子焙。各二钱　虾蟆炙焦，三钱

上为末，米糊丸，麻子大。每服十丸，米汤下。

如圣丸一二六　治疳热泄泻。

白芜荑炒　川黄连　胡黄连各二两半　使君子肉一两　麝香五分，另研　干虾蟆五个，酒者杵膏

上为末，以虾蟆膏杵丸，麻子大。每服一二十丸，煎人参汤下。

薛案：疳之为患，乃肝脾虚热，津液干涸之证。前方乃专于治疳清热之剂，若脾胃虚弱者，当佐以六君子汤调补脾胃，使邪气退，庶可收全功也。

褐子丸一二七　治疳肿胀。

萝卜子一两，微炒　陈皮　青皮炒　槟榔　五灵脂　蓬术煨　黑牵牛头末，炒　赤茯苓　木香二钱半

上为末，面糊丸，绿豆大。每服十五丸，紫苏汤下。

消积丸一二八　治食积，大便酸，发热。

丁香九个　砂仁十二个　乌梅肉三个　巴豆三粒，去皮心膜

上为末，面糊丸，黍米大。每服五七丸，温水下。

塌气丸一二九　治肚腹虚胀。

胡椒一两　蝎尾五钱，去毒

上为末，面糊丸，粟米大。每服一二十丸，陈米饮下。

紫霜丸百三十　治惊积，及变蒸发热不解，或食痫先寒后热，或乳哺失节，宿滞不化，腹痞便结。

代赭石煅，醋焠七次　赤石脂各一两　杏仁五十个　巴豆二十枚，去心膜油

上先将巴豆、杏仁研成膏，入代赭、石脂研匀，汤浸蒸饼丸，粟

米大。每服三五丸，米饮送下。

化慝丸一三一

黄连五钱　蜀椒去闭口者，炒出汗　苦楝根白皮各二钱

上为末，用乌梅肥者七个，艾汤浸去核，捣烂和丸。艾汤量儿大小送下。

下虫丸一三二　诸疳蛔诸虫。

苦楝根皮新白者，酒浸焙　绿色贯众　鸡心槟榔　桃仁浸去皮，焙　芜荑焙　木香各二钱　鹤虱炒，一钱　轻粉五分　干虾蟆炙焦，三钱　使君子五十，取肉煨

上为末，面糊丸，麻子大。每服一二十丸，天明清肉汁下。一方内加当归、川连各二钱五分。

使君子丸一三三　治五疳蛔虫，脾胃不和，心腹膨胀，时复作痛，不食渐瘦。

使君子肉一两　厚朴制　橘红　白芍药　甘草炒　川芎各一钱

上为末，蜜丸，皂角子大。每服一丸，陈米饮化下。

白玉散一三四　治丹瘤。

白土二钱半　寒水石五钱

上为末，米醋或新水调涂。

以下通用方

四君子汤一三五　方在补阵一。治脾肺气虚诸证。

六君子汤一三六　方在补阵五。治脾胃虚弱呕吐等症。

五味异功散一三七　方在补阵四。治脾胃虚寒，饮食少思等症。

四物汤一三八　方在补阵八。治一切血虚等症。

八珍汤一三九　方在补阵十九。治气血两虚。

十全大补汤百四十　方在补阵二十。治气血俱虚，大补元气。

独参汤一四一　方在补阵三五。治气虚气脱，挽回元阳。

归脾汤一四二　方在补阵三二。治心脾虚损。

参术汤一四三　方在补阵四十。治气虚泄泻呕吐等症。

参术膏一四四　方在补阵三九。治中气虚弱，诸药不应者。

参苓散一四五　方在补阵五三。治睡中出汗。

参附汤一四六　方在补阵三七。治真阳虚极，喘急呃逆。

参苓白术散一四七　方在补阵五四。治脾胃虚弱，食少吐泻。

理中汤一四八　方在热阵一。治上中二焦虚寒诸证。

生脉散一四九　方在补阵五六。治热伤元气，止渴消烦，定咳嗽喘促。

五福饮百五十　方在新补六。补五脏虚损。

五君子煎一五一　方在新热六。治脾胃虚寒，呕吐泄泻。

理阴煎一五二　方在新热三。治脾胃虚寒诸证。

温胃饮一五三　方在新热五。治中寒呕吐吞酸，泄泻少食。

养中煎一五四　方在新热四。治中气虚寒呕泄。

参姜饮一五五　方在新热八。治脾肺胃气虚寒，呕吐咳嗽。

六味回阳饮一五六　方在新热二。治阴阳将脱等症。

六味异功煎一五七　方在新热七。治脾胃虚寒，吐泻兼滞者。

六味丸一五八　方在补阵百二十。壮水补肾。

八味丸一五九　方在补阵一二一。益火补阳。

胃关煎百六十　方在新热九。治脾胃虚寒泻痢。

佐关煎一六一　方在新热十。治生冷伤脾泻痢。治中气虚寒呕泄。

五德丸一六二　方在新热十八。治脾肾寒滞，一切泻痢飧泄。

二陈汤一六三　方在和阵一。和脾消痰。

芍药枳术丸一六四　方在新和十六。健脾消积，止腹痛，除胀满。

枳术丸一六五　方在和阵七九。健脾胃，消食积。

大和中饮一六六　方在新和七。治饮食留滞。

小和中饮一六七　方在新和八。治胸膈胀满，脾胃不和。

四顺清凉饮一六八　方在攻阵二五。治血热壅滞秘结。

青州白丸子一六九　方在和阵百十二。治风痰呕吐，牙关紧急。

泻青丸百七十　方在寒阵一五一。治肝火急惊目赤。

扫虫煎一七一　方在《新和》十四。治诸虫上攻，胸腹作痛。

卷之六十三　痘疹诠古方

痘　疹

保元汤一　治痘疮气虚塌陷者。

人参二三钱　炙甘草一钱　肉桂五七分　黄芪二三钱，灌脓时酒炒，回浆时蜜炙

水一钟半，加糯米一撮，煎服。此药煎熟，或加人乳、好酒各半盏和服更妙，酌宜用之。头额不起，加川芎三五分。面部，加升麻三四分。胸腹，加桔梗三四分。腰膝，加牛膝四分。四肢不起，加桂枝。呕恶，加丁香三四分。元气虚寒，加大附子七八分或一钱。

调元汤二　案：此即保元汤无肉桂者，名为调元汤，即东垣之黄芪汤也。东垣用为小儿治惊之剂，魏桂岩用以治痘多效，因美之名保元汤也。盖小儿元气未充，最易伤残，用此保全，诚幼科王道之妙方。但能因此廓充，则凡气分血分虚寒虚陷等症，皆可随证增减用之，无不可奏神效也。

内补汤三　治痘疮中虚等症。

人参　黄芪　当归　白术　川芎　甘草　茯苓　陈皮　厚朴

上等分，水煎服。

托里散四　治痘毒元气虚弱，或妄行克伐，不能溃散，用之未成自消，已成自溃，并治痈毒内虚，不能起发。

人参　黄芪炒。各二钱　当归酒洗　白术　熟地　芍药炒　茯苓各一钱半　炙甘草五分

上每用三五钱，水煎服。《外科枢要》方有陈皮一钱半，无甘草。

解毒内托散五　治痘痈。

金银花　黄芪　当归　赤芍药　防风　甘草节　荆芥　连翘　木通

上水煎。入酒少许服。

陈氏托里消毒散六　治痘毒气血虚弱，不能起发腐溃收敛，或发寒

热，肌肉不生。

人参　黄芪炒　当归酒洗　川芎　芍药炒　白术炒　茯苓　陈皮各一钱　金银花　连翘　白芷各七分　炙甘草五分

上每服三五钱，水煎服。《外科》方无陈皮。

参芪内托散七　治痘疮里虚发痒，或不溃脓，或为倒靥，及疮痈脓毒不化，脓溃作痛等症。

人参　黄芪蜜炙　当归　川芎　厚朴姜制　防风　桔梗炒　白芷　紫草　官桂　木香　甘草等分

入糯米一撮，水煎服。色淡白者，去防风、紫草、白芷，多加黏米。一方有芍药。

参芪四圣散八　治痘疮已出，至六七日不起发，不成脓。

人参　黄芪炒　白术炒　当归　川芎　芍药炒　茯苓各五分　紫草　防风　木通各三分

上用水煎服。

陈氏四圣散九　治痘疮出不快及倒靥因内实者。

紫草茸　木通　炙甘草　枳壳麸炒　黄芪等分

上每服二钱，加糯米一百粒，水煎待米熟。温服。

加味四圣散十　治痘疮黑陷倒陷。

人参　黄芪炙　川芎　甘草　紫草　木通　木香等分　蝉蜕十个

上加糯米百粒，水一盏，煎服。

如圣汤十一　治毒盛不起。

芍药　升麻　干葛各一钱　甘草　紫草　木通各三五分

水一钟，姜一片，煎七分。温服，不拘时。

人参固肌汤十二　治痘疮发表太过，致肌肉不密，或痘痂久粘者。

人参　黄芪　当归酒洗　甘草　蝉蜕去土，等分

水一钟，入糯米一撮，煎服。

人参透肌散十三　治痘疮虚而有热，虽出快而不齐，隐于肌肤间者。

人参　紫草如无，红花代之　当归　芍药　茯苓　甘草　木通　蝉蜕

糯米等分

上每服三钱，水一盏，煎半盏。徐服之。

十宣散十四　一名托里十补散。调气补血，内托疮毒，五日后必用之方也，亦治痈疽。

人参　黄芪　当归各二钱　川芎　防风　桔梗　白芷　甘草炙　厚朴各一钱　桂心三分

上为细末。每服一钱，或二钱，木香汤下。

芎归汤十五　亦名活血散。大能养营起痘。

当归倍用　川芎

上为细末。每服一钱，红花汤调服。

活血散十六　治痘疹血虚血热，已出未尽，烦躁不宁，腹痛。

白芍药酒炒

上为末。每服一匙，糯米汤调下，或荔枝汤亦可。此汤对四君子汤加归、芪，名参归活血散。

当归活血散十七　治痘色淡白。

当归酒焙　赤芍酒炒　川芎　紫草　红花各五钱　木香二钱　血竭一钱

上为末。每五岁者服一钱，十岁以上服二钱，酒下。

养血化斑汤十八　治白疹白痘。

当归身　人参　生地　红花　蝉蜕等分

水一盏，生姜一片，煎六分。温服，无时。

人参胃爱散十九　治痘疹已发未发，吐泻不止，不思饮食等症。

人参　茯苓　甘草　丁香　藿香　紫苏　木瓜　糯米

上每服三钱，姜、枣、水煎。

二仙散二十　治体寒肢冷，腹痛口气冷，阴盛阳衰，呕吐泄泻难发等症。

丁香九粒　干姜炒，一钱

上为细末。每服五七分，白汤送下，被盖片时，令脾胃温暖，阴返阳回，则痘变润矣，量大小加减与之。

陈氏木香散二一　又名十一味异功散。治小儿痘疹虚寒多滞者宜此。

木香　丁香　大腹皮　人参　桂心　炙甘草　半夏制　诃黎勒　赤茯苓　青皮　前胡等分

上每服二三钱，姜、水煎。

薛案曰：前方治痘疮已出未愈之间，其疮不光泽，不起发，不红活，五七日内泄泻作渴，或肚腹作胀，气促作喘，或身虽热而腹胀，足指冷，或惊悸，或汗出，或寒战咬牙，或欲靥不靥，疮不结痂，或靥后腹胀，泄泻作渴，此皆脾胃虚寒，津液衰少，急用此药治之。若误认为实热，用寒凉之剂，及饮蜜水、生冷瓜果之类，必不治。

陈氏十二味异功散二二　治元气虚寒，小儿痘疹色白，寒战咬牙，泄泻喘嗽等症。

人参　丁香　木香　肉豆蔻　陈皮　厚朴各二钱半　白术　茯苓　官桂各二钱　当归三钱半　制附子　半夏各钱半

上㕮咀。每服二三钱，姜、枣、水煎服。

愚案：陈氏此上二方温性有余，补性不足，用治寒证则可，用治虚证则不及也，用者更当详酌。

陈氏人参麦门冬散二三　治痘疮微渴。

麦门冬一两　人参　炙甘草　白术　陈皮　厚朴姜制。各五钱

上每服三四钱，水一大盏，煎至六分。徐徐温服，量儿增减。

薛氏曰：前方治痘疮热毒气虚宜用之，若因气虚作渴，宜人参白术散。

柴胡麦门冬散二四　治痘疮壮热，经日不止，更无他证者。

柴胡二钱半　龙胆草一钱　麦门冬三钱　甘草炙　人参　玄参各钱半

上㕮咀。每服三钱，水一大盏，煎至六分。不拘时徐徐温服，量大小加减。

案：此方解表之功居六，清火之功居四，养营退热，此方最宜。

升均汤二五　治痘疮已出不匀，或吐泻发热作渴。

升麻　干葛　人参　白术炒　芍药炒　茯苓　甘草　紫草如无，红花代之

上每服三五钱，姜、水煎。

升麻葛根汤二六　亦名升麻汤。解发痘毒之良方。

升麻　葛根　芍药　甘草等分

上㕮咀。水一盏，煎七分。温服，无时。

万氏曰：古人治痘以升麻葛根汤为主，后世好奇，多立方法，法愈多而治愈难矣。苟能通变，则痘疹诸证皆可增减用之，不特发表解肌而已。今以葛根汤为主治，随证立增损法于后：初发热，解表加柴胡、羌活、白芷、桔梗、防风；口干渴，内热也，加葛粉、天花粉、麦门冬；自利，加条实黄芩；呕吐，加半夏、生姜；腹中痛，加木香、青皮、枳壳、山楂肉；腰痛，加独活，北细辛；头痛，加羌活、藁本、蔓荆子；惊搐，加木通、生地黄、灯心；小便少，加木通、车前、瞿麦；大便秘，加大黄；衄血，加山栀仁、玄参、生地黄；发热三四日，热甚不减，须解其毒，加大力子、连翘、紫草；疮不出，加防风、蝉蜕、荆芥穗、红花子；目痛，加龙胆草、密蒙花、柴胡；疮出太稠密，加人参、当归、木香、紫草、大力子、防风、桔梗；咽痛，加桔梗、连翘；疮干或带紫，或太赤者，血热也，加当归梢、生地黄、红花、地骨皮、牡丹皮；痘平陷、灰白色，气虚也，加人参、白术、防风、木香、官桂；手足疮不起，脾胃不足也，加人参、黄芪、防风、官桂；泄泻者，里虚也，加人参、白术、诃子、白茯苓；疮不着痂者，湿也，加黄芪、防风、官桂、白芷。

愚谓前方乃胃经发表之剂，万氏增减之法，大意已悉。但此方性味清凉，纯于疏泄，必阳明多实多热者，乃宜用之。然小儿气血体质，大都虚弱平和者十居七八，故凡痘疮初起，乍见发热，用药最贵和平，兼养营气，则庶乎尽善。若预用清凉，未免伤其胃气，全用解散，未免虚其表气，二者受伤，变患有不可测矣。故余制柴归饮为治痘之先着，所当酌宜用之。若治麻疹，则多属火证，此方乃所宜也。

苏葛汤二七　初热未见点，发表之剂暂用之，分两宜酌儿大小以为增减。

苏叶二钱　葛根二钱　甘草一钱　白芍药钱半

连须葱白三根，生姜三片，水钟半，煎七分。热服。原方有陈皮、砂仁各五分，此惟气滞腹痛者宜用之，否则不必。

连翘升麻汤二八　散毒清火。

连翘一钱　升麻　葛根　桔梗　甘草各七分　白芍药五分　薄荷少许

上加淡竹叶，灯草，水一盏半，煎一盏。温服，无时。

柴胡橘皮汤二九

柴胡　橘皮　人参　半夏　茯苓　黄芩等分

上加竹茹一团，水一盏，煎七分。温服，不拘时。

人参败毒散三十　方在散阵三六。治时疫斑疹。

荆防败毒散三一　亦名消风败毒散。发散痘疹俱可用，及时气风毒邪热。

柴胡　荆芥穗　防风　羌活　独活　前胡　川芎　枳壳　人参　甘草　桔梗　茯苓等分

上切细，加薄荷叶，水一盏，煎七分。去滓，温服。

柴葛败毒散三二　疑似伤寒，以此解散。

柴胡　干葛　人参　羌活　防风　荆芥　桔梗　苏叶　甘草

上用生姜三片，水煎服。

参苏饮三三　方在散阵三四。治伤风咳嗽，伤寒痘疹。

加减参苏饮三四　初热见点解利之药，但表邪未达而元气强壮者，宜暂用之，或前后感冒风寒，俱可暂用。

苏叶一钱　干葛钱半　前胡八分　陈皮七分　枳壳六分　桔梗　甘草各四分

水一钟半，加生姜三片，煎服。

麻黄甘草汤三五　冬月痘毒炽盛，表实者宜用之。

麻黄一二钱　生甘草减半

水煎服。

柴葛桂枝汤三六　表散痘热。

柴胡　干葛　桂枝　防风　甘草　人参　白芍药

水一盏，加生姜三片，煎七分。温服。

桂枝葛根汤三七　解散寒邪。

桂枝　葛根　升麻　赤芍药　防风　甘草各一钱

上加生姜三片，淡豆豉一钱，水一钟，煎七分。温服，无时。

十味羌活散三八　此初热见点解利之剂，若小儿身壮力强者，可用苏葛以行表，其次者宜此和解疏利之药，若虚而宜补者，必当兼顾元气，不得单用此类。

羌活　前胡　防风各一钱　荆芥　独活各八分　细辛　白芷各三分　柴胡　炙甘草　蝉蜕各四分

水一钟半，加薄荷三叶，煎五分。不拘时服。发搐及热盛不遏者，调入制过朱砂末服之，神效。

十三味羌活散三九　解热散毒，治风瘫欲作痘疹者。

羌活　独活　防风　桔梗　荆芥　柴胡　前胡　地骨皮　炙甘草　蝉蜕　川芎　天花粉　天麻等分

上为细末。每服二三钱，水一盏，入薄荷叶三片，煎四分。温服。

羌活汤四十　解发痘疮，兼治肝热惊狂。

羌活　川芎　防风　山栀仁　龙胆草　当归等分　甘草减半　淡竹叶　薄荷叶

水煎。温服，无时。

双解散四一　痘疹表里俱实者，非此不解。

防风　川芎　当归　连翘　芍药　薄荷　大黄各五分　石膏　桔梗　黄芩各八分　荆芥穗　白术　桂枝各二分　滑石二钱四分　甘草二钱

水二钟，加生姜三片，煎一钟。温服，无时。此即防风通圣散减去麻黄、芒硝、栀子，外加桂枝也。

柴胡散子四二　治痘疮表里俱实良方。

柴胡　防风　当归　人参　白芍药　甘草　黄芩　滑石　大黄等分

上加生姜一片，水煎服。

桂枝大黄汤四三　治腹痛、大便不通良方。

桂枝　白芍各二钱半　甘草五分　大黄一钱半

上剉细，加生姜一片，水一钟半，煎八分。食前温服。

防风芍药甘草汤四四　解痘毒，及阳明经痘出不快。

防风　芍药　甘草等分

上每服一二钱，水煎服。

荆芥防风甘草汤四五　解痘毒，及太阳经痘出不快。

荆芥　防风　甘草等分

上每服一二钱，水煎。

蝉蜕膏四六　治痘疮虚陷不起。

蝉蜕　当归　川芎　甘草　升麻　防风　荆芥穗等分

加人参　白芍药

上为末，炼蜜丸，如芡实大。每服一丸，薄荷汤下。

消毒散四七　亦名消毒饮。治痘疮六七日间，身壮热，不大便，其脉紧盛者，用此药微利之。

荆芥穗　炙甘草各一两　牛蒡子四两，杵，炒

上为粗散。每服三钱，水一盏，煎七分。不拘时徐徐服。

四味消毒饮四八　治痘疮热盛，毒气壅遏，无问前后皆可服。

人参　炙甘草　黄连　牛蒡子等分

上为粗末。每服一钱，加姜一片，水一盏，煎四分，去滓。温服，不拘时。

六味消毒饮四九　解痘毒。

牛蒡子　连翘　甘草　绿升麻　紫草　山豆根等分

水一盏，煎七分。温服，不拘时。

消毒化斑汤五十　消风散毒，清眼目咽喉。

升麻　柴胡　桔梗　甘草　连翘　龙胆草　牛蒡子　防风　蝉蜕　密蒙花

水一钟半，加淡竹叶十片，煎服。

解毒汤五一　治一切热毒肿痛，或风热瘙痒。

黄连　金银花　连翘

上水煎服。

真人解毒汤五二　治痘母。

忍冬花半斤　甘草节一两　木通　防风　荆芥　连翘各三钱

上分作三剂，用水、酒各一钟煎服，以肿消痘出为度。

葛根解毒汤五三　解痘毒止渴良方。

葛根　升麻减半　生地黄　麦门冬　天花粉等分　甘草减半

上取糯米泔水一盏，煎七分，入茅根自然汁一合服之。

实表解毒汤五四

人参　黄芪　当归梢　生地黄　甘草　白芍药　柴胡　升麻　酒片芩　玄参　地骨皮

上入薄荷叶少许，淡竹叶十片，水煎服。

溯源解毒汤五五　解胎毒之良方。

当归身　川芎　生地黄　白芍药　人参　生甘草　黄连　连翘　陈皮　木通等分

水一盏，加淡竹叶十片，煎半盏。温服，无时。

陈氏解毒防风汤五六　治痘疮毒气炽盛。

防风　黄芩　地骨皮　白芍药炒　荆芥　牛蒡子

上每服四五钱，水煎服，或为末，白汤调下。外科解毒防风汤方见本门六三。

化毒汤五七　治痘未出腹痛者。

白芍药　炙甘草各一钱　木香　青皮　枳壳各七分　山楂肉　连翘　肉桂各五分

水一盏，煎七分。温服，不拘时。

消风化毒汤五八

防风　黄芪　桂枝　荆芥穗　升麻　白芍　牛蒡子等分　甘草减半

上加薄荷叶七片，水一盏，煎七分。温服，无时。

凉血化毒汤五九　治痘疮初出，头焦黑。

归尾　赤芍药　生地黄　木通　连翘　牛蒡子　红花　紫草　桔梗　山豆根

上水煎服。或加童便一小盏亦可。

犀角化毒丸六十　治诸积热，及痘疹后余毒生疮，口舌牙龈糜烂等症。

犀角屑镑　生地黄　当归　防风　荆芥穗各一两　牛蒡子炒，杵　赤芍药　连翘　桔梗各七钱　薄荷　黄芩炒　甘草各五钱

上为末，炼蜜丸，芡实大。每服一丸，薄荷汤下。

五福化毒丹六一　治胎毒，及痘后头面生疮，眼目肿痛。

生地黄　天门冬　麦门冬　玄参　熟地黄各三两　甘草　甜硝各二两　青黛两半

上为末，炼蜜丸，芡实大。每服一丸，白汤或薄荷汤化下。

外科五福化毒丹六二　方在外科七六。治一切热毒疮疖。

犀角散六三　治痘疮、痈毒、时毒热盛，烦躁多渴，小便赤涩，或赤斑。

犀角镑　甘草炙。各半两　防风　黄芩各一两

上为粗末。每服二钱，水一小盏，煎五分。温服，无时。

紫草化毒散六四　解实热毒发痘。

紫草　升麻　炙甘草等分　糯米五十粒

水煎服。

紫草散六五　治痘疹黑陷，气血虚弱，疮疹不起。

紫草　黄芪炙　炙甘草　糯米各钱半

上水煎服。

紫草饮六六　治痘疮黑陷不起。

紫草　当归　芍药　甘草　麻黄等分

水一盏煎。不拘时服。

紫草饮子六七　治倒陷腹胀，大小便秘。

紫草　人参　枳壳　山楂　木通　穿山甲土拌炒　蝉蜕等分

水一盏，煎五分，作三四次温服。

紫草快斑汤六八　一名紫草汤。治痘疹血气不足，或血热不能起发，色不红活，不灌脓等症。

紫草　人参　白术　当归　川芎　芍药　茯苓　甘草　木通等分　糯米

上每服三五钱，水煎。

紫草木香汤六九　治痘疮里虚，痒塌黑陷闷乱。

紫草　木香　人参　白术　茯苓　甘草炙　糯米

上每服三钱，水煎。

紫草木通汤七十　治痘疹出不快。

紫草　人参　茯苓　木通　甘草减半　糯米等分

上每服二三钱，水煎服。

紫草膏七一　红紫黑陷者，暂用之。

紫草茸　白附子　麻黄去节，汤泡，去黄沫，晒干用　甘草炙。各半两　僵蚕炒　全蝎炒，各八个

上为细末，用白蜜一两，好酒半盏，先将紫草煎熬成膏，旋入各药丸，皂子大。每服一丸，紫草煎汤化下，就用补药调理。如治惊搐，以金箔为衣，薄荷汤下。

红棉散七二　亦名天麻散。治痘疹身有大热，面赤气粗，无汗而表未散者可服之。此药以麻黄、天麻发表为主，有汗者不可服。盖腠理已开，不可再发汗也。若有汗而热，则当以惺惺散为和解之剂。故仲景之治表证，有宜发汗者，有宜和解者，有宜调和营卫者。若有汗而热者，则和解为宜；虚而热者，则调和营卫为宜，如和中散寒之类是也。

麻黄去节　天麻　荆芥　炙甘草各二钱　全蝎全者，七枚

上为末。每服一钱，以水半盏，薄荷叶二片，入酒四五滴，煎二三沸。带热服之，如疹未出，再进一服，次又一服，即伤风寒证，服亦无妨。

快斑汤七三　治起发迟。

人参五分　当归　防风　木通各一钱　甘草三分　木香　紫草　蝉蜕各二分

水一盏，煎七分。温服，不拘时。

快斑越婢汤七四　治痘疮手足不起发。

黄芪炙　白芍药　桂枝　防风炙甘草

上加生姜一片，枣一枚，水煎服。

快透散七五　治痘出不快。

紫草　蝉蜕　木通　芍药　炙甘草等分

上每服二钱，水煎。

王海藏先生云：身后出不快，足太阳经也，用荆芥甘草防风汤。身前出不快，手阳明经也，用升麻葛根汤。四肢出不快，足阳明经也，用防风芍药甘草汤。此皆解毒升发之药也，不可不知。

鼠粘子汤七六　治痘稠身热毒盛，服此以防青干黑陷，并治斑疹稠密。

牛蒡子炒　归身　黄芪　炙甘草　柴胡　黄芩酒炒　连翘　地骨皮

上等分，水煎。热退则止服。

射干鼠粘子汤七七　治痘疮壮热，大便坚实，或口舌生疮，咽喉肿痛，皆余毒所致。

鼠粘子四两，炒，杵　甘草炙　升麻　射干各一两

上每服三钱，水一大盏，煎六分。徐徐温服。

薛氏曰：前方若痘疹初出，发热焮痛，根盘赤盛，或咽喉口舌疼痛，作渴引饮者宜用。若因胃气虚弱发热而致前癥者，宜人参麦门冬散。

钱氏独圣散七八　治痘疮倒靥陷伏。

用穿山甲取前足嘴上者，烧存性为末。每服四五分，以木香汤入少酒服之，或紫草汤亦可。

无价散七九　治一切痘疮倒陷，焦黑危急之证。

人牙　猪牙　狗牙　猫牙

上以炭火烧去烟存性，等分为末。每服三分，热酒调下。如痒塌寒战泄泻，煎异功散调下。

一方，人牙散：只用人牙烧去烟存性，为末，酒调服。

三酥饼八十　治初发热用以表汗解毒稀痘，神效。

辰砂　择上好明净无砂石者，以绢囊盛之，用麻黄、升麻、紫草、荔枝壳同煮一日夜，研细，仍用前汤飞过，晒干，再研极细，用真蟾酥另调作饼子　麻黄去节，汤泡过，晒干为极细末，亦用蟾酥另调作饼　紫草研极细，亦用蟾酥另调作饼　蟾酥于端午日捉

蟾取酥，捻前三饼，每饼加麝香少许，微炒

上方如遇时行痘疹，小儿发热之初，每三岁者，将三饼各取半分，热酒化下，盖覆出汗，如不能饮酒，用败毒散煎汤化下更好。若痘已出满，顶红紫色，为热毒之盛，宜煎紫草红花汤，或化毒汤，将辰砂、紫草二饼调下少许以解之，但痘出之后不可服麻黄饼也。盖辰砂能解毒，紫草凉心火，制过亦能发痘解毒，麻黄能发表发痘，蟾酥能驱脏腑中毒气从毛腠中作臭汗而出，此四药诚解毒稀痘之神方也。

神应夺命丹八一　治风邪倒陷及痘毒入里。

辰砂择墙壁镜面者，以白纱囊盛之，用升麻、麻黄、紫草、连翘四味同入砂罐，以新汲水、桑柴火煮一昼夜，取出将砂研细，仍将煮砂药汁去滓，飞取末，待干听用，二钱　麻黄连根节，酒蜜拌炒焦，八分　蝉蜕洗净，去足，三分　紫草酒洗，五分　红花子五分　穿山甲酒炒，五分　真蟾酥三分

上共研细末，用醇酒杵丸，分作千粒，周岁者半丸，二岁者一丸，服止三丸，热酒化服，厚盖取汗，汗出痘随出也。择天医生气日修合。此方与三酥饼功同。

万氏夺命丹八二　治倒陷，解发痘毒。

麻黄蜜酒炒焦　升麻各五钱　山豆根　红花子　大力子　连翘各二钱半　蝉蜕　紫草　人中黄各三钱

上研细末，酒、蜜和丸，辰砂为衣。薄荷叶煎汤下。

东垣凉膈散八三　解痘疹里热良方。

黄芩　连翘为君　甘草　栀子　薄荷　桔梗　竹叶

上水煎服。

退火丹八四　治痘中狂妄，神方。

滑石　朱砂飞。各一钱　冰片三厘

共为细末。冷水调一分服。得睡，少时神安气宁，痘转红活矣。

陈氏通关散八五　通心经，降心火，利小便良方。

山栀仁　大黄炒。各一分　木通　甘草炙　车前子炒　赤茯苓　人参　瞿麦　滑石各三分　扁蓄炒，五分

上用水一盏，灯草十根，煎半盏。温服。

玄参地黄汤八六　治痘疹衄血。

玄参　生地黄　牡丹皮　栀子仁各钱半　甘草　升麻各半钱　白芍药一钱　蒲黄炒，五分

水一钟，煎七分。温服。愚谓此方宜去升麻以塞上冲之源，勿谓但属阳明即宜用升麻也。

万氏清肺饮八七　治肺热喘嗽声哑。

麦门冬　桔梗各二钱　荆芥穗　天花粉　知母各一钱　石菖蒲　诃子仁各八分

上水煎服。此当与清肺汤参用，方在后一四五。

导赤通气散八八　治心虚声不扬者。

木通　生地黄　人参　麦门冬　当归身　石菖蒲　甘草

上加灯心，水煎服。

甘桔清金散八九　治肺热咽痛，声不清。

桔梗一两　甘草　连翘各半两　诃子皮三钱　牛蒡子炒，七钱

上为细末。每服一钱，薄荷叶少许同煎服。

加味甘桔汤九十　咽喉肿痛暂用。

桔梗八分　甘草钱二分　牛蒡子　射干各六分　防风　玄参各四分

水一钟，煎服，或加生姜一片。热甚者，加黄芩，去防风亦可。

大如圣饮子九一　治疮疹痘毒攻咽嗌，肿痛热渴，或成肿毒不消等症。

桔梗　甘草　鼠粘子炒。各一两　麦门冬五钱

上每服二钱，水煎。

万氏橘皮汤九二　行滞消痰止呕吐。

橘皮半去白，炒，二钱　半夏一钱　白茯苓钱半

上加生姜三片，水一盏，煎七分。温服。

匀气散九三　行气化滞。

木香　青皮各五钱　山楂肉二钱半

上为末。每服一钱，甘草汤调服。

前胡枳壳汤九四　治痰实壮热，胸中烦闷，大便坚实，卧则喘急。

前胡一两　枳壳　赤茯苓　甘草炙　大黄各半两

上㕮咀。每服三五钱，水一大盏，煎至六分。不拘时温服。此方宜量大小加减，如身温脉微并泻者，不可服。

薛氏曰：前证若属肺胃实热，气郁痰滞，大便秘结，小便赤涩，烦渴饮冷，身热脉实者，宜用之以疏通内脏，使邪无壅滞，则痘疮轻而易愈也。

当归丸九五　治便坚三五日不通者。

当归半两　紫草三钱　黄连钱半，炒　炙甘草一钱　大黄二钱半

上以当归、紫草熬成膏，下三味研为细末，以膏和为丸，如胡椒大。三岁以下儿服十丸，七八岁儿二十丸，食前清米饮下，渐加之，以和为度。

百祥丸九六　治痘疮紫黑干陷，热毒便秘里实等症。

红芽大戟不拘多少，用浆水煮极软，去骨，日中晒干，复内原汁中煮，汁尽焙干研末，水丸，粟米大。

每服一二十丸，研赤芝麻汤下。

枣变百祥丸九七　治同前而稍缓，可代百祥丸。

红芽大戟去骨，一两　青州枣肉三十个

上用水一碗，同煎至水尽为度，去大戟不用，将枣焙干，可和作剂，或捣烂为丸。从少至多，以木香汤吞服，至利为度。

排毒散九八　治痘毒发痈。

大黄　当归梢各一两　白芷　沉香　木香各半两　穿山甲七片，土炒焦

上为细末。看虚实大小加减，长流水煎沸调服。

钱氏苦参丸九九　治痘后溃烂，疮毒疮癞。

苦参一两　白蒺藜　何首乌　牛蒡子　荆芥穗各半两

上为末，酒调面糊为丸。竹叶汤下。外科苦参丸见本门八八。

稀痘方百

用老鼠去皮取肉，水煮熟，量儿大小与食数次，出痘甚稀，未食荤时与食尤效，屡试屡验。

稀痘酒百一　最能散毒稀痘。

麻黄去节，泡　紫草各二两

上二味，细切，布囊盛之，浸无灰酒一小坛，泥封固，凡遇天行小儿发热时，与半杯或一杯，量儿大小服之，出微汗为佳。

三痘汤百二　痘发时预服之。

大黑豆　赤小豆　绿豆等分，淘净

上用甘草浸水去渣，以甘草水煮豆熟为度，逐日空心任意饮其汁，自然出少。此方冬月煮熟，令儿常食豆尤妙。

丝瓜汤百三　解疮毒。一方无山楂。

丝瓜　升麻　芍药酒炒　生甘草　山楂　黑豆　赤小豆　犀角镑，等分

上为粗散。每服三钱，水一大盏，煎至六分。不拘时徐徐温服，量大小加减。

辰砂散百四　预解痘毒。

好辰砂一钱，飞　老丝瓜近蒂三寸，连子烧灰存性。此物发痘疮最好

上研末。蜜水调服，多者可少，少者可无，或以紫草甘草汤调服尤佳。

保婴丹百五　稀痘。

缠豆藤或黄豆，或绿豆梗上缠绕细红藤是也。于八月生气日择取，阴干听用，二两　防风　荆芥穗　牛蒡子炒　紫草茸去根，酒浸，一两　新升麻盐水炒　甘草去皮。各五钱　天竺黄真者三钱　蟾酥真者一钱　牛黄真者一钱　赤小豆　黑豆　绿豆各三十粒，略炒勿焦　好朱砂用麻黄、紫草、荔枝壳、升麻同煮过，复以此汁飞过，三钱

上另用紫草二两，入水二碗，煎膏至少半碗，入沙糖一小钟，将前各药为细末，同紫草膏丸如李核大，即以朱砂为衣。于未痘之先，浓煎甘草汤每磨服一丸，大者二丸；若已发热，用生姜汤磨服，盖被睡而表之，多者可少，少者可无，大有神效。一方无紫草茸，仍有经霜老丝瓜一个，连藤蒂五寸烧存性同用。

洗肝明目散百六　治痘后目疾。

当归　羌活　柴胡　密蒙花　川芎　防风　木贼　山栀仁　龙胆草

各等分

上为末。每服一钱，淡沙糖水调服。

洗肝散百七　翳膜遮睛暂用。

归尾钱二分　防风八分　大黄八分　羌活　川芎　薄荷各四分　栀子钱半　甘草三分

水一钟，姜一片，煎服。热盛便秘加芩、檗。

羊肝散百八　治痘毒入眼，或无辜疳气入眼。

密蒙花二钱　青葙子　决明子　车前子炒。各一钱

上为末，用羊肝一大叶，薄批掺上，湿纸裹煨熟。空心食之。

蒺藜散百九　治痘疮入眼肿痛。

白蒺藜　谷精草　防风　羌活　生蛤粉等分

上为细末。每服二钱，温水调服即退。

蝉菊散百十　治痘疹入目，或病后生翳障。

蝉蜕去土净　白菊花等分

每服一二三钱，水八分，加蜜少许，煎四分。食后温服。

秦皮散百十一　治大人小儿风毒赤眼，痛痒涩皱，眵泪羞明。

秦皮　滑石　黄连等分

汤泡热洗，日二三次。

通神散百十二　治痘疮入眼，生翳膜。

白菊花　谷精草　绿豆皮

上为末。每服一钱，用柿饼一个，米泔水一盏同煎，候水干。只吃柿饼，每日三五次不拘，至七日效。

钱氏黄柏膏百十三　用此护眼，可免痘毒入目。

黄柏一两　绿豆末二两　生甘草三两

上为细末，以麻油调成膏，用涂耳前、眼角、目下四五遍，若早涂之，痘出必稀，若既患眼，涂之必减。

痘疔散百十四

雄黄一钱　紫草三钱

上为细末，胭脂汁调、用银簪脚挑破黑痘，入药在内。此下二方

皆治痘疔之良方也。

四圣丹百十五　治黑疔。

牛黄钱二分　儿茶钱七分　朱砂八分　珍珠二分

上为极细末，以棉胭脂汁或油胭脂调匀。先用银针挑破黑疔，拭去恶血，乃点药疔上。

万氏四圣散百十六　治痘不起发，变黑而痛者，痘疔也。亦名鬼痘。

绿豆四十九粒　豌豆四十九粒。各烧存性　珍珠一分　油头发烧存性，一分

上为细末，用胭脂水调，先以簪脚拨开黑痘，以此涂之。

神效隔蒜灸法百十七　治痘疔毒气炽盛，使诸痘不能起发，已起发者不能灌脓，已灌脓者不能收靥，或大痛，或麻木，痛者灸至不痛，不痛者灸至痛，其毒随火而散。

其法用大蒜头切三分厚，安痘疔上，用小艾炷于蒜上灸之，每五壮易蒜再灸，若紫血出后，肿痛不止，尤当用灸，治者审之。愚在京师，尝见治痘疔者，即以线针挑破出毒血，诸痘随即灌脓。若挑破不痛，不出血者难治，若用此法灸之，即知痛，更用针挑破，紫血随出，诸痘随灌，亦有生者。

胡荽酒百十八　辟秽气，使痘疹出快。

用胡荽一把，以好酒二盏，煎一两沸。令乳母每含一两口，喷儿遍身，或喷头面。房中须烧胡荽香以辟除秽气，能使痘疹出快。煎过胡荽悬房门上最妙。或用枣灸之，儿闻枣香，尤能开胃气，进饮食，解毒气。

案：此酒惟未出之前，及初报之时宜用之，若起胀之后，则宜避酒气，亦忌发散，皆不可用也。

茵陈熏法百十九

用干茵陈研末，捣枣膏和丸，如鸡子大，晒干，用烈火烧烟熏之。

水杨汤百二十　治倒陷之良方。

水杨，即忍冬藤也。春冬用枝，秋夏用枝叶，生水边，细叶红梗，枝上有圆果，满果有白须散出。切断，用长流水一大釜，煎六七沸，先将三分之一置浴盆内，以手试其适可，仍先服煎药，然后浴洗，渐渐添

汤，以痘起发光壮为度，不拘次数。洗毕照视，若累累然起处觉晕，晕有系，此浆影也。如浆不满，宜再浴之。若弱者，只浴头面手足亦可。此则不厌多洗，洗后如无起势，乃气血败而津液枯，多不可治。

秘传茶叶方一二一　铺床席用。

茶叶要多，楝去粗梗，入水一煮取起，再楝去梗，湿铺于床上，用草纸隔层，令儿睡上一夜，则脓水皆干。

猪髓膏一二二　治痘疹不靥，及痂靥不落者，涂之即落。

猪骨髓　白蜜

上二味，以火熬一二沸，退凉，用鸡翎扫上即落。

百花膏一二三　治痘燥痂皮溅起作痛，或疮痂欲落不落者。

蜜不拘多少，略用汤和，时时以鹅翎润痛处，疮痂亦易落，无痕。

荞麦散一二四　治痘疮溃烂，以此敷之。

荞麦一味，磨取细面，痘疮破者，以此敷之；溃烂者，以此遍扑之，绢袋盛扑，或以此衬卧尤佳。

胭脂汁一二五　治黑痘之良方。

先用升麻一味，煎浓汤，去滓，却用棉胭脂浸于汤内揉出红汁，就以本棉蘸汤于疮上拭而涂之。

败草散一二六　治痘疮挝搔成疮，脓血淋漓，谓之斑烂。

用盖屋盖墙烂草，多年者佳，或旷野自烂者尤佳，为末搽掺之。或气血虚，热不愈而遍身患者，须多掺席铺上，令儿坐卧其上，其疮即愈。

白龙散一二七　治烂痘及抓破者。

用干黄牛粪在风露中多久者，火煅成灰，取中心白者为末，以薄绢囊盛裹，于疮上扑之。

救苦灭瘢散一二八　治烂痘以此敷面，如误抓破者，用之敷贴最良。

密陀僧　滑石各二两　白芷半两

上为细末，湿则干掺之，或用好蜜调傅。

灭瘢散一二九　治痘后面疮，以此敷之。

密陀僧　白附子　白僵蚕　白芷　鹰矢白等分

上研极细末，以水调搽面沺，神效。

辟邪丹百三十　用烧于房中，能辟一切秽恶邪气。

苍术以黄连代之更妙　乳香　降真香　甘松　北细辛　芸香各等分

上为末，水丸，如豆大。每焚一丸熏之，良久又焚一丸，不可太多，只是略有香气，使之不断可也。

砭法一三一　治丹瘤。

用细瓷器击碎取锋铓者，以箸一根，劈开头夹定，用线缚住，两指轻捻箸梢，令瓷锋正对毒顶，悬高寸许，另用一箸轻击箸头，令毒血遇刺而出，即可解散。

蜞针法一三二　治痘痈及丹瘤。

用水蛭大者五六根，放肿毒头上吮去恶血，可以消丹瘤，决痈肿。

雄黄散一三三　治痘后牙龈生疳蚀疮。

雄黄一钱　铜绿二钱

上为末，干掺之。

绵茧散一三四　治痘疮余毒，肢体关节生疳蚀疮，脓水不绝。

出蛾绵茧不拘多少　生白矾入茧内，以炭火煅枯

上为细末，干贴疳疮口内。此总治疮毒脓水淋漓，收敛之外剂。

搽牙散一三五　治痘后余毒攻牙生疳，一日烂进一分，急用此搽之。

铜绿　雄黄　五倍子　枯矾　胡黄连　北细辛　乌梅同褐子包固，火煅存性

上等分为末搽之。

吹口丹一三六　治疳。

黄连　青黛　儿茶　片脑

上等分为末吹之。

生肌散一三七　痘后痈毒不收口，用之神效。

枯矾三钱　海螵蛸　赤石脂煅。各二钱　龙骨煅　黄丹飞炒　乳香出汗　没药出汗。各一钱　血竭五分　轻粉　麝各二分

为细末，掺疮口内，外以太乙膏贴之。

马鸣散一三八　治走马疳良方。

人中白即尿缸底白垽也。以物刮取，新瓦盛之，火煅如白盐乃佳，半两　五倍子生者一钱，另用一钱同矾煅之　马鸣蜕即蚕蜕纸也。火烧过，二钱半　枯白矾二钱。即用五倍子一钱，入矾于内煅枯者

上为极细末，先以浓米泔水浸洗疮口，以此敷之。

以下麻疹方

升麻汤一三九　解散疹毒。

升麻去须　葛根去皮。各一钱　芍药酒浸，二钱　炙甘草一钱

水一盏，煎五分。食远稍熟服，量人大小加减。

予案：此方即升麻葛根汤也，麻疹之证多属阳明火毒，凡欲解表散邪，但表实邪盛者最宜用此。然愚谓以柴胡代升麻用之更妙。若血气稍虚而邪有未解者，惟柴归饮为最妥。

升麻透斑汤百四十　治疹疮初见红点一日至三日。

升麻　枳壳麸炒。各五分　柴胡钱半　桔梗　前胡各一钱　干葛　川芎　茯苓各七分　陈皮　半夏　甘草各四分

上加生姜一片，水一钟，煎五分，作十余次徐服之。

葛根麦门冬散一四一　治小儿热毒斑疹，头痛壮热，心神烦闷。

葛根三钱　麦门冬四钱　人参　川升麻　茯苓　甘草各二钱　石膏半两　赤芍药一钱

上㕮咀。每服三钱，水一大盏，煎至六分。不拘时徐徐温服，仍量儿大小增减。

薛氏曰：前方足阳明胃经之药也，外除表邪，内清胃火，兼补元气，若非发热作渴，表里有热者不可用。若表里俱虚而发热作渴者，宜用人参麦门冬散。

万氏麦门冬汤一四二　治表邪内热，咳嗽甚者。此即前方去人参者，但分两稍异耳。

麦门冬　葛根去皮。各一钱　升麻去须，四分　赤芍药酒炒　茯苓各六分　炙甘草四分　石膏煅，一钱半

上水煎服。

万氏柴胡四物汤一四三　治疹后余热。

柴胡　当归身　川芎　生地黄　白芍药　人参　麦门冬　知母　淡竹叶　黄芩　地骨皮

上剉细。水一盏，煎七分。不拘时温服。

生地黄散一四四　治小儿斑疹，身热口干，咳嗽心烦者。

生地黄半两　麦门冬七钱　款冬花　陈皮　杏仁各三钱　炙甘草二钱半

上每服三五钱，水一大盏，煎六分。不拘时徐徐温服，量大小加减。

清肺汤一四五　治斑疹咳嗽甚者，或二母散，或麦门冬汤。

桔梗去芦　片芩　贝母各七分　防风去芦　炙甘草各四分　知母七分

上水一钟，煎五分，入捣碎苏子五分，再煎温服。

清肺消毒汤一四六　治疹疮收完，不思饮食，鼻干无涕。

防风　枳壳各五分　连翘　前胡　黄芩　桔梗一钱　荆芥　炙甘草

上水一钟，煎至五六分，作十余次徐服之。

门冬清肺汤一四七　治疹后咳嗽不止。

天门冬去心　麦门冬去心　款冬花　知母　贝母　桔梗　牛蒡子　地骨皮　杏仁去皮尖　马兜铃　甘草等分

水一钟半，煎七分。食后温服。

清肺消毒化痰汤一四八　治疹后喘嗽，声音不清，不思饮食，眼目不清，唇口干燥。

牛蒡子　防风　荆芥穗　贝母各五分　连翘　黄芩　前胡　茯苓各七分　桔梗　枳壳各一钱　甘草三分

上水一钟，煎五分，作十余次徐服之。

清金降火汤一四九　治疹后肺热声哑咳喘。

当归　白芍药酒炒　生地黄酒洗　栝蒌仁　白茯苓　陈皮　贝母去心　甘草　麦门冬　桑白皮　枯芩酒炒　山栀炒　玄参　杏仁去皮尖　苏梗　天门冬　黄连炒　石膏

上等分，加姜一片，水煎服。

二母散百五十　方在寒阵四九。治肺热咳嗽，及疹后嗽甚者。

透斑和中汤一五一　治疹疮二三日泄泻。

升麻　干葛　猪苓　泽泻　陈皮　半夏　川芎　茯苓各七分　前胡　桔梗各一钱　柴胡钱半　甘草三分

上加生姜三片，水一钟，煎至五分，作数次徐服之。

解毒化滞汤一五二　治疹后吃食太早，咬指甲，撕口唇，旋眼毛，看手，咬人等症。

防风　荆芥　枳壳　神曲炒　麦芽炒。各五分　连翘　黄芩　茯苓　前胡各七分　桔梗一钱　山楂　甘草各三分

上水一钟，煎五分，作十余次徐徐服之。

大青汤一五三　解斑疹大毒良方。

生地黄　石膏　玄参　地骨皮　知母　木通　甘草　青黛　荆芥穗各等分

上水一盏，加淡竹叶十二片，煎七分。温服，无时。

羚羊角散一五四　治小儿斑疹后，余毒不解，上攻眼目，羞明云翳，眵泪俱多，红赤肿闭。

羚羊角镑　黄芪　黄芩　草决明　车前子　升麻　防风　大黄　芒硝等分

水一盏，煎半盏，稍热服。

羌菊散一五五　治痘疹热毒上攻，眼目生翳并暴赤羞明。

羌活　甘菊花　蝉蜕　蛇蜕　防风　谷精草　木贼　甘草　白蒺藜　山栀子　大黄　黄连　沙苑蒺藜等分

上为末。每服一钱，清米汤调下。

以下通用方

人参理中汤一五六　方在热证一。治脾胃虚寒诸证。

六物煎一五七　方在新因二十。治痘疹血气不足，随证加减用。

六气煎一五八　方在新因二一。治痘疮气虚，痒塌倒陷。

九味异功煎一五九　方在新因二二。治痘疮虚陷，寒战咬牙，虚寒诸证。

柴归饮百六十　方在新因十五。治痘疮初起，托散妙剂。

柴葛煎一六一　方在新因十八。治痘疮表里俱热，散毒养阴。

疏邪散一六二　方在新因十六。治痘疮初起，表邪强实者。

五积散一六三　方在散阵三九。温散寒邪。

四顺清凉饮一六四　方在攻阵二五。治血脉壅热，大便秘结。

凉血养荣煎一六五　方在新因十七。治痘疮血虚血热，地红热渴。

搜毒煎一六六　方在新因十九。解痘疹热毒，紫黑干枯。

犀角地黄汤一六七　方在寒阵七九。治痘疹血热诸证。

仲景黄芩汤一六八　方在寒阵百五。治热利。

透邪煎一六九　方在新因二三。治痘疹初热未出者，宜此苏表达邪。

化斑汤百七十　方在寒阵三。治阳明热渴，化斑除烦。

小柴胡汤一七一　方在散阵十九。散肝胆经表邪，往来寒热。

益元散一七二　方在寒阵百十二。解烦热，止渴，利小水。

四苓散一七三　方在和阵一八七。利小水，去湿滞。

导赤散一七四　方在寒阵一二二。降心火及小肠热证。

春集

卷之六十四　外科钤古方

仙方活命饮一　治一切疮疡，不成脓者内消，已成脓者即溃，此止痛消毒之圣药也。

穿山甲蛤粉炒黄　白芷　防风　天花粉　赤芍药　归尾　乳香　没药　贝母　皂刺　甘草各二钱　金银花　陈皮各三钱

酒一碗，煎数沸。温服。

托里消毒散二　疮疽元气虚弱，或行攻伐不能溃散，服之未成即消，已成即溃，腐肉即去，新肉即生。若腐肉既溃而新肉不能收敛，属气虚者，四君子汤为主；属血虚者，四物汤为主；气血俱虚者，十全大补汤为主，并忌寒凉消毒之剂。

人参随证增减　黄芪盐水拌炒　当归　川芎　芍药炒　白术炒　茯苓各一钱　金银花　白芷各七分　甘草　连翘各五分

上水煎服。陈氏托里消毒散内多陈皮。方在痘疮六。

《秘方》托里散三　治一切疮毒，始终常服，不致内陷。

栝蒌大者一个，杵　当归酒拌　黄芪盐水炒　白芍药　甘草各一两半　熟地　天花粉　金银花　皂刺炒。各一两

上每用药五两，以无灰酒五茶盅，入磁器内，厚纸封口，再用油纸重封，置汤锅内盖煮，至药香取出分服，直至疮愈。立斋曰：此方药品平易，消毒之功甚大，且不动脏腑，不伤血气，不问阴阳肿溃，屡用屡效，真仙方也。常治发背脑疽势盛者，更用隔蒜灸之。若脉沉实，大小便秘者，先用疏通而后用此，其功甚捷。若火毒已退，不作脓，或不溃者，更宜托里；溃而不敛，及脓清者，用峻补。

神功托里散四　一名金银花散。治痈疽发背，肠痈乳痈，及一切肿毒，或焮痛，憎寒壮热。

金银花　黄芪　当归　甘草等分

上用酒、水各一盅，煎至一盅。分病上下，食前食后服之。少顷，再服一剂，渣敷患处。不问老少虚实皆可服。若为末，酒调服尤妙。

参芪托里散五　治疮疡气血俱虚，不能起发，或腐溃不能收敛，及恶寒发热者。

人参气虚多用之　黄芪炒　白术炒　当归　熟地　芍药酒炒　茯苓　陈皮各一钱

右水煎服。

参芪内托散六　方在痘疹七。治痈疽脓毒不化，及溃后作痛。

托里养营汤七　治瘰疬流注，及一切痈疽不足之证，不作脓，或不溃，或溃后发热，或恶寒，肌肉消瘦，饮食不思，睡卧不宁，盗汗不止。

人参　黄芪炙　当归酒拌　川芎　芍药炒　白术炒。各一钱　熟地二钱　五味子炒研　麦冬　甘草各二分

水二盅，姜三片，枣一枚，煎七分。食远服。

托里黄芪汤八　治痈疽气虚作渴甚效。

黄芪蜜炒，六钱　甘草　天花粉各一钱

水二盅，煎八分。频服之。加人参一钱亦可。若气血俱虚，脓血大泄而作渴，或兼发热者，宜用托里养营汤。

内补黄芪汤九　治痈毒内虚，毒不起化，及溃后诸虚迭见。

黄芪炙　麦冬各一两　人参　熟地　茯苓　甘草炙。各七分　白芍药　当归　川芎　远志　官桂各五分

上每服一两，姜、枣、水煎服。

托里当归汤十　治溃疡气血俱虚，或晡热内热，寒热往来，或妇人诸疮，经候不调，小便频数，大便不实等症，但疮疡气血虚而发热者，皆宜服之，久服亦收敛疮口。

人参　黄芪　当归　熟地　川芎　芍药各一钱　柴胡　甘草各五分

上水煎服。

托里健中汤十一　治疮疡元气素虚，或因凉药伤胃，饮食少思，或

作呕泻等症。

人参　白术　茯苓各二钱　半夏．炮姜各一钱　黄芪一钱半　炙甘草五分　肉桂三分

上姜、枣、水煎服。

托里温中汤十二　治疮疡脓溃，元气虚寒，或因克伐，胃气脱陷，肠鸣腹痛，大便溏泄，神思昏愦，此寒变内陷，缓则不治。

附子炮，去皮脐，二钱　干姜炒，三钱　益志　丁香　羌活　沉香　木香、茴香　陈皮各一钱　炙甘草二钱

上姜、水煎服。

托里益中汤十三　治中气虚弱，饮食少思，或疮不消散，或溃而不敛。

人参　白术　茯苓　炮姜　陈皮　半夏各一钱　木香　炙甘草各五分

上姜、枣、水煎服。

托里温经汤十四　治疮疡寒覆皮毛，郁遏经络，不得伸越，热伏营中，聚结赤肿作痛，恶寒发热，或痛引肢体。若头面肿痛焮甚，仍宜砭之。

麻黄　升麻　防风　干葛　白芷　人参　当归　芍药　甘草　苍术各一钱

上水二盅，煎一盅服。卧暖处，得汗乃散。或加柴胡。

托里益黄汤十五　治脾土虚寒，水反侮土，以致饮食少思，或呕吐泄泻等症。

人参　白术　茯苓　陈皮　半夏各一钱　炮姜　丁香　炙甘草各五分

上姜、枣、水煎服。

托里清中汤十六　治脾胃虚弱，痰气不清，饮食少思等症。

人参　白术　茯苓　陈皮各一钱　半夏八分　桔梗七分　甘草五分

上姜、枣、水煎服。

托里抑青汤十七　治肝木侮脾，脾土虚弱，以致饮食少思，或胸膈不利等症。

人参　白术　茯苓　半夏　陈皮各一钱　芍药　柴胡　甘草各五分

上姜、枣、水煎服。

托里营卫汤十八　治疮疡外无焮肿，内便调和，乃邪在经络也，宜用此药。

人参　黄芪　当归　甘草炙　红花　柴胡　连翘　苍术米泔浸，炒　羌活　防风　黄芩各一钱　桂枝七分

上酒、水煎服。

托里越鞠汤十九　治六郁所伤，脾胃虚弱，饮食少思等症。

人参　白术各二钱　陈皮　半夏各一钱　山栀　川芎　香附　苍术各七分　炙甘草五分

上姜、枣、水煎服。

定痛托里散二十　治疮疡血虚疼痛之圣药也。

粟壳去蒂，炒，二钱　当归酒拌　白芍药炒　川芎各一钱半　乳香　没药　肉桂各一钱

上姜、枣、水煎服。

内托复煎散二一　治疮疡焮肿在外，其脉多浮，邪胜必侵于内，宜用此托之。

人参　白术炒　当归　黄芪盐水炒　芍药炒　茯苓　甘草炙　地骨皮　肉桂　防己酒炒　黄芩各一钱　防风二钱

上先以苍术一升，水五升煎，去术入药，再煎至二升。终日饮之。

内托羌活汤二二　治臀痈坚硬肿痛，两尺脉紧无力。

羌活　黄柏各一钱　防风　当归尾　稿本　肉桂各一钱　连翘　苍术米泔浸，炒　陈皮各五分　黄芪盐水炒，一钱半

上水、酒各一盅，煎八分。食前服。

内塞散二三　治阴虚阳邪凑袭患肿，或溃而不敛，或风寒袭于患处，血气不能运行，久不能愈，遂成漏证。

附子童便浸，炮　肉桂去皮　赤小豆　炙甘草　黄芪盐水炒　当归酒拌　茯苓　白芷　桔梗炒　川芎　人参　远志去骨　厚朴制。各一两　防风四钱

上为末。每服二钱，空心温酒下。或酒糊丸，盐汤下。或炼蜜为丸亦可。

冲和汤二四　治疮属半阴半阳，似溃非溃，似肿非肿，此因元气虚弱，失于补托所致。

人参　陈皮各二钱　黄芪　白术　当归　白芷各一钱半　茯苓　川芎　皂角刺炒　乳香　没药　金银花　甘草节各一钱

上水、酒各半煎服。

神效酒煎散二五　治一切疮疡，能托毒散毒，其效如神。

人参　没药另研　当归尾各一两　甘草三钱　栝蒌一个，半生半炒

上以酒三碗，煎二碗，分四服。或以为末，酒糊丸，桐子大。每服五十丸，用酒下。善消毒活血。

人参黄芪汤二六　治溃疡饮食少思，无睡发热。

人参　白术　苍术　麦冬　陈皮　当归　升麻各五分　黄芪一钱　黄柏炒，四分

上水煎服。

黄芪人参汤二七　治溃疡虚热，无睡少　食，或秽气所触作痛。

黄芪盐水炒，二钱　人参　白术　苍术米泔浸，炒　当归酒拌　麦门冬　五味子炒，敲。各一钱　甘草炙　升麻　神曲炒　陈皮各五分　黄柏酒炒，三分

水两盅，姜三片，枣一枚，煎服。

黄芪建中汤二八　内托痈疽诸毒。

黄芪蜜炙　肉桂各三两　甘草炙，二两　白药六两

上每服一两，姜、枣、水煎服。

参术补脾汤二九　治肺疽脾气亏损，久　咳吐脓，或中满不食，必服此药，补脾土以生肺金，否则不治。

人参　白术各二钱　黄芪二钱半　茯苓　当归　陈皮各一钱　麦冬七分　北五味四分　桔梗六分　炙甘草五分

上姜、枣、水煎服。

参芪补肺汤三十　治肺证咳喘短气，或肾水不足，虚火上炎，痰涎壅盛，或吐脓血，发热作渴，小便短涩。

人参　黄芪　白术　当归　陈皮　茯苓各一钱　山药　山茱萸各二钱　五味子　炙甘草各五分　熟地黄一钱半　麦门冬　牡丹皮各八分

上姜、枣、水煎服。

益气养营汤三一　治怀抱抑郁，或气血损伤，四肢颈项等处患肿，不问软硬，赤白肿痛，或日晡发热，或溃而不敛。

人参　黄芪盐水炒　当归　川芎　熟地　芍药炒　贝母　香附　茯苓　陈皮各一钱　白术二钱　柴胡六分　甘草　桔梗各五分

上姜、水煎服。口干，加五味子、麦门冬；往来寒热，加软柴胡、地骨皮；脓清，加人参、黄芪；脓多，加川芎、当归；脓不止，加人参、黄芪、当归；肌肉迟生，加白蔹、官桂。

补阴八珍汤三二　治瘰疬等疮，足三阴虚者。

人参　白术　茯苓　甘草　当归　川芎　熟地　芍药　黄柏酒炒　知母酒炒。各七分

上水煎服。

参术姜附汤三三　治疮疡真阳亏损，或误行汗下，或脓血出多，失于补托，以致上气喘急，自汗盗汗，气短头晕泄泻。

人参　附子炮，去皮脐。各一两　干姜　白术各五钱

上作二剂，水煎服。

附子理中汤三四　治疮疡脾胃虚寒，或误行攻伐，手足厥冷，饮食不入，或肠鸣腹痛，呕逆吐泻。

附子　人参　白茯苓　白芍药各三钱　白术四钱

上水煎服。

六物附子汤三五　治四气流注于足太阴经，骨节烦疼，四肢拘急，自汗短气，小便不利，或手足浮肿。

附子制　防己　桂枝各四钱　炙甘草二钱白术　茯苓各三钱

上作二剂，水一盅半，姜三片，煎一盅。食远服。

附子八物汤三六　治疮疡阳气脱陷，呕吐畏寒，泄泻厥逆。

附子炮　干姜炮　芍药炒　人参　炙甘草　茯苓各一钱　肉桂一钱　白术二钱

上水煎，食远服。

回阳汤三七　治脾肾虚寒，疮属纯阴，或药损元气，不肿痛，不腐

溃，或腹痛泄泻，呕吐厥逆，及阳气脱陷等症。

人参　白术　黄芪各三钱　干姜炮　附子炮　甘草炙　陈皮　当归各二钱　柴胡　升麻各五分

上酒、水煎服。如不应，倍加姜、附。

薛氏加减八味丸三八　治疮疡痊后及将痊，口干渴甚，或舌上生黄，或未患先渴。此皆肾水枯竭，不能上润，以致心火上炎，水火不能相济，故烦躁作渴，小便频数，或白浊阴痿，饮食不多，肌肤渐消，或腿肿脚先瘦。服此以降心火，滋肾水，则诸证顿止，及治口舌生疮不绝。

熟地八两。酒蒸捣膏　山茱萸酒浸，杵膏　山药各四两　泽泻蒸，焙　白茯苓　牡丹皮各三两　桂心一两　北五味四两半，炒

上为细末，入二膏加炼蜜少许，丸桐子大。每服六七十丸，五更初、言语前，或空心，用盐汤送下。此即陈氏加减八味丸也，方在补阵一二三。

加味地黄丸三九　治肝肾阴虚，疮毒，或耳内痒痛出水，或眼昏，痰气喘嗽，或作渴发热，小便赤涩等症。

熟地　山药　山茱萸　白茯苓　泽泻　牡丹皮　柴胡　北五味各为末，等分

上将地黄掐碎，酒拌湿蒸烂杵膏，入诸药和匀，加炼蜜为丸，桐子大。每服百丸，空心白汤送下。如不应，用加减八味丸。

当归川芎散四十　治手足少阳经血虚疮证，或风热耳内痒痛，生疮出水，或头目不清，寒热少食，或妇女经水不调，胸膈不利，胁腹痞痛。

当归　川芎　柴胡　白术　芍药各一钱　山栀炒，一钱二分　牡丹皮　茯苓各八分　蔓荆子　甘草各五分

上水煎服。

加味败毒散四一　治足三阳经热毒流于脚根，焮赤肿痛，寒热如疟，自汗短气，大小便不利，或无汗恶寒，表里邪实者宜之。

羌活　独活　前胡　柴胡　桔梗　人参　茯苓　枳壳　甘草　川

芎　大黄　苍术各一线

水二盅，姜三片，煎服。

九味羌活汤四二　方在散阵四四。治疮疡风热郁遏，焮肿作痛，或遍身作痛，或拘急不利，及头痛恶寒脊强，脉浮紧。

加味羌活汤四三　即前汤加金银花、连翘，用解疮毒。

白芷胃风汤四四　治手足阳明经气虚风热，面目麻木，或牙关紧急，眼目瞤动。

白芷　升麻各二钱半　葛根　苍术米泔炒，各八分　炙甘草　当归各一钱半　草豆蔻　黄柏炒　柴胡　藁本　羌活　麻黄去节各四分　蔓荆子　僵蚕各三分

上水煎服。

葛根牛蒡汤四五　治时毒肿痛而便利调和者。

葛根　管仲　甘草　豆豉　牛蒡子半生半炒。各二钱

上水煎服。

犀角地黄汤四六　治胃火血热妄行，吐衄或大便下血。

犀角镑为末　生地　牡丹皮　芍药各一钱半　黄芩炒　升麻各一钱

上水煎熟，入犀角末服。

犀角升麻汤四七　治时毒或风热，头面肿痛，或咽喉不利，或鬓疽痄腮等症。

犀角镑　升麻　防风　羌活各钱半　白芷　白附子　黄芩各一钱　甘草六分

上水煎服，入犀角末服。

玄参升麻汤四八　治心脾壅热，舌上生疮，或木舌重舌，或连颊两边肿痛，或咽痛发斑并治之。

元参　升麻　赤芍药　犀角镑末　桔梗炒　管仲　黄芩各一钱　甘草五分

水二盅，煎八分，入犀角末，食后服。

升麻黄芩汤四九　治胃经热毒，腰肿作痛，或发寒热。

升麻　川芎　当归各一钱半　连翘　黄连　牛蒡子　甘草五分

上水煎服。若肿连太阳，加羌活；连耳后，加山栀。

《秘传》连翘汤五十　治痈疽时毒，肿痛焮痛。

连翘　升麻　朴硝各一两　玄参　芍药　白蔹　防风　射干各三钱　大黄一两二钱　甘草炙，五钱　杏仁八十个，去皮尖，面炒黄，另研

上每服五七钱，水煎服。下恶物后，服内托之类。

五香连翘汤五一　治脑疽、痈疽、时毒，邪气郁滞不行者。

乳香　木香　沉香　丁香　香附　黄芪　射干　连翘　升麻　木通　独活　桑寄生　甘草各一钱

上水煎服。

复元通气散五二　治乳痈、便毒肿痛，及一切气滞肿毒，或打扑损伤，闪跌作痛，及疝气尤效。

木香　舶上茴香炒　青皮　陈皮　白芷　甘草　贝母去心　穿山甲炙　漏芦等分

一方有玄胡索、白牵牛炒用，无白　芷、漏芦。

上为末，每服二三钱，温酒调下。

当归散五三　通经络，行血滞。

当归　穿山甲灰炒　蒲黄炒。各半两　辰砂一钱　麝香少许

上为末，每服三钱，热酒调下。如不饮酒，薄荷醋汤亦可。

方脉流气饮五四　治瘰疬流注，郁结肿块，或走注疼痛，或心上痞闷，咽塞不利，胁腹膨胀，呕吐不食，上气喘急，咳嗽痰盛，面目四肢浮肿，大小便秘。

当归　川芎　芍药炒　茯苓　黄芪炙　炙甘草　紫苏　青皮　乌药　半夏制　桔梗炒　枳壳面炒　槟榔各五钱

水二盅，姜二片，枣一枚，煎八分，食远服。

疮科流气饮五五　治流注，及一切恚怒气结肿痛，或胸膈气痞，或风寒湿毒搏于经络，致成肿块，肉色不变，或漫肿木闷无头。

人参　当归酒拌　黄芪盐水炒　芍药　官桂　厚朴制　甘草　防风　紫苏　枳壳　乌药　桔梗炒。各七分　槟榔　木香　川芎　白芷各五分

上水煎服。

陈氏独圣散五六　凡患疮疡，皆因气血凝滞，宜服香剂，盖香能行气通血也。如疮初作，便宜以此入茶饮之。

香附子姜汁浸一宿，焙干碾末

上无时，以白汤调服二钱。溃后以《局方》小乌沉汤为尤妙。

乳香定痛丸五七　治疮毒损伤，血凝气滞，壅肿拘挛，筋骨疼痛。

乳香　没药各另研　羌活　五灵脂　独活各三钱　川芎　当归　真绿豆粉　肉桂　白芷　白胶香各半两

上为末，炼蜜丸　如弹子大。每服一丸，细嚼薄荷汤或酒送下。手足损痛不能举动，加草乌五钱，盐汤送下。

消毒散五八　治乳痈吹乳并便毒，如憎寒壮热，或头痛者，宜先服人参败毒一二剂，方可服此药。如无前证，即服此药二三剂。或肿不消，宜服托里散。

金银花　青皮　天花粉　柴胡　僵蚕炒　贝母　当归酒拌　白芷各二钱

水二盅，煎一盅，食远服。如治便毒，加大黄一二钱煨用，空心服。

清热消毒散五九　治一切痈疽阳证，肿痛，发热作渴。

黄连炒　山栀炒　连翘　当归　甘草各一钱　川芎　芍药　生地各一钱半　金银花二钱

上水煎服。

东垣黄连消毒散六十　治脑疽背疽，焮肿疼痛，或麻木。

黄连炒　羌活一分　黄芩　黄柏　桔梗　藁本　防己各五分　归尾　连翘　防风　独活　知母炒　生地各四分　人参　甘草各三分　黄芪　苏木　陈皮　泽泻各二分

上水煎服。

连翘消毒饮六一　治痈疽实热诸证。亦名清凉饮，亦即《局方》凉膈散。

连翘一两　栀子　大黄　薄荷　黄芩各五钱　甘草一两半　朴硝二钱半

上每服一两，水煎温服。

加味解毒汤六二　治痈疽实热，大痛不止。

黄芪盐水炒　黄连炒　黄芩炒　黄柏炒　连翘　当归酒拌。各七分　甘草炙　白芍药　栀子炒。各一钱

水二盅，煎服，痛即止。

解毒防风汤六三　治斑疹或痒或痛。

防风一钱　黄芪　芍药　地骨皮　枳壳炒　荆芥各二钱

水煎，徐徐服。

陈氏解毒防风汤六四　方在痘疹五六。治痘疹毒气炽盛。

散肿溃坚汤六五　治瘰疬坚硬，气血无亏，宜用之。

柴胡　黄芩各四分　白芍药炒　升麻　连翘　黄柏酒炒　蓬术　三棱酒拌微炒　干葛　归尾各三分　知母酒炒　龙胆草酒炒　天花粉　桔梗　昆布各五分　炙甘草二分

上水煎服。

栝蒌托里散六六　治疮疡毒盛者，未成则易消，已成则易溃，既溃则生肌。

黄栝蒌一个，杵碎　忍冬藤　乳香各一两　苏木五钱　没药三钱　甘草二钱

上用酒三碗，煎二碗。空心、日午、临睡分三服。或以此为末，酒糊丸，弹子大，朱砂为衣。细嚼用当归酒送下。治打扑损伤尤妙。

万全散六七　一名内托散。治痈疽已溃未溃者，有消毒破血之功。

栝蒌一个，杵碎　没药一钱，研　大甘草二钱

上用酒二碗，煎一碗，去渣，后入没药服。

制甘草汤六八　治悬痈，不拘肿溃。亦治痈疽。

用大甘草一两，切三寸长，用涧水一碗浸透，以慢火炙干，仍投前水浸透，再炙至水干为度，却剉细，用无灰酒二盅，煎七分。空心服。尝有人患此已破，服两剂疮即合。国老膏方：用大甘草二斤，以河水浸取浆汁，去渣，用银石器熬成膏，磁罐收贮。每服一二匙，酒调服，或水亦可，尤解丹药之毒。一方治痈疽，用生甘草为末，酒调服二钱，连进数服自消。

梅花饮子六九　痈疽初起，服之可防毒气内攻。

川芎　干葛　天花粉　黄芪　乌梅　甘草　苏木各一两　忍冬藤四两

上作四剂，水煎服。

牛胶饮七十　治痈疽使毒不内攻，不传恶证，有益无损。

牛皮胶广中明者，四两

上用酒一碗，重汤煮化，加酒服至醉，不能饮者加白汤。

明胶饮子七一　治一切痈疽疖毒。

明广胶蛤粉炒成珠　粉甘草各一两　橘红五钱

上作二剂，水煎服。

护心散七二　解金石砒硫发疽之毒。

绿豆末　明乳香半两，研细

上以生甘草煎汤调。时时与呷，务使药气常在膈间。

清心内固金粉散七三　一名金花散。解毒清心，流行气血，散滞清火，凡焮肿热痛，饮食如常者，大宜用之。

绿豆四两，研末　朱砂另研　人参　甘草　白茯苓各三钱　朴硝另研　白豆蔻各五分　麝香另研　雄黄各一钱　冰片五分

上为末。每服一二钱，蜜汤调下。

蜡矾丸七四　一名黄矾丸。治金石发疽，一切痈疽，托里止疼痛，护脏，神妙，不问老少皆可服之。

黄蜡一两，黄色佳者，熔开，离火入矾末

一方止白矾一两，明亮净者，研末

上二味和匀，众手急丸，桐子大。每服　二三十丸，渐加至四五十丸，熟水或盐汤送下，日进二三服，服至三四两之上，愈见其功矣。如服金石发疽，别用白矾末一两，作三五服，温酒调下尤效。有人遍身生疮，状如蛇头，名曰蛇头疮，尤宜服之。治蛇蝎毒虫咬伤，熔化热涂伤处，痛止毒出，仍服两许。此方不惟止痛生肌而已，其护膜止泻，消毒化脓，及内痈排脓托里之功甚大。

《千金》化毒丸七五　治诸恶毒。

用白矾三钱糊丸。以葱头七茎煎汤送下，则肿痛俱退。再用仙方

活命饮二剂以去其余毒。此本方原用矾末，以葱汤调服。因汤难服，故易为丸。一方主治疮疽，不问肿溃，先用此药二三服，后用消毒药，甚效。常治刍荛之人，用此即退，不用托里药亦愈。若金石毒药发疽者尤效，盖矾能解金石之毒也。一方用矾末五钱，朱砂五分，热酒下亦效。此药托里固内止泻，解毒排脓，不动脏腑，不伤气血，有益无损，其药易得，其功甚大，偏僻之处不可不知此方。或虫尤所伤，溶化热涂患处，更以热酒调末服，皆效。

五福化毒丹七六　治咽喉牙口疮毒肿痛，并小儿一切热毒疮疖，惊惕烦躁，口舌生疮，夜卧不宁等症。

玄参　桔梗各二两半　茯苓三两半　人参　牙硝　青黛各一两　甘草七钱半　麝香少许　金箔二十片

上为末，炼蜜丸，芡实大。每服一丸，薄荷汤化下。若痘毒上攻，口齿生疮，以生地黄汁化服，及用鸡翎傅患处。

夺命丹七七　治疔疮、发背等症，或麻木，或呕吐，重者昏愦。此药服之，不起者即起，不痛者即痛，痛甚者即止，昏愦者即生，呕吐者即解，未成者即消，已成者即溃，有夺命之功，乃恶证中之至宝也。

蟾酥酒化　轻粉　麝香各五分　枯矾　铜绿　寒水石煅　乳香　没药各一钱　朱砂三钱　蜗牛二十个，另研，无亦可

上为末，用蜗牛或酒糊捣丸，绿豆大。每服二三丸，温酒、葱汤下。或用葱白三四寸，病者自嚼烂吐于手心，包药在内，用热酒和葱送下，如人行五七里，汗出为效。重者再服一二丸，或外用一丸入疮孔内，以膏药贴之。

飞龙夺命丹七八　治一切疔疮毒疮，出汗则愈，神效。

干蟾酥二钱，乳化　没药　硼砂　寒水石煅　雄黄各三钱　乳香　朱砂　血竭嚼成饼者真　枯矾各一钱　轻粉　冰片各五分　蜈蚣一条，去头足，酒浸焙干　蜗牛四十九个，研为膏，或无亦可

上各研为细末，取蜗牛、蟾酥研匀，入诸末熟杵丸，绿豆大，朱砂为衣。每服五丸，嚼葱白一口，吐在手心，将药包葱内，用温酒吞下，须臾汗出，或少吐泻，毒即解。

立斋曰：前回生丹乃慓悍攻毒之剂也，盖无经不至，无气不动者。后夺命丹尚缓。若食一切禽畜毒物，及疮脉浮紧细数，毒蓄在内，并恶毒证，凡宜汗吐者，当用前丹有神效。若老弱之人，或疮毒稍轻者，宜用后丹，或更以隔蒜灸之为良。

回生丹七九　李颐颜先生口授，非泛常之药，万宝之秘，专治一切疔毒，并有神效。

金脚信　明硇砂　明乳香　半夏　上红丹各五分　巴豆肉不去油　明雄黄　大南星　南硼砂各一钱　大斑蝥十五个，去头足翅

上为细末，旋取蟾酥和丸，麻子大，朱砂为衣。每服十五丸，好酒下，看疮生上下，食前后服，能饮者至醉为佳。凡肿毒失治，毒气入腹，用此药能起死回生。服药后吐泻俱作乃苏。

通气散八十　治时毒肿甚，咽喉不利，取嚏以泄其毒。

玄参一钱半　牙皂　川芎各一钱　藜芦五　分，一方无此　羊踯躅花二钱半

上为末，用纸捻蘸少许入鼻内，取嚏为度。案：此方止用皂角、川芎、北细辛三味即可，亦不必藜芦、踯躅之毒品也。总不若通关散为妙。方在因阵九八。

栀子仁汤八一　方在寒阵十九。治发热狂躁，咽喉肿痛。

六味栀子仁汤八二　治时毒肿痛，大便秘结，脉沉数。

山栀炒　枳壳　大黄煨　升麻　牛蒡子炒　郁金等分

上水煎服。或为细末，每服三钱，蜜水调下。

清肝益营汤八三　治肝、胆、小肠经风热血燥，筋挛结核，或耳项胸乳胁肋作痛，并一切肝火之证。

山栀　当归　木瓜不犯铁　茯苓各一钱　柴胡　芍药炒　川芎各七分　龙胆草八分　白术二钱　熟地一钱半　炙甘草五分

上姜、水煎服。

清心汤八四　治疮疡肿痛，发热饮冷，脉沉实，睡语不宁。

上方即防风通圣散，每料加黄连五钱，每剂用一两，水煎服。方在攻阵十六。

济阴汤八五　治疡毒纯阴，肿痛发热。

连翘二钱　山栀炒　黄芩炒　黄连炒　甘草各一钱　芍药一钱半　牡丹皮一钱二分　金银花三钱

水煎服。大便若秘，量加大黄。

地骨皮散八六　治疮疡气虚内热，烦渴不宁。

人参　黄芪　生地黄　地骨皮　柴胡各一钱半　白茯苓　石膏煅　知母一钱

水、姜煎服。

一味苦参丸八七　治一切痈疽毒疮，焮肿作痛，或烦躁。

苦参不拘多少，为末

上用水糊丸，桐子大。每服二三钱，温酒下。

陈氏苦参丸八八　治遍身搔痒，癣疥疮疡。

苦参四两　玄参　黄连　大黄　独活　枳壳　防风各二两　黄芩　栀子　菊花各一两

上为末，炼蜜丸，桐子大。食后茶酒任下三四十丸，日三服。

五利大黄汤八九　治时毒焮肿赤痛，烦渴便秘，脉实而数。

大黄煨　黄芩　升麻各一钱　芒硝　栀子各一钱半

水一盅半，煎六分。空心热服。

清凉饮九十　治疮疡热毒炽盛，大便秘结。此即前连翘消毒散。

连翘一两　大黄　山栀子　薄荷叶　黄芩各五钱　甘草一两半　朴硝二钱半

上每服一两，水煎服。

宣毒散九一　治一切痈毒，其功不可尽述。

大黄煨　白芷各五钱

水二盅，煎一盅，食前服。

立斋曰：此方乃宣通攻毒之剂，若脉沉实，便秘者，毒在脏也，宜服之，其功甚大。若脏腑调和，脉不实者不可用。《医林集要》方用大黄一斤，白芷六两，为末，每服三钱，热酒调下，更用茶清调搽患处，名曰万金散，盖因其功而珍之也。或用水跌为丸，以便于服亦可。

吴江申佥宪兄患背疽坚硬，脉沉实，乃毒在内，用一服，大小便下污物，再服而消。恐患者忽此二药，故以此尝试者告之。

拔毒散九二　治一切痈疽肿毒，其功不可尽述。

乳香　没药　当归　穿山甲炮　木鳖子　连翘各一钱　甘草炙，五分　栝蒌仁八分　牙皂炒　贝母各七分　忍冬藤二钱　大黄生熟各半

上水、酒各一盅，煎一盅。食前服。

此方攻毒止痛化脓之良剂也，屡用屡验。若脓成或已溃者，大黄可不用，恐泄真气，则脓者难溃，溃者难敛也。亦有脓虽溃，脉仍洪数，或沉实，喜冷者，火邪尚在，又所宜用。

内疏黄连汤九三　治疮疡发热而呕，大便秘结，脉洪而实。

黄连　芍药　当归　槟榔　木香　黄芩　栀子　薄荷　桔梗　甘草各一钱　连翘　大黄各一钱半

姜、水煎，仍量虚实治之。

桃仁汤九四　逐瘀血。

桃仁　苏木各一两　生地黄五钱　虻虫去足翅，炒　水蛭炒。各三十个

上每服三钱，水一盏，煎六分。空心服。

漏芦汤九五　治脑疽、痈疽毒盛实者。

漏芦　黄芪　甘草　连翘　沉香各五钱　大黄一两，微炒

上每服四五钱，姜、枣、水煎服。

《千金》漏芦汤九六　治痈疽、发背，丹疹时行热毒，赤肿焮痛。

漏芦　黄芩　白蔹　连翘　枳壳面炒　升麻　粉草　麻黄去节　大黄湿纸裹煨　朴硝各一两

上每服五六钱，姜、水煎，去渣。空心服。下恶物为妙。

漏芦升麻汤九七　治时毒头面红肿，咽嗌堵塞，水药不下，若脏腑素有积热，发为肿毒疙瘩，一切红肿恶毒。

漏芦二钱　升麻一钱半　黄芩酒洗　生甘草　玄参　牛蒡子炒研　苦梗　连翘各一钱　蓝叶如无，用青黛　大黄酒浸，量轻重用之

水煎服。大利之。结者，加芒硝。

润肠丸九八　治脾胃伏火，大肠干燥。或风热血结，宜用此丸通

之。若结在直肠，宜用猪胆汁导之。盖肾主五液，开窍于二阴，若津液滋润，则大便通调，若津液不足，脾气亏损，必当培补，乃忌此药。

桃仁去皮尖　麻子仁各一两　羌活　归尾　大黄煨　皂刺　秦艽各五钱

上各另研为末，炼蜜或猪胆汁丸，桐子大，每服三四十丸，白汤下。若用猪胆汁导而粪不结燥者，须急补元气。

没药丸九九　善逐滞血。

当归一两　桂心　芍药各半两　桃仁去皮尖，研　没药各三钱　虻虫去足翅　水蛭炒。各三十

上为末，醋糊丸，桐子大。每服三五丸，空心醋汤下。

当归丸一百　行血、利水、通大便。

当归半两　大黄　桂心各三钱　赤芍药　葶苈各二钱　人参　甘遂面裹煨，半钱

炼蜜丸，如弹子大。空心米饮化下一丸。

破棺丹百一　治疮疡热极汗多，大渴便秘，谵语发狂。

大黄二两半，半生半熟　芒硝　甘草各二两

上为末，炼蜜丸，弹子大。每服一丸，童便、酒化下，白汤亦可。

忍冬酒百二　解诸痈毒。

忍冬藤鲜者四五两，若干者，止用一两，捣　大甘草节一两，生用

二味入砂锅内，以水二盅，煎至一盅，再入无灰酒一盅，又煎数沸，去渣，分三服，病重者昼夜两剂，至大小便通利为度。另用忍冬藤研烂，入酒少许罨患处。

金银花酒百三　治一切痈疽发背，疔疮喉痹等症。

用金银花藤叶捣烂，取汁半盅，和热酒半盅温服，甚者不过三五服，可保无虞。

槐花酒百四　治痈疡热毒最妙。

用槐花四五两，炒微黄，乘热入酒二盅，煎十余滚，去渣热服。未成者二三服，已成者一二服，但察其有热毒未清者皆可用。槐花治湿热之功最为神速，惟胃寒者不宜服。大抵肿毒非用蒜灸及槐花酒先去其势，虽用托里诸药，其效未必甚速。

蒲公英酒百五　治乳痈吹乳，不问已成未成皆可用。

用蒲公英一握，捣烂，入酒半盅，取酒温服，渣贴患处，甚者不过三五服即愈。

远志酒百六　能托散诸毒，治女人乳痈尤效。

远志不拘多少，用米泔浸洗，捶去心

上为末。每服三钱，用好酒一盅调，迟少顷，澄清饮之，以滓傅患处。

牛膝酒百七　治杨梅风毒，腰痛。

牛膝　川芎　羌活　五加皮　杜仲　甘草　地骨皮　薏仁各一两　生地黄十两　海桐皮二两

上㕮咀，用帛裹入无灰酒浸二七日，夏月三五日。每服一杯，日三五次。

消瘿酒百八

昆布三钱　海藻五钱　沉香　雄黄各一钱，研末　海螵蛸二钱

上为㕮咀，用好酒一升汤煮，任意每服一二盅。或浸十余日亦可饮。

桑枝煎百九　大治口渴。

取嫩桑枝细切一升，炒，以水三升，煎一升。日服三五剂，更多尤妙。《抱朴子》云：疗风痹干燥，臂痛脚气，四肢拘挛，上气眩晕。久服补肺消食，利小便，轻身，耳目聪明，令人光泽，其功不能尽述。

神仙截法百十　治痈疽发背，一切恶疮，预服则毒气不入内。

真麻油一斤，银器内熬十数沸，候冷

上用酒两碗，入油五盏，通口热服，一日用尽，缓则数日服之。吴安世云：吾家三世用之，无有不效。又田猎者云：凡中药箭，急饮麻油，药毒即消，屡用甚验。案：上方凡大便秘结而毒蓄于内者，最宜用之以疏通其毒。若阴毒及大便不实者，乃非所宜。

砭法百十一　治丹毒、疔疮红丝走散，或时毒瘀血壅盛。

用细磁器击碎，取有锋芒者一块，以箸一根，劈开头尖夹之，用线缚定。两手指轻提箸尾，令磁芒正对患处，约悬寸许，再另用箸一根

频击箸头，令毒血遇刺皆出，毒自减退。若毒气入腹膨胀者难治。

刺少商穴百十二　治咽喉急痛。

穴在手大指内侧去爪甲角如韭叶，刺入二分许，以手自臂勒至刺处，出血即消。若重而脓成者，必须针患处，否则难治。

洪丞相蜞针法百十三　凡痈疡势焮毒盛，血凝不散者，宜用此法以杀其势。

治痈初作，先以笔管一个，入大蚂蝗一条，以管口对疮头使蜞吮，恶血得去，其毒即散。如疮大，须换三四条。若吮正穴，蜞必死矣，屡试屡效。若血不止，以藕节上泥涂之即止。若疮头未明，以井边泥涂上，先干处即是。

骑竹马灸法百十四　治一切疮疡，无有不愈。

其法令病人以手肘凭几而坐，男左女右，将手臂竖起要直，乃用竹篾一条，自臂腕中曲处横纹间量起，贴肉直上至中指尖尽处截断为则，不量指甲。另用竹扛一条，令病人脱衣正身骑定，前后用两人扛起，令病者脚不着地，仍使人扶定，勿令伛偻，却将前量臂篾从竹扛上尾骶骨坐处，直贴脊背量至篾尽处记之。此取中之处，非灸穴也。又用薄篾量男左女右手中指节两横纹处，截为同身寸法，将此寸篾即安前脊中点记处，两边各开一寸，尽处即是灸穴，各灸五七枚。疽发于左则灸右，疽发于右则灸左，两边俱甚则左右皆灸。盖此穴乃心脉所过之处，凡痈疽皆心火之留滞，灸此则心火流通而毒自散矣，有起死回生之功，屡试屡验。

神仙隔蒜灸法百十五　治一切痈疽疮毒大痛，或不痛，或麻木，及治痘疔毒气炽盛，使诸痘不能起发，已起发者不能灌脓，已灌脓者不能收靥等症。如痛者灸至不痛，不痛者灸至痛，其毒随火而散。此攻散郁毒从治之法也，大有回生之功。

其法用大蒜头去皮，切三分厚，按疮头上，用艾壮于蒜上灸之，五壮换蒜复灸，或三五十壮，或一二百壮，愈多愈妙。未成者即消，已成者亦杀其大势，不能为害。如疮大，用蒜捣烂摊患处，将艾铺上烧之，蒜败再换。或阴毒紫白色，不起发，不痛，不作脓者，尤宜多灸，仍服托里之剂。如灸后仍不痛，或不作脓，不起发者不治，此气血虚极也。

附子饼百十六　治溃疡气血俱虚，不能收敛，或风寒袭之，以致血气不能运行，皆令不敛。

用炮附子去皮脐，研末，以唾津和为饼，置疮口上，将艾壮予饼上灸之，每日灸数壮，但令微热，勿令痛，如饼干，再用唾津调和，务以疮口活润为度。

豆豉饼百十七　治疮疡肿毒硬而不溃，及溃而不敛，并一切顽疮恶疮。

用江西豆豉饼为末，唾津和作饼子，如钱大，厚如三文钱，置患处，以艾壮于饼上灸之，干则再易。如灸背疮，用漱口水调饼覆患处，以艾铺饼上灸之。如未成者即消，已成者亦杀其大毒。如有不效，必气血虚败也。

木香饼百十八　治一切气滞结肿或痛，或闪朒，及风寒所伤作痛，并效。

木香五钱　生地黄一两

上以木香为末，生地黄杵膏和匀，量患处大小作饼，置肿处，以热熨斗熨之。

香附饼百十九　治瘰疬、流注肿块，或风寒袭于经络，结肿或痛。

用香附为末，酒和量疮毒大小作饼，覆患处，以热熨斗熨之。未成者内消，已成者自溃。若风寒湿毒，宜用姜汁作饼。

神效桑枝灸百二十　治发背不起，或瘀肉不溃，此阳气虚弱。

用桑枝燃着，吹熄其焰，用火灸患处片时，日三五次，以助肿溃。若腐肉已去，新肉生迟，宜灸四畔。其阴疮瘰疬，流注臁疮，恶疮久不愈者，亦宜用之。大抵此法，未溃则解热毒，止疼痛，消瘀肿；已溃则补阳气，散余毒，生肌肉。若阳证肿痛，甚或重如负石，初起用此法，出毒水即内消，其日久者用之，虽溃亦浅，且无苦楚。惜患者不知有此，治者亦不肯用此也。

神效葱熨法一二一　治流注结核，骨痈鹤膝，肢体肿块，或痛或不痛；或风寒袭于经络，流注肢体，筋挛骨痛；或跌打损伤，止痛散血消肿之良法。或先用隔蒜灸法而余肿未消，最宜用熨，以助气血而行壅滞，其功甚大。

用葱头细切，杵烂炒热敷患处，冷即易之，再或热熨数次，肿痛即止，其效如神。或用葱煎汤，熏洗伤处亦妙。或用葱一大把，束其数节，切为薄饼置患处，用热物熨之，或铺艾灸之亦可，必易饼多熨为妙。

神仙熏照法一二二

雄黄　朱砂　血竭真者　没药各一钱　麝二分

上五味，研细末，用棉纸卷为粗捻，约长尺许，每捻中入药三分裹定，以真麻油润透，点灼疮上。须离疮半寸许，自红晕外圈周围徐徐照之，以渐将捻收入疮口上，所谓自外而内也。更须将捻猛向外提，以引毒气，此是手法。此药气从火头上出，内透疮中，则毒随气散，自不内侵脏腑。初用三条，渐加至五七条，疮势渐消，可渐减之，熏罢随用后敷药。

广陵李杜云：背疮所患，惟内攻与外溃耳。证属火毒，酝酿斯成，不能外散，势必内攻，不能中出，势必旁溃，医者往往以凉药围解，多罹此二患。又阴疮不起发者，止有隔蒜灸一法，亦未见凿凿取效。此方初用药捻熏照，以此引火毒气外散，后用药敷围，追脓止痛，毒从孔窍及疮顶中出，可免旁溃矣。阴疮一照，即起红晕，状如蒸饼，变为阳证，可保无虞。此其奇中大略也。照法：日每一次，初次用捻三根或四根，次日用四根或五根，再次渐至六七根止。大率看疮轻重，酌捻多寡。重者不过六七日，腐肉尽化为脓，从疮口中陆续涌出，新肉如石榴子累累而生，此时不必再照。围药终始如一，随　疮势大小，渐渐收入。照围后不可听医用膏药贴盖，以致毒气怫郁，止剖葱叶量疮口贴之。凡照时先须用猪蹄煎汤，澄清洗去围药，如法熏照。待疮势大愈，肉生将满，始可用生肌散，或护以太乙膏，平复后膏药犹不可离，此其始末细微也。内服者，大要不出十宣散、护心散等方，最忌寒凉，恐伤胃气，此疮由恼怒郁怒郁结厚味所致，受病以年计，愈久则愈甚也。调摄之法，非惩忿窒欲，清散托里，治以前方，即卢扁复得，有望而走耳。又前方初止治背疽，其后一切肿毒无不收功，盖法无定则，医贵变通，神而明之，存乎其人耳。余不佞善病，故留心方术，然未经累验，不轻授人。此一方初验于化南，再验于陈大参景山，及范中翰舍初，其它证亦曾用以推广，皆应手取效，辄赘其详于此。其传则道人孙氏，今大播广陵，余先慈赖以保安得廿年。

池阳来阳伯云：王孝廉良甫为余言，广陵有人善神灯照者，疗渠发背神良，已求得其禁方矣，余识之。己酉岁，余客广陵，偶胻肿比于股，招所谓善疗者照之，不脓得愈。又馆友胡含素患发背，大如覆盂，神懵懵愦矣。延疮医至，束手，待肉腐糜方可用膏，徐长肌肉。问其术曰至此，问其期曰百日。果如其说，则含素将成乌有矣。遂急同弟辈求得前方刻本，按法治之，一日痛止，二三日神清，如脱桎梏，释重负，肉肿如盂者日缩而小，并未尝腐糜也。不月余脓尽，爽然起矣，奇矣哉！不表而汗，不针而溃，不灸而陷举，不补而实，不下而毒尽，凡医人之针刺，不必用也。至理归于易简，大道本在目前，所谓不可思议者也。古今道术入妙者皆如此类，兹重刻之，故为此叙。

曲梁聂云翰云：戊戌春暮，余病疽京邸，疽据背中，前与心对，初发微如黍粒，搔之痛痒关心，寒热交作，甫十日大如升，再十日大如斗，食逆便结，匝月目不一瞬，医方所载诸死候业已十犯八九，两绝复苏，自分无生，手条后事。偶从杨楚璞得李肖衡所传异人指授仙方，如法熏敷，越二日毒渐解，乃有起色，不易方而就竟痊，距初发浃廿旬。归家出以试人，轻仅逾月，重亦不出百日，靡不起者。盖余所感毒极重，势极大，又治极迟，即二三内外科名家皆束手失色，以为从所未闻未见，及试人则取验更捷，盖感有轻重，治有迟早也。顾念非此异方，不能起余必死异证，余以此方活，安忍天下人以此证危？因虑此方莫获广沛于天下，又虑天下忽视此方，而不加笃信，或乱于耻功不己出之医口，疑似转盼之间，致误大事而悔无及也，因赘数语以为此方之引。

咸林王维英云：丙午端阳日，余左臂患疽，其大如拳，用骑竹马法，灸之百十壮，疮起如铜钱，四围肿觉退。笥中蓄此仙方，命制药料，欲俟破后熏之，不识其初亦可熏也。客有备言可熏者，因于当日即熏十条，疮顶高收，四围色白，夜间毒肉从边化为稠脓，徐徐内溃，粘同胶鳔。每日如法熏照洗贴，五六日，口尖毒肉脱落一条，共有十三孔，疮外一指许旁串三孔，且痒且痛。即极力照之，初出黄水，次出稠脓，后流清浆，瞬息口收，并未再串。其原载敷药，长安中若不产豨莶、五龙二草，止用金银花三色敷之。干则觉痛，即去之不敷，并未用生肌散，惟护以太乙膏，月余尽痊。当此疮将愈，左臂又患一疽，正对无二，即照捻十条，敷以麸炒醋调文蛤膏，一日数更，次日五条，三日顶破脓出，不痛不痒，其毒尽散。同时有患别疮者，余付此药熏之，随熏即散，并未成形，方知是方也，真仙方哉。持此疗疮，则天下无疮矣。余恐世人但知疮破后可照，不识初发者尤易散；又恐因敷药不全，并弃前方，不识敷药不用亦可也，故备述终始，以神此方之用。

洗药神效方一二三　洗阴湿诸疮。

蛇床子二两　朴硝一两

上每用一两，煎数沸，洗疮拭干，掺生肌药。

雄黄解毒散一二四　治一切痈肿溃烂。毒势甚者，先用此药二三次，以后用猪蹄汤。

雄黄一两　白矾四两　寒水石煅，一两半

上俱为末，用滚汤二三碗，乘热入药末一两洗患处，以太乙膏或神异膏贴之。

猪蹄汤一二五　治一切痈疽杖疮溃烂，去恶肉，润疮口，止痛。

白芷　黄芩　当归　赤芍药　独活　生甘草　露蜂房连子者佳。各五钱

用猪蹄一只，水四五碗，煮熟去油渣，取清汤，入前药一两许，煎十数沸，去渣温洗。恶肉随洗而下，随用膏药贴之。案：此汤不必用黄芩，或以白矾易之更佳。

集香散一二六　洗痈疽溃烂。

白芷　藿香　茅香　香附　防风各三钱　木香　甘草各一钱

上用水三碗，煎数沸，去渣淋洗患处。

立斋曰：此乃馨香之剂也，血气闻香则行，得臭则逆也，凡疮毒将尽未尽宜用之。若有瘀肉，宜选用雄黄解毒散解之，后用此方。洗后须即用膏药贴护，勿使风入，肌肉易生，直至收口为度。最忌用生肌之药。

敷药方一二七

车前草　豨莶草　金银花　五爪龙草

上四味，鲜草，一处捣烂，加多年陈米粉，即常用糯衣者，初起时仍加飞盐少许，共调稠糊敷疮上中留一顶拔脓出。若冬时无鲜者，用干叶为末，陈醋调敷亦可。或五龙草一时难得，即单用四味亦能奏功，不必拘执也。阳伯曰：疮毒初起毒盛者，须内服败毒药数剂；其有气血薄弱，亦须用托里数剂，则万全之计耳。

《秘传》围药铁井栏一二八　敷一切恶毒，即收敛消肿，神效。

牛粪灰晒干烧灰，用新磁罐盛之，干处加倍用　铁线草　草乌　文蛤　白及　白敛　贝母心　陈小粉炒极黄色。各等分

上为末，用高醋熬热调药如糊敷疮四围，中留钱孔子以出毒气，干则易之。疮势恶甚者，用飞龙夺命丹等药出汗，无不效。

大黄揭毒散一二九　敷热壅肿毒。

大黄一两半　白及一两　朴硝二两

上为末，井水调搽，干则润之。

草乌揭毒散百三十　治一切痈疽肿毒。

草乌　贝母　天花粉　南星　芙蓉叶等分

上为末，用醋调涂四围，中留头出毒，如干，用醋润之。

抑阴散一三一　治疮疡元气虚寒，焮肿不消，或不溃敛，或筋挛骨痛，一切冷证。

草乌二两　南星煨　赤芍药炒　白芷各一两　肉桂五钱

上为末，葱汤调涂，热酒亦可。

抑阳散一三二　一名洪宝丹。治疮属纯阳，肿痛发热。

天花粉三两　姜黄　白芷　赤芍药各一两

上为末，茶汤调搽患处。

阴阳散一三三　治疮属半阴半阳。

紫荆皮炒，八两　白芷　石菖蒲各二两　赤芍药炒　独活去节，炒，一两

上为末，葱酒调搽。

神功散一三四　治发背痈疽，及诸疮，不问肿溃皆效。

黄柏炒　草乌炒。各一两

上为末，用漱口水调，入香油少许搽患处，如干，仍用水润之。

清凉救苦散一三五　治大头瘟肿甚者，以此药敷之。

芙蓉叶　霜桑叶　白敛　白及　大黄　黄连　黄柏　白芷　雄黄　芒硝　山茨菇　赤小豆　南星　金线重楼

上等分为末，蜜水调敷肿处，以翎频扫之。

二黄膏一三六　敷一切肿毒，热浮在外，或时气热壅者。

黄柏　大黄各等分

上为末，用醋调傅，如干，用水润之。

回阳玉龙膏一三七　治阴疽发背，寒邪流注，风湿冷痹，诸脚气冷痛无红赤者，及跌扑所伤，为敷凉药，或人元气虚寒，肿不消散，或不溃敛，及痈肿坚硬，肉色不变，久而不溃，溃而不敛，或鼓椎风筋挛骨痛，一切阴寒冷证第一药也。

草乌　肉桂各五钱　姜黄炒　南星煨　白芷　赤芍药炒。各一两

上为末，葱汤或热酒调敷。

冲和膏一三八　治一切疮肿，不甚焮热，积日不消。

紫荆皮炒，五两　独活去节，炒，三两　赤芍药炒，二两　白芷　菖蒲各一两

上为末，葱头煎汤调搽。

麦饭石膏一三九　治疮疽初起，先以麦饭石膏涂之，俟疮根渐收，即敷神异膏敛之。但麦饭石膏难于修合，用神异膏亦效。

白麦饭石炭火煅，醋淬数次，研极细，二两。据《本草》所载，凡石如饭团，粒粒粘结成块者即是，皆可用也

鹿角生取带脑骨者，断之，用炭火烧烟尽，研极细，四两

上用米醋调和，入砂器煎，以竹片不住手搅熬成膏。先用猪蹄汤

洗患处，以鹅翎拂涂四围，干则以醋润之，若腐烂者，用布帛摊贴之。李氏曰：麦饭石膏治发背痈疽神妙，惜世罕知。有患痈不溃而危者，全用此膏，一夕顿溃。凡疽得脓，其毒始解，或有不溃者，须用此膏，故录之俾精择修合，以取十全之功也。尝见世间医者，每存妙方，秘而不传，或更改以惑人，诚可恶也。余思西华麦饭石膏守死不传，其立心私刻，君子鄙之矣。

黑末子百四十　治疥毒。

用羊角连内骨烧存性，为末。酒调三钱，分上下服之，疮可散。立斋曰：此方未尝用，盖秘方也。尝治面上或身卒得赤斑或痒，或瘭毒，此而不治，亦乃杀人。以羖羊角烧存性，研为极细末，以鸡子清调涂之，甚效。本草亦云然。

乳香定痛散一四一　治疮疡溃烂，疼痛不可忍，诸药不效者。

乳香　没药各二钱　寒水石煅　滑石各四钱　冰片一分

为细末，搽敷患处，痛即止。此方乳、没性温，佐以寒剂制之，故寒热之痛皆妙。

乌金膏一四二　治发背中央肉死，涂之即腐；未死，涂之即生。若初起肿痛，用点数处，则解毒顿消，若瘀肉腐黑，涂之即溃。若恶疮顽疮，元气无亏，久不收敛者，内有毒根，以纸捻蘸纴其内。有等发背因元气虚弱，或因克伐，元气亏损，毒气散漫，中黯外赤，不腐不溃，须服大补之剂，中涂三四寸许，至五六日间，赤黯之界自有裂纹如刀划之状，中央渐溃渐脱，内用纯阳之药以接其元气，庶能收敛。若妄用刀剪，去肉出血，则阳随阴散，元气愈伤，或涂凉药则毒气不解，气血愈虚，非徒无益，适以害之矣。

其方用巴豆去壳炒黑，研为膏，点肿处，或涂瘀肉上，则自消化，或加乳香少许亦可。如涂疮内，或加香油少许调稀可用。若余毒不敛者，以此纴之，不致成痈。

透骨丹一四三　此溃脓药，外科不可缺。

蟾酥　硼砂　轻粉　巴豆各五钱　蜗牛二个　麝香一分

上先将巴豆研如泥，次入蜗牛、麝香再研，后入各药研极细，小磁瓶收藏。每用少许以乳汁化开，先用针轻轻拨破毒头，挑药米粒许纳于疮口，外用清凉膏贴之。

针头散一四四　治一切顽疮，内有脓管瘀肉，或瘰疬结核不化，疮口不合，宜此药追蚀腐之。

赤石脂五钱　轻粉　麝香五分　乳香　白丁香各三钱　蜈蚣一条，炙干　生砒　黄丹各一钱

上为末，搽瘀肉上，其肉自化。若疮口小或痔疮，用糯米糊和作细条，阴干□入，外以膏药贴之。凡疮口中距离不合者，内有脓管，必须用此腐之，内服托里之药。

代针膏一四五　治疮疡脓熟不溃。

乳香二分　白丁香真者是　巴豆炒焦　碱各五分

上为末，热水调点疮头上，常以碱水润之，勿令其干。

替针丸一四六　治脓成不溃者。

白丁香　硇砂另研　真没药　乳香各一匙　糯米四十粒，先以矿灰拳大一块，置磁碗内，量入井水，待热气将息．以米排入灰中，良久候米如水晶状，取出用之。如米未就，再用灰制

上各另为末，然后和匀收贮。用时以饭丸麦粒大，每用一粒，水湿粘疮头上，其脓自出。凡疮疡血气犹实，脓成不溃者，宜用此药以泄其毒，则肌肉易生，疮口易敛。若气血亏损者，须用甘温之剂以培根本，否则不惟不溃，且难收敛。附骨疽及紧要之地，当及时针砭出之为善。

三合散一四七　治痈疽不肯作脓。

新巴豆肉　明砒　斑蝥等分

上为细末，纴疮内，恶肉自化。

立斋曰：此方药性太毒，果有恶毒之证，宜用腐之，取其以毒攻毒也。若以阳气虚，不能腐化成脓者，宜用大补之剂及桑木灸之。丹溪云：气血壮实，脓自涌出。大抵疮之溃敛迟速，总由血气之盛衰使然也。

藜芦膏一四八　治一切疮疽胬肉突出，不问大小长短，用藜芦一味

为末，以生猪脂和研如膏涂患处，周日易之。

生肌散一四九　治疮口不合。

木香　轻粉各二钱　黄丹　枯矾各五钱

上为细末，用猪胆汁拌匀晒干，再研细，掺患处。

立斋曰：此方乃解毒去腐搜脓之剂，非竟自生肌药也，盖毒尽则肉自生。常见患者往往用龙骨、血竭之类以求生肌，殊不知余毒未尽，肌肉何以得生？乃增腐烂耳。若此方诚有见也。

收口掺药百五十

李氏云：龙游有患背疽者，大溃，五脏仅隔膜耳，自谓必死。用鲫鱼去肠，实以羯羊粪，烘燥为末，干掺之，疮口自收。此出《洪氏方》，屡用有效，故附于此。须候脓少欲生肌肉时用之。

桔梗汤一五一　治咳嗽吐脓，痰中有血，胸膈两胁作痛，烦闷作渴，或出臭浊，已成肺痈证。

桔梗炒　贝母　当归酒浸　栝蒌仁　枳壳面炒　薏仁　桑白皮炒　百合蒸。各一钱五分　五味子炒　知母炒　地骨皮　甜葶苈炒　甘草节　防己　黄芪　杏仁各五分

水二盅，煎服。

《济生》桔梗汤一五二　治肺痈咳嗽脓血，咽干多渴，大小便赤涩。

方如前，但少五味、葶苈、知母、地骨皮四味。

用水二盅，姜五片，煎八分，食远服。大便秘者，加大黄。

人参五味子汤一五三　治气血劳伤，咳脓咯血，寒热往来，夜出盗汗，羸瘦困乏，一切虚损肺痿之证并治。

人参　五味子炒，捣　熟地黄　当归酒炒　白术炒　白茯苓　炙甘草　陈皮　桔梗炒　前胡各一钱　黄芪炙　地骨皮　桑白皮炒　枳壳炒　柴胡各七分

水一盅半，生姜三片，煎八分，食后服。

四顺散一五四　治肺痈吐脓，五心烦热，壅闷咳嗽。

贝母去心　紫菀去苗　桔梗炒。各一钱半　甘草七分

水一盅半，煎七分，食远服。如咳嗽，加杏仁。亦可为末，白汤

调服。

合欢饮一五五　治肺痈久不敛口。

用合欢皮、白敛，二味同煎服。合欢皮即槿树皮也，亦名夜合。

紫菀茸汤一五六　治饮食过度，或煎煿伤肺，咳嗽咽干，吐痰唾血喘急，胁痛不得安卧，肺痿等症。

紫菀茸去苗　桑叶经霜者　款冬花　百合蒸，焙　杏仁去皮尖　阿胶蛤粉炒　贝母去心　半夏制　蒲黄炒。各一钱　人参　犀角镑末　甘草炙。各五分

水一盅半，生姜三片，煎七分，入犀角末。食后服。

升麻汤一五七　治肺痈，胸乳间皆痛，吐脓腥臭。

川升麻　桔梗炒　薏苡仁　地榆　黄芩炒　赤芍药炒　牡丹皮　生甘草各一钱

水二盅，煎八分，食远服。

如金解毒散一五八　治肺痈。

桔梗一钱　甘草一钱半　黄连炒　黄芩炒　黄柏炒　山栀炒。各七分

水二盅，煎八分，徐徐陆续饮之，不可急服。

案：此方乃降火解毒之剂也，凡发热烦渴，脉洪大者，用之即效。若脉数，咳痰腥臭，或唾脓瘀者，宜用桔梗汤。

如圣柘黄丸一五九　治肺痈咳而腥臭，或唾脓痰，不问脓之成否并效。肺家之病虽有方，惟此方功效甚捷，不可忽之。

柘黄一两　百齿霜即梳垢，二钱

用糊为丸，如桐子大。每服三五十丸，米饮下。柘黄，乃柘树所生者，其色黄，状如灵芝，江南最多，北方鲜有。

葶苈散百六十　治过食煎煿，或饮酒过度，致肺壅喘不能卧，及肺痈浊唾腥臭。

甜葶苈　桔梗炒　瓜楼仁　川升麻　薏苡仁　桑白皮炒　葛根各一钱　甘草炙，五分

水一盅半，生姜三片，煎八分。食后服。

知母茯苓汤一六一　治肺痿喘嗽不已，往来寒热，自汗。

知母炒　茯苓　炙甘草　人参　白术　五味子炒，捣　麦门冬　半

夏　薄荷　桔梗　柴胡　款冬花各一钱　阿胶蛤粉炒　黄芩炒。各二钱　川芎五分

水二盅，姜三片，煎一盅。食远服。

四味排脓散一六二　治肺痈吐脓，五心烦热，壅闷咳嗽。

嫩黄芪盐水炒　白芷　五味子研，炒　人参等分

上为细末。每服三钱，食后蜜汤调下。

八味排脓散一六三　治肠痈少腹胀痛，里急后重，脉滑数，或时时下脓。

黄芪炒　归酒拌　金银花　穿山甲蛤粉炒　白芷　防风　连翘　栝蒌各三钱

水二盅，煎八分，食前服。或为末，每服三钱，食后蜜汤调下。如脓将尽，去穿山甲、连翘，倍当归，加川芎。

薏苡仁汤一六四　一名瓜子仁汤。治肠痈腹中疞痛，或胀满不食，小便短涩。妇人产后多有此证，纵非痈，服之尤效。

薏苡仁炒，五钱　栝蒌仁三钱　牡丹皮　桃仁去皮尖。各二钱

上水煎。空心服。

牡丹皮散一六五　治肠痈腹濡而痛，时时下脓。

牡丹皮　人参　黄芪炒　白茯苓　天麻　白芷　桃仁去皮尖　薏苡仁　当归　川芎各一钱　官桂　甘草各五分　木香三分

上水煎服。

梅仁丸一六六　治肠痈壅痛，大便秘涩。

梅仁九个，去皮尖　大黄　牡丹皮　芒硝　犀角镑。各一钱　冬瓜仁三钱，研

上水煎，入犀角末服。

大黄汤一六七　一名牡丹皮汤。专治肠痈小腹坚肿而热，按之则痛，肉色如故，或焮赤微肿，小便频数，汗出憎寒，其脉沉紧，脓未成者，急服之。

牡丹皮　栝蒌仁各二钱　桃仁去皮尖　大黄煨　芒硝各二钱

水二盅，煎一盅。食前服。本方去栝蒌，即名大黄牡丹汤。

立斋曰：此方乃行血破血之剂也，如发热自汗恶寒，小腹作痛，小便如淋，脉未数者有效。丹溪曰：小腹肿痞，按之痛，小便如淋，或自调，发热，身无汗，复恶寒，其脉迟紧者，脓未成，宜下之，当有血，此结热所成也。故《金匮》用大黄利之，即此方也。若无前证，恐不宜用。其有脉滑数，腹中胀痛，或时时后重，而脓已下，宜用八味排脓散、蜡矾丸，及托里之药。

射干汤一六八　治胃脘痛吐脓血。

射干去毛　山栀仁　赤茯苓　升麻各一钱　白术五分　赤芍药一钱半

上水煎服。

槐花散一六九　治肠风脏毒下血。

槐花炒　熟地黄　青皮　白术炒　荆芥穗　当归身酒拌　升麻各一钱　川芎四分

上为末。每服三钱，空心米饮调下。水煎服亦可。

除湿和血汤百七十　方在和阵二一九。治阳明虚陷，湿热便血腹痛。

夏枯草汤一七一　治瘰疬马刀，已溃未溃，或日久成漏者。

夏枯草六两

水二盅，煎七分，去渣，食远服。此生血治瘰疬之圣药，虚甚者，当煎浓膏服，并涂患处。多服益善，兼十全大补汤加香附、贝母、远志尤善。

必效散一七二　治瘰疬气血尚无亏损，疬核不愈，内服此药，外以针头散腐之。若气血虚者，先服益气养营汤数剂，后服此药。服后疬毒尽下，再服前汤数剂。

南硼砂二钱半　轻粉一钱　白槟榔一个　斑蝥四十个，去头足，同糯米炒　巴豆五个，去膜　麝香五分

上同为极细末，取鸡子二个，去黄用清调药，仍入壳内，以湿纸数重糊口，入饭甑蒸熟，取出曝干研末。虚者每服半钱，实者一钱，用炒生姜酒或滚汤于五更调服。如觉小腹痛，用益元散一服，其毒从小便出。孕妇勿服。疮毒去后，多服益气养营汤，疮口自合。此药斑蝥、巴豆似为峻利，然巴豆能解斑蝥之毒，用者勿畏。予于京师遇一富商，项

有疬痕一片颇大，询其由，彼云因怒而致，困苦二年，百法不应。忽有方士与药一服即退，二三再服顿退，四服而平，旬日而痊。以重礼求之，乃是必效散，因修合济人，无有不效。丹溪亦云：，必效与神效栝蒌散相兼服之，自有神效。常以二剂兼补剂用之，甚效，故录之。但此药虽云峻利，然病毒之深者，非此不能解，故宜用之。惟血气虚者不可用，恐其有误也。又一道人治此证，用鸡子七个，每个入斑蝥一枚，饭上蒸熟，每日空心食一个，求者甚多。考之各书《瘰疬门》及本草亦有之，然气血虚者恐不能治也。

射干连翘散一七三　治寒热瘰疬。

射干　连翘　玄参　木香　升麻　前胡　栀子仁　赤芍药　当归　甘草各一钱　大黄二钱

水煎，食后服。

如神散一七四　治瘰疬已溃，瘀肉不去，疮口不合。

松香末一两　白矾三钱

为末。麻油调搽，干掺亦可。

遇仙无比丸一七五　治瘰疬未成脓，其人气体如常，宜服此丸。形气觉虚者，宜先服益气养营汤，待血气少充，方服此丸，核消后，仍服前汤。如溃后有瘀肉者，宜用针头散，更不敛，亦宜服此丸，敛后再服前汤。

白术炒　槟榔　防风　黑丑半生半炒，取头末　密陀僧　郁李仁炮，去皮　甘草各五钱　斑蝥去足翅，用糯米同炒，去米不用

为细末，水糊丸，梧子大，每服二十丸，早晚煎甘草槟榔汤下。服至月许，觉腹中微痛，自小便中取下疬毒如鱼目状，已破者自合，未脓者自消。

《肘后》治瘿方一七六。

凡项下卒结囊欲成瘿者，用海藻一斤，洗去咸，浸酒饮之，不可间断，须要时时饮二三杯，有酒气方妙。

神效开结散一七七　消瘿块甚效。

橘红四两　沉香　木香各二钱　珍珠四十　九粒，入砂罐内，以盐

泥封固，煅赤，取出去火毒用　猪靥肉子九枚，用豚猪生项间如枣子者

上为末。每服一钱，临卧酒调徐徐咽下。串小者三五服，大者一剂可愈。切忌酸咸油腻滞气之物。须用除日于静室修合。

生地黄丸一百七八　治师尼、寡妇、室女乍寒乍热而患疮疡，及颈间结核，肝脉弦长而出鱼际，外无寒邪，内多郁火者，宜此治之。

生地一两，酒拌，杵膏　秦艽　黄芩　硬柴胡各半两　赤芍药一两

上为末，入地黄膏加炼蜜为丸，桐子大。每服三五十丸，乌梅汤日进二服。

《外台》昆布丸一七九　治项下结囊欲成瘿者。

昆布酒洗　海藻酒洗。各等分

上为末，炼蜜丸，弹子大。含化之。

《济生》玉壶散百八十　治三种毒瘿。

海藻　昆布　雷丸各一两　广术　青盐各半两

上为细末，老米饮为丸，桐子大，不拘时噙化四五丸。

神效栝蒌散一八一　治乳痈及一切痈疽，初起肿即消，脓成即溃，脓出即愈。治痈之方甚多，独此方神效，瘰疬疮毒尤效，凡一切痈疽余毒皆宜用之。

栝蒌一个，烂研　当归酒洗　生粉草各半两　乳香　没药各一钱

上用酒煎服，良久再服。如不能饮，以酒水各半煎之。如数剂不效，宜以补气血之药兼服之。若肝经血虚，结核不消，佐以四物、柴胡、升麻、白术、茯苓。若肝脾气血虚弱，佐以四君、芎、归、柴胡、升麻。若忧郁伤脾，气血亏损，佐以归脾汤。

海藻散坚丸一八二　治肝经瘿瘤。

海藻　昆布　龙胆草酒拌炒焦。各二两　小麦醋煮，炒干，四两

上为末，炼蜜丸，桐子大。每服二三十丸，临卧白汤送下，或噙化咽之尤好。凡患瘰疬，服调治之药未应，宜佐以此上二方。一方有柴胡二两。

连翘饮子一八三　治乳内结核。服数剂如不消，宜兼服八珍汤。初起有表证者，宜先解散。

连翘　川芎　栝蒌仁研　皂刺炒　橘叶　青皮　甘草节　桃仁各一钱半

上水煎。食远服。

清肝解郁汤一八四　治肝经血虚风热，或郁火伤血，乳内结核，或为肿溃不愈，凡肝胆经血气不和之病，皆宜用此药。

人参　熟地黄　芍药炒　茯苓　山栀炒　贝母各一钱　柴胡　牡丹皮　川芎　陈皮各五分　当归　白术各一钱半　甘草五分

上水煎服。

羌活白芷散一八五　治风热血燥，手掌皴裂，或头面生疮，或遍身肿块，或脓水淋漓。

羌活　白芷　荆芥　软柴胡　蔓荆子　防风　甘草　牙皂　黄芩酒炒　黄连酒炒。各一钱

上水煎服。

胡麻散一八六　治风热瘾疹搔痒。

胡麻子一两二钱　苦参　荆芥穗　何首乌各八钱　威灵仙　防风　石菖蒲　甘菊花　蔓荆子　牛蒡子炒　白蒺藜炒　炙甘草各六钱

上为末。每服二钱，食后薄荷汤调服，茶清亦可。

四生散一八七　治臁腿疮淫不愈，或眼目昏花，名肾脏风，并治风癣疥癞，血风疮证。

黄芩　独活　白附子真者　白蒺藜等分

上为末。每服二钱，用猪腰子一枚，批开入药，湿纸包裹煨熟，空心连腰子细嚼，盐汤送下。

槟苏散一八八　治风湿流注，脚腰酸痛，或呕吐不食。

槟榔　木瓜　陈皮　炙甘草各一钱　香附　紫苏各五分

水一盅半，生姜三片，葱白三茎，煎一盅。空心服。

升麻和气饮一八九　治风癣疮疥热结，大便不通。

当归　陈皮各一钱半　枳壳麸炒　芍药酒炒　半夏制　桔梗炒　白芷　苍术米泔浸，炒　干葛　白茯苓　甘草炙。各一钱　干姜炒　大黄各五分　升麻三分

上水煎服。

当归饮百九十　治风湿血热，瘾疹痒痛，脓水淋漓，疮疥发热等症。

当归　川芎　生地黄　白芍药　白茯苓炒　黄芪　何首乌不见铁。各钱半　防风　荆芥　甘草各一钱

上水煎服。

羌活当归散一九一　治风毒血热，头面生疮，或赤肿，或成块，或瘾疹搔痒，脓水淋漓。

羌活　当归　川芎　升麻　防风　白芷　荆芥　鼠粘子蒸　黄连酒炒　黄芩酒炒　连翘　甘草

上用酒拌晒干。酒煎服。

一扫散一九二　治癣疥。

防风　荆芥　苦参　地骨皮　薄荷等分　甘草减半

上为末。蜜水调服三钱，不过三五服　可净。或炼蜜丸，桐子大。每服五七九，食远茶清送下。

乌金散一九三　敷治阴囊破烂、下疳等症。

麸炭　紫苏叶

上等分为末。香油调搽，用紫苏叶包裹之。

蛇床子散一九四　治一切风癣疥癞搔痒，脓水淋漓。

蛇床子　独活　苦参　防风　荆芥各三钱　枯矾　铜绿各一两，二味另为末

上为末。麻油调搽。

金黄散一九五　敷天泡湿热等疮。

滑石　粉甘草此当半用为是

上等分为末。搽敷。此方或加绿豆末，以治湿热肥疮更妙。当以此方加枯矾少半，用治肥疮大效。

白粉散一九六　治诸疳疮。

海螵蛸三分　白及一分　轻粉一分

上为末。先用浆水洗，拭干傅。

滑石散一九七　小儿天泡疮。

好滑石　黄柏

上共为末傅之。仍内服荆防败毒散，或金银花散。热甚者，宜服大连翘饮。一方名碧玉散，以青靛调前二味如泥，用皂刺挑破泡水，次傅药，神效。

《秘方》仙遗粮汤一九八　治一切杨梅疮，不拘始终虚实，皆可取效。

土茯苓　即名仙遗粮。用鲜者二两，洗净，以木石臼捶碎

用水三碗，煎两碗，去渣，入后药煎服。

当归　生地　防风　木通　薏仁各八分　金银花　黄连　连翘各一钱　白术　白鲜皮各七分　皂刺六分　甘草四分

加灯心二十根，用遗粮汤二碗，煎一碗。食远服。

土萆薢汤一九九　治杨梅疮及瘰疬、咽喉生恶疮，痈漏溃烂，筋骨拘挛疼痛皆妙。

用土萆薢　即土茯苓二三两，以水三盅，煎二盅，不拘时徐徐服之。若患久，或服攻击之剂，致伤脾胃气血等症，以此一味为主，外加对证之药，无不神效。

五加皮饮二百　治杨梅绵花疮百发百中，亦可煮酒以治结毒。

当归　木瓜　生地黄　熟地黄　羌活　薏仁各一钱　防风　荆芥　赤芍　苦参　大枫藤各七分　五加皮二钱　甘草　僵蚕各五分

上每服入土茯苓四两、猪肉四两，用水二大碗，煎一碗。食前温服，渣再煎，连肉食之。忌生冷鱼腥沙气牛肉茶酒醋。所用土茯苓忌铁器。若治风毒，口服此药外，以此药煎膏，或丹收，或粉收贴之。

换肌消毒散二百一　又名萆薢汤。治时疮不拘初起溃烂。

土茯苓五钱或一二两　当归　白芷　皂刺　薏仁各一钱半　木瓜不犯铁器　白鲜皮　木通　金银花各一钱　甘草五分

上水煎服。甚者，土茯苓用至四五两更妙。

蠲痹消毒散二百二　治时疮肢节筋挛。

姜黄　土茯苓　独活各五钱　白术　当归各一钱半　芍药一钱　白芷五分

上水煎服。

七贴方二百三　治杨梅绵花疮。

防风　忍冬　皂刺　蝉蜕去头足　连翘　白鲜皮　五加皮　荆芥　穿山甲炒。各一钱　生地　木瓜去心，忌铁　僵蚕炒。各一钱半　皂子七个　薏仁三钱　土茯苓四两

上用水四碗，煎二碗。食远分二次服之。忌牛羊茶酒醋房事。

茯苓膏二百四　治杨梅疮，并治风毒。

当归　白蒺藜　羌活　生地　熟地　甘草去皮　连翘　木通各三钱　土茯苓半斤

上为粗末，用水五六碗，熬将半，用绢滤去滓，再熬成膏，晾冷。每服一大酒盅，日三服。轻者五六料，重者十料，全愈。熬药须用砂锅。忌房事鸡鱼牛肉椒醋等发物。

五宝丹二百五　治九种杨梅结毒，并及儿女者。

琥珀透明血色者，用甘草水煮过，三分半　珍珠炒过，三分半。一方用豆腐包蒸　朱砂透明。各三分半　钟乳石用木香、甘草各一钱，同煮干，用三分半　飞罗面炒过，三分半　冰片半分，临时加

上俱为极细末，磁罐收贮听用。服法：每日用土茯苓成块者一斤，洗净，用石敲碎，先入水二升，煮取汁四碗，收磁器内；将前渣再入水四五碗，煮汁二碗，并入前汁内为一日之用。若病在上者，加木香二钱；病在下者，加牛膝一两，与土茯苓同煎。病者不得另饮茶汤，但将土茯苓汤时时饮之。若饮汤半盅，加五宝丹二厘，饮一盅，加四厘，体厚者，加六七厘，一日内服尽此汤为度。在上饱服，在下饥服。忌茶酒并一切发风动气之物。其毒贴清凉膏，或加掺药收口。若旧有轻粉等毒，服药后当尽发出，无则不发也。大忌房事。轻者十服，重者二七服全愈。

《医统》杨梅痈漏方二百六　不问年深者并效。

土茯苓五两　金银花一两　皂刺　花椒　牛蒡　郁金　当归各五分　黑铅三两熔化，入水银五钱，乘热擂为粉；分五分，听临后另入煎药用

上㕮咀，分作五贴。用水二盅，入葱一根，煎至一盅，去渣，再

入铅粉一分，煎至八分。食远服。

上铅粉煎后，仍可取起，盖杨梅痈漏因服轻粉积毒而成，此以水银、花椒、黑铅，仍收引轻粉之毒从类而出也。此药每以五贴为一料，初服一贴，要取微汗。取汗法：先以金银花一两，或忍冬藤叶尤妙，防风、荆芥、花椒各半两，煎汤二斗，于不透风处先熏后洗，自然汗出。即患二三十年者，只用此四料，四汗之，无不全愈，忌牛肉烧酒，真妙方也。世人珍秘不传，徐春甫得之，用以治人，一一获效，故详载之以济人也。

会脓散二百七　治恶毒便毒初起之妙方也。

白芷　僵蚕炒　穿山甲煨。各二钱　大黄四钱　乳香　没药各一钱

上为末，以当归四钱，用酒、水各一盅，煎一盅，去渣，量人强弱，或全用，或一半调服之。此药若嫌太多，则㕮咀为饮，大黄生加，煎服之尤妙。

牡砺散二百八　治便毒，亦名血疝。

当归酒拌　甘草节　滑石煅。各一钱半　牡蛎二钱　大黄三钱　木鳖子五个，杵。非有大热者此味不可用，当去之，亦不必用

水二盅，煎一盅，露一宿。五更顿服，冬月火温服。无论已未溃，脓血俱从大便出。此方乃咸寒导滞之剂，若久旷房室，大小便秘，发热焮痛，或交感时强固精气，以致交错壅滞，而结为肿痛便秘者，最宜用之。若劳倦虚弱之人，不甚焮痛，大小便无热秘者，不宜轻用。

牛黄双解散二百九　治便痈内蕴热毒，外挟风邪，或交感强忍精气，以致淫精交错，壅结肿痛，或大小便秘，先用此药通解，更用调补之剂。

肉桂　大黄炒　芍药　牵牛杵，炒　泽泻　桃仁去皮尖，炒。各二钱半　炙甘草　干姜各一钱

上分二剂，水煎。空心食前服。

内托羌活汤二百十　治臀痈肿痛，两尺脉紧，按之无力者。

羌活　黄柏各二钱　黄芪盐水炒　防风　当归尾　藁本　肉桂　连翘各一钱　炙甘草　苍术　陈皮各半钱

上水、酒煎服。

加味泻肝汤二百十一　治肝经湿热不利，阴囊肿痛，或溃烂皮脱，睾丸悬挂，或便毒及下疳肿痛，或溃烂，皆治之。

龙胆草酒炒　当归梢　车前子炒　生地黄　芍药炒　泽泻　黄连炒　黄柏酒炒　知母酒炒　防风各一钱　甘草梢五分

水二盅，煎八分。食前服。外敷乌金散。

加味托里散二百十二　治悬痈不消不溃。

人参　黄芪盐水炒　当归　川芎　麦门冬　芍药炒　黄柏酒炒　知母酒炒　金银花　制甘草　柴胡各一钱

水二盅，煎八分。食前服。

加味十全大补汤二百十三　治悬痈溃而不敛，或发热饮食少思。

人参　黄芪盐水炒　白术炒　熟地黄　当归　川芎　芍药炒　茯苓各一钱　甘草炙　肉桂　五味子捣，炒　麦门冬各五分

水二盅，煎一盅。食前服。茎肿，加青皮。小便赤，加酒炒黄柏、知母。小便涩，加车前子、山栀子，俱炒用。

五味当归散二百十四　治妇人阴中突出一物，长五六寸，名阴挺。

当归　黄芩各二两　牡蛎煅，一两半　猬皮炙，一两　赤芍药五钱

上为末。每服二钱，食前温酒调下，滚汤亦可。如不应，须以补中益气汤倍加柴胡、升麻兼服之。

又方：用当归　穿山甲炒　蒲黄炒。各半两　辰砂一钱　麝香少许

俱为末，每服三钱，酒调下，尤效。

妇人阴疮二百十五　治妇人阴户生疮作痒。

杏仁炒　雄黄　白矾各五钱　麝香二分

上为末。敷入患处。

擒肿汤二百十六　治妇人阴户生疮，或痒痛，或脓水淋漓。

甘草　干漆各三钱　生地黄　当归　黄芩　川芎各二钱　鳖甲五钱，炙

上用水数碗，煎数沸，去渣，常洗患处。

白芷升麻汤二百十七　治妇人阴内脓水淋漓，或痒或痛。

白芷　升麻　黄连　木通　当归　川芎　白术　茯苓

上水煎服。更用搨肿汤浴洗之。

痔漏肠红方二百十八　其效无比。

黄连去芦毛净，一两，好酒浸一宿，捞起阴干为末　百草霜用草茅烧者，松柴者不用，一两，研细　乌梅肉一两，蒸软，即用前浸黄连酒蒸烂

上以三味同捣一处为丸，桐子大，如太干，仍加前酒捣丸之。每空心用酒送下四五十丸，三日见效，十日全愈。

地榆散二百十九　治血痔。

上用地榆为细末。每服二钱匕，食前米饮调下，日三服。

臭樗皮散二百二十　治痔漏下血，及脓不止。

臭樗皮微炒　酸石榴皮　黄连去须　地榆　阿胶炒珠。各一两　艾叶三钱，微炒

上为细末。每服二钱，食前粥饮调下。

秦艽防风汤二二一　治痔漏结燥，大便作痛。

秦艽　防风　当归酒拌　白术　黄柏　陈皮　柴胡　大黄煨　泽泻各一钱　桃仁去皮尖　红花　升麻　甘草各五分

上水煎。空心服。

猪脏丸二二二　治大便痔漏下血。

猪大脏一条，控干，以槐花炒为末，填入脏内，两头扎定，瓦器内米醋煮烂

上捣和，再加糕糊为丸，桐子大。每服五七十丸，食前米饮或当归酒下。此方用黄连、猪脏二味，亦名猪脏丸，尤效。一方：先用海螵蛸炙黄，去壳为末，以木贼草煎汤调下，三日即效，或后服黄连猪脏丸。

痔疮方二二三

雄黄五分　五灵脂烧断烟　五倍子炒过。各一钱　没药三钱半，明者　白矾半生半熟，三钱

上为极细末，用纸托贴疮口上。

三品锭子二二四

上品　去十八种痔。

白明矾二两　白砒一两零五分　乳香　没药各三钱半　牛黄三钱

中品　去五漏，及翻花瘤、气核。

白明矾二两　白砒一两三钱　乳香　没药各三钱半　牛黄二钱

下品　治瘰证，气核，疔疮，发背，脑疽诸恶证。

白明矾二两　白砒一两半　乳香　没药各二钱半　牛黄三分

上将砒末入紫泥罐内，次用矾末盖之，以炭火煅令烟尽取出，并各药俱研极细末，用糯米糊和为挺子，状如线香，阴干。纴疮内三四次，年深者五六次，其根自腐。如疮露在外，更用蜜水调搽，干上亦可。尝有一老媪，用此治瘰疬，索重价始肯为治。其方法乃是中品锭子，疮内，以膏药贴之，其根自腐，未尽再用，去尽更搽生肌药，数日即愈，人多异之。凡见其治气血不虚者果验，惟气血虚者，虽溃去亦不能愈。盖此与必效散相为表里，皆攻毒去邪之药也。

羊胆膏二二五　治痔漏、下疳疮。

腊月取羊胆一枚，入片脑末一分，置风处挂干。用时以凉水化开，频敷患处，内服槐子酒，或加味泻肝汤。若得熊胆更佳。如眼痛者，点之尤效。

水银枣子膏二二六　治虫痔痒不止。

水银一两　枣肉二两

上和研水银不见星，捻如枣核状。薄绵裹，内肛门中，明日虫出。若痛，加韶粉三分丸内之。

熊胆膏二二七　治痔痛极效。

熊胆五分　冰片一分

上研细。用井花水调，鸡翎扫痔上。

蜗牛膏二二八　傅痔痛极效。

蜗牛一枚，负壳有角者　冰片　麝香各少许

以上药物一同研烂，用磁器盛贮，次日清早取汁敷痔核上。

芫花线二二九　系痔漏瘤核。

用芫花一握，洗净，入木臼捣烂，加少水绞汁，于石器中慢火煎成膏，将丝线于膏内度过，晾干。以线系痔，当微痛，候痔干落，以纸捻蘸膏纳窍内去根，当永除根也。一方只捣汁浸线一夜用，不得使水。

枯痔水澄膏二百三十　治痔护肉。

郁金　白及各一两　一方加黄连。

上二味为细末。如患内痔，候登厕时翻出在外，用温汤洗净，侧卧于床，其痔即出。用蜜水调药得中，以篦篾涂谷道四边好肉上，留痔在外，以纸盖药上良久，然后用后枯药搽痔上，仍用笔蘸温水于纸上润之，勿令药干及四散。

好白矾四两　生信石二钱半　朱砂一钱，研极细

上各研为细末。先将砒入紫泥罐底，次将矾末盖之，用火煅令烟尽，其砒尽从烟去，止借砒气于矾内耳。将矾为极细末，看痔头大小，置矾末于掌中，乃入朱砂少许，以唾调稀，用篦篾涂痔上周遍，一日三上，看痔头颜色焦黑为效。至夜有黄水出，切勿他疑，水尽为妙。至中夜，上药一遍，来夜依然上药三次，有小痛不妨。换药时以碗盛温汤，用笔轻洗去旧药，更上新药，仍用护肉药，间用荆芥汤洗之。三两日之后，黄水出将尽，可于药中增朱砂，减白矾，则药力即缓，三两日即可增减，渐渐取之，庶不惊人。全在看色增减，傅药厚薄，方是合法。此药只是借砒信之气，又有朱砂能以解之。一方士将此二方在京治人多效，致富。一富商以百金求得之，录于予，予虽未用，传人无不言效。但　枯药则赵宜真炼师已刊于《青囊杂纂》，如神。千金方则未见刊传。大抵今人言能取痔者，皆此方也。其有气血虚或挟内邪者，还当兼治其内，庶不有失。

如神千金方二三一　治痔无有不效。

好信石黄明者三钱，打如豆粒　明白矾一两，为末　好黄丹飞砂，五钱　蝎梢七个，洗净，瓦上培干为末　草乌光实者，去皮，生研，五钱

上用紫泥罐先将炭火煅红放冷拭净，先下明矾烧令沸，次下信入矾内拌匀，文武火煅，候沸再搅匀，次看罐通红烟起为度，将罐掇下，待冷取研为末，方入黄丹、草乌、蝎梢三味，再同研极细，以磁罐收贮。如欲敷药，先煎甘草汤或葱椒汤洗净患处，然后用生麻油调前药，以鹅毛扫药痔上，每日敷药三次，必去黄水如胶汁，则痔头渐消。其年远者，不出十日可取尽，日近者俱化为黄水。连根去净，更搽生肌之

药，凡五痔皆可去之。此乃临安曹五方，为高宗取痔得效，后封曹官至察使。

《秘传》正骨丹二三二　治跌打损伤，骨折血瘀，而伤之重者，用此可续筋骨。

降真香　乳香　没药　苏木　松节　自然铜醋煅七次　川乌炮　真血竭各一两　地龙去土，酒浸烘干　生龙骨各一钱　土狗十个，浸油内死，烘干

上十二味，共重八两八钱，同为末。每服五钱，随病上下，酒调服。觉药自顶门而至遍身，搜至病所，则飒飒有声，而筋骨渐愈，病人自知之。服药后仍服人参、白术、黄芪、当归、川芎、肉桂、甘草、白芷、厚朴以调补元气。

《本事》接骨方二三三　治打折损伤。

接骨木半两　乳香半两　当归　赤芍药　川芎　自然铜煅，醋淬。各一两

上为末，用黄蜡四两，溶化入前药搅匀，众手丸，龙眼大。如打伤筋骨及闪痛不堪忍者，用一丸，热酒浸开，乘热饮之，痛即止。

没药降圣丹二三四　治跌打损伤，接续筋骨。

当归酒炒　白芍药　川芎　生地黄　苏木　川乌头炮，去脐　骨碎补炙　乳香另研　没药另研　自然铜火煅，醋淬十次，为末。各一两

上为末，生姜汁共蜜和丸，每一两作四丸。每服一丸，用米、酒各半盏，煎至八分，空心热服。立斋曰：脾主肉，肝主筋。若肝脾气血亏损，或血虚有热而不愈者，当求其本而治之。

十味没药丸二三五　治打扑损伤，筋骨疼痛，或气逆血晕，或瘀血内停，肚腹作痛，或胸胀闷。

没药　乳香　川芎　川椒　当归　芍药　红花　桃仁　血竭各一两　自然铜四钱，火煅七次，醋淬

上为末，用黄蜡四两溶化，入前末，速搅匀，众手丸，弹子大。每服一丸，酒化下。立斋曰：按接骨散、没药丸，惟元气无亏者宜用，若肾气素怯或高年虚弱者，必用地黄丸，或补中益气汤以固根本为善。

花蕊石散二三六　治打扑损伤，腹中瘀血，胀痛欲死，服之血化为

水，其功不能尽述。

硫黄明者，四两　花蕊石一两

上为末，和匀，先用纸筋和盐泥固剂瓦罐一个，候干入药，再用泥封口，安在砖上，虚书八卦方位，用炭三十斤煅之，候罐冷取出。每服一钱，童便调下。立斋曰：前方若被伤已甚，元气亏损，内有瘀血，不胜疏导者，用前药一服，其血内化，又不动脏腑，甚妙，甚妙。

黑丸子二三七　一名和血定痛散。治跌打损伤，筋骨疼痛，或瘀血壅肿，或外感风寒，肢体作痛，或手足缓弱，行步不前。若流注膝风初结，服之自消；若溃后气虚发热，与补药兼服自敛。

百草霜　白芍药各一两　川乌炮　南星各三钱　赤小豆两半　白敛一两六钱　白及　骨碎补　当归各八钱　牛膝六钱

上各另为末，酒糊丸，桐子大。每服三四十丸，盐汤、温酒任下，孕妇忌服。

封口药二三八　凡损伤皮肉破裂者，以此封之。

牡蛎煅　赤石脂生研　红丹上好者。等分

上为细末，香油调涂疮口。若欲消肿散血合口，加血竭干掺之。

当归导滞散二三九　治跌扑瘀血在内，胸腹胀满，或大便不通，或喘咳吐血。

大黄　当归等分

上为末。每服三钱，温酒下。阳气虚者，须加肉桂。

复元活血汤二百四十　治跌打损伤，瘀血流于胁下作痛，或小腹作痛，或痞闷，及便毒初起肿痛。

柴胡一钱半　天花粉　穿山甲炒。各一钱　当归酒拌　大黄酒炒。各一钱　红花　甘草各七分　桃仁二十，去皮尖研

上水一盅半，加酒半盅，煎八分。食前服之，以利为度。

金疮方二四一

凡金疮出血不止，用牛胆、石灰掺之即止。其方以腊月牛胆入风化石灰，悬当风候干用。一方：单用三七捣烂敷之，神效。又方：金疮出血不止，以五倍子生为末，干贴之；如不止而血热者，宜用犀角地黄

汤之类。大凡金疮出血不止，若素本怯弱者，当补其气；若阴虚或有热者，当补其血；若因怒者，当平肝；若烦热作渴昏愦者，当补脾气；若筋挛搐搦者，当养肝血，不应，用地黄丸以滋肾水。

金疮降真散二四二

降真香用节佳　松香　文蛤

三味等分为末。无论诸伤血出断折，掺破处夹缚定，神效。

金疮灰蛋散二四三　治金疮出血不止，及久年恶疮。

石灰细研　鸡蛋清以和灰，成饼为度

上将灰蛋饼子煅过，候冷研细。遇金疮掺之。若多年恶疮，以姜汁调敷。一方单以石灰掺伤处裹定，亦血止而愈。

龙骨散二四四　治金疮。

龙骨　赤石脂　五倍子　黄丹　海螵蛸各等分

上各研，入麝香少许，共研匀掺上。如干，先以盐水洗，挹干掺之。

桃花散二四五　治金疮，并一切恶疮。

黄丹　软石膏煅赤，等分

和研匀如桃花色。掺伤处，甚妙。

刀伤跌打经验方二四六

凡刀伤磕损，跌扑肿痛，或出血，用葱白细切杵烂，炒热敷患处，葱冷再易，神效。一方以三七捣烂罨之，神效。

立斋曰:《医学纲目》称前方有神效，余尝以治前证，青肿不散，死肉不溃，佐以健脾胃之药，其功尤捷。此内外所以合一也。

损伤敷夹法二四七

凡损伤骨折者，先须整骨使正，随用川乌、草乌等分为末，以生姜汁调贴之，夹定，然后服药，无有不效。

罨跌闪肿痛二四八

用生姜、葱白同捣烂，和面炒热罨之。如热服而痛者，用栀子加面炒热罨之。

洗损伤方二四九　凡伤重者，用此淋洗，然后傅药。

荆芥　土当归　生葱切断。一方用生姜

上同煎汤，温洗。或止用葱一味煎洗亦可。

箭镞竹本刺方二百五十

《百一方》治竹刺在肉，以蛴螬虫研敷立效。

《衍义方》治竹木刺入肉，嚼牛膝根罨之即出。

《肘后方》治箭镞入骨，以巴豆肉微妙，同蜣螂研匀涂伤处，俟痒极，拔出之。

孙真人治箭镞针刺，杵蛄蝼敷涂患处自出。

罨跌打夹棍伤二五一

生姜　陈酒糟各一斤

同捣烂，炒热。罨伤处。

治拶伤二五二

凡拶伤手指者，用皂矾二两，水四五碗，砂锅内熬滚，将手熏洗良久，即血活疼止，不致溃烂。熬水忌铜铁器。其洗手水过夜即臭恶不可闻。

杖疮四方二五三

用川大黄一两，加上好冰片二分，另研，俱为末，和匀，凉水调如糊，摊杖处，即时止痛，一日后换膏药贴之。

又方：加甘草一两。

又方：摊药

大黄　白芷　生半夏各七钱

上为末。以鲜姜汁调敷，干即再敷，以黑处血红为度，即换贴膏药，神效。

又方：

生半夏　松香各一两

上研一处，蜜水调成膏贴之。勿令见风。如干再换一个，即愈。

诸骨诸物鲠二五四

——治诸骨鲠，用蓖麻根杵烂丸，弹子大，将所鲠物煎汤化下。

——治鱼骨鲠，用细茶、五倍子等分为末，吹入咽喉立愈。'

——治稻芒、糠谷鲠喉，将鹅吊上一足取涎，徐徐咽之即消。

——治吞钉铁、金银铜钱等物，但多食肥羊脂及诸般肥肉等味，必随大便而下。

——治吞铁或针。用饴糖半斤，浓煎艾汁调和服之。

——治吞发绕喉不出者，取自己乱发烧灰，白汤调服一钱。

破伤风敷药二五五　治打扑损伤伤风肿痛者。

南星　半夏　地龙等分

上为末。用生姜、薄荷汁调搽患处。

豨莶酒二五六　治破伤风外邪初入，或风入于脏者，神效。凡头面身体因破损伤风者，顷刻发胀，迟则不救。速用豨莶草一二两，酒、水各半煎服，被盖暖卧少顷，即可消散。能饮者，纯用酒煎尤妙。

防风汤二五七　治破伤风表证未传入里，急服此。

防风　羌活　独活　川芎等分

上每服五钱，水煎调蜈蚣散服。方在后二六四。

白术防风汤二五八　治破伤风服表药过多，自汗者。

白术　黄芪各一两　防风二两

上每服五七钱，水煎服。脏腑已和而自汗出者可服此药。若脏腑秘，小便赤而自汗者，急以后大芎黄汤下之。

羌活汤二五九　治破伤风在半里半表间，宜和解之，急服此汤，稍缓则邪入于里，不可用矣。

羌活　麻黄　菊花　川芎　防风　细辛　前胡　蔓荆子　黄芩　石膏　白茯苓　枳壳　甘草各一钱　薄荷　白芷各五分

上每服五钱，姜、水煎。日二三服。

羌活防风汤二百六十　治破伤风初传在表，脉浮紧。

羌活　防风　藁本　当归　芍药

甘草各四钱　地榆　细辛各二钱

上㕮咀，每服五七钱，水一盅半，煎八分，热服。量紧慢加减用之。热盛，加黄连、黄芩各二钱。大便秘，加大黄二钱。自汗，加防风、白术各五分。

大芎黄汤二六一　治破伤风邪传于里，舌强口噤，项背反张，筋惕搐搦，痰涎壅盛，宜疏导者，急服之。

川芎　羌活　黄芩　大黄各一两

上每服五七钱，水煎服。

《本事》玉真散二六二　一名定风散。亦名夺命丹。治打扑金刃破伤风重者，牙关紧急，腰背反张，并蛇犬所伤。

天南星汤泡七次，如急用，以湿纸裹煨　防风等分

上为末。每服二钱，温酒调服。若牙关紧急，腰背反张者，每服三钱，用童便调服。虽内有瘀血亦愈。至于昏死心腹尚温者，速进二服，亦可保全。若破伤风疮口及疯犬咬伤，须用漱口水或热童便洗净，随用生南星为末掺之，或以水调涂之，出水为妙。

养血当归地黄汤二六三　治破伤风气血俱虚，发热头痛，服此以养气血，祛风邪，不拘新旧并可治之。

当归酒拌　熟地各二钱　芍药　川芎　藁本　防风　白芎　北细辛各一钱

用水二盅，煎成一盅，食远服。病重的加酒补助药力。

蜈蚣散二六四

蜈蚣一对，炙　鳔胶三钱，煅

上为末，用防风、白术煎汤调下。

破伤风灸法二六五　治跌打损伤，或虫兽伤破皮肤，以致风邪入内，牙关紧急，腰背反张，或遍体麻木，甚者不知人事。急用蒜捣烂涂伤处，将艾壮于蒜上灸之，多灸为善，仍用膏药护贴，内服玉真散。如毒蛇疯犬咬伤，先刺患处去毒血，如前法治之。

海藏愈风丹二八八　治疠病手足麻木，眉毛脱落，遍身生疮，及癞风瘾疹，皮肤搔痒，搔破成疮，并皆治之。

皂角一斤，剉寸许，无灰酒浸一宿，以水一碗挼成汁，去渣，用砂罐文武火熬热　苦参一斤，取末四两　乌稍蛇　白花蛇　土花蛇各一条，去肠阴干，酒浸，取净肉晒干为末

上为末，入前二味和丸，桐子大。每服六七十丸，空心煎通圣散

送下，干物压之，日三服，间日浴之，汗出为度。

二圣散二六七　疏风和血，去病毒。

皂角刺烧存性，为末　大黄半两

上用大黄半两煎汤，调下皂刺末二钱。早服桦皮散，午以升麻汤下泻青丸，晚服二圣散。

《局方》桦皮散二六八　治肺壅风毒，遍身瘾疹瘙痒。

桦皮　枳壳去瓤。各四两，俱烧存性　荆芥穗一两　炙甘草半两　杏仁二两，去皮尖，用水一碗煮令减半，取出晾干为研

上共为末，磁器收贮。每服二钱，食后温酒调服。

升麻汤二六九　治诸风热癞，肌肉极热，身如虫行，或唇反绽裂。

升麻三分　人参　茯神　防风　羌活　犀角镑　羚羊角镑。各一钱　肉桂五分

水二盅，姜三片，入竹沥少许，煎八分。不拘时服。或用下泻青丸。

《宝鉴》醉仙丹二百七十　治疠风遍身麻木。

胡麻子炒　牛蒡子炒　枸杞子　蔓荆子炒。各一两　白蒺藜　苦参　天花粉　防风各半两

上为细末，每一两五钱，入轻粉二钱拌匀。每服一钱，茶清调，晨午各一服，至五七日，于牙缝中出臭涎，令人如醉，或下脓血，病根乃去。仍量人轻重虚实以用之。病重者，须先以再造散下之，候元气将复，方用此药。忌一切盐醋炙煿厚味，止可食淡粥时菜，及诸蛇肉以淡酒蒸熟食之亦可，以助药力。

子和浮萍散二七一　治风癣疥癞。

浮萍四钱　荆芥　川芎　麻黄去节　当归　赤芍药　甘草各二钱

水二盅，葱二茎，豆豉一撮，煎服，汗出为度。

《宝鉴》换肌散二七二　治病风久不愈，或眉毛脱落，鼻梁崩坏，其效如神。

白花蛇　黑花蛇各三两，酒浸　地龙去土　当归　川芎　赤芍药　天门冬去心　甘草　何首乌不犯铁　沙参　胡麻子炒　天麻　紫参　苦参　白

蒺藜炒　细辛　白芷　蔓荆子　威灵仙　荆芥穗　菊花　木贼草　不灰木　石菖蒲　定风草即草乌茎　草乌炮，去皮脐　苍术　木鳖各一两

上各另为末，和匀。每服四五钱，食后温酒调服，加饮数杯尤妙。

通天再造散二七三　治大风实热内壅，宜此攻之。

郁金半两　大黄炮　皂刺炒。各一两　白丑头末，半生半炒，六钱

上为细末。每服五钱，日未出时，面东以无灰酒调下，晚利下黑头小虫，病轻者只利臭秽之物。忌荤腥厚味半年，犯则再作不可救。此药服三五次即愈。

白花蛇丸二七四　治疠风。丹阳荆上舍得疠疾，一僧治而愈，以数百金求方，秘不肯传。馆客袁生窥知藏衲衣领中，因醉之而窃录焉，用者多效。

白花蛇一条，去头尾，连骨生用　乌梢蛇一条，去头尾，生用　蝉蜕去土　防风去苗　金银花去叶　枸杞子　槐花　苦参　生地各二两　全蝎醋浸一日，去盐味　黄芩　黄连　栀子　黄柏　乌药　牛膝　川芎　牛蒡子　连翘　何首乌不犯铁　天花粉　白蒺藜　威灵仙　荆芥穗　细辛　蔓荆子　金毛狗脊　胡麻子炒。各一两　漏芦半斤，洗净去苗，取四两

上为末，米糊丸，桐子大。每服五六十丸，茶清送下，空心、午前、临卧各一服。

白花蛇膏二七五　治诸风癞疾，遍身生疮。

白花蛇肉四两，酒浸　天麻七钱　荆芥　薄荷叶各三钱

上为细末，用好酒二升，蜜四两，以银磁器熬成膏。每温服一酒杯，日三次，煎饼压下，于暖处发汗，效。

防风天麻丸二七六　治疠风癞病。此方应是仙传，一年中常疗数人。初服药有呕吐者，不可疑，服而得愈，其效如神。

防风去芦　天麻　升麻　白附子炮　定风草　细辛去苗　川芎　人参去芦　丹参去芦　苦参　玄参去芦　紫参去芦　蔓荆子　威灵仙　穿山甲炒　何首乌另捣。各二两　蜈蚣二条

上为细末，同何首乌末拌匀。外用胡麻一斤，淘净晒干炒香熟，另研为细末。乃入前药末二两，又拌匀，炼蜜和为十丸。每服一丸，细

嚼，温浆水送下，不拘时候，日三服。宜食淡白粥一百二十日，大忌房劳，并将息慎口。

行药方二七七　治疠毒。

大黄　白牵牛　槟榔各一两　甘草三两　轻粉五钱

上共为细末。每服二钱，用白蜜三匙，姜汁二匙，五更时调服。病势重者，七日行一次；稍轻者，半月一次；轻者，一月一次，或二十日一次，以三五遍为度。

皂角散二七八　治大风。

皂角刺烧存性，一钱　大黄一钱　轻粉五分

上为末。空心酒调服，取下恶物。服药数日，齿缝出血甚臭。

雷丸散二七九　取大风虫。

雷丸　贯仲二味先另研　阿魏各二钱　麝香一分　水银　硫黄　雄黄各二钱半，用乳钵入醋少许，研令水银尽为度

上为细末。每服一钱，天明温酒送下。

黑虎丹二百八十　治大风诸癞恶疮，毒虫内蚀，形骸变坏。

天灵盖三两　人中白　桃仁炮，去皮尖。各二两　老皂刺烧存性　穿山甲炒，各半两　轻粉二钱　麝香五分　干蛤蟆二个，去头足，烧存性

上为末，炼蜜丸，桐子大。每服二十丸，月首五更米饮连口服，取虫尽即愈。杀劳虫通用。

苦参酒二八一　治癞风，及疮疹疥癣最多者。

苦参五斤，切片

上以好酒三斗浸三十日。量饮一合，日服不绝，觉痹即瘥。

硫黄酒二八二　杀疠风诸虫。

明硫黄研极细

上用酒浸，空心饮清汁。明日添硫黄，再研入酒如前饮之。

七珍汤二八三　浴洗大风。

青蒿　艾叶　忍冬藤　苍耳子　桑条　槐条　柳条三条俱挫碎用

上煎水一桶，入炒盐半斤。间日一洗浴，密室中以草席围之，洗出汗为妙，不过十次愈。

乌头汤二八四　治大风疮癞。

草乌　麻黄根　艾叶　地骨皮　朴硝各一两

上为粗末，用水一桶，椒一合，葱三十根同煎汤，入醋一盅。于密室中自用手巾围搭四肢，候汤可浴，令汗透，务使面上如珠，徐起，或坐或卧，片时汗干着衣，避风五日，再浴，如此二五次。每浴后更服换肌丹等药。

敷疠方二八五

雄黄　硫黄　白矾　草乌　蛇床子烧存性，等分

上为末，用香油或浓蜜水调敷患处。

《直指》洗疠方二八六　浴洗大风疮。

苦参　荆芥　防风　白芷　羌活　独活　藁本各一两　洛阳花四两，火酒喷过一宿

上作三次，煎水洗，令出汗。

梅花白癞二八七

用香油二碗，入鸡蛋黄三枚熬将焦，去渣，熬油至一碗许。外用

雄黄一钱　白矾三分　花椒五分

以上药物一同碾为细末，放入油内再熬熟，收贮备用。每次用时，先用猪毛汤热洗疮垢，搽油三五次即愈。

愚案：此方于蛋焦去渣之后，入水银五钱，微火渐热之，然后再加朱砂细末二钱，并雄黄、白矾等末，搅熬匀熟收用必妙。

腊梨秃二八八

用杏仁百枚，炒为炭，入葱白、蜂蜜共捣烂。先用花椒煎汤洗净，然后用此药搽之，新旧秃疮皆可用，但勿见风方好。

秃疮二方二八九

大枫子仁　木鳖仁　蛇床子各半两　水银三钱，研散于内

上先以刀刮去疮痂，花椒汤洗净。外用麻油熬成珠，调药敷之，八日即愈。

又方：用猪骨髓和轻粉捣拦罨之，过夜即愈。

头面黄水肥疮二百九十　治小儿头面患疮，浓汁作痒，痂厚者名曰

黏疮，当用此方，或止用矾、丹二味亦可。若作痒出水，水到即溃者，名曰黄水疮，当用后一方。

松香　枯矾　官粉　飞丹

上等分为末，麻油调傅。或加香烟垢更效，于香炉盖上刮取用之。

一方：用绿豆、松香等分为末，麻油调傅极效。或内服荆防败毒散等药。

又方：用益元散加枯矾少半，以麻油调傅，大妙，大妙。

诸癣疥顽疮二九一

油核桃　大枫子　樟脑　水银

上四色研匀擦之，此治有虫者大效。一、凡无虫而忽尔生疮肿痛，或湿烂者，但以柏油搽之即可愈。

白虎丹二九二　发则头面四肢眼目俱肿，而惟额上指尖两耳不肿及不见赤色者，方是其证。

先将马桶洗净，用沸汤倾入，盖少顷，倾出盆内浴之，数次即退。再用车前草、九里香、马蹄香、枸杞苗即雁棱菜。同捣烂，和麻油遍身自上而下擦之。大忌鸡鱼生冷炙煿日色火光灯烟汤气，极须谨慎。

又方：用生香附末冷茶调服一二钱即愈。

又方：擂绿豆水去渣饮一二碗妙。

紫白癜风歌二九三

紫癜白癜一般风，附子硫黄最有功，姜汁调匀茄蒂擦，若经三度永无踪。

又歌：紫癜白癜两般风，水银轻粉最成功，捣取生姜自然汁，只须一擦便无踪。

又方：治紫白癜汗斑等风。

雄黄　硫黄　黄丹　密陀僧　南星

上为末。先用葱擦患处，次用姜蘸药末擦之，擦后渐黑，次日再擦，黑散则愈矣。

又四神散：

雄黄　雌黄　硫黄　明矾

各等分，先浴令通身微汗，以姜蘸擦之，再以热汤淋洗，当日色淡，五日除根。

汗斑四方二九四

大黄二钱　枯矾　椒红各五分

上用猪脂、沙糖同捣烂，候浴起以细麻布包擦至痛而止，数日即愈。或止用硫黄少入麻油研如糊，浴用麻布蘸擦数次即愈。

又方：

密陀僧　硫黄各三钱　轻粉二钱　雄黄一钱　人言五分

上为末，姜汁调。用茄蒂蘸擦，三日内不沐妙。

又方：雌黄　雄黄各一钱　硫黄五分　麝半分

浴后姜蘸擦，二三日勿洗。

又方：硫黄一两，用醋煮半日　海螵蛸三个，共为末

浴后以生姜蘸擦患处，须避风少时，数度即愈。

漆疮方二九五

用香油调铁锈涂之，胃气实者，内服黄连解毒汤。胃气弱者，以漆毒侵犯中气致虚，多有作呕不能饮食者，宜用六君加砂仁、藿香、酒炒芍药之类。又解漆毒法见因阵二三五。

手足甲疽二九六

凡手足间或因修甲伤肉，或因损足成疮，溃烂上脚。用绿矾置铁板上煅沸，色赤如熔金色者为真，沸定取起研末，以盐汤洗搽。

坐板疮二九七　肿痛多脓者。

密陀僧　生矾　大黄

等分为极细末。敷之。

臁疮神效膏二九八　治臁疮脚疮。

先看疮形大小，用棉纸裁成四方块十二张，四角用小捻钉住听用。外以好香油二两，用铜勺以文武火熬之，先下花椒四十九粒，煎黑取起。次下槐枝长一寸者四十九节，煎黑又取起。再次下黄占一两，轻粉二分，枯矾一分溶清，却入前纸浸油内令透，不可令焦，取起听用。凡贴疮时，先将槐枝、葱、椒煎汤洗疮令透，拭干，乃此膏纸贴上，外面

再以油单纸盖护，乃用软帛缚定。一日取下，揭去一层，复用汤药洗净，又贴之，尽十二张，无有不愈者。

隔纸膏二九九　治臁疮神效。

黄芪末五钱　轻粉　乳香　没药各一钱　银珠一钱　血竭五分　铜绿二分

上为细末，真香油调成膏，摊油纸上。再用油单纸一层，以针刺孔数十，掩膏药上贴之，一日一易其膏。

二味隔纸膏三百　治臁疮湿毒疮。

石膏煅　枯矾等分

上为末，用桐油调成膏，作隔纸膏贴之，更服荆防败毒散。如数剂不愈，再服黄芪人参汤。

烂腿疮久不愈方三百一

用米糖即胶饴也，以碗盛于饭锅内蒸化。先用花椒、荆芥、防风等药煎汤洗疮净，乃将胶饴薄摊疮上，外以软竹箬盖定，用绢缚之，数日即愈，神效。

冻疮方三百二

沥青末　黄腊各一两　麻油一两

上三味溶化，搽患处。

汤火六方三百三

凡初被汤火所伤，速用冷灶柴草灰一二升，入盐少许，以凉水调如稀糊，尝味微咸为度，用以厚摊伤处，觉热则易之。连易数次，则火毒皆拔于灰中，必肿痛随散，结痂而愈，诚神妙方也。

又方：治溃烂肿痛者。用生桐油调人中白敷之即愈，亦妙方也。

又方：用皂矾研细，和以冷水浇伤处，其疼立止，其肿即消。

又方：用大黄、芒硝等分为末，鸡子清调贴之神效。

又方：用石膏末香油调敷即愈。

又赤石脂散　治汤火伤肉烂赤痛。

赤石脂　寒水石　大黄等分

上为末。新汲水调涂。

汤火至圣膏三百四

治汤火伤疮。用鸡子黄置银石器内熬油，调胡粉傅之。锦衣杨永兴厨下夜间回禄，凡睡此房已死将死者，灌以生萝卜汁，良久悉愈。凡遇此患者，以此治之，其应如响。

汤火止痛散三百五　止痛生肌。

大黄末微妙　当归末等分

上用麻油调搽，或干掺亦可。

小儿丹毒三百六

此毒多生头面四肢，色赤或肿，游走不定，甚者宜用前磁锋砭法，使毒血遇刺皆出，更以神功散傅之，内服荆防败毒散或五福化毒丹，若使毒气入腹则不治。或愈而复发，皆因母食辛辣炙煿以致内热，宜于母药中加漏芦煎服，或令自服亦愈。

小儿鹅口三百七

凡小儿口内白屑满口者，为鹅口疮，则不能饮乳。用发或软绢缠指，蘸井水拭舌上使净。如屑不能脱，浓煮栗木汤以绵缠箸头拭洗，却用飞过黄丹搽之。

加味太乙膏三百八　一切疮疡并宜贴之。先用隔蒜灸，更服活命饮以收全功。

当归　生地黄　芍药　玄胡　大黄各二两　加：甘草四两用麻油二斤煎，丹收。

景岳会通膏三百九　凡诸痈毒、痞块、风气，骨节疼痛，无所不治。

大黄　木鳖仁　当归　川芎　芍药　生地　麻黄　细辛　白芷　防风　荆芥　苍术　羌活　川乌　甘草　乌药　南星　半夏　香附　官桂　苍耳　骨碎补　草乌　艾叶　皂角　枳壳　三棱　蓬术　萝卜子　水红花子　巴豆　五倍　独活　桃仁　苏木　红花　续断　连翘　栀子　苦参　槐花　皂刺　干姜　蓖麻子　透骨草晒干　穿山甲　全蝎　僵蚕　蜂房各一两　蛇蜕一大条　蜈蚣十四根　蛤蟆三只　血余一团　独蒜四头

上五十四味，用麻油五斤，浸三日，先煎血余、蓖麻、木鳖、桃仁、巴豆、蛤蟆、独蒜，待半枯，然后入余药煎黑，去滓丹收，后下细药十味。

阿魏二两　乳香制　没药制。各一两　木香　丁香　雄黄　朱砂　血竭　儿茶各五钱　麝香不拘一二钱

上麝香、丁香、木香三味宜最后下之。以上收油法，凡熬成熟油一斤，下飞净好红丹八两；若欲微嫩，则止下七两五钱。

神异膏三百十　治痈疽疮毒及收口甚效，此疮疡中第一方也。

麻油二斤　黄丹十二两　黄芪　杏仁　玄参各一两　蛇蜕半两　男发如鸡子团　蜂房子多者佳，一两

上先以黄芪、杏仁、玄参入油煎至将黑，乃入蛇蜕、蜂房、乱发，再煎至黑，去渣，徐徐下丹，慢火煎收，黄丹不必拘数，但以得中为度。凡膏药用久，必至老硬，煎时预留嫩膏少许，如硬，量和之。

清凉膏三百十一　治一切疮疡溃后宜用之。

当归二两　白芷　白及　木鳖子　黄柏　白敛　乳香　白胶香各五钱　黄丹五两，净　麻油十五两

上用油煎前六味，以槐柳枝顺搅油熟，丹收，然后下乳香等二味。

阿魏膏三百十二　治一切痞块，更服胡连丸。

羌活　独活　玄参　官桂　赤芍药　穿山甲　生地黄　两头尖　大黄　白芷　天麻　红花各半两　木鳖十枚，去壳　乱发一团　槐、柳、桃枝各半两

上用麻油二斤四两，煎药黑去渣，入发再煎，发化仍去渣，入上好真正黄丹煎收，软硬得中，入后细药即成膏矣。

阿魏　芒硝　苏合油　乳香　没药各五钱　麝香三钱

上凡贴膏药，须先用朴硝随患处铺半指厚，以纸盖用热熨斗熨良久，如硝耗再加熨之，二时许方贴膏药。若是肝积，加芦荟末同熨之。

朱砂膏三百十三　治一切顽疮破疮，杖疮痈疽，发背破伤者，最妙最佳。

麻油一斤　飞母六两　水银一两　朱砂佳者一两半，飞　好黄蜡四两

先下油熬数沸，下鸡子二枚，敲开连壳投之，熬焦捞去鸡子，退火候冷定，下水银五钱，再加微火搅熬饭顷，即入丹渐收成膏，后下黄

占再搅，候大温，下极细好朱砂一两五钱搅匀，磁罐收贮。

神效当归膏三百十四　治一切发背疮疡，汤火疼痛等症，去腐肉，生新肉，其效如神。凡洗拭换膏，必须预备即贴之，新肉畏风故也。如用白蜡尤好，此药生肌止痛，补血续筋，故与新肉相宜。

当归　生地黄　黄蜡各二两　白蜡当减半　麻油六两

上先将当归、地黄各一两，入油煎黑去渣，又将二味各入一两煎至微焦，复去滓，乃入蜡溶化，候冷搅匀即成膏矣。用涂患处，以纸盖之。如有死肉，须用利刀剪去，则生肌尤速。

攻坚败毒膏三百十五　亦名乾坤一气膏。专攻痞块，诸疮毒，痔漏。

当归　熟地　生地　白芍药　赤芍药　南星　半夏　三棱　蓬术　木鳖　两头尖　穿山甲　巴豆仁　肉桂　五灵脂　桃仁　续断　玄参　玄胡索　蓖麻子仁　白芷　羌活　独活　大黄　红花　川乌　草乌　苏木　川芎　防风　杏仁各一两

上用麻油四十两，浸诸药三日，桑柴火煎成，丹收后下细药。

乳香制　没药发。各一两　真阿魏一两半　麝香三钱

上方于细药中加芦荟、木香各一两，蟾酥三钱，即名消痞大成膏。

消痞膏三百十六

三棱　蓬术　穿山甲　木鳖仁　杏仁　水红花子　萝卜子　透骨草晒干　大黄各一两　独头蒜四个

上用香油一斤，入前药十味煎油成，以飞丹收之，后下细药。

真阿魏　乳香　没药各一两　麝香三钱

上先下乳、没、阿魏三味，后下麝香，搅匀待冷，倾水中浸数日，用磁瓶收贮，勿使泄气。用时以白布或坚白纸摊贴，八九日一换。或见大便去脓血，勿以为异，亦有不去脓血而自愈者。若治泻痢，可贴脐腹。忌房事生冷。凡贴癥积痞块，先用荞麦面和作一圈，围住患处四边，其块上放皮硝二三两，盖厚纸以熨斗熨，令热气内达，然后去硝用膏药贴之。上原方用白花菜同透骨草另煎膏二两，搅入膏内收用，但白花菜惟西北方间有之，求觅不易，故余用独蒜、萝卜子代之，其功亦不减也。

琥珀膏三百十七　治颈项瘰疬，及腋下初结小核，渐如连珠，不消不溃，或溃而脓水不绝，经久不瘥，或成漏证。

琥珀　白芷　防风　当归　木鳖子　木通各一两　丁香　桂心　朱砂　木香　松香各半两　麻油二斤

上先将琥珀等六味为末，其余药入油煎黑，滤去渣，徐入黄丹再煎，软硬得中，入前药成膏贴之。

贴痞琥珀膏三百十八　贴癥积痞块。

大黄、朴硝各一两，为末，以大蒜同捣膏贴之。

水红花膏三百十九　贴痞块。

用水红花或子，每一两以水三碗，用桑柴文武火熬成膏，量痞大小用纸摊贴，以无方为度，仍将膏用酒调服。忌荤腥油腻。不饮酒者，白汤下。

火龙膏三百二十　治风寒湿毒所袭，筋骨挛痛，及湿痰流注，经络壅痛，不能行步，并治历节风、鹤膝风，其效如神。

生姜八两，取汁　乳香为末　没药为末。各五钱　麝香一钱　真牛皮广胶二两

上先将姜汁并胶熔化，方下乳香、没药调匀，待少温下麝香即成膏矣。摊贴患处，更服五积散。如鹤膝风，须服大防风汤。

赵府膏三二一　专贴疼痛肿毒。

干蛤蟆三个　全蝎　僵蚕各一两　蜈蚣四条　斑蝥四十个　商陆根一两六钱　花椒一钱　童子发六分　鸡内金二个　槐柳枝三寸长者各四十根

细药：

儿茶　乳香　没药　血竭　龙骨　黄占　白占各五钱　麝香一钱

上用麻油二斤煎，飞丹收。

密陀膏三二二　此膏治臁湿诸疮风漏等症神效。凡治疼痛，先以葱、姜擦患处，然后贴之。

先用密陀僧一二斤打碎，将童便煮之，觉其浊性去而童便气清乃可止矣。用便煮过则贴疮不痛。晾干，研极细如面候用。用桐油不拘几斤，熬至将黑为度，每熟油一斤，用陀僧六两收之，于将成膏之顷取

起，离火候稍凉，谅膏多少，入冷水数碗徐搅之，恐其泛出，候少定，即逼去其水，再上火熬化，复入水数碗搅逼如前，或三次更妙，然后熬净其水，每油一斤，再入官粉二两熬收，其色方黑。凡熬此者，铜锅须大方可用。

八仙红玉膏三二三　治诸疮。

龙骨　赤石脂　儿茶　血竭　没药　乳香各一钱　轻粉五分或一钱　冰片二分

上用麻油二两，入当归五钱煎枯去滓，入龙、石、茶、竭四味，再煎一二沸，次入乳、没略煎匀后，入黄占五钱溶化，冷定入轻、冰摊贴。

碧油膏三二四　止痛排脓，灸后宜用之。

桃枝　柳枝　桑枝　槐枝各二两　乳香另研　血竭各五钱　黄丹四两，净

上用麻油十两煎，膏成后下乳香、血竭。

长肉膏三二五

人参　黄芪　当归　夜合树皮　玄参各一两　血余三两　老鼠一个

细药：

血竭　龙骨　赤石脂　白腊各五钱

上用麻油一斤煎，飞丹收。

保养元气膏三二六　此膏助元阳，补精髓，通血脉，镇玉池，养龟存精，百战百胜，待妇人经净之时，去膏而泄则可成孕。并治腰膝疼痛，五劳七伤，诸虚百损，半身不遂，膀胱疝气，带浊淫淋，阴痿不举，无不效者。此邵真人进御方也。

麻油一斤四两，入甘草二两，先熬六七滚，然后下诸药。

生地黄　熟地黄俱酒洗　麦门冬　远志肉肉苁蓉酒洗　蛇床子酒浸　菟丝子酒浸　牛膝酒洗　鹿茸　川续断　虎骨　紫稍花　木鳖仁　谷精草　大附子　肉桂各五钱

上熬成，以煮过松香四两，飞丹半斤收之，次下细药。

次下龙骨　倭硫黄　赤石脂各二钱

又次下乳香　沉香　丁香　木香各一钱

又次下阳起石三钱　麝香五分　蟾酥　鸦片各一钱

又次下黄占五两

上煎成，入井中浸三四日。每用膏七八钱，红绢摊贴脐上，或腰眼间，每贴五六十日再换。

药煮松香法三二七　凡用松香收膏药　者，必用水多煮一二遍，去其涩燥之性，方可贴疮不痛。若用贴癥痞血块，则当加药如后法煮过用之方妙。

大都松香三斤　用：

皮硝一碗　水红花四两　大黄　当归　生地各二两　三棱　蓬术各一两

上药七味，用水一桶，先熬汁，去滓净，用煮松香，徐徐添入，以汁完为度，收用之极佳。

收油之法，凡煮过松香一斤，入熬熟药油五两，即成膏矣。

以下通用方

四君子汤三二八　方在补阵一。

治疮疡脾胃虚弱，或因克伐，肿痛不散，溃敛不能，宜用此以补脾胃，诸证自愈。若误用攻毒，则七恶随至。脾胃虚弱，饮食少思，或食而难化，或欲作呕，或大便不实。若脾胃气虚，疮口出血，吐血便血，尤其用之，盖气能摄血故也。凡气血俱虚之证，宜于此汤但加当归，脾胃既旺，饮食自进，阴血自生。若用沉阴之剂，脾胃复伤，诸证蜂起。

六君子汤三二九　方在补阵五。

治脾胃虚弱，或寒凉克伐，肿痛不溃敛，宜服此汤以壮营气，则诸证自愈。

加味四君子汤三百三十　方在补阵二。

治痔漏下血，面色痿黄，凡诸气虚脾虚不能摄血等症。

四物汤三三一　方在补阵八。

治疮疡血虚发热，或因失血，或因克伐，或因溃后，致晡热内热，烦躁不安，皆宜服之。盖血生于脾，脾虚不能生血者，宜用四君子加当归、酒炒白术以补脾。

八珍汤三三二　方在补阵十九。

治疮疡脾胃损伤，恶寒发热，烦躁作渴；或疮疡溃后，气血亏损，脓水清稀，久不能愈。

十全大补汤三三三　方在补阵二十。

治疮疡气血虚弱，肿痛不愈，或溃疡脓清，寒热，自汗盗汗，食少体倦，发热作渴，头痛眩晕似中风状者。

补中益气汤三三四　方在补阵三十。

治疮疡元气亏损，恶寒发热；或因克伐，肢体倦怠，饮食少思；或不能起发消散，生肌收敛；或兼饮食劳倦，头痛身热，烦躁作渴，脉洪大弦虚，或微细软弱。

归脾汤三三五　方在补阵三二。

治疮疡忧思伤脾，血虚发热，食少体倦；或脾不摄血，以致妄行吐下；或健忘怔忡，惊悸少寐；或心脾作痛，自汗盗汗；或肢体肿痛，大便不调；或妇人经候不调，晡热内热；或唇疮流注，及不能消散溃敛等症。

独参汤三三六　方在补阵三七。

治疮疡一切失血，或脓水出多，气血俱虚，恶寒发热，作渴烦躁。盖血生于气，故血脱者宜补气，阳生阴长之理也。用人参一两，枣十枚，姜十片，水煎徐徐服。

人参养营汤三三七　方在补阵二十。

治疮疡脾胃亏损，发热恶寒，血气俱虚，四体倦怠，肌肉消瘦，面色痿黄，汲汲短气，食少作渴，凡大病后最宜用此。

五味异功散三三八　方在补阵四。

治脾胃虚弱，饮食少思。即四君子汤加陈皮。

生脉散三三九　方在补阵五六。

治疮疡胃气亏损，阴火上冲，口干喘促；或肢体倦息，肌肉消瘦，面色痿黄，汲汲短气，汗出不止，食少作渴；或脓水出多，气血俱虚，烦躁不安，睡卧不宁；或湿热大行，心火土合病，脾胃虚弱，身重气短。或金为火制，绝寒水生化之源，肢体痿软，脚欹眼黑等症。

当归补血汤三百四十　方在补阵四四。

治疮疡脾胃虚损，或服峻剂致血气俱虚，肌热，大渴引饮，目赤面红，昼夜不息，其脉洪大而虚，重按全无，此病多得于饥饱劳役者，若误服白虎汤必死。

黄芪六一汤三四一　方在补阵四九。

治疮疡阴阳俱虚，盗汗不止。

参术膏三四二　方在补阵三九。

治疮疡中气虚弱，诸药不应，或因用药失宜，耗伤元气，虚证蜂起，但用此药补其中气，诸证自愈。

东垣圣愈汤三四三　方在补阵九十。

治脾胃亏损，脓水不止；或金疮出血，心烦不安，眠睡不宁，五心烦热，饮食少思。

钱氏七味白术散三四四　方在小儿七。

治疮疡胃气虚弱，或因克伐，或因吐泻，口干作渴，饮食少思。

陈氏五味子汤三四五　方在补阵五八。

治疮疡肾水枯涸，口燥咽干，喘促虚烦。

参附汤三四六　方在补阵三七。

治疮疡失血过多，或脓瘀大泄，或寒凉汗下，真阳脱陷，上气喘息，自汗盗汗，气短头晕等症，急服此汤以救元气，缓则不治。

人参理中汤三四七　方在热阵一。

治疮疡脾胃虚寒，呕吐泄泻，饮食少思，肚腹作胀或痛，或胸膈虚痞，饮食不入。

六味丸三四八　方在补阵百二十。

此壮水之剂。夫人之生，以肾为主，凡病皆由肾虚而致，此方乃天一生水之剂，无有不可用者。若肾虚发热作渴，小便淋秘，痰气壅盛，咳嗽吐血，头目眩晕，小便短少，眼花耳聋，咽喉燥痛，口舌疮裂，齿不坚固，腰腿痿软，五脏齐损，肝经不足等症，尤多用之，水能生木故也。若肾虚发热，自汗盗汗，便血诸血，失音。此水泛为痰之圣药，血虚发热之神剂也。

八味丸三四九　方在补阵百二十。

治命门火衰，不能生土，以致脾胃虚寒，而患流注鹤膝等症，不能消溃收敛，或饮食少思，或食而不化，脐腹疼痛，夜多漩尿。

陈氏加减八味丸三百五十　方在古补一二二。

治肾水不足，虚火上炎，发热作渴，咽喉疼痛，口舌生疮，寝汗憔悴等症。

还少丹三五一　方在补阵一三五。

治足三阴经虚损，致患鹤膝风等症。又补脾胃，进饮食之良剂也。

大防风汤三五二　方在补阵九八。

治足三阴亏损，外邪乘虚内患，鹤膝风或附骨疽肿痛，或肿而不痛，不问已溃未溃，用三五剂后，更全用调补之剂。

十宣散三五三　方在痘疹十四。

治疮疡脉缓涩，体倦恶寒，或脉浮紧　细，用之以散风助阳也。

薛氏四神丸三五四　方在热阵一五一。

治疮疡脾肾虚弱，大便不实，饮食少思，或小腹作痛，或产后泄泻，肚腹作痛，不思饮食。

五积散三五五　方在散阵三九。

治风寒湿毒客于经络，致筋挛骨痛，或腰脚酸疼，或拘急，或身重，并皆治之。

二陈汤三五六　方在和阵一。

治疡痈中脘停痰，呕吐恶心，或头目不清，饮食少思等症。

小柴胡汤三五七　方在散阵十九。

治肝胆经风热，瘰疬结核，或肿痛色赤，或寒热往来，或日晡发热，或潮热身热，默默不欲饮食，或怒火口苦，耳聋咳嗽，皆用此药。

小青龙汤三五八　方在散阵八。

治肝肺受寒，咳嗽喘急，宜服此发散表邪。

人参败毒散三五九　方在散阵三八。

治疮疡外有表邪，焮痛寒热，或拘急头痛，脉紧有力。

不换金正气散三百六十　方在和阵二十。

治疮疡脾气虚弱，寒邪相搏，痰停胸膈，致发寒热。服此以正脾气，则痰气自消，寒热不作。

加味逍遥散三六一　方在补阵九十。

治疮疡肝脾血虚，内热发热；或遍身搔痒，寒热；或肢体作痛，头目昏重；或怔忡颊赤，口燥咽干；或发热盗汗，食少不寐；或口舌生疮，耳内作痛；或胸乳腹胀，小便欠利。

防风通圣散三六二　方在攻阵十六。

治时毒热毒，便秘热燥邪实等症。若非大满大实者，不可服用此药。

消风散三六三　方在散阵四七、四九。

治风热瘾疹瘙痒，及妇人血风瘙痒，或头皮肿痒，或诸风上攻，头目昏眩，项背拘急，鼻出清水，喷嚏声重，耳作蝉鸣。

犀角散三六四　方在痘疹六三。

治时毒痈疡热盛，烦躁多渴，赤斑等症。

黄连解毒汤三六五　方在寒阵一。

治疮疡焮痛，烦躁饮冷，脉洪数，或发狂言。

普济消毒饮三六六　方在寒阵十三。

治天行时毒，头面肿痛，或咽喉不利。若饥馑之后患此者，最宜用之，仍当兼固胃气。

栀子清肝散三六七　方在寒阵六十。

治三焦、足少阳风热，耳内作痒生疮，或出水疼痛，或胸乳间作痛，或寒热往来。

柴胡清肝散三六八　方在寒阵五九。

治鬓疽及肝胆三焦风热怒火之证，或头胸作痛，或疮毒发热。

加味龙胆泻肝汤三六九　方在寒阵六四。

治肝经湿热，或囊痈便毒，下疳悬痛，焮肿作痛，或溃烂不愈，或睾丸悬挂，小便涩滞，或妇人阴疮痒痛，或男子阴挺，痔漏肿痛，或出脓水。

清心莲子饮三百七十　方在寒阵三二。

治膀胱阴虚湿热，玉茎肿痛，或茎窍涩滞，口苦咽干，小便色赤或白浊，夜安静而昼发热。

黄芩清肺饮三七一　方在寒阵三八。

治疮疡肺经阴虚火燥而小便不通。

东垣清胃散三七二　方在寒阵五四。

治膏粱积热，唇口肿痛，齿龈溃烂焮痛，上连头面，或恶寒发热。

竹叶石膏汤三七三　方在寒阵五。

治痈疽胃火盛，肿痛作渴。

竹叶黄芪汤三七四　方在寒阵七。

治痈疽气血虚，胃火盛而作渴。

滋肾丸三七五　方在寒阵一六三。

治疮疡肾经阴虚发热，作渴便赤，足热腿软等症。凡不渴而小便秘，热在下焦血分也，最宜此药。经云无阴则阳无以化，若脾肺燥热所移，此当清其化源。

泻青丸三七六　方在寒阵百五十。

治肝经实热，瘰疬肿痛寒热，或胁乳作痛，大便秘结。

大芦荟丸三七七　方在小儿百十五。

治肝火下疳溃烂，或焮肿作痛，或治小儿疳膨食积，口鼻生疮，牙龈蚀烂等疮，并虫蚀肛门痒痛。

五苓散三七八　方在和阵一八二。

治疮毒下部湿热，小便短少。

五淋散三七九　方在寒阵百十七。

治膀胱有热，水道不通，或尿如豆汁，或如砂石，或如膏油，或热沸便血。

八正散三百八十　方在寒阵百十五。

治下疳便毒，小便淋漓，脉证俱实者。

清肺饮三八一　方在和阵三五一。

治疮疡渴而小便不利，乃肺往有热，是绝寒水生化之源，宜用此药以清化源，其水自生而便自利。

益元散三八二　方在寒阵百十二。

治疮疡小水不利，内生烦热作渴。

四顺清凉饮三八三　方在攻阵二五。

治疮疡烦躁饮冷，焮痛脉实，大便秘结，小便赤涩。

玉烛散三八四　方在攻阵二四。

治便痈初起，肿痛发热，大小便秘，宜用此行散之。若邪实毒甚者，宜桃仁承气汤。

人参平肺散三八五　方在寒阵三七。

治火克肺金，传为疽痿，咳嗽喘呕，痰涎壅盛，胸膈痞满，咽嗌不利。

葶苈大枣泻肺汤三八六　方在和阵百四十。

治肺证胸膈胀痛，上气喘急，或身面浮肿，鼻塞声重。

枳壳散三八七　方在寒阵百一。

治烦热便血。

失笑散三八八　方在妇人百四。

治跌扑、产后心腹绞痛，或不知人事，或经行瘀血作痛成癥。

槐角丸三八九　方在寒阵一七五。

治痔漏肿痛，便血脱肛。

紫金锭三百九十　方在因阵二百二。

治痈疽诸毒。

《良方》通关散三九一　方在古因九八。

搐鼻，开牙关。

方剂索引

三画

四画

五画

六画

七画

八画

九画

十画

十一画

十二画

十三画

十四画

十五画

十六画

十七画及以上

中医必读经典读本丛书

古典医籍编辑部 主编

景岳全书（上册）

【明】张介宾 撰

全国百佳图书出版单位
中国中医药出版社
·北 京·

图书在版编目（CIP）数据
景岳全书：上册、下册 /（明）张介宾撰．—北京：
中国中医药出版社，2023.8
（中医必读经典读本丛书）
ISBN 978-7-5132-7600-9

Ⅰ．①景…　Ⅱ．①张…　Ⅲ．①中国医药学－中国－明代
Ⅳ．① R2-52

中国版本图书馆 CIP 数据核字（2022）第 090840 号

中国中医药出版社出版
北京经济技术开发区科创十三街 31 号院二区 8 号楼
邮政编码　100176
传真　010-64405721
保定市中画美凯印刷有限公司印刷
各地新华书店经销

开本 880×1230　1/32　印张 51.5　字数 1473 千字
2023 年 8 月第 1 版　2023 年 8 月第 1 次印刷
书号　ISBN 978-7-5132-7600-9

定价　199.80 元
网址　www.cptcm.com

服务热线　010-64405510
购书热线　010-89535836
维权打假　010-64405753

微信服务号　zgzyycbs
微商城网址　https://kdt.im/LIdUGr
官方微博　http://e.weibo.com/cptcm
天猫旗舰店网址　https://zgzyycbs.tmall.com

如有印装质量问题请与本社出版部联系（010-64405510）

中医药学是中华民族文化宝库中之瑰宝，是中华民族文化基因的重要组成部分。其源远流长，传千载而不衰，统百世而未坠，发皇古今，历久弥新，熠熠生辉，不仅使中华民族生生不息，更是为人类文明做出了重要贡献。

中医典籍是众多名医先贤智慧的结晶，蕴含着博大精深的医学理论和临证经验。在中医学术传承中，中医典籍发挥了不可替代的关键作用。只有通达谙熟中医典籍，继承前人宝贵的学术成果，才能创新和发展。正如唐代王冰在《黄帝内经素问》序中所云："将升岱岳，非径奚为；欲诣扶桑，无舟莫适。"由此可见，古籍整理是读书治学的重要门径，如果不凭借古籍整理的手段，我们欲"见古人之心"，解中医典籍之秘是非常困难的，学术的传承可能因此而失去依托或发生断裂。鲁迅先生曾一针见血地指出："清代的考据家有人说过'明人好刻古书而古书亡'，因为他们妄行校改。"纵观当今中医古籍图书市场，泥沙俱下，鱼龙混杂。有径改而不出注者，有据明清医家著作而补《黄帝内经素问》而不加注者，有不明句读而乱加标点者……变乱旧式，删改原文，实为刻书而"古书亡"的原因，这是水火兵虫以外古籍之大厄。为正本清源，传承中医文脉，全面提升中医素养和临床诊治疗效，我们在汲取古今中医古籍整理成果的基础上，广泛听取中医名家意见，深入调研，多次论证，充分酝酿，反复甄选，特此整理出版了《中医必读经典读本丛书》，希冀成为广大中医研习者必备的"经典读本"，使每一位读者朋友读有所本，思有所获，习有所进，学有所成。

本套丛书甄选的书目，多为历代医家所推崇，向被尊为必读经典之圭臬，具有全面的代表性、珍稀的版本价值、极高的学术价值和卓著的临床实用价值。由于中医古籍内容广博，年代久远，版本在漫长的历史流传中散佚、缺残、衍误等为古籍的研究整理带来很大困难。我们的整理原则遵循：忠于原书原貌，不妄加删改，精编精校，严谨求真，逢校有注，勘误有证。

力求做到：版本精良，原文准确，校勘无误，注释精当。每书前撰有内容提要、整理说明，简要介绍该书的作者生平、成书背景、版本源流、学术成就、学术特点、指导意义以及整理方法，以启迪研习者的感悟。

纵观古今中医前贤大家，无不是谙熟中医经典，勤于体悟临证，才能成为发皇古义而立新论，发古人之未发而创新说者。回顾每一次对中医古籍的整理过程都是一次知识的叠加与升华。“问渠哪得清如许，为有源头活水来（朱熹《活水亭观书有感》）”，历经长期的积淀与洗礼，中医药学结构和体系更加完整与科学，中医药学发展的信心更加坚定。我们衷心地希望《中医必读经典读本丛书》的整理出版，能为传承中医经典，弘扬中华传统文化，为中医人才队伍的培养和成长，为中医药事业的创新与发展，为中华文明的积淀发挥积极的推动作用。

中国中医药出版社

二〇二二年五月

整理说明

《景岳全书》是明代著名医家张景岳穷毕生精力写成的医学巨著，在祖国医学的发展历程中占有重要地位，是我们学习中医理论和治病经验的重要参考书。为了满足广大中医学习者和中医工作者的需要，我们对《景岳全书》进行了认真整理，主要采用了以下整理原则和方法：

一、此次整理采用原书初刊本（鲁超刻本）为底本，以贾棠刻本、查礼南刻本和人民卫生出版社校注本为校本，对书中有疑义之处，择其善者而从之。

二、整理中对原书引文进行了大量他校，凡引文有明显错误之处均据校本予以改正。如“膝者脚之府”改为“膝者筋之府”，“肩脾”改为“肩胛”等。书中引用《内经》篇名有误的均据原书予以改正。因系原文核校，未出校记。

三、书中古字、异体字、俗写字径改。通假字首见者撰写校记。

四、全书采用简化字排印并加用现代标点。书中指文字前后方位的“右”径改为“上”。

五、原书方剂名及药名后的序号，如“百一,百,百一”等，均予以统一。

六、对原书药名进行了规范，如班猫、斑蝥等；对于蓬术、钩藤钩等则予以保留。

七、对全书目录进行了调整，将原分别编排在各书前的目录，调整为总目录和上、下册目录。

八、书后附方剂索引，以便查阅。

鲁序

人身一小天地也，天地之气，不越阴阳，阴阳和，而后覆载得其清宁，渊岳得其渟峙，以至草木鸟兽咸若。《易》有之，山泽通气，水火不相射，是谓阴阳和之之谓也。所以《易》与天地准，故能弥纶天地之道，而余亦谓医与《易》准，故能神明阖辟之原。人之一身，五脏六腑，四肢百骸备矣，非气不生，非血不行，气血者，阴阳之属也。而医则阴中求阳，阳中求阴，循环无已，从逆得顺，从消得长，从虚得盈，分先后之天，审燥湿之宜，察刚柔之用。二气之说明，则表里虚实，无不洞然于中，斯酌古可以剂今，所谓神而明之，在乎其人，善《易》者，未尝不善医者也。

夫营卫调而后经络顺，阴阳错而后疾病生，轩岐具挽回造化之神功，而《灵枢》《素问》一书，犹日月经天，江河行地，后之人虽穷幽极渺，尚恐理解未明，用违其术。唯仲景张氏、立斋薛氏、丹溪朱氏、东垣李氏诸君，朗悟通神，能窥其奥，皆有著述，为医家指南，以名于淳于、越人之后。而《医宗》《医录》《医统》《拔萃》《宝镜》诸篇，亦足以羽翼《内经》者，犹之六经而外，诸子百家不可废也。但浩博泛滥，童年习之，皓首而不得其源。徜能探掇精华，不支不漏，灿若云汉，明若列星，俾人披其集而漱涤五脏，练精易形，有所宗旨，斯亦窥《易》简之奥，而具参赞之功者矣。

吾郡张会卿先生，名介宾，自号通一子，于书无所不窥。壮年好谈兵击剑，思有所用于世，筮《易》得天山之遁，遂决意石隐，避世壶中。精轩岐之道，而于生死疑难之际，审呼吸于毫芒，辨浮沉于影响，君臣佐使，无不析其源流，望闻问切，无不穷其窔奥。汇成《景岳全书》一集，列为八阵，中为九宫，前分门，后方剂，去陈言之糟粕，阐前哲之心思，合者参之，疑者剖之，略者补之，诚度世之津梁，卫生之宝诀也。

是书脍炙海内已久，余以不得一见为怅，适林汝晖侄倩携之来粤，如获拱璧。因谓儿辈曰：兹篇宏济之仁，不在良相下，岂一身一家之所敢私哉！特付剞劂，以公诸世，庶不没作者之苦心，而同于长桑禁方之授也夫。

会稽鲁超序

贾序

人情莫不欲寿，恒讳疾而忌医，孰知延寿之方，非药石不为功。得病之由，多半服食不审，致庸医之误人，曰药之不如其勿药，是由因噎废食也。原夫天地生物，以好生为心，草木、金石、飞潜、溲渤之类，皆可已病，听其人之自取。古之圣人，又以天地之心为己心，著为《素问》《难经》，定为君臣佐使方旨，待其人善用之。用之善，出为良医，药石方旨，惟吾所使，寿夭荣谢之数，自我操之，如执左券，皆稽古之力也。庸医反是，执古方，泥古法，罔然不知病所自起，为表为里，为虚为实，一旦杀人，不知自反，反归咎于食忌，洗其耻于方册，此不善学者之过也。故曰：肱三折而成良医，言有所试也。不三世不服其药，言有所受之也。假试之知而不行，受之传而不习，己先病矣，己之不暇，何暇于已人之病？是无怪乎忌医者之纷纷也。

越人张景岳，豪杰士也。先世以军功起家，食禄千户。结发读书，不咕咕章句。初学万人敌，得鱼腹八阵不传之秘，仗策游侠，往来燕冀间，慨然有封狼胥、勒燕然之想。榆林、碣石、凤城、鸭江，足迹几遍。投笔弃繻，绝塞失其天险；谈兵说剑，壮士逊其颜色。所遇数奇，未尝俯首求合也。由是落落难偶，浩然归里，肆力于轩岐之学，以养其亲。遇有危证，世医拱手，得其一匕，矍然起矣。常出其平生之技，著为医学全书，凡六十有四卷。语其徒曰：医之用药，犹用兵也。治病如治寇攘，知寇所在，精兵攻之，兵不血刃矣。故所著书，仿佛八阵遗意。古方，经也；新方，权也。经权互用，天下无难事矣。书既成，限于赀，未及流传而殁，遗草属诸外孙林君日蔚。蔚载与南游，初见赏于方伯鲁公，捐赀付梓。板成北去，得其书者，视为肘后之珍，世罕见之。予生平颇好稽古，犹专意于养生家言，是书诚养生之秘籍也，惜其流传不广，出俸翻刻，公诸宇内。善读其书者，庶免庸医误人之咎，讳疾忌医者，毋因噎而废食也可。

时康熙五十年岁次辛卯孟春

两广运使瀛海贾棠

题于羊城客舍之退思堂

范序

我皇上御极五十年，惠政频施，仁风洋溢，民尽雍熙，物无夭札，固无藉于《灵枢》《素问》之书，而后臻斯世于寿域也。虽然，先文正公有言：不为良相，当为良医。乃知有圣君不可无良相，而良医之权又与良相等，医之一道，又岂可忽乎哉！自轩辕、岐伯而下，代有奇人，惟长沙张仲景为最著。厥后，或刘，或李，或朱，并能以良医名，然其得力处，不能不各循一己之见，犹儒者尊陆尊朱，异同之论，纷纷莫一。

越人张景岳，盖医而良者也。天分既高，师古复细，是能融会乎百家，而贯通乎诸子者。名其书曰全，其自负亦可知矣。他不具论，观其《逆数》一篇，逆者得阳，顺者得阴，降以升为主，此开阴阳之秘，盖医而仙者也。世有以仙为医，而尚不得谓之良哉？而或者曰：医，生道也；兵，杀机也。医以阵名，毋乃不伦乎？不知元气盛而外邪不能攻，亦由壁垒固而侵劫不能犯也。况兵之虚实成败，其机在于俄顷；而医之寒热攻补，其差不容于毫发，孰谓医与兵之不相通哉？若将不得人，是以兵与敌也；医不得人，是以人试药也，此又景岳以阵名篇之微意也。

是书为谦庵鲁方伯任粤时所刻，纸贵五都，求者不易。转运使贾君，明于顺逆之道，精于升降之理，济世情殷，重登梨枣。予于庚寅孟冬，奉天子命，带星就道，未获观其告竣。阅两月，贾君以札见示，

《景岳全书》重刻已成，命予作序。余虽不敏，然以先文正公良医良相之意广之，安知昔日之张君足为良医，而异日之贾君不为良相，以佐我皇上万寿无疆之历服耶！故为数语以弁卷首。

闽浙制使沈阳范时崇撰

查序

天地之道，不过曰阴与阳，二气之相宣，而万物于以发育。人固一物耳，皆秉是气以生，赋以成形，不能无所疵疠，而况物情之相感，物欲之相攻，此疾疢之所由兴，往往至于夭札而莫之拯。有古圣人者起，为斯民忧，调健顺之所宜，酌刚柔之所济，分疏寒暑燥湿之治理，而著之为经，至今读《灵枢》《素问》诸篇，未尝不叹圣人之卫民生者远也。及览汉史方技传，若仓公、扁鹊之流，多传其治疾之神奇，而其方不著。洎仲景、立斋、丹溪、东垣辈出，多采其精微，勒为成书，以嬗后世。及诸家踵接，各祖所传，同途异趋，即有高识之士，览之茫无津涯，欲求其会归，卒未易得也。

越人张景岳者，少负经世才，晚专于医，能决诸家之旨要，乃著集六十有四卷，以集斯道之大成。其甥林汝晖携之至岭外，为鲁谦庵方伯所赏识，始为之梓行。凡言医之家，莫不奉为法守。后其板浸失，贾青南都运复刊之，寻挟以北归，其行未广。余族子礼南客粤，以其才鸣于时，而尚义强仁，有古烈士之概。慨是书之不广暨也，毅然倡其同志诸君，醵金以授梓人，锓板摹发。会余奉命典试，事竟，礼南从余游，出其书视余，请为弁首。余读其集分八阵，阵列诸科，科次以方，方征诸治，其义简，其法赅，其功用正而神，是为百氏之正轨，而其究盈虚之理数，析顺逆之经权，则又与大《易》相参，而阴阳之道备是矣。学者苟得其体用，随宜而措施，则足以利济群黎，可无夭札之患。且今圣天子方臻仁寿，保合太和，至泽之涵濡，使天下咸登寿域，更得是书而广其术，行之四方，其于天地生物之心，圣人仁民之化，赞襄补益，厥用良多，而礼南诸君乐善之功，亦将与是集共传不朽。

癸巳科广东典试正主考翰林院编修查嗣瑮撰

林跋

先外祖张景岳公，名介宾，字会卿。先世居四川绵竹县，明初以军功世授绍兴卫指挥，卜室郡城会稽之东。生颖异，读书不屑章句，韬钤轩岐之学，尤所淹贯。壮岁游燕冀间，从戎幕府，出榆关，履碣石，经凤城，渡鸭绿，居数年无所就，亲益老，家益贫，翻然而归。功名壮志，消磨殆尽，尽弃所学而肆力于轩岐，探隐研神，医日进，名日彰，时人比之仲景、东垣云。苦志编辑《内经》，穷年缕析，汇成《类经》若干卷问世，世奉为金匮玉函者久矣。《全书》者，博采前人之精义，考验心得之玄微，以自成一家之书。首《传忠录》，统论阴阳六气、先贤可否，凡三卷；次《脉神章》，择诸家珍要精髓，以测病情，凡二卷；著伤寒为《典》，杂证为《谟》，妇人为《规》，小儿为《则》，痘疹为《诠》，外科为《钤》，凡四十卷；采药味三百种，人参、附子、熟地、大黄为药中四维，更推参、地为良相，黄、附为良将，凡二卷；创药方，分八阵，曰补，曰和，曰寒，曰热，曰固，曰因，曰攻，曰散，名《新方八阵》，凡二卷；集古方，分八阵，名《古方八阵》，凡八卷；别辑妇人、小儿、痘疹、外科方，总皆出入古方八阵以神其用，凡四卷，共六十四卷，名《景岳全书》。是书也，继往开来，功岂小补哉！以兵法部署方略者，古人用药如用兵也。或云：公生平善韬钤，不得遂其幼学壮行之志，而寓意于医，以发泄其五花八门之奇。余曰：此盖有天焉，特老其才，救世而接医统之精传，造物之意，夫岂其微欤？是编成于晚年，力不能梓，授先君，先君复授日蔚。余何人斯，而能继先人之遗志哉？岁庚辰，携走粤东，告方伯鲁公。公曰：此济世慈航也！天下之宝，当与天下共之。捐俸付剞劂，阅数月工竣。不肖得慰藉先人，以慰先外祖于九原，先外祖可不朽矣。

外孙林日蔚跋

总目录

上　册

下　册

目录

上册

入集

卷之一　传忠录上

卷之二　传忠录中

道集

卷之三　传忠录下

卷之四　脉神章上

卷之五　脉神章中

卷之六　脉神章下

须集

卷之七　伤寒典上

卷之八 伤寒典下

从集

卷之九 杂证谟，目录（见目录）

卷之十 杂证谟

卷之十一　杂证谟

卷之十二　杂证谟

性集

卷之十三　杂证谟

卷之十四　杂证谟

卷之十五　杂证谟

理集

卷之十六　杂证谟

卷之十七　杂证谟

卷之十八　杂证谟

明集

卷之十九　杂证谟

卷之二十 杂证谟

卷之二十一 杂证谟

心集

卷之二十二　杂证谟

卷之二十三　杂证谟

卷之二十四　杂证谟

卷之二十五　杂证谟

必集

卷之二十六　杂证谟

卷之二十七　杂证谟

卷之二十八　杂证谟

卷之二十九　杂证谟

贯集

卷之三十　杂证谟

卷之三十一　杂证谟

卷之三十二　杂证谟

卷之三十三 杂证谟

天集

卷之三十四 杂证谟

卷之三十五　杂证谟

卷之三十六　杂证谟

卷之三十七　杂证谟

入集

卷之一　传忠录上

明 理 一

万事不能外乎理，而医之于理为尤切。散之则理为万象，会之则理归一心。夫医者，一心也；病者，万象也。举万病之多，则医道诚难，然而万病之病，不过各得一病耳。譬之北极者，医之一心也；万星者，病之万象也。欲以北极而对万星，则不胜其对；以北极而对一星，则自有一线之直，彼此相照，何得有差？故医之临证，必期以我之一心，洞病者之一本。以我之一，对彼之一，既得一真，万疑俱释，岂不甚易？一也者，理而已矣。苟吾心之理明，则阴者自阴，阳者自阳，焉能相混？阴阳既明，则表与里对，虚与实对，寒与热对，明此六变，明此阴阳，则天下之病固不能出此八者。是编也，列门为八，列方亦为八，盖古有兵法之八门，予有医家之八阵，一而八之，所以神变化，八而一之，所以溯渊源。故予于此录，首言明理，以统阴阳诸论，详中求备，用帅八门。夫兵系兴亡，医司性命，执中心学，孰先乎此？是即曰传中可也，曰传心亦可也。然传中传心，总无非为斯人斯世之谋耳，故复命为《传忠录》。

阴阳篇 二

凡诊病施治，必须先审阴阳，乃为医道之纲领。阴阳无谬，治焉有差？医道虽繁，而可以一言蔽之者，曰阴阳而已。故证有阴阳，脉有阴阳，药有阴阳。以证而言，则表为阳，里为阴；气为阳，血为阴；动为阳，静为阴；多言者为阳，无声者为阴；喜明者为阳，欲暗者为阴。阳微者不能呼，阴微者不能吸；阳病者不能俯，阴病者不能仰。以脉而言，则浮大滑数之类皆阳也，沉微细涩之类皆阴也。以药而言，则升散者为阳，敛降者为阴；辛热者为阳，苦寒者为阴；行气分者为阳，行血分者为阴；性动而走者为阳，性静而守者为阴。此皆医中之大法。至于阴中复有阳，阳中复有阴，疑似之间，辨须的确。此而不识，极易差讹，是又最为紧要，然总不离于前之数者。但两气相兼，则此少彼多，其中便有变化，一皆以理测之，自有显然可见者。若阳有余而更施阳治，则阳愈炽而阴愈消；阳不足而用阴方，则阴愈盛而阳斯灭矣。设能明彻阴阳，则医理虽玄，思过半矣。

——道产阴阳，原同一气，火为水之主，水即火之源，水火原不相离也。何以见之？如水为阴，火为阳，象分冰炭，何谓同源？盖火性本热，使火中无水，其热必极，热极则亡阴，而万物焦枯矣；水性本寒，使水中无火，其寒必极，寒极则亡阳，而万物寂灭矣。此水火之气，果可呼吸相离乎？其在人身，是即元阴元阳，所谓先天之元气也。欲得先天，当思根柢。命门为受生之窍，为水火之家，此即先天之北阙也。舍此他求，如涉海问津矣，学者宜识之。

——凡人之阴阳，但知以气血、脏腑、寒热为言，此特后天有形之阴阳耳。至若先天无形之阴阳，则阳曰元阳，阴曰元阴。元阳者，即无形之火，以生以化，神机是也，性命系之，故亦曰元气；元阴者，即无形之水，以长以立，天癸是也，强弱系之，故亦曰元精。元精元气者，即化生精气之元神也。生气通天，惟赖乎此。经曰：得神者昌，失神者亡。即此之谓。今之人，多以后天劳欲戕及先天；今之医，只知有形邪气，不知无形元气。夫有形者，迹也，盛衰昭著，体认无难；无形者，神也，变幻倏忽，挽回非易。故经曰：粗守形，上守神。嗟呼！又安得有通神明而见无形者，与之共谈斯道哉。

——天地阴阳之道，本贵和平，则气令调而万物生，此造化生成之理也。然阳为生之本，阴实死之基，故道家曰：分阴未尽则不仙，分阳未尽则不死。华元化曰：得其阳者生，得其阴者死。故凡欲保生重命者，尤当爱惜阳气，此即以生以化之元神，不可忽也。曩自刘河间出，以暑火立论，专用寒凉，伐此阳气，其害已甚；赖东垣先生论脾胃之火必须温养，然尚未能尽斥一偏之谬；而丹溪复出，又立阴虚火动之论，制补阴、大补等丸，俱以黄柏、知母为君，寒凉之弊又复盛行。夫先受其害者，既去而不返；后习而用者，犹迷而不悟。嗟乎！法高一尺，魔高一丈，若二子者，谓非轩岐之魔乎？余深悼之，故直削于此，实冀夫尽洗积陋，以苏生命之厄，诚不得不然也。观者其谅之察之，勿以诽谤先辈为责也。幸甚！

——阴阳虚实。经曰：阳虚则外寒，阴虚则内热；阳盛则外热，阴盛则内寒。

——经曰：阳气有余，为身热无汗。此言表邪之实也。又曰：阴气有余，为多汗身寒。此言阳气之虚也。仲景曰：发热恶寒发于阳，无热恶寒发于阴。又曰：极寒反汗出，身必冷如冰。此与经旨义相上下。

——经曰：阴盛则阳病，阳盛则阴病；阳胜则热，阴盛则寒。

——阴根于阳，阳根于阴。凡病有不可正治者，当从阳以引阴，从阴以引阳，各求其属而衰之。如求汗于血，生气于精，从阳引阴也；又如引火归源，纳气归肾，从阴引阳也。此即水中取火，火中取水之义。

——阴之病也，来亦缓而去亦缓；阳之病也，来亦速而去亦速。阳生于热，热则舒缓；阴生于寒，寒则拳急。寒邪中于下，热邪中于上，饮食之邪中于中。

——考之《中藏经》曰：阳病则旦静，阴病则夜宁；阳虚则暮乱，阴虚则朝争。盖阳虚喜阳助，所以朝轻而暮重；阴虚喜阴助，所以朝重而暮轻，此言阴阳之虚也。若实邪之候，则与此相反。凡阳邪盛者，必朝重暮轻；阴邪盛者，必朝轻暮重。此阳逢阳王，阴得阴强也。其有或昼或夜，时作时止，不时而动者，以正气不能主持，则阴阳盛负，交相错乱，当以培养正气为主，则阴阳将自和矣。但或火或水，宜因虚实以求之。

六变辨 三

六变者，表里寒热虚实也。是即医中之关键，明此六者，万病皆指诸掌矣。以表言之，则风寒暑湿火燥感于外者是也；以里言之，则七情、劳欲、饮食伤于内者是也。寒者阴之类也，或为内寒，或为外寒，寒者多虚；热者阳之类也，或为内热，或为外热，热者多实。虚者，正气不足也，内出之病多不足；实者，邪气有余也，外入之病多有余。六者之详，条列如下。

表里篇四

表证者，邪气之自外而入者也。凡风寒暑湿火燥，气有不正，皆是也。经曰：清风大来，燥之胜也，风木受邪，肝病生焉；热气大来，火之胜也，金燥受邪，肺病生焉；寒气大来，水之胜也，火热受邪，心病生焉；湿气大来，土之胜也，寒水受邪，肾病生焉；风气大来，木之胜也，土湿受邪，脾病生焉。又曰：冬伤于寒，春必病温。春伤于风，夏生飧泄。夏伤于暑，秋必痎疟。秋伤于湿，冬生咳嗽。又曰：风从其冲后来者为虚风，伤人者也，主杀主害者。凡此之类，皆言外来之邪。但邪有阴阳之辨，而所伤亦自不同。盖邪虽有六，化止阴阳。阳邪化热，热则伤气；阴邪化寒，寒则伤形。伤气者，气通于鼻，鼻通于脏，故凡外受暑热而病有发于中者，以热邪伤气也；伤形者，浅则皮毛，深则经络，故凡外受风寒而病为身热体痛者，以寒邪伤形也。经曰：寒则腠理闭，气不行，故气收矣。炅则腠理开，营卫通，汗大泄，故气泄矣。此六气阴阳之辨也。然而六邪之感于外者，又惟风寒为最，盖风为百病之长，寒为杀厉之气。人身内有脏腑，外有经络，凡邪气之客于形也，必先舍于皮毛；留而不去，乃入于孙络；留而不去，乃入于络脉；留而不去，乃入于经脉，然后内连五脏，散于肠胃，阴阳俱感，五脏乃伤，此邪气自外而内之次也。然邪气在表，必有表证，既见表证，则不可攻里，若误攻之，非惟无涉，且恐里虚，则邪气乘虚愈陷也。表证既明，则里证可因而解矣。故表证之辨，不可不为之先察。

——人身脏腑在内，经络在外，故脏腑为里，经络为表。在表者，经络各有六经，是为十二经脉。以十二经脉分阴阳，则六阳属腑为表，六阴属脏为里；以十二经脉分手足，则足经之脉长而且远，自上及下，遍络四体，故可按之以察周身之病；手经之脉短而且近，皆出入于足经之间，故凡诊伤寒外感者，则但言足经不言手经也。然而足之六经，又以三阳为表，三阴为里。而三阳之经，则又以太阳为阳中之表，以其脉行于背，背为阳也；阳明为阳中之里，以其脉行于腹，腹为阴也；少阳为半表半里，以其脉行于侧，三阳传遍而渐入三阴也。故凡欲察表证者，但当分前后左右，而以足三阳经为主。然三阳之中，则又惟太阳一经，包覆肩背，外为周身之纲维，内连五脏六腑之肓腧，此诸阳之主气，犹四通八达之衢也。故凡风寒之伤人，必多自太阳经始。

——足三阴之经皆自脚上腹，虽亦在肌表之间，然三阴主里，而凡风寒自表而入者，未有不由阳经而入阴分也。若不由阳经径入三阴者，即为直中阴经，必连脏矣。故阴经无可据之表证。

——寒邪在表者，必身热无汗，以邪闭皮毛也。

——寒邪客于经络，必身体疼痛，或拘急而酸者，以邪气乱营气，血脉不利也。

——寒邪在表而头痛者，有四经焉。足太阳脉挟于头顶，足阳明脉上至头维，足少阳脉上行两角，足厥阴脉上会于巅，皆能为头痛也。故惟太阴、少阴皆无头痛之证。

——寒邪在表多恶寒者，盖伤于此者必恶此，所谓伤食恶食，伤寒恶寒也。

——邪气在表，脉必紧数者，营气为邪所乱也。

——太阳经脉起目内眦，上顶巅，下项，挟脊行腰腘，故邪在太阳者，必恶寒发热而兼头项痛，腰脊强，或膝腨酸疼也。

——阳明经脉起自目下，循面鼻，行胸腹，故邪在阳明者，必发热微恶寒，而兼目痛鼻干不眠也。

——少阳为半表半里之经，其脉绕耳前后，由肩井下胁肋，故邪在少阳者，必发热而兼耳聋胁痛，口苦而呕，或往来寒热也。

以上皆三阳之表证，但见表证，则不可攻里。或发表，或微解，或温散，或凉散，或温中托里而为不散之散，或补阴助阳而为云蒸雨化之散。呜呼！意有在而言难尽也，惟慧者之心悟之。

——表证之脉。仲景曰：寸口脉浮而紧，浮则为风，紧则为寒，风则伤卫，寒则伤营，营卫俱病，骨节烦疼，当发其汗也。《脉经》注曰：风为阳，寒为阴；卫为阳，营为阴；风则伤阳，寒则伤阴，各从其类而伤也。故卫得风则热，营得寒则痛，营卫俱病，故致骨节烦疼，当发汗解表而愈。

——浮脉本为属表，此固然也。然有邪寒初感之甚者，拘束卫气，脉不能达，则必沉而兼紧，此但当以发热身痛等表证参合而察之，自可辨也。又若血虚动血者，脉必浮大；阴虚水亏者，脉必浮大；内火炽盛者，脉必浮大；关阴格阳者，脉必浮大。若此者，俱不可一概以浮为表论，必当以形气病气、有无外证参酌之。若本非表证，而误认为表，则杀人于反掌之间矣。

——外感寒邪，脉大者必病进，以邪气盛也。然必大而兼紧，方为病进．若先小而后大，及渐大渐缓者，此以阴转阳，为胃气渐至，将解之兆也。

——寒邪未解，脉息紧而无力者，无愈期也。何也？盖紧者，邪气也；力者，元气也，紧而无力，则邪气有余而元气不足也。元气不足，何以逐邪？临此证者，必能使元阳渐充，则脉渐有力，自小而大，自虚而实，渐至洪滑，则阳气渐达，表将解矣。若日见无力而紧数日进，则危亡之兆也。

——病必自表而入者，方得谓之表证；若由内以及外，便非表证矣。经曰：从内之外者调其内，从外之内者治其外。从内之外而盛于外者，先治其内而后治其外；从外之内而盛于内者，先治其外而后调其内。此内外先后之不可不知也。

——伤风、中风，虽皆有风之名，不可均作表证。盖伤风之病，风自外入者也，可散之温之而已，此表证也。中风之病，虽形证似风，实由内伤所致，本无外邪，故不可以表证论治，法具本条。

——发热之类，本为火证，但当分辨表里。凡邪气在表发热者，表热而里无热也，此因寒邪，治宜解散；邪气在里发热者，必里热先甚而后及于表也，此是火证，治宜清凉。凡此内外，皆可以邪热论也。若阴虚水亏而为骨蒸夜热者，此虚热也，又不可以邪热为例，惟壮水滋阴可以治之。

——湿燥二气，虽亦外邪之类，但湿有阴阳，燥亦有阴阳。湿从阴者为寒湿，湿从阳者为湿热；燥从阳者因于火，燥从阴者发于寒。热则伤阴，必连于脏；寒则伤阳，必连于经。此所以湿燥皆有表里，必须辨明而治之。

——湿证之辨，当辨表里。经曰：因于湿，首如裹。又曰：伤于湿者，下先受之。若道路冲风冒雨，或动作辛苦之人，汗湿沾衣，此皆湿从外入者也；若嗜好酒浆生冷，以致泄泻、黄疸、肿胀之类，此湿从内出者也。在上在外者，宜微从汗解；在下在里者，宜分利之。湿热者宜清宜利，寒湿者宜补脾温肾。

——燥证之辨，有表里。经曰：清气大来，燥之胜也，风木受邪，肝病生焉。此中风之属也。盖燥胜则阴虚，阴虚则血少，所以或为牵引，或为拘急，或为皮腠风消，或为脏腑干结。此燥从阳化，营气不足，而伤乎内者也，治当以养营补阴为主。若秋令太过，金气胜而风从之，则肺先受病，此伤风之属也。盖风寒外束，气应皮毛，故或为身热无汗，或为咳嗽喘满，或鼻塞声哑，或咽喉干燥。此燥以阴生，卫气受邪，而伤乎表者也，治当以轻扬温散之剂，暖肺去寒为主。

里证篇五

里证者，病之在内在脏也。凡病自内生，则或因七情，或因劳倦，或因饮食所伤，或为酒色所困，皆为里证，以此言之，实属易见。第于内伤外感之间，疑似之际，若有不明，未免以表作里，以里作表，乃致大害，故当详辨也。

——身虽微热，而濈濈汗出不止，及无身体酸疼拘急，而脉不紧数者，此热非在表也。

——证似外感，不恶寒，反恶热，而绝无表证者，此热盛于内也。

——凡病表证，而小便清利者，知邪未入里也。

——表证已具，而饮食如故，胸腹无碍者，病不及里也；若见呕恶口苦，或心胸满闷不食，乃表邪传至胸中，渐入于里也；若烦躁不眠，干渴谵语，腹痛自利等症，皆邪入于里也；若腹胀喘满，大便结硬，潮热斑黄，脉滑而实者，此正阳明胃腑里实之证，可下之也。

——七情内伤，过于喜者，伤心而气散，心气散者，收之养之；过于怒者，伤肝而气逆，肝气逆者，平之抑之；过于思者，伤脾而气结，脾气结者，温之豁之；过于忧者，伤肺而气沉，肺气沉者，舒之举之；过于恐者，伤肾而气怯，肾气怯者，安之壮之。

——饮食内伤，气滞而积者，脾之实也，宜消之逐之；不能运化者，脾之虚也，宜暖之助之。

——酒湿伤阴，热而烦满者，湿热为病也，清之泄之；酒湿伤阳，腹痛泻利呕恶者，寒湿之病也，温之补之。

——劳倦伤脾者，脾主四肢也，须补其中气。

——色欲伤肾而阳虚无火者，兼培其气血；阴虚有火者，纯补其真阴。

——痰饮为患者，必有所本，求所从来，方为至治，若但治标，非良法也。详具本条。

——五脏受伤，本不易辨，但有诸中必形诸外，故肝病则目不能视而色青，心病则舌不能言而色赤，脾病则口不知味而色黄，肺病则鼻不闻香臭而色白，肾病则耳不能听而色黑。

虚实篇 六

虚实者，有余有足也。有表里之虚实，有脏腑之虚实，有阴阳之虚实。凡外入之病多有余，内出之病之不足。实言邪气实则当泻，虚言正气虚则当补。凡欲察虚实者，为欲知根本之如何，攻补之宜否耳。夫疾病之实，固为可虑，而元气之虚，虚尤甚焉。故凡诊病者，必当先察元气为主，而后求疾病。若实而误补，随可解救，虚而误攻，不可生矣。然总之虚实之要，莫逃乎脉。如脉之真有力真有神者，方是真实证；脉之似有力似有神者，便是假实证，矧脉之无力无神，以至全无力全无神者哉，临证者万勿忽此。

——表实者，或为发热，或为身痛，或为恶热掀衣，或为恶寒鼓栗。寒束于表者无汗，火盛于表者有疡。走注而红痛者，知营卫之有热；拘急而酸疼者，知经络之有寒。

——里实者，或为胀为痛，或为痞为坚，或为闭为结，或为喘为满，或懊侬不宁，或躁烦不眠。或气血积聚，结滞腹中不散，或寒邪热毒，深留脏腑之间。

——阳实者，为多热恶热；阴实者，为痛结而寒；气实者，气必喘促而声色壮厉；血实者，血必凝聚而且痛且坚。

——心实者，多火而多笑；肝实者，两胁少腹多有疼痛，且复多怒；脾实者，为胀满气闭，或为身重；肺实者，多上焦气逆，或为咳喘；肾实者，多下焦壅闭，或痛或胀，或热见于二便。

——表虚者，或为汗多，或为肉战，或为怯寒，或为目暗羞明，或为耳聋眩运，或肢体多见麻木，或举动不胜劳烦，或为毛槁而肌肉削，或为颜色憔悴而神气索然。

——里虚者，为心怯心跳，为惊惶，为神魂之不宁，为津液之不足，或为饥不能食，或为渴不喜冷，或为张目而视，或闻人声而惊。上虚则饮食不能运化，或多呕恶而气虚中满；下虚则二阴不能流利，或便尿失禁，肛门脱出，而泄泻遗精，在妇人则为血枯经闭，堕胎崩淋带浊等症。

——阳虚者，火虚也，为神气不足，为眼黑头眩，或多寒而畏寒；阴虚者，水亏也，为亡血失血，为戴阳，为骨蒸劳热；气虚者，声音微而气短似喘；血虚者，肌肤干涩而筋脉拘挛。

——心虚者，阳虚而多悲；肝虚者，目䀮䀮无所见，或阴缩筋挛而善恐；脾虚者，为四肢不用，或饮食不化，腹多痞满而善忧；肺虚者，少气息微而皮毛燥涩；肾虚者，或为二阴不通，或为两便失禁，或多遗泄，或腰脊不可俯仰而骨酸痿厥。

——诸痛之可按者为虚，拒按者为实。

——胀满之虚实。仲景曰：腹满不减，减不足言，当下之；腹满时减，复如故，此为寒，当与温药。夫减不足言者，以中满之甚，无时或减，此实胀也，故当下之；腹满时减者，以腹中本无实邪，所以有时或减，既减而腹满如故者，以脾气虚寒而然，所以当与温药，温即兼言补也。

——《内经》诸篇皆惓惓以神气为言，夫神气者，元气也。元气完固，则精神昌盛，无待言也；若元气微虚，则神气微去；元气大虚，则神气全去，神去则机息矣，可不畏哉？《脉要精微论》曰：夫精明者，所以视万物，别黑白，审长短。以长为短，以白为黑，如是则精衰矣。言而微，终日乃复言者，此气夺也；衣被不敛，言语善恶不避亲疏，此神明之乱也。仓廪不藏者，是门户不要也；水泉不止，是膀胱不藏也。得守者生，失守者死。夫五脏者，身之强也。头者，精明之府，头倾视深，精神将夺矣；背者，胸中之府，背曲肩垂，府将坏矣；腰者，肾之府，转摇不能，肾将惫矣；膝者，脚之府，屈伸不能，行则偻俯，骨将惫矣；骨者，髓之府，不能久立，行则振掉，骨将惫矣。得强则生，失强则死。此《内经》之言虚证也，当察其意。

——虚者宜补，实者宜泻，此易知也。而不知实中复有虚，虚中复有实，故每以至虚之病，反见盛势，大实之病，反有羸状，此不可不辨也。如病起七情，或饥饱劳倦，或酒色所伤，或先天不足，及其既病，则每多身热便闭，戴阳胀满，虚狂假斑等症，似为有余之病，而其因实由不足，医不察因，从而泻之，必枉死矣。又如外感之邪未除，而留伏于经络；食饮之滞不消，而积聚于脏腑；或郁结逆气有不可散，或顽痰瘀血有所留藏，病久致羸，似乎不足，不知病本未除，还当治本，若误用补，必益其病矣。此所谓无实实，无虚虚，损不足而益有余，如此死者，医杀之耳。

附：华元化《虚实大要论》曰：病有脏虚脏实，腑虚腑实，上虚上实，下虚下实，状各不同，宜深消息。肠鸣气走，足冷手寒，食不入胃，吐逆无时，皮毛憔悴，肌肉皱皴，耳目昏塞，语声破散，行步喘促，精神不收，此五脏之虚也。诊其脉，举指而滑，按之而微，看在何部，以断其脏也。又，按之沉、小、微、弱、短、涩、软、濡，俱为脏虚也。饮食过多，大小便难，胸膈满闷，肢节疼痛，身体沉重，头目闷眩，唇口肿胀，咽喉闭塞，肠中气急，皮肉不仁，暴生喘乏，偶作寒热，疮疽并起，悲喜时来，或自痿弱，或自高强，气不舒畅，血不流通，此脏之实也。诊其脉，举按俱盛者，实也。又长、浮、数、疾、洪、紧、弦、大，俱曰实也。看在何经，而断其脏也。头疼目赤，皮热骨寒，手足舒缓，血气壅塞，丹瘤更生，咽喉肿痛，轻按之痛，重按之快，食饮如故，曰腑实也。诊其脉，浮而实大者是也。皮肤搔痒，肌肉　胀，食饮不化，大便滑而不止，诊其脉，轻手按之得滑，重手按之得平，此乃腑虚也。看在何经，而正其时也。胸膈痞满，头目碎痛，饮食不下，脑项昏重，咽喉不利，涕唾稠黏，诊其脉，左右寸口沉结实大者，上实也；颊赤心忪，举动颤栗，语声嘶嗄，唇焦口干，喘乏无力，面少颜色，颐颔肿满，诊其左右寸脉弱而微者，上虚也。大小便难，饮食如故，腰脚沉重，脐腹疼痛，诊其左右尺中脉伏而涩者，下实也；大小便难，饮食进退，腰脚沉重，如坐水中，行步艰难，气上奔冲，梦寐危险，诊其左右尺中脉滑而涩者，下虚也。病人脉微涩短小，俱属下虚也。

——本篇虚实证有未尽者，俱详载《虚损门》，当互察之。

寒热篇七

寒热者，阴阳之化也。阴不足则阳乘之，其变为热；阳不足则阴乘之，其变为寒。故阴胜则阳病，阴胜为寒也；阳胜则阴病，阳胜为热也。热极则生寒，因热之甚也；寒极则生热，因寒之甚也。阳虚则外寒，寒必伤阳也；阴虚则内热，热必伤阴也。阳盛则外热，阳归阳分也；阴盛则内寒，阴归阴分也。寒则伤形，形言表也；热则伤气，气言里也。故火王之时，阳有余而热病生；水王之令，阳不足而寒病起。人事之病由于内，气交之病由于外。寒热之表里当知，寒热之虚实亦不可不辨。

——热在表者，为发热头痛，为丹肿斑黄，为揭去衣被，为诸痛疮疡。

——热在里者，为瞀闷胀满，为烦渴喘结，或气急叫吼，或躁扰狂越。

——热在上者，为头痛目赤，为喉疮牙痛，为诸逆冲上，为喜冷舌黑。

——热在下者，为腰足肿痛，为二便秘涩，或热痛遗精，或溲混便赤。

——寒在表者，为憎寒，为身冷，为浮肿，为容颜青惨，为四肢寒厥。

——寒在里者，为冷咽肠鸣，为恶心呕吐，为心腹疼痛，为恶寒喜热。

——寒在上者，为吞酸，为膈噎，为饮食不化，为嗳腐胀哕。

——寒在下者，为清浊不分，为鹜溏痛泄，为阳痿，为遗尿，为膝寒足冷。

——病人身大热，反欲得近衣者，热在皮肤，寒在骨髓也；身大寒，反不欲近衣者，热在皮肤，热在骨髓也。此表证之辨。若内热之甚者，亦每多畏寒，此当以脉证参合察之。

——真寒之脉，必迟弱无神；真热之脉，必滑实有力。

——阳脏之人多热，阴脏之人多寒。阳脏者，必平生喜冷畏热，即朝夕食冷，一无所病，此其阳之有余也；阴脏者，一犯寒凉，则脾肾必伤，此其阳之不足也。第阳强者少，十惟二三；阳弱者多，十常五六。然恃强者多反病，畏弱者多安宁。若或见彼之强而忌我之弱，则与侏儒观场、丑妇效颦者无异矣。

寒热真假篇八

寒热有真假者，阴证似阳，阳证似阴也。盖阴极反能躁热，乃内寒而外热，即真寒假热也；阳极反能寒厥，乃内热而外寒，即真热假寒也。假热者最忌寒凉，假寒者最忌温热。察此之法，当专以脉之虚实强弱为主。

——假热者，水极似火也。凡病伤寒，或患杂证，有其素禀虚寒，偶感邪气而然者，有过于劳倦而致者，有过于酒色而致者，有过于七情而致者，有原非火证，以误服寒凉而致者。凡真热本发热，而假热亦发热，其证则亦为面赤躁烦，亦为大便不通，小便赤涩，或为气促，咽喉肿痛，或为发热，脉见紧数等症。昧者见之，便认为热，妄投寒凉，下咽必毙。不知身虽有热，而里寒格阳，或虚阳不敛者，多有此证。但其内证，则口虽干渴，必不喜冷，即喜冷者，饮亦不多，或大便不实，或先硬后溏，或小水清频，或阴枯黄赤，或气短懒言，或色黯神倦，或起倒如狂，而禁之则止，自与登高骂詈者不同，此虚狂也；或斑如蚊迹而浅红细碎，自与紫赤热极者不同，此假斑也。凡假热之脉，必沉细迟弱，或虽浮大紧数而无力无神。此乃热在皮肤，寒在脏腑，所谓恶热非热，实阴证也。凡见此内颓内困等症，而但知攻邪，则无有不死。急当以四逆、八味、理阴煎、回阳饮之类，倍加附子填补真阳，以引火归源，但使元气渐复，则热必退藏，而病自愈，所谓火就燥者，即此义也。故凡见身热脉数，按之不鼓击者，此皆阴盛格阳，即非热也。仲景治少阴证面赤者，以四逆汤加葱白主之。东垣曰：面赤目赤，烦躁引饮，脉七八至，按之则散者，此无根之火也，以姜附汤加人参主之。《外台秘要》曰：阴盛发躁，名曰阴躁，欲坐井中，宜以热药治之。

——假寒者，火极似水也。凡伤寒热甚，失于汗下，以致阳邪亢极，郁伏于内，则邪自阳经传入阴分，故为身热发厥，神气昏沉，或时畏寒，状若阴证。凡真寒本畏寒，而假寒亦畏寒，此热深厥亦深，热极反兼寒化也。大抵此证，必声壮气粗，形强有力，或唇焦舌黑，口渴饮冷，小便赤涩，大便秘结，或因多饮药水，以致下利纯清水，而其中仍有燥粪，及矢气极臭者，察其六脉必皆沉滑有力，此阳证也。凡内实者，宜三承气汤择而用之；潮热者，以大柴胡汤解而下之；内不实者，以白虎汤之类清之。若杂证之假寒者，亦或为畏寒，或为战栗，此以热极于内而寒侵于外，则寒热之气两不相投，因而寒栗，此皆寒在皮肤，热在骨髓，所谓恶寒非寒，明是热证。但察其内证，则或为喜冷，或为便结，或小水之热涩，或口臭而躁烦，察其脉必滑实有力。凡见此证，即当以凉膈、芩连之属助其阴而清其火，使内热既除，则外寒自伏，所谓水流湿者，亦此义也。故凡身寒厥冷，其脉滑数，按之鼓击于指下者，此阳极似阴，即非寒也。

——假寒误服热药、假热误服寒药等症，但以冷水少试之。假热者必不喜水，即有喜者，或服后见呕，便当以温热药解之；假寒者必多喜水，或服后反快而无所逆者，便当以寒凉药解之。

十问篇九

一问寒热二问汗，三问头身四问便，五问饮食六问胸，七聋八渴俱当辨，九因脉色察阴阳，十从气味章神见。见定虽然事不难，也须明哲毋招怨。

上十问者，乃诊治之要领，临证之首务也。明此十问，则六变具存，而万病形情俱在吾目中矣。医之为难，难在不识病本而施误治耳。误则杀人，天道可畏；不误则济人，阴德无穷。学者欲明是道，必须先察此要，以定意见，以为阶梯，然后再采群书，广其知识，又何误焉？有能熟之胸中，运之掌上，非止为人，而为己不浅也，慎之宝之。

一问寒热

问寒热者，问内外之寒热，欲以辨其在表在里也。人伤于寒则病为热，故凡病身热脉紧，头疼体痛，拘急无汗，而且得于暂者，必外感也。盖寒邪在经，所以头痛身疼，邪闭皮毛，所以拘急发热。若素日无疾，而忽见脉证若是者，多因外感。盖寒邪非素所有，而突然若此，此表证也。若无表证而身热不解，多属内伤，然必有内证相应，合而察之，自得其真。

——凡身热经旬，或至月余不解，亦有仍属表证者。盖因初感寒邪，身热头痛，医不能辨，误认为火，辄用寒凉，以致邪不能散；或虽经解散而药未及病，以致留蓄在经，其病必外证多而里证少，此非里也，仍当解散。

——凡内证发热者，多属阴虚，或因积热，然必有内证相应，而其来也渐。盖阴虚者必伤精，伤精者必连脏。故其在上而连肺者，必喘急咳嗽；在中而连脾者，或妨饮食，或生懊侬，或为躁烦焦渴；在下而连肾者，或精血遗淋，或二便失节，然必倏热往来，时作时止，或气怯声微，是皆阴虚证也。

——凡怒气七情伤肝伤脏而为热者，总属真阴不足，所以邪火易炽，亦阴虚也。

——凡劳倦伤脾而发热者，以脾阴不足，故易于伤，伤则热生于肌肉之分，亦阴虚也。

——凡内伤积热者，在癥痞必有形证，在气血必有明征，或九窍热于上下，或脏腑热于三焦。若果因实热，凡火伤在形体而无涉于真元者，则其形气声色脉候自然壮丽，无弗有可据而察者，此当以实火治之。

——凡寒证尤属显然，或外寒者，阳亏于表，或内寒者，火衰于中，诸如前证。但热者多实，而虚热者最不可误；寒者多虚，而实寒者间亦有之，此寒热之在表在里，不可不辨也。

二问汗

问汗者，亦以察表里也。凡表邪盛者必无汗，而有汗者，邪随汗去，已无表邪，此理之自然也。故有邪尽而汗者，身凉热退，此邪去也。有邪在经而汗在皮毛者，此非真汗也。有得汗后，邪虽稍减，而未得尽全者，犹有余邪，又不可因汗而必谓其无表邪也，须因脉证而详察之。

——凡温暑等症，有因邪而作汗者，有虽汗而邪未去者，皆表证也。总之，表邪未除者，在外则连经，故头身或有疼痛；在内则连脏，故胸膈或生躁烦。在表在里，有证可凭，或紧或数，有脉可辨，须察其真假虚实，孰微孰甚而治之。

——凡全非表证，则或有阳虚而汗者，须实其气；阴虚而汗者，须益其精。火盛而汗者，凉之自愈；过饮而汗者，清之可宁。此汗证之有阴阳表里，不可不察也。诸汗详证载《伤寒门》。

三问头身

问其头可察上下，问其身可察表里。头痛者，邪居阳分；身痛者，邪在诸经。前后左右，阴阳可辨；有热无热，内外可分，但属表邪，可散之而愈也。

——凡火盛于内为头痛者，必有内应之证，或在喉口，或在耳目，别无身热恶寒在表等候者，此热盛于上，病在里也。察在何经，宜清宜降。高者抑之，此之谓也。若用轻扬散剂，则火必上升，而病愈甚矣。

——凡阴虚头痛者，举发无时，是因酒色过度，或遇劳苦，或逢情欲，其发则甚。此为里证，或精或气，非补不可也。

——凡头痛属里者，多因于火，此其常也。然亦有阴寒在上，阳虚不能上达而痛甚者。其证则恶寒呕恶，六脉沉微，或兼弦细，诸治不效，余以桂、附、参、熟之类而愈之，是头痛之有阳虚也。

——凡云头风者，此世俗之混名，然必有所因，须求其本，辨而治之。

——凡眩运者，或头重者，可因之以辨虚实。凡病中眩运，多因清阳不升，上虚而然。如丹溪云无痰不作运，殊非真确之论，但当兼形气、分久暂以察之。况《内经》曰：上虚则眩，上盛则热痛，其义可知。至于头重，尤属上虚。经曰：上气不足，脑为之不满，头为之苦倾。此之谓也。

——凡身痛之甚者，亦当察其表里以辨寒热。其若感寒作痛者，或上或下，原无定所，随散而愈，此表邪也。若有定处，而别无表证，乃痛痹之属，邪气虽亦在经，此当以里证视之，但有寒热之异耳。若因火盛者，或肌肤灼热，或红肿不消，或内生烦渴，必有热证相应，治宜以清以寒。若并无热候而疼痛不止，多属阴寒，以致血气凝滞而然。经曰：痛者寒气多也，有寒故痛也。必温其经，使血气流通，其邪自去矣。

——凡劳损病剧而忽加身痛之甚者，此阴虚之极，不能滋养筋骨而然，营气惫矣，无能为也。

四问便

二便为一身之门户，无论内伤外感，皆当察此，以辨其寒热虚实。盖前阴通膀胱之道，而其利与不利，热与不热，可察气化之强弱，凡患伤寒而小水利者，以太阳之气未剧，即吉兆也。后阴开大肠之门，而其通与不通，结与不结，可察阳明之实虚，凡大便热结而腹中坚满者，方属有余，通之可也。若新近得解而不甚干结，或旬日不解而全无胀意者，便非阳明实邪。观仲景曰：大便先硬后溏者不可攻。可见后溏者，虽有先硬，已非实热，矧夫纯溏而连日得后者，又可知也。若非真有坚燥痞满等症，则原非实邪，其不可攻也明矣。

——凡小便，人但见其黄，便谓是火，而不知人逢劳倦，小水即黄；焦思多虑，小水亦黄；泻痢不期，小水亦黄；酒色伤阴，小水亦黄。使非有或淋或痛，热证相兼，不可因黄便谓之火，余见逼枯汁而毙人者多矣。经曰：中气不足，溲便为之变，又可知也。若小水清利者，知里邪之未甚，而病亦不在气分，以津液由于气化，气病则小水不利也。小水渐利，则气化可知，最为吉兆。

——大便通水谷之海，肠胃之门户也；小便通血气之海，冲任水道之门户也。二便皆主于肾，本为元气之关，必真见实邪，方可议通议下，否则最宜详慎，不可误攻。使非真实而妄逐之，导去元气，则邪之在表者反乘虚而深陷，病因内困者必由泄而愈亏。所以凡病不足，慎勿强通。最喜者小便得气而自化，大便弥固者弥良。营卫既调，自将通达，即大肠秘结旬余，何虑之有？若滑泄不守，乃非虚弱者所宜，当首先为之防也。

五问饮食

问饮食者，一可察胃口之清浊，二可察脏腑之阴阳。病由外感而食不断者，知其邪未及脏，而恶食不思食者可知；病因内伤而食欲变常者，辨其味有喜恶，而爱冷爱热者可知。素欲温热者，知阴脏之宜暖；素好寒冷者，知阳脏之可清。或口腹之失节以致误伤，而一时之权变可因以辨。故饮食之性情所当详察，而药饵之宜否可因以推也。

——凡诸病得食稍安者，必是虚证；得食更甚者，或虚或实皆有之，当辨而治也。

六问胸

胸即膻中，上连心肺，下通脏腑。胸腹之病极多，难以尽悉，而临证必当问者，为欲辨其有邪无邪，及宜补宜泻也。夫凡胸腹胀满，则不可用补，而不胀不满，则不可用攻，此大法也。然痞与满不同，当分轻重。重者胀塞中满，此实邪也，不得不攻；轻者但不欲食，不知饥饱，似胀非胀，中空无物，乃痞气耳，非真满也。此或以邪陷胸中者有之，或脾虚不运者有之。病者不知其辨，但见胃气不升，饮食不进，问之亦曰饱闷，而实非真有胀满，此在疑虚疑实之间，若不察其真确，未免补泻倒施，必多致误，则为害不小。

——凡今人病虚证者极多，非补不可，但用补之法，不宜造次。欲察其可补不可补之机，则全在先察胸腹之宽否何如，然后以渐而进，如未及病，再为放胆用之，庶无所碍，此用补之大法也。

——凡势在危急，难容稍缓，亦必先问其胸宽者乃可骤进。若元气多虚而胸腹又胀，是必虚不受补之证，若强进补剂，非惟无益，适足以招谤耳。此胸腹之不可不察也。

七问聋

耳虽少阳之经，而实为肾脏之官，又为宗脉之所聚，问之非惟可辨虚实，亦且可知死生。凡人之久聋者，此一经之闭，无足为怪，惟是因病而聋者，不可不辨。其在《热论》篇则曰：伤寒三日，少阳受之，故为耳聋。此以寒邪在经，气闭而然。然以余所验，则未有不因气虚而然者。《素问》曰：精脱者耳聋。仲景曰：耳聋无闻者，阳气虚也。由此观之，则凡病是证，其属气虚者什九，气闭什一耳。

——聋有轻重，轻者病轻，重者病重。若随治渐轻，可察其病之渐退也，进则病亦进矣。若病至聋极，甚至绝然无闻者，此诚精脱之证，余经历者数人矣，皆至不治。

八问渴

问渴与不渴，可以察里证之寒热，而虚实之辨，亦从以见。凡内热之甚，则大渴喜冷，冰水不绝，而腹坚便结，脉实气壮者，此阳证也。

——凡口虽渴而喜热不喜冷者，此非火证，中寒可知。既非火证，何以作渴？则水亏故耳。

——凡病人问其渴否，则曰口渴。问其欲汤水否，则曰不欲。盖其内无邪火，所以不欲汤，真阴内亏，所以口无津液。此口干也，非口渴也，不可以干作渴治。

——凡阳邪虽盛，而真阴又虚者，不可因其火盛喜冷，便云实热。盖其内水不足，欲得外水以济，水涸精亏，真阴枯也，必兼脉证细察之，此而略差，死生立判。余尝治垂危最重伤寒有如此者，每以峻补之剂浸冷而服，或以冰水、参、熟等剂相间迭进，活人多矣。常人见之，咸以为奇，不知理当如是，何奇之有？然必其干渴燥结之甚者，乃可以参、附、凉水并进；若无实结，不可与水。

九因脉色辨阴阳

脉色者，血气之影也，形正则影正，形斜则影斜。病生于内，则脉色必见于外，故凡察病者，须先明脉色。但脉色之道，非数言可尽，欲得其要，则在乎阴阳虚实四者而已。四者无差，尽其善矣。第脉法之辨，以洪滑者为实为阳，微弱者为虚为阴，无待言也。然仲景曰：若脉浮大者，气实血虚也。陶节庵曰：不论脉之浮沉大小，但指下无力，重按全无，便是阴证。《内经》以脉大四倍以上为关格，皆属真虚，此滑大之未必为阳也。形色之辨，以红黄者为实热，青黑者为阴寒。而仲景云：面赤戴阳者为阴不足。此红赤之未必为实也。总之，求脉之道，当以有力无力辨阴阳，有神无神察虚实。和缓者，乃元气之来；强峻者，乃邪气之至。病值危险之际，但以此察元气之盛衰，邪正之进退，则死生关系，全在乎此。此理极微，谈非容易，姑道其要，以见凡欲诊病者，既得病因，又必须察脉色，辨声音，参合求之，则阴阳虚实方有真据。否则得此失彼，以非为是，医家之病，莫此为甚，不可忽也。诸所未尽，详后卷《脉神章》。

十从气味章神见

凡制方用药，乃医家开手作用第一要着，而胸中神见，必须发泄于此。使不知气味之用，必其药性未精，不能取效，何神之有？此中最有玄妙，勿谓其浅显易知，而弗加之意也。余少年时，每将用药，必逐件细尝，既得其理，所益无限。

——气味有阴阳，阴者降，阳者升；阴者静，阳者动；阴者柔，阳者刚；阴者怯，阳者勇；阴主精，阳主气。其于善恶喜恶，皆有妙用，不可不察。

——气味之升降，升者浮而散，降者沉而利；宜升者勿降，宜降者勿升。

——气味之动静，静者守而动者走，走者可行，守者可安。

——气味之刚柔，柔者纯而缓，刚者躁而急；纯者可和，躁者可劫；非刚不足以去暴，非柔不足以济刚。

——气味之勇怯，勇者直达病所，可赖出奇；怯者用以周全，藉其平妥。

——气味之主气者，有能为精之母；主精者，有能为气之根。或阴中之阳者，能动血中之气；或阳中之阴者，能顾气中之精。

——气味有善恶，善者赋性驯良，尽堪择用；恶者气味残狠，何必近之。

——气味有喜恶，有素性之喜恶，有一时之喜恶。喜者相宜，取效尤易；恶者见忌，不必强投。见定虽然事不难，也须明哲毋招怨

明哲二字，为见机自保也。夫医患不明，明则治病何难哉？而所患者，在人情耳。人事之变，莫可名状，如我有独见，岂彼所知，使彼果知，当自为矣，何藉于我？而每有病临危剧，尚执浅见，从旁指示，曰某可用，某不可用。重之曰太过，轻之言不及，倘一不合意，将必有后言，是当见机之一也。有杂用不专者，朝王暮李，主见不定，即药已相投，而渠不之觉，忽惑人言，舍此慕彼。凡后至者，欲显己长，必谈前短，及其致败，反以嫁谗，是当见机之二也。有病入膏肓，势必难疗，而怜其苦求，勉为举手，当此之际，使非破格出奇，何以济急？倘出奇无功，徒骇人目，事后亦招浮议，是当见机之三也。其或有是非之场，争竞之所，幸灾乐祸，利害所居者，近之恐涉其患，是当见机之四

也。有轻医重巫，可无可有，徒用医名，以尽人事。及尚有村鄙之夫，不以彼病为恳，反云为我作兴，吁！诚可哂也。此其相轻孰甚，是当见机之五也。有议论繁杂者，有亲识要功者，有内情不协者，有任性反复者，皆医中所最忌，是当见机之六也。凡此六者，俱当默识，而惟于缙绅之间，尤当加意，盖恐其不以为功而反以为罪，何从辩哉？此虽曰吾尽吾心，非不好生，然势有不我出者，不得不见几进止。此明哲之自治，所必不可少也。

论治篇十

凡看病施治，贵乎精一。盖天下之病，变态虽多，其本则一；天下之方，活法虽多，对证则一。故凡治病之道，必确知为寒，则竟散其寒；确知为热，则竟清其热，一拔其本，诸证尽除矣。故《内经》曰：治病必求其本。是以凡诊病者，必须先探病本，然后用药。若有未的，宁为少待，再加详察；既得其要，用一味二味便可拔之，即或深固，则五六七八味亦已多矣。然虽用至七八味，亦不过帮助之、导引之，而其意则一也，方为高手。

今之医者，凡遇一证，便若观海望洋，茫无定见，则势有不得不为杂乱而用广络原野之术。盖其意谓虚而补之，则恐补之为害，而复制之以消；意谓实而消之，又恐消之为害，而复制之以补。其有最可叹者，则每以不寒不热，兼补兼泻之剂，确然投之，极称稳当，此何以补其偏而救其弊乎？又有以治风治火治痰治食之剂兼而用之，甚称周备，此何以从其本而从其标乎？若此者，所谓以药治药尚未遑，又安望其及于病耶？即使偶愈，亦不知其补之之力，攻之之功也；使其不愈，亦不知其补之为害，消之为害也。是以白头圭匕，而庸庸没齿者，其咎在于无定见，而用治之不精也。使其病浅，犹无大害，若安危在举动之间，即用药虽善，若无胆量勇敢而药不及病，亦犹杯水车薪，尚恐弗济，矧可以执两端而药有妄投者，其害又将何如？耽误民生，皆此辈也，任医者不可不深察焉。

故凡施治之要，必须精一不杂，斯为至善。与其制补以消，孰若少用纯补以渐而进之为愈也；与其制攻以补，孰若微用纯攻自一而再之为愈也。故用补之法，贵乎先轻后重，务在成功；用攻之法，必须先缓后峻，及病则已。若用制不精，则补不可以治虚，攻不可以去实，鲜有不误人者矣。余为是言，知必有以为迂阔而议之者曰：古人用药每多至一二十味，何为精一？岂古人之不尔若耶？是不知相制相使之妙者也。是执一不通而不知东垣之法者也。余曰：夫相制者，制其毒也。譬欲用人奇异之才，而又虑其太过之害，故必预有以防其微，总欲得其中而已。然此特遇不得已之势，间一有之，初未有以显见寻常之法用得其贤，而复又自掣其肘者也。至若相佐相使，则恐其独力难成，而用以助之者，亦非为欲进退牵制而自相矛盾者也。观仲景之方，精简不杂，至多不过数味，圣贤之心，自可概见。若必不得已而用行中之补，补中之行，是亦势所当然。如《伤寒论》之小柴胡汤以人参、柴胡并用，陶氏之黄龙汤以大黄、人参并用，此正精专妙处，非若今医之混用也。能悟此理，方是真见中活泼工夫。至若东垣之方，有十余味及二十余味者，此其用多之道，诚自有意。学者欲效其法，必须总会其一方之味，总计其一方之性。如某者多，某者少，某者为专主，某者为佐使，合其气用，自成一局之性，使能会其一局之意，斯得东垣之心矣。若欲见头治头，见脚治脚，甚有执其三四端而一概混用，以冀夫侥幸者，尚敢曰我学东垣者哉？虽然，东垣之法非不善也，然余则宁师仲景，不敢宗东垣者，正恐未得其清，先得其隘，其失者岂止一方剂也哉！明者宜辨之。

——《内经》治法。岐伯曰：高者抑之，下者举之；温者清之，清者温之；散者收之，抑者散之；燥者润之，急者缓之；坚者软之，脆者坚之；衰者补之，强者泻之，佐以所利，和以所宜，各安其气，必清必静，则病气衰去，归其所宗，此治之大体。

岐伯曰：寒者热之，热者寒之，微者逆之，甚者从之，坚者削之，客者除之，劳者温之，结者散之，留者攻之，燥者濡之，急者缓之，散者收之，损者益之，溢者行之，惊者平之，上之下之，摩之浴之，薄者劫之，开者发之，适事为故。帝曰：何谓逆从？岐伯曰：逆者正治，从者反治，从少从多，观其事也。帝曰：反治何谓？岐伯曰：热因寒用，寒因热用，塞因塞用，通因通用，必伏其所主，而先其所因。其始则同，其终则异。

岐伯曰：病生于内者，先治其阴，后治其阳，反者益甚；病生于阳者，先治其外，后治其内，反者益甚。

——治病用药，本贵精专，尤宜勇敢。凡久远之病，则当要其终始，治从乎缓，此宜然也。若新暴之病，虚实既得其真，即当以峻剂直攻其本，拔之甚易。若逗留畏缩，养成深固之势，则死生系之，谁其非也？故凡真见里实，则以凉膈、承气；真见里虚，则以理中、十全。表虚则芪、术、建中，表实则麻黄、柴、桂之类。但用一味为君，二三味为佐使，大剂进之，多多益善。夫用多之道何在？在乎必赖其力而料无害者，即放胆用之，性缓者可用数两，性急者亦可数钱。若三五七分之说，亦不过点名具数，儿戏而已，解纷治剧之才，举动固如是乎。

——治病之则，当知邪正，当权重轻。凡治实者，譬如耘禾，禾中生稗，禾之贼也，有一去一，有二去二，耘之善者也；若有一去二，伤一禾矣，有二去四，伤二禾矣。若识禾不的，俱认为稗，而计图尽之，则无禾矣。此用攻之法，贵乎察得其真，不可过也。凡治虚者，譬之给饷，一人一升，十人一斗，日饷足矣；若百人一斗，千人一斛，而三军之众，又岂担石之粮所能活哉？一饷不继，将并前饷而弃之，而况于从中克减乎。此用补之法，贵乎轻重有度，难从简也。

——虚实之治。大抵实能受寒，虚能受热，所以补必兼温，泻必兼凉者，盖凉为秋气，阴主杀也，万物逢之，便无生长，欲补元气，故非所宜。凉且不利于补，寒者益可知矣。即有火盛气虚，宜补以凉者，亦不过因火暂用，火去即止，终非治虚之法也。又或有以苦寒之物，谓其能补阴者，则《内经》有曰：形不足者温之以气，精不足者补之以味。夫气味之相宜于人者，谓之曰补可也，未闻以味苦气劣而不相宜于人者，亦可谓之补也。虽《内经》有曰水位之主，其泻以咸，其补以苦等论，然此特以五行岁气之味据理而言耳。矧其又云麦、羊肉、杏、薤皆苦之类，是则苦而补者也。岂若大黄、黄柏之类，气味苦劣若此，而谓之能补，无是理也。尝闻之王应震曰：一点真阳寄坎宫，固根须用味甘温。甘温有益寒无补，堪笑庸医错用功。此一言蔽之也，不可不察。

——补泻之法。补亦治病，泻亦治病，但当知其要也。如以新暴之病而少壮者，乃可攻之泻之，攻但可用于暂，未有衰久之病而屡攻可以无害者，故攻不可以收缓功；延久之病而虚弱者，理宜温之补之，补乃可用于常，未有根本既伤而舍补可以复元者，故补不可以求速效。然犹有其要，则凡临证治病，不必论其有虚证无虚证，但无实证可据而为病者，便当兼补，以调营卫精血之气；亦不必论其有火证无火证，但无热证可据而为病者，便当兼温，以培命门脾胃之气。此补泻之要领，苟不知此，未有不至决裂败事者。

——治法有逆从，以寒热有假真也，此《内经》之旨也。经曰："逆者正治，从者反治。"夫以寒治热，以热治寒，此正治也，正即逆也；以热治热，以寒治寒，此反治也，反即从也。如以热药治寒病而寒不去者，是无火也，当治命门，以参、熟、桂、附之类，此王太仆所谓益火之源以消阴翳，是亦正治之法也；又如热药治寒病而寒不退，反用寒凉而愈者，此正假寒之病，以寒从治之法也；又如以寒药治热病而热不除者，是无水也，治当在肾，以六味丸之类，此王太仆所谓壮水之主以镇阳光，是亦正治之法也；又有寒药治热病而热不愈，反用参、姜、桂、附、八味丸之属而愈者，此即假热之病，以热从治之法也，亦所谓甘温除大热也。第今人之虚者多，实者少，故真寒假热之病为极多，而真热假寒之病则仅见耳。

——探病之法，不可不知。如当局临证，或虚实有难明，寒热有难辨，病在疑似之间，补泻之意未定者，即当先用此法。若疑其为虚，意欲用补而未决，则以轻浅消导之剂，纯用数味，先以探之，消而不投，即知为真虚矣；疑其为实，意欲用攻而未决，则以甘温纯补之剂，轻用数味，先以探之，补而觉滞，即知有实邪也。假寒者，略温之必见躁烦；假热者，略寒之必加呕恶，探得其情，意自定矣。经曰：有者求之，无者求之。又曰：假者反之。此之谓也。但用探之法，极宜精简，不可杂乱。精简则真伪立辨，杂乱则是非难凭。此疑似中之活法，必有不得已而用之可也。

——《医诊治法》有曰：见痰休治痰，见血休治血；无汗不发汗，有热莫攻热；喘生休耗气，精遗不涩泄，明得个中趣，方是医中杰。行医不识气，治病从何据？堪笑道中人，未到知音处。观其诗意，皆言不治之治，正《内经》求本之理耳，诚格言也。至于行医不识气，治病从何据一联，亦甚有理。夫天地之道，阳主气，先天也；阴成形，后天也。故凡上下之升降，寒热之往来，晦明之变易，风水之留行，无不因气以为动静，而人之于气，亦由是也。凡有余之病，由气之实；不足之病，因气之虚。如风寒积滞，痰饮瘀血之属，气不行则邪不除，此气之实也；虚劳遗漏，亡阳失血之属，气不固则元不复，此气之虚也。虽曰泻火，实所以降气也；虽曰补阴，实所以生气也。气聚则生，气散则死，此之谓也。所以病之生也，不离乎气，而医之治病也，亦不离乎气，但所贵者，在知气之虚实，及气所从生耳。近见有浅辈者，凡一临证，不曰内伤外感，则曰痰逆气滞。呵！呵！此医家八字诀也。有此八字，何必八阵，又何必端本澄源以求迂阔哉！第人受其害，恐不无可畏也。

附　华氏治法

华元化论治疗曰：夫病有宜汤者，宜丸者，宜散者，宜下者，宜吐者，宜汗者，宜灸者，宜针者，宜补者，宜按摩者，宜导引者，宜蒸熨者，宜暖洗者，宜悦愉者，宜和暖者，宜水者，宜火者，种种之法，岂惟一也，若非良善精博，难为取效。庸下浅识，每致乱投，致使轻者令重，重者令死，举世皆然。

且汤可以涤荡脏腑，开通经络，调品阴阳，祛分邪恶，润泽枯朽，悦养皮肤，养气力，助困竭，莫离于汤也。丸可以逐风冷，破坚癥，消积聚，进饮食，舒营卫，定关窍，从缓以参合，无出于丸也。散者能驱散风邪暑湿之气，摅阴寒湿浊之毒，发散四肢之壅滞，除剪五脏之结伏，开肠和胃，行脉通经，莫过于散也。下则疏豁闭塞，补则益助虚乏，灸则起阴通阳，针则行营引卫，导引可逐客邪于关节，按摩可驱浮淫于肌肉，蒸熨辟冷，暖洗生阳，悦愉爽神，和缓安气。

若实而不下，则使人心腹胀满，烦乱鼓肿；若虚而不补，则使人气血消散，肌肉耗亡，精神脱失，志意皆迷；当汗而不汗，则使人毛孔闭塞，闷绝而终；合吐而不吐，则使人结胸上喘，水食不入而死；当灸而不灸，则使人冷气重凝，阴毒内聚，厥气上冲，分逐不散，以致消减；当针不针，则使人营卫不行，经络不利，邪渐胜真，冒昧而昏；宜导引而不导引，则使人邪侵关节，固结难通；宜按摩而不按摩，则使人淫归肌肉，久留不消；宜蒸熨而不蒸熨，则使人冷气潜伏，渐成痹厥；宜暖洗而不暖洗，则使人阳气不行，阴邪相害。

不当下而下，则使人开肠荡胃，洞泄不禁；不当汗而汗，则使人肌肉消绝，津液枯耗；不当吐而吐；则使人心神烦乱，脏腑奔冲；不当灸而灸，则使人重伤经络，内蓄火毒，反害中和，致不可救；不当针而针，则使人血气散失，机关细缩；不当导引而导引，则使人真气劳败，邪气妄行；不当按摩而按摩，则使人肌肉膜胀，筋骨舒张；不当蒸熨而蒸熨，则使人阳气遍行，阴气内聚；不当暖洗而暖洗，则使人湿著皮肤，热生肌体；不当悦愉而悦愉，则使人气停意折，健忘伤志。

大凡治疗，要合其宜，脉状病候，少陈于后：凡脉不紧数，则勿发其汗；脉不实数，不可以下；心胸不闭，尺脉微弱，不可以吐；关节不急，营卫不壅，不可以针；阴气不盛，阳气不衰，勿灸；内无客邪，勿导引；外无淫气，勿按摩；皮肤不痹，勿蒸熨；肌肉不寒，勿暖洗；神不凝迷，勿愉悦；气不奔急，勿和缓。顺此者生，逆此者死耳。

气味篇十一

药物众多，各一其性，宜否万殊，难以尽识，用者不得其要，未免多误。兼之本草所注，又皆概言其能，凡有一长，自难泯没。惟是孰为专主，孰为兼能；孰为利于此而不利于彼，孰者宜于补而不宜于攻，学者昧其真性，而惟按图以索骥，所以用多不效，益见用药之难矣。用药之道无他也，惟在精其气味，识其阴阳，则药味虽多，可得其要矣。

凡气味之辨，则诸气属阳，诸味属阴。气本乎天，气有四，曰寒热温凉是也；味本乎地，味有六，曰酸苦甘辛咸淡是也。温热者天之阳，寒凉者天之阴也；辛甘淡者地之阳，酸苦咸者地之阴也。阳主升而浮，阴主沉而降。辛主散，其行也横，故能解表；甘主缓，其行也上，故能补中；苦主泻，其行也下，故可去实；酸主收，其性也敛，故可治泄；淡主渗，其性也利，故可分清；咸主软，其性也沉，故可导滞。用纯气者，用其动而能行；用纯味者，用其静而能守。有气味兼用者，和合之妙，贵乎相成。有君臣相配者，宜否之机，最嫌相左。既曰合宜，尤当知忌，先避其害，后用其利，一味不投，众善俱弃。故欲表散者，须远酸寒；欲降下者，勿兼升散。阳旺者当知忌温，阳衰者沉寒毋犯。上实者忌升，下实者忌秘；上虚者忌降，下虚者忌泄。诸动者再动即散，诸静者再静即灭。甘勿施于中满，苦勿施于假热，辛勿施于热躁，咸勿施于伤血。酸木最能克土，脾气虚者少设。阳中还有阴象，阴中复有阳诀，使能烛此阴阳，则药理虽玄，岂难透彻。

五味所入。《内经》曰：五味入胃，各归所喜。故酸先入肝，苦先入心，甘先入脾，辛先入肺，咸先入肾。久而增气，物化之常也；气增而久，夭之由也。

卷之二　传忠录中

神气存亡论十二

经曰：得神者昌，失神者亡。善乎神之为义，此死生之本，不可不察也。以脉言之，则脉贵有神。脉法曰：脉中有力，即为有神。夫有力者，非强健之谓，谓中和之力也。大抵有力中不失和缓，柔软中不失有力，此方是脉中之神。若其不及，即微弱脱绝之无力也；若其太过，即弦强真脏之有力也。二者均属无神，皆危兆也。以形证言之，则目光精彩，言语清亮，神思不乱，肌肉不削，气息如常，大小便不脱，若此者，虽其脉有可疑，尚无足虑，以其形之神在也。若目暗睛迷，形羸色败，喘息异常，泄泻不止，或通身大肉已脱，或两手寻衣摸床，或无邪而言语失伦，或无病而虚空见鬼，或病胀满而补泻皆不可施，或病寒热而温凉皆不可用；或忽然暴病，即沉迷烦躁，昏不知人，或一时卒倒，即眼闭口开，手撒遗尿，若此者，虽其脉无凶候，必死无疑，以其形之神去也。

再以治法言之，凡药食入胃，所以能胜邪者，必赖胃气施布药力，始能温吐汗下以逐其邪。若邪气胜，胃气竭者，汤药纵下，胃气不能施化，虽有神丹，其将奈之何哉？所以有用寒不寒，用热不热者；有发其汗而表不应，行其滞而里不应者；有虚不受补，实不可攻者；有药食不能下咽，或下咽即呕者。若此者，呼之不应，遣之不动，此以脏气元神尽去，无可得而使也，是又在脉证之外亦死无疑者。

虽然，脉证之神，若尽乎此，然有脉重证轻而知其可生者，有脉轻证重而知其必死者，此取证不取脉也；有证重脉轻而必其可生者，有证轻脉重而谓其必死者，此取脉不取证也。取舍疑似之间，自有一种玄妙。甚矣，神之难言也，能知神之缓急者，其即医之神者乎！

君火相火论十三

余向释《内经》，于君火以明、相火以位之义，说固详矣，而似犹有未尽者。及见东垣云：相火者，下焦包络之火，元气之贼也。丹溪亦述而证之。予闻此说，尝掩口而笑，而觉其不察之甚也。由此兴感，因再绎之。

夫《内经》发明火义，而以君、相、明、位四字为目，此四字者，个个着实，是诚至道之纲领，有不可不阐扬其精义者。亦何以见之？盖君道惟神，其用在虚；相道惟力，其用在实。故君之能神者，以其明也；相之能力者，以其位也。明者明于上，为化育之元主；位者位于下，为神明之洪基。此君相相成之大道，而有此天不可无此地，有此君不可无此相也明矣，君相之义，岂泛言哉！

至若五运之分，各职其一，惟于火字独言君相，而他则不及者，何也？盖两间生气，总曰元气，元气惟阳为主，阳气惟火而已。第火之为用，其道最微，请以火象证之。如轻清而光焰于上者，火之明也；重实而温蓄于下者，火之位也。明即位之神，无明则神用无由以著；位即明之本，无位则光焰何从以生？故君火之变化于无穷，总赖此相火之栽根于有地，虽分之则一而二，而总之则二而一者也，此君火相火之辨。凡其为生化，为盛衰，为本末，重轻攸系，从可知矣。人生所赖者惟此，故《内经》特以为言。

然在《内经》，则但表其大义，原无分属之条，惟《刺禁论》曰：七节之旁，中有小心。此固稳然有相火所居之意，故后世诸家咸谓相火寄在命门，是固然矣。然以予之见，则见君相之义，无脏不有，又何以辨之？盖总言大体，则相火当在命门，谓根荄在下，为枝叶之本也。析言职守，则脏腑各有君相，谓志意所出，无不从乎形质也。故凡以心之神，肺之气，脾胃之仓廪，肝胆之谋勇，两肾之伎巧变化，亦总皆发见之神奇，使无其地，何以生此？使地有不厚，何以蓄此？此皆从位字发生，而五脏各有位，则五脏亦各有相，相强则君强，此相道之关系，从可知矣。故圣人特命此名，诚重之也。而后人指之为贼，抑何异耶！此万世之疑窦，故予不得不辨。

或曰：是若谬矣，第彼之指为贼者，亦有深意。盖谓人之情欲多有妄动，动则俱能起火，火盛致伤元气，即所谓元气之贼，如何不可？

予曰：此固邪正分歧最当明辨者也。夫情欲之动，邪念也，邪念之火为邪气；君相之火，正气也，正气之蓄为元气。其在身家，譬之产业，贤者能守之，不肖者能荡之，罪与不罪，在子孙之废与不废，镃基何与焉？相火之义亦犹此耳。夫既以相称之。而竟以贼名之，其失圣人之意也远矣。且凡火之贼伤人者，非君相之真火，无论在内在外，皆邪火耳。邪火可言贼，相火不可言贼也。矧六贼之中，火惟居一，何二子独知畏火，其甚如是，而并昧邪正之大义，亦何谓耶？予闻其言，固知其之错认面目矣，不觉因而失笑。

先天后天论十四

人生于地，悬命于天，此人之制命于天也；栽者培之，倾者覆之，此天之制命于人也。天本无二，而以此观之，则有天之天者，谓生我之天，生于无而由乎天也；有人之天者，谓成我之天，成于有而由乎我也。生者在前，成者在后，而先天后天之义，于斯见矣。故以人之禀赋言，则先天强厚者多寿，先天薄弱者多夭；后天培养者，寿者更寿，后天斫削者，夭者更夭。

若夫骨胳者，先天也；肌肉者，后天也。精神者，先天也；容貌者，后天也。颜色之有辨也，苍者寿而妖者夭，嫩中有苍者吉，苍中有嫩者凶。声音之有辨也，充者寿而怯者夭，虽细而长者吉，虽洪而促者凶。形体之有辨也，坚者寿而脆者夭，身虽羸瘦而动作能耐者吉，体虽强盛而精神易困者凶。动静有辨也，静者寿而躁者夭，性虽若急而急中有和者吉，阳虽若厚而阴中蕴薄者凶。至若少长之辨，初虽绵弱而渐长渐坚者，晚成之征也。气质之辨，少年华丽而易盈易满者，早凋之兆也。是故两天俱得其全者，耆艾无疑也；先后俱失其守者，夭促弗卜也。

若以人之作用言，则先天之强者不可恃，恃则并失其强矣；后天之弱者当知慎，慎则人能胜天矣。所谓慎者，慎情志可以保心神，慎寒暑可以保肺气，慎酒色可以保肝肾，慎劳倦饮食可以保脾胃。惟乐可以养生，欲乐者莫如为善；惟福可以保生，祈福者切勿欺天。但使表里无亏，则邪疾何由而犯，而两天之权不在我乎？故广成子曰：毋劳尔形，毋摇尔精，乃可以长生。至矣哉，两言尽之矣！勿以此为易而忽之。

标本论十五

病有标本者，本为病之源，标为病之变。病本惟一，隐而难明；病变甚多，显而易见。故今之治病者，多有不知本末，而惟据目前，则最为斯道之大病。且近闻时医有云：急则治其标，缓则治其本。互相传诵，奉为格言，以为得其要矣。予闻此说而详察之，则本属不经而亦有可取。所谓不经者，谓以其治标治本对待为言，则或此或彼，乃可相参为用矣。若然，则《内经》曰治病必求其本，亦何谓耶？又《内经》说：夫阴阳、逆从、标本之为道也，小而大，浅而博，可以言一而知百病之为害也。以浅而知深，察近而知远，言标与本，易而勿及。又曰：先病而后逆者治其本，先逆而后病者治其本；先寒而后生病者治其本，先病而后生寒者治其本；先热而后生病者治其本，先病而后生热者治其本；先病而后泄者治其本，先泄而后生他病者治其本。先热而后生中满者治其标，先病而后生中满者治其标，先中满而后生烦心者治其本；小大不利治其标，小大利治其本；先小大不利而后生病者治其本。由此观之，则诸病皆当治本，而惟中满与小大不利两证当治标耳。盖中满则上焦不通，小大不利则下焦不通，此不得不为治标以开通道路，而为升降之所由，是则虽曰治标，而实亦所以治本也。自此以外，若以标本对待为言，则治标治本当相半矣，故予谓其为不经者此也。然亦谓其可取者，则在缓急二字，诚所当辨。然即中满及小大不利二证，亦各有缓急。盖急者不可从缓，缓者不可从急，此中亦自有标本之辨，万不可以误认而一概论也。今见时情，非但不知标本，而且不知缓急。不知标本，则但见其形，不见其情；不知缓急，则所急在病，而不知所急在命。故每致认标作本，认缓作急，而颠倒错乱，全失四者之大义。重命君子，不可不慎察于此。

求本论十六

万事皆有本，而治病之法，尤惟求本为首务。所谓本者，惟一而无两也。盖或因外感者，本于表也；或因内伤者，本于里也；或病热者，本于火也；或病冷者，本于寒也；邪有余者，本于实也；正不足者，本于虚也。但察其因何而起，起病之因，便是病本，万病之本，只此表里寒热虚实六者而已。知此六者，则表有表证，里有里证，寒热虚实，无不皆然。六者相为对待，则冰炭不同，辨之亦异。凡初病不即治，及有误治不愈者，必致病变日多，无不皆从病本生出，最不可逐件猜摸，短觑目前。经曰：众脉不见，众凶弗闻，外内相得，无以形先。是诚求本之至要也，苟不知此，必庸流耳。故明者独知所因而直取其本，则所生诸病无不随本皆退矣。

至若六者之中，多有兼见而病者，则其中亦自有源有流，无弗可察。然惟于虚实二字，总贯乎前之四者，尤为紧要当辨也。盖虚者本乎元气，实者由乎邪气。元气若虚，则虽有邪气不可攻，而邪不能解，则又有不得不攻者，此处最难下手。但当察其能胜攻与不能胜攻，或宜以攻为补，或宜以补为攻，而得其补泻于微甚可否之间，斯尽善矣。且常见有偶感微疾者，病原不甚，斯时也，但知拔本，则一药可愈。而庸者值之，非痰曰痰，非火曰火，四路兜拿，茫无真见，而反遗其本，多致轻者日重，重者日危，而殃人祸人，总在不知本末耳。甚矣！医之贵神，神奚远哉！予故曰：医有慧眼，眼在局外，医有慧心，心在兆前。使果能洞能烛，知几知微，此而曰医，医云乎哉？他无所谓大医王矣。

治形论七

《老子》曰：吾所以有大患者，为吾有身；使吾无身，吾有何患？余则曰：吾所以有大乐者，为吾有形；使吾无形，吾有何乐？是可见人之所有者唯吾，吾之所赖者唯形耳，无形则无吾矣，谓非人身之首务哉。第形之为义，其义甚微，如言动视听，非此形乎？俊丑美恶，非此形乎？勇怯愚智，非此形乎？死生安否，非此形乎？人事之交，以形交也；功业之建，以形建也。此形之为义，从可知也。

奈人昧养形之道，不以情志伤其府舍之形，则以劳役伤其筋骨之形。内形伤则神气为之消靡，外形伤则肢体为之偏废，甚至肌肉尽削，其形可知；其形既败，其命可知。然则善养生者，可不先养此形，以为神明之宅；善治病者，可不先治此形，以为兴复之基乎？虽治形之法，非止一端，而形以阴言，实惟精血二字足以尽之。所以欲祛外邪，非从精血不能利而达；欲固中气，非从精血不能蓄而强。水中有真气，火中有真液，不从精血，何以使之降升？脾为五脏之根本，肾为五脏之化源，不从精血，何以使之灌溉？然则精血即形也，形即精血也，天一生水，水即形之祖也。故凡欲治病者，必以形体为主；欲治形者，必以精血为先，此实医家之大门路也。使能知此，则变化可以无方，神明自有莫测。

然用此之法，无逾药饵，而药饵之最切于此者，不过数味之间，其他如性有偏用者，惟堪佐使而已。亦犹饮食于人，凡可口者，孰无资益，求其纯正无损而最宜于胃气者，则惟谷食，类可见矣。或问余以所宜者，果属何物？余则难以显言之。盖善吾言者，必如醴如饴，而不善吾言者，必反借此为射的，以资口吻之基矣。余故不能显言之，姑发明此义，以俟有心者之自悟。

藏象别论十八

藏象之义，余所类于经文者不啻详矣。然经有所未及，而同中有不同，及有先同后异者，俱不可以不辨也。夫人身之用，止此血气。虽五脏皆有气血，而其纲领，则肺出气也，肾纳气也，故肺为气之主，肾为气之本也。血者水谷之精也，源源而来，而实生化于脾，总统于心，藏受于肝，宣布于肺，施泄于肾，而灌溉一身。所谓气主嘘之，血主濡之，而血气为人之橐籥，是皆人之所同也。

若其同中之不同者，则脏气各有强弱，禀赋各有阴阳。脏气有强弱，则神志有辨也，颜色有辨也，声音有辨也，性情有辨也，筋骨有辨也，饮食有辨也，劳役有辨也，精血有辨也，勇怯有辨也，刚柔有辨也。强中强者，病其太过，弱中弱者，病其不及，因其外而察其内，无弗可知也。禀赋有阴阳，则或以阴脏喜温暖，而宜姜、桂之辛热；或以阳脏喜生冷，而宜芩、连之苦寒；或以平脏，热之则可阳，寒之则可阴也。有宜肥腻者，非润滑不可也；有宜清素者，惟膻腥是畏也。有气实不宜滞，有气虚不宜破者；有血实不宜涩，有血虚不宜泄者。有饮食之偏忌，有药饵之独碍者。有一脏之偏强，常致欺凌他脏者；有一脏之偏弱，每因受制多虞者。有素挟风邪者，必因多燥，多燥由于血也；有善病湿邪者，必因多寒，多寒由于气也。此固人人之有不同也。其有以一人之禀而先后之不同者，如以素禀阳刚而恃强无畏，纵嗜寒凉，及其久也，而阳气受伤，则阳变为阴矣；或以阴柔而素耽辛热，久之则阴日以涸，而阴变为阳矣。不惟饮食，情欲皆然。病有出入，朝暮变迁，满而更满，无不覆矣，损而又损，无不破矣。故曰："久而增气，物化之常也；气增而久，夭之由也。"此在经文固已明言之矣。

夫不变者，常也；不常者，变也。人之气质有常变，医之病治有常变。欲知常变，非明四诊之全者不可也。设欲以一隙之偏见，而应无穷之变机，吾知其遗害于人者多矣。故于此篇之义，尤不可以不深察。

天年论十九

夫人之所受于天而得生者，本有全局，是即所谓天年也。余尝闻之岐伯曰：上古之人，其知道者，法于阴阳，和于术数，食饮有节，起居有常，不妄作劳，故能形与神俱，而尽终其天年，度百岁乃去。又尝闻之老子曰：生之徒，十有三；死之徒，十有三；民之生，动之死地，亦十有三。余因此言，乃知失天之畀而不得尽其全者有如是。然则后天之养，其为在人，何以养生家而不以此为首务乎！故常深慨于斯，而直穷其境，则若老氏所云十中之三者，盖亦言其约耳。而三之倍倍，则尤有不忍言者，兹请得而悉之。

夫人生于地，悬命于天，可由此而生，亦可由此而死。故凡天亦杀人，有如寒暑不时，灾荒荐至，或妖祥之横加，或百六之难避，是皆天刑之谓也。地亦杀人，则如旱潦无方，水火突至，或阴毒最以贼人，或危险多能困毙，是皆地杀之谓也。人亦杀人，如争斗伤残，刀兵屠戮，或嫁祸阴谋，或明欺强劫，是皆人祸之得也。凡此三者，十中约去其几。再若三者之外，则凡孽由自作而致不可活者，犹有六焉。何以见之？则如酒色财气，及功名之累，庸医之害皆是也。

有困于酒者，但知米汁之味甘，安思曲柏之性烈，能潜移祸福而人难避也，能大损寿元而人不知也。及其病也，或血败为水，而肌肉为其浸渍，则鼓胀是也；或湿邪侵土，而清浊苦于不分，则泻痢是也；或血不养筋，而弛纵拘挛，甚至眩晕卒倒，则中风是也；或水泛为涎，而满闷不食，甚至脾败呕喘，则痰饮是也。耽而不节，则精髓胡堪久醉，阴血日以散亡，未及中年，多见病变百出，而危于此者不知其几何人矣。

有困于色者，但图娇艳可爱，而不知倾国之说为何，伐命之说为何。故有因色而病者，则或成劳损，或染秽恶，或相思之失心，或郁结之尽命；有因色而死者，则或以窃窥，或以争夺，或以荡败无踪，或以惊吓丧胆。总之，好色之人必多淫溺，乐而忘返，安顾身家？孰知实少花多，岂成瑞物，德为色胜，非薄则邪，未有贪之恋之而不招殃致败。凡受色中之害者，吾又不知其几何人矣。

有困于财者，止知财能养命，岂识财能杀人。故鄙吝者，每以招尤；慢藏者，因多诲盗。奔波不已者，多竭其力；贪得无厌者，常忘其身。顾利不顾义，骨肉为之相残，聚敛尽膏血，贾怨所以致败。盖财本通神，不容朘剥，积则金精祟作，争则罄囊祸生。凡受利中之害者，又不知其几何人矣。

有困于气者，每恃血气之强，只喜人不负我，非骄矜则好胜，人心不平，争端遂起，事无大小，怨恨醉心。岂虞忿怒最损肝脾，而隔食气蛊，疼痛泄泻，厥逆暴脱等疾，犯者即危。又或争竞相倾，公庭遘讼，宁趋势利以卑污，甘受丑凌于奴隶；及被他人之苛辱，既不敢相抗于后，何若亲识之小忿，即涵容少逊于前，终身让路，不失一步，孰得孰失？孰知孰愚？甚至破家荡产，骨肉分离之害，纤须不忍，悔时迟矣。夫气本无形，有何涯际？相谅则无，偏执则有。历观往事，谁直谁非？使不能达观自策，则未免以我之躯，阴受人无申无诉之蚀，而自愚自毙者，又不知其几何人矣。

有困于功名者，谁不有飞腾之念？谁不有功业之期？第既达者，或多鼎足之虞；未济者，每遭盐车之厄。受灯窗寒苦之负，望眼徒穿者有之；忆荣枯今昔之异，热肠为裂者有之。甚至焦思切心，奔趋竭力，荣华杳然，泉壤遽及者有之。慨古伤今，凡受斯枉而湮没无闻，浩气受抑者，又不知其几何人矣。

有困于医者，凡疾苦之望医，犹凶荒之望岁，其恳其切，其念何如。第此中神理，微妙难言，使不有天人之学，绝伦之聪，则何以能闻于无声，见于无迹，直窥乎窈冥之乡，而必得其情乎？使必得其人而后可以言医，则医不易谈，盖可征矣。既难其人，则次乎此者，虽未知神，犹知形迹，此即今之上医也。然此医亦不易得，而舍此之外，则昧者居其八九。庸医多，则杀人亦多，每见其寒热倒施，虚实谬认，一匕之讹，吉凶随应。困者莫知其然，虽死不觉；明公鉴其多误，能无恻心？顾造化大权，本非凡庸所可窥弄；而性命重托，又岂浅辈所宜轻付耶！第彼非无自，盖自《原病式》以来，祖述相传，日以滋甚，醉者不醒，逝者无词，而黎元阴受此害者，盖不知若干若干人矣。而闻者未知其详，犹或未之信也。

由是乘除，则既有前三，又有后六，凡此淘汰之余，而得尽其天年者，果剩其几？吾故曰老氏言十之三者，盖亦言其约耳。兴言及此，诚可为人生之痛哭者也。然徒悲何益？曷亦为人之计乎，则惟上知者有可晓也。虽前之三者，或多出于莫测，则有可避者，有不可避者，即听之天，无不可也。然知者见于未然，而得天者天庇之，得地者地庇之，得人者人庇之，得此三庇，即得生之道也；失此三庇，则失生之道也。人道于此，岂曰尽无其权乎！至于六杀之防，则全由乎我矣。酒杀可避，吾能不醉也；色杀可避，吾能不迷也；财杀可避，吾能不贪也；气杀可避，吾能看破不认真也；功名之杀可避，吾能素其行藏也；庸医之杀可避，吾能相知以豫也。夫如是而培以为善，存以无欺，守以不行险，戒以毋侥幸，则可全收其效矣。孔子曰：毋意，毋必，毋固，毋我。盖示人以无勉强也。广成子曰：毋劳尔形，毋摇尔精，乃可以长生。盖形言其外，精言其内，内外俱全，尽乎道矣。是皆古圣人垂念苍生，至真至极之良方也，可不佩乎？或曰：子言虽是，而实亦近迂，独不见有不识不知而偏跻上寿者，又何人力之足恃耶？余曰：此正所谓其知可及也，其愚不可及也。然予论诚迂矣，倘亦一蒙知者之相顾而咀之识之，或亦可为天年之一助否？

中兴论又十九

试观天地之道，有盈有虚，有消有长，是以日中则昃，月盈则蚀，此即天运之循环，而天亦不能违者，故有先天之说也。先天有定数，君子知命，固当听乎天也；若后天之道，则参赞有权，人力居多矣。何以见之？第就国家之否泰，可证人身之寿夭。虽曰天步多艰，无成不败，然如商周汉晋唐宋相传，国运皆有中兴，人道岂无再振？消长一理，小大皆然，尝闻之康节先生云：一万里区宇，四千年兴亡，五百主肇位，七十国开疆。则此中人事不为不多也，而何以兴复仅见止此数代，是亦由知道者少，而不知道者之多耳。彼知道者，既以得人，又以得天，得人即所以得天也；不知道者，既不知本，又不知末，既以失之，而终不知其所以失也。至若身命之谋，则举世之人孰不爱命，而每多耽误者，其不知道者亦犹是耳。欲明其道，可无言乎。然言而无证，则人多不信，故借此国运之征，用效遒人之铎。

试论国家之衰也，或以人心之离，或以财用之匮，或以兵戈之残伤，或以优柔之旷废。而人之亨否，无非一理。夫在国曰人心，在人曰神志，故曰：事其神者神去之，休其神者神居之。知生气之主在乎心，此元神之不可不养也。又在国曰财用，在人曰血气。气为阳，阳主神也；血为阴，阴主形也。血气若衰，则形神俱败，此营卫之毫厘当惜也。又在国曰兵戈，在人曰克伐。夫兵者，凶器也；克伐者，危事也。未有日加剥削而不致残伤元气者，此消耗之不可不慎也。又在国曰优柔，在人曰疑贰。今日云姑且，明日云将就，岂不佥云稳当，然致坐失机宜，变生倏忽，又焉知耽搁之大害，此当机之不可不断也。凡此数者，姑亦言其大约。

至若人之大数，则犹有先天后天之体用，而兴亡之应变，则来培来覆，亦莫非人之自为耳。何谓先天？如《内经》曰：人生十岁，血气始通，其气在下，故好走；二十，气血始盛，肌肉方长，故好趋；三十，五脏大定，血脉盛满，故好步；四十，脏腑经脉其盛已定，腠理始疏，故好坐；五十，肝气衰，故目不明；六十，心气衰，故好卧；七十，脾气衰；八十，肺气衰，故言善误；九十，肾气竭；百岁，五脏六腑皆虚，神气皆去，故形骸独居而终矣。此即先天之常度，是即所谓天年也。天畀之常，人人有之，其奈今时之人，自有知觉以来，恃其少壮，何所不为？人生之常度有限，而情欲无穷；精气之生息有限，而耗损无穷，因致戕此先天而得全我之常度者，百中果见其几？残损有因，惟人自作，是即所谓后天也。然而所丧由人，而挽回之道，有不仍由人者乎？且此非逆天以强求，亦不过复吾之固有。得之则国运人运，皆可中兴，不有明哲，诚难语此；失之则落花流水，逝而罔觉，一衰即已，良可寒心，所以《易》重来复，正为此也。然求复之道，其道何居？盖在天在人，总在元气，但使元气无伤，何虞衰败？元气既损，贵在复之而已。

常见今人之病，亦惟元气有伤，而后邪气得以犯之，故曰：邪之所凑，其气必虚。此客主相持之理，从可知矣。凡虚邪之辨，如情志之消索，神主于心也；治节之不行，气主于肺也；筋力之疲困，血主于肝也；精髓之耗减，骨主于肾也；四肢之软弱，肌肉主于脾也。损其一浅，犹肤腠也；损其二深，犹经络也；损其三四，则连及脏腑矣。当其微也，使不知徙薪牖户，则将为江河，将寻斧柯，恐无及于事矣。故人于中年左右，当大为修理一番，则再振根基，尚余强半。敢云心得，历验已多，是固然矣。然而修理之说，亦岂易言？修国家，良臣不易；修身命，良医亦难。第观从古至今，数千年来，凡得医之全量者为谁？而今则曰：此医也，彼亦医也。又何良医之多也？医难言矣，其毋为良医之所惑。

逆数论二十

予尝读《易》而闻诸夫子曰：数往者顺，知来者逆，是故《易》，逆数也。由是默会其理，而知天人之道得以无穷无息者，无非赖此逆数耳。何也？盖自太极初分，两仪以判，一动一静，阴阳见矣。阴阳之体为乾坤，阴阳之用为水火。乾坤定对待之交易，故一在上而一在下。水火荡流行之变易，故一主降而一主升。夫如是，斯得循环无已。总之而为天道，散之而为人道，而大《易》之义，所以无微不在也。姑无论其他，而但以性理明之，则总由变易之数。夫变易之数，即升降之数也。变易之所以无穷者，降以升为主，是即所谓逆数也。若无此逆，则有降无升，流而不返，而大道如环，何所赖乎？由是逆顺交变，则阳与阴对，热与寒对，升与降对，长与消对，进与退对，成与败对，勤与惰对，劳与逸对，善与恶对，生与死对，凡此一逆一顺，其变无穷。惟从逆者，从阳得生；从顺者，从阴得死。君如不信，第详考伏羲卦气之圆图，其义昭然可见也。观其阳盛之极，自夏至一阴初姤，由五、六、七、八，历巽、坎、艮、坤，天道从西右行，则阳气日降，万物日消者，此皆顺数也，顺则气去，即从阴得死之道也。幸而阴剥之极，自冬至一阳得复，由四、三、二、一，历震、离、兑、乾，天道从东左旋，则阳气日升，万物日盛者，此皆逆数也，逆则气来，即从阳得生之道也。此天道之征，固如是也。

若以人道言之，则人道本乎天道，天心即是人心。第天有阴霾，能蒙日月；人有愚昧，能胜聪明。故每多从顺者，喜其易也，喜其逸也；每多避逆者，畏其难也，畏其劳也。彼大人之见则不然，如尊贵莫若帝王，可以逸矣，可以纵矣，而尧舜之惟微惟危，顾何必谆谆乎在念？智慧莫若圣人，可无劳矣，可无畏矣，而孔子之戒慎恐惧，又何必卷卷乎在心？此无他，惟其代天功，立人极，总知夫顺不可从，从顺则流；逆不可舍，舍逆则退也。由此观之，乃知士而舍逆，则有屈而无伸；农而舍逆，则有种而无获；工而舍逆，则有粗而无精；商而舍逆，则有散而无聚。再由此而推广之，则凡曰修身齐家，凡曰治国平天下，进一步则日以就成，退一步则日以就败，有源有流，其可任其长逝而不思砥柱之良图乎？此人道之攸系，又如是矣。

然言天言人，总言乎生道也。而保生之道，莫先于医，医欲保生，其堪违阳道乎？其堪倍逆数乎？然医贵圆通，安容执滞？非曰尽不从阴也，从阴正以卫阳也；非曰尽不用顺也，用顺亦以成逆也。性命玄关，此为第一。独念有医名丕著之辈，犹然昧此，而妄言左道，留传至今，因致伤生遗害非浅也，谓非轩岐之魔不可也。嗟嗟！有心哉其谁乎？苟非其人，可与谈还悟道矣，倘亦以吾言为然不？

反佐论二十一

用药处方有反佐之道者，此轩岐之法旨，治病之微权，有不可不明者。奈何后世医家，每多假借以乱经常，不惟悖理于前，抑且遗害于后，是不可不辨也。观《内经》之论治曰：奇之不去则偶之，偶之不去则反佐以取之，所谓寒热温凉，反从其病也。此其义，盖言病有微甚，亦有真假，先从奇偶以正治，正治不愈，然后用反佐以取之，此不得不然而然也。又经曰：微者逆之，甚者从之。又曰：逆者正治，从者反治。此谓以寒治热，以热治寒，逆其病者，谓之正治；以寒治寒，以热治热，从其病者，谓之反治。如以热治寒而寒拒热，则反佐以寒而入之；以寒治热而热拒寒，则反佐以热而入之。是皆反佐之义，亦不得不然而然也。又经曰：热因寒用，寒因热用。王太仆注曰：热因寒用者，如大寒内结，当治以热，然寒甚格热，热不得前，则以热药冷服，下嗌之后，冷体既消，热性便发，情且不违，而致大益，此热因寒用之法也；寒因热用者，如大热在中，以寒攻治则不入，以热攻治则病增，乃以寒药热服，入腹之后，热气既消，寒性遂行，情且协和，而病以减，此寒因热用之法也。凡此数者，皆《内经》反佐之义。此外，如仲景治少阴之利，初用白通汤，正治也；继因有烦而用白通加猪胆汁汤，反佐也。其治霍乱吐痢，脉微欲绝者，初用四逆汤，正治也；继因汗出小烦，而用通脉四逆加猪胆汁汤，反佐也。又如薛立斋治韩州同之劳热，余尝治王蓬雀之喉痹，皆其法也。

若今诸家之所谓反佐者则不然，姑即时尚者道其一二以见之。如近代之所宗所法者，谓非丹溪之书乎？观丹溪之治吞酸证，必以炒黄连为君，而以吴茱萸佐之；其治心腹痛证，谓宜倍加山栀子，而以炒干姜佐之。凡此之类，余不解也。夫既谓其热，寒之可也，而何以复用干姜、茱萸？既谓其寒，热之可也，而何以复用黄连、栀子？使其病轻而藉以行散，即或见效，岂曰尽无理；使其病重，人则但见何以日甚，而不知犯寒犯热，自相矛盾，一左一右，动皆掣肘，能无误乎？矧作用如此，则其效与不效，必其莫知所因，而宜热宜寒，亦必从违奚辨。此其见有不真，故持两可，最是医家大病，所当自反而切戒者也。或曰：以热导寒，以寒导热，此理得《内经》反佐之法。人服其善，子言其非，何其左也？余曰：此法最微，此用最妙，子亦愿闻其详乎？当为再悉之。夫反佐之法，即病治之权也。儒者有经权，医者亦经权。经者，日用之常经，用经者，理之正也；权者，制宜之权变，用权者，事之暂也。此经权之用，各有所宜，诚于理势有不得不然，而难容假借者也。药中反佐之法，其亦用权之道，必于正经之外，方有权宜，亦因不得不然而但宜于暂耳，岂果随病处方，即宜用乎？然则何者宜反，何者不宜反？盖正治不效者，宜反也；病能格药者，宜反也；火极似水者，宜反也；寒极反热者，宜反也。真以应真，假以应假，正反之道，妙用有如此也。设无格拒假证，自当正治，何以反为？不当权而用权，则悖理反常；不当反而佐反，则致邪失正，是乌可以混用耶？常观轩岐之反佐，为创经权之道也；后世之反佐，徒开杂乱之门也。至其变也，则泾渭不分者以之，模糊疑似者以之，寒热并用者以之，攻补兼施者以之，甚至广络妄投，十寒一曝，无所不谬，皆相借口，此而不辨，医乎难矣。于戏！斯道失真，其来已久，安得愿闻精一者，与谈求本之道哉！是不能无望于后人也，因笔识其愚昧。以上仲景治法载《伤寒论》，薛立斋治韩州同案在《虚损门》，余治王蓬雀案在《喉痹门》。

升阳散火辨二二

凡治火之法，有曰升阳散火者，有曰滋阴降火者。夫火一也，而曰升曰降，皆堪治火。然升则从阳，降则从阴，而升降混用，能无悖乎？抑何者宜升，何者宜降，而用有辨乎？此千古之疑窦，亦千古之两端，而未闻有达之者。夫火之为病，有发于阴者，有发于阳者。发于阴者，火自内生者也；发于阳者，火自外致者也。自内生者，为五内之火，宜清宜降者也；自外致者，为风热之火，宜散宜升者也。今人凡见火证，无分表里，必曰木火同气，动辄称为风热，多用升阳散火之法。呜呼！此似近理，孰得非之，而不知至理所在，无容混也。

夫风热之义，其说有二：有因风而受热者，有因热而生风者。因风生热者，以风寒外闭而火郁于中，此外感阳分之火，风为本而火为标也；因热生风者，以热极伤阴而火达于外，此内伤阴分之火，火为本而风为标也。经曰：治病必求其本。可见外感之火，当先治风，风散而火自息，宜升散不宜清降；内生之火，当先治火，火灭而风自清，宜清降不宜升散。若反而为之，则外感之邪得清降而闭固愈甚，内生之火得升散而燔燎何当。此其内因外因，自有脉证可详辨也。

余阅方书，所见头目、口齿、咽喉、脏腑阴火等症，悉云风热，多以升降并用，从逆兼施，独不虑升者碍降，降者碍升乎？从者忌逆，逆者忌从乎？经曰：高者抑之，下者举之，寒者热之，热者寒之。又曰：病生于内者，先治其阴，后治其阳，反者益甚；病生于阳者，先治其外，后治其内，反者益甚。此自不易之正理。故余之立方处治，宜抑者则直从乎降，宜举者则直从乎升，所以见效速而绝无耽延之患，亦不过见之真而取之捷耳。若今人之轻病致重，重病致危，而经年累月，日深日甚，以致不救者，谓非两端之误之也乎？明者于此，最当辨也。

夏月伏阴续论二三

夏月伏阴在内，此本天地间阴阳消长之正理，顾丹溪特为此论而反乖其义，因以致疑于人。其谓何也？观其所论曰：人与天地同一橐龠，子月一阳生，阳初动也；寅月三阳生．阳初出于地也，此气之升也；巳月六阳生，阳尽出于上矣，此气之浮也。人之腹属地，气于此时，浮于肌表，散于皮毛，腹中虚矣。世言夏月伏阴在内，此阴字有虚之义，若作阴凉看，其误甚矣。且其时阳浮地上，燔灼焚燎，流金烁石，何阴冷之有？若于夏月火令之时妄投温热，宁免实实虚虚之患乎？此丹溪之言虚，是固然矣。若以阴凉二字为误，而夏月禁用温热，此则余所不服也。

何以见之？夫天地之道，惟此阴阳；阴阳之变，惟此消长。故一来则一往，一升则一降，而造化之机，正互藏为用者也。经曰：阴主寒，阳主热。又曰：气实者热也，气虚者寒也。此本阴阳之常性也。今既云夏月之阳尽浮于外，则阴伏于内矣，阴盛则阳衰也，非寒而何？阳浮于外，则气虚于中矣，气虚即阳虚也，非寒而何？此固不易之理也。然而尤有显然者，则在井泉之水，当三冬之寒冽，而井泉则温，盛夏之炎蒸，而泉源则冷，此非外寒内热，外热内寒之明验乎？此又岁岁皆然，主气之常候也。至若主气之外，又有客气，而天以五周，地以六备，寒暄递迁，气更应异。如伏明之纪，寒清数举；卑监之纪，风寒并兴；坚成之纪，阳气随阴治化；流衍之纪，寒司物化，天地严凝。太阳司天，寒气下临，寒清时举；太阴司天，地乃藏阴，大寒且至等义，是无论冬夏，皆有非时之气以动为民病者也，又岂因夏月之火令，遂可谓之无寒而禁用温热乎！且伏阴之义，本以阴阳对待，寒热为言，若但以阴字为虚，则夏月伏阴，宜多虚证，冬月伏阳，即无虚矣，岂其然乎？又若夏月宜禁温热，则冬月宜禁寒凉，无待言也。今见四时之病，盛夏每多吐泻，深冬偏见疮疹，诸如此类，岂非冬多内热，夏多中寒乎？总之，夏有热证，亦有寒证，冬有实证，亦有虚证，虽从时从证，贵乎因病制宜，然夏月伏阴之义，此实天人之同气，疾病之玄机，有必不可不察而忽之者也。今若丹溪之论，则于理反悖，而何切于用？即无此论，亦何不可？

近见徐东皋亦述丹溪之说云：夏月无寒，世人不察，而用温热，为世通弊。若谓夏月伏阴，宜服温热，则冬月伏阳，宜服寒凉，然则孟子冬日饮汤，夏日饮冰，亦不足信欤？噫！此公都子之言也，不过借喻内外，原非用析阴阳，而徐氏曲引为证，独不思经文《易》义，倘相背乎？《内经》曰：阴中有阳，阳中有阴。曰：寒极生热，热极生寒。

曰：重阴必阳，重阳必阴。曰：相火之下，水气承之；君火之下，阴精承之。曰：此皆阴阳表里内外雌雄相输应也，故以应天之阴阳也。又如《周易》之两仪，有阴必有阳也。两仪而四象，阴阳之中复有阴阳也。在泰之义，则曰内阳而外阴，君子道长，小人道消也；在否之义，则曰内阴而外阳，小人道长，君子道消也。由此观之，则丹溪之论，东皋之引证，皆吾之所不信也，故复为此续论。

阳不足再辨二四

原天地阴阳之化生，实生民性命之根本，善把握补救之妙用，诚吾道代天之大权，使我于此而见理不真，则加冰用汤，反成戕贼，害有不可胜言者。予自初年，尝读朱丹溪《阳有余阴不足论》，未尝不服其高见；自吾渐立以来，则疑信相半矣；又自不惑以来，则始知其大谬矣。故予于《类经·求正录》中，附有《大宝论》一篇，正所以救其谬也。然常恐见浅言偏，遗殃后世，每怀疑惧，而望正高明者久矣。不意付梓数载，斧削无闻，见信明贤，庶窃自慰。

兹于丙子之夏，始得神交一友，传训数言，询其姓氏，知为三吴之李氏也。诵其指南，则曰：阳常有余，阴常不足，此自丹溪之确论，而兹张子乃反谓阳常不足，阴常有余，何至相反若此，而自是其是？岂矫强以自炫欤？抑别有所本欤？姑无劳口吻以辨其孰是孰非，第以人事证之，则是非立见矣。如人自有生以来，男必十六而精始通，女必十四而经始至；及其衰也，男精竭于八八，女血净于七七，凡精血既去而人犹赖以不死者，惟此气耳。夫气为阳，精血阴也。精血之来，既迟在气后，精血之去，又早在气先，可见精已无而气犹在，此非阴常不足、阳常有余之明验乎？以是知先贤之金石本非谬，而后学之轻妄何容易也。予闻此说，益增悲叹。悲之者，悲此言之易动人听，而无不击节称善也。紫可乱朱，莫此为甚，使不辨明，将令人长梦不醒，而性命所系非渺小，是可悲也。悲已而喜，喜之者，喜至道之精微，不经驳正，终不昭明，幸因其说，得启此端而得解此惑，是可喜也。今即李子之言以辨之。

如其以精为阴，以气为阳，本非诬也，第其所觑在眉睫，则未免错认面目，而呼张作李矣。不知精即水也，水即阳也。若以水火言，则水诚阴也，火诚阳也；若以化生言，则万物之生，其初皆水，先天后天，皆本于是，而水即阳之化也。何以见之？如水在五行则生于一天，水在六气则属乎太阳，此水之为阴否？又若精在人身，精盛则阳强，精衰则阳痿，此精之为阴否？再若养生家所重者惟曰纯阳，纯阳之阳，以精言也，精若渗漏，何阳之有，此又精之为阴否？又《丹书》云：分阳未尽则不死，分阴未尽则不仙。亦言仙必纯阳也，若据李子之说，则但尽泄其精，便成纯阳，学仙之法岂不易乎？诚可哂也！盖李子之见，但见阴阳之一窍，未见阴阳之全体。夫阴阳之道，以纲言之，则位育天地；以目言之，则缕析秋毫，至大至小，无往而非其化也。若以清浊对待言，则气为阳，精为阴，此亦阴阳之一目也；若以死生聚散言，则凡精血之生皆为阳气，得阳则生，失阳则死，此实性命之化源，阴阳之大纲也。

人之生也，譬诸草木。草木之初，其生苗也，继而生枝叶，再而生花实，及其衰也，花实落而枝叶存，以渐而凋也。此草木之盛衰有时，故曰生长化收藏，而候有不同也。人之生也，亦犹是耳，初而生婴孩，继而生精血，再而生子女，及其衰也，精血去而形犹存，以渐而终也，此人生之盛衰亦有其时，故曰生长壮老已，而年有不同也。然则自幼至老，凡在生者，无非生气为之主，而一生之生气，何莫非阳气为之主，而但有初中之异耳。若以人之精至为阴至，岂花果之成，亦草木之阴至耶？而枝叶未凋，即草木之阳在耶？且阳气在人，即人人百岁，亦不过得分内之天年，而今见百人之中，凡尽天年而终者果得其几？此其夭而不及者，皆非生气之不及耶，而何以见阳之有余也？阳强则寿，阳衰则夭，又何以见阳之有余也？难得而易失者，惟此阳气；既失而难复者，亦惟此阳气，又何以见阳之有余也？观《天年》篇曰：人生百岁，五脏皆虚，神气皆去，形骸独居而终矣。夫形，阴也，神气，阳也。神气去而形犹存，此正阳常不足之结局也，而可谓阳常有余乎？

至若精气之阴阳，有可分言者，有不可分言者。可分者，如前云清浊对待之谓也；不可分者，如修炼家以精气神为三宝。盖先天之气，由神以化气化精；后天之气，由精以化气化神，是三者之化生，互以为根，本同一气，此所以为不可分也。故有善治精者，能使精中生气；善治气者，能使气中生精，此自有可分不可分之妙用也。再若寒热之阴阳，则不可不分。盖寒性如冰，热性如炭，冰炭不谋，奚堪妄用？予故曰：精气之阴阳有不可离，寒热之阴阳有不可混，此医家最切之法言也。且精血之阴阳，言禀赋之元气也；寒热之阴阳，言病治之药饵也。今欲以不足之元阳，认作有余而云火，则相习以苦寒之劣物，用为补剂以滋阴，嗟！嗟！牛山有限之生气，果能堪此无穷之阴剥否？哑子吃黄连，无容伸诉者，四百年于兹矣。夫以有望之丹溪言且若此，而矧其他乎？古人云：非圣之书不可读，此其尤甚者也。

然天地阴阳之道，本自和平，一有不平，则灾害至矣。而余谓阳常不足，岂亦非一偏之见乎？盖以丹溪补阴之说谬，故不得不为此反言，以救万世之生气。夫人之所重者，惟此有生，而何以能生，惟此阳气，无阳则无生矣。然则欲有生者，可不以此阳气为宝？即日虑其亏，亦非过也。而余谓阳常不足者，盖亦惜春之杞人耳。苟诚见左，仍望明贤再驳。

小儿补肾论二五

观王节斋曰：小儿无补肾法。盖小儿禀父精而生，男至十六而肾始充满，既满之后，妄用亏损，则可用药补之。若受胎之时，禀之不足则无可补，禀之原足，又何待于补耶？呜呼！此言之谬，谬亦甚矣！夫二五之精，妙合而凝，精合而形始成，此形即精也，精即形也，治精即所以治形，治形即所以始精也。第时有初中，则精有衰盛。故小儿于初生之时，形体虽成而精气未裕，所以女必十四，男必十六，而后天癸至。天癸既至，精之将盛也；天癸未至，精之未盛也。兹以其未盛而遽谓其无精也可乎？且精以至阴之液，本于十二脏之生化，不过藏之于肾，原非独出于肾也。观《上古天真论》曰：肾者主水，受五脏六腑之精而藏之。此精之所源，其不止于肾也可知矣。王节斋止知在肾，而不知在五脏。若谓肾精未泄不必补肾，则五脏之精，其有禀赋之亏、人事之伤者，岂因其未泄而总皆不必补耶？夫小儿之精气未盛，后天之阴不足也；父母之多欲水亏，先天之阴不足也。阴虚不知治本，又何藉于人为以调其元、赞其化乎？此本原之理，有当深察者如此。

再以小儿之病气论之，凡小儿之病最多者，惟惊风之属。而惊风之作，则必见反张戴眼、斜视抽搐等症，此其为故，总由筋急而然。盖血不养筋，所以筋急；真阴亏损，所以血虚，此非水衰之明验乎？夫肾主五液，而谓血不属肾，吾不信也。肝肾之病同一治，今筋病如此，而欲舍肾水以滋肝木，吾亦不信也。且太阳、少阴相为表里，其经行于脊背而为目之上网，今以反折戴眼之证偏多见于小儿，而谓非水脏阴虚之病，吾更不信也。矧以阳邪亢极，阴竭则危，脏气受伤，肾穷则死，此天根生息之基，尤于小儿为最切。然则小儿之病，其所关于肾气者非眇，而顾可谓小儿无补肾法耶？决不信！决不信！

道集

卷之三　传忠录下

命门余义二六　共六条

命门之义，《内经》本无，惟越人云：肾有两者，非皆肾也。左者为肾，右者为命门。命门者，诸神精之所舍，原气之所系，男子以藏精，女子以系胞也。余以其义有未尽，且有可疑，故著有《三焦包络命门辨》，附梓《类经》之末，似已尽其概矣。然而犹有未尽者，恐不足以醒悟后人，兹因再悉其蕴，条列于下。

——命门为精血之海，脾胃为水谷之海，均为五脏六腑之本。然命门为元气之根，为水火之宅，五脏之阴气非此不能滋，五脏之阳气非此不能发。而脾胃以中州之土，非火不能生，然必春气始于下，则三阳从地起，而后万物得以化生，岂非命门之阳气在下，正为脾胃之母乎？吾故曰：脾胃为灌注之本，得后天之气也；命门为化生之源，得先天之气也，此其中固有本末之先后。观东垣曰：补肾不若补脾。许知可曰：补脾不若补肾。此二子之说，亦各有所谓，固不待辨而可明矣。

——命门有火候，即元阳之谓也，即生物之火也。然禀赋有强弱，则元阳有盛衰；阴阳有胜负，则病治有微甚，此火候之所以宜辨也。兹姑以大纲言之，则一阳之元气，必自下而升，而三焦之普濩，乃各见其候。盖下焦之候如地土，化生之本也；中焦之候如灶釜，水谷之炉也；上焦之候如太虚，神明之宇也。下焦如地土者，地土有肥瘠而出产异，山川有厚薄而藏蓄异，聚散操权，总由阳气。人于此也，得一分即有一分之用，失一分则有一分之亏，而凡寿夭生育及勇怯精血病治之基，无不由此元阳之足与不足，以为消长盈缩之主，此下焦火候之谓也。中焦如灶釜者，凡饮食之滋，本于水谷，食强则体壮，食少则身衰，正以胃中阳气，其热如釜，使不其然，则何以朝食午即化，午食申即化，而釜化之速不过如此。观灶釜之少一炬则迟化一顷，增一炬则速化一时，火力不到，则全然不化，即其证也。故脾胃之化与不化，及饮食之能与不能，亦总由阳明之气有强与不强，而阴寒之邪有犯与不犯耳。及其病也，则渐痞渐胀，或膈或呕，或十化其三五，或膨聚而不消，或吞酸嗳腐而食气不变，或腹疼肚痛而终日不饿，或清浊不分，或完谷不化。盖化则无不运行，不化则无不留滞；运行则为气为血，留滞则为积为痰。此其故，谓非胃气之不健乎？而何以不健，谓非火候之无力乎？今见治痞治胀，及治吞酸嗳腐等症，无论是热非热，动辄呼为胃火，余烬其几，尚能堪否？此中焦火候之谓也。上焦如太虚者，凡变化必著于神明，而神明必根于阳气。盖此火生气，则无气不至；此火化神，则无神不灵。阳之在下则温暖，故曰相火以位；阳之在上则昭明，故曰君火以明。是以阳长则阴消，而离照当空，故五官治而万类盛；阳衰则阴胜，而阳为阴抑，故聪明夺而神气减。而凡人之声色动定及智愚贤不肖之有不齐者，何非阳德为之用，此上焦火候之谓也。此以三焦论火候，则各有所司，而何以皆归之命门？不知水中之火，乃先天真一之气，藏于坎中，此气自下而上，与后天胃气相接而化，此实生生之本也。是以花萼之荣在根柢，灶釜之用在柴薪，使真阳不发于渊源，则总属无根之火矣。火而无根，即病气也，非元气也。故《易》以雷在地下而为复，可见火之标在上，而火之本则在下。且火知就燥，性极畏寒，若使命门阴胜，则元阳畏避，而龙火无藏身之地，故致游散不归，而为烦热格阳等病。凡善治此者，惟从其性，但使阳和之气直入坎中，据其窟宅而招之诱之，则相求同气，而虚阳无不归原矣。故曰甘温除火热，正此之谓也。奈何昧者不明此理，多以虚阳作实热，不思温养此火，而但知寒凉可以灭火，安望其尚留生意而不使之速死耶！此实医家第一活人大义，既从斯道，不可不先明斯理。倘三焦有客热邪火，皆凡火耳，固不得不除，而除火何难，是本非正气火候之谓也。学者于此，当深明邪正二字，则得治生之要矣。

命门有生气，即干元不息之几也，无生则息矣。盖阳主动，阴主静；阳主升，阴主降。惟动惟升，所以阳得生气；惟静惟降，所以阴得死气。故干元之气，始于下而盛于上，升则向生也；坤元之气，始于上而盛于下，降则向死也。故阳生子中而前升后降，阴生午中而前降后升。此阴阳之歧，相间不过如毛发，及其竟也，则谬以千里，而死生之柄，实惟此毫厘升降之机耳。又如水暖则化气，化气则升无不生也；水寒则成冰，成冰则降无不死也。故肾气独沉，则奉生者少，即此生气之理也。至若人之生气，则无所不在，亦无所不当察，如脏腑有生气，颜色有生气，声音有生气，脉息有生气，七窍有生气，四肢有生气，二便有生气。生气即神气，神自形生，何不可辨？衰者速培，犹恐不生，尚堪伐乎？而况其甚者乎！故明师察此，必知孰者已亏，孰者犹可，孰者能益生气，孰者能损生气，孰者宜先攻病气以保生气，孰者宜先固生气以御病气。务思病气虽如此，生气将如何；见在虽如此，日后将如何。使不有原始要终之明，则皆寸光之流耳。

虽然，此徒以斯道为言也，而斯道之外，犹有说焉。夫生气者，少阳之气也；少阳之气，有进无退之气也。此气何来？无非来自根本；此气何用？此中尤有玄真。盖人生所贵，惟斯气耳，而出入之权在呼吸，斯气数之宝藏也。河车之济在辘轳，实转运之神机也。其进其退，其得其失，总在生息之间，而彭殇之途于斯判矣。经曰：得神者昌，失神者亡。即此生气之谓也。予见遭剥于是者不可胜纪，故特明其义于此。

——命门有门户，为一身巩固之关也。经曰：仓廪不藏者，是门户不要也；水泉不止者，是膀胱不藏也。得守者生，失守者死。又曰：肾者，胃之关也。关门不利，故聚水而从其类也。又曰：北方黑色，入通于肾，开窍于二阴。是可见北门之主，总在乎肾，而肾之政令，则总在乎命门。盖命门为北辰之枢，司阴阳柄，阴阳和则出入有常，阴阳病则启闭无序。故有为癃闭不通者，以阴竭水枯，干涸之不行也；有为滑泄不禁者，以阳虚火败，收摄之无主也。阴精既竭，非壮水则必不能行；阳气既虚，非益火则必不能固，此固其法也。然精无气不行，气无水不化，此其中又有可分不可分之妙用，亦在乎慧者之神悟，有非可以笔楮尽者。

——命门有阴虚，以邪火之偏胜也。邪火之偏胜，缘真水之不足也。故其为病，则或为烦渴，或为骨蒸，或为咳血吐血，或为淋浊遗泄。此虽明是火证，而本非邪热实热之比。盖实热之火其来暴，而必有感触之故；虚热之火其来徐，而必有积损之因，此虚火实火之大有不同也。凡治火者，实热之火可以寒胜，可以水折，所谓热者寒之也。虚热之火不可以寒胜，所谓劳者温之也。何也？盖虚火因其无水，只当补水以配火，则阴阳得平而病自可愈。若欲去火以复水，则既亏之水未必可复，而并火去之，岂不阴阳两败乎？且苦寒之物，绝无升腾之生气，而欲其补虚，无是理也。故予之治此，必以甘平之剂，专补真阴，此虽未必即愈，自可无害，然后察其可乘，或暂一清解，或渐加温润，必使生气渐来，庶乎脾可健则热可退，肺渐润则嗽渐宁，方是渐复之佳兆，多有得生者。若但知知、柏为补阴，则愈败其肾，而致泄泻食减，必速其殆矣。

误谬论二七

经曰：揆度奇恒，道在于一，得一之精，以知死生。此即斯道中精一执中之训也，凡天人之学，总无出此。矧医之为道，性命判于呼吸，祸福决自指端，此于人生关系，较之他事为尤切也。以此重任，使不有此见此识，诚不可猜摸尝试以误生灵。矧立法垂训，尤难苟且，倘一言失当，则遗祸无穷；一剂妄投，则害人不浅，此误之不容不正也。

宾自从斯道，常稽往古，所见轩岐之下，凡明良继出，何代无之？然必欲求其得中者，则舍《灵》《素》之外，似亦不多其人。盖窃见相传方论，每多失经意、背经旨、断章取义，假借数语以饰一偏之诡说者，比比其然。此总属意见有不到，至理有未明，故各逞胸臆，用示己长，致令斯道失中，大违精一之义，此则医之于人，亦何赖焉！是岂知道本一源，理无二致。自一源而万变，则万变仍归于一；自二致而错乱，则错乱遂其为两。故言外有理，理外亦有言。如理有在而言不能达者，此言外之理也；有可以言而不可以行者，此理外之言也。然理外岂别有言乎？第以疑似之间，加之便佞，则真为伪夺，而道旁之筑，从来有矣。如古之杨墨异端，今之传奇小说，谓皆非理外之言乎？言可假借，则是非乱而强辩出，由是贤者固执，愚者亦固执。如择善固执，则精一之谓，君子时中，则执中之谓，此贤者之固执也。其有言伪而辩，行僻而坚，必不知反，必不可移者，此愚者之固执也。执中者见事之舛，则不得不言，以利害所关，不容已也；邪僻者见人之长，则反诋其短，以鄙陋不伸，不肯已也。千古来是非邪正，每为此害，矧以惟类知类，而当局者亦难其人耳。然此辈虽云偏拗，犹知旁理，自非曳白者所能。其奈此中尚有全不知脉络，而止识皮毛者，亦且嚣嚣，偏能宜俗，是不过见热则用寒，见寒则用热，见外感则云发散，见胀满则云消导，若然者，谁不得而知之？设医止于是，则贱子庸夫皆堪师范，又何明哲之足贵乎？嗟！嗟！朱紫难辨，类多如此。

予因溯源稽古，即自金元以来为当世之所宗范者，无如河间、丹溪矣，而且各执偏见，左说盛行，遂致医道失中者，迄今四百余年矣。每一经目，殊深扼腕，使不速为救正，其流弊将无穷也。兹姑撮其数条，以见倍理之谈，其有不可信者类如此，庶乎使人警悟，易辙无难。倘得少补于将来，则避讳之罪，亦甘为后人而受之矣。

辨河间二八　共九条

刘河间《原病式》所列病机，原出自《内经·至真要大论》，盖本论详言五运六气盛衰胜复之理，而以病机一十九条总于篇末，且曰：有者求之，无者求之，盛者泻之，虚者补之，令其调达，而致和平。是可见所言病机，亦不过挈运气之大纲，而此中有无之求，虚实之异，最当探察，总惟以和平为贵。故《五常政大论》又详言五运三气之辨，则火之平气曰升明，火之太过曰赫曦，火之不及曰伏明，此虚火实火之辨，则有如冰炭之异，而《内经》不偏不倚之道，固已详明若是。奈河间不能通察本经全旨，遂单采十九条中一七六字，演为二七七字，不辨虚实，不察盛衰，悉以实火言病，著为《原病式》以讫于今。夫实火为病故为可畏，而虚火之病犹为可畏。实火固宜寒凉，去之本不难也；虚火最忌寒凉，若妄用之，无不致死。矧今人之虚火者多，实火者少，岂皆属有余之病，顾可概言为火乎？历观唐宋以前，原未尝偏僻若此，继自

《原病式》出，而丹溪得之定城，遂目为至宝，因续著《局方发挥》及阳常有余等论；即如东垣之明，亦因之而曰火与元气不两立，此后如王节斋、戴原礼辈，则祖述相传，遍及海内。凡今之医流，则无非刘、朱之徒，动辄言火，莫可解救，多致伐人生气，败人元阳，杀人于冥冥之中而莫之觉也，诚可悲矣！即间有一二特达，明知其非而惜人阳气，则必有引河间之说而群吠之者矣，何从辨哉？矧《病机》为后学之指南，既入其门，则如梦不醒，更可畏也。医道之坏，莫此为甚，此误谬之源，不可不察，故直笔于此，并再辨其略于下。

——河间论吐酸曰：酸者，肝木之味也，由火盛制金，不能平木，则肝木自甚，故为酸也。而俗医主于温和脾胃，岂知经言人之伤于寒也，则为病热云云。

宾谓吐酸吞酸等症，总由停积不化而然。而停积不化，又总由脾胃不健而然。脾土既不能化，非温脾健胃不可也，而尚可认为火盛耶？且妄引经文为证，其谬孰甚？本证别有详辨，具载吞酸门，所当互阅。

——河间论泻痢曰：泻白为寒，青红黄赤黑皆为热也。大法：泻利小便清白不涩为寒，赤色者为热。又完谷不化而色不变，吐利腥秽，澄澈清冷，小便清白不涩，身凉不渴，脉迟细而微者，寒证也；谷虽不化而色变非白，烦渴，小便赤黄而或涩者，热证也。凡谷消化者，无问色及他证便为热也，寒泻而谷消化者，未之有也。或火主疾速，而热盛则传化失常，谷不能化而飧泄者，亦有之矣。又曰：痢为热，热甚于肠胃，怫热郁结而成，或言下痢白为寒者，误也。若果为寒，则不能消谷，何由反化为脓也？如世之谷肉果菜，湿热甚则自然腐烂化为浊水，故食于腹中，感人湿热邪气，则自然溃发，化为脓血也。

据河间此说，似是而非，误人不浅。夫泻白为寒，人皆知也，而青挟肝邪，脾虚者有之，岂热证乎？红因损脏，阴络伤者有之，岂尽热乎？正黄色浅，食半化者有之，岂热证乎？黑为水色，元阳衰者有之，岂热证乎？若此者皆谓之热，大不通矣。且凡泻痢者，水走大肠，小水多涩，水枯液涸，便尿多黄，此黄涩之证未必皆由热也。亡液者渴，亡阴者烦，此烦渴之证未必尽为热也。至如完谷不化，澄澈清冷，诚大寒矣，然人偶有寒邪伤脏，或偶以生冷犯脾，稍失温和即病泻痢者，此本受寒，然未必即大寒证也。且凡脾胃初伤，阳气犹在，何能卒至清冷，遂成完谷不化？若必待清冷不化始云为寒，则阳已大败，又岂无渐寒而遽至若是哉？夫渐寒者，即寒证也，此等证候，犯者极多，若作热治，必用寒凉，夫既以生冷伤于前，复以寒凉败于后，乃至冰坚于霜，而遭其厄者，皆此论之杀之也。再观其前条，则犹云泻白为寒也；观其后条，则又云或言下痢白为寒者误也，然则凡治此者，舍清凉之外，则必无寒证矣，谬甚谬甚！又若寒则不能消谷，及谷化为脓之说，则尤为不妥。夫饮食有时，本当速化，此自胃气之常，人皆赖之以为生也。若化觉稍迟，便是阳虚之病，又何待不能消而始为寒乎？矧以所下脓垢，原非谷之所化。盖饮食入胃，凡其神化而归于营卫者，乃为膏血，其不能化而留于肠胃者，惟糟粕耳。此其为精为秽，本自殊途，是以糟粕不能化脓，从可知矣。且垢亦非脓，而实肠脏之脂膏也。何以知之？近有偶病而服硝黄等药者，随泻而下，必有如脓之垢。又或偶患泄泻者，于一二日间，即有此垢，岂热化之脓，其速有如此乎？又如久痢不已，或经年累月不能痊可，而每日所下皆有脓垢者，岂热化之脓，可以久延如此乎？此其非脓也明矣。既知非脓，安得皆云为热？此盖以肠脏受伤，而致膏脂不固，随剥随下，所以如此。若不为之安养脏气，而再用寒凉以治其热，则未有不脏气日败，而必至于死。故今之治痢多危者，率受此害，最当察也。

——河间曰：假如下痢赤白，俗言寒热相兼，其说尤误。岂知水火阴阳寒热者，犹权衡也，一高必一下，一盛必一衰，岂能寒热俱甚于肠胃而同为痢乎？如热生疮疡而出白脓者，岂可以白为寒欤？由其在皮肤之分，属肺金，故色白也；在血脉之分，属心火，故为血疖也；在肌肉，属脾土，故作黄脓；在筋部，属肝木，故脓色带苍；深至骨，属肾水，故紫黑血出也。各随五脏之部而见五色，是谓标也，本则一出于热，但分深浅而以。大法下迫窘痛，后重里急，小便赤涩，皆属燥热，而下痢白者必多有之，然则为热明矣。

据此说，以五色分五脏，其理颇通，若谓本则一出于热，则大不通矣。且五脏之分五色之证，则犹有精义，余因其说，并为悉之。夫泻出于脏，无不本于脾胃。脾胃之伤，以五气皆能犯之，故凡其兼赤者，则脾心证也；兼青者，脾肝证也；兼白者，脾肺证也；兼黑者，脾肾证也；正黄者，本脏证也。若以脾兼心，火乘土也，其土多热，言火可也。以脾兼肝，土受克也，其土多败，非火也；以脾兼肾，水反克也，其土多寒、非火也；以脾兼肺，母气泄也，其土多虚，非火也；本脏自病，脾受伤也，其土多湿，非火也。此兼证之盛衰，其逆顺有如此。且凡脾肾之强者有实热，脾肾之弱者皆虚寒，此脏气之可辨也。矧火本热也，而尚有虚火实火之异；风本阳也，而亦有风热风寒之异；土本乎中气也，而亦有湿热寒湿之异；至于金之寒，水之冷，同归西北之化，则其寒多热少，理所必致，岂可谓五脏之痢，本则一出于热乎？因致寒证之含冤者，此言之不得辞其责也。又赤白义详后丹溪条中。

——河间曰：夫治诸痢者，莫若于辛苦寒药治之，或微加辛热佐之则可。盖辛热能发散开通郁结，苦能燥湿，寒能胜热，使气宣平而已，如钱氏香连丸之类是也。故治诸痢者，黄连、黄柏为君，以至苦大寒，正主湿热之病。

据河间此说，最为治痢之害，又观其所著《药性》，则曰诸苦寒药多泄，惟黄连、黄柏性冷而燥，故自丹溪而后，相传至今，凡治痢者。举世悉用寒凉，皆此说之误也。毋论其他，姑以苦能燥湿一言辨之，则河间之见大左矣。夫五味之理悉出《内经》，《内经》有曰以苦燥之者，盖言苦之燥者也。河间不能详察，便谓是苦皆燥，而不知《内经》之言苦者，其性有二，其用有六。如曰火生苦；曰其类火，其味苦；曰少阳在泉为苦化，少阴在泉为苦化；曰湿淫于内，治以苦热；燥淫于内，治以苦温。是皆言苦之阳也。曰酸苦涌泄为阴；曰湿司于地，热反胜之，治以苦冷；曰湿化于天，热反胜之，治以苦寒。是皆言苦之阴也。此其言性之二也。又曰：以苦发之，以苦燥之，以苦温之，以苦坚之，以苦泄之，以苦下之，此其言用之六也。盖苦之发者，麻黄、白芷、升麻、柴胡之属也；苦之燥者，苍术、白术、木香、补骨脂之属也；苦之温者，人参、附子、干姜、肉桂、吴茱萸、肉豆蔻、秦椒之属也；苦之坚者，续断、地榆、五味、诃子之属也；苦之泄者，栀、柏、芩、连、木通、胆草之属也；苦之下者，大黄、芒硝之属也。夫气化之道，惟阳则燥，惟阴则湿，此不易之理也。岂以沉阴下降有如黄连、黄柏之属者，以至苦大寒之性而犹谓其能燥，有是理乎？是但知苦燥之一言，而不察苦发、苦温、苦坚、苦泄、苦下之五者，抑又何也？凡医中之讹，每有云其然而不知其所以然者，类如此。因致后人治痢，多不分寒热虚实，动以河间之法，及其将危，犹云血色如此，何敢用温？腹痛如此，何敢用补？死而无悟，深可哀也。谁之咎与？谁之咎与？

——河间肿胀条云：肿胀者，热胜则胕肿，如六月湿热太甚而庶物隆盛，则水肿之义明可见矣。

据此说，岂其然乎？夫肿胀发病，因热者固有之，而因寒者尤不少。盖因热者，以湿热之壅，而阴道有不利也；因寒者，以寒湿之滞，而阳气有不化也。故经曰：脏寒生满病。又曰：胃中寒则胀满。是皆轩岐之言也。由此观之，岂胀皆热病耶？且庶物隆盛，乃太和之阳化。以此拟形质之强壮则可，以此拟胕肿之病象，拟亦左矣。

——河间曰：战栗动摇，火之象也。栗，寒栗也。或言寒战为脾寒者，未明变化之道也。此由心火热甚，亢极而战，反兼水化制之，故寒栗也。然寒栗者，由火甚似水，实非兼以寒气也。

据此说，则凡见寒战皆为火证，而何以经曰：阴胜则为寒。又曰：阳虚畏外寒。又曰：阳虚而阴盛，外无气，故先寒栗也。又曰：阳明虚则寒栗鼓颔也。凡此者皆属经言，而河间悉言为火，其然否可知也。

——河间曰：惊者，心卒动而不宁也。所谓恐则喜惊者，恐则伤肾而水衰，心火自甚，故喜惊也。

据此所云，恐则喜惊，恐则伤肾，然经曰：肝气虚则恐。又曰；恐则气下，惊则气乱。夫肝气既虚，肾气既伤，而复见气下气乱，无非阳气受伤之病。阳气既伤，则何由心火遽甚，而惊则皆由火也？即曰恐则伤肾，不能滋养肝木，而肝虚则惊，又何不可？且肾水独衰者有之，岂必水衰即火盛也？今常见惊恐之人，必阳痿遗溺，其虚可知。然因火入心而惊者，固亦有之，未有因恐而惊者，皆可指为火证，则倍理甚矣。

——河间曰：虚妄者，以心火热甚，则肾水衰而志不精一，故神志失常，如见鬼神。或以鬼神为阴，而见之则为阴极脱阳而无阳气者，此妄意之言也。

据此一说，则凡以神魂失守而妄见妄言者，俱是火证，亦不然也。夫邪火盛而阳狂见鬼者固然有之，又岂无阳气太虚而阴邪为鬼者乎？《难经》曰：脱阴者目盲，脱阳者见鬼。华元化曰：得其阳者生，得其阴者死。

辨丹溪二九　共九条

尝见朱丹溪《阳常有余阴常不足论》，谓人生之气常有余，血常不足，而专以抑火为言，且妄引《内经》阳道实，阴道虚，及至阴虚，天气绝，至阳盛，地气不足等文，强以为证，此诚大倍经旨，大伐生机之谬谈也。何也？盖人得天地之气以有生，而有生之气，即阳气也，无阳则无生矣。故凡自生而长，自长而壮，无非阳气为之主，而精血皆其化生也。是以阳盛则精血盛，生气盛也；阳衰则精血衰，生气衰也。故经曰：中焦受气取汁，变化而赤，是谓血。是岂非血生于气乎？丹溪但知精血皆属阴，故曰阴常不足，而不知所以生精血者先由此阳气。倘精血之不足，又安能阳气之有余？由此虑之，何不曰难成易亏之阳气，而反曰难成易亏之阴气，是何异但知有母而不知有父者乎？故其所立补阴等方，谓其能补阴也，然知、柏止堪降火，安能补阴？若任用之，则戕伐生气而阴以愈亡，以此补阴，谬亦甚矣。及察其引证经文，则何其谬诞。若经曰：阳者，天气也，主外；阴者，地气也，主内。故阳道实，阴道虚。此《太阴阳明论》言脾之与胃生病有异，以阳明主表，太阴主里，凡犯贼风虚邪者，阳受之，阳受之则入六腑，而外邪在表，邪必有余，故曰阳道实也；食饮不节，起居不时者，阴受之，阴受之则入五脏，而内伤脏气，脏必受亏，故曰阴道虚也。此本经以阳主外阴主内，而言阳病多实、阴病多虚有如此，岂以天地和平之阴阳，而谓其阳常有余、阴常不足乎？勉强引证，此一谬也。又经曰：至阴虚，天气绝；至阳盛，地气不足。此《方盛衰论》言阴阳否隔之为病，谓阴虚于下则不升，下不升则上亦不降，是至阴虚，天气绝也；阳亢于上则不降，上不降则下亦不升，是至阳盛，地气不足也。此本以上下不交者为言，亦非阳常有余、阴常不足之谓也。且下二句犹或似之，而上二句云至阴虚，天气绝，则何以为解？此更谬也。以丹溪之通博，而胡为妄引若此，抑为偏执所囿而忘其矫强乎？余陋不自觉，而念切在道，故不能为丹溪讳而摘正于此，犹俟高明之评教。

——丹溪《相火论》曰：五行各一其性，惟火有二，曰君火，人火也；曰相火，天火也。火内阴而外阳，主乎动者也，故凡动皆属火。天主生物，故恒于动，人有此生，亦恒于动，其所以恒于动者，皆相火之所为也。故人自有知之后，五志之火为物所感，不能不动，为之动者，即《内经》五火也。相火易起，五性厥阳之火相扇而妄动矣。火起于妄，变化莫测，无时不有，煎熬真阴，阴虚则病，阴绝则死。

据丹溪此论，则无非阐扬火病而崇其补阴之说也。第于此而浅视之，则若或近理，故易动人。于此而深味之，则意识皆幻，大是误人。余请精绎其义，用解后人之惑何如？盖自一元初肇，两仪继之，则动静于斯乎见，而阳主动，阴主静也。自两仪奠位，而五行布之，则气质各有所主，而火主热，水主寒也。此两仪动静，为五行之先天，先天者，性道也；五行寒热，为两仪之后天，后天者，变体也。先后之理，有可混言者，有不可混言者。其可混者，如火本属阳，即言火为动，若为不可也；其不可混者，以阳为元气之大主，火为病气之变见，而动乃阳之性道，安得以性道为病变，而言凡动皆属火也。即自天人论之，则曰天行健，岂天动即火乎？又曰君子以自强不息，岂人动即火乎？使天无此动则生机息，人无此动则性命去，又何可以火言动乎？若谓之火，则火必宜去，而性亦可去乎？若谓凡动皆属火，则岂必其不动而后可乎？夫以阳作火，词若相似，而理则大倍矣。故在丹溪则曰：阴虚则病，阴绝则死。余则曰：阳虚则病，阳脱则死。此几微疑似中，有毫厘千里之异，临歧者不可不详察也。或曰：子言虽是，第未达丹溪之意耳。如曰五脏各有火，五志激之，其火随起，以致真阴伤，阴绝则死者，岂非因动生火乎？予曰：此或因情欲之思动火者，止有一证，如欲念不遂，或纵欲太过，致动相火而为劳为瘵者，诚有之也。此外而五志之动皆能生火，则不然也。夫所谓五志者，喜怒思忧恐也。经曰：喜伤心，怒伤肝，思伤脾，忧伤肺，恐伤肾。五脏既受此伤，则五火何由而起？又曰：喜则气散，怒则气逆，忧则气闭，思则气结，恐则气下。此五者之性为物所感，不能不动，动则耗伤元气，元气既耗如此，则火又何由而起？故经曰：五脏者，主藏精者也，不可伤，伤则失守而阴虚，阴虚则无气，无气则死矣。是可见脏不可伤，气亦不可伤，未闻伤即为火也。既云为火，必有火证，使无火证，而但以动字敷衍其说，是何异捉影为形，而天下事又何不可马鹿其间乎。且常见五志所伤之人，伤极必生战栗，是盖以元阳不固，神气失守而然。倘遇河间为之和，则又必为战栗皆生于火矣。孰是孰非，其几如此，能不为生民痛哉！

——丹溪《局方发挥》曰：相火之外，又有脏腑厥阳之火，五志之动，各有火起。相火者，此经所谓一水不胜二火之火，出于天造；厥阳者，此经所谓一水不胜五火之火，出于人欲。气之升也，随火炎上，升而不降，孰能御之？

原经文五火之说，乃《解精微论》中言厥病之目无所见也。谓其阳并于上，阴并于下，阴阳不交，所以为厥。厥者，逆也。由其阳逆于上则火不降，阴逆于下则水不升，水既不升，火又不降，而目以一阴之微精，不胜五脏之阳逆，此单言厥逆之为病也如此，岂言火有五而水止一乎？又按二火之说，乃《逆调论》言人有身寒之甚而反不战栗者，名为骨痹。谓其人肾气素胜，以水为事，则肾脂枯而髓不能满，故寒甚至骨也。又以肝为一阳，心为二阳，二脏皆有伏火，则一水不胜二火，所以身虽寒而不冻栗。此单言骨痹之为病也如此，又岂阳常有余之谓乎？若以五火二火尽可引为火证，则如《示从容论》中有云二火不胜三水者，又将何以解之，而何独不引为言耶？试以此问丹溪，其将何以答予。

——丹溪曰：气有余便是火。又曰：五脏各有火，五志激之，其火随起。若诸寒为病，必须身犯寒气，口得寒物，乃为病寒。非若诸火，病自内作，所以气之病寒者，十无一二。

予味丹溪此言，不能不掩卷叹息，岂必气之病寒者十无一二耶？夫气本属阳，阳实者固能热，阳虚者独不能寒乎？故经曰：气实者热也，气虚者寒也。又经曰：血气者，喜温而恶寒，寒则泣不能流，温则消而去之。则其义有可知矣。且今人之气实与气虚者，孰为多寡，则寒热又可知矣。然而何以证之？如心气虚则神有不明，肺气虚则治节有不行，脾气虚则食饮不能健，肝气虚则魂怯而不宁，肾气虚则阳道衰而精少志屈，胃气虚则仓廪匮而并及诸经，三焦虚则上中下俱失其职，命门虚则精气神总属无根。凡此者，何非气虚之类？气虚即阳虚，阳虚则五内不暖而无寒生寒，所以多阳衰羸败之病。若必待寒气寒食而始为寒证，则将置此辈于何地？夫病之所贵于医者，贵其能识生气，是诚医家最大关系，而丹溪全不之察，故无怪其曰：气有余便是火，而余反之曰：气不足便是寒。使其闻余之说，尚不知以为然否。

——丹溪《格致余论》曰：六气之中，湿热为病，十居八九。

据此说，湿热为病十居八九，则无怪乎寒凉之药，亦宜八九矣。此亦大谬之言也。夫阴阳之道，本若权衡，寒往暑来，无胜不复，若偏热如此，则气候乱而天道乖矣。故轩辕帝曰：其德化政令之动静损益皆何如？岐伯曰：夫德化政令灾变不能相加也，胜复盛衰不能相多也，往来大小不能相过也，用之升降不能相无也，各从其动而复之耳。此《气交变大论》之文，岂亦其不足信乎！

——丹溪《夏月伏阴论》曰：若于夏月火令之时，妄投温热，宁免实实虚虚之患乎？或曰：巳月纯阳，于理或通，五月一阴，六月二阴，非阴冷而何？答曰：此阴之初动于地下也。四阳浮于地上，燔灼焚燎，流金烁石，何阴冷之有？

据此一说，则夏月止宜寒凉矣，而何以帝曰：服寒而反热，服热而反寒，其故何也？岐伯曰：治其王气，是以反也。然则丹溪止知治王气，而王气有不可治者，何以不知也？矧春夏之温热，秋冬之寒凉，此四时之主气也；而风寒暑湿火燥，此六周之客气也。故春夏有阴寒之令，秋冬有温热之时，所谓主气不足，客气胜也。所谓必先岁气，无伐天和，亦此谓也。岂丹溪止知有主气，而客气之循环胜复，又何以不知也？然此犹以气令言也。若人之血气阴阳，本自不同，病之表里寒热，岂皆如一？设以夏月得阴证而忌用温热，冬月得阳证而忌用寒凉，则其人能生乎？是丹溪止知时热宜凉，而舍时从证，又何以不知也？观其所论，止言夏月忌温热，不言冬月忌寒凉，何其畏火之见，主火之言，一至于此。

——丹溪《局方发挥》曰：经云暴注下迫，皆属于热。又曰：暴注属于火。又曰：下痢清白属于寒。夫热为君火之气，火为相火之气，寒为寒水之气，属火热者二，属水寒者一，故泻痢一证，似乎属热者多，属寒者少。详玩《局方》，专以热涩为用，若用于下痢清白而属寒者斯可矣。经所谓下迫者，即里急后重之谓也，其病属火，相火所为，其毒甚于热也，投以涩热，非杀之而何？

据此说，以二火一水言泻痢之由，殊未当也。夫经言暴注下迫皆属于热者，谓暴泻如注之下迫，非肠澼下痢之谓也。观《太阴阳明论》曰：阴受之则入五脏，下为飧泄，久为肠澼。然肠澼言久，岂同暴注而皆为热乎？且《内经》所言泻痢之证，寒者极多，今于《泄泻门》详列可考，何丹溪俱不引证，而独引二火之说，亦勉强矣。及遍考《内经》，则止有暴注下迫皆属于热一句，并无暴注属于火之文，即或以属火之年有言暴注者，然木金土水之年皆有此证，又何以独言火也？盖其意专在火，故借引经文以证其说，而不知经言二火者，本言六气之理也，岂以泻痢一证为二火乎？观之经曰长夏善病洞泄寒中，何不曰洞泄热中，其义可知，而丹溪何不察也？夫以泻痢为火者，本出河间，而丹溪宗之，故变为此说。戴原礼又宗丹溪，故云：痢虽有赤白二色，终无寒热之分，通作湿热治。自此说相传，遂致诸家方论，无不皆言湿热，而不知复有寒湿矣，其害孰甚？至若《局方》一书，虽云多用热涩，然于实热新邪，岂云皆用此法？观其所载太平丸、戊己丸、香连丸、薷苓汤之类，岂非以寒治热者耶？又若真人养脏汤、大已寒丸、胡椒理中汤之类，皆有可用之法，其中随证酌宜，顾在用之者何如耳，岂《局方》专以热涩为用，而可斥其非耶。且是书之行，乃宋神宗诏天下高医各以效方奏进而成者，此其中或过于粉饰者，料不能无，而真效之方必亦不少。第在丹溪之言火多者，谓热药能杀人，而余察其为寒多者，则但见寒药之杀人耳，明者其深察之。

——丹溪曰：痢赤属血，自小肠来；白属气，自大肠来，皆湿热为本。初得一二日间，元气未虚，必推荡之，此通因通用之法，大承气汤、调胃承气汤。下后看其气病血病而用药，气用参、术，血用四物。痢五日后不可下，脾胃气虚故也，壮实者亦可下。

据此说，以赤白言血气，而分属大肠小肠，其于五行之说则然，而于病情之真则凿矣。盖小肠为心之腑，宜其主血；大肠为肺之腑，宜其主气。然水谷气化于小肠，岂小肠之非气乎？或于粪前而见血，岂大肠之无血乎？观之经曰：血者，神气也。此非赤化于气乎？又曰：白血出者死。此非白亦为血乎？盖白者赤者，无不关乎血气，但其来浅者白，而来深者则赤也。故经曰：阳络伤则血外溢，血外溢则衄血；阴络伤则血内溢，血内溢则后血。此自至理，何其明显，而顾可以小肠大肠分血气哉？然此犹无碍，亦不必深为之辨也。至若初得一二日间，元气未虚，必推荡之，为通因通用法，则此说不可概言矣。盖此证有不宜下者，有必不可下者，岂以一二日间必可推荡耶？若病之可泻者，必其元气本强，积聚多实，则无论寒邪热邪，但得一推，则邪从泻去，而气本无伤，故可泻也。使无此元气，无此胀实，则无可言泻者矣。则强盛之人，随食随化，故饮食不易伤，泻痢不易犯，即有所犯，亦无不随病而随愈也。其有易病者，必其易伤者也，易伤者，必其本弱者也。所以凡患泻痢而有久延难愈者，必其弱者多，而强者少也。是以治宜推荡者，亦不过数十中之一二耳。且体弱之证，亦有不同，有微弱者，有次弱者，有大弱者，此其形气脉息，病因证候，是实是虚，自可明辨。凡见脾肾不足而致泻痢者，则始终皆不可下，若妄用之，则微者必甚，甚者必死，莫可解救。此推荡之不可轻用也，诚见其致误者不少矣。即在丹溪亦曰：余近年涉历，亦有大虚大寒者，不可不知。此丹溪晚年之一隙耳，而亦知前言之过否？

——丹溪《痢疾门·附录》曰：诸有积者，以肚热缠痛推之；诸有气者，以肚如蟹渤验之。究其受病之源，决之对病之剂，大要以散风邪，行滞气，开胃脘为先，不可遽用肉豆蔻、诃子、白术辈以补住寒邪，不可投米壳、龙骨辈以闭涩肠胃。邪得补而愈盛，故变证作，所以日夕淹延而不已也。

据此散风邪，行滞气，开胃脘三法，亦不过言其大概，固未尽也。至若补住寒邪之说，则大有不通，而且最易惑人，为害不浅。夫既受寒邪，即当辨其虚实，然实者必有实证，本不宜补，不宜补而补之，则随补随甚，即显见也，又何待乎变证？若因脏气受伤者，则无非虚证，即宜温补。盖温可以逐寒邪，补以健脾肾，脾肾既健，寒邪既去，则无不速愈，何反有补住之理？又何有变证之说？且温补之法，原不在米壳、龙骨之属，又岂止豆蔻、白术而已乎？若执补住之说而禁用之，则必致虚者日虚而变证百出矣。余所见者，惟寒凉变证之害，不可胜纪，或近则旬日，远则累月经年，终于殒命而后已，未闻有以温补变证而日夕淹延不已者。兹余年出古稀，涉历不少，凡遇人言，率多不分虚实，无不曰补住寒邪，无不曰邪得补而愈盛。正以信之者多，所以害之者甚，因致抱疾之辈，宁受寒凉而死，不愿温补而生，究其所由，实由乎此。嗟！嗟！一言关系，有如是乎！余切悲之，今但反其说曰：以寒遇寒，则留住寒邪；邪得寒而愈甚，理所必然。遭此害者多矣，因特表其义，谨以告诸惑者。

又总原刘、朱二家之说，无非偏执言火，故但见经文有火字，则必引以为证，凡如前列诸条，果亦有一言合经意者否？彼二子者既曰读经，何以不顾上下文，而单扯一句，便可著书妄言，岂谓后世之人都无目耶？抑举世可欺耶？抑性体之有未明耶？谬已甚矣，吾不得为之解也。自二子之说行，而轩岐之受诬亦久矣。何也？以后人之遭毒于亡阳者，必谓轩岐之诲之也。使轩岐再起而见之，能无眦裂而发竖乎？此时医受病之源，实河间创之，而丹溪成之。予为此论，盖一则为后人保生命，一则为轩岐正道统，一则为后生浅学，知识未广，凡初见彼书者，无不信为经训，多致终生受误，害可胜言！欲清其流，必澄其源，故单采二家之略，辨正于此，而有余未尽，诚难悉也。

论时医三十　共二十一条

——时医治病，但知察标，不知察本，且常以标本借口，曰急则治其标，缓则治其本，是岂知《内经》必求其本之意。故但见其所急在病，而全不知所急在命，此其孰可缓也？孰当急也？孰为今日之当急，孰为明日之更当急也？缓急既不知，则每致彼此误认，尚何标本为言乎！

——中风证悉由内伤，本无外感。既无外感，必不可散。若过用治风等药，则轻者必重，重者必速死。

——伤寒关系全在虚实二字。实者易治，虚者难治，以其元气本虚，故邪不易解。若治挟虚伤寒，不知托散，而但知攻邪，愈攻则愈虚，愈虚则无有不死。若甚虚者，即微补且无益，而但以治标为主者必死。

——伤寒阳经与阳证不同。阳经者，邪在表也；阳证者，热在里也。若内无实热脉候，而以阳经作阳证，妄用寒凉治其火，因致外内合邪而不可解者，必死。

——痢疾之作，惟脾肾薄弱之人极易犯之。夫因热贪凉，致伤脏气，此人事之病，非天时之病也。今之治痢者，止知治天时之热，不知治人事之寒，何也？矧痢证多在秋深，斯时也，炎暑既消，固不可执言热毒，秋凉日至，又何堪妄用寒凉？凡若此者，既不知人事，又不知天时，失之远矣，害莫甚矣，当因予言而熟思之矣。

——小儿血气未充，亦如苗萼之柔嫩，一或伤残，无不凋谢，故平时最宜培植，不可妄行消导。其或果有食滞胀痛，则宜暂消；果有风寒发热，则宜暂散；果有实热痰火，则宜暂清，此不得不治其标也。舍此之外，如无暴急标病，而时见青黄羸瘦，或腹膨微热，溏泄困倦等症，则悉由脾肾不足，血气薄弱而然。而时医见此，无非曰食积痰火，而但知消导，尤尚清凉，日削日剥，则元气日损，再逢他疾，则无能支矣。此幼科时俗之大病，有不可不察者也。

——小儿痘疹发热，此其正候，盖不热则毒不能透。凡其蒸热之力，即元气之力，故自起至化，自收至靥，无不赖此热力为之主，是诚痘疹之用神，必不可少，亦不必疑者也。惟是热甚而毒甚者，则不得不清火以解其毒，然必有内热真火脉证，方可治以清凉，此不过数十中之一二耳。如无内热，而但有外热，此自痘家正候，必不可攻热以拔元气之力，以伤脾肾之源。奈近代痘科全不知此，但见发热，则无论虚实，开口止知解毒，动手只知寒凉，多致伤脾而饮食日减，及靥时泄泻而毙者，皆其类也。此误最多。不可不察。

——痘疮不起，如毒盛而不可起者，此自不救之证，不必治也。若别无危证而痘不起者，总由元气无力，但培气血，则无有不起。近见痘科凡逢此证，则多用毒药，如桑蚕、穿山甲之类，逼而出之，见者以为奇效，而不知起发非由根本，元气为毒所残，发泄太过，内必匮竭，以此误人，所当切省。

——妇人经脉滞逆，或过期不至，总由冲任不足而然。若不培养血气，而止知通经逐瘀，则血以日涸，而崩漏血枯等症无所不至矣。

——凡情欲致伤，多为吐血失血，及或时发热，此真阴受伤之病。若但知治火，而不知治阴，则阴日消亡而劳瘵反成矣。

——痰证必有所因，是痰本不能生病，而皆因病生痰也。若止知治痰，而不知所以生痰，则痰必愈甚，未有可消而去者也。

——膨满总由脾胃，脾胃虽虚，未必即胀，若但知消导，则中气愈虚，而胀必日甚矣。

——气滞隔塞，总属脾虚不运，故为留滞。若不养脾而但知破气，则气道日亏，而渐成噎膈等病。

——小水短赤，惟劳倦气虚及阴虚之人多有之，若以此类通作火治，而专用寒凉，则变病有不可测矣。

——脉虚证热，本非真火，若作热治，而肆用寒凉，则轻者必重，重者必死。

——病本大虚而治以微补，药不及病，本无济益，若疑为误而改用消伐则死。

——病有缓急，效有迟速，若以迟病而求速效，则未免易医，易医多则高明本少，庸浅极多，少不胜多，事必败矣。

——任医须择贤者，而于危急之际尤不可苟。若彼宵小之辈，惟妄炫己长，好翻人案，不幸遇之，多致淆惑是非，生命所系不浅。

——经曰：人迎盛坚者伤于寒，气口坚盛者伤于食。此本以阳明太阴之脉分言表里，而王叔和以左为人迎，右为气口，因致后人每以左脉辨外感，右脉辨内伤，岂左无内伤，而右无外感乎？谬甚！谬甚！

——经曰：病生于内者，先治其阴，后治其阳，反者益甚；病生于阳者，先治其外，后治其内，反者益甚。

——病人善服药者，闻其气，尝其味，便可觉宜否之优劣，固无待入腹而始知也。独悯乎无识无知者，但知见药服药，而不知药之为药，但知见医求医，而不知医之为医，亦可悲矣。

京师水火说三十一

水火者，养生之本，日用之物，用水火而不察其利病，则适足以伤人，而实人所不知也。故水品分差等，火性言优劣，固非欺我者也。姑无论其他，试以燕京之水火言之。凡水之佳者，得阳之气，流清而源远，气香而味甘；水之劣者，得阴之性，源近而流浊，气秽而味苦。而京师之水则有两种：曰甜水，曰苦水是也。即其甜者亦未甚佳，而其苦者乃为最劣。盖水之味苦者，以其多碱，试取墙间白霜，火之皆燃，水中所有，即此物也，即朴硝也。其性则五金八石皆能消化，因而命名曰硝。故善于推荡积滞，攻破癥坚，凡脾弱之人服之多泄，是所验也。使无其实，而朝夕用之以养生，吾恐人之脏腑，有更非五金八石之可比，其为潜消暗耗，剥人元气于罔觉之中，大有可畏者。或曰：未必然，果若所云，则吾未见斯地之乏人，亦未见斯地之皆病，何子之过虑也？予曰：噫！此正所谓罔觉也。请以寿夭而纪其验，则水土清甘之处，人必多寿，而黄发儿齿者，比比皆然；水土苦劣之乡，暗折天年，而耄耋期颐者，目不多见。虽曰寿乡未必全寿，夭乡未必皆夭，若以强者而滋养得宜，岂不更寿？弱者而饮食不佳，岂不更夭？远者不能概知，第以京师较之吾乡，则其寿夭之殊，不无大有径庭矣。职此之由，谓非水土之使然欤?

又若火之良否，原自不同，故先王取用，四时有异。惟是京师用煤，必不可易。虽用煤之处颇多，而惟京师之煤，气性尤烈，故每熏人至死，岁岁有之，而人不能避者无他，亦以用之不得其法耳。夫京师地寒，房室用纸密糊，人睡火炕，煤多爇于室内，惟其房之最小而最密者，最善害人。其故何也？盖以水性流下，下而不泄，则自下满而上；火性炎上，上而不泄，则自上满而下。故凡煤毒中人者，多在夜半之后，其气渐满，下及人鼻，则闭绝呼吸，昧然长逝，良可慨悯。凡欲避其毒者，惟看房室最密之所，极为可虑，但于顶槅开留一窍，或于窗纸揭开数楞，则其气自透去，不能下满，乃可无虑矣。然总之窗隙不如顶槅，为其透气之速也。设有中其毒者，必气闭声挣，不能自醒，速当呼之，饮以凉水，立可解救。或速令仆地，使其鼻吸地气，亦可解救。然待其急而救疗，恐有迟误而无济于事，孰若预有以防之为愈也。此京师水火之害，举京师而言，则他处可以类推矣。凡宦游京国及客处异地者，不可不知此二说，以为自珍之本。

医非小道记三十

予出中年，尝游东藩之野，遇异人焉。偶相问曰：子亦学医道耶？医道难矣，子其慎之。予曰：医虽小道，而性命是关，敢不知慎！敬当闻命。异人怒而叱曰：子非知医者也。既称性命是关，医岂小道云哉？夫性命之道，本乎太极，散于万殊。有性命然后三教立，有性命然后五伦生。故造化者，性命之炉冶也；道学者，性命之绳墨也；医药者，性命之赞育也。然而其义深，其旨博，故不有出人之智，不足以造达微妙；不有执中之明，不足以辨正毫厘。使能明医理之纲目，则治平之道如斯而已；能明医理之得失，则兴亡之机如斯而已；能明医理之缓急，则战守之法如斯而已；能明医理之趋舍，则出处之义如斯而已。洞理气于胸中，则变化可以指计；运阴阳于掌上，则隔垣可以目窥。修身心于至诚，实儒家之自治；洗业障于持戒，诚释道之良医。身心人己，理通于一。明于此者，必明于彼；善乎彼者，必善于斯。故曰：必有真人，而后有真知；必有真知，而后有真医。医之为道，岂易言哉！若夫寻方逐迹，龊龊庸庸，椒硫杀疥，葱薤散风，谁曰非医也？而缁衣黄冠，总称释道；矫言伪行，何非儒流？是泰山之与丘垤，河海之与行潦，固不可以同日语矣。又若阴阳不识，虚实误攻，心粗胆大，执拗偏庸，非徒无益而反害之之徒，殆又椒、硫、葱、薤之不若，小道之称，且不可当，又乌足与言医道哉！医道难矣，医道大矣，是诚神圣之首传，民命之先务矣。

吾子其毋以草木相渺，必期进于精神相贯之区，玄冥相通之际，照终始之后先，会结果之根蒂，斯于斯道也，其庶乎为有得矣。子其勉之！予闻是教，惭悚应诺，退而皇皇者数月，恐失其训，因笔记焉。

病家两要说三三　一忌浮言　二知真医

医不贵能愈病，而贵于能愈难病；病不贵于能延医，而贵于能延真医。夫天下事，我能之，人亦能之，非难事也；天下病，我能愈之，人亦能愈之，非难病也。惟其事之难也，斯非常人之可知；病之难也，斯非常医所能疗。故必有非常之人，而后可为非常之事；必有非常之医，而后可疗非常之病。第以医之高下，殊有相悬，譬之升高者，上一层有一层之见，而下一层者不得而知之；行远者，进一步有一步之闻，而近一步者不得而知之。是以错节盘根，必求利器；阳春白雪，和者为谁？夫如是，是医之于医尚不能知，而矧夫非医者？昧真中之有假，执似是而实非。鼓事外之口吻，发言非难；挠反掌之安危，惑乱最易。使其言而是，则智者所见略同，精切者已算无遗策，固无待其言矣。言而非，则大隳任事之心，见几者宁袖手自珍，其为害岂小哉！斯时也，使主者不有定见，能无不被其惑而致误事者鲜矣。此浮言之当忌也。又若病家之要，虽在择医，然而择医非难也，而难于任医；任医非难也，而难于临事不惑，确有主持，而不致朱紫混淆者之为更难也。倘不知此而偏听浮议，广集群医，则骐骥不多得，何非冀北驽群？帷幄有神筹，几见圯桥杰竖？危急之际，奚堪庸妄之误投？疑似之秋，岂可纷纭之错乱？一着之谬，此生付之矣。以故议多者无成，医多者必败。多何以败之？君子不多也。欲辨此多，诚非易也。然而尤有不易者，则正在知医一节耳。

夫任医如任将，皆安危之所关。察之之方，岂无其道？第欲以慎重与否观其仁，而怯懦者实似之；颖悟与否观其智，而狡诈者实似之；果敢与否观其勇，而猛浪者实似之；浅深与否观其博，而强辩者实似之。执拗者若有定见，夸大者若有奇谋。熟读几篇，便见滔滔不竭；道闻数语，谓非凿凿有凭。不反者，临涯已晚；自是者，到老无能。执两端者，冀自然之天功；废四诊者，犹瞑行之瞎马。得稳当之名者，有耽搁之误；昧经权之妙者，无格致之明。有曰专门，决非通达。不明理性，何物圣神？又若以己之心，度人之心者，诚接物之要道，其于医也，则不可谓人己气血之难符。三人有疑，从其二同者，为决断之妙方，其于医也，亦不可谓愚智寡多之非类。凡此之法，何非征医之道，而征医之难，于斯益见。然必有小大方圆全其才。仁圣工巧全其用，能会精神于相与之际，烛幽隐于玄冥之间者，斯足谓之真医，而可以当性命之任矣。惟是皮质之难窥，心口之难辨，守中者无言，怀玉者不炫，此知医之所以为难也。故非熟察于平时，不足以识其蕴蓄；不倾信于临事，不足以尽其所长。使必待渴而穿井，斗而铸兵，则仓卒之间，何所趋赖？一旦有急，不得已而付之庸劣之手，最非计之得者。子之所慎斋战疾，凡吾侪同有性命之虑者，其勿忽于是焉。

噫！惟是伯牙常有也，而钟期不常有；夷吾常有也，而鲍叔不常有。此所以相知之难，自古若之，诚不足为今日怪。倘亦有因余言而留意于未然者，又孰非不治已病治未病，不治已乱始未乱之明哲乎，惟好生者略察之。

保天吟三四

一气先天名太极，太极生生是为易。易中造化分阴阳，分出阴阳运不息。刚柔相荡立乾坤，剥复夬姤群生植。禀得先天成后天，气血原来是真的。阴阳气固可长生，龙虎飞腾失家宅。造化盅人果几多，谁道些须亦当惜？顾惜天真有两端，人己机关宜辨格。自治但存毋勉强，庄生最乐无心得；为人须慎保天和，岐伯深明无伐克。伐克从来性命仇，勉强分明元气贼。肤切根源未了然，养气修真亦何益？漫将斯语等浮云，道在路旁人不识；余今著此《保天吟》，愿效痴东奉佳客。

卷之四　脉神章上

《内经》脉义

部位一　部位解见后章

《脉要精微论》曰：尺内两旁，则季胁也，尺外以候肾，尺里以候腹。中附上，左外以候肝，内以候膈；右外以候胃，内以候脾。上附上，右外以候肺，内以候胸中；左外以候心，内以候膻中。前以候前，后以候后。上竟上者，胸喉中事也；下竟下者，少腹腰股膝胫中事也。

脉度二

《五十营》篇曰：天周二十八宿，人经二十八脉，周身十六丈二尺，以应二十八宿。漏水下百刻以分昼夜。故人一呼，脉再动，气行三寸；一吸，脉亦再动，气行三寸；呼吸定息，气行六寸；十息，气行六尺；二百七十息，气行十六丈二尺，一周于身；五百四十息，气行再周于身；二千七百息，气行十周于身；一万三千五百息，气行五十周于身。水下百刻，日行二十八宿，漏水皆尽，脉终矣。故五十营备，得尽天地之寿，凡行八百一十丈也。

三部九候三

《三部九候论》帝曰：愿闻天地之至数，合于人形血气，通决死生，为之奈何？岐伯曰：天地之至数，始于一，终于九焉。一者天，二者地，三者人，因而三之，三三为九，以应九野。故人有三部，部有三候，以决死生，以处百病，以调虚实，而除邪疾。帝曰：何谓三部？曰：有下部，有中部，有上部。部各有三候，三候者，有天，有地，有人也。上部天，两额之动脉；上部地，两颊之动脉；上部人，耳前之动脉。中部天，手太阴也；中部地，手阳明也；中部人，手少阴也。下部天，足厥阴也；下部地，足少阴也；下部人，足太阴也。故下部之候，天以候肝，地以候肾，人以候脾胃之气；中部之候，天以候肺，地以候胸中之气，人以候心；上部之候，天以候头角之气，地以候口齿之气，人以候耳目之气。帝曰：以候奈何？岐伯曰：必先度其形之肥瘦，以调其气之虚实，实则泻之，虚则补之。

案：寸口脉亦有三部九候。三部者，寸关尺也；九候者，三部中各有浮中沉也。察三部可知病之高下，如寸为阳，为上部，主头项以至心胸之分也；关为阴阳之中，为中部，主脐腹胠胁之分也；尺为阴，为下部，主腰足胫股之分也。三部中各有三候，三而三之，是为九候。如浮主皮肤，候表及腑；中主肌肉，以候胃气；沉主筋骨，候里及脏。此皆诊家之枢要，当与本篇互相求察也。

七诊四

《三部九候论》帝曰：何以知病之所在？岐伯曰：察九候，独小者病，独大者病，独疾者病，独迟者病，独热者病，独寒者病，独陷下者病。

详此独字，即医中精一之义，诊家纲领，莫切于此。今见诸家言脉，悉以六部浮沉，凿分虚实，顾不知病本何在，既无独见，焉得确真？故《宝命全形论》曰：众脉不见，众凶弗闻，外内相得，无以形先。是诚察病之秘旨，必知此义，方可言诊。外有《独论》在后中卷，当参阅之。

六经脉体五

《平人气象论》曰：太阳脉至，洪大以长。少阳脉至，乍疏乍数，乍短乍长。阳明脉至，浮大而短。

《至真要大论》曰：厥阴之至，其脉弦。少阴之至，其脉钩。太阴之至，其脉沉。少阳之至，大而浮。阳明之至，短而涩。太阳之至，大而长。

案：此二篇之论，盖前言阴阳之盛衰，后分六气之专主，辞若稍异，义实相符。详具《类经·脉色类》第十四篇，所当兼阅。

四时脉体六

《玉机真脏论》岐伯曰：春脉如弦。春脉者，肝也，东方木也，万物之所以始生也，故其气来，软弱轻虚而滑，端直以长，故曰弦，反此者病。帝曰：何如而反？岐伯曰：其气来实而强，此谓太过，病在外；其气来不实而微，此谓不及，病在中。夏脉如钩。夏脉者，心也，南方火也，万物之所以盛长也，故其气来盛去衰，故曰钩，反此者病。何如而反？曰：其气来盛去亦盛，此谓太过，病在外；其气来不盛，去反盛，此谓不及，病在中。秋脉如浮。秋脉者，肺也，西方金也，万物之所以收成也，故其气来，轻虚以浮，来急去散，故曰浮，反此者病。何如而反？曰：其气来毛而中央坚，两虚，此谓太过，病在外；其气来毛而微，此谓不及，病在中。冬脉如营。冬脉者，肾也，北方水也，万物之所以合藏也，故其气来沉以搏，故曰营，反此者病。何如而反？曰：其气来如弹石者，此谓太过，病在外；其去如数者，此谓不及，病在中。帝曰：四时之序，脾脉独何主？岐伯曰：脾脉者土也，孤脏以灌四者也。帝曰：脾之善恶可得见乎？曰：善者不可得见，恶者可见。其来如水之流者，此谓太过，病在外；如鸟之喙者，此谓不及，病在中。

案：本篇中外二字，乃指邪正为言也。盖邪气来于外，元气见于中，邪气之来皆有余，故太过，则病在外；元气之伤惟不足，故不及，则病在中也。又凡脾家有病，必有形见，故恶者可见；若其无病，则阴行灌濡，五脏攸赖，而莫知其然，故善者不可得见，是即所谓胃气也。

《玉机真脏论》曰：所谓逆四时者，春得肺脉，夏得肾脉，秋得心脉，冬得脾脉，其至皆悬绝沉涩者，命曰逆四时。未有脏形，于春夏而脉沉涩，秋冬而脉浮大，名曰逆四时也。

《宣明五气篇》曰：春得秋脉，夏得冬脉，长夏得春脉，秋得夏脉，冬得长夏脉，是谓五邪，皆同命，死不治。

胃气七　又胃气解见后章

《玉机真脏论》曰：脉弱以滑，是有胃气，命曰易治。

《终始》篇曰：邪气来也紧而疾，谷气来也徐而和。

《平人气象论》曰：平人之常气禀于胃，胃者平人之常气也。人无胃气曰逆，逆者死。春胃微弦曰平，弦多胃少曰肝病，但弦无胃曰死；胃而有毛曰秋病，毛甚曰今病，脏真散于肝，肝藏筋膜之气也。夏胃微钩曰平，钩多胃少曰心病，但钩无胃曰死；胃而有石曰冬病，石甚曰今病，脏真通于心，心藏血脉之气也。长夏胃微软弱曰平，弱多胃少曰脾病，但代无胃曰死；软弱有石曰冬病，弱甚曰今病，脏真濡于脾，脾藏肌肉之气也。秋胃微毛曰平，毛多胃少曰肺病，但毛无胃曰死；毛而有弦曰春病，弦甚曰今病，脏真高于肺，以行营卫阴阳也。冬胃微石曰平，石多胃少曰肾病，但石无胃曰死；石而有钩曰夏病，钩甚曰今病，脏真下于肾，肾藏骨髓之气也。胃之大络，名曰虚里，贯膈络肺，出于左乳下，其动应衣，脉宗气也。盛喘数绝者，则病在中；结而横，有积矣；绝不至曰死。乳之下，其动应衣，宗气泄也。

详代脉之义，本以更代为言，如《宣明五气篇》曰：脾脉代者，谓胃气随时而更，此四时之代也。《根结》篇曰：五十动而不一代者，谓五脏受气之盛衰，此至数之代也。本篇曰：但代无胃曰死者，谓代无真脏不死也。由此观之，则凡见忽大忽小、乍迟乍数，倏而更变不常者，均谓之代。自王叔和云：代脉来数中止，不能自还，脉代者死。自后以此相传，遂失代之真义。

《平人气象论》曰：人以水谷为本，故人绝水谷则死，脉无胃气亦死。所谓无胃气者，但得真脏脉，不得胃气也。所谓脉不得胃气者，肝不弦，肾不石也。

凡肝脉但弦，肾脉但石，名为真脏者，以其无胃气也。若肝当弦而不弦，肾当石而不石，总由谷气不至，亦以其无胃气也。此举肝肾而言，则五脏皆然。

六变八

《邪气脏腑病形》篇曰：诸急者多寒，缓者多热。大者多气少血，小者气血皆少。滑者阳气盛，微有热；涩者少血少气，微有寒。诸小者，阴阳形气俱不足，勿取以针，而调以甘药也。

案：本篇正文曰：涩者多血少气，微有寒。多血二字，乃传写之误也。观本篇下文曰：刺涩者，无令其血出，其为少血可知。仲景曰：涩者，营气不足，是亦少血之谓。

内外上下九

《脉要精微论》曰：推而外之，内而不外，有心腹积也。推而内之，外而不内，身有热也。推而上之，上而不下，腰脚清也。推而下之，下而不上，头项痛也。

脉色十

《邪气脏腑病形》篇曰：见其色，知其病，命曰明；按其脉，知其病，命曰神；问其病，知其处，命曰工。夫色脉与尺之相应也，如桴鼓影响之不得相失也，此亦本末根叶之出候也，根死则叶枯矣。故知一则为工，知二则为神，知三则神且明矣。色青者，其脉弦也；赤者，其脉钩也；黄者，其脉代也；白者，其脉毛；黑者，其脉石。见其色而不得其脉，反得其相胜之脉，则死矣。得其相生之脉，则病已矣。

人迎气口十一

《五色》篇雷公曰：病之益甚，与其方衰如何？黄帝曰：外内皆在焉。切其脉口，滑小紧以沉者，病益甚，在中；人迎气大紧以浮者，其病益甚，在外。其脉口浮滑者，病日进；人迎沉而滑者，病日损。其脉口滑以沉者，病日进，在内；其人迎脉滑盛以浮者。其病日进，在外。人迎盛坚者，伤于寒；气口盛坚者，伤于食。

详人迎本足阳明之经脉，在结喉两旁；气口乃手太阴之经脉，在两手寸口。人迎为腑脉，所以候表；气口为脏脉，所以候里。故曰：气口独为五脏主。此《内经》之旨也，所以后世但诊气口，不诊人迎。盖以脉气流经，经气归于肺，而肺朝百脉，故寸口为脉之大会，可决死生，而凡在表在里之病，但于寸口诸部皆可察也。自王叔和误以左手为人迎，右手为气口，且云左以候表，右以候里，岂左无里而右无表乎？讹传至今，其误甚矣。详又见后十六卷《劳倦内伤门》，及《类经·藏象类》第十一篇。

脉从病反十二

《至真要大论》帝曰：脉从而病反者，其诊何如？岐伯曰：脉至而从，按之不鼓，诸阳皆然。帝曰：诸阴之反，其脉何如？曰：脉至而从，按之鼓甚而盛也。

脉至而从者，如阳证见阳脉，阴证见阴脉，是皆谓之从也。若阳证虽见阳脉，但按之不鼓，而指下无力，则脉虽浮大，便非真阳之候，不可误认为阳证，凡诸脉之似阳非阳者皆然也。或阴证虽见阴脉，但按之鼓甚而盛者，亦不得认为阴证。

搏坚软散十三

《脉要精微论》曰：心脉搏坚而长，当病舌卷不能言；其软而散者，当消环自已。肺脉搏坚而长，色不青，当病坠若搏，因血在胁下，令人喘逆；其软而散，色泽者，当病溢饮。溢饮者，渴暴多饮，而易入肌皮肠胃之外也。胃脉搏坚而长，其色赤，当病折髀；其软而散者，当病食痹。脾脉搏坚而长，其色黄，当病少气；其软而散，色不泽者，当病脚胻肿，若水状也。肾脉搏坚而长，其色黄而赤者，当病折腰；其软而散者，当病少血，至令不复也。帝曰：诊得心脉而急，此为何病？岐伯曰：病名心疝，心为牡脏，小肠为之使，故少腹当有形也。帝曰：诊得胃脉何如？曰：胃脉实则胀，虚则泄。

寸口诸脉十四

《平人气象论》曰：寸口之脉中手短者，曰头痛。寸口脉中手长者，曰足胫痛。寸口脉中手促上击者，曰肩背痛。寸口脉沉而坚者，曰病在中。寸口脉浮而盛者，曰病在外。寸口脉沉而弱，曰寒热及疝瘕、少腹痛。寸口脉沉而横，曰胁下有积，腹中有横积痛。寸口脉沉而喘，曰寒热。脉盛滑坚者，病在外。脉小实而坚者，病在内。脉小弱以涩，谓之久病。脉滑浮而疾者，谓之新病。脉急者，曰疝瘕、少腹痛。脉滑曰风，脉涩曰痹。缓而滑曰热中。盛而紧曰胀。臂多青脉曰脱血。尺脉缓涩，谓之解㑊。安卧脉盛，谓之脱血。尺涩脉滑，谓之多汗。尺寒脉细，谓之后泄。脉尺粗常热者，谓之热中。

诸脉证十五

《脉要精微论》曰：夫脉者，血之府也。长则气治，短则气病，数则烦心，大则病进，上盛则气高，下盛则气胀，代则气衰，细则气少，涩则心痛，浑浑革至如涌泉，病进而色弊，绵绵其去如弦绝者死。粗大者，阴不足，阳有余，为热中也。来疾去徐，上实下虚，为厥巅疾；来徐去疾，上虚下实，为恶风也。故中恶风者，阳受气也。有脉俱沉细数者，少阴厥也。沉细数散者，寒热也。浮而散者，为眴仆。诸浮不躁者，皆在阳，则为热；其有躁者在手。诸细而沉者，皆在阴，则为骨痛；其有静者在足，数动一代者，病在阳之脉也，泄及便脓血。涩者，阳气有余也；滑者，阴气有余也。阳气有余，为身热无汗；阴气有余，为多汗身寒；阴阳有余，则无汗而寒。按之至骨，脉气少者，腰脊痛而身有痹也。

《阴阳别论》曰：阴阳虚，肠辟[1]死。阳加于阴谓之汗。阴虚阳搏谓之崩。

病治易难十六

《平人气象论》曰：风热而脉静，泄而脱血脉实，病在中脉虚，病在外脉涩坚者，皆难治，命曰反四时也。

《玉机真脏论》曰：凡治病，察其形气色泽，脉之盛衰，病之新故，乃治之，无后其时。形气相得，谓之可治；色泽以浮，谓之易已；脉从四时，谓之可治；脉弱以滑，是有胃气，命曰易治。形气相失，谓之难治。色夭不泽，谓之难已；脉实以坚，谓之益甚；脉逆四时，为不可治。必察四难而明告之。病热脉静，泄而脉大，脱血而脉实，病在中脉实坚，病在外脉不实坚者，皆难治。

案：此二篇之义，如前篇言病在中脉虚者为难治，后篇言病在中

---

[1] 辟：《素问》新校正："按全元起本辟作澼。"为是。

脉实坚者为难治；前言病在外脉涩坚者为难治，后言病在外脉不实坚者为难治，前后若乎相反，何也？盖实邪在中者，脉不宜虚；虚邪在中者，脉不宜实也。阳邪在表者，宜滑而软，不宜涩而坚；外邪方盛者，宜实而大，不宜虚而小也。此中各有精义，或者以其为误，是不达耳。

真脏脉十七

《阴阳别论》曰：脉有阴阳，知阳者知阴，知阴者知阳。凡阳有五，五五二十五阳。所谓阴者，真脏也，见则为败，败必死也。所谓阳者，胃脘之阳也。别于阳者，知病处也。别于阴者，知死生之期。

《玉机真脏论》曰：真肝脉至，中外坚，如循刀刃责责[1]然，如按琴瑟弦，色青白不泽，毛折乃死。真心脉至，坚而搏，如循薏苡子累累然，色赤黑不泽，毛折乃死。真肺脉至，大而虚，如以毛羽中人肤，色白赤不泽，毛折乃死。真肾脉至，搏而绝，如指弹石辟辟然，色黑黄不泽，毛折乃死。真脾脉至，弱而乍数乍疏，色黄青不泽，毛折乃死。诸真脏脉见者，皆死不治也。黄帝问曰：见真脏者死，何也？岐伯曰：五脏者，皆禀气于胃，胃者，五脏之本也；脏气者，不能自致于手太阴，必因于胃气，乃至于手太阴也。故邪气胜者，精气衰也；病甚者，胃气不能与之俱至于手太阴，故真脏之气独见。独见者，病胜脏也，故曰死。

案：此胃气即人之阳气，阳气衰则胃气弱，阳气败则胃气绝矣，此即生死之大本也。所谓凡阳有五者，即五脏之阳也。凡五脏之气，必互相灌濡，故五脏之中，必各兼五气，此所谓五五二十五阳也。是可见无往而非阳气，亦无往而非胃气，无胃气即真脏独见也，故曰死。

关格十八

《六节藏象论》曰：人迎一盛，病在少阳，二盛病在太阳，三盛病在阳明，四盛以上为格阳。寸口一盛，病在厥阴，二盛病在少阴，三盛病在太阴，四盛以上为格阴。人迎与寸口俱盛四倍以上为关格，关格之

[1] 责责:《病源》卷十五《肝病候》作“赜赜”。责责，急劲貌。作“责责”似是。

脉赢，不能极于天地之精气则死矣。本篇脉证具载关格门，当详察之。

孕脉十九

《平人气象论》曰：妇人手少阴脉动甚者，任子也。

《阴阳别论》曰：阴搏阳别，谓之有子。

《腹中论》帝曰：何以知怀子之且生也？岐伯曰：身有病而无邪脉也。本篇诸义，具详《妇人门·胎孕》条中。

乳子脉二十

《通评虚实论》帝曰：乳子而病热，脉悬小者何如？岐伯曰：手脚温则生，寒则死。帝曰：乳子中风热，喘鸣肩息者，脉如何？曰：喘鸣肩息者，脉实大也，缓则生，急则死。此条详义，具载《小儿门》。

卷之五　脉神章中

通一子脉义

脉神一

脉者，血气之神，邪正之鉴也。有诸中必形诸外，故血气盛者脉必盛，血气衰者脉必衰，无病者脉必正，有病者脉必乖。矧人之疾病，无过表里寒热虚实，只此六字，业已尽之。然六者之中，又惟虚实二字为最要。盖凡以表证、里证、寒证、热证，无不兼有虚实，既能知表里寒热，而复能以虚实二字决之，则千病万病，可以一贯矣。且治病之法，无逾攻补。用攻用补，无逾虚实。欲察虚实，无逾脉息。虽脉有二十四名，主病各异，然一脉能兼诸病，一病亦能兼诸脉，其中隐微，大有玄秘，正以诸脉中亦兼有虚实之变耳。言脉至此，有神存矣。倘不知要而泛焉求迹，则毫厘千里，必多迷误，故予特表此义。有如洪涛巨浪中，则在乎牢执柁干，而病值危难处，则在乎专辨虚实，虚实得真，则标本阴阳，万无一失。其或脉有疑似，又必兼证兼理，以察其孰客孰主，孰缓孰急，能知本末先后，是即神之至也矣。

部位解二

左寸：心部也，其候在心与心包络。得南方君火之气，脾土受生，肺金受制，其主神明清浊。

右寸：肺部也，其候在肺与膻中。得西方燥金之气，肾水受生，肝木受制，其主情志善恶。

上二部，所谓上以候上也，故凡头面、咽喉、口齿、颈项、肩背之疾，皆候于此。

左关：肝部也，其候在肝胆。得东方风木之气，心火受生，脾土受制，其主官禄贵贱。

右关：脾部也，其候在脾胃。得中央湿土之气，肺金受生，肾水受制，其主财帛厚薄。

上二部居中，所以候中焦也，故凡于胁肋腹背之疾，皆候于此。

左尺：肾部也，其候在肾与膀胱、大肠。得北方寒水之气，肝木受生，心火受制，其主阴气之寿元。

右尺：三焦部也，其候在肾与三焦、命门、小肠。得北方天一相火之气，脾土受生，肺金受制，其主阳气之寿元。

上二部，所谓下以候下也，故凡于腰腹、阴道及脚膝之病，皆候于此。

案：本经曰：上竟上者，胸喉中事；下竟下者，少腹腰股膝胫中事。所以脉之形见上者候上，下者候下，此自然之理也。自王叔和云：心与小肠合于左寸，肺与大肠合于右寸，以至后人遂有左心小肠，右肺大肠之说，其谬甚矣。夫小肠、大肠皆下部之腑，自当应于两尺。然脉之两尺，左为水位，乃真阴之舍也；右为火位，乃元阳之本也。小肠属火，而火居火位，故当配于下之右；大肠属金，而金水相从，故当配于下之左，此亦其当然也。但二肠连胃，气本一贯，故在《内经》亦不言其定处，而但曰大肠、小肠皆属于胃，是又于胃气中，总可察二肠之气也。然凡在下焦脏腑，无不各具阴阳，若欲察下部之阳者，当总在右尺；察下部之阴者，当总在左尺，则尽其要矣。或问曰：何以右尺为阳而属火？曰尺为蛇武之乡，而地之刚居西北，所以手脚之右强于左，是即左阴右阳之义也。此篇尚有详论，具载《类经·求正录》中，所当参阅。

正脉十六部三　浮、沉、迟、数、洪、微、滑、涩、弦、芤、紧、缓、结、伏、虚、实

浮脉　举之有余，按之不足。浮脉为阳，凡洪大芤革之属，皆其类也。为中气虚，为阴不足，为风，为暑，为胀满，为不食，为表热，为喘急。浮大为伤风；浮紧为伤寒，浮滑为宿食，浮缓为湿滞，浮芤为失血，浮数为风热，浮洪为狂躁。虽曰浮为在表，然真正风寒外感者，脉反不浮，但其紧数而略兼浮者，便是表邪，其证必发热无汗，或身有酸疼，是其候也。若浮而兼缓，则非表邪矣。大都浮而有力有神者，为

阳有余，阳有余则火必随之，或痰见于中，或气壅于上，可类推也。若浮而无力空豁者，为阴不足，阴不足则水亏之候，或血不营心，或精不化气，中虚可知也。若以此等为表证，则害莫大矣。其有浮大弦硬之极，甚至四倍以上者，《内经》谓之关格，此非有神之谓，乃真阴虚极而阳亢无根，大凶之兆也。凡脉见何部，当随其部而察其证，诸脉皆然。

沉脉 轻手不见，重取乃得。沉脉为阴，凡细小、隐伏、反关之属，皆其类也，为阳郁之候。为寒，为水，为气，为郁，为停饮，为癥瘕，为胀实，为厥逆，为洞泄。沉细为少气，为寒饮，为胃中冷，为腰脚痛，为痃癖。沉迟为痼冷，为精寒。沉滑为宿食，为伏痰。沉伏为霍乱，为胸腹痛。沉数为热。沉弦、沉紧为心腹痛，小肠痛。沉虽属里，然必察其有力无力，以辨虚实。沉而实者，多滞多气，故曰下手脉沉，便知是气。气停积滞者，宜消宜攻。沉而虚者，因阳不达，因气不舒。阳虚气陷者，宜温宜补。其有寒邪外感，阳为阴蔽，脉见沉数而紧，及有头疼身热等症者，正属邪表，不得以沉为里也。

迟脉 不及四至者皆是也。迟为阴脉，凡代缓结涩之属，皆其相类，乃阴盛阳亏之候。为寒，为虚。浮而迟者内气虚，沉而迟者表气虚。迟在上，则气不化精，迟在下，则精不化气。气寒则不行，血寒则凝滞。若迟兼滑大者，多风痰顽痹之候，迟兼细小者，必真阳亏弱而然，或阴寒留蓄于中，则为泄为痛；或元气不营于表，则寒栗拘挛。大都脉来迟慢者，总由元气不充，不可妄施攻击。

数脉 五至六至以上，凡急疾紧促之属，皆其类也。为寒热，为虚劳，为外邪，为痈疡。滑数、洪数者多热，涩数、细数者多寒。暴数者多外邪，久数者必虚损。数脉有阴有阳，今后世相传，皆以数为热脉，及详考《内经》，则但曰：诸急者多寒，缓者多热，滑者阳气盛，微有热。曰：粗大者，阴不足，阳有余，为热中也。曰：缓而滑者曰热中。舍此之外，则并无以数言热者。而迟冷数热之说，乃始自《难经》云数则为热，迟则为寒。今举世所宗，皆此说也。不知数热之说，大有谬误，何以见之？盖自余历验以来，凡见内热伏火等症，脉反不数，而惟洪滑有力，如经文所言者是也。至如数脉之辨，大约有七，此义失真，以至相传遗害者，弗胜纪矣。兹列其要者如下，诸所未尽，可以类推。

——外邪有数脉。凡寒邪外感，脉必暴见紧数。然初感便数者，原未传经，热自何来？所以只宜温散。即或传经日久，但其数而滑实，方可言热；若数而无力者，到底仍是阴证，只宜温中。此外感之数，不可尽以为热也。若概用寒凉，无不杀人。

——虚损有数脉。凡患阳虚而数者，脉必数而无力，或兼细小，而证见虚寒，此则温之且不暇，尚堪作热治乎？又有阴虚之数者，脉必数而弦滑，虽有烦热诸证，亦宜慎用寒凉，若但清火，必至脾泄而败。且凡患虚损者，脉无不数，数脉之病，惟损最多，愈虚则愈数，愈数则愈危，岂数皆热病乎！若以虚数作热数，则万无不败者矣。

——疟疾有数脉。凡疟作之时，脉必紧数，疟止之时，脉必和缓，岂作即有火，而止则无火乎？且火在人身，无则无矣，有则无止时也。能作能止者，惟寒邪之进退耳，真火真热，则不然也。此疟疾之数，故不可尽以为热。

——痢疾有数脉。凡痢疾之作，率由寒湿内伤，脾肾俱损，所以脉数但兼弦涩细弱者，总皆虚数，非热数也，悉宜温补命门，百不失一。其有形证多火，年力强壮者，方可以热数论治。然必见洪滑实数之脉，方是其证。

——痈疡有数脉。凡脉数身无热而反恶寒，饮食如常者，或身有热而得汗不解者，即痈疽之候也。然疮疡之发，有阴有阳，可攻可补，亦不得尽以脉数者为热证。

——痘疹有数脉。以邪毒未达也，达则不数矣。此当以虚实大小分阴阳，亦不得以数为热脉。

——癥癖有数脉。凡胁腹之下有块如盘者，以积滞不行，脉必见数。若积久成疳，阳明壅滞，而致口臭、牙疳、发热等症者，乃宜清胃清火。如无火证，而脉见细数者，亦不得认以为热。

——胎孕有数脉。以冲任气阻，所以脉数，本非火也。此当以强弱分寒热，不可因其脉数，而执以黄芩为圣药。

案：以上数脉诸证，凡邪盛者多数脉，虚甚者尤多数脉，则其是热非热，从可知矣。

洪脉　大而实也，举按皆有余。洪脉为阳，凡浮芤实大之属，皆其类也，为血气燔灼，大热之候。浮洪为表热，沉洪为里热。为胀满，为烦渴，为狂躁，为斑疹，为头疼面热，为咽干喉痛，为口疮痈肿，为大小便不通，为动血，此阳实阴虚，气实血虚之候。若洪大至极，甚至四倍以上者，是即阴阳离绝，关格之脉也，不可治。

微脉　纤细无神，柔弱之极，是为阴脉。凡细小虚濡之属，皆其类也，乃血气俱虚之候。为畏寒，为恐惧，为怯弱，为少气，为中寒，为胀满，为呕哕，为泄泻，为虚汗，为食不化，为腰腹疼痛，为伤精失血，为眩运厥逆。此虽气血俱虚，而尤为元阳亏损，最是阴寒之候。

滑脉　往来流利，如盘走珠。凡洪大芤实之属，皆其类也，乃气实血壅之候。乃痰逆，为食滞，为呕吐，为满闷。滑大、滑数为内热，上为心肺、头目、咽喉之热，下为小肠、膀胱、二便之热。妇人脉滑数而经断者为有孕。若平人脉滑而和缓，此自营卫充实之佳兆；若过于滑大，则为邪热之病。又凡病虚损者，多有弦滑之脉，此阴虚然也；泻痢者，亦多弦滑之脉，此脾肾受伤也，不得通以火论。

涩脉　往来艰涩，动不流利，如雨沾沙，如刀刮竹，言其象也。涩为阴脉，凡虚细微迟之属，皆其类也，为血气俱虚之候。为少气，为忧烦，为痹病，为拘挛，为麻木，为无汗，为脾寒少食，为胃寒多呕，为二便违和，为四肢厥冷。男子为伤精，女子为失血，为不孕，为经脉不调。凡脉见涩滞者，多由七情不遂，营卫耗伤，血无以充，气无以畅。其在上则有上焦之不舒，在下则有下焦之不运，在表则有筋骨之疲劳，在里则有精神之短少。凡此总属阳虚，诸家言气多血少，岂以脉之不利，犹有气多者乎？

弦脉　按之不移，硬如弓弦。凡滑大坚搏之属，皆其类也。为阳中伏阴，血气不和，为气逆，为邪胜，为肝强，为脾弱，为痰饮，为宿食，为积聚，为胀满，为虚劳，为疼痛，为拘急，为疟痢，为疝痹，为胸胁痛。《疮疽论》曰：弦洪相搏，外紧内热，欲发疮疽也。弦从木化，气通乎肝，可以阴，亦可以阳。但其弦大兼滑者，便是阳邪；弦紧兼细者，便是阴邪。凡脏腑间胃气所及，则五脏俱安，肝邪所侵，则五脏俱病。何也？盖木之滋生在水，培养在土。若木气过强，则水因食耗，土为克伤；水耗则肾亏，土伤则胃损；肾为精血之本，胃为水谷之本，根本受伤，生气败矣，所以木不宜强也。矧人无胃气曰死，故脉见和缓者吉，指下弦强者凶。盖肝邪与胃气不和，缓与弦强相左，弦甚者土必败，诸病见此，总非佳兆。

芤脉 浮大中空，按如葱管。芤为阳脉，凡浮豁弦洪之属，皆相类也，为孤阳脱阴之候。为失血脱血，为气无所归，为阳无所附，为阴虚发热，为头晕目眩，为惊悸怔忡，为喘急盗汗。芤虽阳脉，而阳实无根，总属大虚之候。

紧脉 急疾有力，坚搏抗指，有转索之状，凡弦数之属，皆相类也。紧脉阴多阳少，乃阴邪激搏之候，主为痛为寒。紧数在表，为伤寒发热，为浑身筋骨疼痛，为头痛项强，为咳嗽鼻塞，为瘴为疟。沉紧在里，为心胁疼痛，为胸腹胀满，为中寒逆冷，为吐逆出食，为风痫反张，为痃癖，为泻痢，为阴疝。在妇人为气逆经滞，在小儿为惊风抽搐。

缓脉 和缓不紧也。缓脉有阴有阳，其义有三：凡从容和缓，浮沉得中者，此自平人之正脉；若缓而滑大者多实热，如《内经》所言者是也；缓而迟细者多虚寒，即诸家所言者是也。然实热者，必缓大有力，多为烦热，为口臭，为腹满，为痈疡，为二便不利，或伤寒温疟初愈，而余热未清者，多有此脉。若虚寒者，必缓而迟细，为阳虚，为畏寒，为气怯，为疼痛，为眩晕，为痹弱，为痿厥，为怔忡健忘，为食饮不化，为鹜溏飧泄，为精寒肾冷，为小便频数。女人为经迟血少，为失血下血。凡诸疮毒外证，及中风产后，但得脉缓者皆易愈。

结脉 脉来忽止，止而复起，总谓之结。旧以数来一止为促，促者为热，为阳极；缓来一止为结，结者为寒，为阴极。通谓其为气为血，为食为痰，为积聚，为癥瘕，为七情郁结。浮结为寒邪在经，沉结为积聚在内，此固结促之旧说矣。然以予之验，则促类数也，未必热；结类缓也，未必寒，但见中止者，总是结脉。多由血气渐衰，精力不继，所以断而复续，续而复断。常见久病者多有之，虚劳者多有之，或误用攻击消伐者亦有之。但缓而结者为阳虚，数而结者为阴虚。缓者犹可，数者更剧。此可以结之微甚，察元气之消长，最显最切者也。至如留滞郁结等病，本亦此脉之证应，然必其形强气实，而举按有力，此多因郁滞者也。又有无病而一生脉结者，此其素禀之异常，无足怪也。舍此之外，凡病有不退，而渐见脉结者，此必气血衰残，首尾不继之候，速宜培本，不得妄认为留滞。

伏脉　如有如无，附骨乃见。此阴阳潜伏，阻隔闭塞之候。或火闭而伏，或寒闭而伏，或气闭而伏。为痛极，为霍乱，为疝瘕，为闭结，为气逆，为食滞，为忿怒，为厥逆、水气。凡伏脉之见，虽与沉微细脱者相类，而实有不同也。盖脉之伏者，以其本有如无，而一时隐蔽不见耳。此有胸腹痛剧而伏者，有气逆于经，脉道不通而伏者，有偶因气脱不相接续而伏者，然此必暴病暴逆者乃有之，调其气而脉自复矣。若此数种之外，其有积困延绵，脉本细微而渐至隐伏者，此自残烬将绝之兆，安得尚有所伏？常见庸人诊此，无论久暂虚实，动称脉伏，而破气导痰等剂，犹然任意，此恐其就道稽迟，而复行催牒耳。闻见略具，谅不至此。

虚脉　正气虚也，无力也，无神也。有阴有阳，浮而无力为血虚，沉而无力为气虚，数而无力为阴虚，迟而无力为阳虚。虽曰微濡迟涩之属，皆为虚类，然而无论诸脉，但见指下无神者，总是虚脉。《内经》曰：按之不鼓，诸阳皆然，即此谓也。故凡洪大无神者，即阴虚也。细小无神者，即阳虚也。阴虚则金水亏残，龙雷易炽，而五液神魂之病生焉。或盗汗遗精，或上下失血，或惊忡不宁，或咳喘劳热。阳虚则火土受伤，真气日损，而君相化源之病生焉。或头目昏眩，或膈塞胀满，或呕恶亡阳，或泻痢疼痛。救阴者，壮水之主；救阳者，益火之源。渐长则生，渐消则死。虚而不补，元气将何以复？此实死生之关也。医不识此，尚何望其它焉？

实脉 邪气实也，举按皆强，鼓动有力。实脉有阴有阳，凡弦洪紧滑之属，皆相类也，为三焦壅滞之候。表邪实者，浮大有力，以风寒暑湿外感于经，为伤寒瘴疟，为发热头痛，鼻塞头肿，为筋骨肢体酸疼，痈毒等症。里邪实者，沉实有力，因饮食七情内伤于脏，为胀满，为闭结，为癥瘕，为瘀血，为痰饮，为腹痛，为喘呕咳逆等症。火邪实者，洪滑有力，为诸实热等症。寒邪实者，沉弦有力，为诸痛滞等症。凡其在气在血，脉有兼见者，当以类求。然实脉有真假，真实者易知，假实者易误。故必问其所因，而兼察形证，必得其神，方是高手。

常变四

持脉之道，须明常变。凡众人之脉，有素大素小，素阴素阳者，此其赋自先天，各成一局也。邪变之脉，有倏缓倏疾，乍进乍退者，此其病之骤至，脉随气见也。故凡诊脉者，必须先识脏脉，而后可以察病脉；先识常脉，而后可以察变脉。于常脉中可察人之器局寿夭，于变脉中可察人之疾病吉凶，诊家大要，当先识此。

四诊五

诊病之法，固莫妙于脉，然有病脉相符者，有脉病相左者，此中大有玄理。故凡值疑似难明处，必须用四诊之法，详问其病由，兼辨其声色，但于本末先后中，正之以理，斯得其真。若不察此，而但谓一诊可凭，信手乱治，亦岂知脉证最多真假，见有不确，安能无误？且常诊者，知之犹易，初诊者，决之甚难，此四诊之所以不可忽也。故《难经》以切居四诊之末，其意深矣。陶节庵亦曰：问病以知其外，察脉以知其内，全在活法二字。乃临证切脉之要诀也，此义惟汪石山言之最详，并附于后卷。

独论六

脉义之见于诸家者，六经有序也，藏象有位也，三部九候有则也。昭然若此，非不既详且备矣。及临证用之，则犹如望洋，莫测其孰为要津，孰为彼岸。予于初年，亦尝为此所迷者盖屡屡矣。今而熟察其故，乃知临歧忘[1]羊，患在不得其独耳。兹姑以部位言之，则无不曰心肝肾居左之三部，肺脾命居右之三部，而按部以索脏，按脏以索病，咸谓病无遁情矣。故索部位者，审之寸，则似乎病在心肺也；审之关，则似乎病在肝脾也；审之尺，又似乎病在两肾也。既无无脉之部，又无无病之脉，而病果安在哉？孰是孰非，此难言也。再察其病情，则有如头痛者，一证耳，病本在上，两寸其应也。若以经脏言之，则少阳、阳明之痛，不应在两关乎？太阳之痛，不应在左尺乎？上下无分，此难言也。又如淋遗，一证耳，病本在下，尺中所主也。若气有不摄，病在右寸矣；神有不固，病在左寸矣。源流无辨，此难言也。诸如此类，百病皆然。使必欲以部位言，则上下相关，有不可泥也。使必欲以经脏言，则承制相移，有不可执也。言难尽意，绘难尽神，无弗然矣。是可见诸家之所胪列者，亦不过描摸影响，言此失彼，而十不得一，第觉其愈多愈繁，愈繁愈失，而迷津愈甚矣。故善为脉者，贵在察神，不在察形。察形者，形千形万，不得其要；察神者，惟一惟精，独见其真也。

独之为义，有部位之独也，有脏气之独也，有脉体之独也。部位之独者，谓诸部无恙，惟此稍乖，乖处藏奸，此其独也。脏气之独者，不得以部位为拘也，如诸见洪者，皆是心脉，诸见弦者，皆是肝脉，肺之浮，脾之缓，肾之石；五脏之中，各有五脉，五脉互见，独乖者病。乖而强者，即本脏之有余；乖而弱者，即本脏之不足，此脏气之独也。脉体之独者，如经所云：独小者病，独大者病，独疾者病，独迟者病，独热者病，独寒者病，独陷下者病，此脉体之独也。总此三者，独义见矣。夫既谓之独，何以有三？而不知三者之独，亦总归于独小、独大、独疾、独迟之类，但得其一，而即见病之本矣。故经曰：得一之精，以知死生。又曰：知其要者，一言而终，不知其要，则流散无穷，正此之谓也。

虽然，然独不易言也，亦不难言也。独之为德，为群疑之主也，为万象之源也。其体至圆，其用至活也。欲得之者，犹纵目于泰山之

[1] 忘：通“亡”。

顶，则显者显，隐者隐，固若易中有难也；犹认针于沧海之中，则左之左，右之右，还觉难中有易也。然不有无歧之目，无二之心，诚不足以因彼之独，而成我之独也。故曰独不难知也，而惟恐知独者之难其人也。独自有真也，而又恐伪辩者假借以文其僻也。真独者，兼善成于独善；伪独者，毒己由于独人。独之与毒，音虽若同，而利害则天渊矣。故并及之，以识防于此。

上下来去至止又六

上下来去至止，此六字者，深得诊家之要，乃滑伯仁所创言者。第滑氏之说，未尽其蕴，此中犹有精义，余并续而悉之。盖此六字之中，具有三候之法。如初诊之先，即当详审上下。上下之义，有升降焉，有阴阳焉，有藏象焉，有补泻焉。上下昭然，则证治条分而经济自见，此初候之不可不明也。及诊治之后，即当详察来去。来去之义，或指下之和气未来，形证之乖气未去，此进退可别矣。或何者为邪气渐去，何者为生气渐来，此消长有征矣。来去若明，则吉凶可辨，而权衡在我，此中候之不可不察也。再统初中之全局，独当详见至止。至止之义，即凡一举一动，当料其势所必至，一闻一见，当思其何所底止，知始知终，庶乎近神矣，此末候之不可不察也。凡此六字之义，其真诊家之纲领乎。故余续之如此，并附滑氏原论于后。滑氏曰：察脉须识上下来去至止六字，不明此六字，则阴阳虚实不别也。上者为阳，来者为阳，至者为阳；下者为阴，去者为阴，止者为阴也。上者，自尺部上于寸口，阳生于阴也。下者，自寸口下于尺部，阴生于阳也。来者，自骨肉之分而出于皮肤之际，气之升也。去者，自皮肤之际而还于骨肉之分，气之降也。应曰至，息曰止也。

胃气解七

凡诊脉须知胃气，如经曰：人以水谷为本，故人绝水谷则死，脉无胃气亦死。又曰：脉弱以滑，是有胃气。又曰：邪气来也紧而疾，谷气来也徐而和。又曰：五味入口，藏于胃，以养五脏气。是以五脏六腑之气味，皆出于胃，而变见于气口。是可见谷气即胃气，胃气即元气也。夫元气之来，力和而缓；邪气之至，力强而峻。高阳生曰：阿阿软若春杨柳，此是脾家脉四季，即胃气之谓也。故凡诊脉者，无论浮沉迟数，虽值诸病叠见，而但于邪脉中，得兼软滑徐和之象者，便是五脏中俱有胃气，病必无害也。何也？盖胃气者，正气也，病气者，邪气也，夫邪正不两立，一胜则一负。凡邪气胜则正气败，正气至则邪气退矣。若欲察病之进退吉凶者，但当以胃气为主。

察之之法，如今日尚和缓，明日更弦急，知邪气之愈进，邪愈进则病愈甚矣；今日甚弦急，明日稍和缓，知胃气之渐至，胃气至则病渐轻矣。即如顷刻之间，初急后缓者，胃气之来也；初缓后急者，胃气之去也。此察邪正进退之法也。至于死生之兆，亦惟以胃气为主。夫胃气中和，王于四季，故春脉微弦而和缓，夏脉微钩而和缓，秋脉微毛而和缓，冬脉微石而和缓，此胃气之常，即平人之脉也。若脉无胃气，即名真脏。脉见真脏，何以当死？盖人有元气，出自先天，即天气也，为精神之父。人有胃气，出乎后天，即地气也，为血气之母。其在后天，必本先天为主持；在先天，必赖后天为滋养。无所本者死，无所养者亦死。何从验之？如但弦、但钩、但毛、但石之类，皆真脏也，此以孤脏之气独见，而胃气不能相及，故当死也。且脾胃属土，脉本和缓，土惟畏木，脉则弦强。凡脉见弦急者，此为土败木贼，大非佳兆。若弦急之微者，尚可救疗，弦急之甚者，胃气其穷矣。

真辨八

据《脉法》所言，凡浮为在表，沉为在里，数为多热，迟为多寒，弦强为实，微细为虚，是固然矣。然疑似中尤有真辨，必其关系非小，不可不察也。如浮虽属表，而凡阴虚血少，中气亏损者，必浮而无力，是浮不可以概言表。沉虽属里，而凡表邪初感之深者，寒束皮毛，脉不能达，其必沉紧，是沉不可以概言里。数为热，而真热者未必数，凡虚损之证，阴阳俱困，气血张皇，虚甚者数必甚，是数不可以概言热。迟虽为寒，凡伤寒初退，余热未清，脉多迟滑，是迟不可以概言寒。弦强类实，而真阴胃气大亏，及阴阳关格等症，脉必豁大而弦健，是弦不可以概言实。微细类虚，而凡痛极气闭，营卫壅滞不通者，脉必伏匿，是伏不可以概言虚。由此推之，则不止是也，凡诸脉中皆有疑似，皆有真辨。诊能及此，其必得鸢鱼之学者乎。不易言也！不易言也！

舍从辨九　共三条

凡治病之法，有当舍证从脉者，有当舍脉从证者，何也？盖证有真假，脉亦有真假，凡见脉证有不相合者，则必有一真一假隐乎其中矣。故有以阳证见阴脉者，有以阴证见阳脉者，有以虚证见实脉者，有以实证见虚脉者。此阴彼阳，此虚彼实，将何从乎？病而遇此，最难下手，最易差错，不有真见，必致杀人。矧今人只知见在，不识隐微，凡遇证之实而脉之虚者，必直攻其证，而忘其脉之真虚也；或遇脉之弦大而证之虚者，亦必直攻其脉，而忘其证之无实也。此其故，正以似虚似实，疑本难明，当舍当从，孰知其要。医有迷途，莫此为甚。余尝熟察之矣，大都证实脉虚者，必其证为假实也；脉实证虚者，必其脉为假实也。何以见之？如外虽烦热，而脉见微弱者，必火虚也；腹虽胀满，而脉见微弱者，必胃虚也，虚火虚胀，其堪攻乎？此宜从脉之虚，不从证之实也。其有本无烦热，而脉见洪数者，非火邪也；本无胀滞，而脉见弦强者，非内实也，无热无胀，其堪泻乎？此宜从证之虚，不从脉之实也。凡此之类，但言假实，不言假虚，果何意也？盖实有假实，虚无假虚。假实者，病多变幻，此其所以有假也；假虚者，亏损既露，此其所以无假也。大凡脉证不合者，中必有奸，必先察其虚以求根本，庶乎无误，此诚不易之要法也。

——真实假虚之候，非曰必无，如寒邪内伤，或食停气滞，而心腹急痛，以致脉道沉伏，或促或结一证，此以邪闭经络而然，脉虽若虚，而必有痛胀等症可据者，是诚假虚之脉，本非虚也。又若四肢厥逆，或恶风怯寒，而脉见滑数一证，此由热极生寒，外虽若虚，而内有烦热便结等症可据者，是诚假虚之病，本非虚也。大抵假虚之证，只此二条。若有是实脉，而无是实证，即假实脉也；有是实证，而无是实脉，即假实证也。知假知真，即知所从舍矣。近见有治伤寒者，每以阴脉作伏脉，不知伏脉之体，虽细虽微，亦必隐隐有力，亦必明明有证，岂容任意胡猜，以草菅人命哉！仁者必不然也。

——又有从脉从证之法，乃以病有轻重为言也。如病本轻浅，别无危候者，但因见在以治其标，自无不可，此从证也。若病关脏气，稍见疑难，则必须详辨虚实，凭脉下药，方为切当。所以轻者从证，十惟一二；重者从脉，十当八九，此脉之关系非浅也。虽曰脉有真假，而实由人见之不真耳，脉亦何从假哉！

逆顺十　共五条

凡内出不足之证，忌见阳脉，如浮洪紧数之类是也。外入有余之病，忌见阴脉，如沉细微弱之类是也。如此之脉，最不易治。

——凡有余之病，脉宜有力有神，如微涩细弱而不应手者，逆之兆也。凡不足之病，脉宜和缓柔软，若洪大搏击，逆也。

——凡暴病脉来浮洪数实者为顺，久病脉来微缓软弱者为顺。若新病而沉微细弱，久病而浮洪数实者，皆为逆也。凡脉证贵乎相合，设若证有余而脉不足，脉有余而证不足，轻者亦必延绵，重者即危亡之兆。

——经曰：脉小以涩，谓之久病，脉浮而滑，谓之新病。故有余之病，忌见阴脉；不足之病，忌见阳脉。久病忌见数脉，新暴之病而见形脱脉脱者死。

——凡元气虚败之证，脉有微极欲绝者，若用回阳救本等药，脉气徐徐渐出渐复者，乃为佳兆；若陡然暴出，忽如复元者，此假复也，必于周日之后，复脱如故，是必不治之证。若全无渐复生意者，自不必治。若各部皆脱，而惟胃脉独存者，犹可冀其万一。

脉要歌十一　从《权舆》改正

脉有三部，部有三候，逐部先寻，次宜总究。左寸心经火位，脉宜流利洪强；左关肝胆，弦而且长；尺部膀胱，沉静弥良。右寸肺金之主，轻浮充畅为宗；脾胃居于关部，和缓胃气常充；右尺三焦连命，沉滑而实则隆。四时相代，脉状靡同。秋微毛而冬石，春则弦而夏洪。滑而微浮者肺恙，弦中兼细者脾殃。心病则血衰脉小，肝证则脉弦且长。大而兼紧，肾疾奚康？寸口多弦，头面何曾舒泰？关前若紧，胸中定是癥殃。急则风上攻而头痛，缓则皮顽痹而不昌。微是厥逆之阴，数为亏损之阳。滑则痰涎而胸膈气壅，涩缘血少而背膊疼伤。沉是背心之气，洪乃胸胁之妨。若夫关中，缓则饮食必少，滑实胃火煎熬，小弱胃寒逆冷，细微食少膨胀。卫之虚者涩候，气之滞者沉当。左关微涩兮血少，右关弦急兮过劳。洪实者血结之瘀，迟紧者脾冷之殃。至如尺内，洪大则阴虚可凭，或微或涩，便浊遗精。弦者腹痛，伏者食停。滑兮小腹急胀，妇则病在月经。涩兮呕逆翻胃，弦强阴疝血崩。紧兮小腹作痛，沉微必主腰疼。紧促形于寸，此气满于心胸；紧弦见于关，斯痛攻乎腹胁。两寸滑数兮，呕逆上奔；两关滑数兮，蛔虫内啮。心胸留饮，寸口沉潜；脐腹成癥，关中促结。左关弦紧兮，缘筋脉之拘挛；右关沉滑兮，因食积之作孽。

脉有浮沉迟数，诊有提纲大端。浮而无力为虚，有力为邪所搏。浮大伤风兮浮紧伤寒，浮数虚热兮浮缓风涎。沉缓滑大兮多热，沉迟紧细兮多寒。沉健须知积滞，沉弦气病淹淹。沉迟有力，疼痛使然。迟弦数弦兮，疟寒疟热之辨。迟滑洪滑兮，胃冷胃温之衍。数而有痛，恐发疮疡；若兼洪滑，热甚宜凉。阴数阴虚必发热，阳数阳强多汗黄。

脉有七情之伤，而为九气之列。怒伤于肝者，其脉促而气上冲；惊伤于胆者，其气乱而脉动掣。过于喜者伤于心，故脉散而气缓；过于思者伤于脾，故脉短而气结。忧伤于肺兮，脉必涩而气沉。恐伤于肾兮，脉当沉而气怯。若脉促而人气消，因悲伤而心系挈。伤于寒者脉迟，其为人也气收；伤于热者脉数，其为人也气泄。

脉体须明，脉证须彻。浮为虚而表显，沉乃实而里决。滑是多痰，芤因失血。濡散总因虚而冷汗，弦紧其为寒而痛切。洪则躁烦，迟为冷别。缓则风而顽木，实则胀而秘结。涩兮血少而寒，长兮痫而又热。短小元阳必病，坚强患乎满急。伏因痛痹伏藏，细弱真元内伤。结促惟虚断续，代云变易不常。紧急或缘泻痢，紧弦癥痞相妨。数则心烦，大则病进。上盛则气高，下盛则气胀。大是血虚之候，细为气少之恙。浮洪则外证推测，沉弦为内疾斟量。阳芤兮吐衄立至，阴芤兮下血须防。盛滑则外疼可别，实紧则内痛多伤。弱小涩弦为久病，滑浮数疾是新殃。沉而弦紧，痃癖内痛；脉来缓滑，胃热宜凉。长而滑大者酒病，浮而缓豁者湿伤。坚而疾者为癫，迟而伏者必厥。洪大而疾则发狂，紧滑而细为呕哕。脉洪而疾兮，因热结以成痈；脉微而涩兮，必崩中而脱血。阴阳皆涩数，知溲屎之艰难；尺寸俱虚微，晓精血之耗竭。

脉见危机者死，只因指下无神。不问何候，有力为神。按之则隐，可见无根。盖元气之来，力和而缓；邪气之至，力强而峻。弹石硬来即去，解索散乱无绪，屋漏半日而落，雀啄三五而住，鱼翔似有如无，虾游进退难遇。更有鬼贼，虽如平类，土败于木，真弦可畏，是亦危机，因无胃气。诸逢此者，见几当避。

宜忌歌十二

伤寒病热兮，洪大易治而沉细难医；伤风咳嗽兮，浮濡可攻而沉牢当避。肿胀宜浮大，癫狂忌虚细。下血下痢兮，浮洪可恶；消渴消中兮，实大者利。霍乱喜浮大而畏微迟，头疼爱浮滑而嫌短涩。肠澼脏毒兮，不怕沉微；风痹脚痿兮，偏嫌数急。身体中风，缓滑则生；腹心作痛，沉细则良。喘急浮洪者危，咳血沉弱者康。脉细软而不弦洪，知不死于中恶；脉微小而不数急，料无忧于金疮。吐血鼻衄兮，吾不喜其实大；跌扑损伤兮，吾则畏其坚强。痢疾身热而脉洪，其灾可恶；湿病体烦而脉细，此患难当。水泻脉大者可怪，亡血脉实者不祥。病在中兮脉虚为害，病在外兮脉涩为殃。腹中积久而脉虚者死，身表热甚而脉静者亡。

死脉歌十三　出《权舆》

雀啄连来三五啄，屋漏半日一点落，鱼翔似有又如无，虾游静中忽一跃，弹石硬来寻即散，搭指散乱为解索，寄语医家仔细看，六脉一见休下药。

卷之六　脉神章下

《难经》脉义

独取尺寸一

一难曰：十二经皆有动脉，独取寸口以决五脏六腑死生吉凶之法，何谓也？然，寸口者，脉之大会，手太阴之脉动也。二难曰：脉有尺寸，何谓也？从关至尺是尺内，阴之所治也；从关至鱼际是寸口内，阳之所治也。故分寸为尺，分尺为寸。

脉有轻重二

五难曰：脉有轻重何谓也？然，初持脉如三菽之重，与皮毛相得者，肺部也。如六菽之重，与血脉相得者，心部也。如九菽之重，与肌肉相得者，脾部也。如十二菽之重，与筋平者，肝部也。按之至骨，举指来疾者，肾部也。故曰轻重也。

阴阳呼吸三

四难曰：脉有阴阳之法，何谓也？然，呼出心与肺，吸入肾与肝，呼吸之间，脾受谷味也，其脉在中。浮者阳也，沉者阴也，故曰阴阳也。心肺俱浮，何以别之？然，浮而大散者心也，浮而短涩者肺也。肾肝俱沉，何以别之？然，牢而长者肝也，按之濡，举指来实者肾也。脾者中州，故其脉在中，是阴阳之法也。

阴阳虚实四

六难曰：脉有阴盛阳虚，阳盛阴虚，何谓也？然，浮之损小，沉大实大，故曰阴盛阳虚；沉之损小，浮之实大，故曰阳盛阴虚，是阴阳虚实之盛也。

脉分脏腑五

九难曰：何以别知脏腑之病耶？然，数者腑也，迟者脏也。数则为热，迟则为寒。诸阳为热，诸阴为寒，故以别知脏腑之病也。

根本枝叶六

十四难曰：上部有脉，下部无脉，其人当吐，不吐者死。上部无脉，下部有脉，虽困无能为害。所以然者，人之有尺，譬如树之有根，枝叶虽枯槁，根本将自生。脉有根本，人有元气，故知不死。

仲景脉义

辨脉法七

问曰：脉有阴阳，何谓也？答曰：凡脉浮大数动滑，此名阳也；沉涩弱弦微，此名阴也。阴病见阳脉者生，阳病见阴脉者死。

寸口脉微，名曰阳不足，阴气上入阳中，则洒淅恶寒也。尺脉弱，名曰阴不足，阳气下陷入阴中，则发热也。阳脉浮阴脉弱者，则血虚，血虚则筋急也。

寸口脉浮而紧，浮则为风，紧则为寒，风则伤卫，寒则伤荣，荣卫俱病，骨节烦疼，当发其汗也。

夏月盛热，欲着覆衣，冬月盛寒，欲裸其身，所以然者，阳微则恶寒，阴弱则发热。

寸口脉浮大，而医反下之，此为大逆。浮则无血，大则为寒，寒气相搏，则为肠鸣。医乃不知而反饮冷水，令汗大出，水得寒气，冷必相搏，其人即噎。

诸脉浮数，当发热而反洒淅恶寒，若有痛处，饮食如常者，当发其痈。脉数不时，则生恶疮也。

平脉法八

师曰：脉有三部，道之根源，荣卫流行，不失衡铨。肾沉心洪，肺浮肝弦，此自经常，不失铢分。出入升降，刻漏周旋，水下二刻，一周循环，当复寸口，虚实见焉。变化相乘，阴阳相干。风则浮虚，寒则牢坚，沉潜水，支饮急弦，动则为痛，数则热烦，设有不应，知变所缘。三部不同，病各异端，太过可怪，不及亦然。邪不空见，中必有奸，审察表里，三焦别焉。知其所舍，消息诊看，料度脏腑，独见若神，为子条记，传与贤人。

师曰：呼吸者，脉之头也。初持脉，来疾去尺，此出疾入迟，名曰内虚外实也。初持脉，来迟去疾，此出迟入疾，名曰内实外虚也。

师掀起脉，病人欠者，无病也。脉之呻者，病也。言迟者，风也。摇头言者，里痛也。行迟者，表强也。坐而伏者，短气也。坐而下一脚者，腰痛也。里实护腹如怀卵物者，心痛也。

问曰：人病恐怖者，其脉何状？曰：脉形如循丝累累然，其面白脱色也。人愧者，其何类？曰：脉浮而面色乍赤也。

问曰：脉有残贼，何谓也？曰：脉有弦紧浮滑沉涩，此六者名为残贼，能为诸脉作病也。

问曰：脉有灾怪，何谓也？曰：假令人病，脉得太阳，与形证相应，因为作汤，比还服汤如食顷，病人乃大吐，若下痢，腹中痛。师曰：我前来不见此证，今乃变异，是名灾怪。又问曰：何缘作此吐痢？答曰：或有旧时服药，今乃发作，故名实怪耳。

肥人责浮，瘦人责沉。肥人当沉今反浮，瘦人当浮今反沉，故责之。

寸脉下不至关为阳绝，尺脉上不至关为阴绝，此皆不治，决死也。若计其余命死生之期，期以月节克之也。

脉病人不病，号曰行尸，以列生气，卒眩仆不识人者，短命则死。人病脉不病，名曰内虚，以无谷神，虽困无苦。

问曰：紧脉从何而来？曰：假令亡汗若吐，以肺里寒，故令脉紧也。假令咳者，坐饮冷水，故令脉紧也。

寸口脉缓而迟，缓则阳气长，其色鲜，其颜光，其声商，毛发长。迟则阴气盛，骨髓生，血满，肌肉紧薄鲜硬。阴阳相抱，营卫俱行，刚柔相搏，名曰强也。

寸口脉浮而大，浮为虚，大为实，在尺为关，在寸为格，关则不得小便，格则吐逆。

寸口脉弱而迟，弱者卫气微，迟者营中寒。营为血，血寒则发热。

卫为气，气微者心内饥，饥而虚满，不能食也。

寸口脉弱而缓，弱者阳气不足，缓者胃气有余，噫而吞酸，食卒不下，气填于膈上也。

寸口脉微而涩，微者卫气不行，涩者营气不足。营卫不能相将，三焦无所仰，身体痹不仁。营气不足则烦疼，口难言。卫气虚则恶寒，数欠。三焦不归其部，上焦不归者噫而酢吞，中焦不归者，不能消欲引食，下焦不归者则遗溲。酢，古醋字。

寸口脉微而涩，微者卫气衰，涩者营气不足。卫气衰面色黄，营气不足面色青，营为根，卫为叶，营卫俱微则根叶枯槁，而寒栗、咳逆、吐腥、吐涎沫也。

寸口脉微，尺脉紧，其人虚损多汗，知阴常在，绝不见阳也。

寸口诸微亡阳，诸濡亡血，诸弱发热，诸紧为寒。诸乘寒者则为厥，郁冒不仁，以胃无欲气，脾涩不通，口急不能言，战而栗也。

问曰：何以知乘腑？何以知乘脏？曰：诸阳浮数为乘腑，诸阴迟涩为乘脏。

《金匮》脉法九

问曰：寸口脉沉大而滑，沉则为实，滑则为气，实气相搏，气血入脏却死，入腑即愈，此谓卒厥，何谓也？师曰：唇口青，身冷，为入脏即死；身和，汗自出，为入腑即愈。

问曰：脉脱入脏即死，入腑即愈，何谓也？师曰：非为一病，百病皆然。譬如浸淫疮，从口起流向四肢者可治，从四肢流来入口者不可治。病在外者可治，入里者即死。

五邪中人，各有法度，风中于前，寒中于暮，湿伤于下，雾伤于上。风令脉浮，寒令脉急。雾伤皮腠，湿流关节，食伤脾胃，极寒伤经，极热伤络。

夫男子平人，脉大为劳，极虚亦为劳。男子脉浮弱而涩为无子，精气清冷。脉得诸芤动微紧，男子失精，女子梦交。

男子平人，脉虚弱细微者，喜盗汗也。脉沉小迟名脱气，其人疾行则喘喝，手足逆寒，腹满，甚则溏泄，食不消化也。脉弦而大，弦则为减，大则为芤，减则为寒，芤则为虚，虚寒相搏，此名为革。妇人则半产漏下，男子则亡血失精。

滑氏脉义

持脉十

凡诊脉，先须识时脉、胃脉与脏腑平脉，然后及于病脉。时脉谓春三月六部中俱带弦，夏三月俱带洪，秋三月俱带浮，冬三月俱带沉。胃脉谓中按得之，脉见和缓。凡人脏腑、胃脉既平，又应时脉，乃无病者也，反此为病。

持脉之要有三，曰举，曰按，曰寻。轻手循之曰举，重手取之曰按，不轻不重，委曲求之曰寻。初持脉，轻手候之，脉见皮肤之间者，阳也，腑也，亦心肺之应也。重手得之，脉附于肉下者，阴也，脏也，亦肝肾之应也。不轻不重，中而取之，其脉应于血肉之间者，阴阳相适，中和之应，脾胃之候也。若委曲寻之而若隐若见，则阴阳伏匿之脉也。

表里虚实十一

明脉须辨表里虚实四字。表，阳也，腑也，凡六淫之邪袭于经络而未入胃腑及脏者，皆属于表也。里，阴也，脏也，凡七情之气郁于心腹之内，不能散越，及饮食之伤留于腑脏之间不能通泄，皆属于里也。虚者，元气之自虚，精神耗散，气力衰竭也。实者，邪气之实，由正气之本虚，邪得乘之，非元气之自实也。故虚者补其正气，实者写其邪气。经曰：邪气盛则实，精气夺则虚，此大法也。

脉贵有神十二

东垣曰：不病之脉，不求其神而神无不在也。有病之脉，则当求其神之有无，谓如六数七极，热也，脉中有力，即有神矣，当泄其热。三迟二败，寒也，脉中有力，即有神矣，当去其寒。若数极迟败中不复有力，为无神也，将何所恃耶？苟不知此而泄之去之，神将何以依而为主？故经曰：脉者，血气之先，气血者，人之神也。善夫！

附　诸家脉义

矫世惑脉辨十三　汪石山

夫脉者，本乎营与卫也，而营行脉之中，卫行于脉之外，苟脏腑和平，营卫调畅，则脉无形状之可议矣。或者六淫外袭，七情内伤，则脏腑不和，营卫乖谬，而二十四脉之名状层出而叠见矣。是故风寒暑湿燥火，此六淫也，外伤六淫之脉，则浮为风，紧为寒，虚为暑，细为湿，数为燥，洪为火，此皆可以脉而别其外感之邪也。喜怒忧思悲恐惊者，此七情也，内伤七情之脉，喜则伤心而脉缓，怒则伤肝而脉急，恐则伤肾而脉沉，悲则气消而脉短，惊则气乱而脉动，此皆可以脉而辨其内伤之病也。然此特举其常，而以脉病相应者为言也。

若论其变，则有脉搏不应病，病不应脉，变出百端，而难一一尽凭乎脉者矣。试举一二言之，如张仲景云：脉浮大，邪在表，为可汗。若脉浮大，心下硬，有热，属脏者，攻之，不令发汗，此又非浮为表邪可汗之脉也。又云：促脉为阳盛，宜用葛根黄芩黄连汤。若脉促厥冷为虚脱，非灸非温不可，此又非浮为阳盛之脉也。又曰：迟脉为寒，沉脉为里。若阳明脉迟，不恶寒，身体濈濈汗出，则用大承气，此又非诸迟为寒之脉矣。少阴病，始得之，反发热而脉沉，宜麻黄细辛汤汗之，此又非沉为在里之脉矣。凡此皆脉难尽凭之明验也。若只凭脉而不问证，未免以寒为热，以表为里，以阴为阳，颠倒错乱，而夭人寿者多矣。是以古人治病，不专于脉，而必兼于审证，良有以也。

奈何世人不明乎此，往往有病讳而不言，惟以诊脉而试医之能否，脉之而所言偶中，便视为良医而倾心付托，其于病之根源，一无所告，药之宜否，亦无所审，唯束手听命于医，因循遂至于死，尚亦不悟，深可悲矣。彼庸俗之人，素不嗜学，固无足怪。奈近世士大夫家，亦未免狃于此习，是又大可笑也。夫定静安虑，格物致知，乃《大学》首章第一义，而虑者，谓虑事精详，格物者，谓穷致事物之理，致知者，谓推极吾之所知。凡此数事，学者必尝究心于此矣。先正又言，为人子者不可不知医，病卧于床，委之庸医，比之不慈不孝。夫望闻问切，医家大节目也，苟于临病之际，惟以切而知之为能，其余三事，一切置而不讲，岂得谓知医乎？岂得为处事精详乎？岂得为穷致事物之理而推极吾之所知乎？

且医之良，亦不专于善诊一节，凡动表姝有常，举止不妄，存心忠厚，发言纯笃，察病详审，处方精专，兼此数者，庶可谓之良矣。虽据脉言证，或有少差，然一脉所主非一病，故所言未必尽中也。若以此而遂弃之，所谓以二卵而弃干城之将，乌可与智者道哉。姑以浮脉言之，《脉经》去：浮为风，为虚，为气。为呕，为厥，为痞，为胀，为满不食，为热，为内结等类，所主不下数十余病，假使诊得浮脉，彼将断其为何病耶？苟不兼之以望闻问，而欲的知其为何病，吾为戛戛乎其难矣。古人以切居望闻问之后，则于望闻问之间，已得其病情矣，不过再诊其脉，看病应与不应也。若脉与病应，则吉而易医，脉与病反，则凶而难治，以脉参病，意盖如此，曷以诊脉知病为贵哉。夫《脉经》一书，拳拳示人以诊法，而开卷入首便言观形察色，彼此参伍以决死生，可见望闻问切，医之不可缺一也。噫！机称善脉莫过叔和，尚有待于彼此参伍，况下于叔和者乎！故专以切脉言病，必不能不至于误也，安得为医之良？

抑不特此，世人又有以《太素脉》而言人贵贱穷通者，此又妄之甚也。予尝考其义矣，夫太者，始也，初也，如太极、太乙之太。素者，质也，本也，如绘事后素之素。此盖言始初本质之脉也。此果何脉耶？则必指元气而言也。东垣曰：元气者，胃气之别名。胃气之脉，蔡西山所谓不长不短，不疏不数，不大不小，应手中和，意思欣欣，难以名状者是也。无病之人，皆得此脉，以此脉而察人之有病无病则可，以此脉而察人之富贵贫贱则不可。何也？胃气之脉，难以形容，莫能名状，将何以为贵贱穷通之诊乎？窃观其书，名虽《太素》，而其中论述，略无一言及于太素之义，所作歌括，率多俚语，全无理趣。原其初意，不过托此以为徼利之媒，后世不察，遂相传习，莫有能辨其非者。又或为之语曰：太素云者，指贵贱穷通禀于有生之初而言也，然脉可以察而知之，非谓脉名太素也。予曰：固也，然则太素之所诊者，必不出于二十四脉之外矣。夫二十四脉皆主病，言一脉见则主一病，贫贱富贵何从而察之哉？假如浮脉，其诊为风，使太素家诊之，将言其为风耶？抑言其为贵贱穷通耶？二者不可得兼，若言其为风，则其所知亦不过病也。若遗其病而言其为贵贱穷通，则近而病诸身者尚未不能知，安得谓之太素？则远而违诸身者必不能知之也。盖贵贱穷通，身外之事，与身之血气了不相干，安得以脉而知之乎？况脉之变见无常，而天之寒暑不一，故四时各异其脉，必不能久而不变，是以今日诊得是脉，明日诊之而或非，春间诊得是脉，至夏按之而或否。彼太素者，以片时之寻按而断一生之休咎，殆必无是理。然纵使臆则屡中，亦是捕风捉影，仿佛形容，安有一定之见哉？噫，以脉察病尚未不知病之的，而犹待乎望闻问，况能知其它乎？且脉兆于岐黄，演于秦越，而详于叔和，遍考《素》《难》《脉经》，并无一字言及此者，非隐之也，殆必有不可诬者耳。巢氏曰：太素者，善于相法，特假太素以神其技术耳。诚哉言也，足以破天后世之惑矣。又有善伺察者，以言餂人，阴得其实，故于诊按之际，肆言而为欺妄，是又下此一等，无足论也。

虽然，人禀天地之气以生，不能无清浊纯驳之殊，禀之清者，血气清而脉来亦清，清则脉形圆净，至数分明。吾诊乎此，但知其主富贵而已。若曰何年登科，何年升授，何年招财，何年得子，吾皆不得而知矣。禀之浊者，血气浊而脉来亦浊，浊则脉形不清，至数混乱。吾诊此者，但知其主贫贱而已。若曰某时招悔，某时破财，某时损妻，某时克子，吾亦莫得而知矣。又有形浊而脉清者，此谓浊中之清。质清而脉浊者，此谓清中之浊。又有形不甚清，脉不甚浊，但浮沉各得其位，大小不失其等，亦主平稳而无大得丧也。其它言有所未尽，义有所未备，学者可以类推，是则吾之所谓知人者，一本于理而已矣，岂敢妄为之说以欺人哉。噫，予所以著为是论者，盖以世之有言太素脉者，靡不翕然称美，不惟不能以理析，又从而延誉于人，纵使其言有谬，又必阴与之委曲影射，此所谓误己而误人者也，果何益之有哉？又有迎医服药者，不惟不先言其所苦，甚至再三询叩，终于默默。至有隐疾而困医者，医固为其所困，不思身亦为医所困矣。此皆世之通患，人所共有，故予不得不详论之，以致夫丁宁之意，俾聋瞽者或有所开发焉。孟子曰：骒岂好辨哉，予不得已也。

太素可采之句十四　吴

太素之说，固为不经，然其间亦有可采者。如曰：脉形圆净，至数分明，谓之清；脉形散涩，至数模糊，谓之浊。质清脉清，富贵而多善，质浊脉浊，贫贱而多忧。质清脉浊，此为清中之浊，外富贵而内贫贱，失意处多，得意处少也。质浊脉清，此谓浊中之清，外贫贱而内富贵得意处多，失意处少也。若清不甚清，浊不甚浊，其得失相半，而无大得丧也。富贵而寿，脉清而长，贫贱而夭，脉浊而促。清而促者，富贵而夭，浊而长者，贫贱而寿。此皆太素可采之句也。然亦不能外乎风鉴，故业太素者，不必师太素，但师风鉴，风鉴精而太素之说自神矣。至其甚者，索隐行怪，无所不至，是又巫家之教耳。孔子曰：攻乎异端，斯害也已矣，正士岂为之？

太素大要十五　彭用光

论贵贱，切脉之清浊，论穷通，切脉之滑涩，论寿夭以浮沉，论时运以衰退旺，论吉凶以缓急，亦皆仿佛《灵枢》虚实攻补，法天法地法人之奥旨。凡人两手清微如无脉者，此纯阴脉，主贵；有两手俱洪大者，此纯阳脉，主贵。

须集

卷之七　伤寒典上

经　义 一

《水热穴论》帝曰：人伤于寒而传为热，何也？岐伯曰：夫寒盛则生热也。

《内经》伤寒诸义及诸治法之未备者，俱补载《瘟疫门》，所当参阅。

伤寒总名 二

黄帝曰：今夫热病者，皆伤寒之类也。又曰：凡病伤寒而成温者，先夏至日为病温，后夏至日为病暑。此皆《内经》之明言也。故凡病温病热而因于外感者，皆本于寒，即今医家皆谓之为伤寒，理宜然也。近或有以温病热病谓非真伤寒者．在未达其义耳。

初诊伤寒法 三

凡初诊伤寒者，以其寒从外入，伤于表也。寒邪自外而入，必由浅渐深，故先自皮毛，次入经络。又次入筋骨，而后及于脏腑，则病日甚矣。故凡病伤寒者，初必发热，憎寒无汗，以邪闭皮毛，病在卫也。渐至筋脉拘急，头背骨节疼痛，以邪入经络，病在营也。夫人之卫行脉外，营行脉中，今以寒邪居之，则血气混淆，经络壅滞，故外证若此，此即所谓伤寒证也。自此而渐至呕吐、不食、胀满等症，则由外入内，由经入腑，皆可因证而察其表里矣。若或肌表无热，亦不憎寒，身无疼痛，脉不紧数者，此其邪不在表，病必属里。凡察伤寒，此其法也。

论　脉 四

伤寒之邪，实无定体，或入阳经气分，则太阳为首，或入阴经精分，则少阴为先。其脉以浮紧而有力无力，可知表之虚实；沉紧而有力无力，可知里之虚实；中而有力无力，可知阴阳之凶吉。诊之之法，当问证以知其外，察脉以知其内，先病为本，后病为标。能参合脉证，而知缓急先后者，乃为上工。

——诊法曰：浮脉为在表。故凡脉见浮紧而数者，即表邪也。再加以头项痛，腰脊强等症，此即太阳经病，当求本经轻重而解散之。

——脉见洪长有力，而外兼阳明证者，即阳明在经之邪也，宜求本经之寒热以散之。

——脉见弦数，而兼少阳之证者，即少阳经半表半里之病，宜和解而散之。

——沉脉为在里，病属三阴，详具后《六经证辨》中。但沉数有力，是即热邪传里也，若表证深入，而内见大满大实，阳邪热结等症，治当从下也。

——沉紧无力，而外无大热，内无烦渴等病，此阴证也。若或畏寒烦冷，及呕吐、腹痛、泻痢者，此即阴寒直中，治宜温中也。

——脉大者为病进，大因邪气胜，病日甚也；脉渐缓者为邪退，缓则胃气至，病将愈也。此以大为病进，固其然也，然亦有宜大不宜大者，又当详辨。如脉体本大，再加洪数，此则病进之脉，不可当也。如脉体本小，因服药后而渐见滑大有力者，此自阴转阳，必将汗解，乃为吉兆。盖脉至不鼓者，由气虚而然，无阳岂能作汗也。后《论汗》条中有案，当并阅之。

仲景《伤寒论》曰：脉有阴阳者，何谓也？曰：凡脉浮大数动滑，皆阳也；沉涩弱弦微，皆阴也。诸脉浮数，而发热恶寒，身痛不欲饮食者，伤寒也。若洒淅恶寒，饮食如常，而痛偏一处者，必血气壅遏不通成痈脓也。寸口脉浮为在表，沉为在里，数为在腑，迟为在藏。寸关尺三部，浮沉、大小、迟数同等，虽有寒热不解者，此脉阴阳为和平，虽剧必愈。其脉浮而汗出如流珠者，阳气衰也。脉瞥瞥如羹上珠者，阳气微也。脉萦萦如蜘蛛丝者，阳气衰也。脉绵绵如泻漆之绝者，亡其血也。其脉沉者，荣气微也。若脉浮大者，气实血虚也。脉微缓者，为欲愈也。阳脉浮，阴脉弱者，为血虚，血虚则筋急也。脉微弱而恶寒者，此阴阳俱虚不可更发汗、更吐、更下也。阴证无脉，温之而脉微续者生，暴出者死。阴病见阳脉者生，阳病见阴脉者死。

论曰：寸脉微，名曰阳不足，阴气上入于阳中，则洒淅恶寒也；尺脉微，名曰阴不足，阳气下陷入阴中，则发热也。寸口脉微而涩，微者卫气不行，涩者荣气不足。卫气衰，面色黄，荣气不足，面色青。荣为根，卫为叶，荣卫俱微，则根叶枯槁，而寒栗、咳逆、唾腥、吐涎沫也。

论曰：紧脉从何而来？曰：假令亡汗若吐，以肺里寒，故令脉紧也。假令咳者，坐饮冷水，故令脉紧也；假令下利，以胃中虚冷，故令脉紧也；案：此言紧者，即弦搏不软之谓，盖单言其紧，而无滑数之意，乃阳明胃气受伤之脉，故主为阴寒之证。若紧而兼数，则必以外邪所致。

愚案：浮为在表，沉为在里，此古今相传之法也。然沉脉亦有表证，此阴实阳虚，寒胜者然也；浮脉亦有里证，此阳实阴虚，水亏者然也。故凡欲察表邪者，不宜单据浮沉，只当以紧数与否为辨，方为者确。盖寒邪在表，脉皆紧数，紧数甚者邪亦甚，紧数微者邪亦微。紧数浮洪有力者，邪在阳分，即阳证也；紧数浮沉无力者，邪在阴分，即阴证也。以紧数之脉而兼见表证者，其为外感无疑，即当治从解散。然内伤之脉，亦有紧数者，但内伤之紧，其来有渐，外感之紧，发于陡然，以此辨之，最为切当。其有似紧非紧，但较之平昔，稍见滑疾而不甚者，亦有外感之证，此其邪之轻者，或以初感而末甚者，亦多见此脉，是又不可不兼证而察之也。若其和缓而全无紧疾之意，则脉虽浮大，自非外邪之证。

案：陶节庵曰：夫脉浮当汗，脉沉当下，固其宜也。然其脉虽浮，亦有可下者，谓邪热入腑，大便难也。设使大便不难，岂敢下乎？其脉虽沉，亦有可汗者，谓少阴病，身有热也，设使身不发热，岂敢汗乎？若此之说，可见沉有表，而浮亦有里也。

风寒辨五

凡病伤寒者，本由寒气所伤，而风即寒之帅也。第以风寒分气令，则风主春而东，寒主冬而北；以风寒分微甚，则风属阳而浅，寒属阴而深。然风送寒来，寒随风入，透骨侵肌，本为同气，故凡寒之浅者，即为伤风；风之深者，即为伤寒；而不浅不深，半正半邪之间者，即为疟疾；其有留于经络，而肢体疼痛者，则为风痹。然则伤风也，伤寒也，疟疾、风痹也？皆风寒之所为也。观《灵枢·九宫八风》篇及《岁露论》所载，俱甚言虚邪贼风之为害,《口问》篇言风成为寒热，此皆指风为寒邪也。即如冬伤于寒者，宜乎其为伤寒也，若春夏秋三时之感冒，则孰非因寒，亦孰非因风而入之。故仲景曰：凡伤寒之病，多从风寒得之，始因表中风寒，入里则不消矣，未有温覆而当不消散者，岂非风寒本为同气乎?《内经》曰：谨候虚风而避之。故圣人日避虚邪之道，如避矢石然，邪弗能害，此之谓也，此杜渐防微之道也。

伤寒三证六

夫伤寒为病，盖由冬令严寒，以水冰地裂之时，最多杀厉之气，人触犯之而即时病者，是为正伤寒，此即阴寒直中之证也。然惟流离穷困之世多有之，若时当治平，民安饱暖，则直中之病少见，此伤寒之一也；其有冬时感寒，不即病者，寒毒藏于营卫之间，至春夏时，又遇风寒，则邪气应时而动，故在春则为温病，在夏则为暑病，是以辛苦之人，春夏多温热病者，皆由冬时触寒所伤，故随气传变，本非即病正伤寒之属，所当因其寒热而随证调治之，此伤寒之二也；又有时行之气者，如春时应暖而反寒，夏时应热而反凉，秋时应凉而反热，冬时应寒而反温，此非其时而有其气，是以一岁之中，长幼之病多相似者，是即时行之病，感冒虚风不正之气，随感随发，凡禀弱而不慎起居多劳倦者多犯之，此伤寒之三也。凡此三者，皆伤寒之属，第其病有不同，治有深浅，苟不能辨，则必致误人。

六经证七

太阳经病，头项痛，腰脊强，发热恶寒，身体痛，无汗，脉浮紧。以太阳经脉由脊背连风府，故为此证，此三阳之表也。

阳明经病，为身热，目疼，鼻干，不眠，脉洪而长。以阳明主肌肉，其脉挟鼻络于目，故为此证，此三阳之里也。

少阳经病，为胸胁痛，耳聋，寒热，呕而口苦，咽干目眩，脉弦而数。以少阳之脉循胁肋，终于耳，故为此证。此二阳三阴之间也，由此渐入三阴，故为半表半里之经。

太阴经病，为腹满而吐，食不下，嗌干，手足自温，或自利腹痛不渴，脉沉而细。以太阴之脉布胃中，络于嗌，故为此证。

少阴经病，为舌干口燥，或自利而渴，或欲吐不吐，或引衣蜷卧，心烦，但欲寐，其脉沉。以少阴之脉贯肾络于肺，系舌本，故为此证。

厥阴经病，为烦满囊缩，或气上撞心，心中疼热，消渴，饥而不欲食，食即吐蛔，下之利不止，脉沉而弦。以厥阴之脉循阴器而络于肝，故为此证。

成无己曰：热邪自太阳传至太阴，则腹满而嗌干，未成渴也；传至少阴，则口燥舌干而渴，未成消也；传至厥阴而成消渴者，热甚能消水故也。凡饮水多而小便少者，谓之消渴。肝居下部，而邪居之，则木火相犯，所以邪上撞心。木邪乘土，则脾气受伤，所以饥不欲食，食即吐蛔。脾土既伤，而往下之，由脾气愈虚，所以痢不止。

正阳明腑病者，由表而传里，由经而入腑也。邪气既深，故为潮热自汗，谵语发渴，不恶寒，反恶热，揭去衣被，扬手掷足，或发斑黄狂乱，五六日不大便，脉滑而实。此实热已传于内，乃可下之。若其脉弱无神，或内无痞满实坚等症，又不可妄行攻下。

仲景曰：尺寸俱浮者，太阳受病也，当一二日发；尺寸俱长者，阳明受病者，当二三日发；尺寸俱弦者，少阳受病也，当三四日发。此三阳皆受病，未入于腑者，可汗而已。尺寸俱沉细者，太阴受病也，当四五日发；尺寸俱沉者，少阴受病也，当五六日发；尺寸俱微缓者，厥阴受病也，当六七日发。此三阴俱受病，已入于腑者，可下而已。

成无己注曰：三阳受邪，为病在表，法当汗解，然三阳亦有便入腑者，入腑则宜下，故云未入于腑者，可汗而已；三阴受邪，为病在里，于法当下，然三阴亦有在经者，在经则宜汗，故云已入于腑者，可下而已。

太阳证似少阴者，以其发热恶寒，而脉反沉也；少阴证似太阳者，以其恶寒脉沉，而反发热也。仲景曰：太阳病，发热头痛，脉反沉，身体疼痛，若不瘥者，当救其里，宜四逆汤；少阴病，始得之，反发热，脉沉者，宜麻黄附子细辛汤。

案：此二证谓病在太阳，其脉当浮，而反沉者，因正气衰弱，里虚而然，故当用四逆汤，此里虚不得不救也；病在少阴，证当无热，而反热者，因寒邪在表，犹未传里，故当用麻黄附子细辛汤，此表邪不得不散也。此二证者，均属脉沉发热，但其有头疼，故为太阳病，无头疼，故为少阴病。第在少阴而反发热者，以表邪浮浅，可以汗解，其反犹轻；在太阳而反脉沉者，以正气衰微，难施汗下，其反为重。由此观之，可见阳经有当温里者，故以生附配干姜，补中自有散意；阴经有当发表者，故以熟附配麻黄，发中亦有补焉。此仲景求本之治，其它从可知矣。

传经辨八　附合病并病义

伤寒传变，不可以日数为拘，亦不可以次序为拘。如《内经》言一日太阳，二日阳明，三日少阳之类，盖言传经之大概，非谓凡患伤寒者，必皆如此也。盖寒邪中人，本无定体，观陶节庵曰：风寒之初中人也无常，或入于阴，或入于阳，非但始太阳、终厥阴也。或自太阳始，日传一经，六日至厥阴，邪气衰不传而愈者，亦有不罢再传者，或有间经而传者，或有传至二三经而止者，或有始终只在一经者，或有越经而传者，或有自少阳、阳明而入者，或有初入太阳，不作郁热，便入少阴而成真阴证者。所以凡治伤寒，不可拘泥，但见太阳证，曰合病者，两经或三经齐病，不传者为合病。并病者，一经先病未尽，又过一经者，为并病。所以有太阳阳明合病，有太阳少阳合病，有阳明少阳合病，有三阳合病。三阳若与三阴合病，即是两感，所以三阴无合并例也。即仲景亦曰：日数虽多，但见表证而脉浮紧者，犹宜汗之；日数虽少，但见里证而脉沉实者，犹宜下之。诚为不易之论。故不可执定日数，谓一二日宜发表，三四日宜和解，五六日即宜下，若或不知通变，因致误人者多矣。故必真知其表邪未解，则当汗之；真知其胃邪已实，方可下之；真知其阴寒邪胜，自宜温之；真知其邪实正虚，客主不敌，必须补之。但能因机察变，原始要终而纤悉无遗者，方是活人高手。

仲景曰：伤寒一日，太阳受之，脉若静者为不传；颇欲吐，若躁烦，脉数急者，为传也。伤寒六七日，无大热，其人躁烦者，此为阳去入阴故也。伤寒二三日，阳明、少阳证不见者，为不传也。伤寒三日，三阳为尽，三阴当受邪，其人反能食而不呕，此为三阴不受邪也。

阳证阴证辨九

凡治伤寒，须先辨阳证阴证。若病自三阳不能解散而传入三阴，则寒郁为热，因成阳证。盖其初病，必发热头痛，脉浮紧，无汗，以渐而深，乃入阴经。此邪自阳分传来，愈深则愈热，虽在阴经，亦阳证也，其脉必沉实有力，其证必烦热炽盛，此当攻里，或消或下，随宜而用。若内不有热，安得谓之阳证乎？若初起本无发热头痛等症，原不由阳经所传，而径入阴分者，其证或厥冷，或呕吐，或腹痛泻利，或畏寒不渴，或脉来沉弱无力，此皆元阳元气之不足，乃为真正阴证。经曰：发热恶寒发于阳，无热恶寒发于阴。此以传经不传经而论阴阳也。阴阳之治，又当辨其虚实如下：

——治伤寒，凡阳证宜凉宜泻，阴证宜补宜温，此大法也。以第经脏言阴阳，则阴中本有阳证，此传经之热邪也；以脉证言阴阳，则阳中最多阴证，此似阳之虚邪也。惟阴中之阳者易辨，而阳中之阴者为难知耳。如发热狂躁，口渴心烦，喜冷，饮水无度，大便硬，小便赤，喉痛口疮，声粗气急，脉来滑实有力者，此真阳证也。其有身虽热，而脉来微弱无力者，此虽外证似阳，实非阳证。观陶节庵曰：凡发热面赤烦躁，揭去衣被，唇口赤裂，言语善恶不避亲疏，虚狂假斑，脉大者，人皆不识，认作阳证，殊不知阴证不分热与不热，须凭脉下药，至为切当。不问脉之浮沉大小，但指下无力，重案全无，便是阴脉，不可与凉药，服之必死，急与五积散通解表里之寒，甚者必须加姜附以温之。又曰：病自阳分传入三阴者，俱是脉沉，妙在指下有力无力中分，有力者为阳为实为热，无力者为阴为虚为寒，此节庵出人之见也。然以余观之，大都似阳非阳之证，不必谓其外热、烦躁、微渴、戴阳之类，即皆为阴证也，但见其元阳不足，而气虚于中，虽有外热，即假热耳，设用清凉消耗，则中气愈败，中气既败，则邪气愈强，其能生乎？故凡遇此等证候，必当先其所急。人知所急在病，而不知所急在命，元气忽去，疾如绝弦，呼吸变生，挽无及矣。治例另列后卷。

——伤寒纲领，惟阴阳为最，此而有误，必致杀人。然有纯阳证，有纯阴证，是当定见分治也。又有阴阳相半证，如寒之即阴胜，热之即阳胜，或今日见阴，而明日见阳者有之，今日见阳，而明日变阴者亦有之，其在常人最多此证，盘珠胶柱，惟明哲者之能辨也。然以阴变阳者多吉，以阳变阴者多凶，是又不可不察。

凡病人开目喜明，欲见人，多谈者属阳；闭目喜暗，不欲见人，懒言者属阴。

论曰：夫阳盛阴虚，汗之则死，下之则愈；阳虚阴盛，汗之则愈，下之则死。又曰：桂枝下咽，阳盛则毙；承气入胃，阴盛以亡。

案：此阴阳二字，乃以寒热为言也。阳盛阴虚，言内热有余，而外寒不甚也。夫邪必入腑，然后作热，热实于内，即阳盛也，故再用温热以汗之则死矣。阳虚阴盛，言寒邪有余，而蓄热未深也。夫邪中于表，必因风寒，寒束于外，即阴盛也，故妄用沉寒以下之则死矣。所以阳盛者用桂枝则毙，阴盛者用承气则亡。

三阳阳明证十

仲景曰：病有太阳阳明，有正阳阳明，有少阳阳明，何谓也？答曰：太阳阳明者，脾约是也；正阳阳明者，胃家实是也；少阳阳明者，发汗、利小便，胃中燥烦实，大便难是也。问曰：何缘得阳明病？答曰：太阳病发汗，若下，若利小便，此亡津液，胃中干燥，因转属阳明，内实，大便难，此名阳明也。问曰：阳明病外证云何？答曰；身热汗自出，不恶寒反恶热也。

案：此三阳阳明之证，皆自经传腑，胃家之实证也。曰太阳阳明者，邪自太阳传入于胃，其名脾约，以其小便数，大便硬也；正阳阳明者，邪自阳明本经传入于腑，而邪实于胃也；少阳阳明者，邪自少阳传入于胃也。胃为腑者，犹府库之府，府之为言聚也。以胃本属土，为万物所归，邪入于胃，则无所复传，郁而为热，此由耗亡津液，胃中干燥，或三阳热邪不解，自经而腑，热结所成，故邪入阳明胃腑者，谓之实邪。土气为邪，王于未申，所以日晡潮热者，属阳明也。论曰：潮热者实也，是为可下之证。又曰：潮热者，此外欲解也，可攻其里焉。又曰：其热不潮，不可与承气。此潮热属胃可知也。然潮热虽为可攻，若脉浮而紧，或小便难，大便溏，身热无汗，此热邪未全入腑，犹属表证，仍当和解。若邪热在表而妄攻之，则祸不旋踵矣。

成无己曰：胃为水谷之海，主养四旁，故四旁有病，皆能传入于胃，入胃则更不复传。如太阳病传之入胃，则不更传阳明；阳明病传之入胃，则不更传少阳，少阳病传之入胃，则不更传三阴也。

两感十一

病两感于寒者，一日则太阳与少阴表里俱病，凡头痛发热恶寒的邪在表，口干而渴的邪在里；二日则阳明与太阳表里俱病，身热目痛、鼻干不眠的邪在表，腹满不欲食的邪在里；三日则少阳与厥阴表里俱病，耳聋胁痛、寒热而呕者邪在表，烦满囊缩而厥、水浆不入者邪在里。凡两感者，或三日，或六日，营卫不行，脏腑不通，昏不知人，胃气乃尽，故当死也。若此两感，虽为危证，然不忍坐视，其于拯溺救焚之计所不可免，但当细察其证，亦自有缓急可辨。若三阳之头痛身热，耳聋胁痛，恶寒而呕，此在表者，不得不解于外；其三阴之腹满口渴，囊缩谵语，此在里者，不得不和其中。若其邪自外入，而外甚于里者，必当以外为主治，而兼调其内。若其邪因虚袭，而元气不支者，速宜单顾根本，不可攻邪，但使元阳不败，则强敌亦将自解，其庶几乎有可望也。此证变态非常，故不可凿言方治。

案：门人钱祯曰：两感者，本表里之同病，似若皆以外感为言也，而实有未必尽然者，正以外内俱伤，便是两感。今见有少阴先溃于内，而太阳继之于外者，即纵情肆欲之两感也；太阴受伤于里，而阳明重感于表者，即劳倦竭力，饮食不调之两感也；厥阴气逆于脏，少阳复病于腑者，即七情不慎，疲筋败血之两感也。人知两感为伤寒，而不知伤寒之两感，内外俱困，病斯剧矣。但伤有重轻，医有知不知，则死生系之。或谓两感，证之不多见者，盖亦见之不广，而义有未达耳。其于治法，亦在乎知其由而救其本也。此言最切此病，诚发人之未发，深足指迷，不可不录。

表里辨十二

阳邪在表则表热，阴邪在表则表寒；阳邪在里则里热，阴邪在里则里寒；邪在半表半里之间而无定处，则往来寒热。邪在表则心腹不满，邪在里则心腹胀痛；邪在表则呻吟不安，邪在里则躁烦闷乱；邪在表则能食，邪在里则不能食。不欲食者，邪在于表里之间，未至于不能食也。邪在表则不烦不呕，邪在里则烦满而呕。凡初见心烦喜呕，及胸膈渐生痞闷者，邪在表方传里也，不可攻下。凡病本在表，外证悉具，而脉反沉微者，以元阳不足，不能外达也，但当救里，以助阳散寒为上策。前卷《传忠录》中有辨，当互阅之。

寒热辨十三

邪气在表发热的，表热里不热也，宜温散之；邪气在里发热者，里热甚而达于外也，宜清之。

阳不足，则阴气上入阳中而为恶寒，阴胜则寒也，宜温之；阴不足，则阳气陷入阴中而为发热，阳胜则热也，宜清之。

寒热往来者，阴阳相争，阴胜则寒，阳胜则热也。盖热为阳，寒为阴，表为阳，里为阴，邪之客于表者为寒，邪与阳相争则为寒栗；邪之传于里者为热，邪与阴相争则为热躁；其邪在半表半里之间者，外与阳争则为寒，内与阴争则为热，或表或里，或出或入，是以寒热往来，此半表半里之证也。故凡寒胜者必多寒，热胜者必多热，但审其寒热之势，则可知邪气之浅深也。

经曰：阳微则恶寒，阴弱则发热。

仲景曰：发热恶寒者，发于阳也；无热恶寒者，发于阴也。

论汗十四

仲景论曰：寸口脉浮而紧，浮则为风，紧则为寒，风则伤卫，寒则伤荣，荣卫俱病，骨节烦疼，当发其汗也。

曰：三阳皆受病，未入于府者，可汗而已。详见前《六经证》中。

曰：太阳病，脉浮紧，无汗发热，身疼痛，八九日不解，表证仍在者，此当发其汗。案：此一证，虽以太阳经为言，然阳明、少阳日久不解者，亦仍当汗散，但太阳为三阳之表而主通身之外证，故特举太阳为言也。

曰：太阳病，头痛发热，身疼腰痛，骨节疼痛，恶风无汗而喘者，麻黄汤主之。

曰：脉浮而数者，可发汗，宜麻黄汤主之。

曰：太阳与阳明合病，喘而胸满者，邪在表也，不可下，宜麻黄汤主之。

曰：阳明病，脉浮，无汗而喘者，发汗则愈，宜麻黄汤主之。

曰：太阳病，项背强几几，无汗恶风者，宜葛根汤主之。

曰：太阳与阳明合病者，必自下利，葛根汤主之。

曰：太阳中风，脉浮紧，发热恶寒，身疼痛，不汗出而烦躁者，大青龙汤主之。

曰：太阳病，发热汗出，恶风脉缓者，名为中风。太阳病，头痛发热，汗出恶风者，桂枝汤主之。

曰：太阳病，外证未解，脉浮弱者，当以汗解，宜桂枝汤。

曰：太阳病，脉迟，汗出多，微恶寒者，表证未解也，可发汗，宜桂枝汤。

曰：病如疟状，日晡所发热者，属阳明也。脉浮虚者，当发汗，宜桂枝汤。

曰：太阴病，脉浮者，可发汗，宜桂枝汤。

曰：厥阴证，有下利，腹胀满，身体疼痛者，先温其里，乃攻其表，温里四逆汤，攻表桂枝汤。

曰：下利后，身疼痛，清便自调者，急当救表，宜桂枝汤发汗。案：此以身疼痛者为表证，故当散之。

曰：伤寒发汗解，半日许复烦，脉浮数者，可更发汗，宜桂枝汤主之。

曰：少阴病，始得之，反发热，脉沉者，麻黄附子细辛汤主之。案：此证脉虽沉而身反热者，正乃阴经之表证也，故宜用此温散。

曰：太阳病不解，转入少阳，胁下硬满，干呕不能食，往来寒热，脉沉紧者，与小柴胡汤。

曰：呕而发热者，小柴胡汤主之。

曰：阳明病，发潮热，大便溏，小便自可，胸胁满者，小柴胡汤主之。

曰：阴证不得有汗，今头汗出，故知非少阴也，可与小柴胡汤。

曰：二阳并病，太阳初得病时，发其汗，汗出不彻，因转属阳明，续自微汗出，不恶寒。若太阳病证不罢者，不可下，下之为逆，如此可小发汗。

案：仲景表汗之条，缕悉尚多，今但述其切要者，凡二十四证，以见其宜否之法，而大意可得也。第其所用汗剂，不曰麻黄，则曰桂枝，此寒邪初感，温散之妙法也。今后人以麻黄、桂枝为异物而不敢用，而复有强为之释者，谓此在仲景乃为隆冬直中阴寒者设耳，而不知四时阴胜之邪，皆最宜者也。呜呼，仲景之下，再无仲景，可见医中之品矣。

——各经表证，凡有汗出不彻者，皆未足言汗。盖邪未尽去，其人必身热不退，而仍觉躁烦，或四体酸疼，坐卧有不安者，以汗出不彻故也。何从知之？但诊其脉紧不退，及热时干燥无汗者，即其证也，仍宜汗之。如果汗透避而热仍不退，或汗后身热愈甚者：是即所谓阴阳交、魂魄离，大凶之兆也。

——凡汗之不彻者、其故有三：如邪在经络筋骨，而汗出皮毛者，此邪深汗浅，卫解而营不解，一不彻也：或以十分之邪，而去五分之汗，此邪重汗轻，二不彻也；或寒邪方去，犹未清楚，遽起露风，而因虚复感，此新旧相踵，三不彻也。凡遇此者，当辨其详，而因微甚以再汗之。

——凡既愈复热者，其故有四：或以邪气方散，胃气未清，因而过食者，是为食复，此其一也；或以表邪方解，原不甚虚，有过慎者，辄加温补，是误补而复，此其二也。若此二者，所谓食入于阴，长气于阳，以致胃气复闭，阳邪复聚而然，表邪既复，仍宜汗也。又或有以新病方瘳，不能调摄，或营伤脾阴，因而复热者，是名劳复，此其三也；或不慎房室，因而再感者，是名女劳复，此其四也。若此二者，所谓阴虚者阳必凑之而然，此则或从补，或从汗，当因变制宜，权其缓急，而治分虚实也。

论曰：伤寒差后，更发热者，小柴胡汤主之。脉浮者，宜汗解之；脉沉实者，宜下解之。

——取汗之法，当取于自然，不宜急暴，但服以汤剂，盖令温暖，使得津津微汗，稍令久之，则手足俱周，遍身通达，邪无不散矣。若一时逼之，致使如淋如洗，则急遽间卫气已达，而营气未周。反有不到之处，且恐大伤元气，非善法也。余尝见有子病者，其父母爱惜之甚，欲其速愈，且当温暖之令，覆以重被，犹恐不足，而以身压其上，子因热极呼叫，其父母曰：犹未也，须再出些方好。及许久放起，竟致亡阳而毙之。是但知汗出何妨，而不知汗之杀人，此强发之鉴也。又有邪本不甚，或挟虚、年衰感邪等症，医不能察，但知表证宜解，而发散太过；或误散无效，而屡散不已，因而即被其害者有之；或邪气虽去，遂致胃气大伤，不有饮食，而羸惫不振者有之，此过汗之戒也。凡发汗太过，一时将致亡阳，或身寒而栗，或气脱昏沉等候，速宜煎独参汤一两许饮之，或甚者以四味回阳饮速为挽回，庶可保全，否则恐致不救。

——脉有忌汗者，如《伤寒论》曰：太阳病，发热恶寒，热多寒少，脉微弱者，此无阳也，不可发汗。弦为阳运，微为阴寒，上实下虚，意欲得温。微弦为虚，不可发汗，发汗则寒栗，不能自还。伤寒四五日，脉沉而喘满，沉为在里，不可汗。汗亡津液，必大便难而谵语。少阴病，脉微，不可发汗，以亡阳故也。伤寒，脉微而恶寒者，此阴阳俱虚，不可更发汗，更吐下也。尺脉弱而无力者，切不可汗下。尺中迟者，不可发汗，以荣气不足，血少故也。

景岳子曰：案以上忌汗诸脉，可见仲景大意。故凡治伤寒，但见脉息微弱及沉细无力者，皆不可任意发汗。然欲去外邪，非汗不可，而仲景云脉微弱者不可发汗，夫脉弱非阳，既不可用寒凉，而寒邪在表，又不可用攻下，然则舍汗之外，又将何法以治此表邪乎？不知温中即可以散寒，而强主即可以逐寇，此仲景之意，岂不尽露于言表，而明悟者当心会之矣。且凡病外感而脉见微弱者，其汗最不易出，其邪最不易解，何也？正以元气不能托送，即发亦无汗，邪不能解，则愈发愈虚，而危亡立至矣。夫汗本乎血，由乎营也；营本乎气，由乎中也。未有中气虚而营能盛者，未有营气虚而汗能达者。脉即营之外候，脉既微弱，元气可知，元气愈虚，邪愈不解，所以阳证最嫌阴脉，正为此也。故治此者，但遇脉息微弱，正不胜邪等症，必须速固根本，以杜深入，专助中气，以托外邪，必使真元渐充，则脉必渐盛，自微细而至滑大，自无力而至有神，务令阴脉转为阳脉，阴证转为阳证。斯时也，元气渐充，方是正复邪退，将汗将解之佳兆。故凡治表邪之法，有宜发散者，有宜和解者，有宜调补营卫者。如果邪实而无汗，则发散为宜；有汗而热不除，则和解为宜；元气虚而邪不能退，则专救根本，以待其自解自汗为宜。此逐邪三昧，万全之法也。今有庸流，但见其外，不见其内，每不论证之阴阳，脉之虚实，但知寒凉可以退热，但知发散可以解表，不知元阳一败，则土崩瓦解，立见溃矣。反掌杀人，而终身不悟，是真下愚不移者也。若而人者，亦可谓之医乎？

——证有忌汗者，如《伤寒论》曰：当汗者，下之为逆；当下者，汗之为逆。下利清谷，不可攻表，汗出必胀满，以重亡津液故也；汗家不可发汗；阳虚不得重发汗；衄家不可发汗；亡血家不可发汗；淋家不可发汗，发汗必便血；咽喉干燥者，不可发汗；咽中闭塞，不可发汗，发汗则吐血，气欲绝；身重心悸者，不可发汗；疮家虽身疼痛，不可发汗，发汗则痉；咳而小便利，若失小便者，不可发汗，汗出则四肢厥逆冷；诸动气不可发汗。动气义详后论下。

论吐十五

仲景曰：病人手足厥冷，脉乍紧者，邪结在胸中，心中满而烦，饥不能食者，病在胸中，当吐之，宜瓜蒂散；病人手足厥冷，脉乍结，以客气在胸中，心下满而烦，饮食不能入者，病在胸中，当吐之。

曰：病如桂枝证，头不痛，项不强，寸脉微浮，胸中痞硬，气上冲咽喉，不得息者，此为胸有寒也，当吐之，宜瓜蒂散。少阴病，饮食入口则吐，心中温温欲吐，复不能吐，始得之，手足寒，脉弦迟者，此胸中实，不可下也，当吐之。若膈上有寒饮，干呕者，不可吐也，急温之，宜四逆汤。

案：此二节，前节言胸有寒者，谓寒邪也，所以当吐；后节言膈上有寒饮，干呕者，谓中寒也，所以宜温。然则前节之言寒者，言寒邪之实，后节之言寒者，言胃气之虚，均谓之寒，而有虚实之异。实者宜吐，吐则散也；虚而吐之，则胃气愈虚，病必更甚矣。此等要处，最当详察。

曰：病胸上诸实，胸中郁郁而痛，不能食，欲使人案之，而反有涎唾，下利日十余行，其脉反迟，而寸脉微滑，此可吐之，吐之利则止。

曰：太阳病，吐之，但太阳病当恶寒，今反不恶寒，不欲近衣者，此为吐之内烦也。案：此以太阳证有不当吐而吐者，必邪热乘虚入胃，故致内烦也。

——宿食在上脘者，当吐之。

——凡用吐药，中病即止，不必尽剂也。

——寸脉弱而无力者，切忌用吐。

论下十六

论曰：三阴皆受病，已入于腑者，可下而已。此详义见前《六经证》。

曰：脉浮而大，心下反硬，有热属脏者，攻之，不令发汗。案：此以心下硬而热在脏，即脉虽浮大者，病亦属里，故不宜发汗，而当攻内也。

曰：伤寒不大便六七日，头痛有热者，与承气汤。案：此以阳明内热而为头痛也，故可攻之。

曰：阳明病，外已解而潮热者，可攻里也，手足濈然而汗出者，此大便已硬也，大承气汤主之。若汗虽多，而微发热恶寒者，表未解也，其热不潮，未可与承气。

曰：阳明病，胃中有燥屎者，可攻之。病人不大便五六日，绕脐痛，烦躁，发作有时者，此有燥屎也。

曰：汗出谵语者，以有燥屎在胃中，此为风也，须下之，宜大承气汤。

曰：阳明病，发热汗多者，热在里也，急下之，宜大承气汤。

曰：阳明病，发汗不解，腹满痛者，邪在里也，急下之，宜大承气汤。

曰：病腹中满痛者，此为实也，当下之。

曰：腹满不减，减不足言，当下之，宜大承气汤。

曰：伤寒六七日，结胸热实，脉沉而紧，心下痛，案之石硬者，或心下至少腹硬满而痛不可近者，大陷胸汤主之。

曰：阳明少阳合病，脉滑而数者，有宿食也，当下之，宜大承气汤。案：此一条必须兼脉证而察之，盖伤寒之脉滑数者多，若无胀痛等症，未必即为宿食，故不可单据滑数之脉，便认作可攻之证。

曰：若表已解而内不消，非大满，犹生寒热，则病不除也。案：

此一条言若非大满，而犹生寒热者，是表病犹不除也，尚不可下。

曰：若表已解而内不消，大满大实坚，有燥屎，自可徐下之，虽四五日不能为祸也。若不宜下而便攻之，内虚热入，协热遂利，烦躁诸变，不可胜数，轻者困笃，重者必死矣。案：此一条言外无表证，内有坚满，然后可下，正以见下不宜轻，轻下者，为祸不小也。

曰：太阳病，热结膀胱，其人如狂，血自下，下者愈。若表未解者，不可攻，当先解表。表已解，但少腹急结者，乃可攻之，宜桃仁承气汤。

——凡伤寒当下者，不宜用丸药，以丸药不能涤荡热邪，而但能损正气也。又凡治伤寒热邪传里者，服下药后，仍用盐炒麸皮一升许，将绢包于病人腹上，款款熨之，使药气得热则行，大便必易通也。

——脉有忌下者，如《伤寒论》曰：伤寒脉微而恶寒者，此阴阳俱虚，不可更发汗，更吐，更下也。寸口脉浮大，而医反下之，此为大逆。关脉弱，胃气虚有热，不可大攻之，热去则寒起。尺脉涩弱无力者，不可下。大便硬者当下之，设脉迟缓者不可下，里气不实也。脉虚细者不可下。脉浮者不可下。脉濡而弱，弱反在关，濡反在巅，弦反在上，微反在下。弦为阳运，微为阴寒，上实下虚，意欲得温。微弦为虚，虚者不宜下也。脉浮而大，浮为气实，大为血虚，血虚为无阴，孤阳独下阴部者，医以为热，而复用毒药攻其胃，此为重虚，客阳去有期，必下如污泥而死。脉濡而紧，濡则阳气微，紧则荣中寒。阳微卫中风，发热而恶寒；荣紧胃气冷，微呕心内烦。医谓有大热，解肌而发汗；亡阳虚烦躁，心下苦痞坚。表里俱虚竭，卒起而头眩；客热在皮肤，胀烦不得眠。不知胃气冷？紧寒在关元；当温反下之，安可复追还。脉久数者，非外邪也，不可下之。脉细数者，非实邪也，不可下。结胸证，其脉浮大者，邪未入府也，不可下，下之则死。大抵伤寒最宜慎下，若脉息无力及表证未罢者，不可乱投汤剂，下之为逆。

——证有忌下者，如太阳病外证未解，不可下，下之为逆；太阳与阳明合病，喘而胸满者，邪在表也，不可下；阳明病，若微发热恶寒者，表未解也，不可下；阳明病，潮热，大便初硬后溏者，不可攻；阳明病，腹微满，初头硬，后必溏者，非实热也，不可攻之；阳明病，其热不潮者，未可与承气汤。阳明病，虽有潮热，而大便不硬者，不可与承气汤；不转失气者，其内不坚，慎不可攻也；阳明病，心下硬满者，不可攻，攻之利遂不止者死；硬在心下者，其邪在胸膈，犹未入腑也，故不可攻；脏结无阳证，不往来寒热，其人反静，舌上胎滑者，不可攻也；病欲吐者，不可下；呕多，虽有阳明证，不可攻之。此呕多者，病在上焦，病在上而攻其下，取败之道也。阳明病，若汗多，微发热恶寒者，外未解也，其热不潮，未可与承气汤；湿家下之，额上汗出，微喘，小便不利者死，下利不止亦死；阳明病，不能食，攻其热必哕，所以然者，胃中虚冷故也。以其人本虚，故攻其热必秽。阴强无阳者，虽其大便坚硬，亦不可下，下之则清谷腹满；阴阳俱虚，恶水者，若下之，则里冷，不嗜食，大便完谷出；阳微者不可下，下之则心下痞硬；恶寒者，不可下；小便清利者，火不盛也，不可下；诸四逆厥者，不可下；咽中闭塞者不可下；发汗多，亡阳谵语者不可下。诸虚者不可下，下之则阳虚而生寒。仲景曰：极寒反汗出，身必冷如冰，其有眼睛不慧，语言不休，口虽欲言，舌不得前者皆死。阴虚水亏，虚烦虚躁者不可下，重亡其阴，万无生理矣。

看目十七

夫治伤寒须观两目，或赤或黄，赤者为阳证，若兼六脉洪大有力，或躁而渴者，其热必甚，轻则三黄石膏汤，重则大承气之类主之。

——凡目色清白，而无昏冒闪烁之意者，多非火证，不可轻用寒凉。

——眼眵多结者，必因有火。盖凡有火之候，目必多液，液干而凝，所以为眵，即如肺热甚则鼻涕出，是亦目液之类也。

——目睛上视者，谓之戴眼。此属足太阳经之证。盖太阳为目之上网，而与少阴为表里，少阴之肾气大亏，则太阳之阴虚血少，故其筋脉燥急，牵引而上。若直视不转者，尤为凶候。欲治此者，速当以培阴养血为主。今人不知，皆云为风，若用风药，则阴愈虚、血愈燥矣，其有不颠覆者，未之有也。

舌色辨十八

舌为心之官，本红而泽，凡伤寒三四日已后，舌上有苔，必自润而燥，自滑而涩，由白而黄，由黄而黑，甚至焦干，或生芒刺，是皆邪热内传，由浅入深之证也。故凡邪气在表，舌则无苔，及其传里，则津液干燥而舌苔生矣。若邪犹未深，其在半表半里之间，或邪气客于胸中者，其苔不黑不涩，止宜小柴胡之属以和之。若阳邪传里，胃中有热，则舌苔不滑而涩，宜栀子豉汤之属以清之。若烦躁，欲饮水数升者，白虎加人参汤之类主之。大都舌上黄苔而焦涩者，胃腑有邪热也，或清之，或微下之。《金匮要略》曰：舌黄未下者，下之黄自去。然必大便燥实，脉沉有力而大渴者，方可下之。若微渴而脉不实，便不坚，苔不干燥芒刺者，不可下也。其有舌上黑苔而生芒刺者，则热更深矣，宜凉膈散、承气场、大柴胡之属，酌宜下之。若苔色虽黑滑而不涩者，便非实邪，亦非火证，非惟不可下，且不可清也。此辨舌之概，虽云若此，然犹有不可概论者，仍宜详察如下。

案：伤寒诸书皆云：心为君主之官，开窍于舌。心主火，肾主水，黑为水色，而见于心部，是为鬼贼相刑，故知必死。此虽据理之谈，然实有未然者。夫五行相制，难免无克，此其所以为病，岂因克为病，便为必死？第当察其根本何如也。如黑色连地，而灰黯无神，此其本原已败，死无疑矣。若舌心焦黑，而质地红活，未必皆为死证。阳实者清其胃火，火退自愈，何虑之有？其有元气大损，而阴邪独见者，其色亦黄黑；真水涸竭者，其舌亦干焦，此肾中水火俱亏，原非实热之证。欲辨此者，但察其形气脉色，自有虚实可辨；而从补从清，反如冰炭矣。故凡以焦黑干涩者，尚有非实非火之证。再若青黑少神而润滑不燥者，则无非水乘火位，虚寒证也。若认此为火，而苦寒一投，则余烬随灭矣。故凡见此者，但当详求脉证，以虚实为主，不可因其焦黑，而执言清火也。伤寒固尔，诸证亦然。

新案：余在燕都，尝治一王生，患阴虚伤寒，年出三旬，而舌黑之甚，其芒刺干裂，焦黑如炭，身热便结，大渴喜冷，而脉则无力，神则昏沉。群医谓阳证阴脉，必死无疑。余察其形气未脱，遂以甘温壮水等药，大剂进之，以救其本，仍间用凉水以滋其标。盖水为天一之精，凉能解热，甘可助阴，非若苦寒伤气者之比，故于津液干燥，阴虚便结，而热渴火盛之证，亦所不忌。由是水药并进，前后凡用人参、熟地辈各一二斤，附子、肉桂各数两，冷水亦一二斗，然后诸证渐退，饮食渐进，神气俱复矣。但察其舌黑，则分毫不减，余甚疑之，莫得其解。再后数日，忽舌上脱一黑壳，而内则新肉烁然，始知其肤腠焦枯，死而后活，使非大为滋补，安望再生？若此一证，特举其甚者纪之。此外，凡舌黑用补而得以保全者，盖不可枚举矣。所以凡诊伤寒者，当以舌色辨表里，以舌色辨寒热，皆不可不知也。若以舌色辨虚实；则不能无误，盖实固能黑，以火盛而焦也；虚亦能黑，以水亏而枯也。若以舌黄、舌黑，悉认为实热，则阴虚之证，万无一生矣。

古案:《金镜录》曰：舌见全黑色，水克火明矣，患此者百无一治，治者审之。薛立斋曰：余在留都时，地官主事郑汝东妹婿患伤寒得此舌，院内医士曾禧曰：当用附子理中汤，人咸惊骇而止。及其困甚治棺，曾与其邻复往视之，谓用前药犹有生意。其家既待以死，拚而从之，数剂而愈。大抵舌黑之证，有火极似水者；即杜学士所谓薪为黑炭之意也，宜凉膈散之类以泻其阳；有水来克火者，即曾医士所疗者是也，宜理中汤以消阴霾。又须以老生姜切平，擦其舌，色稍退者可治，坚不退者不可治。

又案：弘治辛酉，金台姜萝辉患伤寒，亦得此舌，手足厥冷，呃逆不止，众医犹作火治，几致危殆，判院吴仁斋用附子理中汤而愈。夫医之为道，有是病必用是药，附子疗寒，其效可数，奈何世皆以为必不可用之药，宁视人之死而不救，不亦哀哉！凡用药得宜，效应不异，不可便谓为百无一治而弃之也。

饮水十九

凡伤寒饮水，因内水消竭，欲得外水自救，若大渴欲饮一升，止可与一碗，常令不足，不可太过。若恣饮过量，使水停心下，则为水结胸，留于胃则为噎、为哕，溢于皮肤则为肿，蓄于下焦则为癃，渗于肠间则为利下，皆饮水太多之过也。又不可不与，又不可强与，故曰：若还不与非其治，强饮须教别病生也。

凡阳明病口燥，但欲漱水而不欲咽者，以热在经，而里无热也，必将为衄，不可与凉药。

案：饮水一证，本以内热极而阳毒甚者最其相宜，若似乎止宜实邪，不宜于虚邪也，而不知虚证亦有不同。如阳虚无火者，其不宜水无待言也，其有阴虚火盛者，元气既弱，精血又枯，多见舌裂唇焦，大渴喜冷，三焦如焚，二便闭结等症，使非藉天一之精，何以济燃眉之急？故先宜以冰水解其标，而继以甘温培其本，水药兼进；无不可也。其有内真塞，外假热，阴盛格阳等症，察其元气，则非用甘温必不足以挽回，察其喉舌，则些微辛热又不可以近口。有如是者，则但将甘温大补之剂，或单用人参煎成汤液，用水浸极冷而饮之，此以假冷之味，解上焦之假热，而真温之性，复下焦之真阳，是非用水而实亦用水之意，余用此活人多矣，诚妙之甚者也。惟是假热之证，则证虽热而脉则微，口虽渴而便则不闭者，此而欲水，必不可与，若误犯之，则其败泄元阳，为害不小，有不可不慎也。

三阳阴证辨二十

足太阳膀胱经病，凡发热头痛，腰脊强，肩背痛，脉浮紧者，是皆太阳证也，若肩背畏寒，恶心欲呕，或眼目无神，不欲见人，喜暗畏明，眼眶酸涩，或喜向壁卧，或戴眼上视，或头倾身痛，甚或颜色清白，隐见青黑，或丹田无力，息短声微，气促而喘，或咽中闭塞，或角弓发痉，或小水清白，或失小便，或小便短赤而内不喜冷，凡脉见浮空无力，或沉紧细弱者，皆太阳合少阴之阴证也。足阳明胃经之病，凡发热，头目痛，不得眠，脉长而数者，本皆阳明证也，若面鼻恶寒，面色清白，或鼻尖冷，口气不热，或唇口青白微黑，或气短声微，鼻息不长，懒于言语，或戴阳面赤，昏沉困倦多眠，或烦躁，面赤身热，虚狂假斑，脉反微细无力，或身虽发热，反欲得衣，或口渴不欲饮水，并水浆不入，或恶寒寒栗，恶心呕逆，或肉瞤心悸，或动气见于胸腹，或四肢无力，身重懒于举动，或手足自冷，或肌肉之间以手案之，殊无大热，或大便不实，自利腹痛，凡脉见浮长无力，或短细结促者，皆阳明合太阴之阴证也。足少阳胆经之病，凡发热，头耳牵痛，胁肋痛，往来寒热，脉见弦数者，本皆少阳证也，若身虽微热，而时作时止，时多畏寒，或耳聋，或头运，或眼目羞涩，或多惊怯恐畏，或呕苦吐酸，或恶心喜暖，或爪青筋急囊缩，或厥逆下利，肠鸣小腹痛，凡脉见弦数无力，而沉细微弱者，皆少阳合厥阴之阴证也。以上乃三阳经之阳证。阳证者，即阳虚之证也，皆大忌寒凉克伐之药，妄用即死。余恐将来复有如李子建之流者，故特揭而出之，用为提醒后人之鉴云。

再论阴证阳证及李子建《伤寒十劝》之害二一

天地间死生消长之道，惟阴阳二气尽之，而人力挽回之权，亦惟阴阳二字尽之，至于伤寒一证，则尤切于此，不可忽也。第伤寒之阴证阳证，其义有二。所谓二者，曰经有阴阳，证有阴阳也。经有阴阳，则三阳为阳证，三阴为阴证；证有阴阳，则实热为阳证，虚寒为阴证。凡经之阴阳，则有寒有热，故阳经亦有阴证，阴经亦有阳证；证之阴阳，则有假有真，故发热亦有阴证，厥逆亦有阳证。此经自经而证自证，乃伤寒中最要之纲领，不可混也。而今之医流，多不明此，故每致混指阴阳，肆行克伐，杀人于反掌之间，而终身不悟，深为可慨。原其由然，非无所本，盖本于李子建之《伤寒十劝》。《十劝》之中，惟八劝曰：病已在里，不可发汗；九劝曰：饮水不可过多；十劝曰：病后当忌饮食房劳。凡此三者，皆为得理，然亦人皆知之，无待其为劝矣。此外七劝，则悉忌温补。

如一劝云：伤寒头痛及身热，便是阳证，不可服热药。若此一说，乃悉以阳经之表病，认为内热之阳证，治以寒凉，必杀人矣。观仲景治太阳经伤寒，头痛发热无汗者，用麻黄汤；头痛发热，汗出恶风者，用桂枝汤；太阳病，发热头痛，脉反沉，身体疼痛者，当救其里；用四逆汤；阳明病，脉浮，无汗而喘者，出汗期愈，宜麻黄汤。凡此之类，岂非皆用热药，以治阳经之疼痛发热乎？且凡寒邪之感人，必先入三阳之表，所以为头疼发热等症，使于此时，能用温散，则浅而且易。故岐伯曰：发表不远热，是诚神圣传心之旨，惟仲景知之，故能用温散如此，是岂果阳经之病，便是阳证耶？经证不明，而戒用温热，最妄之谈，此其一也。

又二劝曰：伤寒必须直攻毒气，不可补益。若据此说，则凡是伤寒，尽皆实证，而必无虚证矣，何岐伯曰：邪之所凑，其气必虚。又曰：寒则真气去，去则虚，虚则寒搏于皮肤之间。又观仲景论伤寒之虚证虚脉及不可汗吐下者，凡百十余条。此外如东垣、丹溪、陶节庵辈，所用补中益气、回阳返本、温经益元等汤，则其宜否温补，概可知矣。矧今之人，凡以劳倦七情，色欲过度，及天禀薄弱之流，十居七八。使以此辈一旦因虚感邪，若但知直攻毒气，而不顾元阳，则寇未逐而主先伤，鼠未投而器先破，顾可直攻无忌乎？凡受斯害，死者多矣，妄谈之甚，此其二也。

又三劝曰：伤寒不思饮食，不可服温脾药。据此一说，则凡见伤寒不食者，皆是实热证，而何以仲景有曰：阳明病，不能食，攻其热必哕，所以然者，胃中虚冷故也。又曰：病人脉数，数为热，当消谷引饮，而反吐者，以其发汗，令阳气微，膈气虚，脉乃数也。数为客热，不能消谷，以胃中虚冷故也。又曰：食谷欲呕者，属阳明也，吴茱萸汤主之。若此之类，岂非皆寒证之宜温者耶？但伤寒之热证固不能食，而寒证之不食者尤多，以中寒而不温脾，则元阳必脱而死矣。此妄谈之三也。

又四劝曰：伤寒腹痛，亦有热证，不可轻服温暖药。据所云亦有热证，则寒证居多矣，寒痛既多，则何不曰不可轻服寒凉药，而特以温暖为禁者，何也？独不见仲景之治腹痛，有用真武汤者，有用通脉四逆汤者，有用四逆散加附子者。有曰手足厥冷。小腹满，案之痛者，此冷结膀胱关元也。使以此证而亦忌温暖，则寒在阴分，能无毙乎？此妄谈之四也。

再如五劝之伤寒自利，不可例服补药、暖药、止泻药，六劝之禁用艾火，七劝之手足厥冷，不可例作阴证等说，总属禁热之谈，余亦不屑与之多辨，第拓取圣贤成法，明哲格言，再悉于此，有救将来，是诚今日之急务也。因详考仲景《伤寒论》，见其所列三百九七法，而脉证之虚寒者，一百有余；百十三方，而用人参者二十，用桂附者五十有余。又东垣曰：实火宜泻，虚火宜补。又薛立斋曰：大凡元气虚弱而发热者，皆内真寒而外假热也。凡若此者，岂皆余之杜撰耶？岂子建诸人一无所见耶？若无所见，胡可妄言？若有所见，胡敢妄言？今观彼《十劝》之中，凡禁用温补者，居其八九，而绝无一言戒及寒凉，果何意哉？因致末学认为圣经，遂悉以阴证作阳证，悉以虚证作实证，但知凉泻之一长，尽忘虚寒之大害。夫生民元气足者其几，能堪此潜消暗剥之大盗乎？嗟！嗟！何物非才，敢言《十劝》，既不能搜罗训典，明析阴阳，又不能揣摩实虚，原终要始，总弗求阳德之亨，全不识冰霜之至。后学者多被所愚，致造终身之孽，无辜者阴受其戮，讵思冤魄可怜。余言及此，能不转慈悲为愤怒，借笔削为箴规，独思深诋先辈，岂出本心，亦以目击多艰，难胜呜咽，实亦有为而云然。盖以久感之余，复有所触，适一契姻，向以中年过劳，因患劳倦发热，余为速救其本，已将复元，忽遭子建之徒，坚执《十劝》以相抗，昧者见其发热，反为左袒，不数剂而遂以有生之徒，置之死地。因并往日见闻，倍加伤惨，诚可痛可恨也。子建、子建，吾知多冤之积于尔者久矣，故悉此论，以解尔此后之冤孽，尔若有知，尚知感否。

论伤寒古法二二

凡伤寒治法，必当先知经络次序，如一日在太阳，则为发寒、头痛等症；二日在阳明，则为目痛、鼻干、不眠等症；三日在少阳，则为耳聋、胁痛、寒热、口苦等症；四日在太阴，则为腹满自利等症；五日在少阴，则为舌干口燥等症；六日在厥阴，则为烦满囊缩等症，此伤寒传经之大概也。然病有不同，证有多变，故不可以一定之法，凿凿为拘，今人有不知察变者，每案日案经，执方求治，则证多不合，益见其难矣。即如发热、无汗、头痛者，宜于发汗，本太阳经之证治也。然仲景曰：阳明病外证云何？曰：身热，汗自出，不恶寒，反恶热，此阳明之发热也；曰：阳明病，反无汗而小便利，呕而咳，手足厥者，必苦头痛，此阳明之无汗头痛也；曰：伤寒，脉弦细，头痛发热者，属少阳，此少阳之头痛发热也。凡三阳皆为表证，而惟少阳则曰半表半里，不可发汗。然法曰：尺寸俱浮者，太阳受病也；尺寸俱长者，阳明受病也；尺寸俱弦者，少阳受病也，此三经皆受病，未入于府者，可汗而已，岂非少阳亦所当汗乎？此三阳之治，宜乎若此。至于三阴，则亦有若此者，如曰：太阴病，脉浮者，可发汗，宜桂枝汤；曰：少阴病，始得之，反发热，脉沉者，宜麻黄附子细辛汤；曰：厥阴证，下利，腹胀满，身体疼痛者，先温其里，乃攻其表，温里四逆汤，攻表桂枝汤。凡此皆三阴之发热，三阴之当汗者也。至于下证，则惟独少阳为半表半里之经，若下之，恐邪气乘虚内陷，故不可攻，其它五经，皆有下证。由此观之，则三阳何尝无里证，三阴何尝无表证？故善治者，但见表邪未解，即当解表，若表证未解，不可攻里也；但见里证已具，即当攻里，若里证未实，尚宜和解也。或汗或和或下，但当随证缓急而用得其宜，即古今画一之法也。

论十法通变 二三

凡用药处方，最宜通变，不可执滞。观仲景以麻黄汤治太阳经发热头痛，脉浮无汗之伤寒，而阳明病脉浮无汗而喘者亦用之；太阳与阳明合病，喘而胸满者亦用之，此麻黄汤之通变也。又如桂枝汤，本治太阳经发热汗出之中风，而阳明病如疟状，日晡发热，脉浮虚，宜发汗者亦用之；太阳病外证未解，脉浮弱，当以汗解者亦用之；太阴病，脉浮，可发汗者亦用之；厥阴证下利，腹胀满，身疼痛，宜攻表者亦用之，此桂枝汤之通变也。又如小柴胡汤，本治少阳经胁痛干呕，往来寒热之伤寒，而阳明病潮热胸胁满者亦用之；阳明中风，脉弦浮大，腹满胁痛，不得汗，身面悉黄，潮热等症亦用之；妇人中风，续得寒热，经水适断，热入血室如疟状者亦用之，此小柴胡之通变也。由此观之，可见仲景之意，初未尝逐经执方，而立方之意，多有言不能悉者，正神不可以言传也。所以有此法，未必有此证，有此证，未必有此方。即仲景再生，而欲尽踵其成法，吾知其未必皆相合；即仲景复言，而欲尽吐其新方，吾知其未必无短长。吁戏：方乌足以尽变，变胡可以定方，但使学者能会仲景之意，则亦今之仲景也，又何必以仲景之方为拘泥哉？余故曰：用药处方，最宜通变，不当执滞也。虽然，此通变二字，盖为不能通变者设，而不知斯道之理，又自有一定不易之要焉。苟不知要，而强借通变为谈柄，则胡猜乱道，何非经权，反大失通变之旨矣。

麻黄桂枝辨二四

案:《伤寒论》曰：太阳病，头痛，发热，恶寒，体痛，呕逆，脉阴阳俱紧，无汗而喘者，名为伤寒，麻黄汤主之。曰：太阳病，头痛，发热，汗出，恶风，脉缓者，名为中风，桂枝汤主之。此以无汗脉紧者为伤寒，故用麻黄汤；有汗脉缓者为中风，故用桂枝汤，是其辨也。又论曰：桂枝本为解肌，若其人脉浮紧，发热汗不出者，不可与也，常须识此，勿令误也。然何以又曰：太阳病外证未解，脉浮弱者，当以汗解，宜桂枝汤。阳明病，日晡所发热，脉虚浮者，宜发汗，发汗宜桂枝汤，是岂桂枝为止汗者耶？但麻黄汤无芍药，而用麻黄，桂枝汤无麻黄而用芍药，盖桂枝性散，芍药性敛，以芍药从桂枝则桂枝不峻，以桂枝从芍药则芍药不寒。然以芍药之懦，终不胜桂枝之勇，且芍药能滋调营气，适足为桂枝取汗之助，故桂枝汤亦是散剂，但麻黄汤峻，而桂枝汤缓耳。故凡寒邪深固者，恐服桂枝不能解表，则反以助热，所以脉紧无汗者，宜麻黄不宜桂枝；若脉浮缓有汗，或浮弱者，以其风邪尚浅，宜桂枝不宜麻黄也。此麻黄汤为发表之第一，而桂枝汤则解表之次者也。今时医不能察此，但闻汗不出者，不可与桂枝，便谓桂枝能止汗，误亦甚矣，而不知止汗在芍药不在桂枝也。但桂枝性温，能强卫气，如《内经》曰：阴气有余，为多汗身寒。仲景曰：极寒反汗出者，此亡阳而汗也，助阳乃可以止汗，则正宜用桂枝矣。又《伤寒论》以太阳病无汗脉紧者为伤寒，汗出脉缓者为中风，此风寒之辨也。然大青龙汤证治曰：

太阳中风，脉浮紧，发热恶寒，身疼痛，不汗出而烦躁者，大青龙汤主之。是岂非太阳中风亦有脉紧无汗者耶？可见风之与寒，本不相远，但风邪浅而寒邪深耳，浅属阳而深属阴耳。且近见外感寒邪者，率皆伤寒发热脉紧无汗等症，至于中风一证，谓其脉缓有汗，而复发热者，其病本不多见，即有之，亦必外因者少而内因者多也。倘学者以风寒二字及麻黄桂枝二汤，必欲分其阴阳同异而执以为辞，则失之远矣。本门前卷有《风寒辨》，宜并察之。

论今时皆合病并病二五

余究心伤寒已久，初见合病并病之说，殊有不明，而今始悉之。夫所谓合病者，乃二阳、三阳同病，病之相合者也；并病者，如太阳先病不解，又并入阳明、少阳之类也。观仲景曰：二阳并病，太阳初得病时，发其汗，汗先出不彻，因转属阳明。若太阳病证不罢者，不可下。案：此云转属阳明，则自太阳而来可知也，云太阳病证不罢，则二经皆病可知也。凡并病者，由浅而深，由此而彼，势使之必然也。此合病并病之义，而不知者皆以此为罕见之证，又岂知今时之病，则皆合病并病耳。何以见之？盖自余临证以来，凡诊伤寒，初未见有单经挨次相传者，亦未见有表证悉罢，止存里证者，若欲依经如式求证，亦未见有如式之病而方治可相符者，所以令人致疑，愈难下手，是不知合病并病之义耳。今列其大略如下：

——合病者，乃两经三经同病也。如初起发热恶寒头痛者，此太阳之证，而更兼不眠，即太阳阳明合病也；若兼呕恶，即太阳少阳合病也。若发热不眠呕恶者，即阳明少阳合病也。若三者俱全，便是三阳合病。三阳合病者，其病必甚。

——三阳与三阴本无合病，盖三阳为表，三阴为里，若表里同病，即两感也。故凡有阴阳俱病者，必以渐相传而至，皆并病耳，此亦势所必至，非合病、两感之谓。

——并病与合病不同，合病者，彼此齐病也；并病者，一经先病，然后渐及他经而皆病也。如太阳先病，发热头痛，而后见目痛、鼻干不眠等症者，此太阳并于阳明也；或后见耳聋胁痛，呕而口苦等症者，此太阳并于少阳也；或后见腹满嗌干等症者，此太阳并于太阴也；或后见舌干口燥等症者，此太阳并于少阴也；或后见烦满囊缩等症者，此太阳并于厥阴也。若阳明并于三阴者，必鼻干不眠而兼三阴之证；少阳并于三阴者，必耳聋呕苦而兼三阴之证。阴证虽见于里，而阳证仍留于表，故谓之并。凡患伤寒，而始终热有不退者，皆表邪之未解耳，但得正汗一透，则表里皆愈，岂非阴阳相并之病乎？今之伤寒率多并病，若明此理，则自有头绪矣。治此之法，凡并病在三阳者，自当解三阳之表，如邪在太阳者，当知为阳中之表，治宜轻清；邪在阳明者，当知为阳中之里，治宜厚重；邪在少阳者，当知为阳中之枢，治宜和解。此虽解表之大法，然余仍有心法，详载《新方八略》中。故或宜温散，或宜凉散，或宜平散，或宜补中而散，是又于阴阳交错之理有不可不参合而酌用者，皆治表之法也。至于病入三阴，本为在里，如太阴为阴中之阳，治宜微温；少阴为阴中之枢，治宜半温；厥阴为阴中之阴，治宜大温，此阴证之治略也。然病虽在阴，而有兼三阳之并病者，或其邪热已甚，则自宜清火；或其表尚未解，则仍当散邪。盖邪自外入，则外为病本，拔去其本，则里病自无不愈者，此所以解表即能和中也。若表邪不甚，而里证为急，又当先救其里，盖表里之气，本自相关，惟表不解，所以里病日增，惟里不和，所以表邪不散，此所以治里亦能解表也。但宜表宜里，或此或彼之间，则自有缓急先后一定不易之道，而非可以疑似出入者，要在乎知病之薮，而独见其必胜之机耳，此又阴阳并病之治略也。惟是病既在阴，必关于脏，脏气为人之根本而死生系之。故凡诊阴证者，必当细察其虚实，而补泻寒热，弗至倒施，则今时之治要，莫切乎此矣。

治法二六

凡治伤寒，不必拘于日数，但见表证，即当治表，但见里证，即当治里，因证辨经，随经施治，乃为良法。若表邪未解，即日数虽多，但有表证而脉见紧数者，仍当解散，不可攻里也；若表邪已轻，即日数虽少，但有里证而脉见沉实者；即当攻里，不可发表也。然此二者，一曰发表，一曰攻里，皆以邪实者为言也。其有脉气不足，形气不足者，则不可言发言攻，而当从乎补矣。但补有轻重，或宜兼补，或宜全补，则在乎明而慧者之用之如法耳。

——伤寒但见发热恶寒，脉紧数，无汗，头项痛，腰脊强，或肢体酸软者，便是表证，不拘日数多寡，即当解散，但于阴阳虚实，不可不预辨也，而于后开汗散方中择宜用之。

——伤寒但见往来寒热，胁痛，口苦而呕，或渐觉耳聋，脉见弦数者，即少阳经半表半里之证，治宜和解，以新方诸柴胡饮及小柴胡汤之类，酌宜用之。然少阳之治有三禁，曰不可汗、吐、下也。

——伤寒如头痛、发热、恶寒表证之类悉除，反见怕热、躁渴谵语、揭去衣被、扬手掷足、斑黄发狂，或潮热自汗、大便不通、小便短赤，或胸腹胀满疼痛，或上气喘促，脉实有力者，即是传里之热证，不拘日数多少，即当清里。如果实邪内结，不得宣通，此必大为涤荡，庶使里通而表亦通也。然必其胸腹胀满，肠胃燥结，而大满大实坚者；乃可攻之。故法曰：痞满燥实坚，五者具而后可下。又曰：下不嫌迟。盖恐内不实而误攻之，则必致不救矣。

——凡治伤寒，如时寒火衰，内无热邪而表不解者，宜以辛温热剂散之；时热火盛而表不解者，宜以辛甘凉剂散之；时气皆平而表不解者，宜以辛甘平剂散之，此解散之要法也。盖人在气交之中，随气而化，天地之气寒则宜辛热，天地之气热则宜辛凉。经文既以冬为伤寒，春为温病，夏为暑病，名既因时而易，则方亦不容不随时而更也。第以凉散之法，当知所辨，必其表里俱有热证，方可兼用清凉；若身表虽热，而内无热证者，此以表邪未解，因寒而为热也，不可妄用凉药。盖恐表寒未除，而内寒复至，以寒遇寒，则凝结不解，必将愈甚。经曰：发表不远热，正此之谓也。且舍时从证，尤为治伤寒紧要之法，此又不可不知常变。

——凡暑热盛行，瘟疫大起，焦渴斑黄，脏腑如火，此则或用寒肃，以清其里，或用寒散，以救其表，但当察表里而酌缓急之宜也。

论虚邪治法 二七

凡伤寒治法，在表者宜散，在里者宜攻，此大则也。然伤寒死生之机，则全在虚实二字，夫邪之所凑，其气必虚，故伤寒为患，多系乘虚而入者。时医不察虚实，但见伤寒，则动曰伤寒无补法，任意攻邪，殊不知可攻而愈者，原非虚证，正既不虚，邪自不能害之，及其经尽气复，自然病退，故治之亦愈，不治亦愈，此实邪之无足虑也。惟是挟虚伤寒，则最为可畏，使不知固本御侮之策，而肆意攻邪，但施孤注，则凡攻散之剂，未有不先入于胃而后达于经，邪气未相及而胃气先被伤矣，即不尽脱，能无更虚？元气更虚，邪将更入，虚而再攻，不死何待？是以凡患伤寒而死者，必由元气之先败，此则举世之通弊也。故凡临证者，但见脉弱无神、耳聋手颤、神倦气怯、畏寒喜暗、言语轻微、颜色青白、诸形证不足等侯，便当思顾元气。若形气本虚、而过散其表，必至亡阳；脏气本虚而误攻其内，必至亡阴，犯者必死。即如元气半虚而邪方盛者，亦当权其轻重而兼补以散，庶得其宜。若元气大虚，则邪气虽盛，亦不可攻，必当详察阴阳，峻补中气。如平居偶感阴寒，邪未深入，但见发热身痛，脉数不洪，内无火证，素禀不足者，即当用理阴煎加柴胡，或加麻黄，连进一二服，其效如神，此常用第一方也。此外诸证，如虚在阳分，则当以四柴胡饮、补中益气汤，或八珍汤、理中汤、温胃饮之类，此温中自能发散之治也。若虚在阴分，而液涸水亏，不能作汗，则当用补阴益气煎、三柴胡饮，或三阴煎、左归饮之类，此壮水制阳、精化为气之治也。若阴盛格阳，真寒假热者，则当以大补元煎、右归饮、崔氏八味丸料之类，此引火归原之治也。其有阴盛阳衰之证，身虽发热，而畏寒不已，或呕恶，或泄泻，或背凉如水，或手足厥冷，是皆阳虚之极，必用大温中饮，或理阴煎，不可疑也。若果邪火热甚而水枯干涸者，或用凉水渐解其热。表未解而固闭者，或兼微解，渐去其寒。若邪实正虚，原有主客不敌之势，使但能保定根本，不令决裂，则邪将不战而自解。此中大有玄妙，余常藉此而存活者，五十年来若干人矣，谨书之以为普济者之则。

补中亦能散表二八

夫补者所以补中，何以亦能散表？盖阳虚者，即气虚也，气虚于中，安能达表？非补其气，肌能解乎？凡脉之微弱无力，或两寸短小而多寒者，即其证也，此阳虚伤寒也。阴虚者，即血虚也，血虚于里，安能化液？非补其精，汗能生乎？凡脉之浮芤不实，或两尺无根而多热者，即其证也，此阴虚伤寒也。然补则补矣，仍当酌其剂量，譬之饮酒者，能饮一勺，而与一升，宜乎其至于困也？使能饮一斗，而与一合，其真蚍蜉之撼大树耳。

寒中亦能散表二九

夫寒中者所以清火，何以亦能散表？盖阳亢阴衰者，即水亏火盛也，水涸于经，安能作汗？譬之干锅赤裂，润自何来？但加以水，则郁蒸沛然，而气化四达，夫汗自水生，亦犹是也，如前论言补阳补阴者，宜助精气也。此论言以水济火者，宜用寒凉也。盖补者，补中之不足；济者，制火之有余，凡此均能解表，其功若一。而宜寒宜暖，其用不侔，是有不可不辨。

伤寒三表法三十

伤寒者，危病也；治伤寒者，难事也。所以难者，亦惟其理有不明，而不得其要耳。所谓要者，亦惟正气、邪气二者之辨而已，使能知正气之虚实，邪气之浅深，则尽之矣。夫寒邪外感，无非由表而入里，由表而入者，亦必由表而出之，故凡患伤寒者，必须得汗而后解。但正胜邪者，邪入必浅，此元气之强者也；邪胜正者，其入必深，此元气之弱者也。邪有浅深，则表散有异；正有虚实，则攻补有异，此三表之法所不容不道也。何为三表？盖邪浅者，逐之于藩篱，散在皮毛也；渐深者，逐之于户牖，散在筋骨也；深入者，逐之于堂室，散在脏腑也。故浅而实者宜直散，直散者，宜逐之无难也。虚而深者宜托散，托散者，但强其主而邪无不散也。今姑举其略：如麻黄汤、桂枝汤、参苏饮、羌活汤、麻挂饮之类，皆单逐外邪，肌表之散剂也。又如小柴胡汤、补中益气汤、三柴胡饮、四柴胡饮之类，皆兼顾邪正，经络之散剂也。再如理阴煎、大温中饮、六味回阳饮、十全大补汤之类，皆建中逐邪，脏腑之散剂也。呜呼！以散药而散于肌表经络者，谁不知之，惟散于脏腑则知者少矣；以散为散者，谁不知之，惟不散之散，则玄之又玄矣。余因古人之未及，故特吐其散邪之精义有如此。

伤寒无补法辨三一

案：伤寒一证，惟元气虚者为最重，虚而不补，何以挽回？奈何近代医流，咸谓伤寒无补法。此一言者，古无是说，而今之庸辈，动以为言，遂致老幼相传，确然深信，其为害也，不可胜纪。兹第以一岁之事言之，如万历乙巳岁，都下瘟疫盛行，凡涉年衰及内伤不足者，余即用大温大补兼散之剂，得以全活者数十余人，使此辈不幸而遭庸手，则万无一免者矣。即余一人，于一年之中，所遇若此，其如岁月之长，海宇之广，凡为无补所杀者，固可胜量哉！

余痛夫枉者之非命，因遍求经传，则并无伤寒无补法之例。必求其由，则推陶节庵有云：伤寒汗吐下后，不可便用参芪大补，使邪气得补，而热愈盛，所谓治伤寒无补法也。此一说者，盖亦本于孙真人之言，云服承气汤得痢瘥，慎不中补也。此其意谓因攻而愈者，本为实邪，故不宜妄用补药，复助其邪耳，初非谓虚证亦不宜补也。此外则有最庸最拙，为万世之害者，莫如李子建之《伤寒十劝》，今后世谬传，实基于此，故余于前论直叱其非，并详考仲景《伤寒论》及诸贤之成法，以申明其义焉。矧今人之患伤寒者，惟劳倦内伤、七情挟虚之类，十居七八，传诵伤寒无补者，十有八九，以挟虚之七八，当无补之八九，果能堪乎？而不知以直攻而死者，皆挟虚之辈也。此在众人，则以传闻之讹，无怪其生疑畏。至若名列医家，而亦曰伤寒无补法，何其庸妄无知，毫不自反，误人非浅，诚可丑可恨者也！其有尤甚者，则本来无术，偏能惑人，但逢时病，则必曰：寒邪未散，何可用补？若将邪气补住，譬之关门赶贼。若此一言，又不知出自何典，乱道异端，尤可恨也！此外又有一辈，曰：若据此脉证，诚然虚矣，本当从补，但其邪气未净，犹宜缓之，姑俟清楚方可用也。是岂知正不能复，则邪必日深，焉能清楚？元阳不支，则变生呼吸，安可再迟？此不知死活之流也。又有一辈，曰：此本虚证，如何不补，速当用人参七八分，但以青、陈之类，监制用之，自然无害。是岂知有补之名，无补之实，些须儿戏，何济安危，而尚可以一消一补，自掣其肘乎？此不知轻重之徒也。即或有出奇言补者，亦必见势在垂危，然后曰：快补快补。夫马到临涯，收缰已晚，补而无济，必又曰：伤寒用参者无不死。是伤寒无补之说益坚，而众人之惑益不可破，虽有仪、秦不能辩也。余目睹其受害于此者，盖不可胜纪矣，心切悲之，不得不辩。

夫伤寒之邪，本皆自外而入，而病有浅深轻重之不同者，亦总由主气之有强弱耳。故凡主强者，虽感亦轻，以邪气不能深入也；主弱者，虽轻必重，以中虚不能自固也。此其一表一里，邪正相为胜负，正胜则生，邪胜则死。倘以邪实正虚而不知固本，将何以望其不败乎？矧治虚治实，本自不同，补以治虚，非以治实，何为补住寒邪？补以补中，非以补外，何谓关门赶贼？即曰强寇登堂矣，凡主弱者，避之且不暇，尚敢关门乎？既能关门，主尚强也，贼闻主强，必然退遁，不遁即成擒矣，谓之捉贼，又何不可？夫病情人事，理则相同，未有正胜而邪不却者。故主进一分，则贼退一步，谓之内托，谓之逐邪，又何不可，而顾谓之关门耶？矧如仲景之用小柴胡汤，以人参柴胡并用，东垣之用补中益气汤，以参术升柴并用，盖一以散邪，一以固本，此自逐中有固，固中有逐，又岂皆补住、关门之谓乎？甚矣，一言之害，杀命无穷，庸医之庸，莫此为甚。余不能以口遍传，故特为此辩，使有能广余之说，以活人一命者，必胜念弥陀经多多矣。

徐东皋曰：汉张仲景著《伤寒论》，专以外伤为法，其中顾盼脾胃元气之秘，世医鲜有知之者。观其少阳证，小柴胡汤用人参，则防邪气之入三阴，或恐脾胃稍虚，邪乘而入，必用人参、甘草，固脾胃以充中气，是外伤未尝不内因也。即如理中汤、附子汤、黄连汤、炙甘草场、吴茱萸汤、茯苓四逆汤、桂枝人参汤 人参败毒散、人参白虎汤、阳毒升麻汤、大建中汤等，未尝不用参术以治外感，可见仲景公之立方，神化莫测。或者谓外伤是其所长，而内伤非所知也，此诚不知公者也。何今世之医，不识元气之旨，惟见王纶《杂著》戒用人参之谬说，执泥不移，乐用苦寒，攻病之标，致误苍生，死于非命，抑何限耶！间有病家疑信相半，两弗之从，但不速其死耳，直以因循，俟其元气自尽，终莫之救而毙者，可谓知乎？况斯世斯时，人物剧繁，禀气益薄。兼之劳役名利之场，甚至蹈水火而不知恤，耽酒色以竭其真，不谓内伤元气，吾弗信也。观其杂病，稍用攻击而脾胃遂伤，甚则绝谷而死者，可以类推矣。

病宜速治三二

凡人有感冒外邪者，当不时即治，速为调理，若犹豫隐忍，数日乃说，致使邪气入深，则难为力矣。惟小儿女子。则为尤甚。凡伤寒之病，皆自风寒得之、邪气在表，未有温覆而不消散者，若待入里，必致延久。一人不愈，而亲属之切近者，口就其气，气从鼻入，必将传染，此其病之微甚，亦在乎治之迟早耳。故凡作汤液，不可避晨夜，觉病须臾，即宜速治，则易愈矣。仲景曰：凡发汗温服汤药，其方虽言日三服。若病剧不解，当促之，可半日中尽三服，即速治之意也。其或药病稍见不投，但有所觉，便可改易。若其势重，当一日一夜，晬时观之，一剂未退，即当复进一剂，最难者不过三剂，必当汗解。其有汗不得出者，即凶候也。

卷之八　伤寒典下

温病暑病三三

温病暑病之作，本由冬时寒毒内藏，故至春发为温病，至夏发为暑病，此以寒毒所化，故总谓之伤寒。仲景曰：发热，不恶寒而渴者，温病也。暑病则尤甚矣。盖暑病者，即热病也，是虽与寒证不同，然亦因时而名，非谓其病必皆热也。此外如夏月中暑者，亦谓之暑病，则又非寒毒蓄留之证，在仲景则名之为中暍。义详《暑证门》，所当参阅。

——温病暑病之治，宜从凉散，固其然也，然必表里俱有热证，方可治用清凉。若值四时寒邪客胜，感冒不正之气，表邪未解，虽外热如火，而内无热证可据者，不得以温暑之名，执以为热而概用凉药。

——冬有非时之暖，或君相客热之令而病热者，名曰冬温。此与冬月正伤寒大异，法宜凉解，此舍时从证也。若夏月有寒者，其宜温亦然。

《素问·刺志论》曰：气盛身寒，得之伤寒；气虚身热，得之伤暑。《伤寒论》曰：脉盛身寒，得之伤寒；脉虚身热，得之伤暑。此二论之言伤寒伤暑者，非即温病暑病之谓，盖单指夏月感触时气者，所当辨其为寒为暑，而寒则宜温，暑则宜清也。身寒者，言受寒憎寒；身热者，言受热发热，非曰身冷者方是伤寒，身热者乃是伤暑也。但此二论，则一曰气盛气虚，一曰脉盛脉虚，词若异而理则一也。故凡察气者，当在形色，察脉者，当在本元，合而观之，则见理精矣。

发斑三四

发斑证，轻则如疹子，重则如锦纹。其致此之由，虽分数种，然总由寒毒不解而然。如当汗不汗，则表邪不解；当下不下，则里邪不解；当清不清，则火盛不解；当补不补，则无力不解；或下之太早，则邪陷不解；或以阳证误用温补，则阳亢不解；或以阴证误用寒凉，则阴凝不解。凡邪毒不解，则直入阴分，郁而成热，乃致液涸血枯，斑见肌表，此实毒邪固结，营卫俱剧之证也。但斑有微甚，势有重轻，轻者细如蚊迹，或先红而后黄；重者成粒成片，或先红而后赤。轻者只在四肢，重者乃见胸腹；轻者色淡而隐，重者色紫而显。若见黑斑，或大便自利，或短气，或二便不通，则十死九矣。凡病伤寒，而汗下温清俱不能解，及足冷耳聋，烦闷咳呕者，便是发斑之候。

——成无己曰：大热则伤血，热不散，里实表虚，热邪乘虚出于皮肤而为斑也，慎不可发汗，若汗之，重令开泄，更增斑烂也。自后诸家所述，皆同此说，予则以为不然。盖凡伤寒之邪，本自外而入，深入不解，则又自内而出，此其表里相乘，势所必至，原非表虚证也，但使内外通达，则邪必由表而解矣。即如犀角地黄汤，乃治斑之要药，人知此汤但能凉血清毒，而不知此汤善于解表散邪，若用之得宜，则必通身大汗，热邪顿解，何为不可汗耶？由此言之，则凡脉数无汗，表证俱在者，必须仍从解散。

——凡治发斑，须察表里。如瘟疫不解，热入血室，舌焦、烦热发斑者，犀角地黄汤；内外俱热，阳明狂躁，大渴发斑者，白虎汤；或加人参；阳毒赤斑，狂言见血者，阳毒升麻汤；疫疠发斑，大热而燥者，三黄石膏汤；火郁于经，寒邪不解，脉仍滑数而发斑者，一柴胡饮；阳明外邪，阳毒不解者，升麻汤；脾肾本虚，外邪不解而发斑者，五柴胡饮；阳明表邪不解，温热发斑者，柴胡白虎煎；温热毒盛，咽痛发斑者，玄参升麻汤；阴虚水亏，血热发斑者，玉女煎；阴虚血燥，大热大渴发斑者，归葛饮；内虚外实，阴盛格阳发斑者，大温中饮；太阳阳明恶热，大便秘结，邪毒在腑发斑者，调胃承气汤。

——凡本非阳证，妄用寒凉者，每令泄泻，邪陷不解，予常用大温中饮、理阴煎之类，解寒托邪，始得大汗，汗后邪达，多有见赤斑风饼随汗而出，随出随没，顷刻即愈，活者多人矣。凡寒毒为斑，即此可见，使内托无力，则此毒终无出期，日深日甚，难乎免矣。此理甚微，不可不察。

发黄三五

凡发黄黄疸等症，多由湿热。如小水不利，或黄或赤，或小腹胀满不痛，或大便实而渴甚，脉来沉实有力，皆湿热之证。轻则茵陈五苓散，重则茵陈汤，分利小便，清血泻火，则黄自退矣。然黄有阴证及诸治法，俱详《黄疸门》，宜参用之。

仲景曰：太阳病，脉浮而动数，头痛发热，微盗汗出，而反恶寒者，表未解也，医反下之，则为结胸；若不结胸，但头汗出，小便不利，身必发黄也。曰：阳明病，无汗，小便不利，心中懊侬者，身必发黄。阳明病，发热汗出者，此为热越，不能发黄也。但头汗出，身无汗，际颈而还，小便不利，渴饮水浆者，此为瘀热在里，身必发黄，茵陈蒿汤主之。曰：伤寒，脉浮而缓，手足自温者，系在太阴，身当发黄。若小便自利者，不能发黄，至七八日大便硬者，为阳明病也。曰：伤寒，发汗已，身目为黄，所以然者，以寒湿在里不解故也。以为不可下也，于寒湿中求之。伤寒身黄发热者，栀子柏皮汤主之。

孙真人曰：黄疸脉浮者，当以汗解之，宜桂枝加黄芪汤。

发狂三六

伤寒发狂，本阳明实热之病，然复有如狂证者，虽似狂而实非狂，此中虚实相反，最宜详辨，不可忽也。凡实热之狂，本属阳明，盖阳明为多气多血之经，阳邪传入胃腑，热结不解，因而发狂。《内经·阳明脉解篇》曰：胃者土也，故闻木音而惊者，土恶木也。其恶火者，热甚则恶火也。其恶人者，以阳明厥则喘而惋，惋则恶人也。其病甚则弃衣而走，登高而歌，或数日不食，或逾垣上屋者，以四肢为诸阳之本，阳盛则四肢实，实则能登高也。其弃衣而走者，以热盛于身也。其妄言骂詈，不避亲疏而歌者，以阳盛为邪也。又曰：阴不胜其阳，则脉流薄疾，并乃狂。又曰：邪入于阳则狂。是皆以阳明热邪上乘心肺，故令神志昏乱若此，此阳狂也。然伤寒病至发狂，是为邪热已极，使非峻逐火邪，则不能已。故但察其大便硬结，或腹满而坚，有可攻之证，则宜以大小承气，或凉膈散、六一顺气汤之类，下之可也。如无胀满实坚等症，而惟胃火致然者，则但以白虎汤、抽薪饮之类，泄去火邪，其病自愈。

——如狂证本非实热发狂，其证亦有轻重。如仲景曰：太阳病不解，热结膀胱，其人如狂。其外证不解者，尚未可攻，当先解外。外已解，但少腹急结者，乃可攻之，宜桃仁承气汤。又曰：太阳病，六七日，表证仍在，脉微而沉，反不结胸，其人如狂者，以热在下焦，少腹当硬满。小便自利者，下其血乃愈，抵当汤主之。案；此二条，以太阳热邪不解，随经入腑，但未至发狂，故曰如狂。此以热搏血分，蓄聚下焦，故宜下也。

——近见伤寒家则别有如狂之证，古人所未及言者。盖或由失志而病，其病在心也；或由悲忧而病，其病在肺也；或由失精而病，其病在肾也；或由劳倦思虑而病，其病在肝脾也。此其本病已伤于内，而寒邪复感于外，则病必随邪而起矣。其证如狂，亦所谓虚狂也。而虚狂之证，必外无黄赤之色、刚暴之气，内无胸腹之结、滑实之脉，虽或不时躁扰，而禁之则止，口多妄诞，而声息不壮，或眼见虚空，或惊惶不定，察其上则口无焦渴，察其下则便无硬结，是皆精气受伤，神魂不守之证。此与阳极为狂者，反如冰炭，而时医不能察，但见错乱，便谓阳狂，妄行攻泻，必致杀人。凡治此者，须辨阴阳。其有虚而挟邪者，邪在阳分则宜补中益气汤之类，邪在阴分则宜补阴益气煎之类。虚而无邪者，在阳分，则宜四君、八珍、十全大补汤、大补元煎之类；在阴分，则宜四物、六味、左归饮、一阴煎之类。阴虚挟火者，宜加减一阴煎、二阴煎之类；阳虚挟寒者，宜理中扬、回阳饮、八味汤、右归饮之类。此方治之宜，大略如此，而变证之异，则有言不能传者，能知意在言表，则知所未言矣。

——凡身有微热，或面赤戴阳，或烦躁不宁，欲坐卧于泥水中，然脉则微弱无力，此阴证似阳也，名为阴躁。盖以阳虚于下，则气不归原，故浮散于上，而发躁如狂。速当温补其下，命门暖则火有所归，而病当自愈。若医不识此而误用寒凉者，必死。

——发狂，下利谵语者，不治。狂言，反目直视者，为肾绝，死。汗出后辄复热，狂言不食者，死。

风湿三七

仲景论曰：太阳病，关节疼痛而烦，脉沉而细者，此名湿痹。其人小便不利，大便反快，但当利其小便。曰：湿家之为病，一身尽痛，发热，身色如熏黄。湿家，其人但头汗出，背强，欲得被覆向火。若下之早则哕，胸满，小便不利，舌上如胎者，以丹田有热，胸中有寒，渴欲得水而不能饮，口燥烦也。湿家下之，额上汗出，微喘，小便不利者死，利下不止者亦死。

论曰：风湿相搏，一身尽疼痛，法当汗出而解，值天阴雨不止，医云此可发汗，汗之病不愈者，何也？曰：发其汗，汗大出者，但风气去，湿气在，是故不愈也。若治风湿者，发其汗，但微微似欲汗出者，风湿俱去也．湿家，病身上疼痛，发热面黄而喘，头痛鼻塞而烦，其脉大，自能饮食，腹中和无病，病在头中寒湿，故鼻塞，内药鼻中则愈。病者一身尽疼，发热日晡所剧者，此名风湿，此病伤于汗出当风，或久伤取冷所致也。

论曰：伤寒八九日，风湿相搏，身体疼烦，不能自转侧，不呕不渴，脉浮虚而涩者，桂枝附子汤主之。若其人大便硬，小便自利者，桂枝汤去桂加白术主之。风湿相搏，骨节烦疼，掣痛不得屈伸，近之则痛剧，汗出短气，小便不利，恶风不欲去衣，或身微肿者，甘草附子汤主之。

结胸三八

仲景曰：病有结胸，其状何如？答曰：案之痛，寸脉浮，关脉沉，名曰结胸也。曰：病发于阳而反下之，热入因作结胸；病发于阴而反下之，因作痞。所以成结胸者，以下之太早故也。曰：结胸，脉浮大者不可下，下之即死。曰：结胸证悉具，烦躁者亦死。

论曰：太阳病，脉浮而动数，头痛发热，微盗汗出，而反恶寒者，表未解也，医反下之，胃中空虚，阳气内陷，心下因硬，而为结胸，大陷胸汤主之。曰：太阳病，重发汗而复下之，不大便五六日，舌上燥而渴，日晡所小有潮热，从心下到少腹硬满而痛不可近者，大陷胸汤主之。案：此二条，皆言太阳表证未解，因误下之而成结胸也。

论曰：伤寒五六日，呕而发热者，此柴胡汤证具，而以他药下之，其柴胡证仍在者，当复与柴胡汤，必蒸蒸而振，却发热汗出而解。若心下满而硬痛者，此为结胸也，大陷胸汤主之。但满而不痛者，此为痞，柴胡不中与之，宜半夏泻心汤。案：此一条以少阳表证未解，因误下之而为结胸也。

论曰：太阳少阳并病，而反下之，成结胸，心下硬，下利不止，水浆不入，其人烦心。案：此一条，以太阳少阳并病，二经表邪未解，亦因误下而成结胸也。

论曰：阳明病，心下硬满者，不可攻之，攻之利遂不止者死，利止者愈。案：此一条，谓阳明邪气入腑者，必腹满便结，今惟心下硬，以邪气尚浅，未全入腑，故不可攻。此虽非结胸，而实亦结胸之类，盖不由误下，而因阳明之邪渐深也。

论曰：伤寒六七日，结胸热实，脉沉而紧，心下痛，案之石硬者，大陷胸汤主之。案此一条，不云下早，而云热实，其于六七日，脉沉紧而心下硬痛者，此伤寒传里之实邪，有不因误下而成结胸者，乃伤寒之本病也。

愚案：结胸一证，观《伤寒论》所载，如前数条，凡太阳表邪未解而误下者，成结胸，少阳证亦然，太阳少阳并病者亦然，此不当下而误下之，以致脏气空虚，外邪乘虚内陷。结于胸膈之间，是皆因下而结者也。又曰：伤寒六七日，结胸热实，脉沉而紧，心下痛，案之石硬者，此不因下而邪实渐深，结聚于胸者也；然则结胸一证，有因误下而成者，有不因下而由于本病者。观近代伤寒诸书，云未经下者，非结胸也，岂不谬哉？

——结胸证，观仲景所言，惟太阳少阳二经误下者有之，而阳明一经独无言及者，何也？盖凡病入阳明，胃腑已实，故可下之而无害也。然又曰：阳明病，心下硬满者，不可攻之，攻之利不止者死。此岂非阳明在经表证，邪未入腑者，亦为不可下乎？不惟三阳为然，即三阴之证，其有发热恶寒，表邪未解者，切不可下，最当慎也。

——结胸证治之辨。凡心腹胀满硬痛，而手不可近者，方是结胸；若但满不痛者，此为痞满，非结胸也。凡痞满之证，乃表邪传至胸中，未入于腑，此其将入未入，犹兼乎表，是即半表半里之证，只宜小柴胡之属加入枳壳之类治之，或以本方对小陷胸汤亦妙。今余新方制有柴陈煎及一柴胡饮之类，皆可择而用之也。至于结胸之治，则仲景俱用大陷胸汤主之。然余之见，则惟伤寒本病，其有不因误下，而实邪传里，心下硬满，痛连小腹而不可近，或燥渴谵妄，大便硬，脉来沉实有力者，此皆大陷胸汤所正宜也。其于太阳少阳表邪未解，因下早而致结胸者，此其表邪犹在，若再用大陷胸汤，是既因误下而复下之。此则余所未敢。不若以《痞满门》诸法，酌其轻重而从乎双解，以缓治之；或外用罨法，以解散胸中实邪，此余之屡用获效而最稳最捷者也。罨法见新方因类第三十。

阴厥阳厥三九　附脏厥蛔厥

厥有二证，曰阳厥，曰阴厥也。阳厥者，热厥也，必其先自三阳传入阴分，故其初起，必因头疼发热，自浅入深，然后及于三阴，变为四肢逆冷，或时乍温，其证必便结躁烦，谵语发渴、不恶寒、反恶热，脉沉有力。此以传经热证所化，外虽手足厥冷，内则因于热邪，阳证发厥，故为阳厥，乃阳极似阴也。其证由邪热内结，或伏阳失下之所致也。凡厥微则热亦微，宜四逆散之类；厥甚则热亦甚，宜承气汤之类也。厥阴者，寒厥也，初无三阳传经实热等症，而真寒直入三阴，则畏寒厥冷，腹痛吐泻，战栗不渴，脉沉无力者，此阴寒厥逆，独阴无阳也，故为阴厥。轻则理中汤，重则四逆、回阳等汤主之。

成无己曰：四逆者，四肢不温也。伤寒邪在三阳，则手足必热，传至太阴，手足自温，至少阴则邪热渐深，故四肢逆而不温也。及至厥阴，则手足厥冷，是又甚于逆，故用四逆散，以散其传阴之热证。

论曰：诸四逆厥者，不可下之，虚家亦然。成无己注曰：四逆者，四肢不温也；厥者，手足冷也，甚于四逆也。皆阳气少而阴气多，故不可下，虚家亦然。《金匮玉函》曰：虚者十补，勿一泻之。

论曰：凡厥者，阴阳气不相顺接，便为厥。厥者，手足逆冷是也。病者手足厥冷，言我不结胸，小腹满，案之痛者，此冷结在膀胱关元也。伤寒发热四日，厥反三日，复热四日，厥少热多，其病当愈。伤寒，厥四日热反三日，复厥五日，其病为进。寒多热少阳气退，故为进也。若厥而呕，胸胁烦满者，其后必便血。

论曰：少阴病，下利清谷，里寒外热，手足厥逆，脉微欲绝，身反不恶寒，其人面赤色，或腹痛，或干呕，或咽痛，或利止脉不出者，通脉四逆汤主之。伤寒脉促，手足厥逆者，可灸之。伤寒脉滑而厥者，里有热也，白虎汤主之。手足厥寒，脉细欲绝者，当归四逆汤主之。若其人内有久寒者，宜当归四逆加吴茱萸生姜汤主之。大汗出，热不去，内拘急，四肢疼，又下利厥逆而恶寒者，四逆汤主之。大汗，若大下利而厥逆者，四逆汤主之。病人手足厥冷，脉乍紧者，邪结在胸中，心中满而烦，饥不能食者，病在胸中，当须吐之，宜瓜蒂散。伤寒厥而心下悸者，宜先治水，当服茯苓甘草汤，却治其厥。不尔，水渍入胃，必作利也。下利清谷，里寒外热，汗出而厥者，通脉四逆汤主之。呕而脉弱，小便复利，身有微热，见厥者难治，四逆汤主之。

案：阳厥阴厥，其辨如前，此先哲之大法也。然愚则犹有所辨，如阴厥一证，既无阳证阳脉，而病寒若此，明是阴证，今人但曰中寒者，即其病也。然犯此者无几，知此者无难，治宜温中，无待辨也。惟是阳厥一证，则有不得不辨者。夫厥由三阳所传，是为阳厥，此固然矣，即以传经者言之，又岂尽无阴证乎？故凡病真阳不足者，即阳中之阴厥也；脉弱无神者，即阳中之阴厥也；攻伐清凉太过者，即阳中之阴厥也。四肢为诸阳之本，使非有热结、烦渴、胀实等症，而见厥逆者，皆由阳气不足也。成无己曰：大抵厥逆为阴所主，寒者多矣。又曰：厥为阴之盛也。故凡属挟虚伤寒，则虽自阳经传入者，是亦阳中之阴厥也。阴中之阴者宜温，阳中之阴者，果宜凉乎？学者勿谓其先有头疼发热，但自三阳传至者，便为阳厥，而寒因热用之，则为害不小矣。

——脏厥证。仲景曰：伤寒脉微而厥，至七八日肤冷，其人躁无暂安时者，此为脏厥。脏厥者死，阳气绝也。

——蛔厥证。仲景曰：蛔厥者，其人当吐蛔，今病者静，而复时烦，此为脏寒，蛔上入膈，故烦。须臾复止，得食而呕，又烦者，蛔闻食臭出，其人当自吐蛔。蛔厥者，乌梅丸主之。成无已曰：脏厥者死，阳气绝也。蛔厥虽厥而烦，吐蛔已则静，不若脏厥而躁无暂安时也。病人脏寒胃虚，故宜与乌梅丸温脏安虫。

谵语郑声 四十

论曰：实则谵语，虚则郑声，此虚实之有不同也。夫谵语郑声，总由神魂昏乱而语言不正，又何以分其虚实？但谵语者，狂妄之语也；郑声者，不正之声也。谵语为实，实者邪实也。如伤寒阳明实热，上乘于心，心为热冒，则神魂昏乱而谵妄不休者，此实邪也。实邪为病，其声必高，其气必壮，其脉必强，其色必厉，凡登高骂詈，狂呼躁扰之类皆是也。此之为病，有燥粪在胃而然者，有瘀血在脏而然者，有火盛热极而然者，有腹胀便秘、口疮咽烂而然者。察其果实，即当以三承气，或白虎汤、凉膈散之类治之。郑声为虚，虚者神虚也。如伤寒元神失守，为邪所乘，神志昏沉而错乱不正者，此虚邪也。虚邪为病，其声必低，其气必短，其脉必无力，其色必萎悴，凡其自言自语，喃喃不全，或见鬼怪，或惊恐不休，或问之不应、答之不知之类皆是也。此之为病，有因汗亡阳，因下亡阴而然者，有焦思抑郁，竭尽心气而然者；有劳力内伤，致损脾肾而然者；有日用消耗，暗残中气而然者。凡其或虽起倒，而遏之即止，终不若实邪之难制者，即虚邪也。察其果虚，最忌妄行攻伐，少有差谬，无不即死。治此者，速宜察其精气，辨其阴阳，舍其外证，救其根本，稍迟犹恐不及，而况于误治乎？甚至有自利身寒，或寻衣撮空，面壁啐啐者，尤为逆候。盖谵妄一证，最于虚损者不宜有之。故凡身有微热，脉见洪滑者生；心多烦躁，脉见微弱细急而逆冷者死。所以证逢虚损，而见有谵妄者，即大危之兆，不可不加之意也。

衄血四一

杂病衄血，责热在里；伤寒衄血，责热在表。论曰：伤寒小便清者，知不在里，仍在表也，当发其汗；若头痛者，必衄，宜桂枝场。曰：伤寒脉浮紧，不发汗，因致衄者，麻黄汤主之。此以伤寒之衄，为其热不在里，在表而然也。然又论曰：衄家不可发汗。而何以复用桂枝、麻黄等汤？盖衄由乎阴者，以阴虚火动也，故不宜再汗以亡阴；衄由乎阳者，以表邪未解也，故当用桂枝、麻黄以发散。又论曰：太阳病，脉浮紧，发热，身无汗，自衄者愈。此以表邪欲解，不从汗而从血，俗人谓之红汗，所以衄后当愈也。由此观之，则有因衄而愈者，以经通而邪散也；有治衄仍当发散者，以邪之将解未解，而因散其余邪也。治衄之法，于斯可见。若寒气不甚，而用麻黄、桂枝，似属太刚，或易以柴葛之类，自无不可，用者其酌之。

论曰：阳明病，口燥但欲漱水不欲咽者，此必衄。盖阳明之脉络于口鼻，今其漱水不欲咽者，以热在经而里无热，故当鼻衄也。

——有动阴血者，又非衄血之谓。论曰：少阴病，但厥无汗而强发之，必动其血，未知从何道出，故或从口鼻，或从目出者，是名下厥上竭。此阴血也，乃为危证。

蓄血四二

伤寒蓄血者，以热结在里，搏于血分，留瘀下焦而不行也。论曰：伤寒有热，少腹满，应小便不利，今反利者，为有血也。又曰：太阳病，身黄脉沉结，少腹硬，小便不利者，为无血也。小便自利，其人如狂者，血证谛也。大抵热蓄血分，留结下焦则生狂躁，论曰：热结膀胱，其人如狂者是也。然又有阳明证，其人喜忘，屎虽硬，而大便反快，其色黑者，是亦蓄血之证。故凡诊伤寒，但其少腹硬满而痛，便当问其小便，若小水自利者，知为蓄血之证，盖小水由于气化，病在血而不在气，故小便利而无恙也。血瘀于下者，血去则愈，其在仲景之法，则以抵当汤、抵当丸主之。愚谓但以承气之类，加桃仁、红花以逐之，或其兼虚者，以玉烛散之类下之，则蓄血自去，而病无不除矣。

成无己曰：伤寒衄者，以邪气不得发散，壅盛于经，逼迫于血，因而致衄也。蓄血者，下焦结聚，而不行不散也。血菀于上而吐血者，谓之薄厥，留瘀于下者，谓之蓄血。此由太阳经瘀热在里，搏蓄下焦所致。经曰：太阳病七八日，表证仍在，脉沉而微，反不结胸，其人如狂者，以热在下焦，少腹当硬满，小便自利者，下血乃愈。

热入血室四三

论曰：阳明病，下血谵语者，此为热入血室，是兼男女而言也。曰：妇人中风，七八日，续得寒热，发作有时，经水适断者，此为热入血室，其血必结，故使如疟状，发作有时，小柴胡汤主之。曰：妇人中风，脉迟身凉，而证如结胸者，当刺期门。曰：妇人伤寒，经水适来，昼日了了，暮则谵语者，无犯胃气及上二焦，必自愈。

案：血室者，即卫任血海也，亦血分也。凡血分之病，有蓄血者，以血因热结而留蓄不行也；有热入血室者，以邪入血分而血乱不调也。故血蓄者，去之则愈；血乱者，调之则安。调之之法，则热者宜凉，陷者宜举，虚者宜滋，瘀者宜行，邪未散者宜解也。然此皆病在下焦，故曰无犯胃气及上二焦，必自愈，是又不可不察。

胸胁腹满四四

凡邪气自表传里，必先入胸膈，以次渐从胁肋而后入胃，邪气入胃，乃为入腑，是以胸满者犹属表证，胁满则半表半里也。大抵胸胁满者，以邪气初入于里，气郁不行，所以生满，尚未停聚为实，故但从和解，以小柴胡之属则可愈矣。若果实邪在上，留滞不能散者，乃可吐之。华元化曰：四日在胸，吐之则愈。是因邪已收聚而未及散漫者，乃可吐也。在仲景用栀子豉汤，或瓜蒂散之属，栀子豉汤可吐客热，瓜蒂散可吐实痰。其或一时药有不便，余有吐法在《新方·攻阵》中，可以代之，或即以和解之药探而吐之，无不可也。

——腹满证，案：华元化曰：伤寒一日在皮，二日在肤，三日在肌，四日在胸，五日在腹，六日在胃，入胃即为入腑，入腑即在腹也。若腹虽满而未甚者，犹是未全入腑，不可攻也。然腹满之证，有虚实也，有寒热也，不可一概皆以实论。观《金匮要略》曰：腹满不减，减不足言，当下之。是不减者为实满也。又曰：腹满时减，复如故，此虚寒从下上也，当以温药和之。是或进或退，时或减而时复如故者，本非结聚实邪，此虚满也。大抵腹满之证，本属太阴，若是阳邪，则必咽干烦热，脉实有力；若是阴邪，则必腹满吐食，畏寒自利，脉息无神，可以辨之。实热者可清可攻，虚寒者宜温宜补也。

呕吐哕证四五

呕者，有声无物；吐者，吐出食物也。呕者有寒有热，吐则皆因胃寒也。凡呕而发热烦闷者，邪热为呕也；呕而吞酸冷咽，涎沫沉沉者，寒邪为呕也。大抵伤寒表邪将传入里，里气相逆则为呕，是以半表半里之邪，其证多呕，若邪全在表，无是证也。凡邪在半表半里者，和之散之，气逆者顺之，有痰者降之，热者清之，寒者温之。《千金》云：呕家多服生姜，此是呕家圣药。然呕家虽有阳明证，不可攻之，盖其气逆在上，而邪未入腑，本非胃实证也。气逆于上而攻其下，下虚则逆气乘之，势必大危，若脉微弱者，乃为尤甚。

凡伤寒三阳传毕，三阴当受邪矣。若其人反能食而不呕，此为邪不入阴，是知邪之传里者，乃致为呕也。观干姜附子汤证治云：不呕不渴者，为里无热。十枣汤证治云：干呕，短气，汗出，不恶寒者，此表解里未和也。即此观之，则凡呕者，知为里证，而兼烦渴者，方为内热也。

仲景论曰：食谷欲呕者，属阳明也，吴茱萸汤主之。得汤反剧者，属上焦也。曰：少阴病，吐利，手足厥冷，烦躁欲死者，吴茱萸汤主之。

论曰：病人脉数，数为热，当消谷引饮，而反吐者，此以发汗，令阳气微，膈气虚，脉乃数也。数为客热，不能消谷，以胃中虚冷，故吐也。东垣曰：邪热不杀谷，故热邪在胃则不食。

论曰：阳明病不能食，攻其热必哕，所以然者，胃中虚冷故也。以其人本虚，故攻其热必哕。若胃中虚冷不能食者，饮水则哕。若膈上有寒饮，干呕者，不可吐也，急温之，宜四逆汤。

论曰：伤寒哕而腹满，视其前后，知何部不利，利之则愈。治哕诸法，详《呃逆门》。

劳力感寒四六

凡因辛苦劳倦而病者，多有患头痛发热恶寒，或骨腿酸疼，或微渴，或无汗，或自汗，脉虽浮大而无力，亦多紧数，此劳力感寒之证，即东垣云内伤证也，宜补中益气汤，或补阴益气煎，及五福饮等剂为良，所谓温能除大热，即此类也。若或邪盛无汗，脉见洪数而当和解者，即当用《新方·散阵》诸柴胡饮之类主之。

——凡劳力感寒一证，人皆以服役辛苦之人为言，而不知凡为名利所牵，有不自揣，以致竭尽心力而患伤寒者，皆其类也。故凡有形劳而神不劳者，劳之轻者也，若既劳其神，又劳其形，内外俱劳，则形神俱困，斯其甚矣。今人之病伤寒者，率多此类，轻者和解，治宜如前，重者速宜救本，当于后开培补诸方，择而用之，庶乎有济。倘不知其所致之由，而概施混治，但知攻邪，则未有不误人者矣。此即劳倦内伤之类，诸义俱详本门。

虚证四七

仲景曰：阳微则恶寒，阳弱则发热，是寒热之有虚也。曰：其人本虚，是以发战，是战汗之皆因虚也。曰：耳聋无闻者，阳气虚也。曰：面赤戴阳者，阴不足也。曰：无阳不能作汗，必身冷而脉迟也。曰：客热不能杀谷，胃中虚冷也。曰：病人脉数，数为热，当消谷引食，而反吐者，此以发汗，令阳气微，膈气虚，脉乃数也。数为客热，不能消谷，以胃中虚冷，故吐也。曰：虚则郑声，以言语乱而不正也。曰：身蜷恶寒而利，因冷气而为厥逆也。曰：尺中脉微，此里虚，须表里实，津液自和，便自汗出愈。曰：脉促厥冷者宜灸，以促脉有非因热也。曰：头疼呕吐之宜温，以头疼之有属阴也。曰：不利而利，发热汗出者；有阴无阳也。曰：少阴脉沉者，汗后热不去，而厥利恶寒者，皆宜急温也。曰：旧有微溏者，不可与栀子汤，以里虚而寒在下也。曰：阳明病，不能食，攻其热必哕，所以然者，胃中虚冷故也。饮之水亦哕也。曰；小便色白者，以下焦之虚寒也。曰：自利不渴者，以脏中之无火也。曰：邪中于阴者，必生内栗，因表气虚而里气不守也。曰：发汗过多，其人叉手自冒心，心下悸而欲得案者，亡其阳也。曰：发汗病不解而反恶寒者，虚故也。曰：脉阴阳俱紧，反汗出者，亡其阳也。

——诸脉有虚证。见前卷。

——忌汗下各有虚证。见前卷。

——表里五脏各有虚实。详卷一《传忠录·虚实辨》中，俱当互阅。

动气四八

论曰：诸动气者，不可发汗，亦不可下。案：此动气一证，即筑筑然动于脐旁，及左乳之下曰虚里者，皆其联络者也。考之《难经》，则以脐之上下左右，分心肾肝肺四脏，而各列其证。在《伤寒论》所载亦详。成无已曰：动气者，脏气不治，正气内虚也。虽诸说如此，然皆未尽其要，所以今之医家，多不识此为何证，而且疑为未见此证也。余尝留心察此，所见极多，盖动气之在脐旁者，皆本于下焦之阴分，凡病关格劳损者，多有此证；而尤于瘦薄者易见之。其动之微者，则止于脐旁上下，其动之甚者，则连及虚里心胁，真若舂舂连续，而混身皆振动者。此以天一无根，故气不蓄脏，而鼓动于下，诚真阴不守，大虚之候也。何以验之？但察于呼吸饥饱之顷，可得其征。凡病此者，馁时则动甚，饱时则稍缓；呼出则动甚，吸入则稍缓；但虚甚者动必甚，虚微者动亦微，岂非虚实之明证乎？即在病者，虽常觉其振动，而无疼无痒，尚不知为何故，医家多不以为意，弗能详察，故不知为何病，此动气之不明也久矣。此动气之见于虚损者极多，而见于伤寒者亦不少也。精虚者既不可汗，阴虚者又不可下，仲景但言其禁而不言其治，然则动气之治，岂无法乎？独于霍乱条中云：脐上筑者，肾气动也，用理中丸去术加桂四两以治之。此其意在脾肾，概可知也。然余之治此，则惟直救真阴，以培根本，使其气有所归，无不获效。欲察虚实者，最不可忽此一证，《类经》虚里穴下有详注，当并考之。

战汗 四九

论曰：脉浮而紧，案之反芤，此为本虚，故当战而汗出也。其人本虚，是以发战，以其脉浮，故当汗出而解。若脉浮大而数，案之不芤，此本不虚，故其欲解，则但汗出而不发战也。

——战与栗异，战由乎外，栗由乎内也。凡伤寒欲解将汗之时，若其正气内实，邪不能与之争，则但汗出自不作战，所谓不战，应知体不虚也。若其人本虚，邪与正争，微者为振，甚则为战，正胜则战而汗解矣。故凡邪正之争于外者则为战，战其愈者也；邪正之争于内者则为栗，栗其甚者也。论曰：阴中于邪，必内栗也。夫战为正气将复，栗则邪气肆强，故伤寒六七日，有但栗不战，竟成寒逆者，多不可救。此以正气中虚，阴邪内盛，正不胜邪，而反为邪气所胜。凡遇此证，使非用大补温热之剂，及艾灼回阳等法，其它焉得而御之。

余尝治一衰翁，年逾七旬，陡患伤寒，初起即用温补，调理至十日之外，正气将复，忽尔作战，自旦至辰，不能得汗，寒栗危甚，告急于余，余用六味回阳饮，入人参一两，姜附各三钱，使之煎服。下咽少顷，即大汗如浴，时将及午，而浸汗不收，身冷如脱，鼻息几无，复以告余。余令以前药复煎与之。告者曰：先服此药，已大汗不堪，今又服此，尚堪再汗乎？余笑谓曰：此中有神，非尔所知也。急令再进，遂汗收神复，不旬日而起矣。呜呼！发汗用此，而收汗复用此，无怪乎人之疑之也。而不知汗之出与汗之收，皆元气为之枢机耳。故余纪此，欲人知阖辟之权，不在乎能放能收，而在乎所以主之者。

头汗五十

头汗之证有二：一为邪热上壅，一为阳气内脱也。盖头为诸阳之会，凡伤寒遍身得汗者，谓之热越，若身无汗，则热不得越而上蒸阳分，故但头汗出也。治热蒸者，可清可散，甚者可下，在去其热而病自愈。至若气脱一证，则多以妄下伤阴，或克伐太过，或泄泻不止，以致阴竭于下，则阳脱于上，小水不通，而上见头汗，则大危矣。

论曰：伤寒五六日，头出汗，微恶寒，手足冷，心下满，口不欲食，大便难，脉细者，此为阳微结，乃半在里半在外也。脉虽沉紧，不得为少阴病，所以然者，阴不得有汗，今头汗出，故知非少阴也，可与小柴胡汤，得屎而解。曰：伤寒五六日，已发汗而复下之，胸胁满微结，小便不利，渴而不呕，但头汗出，往来寒热，心烦者，此为未解也，柴胡桂枝干姜汤主之。

论曰：伤寒十余日，但结胸无大热者，此为水结在胸胁也，但头汗出者，大陷胸汤主之。曰：阳明病，下血谵语者，此为热入血室，但头汗出者，刺期门，随其实而泻之，濈然汗出则愈。

论曰：太阳病，医反下之，若不结胸，但头汗出，余处无汗，际颈而还，小便不利，身必发黄也。曰：阳明病，但头汗出，小便不利，必发黄。

论曰：湿家下之，额上汗出，微喘，小便不利者死，若下利不止者亦死。

《脉经》曰：阳气上出，汗见于头者，盖阳脱也。

——头汗，脉紧数，有表邪当散者，宜小柴胡汤，或柴胡桂枝干姜汤，及新方诸柴胡饮，俱可酌用。若有火邪，脉洪滑，内多烦热，头汗，当清者，宜人参白虎汤、益元散之类主之。若水结胸，心下满，头汗出者，或大陷胸汤，或小半夏茯苓汤。若便结，腹胀疼痛，头汗者，宜承气汤。若诸虚泄泻，阳脱头汗者，宜速用独参汤，或大补元煎、六味回阳饮等，作急救之，庶可保全。

吐蛔五一

凡治伤寒，若见吐蛔者，虽有大热，忌用凉药，犯之必死。盖胃中有寒，阳气弱极，则蛔逆而上，此大凶之兆也。急用炮姜理中汤一服，加乌梅二个，花椒一二十粒，服后待蛔定，然后以小柴胡或补中益气等剂，渐治其余。盖蛔闻酸则静，见苦则安也。仲景曰：病人有寒，复发汗，胃中冷，必吐蛔。蛔厥证见前三九。

腹痛五二

陶节庵曰：伤寒腹痛有四，若绕脐硬痛，大便结实，烦渴者，皆属燥屎痛，急用寒药下之。因食积而痛者，治亦同。

——若小腹硬痛，小水自利，大便黑，身目黄者，属蓄血痛，亦用寒剂加行血药，下尽黑物自愈。

——凡伤寒腹中痛甚，但将凉水一盏，与病者饮而试之，若饮水后痛稍可者属热痛，当用凉药清之。以上三条，皆实热痛也，必脉来沉实有力，方是此证，若微弱者，仍当详审，从缓治之。

——若饮水愈加作痛，此为寒痛，当用温药和之。和之不已，而或四肢厥冷，呕吐泻利者，急用热药救之。但须详脉之有力无力，方为良法。

下利五三

凡杂证下利，多责于寒，伤寒下利，有寒有热。盖热邪传里，则亦有下利之证，但寒利最多，热利则仅见耳。治者当辨寒热，若误用之，则为害最大。

仲景论曰：自利不渴者，属太阴，以其脏有寒故也，当温之，宜服四逆辈。少阴病二三日，至四五日，腹痛，小便不利，下利不止，便脓血者，桃花汤主之。少阴病，吐利，手足厥冷，烦躁欲死者，吴茱萸汤主之。少阴病，下利，白通汤主之。少阴病，二三日不已，至四五日，腹痛，小便不利，四肢沉重疼痛，自下利者，此为有水气，其人或咳，或小便利，或下利，或呕者，真武汤主之。少阴病，下利清谷，里寒外热，手足厥逆，脉微欲绝，身反不恶寒，其人面色赤，或腹痛，或干呕，或咽痛，或利止脉不出者，四逆汤主之。大汗出，热不去、内拘急，四肢疼，下利厥逆而恶寒者，四逆场主之。下利清谷，不可攻表，汗出必胀满。

案：此诸论，乃皆言寒利之当温也。如所云手足厥逆，恶寒腹痛，脉微欲绝，下利清谷之类，此固阴寒之甚者也。其于疑似之间，则犹有真辨：凡伤寒下利由热邪者，必有烦躁大热，酷欲冷水等症，亦必有洪滑强盛数实等脉，如果表里俱热，方可作火证论治。若其脉虽数而无力，外虽身热而不恶热，内虽渴而不喜冷，此其内本不热而病为下利者，悉属虚寒，治宜四逆汤、理中汤、温胃饮、胃关煎、五苓散之类，酌用可也。或表里寒邪俱甚，则当以麻桂饮相兼用之为最妥。若以寒利作热利，妄用寒凉，再损胃气，则无有不死。

论曰：下利，腹胀满，身体疼痛者，先温其里，乃攻其表，温里四逆汤，攻表挂枝汤。

案：此一条，乃言表里俱病而下利者，虽有表证，所急在里，盖里有不实，则表邪愈陷，即欲表之，而中气无力，亦不能散。故凡见下利中虚者，速当先温其里，里实气强，则表邪自解，温中可以散寒，即此谓也。

论曰：热利下重者，白头翁汤主之。下利，脉数，欲饮水者，以有热故也，白头翁汤主之。少阴病，下利，六七日，咳而呕渴，心烦不得眠者，猪苓汤主之。

案：此三条，乃言热利之当清也。但既云脉数，又欲饮水，是诚热矣。然寒邪在表，脉无不数，但数而有力者为阳证，数而无力者即阴证矣。泻利亡津，无有不渴，但渴欲饮水，愈多愈快者为阳证。若口虽欲水，而腹不欲咽者，即非阳证矣。此外，如渴欲茶汤者，乃泻渴之当然也，不得悉认为热证。——凡伤寒表邪末解，脉实滑数，喜冷气壮，内外俱热而下利者，宜柴苓煎主之。

论曰：少阴病，自利清水，色纯青。心下必痛，口干燥者，急下之，宜大承气汤。下利，三部脉皆平，案之心下硬者，急下之，宜大承气汤。下利谵语者，有燥屎也，宜小承气汤。

案：此三条，乃言下利之当攻者也。凡伤寒下利者，本非阳明实邪，不当谵语、今既谵语，故知有燥屎当去也。又若少阴下利，心下有痛有硬者，必有所积，故亦当下。

——凡自利家，身凉脉小者为顺，身热脉大者为逆。此以外无表证，而病之在脏者言也。下利，日十余行，脉反实者死。发热，下利至甚，厥不止者死。直视谵语，下利者死。下利无脉，手足厥冷，灸之不温，脉不还者死。少阴病，自利，烦躁不得卧寐者死。大抵下利一证，为脱气至急，五夺之中，惟此为甚。《金匮要略》曰：六腑气绝于外者，手足寒，五脏气绝于内者，利下不禁，脏气既脱，不能治也。

协热下利五四

仲景曰：若不宜下而便攻之，内虚热入，协热遂利，烦躁，诸变不可胜数，轻者困笃，重者必死矣。太阳病二三日，不能卧，反下之，若利止，必作结胸。未止者，四日复下之，此作协热利也。太阳病，外证未除而数下之，遂协热而利，利下不止，心下痞硬，表里不解者，桂枝人参汤主之。阳明少阳合病，若脉数不解而下不止，必协热而便脓血也。

案：此四条乃皆言表证未除而误下之，因致外热未退。内复作利，故云协热下利，此一热字，乃言表热也，非言内热也。夫协者，协同之协，非挟脏之挟，即表里俱病之谓，故治此者，止有桂枝人参汤一方，其义显然可见。即如成无己《明理论》曰：表邪传里，里虚协热则利，乃亦以表邪为言也。奈何后学不明此义，止因协热二字，每每以表作里，以寒作热，但见作利者，无论表里虚实，即认为内热，便云协热下利。且近有不必误下，而妄用芩连治表热者，表证得寒，热愈不退，乃致下利，或脾胃素弱，逢寒即泄者，皆是此证。既见下利，盖云协热，其谬孰甚？独不观仲景桂枝人参汤，岂治内热之剂乎！寒热倒施，杀人多矣，予因特表于此。

小便五五

凡伤寒小便清者，病不在里，仍在表也，当解表发汗。小便利者，病不在气分，而在血分，以小水由于气化也。

阳盛则欲衄，阴虚小便难。

凡病伤寒而小水利者多吉，以内邪不甚也。

仲景曰：阳明病，汗出多而渴者，不可与猪苓汤，以汗多必胃燥，故不可复利小水也。

论曰：湿家之为病，一身尽痛，发热，身色如熏黄，其人但头汗出，背强，欲得被覆向火，舌上如胎者，以丹田有热，胸中有寒，渴欲得水而不能饮，此湿痹之候。其人小便不利，大便反快者，但当利其小便。

凡伤寒表证未除，病在阳分者，不可即利小便。盖走其津液，取汗愈难，且恐大便干结也。

死证五六

陶节庵曰：凡看伤寒，极要识各经中死证死脉，须一一理会过，免致临病疑惑。但见死证，便当以脉参之，如果有疑，切莫下药，虽至亲恳恳，亦不可治，倘有差失，咎将归于己矣。

——脉浮而洪，身汗如油喘而不休，水浆不入，形体不仁，乍静乍乱，此命绝也；汗出发润，喘而不休，此肺绝也；形如烟煤，直视摇头，此心绝也；唇吻色青，四肢振动，此肝绝也；环口黧黑，冷汗发黄，此脾绝也；溲便遗矢，狂言，反目直视，此肾绝也。

——少阴病，恶寒身蜷而利，手足逆冷者，不治。少阴病，吐利躁烦，四逆者死。少阴病，四逆身蜷，脉不至，不烦而躁者死。少阴病，六七日，息高者死。少阴病至五六日，自利，烦躁不得卧寐者死。少阴病，下利，厥逆无脉，服药后，脉微续者生，脉暴出者死。少阴病，但厥无汗而强发之，必动其血，未知从何道出，或从口鼻，或从目出，是名下厥上竭，为难治。

——阴病见阳脉者生，阳病见阴脉者死。脉纯弦者死。脉阴阳俱虚，热不止者死。脉阴阳俱盛，大汗出，热不解者死。手足逆冷，脉沉细，谵言妄语者死。脉证俱虚而见谵妄者死。伤寒六七日，脉微，手足厥冷，烦躁，灸厥阴，厥不还者死。寸脉上不至关为阳绝，尺脉下不至关为阴绝，此皆不治，决死也。伤寒下利，日十余行，脉反实者死。

——伤寒病，胁下素有痞气，连于脐旁，痛引少腹入阴筋者，此名脏结，死。发热，下利厥逆，躁不得卧者死。发热，下利至甚，厥不止者死，直视谵语，喘满者死，下利者亦死。下利发热者亦死。发热而厥，七日，下利者难治。伤寒六七日，发热而利，汗出不止者死，有阴无阳故也。阳气前绝，阴气后绝者，阴证也，其人死后，身色必青；阴气前绝，阳气后绝者，阳证也，其人死后，身色必赤，腋下温，心下热也。

《金匮要略》曰：六腑气绝于外者，手足寒，五脏气绝于内者，利下不禁。盖伤寒发热，为邪气独甚，若下利至甚，厥不止，此以邪未解，而腑脏之气先绝，故死。

《灵枢·热病》篇曰：热病不可刺者有九：一曰汗不出，大颧发赤，哕者死。二曰泄而腹满甚者死。三曰目不明，热不已者死。四曰老人婴儿，热而腹满者死。五曰汗不出，呕下血者死。六曰舌本烂，热不已者死。七曰咳而衄，汗不出，出不至足者死。八曰髓热者死。九曰热而痉者死，腰折，瘛疭，齿噤齘也。

伤寒逆证赋五七

伤寒难疗，逆证须知。阳病怕逢阴脉，谵语阴证非宜。乍疏乍数脉之忌，口张目陷舌如煤。干呕出气，骨节痛而呃逆弗已；发斑发黄，大便利而先赤后灰。霍扰躁烦，心下闷而喘胀；腹膨呃逆，下泄利而难溲。四肢厥逆，眼定腹疼如石；内外关格，头汗阳脱溲迟。头连胸痛四肢冷，声哑唇疮狐惑悲。七日已过复大热，喘逆上气脉散危。阴阳易，脉离经而外肾肿，手足挛拳加腹痛。阴阳交，大汗后而热愈甚，躁急狂言食更稀。厥利无脉，灸而不至者肾殆；唇青舌卷，耳聋囊缩者肝离。

赤斑黑斑，救五而救一；寻衣撮空，两感者何疑。凡诸汗证，仍当备言：只在头面不遍身，鼻衄不止，口噤肉战多喘促，如油汗圆。当汗无汗，麻黄数剂不能通，尤嫌脉躁；汗后呕吐，水药不入证反剧，言乱目眩。湿家大汗必成痉，风湿与胆皆谵言。犯湿温，则身青面变，耳聋不语名中暍；发少阴，必九窍出血，下厥上竭奚能痊。动气脉迟弱皆忌，风湿和中湿不堪。其诸下利，尤宜细参：热厥利而汗难止，冷厥利而躁不眠；少阳阳明合病，脉弦者负；少阴吐泻无脉，拳厥躁烦。谵语直视而喘满，下利频数而脉坚。脏结者脐痛引阴，白胎下利；除中则厥逆而利。反能食焉。误下湿家之头汗，溲难便利喘加添。体如熏而摇头直视，心神已绝；唇吻青而四肢多汗，肝气不全。肾绝者，直视狂言而遗尿反目：肺绝者，喘无休歇而汗润发癫。虚汗发黄环口黑，非脾经之吉光；孤阳偏胜脉暴出，知阴绝之在先。此伤寒之逆候，勿侥幸以图全。

伤寒治例五八

汗散类

温散诸方

麻黄汤散一　大温　凡太阳阳明伤寒而阴邪甚者宜此。

桂枝汤散九　大温　凡太阳中风兼寒有汗者宜此。

麻桂饮新散七　大温　凡伤寒初感，邪盛气实者，无论诸经四季，先宜用此。

二柴胡饮新散二　微温　凡邪感三阳，及三阳并病，寒胜者宜此主之。三阴初感者亦可用。

葛根汤散二九　大温　治冬月太阳经伤寒，项背强，无汗恶风者宜此。

五积散散三九　微温　凡感寒邪而阴胜于阳，外有表证，内有呕吐腹痛及寒湿客于经络，筋骨酸疼等症宜此。

十神汤散四十　微温　凡时气、风寒、瘟疫，发热憎寒，头疼咳嗽无汗，当温散者宜此。

麻黄附子细辛汤散三　大温　少阴伤寒，脉沉发热者宜此。

小青龙汤散八　大温　凡伤寒阴胜，表邪不解，及心下有水气，呕哕，咳嗽，发热，小腹满者宜此。

消风百解散散四六　微温　凡四时伤寒，头疼发热，及风寒咳嗽，鼻塞声重者宜此。

柴胡桂枝干姜汤散百十四　微温　伤寒汗下后，但头汗出，寒热往来，邪不解者宜此。

桂枝加黄芪汤散十　大温　黄疸脉浮，当以汗解者宜此。

凉散诸方

一柴胡饮新散一　微凉　凡六经初感，内外俱有热者宜此。

小柴胡汤散十九　微凉　凡邪在少阳，及三阳并病，但属半表半里，往来寒热兼呕者宜此。

九味羌活汤散四四　微凉　凡四时不正之气，风寒感冒，憎寒壮热，头疼身痛者宜此。

柴葛解肌汤散三一　微凉　凡足阳明证，发热脉洪者宜此。

升麻葛根汤散三十　微凉　阳明证具及小儿疫疠疮疹等症宜此。

归葛饮新散十三　次凉　凡阳明温暑，大热大渴，津枯不能作汗者宜此。

六神通解散寒十五　大凉　凡发热头痛，脉洪无汗，三阳伏火而表邪不解者宜此。

柴胡白虎煎新散十二　大寒　凡温病热极，表里不解者宜此。

柴平汤和二三三　微凉　凡温疟身痛，手足沉重，寒热者宜此。

柴芩煎新散十　大凉　凡表邪未解，内外俱热，泄泻不止者宜此。

大青龙汤散七　微寒　凡太阳中风，发热无汗而躁烦者宜此。

升麻汤散百十三　大寒　凡无汗而喘，烦渴发斑者宜此。

四逆散散二八　微凉　凡阳邪亢极，四肢厥逆者宜此。

平散诸方

三柴胡饮新散三　凡肝脾阴虚血少而偶感风寒者宜此。

正柴胡饮新散六　凡气血本无亏损而感冒寒邪者宜此。

柴陈煎新散九　凡感冒风寒，发热而兼咳嗽呕恶者宜此。

参苏饮散三四　凡四时感冒伤寒，头疼发热无汗，及咳嗽声重、往来潮热者宜此。

败毒散散三六　凡四时瘟疫、寒热，身体疼痛及烟瘴之气，或处卑湿脚气者宜此。

升阳散火汤散四一　凡胃虚血虚，因寒邪冷物抑遏阳气以致发热者，宜此发之。

加减小柴胡汤散二二　凡少阳经寒热往来，脉弦腹痛者宜此。

兼补兼散诸方

补中益气汤补三十　凡劳倦伤脾，中气不足，以致外感发热者宜此。

补阴益气煎新补十六　凡邪陷阴中，阴虚不能作汗，身热不退，或往来寒热者宜此。

三柴胡饮新散三　凡肝脾血分微虚而感外邪者宜此。

四柴胡饮新散四　凡脾肺气虚，或劳倦感寒发热者宜此。

五柴胡饮新散五　凡脾肾血气不足而感外邪发热者宜此。

理阴煎新热三　大温　凡真阴不足，或因劳倦感寒，阴虚假热，寒邪不解者，速宜用此。

大温中饮新散八　大温　凡中气虚寒感邪，发热无汗，表不能解者，速宜用此。

调中益气汤补三一　凡风寒湿热所伤，食少体重者宜此。

温中和中类

大温兼补诸方

人参理中汤热一　大温　治太阴即病自利，阴寒腹痛呕吐，中气虚寒，胀满厥逆，疟痢等症。

四逆汤热十四　大温　治伤寒阴证，自利脉沉，身痛而厥。

胃关煎新热九　大温　凡脾胃虚寒，泻利不止者宜此。

桂枝人参汤散十三　大温　伤寒表里不解，协热下利者宜此。

白通汤热百四五　大热　少阴下利者宜此。

桃花汤热百四六　微温　少阴下利脓血者宜此。

真武汤热百四二　大温　少阴伤寒腹痛，或呕或利者宜此。

回阳返本汤热四五　伤寒阴盛格阳，阴极发躁，脉弱无力者宜此。

四味回阳饮新热一　大温　阳脱气虚者宜此。

暖肝煎新热十五　大温　凡肝肾阴寒，小腹疼痛者宜此。

吴茱萸汤热百三七　大热　呕而胸满，吐涎头痛者宜此。

当归四逆汤热二十　微温　伤寒厥逆脉细，下利肠鸣者宜此。

茯苓甘草汤热七五　大温　水停心下，作悸作利者宜此。

甘草附子汤热三一　大热　风湿相搏者宜此。

桂枝附子汤热三十　大热　风湿相搏，筋骨疼痛者宜此。

干姜附子汤热三四　大热　瘴毒阴证，厥逆呕吐，自利汗出者宜此。

华佗救阳脱方热六二　治阴寒直中三阴证。

微温和中诸方

二陈汤和一　微温　凡风寒咳嗽，痰饮呕恶，脾胃不和者宜此。

六君子汤补五　微温　凡脾胃虚弱，或久患疟痢，或呕吐吞酸者宜此。

金水六君煎新和一　微温　凡阴虚受寒，咳呕喘促，吞酸痞满等症宜此。

平胃散和十七　微温　凡寒伤脾胃，心腹胀满，呕恶不思饮食，身体疼痛泻利者宜此。

霍香正气散和二十　微温　凡外感风寒，内停饮食，头疼寒热，吐泻胀满者宜此。

乌梅丸和三二三　微温　吐蛔，蛔厥者宜此。

清理类

清火诸方

抽薪饮新寒三　大寒　凡热邪内蓄之甚者宜此。

徙薪饮新寒四　次寒　凡热邪内蓄，将甚未甚者宜此。

黄连解毒汤寒一　大寒　凡热邪内盛，烦躁狂斑，口渴舌焦，喘满脉洪热甚者宜此。

白虎汤寒二　大寒　凡脉洪大渴，阳明热甚，或中暑虚烦等症宜此。

人参白虎汤寒三　大凉　凡赤斑口燥，烦躁暑热，脉洪大浮虚者宜此。

三黄石膏汤寒十一　大寒　凡疫瘟大热而躁者宜此。

一六甘露散新寒十五　大寒　阳明实热，烦躁斑黄等症宜此。

益元散寒百十二　次寒　凡中暑身热烦渴，小水不利者宜此。

玉女煎新寒十二　大寒　凡阴虚水亏，阳明火盛，烦渴内热者宜此。

阳毒升麻汤散百六十　大凉　凡阳毒赤斑，狂言失血者宜此。

竹叶石膏汤寒五　微寒　阳明汗多而渴，鼻衄喜水，暑热烦躁者宜此。

挂苓甘露饮寒八　微寒　凡伏暑发热烦躁，水道不利者宜此。

黄芩清肺饮寒三八　次寒　肺热小水不利，或便血者宜此。

大连翘饮寒七八　次寒　凡风热热毒，大小便不利，及疮毒丹瘤等症宜此。

普济消毒饮寒十三　大寒　凡疫疠大行，憎寒壮热，头肿目闭，喘渴，咽喉不利，俗名大头瘟、热毒等症宜此。

栀子柏皮汤寒二三　大寒　伤寒身黄，内外俱热者宜此。

白头翁汤寒百八四　大寒　治伤寒热利。

玄参升麻汤外四八　次寒　瘟疫颊腮肿痛，发斑、咽痛者宜此。

小陷胸汤寒十六　微凉　凡小结胸热邪胀满者宜此。

八正散寒百十五　大寒　凡心经蕴热，脏腑秘结，小便赤涩、血淋等症宜此。

解瘟疫热毒法寒二四

清血清便滋阴诸方

犀角地黄汤寒七九　微凉　凡热入血分，吐衄斑黄，及血热血燥，不能作汗，表不解者宜此。

二阴煎新补十　大凉　心经有热，狂笑、烦热、失血者宜此。

加减一阴煎新补九　大凉　凡水亏火盛，烦热动血者宜此。

五苓散和百八二　微温　凡暑热霍乱泄泻，小水不利，湿肿胀满者宜此。

导赤散寒百二二　微凉　心火小肠热秘，小水不利者宜此。

大分清饮新寒五　微寒　凡积热闭结，小水不通、热泻等症宜此。

小分清饮新和十　性平　凡小水不利，湿滞肿胀，泄泻者宜此。

猪苓汤和百八八　微凉　伤寒下后，发热，小便不利者宜此。

清胃诸方

大和中饮新和七　性平　凡邪结胃脘，气逆食滞者宜此。

小和中饮新和八　性平　胸膈胀满，呕恶气滞者宜此。

小半夏茯苓汤和九　微温　膈间有水，呕吐，心下痞者宜此。

半夏泻心汤寒二八　微凉　呕而肠鸣，心下痞者宜此。

吐涌类

独圣散攻百六　凡邪实上焦及痰涎积蓄者宜此。

茶调散攻百七　治同前。

吐剂新攻一　此有二法，便而且易，可随宜用之。

栀子豉汤寒二十　伤寒烦热懊侬，当吐者宜此。

攻下类

峻下诸方

大承气汤攻一　凡阳明、太阴伤寒，及各经实热内结者宜此。

小承气汤攻二　凡病在太阴，无表证，潮热脉实，狂言腹胀者宜此。

调胃承气汤攻三　凡太阳、阳明，不恶寒，反恶热、潮热，邪入腑者宜此。

桃仁承气汤攻四　凡伤寒蓄血证，小腹急痛，大便不通而黑者宜此。

大柴胡汤攻七　凡伤寒表证未除，里证又急，当汗下兼行者宜此。

大陷胸汤攻九　凡结胸胀痛连腹，手足不可近者宜此。

六一顺气汤攻八　凡伤寒热邪传里，便实口燥，狂斑潮热，腹胀酸痛等症，宜用此以代三承气汤。

凉膈散攻十九　凡三焦六经火邪内结不通者宜此。

百顺丸新攻六　凡三焦热秘，邪不解者宜此。

茵陈蒿汤攻三一　谷疸，发热身黄，便结者宜此。

罨结胸法新因三十

攻补兼用诸方

黄龙汤攻二一　凡伤寒热邪传里，当下而气血兼虚者宜此。

玉烛散攻二四　凡血虚有滞而热邪传里、腹胀作痛者宜此。

培补类

峻补诸方

大补元煎新补一　见元气大虚者，虽有寒邪，亦不可攻，必单培根本，正复邪将自散，或真寒假热等症皆宜用此。

大营煎新补十四　此大补元煎之次者也，酌宜用之。

三阴煎新补十一　凡三阴不足及风疟多汗，而正气不复、寒热不止者宜此。

六味回阳饮新热二　凡阴阳大虚，元气将脱者，非此不可。

八珍汤补十九　气血两虚者宜此。

十全大补汤补二十　凡气血两虚，恶寒发热，倦卧眩运，自汗诸虚者宜此。

大建中汤补二三　凡中气不足，厥逆呕吐，虚斑虚火，筋骨疼痛等症宜此。

独参汤补三五　凡气虚气脱，畏闻诸药气味及反胃呕吐垂危者，惟此为宜。

参附汤补三七　凡真阳不足，喘呕呃逆，腹痛厥冷气短者宜此。

参归汤补三八　凡心虚、血虚、盗汗等症宜此。

补阴诸方

一阴煎新补八　凡肾水真阴不足而虚火为邪者宜此。

小营煎新补十五　凡血少阴虚而无火者宜此。

左归饮新补二　凡命门真阴亏损，虽有寒邪不可攻者宜此。

右归饮新补三　凡命门阳衰，或阴盛格阳，感邪不可攻者宜此。

四物汤补八　凡阴虚营弱，病在血分者宜此。

生脉散补五六　凡热伤元气，口渴气短，烦躁倦怠汗出者宜此。

六味地黄丸补百二十　阴虚水亏发热等症宜此。

崔氏八味丸补一二一　凡阴盛格阳，火不归原及真阳虚败等症宜此。

补中诸方

四君子汤补一　凡脾胃虚弱，食少体瘦，疟痢劳倦等症宜此。

五君子煎新热六　凡脾胃气分虚弱而微寒当温者宜此。

五味异功散补四　凡脾胃虚寒，饮食少思，气逆腹满者宜此。

五福饮新补六　凡五脏气血俱虚者宜此为主。

温胃饮新热五　凡中寒呕吐吞酸者宜此。

养中煎新热四　凡中气虚寒，为呕为泄者宜此。

归脾汤补三二　凡脾虚健忘怔仲，少食困倦，疟痢等症宜此。

参苓白术散补五四　凡脾胃虚弱，吐泻食少等症宜此。

参术汤补四十　凡气虚颤掉，泄泻呕吐者宜此。

从集

卷之九　杂证谟目录（见目录）

卷之十　杂证谟

诸　风

经义

《九宫八风》篇曰：太一常以冬至之日，居叶蛰之宫四十六日，明日居天留四十六日，明日居仓门四十六日，明日居阴洛四十五日，明日居天宫四十六日，明日居玄委四十六日，明日居仓果四十六日，明日居新洛四十五日，明日复居叶蛰之宫，日冬至矣。常如是无已，终而复始。太一移日，天必应之以风雨，以其日风雨则吉，岁美民安少病矣。先之则多风，后之则多旱。太一在冬至之日有变，占在君；太一在春分之日有变，占在相；太一在中宫之日有变，占在吏；太一在秋分之日右变，占在将；太一在夏至之日有变，占在百姓。所谓有变者，太一居五宫之日，病风折树木，扬砂石，各以其所主占贵贱，因视风所从来而占之。风从其所居之乡来为实风，主生，长养万物；从其冲后来为虚风，伤人者也，主杀主害者。谨候虚风而避之，故圣人日避虚邪之道，如避矢石然，邪弗能害，此之谓也。是故太一入徙，立于中宫，乃朝八风，以占吉凶也。风从南方来，名曰大弱风，其伤人也，内舍于心，外在于脉，气主热。风从西南方来，名曰谋风，其伤人也. 内舍于脾，外在于肌，其气主为弱。风从西方来，名曰刚风，其伤人也，内舍于肺，外在于皮肤，其气主为燥。风从西北方来，名曰折风，其伤人也，内舍于小肠，外在于手太阳脉，脉绝则溢，脉闭则结不通，善暴死。风从北方来，名曰大刚风，其伤人也，内舍于肾，外在于骨与肩背之膂筋，其气主为寒也。风从东北方来，名曰凶风，其伤人也，内舍于大肠，外在于两胁腋骨下及肢节。风从东方来，名曰婴儿风，其伤人也，内舍于肝，外在于筋纽，其气主为身湿。风从东南方来，名曰弱风，其伤人也，内舍于胃，外在肌肉，其气主体重。此八风皆从其虚之乡来，乃能病人。三虚相搏，则为暴病卒死。两实一虚，病则为淋露寒热。犯其雨湿之地，则为痿。故圣人避风，如避矢石焉。其有三虚而偏中于邪风，则为击仆偏枯矣。

《岁露论》：黄帝问于少师曰：余闻四时八风之中人也，故有寒暑，寒则皮肤急而腠理闭，暑则皮肤缓而腠理开，贼风邪气因得以入乎？将必须八正虚邪，乃能伤人乎？少师答曰：不然。贼风邪气之中人也，不得以时。然必因其开也，其入深，其内极病，其病人也卒暴；因其闭也，其入浅以留，其病也徐以迟。帝曰：有寒温和适，腠理不开，然有卒病者，其故何也？少师曰：虽平居，其腠理开闭缓急，其故常有时也。人与天地相参也，与日月相应也。故月满则海水西盛，人血气积，肌肉充，皮肤致，毛发坚，腠理郄，烟垢著。当是之时，虽遇贼风，其入浅不深。至其月郭空，则海水东盛，人气血虚，其卫气去，形独居，肌肉减，皮肤纵，腠理开，毛发残，焦理薄，烟垢落。当是之时，遇贼风则其入深，其病人也卒暴。帝曰：其有卒然暴死暴病者，何也？少师曰；三虚者，其死暴疾也；得三实者，邪不能伤人也。帝曰：愿闻三虚。曰：乘年之衰，逢月之空，失时之和，因为贼风所伤，是谓三虚。故论不知三虚，工反为粗。帝曰：愿闻三实。少师曰：逢年之盛，遇月之满，得时之和，虽有贼风邪气，不能危之也。帝曰：愿闻岁之所以皆同病者，何因而然？少师曰；此八正之候也。候此者，常以冬至之日，太一立于叶蛰之宫，其至也，天必应之以风雨者矣。风雨从南方来者，为虚风，贼伤人者也。其以夜半至也，万民皆卧而弗犯也，故其岁民少病。其以昼至者，万民懈惰而皆中于虚风，故万民多病。虚邪入客于骨而不发于外，至其立春，阳气大发，腠理开，因立春之日，风从西方来，万民又皆中于虚风，此两邪相搏，经气结代者矣。故逢其风而遇其雨者，命曰遇岁露焉。因岁之和而少贼风者，民少病而少死；岁多贼风邪气，寒温不和，则民多病而死矣。

《八正神明论》：帝曰：星辰八正何候？岐伯曰：星辰者，所以制日月之行也；八正者，所以候八风之虚邪，以时至者也。四时者，所以分春秋冬夏之气所在，以时调之也，八正之虚邪，而避之勿犯也。以身之虚，而逢天之虚，两虚相感，其气至骨，入则伤五脏。工候救之，弗能伤也。故曰：天忌不可不知也。虚邪者，八正之虚邪气也。正邪者，身形若用力汗出，腠理开，逢虚风，其中人也微，故莫知其情，莫见其形。

《阴阳应象大论》曰：风胜则动，热胜则肿，燥胜则干，寒胜则浮，湿胜则濡泻。冬伤于寒，春必温病；春伤于风，夏生飧泄。天气通于肺，地气通于嗌，风气通于肝，雷气通于心，谷气通于脾，雨气通于肾。阳之汗，以天地之雨名之；阳之气，以天地之疾风名之。邪风之至，疾如风雨，故善治者治皮毛，其次治肌肤，其次治筋脉，其次治六腑，其次治五脏。治五脏者，半死半生也。故天之邪气，感则害人五脏；水谷之寒热，感则害于六腑；地之湿气，感则害皮肉筋脉。东方生风，风生木，木生酸，酸生肝，肝生筋，筋生心。神在天为风，在地为木，在体为筋，在脏为肝，在色为苍，在音为角，在声为呼，在变动为握，在窍为目，在味为酸，在志为怒。风伤筋，燥胜风，风胜湿。

《风论》：黄帝问曰：风之伤人也，或为寒热，或为热中，或为寒中，或为疠风，或为偏枯，或为风也，其病各异，其名不同，或内至五脏六腑，不知其解，愿闻其说。岐伯对曰：风气藏于皮肤之间，内不得通，外不得泄。风者善行而数变，腠理开则洒然寒，闭则热而闷，其寒也则衰食饮，其热也则消肌肉，故使人怢栗而不能食，名曰寒热。风气与阳明入胃，循脉而上至目内眦，其人肥则风气不得外泄，则为热中而目黄；人瘦则外泄而寒，则为寒中而泣出。风气与太阳俱入，行诸脉俞，散于分肉之间，与卫气相干，其道不利，故使肌肉愤䐜而有疡，卫气有所凝而不行，故其肉有不仁也。疠者，有荣气热胕，其气不清，故使鼻柱坏而色败，皮肤疡溃，风寒客于脉而不去，名曰疠风，或名曰寒热。以春甲乙伤于风者为肝风，以夏丙丁伤于风者为心风，以季夏戊己伤于邪者为脾风，以秋庚辛中于邪者为肺风，以冬壬癸中于邪者为肾风。风中五脏六腑之俞，亦为脏腑之风，各入其门户所中，则为偏风。风气循风府而上，则为脑风。风入系头，则为目风眼寒。饮酒中风，则为漏风。入房汗出中风，则为内风。新沐中风，则为首风。久风入中，则为肠风飧泄。外在腠理，则为泄风。故风者百病之长也，至其变化，乃为他病也，无常方，然致有风气也。帝曰：五脏风之形状不同者何？愿闻诊及其病能。岐伯曰：肺风之状，多汗恶风，色皏然白，时咳短气，昼日则差，暮则甚，诊在眉上，其色白；心风之状，多汗恶风，焦绝，善怒吓，赤色，病甚则言不可快，诊在口，其色赤；肝风之状，多汗恶风，善悲，色微苍，嗌干善怒，时憎女子，诊在目下，其色青；脾风之状，多汗恶风，身体怠惰，四支不欲动，色薄微黄，不嗜食，诊在鼻上，其色黄；肾风之状，多汗恶风，面痝然浮肿，脊痛不能正立，其色炲，隐曲不利，诊在肌上，其色黑；胃风之状，颈多汗恶风，食饮不下，膈塞不通，腹善满，失衣则䐜胀，食寒则泄，诊形瘦而腹大；首风之状，头面多汗恶风，当先风一日则病甚，头痛不可以出内，至其风日，则病少愈；漏风之状，或多汗，常不可单衣，食则汗出，甚则身汗，喘息恶风，衣常濡，口干善渴，不能劳事；泄风之状，多汗，汗出泄衣上，口中干上渍，其风不能劳事，身体尽痛则寒。

《玉机真脏论》曰：风者百病之长也，今风寒客于人，使人毫毛毕直，皮肤闭而为热，当是之时，可汗而发也。或痹不仁肿痛，当是之时，可汤熨及火灸刺而去之。弗治，病入舍于肺，名曰肺痹，发咳上气。弗治，肺即传而行之肝，名曰肝痹，一名曰厥，胁痛出食，当是之时，可按若刺耳。弗治，肝传之脾，病名曰脾风，发瘅，腹中热，烦心出黄，当此之时，可按可药可浴。弗治，脾传之肾，病名曰疝瘕，少腹冤热而痛，出白，一名曰蛊，当此之时，可按可药。弗治，肾传之心，病筋脉相引而急，病名曰瘛，当此之时，可灸可药。弗治，满十日，法当死。肾因传之心，心即复反传而行之肺，发寒热，法当三岁死。此病之次也。

《金匮真言论》：帝曰：天有八风，经有五风，何谓？岐曰：八风发邪，以为经风，触五脏；邪气发病，所谓得四时之胜者，春胜长夏，长夏胜冬，冬胜夏。夏胜秋，秋胜春，所谓四时之胜也。东风生于春，病在肝，俞在颈项；南风生于夏，病在心，俞在胸胁；西风生于秋，病在肺，俞在肩背；北风生于冬，病在肾，俞在腰股；中央为土，病在脾，俞在脊。故春气者病在头，夏气者病在脏，秋气者病在肩背，冬气者病在四肢。故春善病鼽衄，仲夏善病胸胁，长夏善病洞泄寒中，秋善病风疟，冬善病痹厥。夏暑汗不出者，秋成风疟。

《调经论》曰：风雨之伤人也，先客于皮肤，传入于孙脉，孙脉满则传入于络脉，络脉满则输于大经脉，血气与邪并客于分腠之间，其脉坚大，故曰实。实者外坚充满，不可按之，按之则痛。寒湿之中人也，皮肤不收，肌肉坚紧，荣血泣，卫气去，故曰虚。虚者聂辟气不足，按之则气足以温之，故快然而不痛。

《太阴阳明论》曰：故犯贼风虚邪者，阳受之，阳受之则入六腑，入六腑则身热不时卧，上为喘呼。故阳受风气，阴受湿气。故伤于风者，上先受之，伤于湿者，下先受之。

《生气通天论》曰：风者，百病之始也，清静则肉腠闭拒，虽有大风苛毒，弗之能害，此因时之序也。因于露风，乃生寒热。是以春伤于风，邪气留连，乃为洞泄。夏伤于暑，秋为痎疟。秋伤于湿，上逆而咳，发为痿厥。冬伤于寒，春必温病。四时之气，更伤五脏。

《百病始生》篇：帝曰：夫百病之始生也，皆生于风雨寒暑，清湿喜怒。三部之气，所伤异类，愿闻其会。岐伯曰：三部之气各不同，或起于阴，或起于阳，请言其方。喜怒不节则伤脏，伤脏则病起于阴也；清湿袭虚则病起于下；风寒袭虚则病起于上，是谓三部。至其淫泆，不可胜数。岐伯曰：风雨寒热，不得虚，邪不能独伤人。卒然逢疾风暴雨而不病者，盖无虚，故邪不能独伤人。此必因虚邪之风，与其身形，两虚相得，乃客其形。其中于虚邪也，因与天时，与其身形，参以虚实，大病乃成。气有定舍，因处为名，上下中外，分为三员。是故虚邪之中人也，始于皮肤，皮肤缓则腠理开，开则邪从毛发入，入则抵深，深则毛发立，毛发立则淅然，故皮肤痛。留而不去，则传舍于络脉，在络之时，痛于肌肉，其痛之时息，大经乃代。留而不去，传舍于经，在经之时，洒淅喜惊。留而不去，传舍于输，在输之时，六经不通，四肢则肢节痛，腰脊乃强。留而不去，传舍于伏冲之脉，在伏冲之时，体重身痛。留而不去，传舍于肠胃，在肠胃之时，贲响腹胀，多寒则肠鸣飧泄，食不化，多热则溏出糜。留而不去，传舍于肠胃之外，募原之间，留著于脉，稽留而不去，息而成积。邪气淫泆，不可胜论。帝曰：治之奈何？岐伯曰：察其所痛，以知其应，有余不足，当补则补，当泻则泻，毋逆天时，是谓至治。

《邪气脏腑病形》篇曰：诸阳之会，皆在于面。中人也方乘虚时及新用力，若饮食汗出，腠理开而中于邪。中于面则下阳明，中于项则下太阳，中于颊则下少阳，其中于膺背两胁，亦中其经。虚邪之中身也，洒淅动形。正邪之中人也微，先见于色，不知于身，若有若无，若亡若存，有形无形，莫知其情。

《刺节真邪论》曰：虚邪之中于人也，洒淅动形，起毫毛而发腠理。其入深，内搏于骨则为骨痹，搏于筋则为筋挛，搏于脉中，血闭不通则为痈。搏于肉与卫气相搏，阳胜者则为热，阴胜者则为寒，寒则真气去，去则虚，虚则寒。搏于皮肤之间，其气外发，腠理开，毫毛摇，气往来行，则为痒，留而不去则痹。卫气不行，则为不仁。虚邪偏客于身半，其入深，内居营卫，营卫稍衰，则真气去，邪气独留，发为偏枯。其邪气浅者，脉偏痛。虚邪之入于身也深，寒与热相搏，久留而内著，寒胜其热，则骨疼肉枯，热胜其寒，则烂肉腐肌为脓，内伤骨，内伤骨为骨蚀。

《脉要精微论》曰：风成为寒热。久风为飧泄。脉风成为疠。来徐去疾，上虚下实，为恶风也。故中恶风者，阳受气也。

《寿夭刚柔》篇曰：病在阳者命曰风，病在阴者命曰痹，阴阳俱病命曰风痹。风寒伤形，忧恐忿怒伤气。

《通评虚实论》曰：不从内，外中风之病，故瘦留著也。跖跛，风寒湿之病也。

《平人气象论》曰：面肿曰风。人一呼脉三动，一吸脉三动而躁，尺热曰病温，尺不热脉滑曰病风，脉涩曰痹。

刺志论》曰：脉大血少者，脉有风气，水浆不入，此之谓也。

《阴阳别论》曰：二阳之病发心脾，其传为风消，其传为息贲者，死不治。二阳一阴发病，主惊骇，背痛，善噫，善欠，名曰风厥。三阳三阴发病，为偏枯痿易，四肢不举。

《五色》篇曰：黄赤为风，青黑为痛，白为寒。黄而膏润为脓，赤甚者为血，痛甚为挛，寒甚为皮不仁。

《评热病论》：帝曰：有病身热汗出烦满，烦满不为汗解，此为何病？岐伯曰：汗出而身热者风也，汗出而烦满不解者厥也，病名曰风厥。巨阳主气，故先受邪，少阴与其为表里也，得热则上从之，从之则厥也。帝曰：治之奈何？曰：表里刺之，饮之服汤。帝曰：劳风为病何如？岐伯曰：劳风法在肺下，其为病也，使人强上冥视，唾出若涕，恶风而振寒，此为劳风之病。帝曰：治之奈何？曰：以救俯仰。巨阳引精者三日，中年者五日，不精者七日，咳出青黄涕，其状如脓，大如弹丸，从口中若鼻中出，不出则伤肺，伤肺则死矣。

《病能论》：帝曰：有病身热解惰，汗出如浴，恶风少气，此为何病？岐伯曰：病名曰酒风。治之以泽泻、术各十分，麋衔五分，合以三指撮，为后饭。

《骨空论》曰：风从外入，令人振寒，汗出头痛，身重恶寒，治其风府，调其阴阳，不足则补，有余则泻。大风颈项痛，刺风府，风府在上椎。大风汗出，灸譩譆，譩譆在背下侠脊旁三寸所。

《四时气》篇曰：疠风者，素刺其肿上，已刺，以锐针针其处，按出其恶气，肿尽乃止。常食方食，无食他食。

《热病》篇曰：偏枯，身偏不用而痛，言不变，志不乱，病在分腠之间，巨针取之，益其不足，损其有余，乃可复也。痱之为病也，身无痛者，四肢不收，智乱不甚，其言微知，可治，甚则不能言，不可治也。病先起于阳，后起于阴者，先取其阳，后取其阴，浮而取之。风痉身反折，先取足太阳及腘中及血络出血；中有寒，取三里。

《至真要大论》曰：厥阴司天，其化以风。风气大来，木之胜也，土湿受邪，脾病生焉。诸风掉眩，皆属于肝。诸暴强直，皆属于风。

《气交变大论》曰：岁木太过，风气流行，脾土受邪。民病飧泄，食减体重，烦冤，肠鸣，腹支满，上应岁星。甚则忽忽善怒，眩冒癫疾。

《五常政大论》曰：厥阴司天，风气下临，脾气上从，而土且隆，黄起水乃眚，土用革，体重，肌肉萎，食减口爽，风行太虚，云物摇动，目转耳鸣。

《六元正纪大论》曰：厥阴所至，为风府，为璺启。厥阴所至，为风生，终为肃。木郁之发，太虚埃昏，云物以扰，大风乃起，发屋折木，木有变。故民病胃脘当心而痛，上支两胁，膈咽不通，食饮不下，甚则耳鸣眩转，目不识人，善暴僵仆。太虚苍埃，天山一色，或为浊色，黄黑郁若，横云不起，雨而乃发也，其气无常。长川草偃，柔叶呈阴，松吟高山，虎啸岩岫，怫之先兆也。

论古今中风之辨共三条

夫风邪中人，本皆表证，考之《内经》所载诸风，皆指外邪为言，故并无神魂昏愦，直视僵仆，口眼歪斜，牙关紧急，语言蹇涩，失音烦乱，摇头吐沫，痰涎壅盛，半身不遂，瘫痪软弱，筋脉拘挛，抽搐瘛疭，遗尿失禁等说。可见此等证候，原非外感风邪，总由内伤血气也。夫风自外入者，必由浅而深，由渐而甚，自有表证。既有表证，方可治以疏散。而今之所谓中风者则不然，但见有卒倒昏迷、神魂失守之类，无论其有无表邪，有无寒热，及有无筋骨疼痛等症，便皆谓之中风，误亦甚矣。虽《热病》篇有偏枯一证，曰身偏不用而痛。此以痛痹为言，非今之所谓中风也。《阴阳别论》有曰：三阴三阳发病，为偏枯痿易，四肢不举。此以经病为言，亦非所谓风也。继自越人、仲景，亦皆以外感言风，初未尝以非风言风也。迨至汉末华元化所言五脏之风，则稍与《内经》不同，而始有吐沫、身直口噤，筋急，舌强不能言，手足不遂等说，然犹不甚相远。再自隋唐以来，则巢氏《病源》、孙氏《千金》等方，以至宋元诸家所列风证，日多日详，而是风非风始混乱莫辨而愈失其真矣。故余悉采其要，列证如前，凡《内经》所不言者，皆不得谓之风证。即或稍有相涉，亦必以四诊相参，必其真有外感实邪，方可以风论治，否则误人不小也。

——《难经》曰：伤寒有几，其脉有变否？然。伤寒有五：有中风，有伤寒，有湿温，有热病，有温病，其所苦各不同。

详此《难经》之云中风者，本五种伤寒之一。又仲景曰：太阳病，发热汗出，恶风脉缓者，名为中风。由此观之，可见《内经》之凡言中风者，本以外感寒邪为言也，岂后世以内伤属风等症悉认之为外感中风耶？

——仲景《要略》曰：夫风之为病，当半身不遂，或但臂不遂者，此为痹，脉微而数，中风使然。寸口脉浮而紧，紧则为寒，浮则为虚，寒虚相搏，邪在皮肤；浮者血虚，络脉空虚，贼邪不泻，或左或右，邪气反缓，正气即急，正气引邪，㖞僻不遂。邪在于络，肌肤不仁；邪在于经，即重不胜；邪入于腑，即不识人；邪入于脏，舌即难言，口吐涎。

观仲景之论中风者如此。其所云半身不遂者，此为痹，乃指痛风之属为言，谓其由于风寒也。再如邪在皮肤，及在络在经入腑入脏者，此谓由浅而深，亦皆以外邪传变为言也。惟㖞僻吐涎二证，在《内经》诸风并无言及，而仲景创言之，故自唐宋以来，则渐有中经、中血脉、中腑、中脏之说，而凡以内伤偏枯、气脱卒倒、厥逆等症，悉认为中风，而忘却真风面目矣。

论中风属风

风有真风、类风，不可不辨。凡风寒之中于外者，乃为风邪，如《九宫八风》篇之风占病候，《岁露论》之虚风实风，《金匮真言论》之四时风证，《风论》之脏腑中风，《玉机真脏论》之风痹、风瘫，《痹论》《贼风》篇之风邪为痹，《疟论》《岁露论》之疟生于风，《评热病论》之风厥、劳风，《骨空论》之大风，《热病》篇之风痉，《病能论》之酒风，《咳论》之感寒咳嗽，是皆外感风邪之病也。其有不由外感而亦各为风者，如病机所云：诸暴强直，皆属于风；诸风掉眩，皆属于肝之类，是皆属风而实非外中之风也。

何以见之？盖有所中者谓之中，无所中者谓之属。夫既无所中，何谓之属？此以五运之气，各有所主，如诸湿肿满，皆属于脾；诸寒收引，皆属于肾，是皆以所属为言，而风之属于肝者，即此谓也。盖肝为东方之脏，其藏血，其主风，肝病则血病而筋失所养，筋病则掉眩强直之类无所不至，而属风之证百出，此所谓皆属于肝，亦皆属于风也。夫中于风者，即真风也；属于风者，即木邪也。真风者，外感之表证也；属风者，内伤之里证也，即厥逆内夺之属也。

夫曰中曰属，此在《内经》固已显然各有所谓，即如年辰之属鼠属牛，岂即为牛为鼠乎？而后世不能明辨，遂致方论混传，表里误治，千古之弊，莫此为甚。第在《内经》则原无真中、类中之分，而王安道始有此论，予甚善之。第惜其辨有未尽，故复述之，以详其说。凡欲明此义者，但当于中风、属风、表证、里证四者之间，默而思之，当自见其真矣。

论河间中风说

河间《原病式》曰：凡人风病，多因热甚，而风燥者，为其兼化，以热为其主也。俗云风者，言末而忘其本也。所以中风瘫痪者，非谓肝木之风实甚而卒中之也，亦非外中于风尔。由乎将息失宜而心火暴甚，肾水虚衰，不能制之，则阴虚阳实而热气怫郁，心神昏冒，筋骨不用而卒倒无所知也。多因喜怒思悲恐五志有所过极而卒中者，皆为热甚故也。若病微则但僵仆，气血流通，筋脉不挛，缓者发过如故。或热气太甚，郁结壅滞，气血不能宣通，阴气暴绝，则阳气后竭而死。

据河间此论，谓非肝木之风，亦非外中之风，由乎将息失宜，此独得之见，诚然善矣，然皆谓为热甚，则不然也。凡将息失宜，五志过极，本属劳伤证也，而劳伤血气者，岂皆火证？又岂无阳虚病乎？经曰：喜怒伤气，寒暑伤形；暴怒伤阴，暴喜伤阳。夫伤阴者，水亏也，伤阳者，火虚也。以虚作火，鲜不危矣。

又河间曰：其中腑者，面加五色，有表证，脉浮而恶寒，拘急不仁，皆曰中腑也，其治多易；中脏者，唇吻不收，舌不转而失音，鼻不闻香臭，耳聋而眼瞀，大小便闭结，皆曰中脏也，其治多难。大抵中腑者多著四肢，中脏者多滞九窍。若风中腑者，先以加减续命汤，随证发其表。若忽中脏者，则大便多秘涩，宜以三化汤通其滞。表里证已定，别无他证，故以大药和治之。

据此云脉浮恶寒，拘急不仁等症，本皆伤寒之类也，何又名为中腑？唇不收，舌不转，失音耳聋等症，本皆厥夺之类也，何又名为中脏？自中脏中腑之说并列为言，而内伤外感之证，斯无辨而混乱矣。且续命汤、三化汤之属，但可以散风寒、攻实热，若所云将息失宜者，岂尚堪治之以此？

论东垣中风说

东垣《发明》曰：阳之气，以天地之疾风名之。此中风者，非外来风邪，乃本气自病也。凡人年逾四旬，气衰之际，或忧喜忿怒伤其气者，多有此疾，壮岁之时无有也；若肥甚者则间有之，亦是形盛气衰而如此耳。治法当和脏腑，通经络，便是治风也。

据东垣年逾四旬气衰之说，其发明病机，切中病情，诚出诸贤之表者，余深服之。然忧喜忿怒伤气者固有此疾，而酒色劳倦伤阴者尤多此疾。何以言之？盖气生于阳，形成于阴。余尝曰：察阳者察其衰与不衰，察阴者察其坏与不坏。夫阳衰则气去，故神志昏乱；阴亏则形坏，故肢体废弛，此衰坏之谓也。所以此病多在四旬之外，正以其渐伤渐败，而至此始见其非外感，而总由内伤可知也。今以气脱形坏之病，顾可谓之风热而散之攻之也否乎？

又东垣曰：中血脉则口眼歪，中腑则肢节废，中脏则性命危，三治各不同。中血脉者，外有六经之形证，则从小续命汤加减；中腑者内有便尿之阻格，宜三化汤等通利之；外无六经之形证，内无便尿之阻隔，宜养血通气，大秦艽汤、羌活愈风汤主之。

据东垣、河间之说，若有同者，若有异者。如云中腑中脏，本皆同也，而东垣又云中血脉，则稍异矣。又如续命汤，在河间则以治腑病，东垣则以治血脉；三化汤在河间用以治中脏，而东垣用以治中腑，则又异矣。此或因证施治，各有所宜，姑无论也。再如河间曰此非肝木之风，亦非外中于风，东垣亦曰非外来风邪，乃本气自病也。夫皆曰非风，而又皆曰中腑中脏，不知所中者为何物，则分明又指为风矣。夫既曰将息失宜，又曰气衰所致，本皆言其虚也，而治法皆用汗下，则分明又作实邪矣。此等名目混乱，泾渭不分，若曰是，若曰非，而含糊于可否之间，因致后学茫然莫知所宗，正以议论日多，不得其要，反滋千古疑窦，深可慨也。至若续命、三化等汤，恐亦非神衰形坏之人所能堪者。故凡读书稽古之士，宜加精究，勿谓古人之法如此，便可执而混用。

论丹溪中风说

丹溪曰：案《内经》以下，皆谓外中风邪，然地有南北之殊，不可一途而论，惟刘河间作将息失宜，水不制火者极是。由今言之，西北二方，亦有真为风所中者，但极少耳；东南之人，多是湿土生痰，痰生热，热生风耳。

据丹溪引《内经》以下皆谓外中风邪之说，不知《内经》之凡言风者，皆以外感为言，原非后世之所谓中风也，观《难经》五种伤寒之意可知矣。而丹溪之言，岂得《内经》之本意乎？至若东南之人，只是湿痰生热，热生风，此仍述河间热甚之说，而非风等症，岂皆热病？即云为痰，又岂无寒痰，而何以痰即生热，热即生风也？且非风则已，是风则南北俱有，若云东南寒少，未必杀人则可，而云风少则不可也。非痰则已，是痰亦南北俱有，若水土之外湿，东南虽多，而奶酪之内湿，则西北尤多也。虽痰之为物，本为湿动，然脾健则无，脾弱则有，而脾败则甚，是可见因病所以生痰，非因痰所以生病也。凡治失其本而欲望病愈者，未之有也。

又丹溪曰：半身不遂，大率多痰，在左属死血与无血，宜四物汤加桃仁、红花、竹沥、姜汁；在右属痰属气虚，宜二陈汤、四君子汤加竹沥、姜汁。

据丹溪此说，若乎近理，故人多信之，而不知其有不然也。夫人身血气，本不相离，焉得以左为血病，右为痰气耶？盖丹溪之意，以为肝属木而位左，肝主血也；肺属金而位右，肺主气也；脾属土而寄位西南，故亦在右，而脾主湿与痰也。然此以五行方位之序，言其理耳，岂曰西无木，东无金乎？且各经皆有左右，五脏皆有血气，即如胃之大络，乃出于左乳之下，则脾胃之气亦出于左，又岂左非脾，右非肝？左必血病，右必痰气乎？然则何以辨之？此惟《内经》以阴阳分血气，以左右言轻重，则至当也。经曰：左右者，阴阳之道路也。又曰：阴胜则阳病，阳胜则阴病。又曰：女子右为逆，左为从；男子左为逆，右为从。夫阳病者，即气病也，气本乎阳，而阴邪胜之则病也；阴病者，即血病也，血本乎阴，而阳邪胜之则病也。从者病轻，男病宜右，女病宜左也；逆者病重，男病畏左，女病畏右也。以此辨之，而再参以脉色，察其病因，则在气在血，或重或轻，斯得其真矣。若谓左必血病，右必痰气，则未免非痰治痰，非血治血，而诛伐无过，鲜不误矣。

论真中风

观刘宗厚《玉机微义》云：余尝居凉州，其地高阜，四时多风少雨，天气常寒，每见中风或暴死者有之，盖折风燥烈之甚也。时洪武乙亥秋八月，大风起自西北，时甘州城外路死者数人，余亦始悟经谓西北之折风伤人，至病暴死之旨不诬，丹溪之言有所本也。吁！医之不明运气、地理、造化、病机之微，而欲行通变之法者，难矣哉！

据此一说，是诚风之杀人也。然风气兼温，虽烈未必杀人，惟带寒威则杀人耳。矧以西北地寒，而塞风起于八月，则寒随风至，寒必彻骨。凡暴露之人，虽曰中风，而不知实中阴寒之毒也。此在强者固能支持，弱者焉得不死！然亦以所遇之异，故特纪。若此方是真中风邪，则亦百十年间始或仅遭一二，而此证之不多见者，从可知矣。此外如贼风虚邪之伤人，则岁岁有之，处处有之，是无非外感之病，未闻有因外感而卒然昏愦致死也。矧今人之所谓中风者，或于寂然无风之时，或于食饮严密之处，素无外感而忽然运仆，忽然偏废，此其是风非风，又可知矣。而尽以风治，其能堪哉？

论续命等汤

案：历代相传治中风之方，皆以续命等汤为主，考其所自，则始于《金匮要略》附方中有《古今录验》续命汤，然此必宋时校正之所增，而非仲景本方也。此自隋唐以来，则孙氏《千金方》乃有小续命、大续命、西川续命、排风等汤，故后世宗之，无不以此为中风主治矣。夫续命汤以麻黄为君，而以姜、桂并用，本发散外邪之佳方也。至小续命、大续命、西川续命等汤，则复加黄芩以兼桂、附，虽曰相制，而水火冰炭，道本不同，即有神妙，终非余之心服者。其它无论，独怪乎河问、东垣、丹溪三子者，既于中风门皆言此病非风矣，而何于本门皆首列小续命汤，而附以加减之法曰：无汗恶寒，麻黄续命汤；有汗恶风无热，桂枝续命场；有汗身热不恶寒，白虎续命汤；有汗身热不恶风，葛根续命汤；无汗身凉，附子续命汤。若此诸法，但用治外感则可，用治内伤则不可，而三子之卷卷不舍者，皆此数方，又何前后之言不相应耶？再如大秦艽等汤，在《机要》《发明》俱云：治中风外无六经之形证，内无便尿之阻隔，如是血弱不能养筋，宜养血而筋自荣，以大秦艽汤、羌活愈风汤主之。夫秦艽汤虽有补血之药，而寒散之剂居其半。夫既无六经之外邪，而用散何为也？既无阻隔之火邪，而用寒何为也？寒散既多，又果能养血气而壮筋骨乎？秦艽汤且不可，愈风汤则尤其不可者也，吾不知用此法者果出何意。

论治中风共三条

凡治风之法，宜察浅深虚实及中经中脏之辨。盖中经者，邪在三阳，其病犹浅；中脏者，邪入三阴，其病则甚。若在浅不治，则渐入于深；在经不治，则渐入于脏，此浅深之谓也。又若正胜邪者，乃可直攻其邪；正不胜邪者，则必先顾其本，此虚实之谓也。倘不知此，则未有不致败者。

——大风大寒直中三阴致危者，必用《金匮》续命汤去石膏治之。若风寒在经，而头疼恶寒，拘急身痛者，宜麻黄汤、麻桂饮随证加减主之，甚者亦宜续命汤。若头疼有汗恶风者，宜桂枝汤，或五积散。若风邪在经，热多寒少，而为偏枯疼痛发热者，宜大秦艽汤主之，甚者愈风汤亦可。

——风寒诸病，无非外感证也。如轻浅在肺者，则为伤风；稍深在表里之间者，则为疟疾；留连经络者，则为寒热往来；遍传六经，彻内彻外者，则为伤寒、瘟疫；久留筋骨者，则为风痹、痛风，或为偏风；风热上壅者，则为大头时毒；风湿相搏者，则为大风、疠风；浮在肌肤者，则为斑疹、疮毒；感在岭南者，则为瘴气。凡此者皆外感风寒之病，俱有门类，方论具载各条。舍此之外，但无表证者，均不得指为风也。

述古治权变

许胤宗治唐柳太后病风，脉沉欲脱。云服汤药无及矣，即以黄芪、防风煮汤数十斛，置床下熏薄之。是夕果语，更药之而愈。

王克明治庐州王守道风噤不能语，以炽炭烧地热，洒以药汤，置病者于上，须臾小苏。若此二者，以病至垂危，药不能及，亦治风之权变也。

诸风论列方

麻黄汤散一

桂枝汤散九

麻桂饮新散七

愈风汤散五六

排风汤散百五

五积散散二九

续命汤散五一

小续命汤散五二

大续命汤散五三

大秦艽汤和二四五

论外备用方

二丹丸补一五六　养阴血

黄芪丸补一五五　虚风

八风散和二百四十　风邪上盛

省风汤和二三九　风痰

清心散和二四九　风痰

琥珀寿星丸和百十三　风痰

涤痰汤和二四八　风痰

四白丹和二五四　清气消风

顺风匀气散和二四二　行气疏风
薏苡仁汤和二四七　中风流注
虎骨散和二百五十　半身不遂
防风通圣散攻十六　风热便结
三化汤攻二九　邪实中焦
胃风汤散五七　虚风面肿
秦艽升麻汤散五五　阳明中风
地黄散散五八　阴虚中风
续命煮散散五四　补虚散风
十味剉散热四九　血弱身痛
养正丹热一八九　痰涎上壅
养血当归地黄汤和二四六　血少拘挛

卷之十一　杂证谟

非　风

论正名共二条

非风一证，即时人所谓中风证也。此证多见卒倒，卒倒多由昏愦，本皆内伤积损颓败而然，原非外感风寒所致，而古今相传，咸以中风名之，其误甚矣。故余欲易去中风二字，而拟名类风，又欲拟名属风。然类风、属风，仍与风字相近，恐后人不解，仍尔模糊，故单用河间、东垣之意，竟以非风名之，庶乎使人易晓，而知其本非风证矣。

——凡诊诸病，必先宜正名。观《内经》诸篇所言风证，各有浅深、脏腑、虚实、寒热之不同。前义已详，本皆历历可考也。若今人之所谓中风者，则以《内经》之厥逆，悉指为风矣，延误至今，莫有辨者。虽丹溪云：今世所谓风病，大率与痿证混同论治，此说固亦有之，然何不云误以厥逆为风也？惟近代徐东皋有云：痉厥类风，凡尸厥、痰厥、气厥、血厥、酒厥等症，皆与中风相类。此言若乎近之，而殊亦未善也。使果风厥相类，则凡临是证者，曰风可也，曰厥亦可也，疑似未决，将从风乎？将从厥乎？不知经所言者，风自风，厥自厥也。风之与厥，一表证也，一里证也，岂得谓之相类耶？奈何后人不能详察经义，而悉以厥证为风。既名为风，安得不从风治？既从风治，安得不用散风之药？以风药而散厥证，所散者非元气乎？因致真阴愈伤，真气愈失，是速其死矣。若知为厥，则原非外感，自与风字无涉，此名之不可不正，证之不可不辨也。但名得其正，又何至有误治之患！诸厥证义详后《厥逆》本门，当与此门通阅。

论有邪无邪

凡非风等症，在古人诸书，皆云气体虚弱，荣卫失调，则真气耗散，腠理不密，故邪气乘虚而入。此言感邪之由，岂不为善，然有邪无邪，则何可不辨。夫有邪者，即伤寒、疟、痹之属；无邪者，即非风衰败之属。有邪者，必或为寒热走注，或为肿痛偏枯，而神志依然无恙也；无邪者，本无痛苦寒热，而肢节忽废，精神言语倏尔变常也。有邪者，病由乎经，即风寒湿三气之外侵也；无邪者，病出乎脏，而精虚则气去，所以为眩运卒倒，气去则神去，所以为昏愦无知也。有邪者，邪必乘虚而入，故当先扶正气，但通经逐邪之品不得不用以为佐；无邪者，救本不暇，尚可再为杂用以伤及正气乎！

论肝邪

凡五脏皆能致病，而风厥等症何以独重肝邪，且其急暴之若此也？盖人之所赖以生者，惟在胃气，以胃为水谷之本也。故经云：人无胃气曰死，脉无胃气亦死。夫肝邪者，即胃气之贼也，一胜一负，不相并立。凡此非风等症，其病为强直掉眩之类，皆肝邪风木之化也。其为四肢不用，痰涎壅盛者，皆胃败脾虚之候也。然虽曰东方之实，又岂果肝气之有余耶？正以五阳俱败，肝失所养，则肝从邪化，是曰肝邪。故在《阴阳类论》以肝脏为最下者，正谓其木能犯土，肝能犯胃也。然肝邪之见，本由脾肾之虚，使脾胃不虚，则肝木虽强。必无乘脾之患；使肾水不虚，则肝木得养，又何有强直之虞？所谓胃气者，即二十五阳也，非独指阳明为言也；所谓肾水者，即五脏六腑之精也，非独指少阴为言也。然则真阳败者真脏见，真阴败者亦真脏见，凡脉证之见真脏者，俱为危败之兆。所谓真脏者，即肝邪也，即无胃气也，此即非风、类风之病之大本也。

论气虚

凡非风卒倒等症，无非气脱而然。何也？盖人之生死，全由乎气，气聚则生，气散则死。凡病此者，多以素不能慎，或七情内伤，或酒色过度，先伤五脏之真阴，此致病之本也。再或内外劳伤，复有所触，以损一时之元气；或以年力衰迈，气血将离，则积损为颓，此发病之因也。盖其阴亏于前而阳伤于后，阴陷于下而阳乏于上，以致阴阳相失，精气不交，所以忽尔昏愦，卒然仆倒，此非阳气暴脱之候乎？故其为病而忽为汗出者，营卫之气脱也；或为遗尿者，命门之气脱也；或口开不合者，阳明经气之脱也；或口角流涎者，太阴脏气之脱也；或四肢瘫软者，肝脾之气败也；或昏倦无知，语言不出者，神败于心，精败于肾也。凡此皆冲任气脱，形神俱败而然，故必于中年之后，乃有此证。何今人见此，无不指为风痰而治从消散？不知风中于外，痰郁于中，皆实邪也，而实邪为病，何遽令人暴绝若此？且既绝如此，尚堪几多消散？而人不能悟，良可哀也。观东垣云：气衰者多有此疾，诚知要之言也。奈后人不明其说，但以东垣为主气，又岂知气之为义乎！故凡治卒倒昏沉等症，若无痰气阻塞，必须以大剂参、附峻补元气，以先其急，随用地黄、当归、甘杞之类，填补真阴，以培其本。盖精即气之根，气生于下，即向生之气也。经曰精化为气，即此之谓。舍是之外，他无实济之术矣。虽然，夫以养生失道而病令至此，败坏可知，犹望复全，诚非易也。第治得其法，犹可望其来复，若误治之，则何堪再误哉！

论痰之本

凡非风之多痰者，悉由中虚而然。夫痰即水也，其本在肾，其标在脾。在肾者，以水不归原，水泛为痰也；在脾者，以食饮不化，土不制水也。不观之强壮之人，任其多饮多食，则随食随化，未见其为痰也。惟是不能食者，反能生痰，此以脾虚不能化食，而食即为痰也。故凡病虚劳者，其痰必多，而病至垂危，其痰益甚，正以脾气愈虚，则全不能化，而水液尽为痰也。然则痰之与病，病由痰乎，痰由病乎，岂非痰必由于虚乎？可见天下之实痰无几，而痰之宜伐者亦无几。故治痰者，必当温脾强肾以治痰之本，使根本渐充，则痰将不治而自去矣。治痰诸法见后及详《痰饮》本门。

论经络痰邪

余尝闻之俗传云：痰在周身，为病莫测，凡瘫痪瘛疭，半身不遂等症，皆伏痰留滞而然。若此痰饮，岂非邪类？不去痰邪，病何由愈？余曰：汝知痰之所自乎？凡经络之痰，盖即津血之所化也，使果营卫和调，则津自津，血自血，何痰之有？惟是元阳亏损，神机耗败，则水中无气，而津凝血败，皆化为痰耳。此果痰也，果精血也？岂以精血之外，而别有所谓痰者耶？若谓痰在经络，非攻不去，则必并精血而尽去之，庶乎可也，否则安有独攻其痰，而津血自可无动乎？津血复伤，元气愈竭，随去随化，痰必愈甚，此所以治痰者痰不能尽，而所尽者惟元气也。矧复有本无痰气，而妄指为痰以误攻之者，又何其昧之甚也。故凡用治痰之药，如滚痰丸、清气化痰丸、搜风顺气丸之类，必其元气无伤，偶有壅滞，而或见微痰之不清者，乃可暂用分消，岂云无效？若病及元气，而但知治标，则未有不日用而日败者矣。

论治痰共四条

治痰之法。凡非风初病而痰气不甚者，必不可猜其为痰而妄用痰药，此大戒也。若果痰涎壅盛，填塞胸膈，汤液俱不能入，则不得不先开其痰，以通药食之道。而开痰之法，惟吐为捷，如古方之独圣散、茶调散、稀涎散之属，皆吐痰之剂也。但恐元气太虚，不能当此峻利之物，或但用《新方》之吐法为妥。或用牛黄丸、抱龙丸之类，但使咽喉气通，能进汤饮即止，不可尽攻其痰，致令危困，则最所当慎。以故治痰之法，又必察其可攻与否，然后用之，斯无误也。若其眼直咬牙，肢体拘急，面赤，强劲有力者，虽见昏沉，亦为可治。先用粗箸之类，挖开其口，随以坚实笔杆捻住牙关，乃用淡淡姜盐汤徐徐灌之，然后以中食二指探入喉中，徐引其吐。若指不能入，则以鹅翎蘸汤代指探吐亦可。如是数次，得吐气通，必渐苏矣。然后酌宜可以进药，此治实痰壅滞之法也。

——若死证已具，而痰声漉漉于喉间者，吐亦无益，不必吐也。若痰气盛极而不能吐者，亦不治之证也。又凡形气大虚者，忌用吐法。是皆不可攻者也。

——凡形证已定而痰气不甚，则万勿治痰，但当调理气血，自可渐愈。如果痰涎未清，则治痰之法当分虚实。若气不甚虚，而或寒或湿生痰者，宜六安煎、二陈汤主之。因火为痰者，宜清膈饮及竹沥、童便；火甚者，抽薪饮主之。脾虚兼呕而多痰者，六君子汤，或五味异功散。阴气不足，多痰兼燥而咳者，金水六君煎。阴虚水泛为痰者，六味丸、八味丸酌而用之，或为汤亦妙。脾肾虚寒，不能运化而为痰者，不必兼治痰气，只宜温补根本。若中气虚者，理中汤或温胃饮。阴不足者，理阴煎之类最佳。

——薛立斋曰：若脾气亏损，痰客中焦，闭塞清道，以致四肢百骸发为诸病者，理宜壮脾气为主，兼佐以治痰，则中气健而痰涎自化，非补中益气、参、术、二陈之类不能治，最忌行气化痰及倒仓之法。

论寒热证共二条

凡非风口眼歪斜，有寒热之辨。在经曰：足阳明之筋，引缺盆及颊，卒口僻，急者目不合，热则筋纵，目不开。颊筋有寒则急引颊移口；有热则筋弛纵，缓不胜收，故僻。此经以病之寒热言筋之缓急也。然而血气无亏，则虽热未必缓，虽寒未必急，亦总由血气之衰可知也。尝见有引《内经》之意而曰：偏于左者，以左寒而右热；偏于右者，以右寒而左热。诚谬言也。不知偏左者，其急在左，而右本无恙也。偏右者亦然。故无论左右，凡其拘急之处，即血气所亏之处也。以药治者，左右皆宜从补；以艾治者，当随其急处而灸之。盖经脉既虚，须借艾火之温以行其气，气行则血行，故筋可舒而歪可正也。凡诸灸法，有言左灸右、右灸左者，此亦《内经·缪刺论》之法，从之亦无不可。至若经言寒热，则凡如唇缓流涎，声重，语迟含糊者，是皆纵缓之类。纵缓者多由乎热，而间亦有寒者，气虚故也。歪斜牵引，抽搐反张者，皆拘急之类；拘急者多由乎寒，而间亦有热者，血虚故也。盖经所言者，言理之常，余所言者，言病之变，亦无非理也。使读经不明理，必反害经意矣，故临此证者，不可不加之详审。

——非风瘛疭等症，亦有寒热之辨。观之经曰寒则反折筋急，热则筋弛纵不收，此固其常也。然寒热皆能拘急，亦皆能弛纵，此又不可不知。如寒而拘急者，以寒盛则血凝，血凝则滞涩，滞涩则拘急，此寒伤其营也；热而拘急者，以火盛则血燥，血燥则筋枯，筋枯则拘急，此热伤其营也。又若寒而弛纵者，以寒盛则气虚，气虚则不摄，不摄则弛纵，此寒伤其卫也；热而弛纵者，以热盛则筋软，筋软则不收，不收则弛纵，此热伤其卫也。以此辨之，岂不明析？且或寒或热，必有脉证可据，但宜因证而治之。若病无寒热，则当专治血气无疑矣。

论治血气共二条

凡非风口眼歪斜，半身不遂，及四肢无力，掉摇拘挛之属，皆筋骨之病也。夫肝主筋，肾主骨，肝藏血，肾藏精，精血亏损，不能滋养百骸，故筋有缓急之病，骨有痿弱之病，总由精血败伤而然。即如树木之衰，一枝津液不到，即一枝枯槁，人之偏废亦犹是也。经曰：足得血而能步，掌得血而能握。今其偏废如此，岂非血气衰败之故乎？临川陈先生曰：医风先医血，血行风自灭。盖谓肝邪之见，本由肝血之虚，肝血虚则燥气乘之，而木从金化，风必随之，故治此者，只当养血以除燥，则真阴复而假风自散矣。若用风药，则风能胜湿，血必愈燥，大非宜也。

——偏枯拘急痿弱之类，本由阴虚，言之详矣。然血气本不相离，故阴中有气，阴中亦有血。何以辨之？夫血非气不行，气非血不化，凡血中无气，则病为纵缓废弛；气中无血，则病为抽掣拘挛。何也？盖气主动，无气则不能动，不能动则不能举矣；血主静，无血则不能静，不能静则不能舒矣。故筋缓者，当责其无气，筋急者，当责其无血。无血者宜三阴煎，或大营煎、小营煎之类主之；无气者宜五福饮、四君子汤、十全大补汤之类主之。其与痿证之不动，痛风之不静者，义稍不同，详列本门。

非风诸证治法共十二条

凡非风证未有不因表里俱虚而病者也，外病者病在经，内病者病在脏。治此之法，只当以培补元气为主，若无兼证，亦不宜攻补兼施，徒致无益。盖其形体之坏，神志之乱，皆根本伤败之病，何邪之有？能复其元，则庶乎可望其愈。

——初病卒倒，危急不醒，但察其有无死证，如无死证，而形气不脱，又无痰气，但扶定掐其人中，自当渐醒，或以白汤、姜汤徐徐灌之，亦可待其苏醒，然后察证治之。若无痰无气，而息微色白，脉弱暴脱者，急以独参汤或淡姜汤灌之俱可。若其有痰甚者，以前治痰法吐之；其痰不甚，或以白汤调抱龙丸一丸，以暂开其痰；无痰声者不可用。若因气厥昏沉而气壅喘满，气闭不醒者，则用淡姜汤调苏合丸一丸，以暂开其气；若气不壅满者不可用。其有久之不醒，或牙关不能开者，则以半夏或牙皂、细辛之类为末，少许吹入鼻中，有嚏者可治，无嚏者不可治。或以皂荚为末，燃纸烧烟冲入鼻中亦可。

——人于中年之后，多有此证，其衰可知。经云人年四十而阴气自半，正以阴虚为言也。夫人生于阳而根于阴，根本衰则人必病，根本败则人必危矣。所谓根本者，即真阴也。人知阴虚惟一而不知阴虚有二：如阴中之水虚，则多热多燥而病在精血；阴中之火虚，则多寒多滞而病在神气。若水火俱伤，则形神俱弊，难为力矣。火虚者，宜大补元煎、右归饮、右归丸、八味地黄丸之类主之，庶可以益火之源；水虚者，宜左归饮、左归丸、六味地黄丸之类主之，庶可以壮水之主；若气血俱虚，速宜以大补元煎之类，悉力挽回，庶可疗也。凡多热多火者，忌辛温，如参、术、姜、桂之类，皆不宜轻用；多寒多湿者，忌清凉，如生地、芍药、麦冬、石斛之类，皆非所宜。若气虚卒倒，别无痰火气实等症，而或妄言中风，遂用牛黄丸、苏合丸之类再散其气，则不可救矣。

——非风有火盛而病者，即阳证也。火甚者，宜专治其火，以徙薪饮、抽薪饮、白虎汤之类酌而用之。火微者，宜兼补其阴，以一阴煎、二阴煎或加减一阴煎之类主之。凡治火之法，但使火去六七，即当调治其本。然阳盛者阴必病，故治热必从血分，甚者用苦寒，微者用甘凉，欲其从乎阴也。

——非风有寒盛而病者，即阴证也，专宜益火。寒微者，宜温胃饮、八味地黄丸之类主之。寒甚者，宜右归饮、回阳饮、理中汤、四逆汤之类主之。然寒胜者阳必病，故治寒之法，必从气分而从乎阳也。如阳脱寒甚者，仍宜灸关元、气海、神阙，以回其阳气。

——非风眩运，掉摇惑乱者，总由气虚于上而然。经曰：上气不足，脑为之不满，头为之苦倾，目为之苦眩。又曰：上虚则眩。此明训也。凡微觉此证，即当以五福饮之类培其中气；虚甚者，即宜用大补元煎或十全大补汤之类治之，否则，卒倒之渐所由至也。丹溪曰：无痰不作运。岂眩运者必皆痰证耶？此言最为不妥，别有详义，见《眩运门》。

——非风麻木不仁等症，因其血气不至，所以不知痛痒。盖气虚则麻，血虚则木，麻木不已，则偏枯痿废渐至日增，此魄虚之候也。经曰：痱之为病，身无痛者，四肢不收，智乱不甚，其言微知，可治，甚则不能言，不可治也。此即其类，而但有微甚之辨耳。又经曰：营气虚则不仁，卫气虚则不用，营卫俱虚则不仁且不用，肉如故也。人身与志不相有曰死。亦此类也。故凡遇此证，只宜培养血气，勿得误认为痰。

——夏月卒倒，忽患非风抽搐等症，此火克金、热伤气而然，即今人之所谓暑风也。气虚者宜用参、芪，或十味香薷饮亦可。若水不制火而多烦渴者，宜生脉散或人参竹叶石膏汤。若火独盛者，宜瓜水绿豆饮，或用芩、连之属，暂解其热。若单由伤气而无火者，宜独参汤或四君子汤。若伏阴在内，而阳虚气脱者，必用附子理中汤或六味回阳饮之类，放胆用之，勿谓夏月忌温热，此不达之言也。

——肥人多有非风之证，以肥人多气虚也。何以肥人反多气虚？盖人之形体，骨为君也，肉为臣也。肥人者，柔胜于刚，阴胜于阳者也。且肉以血成，总皆阴类，故肥人多有气虚之证。然肥人多湿多滞，故气道多有不利，若果痰气壅滞，则不得不先为清利，宜于前治痰之法随宜暂用。若无痰而气脱卒倒者，必宜四君、六君，或十全大补汤、大补元煎之类主之。

——非风烦热自汗，小水不利者，不可以药利之。盖津液外泄，小水必少，若再用渗利，则阴水愈竭，无以制火，而躁烦益甚，但使热退汗止，则小水自利也。况自汗者多属阳明之证，亦忌利小便，宜生脉散、一阴煎之类主之；火甚者，宜加减一阴煎。

——非风遗尿者，由肾气之虚脱也，最为危证，宜参、芪、归、术之类补之是矣。然必命门火衰，所以不能收摄，其有甚者，非加桂、附，终无济也。

——尸厥、酒厥、痰厥、气厥、血厥之属，今人皆谓之中风，而不知总属非风也，俱详后《厥逆》本门。

论用药佐使

凡非风而有兼证者，则通经佐使之法本不可废。盖其脉络不通，皆由血气，血气兼证，各有所因：如因于风者必闭郁，因于寒者必凝涩，因于热者必干涸，因于湿者必塞滞，因于虚者必不运行。诸如此者，皆能阻塞经络，此佐使之法所以亦有不同也。凡风闭者，宜散而通之，如麻黄、桂枝、柴胡、羌活、细辛、白芷之属是也；寒凝者，宜热而通之，如葱、椒、桂、附、干姜之属是也；热燥者，宜凉而通之，如芩、连、栀、柏、石膏、知母之属是也；湿滞者，宜温利而通之，如苍术、厚朴、茵陈、萆薢、五苓之属是也；血滞者，宜活而通之，如芎、归、牛膝、红花、桃仁、大黄、芒硝之属是也；气滞者，宜行而通之，如木香、香附、乌、沉、枳、藿之属是也；痰滞者，宜开而通之，如南星、半夏、牛黄、天竺黄、朱砂、海石、玄明粉之属是也；气血虚弱者，宜温补而通之，如参、芪、归、术、熟地、枸杞、杜仲、牛膝之属是也。凡此通经之法，若乎尽矣，然虚实之异犹当察焉。盖通实者，各从其类，使无实邪而妄用通药，则必伤元气，反为害矣。通虚者，则或阴或阳，尤当知其要也。如参、芪所以补气，而气虚之甚者，非姜、附之佐，必不能追散失之元阳；归、地所以补精血，而阴虚之极者，非桂、附之引，亦不能复无根之生气。寒邪在经，而客强主弱，非桂、附之勇则血脉不行，寒邪不去；痰湿在中而土寒水泛者，非姜、附之暖，则脾肾不健，痰湿不除。此通经之法，大都实者可用寒凉，虚者必宜温热也。但附子之性，刚勇而热，凡阴虚水亏而多热多燥者，自非所宜；若无燥热，但涉阳虚，而诸药有不及者，非此不能达也。古人云：附子与酒同功，义可知矣。今人谓附子有毒，多不敢用，不知制用得宜，何毒之有。此诚奇品，其毋忽之。

辨经脏诸证共五条

凡非风等症，当辨其在经在脏。经病者轻浅可延，脏病者深重可畏；经病者病连肢体，脏病者败在神气。虽病在经者无不由中，而表里微甚则各有所主，此经脏之不可不辨也。然在经在脏，虽有不同，而曰阴曰阳，则无不本乎气血，但知气血之缓急，知阴阳之亏胜，则尽其善矣。若必曰某脏某经，必用某方某药，不知通变，多失其真。故凡凿执之谈，每有说得行不得者，正以心之所至，口不能宣也，必也知几知微，斯足称神悟之品。

——经病之轻证：皮毛枯涩，汗出，眩运，鼻塞者，肺之经病；血脉不荣，颜色憔悴者，心之经病；肌肉消瘦，浮肿不仁，肉瞤筋惕，四肢不用者，脾之经病；筋力疲困，拘急掉瘛，胁肋胀痛者，肝之经病；口眼歪斜者，足阳明及肝胆经病。骨弱无力，坐立不能者，肾之经病。

——经病之危证：皮腠冰冷，滑汗如油，畏寒之甚者，肺之经病；舌强不能言者，心肾经病；唇缓口开手撒者，脾之经病；眼瞀昏黑无见，筋痛之极者，肝肾经病；耳聋绝无闻，骨痛之极者，肾之经病；反张戴眼，腰脊如折者，膀胱经病。

——脏病之稍轻证：咳嗽微喘，短气，悲忧不已者，病在肺脏；言语无伦，神昏多笑，不寐者，病在心脏；腹满少食，吐涎呕恶，吞酸嗳气，谵语多思者，病在脾胃；胸胁气逆，多惊多怒者，病在肝胆；少腹疼痛，二便不调，动气上冲，阴痿，呻吟多恐者，病在肾脏。

——脏病之危证：气大急大喘，或气脱失声，色灰白或紫赤者，肺肾气绝；神脱色脱，昏沉不醒，色赤黑者，心脏气绝；痰涎壅极，吞吐不能，呃逆不止，腹胀之极，色青黑者，脾胃气绝；眼闭不开，急躁扰乱，懊憹囊缩，色青灰白者，肝脏气绝；声喑不出，寒厥不回，二便闭不能通，泄不能禁者，肾脏气绝。

不治证

凡非风口开眼闭，手撒遗尿，吐沫直视，声如鼾睡，昏沉不醒，肉脱筋痛之极，发直，摇头上窜，面赤如妆，或头重，面鼻山根青黑，汗缀如珠，痰声漉漉者，皆不治。

——非风之脉，迟缓可生，急数弦大者死。

述古共二条 是皆风门论治，故列于此

华元化曰：风之厥，皆由中于四时不从之气，故为病焉。有瘾疹者，有偏枯者，有失音者，有历节者，有癫厥者，有疼痛者，有聋瞽者，有疮癞者，有胀满者，有喘乏者，有赤白者，有青黑者，有瘙痒者，有狂妄者，皆起于风也。其脉浮虚者，自虚而得之；实大者，自实而得之；弦紧者，汗出而得之；喘乏者，饮酒而得之；癫厥者，自劳而得之；手足不遂，语言謇失者，房中而得之；瘾疹者，自痹湿而得之；历节疼痛者，因醉犯房而得之；聋盲疮癞者，自五味饮食冒犯禁忌而得之。千端万状，莫离于五脏六腑而生矣。

薛立斋曰：前证若因肾虚阴火而肝燥者，宜用六味地黄丸生肾水、滋肝血。若因怒动肝火而血耗者，用四物加柴、栀、丹皮、茯苓以清肝火、生肝血。若因脾经郁结而血耗者，用归脾、四物二汤以补脾气、生肝血。若脾气虚而痰滞者，用二陈加白术、柴胡，健脾以化痰。若因脾虚湿而风痰不利者，用二陈加南星、苍术、防风，胜湿以化痰。若脾经郁而滞者，用归脾汤加柴胡、半夏。若肾经败液为痰者，用六味丸。

灸法

凡用灸法，必其元阳暴脱及营卫血气不调，欲收速效，惟艾火为良。然用火之法，惟阳虚多寒、经络凝滞者为宜。若火盛金衰，水亏多燥，脉数发热，咽干面赤，口渴便热等症，则不可妄加艾火。若误用之，必致血愈燥而热愈甚，是反速其危矣。

——凡灸法，头面上艾炷宜小不宜大，手足上乃可粗也。又须自上而下，不可先灸下后灸上。

灸非风卒厥危急等症

神阙：用净盐炒干，纳于脐中今满，上加厚姜一片盖定，灸百壮至五百壮，愈多愈妙。姜焦则易之。或以川椒代盐。或用椒于下，上盖以盐，再盖以姜灸之，亦佳。

丹田、气海：二穴俱连命门，实为生气之海，经脉之本，灸之皆

有大效。

灸非风连脏，气塞涎上，昏危不语等症：

百会、风池、大椎、肩井、曲池、间使、足三里。

灸口眼歪斜：

听会灸眼、客主人灸眼、颊车灸口、地仓灸口、承浆灸口、合谷。

灸手足不遂、偏枯等症：

百会、肩髃、曲池、风市、环跳、足三里、绝骨即悬钟。

华元化曰：心风者宜灸心俞，肺风者宜灸肺俞，脾风者宜灸脾俞，肝风者宜灸肝俞，肾风者宜灸肾俞。又治阳脱灸法，见《热阵》四六。

非风论列方

四君子汤补一

六君子汤补五

金水六君煎新和一

大补元煎新补一

五福饮新补六

五味异功散补四

大营煎新补十四

小营煎新补十五

十全大补汤补二十

四物汤补八

归脾汤补三二

补中益气汤补二十

一阴煎新补八

二阴煎新补十

加减一阴煎新补九

三阴煎新补十一

四逆汤热十四

十味香薷饮和一七一

独参汤补三五

生脉散补五六

六味回阳饮新热二

理中汤热一

理阴煎新热三

温胃饮新热五

左归饮新补二

右归饮新补三

六味丸补百二十

左归丸新补四

右归丸新补五

八味丸补一二一

二陈汤和一

六安煎新和二

白虎汤寒二

抽薪饮新寒三

徙薪饮新寒四

绿豆饮新寒十四

抱龙丸小八五
牛黄丸和三六五
苏合丸和三七一
吐法新攻一
独圣散攻百六
茶调散攻百七
稀涎散攻四三
人参竹叶石膏汤寒五

论外备用方

参附汤补三七
术附汤补四一
《神效》黄芪汤补四八　麻木
人参膏补一六三
地黄饮子补九九
青州白丸子和百十二　痰气
三生饮热九四　痰盛
愈风丹和二七四　血气受邪
易老天麻丸和二七五　血虚受邪
交加散和二五二　血虚经闭
三建汤热四十　阴厥
神应养真丹和三百十三　瘫痪
通关散因九八
续断丸和三百六　脚病
酒浸牛膝丸和三百八　腰脚无力
调元健步丸和三百十一　下步无力

厥　逆

经义并附释义

《脉解篇》曰：内夺而厥，则为喑俳，此肾虚也，少阴不至者，厥也。

详本篇之言厥者，以其内夺，谓夺其五内之精气也。喑，声不能出也；俳，肢体偏废也。今人见此，必皆谓之中风，而不知由于内夺，由于肾虚。盖声出于肺而本乎肾，形强在血而本乎精，精气之本皆主于肾，故少阴不至则为厥。又《调经论》曰：志不足则厥。《本神》篇曰：肾气虚则厥。观此诸论，则非风之义可知矣。故凡治此者，当以前非风证治第三条等法主之。

《调经论》：岐伯曰：气之所并为血虚，血之所并为气虚。帝曰：人之所有者，血与气耳。今夫子乃言血并为虚，气并为虚，是无实乎？岐伯曰：有者为实，无者为虚。今血与气相失，故为虚焉。血与气并，则为实焉。血之与气并走于上，则为大厥，厥则暴死。气复反则生，不反则死。

气并为血虚，血并为气虚，此阴阳之偏败也。今其气血并走于上，则阴虚于下，而神气无根，是即阴阳相离之候，故致厥脱而暴死。复反者轻，不反者甚。此正时人所谓卒倒暴仆之中风，亦即痰火上壅之中风，而不知实由于下虚也。然上实者，假实也，其有甚者，亦宜稍为清理；下虚者，若无实邪可据，则速当峻补其下。

《阳明脉解篇》曰：厥逆连脏则死，连经则生。

观本篇之连经连脏，本以厥逆为言，何其明显平正。盖连经者病在肌表，故轻而生；连脏者病在根本，故重而死。既知此为厥逆，则凡卒倒暴仆等症，其非风也可知，而河间诸公，皆以中腑中脏为言，则是风非风始混乱而莫辨矣。

《大奇论》曰：脉至如喘，名曰暴厥。暴厥者，不知与人言。

《解精微论》曰：厥则目无所见。夫人厥则阳气并于上，阴气并于下。阳并于上，则火独光也；阴并于下，则足寒，足寒则胀也。

详此二论，云脉至如喘者，谓脉之急促如喘，此血气败乱之候，故致暴厥不言，即今人所谓中风不语之属也。云阳并于上，阴并于下，此即上热下寒，水火不交之候，故为目无所见，即中风昏眩之属也。不语者，责在肺肾；昏眩者，责在肝脾。暂见者，气复则生。阴败者，最危之候。俱当按法如前而救其本。

《癫狂》篇曰：厥逆为病也，足暴清，胸若将裂，肠若将以刀切之，烦而不能食，脉大小皆涩，暖取足少阴，清取足阳明；清则补之，温则泻之。

暴清，即暴冷也。若裂若切，谓其懊侬痛楚，莫可名状，此即所谓躁扰烦乱之中风也。有火者，多温热而脉洪大，宜清阴中之火；有痰者，多喘壅而脉滑实，宜开上焦之痰；无火无痰，多寒凉而脉涩弱，宜补其元气。凡证有若此而兼之昏乱不醒者，此真连脏之甚者也，多不可治。

《生气通天论》曰：阳气者，烦劳则张，精绝，辟积于夏，使人煎厥。阳气者，大怒则形气绝，而血菀于上，使人薄厥。

此云煎厥者，即热厥之类，其因烦劳而病积于夏，亦今云暑风之属也。若见抽搐痰涎卒倒者，当即以前暑风之法治之。薄厥者，急迫相薄之谓，因于大怒，即气厥、血厥之属，治法如后。

《通评虚实论》曰：凡治消瘅仆击，偏枯痿厥，气满发逆，肥贵人则膏粱之疾也。膈塞闭绝，上下不通，则暴忧之病也。暴厥而聋，偏塞闭不通，内气暴薄也。不从内，外中风之病，故瘦留著也。

详此膏粱之疾，即酒色之伤，脾肾之病也；暴忧之病，即悲忧伤肺之属也；内气暴薄，即郁怒伤肝之属也，凡此皆内伤之病。其有不从内，而外中于风者，则必留著经络，故为消瘦痛痹之病。是可见内伤外感之辨，其不可混言有如此。

《逆顺肥瘦》篇曰：夫冲脉者，五脏六腑之海也，五脏六腑皆禀焉。其上者，出于颃颡，渗诸阳，灌诸精。其下者，注少阴之大络，出于气街，循阴股内廉，入腘中，伏行骭骨内，下至内踝之后属而别。其下者，并于少阴之经，渗三阴。其前者，伏行出跗属，下循跗，入大指间，渗诸络而温肌肉。故别络结则跗上不动，不动则厥，厥则寒矣。

详此冲脉之义，则上自头，下自足，后自背，前自腹，凡五脏六腑，十二经脉，无所不禀，故称为五脏六腑十二经脉之海。夫海为百川之宗，凡诸经发源之处，即皆有会合之义，其于通身血气盛衰皆归乎此可知也。然冲脉起于胞中，即其经络之所，亦即其聚蓄之所，故称为血海，亦称为命门，此即所谓根本之宅也。若素纵情欲，以致精气之源伤败于此，则厥脱暴仆等病，亦因于此。不然，则何以忽然仆倒而神形俱败，表里俱残，全无知觉，一至于此，是岂一经一脏之病之所致欤？于此察之，则实由冲脉崩败必无疑矣。故凡治此者，欲舍根蒂而求其济，吾知其必无是理也。冲脉详义具《类经·经络类》第二十七篇注中。

《缪刺论》曰：邪客于手足少阴、太阴、足阳明之络，此五络皆会于耳中，上络左角。五络俱竭，令人身脉皆动，而形无知也，其状若尸，或曰尸厥。剃其左角之发方一寸，燔治，饮以美酒一杯，不能饮者灌之，立已。仍有刺法。详二十七卷《耳证门》

详此尸厥一证，乃外邪卒中之恶候。凡四时不正之气，及山魔土煞五尸魇魅之属皆是也。犯之者，忽然手足厥冷，肌肤寒栗，面目青黑，精神不守，或口噤妄言，痰涎壅塞，或头旋运倒，不省人事，即名飞尸卒厥，宜用针法，具见本经。若用艾灸，则无如秦承祖灸鬼法及华佗灸阳脱法为妙。凡用药之法，当知邪之所凑，必因气虚，故在本经即以左角之血余，用补五络之脱竭，其义可知。若此危急之际，非用参、附回阳等药，何以挽回？若果邪气壅盛，胸膈不清，则不得不先为开通，然后调理，宜不换金正气散、流气饮、葱姜汤、苏合丸之类酌而主之。

《方盛衰论》雷公请问：气之多少，何者为逆？何者为从？帝曰：阳从左，阴从右，老从上，少从下。是以气多少，逆皆为厥。问曰：有余者厥耶？答曰：一上不下，寒厥到膝，少者秋冬死，老者秋冬生。气上不下，头痛癫疾，求阳不得，求阴不审，五部隔无征，若居旷野，若伏空室，绵绵乎属不满日。是以少阴之厥，令人妄梦，其极至迷。

此言气逆者，即为厥也。凡阴阳之气，阳从左而升，阴从右而降，故阳病者左为甚，阴病者右为甚，以升者不升，降者不降，而逆其升降之气也。又人之生气，必自下而升，故老人之气已衰于下，而从上者为顺；少壮之气，先盛于下，而从下者为顺。若以老人而神衰于上，其所终之气可知；少壮而形衰于下，其所始之气可知，皆逆候也。及其为病而一上不下，此其根本已亏，故寒厥到膝。少年以阳气方盛，而阳衰若此，故秋冬当死。老人以阳气本衰，而畏寒其常，故秋冬无虑。凡此厥逆之病，谓其阳若非阳，谓其阴若非阴，五脏隔绝，无征可验，若不能终其日者，盖甚言其凋敝难为也。再若人之妄梦而有至迷乱错绝者，此以心肾不交而精神散越，故为厥逆，有至如此，亦总属少阴根本之病。

《厥论》：岐伯曰：阳气衰于下，则为阳厥；阴气衰于下，则为热厥。帝曰：热厥之为热也，必起于足下者何也？岐伯曰：阳气起于足五指之表，阴脉者集于足下，而聚于足心，故阳气胜则足下热也。帝曰：寒厥之为寒也，必从五指而上于膝者何也？曰：阴气起于五指之里，集于膝下而聚于膝上，故阴气胜则从五指至膝上寒，其寒也不从外，皆从内也。寒厥何失而然也？此人者质壮，以秋冬夺于所用，阳气衰不能渗营其经络，阳气日损，阴气独在，故手足为之寒也。热厥何如而然也？酒入于胃，则络脉满而经脉虚，阴气虚则阳气入，阳气入则胃不和，胃不和则精气竭，精气竭则不营其四支也。此人必数醉若饱以入房，气聚于脾中不得散，酒气与谷气相薄，热盛于中，故热遍于身，内热而尿赤也。夫酒气盛而慓悍，肾气日衰，阳气独胜，故手足为之热也。帝曰：厥或令人腹满，或令人暴不知人，或至半日远至一日乃知人者何也？岐伯曰：阴气盛于上则下虚，下虚则腹胀满；阳气盛于上，则下气重上而邪气逆，逆则阳气乱，阳气乱则不知人也。

《厥论》：帝曰：愿闻六经脉之厥状病能也。岐伯曰：巨阳之厥，则肿首头重，足不能行，发为眴仆，呕血善衄。阳明之厥，则癫疾欲走呼，腹满不得卧，面赤而热，妄见而妄言，喘咳身热，善惊衄呕血。少阳之厥，则暴聋颊肿而热，胁痛，胻不可以运，机关不利，腰不可以行，项不可以顾，发肠痈不可治，惊者死。太阴之厥，则腹满䐜胀，后不利，不饮食，食则呕，不得卧，胻急挛，心痛引腹。少阴之厥，则口干尿赤，腹满心痛，呕变，下泄清。厥阴之厥，则少腹肿痛，腹胀，泾溲不利，好卧屈膝，阴缩肿，胻内热，挛腰痛，虚满前闭，谵言。三阴俱厥，不得前后，使人手足寒，三日死。手太阴厥逆，虚满而咳，善呕沫。手心主、少阴厥逆，心痛引喉，身热，死不可治。手太阳厥逆，耳聋泣出，项不可以顾，腰不可以俯仰。手阳明、少阳厥逆，发喉痹，嗌肿，痓。

详本论之寒厥、热厥，虽皆以手足为言，而实以阴阳之败乱为言也。故寒厥言夺于所用，热厥言因于数醉，正以阴阳之气无不起于手足，故凡厥之将作，则寒热麻痹必先由手足而起，及其甚也，则变出百端，或五脏六腑各有其证如此。然则手足之厥，特其形见之征兆耳，而见微知著，自当因标而虑本也。

伤寒厥逆

仲景曰：伤寒一二日至四五日而厥者，必发热，前热者后必厥，厥深者热亦深，厥微者热亦微。厥应下之而反发汗者，必口伤烂赤。凡厥者，阴阳气不相顺接便为厥。厥者，手足逆冷是也。厥少热多，其病当愈。寒多热少，阳气退，其病为进也。

详此仲景之厥逆，颇与《内经》有异。盖以手足言之，在《内经》则有寒厥热厥之分，在仲景则单以逆冷者为厥。再以邪正言之，在《内经》则论在元气，故其变出百端，而在气在血俱有危证；在仲景则论在邪气，故单据手足，而所畏者则在阴进而阳退也。观成无已曰：厥为阴之盛也，义可知矣。诸伤寒厥逆等症，俱详具《伤寒门》。

论证

厥逆之证，危证也。盖厥者尽也，逆者乱也，即气血败乱之谓也。故《内经》特重而详言之，如云卒厥、暴厥者，皆厥逆之总名也；如云寒厥、热厥者，分厥逆之阴阳也；如云连经、连脏者，论厥逆之死生也。再若诸经脏腑之辨，亦既详矣。又近世犹有气厥、血厥、痰厥、酒厥、脏厥、蛔厥等症，亦无非本之经义。观《内经》诸论已极明显，奈何后人犹不能察，凡遇此证，则悉识之为中风，竟不知厥逆为何病，而通作风治，害孰甚焉！余深悲之，故于前《非风门》悉力辨正。至于治此之法，即当以前非风证治互相参用，正所以治厥逆也。其有未尽等症，仍列如后条。

论治共七条

——寒厥热厥之治：凡寒厥者，必四肢清凉，脉沉微不数，或虽数而无力，或畏寒喜热，引衣自覆，或下利清谷，形证多惺惺。虽此类皆属寒证，然似热非热之证犹多，故凡以手足见厥而脉证俱无实热者，悉寒厥之无疑也。热厥者，必先多热证，脉沉滑而数，畏热喜冷，扬手掉足，或烦躁不宁，大便秘赤，形证多昏冒。凡治此二者，即当以《非风门》治寒治热之法主之。至若伤寒厥证，其阴其阳，亦当以此法为辨。但伤寒之厥，辨在邪气，故寒厥宜温，热厥可攻也。《内经》之厥，重在元气，故热厥当补阴，寒厥当补阳也。二者之治，不可不察。

——气厥之证有二，以气虚、气实皆能厥也。气虚卒倒者，必其形气索然，色清白，身微冷，脉微弱，此气脱证也，宜参、芪、归、术、地黄、枸杞、大补元煎之属，甚者，以回阳饮、独参汤之类主之。气实而厥者，其形气愤然勃然，脉沉弦而滑，胸膈喘满，此气逆证也。经曰：大怒则形气绝，而血菀于上。即此类也。治宜以排气饮，或四磨饮，或八味顺气散、苏合香丸之类，先顺其气，然后随其虚实而调理之。又若因怒伤气逆，气旋去而真气受损者，气本不实也；再若素多忧郁恐畏，而气怯气陷者，其虚尤可知也，若以此类而用行气开滞等剂则误矣。

——血厥之证有二：以血脱、血逆皆能也。血脱者，如大崩大吐，或产血尽脱，则气亦随之而脱，故致卒仆暴死，宜先掐人中或烧醋炭，以收其气，急用人参一二两煎汤灌之，但使气不尽脱，必渐生矣；然后因其寒热，徐为调理，此所谓血脱益气也。若不知此，而但用血分等药，则几微之气，忽尔散失，阴无所主，无生机矣。其或有用寒凉以止血者，必致败绝阳气，适足以速其死耳。血逆者，即经所云血之与气并走于上之谓，又曰大怒则形气绝而血菀于上之类也。夫血因气逆，必须先理其气，气行则血无不行也，宜通瘀煎或化肝煎之类主之，候血行气舒，然后随证调理。

——痰厥之证，凡一时痰涎壅塞，气闭昏愦，药食俱不能通，必先宜或吐或开以治其标，此不得不先救其急也。但觉痰气稍开，便当治其病本。如因火生痰者，宜清之降之；因风寒生痰者，宜散之温之；因湿生痰者，宜燥之利之；因脾虚生痰者，自宜补脾；因肾虚生痰者，自宜补肾，此痰之不必治也，但治其所以生痰而痰自清矣。然犹有不可治痰者，恐愈攻愈虚，而痰必愈甚也。诸治痰法，见前《非风门》治痰条中。

——酒厥之证，即经所云热厥之属也。又经云酒风者，亦此类也。凡纵饮无节之人，多有此病。方其气血正盛，力能胜之，不知酒害之何有，及其将衰，则酒之侮人，斯可畏耳。酒病极多，莫知所出，其为酒厥，则全似中风，轻者犹自知人，重者卒尔运倒，忽然昏愦，或躁烦，或不语，或痰涎如涌，或气喘发热，或咳嗽，或吐血，但察其大便干燥，脉实喜冷者，此湿热上壅之证，宜以抽薪饮之类，疾降其火；火之甚者，仍以梨浆饮、绿豆饮之属，更迭进之，以解其毒。此证大忌辛燥等物，务使湿热渐退，神气稍复，然后用补阴等剂，以善其后。其有大便不实，或无火证，而脉见缓弱者，则不宜清火，但以二陈汤、六君子汤，或金水六君煎之类主之。若因酒伤阴，以致脾肾两虚而为厥脱者，非速救本源终无济也。凡患此者，宜终身忌酒，勿使沾唇可也，若不知戒，再犯必难为矣。

——色厥之证有二：一曰暴脱，一曰动血也。凡色厥之暴脱者，必以其人本虚，偶因奇遇，而悉力勉为者有之，或因相慕日久，而纵竭情欲者亦有之，故于事后则气随精去，而暴脱不返。宜急掐人中，仍令阴人搂定，用口相对，务使暖气嘘通，以接其气，勿令放脱，以保其神，随速用独参汤灌之，或速灸气海数十壮，以复阳气，庶可挽回。第以临时慌张，焉知料理，故每致不救。然此以即病者言，所见诚不多也。其有不即病而病此者则甚多也，又何以言之？以其精去于频，而气脱于渐，故每于房欲二三日之后，方见此证，第因其病不在即，故不以此为病，兼之人多讳此，而不知中年之后，多有因此而病者，是皆所谓色厥也，奈时师不能察，而每以中风毙之耳。凡治此者，单宜培补命门，或水或火，当以《非风门》治法第三条者主之。又色厥之动血者，以其血气并走于上，亦血厥之属也，但与大怒血逆者不同，而治法亦有所异。盖此因欲火上炎，故血随气上，必其情欲动极而欲不能遂者有之，或借曲蘖以强遏郁火者亦有之。其证则忽尔暴吐，或鼻衄不能禁止，或厥逆，或汗出，或气喘，或咳嗽，此皆以阴火上冲而然。凡治此者，必先制火以抑其势，宜清化饮、四阴煎，或加减一阴煎之类主之。其有阴竭于下，火不归源，别无烦热脉证而血厥不止垂危者，非镇阴煎必不能救，待其势定，然后因证酌治之。

——脏厥、蛔厥二证，皆伤寒证也，并见《伤寒门》。

述古

华元化《阳厥论》曰：骤风暴热，云物飞扬，晨晦暮晴，夜炎昼

冷，应寒不寒，当雨不雨，水竭土坏，时岁大旱，草木枯悴，江河之
涸，此天地之阳厥也。暴壅塞，忽喘促，四肢不收，二腑不利，耳聋目
盲，咽干口焦，喉舌生疮，鼻流清涕，颊赤心烦，头昏脑重，双睛似
火，一身如烧，素不能者乍能，素不欲者乍欲，登高歌笑，弃衣奔走，
狂言妄语，不辨亲疏，发躁无度，饮水不休，胸膈膨胀，腹胁满闷，背
疽肉烂，烦溃消中，食不入胃，水不穿肠，骤肿暴满，叫呼昏冒，不省
人事，疼痛不知去处，此人之阳厥也。阳厥之脉，举按有力者生，绝
者死。

《阴厥论》曰：飞霜走雹，朝昏暮霭，云雨飘摇，风露寒冷，当热
不热，未寒而寒，时气淋淫，泉生田野，山摧地裂，土坏河溢，月晦日
昏，此天地之阴厥也。暴哑卒寒，一身拘急，四肢拳挛，唇青面黑，目
直口噤，心腹满痛，头颔摇鼓，腰脚沉重，语言謇涩，上吐下泻，左右
不仁，大小便滑，吞吐酸绿，悲忧惨戚，喜怒无常者，此人之阴厥也。
阴厥之脉，举指弱，按指大者生，举按俱绝者死。一身悉冷，额汗自出
者亦死。阴厥之病，过三日勿治。

厥逆论列方

独参汤_{补二五}　　　　　　　二陈汤_{和一}

大补元煎_{新补一}　　　　　　排气饮_{新和六}

六君子汤_{补五}　　　　　　　金水六君煎_{新和一}

镇阴煎_{新热十三}　　　　　　通瘀煎_{新因五}

四阴煎_{新补十二}　　　　　　四磨饮_{和五二}

六味回阳饮_{新热二}　　　　　加减一阴煎_{新补九}

清化饮_{新因十三}　　　　　　苏合香丸_{和三七一}

化肝煎_{新寒十}　　　　　　　八味顺气散_{和二四四}

四味回阳饮_{新热一}

论外备用方

星香汤_{和二四三}　　痰气厥　　　沉香桂附丸_{热百十一}　　厥冷

四逆汤_{热十四}　　寒厥　　　　三建汤_{热四二}　　阴寒

姜附汤热三二　厥冷转筋
养正丹热一八八　痰厥不降
附子理中汤热二　虚寒
四逆散散二八　热厥
大已寒丸热百七十　中寒

伤　风

经义

《骨空论》曰：风者百病之始也。风从外入，令人振寒，汗出头痛，身重恶寒，治在风府，调其阴阳，不足则补，有余则泻。

《阴阳应象大论》曰：邪风之至，疾如风雨。

《太阴阳明论》曰：阳受风气，阴受湿气。伤于风者，上先受之；伤于湿者，下先受之。

《岁露》篇曰：贼风邪气，乘虚伤人。

《八正神明论》曰：正邪者，身形若用力汗出，腠理开，逢虚风，其中人也微，故莫如其情，莫见其形。

《平人气象论》曰：脉滑曰风。

《风论》曰：风气藏于皮肤之间，内不得通，外不得泄。风者善行而数变，腠理开则洒然寒，闭则热而闷，其寒也则衰饮食，其热也则消肌肉，故使人佚栗而不能食，名曰寒热。

《评热病论》曰：劳风法在肺下，其为病，使人强上冥视，唾出若涕，恶风而振寒，此为劳风之病。巨阳引精者三日，中年者五日，不精者七日，咳出清黄涕，其状如脓，大如弹丸，从口中若鼻中出，不出则伤肺，伤肺则死也。此节有说在《咳嗽门》。

论证

伤风之病，本由外感，但邪甚而深者，遍传经络，即为伤寒；邪轻而浅者，止犯皮毛，即为伤风。皮毛为肺之合而上通于鼻，故其在外则为鼻塞声重，甚者并连少阳、阳明之经，而或为头痛，或为憎寒发热；其在内则多为咳嗽，甚则邪实在肺而为痰为喘。有寒胜而受风者，身必无汗而多咳嗽，以阴邪闭郁皮毛也；有热胜而受风者，身必多汗，恶风而咳嗽，以阳邪开泄肌腠也。有气强者，虽见痰嗽，或五六日，或十余日，肺气疏则顽痰利，风邪渐散而愈也。有气弱者，邪不易解而痰嗽日甚，或延绵数月，风邪犹在，非用辛温，必不散也。有以衰老受邪，而不慎起居，则旧邪未去，新邪继之，多致终身受其累，此治之尤不易也。盖凡风邪伤人，必在肩后颈根，大杼、风门、肺俞之间，由兹达肺，最近最捷，按而酸处，即其径也。故凡气体薄弱，及中年以后血气渐衰者，邪必易犯，但知慎护此处，或昼坐则常令微暖，或夜卧则以衣帛之类密护其处，勿使微凉，则可免终身伤风咳嗽之患。此余身验切效之法，谨录之以告夫惜身同志者。

论治

凡伤风咳嗽多痰，或喘急呕恶者，宜六安煎加减治之为最妙，二陈汤多加生姜亦可。若外感风寒，咳嗽多痰，喘急而阴虚血气不足，痰有不活，气有不充，则托送无力，邪不易解，宜金水六君煎，其效如神。若年衰胃弱者，尤宜用之。若伤风兼寒而咳嗽发热者，宜柴陈煎。若时行风邪在肺，咳嗽喘急多痰，而阴寒气甚，邪不易解者，宜小青龙汤，或消风百解散，或金沸草散。若伤风初感，寒热往来，涕唾稠黏，胸膈不快，咳嗽多痰者，参苏饮。若伤风头痛，鼻塞声重，咳嗽者，《局方》神术散，或川芎茶调散。若感风兼湿而头目不清，鼻塞声重者，宜冲和散。若风寒外闭，肢节烦疼，鼻塞声重而内多伏火者，《局方》羌活散。若太阳经伤风，发热，自汗，桂枝汤。

伤风论列方

六安煎新和二

二陈汤和一

金水六君煎新和一

参苏饮散三四

冲和散散八十

消风百解散散四六

桂枝汤散九

柴陈煎新散九

《局方》神术散散六一

小青龙汤散八

金沸草散散八一

《局方》羌活散散八六

川芎茶调散散六四

论外备用方

三拗汤散七八　鼻塞咳嗽

华盖散散七九　嗽

卷之十二　杂证谟

风　痹

经义

《痹论》曰：风寒湿三气杂至，合而为痹也。其风气胜者为行痹，寒气胜者为痛痹，湿气胜者为着痹。帝曰：其有五者何也？岐伯曰：以冬遇此为骨痹，以春遇此为筋痹，以夏遇此为脉痹，以至阴遇此为肌痹，以秋遇此为皮痹。帝曰：内舍五脏六腑，何气使然？岐伯曰：五脏皆有合，病久而不去者，内舍于其合也。故骨痹不已，复感于邪，内舍于肾；筋痹不已，复感于邪，内舍于肝；脉痹不已，复感于邪，内舍于心；肌痹不已，复感于邪，内舍于脾；皮痹不已，复感于邪，内舍于肺。所谓痹者，各以其时重感于风寒湿之气也。

《痹论》曰：凡痹之客五脏者，肺痹者，烦满喘而呕；心痹者，脉不通，烦则心下鼓，暴上气而喘，嗌干善噫，厥气上则恐；肝痹者，夜卧则惊，多饮数小便，上为引如怀；肾痹者，善胀，尻以代踵，脊以代头；脾痹者，四肢懈惰，发咳呕汁，上为大塞；肠痹者，数饮而出不得，中气喘争，时发飧泄。胞痹者，小腹膀胱按之内痛，若沃以汤，涩于小便，上为清涕。阴气者，静则神藏，躁则消亡，饮食自倍，肠胃乃伤。淫气喘息，痹聚在肺；淫气忧思，痹聚在心；淫气遗尿，痹聚在肾；淫气乏竭，痹聚在肝；淫气肌绝，痹聚在脾。诸痹不已，亦益内也。其风气胜者，其人易已也。

《痹论》帝曰：痹，其时有死者，或疼久者，或易已者，其故何也？岐伯曰：其入脏者死，其留连筋骨间者疼久，其留皮肤间者易已。帝曰：其客于六腑者何也？曰：此亦其食饮居处，为其病本也。六腑亦各有俞，风寒湿气中其俞，而食饮应之，循俞而入，各舍其腑也。帝曰：痹或痛，或不痛或不仁，或寒或热，或燥或湿，其故何也？曰：痛者，寒气多也，有寒故痛也。其不痛不仁者，病久入深，营卫之行涩，经络时疏，故不痛，皮肤不营，故为不仁。其寒者，阳气少，阴气多，与病相益，故寒也；其热者，阳气多，阴气少，病气胜，阳遭阴，故为痹热。其多汗而濡者，以其逢湿甚也，阳气少，阴气盛，两气相感，故汗出而濡也。帝曰：夫痹之为病，不痛何也？曰：痹在于骨则重，在于脉则血凝而不流，在于筋则屈不伸，在于肉则不仁，在于皮则寒，故具此五者，则不痛也。凡痹之类，逢寒则急，逢热则纵。帝曰：善。

《周痹》篇帝曰：愿闻众痹。岐伯曰：此各在其处，更发更止，更居更起，以右应左，以左应右，非能周也，更发更休也。刺此者，痛虽已止，必刺其处，勿令复起。帝曰：愿闻周痹何如？曰：周痹者，在于血脉之中，随脉以上，随脉以下，不能左右，各当其所。帝曰：刺此奈何？曰：痛从上下者，先刺其下以过之，后刺其上以脱之。痛从上下者，先刺其上以过之，后刺其下以脱之。帝曰：此痛安生？何因而有名？曰：风寒湿气客于外，分肉之间，迫切而为沫，沫得寒则聚，聚则排分肉而分裂也，分裂则痛，痛则神归之。神归之则热，热则痛解，痛解则厥，厥则他痹发，发则如是。此内不在脏，而外未发于皮，独居分肉之间，真气不能周，故命曰周痹。

《长刺节论》曰：病在筋，筋挛节痛，不可以行，名曰筋痹。病在肌肤，肌肤尽痛，名曰肌痹，伤于寒湿。病在骨，骨重不可举，骨髓酸痛，寒气至，名曰骨痹。

《寿夭刚柔》篇曰：病在阳者命曰风，病在阴者命曰痹，明阳俱病命曰风痹。病有形而不痛者，阳之类也；无形而痛者，阴之类也。无形而痛者，其阳完而阴伤之也，急治其阴，无攻其阳；有形而不痛者，其阴完而阳伤之也，急治其阳，无攻其阴。阴阳俱动，乍有形，乍无形，加以烦心，命曰阴胜其阳，此谓不表不里，其形不久。

《五邪》篇曰：邪在肾，则病骨痛阴痹。阴痹者，按之而不得，腹胀腰痛，大便难，肩背颈项痛，时眩。取之涌泉、昆仑，视有血者尽取之。

《五脏生成篇》曰：卧出而风吹之，血凝于肤者为痹，凝于脉者为泣，凝于足者为厥。此三者，血行而不得反其空，故为痹厥也。

《脉要精微论》曰：按之至骨，脉气少者，腰脊痛而身有痹也。

《九针论》曰：八风伤人，内舍于骨解腰脊节腠理之间，为深痹也。故为治，针必长其身，锋其末，可以取深邪远痹。

《四时气》篇曰：着痹不去，久寒不已，卒取其三里。

《玉机真脏论》曰：风寒客于人，使人毫毛毕直，皮肤闭而为热，当是之时，可汗而发也。弗治，病入舍于肺，名曰肺痹，发咳上气。弗治，肺即传而行之肝，病名曰肝痹，一名曰厥，胁痛出食，当是之时，可按若刺耳。

《五脏生成论》曰：赤，脉之至也，喘而坚，诊曰有积气在中，时害于食，名曰心痹，得之外疾，思虑而心虚，故邪从之。白，脉之至也，喘而浮，上虚下实，惊，有积气在胸中，喘而虚，名曰肺痹，寒热，得之醉而使内也。青，脉之至也，长而左右弹，有积气在心下，支胠，名曰肝痹，得之寒湿，与疝同法，腰痛足清头痛。黄，脉之至也，大而虚，有积气在腹中，有厥气，名曰厥疝，女子同法，得之疾使四肢，汗出当风。黑，脉之至也，上坚而大，有积气在小腹与阴，名曰肾痹，得之沐浴清水而卧。

《逆调论》帝曰：人身非衣寒也，中非有寒气也，寒从中生者何？岐伯曰：是人多痹气也，阳气少，阴气多，故身寒如从水中出。一水不能胜二火，故不能冻栗，病名曰骨痹。详《寒热门》

论证共二条

风痹一证，即今人所谓痛风也。盖痹者闭也，以血气为邪所闭，不得通行而病也。如《痹论》曰：风气胜者为行痹。盖风者善行数变，故其为痹则走注历节，无有定所，是为行痹，此阳邪也。曰：寒气胜者为痛痹。以血气受寒则凝而留聚，聚则为痛，是为痛痹，此阴邪也。曰：湿气胜者为着痹。以血气受湿则濡滞，濡滞则肢体沉重而疼痛顽木，留著不移，是为着痹，亦阴邪也。凡此三者，即痹之大则也。此外如五脏六腑之痹，则虽以饮食居处皆能致之，然必重感于邪而内连脏气，则合而为痹矣。若欲辨其轻重，则在皮肤者轻，在筋骨者甚，在脏腑者更甚。若欲辨其寒热，则多热者方是阳证，无热者便是阴证。然痹本阴邪，故惟寒者多而热者少，此则不可不察。

观《痹论》曰：风寒湿三气杂至，合而为痹。而《寿夭刚柔》篇又曰：在阳者命曰风，在阴者命曰痹。何也？盖三气之合，乃专言痹证之所因也。曰在阳为风，在阴为痹，又分言表里之有殊也。如风之与痹，本皆由感邪所致，但外有表证之见，而见发热头疼等症，或得汗即解者，是皆有形之谓，此以阳邪在阳分，是即伤寒中风之属也，故病在阳者命曰风。若既受寒邪，而初无发热头疼，又无变证，或有汗，或无汗，而筋骨之痛如故，及延绵久不能愈，而外无表证之见者，是皆无形之谓，此以阴邪直走阴分，即诸痹之属也，故病在阴者命曰痹。其或既有表证，而疼痛又不能愈，此即半表半里，阴阳俱病之证，故阴阳俱病者命曰风痹。此所以风病在阳而痹病在阴也。然则诸痹者，皆在阴分，亦总由真阴衰弱，精血亏损，故三气得以乘之而为此诸证。经曰邪入于阴则痹，正谓此也。是以治痹之法，最宜峻补真阴，使血气流行，则寒邪随去。若过用风湿痰滞等药而再伤阴气，必反增其病矣。

风痹治法共五条

痹因外邪，病本在经，而深则连脏，故其在上则有喘呕，有吐食；在中则为胀满，为疼痛；在下则为飧泄，为秘结诸病，此皆风痹之兼证也。凡见此者，当于各门权其缓急先后而随证治之。

——痹证之风胜者，治当从散，宜败毒散、乌药顺气散之类主之。若以风胜而兼微火者，宜大秦艽汤或九味羌活汤之类主之。

——痹证之寒胜者，但察其表里俱无热证，即当从温治之，宜五积散或小续命汤、甘草附子汤之类主之。若寒甚气虚者，宜《三因》附子汤之类主之。

——痹证之湿胜者，其体必重，或多寒，或多痰，或多汗，皆脾弱阴寒证也。若羌活胜湿汤，乃兼风散湿之剂也；五积散，乃温经散湿之剂也；真武汤，乃温中除湿之剂也；《三因》附子汤，乃补脾燥湿之剂也；调气平胃散，乃行气行湿之剂也；五苓散，乃利水导湿之剂也；

二陈汤、六君子汤，乃化痰去湿之剂也。大抵治湿者欲其燥，欲燥者宜从暖。盖脾土喜燥而恶湿，喜暖而恶寒，故温脾即所以治湿也。然又有湿热之为病者，必见内热之证，滑数之脉，方可治以清凉，宜二妙散及加味二妙丸、当归拈痛汤之类主之。其有热甚者，如抽薪饮之类亦可暂用，先清其火而后调其气血。

——风痹之证，大抵因虚者多，因寒者多。惟血气不充，故风寒得以入之；惟阴邪留滞，故经脉为之不利，此痛痹之大端也，惟三气饮及大防风汤之类方能奏效。凡治痹之法，惟此为最。其有宜酒者，即以三气饮浸酒服之亦妙，法见本方。或用易老天麻丸亦可。

历节风痛

历节风痛，以其痛无定所，即行痹之属也。《病源》云：历节风痛是气血本虚，或因饮酒腠理开，汗出当风所致；或因劳倦调护不谨，以致三气之邪遍历关节，与气血相搏，而疼痛非常，或如虎之咬，故又有白虎历节之名。《中藏经》曰：历节疼痛者，因醉犯房而得之。此其概也。大都痛痹之证，多有昼轻而夜重者，正阴邪之在阴分也。其有遇风雨阴晦而甚者，此正阴邪侮阳之证也。或得暖遇热而甚者，此湿热伤阴之火证也。有火者宜从清凉，有寒者宜从温热。若筋脉拘滞，伸缩不利者，此血虚血燥证也，非养血养气不可。凡诸治法，总宜如前。

——凡诸痹作痛者，俱宜用火龙膏贴之。

风痹论列方

六君子汤补五

大防风汤补九八

大秦艽汤和二四五

小续命汤散五二

败毒散散三六

五积散散三九

真武汤热一四三

二陈汤和一

三气饮新热十七

五苓散和一八二

抽薪饮新寒三

二妙散寒一三四

火龙膏外三百二十

《三因》附子汤热二三

甘草附子汤热三一

加味二妙丸寒一三五

易老天麻丸和二七五
当归拈痛汤寒百三十
乌药顺气散散九三
九味羌活汤散四四
调气平胃散和十八
羌活胜湿汤和一七八

论外备用方

大建中汤补二四　阳虚
愈风丹和二七四　虚风
活络饮和二六九风湿
茯苓丸和百十四　痰饮痹痛
换骨丹和二七九
史国公浸酒方和二八一
三痹汤和二五八　血虚气滞
蠲痹汤和二五七　温经
虎骨散和二五一　风毒走注
换腿丸和二百八十　疏邪
桂心散和二六五　风邪走痛
透经解挛汤和二七一　去风通经
虎骨酒和三五　强筋骨
薏仁酒和三百十六　脚痹
秦艽地黄汤和二六八　风热血燥
趁痛散和二六七　行血行气
豨莶丸和二五六
六味茯苓汤和二六一　痰痹
鸡鸣散和二八五　风湿流注
白术酒和一八一　中湿身痛
独活寄生汤和二百七十　风寒湿痛
续断丸和三百五　风湿浮肿
续断丹和二五五　三气
除湿蠲痹汤和二六四　风湿
湿郁汤和二六六　风湿
薏仁汤和二四七　流注
熏洗痛风法和二七三
熏蒸法和二七二
枳实散和二六二　心痹痛
加味五痹汤和二五九　五脏痹
人参散和二百六十　肝痹胁痛
紫苏子汤和二六三　肺痹胸痛
温中法曲丸热一二五　脾痹多寒
当归散散九十一　肺痹上气
麻黄左经丸散九六　风邪
半夏左经汤散九七　风湿流注
大黄左经汤散九八　闭结
神效左经丸散九五　三气
虎胫骨丸寒一三七　湿热
羌活散散八七　风气
苍术丸寒一三三　湿热
苦参丸寒一三八　阴虚风热
熨背散热一二四　胁背痛
十味剉散热四九　血弱挛痛
参附渗湿汤热一二二　寒湿痹痛
龙虎丹热一二六　走注
芎归散热一二一　温补行散

愈风燥湿化痰丸和二七六　　麻黄杏仁薏苡甘草汤散四

风湿

汗证

经义

《阴阳应象大论》曰：阳之汗，以天地之雨名之。

《宣明五气篇》曰：心为汗。

《阴阳别论》曰：阳加于阴谓之汗。

《评热病论》曰：阴虚者，阳必凑之，故少气时热而汗出也。

《决气》篇曰：津脱者，腠理开，汗大泄。

《骨空论》曰：风从外入，令人振寒，汗出头痛，身重恶寒。大风汗出，灸谚譆，谚譆在背下侠脊旁三寸所。

《金匮真言论》曰：夏暑汗不出者，秋成风疟。

《热论》曰：暑当与汗皆出，勿止。

《生气通天论》曰：因于暑，汗，烦则喘喝，静则多言，体若燔炭，汗出而散。汗出偏沮，使人偏枯。汗出见湿，乃生痤疿。劳汗当风，寒薄为皶，郁乃痤。魄汗未尽，形弱而气烁，穴俞以闭，发为风疟。阳者，卫外而为固也。

《评热病论》曰：人所以汗出者，皆生于谷，谷生于精，今邪气交争于骨肉而得汗者，是邪却而精胜也。复热者，邪气也，汗者，精气也，今汗出而辄复热者，是邪胜也。汗出而脉尚躁盛者死。

《热病》篇曰：热病已得汗出而脉尚躁，喘且复热，喘甚者死。热病已得汗而脉尚躁盛，此阴极之脉也，死；其得汗而脉静者生。热病者脉尚盛躁而不得汗者，此阳极之脉也，死；脉盛躁得汗静者，生。热病而汗且出，及脉顺可汗者，取之鱼际、太渊、大都、太白，泻之则热去，补之则汗出；汗出太甚，取内踝上横脉以止之。

《寒热病》篇曰：臂太阴可汗出，足阳明可汗出。故取阴而汗出甚者，止之于阳；取阳而汗出甚者，止之于阴。

《逆顺》篇曰：无刺熇熇之热，无刺漉漉之汗。

《五禁》篇曰：五禁、五夺、五逆者，皆不可刺。曰：大汗出之后，是三夺也。

《平人气象论》曰：尺涩脉滑，谓之多汗。

《邪气脏腑病形》篇曰：肺脉缓甚为多汗，微缓为痿瘘、偏风，头以下汗出不可止。

《本脏》篇曰：卫气者，所以温分肉，充皮毛，肥腠理，司阖关者也。

《经脉别论》曰：饮食饱甚，汗出于胃；惊而夺精，汗出于心；持重远行，汗出于肾；疾走恐惧，汗出于肝；摇体劳倦，汗出于脾。

《本病》篇. 曰：醉饱行房，汗出于脾。

《水热穴论》曰：勇而劳甚则肾汗出。所谓玄府者，汗空也。

《举痛论》曰：炅则腠理开，营卫通，汗大泄，故气泄矣。劳则喘息汗出，外内皆越，故气耗矣。

《五变》篇曰：肉不坚，腠理疏，则善病风厥，漉汗。

《痹论》曰：风寒湿三气杂至，合而为痹。其多汗而濡者，此其逢湿甚也，阳气少，阴气盛，两气相感，故汗出而濡也。

《脏气法时论》曰：肺病者，肩背痛，汗出。肾病者，寝汗出，憎风。

《阴阳应象大论》曰：阳胜则身热，腠理闭，喘粗为之俯仰，汗不出而热，齿干以烦冤，腹满死，能冬不能夏。阴胜则身寒汗出，身常清，数栗而寒，寒则厥，厥则腹满死，能夏不能冬。

《脉要精微论》曰：阳气有余，为身热无汗；阴气有余，为多汗身寒；阴阳有余，则无汗而寒。

《营卫生会》篇曰：血之与气，异名同类焉。故夺血者无汗，夺汗者无血，故人有两死而无两生。

《脉要精微论》曰：肺脉软而散者，当病灌汗。

《六元正纪大论》曰：太阳所至，为寝汗痉。

《诊要经终论》曰：太阳之脉，其终也，戴眼，反折瘛疭，其色白，绝汗乃出，出则死矣。

《经脉》篇曰：六阳气绝，则阴与阳相离，离则腠理发泄，绝汗乃出，故旦占夕死，夕占旦死。

论证共三条

汗出一证，有自汗者，有盗汗者。自汗者，濈濈然无时，而动作则益甚。盗汗者，寐中通身汗出，觉来渐收。诸古法云：自汗者属阳虚，腠理不固，卫气之所司也。人以卫气固其表，卫气不固，则表虚自汗而津液为之发泄也，治宜实表补阳。盗汗者属阴虚，阴虚者阳必凑之，故阳蒸阴分则血热，血热则液泄而为盗汗也，治宜清火补阴。此其大法，固亦不可不知也。然以余观之，则自汗亦有阴虚，盗汗亦多阳虚也。如遇烦劳大热之类，最多自汗，故或以饮食之火起于胃，劳倦之火起于脾，酒色之火起于肾，皆能令人自汗，若此者，谓非阳盛阴衰者而何？又若人之寤寐，总由卫气之出入，卫气者，阳气也，人于寐时则卫气入于阴分，此其时非阳虚于表者而何？所以自汗、盗汗亦各有阴阳之证，不得谓自汗必属阳虚，盗汗必属阴虚也。然则阴阳有异，何以辨之？曰：但察其有火无火，则或阴或阳，自可见矣。盖火盛而汗出者，以火烁阴，阴虚可知也；无火而汗出者，以表气不固，阳虚可知也。知斯二者，则汗出之要无余义，而治之之法，亦可得其纲领矣。

——汗由血液，本乎阴也。经曰：阳之汗，以天地之雨名之，其义可知。然汗发于阴而出于阳，此其根本则由阴中之营气，而其启闭则由阳中之卫气。故凡欲疏汗而不知营卫之盛衰，欲禁汗而不知橐龠之牝牡，亦犹荡舟于陆而驾车于海耳，吾知其不败不已也。

——汗证有阴阳。阳汗者，热汗也；阴汗者，冷汗也。人但知热能致汗，而不知寒亦致汗。所谓寒者，非曰外寒，正以阳气内虚，则寒生于中而阴中无阳，阴中无阳则阴无所主而汗随气泄。故凡大惊、大恐、大惧，皆能令人汗出，是皆阳气顿消，真元失守之兆。至其甚者，则如病后产后，或大吐大泻失血之后，必多有汗出者，是岂非气去而然乎？故经曰：阴胜则身寒汗出，身常清，数栗而寒，寒则厥，厥则腹满死。仲景曰：极寒反汗出，身必冷如冰。是皆阴汗之谓也。故凡治阴汗者，但当察气虚之微甚。微虚者，略扶正气，其汗自收；甚虚者，非速救元气不可，即姜、桂、附子之属，必所当用。余别有治案，在《伤寒门》战汗条中。

汗出不治证

凡汗出不治之证有六：一、汗出而喘甚者不治。二、汗出而脉脱者不治。三、汗出而身痛甚者不治。四、汗出发润至巅者不治。五、汗出如油者不治。六、汗出如珠者不治。凡见此类，不得妄为用药。

论治共八条

——阳证自汗或盗汗者，但察其脉证有火，或夜热烦渴，或便热喜冷之类，皆阳盛阴虚也，宜当归六黄汤为第一，保阴煎亦妙。其或阴分虽有微火而不甚者，宜一阴煎或加减一阴煎之类主之。其有心火不宁，烦躁出汗者，宜朱砂安神丸、天王补心丹、生脉散之类主之。又有本非阴虚，止因内火熏蒸，血热而多汗者，宜正气汤，或黄芩芍药汤、清化饮之类主之。

——阴证自汗或盗汗者，但察其内无火邪，又无火脉，便是气虚阴证，皆不可妄用凉药以败阳气。若止因气虚而火未衰者，宜三阴煎、参归汤、人参建中汤之类主之。若睡中盗汗而无火者，宜参苓散、独参汤主之。若阳气俱虚者，宜参附汤、大建中汤之类主之。若气虚火衰之甚者，宜大补元煎、六味回阳饮之类主之。

——卫气不固，腠理不密而易汗者，是亦阴证之属，宜黄芪六一汤、玉屏风散、芪附汤之类主之。

——诸病误治，有不当汗而妄汗，或虽当汗而汗之太过者，皆汗多亡阳之证，是亦阴证之属，当察其虚之微甚。微虚者，宜三阴煎、五阴煎、独参汤之类主之；大虚者，非大补元煎、六味回阳饮之类不可。

——湿气乘脾者，亦能作汗。凡证有身重困倦而脉见缓大，声音如从瓮中出者，多属湿证。若热湿胜者，但去其火而湿自清，宜用前阳证之法；寒湿胜者，但助其火而湿自退，宜用前阴证之法。或用玉屏风散、四君子汤、五君子煎之类以健脾土之气，则湿去而汗自收。

——收汗止汗之剂，如麻黄根、浮小麦、乌梅、北五味、小黑豆、龙骨、牡蛎之属，皆可随宜择用。一曰：黄芪得防风而力愈大。一曰：官桂最能实表。

——凡汗出太多不能收者，速宜用五倍子为末，以唾津调填脐中，外用帕帛缚定，过宿即止。或用何首乌为末，填脐缚之，亦止。

——小儿盗汗，虽是常事，在东垣诸公，皆曰不必治之，盖由血气未足也。然汗之太多者，终属气分之虚。余于儿辈见汗之甚者，每以人参一钱许，煎汤与服，当夜即止。正恐他日之强弱未必不由乎此，所以培补之功原不可少。

——病后多汗。若伤寒，若疟疾，凡系外感寒邪，汗出热退而有汗不即止者，此以表邪初解，必由腠理卫气开泄，其汗宜然，即数日旬日亦自无妨，候卫气渐实，汗必自止，无足虑也。若其它杂证，本非外感之解而有自汗盗汗者，乃非所宜，不容不治。

述古共二条

《丹溪附录》曰：心之所藏，在内者为血，发外者为汗。盖汗乃心之液，而自汗之证，未有不由心肾俱虚而得之者。故阴虚阳必凑，发热而自汗；阳虚阴必乘，发厥而自汗，皆阴阳偏胜所致也。

立斋曰：若阳气虚弱，汗出不止，肢体倦怠，用芪附汤。上气喘急，盗汗，气短头晕者，用参附汤。肾气虚弱，盗汗发热者，用六味丸。若肾气虚乏，盗汗恶寒者，用八味丸。气血俱虚而盗汗者，用十全大补汤。阳盛阴虚者，当归六黄汤。心肾虚弱者，斑龙丸。

汗证论列方

大补元煎新补一

大建中汤补二五

玉屏风散补五十

四君子汤补一

五君子煎新热六

当归六黄汤寒六五

独参汤补三五

参附汤补三七

十全大补汤补二十

参归汤补三八

芪附汤补四三
人参建中汤补二六
参苓散补五三
生脉散补五六
黄芪六一汤补四九
一阴煎新补八
三阴煎新补十一
六味回阳饮新热二
五阴煎新补十三
保阴煎新寒一
天王补心丹补百八
六味丸补百二十
八味丸补一二一
加减一阴煎新补九
清化饮新因十三
正气汤寒六六
黄芩芍药汤寒百九
斑龙丸补一二八

论外备用方

归脾汤补三二
黄芪汤补四五
大补黄芪汤补四七
还少丹补一三五
柔脾汤补七一　吐衄汗
益阴肾气丸补一二三　血虚盗汗
三味建中汤补二九
大建中汤补二五　阴汗
人参养营汤补二一
心肾丸补百十二　阴虚盗汗
生地黄汤寒六八　阴火汗
防己黄芪汤和一七六　风湿汗
《宣明》白术散固三　虚风
白术散和三十　自汗盗汗
防风当归汤和二四一　过汗反张
牡蛎白术散固二　酒风
牡蛎散固一
金锁正元丹固十八　遗精汗
秘元丹固三二　虚寒自汗
麦麸汤固四　气虚汗
辰砂妙香散固十五　心虚汗
脚汗牡蛎散因二九四

痉　证

经义

《至真要大论》曰：诸痉项强，皆属于湿。诸暴强直，皆属于风。厥阴在泉，客胜则大关节不利，内为痉强拘瘛，外为不便；主胜则筋骨繇并，腰腹时痛。

《经筋》篇曰：足太阳之筋病，脊反折，项筋急，肩不举，腋支，缺盆中纽痛，不可左右摇。足少阴之筋病，主痫瘛及痉，在外者不能俯，在内者不能仰，故阳病者腰反折不能俯，阴病者不能仰。经筋之病，寒则反折筋急，热则筋弛纵不收，阴痿不用。阳急则反折，阴急则俯不伸。

《缪刺论》曰：邪客于足太阳之络，令人拘挛背急，引胁而痛。

《骨空论》曰：督脉为病，脊强反折。

《生气通天论》曰：因于湿，首如裹。湿热不攘，大筋软短，小筋弛长，软短为拘，弛长为痿。

《经脉》篇曰：膀胱足太阳也，是动则病冲头痛，目似脱，项似拔，脊痛，腰似折，髀不可以曲，腘如结，踹如裂，是为踝厥。是主筋所生病者。

《气厥论》曰：肺移热于肾，传为柔痉。

《诊要经终论》曰：太阳之脉，其终也，戴眼，反折，瘛疭，其色白，绝汗乃出，出则死矣。

《六元正纪大论》曰：太阳所至，为寝汗痉。

《热病》篇曰：风痉身反折，先取足太阳及腘中及血络出血；中有寒，取三里。热病不可刺者有九,九曰热而痉者死，腰折，瘛疭，齿噤龂也。

《厥论》曰：手阳明、少阳厥逆，发喉痹，嗌肿，痉，治主病者。

论证共六条

痓之为病，即《内经》之痉病也，以痉作痓，盖传写之误耳。其证则脊背反张，头摇口噤，戴眼项强，四肢拘急，或见身热足寒，恶寒面赤之类皆是也。

仲景曰：太阳之病，发热无汗，反恶寒者，名曰刚痉。太阳病，发热汗出而不恶寒者，名曰柔？。太阳病，发热脉沉而细者，名曰痉，为难治。太阳病，发汗太多，因致痉。风病，下之则痉，复发汗，必拘急。疮家，虽身疼痛，不可发汗，汗出则痉。

陈无择曰：夫人之筋，各随经络结束于身，血气内虚，外为风寒湿热之所中，则痉。盖风散气，故有汗而不恶寒曰柔痉；寒泣血，故无汗而恶寒曰刚痉。原其所因，多由亡血，筋无所营，故邪得以袭之。所以伤寒汗下过多，与夫病疮人及产后致斯疾者，概可见矣。诊其脉皆沉伏弦紧，但阳缓阴急则久久拘挛，阴缓阳急则反张强直，二证各异，不可不别。

愚谓痉之为病，强直反张病也。其病在筋脉，筋脉拘急，所以反张；其病在血液，血液枯燥，所以筋挛。观仲景曰：太阳病，发汗太多，因致痉；风病，下之则成痉；疮家不可发汗，汗之亦成痉。只此数言，可见病痉者多由误治之坏证，其虚其实可了然矣。自仲景之后，惟陈无择能知所因，曰：多由亡血，筋无所营，因而成痉，则尽之矣，但惜其言之既善而复有未善者。曰：血气内虚，外为风寒湿热所中则痉，斯言不无又误。若其所云，则仍是风湿为邪，而虚反次之。不知风随汗散，而既汗之后，何复言风？湿随下行，而既下之后，何反致湿？盖误汗者必伤血液，误下者必伤真阴。阴血受伤则血燥，血燥则筋失所滋，筋失所滋则为拘为挛，反张强直之病势所必至，又何待风寒湿热之相袭而后为痉耶？且仲景所言，言不当汗而汗也，不当下而下也，汗下既误，即因误治而成痉矣。岂误治之外，必再受邪而后成痉，无邪则无痉哉？此陈氏之言，不惟失仲景之意，而反致后人疑惑，用持两端。故凡今人之治此者，未有不以散风去湿为事，亦焉知血燥阴虚之证，尚能堪此散削否？此不可不为辨察，故余列二子之论于前，以资后学之印证。

——痉证甚多，而人多不识者，在不明其故而鲜有察之者耳。盖凡以暴病而见反张戴眼、口噤拘急之类，皆痉病也。观仲景以汗下为言，谓其误治亡阴所以然也。余因类推，则常见有不因误治，而凡属阴虚血少之辈，不能养营筋脉，以致搐挛僵仆者，皆是此证。如中风之有此者，必以年力衰残，阴之败也；产妇之有此者，必以去血过多，冲任竭也；疮家之有此者，必以血随脓出，营气涸也；小儿之有此者，或以风热伤阴，遂为急惊，或以汗泻亡阴，遂为慢惊，凡此之类，总属阴虚之证。盖精血不亏，则虽有邪干，亦断无筋脉拘急之病，而病至坚强，其枯可知。故治此者，必当先以气血为主，而邪甚者，或兼治邪，若微邪者，通不必治邪。盖此证之所急者在元气，元气复而血脉行，则微邪自不能留，何足虑哉！奈何今人但见此证，必各分门类而悉从风治。不知外感之风，寒邪证也，治宜解散；内生之风，血燥证也，止宜滋补。矧此数者，总由内证，本无外邪，既以伤精败血枯燥而成，而再治风痰，难乎免矣。故笔于此，以明痉证之要。

——仲景言痉止属太阳而不及他经者何也？盖痉必反张，其病在背，背之经络惟太阳、督脉耳，言太阳则督在其中矣，此其义也。然仲景止言其表而未详其里。考《内经》之《经脉》篇曰：足少阴之脉，贯脊属肾，其直者从肾上贯肝膈。《经筋》篇曰：足少阴之筋，循脊内挟膂，上至项，结于枕骨，与足太阳之筋合。又曰：足太阳之筋病，脊反折，项筋急。足少阴之筋病，主痫瘛及痉。阳病者腰反折不能俯，阴病者不能仰。由此观之，则痉之为病，乃太阳、少阴之病也。盖肾与膀胱为表里，膀胱为津液之腑而肾为藏精之脏，病在二经，水亏可知，故治此者，最当以真阴为主。

论治共八条

——痉证凡因汗因泻者，其气必虚。微虚者，宜三阴煎、五福饮之类主之。大虚而脉见沉细，阴胜者，宜大营煎、大补元煎、十全大补汤之类主之。

——痉证多汗者，宜三阴煎、参归汤、人参建中汤主之。阳气大虚汗出，或亡阳者，宜参附汤、芪附汤、大补元煎之类主之。若汗出兼火，多热躁者，宜当归六黄汤主之。

——痉因泄泻者，宜胃关煎、温胃饮之类主之。泻止而痉者，宜大营煎、五福饮之类主之。

——痉有兼火者，必脉见洪滑，证见烦热，宜一阴煎或加减一阴煎主之。若火盛之甚，以致阴血涸燥者，不得不先去其火，宜清化饮、保阴煎、玉女煎之类主之。

——痉有表邪未解者，当察其邪之微甚及证之阴阳。若身有微热，脉不紧数者，此微邪也，只补正气，其邪自散，宜五福饮之类主之。若表邪未解，阴虚无汗身热者，宜三柴胡饮、四柴胡饮、补阴益气煎之类主之。若阳气大虚，阴极畏寒，邪不解而痉者，宜大温中饮主之。

——痉有痰盛者，不得不先清上焦。若火盛多痰者，宜用清膈煎、抱龙丸。若多痰无火，宜用六安煎。凡此证候，多属虚痰虚火，因其壅滞，不得不暂为清理，但得痰气稍开，便当调理血气。

——小儿吐泻及多汗之后，妇人产后，诸证大失血之后，凡病中风及疮毒溃脓之后，皆有此证，悉当依前法酌宜治之。

——痉证有兼湿者，当如王海藏治法，详见后条。

述古共二条

仲景治太阳之痉，身体强，脉沉迟者，用栝楼桂枝汤取微汗。治刚痉无汗者，用葛根汤。治胸满口噤，卧不着席，脚挛？齿者，用大承气汤。案：此皆散逐实邪之法，虽此证不多见，然间或有之，则亦不可不知。

王海藏治刚痉，用神术汤加羌活、独活、麻黄；治柔痉，用白术汤加桂心、黄芪。

痉证论列方

大营煎新补十四
玉女煎新寒十二
五福饮新补六
大补元煎新补一
参归汤补三八
十全大补汤补二十
参附汤补三七
五积散散三九
芪附汤补四三
大温中饮新散八
白术汤和二六
人参建中汤补二六
一阴煎新补八
清膈煎新寒九
三阴煎新补十一
二柴胡饮新散二
保阴煎新寒一
当归六黄汤寒六五
温胃饮新热五
神术汤和三九
胃关煎新热九
三柴胡饮新散三
清化饮新因十三
补阴益气煎新补十六

六安煎新和二

四柴胡饮新散四

加减一阴煎新补九

葛根汤散二九

大承气汤攻一

栝楼桂枝汤散十二

抱龙丸小八五

论外备用方

防风当归汤和二四一　过汗反张

性集

卷之十三　杂证谟

瘟　疫

经义

《阴阳应象大论》曰：冬伤于寒，春必温病。

《金匮真言论》曰：夫精者，身之本也。故藏于精者，春不病温。

《热论》篇：帝曰：今夫热病者，皆伤寒之类也，或愈或死，其死皆以六七日之间，其愈皆以十日以上者，何也？岐伯对曰：巨阳者，诸阳之属也，其脉连于风府，故为诸阳主气也。人之伤于寒也，则为病热，热虽甚不死。其两感于寒而病者，必不免于死。帝曰：愿闻其状。岐伯曰：伤寒一日，巨阳受之，故头项痛，腰脊强。二日，阳明受之，阳明主肉，其脉侠鼻，络于目，故身热目疼而鼻干，不得卧也。三日，少阳受之，少阳主胆，其脉循胁络于耳，故胸胁痛而耳聋。三阳经络皆受其病而未入于脏者，故可汗而已。四日，太阴受之，太阴脉循布胃中，络于嗌，故腹满而嗌干。五日，少阴受之，少阴脉贯肾，络于肺，系舌本，故口燥舌干而渴。六日，厥阴受之，厥阴脉循阴器而络于肝，故烦满而囊缩。三阴三阳、五脏六腑皆受病，营卫不行，五脏不通则死矣。其不两感于寒者，七日，巨阳病衰，头痛少愈。八日，阳明病衰，身热少愈。九日，少阳病衰，耳聋微闻。十日，太阴病衰，腹减如故，则思饮食。十一日，少阴病衰，渴止不满，舌干已而嚏。十二日，厥阴病衰，囊纵，少腹微下，大气皆去，病日已矣。帝曰：治之奈何？岐伯曰：治之各通其脏脉，病日衰已矣。其未满三日者，可汗而已；其满三日者，可泄而已。

《热论》篇曰：两感于寒者，病一日则巨阳与少阴俱病，则头痛口干而烦满。二日则阳明与太阴俱病，则腹满，身热不欲食，谵言。三日则少阳与厥阴俱病，则耳聋，囊缩而厥，水浆不入，不知人，六日死。帝曰：五脏已伤，六腑不通，营卫不行，如是之后，三日乃死，何也？岐伯曰：阳明者，十二经脉之长也，其血气盛，故不知人，三日其气乃尽，故死矣。

《热论》篇曰：凡病伤寒而成温者，先夏至日者为病温，后夏至日者为病暑，暑当与汗皆出，勿止。

《热论》篇：帝曰：热病已愈，时有所遗者何也？岐伯曰：诸遗者，热甚而强食之，故有所遗也。若此者，皆病已衰而热有所藏，因其谷气相薄，两热相合，故有所遗也。帝曰：治遗奈何？岐伯曰：视其虚实，调其逆从，可使必已也。帝曰：病热当何禁之？岐伯曰：病热少愈，食肉则复，多食则遗，此其禁也。

《刺热》篇曰：肝热病者，小便先黄，腹痛多卧，身热。热争则狂言及惊，胁满痛，手足躁，不得安卧。庚辛甚，甲乙大汗，气逆则庚辛死。刺足厥阴、少阳。其逆则头痛员员，脉引冲头也。心热病者，先不乐，数日乃热。热争则卒心痛，烦闷善呕，头痛，面赤，无汗。壬癸甚，丙丁大汗，气逆则壬癸死。刺手少阴、太阳。脾热病者，先头重颊痛，烦心，颜青欲呕，身热。热争则腰痛不可用俯仰，腹满泄，两颔痛。甲乙甚，戊己大汗，气逆则甲乙死。刺足太阴、阳明。肺热病者，先淅然厥起毫毛，恶风寒，舌上黄，身热。热争则喘咳，痛走胸膺背，不得太息，头痛不堪，汗出而寒。丙丁甚，庚辛大汗，气逆则丙丁死。刺手太阴、阳明，出血如大豆，立已。肾热病者，先腰痛胻酸，苦渴数饮，身热。热争则项痛而强，胻寒且酸，足下热，不欲言，其逆则项痛员员澹澹然。戊己甚，壬癸大汗，气逆则戊己死。刺足少阴、太阳。诸汗者，至其所胜日汗出也。肝热病者，左颊先赤；心热病者，颜先赤；脾热病者，鼻先赤；肺热病者，左颊先赤；肾热病者，颐先赤。病虽未发，见赤色者刺之，名曰治未病。太阳之脉色荣颧骨，热病也，荣未交，曰今且得汗，待时而已。与厥阴脉争见者，死期不过三日。其热病内连肾，少阳之脉色也。少阳之脉色荣颊前，热病也，荣未交，曰今且得汗，待时而已。与少阴脉争见者，死期不过三日。此一节即言伤寒之两感也，详注备载《类经·疾病类》四十四。

《热病》篇曰：热病三日，而气口静、人迎躁者，取之诸阳，五十九刺，以泻其热而出其汗，实其阴以补其不足者。身热甚，阴阳皆静者，勿刺也。其可刺者，急取之，不汗出则泄。所谓勿刺者，有死征也。热病七日八日，脉口动喘而弦者，急刺之，汗且自出，浅刺手大指间。热病七日八日，脉微小，病者溲血，口中干，一日半而死，脉代者，一日死。热病已得汗出而脉尚躁，喘且复热，勿刺肤，喘甚者死。热病七日八日，脉不躁，躁不散数，后三日中有汗，三日不汗，四日死。未曾汗者，勿腠刺之。热病不知所痛，耳聋，不能自收，口干，阳热甚，阴颇有寒者，热在髓，死不可治。热病而汗且出，及脉顺可汗者，取之鱼际、太渊、大都、太白，泻之则热去，补之则汗出。汗出太甚，取内踝上横脉以止之。热病已得汗而脉尚躁盛，此阴脉之极也，死；其得汗而脉静者，生。热病者，脉尚躁盛而不得汗者，此阳脉之极也，死；脉盛躁得汗静者，生。热病不可刺者有九：一曰汗不出，大颧发赤，哕者死；二曰泄而腹满甚者死；三曰目不明，热不已者死；四曰老人婴儿，热而腹满者死；五曰汗不出，呕下血者死；六曰舌本烂，热不已者死；七曰咳而衄，汗不出，出不至足者死；八曰髓热者死；九曰热而痉者死，腰折、瘛疭、齿噤龂也。凡此九者，不可刺也。太阳之脉色荣颧骨，热病也，与厥阴脉争见者死，死期不过三日。少阳之脉色荣颊前，热病也，与少阴脉争见者，死期不过三日。本篇刺法未及详录，具载《类经·针刺类》第四十。

《评热病论》：帝曰：有病温者，汗出辄复热，而脉躁疾不为汗衰，狂言不能食，病名为何？岐伯曰：病名阴阳交，交者死也。人所以汗出者，皆生于谷，谷生于精。今邪气交争于骨肉而得汗者，是邪却而精胜也。精胜则当能食而不复热，复热者，邪气也。汗者，精气也。今汗出而辄复热者，是邪胜也。不能食者，精无俾也。病而留者，其寿可立而倾也。且夫《热论》曰：汗出而脉尚躁盛者死。今脉不与汗相应，此不胜其病也，其死明矣。狂言者，是失志，失志者死。今见三死，不见一生，虽愈必死也。

《刺志论》曰：气盛身寒，得之伤寒；气虚身热，得之伤暑。

《论疾诊尺》篇曰：尺肤热甚，脉盛躁者，病温也。其脉盛而滑者，病且出也。

《刺法论》：帝曰：余闻五疫之至，皆相染易，无问大小，病状相似，不施救疗，如何可得不相移易者？岐伯曰：不相染者，正气存内，邪不可干，避其毒气。天牝从来，复得其往，气出于脑，即不干邪。气出于脑，即先想心如日。欲将入于疫室，先想青气自肝而出，左行于东，化作林木；次想白气自肺而出，右行于西，化作戈甲；次想赤气自心而出，南行于上，化作焰明；次想黑气自肾而出，北行于下，化作水；次想黄气自脾而出，存于中央，化作土。五气护身之毕，以想头上如北斗之煌煌，然后可入于疫室。

《水热穴论》：帝曰：夫子言治热病五十九俞，愿闻其处，因闻其意。岐伯曰：头上五行行五者，以越诸阳之热逆也。大杼、膺俞、缺盆、背俞，此八者，以泻胸中之热也。气街、三里、巨虚上下廉，此八者，以泻胃中之热也。云门、髃骨、委中、髓空，此八者以泻四肢之热也。五脏俞旁五，此十者，以泻五脏之热也。凡此五十九穴者，皆热之左右也。帝曰：人伤于寒而传为热，何也？曰：夫寒盛则生热也。

论证共二条

经曰：冬伤于寒，春必病温。是温病即伤寒也。然伤寒有四时之不同，如冬感寒邪而即病者，为真伤寒。其有寒毒内侵而未至即病者，必待春温气动，真阴外越，再触寒邪，其病则发，故至春犯寒则发为温病，至夏犯寒则发为热病，亦犹伤气者遇气则作，伤食者遇食则发，其义一也。然而伤寒、瘟疫，多起于冬不藏精及辛苦饥饿之人。盖冬不藏精则邪气乘虚易入，而饥饿劳倦之流则受伤尤甚，故大荒之后，必有大疫，正为此也。但此辈疫气既盛，势必传染，又必于体质虚浊者先受其气，以渐遍传，则又有不待冬寒而病者矣。然此以冬寒主气之为病也，至于客气变迁，岁时不同，故有冬行春令，则应冷反温，夏行冬令，则应热反冷，春秋皆然，是则非其时而有其气，壮者无恙，怯者受伤。是又不止冬寒，而运气不正之害，所当察而慎避者有如此。

——瘟疫本即伤寒，无非外邪之病，但染时气而病无少长率相似者，是即瘟疫之谓。古人有云：瘟证因春时温气而发，乃因郁热自内而发于外，初非寒伤于表也，故宜用辛平之剂，治与正伤寒用麻黄者不同也。此说固若近理，而实有未必然者。盖瘟疫若非表证，则何以必汗而后解？故余于前论中，谓其先受寒邪，再触则发，诚理势之确然也。但其时有寒热，证有阴阳，治阳证热证者，即冬时亦可清解；治阴证寒证者，即春夏亦可温散。谓宜因时者则可，谓非寒伤于表也则不可。

瘟疫脉候

凡病伤寒、瘟疫，脉洪大滑数，而数中兼缓者可治，脉洪大而紧数甚者危。脉虽浮大而按之无力者，宜补兼表。身虽热而脉弱者，当以纯补为主，或兼温散。身大热而脉见沉涩细小，足冷者，难治。瘟病四五日，身热，腹满而吐，脉来细而弦强者，十二日死。瘟病二三日，头痛腹满，脉直而疾者，八日死。瘟病八九日，头身不痛，色不变而利不止，心下坚，脉不鼓，时或大者，十七日死。瘟病汗不出，或出不至下部者死。瘟病下利，腹中痛甚者死。以上死证，言其略耳，诸所未尽，当于《伤寒门》参阅。

治法六要

自古伤寒治法，苦于浩渺，余自考索以来，留心既久，每临编得其法，未必见其病，临病见其证，未必合其方，可见病多变态，执滞难行，惟贵圆通而知其要耳。故余注《类经》，所列伤寒治要有六，曰汗、补、温、清、吐、下。然亦但言其概，而未及其详，今悉诸法于此，用补伤寒之未备者。倘欲求仲景心法，乃当阅伤寒本门，使能彼此参证，则纲举目张，自有包罗贯串之妙，既约且尽，而活人之要，当无出此。

汗有六要五忌

治伤寒之法，余已析其六要，而六要之外，又有五忌者，何也？盖六法之中，惟汗为主，正以伤寒之愈，未有不从汗解者，故法虽有六，汗实统之，而汗外五法，亦无非取汗之法也。然取汗以辛散，此固其常也，而何以五法皆能取汗？六要则已，又何以有五忌之辨也？盖汗由液化，其出自阳，其源自阴。若肌肤闭密，营卫不行，非用辛散，则玄府不开而汗不出，此其一也；又若火邪内燔，血干液涸，非用清凉，则阴气不滋而汗不出，此其二也；又若阴邪固闭，阳气不达，非用辛温，则凝结不开而汗不出，此其三也；又若营卫不足，根本内亏，非用峻补，则血气不充而汗不出，此其四也；又若邪在上焦，隔遮阳道，不施吐涌，则清气不升而汗不出，此其五也；又若邪入阳明，胃气壅滞，不以通下，则浊气不解而汗不出，此其六也。凡此者皆取汗之道，是即所谓六要也。

何谓五忌？盖一曰热在表者，内非实火，大忌寒凉，寒则阴邪凝滞不散，邪必日深，阳必日败，而汗不得出者死；二曰元气本弱，正不胜邪者，大忌消耗，尤忌畏补，消耗则正气日消，不补则邪气日强，消者日消，甚者日甚，而必不能汗者死；三曰实邪内结，伏火内炎者，大忌温补，温则愈燥，补则愈坚，而汗不得出者死；四曰中虚气弱，并忌汗诸条者，大忌发散，散则气脱，气脱而汗不能出，气脱而汗不能收者死；五曰病非阳明实邪，并忌下诸条者，大忌通泻，泻则亡阴，阴虚则阳邪深陷，而汗不得出者死。是即所谓五忌也。能知六要而避五忌，伤寒治法尽于是矣。第假热者多，真实者少，能察秋毫于疑似，非有过人之见者不能也。余之谆谆，其亦颙望于潜心者耳。

汗散法共五条

凡伤寒、瘟疫，表证初感，速宜取汗，不可迟也。故仲景曰：凡发汗服汤药，其方虽言日三服，若病剧不解，当半日中尽三服。如服一剂，病证犹在，当复作本汤服之。至有不肯汗出者，服三剂乃解。若汗不能出者，死病也。此所谓汗不宜迟也。然取汗之法，又当察其元气病气之虚实，若忽尔暴病，表证已具而元气未亏者，但以辛平之剂，直散之可也。若兼杂证，则当察其寒热温凉，酌宜而治，不得但知发散也。又若身虽大热，表证全具而脉见虚弱者，必不易汗，此即当详察补虚法，酌而治之。若不知标本，而概行强散，营竭则死。

——伤寒之宜平散者，以其但有外证，内无寒热，而且元气无亏也，宜以正柴胡饮为主治。此外如十神汤、参苏饮，皆可酌用。若病在阳明者，宜升麻葛根汤。若感四时瘟疫，而身痛发热，及烟瘴之气者，宜败毒散或荆防败毒散。若病在三阳，而头痛鼻塞，项强身痛，咳嗽者，宜神术散。若伤风兼寒，而发热咳嗽者，宜柴陈煎或金沸草散，甚者小青龙汤。

——伤寒之宜温散者，以其寒邪外盛而内无热证，及元气无亏而气清受寒者，皆可从温直散之，宜二柴胡饮为最当。若寒甚表实者，惟麻桂饮为最妙，毋疑畏也。此外如五积散、麻黄汤、桂枝汤、小青龙汤、葛根汤、圣散子之类，皆可酌用。

——伤寒之宜凉散者，以其外热里亦热，必脉证俱阳，而烦渴喜冷，及元气强实者，乃可兼凉兼散，宜一柴胡饮为先，或九味羌活汤、柴葛解肌汤，甚者六神通解散，皆可酌用。若内外俱热，而或为热泻者，宜柴芩煎。若表里俱热而兼斑疹者，宜柴葛煎。

——伤寒之宜兼补兼散者，以营卫不足，血气不充也。用药如用兵，兵进而粮饷不继则兵覆，攻病而元气不继则病覆。故治虚邪之宜散者，必当先本后末，此其最要者也。若寒邪在营，肝脾血少而邪热不退者，宜三柴胡饮或归柴饮。若寒邪在卫，脾肺气虚而表邪不解者，宜四柴胡饮。若脾胃气血不足而邪热不解者，宜五柴胡饮。若邪在半表半里，往来寒热而微见气虚者，宜小柴胡汤。若温暑大热大渴，津枯液涸，阴虚不能作汗者，宜归葛饮。若寒邪深入而阴中阳气不足，或背恶寒者，必难散解，非理阴煎不可。若中气大虚大寒，身热恶寒，或大便溏泄而表邪不能解者，非大温中饮不可。

补虚法共三条

伤寒、瘟疫俱外侮之证，惟内实者能拒之，即有所感而邪不胜正，虽病无害。最畏者，惟内虚之人，正不胜邪，邪必乘虚深入，害莫大矣。故曰伤寒偏打下虚人。且今人虚弱者多，强实者少，设遇挟虚伤寒而不知速救根本，则百无一生。故伤寒书曰：阳证得阴脉者死，正以阴脉即虚证也。此欲辨之，惟脉为主，而参以形证，自无失矣。盖凡遇伤寒外热等症，而脉见微弱浮空，举按无力者，即是虚证，最不易解，最不宜攻。虽欲发汗，汗亦难出，即有微汗，亦不过强逼肤腠之汗，而必非营卫通达之所化。若不顾虚实而逼之太甚，则中气竭而危亡立至矣。

然治虚之法，须察虚实之微甚。若半虚者，必用补为主而兼散其邪；若太虚者，则全然不可治邪，而单顾其本，顾本则专以保命，命得不死，则元气必渐复，或于七日之后，或十四日，甚者二十日之后，元气一胜，邪将不攻自溃，大汗至而解矣。欲知其兆，亦察其脉，但得弱者渐强，小者渐大，弦者渐滑，紧者渐缓，则大汗将通，吉期近矣。

凡用补之法，但察其胸膈何如。若胸腹多滞者未可补，年壮气实者未可补。若气本不实而胸腹无滞，则放胆用之。又若内无热邪而素宜用温，其或气有难行者，则必兼暖胃而后可。盖补得暖而愈行，邪得暖而速散，切不可杂用消耗寒凉，以分温补之力。其或初感寒邪，但见脉证真虚，邪不易散等症，则人参、熟地之类，开手便当速用，愈早愈妙，若或迟疑，则纵寇深入，反成难制。此治虚邪最善之法也。余用此法，活人多矣。

常闻昧者有伤寒忌补之说，不知补者所以补中，是即托里之意。亦以寒邪如盗，其来在外，元气如民，其守在中，足民正所以强中，强中正所以御外，保命玄机，惟此一着，何为补住邪气？庸妄误人，莫此为甚。余因再悉于此，用补伤寒治法之未备，渐用渐熟，方知其妙。自今而后，知必有不惑余言而受余之生者，将无穷矣。

——伤寒精血素弱，或阴中阳气不足，脉细弱而恶寒者，必须大助真阴，则阳从阴出，而表邪自可速解，惟理阴煎加柴胡、麻黄之类，或随证加减用之为最妙。若伤寒于七日八日之后，脉数无力，神昏气倦，或躁扰不宁，散之不可，清之不可，而邪不能解者，只宜理阴煎大剂与之，真回生神剂也。若气血俱虚而邪不能解，只宜平补者，以五福饮为主，而随证加减用之，或大补元煎，或六物煎，或十全大补汤皆可用。若脾胃中气虚弱而邪不能解者，宜四君子汤加减用之。若中气虚弱脾寒，或兼呕恶而邪不解者，宜五君子煎、温胃饮。若劳倦伤脾，寒邪内陷，身热不退，当升散者，宜补中益气汤。若寒邪陷入阴分，血虚不能外达，而当升散者，宜补阴益气煎。若阴虚发热，面赤口渴，烦躁，脉浮洪无力者，宜六味地黄汤大剂与之，一服可愈。凡中气虚寒，表邪不解，或日久畏药，或诸药不效者，只宜独参汤，或浓或淡，或冷或热，随其所好，时时代茶与之，连日勿间，使其营气渐复，则邪气渐退，大有回生之妙，毋勿之也。

——伤寒用补之法与用攻用散者不同。盖攻散所以去实邪，其力竣，其效速，故凡用柴胡、麻黄之类，取效在一二三剂之间，用大黄、芒硝之类，取效在一剂之间，此而不效，必其用之不善，不可多也。至若用补者，所以补虚，其力柔，其功缓，虽于一二剂见效者，亦多有之；若积劳积损，气血虚甚者，欲其复元，诚不易也。但察其服补无碍，或于脉证间略见相投，便是得补之力。故轻者二三剂，重者十余剂，方得见功，而汗出邪退以愈也。若不知此理，而但于一二剂间，未见速效，则必致庸谗起，惑乱生，而全功尽弃矣。此不可不深察也。

温补法共二条

凡治伤寒、瘟疫宜温补者，为其寒邪凝滞，阳不胜阴，非温不能行，非温不能复也。如寒气在经者，以邪在表也，宜用温散，法具如前。寒气在脏者，以阳气虚也，或宜温补，或止温中。然用温之法，但察其外虽热而内无热者，便是假热，宜温不宜凉也；病虽热而元气虚者，亦是假热，宜温不宜凉也。真热者，谁不得而知之，惟假热为难辨耳。病假热者，非用甘温，热必不退，矧真寒者，又在不言可知。大都实证多真热，虚证多假热，故治实者多宜用凉，治虚者多宜用温。真假不识，误人不浅矣。又真寒假热之辨，则实亦有寒，实亦有热，虚亦有寒，虚亦有热，若谓实者皆热，虚者皆寒，则凿而谬矣。但实而寒者，只宜温散，不必滋补；虚而热者，只宜调补，最畏寒凉。盖寒凉无生意而善败元气，若以寒凉治虚证，则热未必退，且暂用则或可，久则无不败脾而危者。既已病热，又不宜寒，则总云假热，本非过也。

——伤寒发热而命门阳虚，或恶寒，或身痛，或呕，或痢，脉弱气虚而表不能解者，必用大温中饮，或理阴煎。若伤寒身热，心肺有寒，或呕哕而咳，或腹满而喘，止有寒邪而无虚者，宜小青龙汤。若阴证伤寒，自利脉沉，身痛发热，腹痛厥逆，但有寒邪而元气无虚者，当用温药，宜四逆汤。若寒在太阴，腹痛吐痢，或胀满厥逆，脾胃虚寒而邪有不解者，宜温胃饮或理中汤。若伤寒一二日，邪在太阳，或在少阴，背恶寒而表不解者，宜附子理阴煎，在仲景则用附子汤。若风寒在表，阴寒在里，外为身热而内则泻痢不能止，或见呕恶，或腹因痢痛者，此其中气下泄，则外邪益陷，必不能解，宜速用胃关煎或大温中饮。凡患伤寒，有阴阳大虚，元气将败而邪不能解者，非六味回阳饮不可。然但有大虚大寒之意，即当用此，若待其败，恐无及矣。凡阴盛隔阳，内真寒而外假热者，其证必头红面赤，或干渴舌焦，或口疮喉痛，或烦喘狂躁，或身热如火，或见虚斑而蚊迹遍身，或发阴黄而尿如金汁，虽其外有此证而脉则微弱不鼓，且或为呕恶，或为泄泻，或背腹畏寒，或气短似喘，或昏睡无知，或惊惶惧怯，或虽热不渴，或言虽谵妄而气促声微，或身虽躁狂而举动无力，禁之则止，是皆内虚外实、真寒假热之证，须用理阴煎，或六味回阳饮、大温中饮、八味地黄汤之类，大剂与之，庶可保全。若虚火上浮，喉痛热躁，不能热饮者，用井水浸药冷与饮之，此用假寒之味以解上焦之假热，真热之性以救下焦之真寒，回阳起死，真神妙之法也。其有血气本虚，用补相便，然温补既多，而病日昏愦，且见烦热难愈者，此其阳邪独亢，阴气不至，而虚中有热也，但改滋阴，以犀角地黄汤加黄芩、麦冬，或一柴胡饮加知母之类，此十补一清之法，一剂即效，其妙如神。医中圆活，最宜知此。

清利法共三条

凡治伤寒、瘟疫宜清利者，非止一端，盖火实者宜清火，气实者宜行气，食滞者宜消食，痰盛者宜化痰，皆所谓清利也。凡此数者，滞去则气行，而表邪自解，然此宜用于邪实等症，而本非虚证之所宜。其有虚中挟实者，不妨少为兼用，此中权度，自有其宜。若病在危急，则毫不容谬，设不当清而妄用之，亦与扑残灯者无异也。

——伤寒火盛者，治宜清解。若热入阳明，烦渴躁热，脉洪便实而邪有不解者，宜柴胡白虎煎，或单用白虎汤、太清饮，或玉泉散。若汗后仍热者，亦宜用之。若伤寒口渴，烦热赤斑，脉洪大而无力者，宜人参白虎汤。若伤寒邪在太阳，发热头痛，脉洪大，表邪未解而内热又甚者，宜一柴胡饮，或三黄石膏汤，或六神通解散。若六经通热，火邪不解，或狂斑烦躁，或头红面赤，口干舌黑，脉洪邪实者，宜抽薪饮，或黄连解毒汤，或加柴胡。若伤寒热入血室，吐血斑黄及血热血燥，不能作汗而邪不解者，宜《局方》犀角地黄汤；热甚者，宜《良方》犀角地黄汤。若热邪闭结血分，大便不通而邪不能解者，宜《拔萃》犀角地黄汤。若少阴水亏，阳明火盛，热渴失血，牙痛便结，脉空作喘而邪不能解者，宜玉女煎。若伤寒阳邪亢盛，血脉不通而四肢厥逆者，谓之热厥，宜四逆散。若暑月时行瘟疫，表里俱热，宜清宜解者，羌活升麻汤。若伤寒热结膀胱而小水不利，火邪不退，或挟热泄泻者，宜大分清饮，或柴芩煎，或益元散。若伤寒实热内蓄，小水不利，而口渴烦热发黄者，宜茵陈饮，或大分清饮。凡瘟疫热甚而烦渴不宁者，宜雪梨浆时时与之，解渴退火最妙，大胜于益元散。冷水禀天一之性，甘而不苦，故大能清热解烦，滋阴壮水。凡火盛水涸，大渴便结，营卫热闭不能作汗者，最宜用之。虽虚证不可用，然亦有当用者，但察其喉口热极，唇舌干焦，大便秘结不通而大渴喜冷者，此阴虚水亏证也，不妨与人参、熟地、桂、附、干姜之属，相间并用，藉以滋阴，其功不小。惟大便不结及微热微渴、劳倦阳虚等症，最不宜用，若妄用之，则多致寒颤而败。

——伤寒兼杂证者，治宜调和、清利。凡伤寒兼风，发热，咳嗽多痰者，宜柴陈煎。若食滞气实，邪结胃脘而表不解者，宜大和中饮加柴胡。若感四时寒湿之气，以致脾胃不和，或呕或吐，或泄泻胀满者，宜平胃散；或寒盛多吐者，宜和胃饮。若外感风寒，内停饮食，头痛寒热，或为吐泻胀满者，宜藿香正气散。若感四时寒湿，发热发黄，身痛脉紧，中寒泄泻，小水不利者，宜柴苓饮；若中无寒而多火者，宜柴苓汤。若外伤暑热，霍乱泄泻，小水不利，腹痛胀满，内阴外阳者，宜五苓散。若外伤寒湿，一身尽痛者，羌活胜湿汤。

吐法共二条

凡伤寒宜吐者，必其上焦有滞，或食或痰，结聚胸膈而邪不得散者，当吐也；或寒邪浊气内陷膈间而为痞为痛者，当吐也，盖吐中自有发散之意。若中气虚寒，脉弱无力及气短虚烦不宁者，皆不可吐。凡用吐药，中病即止，不必尽剂。

——古方吐法多用独圣散及茶调散，凡上焦邪滞皆可用之，然不若新吐法为更捷也。又凡诸药皆可吐，只随证用药，煎汤服，少顷探而吐之，则轻重可酌，标本可兼，尤其善也。

下法共二条

凡伤寒瘟疫宜下者，必阳明邪实于腑而秘结腹满者乃可下之；或元气索强，胃气素实者，亦可下之。若大便虽数日不行而腹无胀满，及大便无壅滞不通之状，或连日不食而脐腹坦然，软而无碍者，此其阳明胃腑本无实邪，切不可妄下妄导，以泄中气。又如《伤寒门》忌下诸条，必当加意详察，不可误用。盖诸误之害，下为尤甚，不可忽也。今见时医有妄下而亦不致死者，必其元气之素强，能胜攻下者也，若概引为证，必致杀人。

——伤寒邪入阳明，便秘谵语，腹满烦热，脉证俱实者，宜大承气汤或调胃承气汤。若伤寒表证未除，里证又急，表里俱实者，宜大柴胡汤。若三焦六经邪火壅结，大便不通而表邪不解者，宜《局方》凉膈散。若伤寒热邪传里，当下而气血俱虚者，宜陶氏黄龙汤。若伤寒热邪传里而血虚秘结，腹胀作痛，邪不能解者，宜玉烛散。若时气瘟疫遍行，火邪内蓄，三焦实热，大便秘结而邪不能退者，宜五瘟丹。若时行瘟疫发热，火浮于上，胸膈结热者，宜大清丸。凡诸有宜通宜下者，但随证作引，送百顺丸一二三钱，最捷最妙。

瘟疫热毒辨治共三条

瘟疫本即伤寒，然亦有稍异。以其多发于春夏，且因时气遍行，大小相似，必待日数足，然后得汗而解者，是为瘟疫之证。虽古法云：瘟病在三阳者多，三阴者少，然亦不可拘泥。若见阴证阴脉，是即三阴病也，大宜辨而治之。

——瘟疫之在三阳者，当辨其经。如脉浮头疼，发热身痛者，太阳证也，宜九味羌活汤加减治之。若脉长鼻干，不眠而躁者，阳明病也，宜葛根解肌汤或十味参苏饮加减治之。若脉弦而数，胸胁痛而耳聋，少阳证也，宜小柴胡汤加减治之。案：此三阳之治，乃古方治瘟之大略，然此证寒热虚实，无所不有，仍当察治如前，不可拘也。

——瘟疫初起而头疼身痛，憎寒发热，脉紧数洪滑，而别无他证，先宜正柴胡饮，或败毒散，或十神汤。若瘟疫初起，多阴少阳，脉证无虚者，宜神术散。若瘟疫胸膈满闷，小柴胡加枳实、橘红；热在内者，仍加黄连。若暑月时行瘟疫，表里俱热甚，宜清火解毒者，羌活升麻汤。若瘟疫火盛，脉洪大而热躁甚者，三黄石膏汤。若瘟疫热毒上浮，头面俱肿，目不能开，口干舌燥，咽喉不利者，普济消毒饮。若瘟疫脉洪大，烦躁热渴者，白虎汤；或兼呕吐者，仲景竹叶石膏汤。若瘟疫发狂谵语，脉洪大滑实而大便秘结不通者，大承气汤或鸡子清饮。若瘟疫内外俱有实邪，大便不通，当表里双解者，防风通圣散。若瘟疫病八九日不退而发斑发黄，但脉不虚不浮紧，而腹见痞满者，率可以承气、五苓合服而下之。若瘟疫头身红赤，肢体热甚，烦躁不能当者，宜用解瘟疫热毒法及内饮雪梨浆，或用井花水调玉泉散，俱妙。案以上诸法，乃因时因证，皆阳证实邪之所宜。若瘟疫脉弱无力，或外虽实而内则虚，或口不喜冷，大便不结之类，即非阳证，不得以身热脉数，俱认为火，虽在暑月，如理中汤、理阴煎、大温中饮、大补元煎及前温补诸法，皆当随证必用，此舍时从证之妙法也。矧夏月尤多伏阴，故凡临此证者，必先察阴阳，次辨虚实，则其要也，宜切识之。

徐东皋曰：瘟疫六七日不解，以致热入血室，发黄身如烟熏，目如金色，口燥而热结，以砭针刺曲池出恶血，仍以通圣散兼散兼下，得汗如黄水，粪如黑膏而即愈。案此即北方之所谓打寒也，其法用手捋上膊，使血聚于臂，以帛缚定，乃用箸夹磁锋，击刺肘中曲泽旁之大络，使邪毒随恶血而出，亦最捷之法，穷人用之极效，然非曲池穴也。

大头瘟证治共三条

大头瘟者，以天行邪毒客于三阳之经，所以憎寒发热，头目颈项或咽喉俱肿，甚至腮面红赤，肩背斑肿，状如蛤蟆，故又名为蛤蟆瘟。大都此证多属风热，然亦有表里虚实之辨。又外科有时毒证，亦即此也，方治具见本门，当参阅用之。

——大头蛤蟆瘟治法：凡病在头目，内火未盛者，先当解散，宜正柴胡饮或败毒散。若时毒咽喉肿痛，内火不甚而便利调和者，葛根牛蒡汤。时毒表里俱热，头目俱肿，宜清宜散者，柴葛煎。若毒在阳明，表里俱热，多头痛鼻干，宜散者，柴葛解肌汤。若时毒三阳热极狂躁，咽喉肿痛，宜清兼散者，栀子仁汤。若时毒遍行，邪热上浮，头面俱肿，咽喉不利者，普济消毒饮。若时毒风热上聚头面，宜升散者，犀角升麻汤。若时气盛行，宜清火解毒者，羌活升麻汤。若时毒血热烦躁，兼赤斑者，犀角散、人参白虎汤。若时毒内外俱实，当双解者，防风通圣散。若时毒焮肿作痛，脉实便秘，宜下者，五利大黄汤，或漏芦升麻汤，或连翘消毒散。若时毒虽盛而外实内虚，脉弱神困，凡诸虚证有据者，必当救里内托，宜参芪托里散或托里消毒散。其有阳虚假热而兼呕恶泄泻者，如六味回阳饮之类，皆所必用，不可疑也。若头项肿甚，疼痛难忍者，宜用清凉救苦散敷之，或取侧柏叶自然汁，调蚯蚓泥敷之。

徐东皋曰：大头蛤蟆之候，因风热湿邪在于高颠之上，宜先用败毒散加羌活、黄芩、酒浸大黄，随病加减，不可峻用降药，虽有硝黄之剂，亦必细细呷之。盖凡治大头瘟者，不宜速攻，若攻之太峻，则邪气之在上者自如，而无过之中气反受其害而伤人也。且头乃空虚之地，既著空虚，则无所不致，所以治法当先缓而后急，则邪伏也。缓治以清热消毒，虚者兼益元气；胃虚食少者，兼助胃气；内实热甚，大便秘结者，以酒浸大黄下之，乃宣热而泄其毒也，此为先缓后急之法。若先从鼻肿，次肿于目，又次肿于耳，渐至头上，络脑后结块则止，不散，必出脓而后愈。又曰：大头瘟，太阳病，发于头上，并脑后下项及目后赤肿者是也，治宜荆防败毒散，羌活、藁本行经。阳明病，发于鼻頞，并目不能开及面部者是也。或内热气喘，口干　舌燥，咽喉肿痛不利，脉数大者，普济消毒饮；若内实而热者，防风通圣散间服之。少阳病，发于耳之上下前后，并头角红肿者是也。若发热，或日晡潮热，或寒热往来，口苦咽干，目痛，胸胁满闷者，小柴胡加消毒之药。

伤寒初感治法

凡伤寒初感之治，本与传变者不同。盖凡病伤寒、瘟疫者，无不发热，然初感之时，其邪在表，未经传里，未至郁热，虽身表有热，不过肤腠之寒邪，而内未有火，岂即阳证？斯时也，但用温散，或兼托散，药对其证，无不即愈。奈何时俗之医，一见发热，便认为火，而芩、连、知、柏，开手使用，不知内无实热，何以当此？以寒邪得寒药，而表里俱寒，勾连不解，则日以内传，寒凉妄用，则元阳日败，凡受斯害，死者多矣。此理不明，则既不知表里，又不知先后，终身不省，每致误人，而且敢侈口谈医，其心果亦安乎？

伤寒饮食宜忌共二条

凡伤寒饮食有宜忌者，有不宜忌者。若病伤寒而食不断者，以邪犹在表，未深入也。及其稍深，而在半表半里之间，则食渐减矣；再入胸膈胃口，则全不食矣。邪既在胃，则胃口不饥，所以伤寒不食者，或十日，或二十日，皆无足虑者，亦以胃气不馁则不败也。第不欲食者，不可强食，强食则助邪；或新愈之后，胃气初醒，尤不可纵食，纵食则食复，此皆大忌也。至有不宜忌者，则如劳倦内伤之人，偶感寒邪，亦必发热，此多以劳伤中气，本非真正伤寒，外邪内陷之病，所以外虽发热，而内则饥馁，每多思食，奈何庸昧之辈，但见发热，则曰饿不死伤寒，不论虚实，一概禁之。常见欲食者，索之不得，而且加以克伐寒凉之药，嗟！嗟！饥肠受剥，虚者益虚，内外夹攻，苦无所诉，及胃气既脱，反不欲食矣，即欲救之，已无可及。余常治此证，每借食为药，所活多人，而见禁食受毙者，亦已不少，故详言之。若病人时时觉饥而索食者，此其邪不在脏，胃中空虚而然，必不可禁，但不宜纵耳。且因此可察虚实，关系非小，不可忽也。

巢氏曰：凡瘟疫病新差，脾胃尚虚，谷气未复，若作劳妄动伤力，并食猪羊、鸡犬、鱼脍、炙煿、肥腻、生果、面食、硬涩难消之物，停积肠胃，膈闷腹胀，便秘，或大吐大下，重复发热，病作不可救矣。

避疫法共二条

瘟疫乃天地之邪气，若人身正气内固，则邪不可干，自不相染。故避之之法，惟在节欲节劳，或于房室劳倦之后，尤不可近，仍勿忍饥以受其气，皆要法也。至于却邪之法，则如《刺法论》所云：天牝从来，复得其往，气出于脑，即不干邪。盖天牝者，鼻也，鼻受天之气，故曰天牝。气自空虚而来，亦欲其自空虚而去，即天牝从来，复得其往也。正以气通于鼻，鼻通于脑，毒入脑中，则流布诸经，令人相染矣。气出于脑，谓嚏之，或张鼻以泄之，或受气于室，则泄气于外，而大吸精气以易之，则邪从鼻出而毒气自散，此却邪于外之法也。又如想心如日等法，盖胆属少阳，为中正之官，少阳气壮，则脏气赖以俱壮而邪不能入，此强中御邪之法也。凡探亲诊疾，事有不容已者，但知此诸法，则虽入最秽之地，自可保其无虑。一方治天行时气，宅舍怪异，用降真香烧焚，大解邪秽，小儿带之，能解诸邪，最验。一法以福建香茶饼，不时噙口中，大辟伤寒瘴气秽恶。

《医统》曰：男子病，邪气出于口；女人病，邪气出于前阴。其相对坐立之间，必须识其向背，或以雄黄末涂鼻孔中，行动从容，察位而入。凡入病家，此亦医人之不可不知也。

瘟疫论列方

麻桂饮新散七

麻黄汤散一

理阴煎新热三

桂枝汤散九

补中益气汤补三十

补阴益气煎新补十六

参苏饮散三四
十神汤散四十
九味羌活汤散四四
五积散散三九
败毒散散三六
荆防败毒散痘三一
柴葛煎新散十四
葛根汤散二九
柴葛解肌汤散二一
归葛饮新散十三
神术散散六五
升麻葛根汤散三十
归柴饮新散十七
柴陈煎新散九
柴芩煎新散十
羌活升麻汤寒十二
柴芩汤和一九二
柴苓饮新散十一
十全大补汤补二十
圣散子散四三
五瘟丹攻百
六神通解散寒十五
四逆汤热十四
平胃散和十七
六味回阳饮新热二
四逆散散二八
和胃饮新和五
防风通圣散攻十六
五福饮新补六
五苓散和一八二
藿香正气散和二十
六物煎新因二十
一柴胡饮新散一
普济消毒饮寒十三
独参汤补三五
二柴胡饮新散二
人参白虎汤寒三
温胃饮新热五
三柴胡饮新散三
柴胡白虎煎新散十二
胃关煎新热九
四柴胡饮新散四
竹叶石膏汤寒五
理中汤热一
五柴胡饮新散五
三黄石膏汤寒十一
附子汤热二二
正柴胡饮新散六
黄连解毒汤寒一
白虎汤寒二
小柴胡汤散十九
《局方》凉膈散攻十九
太清饮新寒十三
大柴胡汤攻七
解瘟疫热毒法寒二四
玉泉散新寒十五
大补元煎新补一
羌活胜湿汤和一七八

益元散寒百十二
四君子汤补一
葛根牛蒡汤外四五
抽薪饮新寒三
五君子煎新热六
陶氏黄龙汤攻二一
茵陈饮新寒八
大温中饮新散八
调胃承气汤攻三
玉女煎新寒十二
大和中饮新和七
五利大黄汤外入九
犀角散寒一三一
大分清饮新寒五
漏芦升麻汤外九七
雪梨浆新寒十六
小青龙汤散八

连翘消毒散外六一
大青丸攻百二
金沸草散散八一
参芪托里散外五
五烛散攻二四
大承气汤攻一
托里消毒散外二
百顺丸新攻六
独圣散攻百六
栀子仁汤寒十九
清凉救苦散外一三五
茶调散攻百七
鸡子清饮寒十七
犀角升麻汤外四七
吐法新攻一
犀角地黄汤三方　寒七九、八十、八一

论外备用方

夺命散补三六　虚极
芩连消毒散寒十四
陈氏正气散和二二　风寒生冷

卷之十四　杂证谟

疟　疾

经义

《疟论》帝曰：夫痎疟皆生于风，其蓄作有时者，何也？岐伯曰：疟之始发也，先起于毫毛，伸欠乃作，寒栗鼓颔，腰脊俱痛，寒去则内外皆热，头痛如破，渴欲冷饮。帝曰：何气使然？曰：阴阳上下交争，虚实更作，阴阳相移也。阳并于阴则阴实而阳虚，阳明虚则寒栗鼓颔也，巨阳虚则腰背头项痛，三阳俱虚则阴气胜，阴气胜则骨寒而痛，寒生于内，故中外皆寒。阳盛则外热，阴虚则内热，外内皆热则喘而渴，故欲冷饮也。此皆得之夏伤于暑，热气盛，藏于皮肤之内，肠胃之外，此荣气之所舍也。此令人汗空疏，腠理闭，因得秋气，汗出遇风，及得之以浴，水气舍于皮肤之内，与卫气并居。卫气者，昼日行于阳，夜行于阴，此气得阳而外出，得阴而内薄，内外相薄，是以日作。帝曰：其间日而作者何也？岐伯曰：其气之舍深，内薄于阴，阳气独发，阴邪内著，阴与阳争不得出，是以间日而作也。帝曰：其作日晏与日早者，何气使然？曰：邪气客于风府，循脊而下，卫气一日一夜大会于风府，其明日日下一节，故其作也晏，此先客于脊背也。每至于风府则腠理开，腠理开则邪气入，邪气入则病作，以此日作稍益晏也。其出于风府，日下一节，二十五日下至骶骨，二十六日入于脊内，注于伏膂之脉，其气上行，九日出于缺盆之中，其气日高，故作日益早也。其间日发者，由邪气内薄于五脏，横连募原也，其道远，其气深，其行迟，不能与卫气俱行，不得皆出，故间日乃作也。帝曰：夫子言卫气每至于风府，腠理乃发，发则邪气入，入则病作。今卫气日下一节，其气之发也，不当风府，其日作者奈何？曰：此邪气客于头项，循膂而下者也，故虚实不同，邪中异所，则不得当其风府也。故邪中于头项者，气至头项而病；中于背者，气至背而病；中于腰脊者，气至腰脊而病；中于手足者，气至手足而病。卫气之所在，与邪气相合则病作，故风无常府，卫气之所发，必开其腠理，邪气之所合，则其府也。帝曰：疟先寒而后热者何也？曰：夏伤于大暑，其汗大出，腠理开发，因遇夏气凄沧之水寒，藏于腠理皮肤之间，秋伤于风，则病成矣。夫寒者阴气也，风者阳气也，先伤于寒而后伤于风，故先寒而后热也。病以时作，名曰寒疟。帝曰：先热而后寒者何也？曰：此先伤于风而后伤于寒，故先热而后寒也，亦以时作，名曰温疟。其但热而不寒者，阴气先绝，阳气独发，则少气烦冤，手足热而欲呕，名曰瘅疟。岐伯曰：夫疟之始发也，阳气并于阴，当是之时，阳虚而阴盛，外无气，故先寒栗也。阴气逆极，则复出之阳，阳与阴复并于外，则阴虚而阳实，故复热而渴。夫疟气者，并于阳则阳胜，并于阴则阴胜，阴胜则寒，阳胜则热。疟者，风寒之气不常也，病极则复。夫疟之未发也，阴未并阳，阳未并阴，因而调之，真气得安，邪气乃亡，故工不能治其已发，为其气逆也。帝曰：攻之奈何？早晏何如？曰：疟之且发也，阴阳之且移也，必从四末始也。阳已伤，阴从之，故先其时坚束其处，令邪气不得入，阴气不得出，审候见之，在孙络盛坚而血者，皆取之，此真往而未得并者也。帝曰：疟不发，其应何如？曰：疟气者，必更盛更虚，当气之所在也，病在阳则热而脉躁，在阴则寒而脉静，极则阴阳俱衰，卫气相离，故病得休，卫气集，则复病也。帝曰：时有间二日或至数日发，或渴或不渴，其故何也？曰：其间日者，邪气与卫气客于六腑而有时相失，不能相得，故休数日乃作也。疟者，阴阳更胜也，或甚或不甚，故或渴或不渴。帝曰：论言夏伤于暑，秋必病疟，今疟不必应者，何也？曰：此应四时者也。其病异形者，反四时也。其以秋病者寒甚，以冬病者寒不甚，以春病者畏风，以夏病者多汗。帝曰：夫病温疟与寒疟，而皆安舍？舍于何脏？曰：温疟者，得之冬中于风，寒气藏于骨髓之中，至春则阳气大发，邪气不能自出，因遇大暑，脑髓烁，肌肉消，腠理发泄，或有所用力，邪气与汗皆出。此病藏于肾，其气先从内出之于外也。如是者，阴虚而阳盛，阳盛则热矣。衰则气复反入，入则阳虚，阳虚则寒矣，故先热而后寒，名曰温疟。帝曰：瘅疟何如？曰：瘅疟者，肺素有热，气盛于身，厥逆上冲，中气实而不外泄，因有所用力，腠理开，风寒舍于皮肤之内，分肉之间而发，发则阳气盛，阳气盛而不衰则病矣。其气不及于阴，故但热而不寒，气内藏于心，而外舍于分肉之间，令人消烁脱肉，故命曰瘅疟。

《至真要大论》帝曰：火热复恶寒发热，有如疟状，或一日发，或间数日发，其故何也？岐伯曰：胜复之气，会遇之时，有多少也。阴气多而阳气少，则其发日远；阳气多而阴气少，则其发日近。此胜复相薄，盛衰之节，疟亦同法。

《金匮真言论》曰：夏暑汗不出者，秋成风疟。

《生气通天论》曰：夏伤于暑，秋为痎疟。魄汗未尽，形弱而气烁，穴俞以闭，发为风疟。

论证共四条

疟疾之疾，本由外感，故《内经》论疟无非曰风曰寒，其义甚明。而后世之论，则泛滥不一，总不过约言其末而反失其本，所以议论愈多则病情愈昧矣。有辨在后，所当并察。

凡疟因于暑，人皆知之。不知夏令炎热，此自正气之宜，然而人有畏热者，每多避暑就阴，贪凉过度，此因暑受寒，所以致疟。经曰：夏暑汗不出者，秋成风疟。义可知也。然又惟禀质薄弱，或劳倦过伤者，尤易感邪，此所以受邪有浅深而为病有轻重也。第以病因暑致，故曰受暑，而不知暑有阴阳，疟惟阴暑为病耳。至其病变，则有为寒证者，有为热证者，有宜散者，有宜敛者，有宜温者，有宜清者，其要在标本虚实四字，知此四者而因证制宜，斯尽善矣。其有云伤暑而认暑为火者，有云脾寒而执以为寒者，皆一偏之见，不足凭也。

凡疟发在夏至后，秋分前者，病在阳分，其病浅；发在秋分后，冬至前者，病在阴分，其病深。发在子之后，午之前者，此阳分病也，易愈；发在午之后，子之前者，此阴分病也，难愈。病浅者日作，病深者间日作，若三日四日者，以受邪日久而邪气居于阴分，其病尤深。

凡疟病自阴而渐阳，自迟而渐早者，由重而轻也；自阳而渐阴，自早而渐迟，由轻而重也。凡感邪极深者，其发必迟而多致隔日，必使渐早渐近，方是佳兆。故治此疾者，春夏为易，秋冬为难。

论治共十二条

凡疟疾初作，必多寒热，大抵皆属少阳经病，其于初起，当专以散邪为主。若果形气无伤而脉证别无他故者，但宜正柴胡饮或三柴胡饮主之，少者一二剂，多者三四剂，无有不愈。若气体本弱而感邪为疟，即宜四柴胡饮为妙，勿以初起而畏之弗用也。

——治疟当辨寒热，寒胜者即为阴证，热胜者即为阳证。盖有素禀之寒热，有染触之寒热，然必其表里俱有热邪，方是火证。若疟至则热，疟止则退，而内无烦热闭结等症，则不得以火证论治。若内外俱有火证而邪有不散者，一柴胡饮主之。若邪入阳明，内热之甚而邪有未散者，宜柴胡白虎煎。若邪入肝肾而热极动血者，宜柴芩煎。

——疟有寒证，如无虚邪而但以寒邪不能散，或多中寒者，宜二柴胡饮。若以寒胜而兼气虚，邪有不解者，宜四柴胡饮，或补中益气汤加干姜、官桂。若寒甚热少，脉迟而兼背恶寒，或多呕恶泄泻者，必用麻桂饮或大温中饮。

——中气虚弱不能胜邪而邪不能解者，病在脾肺气分，宜补中益气汤、五柴胡饮；若阴虚血液不充而邪不能解者，病在肝肾精分，宜补阴益气煎、归柴饮。此证极多，其效尤捷。若发时其寒如冰，其热如烙，而面赤如脂，渴欲饮水，而热退即不渴者，以六味地黄汤加柴胡、芍药、肉桂，大剂一服即可愈。若元气虚寒之甚，阳不胜阴而邪不能解者，大温中饮。若元气虚甚，或衰老积弱者，则不必兼用攻邪，只当以正气为主，但使元气不败则邪气无有不服，宜大补元煎或十全大补汤之类主之，而又惟休疟饮为最妙。

——疟疾屡散之后，取汗既多而病不能止者，必以过伤正气而正不胜邪，则虽止微邪犹然不息，但使元气之虚者一振，散者一收，则无不顿然愈矣，宜三阴煎、五福饮，或小营煎、休疟饮主之。若有微寒者，宜大营煎或理中汤。若微有火者，宜一阴煎。若多汗不收者，宜五阴煎之类主之。

——疟疾久不能愈者，必其脾肾俱虚，元气不复而然。但察其脉证，尚有微邪不解者，当专以补中益气汤为主。若邪气已尽而疟有不止者，则当专补元气，以八珍汤、十全大补汤，或大补元煎之类主之。若肾阴不足而精不化气者，宜理阴煎最效。若阴邪凝滞而久不愈者，宜于前药加姜、桂、附子。

——疟作而呕吐恶食者，虽曰少阳之邪为呕吐，然实由木邪乘胃所致，但解去外邪，呕当自止，宜柴陈煎，或正柴胡饮加半夏主之。若脾胃气虚而寒邪乘之，则最多呕恶之证，宜温胃饮、理中汤、养中煎之类主之。若虚寒连及命门，火不生土而作呕者，宜理阴煎、右归饮之类主之。若兼食滞而作呕者，必多胀满，宜加陈皮、砂仁、山楂、厚朴之类为佐。若兼火邪者，必多热渴、躁烦、秘结，宜以黄芩、黄连之类为佐。若火在阳明甚者，宜加石膏。若兼寒者，必胃口怕寒，或吞酸，或嗳腐，或恶心，得热稍可者，宜以姜、桂、附子、吴茱萸之类为佐。

——疟疾因劳辄复，连绵不已者，此脾肾虚证。盖肾主骨，肝主筋，脾主四肢，气弱不胜劳苦，所以即发，但补脾肝肾，使其气强则愈，如十全大补汤、八珍汤、补中益气汤，皆可酌用。

——疟疾发散已多，每致阴虚水亏而烦热多渴者，宜以西瓜汁，或雪梨浆，或冷参汤，俱可滋阴截疟。无热者不可强用。

——疟痢并作而脏平邪浅者，宜胃苓汤加柴胡一二钱。若寒湿伤脾而疟痢并作者，宜温胃饮加柴胡，或胃关煎加柴胡亦妙。若湿热伤脾，下及肝肾而暴注热渴，或下纯鲜血者，宜柴芩煎。

——疟邪未清而过食伤脾，以致痞满，连绵不已者，宜大小和中饮加柴胡。若因食而成疟痞者，宜芍药枳术丸及大小和中饮之类调之。若痞成难消者，须灸章门、水道等穴，炷宜稍大，多灸，或连灸二三次，方得全愈。

——古云：治疟之法，凡将发之时与正发之际，慎毋勉强施治，即治亦无效。必待阴阳并极，热平气退之后，然后察而治之，或于未发二三时之先，迎而夺之可也。经曰：夫疟之未发也，阴未并阳，阳未并阴，因而调之，真气得安，邪气乃亡。故工不能治其已发，为其气逆也。案此古法，殊似不然，予近治疟，每迎其锐而击之，最捷最妙，是可见古法之有不必泥者。

论汗

凡古人治疟之法，若其久而汗多，腠理开泄，阳不能固者，必补敛之；无汗则腠理致密，邪不能解，必发散之。故曰：有汗者要无汗，扶正为主；无汗者要有汗，散邪为主，此大法也。盖疟本外邪，非汗不能解，若不知散解其邪而妄用劫剂，多致胃气受伤，邪不能解，必反难愈。此宜以补剂为主，加减取汗，汗后再加补养可也。若邪在阴分，则下体最难得汗，补药力到，自然汗出至足，方是佳兆。凡病此而邪有未解者，大忌饱食，亦以汗之难易为优劣也。凡寒邪之自外而入者，得汗即解，如伤寒之类皆是也。而惟时瘟时疟之病，则病有浅深之不同。即如病瘟者，虽有大汗而热仍不退；病疟者，屡发屡汗而疟犹未止，此其所感最深，故不能以一二汗而即愈，或通身如洗而犹不能透。若此者，但当察其强弱，仍渐次再汗之，方得邪解，故不可谓汗后必无邪也。此但当以脉之紧与不紧及头身之痛与不痛，寒热之甚与不甚为辨耳。然又有虽已得汗，邪气将解而不守禁忌，或因于劳，或因于欲，或受生冷微邪，或胃气未清，因而过食，随触随发。此其旧邪未尽而新邪又至，缠绵深固，因致留连者，亦必宜仍从汗解，但其宜固宜散，则犹当以酌虚实为首务。

论标本

凡治疟当知标本。予尝言：有标则治标，无标则治本，此最以为治疟之肯綮。何以言之？盖标以邪气言，本以正气言也。夫邪正相争，所以病疟。凡疟之初起，本由邪盛，此当治邪，固无疑也，若或表散已过，或久而不愈，则于邪正之间，有不可不辨矣。盖有邪者，证必猖炽，脉必弦紧，或头疼头痛末除，或汗虽出而未透，凡属形证有余者，即其病虽已久，亦必有表邪之未清也，但觉有微邪，此犹宜兼标为治。若汗出已多，邪解已透，别无实证实脉可据而犹然不愈者，必由正气全虚，或以质弱，或以年衰，故余气有未能却，而真阴有未能静耳，此当专治其本，但使元气既复则无有不愈。设或不明标本，无论有邪无邪而但知攻疟，则害者多矣。予为此说虽因疟而发，然诸病皆同此理，明者当心志之。

论厌疟

凡厌疟之法，今世俗相传多用之，但其有效有不效，人每疑之，而其所以然者，自有的确之妙，则从来人所未知也。盖疟以邪正相争，其感之浅者，乃少阳胆经病也，惟其邪本不甚，则邪正互为胜负。当此时也，亦犹楚汉相持之势，但得一助之者，为楚则楚胜，为汉则汉胜，故不论何物，皆可用以为厌，但使由之，勿使知之，其人恃有所助，则胆气略壮而邪即败矣，此即《内经》移精变气之意也。然必势均力敌者，乃可以一助而胜之，正胜则愈也。若果彼强我弱，势不易制者，则厌必无益。故惟邪轻日作者可厌，而邪深间日者则不能厌，此自理势之使然，无庸惑也。

论截疟共四条

凡截疟之法，方固不少，然亦无必效之方，若以愚见并及治验，则未尝藉于截也。盖有邪者去邪则愈，若散邪既透，解表已过，则但收拾元气而气复即愈，惟能于邪正之间，得其攻补之宜，则无不自愈，此截之最善者也。至如截疟诸方，虽不可执，亦不可无，第有效于此而不效于彼者．亦以人之气血阴阳各有不同故耳。故凡用截药者，亦当察人之强弱而酌以用之，庶乎得效，然亦惟轻者易截，而重者不易截也。兹录诸方于后，亦可备于酌用：截疟常山饮，气血强壮者可用。截疟饮，气分不足者可用。牛膝煎，血分不足者可用。截疟丹，时气多湿者可用。木贼煎，湿痰邪实者可用。何人饮、休疟饮，血气大虚，欲急济者可用。小柴胡汤加常山二钱，截疟如神。追疟饮，凡气血未衰，或屡散之后，用之最效。

丹溪曰：数发之后，便宜截而除之，久则发得中气虚弱，致病邪愈深而难治。世有砒丹等截药，大毒，不可轻用。常山性暴悍，善驱逐，然能伤真气，病人稍虚怯者勿用。

杨仁斋曰：或其人素虚者，慎勿用常山等药。

薛立斋曰：若病势正炽，一二发间，未宜遽截，恐邪气不去，正气反伤耳。若胃气弱者，用寒凉止截，脾胃复伤，必致连绵不已，若非培养元气，决不能愈。每见饮啖生冷物者，病或少愈，多致脾虚胃损，反为难治。若咽酸吐酸，且宜节饮食，其病潮作时，虽大渴亦只姜汤乘热饮之，此亦截疟之良法。凡欲截之，若血气俱虚，用人参、生姜各一两煎服，顿止，不问新久并效。

论似疟非疟

凡似疟非疟之病，虽有往来寒热，而时作时止，本非疟之类也。凡大病后，或产后，或虚损，俱有此证。经曰：阳虚则外寒，阴虚则内热。阴气上入阳中则恶寒，阳气下入阴中则恶热。故凡无外邪而病为寒热者，必属虚证。但虚有阴阳之异，而阳虚者必多寒，阴虚者必多热。阳虚者宜补其阳，如理中汤、十全大补汤加姜、桂、附子之类，此皆人所易知也。惟阴虚之证则最不易辨，盖阴中之水虚者，阴虚也；阴中之火虚者，亦阴虚也。如其津液枯燥，精血耗伤，表里上下，俱多烦热等症，此阴中之水虚也，治宜壮水以配阳，如一阴煎、六味地黄汤或加减一阴煎之类主之。其有倏热往来，或面赤如脂而腹喜热饮，或上热如烙而下冷如冰，或喉口大热而大便不实，此其证虽若热而脉必细微，或虽洪大而浮空无力者，是皆阳气无根而孤浮于上，此阴中之火虚也。治宜益火之本，使之归源，如海藏八味地黄丸或右归饮之类主之。假热退则真寒见，自可因证而治之也。《寒热门》论治尤详，所当并察。

论温疟

温疟一证，在《内经》曰：温疟者，得之冬中于风寒，至春夏阳气大发而为病。此即正伤寒之属也，故仲景《伤寒论》有温疟一证，即此是也。此与夏伤暑而秋为疟者本自不同。当于《伤寒门》酌而治之。

论瘅疟

瘅疟一证，在《内经》曰：肺素有热，气盛于身，发则阳气盛而不衰，故致消烁脱肉者，命曰瘅疟。盖此以阳脏而病阳证也，自与诸疟不同，而治此之法有三：如热邪内蓄而表邪未解者，则当散以苦凉；如热因邪致，表虽解而火独盛者，则当清以苦寒，此皆治其有余也。若邪火虽盛而气血已衰，真阴日耗者，急宜壮水固元，若但知泻火则阴日以亡，必致不救。

论瘴疟

瘴疟一证，惟岭南烟瘴之地有之，盖南方岚湿不常，人受其邪而致病者，因名瘴疟。然瘴出地气，疟由天气，但使内知调摄而外不受邪，则虽居瘴地，何病之有？是可见瘴以地言，而疟即风寒外感之病也。但其甚者，则或至迷困喑哑，乃与常疟为稍异耳。凡治此者，亦总不离寒热虚实及有邪无邪，如前治疟诸法而尽之矣。外如大梁李待诏瘴疟等症，既明且确，详列《瘴气门》，不可不察。

述古共八条

仲景曰：疟脉自弦。弦数者多热，弦迟者多寒。

《机要》曰：疟有中三阳者，有中三阴者，其证各殊也。在太阳经谓之寒疟，治多汗之；在阳明经谓之热疟，治多下之；在少阳经谓之风疟，治多和之。此三阳受病，谓之暴疟，发在夏至后、处暑前，乃伤之浅者。在阴经则不分三经，总谓之湿疟，当从太阴经论之，发在处暑后、冬至前，此乃伤之重者。

——古法云：以清脾饮治秋时正疟，随证加减，大效。若胃中有伏痰郁结者，以草果饮，一服可愈。

丹溪曰：邪气深入阴分血分而成久疟者，必当用升发药，自脏而出之于腑，然后自表作汗而解。若用下药，则邪气愈陷而难出矣。

傅氏曰：疟系外邪，当以汗解。或汗不得出，郁而成痰，宜养胃、化痰、发汗，邪气得出，自然和也。

刘宗厚曰：或问：俗以疟为脾寒，何也？曰：此亦有理。盖暑盛阳极，人以伏阴在内，脾困体倦，腠理开发，或因纳凉于水阁木阴及泉水澡浴，而微寒客于肌肉之间，经所谓遇夏气凄沧之水寒迫之是也；或劳役饥饱内伤而即病作，故指肌肉属脾，发则恶寒战栗，乃谓之脾寒耳。实由风寒暑湿之邪郁于腠理，夏时毛窍疏通而不为病，至秋气收敛之际，表邪不能发越，故往来寒热，进退不已，病势如凌虐人之状，所以名疟。即如四时伤寒，十二经皆能为病，古方治法，多兼内伤取效，脾胃和而精气通，则阴阳和解，此实非脾病也。然古人称疟不得为脾寒者，正恐人专于温脾之说，不明造化之源，而失病机气宜之要故也。

立斋曰：大凡疟证，皆因先伤于暑，次感于风，客于营卫之间，腠理不密，复遇风寒，闭而不出，舍于肠胃之外，与营卫并行，昼行于阳，夜行于阴，并则病作，离则病止。并于阳则热，并于阴则寒。浅则日作，深则间日。在气则早，在血则晏。其病热多寒少，心烦少睡者，属心，名曰瘟疟，用柴苓汤。但寒少热，腰疼足冷者，属肾，名曰寒疟，用桂附二陈汤。先寒而后大热，咳嗽者，属肺，名曰瘅疟，用参苏饮。热长寒短，筋脉揪缩者，属肝，名曰风疟，宜小柴胡加乌药、香附。寒热相停，呕吐痰沫者，属脾，名曰食疟，宜清脾饮。若中气虚而间日发者，用补中益气汤。若寒热大作，不论先后，此太阳阳明合病，寒热作则必战，经曰：热胜则动也。发热则必汗泄。又曰：汗出不愈，知内热也。

又曰；凡日久虚疟，寒热不多，或无寒而微热者，若内因胃气虚，用四君加升麻、当归；若脾血虚，用四君加川芎、当归。若中气下陷，用补中益气加茯苓、半夏。大凡久疟，多属元气虚寒。盖气虚则寒，血虚则热，胃虚则恶寒，脾虚则发热，阴火下流则寒热交作，或吐涎不食，战栗泄泻，手足逆冷，皆脾胃虚弱，但补益中气则诸证悉愈。凡人久疟，诸药不效，以补中益气汤内加半夏，用人参一两，煨姜五钱，此不截之截也，一服即愈。若病久者，须大补元气为主，盖养正邪自除也。

徐东皋曰：疟疾多因风寒暑湿而得之，乃天之邪气所伤，当以汗解。故仲景、河间悉用发表之药，但以寒热多少，分经络而治。

辨古共四条

陈无择《三因方》云：夫疟备三因，外则感四气，内则动七情，饮食饥饱，房室劳逸，皆能致之。经所谓夏伤暑，秋痎疟者，此则因时而叙耳，不可专以此论。外所因证，有寒疟，有温疟，有瘅疟，并同《素问》也。有湿疟者，寒热身重，骨节烦疼，胀满自汗，善呕，因汗出复浴，湿舍皮肤，及冒雨湿也。有牝疟者，寒多不热，但惨戚振栗，病以时作，此则多感阴湿，阳不能制阴也。此五种疟疾，以外感风寒暑湿与卫气相并而成。除瘅疟独热，温疟先热，牝疟无热外，诸疟皆先寒后热。内所因证，病者以蓄怒伤肝，气郁所致，名曰肝疟；以喜伤心，心气耗散所致，名曰心疟；以思伤脾，气郁涎结所致，名曰脾疟；以忧伤肺，肺气凝痰所致，名曰肺疟；以失志伤肾所致，名曰肾疟。所致之证并同《素问》。此五种疟疾，以感气不和，郁结痰饮所致。不内外因，有疫疟者，一岁之间，长幼相似也；有鬼疟者，梦寐不祥，多生恐怖也；有瘴疟者，乍热乍寒，乍有乍无，南方多病也；有胃疟者，饮食饥饱，伤胃而成，世谓食疟也；有劳疟者，经年不瘥，前后复发，微劳不任也；亦有数年不瘥，结成癥癖在腹胁，名曰老疟，亦曰母疟。以上诸证，各有方治，宜择而用之。

愚谓疟疾一证，《内经》言已详尽，无可加矣，而后世议论烦多，反资疑贰，兹举陈氏三因之说，以见其概。如所云湿疟者，因汗出复浴，湿舍皮肤，固一说也。然浴以热汤，避彼风处，则断不致疟，惟冷水相加，疟斯成矣。若然则仍是寒气，即《内经》所云夏遇凄沧水寒之证也。然此犹近似，但宜辨明寒热耳。至若牝疟无热，则《内经》并无此说，惟《金匮要略》曰：疟多寒者，名曰牝疟，蜀漆散主之。亦非曰无热也。若果全无发热而止见寒栗，此自真寒阳虚证耳，别有本门，又安得谓之疟耶？再如内因五脏之疟，在《内经·刺疟论》所言六经五脏之证，不过为邪在何经之辨，原非谓七情所伤便能成疟，而此云所致之证，并同《素问》，则《素问》无此说也。且既云七情所伤，则其虚实大有不同，又岂皆痰饮所致耶？再若不内外因，凡鬼疟梦寐之说，此或以疟邪乱神，因致狂言似鬼者有之，岂鬼祟果能为疟乎？至若胃疟，既云饮食，则明是内伤，且凡先因于疟而后滞于食者有之，未有不因外邪而单有食疟者也。夫病情必有标本，标本误认，治岂无差？窃计陈氏之言，既以三因立论，故不得不敷演其说，而烨然若有可观。不知影响之谈，不但无益于病，而且乱人意见，致令临证狐疑，莫知所从，而每至于害者，皆此之类。

丹溪曰：疟有暑、有风、有湿、有痰、有食积，久发者为老疟，不已者为疟母。风暑之疟，多因夏月在风凉处歇，遂闭汗不能得泄，暑舍于内，故大法当汗之。疟而恶饮食者，必从饮食上得之，当以食治。俗云脾寒，乃因名而迷其实也，苟因饮食所伤而得之，未必是寒，况其它乎？

严用和曰：或乘凉饮冷，当风卧湿，饥饱失时，致脾胃不和，痰积中脘，遂成此疾，所谓无痰不成疟也。

张子和曰：《内经》既以夏伤于暑而为疟，何世医皆以脾寒治之，用姜、附、硫黄之类，甚者归之祟怪，良可笑也。又或因夏月饮食生冷之类，指为食疟，此又非也。岂知《内经》之论则不然，皆夏伤于暑，遇秋风寒而后作也。邪热浅则连日，邪热深则间日，并入于里则寒，并入于表则热，若此论则了不相干于脾也。治平之时，其民夷静，虽用砒石、辰砂有毒之药，以热治热，亦能取效；扰攘之时，其民劳苦，内火与外火俱动，以热攻热，转为泻痢、吐血、疮疡、呕吐之疾，岂与夷静之人同治哉？予尝用张长沙汗吐下三法，愈疟病极多，大忌错作脾寒治之。

愚谓疟疾之作，本由风寒水湿之邪感而致病，亦或有非风非水而衣薄受凉，凡体怯者，皆能为疟。及其病深，则未免因经及脏，因表及里，故有不慎饮食而更甚者，有不慎劳役而增病者，总之无非外邪为之本，岂果因食因痰有能成疟者耶？今观朱丹溪之言，亦以痰食并列，严用和则悉归之痰，盖皆因陈氏之说而殊失《内经》之正意矣。故张子和亦以祟怪为笑，以食疟为非，而云治平扰攘时当分治，是皆有理确见也。独怪其以暑为火，而且谓扰攘之时，其民劳苦，大忌错作脾寒治之，而尝用汗吐下三法，恐此言亦属偏见也。念余幸逢明盛，固不知扰攘景象，第以劳苦过伤之人，其虚更甚，又岂无三阳疲损等症，而可俱谓之火，及可尽用三法乎？甚哉立言之难，于此可见，而时中之不易得也如此。

简易方

一方　截疟神效。用常山末二钱，乌梅肉四个，研烂，酒调，临发日早服。

一方　不问新久疟，用常山一两，剉碎，以好酒浸一宿，瓦器煮干为末。每服二钱，水一盏，煎半盏，去滓停冷，五更服之，不吐不泻，效。

一方　治疟神效。用蒜不拘多少，研极烂，和黄丹少许，以聚为度，丸如芡实大。候干，每服一丸，新汲水空心面东吞下。

针灸法

《刺疟论》诸刺法具载本经。

大椎可灸三壮　　三椎骨节间灸亦可愈　　间使可灸

疟疾论列方

柴陈煎新散九

麻桂饮新散七　　　　　　　　大营煎新补十四

柴苓汤和一九三　　　　　　　小营煎新补十五

归柴饮新散十七　　　　　　　五福饮新补六

柴芩煎新散十　　　　　　　　一阴煎新补八

理中汤热一　　　　　　　　　三阴煎新补十一

理阴煎新热三　　　　　　　　五阴煎新补十三

参苏饮散三四　　　　　　　　六味丸补百二十

养中煎新热四　　　　　　　　八味丸补一二二

温胃饮新热五　　　　　　　　八珍汤补十九

右归饮新补三
胃关煎新热九
胃苓汤和百九十
牛膝煎新因二四
木贼煎新因二六
十全大补汤补二十
何人饮新因二五
草果饮和二二六
补中益气汤补三十
休疟饮新补二九
追疟饮新因又二五
清脾饮和二二五
截疟饮和二二二
补阴益气煎新补十六
一柴胡饮新散一
二柴胡饮新散二
桂附二陈汤热百十四
三柴胡饮新散三
四柴胡饮新散四
六味地黄汤补百二十
正柴胡饮新散六
小柴胡汤散十九
加减一阴煎新补九
四君子汤补一
大补元煎新补一
柴胡白虎煎新散十二
大温中饮新散八
大和中饮新和七
截疟常山饮和二三一
小和中饮新和八
雪梨浆新寒十六

论外备用方

归脾汤补三二
柴平汤和二三三　湿疟身痛
四兽饮和二二八　和胃消痰
七宝饮和二二七　截疟
截疟丹和二百三十
不换金正气散和二一　寒湿瘴疟
正气散和二三　脾滞
祛疟饮和二二一　邪火
藿香正气散和二十　寒滞
柴葛二陈汤和六　暑湿
驱疟饮和二百二十　邪湿
人参养胃汤和二三四　和胃顺气
万安散和二二二　实邪初感
常山散和二二九
交加饮子和二三二　痰食瘴
鳖甲饮和二二四　久疟疟母
红丸子攻九六　消食疟
白虎加桂枝汤寒四　热疟
七枣汤热百十八　阴疟
扶阳助胃汤热百十五　中寒

瘴　气

论证

瘴气惟东南之域乃有之，盖岭南地气卑湿，雾多风少，且以冬时常暖，则阴中之阳气不固，夏时反凉，则阳中之阴邪易伤，故人有不知保重而纵欲多劳者，极易犯之，以致发热头痛，呕吐腹胀等症。盖重者即伤寒，轻者即疟疾，第在岭南病此，则均谓之瘴耳。然阳气外浮之乡，必内多真寒，而外多假热；阴气不固之人，虽外有邪证而内必多虚，此则岭南瘴疫之大概也。但予未经其地，此不过亿度之见耳。及阅诸家之论，最多得理，足征予言之不诬也。谨详录在下，以资择用，庶临证者可无惑，而病此者得所赖矣。又细察诸论，亦已详悉，第病其用补之法犹有未尽，若值内伤虚损之甚而病此将危或难愈者，必以前《瘟疫门》治法参而用之，则庶乎有济。

瘴病所由

凡劳役伤饥之人，皆内伤不足者也，所谓邪气伤虚不伤实，同一理也。观《卫生方》云：北人寓广之地者，或往来广之途者，俱有阴阳相搏之患，然居者十病二三，途者十病八九，正以居者安静，途者劳伤耳。《活人三昧》论瘴疟条云：饮食有节，起居有常，则邪气不能为害。彼道路崎岖，人烟疏阔，水浆不洁，酒炙多腥，饮食起居，未免乖度，况复有阴阳相搏之气乎？故曰：瘴气惟染劳役伤饥之人者此也。又凡居岭南者，必慎起居，节饮食，寡欲清心，虽有岚邪，勿能害也。惟内境不出，则外境不入，此理之自然。其有感而病者，皆不知所慎耳。

大梁李待诏《瘴疟论》

岭南既号炎方，而又濒海，地卑而土薄。炎方土薄，故阳燠之气常泄；濒海地卑，故阴湿之气常盛。二气相搏，此寒热之气所由作也。阳气泄，故冬无霜雪，四时放花，人居其地，气多上壅，肤多汗出，腠理不密，盖阳不反本而然。阴气盛，故晨夕雾昏，春夏淫雨，一岁之间，蒸湿过半，三伏之内，反不甚热，盛夏连雨，即复凄寒，饮食、衣服、药食之类，往往生醭，人居其间，类多中湿，肢体重倦，又多脚气之疾，盖阴常偏胜而然。阴阳之气既偏而相搏，故人亦因之而感受其寒热不齐之病也。又阳燠既泄，则使人本气不坚，阳不下降，常浮于上，故病者多上脘郁闷，胸中虚烦。阴湿既盛，则使人下体多寒，阴不上升，常沉而下，故病者多腰膝重疼，腿足寒厥。予观岭南瘴疾，证候虽或不一，然大抵阴阳各不升降，上热下寒者，十有八九。况人身上本属阳，下本属阴，兹又感此阳燠阴湿不和之气，自多上热下寒之证也。得病之因，正以阳气不固，每发寒热，身必大汗，又复投之以麻黄、金沸、青龙等汤，再发其表，则旋踵受毙；甚者又以胸中痞闷，用利药下之，病人下体既冷，下之则十无一生。若此者，医害之也。

其时余染瘴疾，全家特甚，余悉用温中固下、升降阴阳正气之药，十治十愈。二仆皆病，胸中痞闷烦躁，昏不知人。一云：愿得凉药清膈。余审其证，上热下寒，皆以生姜附子汤冷温服之，即日皆醒，自言胸膈清凉，得凉药而然也，实不知附子也。翌日各与丹朱丸一粒，令空心服之，遂能食粥，然后用正气、平胃等药，自尔遂得平安。更治十数人皆安。盖附子用生姜煎，既能发散，以热攻热，又能导虚热向下焦，除宿冷，又能固接元气。若烦闷者，放冷服之。若病烦躁，不好饮水，反畏冷不能饮者，皆其虚热，非真热也，宜服姜附汤。沈存中治瘴用七枣汤，正与此同，亦一服而愈。有用术附汤而病愈甚，盖术、附相济，能固热气，不能发散，惟附子一味为最妙。或有脉证实非上热下寒而目黄赤者，不可用附子。脉若浮洪而数，寒热往来，无汗，乃小柴胡汤证。若证有可疑，寒热不辨，宜服嘉禾散。若热多者，冷服之。嘉禾散能调中气、升降阴阳，治下虚中满，疗四时瘟疫伤寒，使无变动，虽伤暑及阳证伤寒，服之亦解。若或寒多，服之尤宜。服二三日，即寒热之证自判，然后随证调治之，无不愈者。大抵岭南之地卑湿，又人食槟榔，多气疏而不实，四时汗出，不宜更用汗药，此理甚明。亦有当汗下者，然终不多也，明者察之。

《指迷方·瘴疟论》新安王棐

棐读书之余，留意医学，幸得其传，颇识方脉，就辟入南，研究此证。谓南人凡病，皆谓之瘴，率不服药，惟事鬼神。夫瘴之为病，犹伤寒之病也，岂可坐视而不药耶？每为中医荏苒而致不救者有之。人过桂林以南无医药，且居南方之人，往往多汗，上盈下空，不可用汗吐下三法。其业医者既鲜且庸，或妄用汗吐下者，是谓虚虚。方书皆谓南方天气温暑，地气郁蒸，阴多闭固，阳多发泄，草木水泉皆禀恶气，人生其间，元气不固，感而为病，是为之瘴。轻者寒热往来，正类痎疟，谓之冷瘴。重者蕴热沉沉，昼夜如卧灰火中，谓之热瘴。最重者一病便失音，莫知其所以然，谓之哑瘴。冷瘴必不死，热瘴久而死，哑瘴无不死，此方书之说也。然以愚意观之，所谓哑瘴者，非伤寒失音之证乎？又岂中风失语之证乎？治得其道，亦多可生，安得谓之无不死耶。若夫热瘴，乃是盛夏初秋，茅生狭道，人行其间，热气蒸郁，无林木以蔽日，无水泉以解渴，伏暑至重，因而感疾。或有饮酒而不节者，或食煎炙而积热者，偶成此证。其热昼夜不止，稍迟二三日，则血凝而不可救矣。南中谓之中箭，亦谓之中草子。然有挑草子法，乃以针刺头额及上下唇，仍以楮叶擦舌，皆令出血，徐以草药解其内热，应手而愈，安得谓之久而死耶？至于冷瘴，或寒多热少，或寒少热多，亦有叠日间日之作，及其愈也，疮发于唇，验其证即是外方之疟，本非重病，然每因误治而致祸，亦不可以必不死而忽之。但诊其脉息极微，见其元气果虚，即与附子汤而愈。若误投寒药，所谓承气入胃，阴盛乃亡。若脉洪盛，证候实热，宜服和解药而徐治之。若误投热药，所谓桂枝下咽，阳盛则毙也。要在切脉，审证之虚实寒热治之，无不愈也。人谓岭南水泉草木地气之毒，故凡往来岭南之人，及宦而至者，无不病瘴而至危殆者也。又谓土人生长其间，与水土之气相习，外人入南必一病，但有轻重之异，若久而与之俱化则免矣。此说固若有理，但备之以将养之法，解之以平易之药，决保无病，纵病亦易愈矣。且瘴之为病，土人反重，外人反轻者多，盖土人淫而下元虚，又浴于溪而多感冒，恣食生冷酒馔，全不知节，所以重也。然则病瘴者，不可全咎风土之殊，皆人自失节养，有以致之耳。君子之居是邦也，当慎起居，节饮食，适寒温，晨酒夜食，切忌大过，或有不快，即服正气散一二剂，则脾胃自壮，气血通畅，微邪速散，又何瘴之有？

岭表十说吴兴章杰

一、岭表之俗食槟榔，甚者日至十数枚。盖瘴疟之作，率因饮食过度，气滞痰结，而槟榔最能下气消食去痰，故人皆狃于近利而暗于远患。此颇类北人之食酪酥，多致肤理缜密，一旦病疫当汗，则塞而不得出。峤南地热，食槟榔故脏气疏泄，若一旦病瘴当攻发，则虚羸而不能堪。所以土人多瘠而色黄，岂全是气候所致？盖亦槟榔为患，殆勿思耳。

二、本草载三人触雾晨行，饮酒者独不病，故北人度岭，率相勉饮酒，而迁客羁士，往往醺酣以自适。且岭外酒价尤廉，贩夫役卒俱得肆饮，咸谓可以辟瘴，殊不知少则益，而多则滋瘴之源也。何以言之？盖南土暑湿，嗜酒则多中湿毒，兼以瘴疟之作，率因上膈痰饮，而酒则尤能聚痰。岭外谚云：莫饮卯时酒，莫食申时饭。诚摄生之要也。可见酒之为物，能辟瘴以生人，亦能滋瘴以害人。然则生也、死也，非酒也，顾在人也。

三、广南每以暑毒为患者，盖一岁之间，暑热过半，使人难避而易犯。凡起居饮食少失节度，则为暑毒所中。道途之间，尤多冒暑，故土人于暑时，相戒勿出。且遐荒之境，道路崎岖，而传舍饮食，皆不如欲，所以自北初至者，皆云不习水土而病，及既还，则又谓之回头瘴。大率得之道路劳倦，冒犯暑气，与夫饮食居处失度也。

四、岭南寒暑之候不常，尤难于调摄，故凡居人与在路者，冬夏之衣皆不可缺，随其气候，速宜增减，缓则致病。又岭外海风异常，稍中人则为病，坐卧易衣，时当慎也。

五、岭外虽以多暑为病，而四时亦有伤寒瘟疫之疾，其类不一，土人不问何疾，悉谓之瘴，治疗多误。或有一岁盛寒，近类中州，而土俗素无蚕绩，冬不衣绵，居室疏漏，户扃不固，忽遭岁寒，则次年瘟疫必兴。医者之治瘟疫，亦当以本法治之，而随其风土气候，与夫人之强弱，酌宜可也。

六、瘴疟之作，多因伏暑伤冷所致，纵非饮食冷物，亦必寒邪感于外，饮食伤于内也。大抵伏暑浅而寒多者易治，伏暑深而热多者难治。近时北医至此，用大柴胡汤治热瘴，须是本气壮实者乃能堪之，如土人久服槟榔，脏气既虚，往往不能服寒药，又能当此峻剂乎？然土人才见发黄，便谓不治之疾，良可哀也。

七、北人之来岭南，婢仆多病瘴气。盖劳役之人，饮食乖度，昼则冒暑，夜多卧地，又凡事不能避忌，故先受其毙。既与之同休戚，宜加意戒之。

八、俚俗有病必召巫觋而祭鬼神，士夫咸笑其信巫不信医，愚谓此可悯恻而不可以笑也。夫民虽至愚，然孰不思趋利避害？况性命所系，晓然易见，若医者能愈人疾，彼何为不用？盖岭外良医甚鲜，药类尤乏，且山谷海屿之民，何从而得医药？所以不免信巫也，岂得已哉。

九、瘴病不一，而土人以哑瘴最为危急，其状初得之即失音，不过一二日即致不救。医家多言为极热所致，或云内蕴热而外为感寒所激。近见北医有用煎生附子一味愈此疾者，得非以热治热，或是发散寒气耶？予尝闻有饮溪涧水中毒，令人失音，则知凡失音者，未必皆瘴也。溪涧水毒，灼然有之，道路多无井泉，而濒江之民与夫山行者，皆饮溪涧之水，岂无邂逅遇毒者？故途人所以多病此，得非是欤。

十、传云岭外多毒草，彘食之而人食其肉者亦毒人，所以北人度岭，多戒食彘。然而岭南能致瘴毒者，非止一端，岂在是耶？顺泉云：岭南之彘，在市井者，食豆与酒糟，在乡村者，食糠与碎米、芋苗，未有食草者。若然，则牛马羊畜之肉，悉皆不可食也，可乎？此其所以不足信也。

回头瘴说

旧传出岭之后，复有回头瘴者，大概与在广而发瘴，及方入广而不伏水土者不异。盖南方阳气常泄，阴气常盛，二气相搏，四时悉有寒热之气，人感之，即作寒热之病。寒则战栗，热则怫郁，多由得汗而解，此广瘴之寒热也。今所谓回头瘴及方人广而不伏水土者，亦不过阴阳相搏、气候不调而感疾耳。岭南天气，冬无霜雪，春寒秋热，气候不齐，或一日而忽然更变，与方外天气大不相侔。今回头瘴者，盖是先受广中之气，复感外方之气，冷热相忤，寒喧不调，遂作阴阳相搏之疾。须度时候之寒热，量元气之厚薄，如出岭于孟冬时者，广尚多暄而少寒，或转北风，或有暴冷，若届途之际，宜服和解散、神术散之类，和脾胃以逐风邪。及至外方，则天寒地冻，将及境之际，可服正气散、人参养胃汤之类，绝旧瘴以御时寒可也。然此四药，亦特筌蹄耳，其实在保躬调养，酌序消详，切不可以得出瘴地而恣欲，此病之所由作也。故所谓回头瘴者，岂虚语哉！

治瘴续说

继洪曰：予寓岭南既久，愈知瘴疾不易用药。若病人身热而复寒，谓之冷瘴，不换金正气散主之。若身热胸痞，或呕，或噎，大便不利者，嘉禾散。若病轻而觉有食积，兼用些少感应丸，无积者不可用，病重者，不可妄用。转利，惟当温中固下。若冬末春初，因寒而作大热者，小柴胡汤。夏月因暑气者，六和汤。若身极热而头极痛，脉数者，为热瘴，宜用南人挑草子法，亦不可不服药。第此证病深，最为难治，盖凉药多不可用，惟宜热药，须得法以用之，如附子汤冷服者是也，然此非工巧以处之则不可。如身热汗不多，头痛未解，或且与和解散。如腰以上极热，腰以下稍凉，胸膈烦渴，腰腿重疼，或大便溏滑，其脉数而按之不实，此阳浮阴闭也，惟李待诏生姜附子汤最妙，凡初病者，以生姜、附子能发散耳。若病经去汗既多，虚烦潮上，则惟恐其不敛不降，宜用熟附、干姜、沉香而冷服之。若便利，则不必沉香。如烦甚，则少加竹茹。渴甚，多加人参、北五味。咳逆，加丁香、淡竹叶。若烦躁而有异象，眩惑，夜不安寝，可略与温胆汤，惟大便利者不可服。若烦渴大作，宜夺命散，或用冷汤，倍加人参、附子。若烦热，大便自利，或小便不涩，不可以赤为热，或膝胫以下稍凉，此乃病邪所激，气血俱虚，表热无以养中，故水热而内虚也，可急服姜附汤之类，及灸气海、足三里。若至四肢厥冷，两足冷甚，头额虚汗，或时咳逆，脉数而促，其证多危，惟以三建汤之属，能敛心液，能壮真阳，可以更生也。又有哑瘴，即热瘴之甚者，医书谓血得寒则凝泣，得热则淖溢，故热瘴面赤，心热，舌破，鼻衄，皆瘴热沸其血上涌所致，故宜用挑草子法。甚则血上塞其心窍，故昏不能言，或但噫噫作声，即哑瘴也。治此者，当散其血，用《局方》黑神散，立见神效。其或涎迷心窍而舌强者亦有之，却非真哑瘴也，及兼风痰之证者，俱当审察而后用治。本论有无稽之方，俱削去不录。

药宜预备

居瘴地者，虽曰节慎起居，而防病之药不可不为之备，如人参、附子、干姜、当归、熟地、紫金锭、苏合丸、不换金正气散之类，皆不可须臾离也。从宦兹土，则政事多繁，上下交际；为商往来，则经营贸易，其势不容于自逸，稍觉不快，即宜如法服药以解之。微邪易伏，固不致病也，惟其不能防微，则势必至于渐盛。故曰：不治已久治未病。此之谓也。

瘴病脉候

两关脉洪大者，热瘴。脉数甚者，为热瘴。脉弦而紧者，为瘴疟。脉浮而紧者，宜解表。脉浮缓者为伤风，其病轻。脉洪数而按之不实者，为阳浮阴闭。脉沉微而弱者，为虚寒。

瘴病愈后将养法

凡瘴病，不发三日后，方可洗手；七日后可洗面；半月后可梳头；一两月后，谨戒房事，能戒百日尤好。又瘴不发后，须吃素粥三日，经五日后，方可以猪脾煮羹，吃软饭；十日后略可吃酒，少用肉羹。但不可食诸般骨汁，若犯之则再发，凡牛羊猪犬鸡鹅诸骨汁，须并忌一月，或两月犹佳。凡犯而再发，必多困笃。

瘴气论列方

麻黄汤散一

桂枝汤散九

金沸草散散八一

和解散和二三五

神术散散六五

不换金正气散和二一

正气散和二三

平胃散和十七

小柴胡汤散十九

嘉禾散和百六十

六和汤和一二七

小青龙汤散八

术附汤补四一

附子汤热二二

生姜附子汤热二三

七枣汤热百十八

姜附汤热三二

人参养胃汤和二三七

三建汤热四二

冷汤热百十九

《局方》黑神散妇五十

夺命散补三六

温胆汤和一二五

承气汤攻一

感应丸攻五四

紫金锭因二百二

苏和丸和三七一

丹朱丸未考

论外备用方

败毒散散三六

圣散子散四二

五味异功散补四

保和汤和一四七　散邪顺气

槟榔煎和二三六

陈氏家传正气散和二二

屠苏酒和二三七

降椒酒和二三八

理中汤热一

生姜煎热百二十

冷香汤热八二

养胃汤热七十

椒囊法热一九二

干姜附子汤热三四　阴证发热

二味沉附汤热百十八

福建香茶饼因三百二

瘟疫门诸方皆可酌用

卷之十五　杂证谟

寒　热

经义

《阴阳应象大论》曰：积阳为天，积阴为地。阴静阳躁，阳生阴长，阳杀阴藏。阳化气，阴成形。寒极生热，热极生寒。寒气生浊，热气生清。清气在下，则生飧泄；浊气在上，则生䐜胀。此阴阳反作，病之逆从也。阳胜则热，阴胜则寒。重寒则热，重热则寒。寒伤形，热伤气。风胜则动，热胜则肿，燥胜则干，寒胜则浮，湿胜则濡泄。喜怒伤气，寒暑伤形。冬伤于寒，春必病温；春伤于风，夏生飧泄；夏伤于暑，秋必痎疟；秋伤于湿，冬生咳嗽。阳胜则身热，腠理闭，喘粗为之俯仰，汗不出而热，齿干以烦冤，腹满，死，能冬不能夏；阴胜则身寒，汗出，身常清，数栗而寒，寒则厥，厥则腹满，死，能夏不能冬。天之邪气，感则害人五脏；水谷之寒热，感则害于六腑；地之湿气，感则害皮肉筋脉。

《天元纪大论》曰：神在天为风，在地为木；在天为热，在地为火；在天为湿，在地为土；在天为燥，在地为金；在天为寒，在地为水。故在天为气，在地成形，形气相感而化生万物矣。

《五运行大论》曰：上下相遘，寒暑相临，气相得则和，不相得则病。

《百病始生》篇曰：风雨寒热，不得虚，邪不能独伤人。

《四气调神论》曰：春气之应，养生之道也。逆之则伤肝，夏为寒变，奉长者少。夏气之应，养长之道也。逆之则伤心，秋为痎疟，奉收者少。秋气之应，养收之道也。逆之则伤肺，冬为飧泄，奉藏者少。冬气之应，养藏之道也。逆之则伤肾，春为痿厥，奉生者少。

《金匮真言论》曰：长夏善病洞泄寒中。

《气交变大论》曰：岁木太过，风气流行，脾土受邪。岁火太过，炎暑流行，金肺受邪；岁土太过，雨湿流行，肾水受邪。岁金太过，燥气流行，肝木受邪。岁水太过，寒气流行，邪害心火。岁木不及，燥乃大行，生气失应。岁火不及，寒乃大行，长政不用。岁土不及，风乃大行，化气不令。岁金不及，炎火乃行，生气乃用。岁水不及，湿乃大行，长气反用。

《宣明五气篇》曰：心恶热，肺恶寒，肝恶风，脾恶湿，肾恶燥，是谓五恶。

《经脉》篇曰：肺所生病者，咳，上气喘渴，烦心胸满，臑臂内前廉痛厥，掌中热。气盛有余则肩背痛，风寒，汗出中风，小便数而欠。气虚则肩背痛寒，少气不足以息，溺色变。大肠所生病者，气有余则当脉所过者热肿，虚则寒栗不复。胃所生病者，气盛则身以前皆热，其有余于胃，则消谷善饥，溺色黄，气不足则身以前皆寒栗，胃中寒则胀满。心所生病者，目黄，胁痛，臑臂内后廉痛厥，掌中热痛。肾所生病者，口热舌干，咽肿上气，嗌干及痛，烦心心痛，黄疸，肠澼，脊股内后廉痛，痿厥嗜卧，足下热而痛。心主所生病者，面赤目黄，喜笑不休，烦心心痛，掌中热。胆所生病者，足外反热，头痛颔痛，目锐眦痛，缺盆、腋下肿痛，马刀侠瘿，汗出振寒，疟。

《气厥论》曰：肾移寒于脾，痈肿少气。脾移寒于肝，痈肿筋挛。肝移寒于心，狂，隔中。心移寒于肺，肺消。肺消者，饮一溲二，死不治。肺移寒于肾，为涌水。涌水者，按腹不坚，水气客于大肠，疾行则鸣濯濯，如囊裹水，水之病也。脾移热于肝，则为惊衄。肝移热于心，则死。心移热于肺，传为膈消。肺移热于肾，传为柔痓。肾移热于脾，传为虚，肠澼，死不可治。胞移热于膀胱，则癃，溺血。膀胱移热于小肠，膈肠不便，上为口糜。小肠移热于大肠，为虙瘕，为沉。大肠移热于胃，善食而瘦，又谓之食亦。胃移热于胆，亦曰食亦。胆移热于脑，则辛頞鼻渊。鼻渊者，浊涕下不止也，传为衄衊瞑目。故得之气厥也。

《寿夭刚柔》篇曰：风寒伤形，忧恐忿怒伤气。气伤脏，乃病脏；寒伤形，乃应形；风伤筋脉，筋脉乃应。

《咳论》曰：皮毛者，肺之合也。皮毛先受邪气，邪气以从其合也。其寒饮食入胃，从肺脉上至于肺，则肺寒，肺寒则外内合邪，因而客之，则为肺咳。

《刺志论》曰：气虚身热，此谓反也。气盛身寒，得之伤寒；气虚身热，得之伤暑。气实者，热也；气虚者，寒也。

《调经论》曰：血气者，喜温而恶寒，寒则泣不能流，温则消而去之。帝曰：寒湿之伤人奈何？岐伯曰：寒湿之中人也，皮肤不收，肌肉坚紧，营血泣，卫气去，故曰虚。虚者聂辟，气不足，按之则气足以温之，故快然而不痛。帝曰：阴之生虚奈何？曰：喜则气下，悲则气消，消则脉空虚；因寒饮食，寒气熏满，则血泣气去，故曰虚矣。帝曰：阳虚则外寒奈何？曰：阳受气于上焦，以温皮肤分肉之间，今寒气在外，则上焦不通，上焦不通，则寒气独留于外，故寒栗。帝曰：阴虚生内热奈何？曰：有所劳倦，形气衰少，谷气不盛，上焦不行，下脘不通，胃气热，热气熏胸中，故内热。帝曰：阳盛生外热奈何？曰：上焦不通利，则皮肤致密，腠理闭塞，玄府不通，卫气不得泄越，故外热。帝曰：阴盛生内寒奈何？曰：厥气上逆，寒气积于胸中而不泻，不泻则温气去，寒独留则血凝泣，凝则脉不通，其脉盛大以泣，故中寒。

《刺节真邪论》曰：阳胜者则为热，阴胜者则为寒，寒则真气去，去则虚，虚则寒搏于皮肤之间。虚邪之入于身也深，寒与热相博，久留而内著，寒胜其热，则骨疼肉枯；热胜其寒，则烂肉腐肌为脓，内伤骨，内伤骨为骨蚀。有所结，中于肉，宗气归之，邪留而不去，有热则化而为脓，无热则为骨疽。

《阴阳别论》曰：三阳为病，发寒热。

《脉要精微论》曰：风成为寒热。

《太阴阳明论》曰：故犯贼风虚邪者，阳受之。阳受之则入六腑，入六腑则身热不时卧，上为喘呼。

《风论》曰：黄帝问曰：风之伤人也，或为寒热，或为热中，或为寒中，或为疠风，或为偏枯，或为风也。其寒也则衰食饮，其热也则消肌肉，故使人怢栗而不能食，名曰寒热。风气与阳明入胃，循脉而上至目内眦，其人肥，则风气不得外泄，则为热中而目黄；人瘦则外泄而寒，则为寒中而泣出。

《举痛论》曰：寒则腠理闭，气不行，故气收矣。炅则腠理开，营卫通，汗大泄，故气泄矣。

《气穴论》曰：营卫稽留，卫气营溢，气竭血著，外为发热，内为少气，疾泻无怠，以通营卫，见则泻之，无问所会。邪溢气堕，脉热肉败，营卫不行，必将为脓，内销骨髓，外破大腘，留于节腠，必将为败。积寒留舍，营卫不居，卷肉缩筋，肋肘不得伸，内为骨痹，外为不仁，命曰不足，大寒留于溪谷也。

《脉解篇》曰：阳明所谓洒洒振寒者，阳明者午也，五月盛阳之阴也，阳盛而阴气加之，故洒洒振寒也。

《经筋》篇曰：经筋之病，寒则反折筋急，热则筋弛纵不收，阴痿不用。阳急则反折，阴急则俯不伸。焠刺者，刺寒急也，热则筋纵不收，无用燔针。

《大惑论》曰：人之善饥而不嗜食者，何气使然？岐伯曰：精气并于脾，热气留于胃，胃热则消谷，故善饥；胃气逆上则胃脘寒，故不嗜食也。

《逆调论》帝曰：人身非常温也，非常热也，为之热而烦满者何也？岐伯曰：阴气少而阳气胜，故热而烦满也。帝曰：人身非衣寒也，中非有寒气也，寒从中生者何？曰：是人多痹气也，阳气少，阴气多，故身寒如从水中出。帝曰：人有四肢热，逢风寒如炙如火者，何也？曰：是人者，阴气虚，阳气盛，四肢者，阳也，两阳相得而阴气虚少，少水不能灭盛火而阳独治。独治者，不能生长也，独胜而止耳。逢风而如炙如火者，是人当肉烁也。帝曰：人有身寒，汤火不能热，厚衣不能温，然不冻栗，是为何病？曰：是人者，素肾气胜，以水为事，太阳气衰，肾脂枯不长，一水不能胜两火。肾者水也，而生于骨，骨不生则髓不能满，故寒甚至骨也。所以不能冻栗者，肝一阳也，心二阳也，肾孤脏也，一水不能胜二火，故不能冻栗，病名曰骨痹，是人当挛节也。

《评热病篇》曰：邪气之所凑，其气必虚。阴虚者，阳必凑之，故少气时热而汗出也。小便黄者，少腹中有热也。

《奇病论》曰；肥者令人内热，甘者令人中满，故其气上溢，转为消渴。治之以兰，除陈气也。

《论痛篇》：帝曰：人之病，或同时而伤，或易已，或难已，其故何如？少俞曰：同时而伤，其身多热者易已，多寒者难已。

《五邪》篇曰；邪在肺，则病皮肤痛，寒热，上气喘，汗出，咳动肩背。取之膺中外俞，背三节五节之旁，以手疾按之，快然，乃刺之，取之缺盆中以越之。邪在肝，则两胁中痛，寒中，恶血在内，行善掣节，时脚肿。取之行间以引胁下，补三里以温胃中，取血脉以散恶血，取耳间青脉以去其掣。邪在脾胃，则病肌肉痛。阳气有余，阴气不足，则热中善饥；阳气不足，阴气有余，则寒中肠鸣腹痛；阴阳俱有余，若俱不足，则有寒有热，皆调于三里。

《五癃津液别》篇曰：天暑衣厚则腠理开，故汗出。寒留于分肉之间，聚沫则为痛；天寒则腠理闭，气湿不行，水下留于膀胱，则为溺与气。

《通评虚实论》：帝曰：乳子而病热，脉悬小者何如？岐伯曰：手足温则生，寒则死。帝曰：乳子中风热，喘鸣肩息者，脉何如？曰：喘鸣肩息者，脉实大也，缓则生，急则死。

《脉要精微论》曰：粗大者，阴不足，阳有余，为热中也。沉细数散者，寒热也。诸浮不躁者，皆在阳，则为热。其有躁者，在手。诸细而沉者，皆在阴，则为骨痛；其有静者，在足。阳气有余，为身热无汗；阴气有余，为多汗身寒；阴阳有余，则无汗而寒。推而外之，内而不外，有心腹积也；推而内之，外而不内，身有热也。

《论疾诊尺》篇曰：尺肤热甚，脉盛躁者，病温也。其脉盛而滑者，病且出也。尺肤寒，其脉小者，泄少气。尺肤炬然，先热后寒者，寒热也；尺肤先寒，久大之而热者，亦寒热也。肘所独热者，腰以上热；手所独热者，腰以下热；肘前独热者，肩背热；肘后独热者，膺前热；臂中独热者，腰腹热。肘后粗以下三四寸热者，肠中有虫。掌中热者，腹中热；掌中寒者，腹中寒。鱼上白肉有青血脉者，胃中有寒。尺炬然热，人迎大者，当夺血。尺坚大，脉小甚，少气，悗有加，立死。

诊寒热，赤脉上下至瞳子，见一脉一岁死，见一脉半一岁半死，见二脉二岁死，见二脉半二岁半死，见三脉三岁死。

《邪气脏腑病形》篇曰：忧愁恐惧则伤心，形寒寒饮则伤肺，以其两寒相感，中外皆伤，故气逆而上行。帝曰：病之六变奈何？岐伯曰：诸急者多寒，缓者多热，大者多气少血，小者血气皆少，滑者阳气盛，微有热，涩者多血少气，微有寒。

《平人气象论》曰：寸口脉沉而弱，沉而喘，曰寒热。缓而滑曰热中。尺寒脉细，谓之后泄。尺粗常热者，谓之热中。

《经络论》曰：寒多则凝泣，凝泣则青黑；热多则淖泽，淖泽则黄赤。

《皮部论》曰：其色多青则痛，多黑则痹，黄赤则热多，白则寒，五色皆见，则寒热也。邪留于筋骨之间，寒多则筋挛骨痛，热多则筋弛骨消，肉烁䐃破，毛直而败。

《五色》篇曰：五色奈何：曰：青黑为痛，黄赤为热，白为寒，是为五官。人迎盛坚者，伤于寒。气口盛坚者，伤于食。

《经脉》篇曰：凡诊络脉，脉色青则寒且痛，赤则有热。胃中寒，手鱼之络多青矣。胃中有热，鱼际络赤。其暴黑者，留久痹也。其有赤有黑有青者，寒热气也。其青短者，少气也。

《六元正纪大论》：帝曰：夫子言用寒远寒，用热远热，愿闻何谓远？岐伯曰：热无犯热，寒无犯寒，从者和，逆者病，不可不敬畏而远之，所谓时与六位也。帝曰：余欲不远寒，不远热，奈何？曰：发表不远热，攻里不远寒。帝曰：不发不攻而犯寒犯热何如？曰：寒热内贼，其病益甚。帝曰：愿闻无病者何如？曰：无者生之，有者甚之。帝曰：生者何如？曰：不远热则热至，不远寒则寒至。寒至则坚否腹满，痛急下利之病生矣。热至则身热，吐下霍乱，痈疽疮疡，瞀郁，注下，瞤瘛，肿胀，呕，鼽衄，头痛，骨节变，肉痛，血溢，血泄，淋闷之病生矣。帝曰：治之奈何？曰：时必顺之，犯者治以胜也。

《师传》篇：岐伯曰：夫治民与自治，未有逆而能治之者也，夫惟顺而已矣。百姓人民皆欲顺其志也。帝曰：顺之奈何？曰：入国问俗，入家问讳，上堂问礼，临病人问所便。帝曰：便病人奈何？曰：中热消瘅则便寒，寒中之属则便热。胃中热则消谷，令人悬心善饥，脐以上皮热。肠中热，则出黄如糜，脐以下皮寒。胃中寒，则腹胀。肠中寒，则肠鸣飧泄。胃中寒，肠中热，则胀而且泄。胃中热，肠中寒，则疾饥，小腹痛胀。

《至真要大论》曰：寒者热之，热者寒之，微者逆之，甚者从之。帝曰：何谓逆从？岐伯曰：逆者正治，从者反治，从少从多，观其事也。帝曰：有病热者，寒之而热；有病寒者，热之而寒，二者皆在，新病复起，奈何治？曰：诸寒之而热者取之阴，热之而寒者取之阳，所谓求其属也。

《八正神明论》曰：天温日明，则人血淖溢而卫气浮，故血易泻，气易行。天寒日阴，则人血凝泣而卫气沉。是以天寒无刺，天温无凝。月生无泻，月满无补，月郭空无治，是谓得时而调之。

《骨空论》曰：灸寒热之法，先灸项大椎，以年为壮数。次灸撅骨，以年为壮数。视背俞陷者灸之。举臂肩上陷者灸之。两季胁之间灸之。外踝上绝骨之端灸之。足小指次指间灸之。腨下陷脉灸之。外踝后灸之。缺盆骨上切之坚动如筋者灸之。膺中陷骨间灸之。掌束骨下灸之。脐下关元三寸灸之。毛际动脉灸之。膝下三寸分间灸之。足阳明跗上动脉灸之。颠上一灸之。犬所啮之处灸之三壮。凡当灸二十九处。伤食灸之，不已者，必视其经之过于阳者，数刺其俞而药之。

论证

病有寒热者，由阴阳之有偏胜也。凡阳胜则热，以阴之衰也；阴胜则寒，以阳之衰也。故曰：发热恶寒者。发于阳也；无热恶寒者，发于阴也。此寒热之病有不同，而阴阳之不可不察也。又若外来之寒热，由风寒之外感；内生之寒热，由脏气之内伤，此寒热之因有不同，而表里之不可不察也。虽曰阳证多热，阴证多寒，然极热者反有寒证，极寒者亦有热证，此又真假之不可不察也。虽曰外入之邪多有余，内出之邪多不足，然阳盛生外热，阳虚生外寒，阴盛生内寒，阴虚生内热，此又虚实之不可不察也。诸如此者，有证可据，有脉可诊，有因可问。且经文尽发其深秘，已列前条。余有《寒热》篇，亦悉其证候，具在首卷，及《伤寒门》，亦有寒热辨，但因此以详求其理，则可尽悉其要，而辨治自无难也。

——寒热真假篇，义详一卷及《火证门》论虚火条中。

——治法有逆从，论在一卷《论治篇》中。

论诸寒证治共五条

凡寒病之由于外者，或由风寒以伤形，或由生冷以伤脏；其由于内者，或由劳欲以败阳，或由禀赋之气弱。若寒自外入者，必由浅及深，多致呕恶胀满，或为疼痛泄泻；寒由内生者，必由脏及表，所以战栗憎寒，或为厥逆拘挛。总之，热者多实，寒者多虚，故凡治寒证者，当兼察其虚而仍察其脏，此不易之法也。

——凡阴毒寒邪直中三阴者，此即伤寒类所谓直中阴经之阴证也。其于仓卒受寒，以致身冷战栗，或四体拘挛，或心肠疼痛，或口噤失音，昏迷厥逆，或吐泻蜷卧，脉来微细，或沉紧无神者，皆其证也。切不可妄用风药，再散其气，但速宜温中，则寒邪自散。轻则理中汤、温胃饮，甚则四逆汤、大温中饮，或附子理阴煎之类主之。其有势在危急，唇青囊缩，无脉者，宜用华佗救阳脱方急治之，或仍灸气海、关元二三十壮，但得手足渐温，脉微出者，乃可生也。一方以胡椒研碎，用滚酒泡服，外用葱盐熨法。一方用黑豆二合炒热，以酒烹入，滚数沸，去豆取酒，服二碗即愈。

——寒中太阴，则中脘疼痛，宜理中汤、温胃饮；寒中少阴，则脐腹疼痛，宜归气饮，或五积散加吴茱萸；寒中厥阴，则少腹疼痛，宜四逆汤、归气饮、暖肝煎。其有寒中三阴而寒滞不散，因致胀满痛甚者，宜暂用排气饮或韩氏温中汤，先散其滞，然后调补之。或用五味沉附汤，或暖肝煎，俱可择用。

——生冷内伤，以致脏腑多寒，或为疼痛，或为呕吐，或为泄泻等症，治法随见各门。又或素禀阳脏，每多恃强，好食生冷茶水，而变阳为阴者，治亦同前。

——禀赋素弱，多有阳衰阴胜者，此先天之阳气不足也。或斲丧太过，以致命门火衰者，此后天之阳气失守也。其证则未冷先寒，或手足清厥，或身为寒栗，或脾胃不健，或肚腹不实，或小水频数，或阳道不壮，或每多恐畏，或眼目少神，是皆阳虚生寒也，治宜温补元气。其微者，宜五君子煎、理阴煎、六气煎、温胃饮、寿脾煎之类，择而用之；其甚者，宜大补元煎、右归饮、右归丸、四味回阳饮、六味回阳饮、海藏八味地黄丸之类主之。其有脾肾虚寒，每多腹痛飧泄、肾泄者，宜九气丹、一气丹，并于《泄泻门》求法治之。

论诸热证治共四条

凡热病之作，亦自有内外之辨。如感风寒而传化为热，或因时气而火盛为热，此皆外来之热，即伤寒、瘟疫、时毒、痘疟之属也。至若内生之热，则有因饮食而致者，有因劳倦而致者，有因酒色而致者，有因七情而致者，有因药饵而致者，有因过暖而致者，有因阴虚而致者。有偶感而致者，有积累而致者，虽其所因不同，而病候无过表里，故在外者但当察经络之深浅，在内者但当察脏腑之阴阳。凡此诸证，在各门具有方论者，兹不再赘。且热即火也，故治热之法，即当于《火证门》通融用之。其有未尽之义，仍列于后。

——治热之法，凡微热之气，宜凉以和之；大热之气，宜寒以制之；郁热在经络者，宜疏之发之；结热在脏腑者，宜通之利之；阴虚之热者，宜壮水以平之；无根之热者，宜益火以培之。此其中有宜降者，所谓高者抑之也；有宜散者，所谓下者举之也；有相类者，所谓逆者正治也；有相反者，所谓从者反治也。治热之法，不过如此，而鲜有得其善者，岂亦由学力之未至乎？

——五脏之热证有可据者，如肺气上通于鼻，而下主于皮毛；心气上通于舌，而下主于血脉；脾气上通于口，而下主于四肢；胃气上通于头面牙龈，而下主于肌肉；肝气上通于目，而下主于筋节；肾气上通于喉耳，而下主于二阴。而六腑之气，亦可因表里以察之。此皆病在形体也，凡有诸中者必形诸外，故必有热证可据，方可以热论治，医中关系，惟此为最。

——治五脏之热，当察微甚。如心经之微热者，宜二阴煎、安神丸、天王补心丹、导赤散之类，皆可随证酌用；其热甚者，如泻心汤、黄连解毒汤、八正散、《直指》黄芩汤，及犀角地黄汤三方，皆其类也。肺经微热者，宜加减一阴煎、《正传》麦门冬汤、泻白散之类主之；其热甚者，宜黄芩清肺饮、黄芩知母汤之类主之。肝经微热者，宜化肝煎、保阴煎；热甚者，宜加味龙胆泻肝汤、芍药清肝散、七正散。脾胃微热者，清化饮、黄芩芍药汤；阳明热甚者，白虎汤、太清饮、泻黄散、玉泉散。肾经微热者，一阴煎、滋阴八味丸；热甚者，正气汤、丹溪大补阴丸；肾虚兼胃火者，玉女煎。膀胱微热者，五淋散；热甚者，大分清饮、化阴煎。三焦微热者，徙薪饮；热甚者，抽薪饮、大连翘饮、凉膈散、三补丸、大金花丸之类，择宜用之。凡清火退热方论甚多，此亦言其约耳，欲尽其义，当详考《寒阵》二类。

论寒热往来证治共三条

凡寒热往来之病，其证有二：盖一以外邪不解而然，一以阳盛阴虚而然。此其一为表证，一为里证，所当辨治，不可紊也。

——寒邪郁伏经络而为寒为热，此似疟非疟之类也，治法虽宜表散，然邪气得以久留者，必其元气之虚而正不胜邪也，故凡治此者，皆当以兼补血气为主。若血分微虚，形气本不甚弱而邪有不解者，三柴胡饮。若火盛血燥而寒热不已者，一柴胡饮。若因劳倦，或气体本弱，或肝脾不足而邪有不净者，四柴胡饮，或五柴胡饮，或补中益气汤。若阳邪陷入阴分，微兼内热而邪有不解者，补阴益气煎。若脾胃阳气不健，中气不暖而邪有不解者，温胃饮。若病久元气大虚而寒热不退者，但当单培元气，不必兼散，宜五福饮、归脾汤，或大补元煎、理阴煎之类，察其阴阳，择而用之。若果阳虚，非用温补不可。

——阴虚阳盛，或阴阳俱虚而为寒热往来者，此以真阴不足，总属虚损之病也。然其阴阳微甚，亦所当辨。如昼则热而夜则静者，此阳邪王于阴分，阳有余也；昼则静而夜则热者，此阳邪陷入阴中，阴不足也。其有昼夜俱热，或兼烦躁多汗而本非外感者，此证虽曰重阳，而实则阴虚之极也。又有下见溏泄，或上见呕恶而潮热夜热者，此元气无根，阳虚之病也。大都阳实者，宜泻其阳，泻阳者，宜用苦寒；阴虚者，宜补其阴，补阴者，宜用甘凉。惟阳虚一证，则身虽有热，大忌寒凉，此则人多不识也。然阴虚则病热，而阴气未竭者，治之犹易；阳虚则病寒，而阳气未竭者，治之亦易。若孤阳无阴，而寒之不可，孤阴无阳，而热之又不可，斯所谓两死之证也，无能为力矣。若阴虚阳盛而寒热往来，或夜热不止者，加减一阴煎。若心经蕴热，火在阳分而烦热往来者，二阴煎。若盗汗不止而夜热者，当归六黄汤。若阴虚血热，崩淋不止而夜热者，保阴煎。若肝火不清，时多郁怒而为烦热者，徙薪饮。若妇人多郁多怒而寒热不止者，加味逍遥散。若三阴亏损，血虚火盛而烦热不止者，地黄膏、三才封髓丹。若男妇小儿，凡脾胃受伤，阳虚火浮而为潮热夜热者，必用理阴煎，或温胃饮，或大补元煎之类，方可保全。此证最多，此治最妙，勿以此为奇谈也。

述古

华元化曰：人之寒热往来者，其病何也？此乃阴阳相胜也。阳不足则先寒后热，阴不足则先热后寒。又上盛则发热，下盛则发寒。皮寒而躁者阳不足，皮热而躁者阴不足。皮寒而寒者阴盛也，皮热而热者阳盛也。热发于下，则阴中之阳邪也；热发于上，则阳中之阳邪也。寒起于上，则阳中之阴邪也；寒起于下，则阴中之阴邪也。颊赤多言而寒者，阳中之阴邪也；面青多言而热者，阴中之阳邪也；面青多言而寒者，阴中之阴邪也。若不言者，不可治也。阴中之阴中者，一生九死；阳中之阳中者，九生一死。阴病难治，阳病易医。诊其脉候，滑实在上，则阳中之阳也；滑实在下，则阴中之阳也。微弱在上，则阳中之阴也；微弱在下，则阴中之阴也。滑实在中则中热，微弱在中则中寒。寒用热取，热以寒攻，逆顺之法，从乎天地，本乎阴阳也。从之者生，逆之者死。《金匮大要论》曰：夜发寒者从，夜发热者逆；昼发热者从，昼发寒者逆。逆从之道，亦在乎审明。

寒热论列方

四逆汤热十四
理中汤热一
四味回阳饮新热一
温胃饮新热五
暖肝煎新热五
六味回阳饮新热二
寿脾煎新热十六
化肝煎新寒十
补中益气汤补三十
六气煎新因二一
归气饮新热十四
补阴益气煎新补十六
理阴煎新热三
五福饮新补六
韩氏温中汤热入九
归脾汤补三二
五积散散三九
五味沉附汤热百十六
右归饮新补三
右归丸新补五
海藏八味丸补一二一
一气丹新热二二
九气丹新热二三
滋阴八味丸新寒十七
一阴煎新补八
二阴煎新补十
加减一阴煎新补九
玉女煎新寒十二
化阴煎新寒七
当归六黄汤寒六五
白虎汤寒二
泻白散寒四二
加味逍遥散补九三
清化饮新因十三
泻黄散寒五七
天王补心丹补百八
五泉散新寒十五
太清饮新寒十三
三才封髓丹寒一六六
保阴煎新寒一
泻心汤寒二七
华佗阳脱方热四六
抽薪饮新寒三
徙薪饮新寒四
黄连解毒汤寒一
七正散寒百十六
八正散寒百十五
黄芩芍药汤寒百九
五淋散寒百十七
导赤散寒一二二
芍药清肝散寒六一
正气汤寒六六

凉膈散攻十九
黄芩知母汤寒五一
三补丸寒一六二
安神丸寒一四二
黄芩清肺饮寒三八
排气饮新和六
地黄膏寒九一
《直指》黄芩汤寒百七
大温中饮新散八
大补元煎新补一
丹溪大补阴丸寒一五七
五君子煎新热六
大分清饮新寒五
《正传》麦门冬汤寒四四
大连翘饮寒七八
大金花丸攻五五
犀角地黄汤寒八十、八十——八二
一柴胡饮新散一
三柴胡饮新散三
四柴胡饮新散四
五柴胡饮新散五
加味龙胆泻肝汤寒六四

论外备用方

人参养营汤补二一
加味归脾汤补三三
调中益气汤补三一　虚邪
术附汤补四一　中寒
参附汤补三七　厥冷
《金匮》大建中汤补二三　中寒
逍遥散补九二　血虚发热
圣愈汤补九十　虚热
八味大建中汤补二五　阴寒
人参固本丸补百六　阴虚热
益阴肾气丸补一二五
七味白术散补五五　虚热渴
柴苓汤和一九二　寒热泻
藿香正气散和二十　风寒
龙脑鸡苏丸和三七二　阴虚烦热
四逆散散二八　热厥
小柴胡汤散十九
加减小柴胡汤散二二　寒热腹痛
九味羌活汤散四四　外邪寒热
退热汤寒九三　急劳大热
秦艽扶羸汤寒九二　虚劳
黄芪鳖甲煎寒九十　虚劳
地骨皮散寒七四　热渴
《局方》大已寒丸热百七十　中寒
十补丸热一七一　肾虚寒
已寒丸热一七一　冷秘
《元戎》大已寒丸热一七一　冷秘
四逆汤热十四　寒厥
附子汤热二二　背恶寒
附子理中汤热二　寒厥

温胃汤热十二　温中
三建汤热四二　阴寒厥逆
扶阳助胃汤热百十五　中寒
《保命》柴胡四物汤补十二　虚劳

暑　证

经义

《热论》曰：凡病伤寒而成温者，先夏至日者为病温，后夏至日者为病暑。暑当与汗皆出勿止。

《生气通天论》曰：因于暑，汗，烦则喘喝，静则多言，体若燔炭，汗出而散。

《刺志论》曰：气盛身寒，得之伤寒；气虚身热，得之伤暑。

《金匮真言论》曰：夏暑汗不出者，秋成风疟。

《阴阳应象大论》曰：夏伤于暑，秋必痎疟。

论证共七条

暑本夏月之热病，然有中署而病者，有因暑而致病者，此其病有不同，而总由于署。故其为病，则有阴阳二证：曰阴暑，曰阳暑，治犹冰炭，不可不辨也。阴暑者，因暑而受寒者也。凡人之畏暑贪凉，不避寒气，则或于深堂大厦，或于风地树阴，或以乍热乍寒之时，不谨衣被，以致寒邪袭于肌表，而病为发热头痛，无汗恶寒，身形拘急，肢体酸痛等症。此以暑月受寒，故名阴暑，即伤寒也，惟宜温散为主，当以伤寒法治之也。又有不慎口腹，过食生冷，以致寒凉伤脏而为呕吐、泻痢、腹痛等症，此亦因暑受寒，但以寒邪在内，治宜温中为主，是亦阴暑之属也。阳暑者，乃因暑而受热者也，在仲景即谓之中暍。凡以盛暑烈日之时，或于长途，或于田野，不辞劳苦，以致热毒伤阴，而病为头痛烦躁，肌体大热，大渴大汗，脉浮气喘，或无气以动等症。此以暑月受热，故名阳暑，治宜察气之虚实，火之微甚，或补或清，以固其气。此与阴暑之治，大有不同，若或因暑之名而不分表里，不察阴阳，则误人不浅矣。

——阴暑证，或在于表，或在于里，惟富贵安逸之人多有之，总由恣情任性，不慎风寒所致也；阳暑证，惟辛苦劳役之人多有之，由乎触冒暑热，有势所不容已也。然暑热逼人者，畏而可避，可避则犯之者少；阴寒袭人者，快而莫知，莫知则犯之者多。故凡有病暑者，阳暑不多见，而阴暑居其八九。今之人治暑者，但见发热头痛等症，则必曰此中暑也，而所用无非寒凉，其不达也亦甚矣。

——伤寒之病，虽同为寒邪，而名有不同也；伤暑之名，虽可同为暑邪，而病有不同也。伤寒之名有不同者，在冬之寒，即谓之正伤寒；在春之温，即谓之温病；在夏之暑，即谓之暑病，是温病暑病，亦皆伤寒之别名耳。经曰：冬伤于寒，春必温病。又曰：凡病伤寒而成温者，先夏至日者为病温，后夏至日者为病暑，即此谓也。伤暑之病有不同者，其因暑而感寒者，寒则伤形，即伤寒也；因暑而受热者，热则伤气，即伤暑也，是内伤外感，俱有暑病之不同耳。经曰：气盛身寒，得之伤寒；气虚身热，得之伤暑，即此谓也。盖气盛身寒者，谓身受寒邪而气无苦也，故曰伤寒；气虚身热者，谓身冒暑热，而热伤气也，故曰伤暑。此义人多不解，而谓伤寒者必身寒，则于理不通而大昧经旨矣。

——夏月盛暑之时，必令身有微汗，此养身之道，最得时宜者也，若必使快然无汗，则未免阴胜于阳，多致疾矣。观之经曰暑当与汗皆出勿止，是言暑汗之勿宜止也。又曰，夏暑汗不出者，秋成风疟，是言暑汗不出之为病也。此夏月之汗宜否，益可知矣。

——《夏月伏阴续论》在前第二卷《传忠录》中。

——暑有八证：脉虚，自汗，身热，背寒，面垢，烦渴，手足微冷，体重是也。凡治此者，宜调理元气为主，清利次之。

——中暑死者，不可使得冷，得冷便死。只宜以温暖之物，护其脐中，徐徐治之。

论治共五条

——阴暑证，凡暑月外感风寒，以致阴邪抑遏阳气，而病为发热头痛，肢体拘急酸疼，无汗恶寒，脉紧等症，此即伤寒之属，治以解散为主，宜正柴胡饮、小柴胡汤，或一二三四柴胡饮之类，酌其寒热虚实，随宜用之。若脉见微细，气体虚弱，不可发汗者，但宜补中气，使元气渐充，则寒邪自散，不必攻邪也，或用补中益气汤主之。若邪感于外而火盛于内，成阳明热甚者，宜柴胡白虎煎之类主之。若寒邪在表未解而六脉微细，背冷恶寒，或呕恶泄泻，内无热证者，此正伏阴在内而邪不易解，虽在暑月，亦速宜温中，如理阴煎、理中汤、大温中饮、麻桂饮之类，皆宜速用，不可疑也，亦不可迟也。若邪盛于外而中不甚虚者，或以五积散。以上诸证有不能尽者，俱宜以《伤寒门》诸法察而治之。

——阴暑证，凡内伤生冷，致损胃气，而病为腹痛，泄泻，呕吐者，治宜以温中散寒为主。若初受寒邪，停积未散，而脾气未虚者，先宜以抑扶煎、五德丸之类主之。若胃气微虚者，宜佐关煎、五德丸主之。若胃气再虚者，宜温胃饮、理中汤主之。若吐泻已甚，脾肾兼伤，而痛连小腹二阴，或成痢者，宜胃关煎、理阴煎，或九气丹之类主之。若表中寒邪，内伤生冷，表里俱病者，宜兼治之，以和胃饮加柴胡，或温胃饮加柴胡，或新方诸柴胡饮，察虚实而用之。古方用大顺散为温中之总治，亦何足以尽之也。

——阳暑以酷热伤人，本为热证，然阳中又有阴阳，此不可不辨。凡暑热中人者，其气必虚，以火能克金而热伤气也。然热者不可不清，虚者不可不补，但阳中之阳者宜兼乎清。如身热，头痛，烦躁，大渴，大汗，脉洪滑，喜冷水，大便干结，小水赤痛之类，皆阳证也。若气不甚虚而但有火证者，宜白虎汤或益元散主之；或火盛之甚者，惟玉泉散更妙。若汗出脉虚浮，烦渴有火而少气者，宜白虎加人参汤，或仲景竹叶石膏汤、《宣明》桂苓甘露饮之类主之。若眩晕少气，虽烦渴而火不甚者，宜生脉散主之。以上诸法，用治阳中之阳，皆方法之善者。若虽壮热口渴，而脉虚无力，或重按全无，及神困气促者，此脾胃气虚，元阳不足，假火之证，若误用白虎等剂，其危立至。

——凡中暑热者，人皆知为阳证，而不知阳中有阴也。盖外中热邪而内亦热者，此表里俱热，方是阳证，治宜清补如前。若内本无热而因热伤气，但气虚于中者，便有伏阴之象，故凡治暑热之证，最当辨其阴阳虚实。若脉虚无力，或为恶寒背寒，或为呕恶，或为腹痛泄泻，或四肢鼻尖微冷，或不喜凉茶凉水，或息短气促、无力以动之类，皆阳中之阴证也。凡见此类，但当专顾元气，惟宜独参汤，徐徐与之为最妙。若兼微呕恶寒者，宜加煨姜与人参等分主之。再其甚者，则养中煎、理中汤、五君子煎，或五福饮、理阴煎之类，皆当随宜用之。若虚寒之甚，则舍时从证，桂附皆所必用，切不可因暑热之名，而执用寒凉解暑等剂再伐阳气，则变有不可测也。若夏月于盛暑中过于劳倦，因而中暑者，其劳倦既已伤脾，暑热又以伤气，本内伤大虚之候，当专以调补为先，然后察其有火无火，或有邪无邪，而兼治如前可也。

——夏月因暑致病，而医有不知伏阴，误投寒剂，以致吐泻腹痛，或外热内寒，烦躁多渴，状若伤寒，但察其脉微神困，便是阴盛格阳之证，速宜温药以救其内。

——夏月既伤暑热，复伤生冷，外热内寒者，当专以内寒为主，有滞者清其滞，无滞者益其气，但温中理脾，脾气既复而暑无不退也。

论香薷饮

香薷饮乃夏月通用之药饵，常见富贵之家多有备此，令老少时常服之，用以防暑，而不知人之宜此者少，不宜此者多也，若误用之，必反致疾。何也？盖香薷一物，气香窜而性沉寒，惟其气窜，所以能通达上下，而去菀蒸之湿热；惟其性寒，所以能解渴除烦，而清搏结之火邪。然必果属阳脏，果有火邪，果脾胃气强，肥甘过度而宜寒畏热者，乃足以当之，且赖其清凉，未必无益。若气本不充，则服之最能损气；火本非实，而服之乃以败阳。凡素禀阴柔，及年质将半，饮食不健，躯体素弱之辈，不知利害而效尤妄用者，未有不反助伏阴，损伤胃气，而致为吐泻腹痛及阴寒危败等症。若加黄连，其寒尤甚，厚朴破气，均非所宜，用者不可不审。

述古 共八条

仲景曰：其伤于四时之气，皆能为病。冬时严寒，中而即病者，名曰伤寒。不即病者，寒毒藏于肌肤，至春变为温病，至夏变为暑病。暑病者，热极重于温也。是以辛苦之人，春夏多温热病，皆由冬时触寒所致，非时行之气也。凡时行者，春时应暖而复大寒，夏时应大热而反大凉，秋时应凉而反大热，冬时应寒而反大温，此非其时而有其气，是以一气之中，长幼之病多相似者，此则时行之气也。

曰：太阳中热者，暍是也，其人汗出恶寒，身热而渴，白虎加人参汤主之。太阳中暍者，身热疼痛而脉微弱，此以夏月伤冷水，水行皮中所致也，一物瓜蒂汤吐之。太阳中暍者，发热恶寒，身重而疼痛，其脉弦细芤迟，小便已，洒洒然毛耸，手足逆冷，小有劳，身即热，口开，前板齿燥。若发汗则恶寒甚，加温针则发热甚，数下之则淋甚。

洁古曰：静而得之为中暑，动而得之为中热。中暑者阴证，中热者阳证。

陈无择曰：暑热喜归心，心中之，使人噎闷，昏不知人，入肝则眩晕顽痹，入脾则昏睡不觉，入肺则喘满痿躄，入肾则消渴。凡中暍死者，治之切不可用冷，惟宜温养。道途中无汤，即以热土罨脐中，仍使更溺其土，取以冠于脐上，概可见矣。凡觉中暑，急嚼生姜一大块，水送下。如已迷闷，嚼大蒜一大瓣，水送下；如不能嚼，水研灌之，立醒。

戴氏曰：夏月卒倒，不省人事，名曰暑风。

王节斋曰：治暑之法，清心利小便最好。暑伤气，宜补真气为要。又有恶寒，或四肢逆冷，甚者迷闷不省，而为霍乱吐利，痰滞呕逆，腹痛泻利，此则非暑伤人，乃因暑而自致之病也。以其因暑而得，故亦谓之暑病，治法不同。若吐泻，脉沉微甚者，不可用凉药，可用附子大顺散，或附子理中汤加芍药。若夏月多食冷物及过饮茶水，致伤脾胃，则吐泻霍乱，故治暑药多宜温脾消食，治湿利小便，医者要识此意。

薛立斋曰：按东垣先生云：暑热之时，无病之人，或避暑热，纳凉于深堂大厦得之者，名曰中暑，其病必头痛恶寒，身形拘急，肢节疼痛，烦热无汗，为房室阴寒之气所遏，使周身阳气不得伸越，以大顺散热药主之。若行人或农夫，于日中劳役得之者，名曰中热，其病必苦头痛，躁热恶热，肌热大渴，汗泄懒动，为天热外伤肺气，以苍术白虎汤凉剂主之。若人元气不足，用前药不应，宜补中益气汤主之。大抵夏月阳气浮于外，阴气伏于内，若人饮食劳倦，内伤中气，或酷暑劳役，外伤阳气者多患之，法当调补元气为主，而佐以解暑。若中暑，乃阴寒之证，法当补阳气为主，少佐以解暑，故先哲多用姜、桂、附子之类，此推《内经》舍时从证之良法也。今患暑证殁，而手足指甲或肢体青黯，此皆不究其因，不温补其内，而泛用香薷饮之类所误也。又曰：前证当分别中暑、中暍，脉虚、脉沉。无汗、有汗，发热、不热，作渴、不渴，或泻、不泻，饮寒、饮热，辨其阴阳虚实，不可泛投寒凉之剂。盖谓夏月伏阴在内，古人用附子大顺散之类温补阳气，颇有旨哉。何今人之老弱，至夏月患食少体倦，发热作渴，或吐泻腹痛头痛诸证，反服香薷饮，复伤元气，无不招引暑证，以致不起。至若清暑益气汤内用泽泻、苍术、黄柏之类，必审其果有湿热壅滞，方可用之，否则反致亏损其阴，用当审察。

暑证论列方

理中汤热一
理阴煎新热三
柴胡白虎煎新散十二
益元散寒百十二
玉泉散新寒十五
竹叶石膏汤寒五
养中煎新热四
温胃饮新热五
四柴胡饮新散四
胃关煎新热九
佐关煎新热十
大温中饮新散八
五德丸新热十八
九气丹新热二三
五君子煎新热六
麻桂饮新散七
香薷饮和一六九
补中益气汤补三十
生脉散补五六
小柴胡汤散十九
清暑益气汤和一六八
白虎汤寒二
五福饮新补六
正柴胡饮新散六
苍术白虎汤寒二
和胃饮新和五

一柴胡饮新散一
白虎加人参汤寒三
抑扶煎新热十一
二柴胡饮新散二
附子大顺散热七八
五积散散三九
三柴胡饮新散三
《宣明》桂苓甘露饮寒八
一物瓜蒂汤攻百五

论外备用方

五物香薷饮和百七十
十味香薷饮和一七一
黄连香薷饮和一七二　中热
缩脾饮和一七三　暑毒吐泻
四物地榆散寒九六　昏迷
子和桂苓甘露饮寒九　虚热渴

火　证

经义

《天元纪大论》曰：君火以明，相火以位。神在天为风，在地为木；在天为热，在地为火；在天为湿，在地为土；在天为燥，在地为金；在天为寒，在地为水。故在天为气，在地为形，形气相感而化生万物矣。天地者，万物之上下也；左右者，阴阳之道路也；水火者，阴阳之征兆也；金木者，生成之终始也。寒暑燥湿风火，天之阴阳也，三阴三阳上奉之；木火土金水火，地之阴阳也，生长化收藏下应之。天以阳生阴长，地以阳杀阴藏。甲己之岁，土运统之；乙庚之岁，金运统之；丙辛之岁，水运统之；丁壬之岁，木运统之；戊癸之岁，火运统之。厥阴之上，风气主之，少阴之上，热气主之；太阴之上，湿气主之；少阳之上，相火主之；阳明之上，燥气主之；太阳之上，寒气主之。所谓本也，是谓六元。

《五运行大论》曰：燥胜则地干，暑胜则地热，风胜则地动，湿胜则地泥，寒胜则地裂，火胜则地固矣。

《六微旨大论》曰：显明之右，君火之位也；君火之右，退行一步，相火治之；复行一步，土气治之；复行一步，金气治之；复行一步，水气治之；复行一步，木气治之；复行一步，君火治之。相火之下，水气承之；君火之下，阴精承之。君位臣则顺，臣位君则逆，所谓二火也。

《至真要大论》曰：少阴司天为热化，在泉为苦化，不司气化，居气为灼化。少阳司天为火化，在泉为苦化，司气为丹化，间气为明化。

《脏气法时论》曰：五行者，金木水火土也，更贵更贱，以知死生，以决成败，而定五脏之气，间甚之时，死生之期也。

《阴阳应象大沦》曰：水为阴，火为阳。壮火之气衰，少火之气壮。壮火食气，气食少火；壮火散气，少火生气。

《逆调论》曰：一水不能胜二火，故不能冻栗，病名曰骨痹，是人当挛节也。详列《寒热门》。

《解精微论》：雷公请问：哭泣之水所以生，涕所从出也。帝曰：水之精为志，火之精为神，水火相感，神志俱悲，是以目之水生也。帝曰：厥则目无所见。夫人厥则阳气并于上，阴气并于下。阳并于上，则火独光也；阴并于下，则足寒，足寒则胀也。夫一水不胜五火，故目眦盲。是以气冲风，泣下而不止。夫风之中目也，阳气内守于精，是火气燔目，故见风则泣下也。有以比之，夫火疾风生乃能雨，此之类也。

《示从容论》曰：二火不胜三水，是以脉乱而无常也。

《保命全形论》曰：木得金而伐，火得水而灭，土得木而达，金得火而缺，水得土而绝，万物尽然，不可胜竭。

《至真要大论》：帝曰：愿闻病机何如？岐伯曰：诸风掉眩，皆属于肝。诸寒收引，皆属于肾。诸气膹郁，皆属于肺。诸湿肿满，皆属于脾。诸热瞀瘛，皆属于火。诸痛痒疮，皆属于心。诸厥固泄，皆属于下。诸痿喘呕，皆属于上。诸禁鼓栗，如丧神守，皆属于火。诸痉项强，皆属于湿。诸逆冲上，皆属于火。诸胀腹大，皆属于热。诸躁狂越，皆属于火。诸暴强直，皆属于风。诸病有声，鼓之如鼓，皆属于热。诸病胕肿，疼酸惊骇，皆属于火。诸转反戾，水液浑浊，皆属于热。诸病水液，澄澈清冷，皆属于寒。诸呕吐酸，暴注下迫，皆属于热。故《大要》曰：谨守病机，各司其属，有者求之，无者求之，盛者责之，虚者责之，盛者泻之，虚则补之，必先五胜，疏其血气，令其调达，而致和平，此之谓也。

论君火相火之病

经曰：君火以明、相火以位，此就火德辨阴阳，而悉其形气之理也。盖火本阳也，而阳之在上者，为阳中之阳，故曰君火；阳之在下者，为阴中之阳，故曰相火，此天地生成之道也。其在于人，则上为君火，故主于心；下为相火，故出于肾。主于心者，为神明之主，故曰君火以明。出于肾者，为发生之根，故曰相火以位。至其为病，则以明者，其化虚，故君火之气，有晦有明；以位者，其化实，故相火之病，能焚能燎。何也？盖化虚者，无形者也，故其或衰或王，惟见于神明，神惟贵足，衰则可畏也；化实者，有形者也，故其为热为寒，必著于血气，确有证据，方可言火也。此其一清一浊，有当辨者如此。然清浊虽二，而气禀则一，故君火衰则相火亦败，此以无形者亏及有形者也；相火炽则君火亦炎，此以有形者病及无形者也。夫生以神全，病惟形见，故火邪之为病，必依于有位有形之相火。所谓邪火者，即所谓凡火也，即所谓燎原之火也，惟不得其正，所以为病，故别以邪火名之，而实非可以君相并言也。故在《内经》则又谓之畏火，正以此火有形，故可畏也。夫病以有形之火，须治以有形之物，故形而火盛者，可泻以苦寒之物；形而火衰者，可助以甘温之物，此以形治形，而治火之道，止于是矣。至若无形之火，则生生息息，窈窈冥冥，为先天之化，为后天之神，为死生之母，为玄牝之门，又岂于形迹之间可能摹拟者哉？故有形之火不可纵，无形之火不可残。有能知火之邪正，而握其盈虚伸缩之权者，则神可全，病可却，而生道在我矣。即吾有形，吾又何患？

论病机火证

观《内经·至真要大论》所列病机，凡言火者五，言热者四，似皆谓之火也。然诸病之见于诸篇者，复有此言热而彼言寒，此言实而彼言虚者，岂果本经之自为矛盾耶？盖诸篇所言，在专悉病情，故必详必尽；在本篇所言，亦不过总言五运六气之大约，原非确指为实火实热也。故于篇末，复以有、无、虚、实四字总结于后，此轩岐之明见万世，正恐后人误以火热二字，悉认为真因，而晓示如此。此其火有虚实，热有真假，从可知矣。余以刘河间《原病式》之谬，故于《类经》惟引经释经，不敢杜撰一言，冀在解人之惑，以救将来之误耳。前三卷中，别有详辨，并《类经》详注，俱当互阅求正。

论虚火共三条

凡虚火证，即假热证也，余于首卷《寒热真假篇》，已言之详矣。然犹有未尽者，如虚火之病源有二，虚火之外证有四，何也？盖一曰阴虚者能发热，此以真阴亏损，水不制火也；二曰阳虚者亦能发热，此以元阳败竭，火不归源也，此病源之二也。至若外证之四，则一曰阳戴于上而见于头面咽喉之间者，此其上虽热而下则寒，所谓无根之火也；二曰阳浮于外而发于皮肤肌肉之间者，此其外虽热而内则寒，所谓格阳之火也；三曰阳陷于下而见于便溺二阴之间者，此其下虽热而中则寒，所谓失位之火也；四曰阳亢乘阴而见于精血髓液之间者，此其金水败而铅汞干，所谓阴虚之火也，此外证之四也。然证虽有四，而本惟二，或在阴虚，或在阳虚，而尽之矣。第阴虚之火惟一，曰金水败者是也；阳虚之火有三，曰上中下者是也。凡治此者，若以阴虚火盛，则治当壮水，壮水之法，只宜甘凉，不宜辛热；若以阳虚发热，则治宜益火，益火之法，只宜温热，大忌清凉。第温热之效速，每于一二剂间，便可奏功；甘凉之力缓，非多服不能见效也。然清凉之药，终不宜多，多则必损脾胃，如不得已，则易以甘平，其庶几耳。倘甘平未效，则惟有甘温一法，斯堪实济，尚可望其成功。否则，生气之机，终非清凉所能致也。此义最微，不可不察。

——气本属阳，阳气不足，则寒从中生，寒从中生，则阳无所存而浮散于外，是即虚火假热之谓也。而假寒之证，其义亦然。是以虚火实火，亦总由中气之有虚实耳。凡气实于内而为寒者，有如严冬阳伏于下而阴凝于上，故冰雪满地而井泉温暖也；气虚于内而为热者，有如盛夏阴盛于中而阳浮于外，故炎暑逼人而渊源清冷也。天地间理原如此，故不可见热即云热，见寒即云寒，而务察其寒热之本。

——火有虚实，故热有假真，而察之之法，总当以中气为之主，而外证无足凭也。故凡假热之证，本中寒也；假寒之证，本内热也。中寒者，原是阴证；内热者，原是阳证。第以惑者不明，故妄以寒证为假热，热证为假寒，而不知内热者当远热，内寒者当远寒。内有可据，本皆真病，又何假之有？

论五志之火

经曰：天有四时五行，以生长收藏，以生寒暑燥湿风。人有五脏化五气，以生喜怒思忧恐。是即所谓五志也。此五志之化由乎五脏，而五脏之化由乎五行，故在心为喜，心主火也；在肝为怒，肝主木也；在脾为思，脾主土也；在肺为忧，肺主金也；在肾为恐，肾主水也，此五志各有分属，本不可以混言者也。且人有此生，即有此志，使无此志，生亦何为？是生之与志，本不能离，亦不可离。而人于食息之常，孰不以五志为生，亦孰不以五志为用，而未闻以五志之动皆为火也。第或以用志失宜，则未免有伤脏气，故在《内经》则但言五脏之伤，各有所属，五气之伤，各有所病，亦未闻以五志之伤皆云火也。而五火之说，乃始于刘河间，云五志所伤皆热也。丹溪述河间而衍之曰：五志之动，各有火起。刘宗厚又述丹溪而衍之曰：大怒则火起于肝，醉饱则火起于胃，房劳则火起于肾，悲哀动中则火起于肺，心为君主，自焚则死矣。自三子之说行，则似乎五行悉化而为火，理岂然乎？

余尝察五志所伤之人，但见其憔悴日增，未见其俱为热病也。即因志动火者，非曰必无，但伤气者十之九，动火者十之一，又岂五志皆能动火乎？而矧以怒动肝气者，最易伤脾，脾伤者不可以言火也。醉饱能动胃火，胃强者固自无恙，脾弱而致病者，不可以言火也。房劳本动肾火，精去而阳亢者，可以火言，精去而气亦去者，不可以言火也。外如五志之伤，则无非伤气败阳之证，尚可谓之火乎？无火治火，则无有不败者矣。三卷中《辨丹溪》第二条下仍有一论，当互阅之。

论火证共三条

火为热病，是固然矣。然火得其正，即为阳气，此火之不可无，亦不可衰，衰则阳气之虚也。火失其正，是以邪热，此火之不可有，尤不可甚，甚则真阴伤败也。然阳以元气言，火以病气言，故凡病在元气者，不得以火论。何也？盖人之元气止于充足，焉得有余？既非有余，则何以言火？所谓无形者其化虚，即此是也。惟病在形体者，乃可以察火证，盖其不在气即在血，所谓有形者其化实，即此是也。故凡火之为病，其在外者，必见于皮肉筋骨；其在内者，必见于脏腑九窍。若于形质之间，本无热证可据，而曰此火也，此热也，则总属莫须有之妄谈也。矧如火证悉具，而犹有虚实之殊，真假之异，其可不为详辨乎？若果有火病，则火性急烈，诚可畏也。

然实火止随形质，余因谓之凡火，又谓之邪火。火之为病，病之标耳，洗之涤之，又何难哉？惟虚火之病，则本于元气，元气既虚，而再攻其火，非梃即刃矣。是以诸病之杀人，而尤惟火病为最者，正以凡火未必杀人，而以虚作实，就无不杀之矣，不忍见也。

——凡五脏之火，肺热则鼻干，甚则鼻涕出；肝热则目眵浓；心热则言笑多；脾热则善饥善渴；肾热则小水热痛。凡此之类，宜从清也。诸所不尽，详一卷《寒热》篇。

——凡察火证，必须察其虚实，虽其元气本虚，然必虚中挟实者，乃为易治。何以见之？如或大便干结，或善饥多食，或神气精明．或声音强壮，而脉见有力，此皆虚中有实也，俱可随证清解之。若或内外俱热而反见溏泄，或饮食少进，或声微气短，诸虚皆见而反不利温补者，此其胃气已败，生意已穷，非吉兆也。

论治火共五条

治实火诸法：凡微热之气，惟凉以和之，宜徙薪饮、四阴煎、二阴煎，或加减一阴煎、黄芩芍药汤、黄芩清肺饮之类，酌宜用之。大热之气，必寒以除之，宜抽薪饮、白虎汤、太清饮、黄连解毒汤、玉泉散、三补丸之类主之。火甚而兼胀满闭结实热者，宜凉膈散、八正散、三黄丸、大金花丸之类主之。凡火盛虚烦干渴，或有热毒难解者，宜用绿豆饮或雪梨浆，间药朝夕饮之，退火解毒最速，且无所伤，诚妙法也。

——郁热之火，宜散而解之。如外邪郁伏为热者，宜正柴胡饮、小柴胡汤，或升阳散火汤之类主之。若郁热在经而为痈疽、为疮疹者，宜连翘归尾煎，或芍药蒺藜煎，或当归蒺藜煎之类主之，或于本门求法治之。此皆火郁发之之谓也。

——虚火之与假热，其气皆虚，本若相类，然阴阳偏胜亦有不同。如阴虚生热者，此水不足以济火也，治当补阴，其火乃息，宜一阴煎、左归饮、左归丸、六味地黄丸之类主之，此所谓壮水之主也。如寒极生热，而火不归源，即阴盛隔阳，假热证也，治宜温补血气，其热自退，宜理阴煎、右归饮、理中汤、大补元煎、六味回阳饮之类主之，此所谓益火之源也，又曰温能除大热也。凡假热之证，以肾阴大虚，则阳无所附而浮散于外，故反多外热，此内真寒外假热也，若非峻补真阴，何以复其元气？元气不复，则必由散而尽矣。但外热既甚，多见口疮舌裂，喉干咽痛，烦渴喜冷等症，而辛热温补之剂，难以入口，故薛立斋治韩州同之劳热，以加减八味丸料一斤，内肉桂一两，煎五六碗，用水浸冰冷与服。此法最善，余因效之，尝以崔氏八味丸料，或右归饮，用治阴虚假热，伤寒及劳热烦渴等症，服后顿退而虚寒悉见，乃进温补，无不愈者，此真神妙法也。

——实火宜泻，虚火宜补，固其法也。然虚中有实者，治宜以补为主，而不得不兼乎清，如加减一阴煎、保阴煎、天王补心丹、丹溪补阴丸之类是也。若实中有虚者，治宜以清为主，而酌兼乎补，如清化饮、徙薪饮、大补阴丸之类是也。凡此虚中之实，实中之虚，本无限则，故不得谓热者必无虚，虚者必无热。但微虚者宜从微补，微热者宜从微清。若热倍于虚，而清之不及，渐增无害也；若虚倍于热而清之太过，则伐及元阳矣。凡治火者，不可不知此义。

——泻火诸药：黄连、栀子泻心肝大肠之火。山栀仁降火从小便出，其性能屈下行。石膏泻肠胃之火，阳明经有实热者，非此不可。黄芩清脾肺大肠之火。黄柏泻肝肾诸经之火。知母清肺胃肝肾之火。地骨皮退阴中之火，善除骨蒸夜热。生地、麦冬清肝肺，凉血中之火。天门冬泻肺与大肠之火。桑白皮、川贝母、土贝母解上焦肺胃之火。柴胡、干葛解肝脾诸经之郁火。龙胆草泻肝肾膀胱之火。槐花清肝肾大肠之火，能解诸毒。芍药、石斛清脾胃之火。滑石利小肠膀胱之火。天花粉清痰止渴，解上焦之火。连翘泻诸经之浮火。玄参清上焦之浮火。山豆根解咽喉之火。胆星开心脾胃脘之痰火。青黛、芦荟、胡黄连泻五脏之疳热郁火。苦参泻疮蚀之火。木通下行，泻小肠之火。泽泻、车前子利癃闭之火。人中白清肝脾肾之阴火。童便降阴中血分之浮火。大黄、朴硝泻阳明诸经实热之火。人参、黄芪、白术、甘草除气虚气脱阳分散失之火。熟地黄、当归、枸杞、山茱萸滋心肾不交阴分无根之火。附子、干姜、肉桂救元阳失位、阴盛格阳之火。凡此治火之法，已若尽之，然亦不过言其筌蹄耳，而神而通之，原不可以笔楮尽也。

述古

启玄子曰：病之微小者，犹人火也，遇草而焫，遇木而燔，可以湿伏，可以水折，故逆其性气，可以折之攻之。病之大甚者，犹龙火也，得湿而焰，得水而燔，不知其性，以水湿折之，适足以光焰诣天，物穷方止；识其性者，反常之理，以火逐之，则燔灼自消，焰火扑灭矣。

火证论列方

白虎汤寒二
抽薪饮新寒三
徙薪饮新寒四
玉泉散新寒十五
凉膈散攻十九
清化饮新因十三
三补丸寒一六二
三黄丸攻六八
八正散寒百十五
绿豆饮新寒十四
雪梨浆新寒十六
太清饮新寒十三
一阴煎新补八
保阴煎新寒三
理中汤热一
理阴煎新热二
左归饮新补二
左归丸新补四
右归饮新补三
大金花丸攻五五

大补元煎新补一
升阳散火汤散四一
小柴胡汤散十九
天王补心丹补百八
正柴胡饮新散六
丹溪补阴丸寒百六十
大补阴丸寒一八七
黄连解毒汤寒一
六味地黄丸补百二十
连翘归尾煎新因三二
加减八味丸外三八
芍药蒺藜煎新因三五
六味回阳饮新热二
当归蒺藜煎新因三四

论外备用方凡寒阵所列古方新方俱可酌用

神芎丸攻七二
清凉饮子因百三

理集

卷之十六　杂证谟

虚　损

经义

《上古天真论》曰：今时之人，以酒为浆，以妄为常，醉以入房，以欲竭其精，以耗散其真，不知持满，不时御神，务快其心，逆于生乐，起居无节，故半百而衰也。

《阴阳应象大论》曰：年四十而阴气自半也，起居衰矣。

《宣明五气篇》曰：久视伤血，久卧伤气，久坐伤肉，久立伤骨，久行伤筋。

《评热病论》曰：邪之所凑，其气必虚。阴虚者，阳必凑之。

《本神》篇曰：五脏主藏精者也，不可伤，伤则失守而阴虚，阴虚则无气，无气则死矣。

《通评虚实论》曰：邪气盛则实，精气夺则虚。

《经脉别论》曰：勇者气行则已，怯者则著而为病。

《口问》篇曰：邪之所在，皆为不足。故上气不足，脑为之不满，耳为之苦鸣，头为之苦倾，目为之眩。中气不足，溲便为之变，肠为之苦鸣。下气不足，则乃为痿厥心悗。

《逆调论》曰：营气虚则不仁，卫气虚则不用，营卫俱虚，则不仁且不用，肉如故也，人身与志不相有，曰死。

《玉机真脏论》曰：五虚死，五实死。帝曰：愿闻五虚五实。岐伯曰：脉盛，皮热，腹胀，前后不通，闷瞀，此谓五实。脉细，皮寒，气少，泄利前后，饮食不入，此谓五虚。帝曰：其时有生者，何也？曰：浆粥入胃，泄注止，则虚者活；身汗得后利，则实者活。此其候也。

《脉要精微论》曰：得守者生，失守者死。得强者生，失强者死。

言而微，终日乃复言者，此夺气也。

《海论》曰：气海有余者，气满胸中，悗息面赤；气海不足，则气少不足以言。血海有余，则常想其身大，怫然不知其所病；血海不足，亦常想其身小，狭然不知其所病。水谷之海有余，则腹满；水谷之海不足，则饥不受谷食。髓海有余，则轻劲多力，自过其度；髓海不足，则脑转耳鸣，胫酸眩冒，目无所见，懈怠安卧。

《卫气》篇曰：下虚则厥，上虚则眩。

《本输》篇曰：三焦者，并太阳之正，入络膀胱，约下焦，实则癃闭，虚则遗溺。

《五癃津液别》篇曰；阴阳不和，则使液溢而下流于阴，髓液皆减而下，下过度则虚，虚故腰背痛而胫酸。

《调经论》曰：心藏神，神有余则笑不休，神不足则悲。肺藏气，气有余则喘咳上气，不足则息利少气。肝藏血，血有余则怒，不足则恐。脾藏肉，形有余则腹胀，泾溲不利，不足则四肢不用。肾藏志，志有余则腹胀飧泄，不足则厥。

《脉解篇》曰：内夺而厥，则为喑俳，此肾虚也。

《决气》篇曰：精脱者耳聋。气脱者目不明。津脱者，腠理开，汗大泄。液脱者，骨属屈伸不利，色夭，脑髓消，胫酸，耳数鸣。血脱者，色白，夭然不泽，其脉空虚，此其候也。

《奇病论》曰：身热如炭，颈膺如格，人迎躁盛，喘息气逆，此有余也。有癃者，一日数十溲，此不足也。太阴脉细微如发者，此不足也。今外得五有余，内得二不足，此其身不表不里，亦正死明矣。

《五禁》篇帝曰：何谓五夺？岐伯曰：形肉已夺，是一夺也；大夺血之后，是二夺也；大汗出之后，是三夺也；大泄之后，是四夺也；新产及大血之后，是五夺也。此皆不可写。

《脏气法时论》曰：肝虚则目䀮䀮无所见，耳无所闻，善恐惧如人将捕之。心虚则胸腹大，胁下与腰相引而痛。脾虚则腹满肠鸣，飧泄，食不化。肺虚则少气不能报息，耳聋嗌干。肾虚则胸中痛，大腹小腹痛，清厥，意不乐。

《调经论》曰：气之所并为血虚，血之所并为气虚。有者为实，无者为虚。故气并则无血，血并则无气。今血与气相失，故为虚焉。血之与气并走于上，则为大厥，厥则暴死。气复反则生，不反则死。帝曰：阴之生实奈何？岐伯曰：喜怒不节，则阴气上逆，上逆则下虚，下虚则阳气走之，故曰实矣。帝曰：阴之生虚奈何？曰：喜则气下，悲则气消，消则脉虚空，因寒饮食，寒气熏满，则血泣气去，故曰虚矣。阳虚则外寒，阴虚则内热。

《刺志论》曰：气实形实，气虚形虚，此其常也，反此者病。谷盛气盛，谷虚气虚，此其常也，反此者病。脉实血实，脉虚血虚，此其常也，反此者病。气虚身热，此谓反也。谷入多而气少，此谓反也。谷不入而气多，此谓反也。脉盛血少，此谓反也。谷不入而气多，此谓反也。脉盛血少，此谓反也。脉少血多，此谓反也。夫实者，气入也，虚者，气出也。气实者，热也，气虚者，寒也。

《根结》篇曰：形气不足，病气有余，是邪胜也，急泻之。形气有余，病气不足，急补之。形气不足，病气不足，此阴阳俱不足也，不可刺之，刺之则重不足；重不足则阴阳俱竭，血气皆尽，五脏空虚，筋骨髓枯，老者绝灭，壮者不复矣。形气有余，病气有余，此谓阴阳俱有余也，急泻其邪，调其虚实。故曰：有余者泻之，不足者补之，此之谓也。

《本神》篇曰：故智者之养生也，必顺四时而适寒暑，和喜怒而安居处，节阴阳而调刚柔，如是则僻邪不至，长生久视。

论虚损病源

凡劳伤虚损，五脏各有所主，而惟心脏最多。且心为君主之官，一身生气所系，最不可伤，而人多忽而不知也，何也？夫五脏之神皆禀于心，故忧生于心，肺必应之，忧之不已，而戚戚幽幽，则阳气日索，营卫日消，劳伤及肺，弗亡弗已。如经曰：尝贵后贱，虽不中邪，病从内生，名曰脱营。尝富后贫，名曰失精。五气留连，病有所并，暴乐暴苦，始乐后苦，皆伤精气，精气竭绝，形体毁沮。故贵脱势，虽不中邪，精神内伤，身必败亡之类，无非虑竭将来，追穷已往，而二阳并伤，第其潜消暗烁于冥冥之中，人所不觉。而不知五脏之伤，惟心为本，凡值此者，速宜舒情知命，力挽先天。要知人生在世，喜一日则得一日，忧一日则失一日，但使灵明常醒，尚何尘魔敢犯哉！及其既病，而用参、芪、归、术、益气汤之类，亦不过后天之末著耳，知者当知所先也。

——喜因欲遂而发，若乎无伤，而经曰：喜伤心。又曰：暴喜伤阳。又曰：喜乐者，神惮散而不藏。又曰：肺喜乐无极则伤魄，魄伤则狂，狂者意不存人，皮革焦，毛悴色夭，死于夏。盖心藏神，肺藏气，二阳脏也。故暴喜过甚则伤阳，而神气因以耗散。或纵喜无节，则淫荡流亡，以致精神疲竭，不可救药。或偶尔得志，则气盈载满，每多骄恣傲慢，自取败亡，而莫知其然者多矣。然则喜为人所忽，而犹有不可忽者如此。

——思本乎心。经曰：心怵惕思虑则伤神，神伤则恐惧自失，破䐃脱肉，毛悴色夭，死于冬。此伤心则然也。然思生于心，脾必应之，故思之不已，则劳伤在脾。经曰：思伤脾。又曰：思则心有所存，神有所归，正气留而不行，故气结矣。凡此为病，脾气结则为噎膈，为呕吐，而饮食不能运，食不运则血气日消，肌肉日削，精神日减，四肢不为用，而生胀满泄泻等症，此伤心脾之阳也。夫人孰无思？而苦思难释，则劳伤至此，此养生者所当戒也。然思本伤脾，而忧亦伤脾。经曰：脾愁忧而不解则伤意，意伤则悗乱，四肢不举，毛悴色夭，死于春。盖人之忧思，本多兼用，而心脾肺所以并伤，故致损上焦阳气，而二阳之病发自心脾，以渐成虚劳之证者，断由乎此。

——淫欲邪思又与忧思不同，而损惟在肾。盖心耽欲念，肾必应之，凡君火动于上，则相火应于下。夫相火者，水中之火也，静而守位则为阳气，炽而无制则为龙雷，而涸泽燎原，无所不至。故其在肾，则为遗淋带浊，而水液渐以干枯。炎上入肝，则逼血妄行，而为吐为衄，或为营虚筋骨疼痛。又上入脾，则脾阴受伤，或为发热，而饮食悉化痰涎。再上至肺，则皮毛无以扃固，而亡阳喘嗽，甚至喑哑声嘶。是皆无根虚火，阳不守舍，而光焰诣天，自下而上，由肾而肺，本源渐槁，上实下虚，是诚剥极之象也。凡师尼室女，失偶之辈，虽非房室之劳，而私情系恋，思想无穷，或对面千里，所愿不得，则欲火摇心，真阴日削，遂致虚损不救。凡五劳之中，莫此为甚，苟知重命，慎毋蹈之。

——七情伤肾，恐亦居多。盖恐畏在心，肾则受之，故经曰：恐伤肾。又曰：恐则精却。又曰：恐惧而不解则伤精，精伤则骨酸痿厥，精时自下。余尝诊一在官少年，因恐而致病，病稍愈而阳痿，及其病复，终不可疗。又尝见猝恐者，必阴缩或遗尿，是皆伤肾之征也。然恐固伤肾，而怒亦伤肾。经曰：肾盛怒而不止则伤志，志伤则喜忘其前言，腰背不可以俯仰屈伸，毛悴色夭，死于季夏。是知盛怒不惟伤肝，而肾亦受其害也。

——怒生于心，肝必应之，怒不知节，则劳伤在肝。经曰：怒伤肝。又曰：怒则气逆，甚则呕血及飧泄，故气上矣。盖肝为阴中之阳脏，故肝之为病，有在阴者，有在阳者。如火因怒动而逼血妄行，以致气逆于上，而胀痛、喘急者，此伤其阴者也。又或气以怒伤，而木郁无伸，以致侵脾气陷，而为呕为胀，为泄为痛，为食饮不行者，此伤其阳者也。然随怒随消者，未必致病，脏气坚固者，未必致病，惟先天禀弱，而三阴易损者，使不知节，则东方之实，多致西方之败也。然怒本伤肝，而悲哀亦最易伤肝。经曰：肝悲哀动中则伤魂，魂伤则狂忘不精，不精则不正，当人阴缩而挛筋，两胁骨不举，毛悴色夭，死于秋。盖怒盛伤肝，肝气实也；悲哀伤肝，肝气虚也。但实不终实，而虚则终虚耳，虚而不顾，则必至劳损。而治当察其邪正也。

——惊气本以入心，而实通于肝胆。经曰：惊则心无所依，神无所归，虑无所定，故气乱矣。又曰：东方色青，入通于肝，其病发惊骇。此所以惊能动心，而尤能伤及肝胆。心为君主，固不可伤，而胆以中正之官，实少阳生气所居，故十一脏阳刚之气皆取决于胆，若或损之，则诸脏生气，因皆消索致败，其危立见。尝见微惊致病者，惟养心安神，神复则病自却。若惊畏日积，或一时大惊损胆，或致胆汁泄而通身发黄，默默无言者，皆不可救。胆黄证，论详《黄疸门》。

——色欲过度者，多成劳损。盖人自有生以后，惟赖后天精气以为立命之本，故精强神亦强，神强必多寿；精虚气亦虚，气虚必多夭。其有先天所禀原不甚厚者，但知自珍，而培以后天，则无不获寿。设禀赋本薄，而且恣情纵欲，再伐后天，则必成虚损，此而伤生，咎将谁委？又有年将未冠，壬水方生，保养萌芽，正在此日，而无知孺子，遽摇女精，余见苞萼未成而蜉蝣旦暮者多矣，良可悲也。此其责不在孺子，而在父师，使不先有明诲，俾知保生之道，则彼以童心，岂识利害？而徒临期恳祷，号呼悲戚，将何济于事哉。

——劳倦不顾者，多成劳损。夫劳之于人，孰能免之，如奔走食力之夫，终日营营，而未闻其劳者，岂非劳乎？但劳有不同耳。盖贫贱之劳，作息有度，无关荣辱，习以为常，何病之有？惟安闲柔脆之辈，而苦竭心力，斯为害矣。故或劳于名利，而不知寒暑之伤形；或劳于色欲，而不知旦暮之疲困；或劳于游荡，而忍饥竭力于呼卢驰骤之场；或劳于疾病，而剥削伤残于无术庸医之手。或为诗书困厄，每缘萤雪成灾；或以好勇逞强，遂致绝筋乏力。总之，不知自量，而务从勉强，则一应妄作妄为，皆能致损。凡劳倦之伤，虽曰在脾，而若与诸劳不同，则凡伤筋伤骨，伤气伤血，伤精伤神，伤皮毛肌肉，则实兼之五脏矣。呜呼！嗜欲迷人，其害至此。此其故，则在但知有彼，而忘其有我耳。广成子曰：无劳女形，无摇女精，乃可以长生。若此二言者，人因其简，故多易之，而不知养生之道，于此八字而尽之矣，顾可以忽之也耶！

——少年纵酒者多成劳损。夫酒本狂药，大损真阴，惟少饮之未必无益，多饮之难免无伤，而耽饮之，则受其害者十之八九矣。且凡人之禀赋，脏有阴阳，而酒之性质，亦有阴阳。盖酒成于酿，其性则热，汁化于水，其质则寒。若以阴虚者纵饮之，则质不足以滋阴，而性偏动火，故热者愈热，而病为吐血、衄血、便血、尿血、喘嗽、躁烦、狂悖等症，此酒性伤阴而然也。若阳虚者纵饮之，则性不足以扶阳，而质留为水，故寒者愈寒，而病为臌胀、泄泻、腹痛、吞酸、少食、亡阳、暴脱等症，此酒质伤阳而然也。故纵酒者，既能伤阴，尤能伤阳，害有如此，人果知否？矧酒能乱性，每致因酒妄为，则凡伤精竭力，动气失机，及遇病不胜等事，无所不至，而阴受其损，多罔觉也。夫纵酒之时，固不虑其害之若此，及病至沉危，犹不知为酒困之若此。故余详明于此，以为纵酒者之先觉云。泄泻、肿胀二门俱有酒论。

——疾病误治及失于调理者，病后多成虚损。盖病有虚实，治有补泻，必补泻得宜，斯为上工。余见世俗之医，固不知神理为何物，而且并邪正缓急，俱不知之，故每致伐人元气，败人生机。而随药随毙者，已无从诉，其有幸而得免，而受其残剥，以致病后多成虚损而不能复振者，此何以故也？故凡医有未明，万毋轻率，是诚仁人积德之一端也。至若失于调治，致不能起，则俗云：小孔不补，大孔叫冤。苦亦自作之而自受之耳，又何尤焉。

论证共四条

凡虚损之由，具道如前，无非酒色、劳倦、七情、饮食所致。故或先伤其气，气伤必及于精；或先伤其精，精伤必及于气。但精气在人，无非谓之阴分。盖阴为天一之根，形质之祖，故凡损在形质者，总曰阴虚，此大目也。若分而言之，则有阴中之阴虚者，其病为发热躁烦，头红面赤，唇干舌燥，咽痛口疮，吐血衄血，便血尿血，大便燥结，小水痛涩等症；有阴中之阳虚者，其病为怯寒憔悴，气短神疲，头运目眩，呕恶食少，腹痛飧泄，二便不禁等症。甚至咳嗽吐痰，遗精盗汗，气喘声喑，筋骨疼痛，心神恍惚，肌肉尽削，梦与鬼交，妇人月闭等症，则无论阴阳，凡病至极，皆所必至，总由真阴之败耳。

然真阴所居，惟肾为主。盖肾为精血之海，而人之生气，即同天地之阳气，无非自下而上，所以肾为五脏之本。故肾水亏，则肝失所滋而血燥生；肾水亏，则水不归源而脾痰起；肾水亏，则心肾不交而神色败；肾水亏，则盗伤肺气而喘嗽频；肾水亏，则孤阳无主而虚火炽。凡劳伤等症，使非伤入根本，何以危笃至此？故凡病甚于上者，必其竭甚于下也。余故曰：虚邪之至，害必归阴；五脏之伤，穷必及肾，穷而至此，吾未如之何也矣。夫所贵乎君子者，亦贵其知微而已。

——凡损伤元气者，本皆虚证，而古方以虚损劳瘵各分门类，则病若有异，亦所宜辨。盖虚损之谓，或有发见于一证，或有困惫于暂时，凡在经在脏，但伤元气，则无非虚损病也。至若劳瘵之有不同者，则或以骨蒸，或以干嗽，甚至吐血吐痰，营卫俱败，尫羸日甚，此其积渐有日，本末俱竭而然。但虚损之虚，有在阴分，有在阳分，然病在未深，多宜温补；若劳瘵之虚，深在阴中之阴分，多有不宜温补者。然凡治虚证，宜温补者，病多易治，不宜温补者，病多难治。此虚劳若乎有异，而不知劳瘵之损，即损之深而虚之甚者耳。凡虚损不愈，则日甚成劳矣，有不可不慎也。

——虚损两颧红赤或唇红者，阴虚于下，逼阳于上也。仲景曰：其面戴阳者，下虚故也。虚而多渴者，肾水不足，引水自救也。喑哑声不出者，由肾气之竭。盖声出于喉，而根于肾。经曰：内夺而厥，则为喑俳，此肾虚也。虚而喘急者，阴虚肺格，气无所归也。喉干咽痛者，真水下亏，虚火上浮也。不眠恍惚者，血不养心，神不能藏也。时多烦躁者，阳中无阴，柔不济刚也。易生嗔怒，或筋急酸痛者，水亏木燥，肝失所资也。饮食不甘，肌肉渐削者，脾元失守，化机日败也。心下跳动，怔忡不宁者，气不归精也。经曰：胃之大络，名曰虚里，出于左乳下，其动应衣，宗气泄也。盗汗不止者，有火则阴不能守，无火则阳不能固也。虚而多痰，或如清水，或多白沫者，此水泛为痰，脾虚不能制水也。骨痛如折者，肾主骨，真阴败竭也。腰胁痛者，肝肾虚也。膝以下冷者，命门衰绝，火不归源也。小水黄涩淋沥者，真阴亏竭，气不化水也。足心如烙者，虚火烁阴，涌泉涸竭也。

——凡阳虚之人，因气虚也。阳气既虚，即不能嚏。仲景曰：欲嚏不能，此人肚中寒。故凡以阳虚之证，而忽见嚏者，便有回生之兆。

论脉共三条

虚损之脉，凡甚急、甚数、甚细、甚弱、甚涩、甚滑、甚短、甚长、甚浮、甚沉、甚弦、甚紧、甚洪、甚实者，皆劳伤之脉。然无论浮沉大小，但渐缓则渐有生意。若弦甚者病必甚，数甚者病必危，若以弦细而再加紧数，则百无一生矣。

《要略》曰：脉芤者为血虚，沉迟而小者为脱气。大而无力为阳虚，数而无力为阴虚。脉大而芤者为脱血。平人脉大为劳，虚极亦为劳。脉微细者盗汗。寸弱而软为上虚。尺弱软涩为下虚。尺软滑疾为血虚。两关沉细为胃虚。

《脉经》曰：脉来软者为虚，缓者为虚。微弱者为虚。弦者为中虚。细而弱小者，气血俱虚。

辨爪

凡劳损之病，本属阴虚，阴虚必血少。而指爪为精血之余，故凡于诊候之际，但见其指爪干黄，觉有枯槁之色，则其发肤营气，具在吾目中矣。此于脉色之外，便可知其有虚损之候，而损之微甚，亦可因之以辨也。

论治共七条

病之虚损，变态不同。因有五劳七伤，证有营卫脏腑，然总之则人赖以生者，惟此精气，而病为虚损者，亦惟此精气。气虚者，即阳虚也；精虚者，即阴虚也。凡病有火盛水亏，而见营卫燥津液枯者，即阴虚之证也；有水盛火亏，而见脏腑寒脾肾败者，即阳虚之证也。此惟阴阳偏困所以致然，凡治此者，但当培其不足，不可伐其有余。夫既缘虚损，而再去所余，则两败俱伤矣，岂不殆哉！惟是阴阳之辨，犹有不易，谓其阴阳之中，复有阴阳，其有似阳非阳，似阴非阴者，使非确有真见，最易惑人，此不可不详察也。且复有阴阳俱虚者，则阳为有生之本，而所重者，又单在阳气耳。知乎此，则虚损之治，如指诸掌矣。

——阳虚者多寒，非谓外来之寒，但阳气不足，则寒生于中也，若待既寒，则阳已败矣。而不知病见虚弱，而别无热证者，便是阳虚之候，即当温补元气，使阳气渐回，则真元自复矣。盖阳虚之候，多得之愁忧思虑以伤神，或劳役不节以伤力，或色欲过度而气随精去，或素禀元阳不足而寒凉致伤等，病皆阳气受损之所由也。欲补阳气，惟辛甘温燥之剂为宜，万勿兼清凉寒滑之品，以残此发生之气，如生地、芍药、天麦门冬、沙参之属，皆非所宜，而石斛、玄参、知、柏、芩、连、龟胶之类，则又切不可用。若气血俱虚者，宜大补元煎，或八珍汤，或十全大补汤。五脏俱虚，宜平补者，五福饮。命门阴分不足者，左归饮、左归丸。命门阳分不足者，右归饮、右归丸。气分虚寒者，六气煎。脾肾阴分虚寒，诸变不一者，理阴煎。三焦阳气大虚者，六味回阳饮。气虚脾寒者，一气丹。胃气虚寒者，温胃饮、理中汤。血虚寒滞者，五物煎。

——阴虚者多热，以水不济火而阴虚生热也。此病多得于酒色嗜欲，或愤怒邪思，流荡狂劳，以动五脏之火，而先天元阴不足者，尤多此病。凡患虚损而多热多燥，不宜热食者，便是阴虚之候。欲滋其阴，惟宜甘凉醇静之物。凡阴中有火者，大忌辛温，如干姜、桂、附、破故纸、白术、苍术、半夏之属，皆不可轻用；即如人参、黄芪、枸杞、当归、杜仲之类，是皆阴中有阳，亦当酌宜而用之，盖恐阳旺则阴愈消，热增则水益涸耳。然阴虚者，因其水亏，而水亏者，又忌寒凉，盖苦劣之流，断非资补之物。其有火盛之甚，不得不从清凉者，亦当兼壮水之剂，相机间用，而可止即止，以防其败，斯得滋补之大法。诸治如下：

——虚损夜热，或午后发热，或喜冷便实者，此皆阴虚生热，水不制火也，宜加减一阴煎。若火在心肾，而惊悸失志者，宜二阴煎。若外热不已，而内不甚热，则但宜补阴，不可清火，宜一阴煎，或六味地黄汤。其有元气不足，而虚热不已者，必用大补元煎，庶乎久之自愈。《寒热门》论治尤详，所当参阅。

——虚损咳嗽，虽五脏皆有所病，然专主则在肺肾。盖肺为金脏，金之所畏者，火也，金之化邪者，燥也，燥则必痒，痒则必嗽，正以肾水不能制火，所以克金，阴精不能化气，所以病燥，故为咳嗽、喘促、咽痛、喉疮、声哑等症。凡治此者，只宜甘凉至静之剂，滋养金水，使肺肾相生，不受火制，则真阴渐复，而嗽可渐愈。火盛者，宜四阴煎加减主之。火微者，宜一阴煎，六味地黄汤，或左归饮。兼受风寒而嗽者，宜金水六君煎。贝母丸治嗽最佳。

——虚损吐血者，伤其阴也，故或吐或衄，所不能免，但当察其有火无火，及火之微甚而治之。凡火之盛者，以火载血上，而脉证之间自有热证可辨。急则治标，此不得不暂用芩、连、栀、柏、竹叶、童便之属，或单以抽薪饮、徙薪饮之类主之。若阴虚而兼微火者，宜保阴煎，或清化饮，或加减一阴煎主之。血止即当养血，不宜过用寒凉也。若无实火而全属伤阴，则阴虚水亏，血由伤动而为吐为衄者，此宜甘纯养阴之品，以静制动，以和治伤，使阴气安静得养，则血自归经，宜一阴煎，六味地黄汤，或小营煎之类主之。若阴虚连肺而兼嗽兼血者，宜四阴煎加减主之。若因劳役，别无火证，心脾肾三阴受伤而动血者，宜五阴煎、五福饮、六味地黄丸之类主之。若阴虚于下，格阳于上，六脉无根而大吐大衄者，此火不归源，真阳失守而然，宜右归饮加减主之，或八味地黄汤亦可。此惟思虑劳倦过伤者，多有此证。若因劳倦而素易呕泻，多有脾不摄血，而为吐血下血者，宜六味回阳饮大加白术主之，万不可用凉药。若大吐大衄，而六脉细脱，手足厥冷，危在倾刻，而血犹不止者，速宜用镇阴煎，其血自止。若血脱至甚，气亦随之，因至厥逆昏愦者，速当益气以固生机，宜六味回阳饮，或四味四阳饮主之，若再用寒凉即死。总之，失血吐血，必其阴分大伤，使非加意元气，培养真阴，而或专用寒凉，则其阴气愈损，血虽得止，而病必日败矣。

——虚损伤阴，本由五脏，虽五脏各有所主，然五脏证治，有可分者，有不可分者。如诸气之损，其治在肺；神明之损，其治在心；饮食肌肉之损，其治在脾；诸血筋膜之损，其治在肝；精髓之损，其治在肾，此其可分者也。然气主于肺，而化于精；神主于心，而化于气；肌肉主于脾，而土生于火；诸血藏于肝，而血化于脾胃；精髓主于肾，而受之于五脏，此其不可分者也。及乎既甚，则标本相传，连及脏腑，此又方之不可执言也。故凡补虚之法，但当明其阴阳升降，寒热温凉之性，精中有气，气中有精之因。且凡上焦阳气不足者，必下陷于肾也，当取之至阴之下。下焦真阴不足者，多飞越于上也，可不引之归源乎？所以治必求本，方为尽善。然余用补之法，则悉在《新方八略》、《八阵》中，惟细察之可得其概。其有诸证未备者，如遗精、梦泄、声哑、盗汗，及妇人血枯经断等症，但于各门求之，则无不俱有照应。

辨似损非损

凡似损非损之证，惟外感寒邪者乃有之。盖以外邪初感，不为解散而误作内伤，或用清凉，或用消导，以致寒邪郁伏，久留不散，而为寒热往来，或为潮热咳嗽，其证则全似劳损。若用治损之法以治此证，则滋阴等剂愈以留邪，热蒸既久，非损成损矣，余尝治愈数人，皆其证也。欲辨此者，但当详察表里，而审其致病之由。盖虚损之证，必有所因，而外感之邪，其来则骤。若或身有疼痛，而微汗则热退，无汗则复热，或见大声咳嗽，脉虽弦紧而不甚数，或兼和缓等症，则虽病至一两月，而邪有不解，病终不退者，本非劳损，毋误治也。若寒热往来不止者，宜一二三四五柴胡饮酌宜用之，或正柴胡饮亦可。若兼咳嗽者，柴陈煎。若脾肾气虚而兼咳嗽者，金水六君煎。或邪有未解而兼寒热者，仍加柴胡。

虚损危候

凡虚损既成，不补将何以复？而有不能服人参、熟地及诸补之药者，此为虚不受补，何以望生。若劳损吐血失血之后，嗽不能止，而痰多甚者，此以脾肺虚极，饮食无能化血，而随食成痰，此虽非血，而实血之类也。经曰：白血出者，死。故凡痰之最多最浊者，不可治。

——左右者，阴阳之道路，其有不得左右眠而认边难转者，此其阴阳之气有所偏竭而然，多不可治。

——凡病虚损者，原无外邪，所以病虽至困，终不愦乱。其有患虚证别无邪热，而谵妄失伦者，此心脏之败，神去之兆也，必死。

——劳嗽、喑哑声不能出，或喘急气促者，此肺脏之败也，必死。

——劳损肌肉脱尽者，此脾脏肺脏之败也，必死。

——劳损肌肉脱尽者，此脾脏之败也，必死。

——筋为疲极之本，凡病虚损者，多有筋骨疼痛。若痛有至极不可忍者，乃血竭不能荣筋，此肝脏之败也，必死。

——劳损既久，再及大便，泄泻不能禁止者，此肾脏之败也，必死。

述古共四条

《难经》曰：损脉之为病奈何？然。一损损于皮毛，皮聚而毛落。二损损于血脉，血脉虚少，不能荣于五脏六腑。三损损于肌肉，肌肉消瘦，饮食不能为肌肤。四损损于筋，筋缓不能自收持。五损损于骨，骨痿不能起于床。反此者，至脉之病也。从上下者，骨痿不能起于床者死；从下上者，皮聚而毛落者死。治损之法，损其肺者，益其气。损其心者，调其营卫。损其脾者，调其饮食，适其寒温。损其肝者，缓其中。损其肾者，益其精，此治损之法也。不能治其虚，安问其余？故曰：实实虚虚，损不足而益有余，此中工之所害也。

宾案：此上损下损之说，其义极精，然有未尽者，犹宜悉也。盖凡思虑劳倦外感等症则伤阳，伤于阳者，病必自上而下也；色欲醉饱内伤等症则伤阴，伤于阴者，病必自下而上也。如经曰：二阳之病发心脾，有不得隐曲，女子不月之类，此即自上而下者也。又经曰：五脏主藏精者也，不可伤，伤则失守而阴虚，阴虚则无气，无气则死矣，此即自下而上者也。盖自上而下者，先伤乎气。故一损损于肺，则病在声息肤腠。二损损于心，则病在血脉颜色。三损损于胃，则病在饮食不调。四损损于肝，则病为瘛疭疼痛。五损损于肾，则病为骨痿、二便不禁。此先伤于阳，而后及乎阴，阳竭于下，则孤阴无以独存，不可为也。自下而上者，先伤乎精。故一损损于肾，则病为泉源干涸。二损损于肝，则病为血动筋枯。三损损于脾，则病为痰涎壅盛。四损损于心，则病为神魂失守。五损损于肺，则病为喘急短气。此先伤乎阴，而后及乎阳，阴竭于上，则孤阳无以独生，不可为也。故曰：心肺损而神衰，肝肾虚而形敝，脾胃损而食饮不归血气。凡明哲之士，则当察所由，而预防其渐，又何虚损之可虑？若待源流俱竭，而后归罪于药之不效，医之不良，此其愚也亦甚矣。

《巢氏病源》曰：夫虚劳者，五劳七伤六极是也。一曰志劳，二曰思劳，三曰心劳，四曰忧劳，五曰瘦劳。又有肺劳者，短气而面浮，鼻不闻香臭。肝劳者，面目干黑，口苦，精神不守，恐畏不能独卧，目视不明。心劳者，忽忽喜忘，大便苦难，或时鸭溏，口内生疮。脾劳者，舌本苦直，不得咽唾。肾劳者，背难以俯仰，小便不利，色赤黄而有余沥，茎内痛，阴囊湿生疮，小腹满急。六极者，一曰气极，令人内虚，五脏不足，邪气多，正气少，不欲言。二曰血极，令人无颜色，眉发落，忽忽喜忘。三曰筋极，令人数转筋，十指爪甲皆痛，苦倦不能久立。四曰骨极，令人酸削，齿苦痛，手足烦疼，不可以立，不欲行动。五曰肌极，令人羸瘦无润泽，饮食不生肌肉。六曰精极，令人少气噏噏然内虚，五脏不足，发毛落，悲伤喜忘。七伤者：一曰大饱伤脾，脾伤善噫，欲卧，面黄。二曰大怒逆气伤肝，肝伤少气，目暗。三曰强力举重，久坐湿地伤肾，肾伤少精，腰背痛，厥逆下冷。四曰形寒寒饮伤肺，肺伤少气，咳嗽，鼻鸣。五曰忧愁思虑伤心，心伤苦惊，喜忘喜怒。六曰风雨寒暑伤形，形伤发肤枯夭。七曰大恐惧不节伤志，志伤恍惚不乐。又曰：七伤者，一曰阴寒，二曰阴痿，三曰里急，四曰精寒，五曰精少，阴下湿，六曰精清，七曰小便苦数，临事不举。

王节斋曰：人若色欲过度，伤损精血，必生阴虚火动之病。睡中盗汗，午后发热，咯咯咳嗽，倦怠无力，饮食少进，甚则痰涎带血，或咳血，吐血，衄血，身热脉沉数，肌肉消瘦，此名劳瘵，最为难治，轻者用药数十服，重者期以岁年。然必须病人惜命，坚心定志，绝房室，息妄想，戒恼怒，节饮食，以自培其根，此谓内外交治，庶可保全。

薛立斋曰：劳瘵之证，大抵属足三阴亏损，虚热无火之证，故昼发夜止，夜发昼止，不时而作，当用六味地黄丸为主，以补中益气汤调补脾胃。若脾胃先损者，当以补中益气汤为主，以六味地黄温存肝肾，多有得生者。若误用黄柏、知母之类，则复伤脾胃，饮食日少，诸脏愈虚，元气下陷，腹痞作泻，则不可救矣。夫衄血吐血之类，因虚火妄动，血随火而泛行，或阳气虚，不能摄血归经而妄行，其脉弦洪，乃无根之火浮于外也。大抵此证多因火土太旺，金水衰涸之际，不行保养，及三冬火气潜藏，不远帏幕，戕贼真元，故至春末夏初，患头疼脚软，食少体热，而为注夏之病。或少有老态，不耐寒暑，不胜劳役，四时迭病，此因气血方长而劳心亏损，精血未满而早为斫丧，故其见证难以名状。若左尺脉虚弱或细数，是左肾之真阴不足也，用六味丸。右尺脉迟软，或沉细而数欲绝，是命门之相火不足也，用八味丸。至于两尺微弱，是阴阳俱虚也，用十补丸。此皆滋其化源也，仍须参前后《发热》、《咳嗽》诸证治之。

附案

立斋治韩州同色欲过度，烦热作渴，饮水不绝，小便淋沥，大便闭结，唾痰如涌，面目俱赤，满舌生刺，唇裂身热，或身如芒刺而无定处，两足心如烙，左三部脉洪而无伦，此肾阴虚，阳无所附而发于外。盖大热而甚，寒之不寒，是无水也，当峻补其阴。遂以加减八味丸料一斤，用肉桂一两，以水顿煎六碗，冰冷与服。半饷熟睡，至晚又温饮一碗，诸证悉退。翼日，畏寒足冷诸证仍至，是无火也，当补其阳，急与八味丸四剂，诸证俱退。

又治府庠王以道元气素弱，复以科场岁考，积劳致疾，至十二月，病大作，大热，泪出随凝，目赤露胸，气息沉沉欲绝，脉洪大鼓指，按之如无，舌干如刺，此内真寒而外假热也，遂先服十全大补汤。余曰：服此药，其脉当收敛为善。少顷，熟睡，觉而恶寒增衣，脉顿微细如丝，此虚寒之真象也。余以人参一两，加熟附三钱，水煎顿服而安。夜间脉复脱，乃以参二两，熟附五钱仍愈。后以大剂参、术、归身、炙甘草等药调理而愈。

又治一童子，年十四岁，发热吐血，余谓宜补中益气以滋化源，不信，乃用寒凉降火，前证愈甚。或谓曰：童子未室，何肾虚之有？参、术补气，奚为用之？余述丹溪先生曰：肾主闭藏，肝主疏泄，二脏俱有相火，而其系上属于心。心为君火，为物所感，则相火翕然而起，虽不交会，而精已暗耗矣。又褚氏《精血篇》曰：男子精未满而御女以通其精，则五脏有不满之处，异日有难状之疾，正此谓也。遂用补中益气汤及地黄丸而瘥。

虚损论列方

大补元煎新补一

五福饮新补六

十全大补汤补二十
左归饮新补二
左归丸新补四
补中益气汤补三十
右归饮新补三
右归丸新补五
回味回阳饮新热一
一阴煎新补八
二阴煎新补十
六味回阳饮新热二
回阴煎新补十二
五阴煎新补十二
六味地黄汤补百二十
理中汤热一
理阴煎新热三
八味地黄汤补一二一
五物煎新因三
六气煎新因二一
加减八味丸补一二二
温胃饮新热五
小营煎新补十五
金水六君煎新和一
镇阴煎新热十三
保阴煎新寒一
加减一阴煎新补丸
一气丹新补二二
十补丸热一七三
八珍汤补十九
抽薪饮新寒三
徙薪饮新寒四
柴陈煎新散丸
贝母丸新和十八
正柴胡饮新散六
诸柴胡饮新散一二三四五

论外备用方

附子理中汤热二　阳虚
安肾丸热一六七　下元虚冷
小安肾丸热一六七　下元虚冷
黑锡丹热一八九　下元阳虚
黄芪鳖甲煎寒九十　虚劳烦热
大菟丝子丸固三六
鳖甲地黄汤寒入九　虚劳烦热
地黄膏寒九一　滋阴退热
人参平肺汤因一八七　肾虚声哑
退热汤寒九三　急劳大热
加味虎潜丸寒一六四　补虚滋阴
人参五味子汤外一五三
劫劳散妇一二四
三才封髓丹寒一六六　滋阴降火方
麦门冬汤寒四五　气热血焦
大补地黄丸寒一五九　精枯血热
凡补阵所载古方新方俱宜酌用。

劳倦内伤

经义

《调经论》帝曰：阴虚生内热奈何？岐伯曰：有所劳倦，形气衰少，谷气不盛，上焦不行，下脘不通，胃气热，热气熏胸中，故内热。夫邪之生也，或生于阴，或生于阳。其生于阳者，得之风雨寒暑；其生于阴者，得之饮食居处，阴阳喜怒。

《太阴阳明论》曰：故犯贼风虚邪者，阳受之；饮食不节，起居不时者，阴受之。阳受之则入六腑，阴受之则入五脏。入六腑则身热不时卧，上为喘呼；入五脏，则䐜满闭塞，下为飧泄，久为肠澼。

《举痛论》曰：劳则气耗。劳则喘息汗出，外内皆越，故气耗矣。

《痹论》曰：阴气者，静则神藏，躁则消亡。饮食自倍，肠胃乃伤。

《本病论》曰：饮食劳倦则伤脾。

论证共五条

劳倦一证，即东垣所谓内伤证也。凡疾病在人，有不因外感而受病于内者，则无非内伤。而东垣乃独以饮食失节，劳役不足之病为内伤，其故何也？盖外感内伤，俱有恶寒发热等症，外感寒热者，即伤寒也；内伤寒热者，即劳倦也。伤寒以外邪有余，多宜攻散；劳倦以内伤不足，多宜温补。然此二者，病多相类，最易惑乱，故东垣特用内伤二字，以为外感之别，盖恐以劳倦之伤，作伤寒之治，则必致杀人矣。此其大义，所当先辨。

——内伤之证，东垣以饮食劳倦为言。然饮食之伤有二，而劳倦之伤亦有二，当辨如下。

——饮食内伤之证，凡饥饱失时者，太饥则仓廪空虚，必伤胃气；太饱则运化不及，必伤脾气。然时饥时饱而致病者，其伤在饥，故当以调补为主，是即东垣之所谓也。其有不因饥饱，而惟以纵肆口腹，遂致留滞不化者，当以化滞消食为主，方治当从《饮食门》。以上饮食二证，一以伤饥不足，一以留滞有余，治当知辨也。

——劳倦内伤之证，有因困倦而忽然发热，或怠惰嗜卧，懒于言语，其脉缓而大，或浮或细，而无外邪者，此即时人之所谓劳发也，单宜温补为主。有因积劳饥饱，致伤脾肾，则最易感邪，而病为发热头痛，脉紧恶寒，类伤寒等症，此内伤外感兼而有之，是即所谓劳力感寒证也。若以此为真伤寒，则既由劳伤，已因不足，是伤寒正治之法不可用也。若以此为非伤寒，则甚至发斑发狂，结胸谵语等症无不有之，而不曰伤寒，则人不服也。观东垣云：大梁受围之后，死者多人，岂俱感风寒者？诚至言也。第为兵革所困者明，为利名所困者暗，故今人多以劳倦，而患伤寒者，无非此类。昧者不知，而妄治殃人，岂其天年之果尽耶？诚可悯也。以上劳倦二证，皆为内伤，而一以无邪，一以有邪，当辨而治也。

——凡饥饱劳倦，皆能伤人。盖人以饮食为生，饮食以脾胃为主，今饥饱不时，则胃气伤矣。又脾主四肢，而劳倦过度，则脾气伤矣。夫人以脾胃为养生之本，根本既伤，焉有不病？而人不知慎，病斯及矣。故有以劳倦致动虚火而病者，有以饥馁致伤中气而病者，或以劳倦之后，加之忍饥，或以忍饥之后，加之劳倦。然而两者之中，则尤以受饥为甚，所以饥时不可临病，饥时不可劳形，饥时不可受寒，饥时不可任性，饥时不可伤精，饥时不可酬应，知此数者，是即却病养生之道也。凡犯此者，岂惟贫贱者为然，而富贵者尤多有之，盖有势不容已，则未免劳心竭力，而邪得乘虚而入者，皆内伤不足之证也。奈时医不能察，无论虚实，悉曰伤寒，但知泻火逐邪及汗吐下三法，不知忘食忘劳，既困于已，再攻再削，又困于医，标本俱竭，其能生乎？余目睹受此害者多矣，恨不一时救正，其如沿习成风，释疑未易，故特演东垣大意，嘱笔于此，用效长夜之灯也，观者其三思焉。

论治共四条

凡因劳倦而无外感者，或身虽微热，而脉见缓大无力，全不紧数，或懒言嗜卧，或身常有汗，此即劳发之证，自与外感之头疼，脉紧，筋骨酸痛者不同，治宜以补养为主，气复则愈。虚在阳分者，宜四君子汤、五君子煎。虚在阴分者，三阴煎、五阴煎，或大小营煎。若脾胃中气受伤者，理中汤、养中煎。若血气俱虚者，五福饮、八珍汤，或十全大补汤。

——劳倦饥饱不时，而致寒热往来者，以饥时脏气馁，劳时腠理开，腠理开则邪易感，脏气馁则邪易入，所以饥饱劳倦不慎者，多令人为头痛发热恶寒等症。虽曰此由内伤，而实有外感，虽有外感，而实以内伤。故东垣制补中益气汤，以参、芪、归、术，而加之升、柴，以助生长之气，使胃气上升，则气复于中，而阳达于外，此实和解之良法也。第今人以劳倦伤阴，而精血受病者为尤多，则芪、术之属，亦有不相宜者。兹余复制补阴益气煎，凡阳虚于下，水亏不能作汗，而邪有不解者，此方尤胜之。愚有治脾三方并补中益气汤论，在后饮食门，当参阅之。

——劳倦感邪，以致伤寒，发热，头痛身痛，凡脉紧邪盛者，不得不从解散治之。若虚本不甚，而表邪不解者，宜正柴胡饮。若外邪兼火者，一柴胡饮。外邪兼寒者，二柴胡饮。若气血微虚者，三柴胡饮，或四柴胡饮。其有虚甚而邪不易解者，宜理阴煎，或大温中饮，所不可缓也。

——夏日暑热之时，或于道途，或于田野，过于劳倦，而身体薄弱者，最易伤暑，此亦劳倦之属，论治详暑证门阳暑条中。

辨脉

东垣曰：古人以脉上辨内外伤于人迎气口，人迎脉大于气口为外伤，气口脉大于人迎为内伤，此辨固是，但其说有所未尽耳。外感风寒皆有余之证，是从前客邪来也，其病必见于左手，左手主表，乃行阳二五度。内伤饮食及饮食不节，劳役所伤，皆不足之病也，必见于右手，右手主里，乃行阴二五度。故外感寒邪，则独左手人迎脉浮紧，按之洪大。紧者，后甚于弦，是足太阳寒水之脉；按之洪大而有力，中见手少阴心火之脉；丁与壬合，内显洪大，乃伤寒脉也。若外感风邪，则人迎脉缓，而大于气口一倍，或两倍、三倍。内伤饮食，则右寸气口脉大于人迎一倍；伤之重者，过在少阴则两倍，太阴则三倍，此内伤饮食之脉。

愚谓东垣发明内伤一证，其功诚为不小，凡其所论，有的确不易者，兹俱详述于后，或稍有疑似者，姑已置之。至若辨脉一条，则有不容不辨者，乃以左为人迎主表，右为气口主里；外感则左手人迎浮紧，内伤则右手气口脉大，此其长中之短也。夫人迎本阳明胃脉，在结喉两旁，气口本太阴肺脉，两手所同称也。迨晋之王叔和不知何所取义，突谓左为人迎，右为气口，左以候表，右以候里，而东垣宗之，故亦以为言，则大谬矣。且内伤外感之分，乃一表一里，不容紊也。如肝肾在左，岂无里乎？肠胃在右，岂非表乎？即如仲景之论伤寒，亦但以浮大为表，沉细为里。历溯仲景之前，以至仓、扁、轩、岐，初未闻有以左右言表里者。迨自叔和之后，则悉宗其谬，而传始讹矣。

即无论六经之表里，而但以亲历所见者言之，如脉见紧数，此寒邪外感也，然未有左数而右不数者。又如所云左大者为风邪，右大者为饮食，则尤其不然。夫人生禀赋之常，凡右脉大者，十居八九，左脉大者，十居一二。若果阳邪在表，则大者更大，岂以右脉本大，而可认为食乎？若饮食在脏，则强者愈强，岂以左脉本强，而可认为寒乎？不知此之大而紧，则彼之小者亦必紧，彼之小而缓，则此之大者亦必缓，若因其偏强而即起偏见，则忘其本体者多矣。故以大小言，则脉体有不同，可以左右分也；若以迟疾言，则息数本相应，不可以左右分也。矧左表右里之说，既非经旨，亦非病征，乌足信哉！

或曰：然则内伤外感何以辨之？曰：六脉俱有表里，左右各有阴阳。外感者，两手俱紧数，但当以有力无力分阴证阳证。内伤者，左右俱缓大，又必以有神无神辨虚邪实邪。然必察左右之常体，以参久暂之病因，斯可得脉证之真。不然，则表里误认，攻补倒施。自叔和至今，凡阴受其殃者，不知几多人矣，此不得不为辨正，以为东垣之一助也。此别有辨，在《类经·藏象类》第十一篇，所当互证。

述古共三条

李东垣曰：古之至人，穷阴阳之造化，究乎生死之际，所著《内经》，悉言人以胃气为本。盖人受水谷之气以生，所谓元气、谷气、营气、卫气、清气、春升生发之气，此六者以谷气上行，皆胃气之别称也。使谷气不得升浮，生长之令不行，则无阳以护其营卫，不任风寒，乃生寒热，皆脾胃之气不足所致也。然而与外感风寒之证颇同而理异。内伤脾胃，乃伤其气；外伤风寒，乃伤其形。伤外为有余，有余者泻之；伤内为不足，不足者补之。汗之、下之、吐之、克之，皆泻也；温之、和之、调之、养之，皆补也。内伤不足之病，苟误认作外感有余之病而反泻之，则虚其虚也。《难经》曰：实实虚虚，损不足而益有余，如此死者，医杀之耳。然则奈何？曰：惟当以甘温之剂，补其中，升其阳，甘寒以泻其火则愈。《内经》曰：劳者温之，损者温之。盖温能除大热，大忌苦寒之剂泻胃土耳。今立补中益气汤。

又曰：夫喜怒不节，起居不时，有所劳伤，皆损其气，气衰则火旺，火旺则乘其脾土。脾主四肢，故困热无气以动，懒于言语，动作喘乏，表热自汗，心烦不安。当病之时，宜安心静坐以养其气，以甘寒泻其热火，以酸味收其散气，以甘温补其中气。经言劳者温之，损者温之是也。《金匮要略》曰：平人脉大为劳，虚极亦为劳。夫劳之为病，其脉浮大，手足烦热，春夏剧，秋冬差，以黄芪建中汤治之。此亦温之之意也。

又曰：脾胃受劳役之疾，饮食又复失节，耽病日久，事息心安，饱食太甚，病乃大作。故内伤饮食，则亦恶风寒，是营卫失守，皮肤间无阳以滋养，不能任风寒也。皮毛之绝，则心肺之本亦绝矣。盖胃气不升，元气不至，无以滋养心肺，乃不足之证也。计受病不一，饮食失节，劳役所伤，因而饱食，内伤者极多，外伤者间而有之。举世医者，往往将元气不足之证，便作外伤风寒表实之证，而反治心肺，是重绝其表也，安得不死乎？若曰不然，请以众人之耳闻目见者证之。向者壬辰改元，京师戒严，迨三月下旬，受敌者凡半月，解围之后，都人之不受病者，万无一二，既病而死者，继踵而不绝，都门十有二所，每日各门所送，多者二千，少者不下一千，似此者几三月。此百万人岂俱感风寒外伤者耶？大都人在围城中，饮食失节，劳役所伤，不待言而知。由其朝饥暮饱，起居不时，寒温失所，动经三两月，胃气亏之久矣，一旦饱食太过，感而伤人，而又调治失宜，其死也无疑矣。非惟大梁为然，远在真佑、兴定间，如东平，如太原，如凤翔，解围之后，病伤而死，无不皆然。余在大梁，凡所亲见，有发表者，有以巴豆推之者，有以承气汤下之者，俄而变结胸发黄，又以陷胸汤丸及茵陈汤下之，无不死者。盖初非伤寒，以调治差误，变而似真伤寒之证，皆药之罪也。往者不可追，来者犹可及，辄以生平已试之效，著《内外伤辨论》一篇，推明前哲之余论，历举近事之变故，庶几同志者，审其或中，触类而长之，免后人之横夭耳。

东垣辨气少气盛曰：外伤风寒者，其气壅盛而有余；内伤饮食劳役者，其口鼻中气皆短促不足以息。何以分之？盖外伤风寒者，心肺元气初无减损，又添邪气助之，使鼻气壅塞不利，面赤，其鼻中气不能出，并从口出，但发一言，必前轻后重，其声壮厉而有力者，乃有余之验也。伤风则决然鼻流清涕，其声嗄，其言响如从瓮中出，亦前轻而后重，高揭而有力，皆气盛有余之验也。内伤饮食劳役者，心肺之气先损，为热所伤，热既伤气，四肢无力以动，故口鼻中皆短气少气，上喘懒语，人有所问，十不欲对其一，纵勉强答之，其气亦怯，其声亦低，是其气短少不足之验也。明白如此，虽妇人女子亦能辨之，岂有医者反不能辨之乎？

东垣辨头痛曰：内证头痛，有时而作，有时而止；外证头痛，常常有之，直须传入里实方罢，此内外证之不同也。

劳倦论列方

五福饮新补六

理中汤热一

养中煎新热四

理阴煎新热三

八珍汤补十九

大营煎新补十四

小营煎新补十五
四君子汤补一
五君子煎新热六
大温中饮新散八
一柴胡饮新散一
二柴胡饮新散二
三柴胡饮新散三
正柴胡饮新散六
十全大补汤补二十
补中益气汤补三十
补阴益气煎新补十六
三阴煎新补十一
五阴煎新补十三

论外备用方

人参养营汤补二一
当归黄芪汤补九七　热渴脉虚

关　格

经义

《六节藏象论》曰：人迎一盛病在少阳，二盛病在太阳，三盛病在阳明，四盛以上为格阳。寸口一盛病在厥阴，二盛病在少阴，三盛病在太阴，四盛以上为关阴。人迎与寸口俱盛四倍以上为关格。关格之脉赢，不能极于天地之精气，则死矣。

《终始》篇曰：人迎一盛，病在足少阳；一盛而躁，病在手少阳。人迎二盛，病在足太阳；二盛而躁，病在手太阳。人迎三盛，病在足阳明；三盛而躁，病在手阳明。人迎四盛，且大且数，名曰溢阳，溢阳为外格。脉口一盛，病在足厥阴，一盛而躁，在手心主。脉口二盛，病在足少阴，二盛而躁，在手少阴。脉口三盛，病在足太阴，三盛而躁，在手太阴。脉口四盛，且大且数者，名曰溢阴，溢阴为内关，内关不通，死不治。人迎与太阴脉口俱盛四倍以上，命曰关格，关格者，与之短期。以上俱有刺法，详载《类经·针刺类》。

《禁服》篇曰：寸口主中，人迎主外，两者相应，俱往俱来，若引绳大小齐等。春夏人迎微大，秋冬寸口微大，如是者，名曰平人。人迎四倍者，且大且数，名曰溢阳，溢阳为外格，死不治。必审按其寒热，以验其脏腑之病。寸口四倍者，名曰内关，内关者，且大且数，死不治。必审察其本末之寒温，以验其脏腑之病。

《脉度》篇曰：五脏不和则七窍不通，六腑不和则留结为痈。故邪在腑则阳脉不和，阳脉不和则气留之，气留之则阳气盛矣。阳气太盛则阴不利，阴脉不利则血留之，血留之则阴气盛矣。阴气太盛，则阳气不能荣也，故曰关。阳气太甚，则阴气弗能荣也，故曰格。阴阳俱盛，不得相荣，故曰关格。关格者，不得尽期而死也。

论证共四条

关格一证在《内经》本言脉体，以明阴阳离绝之危证也，如《六节藏象论》、《终始》篇、《禁服》篇及《脉度》《经脉》等篇言之再四，其重可知。自秦越人《三难》曰：上鱼为溢，为外关内格。入尺为覆，为内关外格。此以尺寸言关格，已失本经之意矣。又仲景曰：在尺为关，在寸为格，关则不得小便，格则吐逆。故后世自叔和、东垣以来，无不以此相传，而竟置关格一证于乌有矣。再至丹溪，则曰此证多死，寒在上，热在下，脉两寸俱盛四倍以上，法当吐，以提其气之横格，不必在出痰也。愚谓两寸俱盛四倍，又安得为寒在上耶？且脉大如此，则浮豁无根，其虚可知，又堪吐乎？谬而又谬，莫此甚矣。夫《内经》云：人迎四倍，寸口四倍，既非尺寸之谓，而曰吐逆者，特隔食一证耳，曰不得小便者，特癃闭一证耳，二证自有本条，其与关格何涉？数子且然，况其它乎，又安望治此者之无谬哉！

——关格证在《内经》，本以人迎察六腑之阳，寸口察五脏之阴。人迎盛至四倍以上，此阳明经孤阳独见，水不济火也，故曰格阳，格阳者，阴格于阳也。气口盛至四倍以上，此太阴经元阴无主，气不归精也，故曰关阴，关阴者，阳关于阴也。若人迎寸口俱盛至四倍以上，且大且数，此其阳气不藏，故阴中无阳，阴气不升，故阳中无阴，阴阳相离，故名关格也。凡见此者，总由酒色伤肾，情欲伤精，以致阳不守舍，故脉浮气露，亢极如此。此则真阴败竭，元海无根，是亢龙有悔之象，最危之候也。

——《内经》以人迎、寸口并诊关格，今后世诊法，则但取寸口，而不察人迎，似于法有未尽。然寸口为脉之大会，而脉见于彼，未有不见于此者，所以但察气口，则人迎之脉亦可概见。故凡见寸口弦大至极，甚至四倍以上，且大且数者，便是关格之脉，不得误认为火证。余尝诊此数人，察其脉则如弦如革，洪大异常，故云四倍；察其证则脉动身亦动，凡乳下之虚里，脐旁之动气，无不舂舂然、振振然与脉俱应者；察其形气，则上有微喘，而动作则喘甚，肢体无力，而寤寐多慌张。谓其为虚损，则本无咳嗽失血等症；谓其为痰火，则又无实邪发热等症，此关格之所以异也。然惟富贵之人及形体丰肥者，多有此证，求其所因，则无非耽嗜少艾，中年酒色所致，是虽与劳损证若有不同，而实即劳损之别名也。此老成之人所以当知慎也。有喘论在《喘证门》，互阅可也。

——本经《脉度》篇所云：阴气太盛，则阳气不能荣也，故曰关；阳气太盛，则阴气弗能荣也，故曰格，阴阳俱盛，不能相荣，故曰关格，关格者，不得尽期而死，此举脉证而兼言之也。若以脉言，则如前之四倍者是也；若以证言，则又有阴阳俱盛者，以阳病极于阳分，而阴病极于阴分也。凡阳盛于阳者，若乎当泻，而阴分见阴，有不可泻。阴极于阴者，若乎当补，而阳分见阳，又不可补。病若此者，阳自阳而阳中无阴，阴自阴而阴中无阳，上下否隔，两顾弗能，补之不可，泻之又不可，是亦关格之证也，有死而已。此与真寒假热，真热假寒之证，大有不同，学者当辨其疑似。

论治共三条

关格之脉，必弦大至极。夫弦者为中虚，浮大者为阴虚，此肾水大亏，有阳无阴之脉也。治此者，宜以峻补真阴为主，然又当察其虚中之寒热，阴中之阴阳，分别处治，斯尽善也。

——关格证，凡兼阳脏者必多热，宜一阴煎、左归饮、左归丸之类主之。兼阴脏者必多寒，宜大营煎、右归饮、右归丸之类主之。若不热不寒，脏气本平者，宜五福饮、三阴煎及大补元煎之类主之。

——关格证，所伤根本已甚，虽药饵必不可废，如精虚者当助其精，气虚者当助其气，其有言难尽悉者，宜于古今《补阵》诸方中择宜用之。斯固治之之法，然必须远居别室，养静澄心，假以岁月，斯可全愈。若不避绝人事，加意调理，而但靠药饵，则恐一暴十寒，得失相半，终无济于事也。凡患此者，不可不知。

关格论列方

五福饮新补六

大营煎新补十四

大补元煎新补一

一阴煎新补八

三阴煎新补十一

左归饮新补二

左归丸新补四

右归饮新补三

右归丸新补五

卷之十七　杂证谟

饮　食

经义

《平人气象论》曰：平人之常气禀于胃，胃者平人之常气也，人无胃气曰逆，逆者死。人以水谷为本，故人绝水谷则死，脉无胃气亦死。所谓无胃气者，但得真脏脉，不得胃气也。

《营卫生会》篇曰：人受气于谷，谷入于胃，以传于肺，五脏六腑，皆以受气，其清者为营，浊者为卫，营在脉中，卫在脉外。

《五味》篇曰；天地之精气，其大数常出三入一，故谷不入，半日则气衰，一日则气少矣。

《平人绝谷》篇曰：肠胃之中常留谷二斗，水一斗五升；故平人日再后，后二升半，一日中五升，七日五七三五升，而留水谷尽矣。故平人不食饮七日而死者，水谷精气津液皆尽故也。

《六节藏象论》曰：天食人以五气，地食人以五味。五气入鼻，藏于心肺，上使五色修明，音声能彰。五味入口，藏于肠胃，味有所藏，以养五气，气和而生，津液相成，神乃自生。

《刺节真邪论》曰：真气者，所受于天，与谷气并而充身也。

《经脉别论》曰：食气入胃，散精于肝，淫气于筋。食气入胃，浊气归心，淫精于脉，脉气流经，经气归于肺，肺朝百脉，输精于皮毛。毛脉合精，行气于府。府精神明，留于四脏，气归于权衡。权衡以平，气口成寸，以决死生。饮入于胃，游溢精气，上输于脾。脾气散精，上归于肺，通调水道，下输膀胱，水精四布，五经并行，合于四时五脏阴阳，揆度以为常也。

《口问》篇曰：谷入于胃，胃气上注于肺。

《营气》篇曰：营气之道，内谷为宝。谷入于胃，乃传之肺，流溢于中，布散于外，精专者，行于经隧。

《病能论》曰：食入于阴，长气于阳。

《阴阳应象大论》曰：水谷之寒热，感则害于六腑。形不足者，温之以气；精不足者，补之以味。

《五脏别论》曰：胃者水谷之海，六腑之大源也。五味入口，藏于胃以养五脏气。

《至真要大论》曰：五味入胃，各归所喜，故酸先入肝，苦先入心，甘先入脾，辛先入肺，咸先入肾，久而增气，物化之常也。气增而久，夭之由也。详《诸气门》“治气”条中。

《脏气法时论》曰：肝苦急，急食甘以缓之。心苦缓，急食酸以收之。脾苦湿，急食苦以燥之。肺苦气上逆，急食苦以泄之。肾苦燥，急食辛以润之。肝欲散，急食辛以散之。心欲软，急食咸以软之。脾欲缓，急食甘以缓之。肺欲收，急食酸以收之。肾欲坚，急食苦以坚之。

《宣明五气篇》曰：辛走气，气病无多食辛。咸走血，血病无多食咸。苦走骨，骨病无多食苦。甘走肉，肉病无多食甘。酸走筋，筋病无多食酸。

《九针论》曰：病在骨，无食咸。病在血，无食苦。

《五味》篇曰：肝病禁辛，心病禁咸，脾病禁酸，肾病禁甘，肺病禁苦。

《五味论》曰：酸走筋，多食之，令人癃。咸走血，多食之，令人渴。辛走气，多食之，令人洞心。苦走骨，多食之，令人变呕。甘走肉，多食之，令人悗心。

《生气通天论》曰：阴之所生，本在五味，阴之五宫，伤在五味。是故味过于酸，肝气以津，脾气乃绝。味过于咸，大骨气劳，短肌，心气抑。味过于甘，心气喘满，色黑，肾气不衡。味过于苦，脾气不濡，胃气乃厚。味过于辛，筋脉沮弛，精神乃央。是故谨和五味，骨正筋柔，气血以流，腠理以密，如是则骨气以精，谨道如法，长有天命。

《五脏生成篇》曰：多食咸，则脉凝泣而变色。多食苦，则皮槁而毛拔。多食辛，则筋急而爪枯。多食酸，则肉胝䐢而唇揭。多食甘，则骨痛而发落。

《刺法论》曰：欲令脾实，气无滞，饱无久坐，食无太酸，无食一切生物，宜甘宜淡。

《灵兰秘典论》曰：脾胃者，仓廪之官，五味出焉。

《痹论》曰：饮食自倍，肠胃乃伤。

《太阴阳明论》曰：饮食不节，起居不时者，阴受之。阴受之，则入五脏。详脾胃门。

《本病论》曰：饮食劳倦则伤脾。

《邪气脏腑病形》篇曰：形寒寒饮则伤肺。肾脉微缓为洞，洞者，食入还出。

《刺志论》曰：谷盛气盛，谷虚气虚，此其常也。反此者病。谷入多而气少，此谓反也。谷不入而气多，此谓反也。谷入多而气少者，得之有所脱血，湿居下也。谷入少而气多者，邪在胃及与肺也。

《脉解》篇曰：少阴所谓恶闻食臭者，胃无气，故恶闻食臭也。

论证共五条

凡饮食伤脾之证，有寒伤，有热伤，有暂病，有久病，有虚证，有实证。但热者、暂者、实者，人皆易知，而寒者、久者、虚者，人多不识。如今人以生冷瓜果致伤胃气，而为泻、为痢、为痛之类者，人犹以为火证，而治以寒凉者，是不识寒证也。有偶因停滞而为胀，为痛者，人皆知其实也，然脾胃强壮者，即滞亦易化，惟其不能化者，则最有中虚之证。故或以不食亦知饥，少食即作胀；或以无饥无饱，全然不思饮食；或以胃虚兼呕而腹满膨膨；或以火不生土而时食时吐；或中气不化，则胸喉若有所哽，而本非饮食之滞者；或因病致伤胃气，则久不思食，而本非中满之病者。且胃病于暂者于多实，脾病于久者多虚。时医于此，无论邪正久暂，鲜有不用开胃消导等剂，是不知虚证也。盖脾胃之职，原以化食为能，今既不能化食，乃其所能者病，而尚可专意克伐以害其能乎？且凡欲治病，必须先藉胃气以为行药之主，若胃气实者，攻之则去，而疾常易愈，此以胃气强而药力易行也。胃气虚者，攻亦不去，此非药不去病也，以胃虚本弱，攻之则益弱，而药力愈不能行也。若久攻之，非惟药不能行，必致元气愈伤，病必愈甚，尽去其能，必于死矣。矧体质贵贱尤有不同，凡藜藿壮夫及新暴之病，自宜消伐，惟速去为善。若以弱质弱病，而不顾虚实，概施欲速攻治之法，则无不危矣。

——伤食者必恶食。

——素喜冷食者，内必多热，素喜热食者，内必多寒，故内寒者不喜寒，内热者不喜热。然热者嗜寒，多生中寒，寒者嗜热，多生内热，此《内经》所谓久而增气，物化之常也；气增而久，夭之由也。故凡治病养生者，又当于素禀中察其嗜好偏胜之弊。

——饮食致病，凡伤于热者，多为火证，而停滞者少；伤于寒者，多为停滞，而全非火证。大都饮食之伤，必因寒物者居多，而温平者次之，热者又次之。故治此者，不可不察其所因。

——偶病之人，多有非食而疑食者，曰：某日曾食某物或某肉某面，其日即病。医者不论虚实，但闻此言，且见胃口不开，必先治食。夫未病之人，谁有不食？岂必预为停食而待病至者，斯可信其无食乎？及其病也，则或因劳倦，或因风寒，或因七情，病发不测，而且无胀无滞，与食何干？药不对病，而妄行剥削，必反增病，此斯道中之莫须有也。由此推之，则凡无据无证而妄指胡猜者，皆其类也，良可慨矣。

论治共十一条

凡治饮食暂伤者，亦当辨虚实。若停滞中焦，或胀或痛者，此实证也，当先去其食，宜大和中饮主之。然去食莫先于理气，又惟排气饮为佳。若所停犹在上焦，莫若用吐为捷法，或用吐剂亦可。若食停下焦，痛极兼胀者，须下而去之，宜神佑丸，或备急丸，或赤金豆。若偶伤生冷或油浊不堪等物，以致吐泻胀痛而邪气实者，宜抑扶煎，若无寒气者，以本方去吴茱萸煎服，或用排气饮、和胃饮俱佳。若痛胀不解者，宜神香散兼用之。

——饮食伤脾而吐泻已甚者，但察其无中满，无腹痛，而惟呕恶不能止，此其食物必已尽去，而以中气受伤，大虚而然。或其人困倦不宁，少气多汗，六脉豁大无神者，宜理中汤、五君子煎，或温胃饮之类主之。若吐甚极虚者，宜四味回阳饮；泻甚极虚者，宜胃关煎。凡大吐大泻之后，多为腹胀，若但外胀而内不觉胀，或恶闻食气，不欲饮食者，皆脾气大虚之候，速宜用前温补诸法调治之。

——凡少年小儿辈，多有纵肆口腹，以致胃气不清，或时微胀，或时疼痛，或膨膨然不思饮食，此皆伤脾而然。而实亦食滞使然也。滞多者，宜和胃饮；滞少者，宜枳术丸，或芍药枳术丸，日渐服之，仍节饮食，自可全愈。

——凡失饥伤饱，损及脾胃，多令人胸膈痞闷，不能消化，饮食少思，口中无味，或嗳气吞酸，神体困倦，此皆脾气受伤，中虚而然，宜木香人参枳术丸，或大健脾丸去黄连主之。其虚甚者，宜理中汤，或温胃饮。若虚在下焦，而阴中无阳，不能生土者，惟理阴煎加减主之为善。

——病后胃口不开，饮食不进者，有二证。盖一以浊气未净，或余火未清，但宜以小和中饮加减主之。一以脾胃受伤，病邪虽去而中气未复，故或有数日不能食，或旬日不能开，或胸喉中若有所哽如梅核气者，此中本无停积，但以阳气未舒，阴翳作滞，胃气太虚，不能运化而然，轻则温胃饮，甚则必加人参、附子，但使阳气得行，则胃口自开也。

——凡饮酒致伤者，多宜除湿利水，若或伤气，亦宜间用人参。然其证有三，不可不辨。一以酒湿伤脾，致生痰逆呕吐，胸膈痞塞，饮食减少者，宜葛花解酲汤、胃苓汤、五苓散之类主之。一以酒热伤阴，或致发热动血者，宜黄芩芍药汤、清化饮、徙薪饮之类主之。一以酒质伤脏，致生泄泻不已，若气强力壮者，惟五苓散、胃苓汤之类，皆可除湿止泻；若因湿生寒，以泻伤阴，致损命门阳气者，非胃关煎及五德丸、九气丹之类不可。

——怒气伤肝，则肝木之气必侵脾土，而胃气受伤，致妨饮食。此虽以肝气之逆，然肝气无不渐散，而脾气之伤，则受其困矣，此所以不必重肝，而重当在脾也。故凡遇此证，但当察其逆滞之有无，如无胁痛胀满等症，则不必疏气，单宜以养脾益气为主，如五味异功散、归脾汤之属是也。或于补养药中少加乌药、青皮、白豆蔻以佐之亦可。

——凡时食时吐，或朝食暮吐等症，详载《反胃门》。

——善食而瘦者，多因有火，然当察火之微甚。微火者，微清之，如生地、芍药、丹皮、沙参、麦冬、石斛、竹叶、地骨皮、黄芩、知母、细甘草之属是也。若火甚者，或随食随饥，随饮随渴，或肌肤燥热，二便涩结，则石膏、黄连、栀子、黄柏、龙胆草、苦参之属所不可免。此当查其三焦五脏，随所在而治之。然阳盛者阴必虚，如一阴煎、二阴煎、四阴煎之属，皆当择而用也。

——不能食而瘦者，必其脾胃虚弱，不能健运而然，故或为嗳气、吞酸、痞满，不饥等症，宜四君子汤、归脾汤。若兼寒者，宜五君子煎、养中煎、理中汤。其命门火衰者，宜右归饮、右归丸、八味地黄丸之类主之。

——凡喜茶叶，喜食生米者，多因胃有伏火，所以能消此物。余尝以清火滋阴之药愈此者数人，盖察其脉证有火象，故随用随效也。又有喜食炭者，必其胃寒而湿，故喜此燥涩之物，亦当详察脉证，宜以健脾温胃为主。

——食饮所伤，治当从类，如麦芽、神曲能消米面之积；砂仁、厚朴、萝卜子、阿魏能消肉食之积；山楂、枳实能消瓜果之积。凡因湿者，宜治以燥，如半夏、苍术、草果、泽泻之属；因寒者，宜治以热，如姜、桂、吴茱萸、肉豆蔻之属；因热者，宜治以寒，如芩、连、栀子、青皮之属；气滞者，当行其气，宜木香、乌药、香附、白芥子之属；血滞者，当行其血，宜桃仁、红花、苏木、玄胡之属；食聚积坚，行散不易者，宜巴豆、大黄、三棱、蓬术之属。凡治食积所停，古法不过如此。虽然，此不过言其大概耳，至若浅深虚实，贵酌权宜。凡欲攻有形，须从乎味，欲散凝滞，须从乎气，未有气行而食不随者，则此中之气味通变，又自有相济之妙，故不可以胶柱也。

——食停小腹，治案详《心腹痛门》，当参阅之。

论脾胃三方共三条

人赖脾胃为养生之本，则在乎健与不健耳。而健脾三方，如洁古之枳术丸，东垣之平胃散及补中益气汤，俱当今之相传以为准绳者也。夫所谓平胃者，欲平治其不平也，此东垣为胃强邪实者设，故其性味从辛、从燥、从苦，而能消、能散，惟有滞、有湿、有积者宜之。今见方家，每以此为常服健脾之剂，动辄用之，而不察可否，其误甚矣。

——洁古枳术丸，以白术为君，脾得其燥，所以能健。然佐以枳实，其味苦峻，有推墙倒壁之功，此实寓攻于守之剂，惟脾气不清而滞胜者，正当用之，若脾气已虚，非所宜也。今人不察，相传为补脾之药，而朝吞暮饵，或以小儿瘦弱而制令常服，则适足以伤其气助其瘦耳，用宜酌也。

——补中益气汤，乃东垣独得之心法。盖以脾胃属土，为水谷之海，凡五脏生成，惟此是赖者，在赖其发生之气运而上行，故由胃达脾，由脾达肺，而生长万物，滋溉一身。即如天地之土，其气皆然。凡春夏之土，能生能长者，以得阳气而上升，升则向生也。秋冬之土，不生不长者，以得阴气而下降，降则向死也。今本方以升柴助生气，以参、芪、归、术助阳气，此东垣立方之意，诚尽善矣。第肺本象天，脾本象地，地天既交，所以成泰。然不知泰之前犹有临，临之前犹有复，此实三阳之元始，故余再制补阴益气煎，正所以助临、复之气，庶乎得根本之道，而足补东垣之未尽也。又补中益气汤之用，原为补中扶阳而设，然补阳之义，则亦有宜否之辨，用者不可不知。如东垣用此以治劳倦内伤发热等症，虽曰为助阳也，非发汗也，然实有不散而散之意，故于劳倦感寒，或阳虚痎疟，及脾气下陷等症，则最所宜也。若全无表邪寒热，而但有中气亏甚者，则升、柴之类大非所宜。何也？盖升、柴之味皆兼苦寒，升、柴之性皆专疏散，虽曰升麻入脾胃，柴胡入肝胆，能引清气上升，然惟有邪者，固可因升而散之，使或无邪，能不因散而愈耗其中气乎。即曰此汤以补剂为主，而惟藉升、柴以引达清气。不知微虚者犹可出入，大虚者必难假借，当此之时，即纯用培补犹恐不及，而再兼疏泄，安望成功？且凡属补阳之剂，无不能升，正以阳主升也，用其升而不用其散，斯得补阳之大法，此中自有玄机，又奚必升柴之是赖乎。故寇宗奭极言五劳七伤之大忌柴胡者，是诚绝类之真见，而李时珍复又非之，余亦何容再辨哉。然理有一定，孰能越之？兹余单揭其要，曰：能散者断不能聚，能泄者断不能补，而性味之苦寒者，亦断非扶阳之物。只此便是断案，而纷纷之议，或可判矣。

故于诸证之中，凡其不宜用此者，则有不可不察。如表不固而汗不敛者，不可用。外无表邪而阴虚发热者，不可用。阳气无根而格阳戴阳者，不可用。脾肺虚甚而气促似喘者，不可用。命门火衰而虚寒泄泻者，不可用。水亏火亢而吐血衄血者，不可用。四肢厥逆而阳虚欲脱者，不可用。总之，元气虚极者，毫不可泄；阴阳下竭者，毫不可升；真火亏败者，毫不可用清凉。今人但知补中益气汤可以补虚，一概尚之，而不知病当紧急，则此时几微关系，判于一举指之间，而纤微不可紊误者，正此类也，余亦安能以笔尽哉，何容再辨哉！

述古共四条

王太仆曰：内格呕逆，食不得入，是有火也。病呕而吐，食入反出，是无火也。

李东垣曰：胃中元气盛，则能食而不伤，过时而不饥。脾胃俱旺，则能食而肥；脾胃俱虚，则不能食而瘦。或少食而肥，虽肥而四肢不举，盖脾实而邪气盛也。又有善食而瘦者，胃伏火邪于气分则能食，脾虚则肌肉削，即食㑊也。脾病则怠惰嗜卧，四肢不收，大便泄泻。脾既病，则不能与胃行津液，故亦从而病焉。大抵脾胃虚弱，阳气不能生长，是春夏之令不行，五脏之气不生。脾病则下流乘肾，土克水，则骨乏无力，是为骨痿，令人骨髓空虚，足不能履地，是阴气重叠，此阴盛阳虚之证。大法云：汗之则愈，下之则死。若用辛甘之药滋胃，当升当浮，使生长之气旺。言其汗者，非正发汗也，为助阳也。

王节斋曰：人之一身，脾胃为主，胃阳主气，脾阴主血；胃司受纳，脾司运化，一纳一运，化生精气，津液上升，糟粕下降，斯无病也。人惟饮食不节，起居不时，损伤脾胃，胃损则不能纳，脾损则不能化，脾胃俱损，纳化皆难，元气斯弱，百邪易侵，而饱闷、痞积、关格、吐逆、腹痛、泻痢等症作矣。故洁古制枳术之丸，东垣发脾胃之论，使人常以调理脾胃为主，后人称为医中王道，厥有旨哉。

薛立斋曰；凡伤食饱闷，痞塞不消，若脾胃素实，止因倍食暴伤而患者，宜用神曲、山楂辈消耗之，否则，当慎也。东垣曰；脾胃之气壮，则多食而不伤，过时而不饥。若脾气虚弱，不能腐化者，宜培补之。若脾胃虚寒者，宜温养之。若命门火衰者，宜温补之。大凡食积痞块，证为有形，所谓邪气盛则实，真气夺则虚，惟当养正则邪积自除矣。虽云坚者削之，客者除之，若胃气未虚，元气尚实，乃可用也。或病久虚羸，或元气素弱者，亦当固本为主，而佐以消导，不然，反致痞满不食，而益其病矣。

又曰：若伤性热之物者，用二陈加黄连、山楂。伤湿面之物者，用二陈加神曲、麦芽。伤米食，用六君加谷蘖。伤面食者，用六君加麦芽。伤肉食者，用六君加山楂。伤鱼腥者，用六君加陈皮。伤角黍炊饭者，用六君倍加神曲。若物已消而泻未愈者，此脾胃受伤也，宜用六君子。若饮食减少，食而难化者，属脾胃虚寒也，加炮姜、木香、肉果，不应，加五味、吴茱萸、补骨脂。脾肾虚寒者，须服八味丸，否则，多患脾虚中满之证。其神曲、麦芽，虽助戊土以腐熟水谷，然麦芽一味，余尝以治妇人丧子，乳房胀痛欲成痈者，用一二两炒熟，煎服即消，其破血散气可知矣。丹溪云：麦芽消肾。《妇人良方》云：神曲善下胎。皆克伐之功多，而补益之功少，亦不宜轻用。今有能食难化，而食后反饱者，乃脾气虚弱，不能腐化水谷也。若服清胃、平胃等剂，或加热渴、呕吐、或腹胀、泄泻等症者，乃是脾胃复伤，急用六君子加芍药、木香、炮姜补之。亦有属脾气郁结者，当解郁健脾。若用清凉降火，以致中气虚痞而不食，或食而反出，又以为噎膈，用行气化痰者，必致不救也。

饮食论列方

排气饮新和六
和胃饮新和五
大和中饮新和七
神香散新和二十
抑扶煎新热十一
二陈汤和一
小和中饮新和八
平胃散和十七
养中煎新热四
大健脾丸和八五
理阴煎新热三
理中汤热一
四君子汤补一
五苓散和一八二
胃苓汤和百九十
五君子煎新热六
归脾丸补三二
温胃饮新热五
六君子汤补五
右归饮新补三
右归丸新补五
五味异功散补四
胃关煎新补九
一阴煎新补八
补中益气汤补三十
二阴煎新补十
四阴煎新补十二
四味回阳饮新热一
五德丸新热十八
九气丹新热二三
八味地黄丸补一二一
徙薪饮新寒四
清化饮新因十三
芍药枳术丸新和十六
枳术丸和七九
赤金豆新攻二
葛花解酲汤和一二四
神佑丸攻四八
备急丸攻五二
黄芩芍药汤寒百九
木香人参枳术丸和八二

论外备用方

人参散和一二六　虚寒
启脾丸和八六　温胃和滞
养胃进食丸和入九
茯苓饮和九三　调胃时食
法制陈皮和七十
化滞调中汤和五九　行滞
健脾散和六二　温中和胃
大正气散和二四　暖胃
加味二陈汤和三　食郁
和中丸和八八　开胃

消食丸和九十　行滞
藿香正气散和二十　寒滞
曲术丸和二百一　化食
加味枳术丸和八三
龙脑鸡苏丸和三七二　酒毒
甘露汤热七三　和胃进食
强中汤热九二　生冷伤脾
参术健脾汤和六四　行滞
温胃化痰丸热九八　寒痰
理中化痰丸热九　虚痰
丁香茯苓汤热六二　温胃进食
八味理中丸热七

脾　胃

经义

《灵兰秘典论》曰：脾胃者，仓廪之官，五味出焉。

《营卫生会》篇曰：人受气于谷，谷入于胃，以传于肺，五脏六腑，皆以受气，其清者为营，浊者为卫，营在脉中，卫在脉外。

《热论》曰：阳明者，十二经脉之长也。

《经脉别论》曰：食气入胃，散经于肝。详前《饮食门》。

《六节藏象论》曰：天食人以五气，地食人以五味。详前《饮食门》。脾、胃、大肠、小肠、三焦、膀胱者，仓廪之本，营之居也，名曰器，能化糟粕，转味而入出者也。其华在唇四白，其充在肌，其味甘，其色黄，此至阴之类，通于土气。凡十一脏，皆取决于胆也。

《五味》篇曰：谷始入于胃，其精微者，先出于胃之两焦，以溉五脏，别出两行，营卫之道。其大气之抟而不行者，积于胸中，命曰气海，出于肺，循喉咽，故呼则出，吸则入。天地之精气，其大数常出三入一，故谷不入，半日则气衰，一日则气少矣。

《决气》篇帝曰：余闻人有精、气、津液、血、脉，余意以为一气耳，今乃辨为六名，余不知其所以然。岐伯曰：两神相搏，合而成形，常先身生，是谓精。何谓气？岐伯曰：上焦开发，宣五谷味，熏肤，充身，泽毛，若雾露之溉，是谓气。何谓津？岐伯曰：腠理发泄，汗出溱溱，是谓津。何谓液？岐伯曰：谷入气满，淖泽注于骨，骨属屈伸，泄泽，补益脑髓，皮肤润泽，是谓液。何谓血？岐伯曰：中焦受气取汁，变化而赤，是谓血。何谓脉？岐伯曰：壅遏营气，令无所避，是谓脉。黄帝曰：六气者，有余不足，气之多少，脑髓之虚实，血脉之清浊，何以知之？岐伯曰：精脱者，耳聋；气脱者，目不明；津脱者，腠理开，汗大泄；液脱者，骨属屈伸不利，色夭，脑髓消，胫酸，耳数鸣；血脱者，色白，夭然不泽，其脉空虚，此其候也。帝曰：六气者，贵贱何如？岐伯曰：六气者各有部主也，其贵贱善恶，可为常主，然五谷与胃为大海也。

《邪客》篇曰：五谷入于胃也，其糟粕、津液、宗气，分为三隧。故宗气积于胸中，出于喉咙，以贯心脉而行呼吸焉。营气者，泌其津液，注之于脉，化以为血，以营四末，内注五脏六腑，以应刻数焉。卫气者，出其悍气之慓疾，而先行于四末分肉皮肤之间而不休者也。

《平人绝谷》篇曰：平人胃满则肠虚，肠满则胃虚，更实更虚，故气得上下，五脏安定，血脉和，则精神乃居，故神者水谷之精气也。

《动输》篇曰；胃为五脏六腑之海，其清气上注于肺，肺气从太阴而行之，其行也，以息往来，故人一呼脉再动，一吸脉亦再动，呼吸不已，故动而不止。

《五脏别论》帝曰：气口何以独为五脏主？岐伯曰：胃者，水谷之海，六腑之大源也。五味入口，藏于胃，以养五脏气，气口亦太阴也，是以五脏六腑之气味，皆出于胃，而变见于气口。故五气入鼻，藏于心肺，心肺有病，而鼻为之不利也。

《平人气象论》曰：平人之常气禀于胃，胃者，平人之常气也，人无胃气曰逆，逆者死。人以水谷为本，故人绝水谷则死，脉无胃气亦死。所谓无胃气者，但得真脏脉，不得胃气也。所谓不得胃气者，肝不弦，肾不石也。胃之大络，名曰虚里，贯膈络肺，出于左乳下，其动应衣，脉宗气也。盛喘数绝者，则病在中；结而横，有积矣；绝不至曰死。乳之下其动应衣，宗气泄也。

《玉机真脏论》曰：五脏者皆禀气于胃，胃者五脏之本也。藏气者，不能自致于手太阴，必因于胃气，乃至于手太阴也。故五脏各以其时，自为而至于手太阴也。故邪气胜者，精气衰也。故病甚者，胃气不能与之俱至于手太阴，故真脏之气独见，独见者病胜脏也，故曰死。脾脉者土也，孤脏以灌溉四旁者也。善者不可得见，恶者可见。其来如水之流者，此谓太过，病在外；如鸟之喙者，此谓不及，病在中。太过则令人四肢不举；其不及，则令人九窍不通，名曰重强。脉弱以滑，是有胃气。形气相失，谓之难治；色夭不泽，谓之难已；脉实以坚，谓之益甚；脉逆四时，为不可治。必察四难，而明告之。

《阴阳别论》曰：所谓阴者，真脏也，所谓阳者，胃脘之阳也。别于阳者，知病处也；别于阴者，知死生之期。

《生气通天论》曰：阴之所生，本在五味，阴之五宫，伤在五味。是故味过于酸，肝气以津，脾气乃绝。味过于咸，大骨气劳，短肌，心气抑。味过于甘，心气喘满，色黑，肾气不衡。味过于苦，脾气不濡，胃气乃厚。味过于辛，筋脉沮弛，精神乃央。是故谨和五味，骨正筋柔，气血以流，腠理以密，如是则骨气以精，谨道如法，长有天命。

《阳明脉解篇》帝曰：足阳明之脉病，恶人与火，闻木音则惕然而惊，何也？岐伯曰：阳明者，胃脉也，胃者土也，故闻木音而惊者，土恶木也。阳明主肉，其脉血气盛，邪客之则热，热甚则恶火。阳明厥则喘而惋，惋则恶人。帝曰：或喘而死者，或喘而生者，何也？岐伯曰：厥逆连脏则死，连经则生。帝曰：病甚则弃衣而走，登高而歌，或至不食数日，逾垣上屋，所上之处，皆非其素所能也，病反能者何也？岐伯曰：四肢者诸阳之本也，阳盛则四肢实，实则能登高也。热盛于身，故弃衣而走也。其妄言骂詈。不避亲疏而歌者，阳盛则使人妄言骂詈，不避亲疏而不欲食，不欲食，故妄走也。

《太阴阳明论》帝曰：太阴阳明为表里，脾胃脉也，生病而异者何也？岐伯曰：阴阳异位，更虚更实，更逆更从，或从内，或从外，所从不同，故病异名也。帝曰：愿闻其异状也。岐伯曰：阳者天气也，主外；阴者，地气也，主内。故阳道实，阴道虚。故犯贼风虚邪者，阳受之；饮食不节，起居不时者，阴受之。阳受之则入六腑，阴受之则入五脏。入六腑则身热不时卧，上为喘呼；入五脏则䐜满闭塞，下为飧泄，久为肠澼。故喉主天气，咽主地气。故阳受风气，阴受湿气。故阴气从足上行至头，而下行循臂至指端；阳气从手上行至头，而下行至足。故曰阳病者上行极而下，阴病者下行极而上。故伤于风者，上先受之；伤于湿者，下先受之。帝曰：脾病而四肢不用何也？岐伯曰：四肢皆禀气于胃，而不得至经，必因于脾乃得禀也。今脾病不能为胃行其津液，四肢不得禀水谷气，气日以衰，脉道不利，筋骨肌肉皆无气以生，故不用焉。帝曰：脾与胃以膜相连耳，而能为之行其津液何也？岐伯曰：足太阴者三阴也，其脉贯胃属脾络嗌，故太阴为之行气于三阴。阳明者表也，五脏六腑之海也，亦为之行气于三阳。脏腑各因其经而受气于阳明，故为胃行其津液。四肢不得禀水谷气，日以益衰，阴道不利，筋骨肌肉无气以生，故不用焉。

《脏气法时论》曰：脾病者，身重，善肌肉痿，足不收，行善瘈，脚下痛；虚则腹满肠鸣，飧泄食不化，取其经，太阴阳明少阴血者。脾苦湿，急食苦以燥之。病在脾，愈于秋，秋不愈，甚于春，春不死，持于夏，起于长夏。禁温食、饱食、湿地、濡衣。脾欲缓，急食甘以缓之，苦泻之，甘补之。

《五邪》篇曰：邪在脾胃，则病肌肉痛。阳气有余，阴气不足，则热中善饥；阳气不足，阴气有余，则寒中肠鸣腹痛；阴阳俱有余，若俱不足，则有寒有热，皆调于三里。

《水热穴论》曰：肾者胃之关也，关门不利，故聚水而从其类也。

《本病论》曰：饮食劳倦即伤脾。

《邪气脏腑病形》篇曰：有所击仆，若醉入房，汗出当风，则伤脾。

《病能论》曰：人迎者胃脉也，逆而盛，则热聚于胃口而不行，故胃脘为痈也。

《经水》篇曰：足阳明，五脏六腑之海也。其脉大，血多气盛，热壮，刺此者不深弗散，不留不泻也。

《痿论》帝曰：论言治痿者独取阳明何也？岐伯曰：阳明者，五脏六腑之海，主润宗筋，宗筋主束骨而利机关也。冲脉者，经脉之海也，主渗灌溪谷，与阳明合于宗筋，阴阳总宗筋之会，会于气街，而阳明为之长，故属于带脉，而络于督脉。故阳明虚则宗筋纵，带脉不引，故足痿不用也。

《本输》篇曰：下三里三寸，为巨虚上廉，复下上廉三寸，为巨虚下廉也；大肠属上，小肠属下，足阳明胃脉也。大肠小肠皆属于胃，是足阳明也。

《玉版》篇曰：人之所受气者，谷也。谷之所注者，胃也。胃者，水谷气血之海也。海之所行云气者，天下也。胃之所出气血者，经隧也。经隧者，五脏六腑之大络也，迎而夺之而已矣。

论脾胃

脾胃为水谷之海，得后天之气也。何也？盖人之始生本乎精血之原，人之既生，由乎水谷之养，非精血无以立形体之基，非水谷无以成形体之壮。精血之司在命门，水谷之司在脾胃，故命门得先天之气，脾胃得后天之气也。是以水谷之海，本赖先天为之主，而精血之海，又必赖后天为之资。故人之自生至老，凡先天之有不足者，但得后天培养之力，则补天之功亦可居其强半，此脾胃之气所关于人生者不小。且先天如朝廷，后天如司道，执政在先天，布政在后天，故人自有生以后，无非后天为之用，而形色动定，一无胃气之不可。故经曰：平人之常气禀于胃，胃者平人之常气也，人无胃气曰逆，逆者死。又曰：人以水谷为本，人绝水谷则死，脉无胃气亦死。正以人之胃气即土气也，万物无土皆不可，故土居五行之中而主于四季，即此义也。

由此推之，则凡胃气之关于人者，无所不至，即脏腑、声色、脉候、形体，无不皆有胃气，胃气若失，便是凶候。如五脏胃气之病，则凡气短气夺而声哑喘急者，此肺之胃败也。神魂失守，昏昧日甚，而畏寒异常者，此心之胃败也。躁扰烦剧，囊缩痉强，而恐惧无已者，此肝胆之胃败也；胀满不能运，饮食不能入，肉脱痰壅而服药不应者，此脾之胃败也。关门不能禁，水泉不能化，热蒸不能退，骨痛之极不能解者，此肾之胃败也。又如五色之有胃气者，无论青红黑白，皆宜兼苍黄明润，若色赤如赭，或如衃血；色青如蓝，或如草滋；色白如盐，或如枯骨；色黄如枳实，或如黄土；色黑如炲，或如地苍，而加之沉晦，是皆五色之胃败也。又如脉象之有胃气者，经曰：脉弱以滑，是有胃气；脉实以坚，谓之益甚；脉逆四时，为不可治。故无论浮、沉、迟、数，皆宜兼见缓滑，方是脉中之胃气。若见但弦、但钩、但毛、但石、但代，或弦搏之极而全无和气，或微渺之极而全无神气，总云真脏之见，是皆五脉之胃败也。不独此也，即如情性气质，亦无不关于胃气，盖土性厚重，而轻薄者少胃气，土色苍固，而夭嫩者少胃气。是可知土气为万物之源，胃气为养生之主，胃强则强，胃弱则衰，有胃则生，无胃则死。

是以养生家必当以脾胃为先，而凡脾胃受伤之处，所不可不察也。盖脾胃之伤于外者，惟劳倦最能伤脾，脾伤则表里相通，而胃受其困者为甚。脾胃之伤于内者，惟思忧忿怒最为伤心，心伤则母子相关，而化源隔绝者为甚，此脾胃之伤于劳倦情志者，较之饮食寒暑为更多也。故经曰：二阳之病发心脾，有不得隐曲，女子不月，其传为风消，其传为息贲者，死不治。再此之外，则脾胃属土，惟火能生，故其本性则常恶寒喜暖，使非真有邪火，则寒凉之物最宜慎用，实所以防其微也。若待受伤，救之能无晚乎？此脾胃之伤于寒凉生冷者，又饮食嗜好之最易最多者也。故昔有柳公度者，善于摄生，或问其致寿之术，则曰：我无他也，但不以气海熟生物，暖冷物，亦不以元气佐喜怒耳。此得善养脾胃之道，所以便能致寿。

故凡欲察病者，必须先察胃气，凡欲治病者，必须常顾胃气，胃气无损，诸可无虑。奈何今之医家习矣不察，初不知元气胃气为何物，动辄止知攻病，开口便云有火，以致败人胃气，绝人谷气者，不可胜纪。殊不知病之与命，孰为重轻？正之与邪，孰为缓急？矧此中的确之用，孰者宜先，孰者宜后，自有标本一定之理，原非可以意凑猜摸者也。世有庸流，每借窃一二成语，东扯西拽，以似为是，偏执惑乱，欺人误人，倘不幸遇之而不能烛其真伪，其亦命之使然乎，悲乎！悲乎！

论东垣《脾胃论》

人以水谷为本，故脾胃为养生之本，惟东垣独知其义，发为《脾胃论》，曰：历观《内经》诸篇而参考之，则元气之充足，皆由脾胃之气无所伤，而后能滋养元气。若胃气之本弱，饮食自倍，则脾胃之气既伤，而元气亦不能充，此诸病之所由生也。因引《内经》之义，如《生气通天论》曰：苍天之气清净，则志意治，顺之则阳气固，虽有贼邪，弗能害也。阳气者，烦劳则张。故苍天之气贵清净，阳气恶烦劳，此病从脾胃生者一也。又引《五常政大论》曰：阴精所奉其人寿，阳精所降其人夭。阴精所奉，谓脾胃既和，谷气上升，春夏令行，故其人寿。阳精所降，谓脾胃不和，谷气下流，收藏令行，故其人夭，此病从脾胃生者二也。又引《六节藏象论》曰：脾、胃、大肠、小肠、三焦、膀胱者，仓廪之本，营之居也，此至阴之类，通于土气。凡十一脏者，皆取决于胆也。夫胆者，少阳春生之气，春气生则万化安，故胆气春升，则余脏从之，胆气不升，则飧泄肠澼不一而起，此病从脾胃生者三也。又引论曰：天食人以五气，地食人以五味。此之谓气者，上焦开发，宣五谷味，熏肤，充身，泽毛，若雾露之溉，是谓气。气或乖错，人何以生？此病从脾胃生者四也。夫内伤脾胃，乃伤其气，外感风寒，乃伤其形。伤其外为有余，有余者泻之；伤其内为不足，不足者补之。内伤不足之病，苟误认作外感有余之病，而反泻之，则虚其虚也。实实虚虚，如此死者，医杀之耳。然则奈何？惟当以辛甘温之剂补其中而升其阳，甘寒以泻其火则愈矣。经曰：劳者温之，损者温之。又曰：温能除大热，大忌苦寒之药。诸如此论，皆东垣独得之见也。

兹察其所谓苍天贵清净，阳气恶烦劳者，此指劳倦之为病也。所谓收藏令行，故其人夭者，此指阴盛阳衰之为病也。所谓春气升则万物安者，此指降则无生之为病也。所谓气或乖错，人何以生者，此指阳气受伤之为病也。东垣此言，其垂惠后世，开导末学之功，诚非小矣。独怪其前论中又有矛盾之谈，如曰饮食失节，寒温不适，脾胃乃伤，此固喜、怒、忧、恐损耗元气，资助心火，心不主令，相火代之，相火者，下焦包络之火，元气之贼也，火与元气不两立，火胜则乘其土位，此所以为病。若此数语，则大见矛盾矣。第观其前四条，则总虑阳气之受伤也，故曰大忌苦寒之药。此一节又云火胜之为病，更当何法以治之？且所云喜、怒、忧、恐损伤元气，资助心火，火胜则乘其土位，此何说也？夫元气既损，多见生阳日缩，神气日消，何以反助心火？脾胃属土，得火则生，何谓火胜则乘其土位？且人之元气，本贵清和，寒固能病，热亦能病。然热伤元气，而因劳动火者，固常有之，此自不得不从清补；若因劳犯寒，而寒伤脾胃者，尤酷尤甚，此可概言为火乎？第热证显而寒证隐，故热证易见而寒证不之觉也；真热证犹易辨，而假热证尤不易辨也。矧元气属阳，火其类也，而热为同气，邪犹可制；阴为阳贼，寒其仇也，而生机被伐，无不速亡，故经云少火生气，未闻少寒生气也。又云避风如避箭，未闻避热如避箭也。由此观之，则何不曰寒与元气不两立，而反云火与元气不两立乎？兹举火字特以为言，致令后生之妄言火者，反尽忘东垣前四条之格言，而单执不两立之说，用为治火之成按，是东垣戒之而反以诲之，此其白璧之瑕，余实不能不为东垣惜也。

及再考东垣之方，如补中益气汤，升阳益胃汤，黄芪人参汤，清暑益气汤等方，每用升、柴，此即其培养春生之意，而每用芩、连，亦即其制伏火邪之意，第以二三分之芩、连，固未必即败阳气，而以五七分之参、术，果即能斡旋元气乎？用是思及仲景，见其立方之则，用味不过三四品，用数每至二三两；且人之气血本大同，疾病多相类，而仲景之方大而简，东垣之方小而杂，何其悬绝一至如此？此其中要必有至道存焉。宾以后学，固不敢直判其孰是孰非，而私心向往，则不能不霄壤于其间也。脾胃三方，有论在前《饮食门》。

论治脾胃

脾胃有病，自宜治脾，然脾为土脏，灌溉四旁，是以五脏中皆有脾气，而脾胃中亦皆有五脏之气，此其互为相使，有可分而不可分者在焉，故善治脾者，能调五脏，即所以治脾胃也；能治脾胃，而使食进胃强，即所以安五脏也。今人止知参、苓、枳、术、山楂、麦芽、神曲、厚朴之类，乃为脾胃之药，而不知风寒湿热皆能犯脾，饮食劳倦皆能伤脾，如风邪胜者宜散之，则麻黄、桂枝、柴胡、干葛之类皆是也。寒邪胜者宜温之，则桂、附、干姜、丁香、茱萸之类皆是也。热邪胜者宜寒之，则芩、连、知、柏、栀子、石膏之类皆是也。湿邪胜者宜燥之，则苍术、白术、半夏、猪苓之类皆是也。饮食停积者宜行之，则三棱、蓬术、大黄、芒硝之类皆是也；劳倦内伤者宜补之，则人参、黄芪、白术、杜仲之属皆是也。

然脏腑虽分十一，而同有阴阳，同此血气，矧太阴常多血少气，阳明常多血多气，使此中之血瘀，则承气、抵当之类总属脾胃之药；使此中之血虚，则四物、五物、理阴、五福之类又孰非脾胃之药乎？再若五脏之邪皆通脾胃，如肝邪之犯脾者，肝脾皆实，单平肝气可也；肝强脾弱，舍肝而救脾可也。心邪之犯脾者，心火炽盛，清火可也；心火不足，补火以生脾可也。肺邪之犯脾者，肺气壅塞，当泄肺以苏脾之滞；肺气不足，当补肺以防脾之虚。肾邪之犯脾者，脾虚则水能反克，救脾为主；肾虚则启闭无权，壮肾为先。至若胃司受纳，脾主运化，若能纳而不化，此脾虚之兆易见；若既不能纳，又不能运，此脾胃之气俱已大亏，即速用十全大补、六味回阳等剂尤恐不及，而尚欲以楂、苓、枳、术之类，冀为脾胃之永赖乎？是以脾胃受伤，但使能去伤脾者，即俱是脾胃之药。此中理奥机圆，姑举此以见其概，而随宜应变，诚有非言能尽悉者。且诸药入口，必先入胃而后行及诸经，若妄用相妨相碍等物，亦岂有既入其腑，能不先犯脾胃，而竟走他脏者乎？倘不明此理，而徒执一二成方，曰：此可攻邪，此可健胃，则其胸次可知矣。

述古共二条

徐东皋曰：百凡治病，胃气实者，攻之则去，而疾恒易愈。胃气虚者，攻之不去，盖以本虚，攻之则胃气益弱，反不能行其药力，而病所以自如也。非药不能去病，亦以主气不行药力故也。若峻攻之，则元气伤而病益甚，若不知机，攻尽元气则死矣。如虚热者，服寒凉之药而热反甚何也？经曰：服寒而反热者，奈何？岐伯曰：治其王气，是以反也。若胃气不虚，虽有病者，不攻自愈，故中医用药亦常效焉。观夫藜藿野人之病，尝不药自愈可知矣。故曰：治病不察脾胃之虚实，不足以为太医。

又曰：汉·张仲景著《伤寒论》，专以外伤为法，其中顾盼脾胃元气之秘，世医鲜有知之者。观其少阳证，小柴胡汤用人参，则防邪气之入三阴，或恐脾胃稍虚，邪乘而入，必用人参、甘草，固脾胃以充元气，是外伤未尝忘内因也。至于阳毒升麻汤、人参败毒散、化斑汤、黄连汤、白通汤、理中汤、炙甘草汤、橘皮汤、五味子汤、栝蒌根汤、建中汤等，未尝不用参芪以治外感，可见仲景公之立方，神化莫测。或者只以外伤是其所长，而内伤非所知也，此诚不知公者也。何今世之医不识元气之旨，惟见王纶《杂著》戒用人参之谬说，执泥不移，乐用苦寒攻病之标，致误苍生，死于非命，抑何恨耶！间有病家疑信相半，两勿之从，亦但不速其死耳，直以因循，俟其元气自尽，终莫之救而致毙者，可谓知乎。况斯世斯时，人物剧繁，禀气益薄，兼之劳役名利之场，甚至蹈水火而不知恤，耽酒色以竭其真，不谓内伤元气，吾弗信也。观其杂病稍用攻击，而脾胃遂伤，甚则绝谷而死者，皆可类推矣。

脾胃论列方

理中汤热一

理阴煎新热三

十全大补汤补二十

四物汤补八

五福饮新补六

建中等汤补二二后

白通汤热一四五

五物煎新因二

栝蒌根汤散百七

化斑汤寒三

橘皮汤和二九八

六味回阳饮新热二

黄连汤寒百三

炙甘草汤热四四

人参败毒散散三六

抵当汤攻三七

五味子汤补五七

阳毒升麻汤散百六

承气汤攻一

小柴胡汤散十九

论外备用方

归脾汤补三二
二陈汤和一
五味异功散补四
煨肾丸补一四六　能消谷
平胃散和十七
加味四君子汤补二
胃苓汤和百九十
四君子汤补一
加味枳术丸和八三
启脾丸和八六　行滞
六君子汤补五
养胃进食丸和八九
人参散和二百六十　虚寒
大健脾丸和八五
藿香正气散和二十　寒滞
安脾散热六七　虚寒不化
大七香丸和一三一　气寒
丁香茯苓汤热六三　温胃行滞
九宝丹热一四三　温理脾胃
大半夏汤和十一　痰饮
藿香安胃散热七一　脾虚气滞
太和饼小九
参苓白术散补五四
木香人参枳术丸和八二
和中丸和八八　温脾胃
参术健脾丸和六四　虚滞
八味汤热一四一　虚寒气滞
温胃汤热十二　暖胃和中

眩运

经义

《口问》篇曰：上气不足，脑为之不满，耳为之苦鸣，头为之苦倾，目为之眩。

《卫气》篇曰：下虚则厥，下盛则热，上虚则眩，上盛则热痛。

《海论》曰：髓海有余，则轻劲多力，自过其度；髓海不足，则脑转耳鸣，胫酸眩冒，目无所见，懈怠安卧。

《五脏生成篇》曰：徇蒙招尤，目冥耳聋，下实上虚，过在足少阳厥阴，甚则入肝。

《脉要精微论》曰：浮而散者，为眴仆。

《决气》篇曰：精脱者耳聋，气脱者目不明。

《厥论》曰：巨阳之厥，则肿首头重，足不能行，发为眴仆。

《经脉》篇曰：督脉实则脊强，虚则头重，高摇之。五阴气俱绝，则目系转，转则目运；目运者，为志先死；志先死，则远一日半死矣。

《至真要大论》曰：诸风掉眩，皆属于肝。太阳司天，民病善悲，时眩仆。太阳之复，头痛，善悲，时眩仆，食减。

《气交变大论》曰：岁木太过，风气流行，脾土受邪，民病飧泄食减，甚则忽忽善怒，眩冒癫疾。

《六元正纪大论》曰：木郁之发，甚者耳鸣、眩转，目不识人，善暴僵仆。

论证共四条

眩运一证，虚者居其八九，而兼火兼痰者，不过十中一二耳。原其所由，则有劳倦过度而运者，有饥饱失时而运者，有呕吐伤上而运者，有泄泻伤下而运者，有大汗亡阳而运者，有眴目惊心而运者，有焦思不释而运者，有被殴被辱气夺而运者，有悲哀痛楚，大叫大呼而运者，此皆伤其阳中之阳也。又有吐血、衄血、便血而运者，有痈脓大溃而运者，有金石破伤，失血痛极而运者，有男子纵欲，气随精去而运者，有妇女崩淋，产后去血而运者，此皆伤其阴中之阳也。再若大醉之后，湿热相乘而运者，伤其阴也；有大怒之后，木肆其强而运者，伤其气也；有痰饮留中，治节不行而运者，脾之弱也，此亦有余中之不足也。至若年老精衰，劳倦日积，而忽患不眠，忽苦眩运者，此营卫两虚之致然也。由此察之，虚实可辨矣。即如《内经》之言，亦无非言虚，而向后世诸家每多各逞亿说，其于病情经义，果相合否？指南若北，后学能无误乎。因摘其尤者，悉之如下。

——河间之论眩运，独取《至真要大论》一句，曰诸风掉眩，皆属肝木，风主动故也。所谓风气甚而头目眩运者，由风木旺，必是金衰不能制木，而木复生火，风火皆属阳，阳主乎动，两动相搏，则为之旋转；故火本动也，焰得风则自然旋转也。此释风木之义，固然似矣，然不知《至真要大论》之言，乃言运气、脏气所属之理，非所以悉眩运之病情也。必若《口问》篇、《卫气》篇、《决气》篇、《经脉》篇、《海论》等义，方为最切最近之论，何河间一无引证，而独言风火二字以该眩运一证，岂无失乎？又若丹溪之论眩运曰：痰在上，火在下，火炎上而动其痰也。此证属痰者多，盖无痰不能作眩；虽因风者，亦必有痰；挟气虚者，亦宜治痰为主，兼用补气降火之药。若据此论，则凡属眩运，无非痰证也。何轩岐之言绝然不及痰饮，而但曰上气不足，头为之苦倾，目为之眩；曰上虚则眩；曰督脉虚则头重，高摇之；曰髓海不足，则脑转耳鸣而眩冒，凡此者，岂皆痰证耶？又若余前章所列诸证，无非眩运之由，亦岂皆痰证耶？故在丹溪则曰：无痰不能作眩，当以治痰为主，而兼用他药。余则曰：无虚不能作眩，当以治虚为主，而酌兼其标。孰是孰非，余不能必，姑引经义以表其大意如此，尚俟明者正之。

——头痛之病，上实证也；头眩之病，上虚证也。故《内经》分别甚明，曰头痛癫疾，上实下虚。又曰上实下虚，为厥癫疾。此以邪气在上，所以为痛，故曰上实也。至若眩运之病，则曰：上气不足，又曰上虚则眩，未闻言上之实也。而后世诸家，如严用和、杨仁斋辈，有曰结而为饮，随气上逆者；有曰疲劳过度，下虚上实者；有曰肾家不能纳气，使诸家气逆奔而上者。即如朱丹溪，亦曰痰在上，火在下，凡此皆言上实也，何与《内经》相反若此，噫！此实后人之不明耳。夫眩运之证，或为头重，或为眼黑，或为脑髓旋转不可以动，求其言实之由，不过为头重者为上实，而不知头本不重于往日，而惟不胜其重者，乃甚于往日耳。上力不胜，阳之虚也，岂上实乎？又何气不归元，及诸气逆奔之有？盖上实者，宜降宜抑，上虚者，最不宜再伐生气，此上实下虚之旨，有不可不辨，而误则害矣。

——头眩有大小之异，总头眩也，于此察之，可得虚实之情矣。何以言之？如今人之气禀薄弱者，无论少壮，或于劳倦，或于酒色之后，或忽有耳鸣如磬，或头眩眼黑，倏顷而止者，乃人所常有之事。至于中年之外，多见眩仆卒倒等症，亦人所常有之事。但忽运而忽止者，人皆谓之头运眼花，卒倒而不醒者，人必谓之中风中痰。不知忽止者，以气血未败，故旋见而旋止，即小中风也。卒倒而甚者，以根本既亏，故遽病而难复，即大头眩也，且必见于中年之外，而较之少壮，益又可知。于此察之，则其是风非风，是痰非痰，而虚实从可悟矣。何今人不识病机，但见眩仆不语等症，无不谓之风痰，而非消即散，吾恐几微之气，有不堪再加铲削矣，深可悲也。

论治共三条

——头眩虽属上虚，然不能无涉于下。盖上虚者，阳中之阳虚也；下虚者，阴中之阳虚也。阳中之阳虚者，宜治其气，如四君子汤、五君子煎、归脾汤、补中益气汤。如兼呕吐者，宜圣术煎大加人参之类是也。阴中之阳虚者，宜补其精，如五福饮、七福饮、左归饮、右归饮、四物汤之类是也。然伐下者必枯其上，滋苗者必灌其根。所以，凡治上虚者，犹当以兼补气血为最，如大补元煎、十全大补汤，及诸补阴补阳等剂，俱当酌宜用之。

——眩运证，凡有如前论首条所载病源者，当各因其证求而治之。其或有火者宜兼清火，有痰者宜兼清痰，有气者宜兼顺气，亦在乎因机应变。然无不当以治虚为先，而兼治为佐也。

——古法之治眩运，亦有当察者。丹溪曰：湿痰者，多宜二陈汤。火者加酒芩。挟气虚者，相火也，治痰为先，挟气药降火，如东垣半夏白术天麻汤之类。眩运不可当者，以大黄酒炒为末，茶汤调下。火动其痰，用二陈加黄芩、苍术、羌活，散风行湿。《附录》曰：有早起眩运，须臾自定，日以为常者，正元散下黑锡丹。伤湿头运，肾着汤加川芎，名除湿汤。有痰，青州白丸子。

愚谓古法之治眩运，如半夏白术天麻汤，治脾痰也；二陈汤加黄芩，治热痰也；青州白丸子，治风痰、寒痰也；肾着汤，治湿痰也。此外，如大黄末之治眩运不可当，惟痰火之壅者宜之；黑锡丹之重坠，惟气实于上者宜之。第恐眩运一证，实痰实火者无几，而亦非上盛之病，此古方之有宜否用者，不可不审。

述古

刘宗厚云：眩运一证，人皆称为上盛下虚所致，而不明言其所以然之故。盖所谓虚者，血与气也；所谓实者，痰涎风火也。原病之由，有气虚者，乃清气不能上升，或汗多亡阳而致，当升阳补气；有血虚者，乃因亡血过多，阳无所附而然，当益阴补血，此皆不足之证也。有因痰涎郁遏者，宜开痰导郁，重则吐下；有因风火所动者，宜清上降火；若因外感而得者，此皆有余之证也。世有所谓气不归元，而用丹药镇坠，沉香降气之法，盖香窜散气，丹药助火，其不归之气岂能因此而复耶？《内经》所谓治病必求其本，气之不归，求其本而用药则善矣。

吐法新案

先君寿峰公少壮时颇好酒，因致酒病，自四旬之外，遂绝戒不饮。后至七旬，因除夜之乐，饮一小杯，而次早眩晕不能起。先君素善吐法，有记在痰饮门，因吐去清痰而眩晕顿愈。原其所由，则一杯之酒何遽为痰，不过以恶酒之脏，而忽被酒气，则真阴清气为之淆乱而然。吐去痰饮，酒气可除，吐能升气，清阳可复，此非治痰而实以治乱耳，故志此以见其义。

眩运论列方

五福饮新补六
七福饮新补七
四君子汤补一
四物汤补八
左归饮新补二
五君子煎新热六
肾着汤热一二九
右归饮新补三
十全大补汤补二十
二陈汤和一
归脾汤补三二
补中益气汤补三十
正元散热五一
圣术煎新热二五
大补元煎新补一
青州白丸子和百十二
黑锡丹热三八九
半夏白术天麻汤和十五

论外备用方

参附汤补三七
术附汤补四一
益气补肾汤补百三　气虚
玉液汤和九六　痰运

祛痰丸和百三　风痰

苓桂术甘汤和三六　虚痰运

养正丹热一八八　痰涎上盛

芎术汤热五十　寒湿眩运

卷之十八　杂证谟

怔忡惊恐

经义

《平人气象论》曰：胃之大络，名曰虚里，贯膈络肺，出于左乳下，其动应衣，脉宗气也。详前《脾胃门》。

《阴阳应象大论》曰：心在志为喜，肝在志为怒，脾在志为思，肺在志为忧，肾在志为恐。

《金匮真言论》曰：东方色青，入通于肝，其病发惊骇。

《脉解篇》曰：阳明所谓甚则厥，恶人与火，闻木音则惕然而惊者，阳气与阴气相搏，水火相恶，故惕然而惊也。

《举痛论》曰：惊则气乱。惊则心无所倚，神无所归，虑无所定，故气乱矣。

《六元正纪大论》曰：少阴所至，为惊惑，恶寒战栗，谵妄。少阳所至，为惊躁瞀昧暴病。

《五常政大论》曰：委和之纪，其发惊骇。

《至真要大论》曰：少阳之复，大热将至，惊瘛咳衄，心热烦躁。阳明之复，清气大举，甚则入肝，惊骇筋挛。诸病胕肿，疼酸惊骇，皆属于火。

《阴阳别论》曰：二阳一阴发病，主惊骇背痛。

《大奇论》曰：肝脉骛暴，有所惊骇。二阴急为痫厥，二阳急为惊。脉至如数，使人暴惊，三四日自已。

《阴阳应象大论》曰：肾在志为恐，恐伤肾，思胜恐。

《脏气法时论》曰：肝虚则目无所见，耳无所闻，善恐，如人将捕之。

《举痛论》曰：恐则气下。恐则精却，却则上焦闭，闭则气还，还则下焦胀，故气不行矣。

《本神》篇曰：恐惧者，神荡惮而不收。心怵惕思虑则伤神，神伤则恐惧自失，破䐃脱肉，毛悴色夭，死于冬。恐惧而不解则伤精，精伤则骨酸痿厥，精时自下。

《邪气脏腑病形》篇曰：愁忧恐惧则伤心。

《寿夭刚柔》篇曰：忧恐忿怒伤气。

《五脏生成篇》曰：肝气虚则恐，实则怒。

《调经论》曰：神有余则笑不休，神不足则悲。血有余则怒，不足则恐。

论怔忡

怔忡之病，心胸筑筑振动，惶惶惕惕，无时得宁者是也。然古无是名，其在《内经》，则曰：胃之大络，名曰虚里，出于左乳下，其动应衣，宗气泄也。在越人、仲景，则有动气在上下左右之辨，云诸动气皆不可汗下也。凡此者，即皆怔忡之类。此证惟阴虚劳损之人乃有之，盖阴虚于下，则宗气无根，而气不归源，所以在上则浮撼于胸臆，在下则振动于脐旁，虚微者动亦微，虚甚者动亦甚。凡患此者，速宜节欲节劳，切戒酒色；凡治此者，速宜养气养精，滋培根本。若或误认为痰火而妄施清利，则速其危矣。外，《伤寒门》论下条附有《动气辨》，宜能证之。

论惊恐

惊有二证，有因病而惊者，有因惊而病者。如东方色青，入通于肝，其病发惊骇，及伤寒阳明证闻木音则惕然而惊之类，此则或因岁火之盛，或因岁木之衰，或因风热之相搏，或因金木之相制，是当察客邪以兼治其标。若因惊而病者，如惊则气乱，而心无所倚，神无所归，虑无所定之类，此必于闻见夺气而得之，是宜安养心神，滋培肝胆，当以专扶元气为主治。此固二者之辨，然总之主气强者不易惊，而易惊者必肝胆之不足者也。故虽有客邪，亦当知先本后标之义。又如惊则气乱，恐则气下，惊恐虽若同类，而不知恐之伤人，尤甚于惊。何也？盖惊出于暂，而暂者即可复；恐积于渐，而渐者不可解，甚至心怯而神伤，精却则阴痿，日消月缩，不亡不已。此非大勇大断者，必不能拔去其病根，徒资药力，不易及也。予尝治暴惊者，十愈其八九；治恐惧者，十不得其一二。

论治共三条

凡治怔忡惊恐者，虽有心脾肝肾之分，然阳统乎阴，心本乎肾，所以上不宁者，未有不由乎下，心气虚者，未有不因乎精，此心肝脾肾之气，名虽有异，而治有不可离者，亦以精气互根之宜然，而君相相资之全力也。然或宜先气而后精，或宜先精而后气，或兼热者之宜清，或兼寒者之宜暖，此又当因其病情而酌用之，故用方者宜圆不宜凿也。

——心脾血气本虚，而或为怔忡，或为惊恐，或偶以大惊猝恐而致神志昏乱者，俱宜七福饮，甚者大补元煎。命门水亏，真阴不足而怔忡不已者，左归饮。命门火亏，真阳不足而怔忡者，右归饮。三阴精血亏损，阴中之阳不足而为怔忡惊恐者，大营煎或理阴煎。若水亏火盛，烦躁热渴，而怔忡惊悸不宁者，二阴煎或加减一阴煎。若思郁过度，耗伤心血而为怔忡惊悸者，逍遥饮或益营汤。若寒痰停蓄心下而怔忡者，姜术汤。

——心虚血少，神志不宁而惊悸者，养心汤或宁志丸，或十四友丸。若因惊失志而心神不宁者，宁志膏或远志丸。心血不足，肝火不清，血热多惊者，朱砂安神丸。心神虚怯，微兼痰火而惊悸者，八物定志丸。心气郁滞，多痰而惊者，加味四七汤。痰迷心窍惊悸者，温胆汤或茯苓饮子，甚者朱砂消痰饮。风热生痰，上乘心膈而惊悸者，《简易》济众方。若大恐大惧，以致损伤心脾肾气而神消精却，饮食日减者，必用七福饮、理阴煎，或大营煎，或大补元煎之类酌宜治之，然必宜洗心涤虑，尽释病根，则庶可保全也。

怔忡论列方

七福饮新补七

左归饮新补二

大营煎新补十四

右归饮新补三

大补元煎新补一

加减一阴煎新补九

宁志丸补百十四
远志丸补百十三
八物定志丸补百十七
宁志膏补百十五
养心汤补七九
朱砂安神丸寒一四二
益营汤补九一
温胆汤和一五一
朱砂消痰饮和百
理阴煎新热三
二阴煎新补十
加味四七汤和九八
逍遥饮新因一
姜术汤热八八
《简易》济众方和三五六
十四友丸补百十八
茯苓饮子和九四

论外备用方

归脾汤补三二
人参丸补百五　固精安神
人参养营汤补二一
开心散补八二
定志丸补百十六　通心气
秘传酸枣仁汤补八五　补心气
心肾丸补百十二　心肾俱虚
归神丹和三五九　风痰虚惊
加味四君子汤补二　补脾肺
酸枣仁汤补八四　清心养心
远志饮子补八九　温补心气
平补镇心丹补百十　镇心养心
天王补心丹补百八　除惊悸
十味温胆汤和一五三　心虚遗精
龙脑鸡苏丸和三七二　虚火烦热

不　寐

经义

《邪客》篇帝曰：夫邪气之客人也，或令人目不瞑不卧出者，何气使然？伯高曰：五谷入于胃也，其糟粕、津液、宗气分为三隧，故宗气积于胸中，出于喉咙，以贯心脉而行呼吸焉。营气者，泌其津液，注之于脉，化以为血，以荣四末，内注五脏六腑，以应刻数焉。卫气者，出其悍气之慓疾，而先行于四末分肉皮肤之间而不休者也。昼行于阳，夜行于阴，常从足少阴之分间，行于五脏六腑。今厥气客于五脏六腑，则卫气独卫其外，行于阳，不得入于阴。行于阳则阳气盛，阳气盛则阳跻陷；不得入于阴，阴虚，故目不瞑。帝曰：善。治之奈何？伯高曰：补其不足，泻其有余，调其虚实，以通其道而去其邪，饮以半夏汤一剂，阴阳已调，其卧立至。

《大惑论》帝曰：病不得卧者，何气使然？岐伯曰：卫气不得入于阴，常留于阳。留于阳则阳气满，阳气满则阳跻盛，不得入于阴则阴气虚，故目不瞑矣。帝曰：病目而不得视者，何气使然？岐伯曰：卫气留于阴，不得行于阳。留于阴则阴气盛，阴气盛则阴跻满，不得入于阳则阳气虚，故目闭矣。帝曰：人之多卧者，何气使然？岐伯曰：此人肠胃大而皮肤湿，而分肉不解焉。肠胃大则卫气留久，皮肤湿则分肉不解，其行迟。夫卫气者，昼日常行于阳，夜行于阴，故阳气尽则卧，阴气尽则寤。故肠胃大，则卫气行留久；皮肤湿，分肉不解则行迟，留于阴也久，其气不清，则欲瞑，故多卧矣。其肠胃小，皮肤滑以缓，分肉解利，卫气之留于阳也久，故少瞑焉。帝曰：其非常经也，卒然多卧者，何气使然？岐伯曰：邪气留于上焦，上焦闭而不通，已食若饮汤，卫气留久于阴而不行，故卒然多卧焉。帝曰：善。治此诸邪奈何？岐伯曰：先其脏腑，诛其小过，后调其气，盛者泻之，虚者补之，必先明知其形志之苦乐，定乃取之。

《口问》篇帝曰：人之欠者，何气使然？岐伯曰：卫气昼日行于阳，夜半则行于阴，阴者主夜，夜者卧。阳者主上，阴者主下。故阴气积于下，阳气未尽，阳引而上，阴引而下，阴阳相引，故数欠。阳气尽，阴气盛，则目瞑，阴气尽而阳气盛，则寤矣。泻足少阴，补足太阳。

《寒热病》篇曰：阴跻、阳跻，阴阳相交，阳入阴，阴出阳，交于目锐眦，阳气盛则瞋目，阴气盛则瞑目。

《卫气行》篇曰：平旦阴尽，阳气出于目，目张则气上行于头，夜行于阴，则复合于目，故为一周。

《营卫生会》篇曰：夜半为阴陇，夜半后而为阴衰，平旦阴尽而阳受气矣。日中为阳陇，日西而阳衰，日入阳尽而阴受气矣。夜半而大会，万民皆卧，命曰合阴，平旦阴尽而阳受气，如是无已，与天地同纪。帝曰：老人之不夜瞑者，何气使然？少壮之人不昼瞑者，何气使然？岐伯曰：壮者之气血盛，则肌肉滑，气道通，营卫之行不失其常，故昼精而夜瞑。老者之气血衰，其肌肉枯，气道涩，五脏之气相搏，其营气衰少而卫气内伐，故昼不精，夜不瞑。

《水热穴论》曰：故水病下为胕肿大腹，上为喘呼，不得卧者，标本俱病。

《评热病论》曰：不能正偃者，胃中不和也。正偃则咳甚，上迫肺也。诸水病者，故不得卧，卧则惊，惊则咳甚也。

《太阴阳明论》曰：犯贼风虚邪者，阳受之；饮食不节，起居不时者，阴受之。阳受之则入六腑，阴受之则入五脏。入六腑则身热不时卧，上为喘呼；入五脏则䐜满闭塞，下为飧泄，久为肠澼。

《逆调论》曰：不得卧而息有音者，是阳明之逆也，足三阳者下行，今逆而上行，故息有音也。阳明者，胃脉也，胃者六腑之海，其气亦下行，阳明逆不得从其道，故不得卧也。《下经》曰：胃不和则卧不安。此之谓也。夫不得卧，卧则喘者，是水气之客也。夫水者，循津液而流也，肾者水脏，主津液，主卧与喘也。帝曰：人之不得偃卧者何也？岐伯曰：肺者，脏之盖也，肺气盛则脉大，脉大则不得偃卧。

论证共三条

不寐证虽病有不一，然惟知邪正二字，则尽之矣。盖寐本乎阴，神其主也，神安则寐，神不安则不寐。其所以不安者，一由邪气之扰，一由营气之不足耳。有邪者多实证，无邪者皆虚证。凡如伤寒、伤风、疟疾之不寐者，此皆外邪深入之扰也；如痰，如火，如寒气、水气，如饮食忿怒之不寐者，此皆内邪滞逆之扰也。舍此之外，则凡思虑劳倦，惊恐忧疑，及别无所累而常多不寐者，总属其阴精血之不足，阴阳不交，而神有不安其室耳。知此二者，则知所以治此矣。

——饮浓茶则不寐，心有事亦不寐者，以心气之被伐也。盖心藏神，为阳气之宅也，卫主气，司阳气之化也。凡卫气入阴则静，静则寐，正以阳有所归，故神安而寐也。而浓茶以阴寒之性，大制元阳，阳为阴抑，则神索不安，是以不寐也。又心为事扰则神动，神动则不静，是以不寐也。故欲求寐者，当养阴中之阳及去静中之动，则得之矣。

——凡治病者，服药即得寐，此得效之征也。正以邪居神室，卧必不宁，若药已对证，则一匕入咽，群邪顿退，盗贼甫去，民即得安，此其治乱之机，判于顷刻；药之效否，即此可知。其有误治妄投者，反以从乱，反以助虐，必致烦恼懊侬，更增不快，知者见几，当以此预知之矣。

论治共二条

——无邪而不寐者，必营气之不足也。营主血，血虚则无以养心，心虚则神不守舍，故或为惊惕，或为恐畏，或若有所系恋，或无因而偏多妄思，以致终夜不寐，及忽寐忽醒，而为神魂不安等症，皆宜以养营养气为主治。若思虑劳倦伤心脾，以致气虚精陷，而为怔忡，惊悸，不寐者，宜寿脾煎或归脾汤。若七情内伤，血气耗损，或恐畏伤肾，或惊惧伤胆，神以精亏而无依无寐者，宜五福饮、七福饮，或三阴煎、五君子煎择而用之。若营卫俱伤，血气大坏，神魂无主而昼夜不寐者，必用大补元煎加减治之。若劳倦伤心脾，中气不足，清阳不升，外感不解而寒热不寐者，补中益气汤。若思虑过度，心虚不寐而微兼烦热者，养心汤或酸枣仁汤。若焦思过度，耗心血，动心火，而烦热干渴不寐者，天王补心丹。若心虚火盛，烦乱内热而怔忡不寐者，安神丸。若精血虚耗，兼痰气内蓄，而怔忡夜卧不安者，《秘传》酸枣仁汤；痰盛者，十味温胆汤。凡人以劳倦思虑太过者，必致血液耗亡，神魂无主，所以不寐，即有微痰微火，皆不必顾，只宜培养气血，血气复则诸证自退。若兼顾而杂治之，则十暴一寒，病必难愈，渐至元神俱竭而不可救者有矣。予治周公不寐医案，附后《三消门》。

——有邪而不寐者，去其邪而神自安也。故凡治风寒之邪必宜散，如诸柴胡饮及麻黄、桂枝、紫苏、干葛之类是也。火热之邪必宜凉，如竹叶石膏汤及芩、连、栀、柏之属是也。痰饮之邪宜化痰，如温胆汤、六安煎、导痰汤、滚痰丸之属是也。饮食之邪宜消滞，如大和中饮、平胃散之属是也。水湿之邪宜分利，如五苓散、五皮散，或加减金匮肾气丸之属是也。气逆之邪宜行气，如排气饮、四磨饮之属是也。阴寒之邪宜温中，如理阴煎、理中汤之属是也。诸如此类，亦略举大概，未悉其详，仍当于各门求法治之。

述古

徐东皋曰：痰火扰乱，心神不宁，思虑过伤，火炽痰郁，而致不眠者多矣。有因肾水不足，真阴不升，而心阳独亢者，亦不得眠。有脾倦火郁，不得疏散，每至五更，随气上升而发躁，便不成寐，此宜用快脾解郁、清痰降火之法也。有体气素盛，偶为痰火所致不得眠者，宜先用滚痰丸，次用安神丸、清心凉膈之类。有体气素弱，或因过劳，或因病后，此为不足，宜用养血安神之类。凡病后及妇人产后不得眠者，此皆血气虚而心脾二脏不足，虽有痰火，亦不宜过于攻治，仍当以补养为君，或佐以清痰降火之药。其不因病后而不寐者，虽以痰火处治，亦必佐以养血补虚之药，方为当也。

不寐论列方

半夏汤和十四
三阴煎新补十一
补中益气汤补三十
五福饮新补六
七福饮新补七
天王补心丹补百八
归脾汤补三二
寿脾煎新热十六
《金匮》肾气丸补一二四
理中汤热一
理阴煎新热三
十味温胆汤和一五三
养心汤补七九
排气饮新和六
竹叶石膏汤寒六
安神丸寒一四二
四磨饮和五二
五君子汤新热六
六安煎新和二
温胆汤和一五二
大和中饮新和七
平胃散和十七
导痰汤和九一
酸枣仁汤补八四
五苓散和一八二
滚痰丸攻七七

《秘传》酸枣仁汤补八五　　大补元煎新补一

五皮散和六七、六八

论外备用方

远志汤补八八　虚烦　　圣愈汤补九十　血虚

益营汤补九一　心血耗伤　　酸枣仁汤补八六　虚热

茯苓补心汤补八三　多烦　　琥珀多寐丸补百十九　清心养神

三消干渴

经义

《阴阳别论》曰：二阳之病发心脾，其传为风消。二阳结谓之消。

《气厥论》曰：心移寒于肺，肺消，肺消者饮一溲二，死不治。心移热于肺，传为膈消。

《五变》篇曰：五脏皆柔弱者，善病消瘅。

《本脏》篇曰：五脏脆者，皆善病消瘅易伤。

《师传》篇曰：中热消瘅，则便寒。胃中热则消谷，令人悬心善饥。胃中热，肠中寒，则疾饥，小腹痛胀。

《脉要精微论》曰：瘅成为消中。

《玉机真脏论》曰：肝传之脾，病名曰脾风，发瘅，腹中热，烦心出黄。

《通评虚实论》曰：凡治消瘅仆击，偏枯痿厥，气满发逆，肥贵人，则高粱之疾也。帝曰：消瘅虚实何如？岐伯曰：脉实大，病久可治，脉悬小坚，病久不可治。

《邪气脏腑病形》篇曰：心脉、肺脉、肝脉、脾脉、肾脉微小，皆为消瘅。

《腹中论》帝曰：夫子数言热中，不可服高粱芳草石药，石药发癫，芳草发狂。夫热中消中者，皆富贵人也，今禁高粱，是不合其心，禁芳草石药，是病不愈，愿闻其说。岐伯曰：夫芳草之气美，石药之气悍，二者其气急疾坚劲，故非缓心和人，不可以服此二者。夫热气慓悍，药气亦然，二者相遇，内恐伤脾，脾者土也，而恶木，服此药者，至甲乙日更论。

《奇病论》帝曰：有病口甘者，病名为何？何以得之？岐伯曰：此五气之溢也，名曰脾瘅。夫五味入口，藏于胃，脾为之行其精气，津液在脾，故令人口甘也。此肥美之所发也。肥者令人内热，甘者令人中满，故其气上溢，转为消渴。治之以兰，除陈气也。

《五邪》篇曰：邪在脾胃，则病肌肉痛。阳气有余，阴气不足，则热中善饥。

论证共二条

三消之病，三焦受病也。上消者，渴证也，大渴引饮，随饮随渴，以上焦之津液枯涸。古云其病在肺，而不知心、脾、阳明之火皆能熏炙而然，故又谓之膈消也。中消者，中焦病也，多食善饥，不为肌肉，而日加削瘦，其病在脾胃，又谓之消中也。下消者，下焦病也，小便黄赤，为淋为浊，如膏如脂，面黑耳焦，日渐消瘦，其病在肾，故又名肾消也。此三消者，古人悉认为火证，然有实火者，以邪热有余也；有虚火者，以真阴不足也。使治消证而不辨虚实，则未有不误者矣。

——消证有阴阳，尤不可不察。如多渴者曰消渴，善饥者曰消谷，小便淋浊如膏者曰肾消，凡此者，多由于火，火甚则阴虚，是皆阳消之证也。至于阴消之义，则未有知之者。盖消者，消烁也，亦消耗也，凡阴阳血气之属日见消败者，皆谓之消，故不可尽以火证为言。何以见之？如《气厥论》曰：心移寒于肺，为肺消，饮一溲二，死不治。此正以元气之衰，而金寒水冷，故水不化气，而气悉化水，岂非阳虚之阴证乎？又如《邪气脏腑病形》篇言五脏之脉细小者，皆为消瘅，岂以微小之脉而为有余之阳证乎？此《内经》阴消之义固已显然言之，而但人所未察耳。故凡治三消证者，必当察其脉气、病气、形气，但见本元亏竭及假火等症，必当速救根本，以资化源。若但知为火而专务清理，未有不阴阳俱败者矣。

论治共五条

凡治消之法，最当先辨虚实。若察其脉证果为实火致耗津液者，但去其火则津液自生，而消渴自止。若由真水不足，则悉属阴虚，无论上中下，急宜治肾，必使阴气渐充，精血渐复，则病必自愈。若但知清火，则阴无以生，而日见消败，益以困矣。

——上消善渴，中消善饥。虽曰上消属肺，中消属胃，然总之火在中上二焦者，亦无非胃火上炎而然，但当微为分别以治之。若二焦果由实火，则皆宜白虎汤主之。若渴多饥少，病多在肺者，宜人参白虎汤主之。若水亏于下，火炎于上，有不得不清者，宜玉女煎，或加减一阴煎之类主之。一云上焦渴是心火刑金所致，宜降火清金，以兰香叶、白葵花、黄柏、知母，少加升麻以引清气上升，而渴自止，此说亦可酌用。

——中消火证，以善饥而瘦，古法直以调胃承气汤及三黄丸之类主之。然既以善饥，其无停积可知，既无停积，则止宜清火，岂堪攻击，非有干结不通等症而用此二剂，恐非所宜。若其果属胃火，别无虚证，则三补丸、玉泉散、白虎汤及抽薪饮之类，皆可择而用也。

——下消证，小便淋浊，如膏如油，或加烦躁耳焦，此肾水亏竭之证，古法用六味地黄丸之类主之，固其宜矣。然以余观之，则亦当辨其寒热滑涩，分而治之，庶乎尽善。若淋浊如膏，兼热病而有火者，宜补而兼清，以加减一阴煎，或补阴丸、大补阴丸，或六味地黄丸加黄柏、知母之类主之。若下消而兼涩者，宜补宜利，以六味地黄丸之类主之。若下焦淋浊而全无火者，乃气不摄精而然，但宜壮水养气，以左归饮、大补元煎之类主之。若火衰不能化气，气虚不能化液者，犹当以右归饮、右归丸、八味地黄丸之类主之。若下焦无火而兼滑者，当以固肾补阴为主，宜秘元煎、固阴煎及苓术菟丝丸之类主之。

——三消证，古人以上焦属肺，中焦属胃，下焦属肾，而多从火治，是固然矣。然以余论之，则三焦之火多有病本于肾，而无不由乎命门者。夫命门为水火之腑，凡水亏证固能为消为渴，而火亏证亦能为消为渴者何也？盖水不济火，则火不归原，故有火游于肺而为上消者，有火游于胃而为中消者，有火烁阴精而为下消者，是皆真阴不足，水亏于下之消证也。又有阳不化气则水精不布，水不得火则有降无升，所以直入膀胱而饮一溲二，以致泉源不滋，天壤枯涸者，是皆真阳不足，火亏于下之消证也。阴虚之消，治宜壮水，固有言之者矣。阳虚之消，谓宜补火，则人必不信。不知釜底加薪，氤氲彻顶，槁禾得雨，生意归巅，此无他，皆阳气之使然也，亦生杀之微权也。余因消证多虚，难堪剥削，若不求其斫丧之因而再伐生气，则消者愈消，无从复矣。故再笔于此，用以告夫明者。

述古共六条

《巢氏病源》曰：夫消渴者，渴不止，小便多者是也。由少年服五石诸丸散，积经年岁，石气结于肾中，使人下焦虚热，及至年衰血气减少，不能复制于石，石势独盛，则肾为之燥，故上为饮水，下为小便不禁也。其病变多发痈疽，此因热气留于经络，血涩不行故成痈脓。

陈无择曰：消渴属心，故烦心，致心火散漫，渴而引饮，诸脉软散，皆气实血虚也。消中属脾，瘅热成则为消中。消中复有三：有因寒中，阴胜阳郁，久必为热中。经云：脉洪大，阴不足，阳有余，则为热中。多食数溺为消中。阴狂兴盛，不交精泄，则为强中。病至强中，不亦危矣。消肾属肾，壮盛之时不禁，而纵欲房劳，年长肾衰，多服金石，真气既丧，口干精溢自泄，不饮而利。经云：不渴而小便自利，名曰肾消，亦曰内消。

洁古老人曰：能食能渴者，白虎加人参汤。不能食而渴者，钱氏白术散倍加干葛治之，上中既平，不复传下消矣。前人用药，厥有旨哉。

东垣曰：高消者，舌上赤裂，大渴引饮。《逆调论》云：心移热于肺，传为膈消者是也。以白虎加人参汤治之。中消者，善食而瘦，自汗，大便硬，小便数。叔和所谓口干饮水多，食饥，虚瘅成消中是也，以调胃承气汤、三黄丸治之。下消者，烦躁引饮，耳轮焦，溺如膏，所谓焦烦水易亏，此肾消也，以六味地黄丸治之。《总录》所谓未传能食者，必发痈疽背疮，不能食者，必传中满鼓胀，皆谓不治之证。

丹溪曰：消渴宜养肺降火生血为主。三消者，多属不生津液，宜四物汤为主。上消者，本方加五味子、人参、麦门冬、天花粉，煎入生藕汁、生地黄汁、人乳。饮酒人加生葛汁。中消者，本方加知母、石膏、滑石以降胃火。下消者，本方加黄柏、知母、熟地黄、五味子之类，以滋肾水，当饮澡丝汤代茶。天花粉，消渴神药也。三焦皆禁用半夏，血虚亦忌用，口干咽燥大便难者亦不宜用，汗多者不可用。不已，必用姜盐制之。

徐东皋曰：消渴虽有数者之不同，其为病之肇端，则皆膏粱肥甘之变，酒色劳伤之过，皆富贵人病之，而贫贱者鲜有也。凡初觉燥渴，便当清心寡欲，薄滋味，减思虑，则治可瘳。若有一毫不谨，总有名医良剂，必不能有生矣。

下消不寐新案

省中周公者，山左人也，年逾四旬，因案牍积劳，致成羸疾。神困食减，时多恐惧，自冬春达夏，通宵不寐者凡半年有余，而上焦无渴，不嗜汤水，或有少饮则沃而不行，然每夜必去溺二三升，莫知其所从来，且半皆如膏浊液，尫羸至极，自分必死。及予诊之，察其脉犹带缓，肉亦未脱，知其胃气尚存，慰以无虑。乃用归脾汤去木香及大补元煎之属，一以养阳，一以养阴，出入间用，至三百余剂，计人参二十斤，乃得全愈。此神消于上，精消于下之证也，可见消有阴阳，不得尽言为火。姑纪此一按，以为治消治不寐者之鉴。

三消论列方

白虎汤寒三

玉女煎新寒十二

玉泉散新寒十五

四物汤补八

归脾汤补三二

秘元煎新固一

固阴煎新固二

抽薪饮新寒三

补阴丸寒百六十

左归饮新补二

右归饮新补五
六味丸补百二十
八味丸补一二一
三补丸寒一六二
三黄丸攻六八
大补元煎新补一
大补阴丸寒一五七
人参白虎汤寒三
加减一阴煎新补九
钱氏白术散小七
苓术菟丝丸新固五
调胃承气汤攻三

论外备用方

玉泉丸寒七五　热渴
益元散寒百十二
龙脑鸡苏散和三七二　虚火烦渴
生脉散补五六
火府丹寒百二十　消渴
麦门冬饮子寒四八　膈消渴
鹿茸丸补一三三　肾虚消渴
小建中汤补二二　燥渴
人参养营汤补二一
天花丸和百四　消渴
五味子汤补五九　阴虚渴
人参固本丸补百六　阴虚渴
天花散寒七三
地骨皮散寒七四　壮热渴
天王补心丹补百八　干渴
醍醐膏和三五三　消渴
加减八味丸补一二二
益阴肾气丸补一二三　阴虚渴
茯苓泽泻汤热七四　反胃消渴

明集

卷之十九　杂证谟

咳　嗽

经义

《咳论》黄帝问曰：肺之令人咳，何也？岐伯对曰：五脏六腑皆令人咳，非独肺也。帝曰：愿闻其状。岐伯曰：皮毛者肺之合也，皮毛先受邪气，邪气以从其合也。其寒饮食入胃，从肺脉上至于肺则肺寒，肺寒则外内合邪因而客之，则为肺咳。五脏各以其时受病，非其时各传以与之。人与天地相参，故五脏各以治时感于寒则受病，微则为咳，甚则为泄为痛。乘秋则肺先受邪，乘春则肝先受之，乘夏则心先受之，乘至阴则脾先受之，乘冬则肾先受之。肺咳之状，咳而喘息有音，甚则唾血。心咳之状，咳则心痛，喉中介介如梗状，甚则咽肿喉痹。肝咳之状，咳则两胁下痛，甚则不可以转，转则两胠下满。脾咳之状，咳则右胁下痛阴阴引肩背，甚则不可以动，动则咳剧。肾咳之状，咳则腰背相引而痛，甚则咳涎。帝曰：六腑之咳奈何？安所受病？岐伯曰：五脏之久咳，乃移于六腑。脾咳不已，则胃受之，胃咳之状，咳而呕，呕甚则长虫出。肝咳不已，则胆受之，胆咳之状，咳呕胆汁。肺咳不已，则大肠受之，大肠咳状，咳而遗矢。心咳不已，则小肠受之，小肠咳状，咳而失气，气与咳俱失。肾咳不已，则膀胱受之，膀胱咳状，咳而遗溺。久咳不已，则三焦受之，三焦咳状，咳而腹满，不欲食饮。此皆聚于胃，关于肺，使人多涕唾而面浮肿气逆也。

帝曰：治之奈何？岐伯曰：治脏者治其俞，治腑者治其合，浮肿者治其经。帝曰：善。

《生气通天论》曰：秋伤于湿，上逆而咳。

《阴阳应象大论》曰：秋伤于湿，冬生咳嗽。

《示从容论》曰：咳嗽烦冤者，是肾气之逆也。喘咳者，是水气并阳明也。

《脉解》篇曰：少阴所谓呕咳上气喘者，阴气在下，阳气在上，诸阳气浮，无所依从，故呕咳上气喘也。

《阴阳别论》曰：一阳发病，少气善咳善泄。

《五脏生成篇》曰：咳嗽上气，厥在胸中，过在手阳明、太阴。

《玉机真脏论》曰：秋脉不及，则令人喘，呼吸少气而咳，上气见血，下闻病音。

《刺禁论》曰：刺中肺，三日死，其动为咳。

《评热病论》曰：劳风法在肺下。详后《论证》条中。

《气交变大论》：凡岁火太过，岁金太过，岁水太过，岁木不及等年，俱有咳证。

《五常政大论》：凡审平之纪，从革之纪，坚成之纪，少阳司天等年，俱有咳证。

《至真要大论》：凡少阴司天，太阴司天，少阳司天，阳明司天，阳明之胜，少阴之复，太阴之复，少阳之复，阳明之复，厥阳司天客胜，少阳司天主胜，太阳司天客胜等年，俱有咳证。

《五邪》篇曰：邪在肺则病皮肤痛，寒热，上气喘，汗出，咳动肩背。

《缪刺论》曰：邪客于足少阳之络，令人胁痛不得息，咳而汗出。

论证共四条

咳嗽一证，窃见诸家立论太繁，皆不得其要，多致后人临证莫知所从，所以治难得效。以余观之，则咳嗽之要，止惟二证。何为二证，一曰外感，一曰内伤而尽之矣。夫外感之咳，必由皮毛而入，盖皮毛为肺之合，而凡外邪袭之，则必先入于肺，久而不愈，则必自肺而传于五脏也。内伤之嗽，必起于阴分，盖肺属燥金，为水之母，阴损于下，则阳孤于上，水涸金枯，肺苦于燥，肺躁则痒，痒则咳不能已也。总之，咳证虽多，无非肺病，而肺之为病，亦无非此二者而已，但于二者之中，当辨阴阳，当分虚实耳。盖外感之咳，阳邪也，阳邪自外而入，故治宜辛温，邪得温而自散也。内伤之咳，阴病也，阴气受伤于内，故治宜甘平养阴，阴气复而嗽自愈也。然外感之邪多有余，若实中有虚，则宜兼补以散之。内伤之病多不足，若虚中挟实，亦当兼清以润之。大都咳嗽之因，无出于此，于此求之，自得其本，得其本则治之无不应手，又何有巢氏之十咳证，陈氏之三因证，徒致乱人心目而不得其际也，留心者其熟味此意。

——经云：肺之令人咳。又曰：五脏六腑皆令人咳，非独肺也。又曰：皮毛先受邪气，邪气以从其合也。又曰：五脏各以其时受病，非其时各传以与之。然则五脏之咳，由肺所传，则肺为主脏，而五脏其兼者也，故五脏六腑各有其证，正以辨其兼证耳。既有兼证，则亦当有兼治，虽有兼治，然无非以肺为主也，是固然矣。然愚则犹有说焉，则谓外感之咳与内伤之咳，其所本不同，而所治亦异。盖外感之咳，其来在肺，故必由肺以及脏，此肺为本而脏为标也。内伤之咳，先因伤脏，故必由脏以及肺，此脏为本而肺为标也。凡治内伤者，使不知治脏而单治肺，则真阴何由以复，阴不复则咳终不愈。治外感者，使不知治阳而妄治阴，则邪气何由以解，邪不解则嗽终不宁。经曰：治病必求其本，何今人之不能察也？

——劳风证，《内经·评热病论》曰：劳风法在肺下，其为病使人强上冥视，唾出若涕，恶风而振寒，此为劳风之病。巨阳引精者三日，中年者五日，不精者七日，咳出青黄涕，其状如脓，大如弹丸，从口中若鼻中出，不出则伤肺，伤肺则死矣。

宾案：此劳风之证，即劳力伤风证也。盖人之劳者，必毛窍开而汗液泄，所以风邪易入。凡今人之患伤风者，多有此证。故轻者惟三四日，重者五七日，必咳出浊痰如涕而愈者，此即劳风之属也，但以外感之法治之，自无不愈。其有劳之甚者，或内摇其精，或外劳其形，劳伤既甚，精血必亏，故邪不能散，而痰不能出，此即劳损干嗽之类也，所以多不可治。

——外感有嗽，内伤亦有嗽，此一实一虚，治当有辨也。盖外感之嗽，必因偶受风寒，故或为寒热，或为气急，或为鼻塞声重，头痛吐痰，邪轻者，脉亦和缓，邪甚者，脉或弦洪微数。但其素无积劳虚损等症而陡病咳嗽者，即外感证也。若内伤之嗽，则其病来有渐，或因酒色，或因劳伤，必先有微嗽而日渐以甚。其证则或为夜热潮热，或为形容瘦减，或两颧常赤，或气短喉干。其脉，轻者亦必微数，重者必细数弦紧。盖外感之嗽其来暴，内伤之嗽其来徐；外感之嗽因于寒邪，内伤之嗽因于阴虚；外感之嗽可温可散，其治易，内伤之嗽宜补宜和，其治难，此固其辨也。然或其脉证素弱，而忽病外感者有之，或其形体素强，而病致内伤者亦有之，此中疑似，但于病因脉色中细加权察，自有声应可证。若或认之不真，而互谬其治，则吉凶攸系不浅也，最宜慎之。

外感嗽证治共五条

——外感之嗽，无论四时，必皆因于寒邪，盖寒随时气入客肺中，所以致嗽。但治以辛温，其邪自散，惟六安煎加生姜为最妙。凡属外感，悉宜先以此汤加减主之。若肺脘燥涩，痰气不利，或年老血衰，咳嗽费力者，于本方加当归二三钱。若寒气太盛，或中寒肺气不温，邪不能解者，于此方加北细辛七八分或一钱。若冬月寒盛气闭，邪不易散者，即麻黄、桂枝俱可加用，或用小青龙汤。若伤风见寒，或伤寒见风，而往来寒热，咳嗽不止者，宜柴陈煎主之。若寒邪不甚，痰气不多者，但以二陈汤加减主之，则无有不愈。

——外感之嗽，凡属阴虚少血，或脾肺虚寒之辈，则最易感邪。但察其脉体稍弱，胸膈无滞，或肾气不足，水泛为痰，或心嘈呕恶，饥不欲食，或年及中衰，血气渐弱，而咳嗽不能愈者，悉宜金水六君煎加减主之，足称神剂。若兼阳分气虚，而脉微神困，懒言多汗者，必加人参，勿疑也；若但以脾胃土虚不能生金，而邪不能解，宜六君子汤以补脾肺；或脾虚不能制水，泛而为痰，宜理中汤，或理阴煎、八味丸之类以补土母，皆良法也。

——外感咳嗽而兼火者，必有内热喜冷脉滑等症，亦但以二陈、六安等汤酌加凉药佐之。热微者可加黄芩一二钱，热甚者再加知母、栀子之属。若火在阳明而兼头痛热渴者，惟加石膏为宜。

——外感之证，春多升浮之气，治宜兼降，如泽泻、前胡、海石、栝蒌之属是也。夏多炎热之气，治宜兼凉，如芩、连、知、柏之属是也。秋多阴湿之气，治宜兼燥，如苍术、白术、干姜、细辛之属是也。冬多风寒之气，治宜兼散，如防风、紫苏、桂枝、麻黄之属是也。经言岁气天和，即此之类。然时气固不可不知，而病气尤不可不察，若当其时而非其病，及时证有不相合者，又当舍时从证也。至于各脏之气，证有兼见者，又当随宜兼治，故不可任胶柱之见。

——咳嗽凡遇秋冬即发者，此寒包热也，但解其寒，其热自散，宜六安煎、二陈汤、金水六君煎三方，察其虚实壮老，随宜用之。如果内热甚者，不妨佐以黄芩、知母之类。

内伤嗽证治共七条

——凡内伤之嗽，必皆本于阴分。何为阴分？五脏之精气是也。然五脏皆有精气，而又惟肾为元精之本，肺为元气之主，故五脏之气分受伤，则病必自上而下，由肺由脾以及于肾；五脏之精分受伤，则病必自下而上，由肾由脾以极于肺，肺肾俱病，则他脏不免矣。所以劳损之嗽，最为难治，正以其病在根本，而不易为力也。病在根本，尚堪治不求本乎？故欲治上者，不在乎上而在乎下；欲治下者，不在乎下而在乎上。知气中有精，精中有气，斯可以言虚劳之嗽矣。

——肺属金，为清虚之脏，凡金被火刑则为嗽，金寒水冷亦为嗽，此咳嗽所当治肺也。然内伤之嗽，则不独在肺。盖五脏之精皆藏于肾，而少阴肾脉从肾上贯肝膈，入肺中，循喉咙，挟舌本，所以肺金之虚，多由肾水之涸，正以子令母虚也。故凡治劳损咳嗽，必当以壮水滋阴为主，庶肺气得充，嗽可渐愈，宜一阴煎、左归饮、琼玉膏、左归丸、六味地黄丸之类择而用之。其有元阳下亏，生气不布，以致脾困于中，肺困于上，而为喘促，为痞满，为痰涎呕恶，为泄泻畏寒，凡脉见细弱，证见虚寒而咳嗽不已者，此等证候，皆不必治嗽，但补其阳而嗽自止，如右归饮、右归丸、八味地黄丸、大补元煎、六味回阳饮、理中汤，劫劳散之类皆当随宜速用，不得因循，以致汲深无及也。

——内伤咳嗽，凡水亏于下，火炎于上，以致火烁肺金，而为干渴烦热，喉痛口疮，潮热便结，喜冷，尺寸滑数等症，则不得不兼清火，以存其水，宜四阴煎，或加减一阴煎、人参固本丸主之。此当与咳血证参酌，其治详见《血证门》。

——咳嗽声哑者，以肺本属金，盖金实则不鸣，金破亦不鸣。金实者，以肺中有邪，非寒邪即火邪也；金破者，以真阴受损，非气虚即精虚也。寒邪者宜辛宜温，火邪者宜甘宜清，气虚者宜补阳，精虚者宜补阴。大都此证，邪实者，其来暴，其治亦易，虚损者，其来徐，其治亦难。治损之法，当与后干咳证参酌用之。

——内伤虚损之嗽，多不宜用燥药及辛香动气等剂，如六安、二陈之类，皆不可轻用。惟甘润养阴，如乳酥、蜂蜜、百合、地黄、阿胶、麦冬、去皮胡桃肉之类，皆所宜也。

——外邪证多有误认为劳伤而遂成真劳者，此必其人气体柔弱，而医家望之已有成心，故见其发热，遂认为火，见其咳嗽，遂认为劳，不明表里，率用滋阴降火等剂。不知寒邪既已在表，凉药不宜妄投，若外既有寒，而内又得寒，则表里合邪，必致邪留不解，延绵日甚。俗云：伤风不愈变成劳。夫伤风岂能变劳？特以庸医误治而日加清削，则柔弱之人能堪几多清理，久而不愈，不至成劳不已也，此实医之所误耳。故医于此证，最当详察在表在里，及新邪久病等因，脉色形气等辨，辨得其真，则但以六安煎、金水六君煎，或柴陈煎之类，不数剂而可愈矣。医之不精，此其一也。

——干咳嗽证，在丹溪云：火郁之证，乃痰郁火邪在肺中，用苦梗以开之，下用补阴降火，不已则成劳，须用倒仓法。此证多是不得志者有之。愚谓丹溪此说，殊不其然。夫既云不得志，则其忧思内伤，岂痰火病也？又岂苦梗、倒仓所宜攻也？盖干咳嗽者，以肺中津液不足，枯涸而然，此明系内伤亏损，肺肾不交，气不生精，精不化气，所以干涩如此。但其有火无火，亦当辨治。若脏平无火者，止因肺虚，故必先补气，自能生精，宜五福饮之类主之；若脏气微寒者，非辛不润，故必先补阳，自可生阴，宜理阴煎或六君子汤之类主之；若兼内热有火者，须保真阴，故必先壮水，自能制火，宜一阴煎，或加减一阴煎兼贝母丸之类主之。若以此证而但知消痰开郁，将见气愈耗，水愈亏，未免为涸辙之鲋矣。

辨古

河间曰：咳谓无痰而有声，肺气伤而不清也；嗽是无声而有痰，脾湿动而为痰也；咳嗽谓有痰而有声，盖因伤于肺气，动于脾湿，咳而为嗽也。脾湿者，秋伤于湿，积于脾也，故经曰：秋伤于湿，冬必咳嗽。大抵素秋之气宜清肃，而反动之，气必上冲为咳嗽，甚则动于湿而为痰也。假令湿在肝经，谓之风痰；湿在心经，谓之热痰；湿在脾经，谓之湿痰；湿在肾经，谓之寒痰，宜随证而治之。若咳而无痰者，以辛甘润其肺，如蜜煎生姜汤、蜜煎橘皮汤之属是也。若咳而嗽者，当以治痰为先，治痰者，必以顺气为主，是以南星、半夏胜其痰，而咳嗽自愈；枳壳、陈皮利其气，而痰自下。痰而能食者，大承气汤微下之；痰而不能食者，厚朴汤疏导之，此治法之大体也。

愚观河间此说，谓治嗽当先治痰，因以南星、半夏之属为主，似得治嗽之法矣。此其意谓嗽必因痰，故胜其痰而嗽自愈，则理有不然也。盖外感之嗽，必因风寒，风寒在肺，则肺气不清，所以动嗽，动嗽然后动痰，此风邪痰嗽之本，本于外感，非外感本于痰也。又如内伤之嗽，必因阴虚，阴虚则水涸金枯，所以动嗽，脾虚肾败，所以化痰，此阴虚痰嗽之本，本于内伤，非内伤本于痰也。今曰治嗽当先治痰，岂求本之道乎？然治外感之嗽者，诚惟二陈之属为最效，又何故也？盖南星、半夏、生姜、陈皮、枳壳之类，其味皆辛，辛能入肺，辛能散寒，寒邪散则痰嗽自愈，此正所以治本，而实非所以治痰也。若内伤阴虚之嗽，则大忌辛燥，此辈岂堪轻用哉。经曰：肺欲辛，以辛泻之，此肺实者之宜辛也。又曰：辛走气，气病无多食辛，此肺虚者之忌辛也。气味宜否之理，《内经》妙用如此，河间何以不察，而谓南星、半夏之属但能治痰，岂果治痰之标，便能治嗽之本乎。

述古共六条

杨仁斋曰：肺出气也，肾内气也，肺为气之主，肾为气之本。凡咳嗽引动百骸，自觉气从脐下奔逆而上者，此肾虚不能收气归原，当以地黄丸、安肾丸主之。毋徒从事于肺，此虚则补子之义也。

《衍义》云：有暴嗽服诸药不效，或教之进生料鹿茸丸、大菟丝子丸方愈。有本有标，却不可因其暴嗽而疑骤补之非，所以易愈者，亦觉之早故也。

丹溪曰：咳嗽有风有寒，有痰有火，有虚有劳，有郁，有肺胀。

王节斋曰：因嗽而有痰者，咳为重，主治在肺。因痰而致咳者，痰为重，主治在脾。但是食积成痰，痰气上升，以致咳嗽，只治其痰，消其积，而咳自止，亦不必用肺药以治咳也。

薛立斋曰：春月若因风寒所伤，咳嗽声重头痛用金沸草散。咳嗽声重，身热头痛，用《局方》消风散。盖肺主皮毛，肺气虚则腠理不密，风邪易入，治法当解表兼实肺气，肺有火则腠理不闭，风邪外乘，治宜解表兼清肺火，邪退即止。若数行解散则重亡津液，邪蕴而为肺疽肺痿矣。故凡肺受邪不能输化，而小便短少，皮肤渐肿，咳嗽日增者，宜用六君子汤以补脾肺，六味丸以滋肾水。夏月火热炎上，喘急而嗽，面赤潮热，脉洪大者，用黄连解毒汤；热燥而咳，用栀子仁汤；咳唾有血，用麦门冬汤，俱兼以六味丸，夏月尤当用此，壮肾水以保肺金。夏月心火乘肺，轻则用麦门冬汤，重则用人参平肺散。若上焦实热，用凉膈散；虚热用六君子汤。中焦实热，用竹叶石膏汤，虚热用竹叶黄芪汤。下焦虚热，用六味丸。秋月湿热伤肺，若咳而身热，自汗口干，便赤，脉虚而洪者，用白虎汤。身热而烦，气高而短，心下痞满，四肢困倦，精神短少者，香薷饮。若病邪既去，宜用补中益气加干山药、五味子以养元气，柴胡、升麻各二分，以升生气。冬月风寒外感，形气病气俱实者，宜用麻黄汤之类，所谓自表而入，自表而出。若形气病气俱虚者，宜补其元气，而佐以解表之药。若专于解表，则肺气益虚，腠理益疏，外邪乘虚易入，病愈难愈矣。若病日久，或误服表散之剂，以致元气虚而邪气实者，急宜补脾土为主，则肺金有所养，而诸病自愈。若人老弱，或劳伤元气而患前证，误服麻黄、枳壳、紫苏之类而汗出亡阳者，多患肺痈、肺痿，治失其宜，多致不起。午后嗽者，属肾气亏损，火炎水涸，或津液涌而为痰者，乃真脏为患也，须用六味地黄丸壮肾水滋化源为主，以补中益气汤养脾土，生肺肾为佐。设用清气化痰则误矣。

徐东皋曰：凡咳嗽之人，气体虚弱者，用泻气药多不效，间有效者，亦必复作，若此者，并宜补益而嗽自愈。气体厚者，或系外感，俱宜发散邪气，破滞气而嗽自宁。新咳嗽者，亦宜从实治之也。久咳嗽者，宜从虚治之也，或用涩药以击其惰归，九仙散之属也。凡治咳嗽，当先求病根，伐去邪气，而后可以乌梅、诃子、五味、罂粟壳、款冬花之类。此辈性味燥涩，有收敛劫夺之功，亦在所必用，可一服而愈，然须权其先后而用之。

灸法

肺俞、俞府、天突、风门各七壮，列缺三壮，乳根三壮

咳嗽论列方

二陈汤和一
六安煎新和二
理中汤热一
麻黄汤散一
厚朴汤和五四
理阴煎新热三
柴陈煎新散九
香薷饮和一六九
白虎汤寒二
一阴煎新补八
四阴煎新补十二
金水六君煎新和一
五福饮新补六
琼玉膏补六十
补中益气汤补三十
左归饮新补二
右归饮新补三
加减一阴煎新补九
左归丸新补四
右归丸新补五
六味回阳饮新热二
六味丸补百二十

八味丸补一二一
人参固本丸补百六
人参平肺散寒三七
地黄丸补百二十
安肾丸热一六七
竹叶石膏汤寒五
劫劳散妇一二四
九仙散固十
凉膈散攻十九
竹叶黄芪汤寒七
小青龙汤散八
六君子汤补五
生料鹿茸丸补一三一
大补元煎新补一
麦门冬汤寒四四
大菟丝子丸固三六
金沸草散散八一
栀子仁汤寒十九
《局方》消风散散四七
大承气汤攻一
黄连解毒汤寒一
贝母丸新和十八

论外备用方

四君子汤补一
生脉散补五六
十全大补汤补二十
宁肺汤补六二　热嗽
蜜酥煎补六五
凤髓汤补六四　润肺
五味异功散补四
鹿茸丸补一三一
补肺汤补六一　劳嗽
杏仁煎和一四二　喘嗽
杏仁膏和一四三　咳唾血
橘皮半夏汤和十三
星香丸和百二　痰嗽
苏子煎和一四一　润肺
杏仁萝卜子丸和百十九　痰嗽
杏仁丸和百八　老人咳嗽
白术汤和二七　湿痰嗽
人参定喘汤和一三四　寒喘嗽
前胡散和一四四　烦热嗽
百花膏和一四五　嗽血
阿胶散和二百七　唾血
玉液丸和百六　消痰火
玉粉丸和百七　痰嗽
桑皮散散八四　风热嗽
参苏饮散三四　风寒
十神汤散四十　外感
旋覆花汤散八二　风入肺
二母散寒四九　肺热
紫菀散寒五三　肺痿血
黄芩知母汤寒五一　火嗽
团鱼丸寒九五　痰热劳嗽
五味子丸固十二　劫嗽

人参清肺汤寒三六　肺虚热
润肺丸固十四
三妙汤固九　久嗽
百药煎固八　劫嗽
安眠散固七　久嗽
灵宝烟筒固二六七
加味理中汤热五　虚寒
嗽烟筒因二六六

喘　促

经义

《至真要大论》曰：诸气膹郁，皆属于肺。诸痿喘呕，皆属于上。诸逆冲上，皆属于火。

《脉解》篇曰：阳明所谓上喘而为水者，阴气下而复上，上则邪客于脏腑间，故为水也。少阴所谓呕咳上气喘者，阴气在下，阳气在上，诸阳气浮，无所依从，故呕咳上气喘也。

《阴阳别论》曰：二阳之病发心脾，其传为息贲者，不治。阴争于内，阳扰于外，魄汗未藏，四逆而起，起则熏肺，使人喘鸣。

《大奇论》曰：肺之雍，喘而两胠满。

《太阴阳明论》曰：犯贼风虚邪者，阳受之。阳受之则入六腑，入六腑则身热不时卧，上为喘呼。

《痹论》曰：心痹者，脉不通，烦则心下鼓，暴上气而喘。肺痹者，烦满喘而呕。淫气喘息，痹聚在肺。肠痹者，数饮而不得出，中气喘争。

《阳明脉解篇》曰：阳明厥则喘而惋，惋则恶人。帝曰：或喘而死者，或喘而生者何也？岐伯曰：厥逆连脏则死，连经则生。

《脉要精微论》曰：肝脉若搏，因血在胁下，令人喘逆。

《逆调论》曰：夫不得卧，卧则喘者，是水气之客也。夫水者，循精液而流也。肾者水脏，主津液，主卧与喘也。

《示从容论》曰：喘咳者，是水气并阳明也。

《玉机真脏论》曰：秋脉不及，则令人喘，呼吸少气而咳，上气见血，下闻病音。

《举痛论》曰：劳则喘息汗出，外内皆越，故气耗矣。寒气客于冲脉，冲脉起于关元，随腹直上，寒气客则脉不通，脉不通则气因之，故喘动应手矣。

《刺禁论》曰：刺缺盆中内陷，气泄，令人喘咳逆。

《五邪》篇曰：邪在肺，则病皮肤痛，寒热，上气喘，咳动肩背。

《缪刺论》曰：邪客于手阳明之络，令人气满胸中，喘息而支胠，胸中热。

《经脉别论》曰：夜行则喘出于肾，淫气病肺。有所堕恐，喘出于肝，淫气害脾。有所惊恐，喘出于肺，淫气伤心。度水跌仆，喘出于肾与骨。当是之时，勇者气行则已，怯者则著而为病也。太阳脏独至，厥喘虚气逆，是阴不足阳有余也。

《平人气象论》曰：颈脉动喘疾咳，曰水。

《经脉》篇曰：肺手太阴也，是动则病肺胀满，膨膨而喘咳。肾足少阴也，是动则病饥不欲食，咳唾则有血，喝喝而喘。

《脏气法时论》曰：肺病者，喘咳逆气，肩背痛，汗出。肾病者，腹大胫肿，喘咳身重。

《调经论》曰：气有余则喘咳上气，不足则息利少气。

《水热穴论》曰：故水病下为胕肿大腹，上为喘呼，不得卧者，标本俱病，故肺为喘呼，肾为水肿，肺为逆不得卧。

《热病》篇曰：热病已得汗出，而脉尚躁，喘且复热，喘甚者死。

论证

气喘之病，最为危候，治失其要，鲜不误人，欲辨之者，亦惟二证而已。所谓二证者，一曰实喘，一曰虚喘也。此二证相反，不可混也。然则何以辨之？盖实喘者有邪，邪气实也；虚喘者无邪，元气虚也。实喘者气长而有余，虚喘者气短而不续。实喘者胸胀气粗，声高息涌，膨膨然若不能容，惟呼出为快也；虚喘者慌张气怯，声低息短，惶惶然若气欲断，提之若不能升，吞之若不相及，劳动则甚，而惟急促似喘，但得引长一息为快也。此其一为真喘，一为似喘。真喘者其责在肺，似喘者其责在肾。何也？盖肺为气之主，肾为气之根。肺主皮毛而居上焦，故邪气犯之，则上焦气壅而为喘，气之壅滞者，宜清宜破也。肾主精髓而在下焦，若真阴亏损，精不化气，则下不上交而为促，促者断之基也，气既短促，而再加消散，如压卵矣。且气盛有邪之脉，必滑数有力，而气虚无邪之脉，必微弱无神，此脉候之有不同也。其有外见浮洪，或芤大至极，而稍按即无者，此正无根之脉也。或往来弦甚而极大极数，全无和缓者，此正胃气之败也，俱为大虚之候。但脉之微弱者，其真虚易知，而脉之浮空弦搏者，其假实难辨，然而轻重之分，亦惟于此而可察矣。盖其微弱者，犹顺而易医，浮空者，最险而多变，若弦强之甚，则为真脏，真脏已见，不可为也。

虚喘证治共七条

——凡虚喘之证，无非由气虚耳。气虚之喘，十居七八，但察其外无风邪，内无实热而喘者，即皆虚喘之证。若脾肺气虚者，不过在中上二焦，化源未亏，其病犹浅。若肝肾气虚，则病出下焦而本末俱病，其病则深，此当速救其根以接助真气，庶可回生也。其有病久而加以喘者，或久服消痰散气等剂而反加喘者，或上为喘咳而下为泄泻者，或妇人产后亡血过多，则营气暴竭，孤阳无依而为喘者，此名孤阳绝阴，剥极之候，已为难治，更毋蹈剥庐之戒也。

——虚喘证，其人别无风寒咳嗽等疾，而忽见气短似喘，或但经微劳，或饥时即见喘促，或于精泄之后，或于大汗之后，或于大小便之后，或大病之后，或妇人月期之后而喘促愈甚，或气道噎塞，上下若不相续，势剧垂危者，但察其表里无邪，脉息微弱无力，而诸病若此，悉宜以贞元饮主之，加减如本方，其效如神。此外如小营煎、大营煎、大补元煎之类，俱可择用。经曰：肝苦急，急食甘以缓之，即此之类。若大便溏泄兼下寒者，宜右归饮、右归丸、圣术煎之类主之。

——脾肺气虚，上焦微热微渴而作喘者，宜生脉散主之。或但以气虚而无热者，惟独参汤为宜。若火烁肺金，上焦热甚，烦渴多汗，气虚作喘者，宜人参白虎汤主之。若火在阴分，宜玉女煎主之，然惟夏月或有此证。若阴虚，自小腹火气上冲而喘者，宜补阴降火，以六味地黄汤加黄柏、知母之类主之。

——水病为喘者，以肾邪干肺也。然水不能化而子病及母，使非精气之败，何以至此，此其虚者十九，而间乎虚中挟实，则或有之耳。故凡治水喘者，不宜妄用攻击之药，当求《肿胀门》诸法治之，肿退而喘自定矣。古法治心下有水气上乘于肺，喘而不得卧者，以《直指》神秘汤主之。但此汤性用多主气分，若水因气滞者用之则可，若水因气虚者，必当以加减《金匮》肾气汤之类主之。

——老弱人久病气虚发喘者，但当以养肺为主。凡阴胜者宜温养之，如人参、当归、姜、桂、甘草，或加以芪、术之属。阳胜者宜滋养之，如人参、熟地、麦冬、阿胶、五味子、梨浆、牛乳之属。

——关格之证为喘者，如《六节藏象论》曰：人迎四盛已上为格阳，寸口四盛已上为关阴，人迎与寸口俱盛四倍已上为关格。此关格之证以脉言，不以病言也。今人之患此者颇多，而人多不知，且近时察脉者不论人迎，惟在寸口，但其两手之脉浮弦至极，大至四倍已上者，便是此证。其病必虚里跳动而气喘不已，此之喘状，多无咳嗽，但觉胸膈舂舂，似胀非胀，似短非短，微劳则喘甚，多言亦喘甚，甚至通身振振，慌张不宁。此必情欲伤阴，以致元气无根，孤阳离剧之候也，多不可治。方论详关格门。

——凡病喘促，但察其脉息微弱细涩者，必阴中之阳虚也；或浮大弦芤、按之空虚者，必阳中之阴虚也。大凡喘急不得卧而脉见如此者，皆元气大虚，去死不远之候，若妄加消伐，必增剧而危，若用苦寒或攻下之，无不即死。

实喘证治共七条

——实喘之证，以邪实在肺也，肺之实邪，非风寒则火邪耳。盖风寒之邪，必受自皮毛，所以入肺而为喘；火之炽盛，金必受伤，故亦以病肺而为喘。治风寒之实喘，宜以温散；治火热之实喘，治以寒凉。又有痰喘之说，前人皆曰治痰，不知痰岂能喘，而必有所以生痰者，此当求其本而治之。

——凡风寒外感，邪实于肺而咳喘并行者，宜六安煎加细辛或苏叶主之。若冬月风寒感甚者，于本方加麻黄亦可，或用小青龙汤、华盖散、三拗汤之类主之。

——外有风寒，内兼微火而喘者，宜黄芩半夏汤主之。若兼阳明火盛而以寒包热者，宜凉而兼散，以大青龙汤，或五虎汤、越婢加半夏汤之类主之。

——外无风寒而惟火盛作喘，或虽有微寒而所重在火者，宜桑白皮汤，或抽薪饮之类主之。

——痰盛作喘者，虽宜治痰，如二陈汤、六安煎、导痰汤、千缗汤、滚痰丸、抱龙丸之类，皆可治实痰之喘也；六君子汤、金水六君煎之类，皆可治虚痰之喘也。然痰之为病，亦惟为病之标耳，犹必有生痰之本，故凡痰因火动者，必须先治其火；痰因寒生者，必须先治其寒。至于或因气逆，或因风邪，或因湿滞，或因脾肾虚弱，有一于此，皆能生痰，使欲治痰而不治其所以痰，则痰终不能治，而喘何以愈哉。

——气分受邪，上焦气实作喘，或怒气郁结伤肝，而人壮力强，胀满脉实者，但破其气而喘自愈，宜廓清饮、四磨饮、四七汤、萝卜子汤、苏子降气汤之类主之；或阳明气秘不通而胀满者，可微利之。

——喘有夙根，遇寒即发，或遇劳即发者，亦名哮喘。未发时以扶正气为主，既发时以攻邪气为主。扶正气者，须辨阴阳，阴虚者补其阴，阳虚者补其阳。攻邪气者，须分微甚，或散其风，或温其寒，或清其痰火。然发久者气无不虚，故于消散中宜酌加温补，或于温补中宜量加消散。此等证候，当拳拳以元气为念，必使元气渐充，庶可望其渐愈，若攻之太过，未有不致日甚而危者。

述古共二条

东垣曰：华佗云盛而为喘，减而为枯；故《活人》亦云：发喘者气有余也。凡看文字，须要会得本意。盛而为喘者，非肺气盛也，喘为肺气有余者，亦非气有余也。气盛当认作气衰，有余当认作不足。肺气果盛，又为有余，则当清肃下行而不喘，以其火入于肺，衰与不足而为喘焉。故言盛者，非言肺气盛也，言肺中之火盛也；言有余者，非言肺气有余也，言肺中之火有余也。故泻肺以苦寒之剂，非泻肺也，泻肺中之火，实补肺气也，用者不可不知。

丹溪曰：喘急者，气为火所郁而为，痰在肺胃间也。有痰者，有火炎者，有阴虚自小腹下起而上逆者，有气虚而致气短者，有水气乘肺者，有肺虚挟寒而喘者，有肺实挟热而喘者，有惊忧气郁肺胀而喘者，有胃络不和而喘者，有肾气虚损而喘者。虽然，未有不由痰火内郁，风寒外束而致之者也。

灸法

璇玑、气海、膻中、期门。

背中骨节第七椎下穴，灸三壮，喘气立已，神效。

喘促论列方

贞元饮新补十九

六安煎新和二

大补元煎新补一

大营煎新补十四

小营煎新补十五

六君子汤补五

右归饮新补三

右归丸新补五

大青龙汤散七

独参汤补三五

神秘汤和一三八

小青龙汤散八

圣术煎新热二五

生脉散补五六

玉女煎新寒十二

萝卜子汤和一三九

二陈汤和一

千缗汤和九五

桑白皮汤寒五二

六味地黄汤补百二十

抱龙丸小八五

导痰汤和九一

廓清饮新和十三

金水六君煎新和一

四七汤和九七

四磨饮和五二

《金匮》肾气丸补一二四

五虎汤和一三六

三拗汤散七八

人参白虎汤寒三

华盖散散七九

滚痰丸攻七七

苏子降气汤和四一

黄芩半夏汤散五十

越婢加半夏汤散九十

论外备用方

参附汤补三七

五味子汤补五七　喘渴

十全大补汤补二十　虚喘

蜜酥煎补六五

百合汤和一三五　浮肿作喘

人参胡桃汤补五九　喘不得卧

苏子煎和一四一　润肺喘

定喘汤和一三三　风寒喘

人参定喘汤和一三四　寒邪咳喘

黄栝蒌丸和百十八　痰喘

神秘汤和一三八　水气喘

苏陈九宝汤散八五　哮喘

泻白散寒四二　肺火

双玉散寒七一　火喘

安眠散固七　喘不止

葶苈大枣泻肺汤和百四十　浮肿喘

呃　逆

经义

《口问》篇帝曰：人之哕者，何气使然？岐伯曰：谷入于胃，胃气上注于肺。今有故寒气与新谷气俱还入于胃，新故相乱，真邪相攻，气并相逆，复出于胃，故为哕。肺主为哕，取手太阴，足少阴。

《宣明五气篇》曰：胃为气逆，为哕为恐。

《杂病》篇曰：哕，以草刺鼻，嚏，嚏而已；无息而疾迎引之，立已；大惊之，亦可已。

《至真要大论》曰：阳明之复，呕吐咳哕。太阳之复，唾出清水，及为哕噫。诸逆冲上，皆属于火。

《宝命全形论》曰：病深者，其声哕。

《邪气脏腑病形》篇曰：心脉小甚为善哕。

《三部九候论》曰：若有七诊之病，其脉候亦败者死矣，必发哕噫。

论证共三条

——呃逆一证，古无是名，其在《内经》本谓之哕，因其呃呃连声，故今以呃逆名之，于义亦妥。观《内经》治哕之法，以草刺鼻，嚏，及气息迎引、大惊之类，是皆治呃之法，此哕本呃逆，无待辨也。自孙真人云：遍寻方论无此名，遂以咳逆为哕，因致后世讹传，乃以咳逆、干呕、噫气之类互相淆乱，自唐迄今矣，此名之不可不察，亦不可不正也。

——咳逆之名，原出《内经》，本以咳嗽气逆者为言。如《气交变大论》曰：岁金太过，甚则喘咳逆气。此因喘咳以致气逆，故云咳逆气也。又曰：咳逆甚而血溢。正以咳逆不止，而血随气溢，则病之常也，未闻以呃逆而见血者也。即如《六元正纪大论》云：金郁之发，民病咳逆者，亦是此意，此咳逆之非呃逆亦甚明矣。而今后世诸公，乃悉以哕为咳逆，岂皆未之详察耶？及观丹溪之言，在《纂要》则曰孙真人误以哕为咳逆，是谓哕非咳逆也。在《心法·附录》则曰：咳逆为病，古谓之哕，近谓之呃。此又谓哕即咳逆也。在《呕吐门》则又曰：有声有物谓之呕吐，有声无物谓之哕。此又以干呕为哕也。前后不一，何其自谬若此。再如海藏、河间诸公，有以哕为干呕者，有以咳逆为噫者，总皆谬矣。盖呕即吐之类，但吐而无物者曰呕，呕而有物者曰吐，腹胀嗳气者曰噫，逆气自下而上者亦曰噫，此四者之辨自有正名，顾可纷纷若是乎？兹余析而判之曰：哕者，呃逆也，非咳逆也；咳逆者，咳嗽之甚者也，非呃逆也；干呕者，无物之吐，即呕也，非哕也；噫者，饱食之息，即嗳气也，非咳逆也。后人但以此为鉴，则异说之疑，可尽释矣。

——呃逆证，有伤寒之呃逆，有杂证之呃逆。其在古人则悉以虚寒为言。惟丹溪引《内经》之言，曰：诸逆冲上，皆属于火，病人见此，似为死证，然亦有实者，不可不知。余向见此说，疑其与古人相左，不以为然，盖亦谓此证必属虚寒，何有实热，兹及晚年历验，始有定见，乃知丹溪此言为不诬也。虽其中寒热虚实亦有不同，然致呃之由，总由气逆，气逆于下，则直冲于上，无气则无呃，无阳亦无呃，此病呃之源所以必由气也。欲得其象，不见雨中之雷，水中之浡乎。夫阳为阴蔽，所以为雷而轰轰不已者，此火为雷之本，而火即气也。气为水覆，所以为浡而汩汩不已者，此气为浡之本，而气即阳也。然病在气分，非本一端，而呃之大要，亦惟三者而已，则一曰寒呃，二曰热呃，三曰虚脱之呃。寒呃可温可散，寒去则气自舒也。热呃可降可清，火静而气自平也。惟虚脱之呃，则诚危殆之证，其或免者，亦万幸矣。凡诸治法，当辨如下。

论治 共九条

——凡杂证之呃，虽由气逆，然有兼寒者，有兼热者，有因食滞而逆者，有因气滞而逆者，有因中气虚而逆者，有因阴气竭而逆者，但察其因而治其气，自无不愈。若轻易之呃，或偶然之呃，气顺则已，本不必治。惟屡呃为患，及呃之甚者，必其气有大逆，或脾肾元气大有亏竭而然。然实呃不难治，而惟元气败竭者，乃最危之候也。

——寒滞为呃者，或以风寒，或以生冷，或其脏气本寒，偶有所逆，皆能致呃，但去其蔽抑之寒，而呃自止，宜橘皮汤、《三因》丁香散，或二陈汤加生姜五七片，或佐关煎，或甘草干姜汤、橘皮干姜汤之类，皆可酌用。若寒之甚者，浆水散，或四逆汤。

——胃火为呃者，其证极多，但察其脉见滑实而形气不虚，胸膈有滞，或大便坚实或不行者，皆其胃中有火，所以上冲为呃。但降其火，其呃自止，惟安胃饮为最妙。余尝治愈多人，皆此证也。

——气逆为哕而兼胀闷者，宜加减二陈汤加乌药，或《宝鉴》丁香柿蒂散，或羌活附子汤，或神香散。

——食滞而呃者，宜加减二陈加山楂、白芥子、乌药之属，或用大和中饮加干姜、木香。

——中焦脾胃虚寒，气逆为呃者，宜理中加丁香汤，或温胃饮加丁香。若因劳倦内伤而致呃逆者，宜补中益气汤加丁香。凡中焦寒甚者，多由脾胃气虚而然，盖脾胃不虚则寒亦不甚，故治寒者，当以脾气为主。若吐痢后胃气微虚，或兼膈热而呃者，宜橘皮竹茹汤；无热者，宜生姜、半夏、丁香、柿蒂、白术、肉桂之类，皆可酌用。

——下焦虚寒者，其肝肾生气之原不能畅达，故凡虚弱之人多见呃逆，正以元阳无力，易为抑遏而然。此呃逆之本，多在肾中，故余制归气饮主之甚效，或用理阴煎加丁香以疏气，妙亦如之。

——凡以大病之后，或以虚羸之极，或以虚损误攻而致呃逆者，此最危之证，察其中虚，速宜补脾；察其阴虚，速宜补肾，如前二条固其法矣，然犹恐不及，则惟大补元煎及右归饮之类，斯其庶几者也。

——呃逆证，凡声强气盛而脉见滑实者，多宜清降；若声小息微而脉见微弱者，多宜温补。

伤寒呃逆共六条

——凡伤寒之呃，亦无非气逆之病，其有与杂证不同者，如仲景所言则其类也，然犹有未悉及治有未备者，谨略如下：

——伤寒胃中虚冷等症，大约与前杂证相似，悉宜如前以温中等剂治之。或如仲景所言胃中虚冷及饮水则哕等症，当以后条仲景法治之。

——伤寒邪在表者，与里无涉，故无哕证。惟少阳证邪在半表半里之间，则寒热往来，气为邪抑而哕逆者有之矣，宜柴陈煎主之，有寒者加丁香，有火者加黄芩，或小柴胡汤亦可。

——伤寒失下，邪入正阳明，内热之极，三焦干格，阴道不行而上冲作呃者，必宜去火去闭，斯逆气得降而哕乃可愈。然必察邪之微甚，如无坚实胀满等症，而但以干涸燥热者，宜白虎汤，或竹叶石膏汤，或泻心汤凉解之。若果有燥粪，大便闭结，胀满实坚俱全者，宜三承气汤下之。

——伤寒邪有未解，而用温补太过者，则其中焦气逆，最能为哕，惟安胃饮为最妙。若气逆无火者，宜橘皮汤。若兼表邪未解者，宜柴陈煎。

——伤寒误攻，或吐或下，或误用寒凉，以致脾肾胃气大虚大寒而发哕者，大为危候，速当以前杂证温胃、理阴等法调治之，恐迟则无济于事也。

述古共三条

仲景曰：阳明病，不能食，攻其热必哕，所以然者，胃中虚冷故也，以其人本虚，故攻其热必哕。伤寒大吐大下之，极虚，复极汗出者，以其人外气怫郁，复与之水，以发其汗，因得哕。所以然者，胃中虚冷故也。阳明病，不大便六七日，恐有燥屎，欲知之法，少与小承气汤。汤入腹中，转失气者，此有燥屎，乃可攻之；若不转失气者，此但初头硬，后必溏，不可攻之，攻之必胀满不能食也。欲饮水者，与水则哕。若胃中虚冷不能食者，饮水则哕。案以上四条，皆言胃之虚寒也。虚寒者既不可攻，亦不可与水，则寒凉之药亦当忌用可知。

论曰：伤寒哕而腹满，视其前后，知何部不利，利之则愈。案此一条，即言哕之实邪也。盖便有不利，则气有不达，下不达则上逆而出。故小便不利者，当利其水；大便不通者，当通其便。

《要略》曰：病人胸中似喘不喘，似呕不呕，似哕不哕，彻心中愦愦然无奈者，生姜半夏汤主之。干呕哕，手足厥者，橘皮汤主之。哕逆者，橘皮竹茹汤主之。

张子和《吐式篇》云：凡病在上者皆宜吐，然自胸以上大满大实，痰如胶漆，微汤微散皆儿戏耳，若非吐法，病安能除？曾见病之在上者，诸医用药尽其技而不效，余以涌剂少少用之，辄获微效。可见吐法必可用于上，宜乎其效之速也。案此吐法亦可治哕者，以其气得伸而郁得散也，故凡气实而郁者，在子和之法亦所宜用。

简易方

一方　治呃逆久不愈，连连四五十声者，用生姜捣汁一合，加蜜一匙，温热服。

一嗅法　治呃逆服药不效者，用硫黄、乳香等分，以酒煎，令患人以鼻嗅之效。一方用雄黄一味，煎酒嗅。

灸法

两乳穴，治呃逆立止。

取穴法：妇人以乳间垂下到处是穴，男子不可垂者，以乳头下一指为率，与乳头相直骨间陷中是穴。男左女右，灸一处，艾炷如小麦大，著火即止，灸三壮。不止者不可治。

膻中、中脘、气海、三里。

呃逆论列方

二陈汤和一

橘皮汤热五六

四逆汤热十四

安胃饮新寒十一

温胃饮新热五

归气饮新热十四

理阴煎新热三

右归饮新补三

佐关煎新热十

浆水散热一四七

柴陈煎新散九

白虎汤寒二

神香散新和二十

大补元煎新补一

泻心汤寒二七

大和中饮新和七

小和中饮新和八

小柴胡汤散十九

大承气汤攻一

小承气汤攻二

加减二陈汤和二

橘皮干姜汤热五五

甘草干姜汤热五四

生姜半夏汤热五二

橘皮竹茹汤热五八

《三因》丁香散热六十

补中益气汤补三十

羌活附子汤热三五

理中加丁香汤热四

竹叶石膏汤寒五

《宝鉴》丁香柿蒂散热六五

论外备用方

参附汤补三七

柿蒂汤热六六

丁香温中汤热十一　和胃

养正丹热一八八　气逆

丁香柿蒂散热六四　胃寒

郁证

经义

《六元正纪大论》帝曰：五运之气，亦复岁乎？岐伯曰：郁极乃发，待时而作也。帝曰：郁之甚者，治之奈何？岐伯曰：木郁达之，火郁发之，土郁夺之，金郁泄之，水郁折之。然调其气，过者折之，以其畏也，所谓泄之。

王太仆曰：木郁达之，谓吐之令其调达。火郁发之，谓汗之令其疏散。土郁夺之，谓下之令无壅碍。金郁泄之，谓渗泄解表利小便也。水郁折之，谓抑之制其冲逆也。

滑氏曰：木性本条达，火性本发扬，土性本冲和，金性本肃清，水性本流通，五者一有所郁，斯失其性矣。达、发、夺、泄、折，将以治其郁而遂其性也。

王安道释此曰：凡病之起，多由于郁。郁者，滞而不通之义。或因所乘而为郁，或不因所乘，本气自病而郁者，皆郁也，岂惟五运之变能使然哉？郁既非五运之变可拘，则达、发、夺、泄、折等法，固可扩而充之，可扩而充，其应变不穷之理也欤。且夫达者，通畅之也。如肝性急，怒气逆，胠胁或胀，火时上炎，治以苦寒辛散而不愈者，则用升发之药，加以厥阴报使而从治之。又如久风入中为飧泄，及不因外风之入，而清气在下为飧泄，则以轻扬之剂举而散之。凡此之类，皆达之之法也。王氏以吐训达，不能使人无疑。以其肺金盛而抑制肝木欤，则泻肺气举肝气可矣，不必吐也；以为脾胃浊气下流而少阳清气不升欤，则益胃升阳可矣，不必吐也。虽然，木郁固有吐之之理，今以吐字总该达字，则凡木郁皆当用吐矣，其可乎哉？至于东垣所谓食塞肺分，为金与土旺于上而克木。夫金之克木，乃五行之常道，固不待物伤而后能也，且为物所伤，岂有反旺之理？若曰吐去其物以伸木气，乃是反为木郁而施治，非为食伤而施治矣。夫食塞胸中而用吐，正《内经》所谓其高者因而越之之义耳，不劳引木郁之说以及之也。四郁皆然。又曰：夫五郁为病，故有法以治之，然邪气久实，正气必损，今邪气虽去，正气岂能遽平乎？苟不平调正气，使各安其位，复其常，于治郁之余，则犹未足以尽治法之妙。故又曰：然调其气。苟调之气犹未服而或过，则当益其所不胜以制之，如木过者当益金，金能制木，则木斯服矣。所不胜者，所畏者也，故曰过者折之，以其畏也。夫制物者，物之所欲也，制于物者，物之所不欲也。顺其欲则喜，逆其欲则恶。今逆之以所恶，故曰所谓泄之。

《阴阳应象大论》曰：东方生风，在志为怒，怒伤肝，悲胜怒。南方生热，在志为喜，喜伤心，恐胜喜。中央生湿，在志为思，思伤脾，怒胜思。西方生燥，在志为忧，忧伤肺，喜胜忧。北方生寒，在志为恐，恐伤肾，思胜恐。

《举痛论》曰：怒则气上，喜则气缓，悲则气消，恐则气下，寒则气收，炅则气泄，惊则气乱，劳则气耗，思则气结。怒则气逆，甚则呕血及飧泄，故气上矣。喜则气和志达，营卫通利，故气缓矣。悲则心系急，肺布叶举，而上焦不通，营卫不散，热气在中，故气消矣。恐则精却，却则上焦闭，闭则气还，还则下焦胀，故气不行矣。寒则腠理闭，气不行，故气收矣。炅则腠理开，营卫通，汗大泄，故气泄矣。惊则心无所倚，神无所归，虑无所定，故气乱矣。劳则喘息汗出，外内皆越，故气耗矣。思则心有所存，神有所归，正气留而不行，故气结矣。

《宣明五气篇》曰：胃为气逆，为哕为恐。胆为怒。精气并于心则喜，并于肺则悲，并于肝则忧，并于脾则畏，并于肾则恐。阳入之阴则静，阴出之阳则怒。

《玉机真脏论》曰：忧恐悲喜怒，令不得以其次，故令人有大病矣。因而喜大虚则肾气乘矣，怒则肝气乘矣，悲则肺气乘矣，恐则脾气乘矣，忧则心气乘矣。

《本神》篇曰：怵惕思虑者则伤神，神伤则恐惧流淫而不止。悲哀动中者，竭绝而失生。喜乐者，神惮散而不藏。忧愁者，气闭塞而不行。盛怒者，迷惑而不治。恐惧者，神荡惮而不收。心怵惕思虑则伤神，神伤则恐惧自失，破䐃脱肉，毛悴色夭，死于冬。脾忧愁而不解则伤意，意伤则悗乱，四肢不举，毛悴色夭，死于春。肝悲哀动中则伤魂，魂伤则狂妄不精，不精则不正，当人阴缩而筋挛，两胁骨不举，毛悴色夭，死于秋。肺喜乐无极则伤魄，魄伤则狂，皮革焦，毛悴色夭，死于夏。肾盛怒不止则伤志，志伤则喜忘其前言，腰脊不可以俯仰屈伸，毛悴色夭，死于季夏。恐惧而不解则伤精，精伤则骨酸痿厥，精时自下。

《寿夭刚柔》篇曰：忧恐忿怒伤气，气伤脏，乃病脏。

《本病》篇曰：忧愁思虑即伤心。恚怒气逆，上而不下即伤肝。

《邪气脏腑病形》篇曰：愁忧恐惧则伤心，形寒寒饮则伤肺。

《痿论》曰：悲哀太甚则胞络绝，胞络绝则阳气内动，发则心下崩，数溲血也。思想无穷，所愿不得，意淫于外，入房太甚，宗筋弛纵，发为筋痿，及为白淫。

《口问》篇曰：悲哀愁忧则心动，心动则五脏六腑皆摇。

《行针》篇曰：多阳者多喜，多阴者多怒。

《调经论》曰：神有余则笑不休，神不足则悲。血有余则怒，不足则恐。

《本神》篇曰：肝气虚则恐，实则怒。心气虚则悲，实则笑不休。

《疏五过论》曰：尝贵后贱，虽不中邪，病从内生，名曰脱营。尝富后贫，名曰失精，五气留连，病有所并。暴乐暴苦，始乐后苦，皆伤精气，精气竭绝，形体毁沮。暴怒伤阴，暴喜伤阳，厥气上行，脉满去形。故贵脱势，虽不中邪，精神内伤，身必败亡。始富后贫，虽不伤邪，皮焦筋屈，痿躄为挛。

《通评虚实论》曰：膈塞闭绝，上下不通，则暴忧之病也。

《五变》篇曰：目坚固以深者，长冲直扬，其心刚，刚则多怒，怒则气上逆。

论《内经》五郁之治

经言五郁者，言五行之化也，气运有乖和，则五郁之病生矣。其在于人，则凡气血一有不调而致病者，皆得谓之郁证，亦无非五气之化耳。故以人之脏腑，则木应肝胆，木主风邪，畏其滞抑，故宜达之，或表或里，但使经络通行，则木郁自散，是即谓之达也。火应心与小肠，火主热邪，畏其陷伏，故宜发之，或虚或实，但使气得升扬，则火郁自解，是即谓之发也。土应脾胃，土主湿邪，畏其壅淤，故宜夺之，或上或下，但使浊秽得净，则土郁可平，是即谓之夺也。金应肺与大肠，金主燥邪，畏其秘塞，故宜泄之，或清或浊，但使气液得行，则金郁可除，是即谓之泄也。水应肾与膀胱，水主寒邪，畏其凝溢，故宜折之，或阴或阳，但使精从气化，则水郁可清，是即谓之折也。

虽然，夫论治之法固当辨此五者，而不知经语之玄，本非凿也，亦非专治实邪而虚邪不在是也。即如木郁之治，宜于达矣，若气陷不举者，发即达也；气壅不开者，夺即达也；气秘不行者，泄亦达也；气乱不调者，折亦达也。又如火郁之治，当用发矣，若元阳被抑，则达非发乎？脏腑留结，则夺非发乎？肤窍闭塞，则泄非发乎？津液不化，则折非发乎？且夺者挽回之谓，大实非大攻不足以荡邪，大虚非大补不足以夺命，是皆所谓夺也。折者折中之谓，火实则阳亢阴虚，火虚则气不化水，制作随宜，是皆所谓折也。由是观之，可见五者之中，皆有通融圆活之道，第《内经》欲言五法，不得不借五气以发明其用，但使人知此义，则五行之中各具五法，而用有无穷之妙矣，安得凿训其说，以隘人神思耶？学者于此，当默会其意，勿使胶柱，则心灵智慧而无有不通矣。

论脉

凡郁证之脉，在古人皆以结促止节为郁脉，使必待结促止节而后为郁，则郁证不多见矣，故凡诊郁证，但见血气不顺而脉不和平者，其中皆有郁也。惟情志之郁，则如弦紧、沉涩、迟细、短数之类皆能为之。至若结促之脉，虽为郁病所常有，然病郁者未必皆结促也，惟血气内亏，则脉多间断；若平素不结而因病忽结者，此以不相接续，尤属内虚。故凡辨结促者，又当以有神无神辨之。其或来去有力，犹可以郁证论；若以无力之结促，而悉认为气逆痰滞，妄行消散，则十误其九矣。

论情志三郁证治共四条

凡五气之郁，则诸病皆有，此因病而郁也；至若情志之郁，则总由乎心，此因郁而病也。第自古言郁者，但知解郁顺气，通作实邪论治，不无失矣。兹予辨其三证，庶可无误，盖一曰怒郁，二曰思郁，三曰忧郁。如怒郁者，方其大怒气逆之时，则实邪在肝，多见气满腹胀，所当平也。及其怒后而逆气已去，惟中气受伤矣，既无胀满疼痛等症，而或为倦怠，或为少食，此以木邪克土，损在脾矣，是可不知培养而仍在消伐，则所伐者其谁乎？此怒郁之有先后，亦有虚实，所当辨治者如此。又若思郁者，则惟旷女嫠妇，及灯窗困厄，积疑任怨者皆有之。思则气结，结于心而伤于脾也。及其既甚，则上连肺胃而为咳喘，为失血，为膈噎，为呕吐；下连肝肾，则为带浊，为崩淋，为不月，为劳损。若初病而气结为滞者，宜顺宜开；久病而损及中气者，宜修宜补。然以情病者，非情不解，其在女子，必得愿遂而后可释，或以怒胜思，亦可暂解；其在男子，使非有能屈能伸，达观上智者，终不易却也。若病已既成，损伤必甚，而再行消伐，其不明也亦甚矣。又若忧郁病者，则全属大虚，本无邪实，此多以衣食之累，利害之牵，及悲忧惊恐而致郁者，总皆受郁之类。盖悲则气消，忧则气沉，必伤脾肺；惊则气乱，恐则气下，必伤肝肾，此其戚戚悠悠，精气但有消索，神志不振，心脾日以耗伤。凡此之辈，皆阳消证也，尚何实邪？使不知培养真元，而再加解散，真与鹭鸶脚上割股者何异？是不可不详加审察，以济人之危也。

——怒郁之治：若暴怒伤肝，逆气未解，而为胀满或疼痛者，宜解肝煎、神香散，或六郁汤，或越鞠丸。若怒气伤肝，因而动火，以致烦热，胁痛胀满或动血者，宜化肝煎。若怒郁不解或生痰者，宜温胆汤。若怒后逆气既散，肝脾受伤，而致倦怠食少者，宜五味异功散，或五君子煎，或大营煎、归脾汤之类调养之。

——思郁之治：若初有郁结，滞逆不开者，宜和胃煎加减主之，或二陈汤，或沉香降气散，或启脾丸皆可择用。凡妇人思郁不解，致伤冲任之源，而血气日亏，渐至经脉不调，或短少渐闭者，宜逍遥饮，或大营煎。若思忆不遂，以致遗精带浊，病在心肺不摄者，宜秘元煎。若思虑过度，以致遗精滑泄及经脉错乱，病在肝肾不固者，宜固阴煎。若思郁动火，以致崩淋失血，赤带内热，经脉错乱者，宜保阴煎。若思郁动火，阴虚肺热，烦渴，咳嗽见血，或骨蒸夜热者，宜四阴煎，或一阴煎酌宜用之。若生儒蹇厄，思结枯肠，及任劳任怨，心脾受伤，以致怔忡健忘，倦怠食少，渐至消瘦，或为膈噎呕吐者，宜寿脾煎，或七福饮；若心膈气有不顺或微见疼痛者，宜归脾汤，或加砂仁、白豆蔻、丁香之类以微顺之。

——忧郁内伤之治：若初郁不开，未至内伤，而胸膈痞闷者，宜二陈汤、平胃散，或和胃煎，或调气平胃散，或神香散，或六君子汤之类以调之。若忧郁伤脾而吞酸呕恶者，宜温胃饮，或神香散。若忧郁伤脾肺而困倦、怔忡、倦怠、食少者，宜归脾汤，或寿脾煎。若忧思伤心脾，以致气血日消，饮食日减，肌肉日削者，宜五福饮、七福饮，甚者大补元煎。

诸郁滞治法

凡诸郁滞，如气、血、食、痰、风、湿、寒、热，或表或里，或脏或腑，一有滞逆，皆为之郁，当各求其属，分微甚而开之，自无不愈。气郁者，宜木香、沉香、香附、乌药、藿香、丁香、青皮、枳壳、茴香、厚朴、抚芎、槟榔、砂仁、皂角之类。血郁者，宜桃仁、红花、苏木、肉桂、延胡、五灵脂、牡丹皮、川芎、当归、大黄、朴硝之类。食郁者，宜山楂、麦芽、神曲、枳实、三棱、蓬术、大蒜、萝卜，或生韭饮之类。痰郁者，宜半夏、南星、海石、栝蒌、前胡、贝母、陈皮、白芥子、玄明粉、海藻、皂角、牛黄、天竺黄、竹沥之类。风郁者，宜麻黄、桂枝、柴胡、升麻、干葛、紫苏、细辛、防风、荆芥、薄荷、生姜之类。湿郁者，宜苍术、白术、茯苓、泽泻、猪苓、羌活、独活之类。寒郁者，宜干姜、肉桂、附子、吴茱萸、荜茇、胡椒、花椒之类。热郁者，宜黄连、黄柏、黄芩、栀子、石膏、知母、龙胆草、地骨皮、石斛、连翘、天花粉、玄参、犀角、童便、绿豆之类。以上诸郁治法，皆所以治实邪也。若阳虚则气不能行，阴虚则血不能行，气血不行，无非郁证，若用前法则愈虚愈郁矣，当知所辨，而参以三法如前，庶无误也。

述古共二条

丹溪曰：郁病大率有六，曰：气郁者，胸胁疼痛，脉沉而涩。湿郁者，周身走痛，或关节疼痛，遇阴则发，脉沉而细。热郁者，瞀闷烦心，尿赤，脉沉而数。痰郁者，动则喘息，脉沉而滑。血郁者，四肢无力，能食便血，脉沉而芤。食郁者，嗳酸腹饱，不喜饮食。或七情之邪郁，或寒热之交侵，或九气之怫郁，或两湿之侵凌，或酒浆之积聚，故为留饮湿郁之疾。又如热郁而成痰，痰郁而成癖，血郁而成瘕，食郁而成痞满，此必然之理也。

戴氏曰：郁者，结聚不得发越也，当升不升，当降不降，当变化不得变化，故传化失常而郁病作矣。大抵诸病多有兼郁者，或郁久而生病，或病久而生郁，或用药杂乱而成郁，故凡病必参郁治。

附案

丹溪治一室女因事忤意，郁结在脾，半年不食，但日食熟菱枣数枚，遇喜，食馒头弹子大，深恶粥饭。予意脾气实，非枳实不能散，以温胆汤去竹茹与之，数十帖而愈。一女许婚后，夫经商二年不归，因不食，困卧如痴，无他病，多向里床坐。此思想气结也，药难独治，得喜可解。不然令其怒，使其木气升发，而脾气自开，木能制土故也。因自往激之，大怒而哭，良久，令解之，与药一帖，即求食矣。予曰：病虽愈，必得喜方已。乃给以夫回，既而果然，病遂不举。

郁证论列方

六郁汤和一四九　　越鞠丸和一五四

解肝煎新和十一　　二陈汤和一

化肝煎新寒十　　异功散补四

和胃饮新和五
温胃饮新热五
逍遥饮新因一
温胆汤和一五二
归脾汤补三二
五君子煎新热六
五福饮新补六
七福饮新补七
六君子汤补五
一阴煎新补八
四阴煎新补十二
大补元煎新补一
固阴煎新固二
秘元煎新因一
启脾丸和八六
生韭饮和一五一
平胃散和十七
调气平胃散和十八
寿脾煎新热十六
保阴煎新寒一
沉香降气散和四十
大营煎新补十四
神香散新和二十

论外备用方

逍遥散补九二
三加散和六十　气郁
加味二陈汤和三　郁
七气汤和四七　伤气
加味四七汤和九八
《局方》七气汤和五十　七情郁

卷之二十　杂证谟

呕　吐

经义

《至真要大论》曰：诸痿喘呕，皆属于上。诸逆冲上，皆属于火。诸呕吐酸，暴注下迫，皆属于热。

《脉解篇》曰：太阴所谓食则呕者，物盛满而上溢，故呕也。少阴所谓呕咳上气喘者，阴气在下，阳气在上，诸阳气浮，无所依从，故呕咳上气喘也。

《经脉》篇曰：足太阴之脉，挟咽，连舌本，散舌下；其支者，复从胃，别上膈，注心中。是动则病舌本强，食则呕，胃脘痛，腹胀善噫。足厥阴肝所生病者，胸满呕逆。

《举痛论》曰：寒气客于肠胃，厥逆上出，故痛而呕也。

《六元正纪大论》曰：少阳所至，为呕涌。厥阴所至，为胁痛呕泄。

《邪气脏腑病形》篇曰：胆病者，善太息，口苦，呕宿汁。肝脉缓甚为善呕。肾脉微缓为洞，洞者，食不化，下嗌还出。

《四时气》篇曰：善呕，呕有苦，长太息，心中憺憺，恐人将捕之，邪在胆，逆在胃，胆液泄则口苦，胃气逆则呕苦，故曰呕胆。

《刺禁论》曰：刺中胆，一日半死，其动为呕。

《诊要经终论》曰：太阴终者，腹胀闭不得息，善噫，善呕，呕则逆，逆则面赤。

《五味论》曰：苦走骨，多食之令人变呕。

论证共四条

呕吐一证，最当详辨虚实，实者有邪，去其邪则愈；虚者无邪，则全由胃气之虚也。所谓邪者，或暴伤寒凉，或暴伤饮食，或因胃火上冲，或因肝气内逆，或以痰饮水气聚于胸中，或以表邪传里，聚于少阳阳明之间，皆有呕证，此皆呕之实邪也。所谓虚者，或其本无内伤，又无外感，而常为呕吐者，此既无邪，必胃虚也。或遇微寒，或遇微劳，或遇饮食少有不调，或肝气微逆即为呕吐者，总胃虚也。凡呕家虚实，皆以胃气为言，使果胃强脾健，则凡遇食饮必皆运化，何至呕吐？故虽以寒热饥饱大有所伤，亦不能动，而兹略有所触，便不能胜，使非胃气虚弱，何以若此？此虚实之原所当先察，庶不致误治之害。

——凡胃气本虚而或停滞不行者，是又虚中有实，不得不暂从清理，然后可以培补。又或虽有停滞，而中气虚困不支者，是又所急在虚，不得不先顾元气，而略兼清理。此中本末先后，自有确然之理，所以贵知权也。

——呕家虽有火证，详列后条，然凡病呕吐者，多以寒气犯胃，故胃寒者十居八九，内热者十止一二，而外感之呕，则尤多寒邪，不宜妄用寒凉等药，使非真有火证而误用之，胃强者犹或可支，胃弱者必遭其虐。观刘河间曰：胃膈甚则为呕，火气炎上之象也。此言过矣，若执而用之，其害不小。又孙真人曰：呕家圣药是生姜。此的确之见也，胜于河间远矣。

——仲景曰：伤寒呕多，虽有阳明证，不可攻之。此但以伤寒为言也。然以余之见，则不但伤寒，而诸证皆然。何也？盖杂证呕吐，尤非伤寒之比，其在伤寒，则犹有热邪，但以热在上焦，未全入腑，则下之为逆，故不可下也。若杂证之呕吐，非胃寒不能化，则脾虚不能运耳，脾胃既虚，其可攻乎？且上下之病气或无涉，而上下之元气实相依，此呕吐之所以不可攻者，正恐病在上而攻其下，下愈虚则上愈困耳。

虚呕证治共三条

凡胃虚作呕者，其证不一，当知所辨。若胃脘不胀者，非实邪也。胸膈不痛者，非气逆也。内无热躁者，非火证也。外无寒热者，非表邪也。无食无火而忽为呕吐者，胃虚也。呕吐无常而时作时止者，胃虚也。食无所停而闻食则呕者，胃虚也。气无所逆而闻气则呕者，胃虚也。或身背或食饮微寒即呕者，胃虚也。或吞酸，或嗳腐，时苦恶心，兀兀然，泛泛然，冷咽靡宁者，胃虚也。或因病误治，妄用克伐寒凉，本无呕而致呕者，胃虚也。或朝食暮吐，暮食朝吐，食入中焦而不化者，胃虚也。食入下焦而不化者，土母无阳，命门虚也。凡此虚证，必皆宜补，是固然矣。然胃本属土，非火不生，非暖不化，是土寒者，即土虚也，土虚者，即火虚也，故曰脾喜暖而恶寒，土恶湿而喜燥。所以东垣《脾胃论》特著温补之法，盖特为胃气而设也，庸可忽哉。第在河间则言呕因胃火，是火多实也；兹余言呕因胃寒，是寒多虚也，一热一寒，若皆失中和之论。不知呕因火者，余非言其必无，但因火而呕者少，因寒而呕者多耳，因胃实而呕者少，因胃虚而呕者多耳，故不得不有此辨。

——虚呕之治，但当以温胃补脾为主，宜人参理中汤为正治，或温胃饮、圣术煎、参姜饮之类亦可酌用，或黄芽丸尤为最妙。若胃口寒甚者，宜附子理中汤，或四味回阳饮，或一气丹主之。若虚在阴分，水泛为痰而呕吐者，宜金水六君煎；虚甚者，宜理阴煎，或六味回阳饮。若久病胃虚不能纳谷者，俱当以前法酌治之。若胃气微虚而兼痰者，宜六君子汤主之。

——凡中毒而吐者，当察其所中者何物。盖中热毒而吐者，宜解以苦寒之剂。中阴寒之毒而吐泻不止者，宜解以温热之剂。若因吐泻而脾胃致虚者，非大加温补不可。此证有中寒毒吐泻，治案在后，当并阅之。

实呕证治共九条

凡实邪在胃而作呕者，必有所因，必有见证。若因寒滞者，必多疼痛。因食滞者，必多胀满。因气逆者，必痛胀连于胁肋。因火郁者，必烦热燥渴，脉洪而滑。因外感者，必头身发热，脉数而紧。如无实证实脉而见呕吐者，切不可以实邪论治。

——寒邪犯胃而作呕者，其证有三：一以食饮寒凉，或误食性寒生冷等物致伤胃气，因而作呕。若果寒滞未散而兼胀兼痛者，宜温中行滞，以大小和中饮、神香散，或二陈汤加姜桂之类主之，或和胃饮亦佳。一以阴寒气令，或雨水沙气及水土寒湿之邪犯胃，因而作呕、作泄。若寒滞未散而或胀或痛者，宜温中散寒，以平胃散、神香散、加减二陈汤、除湿汤、《局方》四七汤、大七香丸之类主之。一以风寒外感，或伤寒，或痎疟，凡邪在少阳，表邪未解而渐次入里，所以外为寒热，内为作呕，盖少阳之经下胸中贯膈而然，此半表半里证也，治宜解表散寒，以柴陈煎、小柴胡汤、正柴胡饮之类主之。若微呕微吐者，邪在少阳。若大呕大吐者，此又邪在阳明，胃家病也，宜二陈汤，或不换金正气散、藿香正气散之类主之。若胃虚兼寒者，惟理中汤、温胃饮之类为宜。

——饮食伤胃而作呕者，如果留滞未消而兼胀痛等症，宜大和中饮、排气饮、神香散之类主之，或启脾丸亦可酌用。如食已消而呕未止者，宜温胃饮主之。

——火在中焦而作呕者，必有火证火脉，或为热渴，或为躁烦，脉必洪数，吐必涌猛，形气声色必皆壮丽。若察其真有火邪，但降其火，呕必自止。火微兼虚者，宜《外台》黄芩汤，或半夏泻心汤。火甚者，宜抽薪饮，或大小分清饮。若暑热犯胃，多渴多呕，气虚烦躁，而火有不清者，竹叶石膏汤。若热甚呕吐不止，而火在阳明兼头痛者，白虎汤，或太清饮，或六一散。若冒暑呕吐而火不甚者，宜香薷饮、或五物香薷饮。此有胃火治案在后。

——痰饮留于胸中，或寒湿在胃，水停中脘而作呕吐者，宜和胃二陈煎，苓术二陈煎，或小半夏加茯苓汤、橘皮半夏汤之类皆可酌用。

——气逆作呕者，多因郁怒，致动肝气，胃受肝邪，所以作呕。然胃强者未必易动，而易动者多因胃虚，故凡治此者，必当兼顾胃气，宜六君子汤或理中汤主之。若逆气未散，或多胀满者，宜二陈汤或橘皮半夏汤之类主之，或神香散亦佳。

——疟痢作呕者，其在疟疾，则以表邪内陷。凡邪在少阳、阳明、太阴者，皆能作呕，但解去表邪，呕必自止。其在痢疾之呕，则多因胃气虚寒。盖表非寒邪无以成疟，里非寒邪无以成痢，而病不知本，尚何医云。二证方论具载本门。

——朝食午吐，午食晚吐，或朝食暮吐，详后反胃门。

一方 治呕吐之极，或反胃，粥汤入胃即吐，垂死者，用人参二两，水一升，煮四合，热服，日再进，兼以人参煮粥食之，即不吐。

吐蛔

凡吐蛔者，必因病而吐蛔，非因蛔而致吐也，故不必治其蛔，而但治其所以吐，则蛔自止矣。有因胃火而吐蛔者，以内热之甚，蛔无所容而出也，但清其火，火清而蛔自静，轻者抽薪饮，甚者万应丸之属是也。有因胃寒而吐蛔者，以内寒之甚，蛔不能存而出也，但温其胃，胃暖而蛔自安，仲景乌梅丸之属是也。有因胃虚无食而吐蛔者，以仓廪空虚，蛔因求食而上出也。此胃气大虚之候，速宜补胃温中，以防根本之败，如温胃饮、理中汤、圣术煎之属也。以上三者，固皆治蛔之法，然蛔有死者，有活者，若吐死蛔，则但治呕如前可也；若活蛔上出不已，则不得不有以逐之，盖蛔性畏酸畏苦，但加乌梅为佐使，则蛔自伏也。若胃实火盛者，可加苦楝根，或黄连亦善。其有未尽者，俱详列《诸虫》本门，及后条吐蛔治案中。

治呕气味论

凡治胃虚呕吐，最须详审气味。盖邪实胃强者，能胜毒药，故无论气味优劣，皆可容受；惟胃虚气弱者，则有宜否之辨，而胃虚之甚者，则于气味之间，关系尤重。盖气虚者，最畏不堪之气，此不但腥臊耗散之气不能受，即微香微郁，并饮食之气亦不能受，而其他可知矣。胃弱者，最畏不堪之味，此非惟至苦极劣之味不能受，即微咸微苦并五谷正味亦不能受，而其他可知矣。此胃虚之呕，所以最重气味，使或略有不投，则入口便吐，终无益也。故凡治阳虚呕吐等症，则一切香散、咸酸，辛味不堪等物，悉当以己意相测，测有不妥，切不可用，但补其阳，阳回则呕必自止，此最确之法，不可忽也。

余尝见一沈姓者，素业医，极多劳碌，且年及四旬，因患癞疝下坠，欲提使上升，自用盐汤吐法，不知胃虚畏咸，遂致吐不能止，汤水皆呕，如此者一日一夜，忽又大便下黑血一二碗，而脉则微渺如毛，几如将绝。此盖吐伤胃气，脾虚之极，兼以盐汤走血，故血不能摄，从便而下。余令其速用人参、姜、附等剂，以回垂绝之阳，庶乎可疗。忽又一医至曰：诸逆冲上，皆属火也。大便下血，亦因火也，尚堪用参附乎？宜速饮童便，则呕可愈而血亦止矣。其人以为有理，及童便下咽即呕，极不堪名状，呕不止而命随继之矣。呜呼！夫以胃强之人，亦且闻尿欲呕，况呕不能止而复可加以尿乎？此不惟死者堪怜，而妄用若此者尚敢称医，诚可恶可恨也，故笔之于此，并以征气味之证。又别有气味治案，在《小儿门》呕吐条中，所当参酌。

述古共五条

王太仆曰：内格呕逆，食不得入，是有火也；病呕而吐，食入反出，是无火也。

《金匮要略》曰：先呕却渴者，此为欲解。先渴却呕者，为水停心下，此属饮家。呕家本渴，今反不渴者，以心下有支饮故也，此属支饮。问曰：病人脉数，数为热，当消谷引食，而反吐者，何也？曰：以发其汗，令阳微，膈气虚，脉乃数，数为客热，不能消谷，胃中虚冷故也。脉弦者，虚也，胃气无余，朝食暮吐，变为胃反。寒在于上，医反下之，今脉反弦，故名曰虚。病人欲吐者，不可下之。呕而胸满者，茱萸汤主之。呕而吐涎沫，头痛者，茱萸汤主之。呕而肠鸣，心下痞者，半夏泻心汤主之。干呕而利者，黄芩半夏生姜汤主之。诸呕吐谷不得下者，小半夏汤主之。呕吐而病在膈上，后思水者，解，急与之。思水者，猪苓散主之。呕而脉弱，小便复利，身有微热，见厥者难治，四逆汤主之。呕而发热者，小柴胡汤主之。胃反呕吐者，大半夏汤主之。食已即吐者，大黄甘草汤主之。胃反吐而渴欲饮水者，茯苓泽泻汤主之。干呕吐逆，吐涎沫者，半夏干姜散主之。病人胸中似喘不喘，似呕不呕，似哕不哕，彻心中愦愦然无奈者，生姜半夏汤主之。干呕哕，若手足厥者，橘皮汤主之。

朱丹溪曰：胃中有热，膈上有痰者，二陈汤加炒山栀、黄连、生姜。有久病呕者，胃虚不纳谷也，用人参、生姜、黄芪、白术、香附之类。呕吐，朱奉议以半夏、橘皮、生姜为主。刘河间谓呕者，火气炎上，此特一端耳。有痰膈中焦，食不得下者，有气逆者，有寒气郁于胃口者，有食滞心肺之分，新食不得下而反出者，有胃中有火与痰而呕者。呕吐药忌栝蒌、杏仁、桃仁、萝卜子、山栀，皆能作吐。肝火出胃，逆上呕吐者，抑青丸。夏月呕吐不止，五苓散加姜汁。吐虫，用炒锡灰、槟榔末，米饮服。胃中有热者，二陈汤加姜、芩、连。恶心有热，有痰，有虚，皆用生姜入药。

薛立斋曰：若脾胃气虚，而胸膈不利者，用六君子汤壮脾土，生元气。若过服辛热之剂，而呕吐噎膈者，用四君子加芎、归，益脾土以抑阴火。胃火内格，而饮食不入者，用六君子加芩、连，清热养胃。若病呕吐，食入而反出者，用六君子加木香、炮姜，温中补脾。若服耗气之剂，血无所生，而大便燥结者，用四君子加芎、归，补脾生血。若火逆冲上，食不得入者，用四君子加山栀、黄连，清热养血。若痰饮阻滞，而食不得入者，用六君子加木香、山栀，补脾化痰。若脾胃虚寒，饮食不入，或入而不化者，用六君子加木香、炮姜，温补脾胃。更非慎房劳、节厚味、调饮食者，不治，年高无血者，亦不治。

徐东皋曰：胃虚呕吐，恶食不思食，兼寒者恶寒，或食久还吐，或朝食暮吐，暮食朝吐，脉迟而微涩，此皆虚寒者也，宜藿香安胃散、理中汤，甚者，丁香煮散温补。胃中郁热，饮食积滞而呕者，则恶食恶寒，烦闷膈满，或渴喜凉，闻食则吐，服药亦吐，脉洪大而数，此皆实热者也，宜竹茹汤、麦门冬汤清之。若食积多者，用二陈加神曲、麦芽、黄连，保和丸之类消导之。

中寒毒吐泻胀满新案

凡胃寒者多为呕吐，而中寒毒者，又必吐而兼泻。余在燕都，尝治一吴参军者，因见鲜蘑菇肥嫩可爱，令庖人贸而羹之，以致大吐大泻。延彼乡医治之，咸谓速宜解毒，乃以黄连、黑豆、桔梗、甘草、枳实之属连进之，而病益甚，遂至胸腹大胀，气喘，水饮皆不能受，危窘已甚，延救于余。投以人参、白术、甘草、干姜、附子、茯苓之类，彼疑不敢用，曰：腹胀气急，口干如此，安敢再服此药。乃停一日，而病愈剧，若朝露矣。因而再恳，与药如前，彼且疑且畏，而决别于内阃，曰：必若如此，则活我者此也，杀我者亦此也，余之生死，在此一举矣。遂不得已含泪吞之，一剂而呕少止，再剂而胀少杀，随大加熟地黄，以兼救其泻亡之阴，前后凡二十余剂，复元如故。彼因问曰：余本中毒致病，乡人以解毒而反剧，先生以不解毒而反愈者何也？余曰：毒有不同，岂必如黄连、甘、桔之类乃可解耶？即如蘑菇一物，必产于深坑枯井，或沉寒极阴之处乃有之，此其得阴气之最盛，故肥白最嫩也。公中此阴寒之毒，而复解以黄连之寒，其谓之何？兹用姜附，非所以解寒毒乎？用人参、熟地，非所以解毒伤元气乎？然则彼所谓解毒者，适所以助毒也，余所谓不解毒者，正所以解毒也。理本甚明，而人弗能辨，凡诸病之误治者，无非皆此类耳。公顿首愀然叹曰：信哉！使非吾丈，几为含冤之魄矣，祈寿诸梓，以为后人之鉴云。

胃火上冲呕吐新案

金宅少妇，宦门女也，素任性，每多胸胁痛及呕吐等症，随调随愈。后于秋尽时，前证复作，而呕吐更甚，病及两日，甚至厥脱不省如垂绝者。再后延予至，见数医环视，佥云汤饮诸药皆不能受，入口即吐，无策可施。一医云：惟用独参汤，庶几可望其生耳。余因诊之，见其脉乱数甚，而且烦热躁扰，莫堪名状，意非阳明之火，何以急剧若此。乃问其欲冷水否？彼即点首，遂与以半盅，惟此不吐，且犹有不足之状，乃复与一钟，稍觉安静。余因以太清饮投之，而犹有谓此非伤寒，又值秋尽，能堪此乎？余不与辩，及药下咽，即酣睡半日，不复呕矣。然后以滋阴轻清等剂调理而愈。大都呕吐多属胃寒，而复有火证若此者，经曰诸逆冲上，皆属于火，即此是也。自后凡见呕吐，其有声势涌猛，脉见洪数，证多烦热者，皆以此法愈之，是又不可不知也。

吐蛔新案

胡宅小儿，年甫三岁，偶因饮食不调，延幼科诊治，所用之药，无非清火化滞等剂，因而更损胃气，反致呕吐溏泄，复加清利，遂致吐蛔，初止数条，渐至数十条，细如灯草，甚至成团搅结而出，早晚不绝。所下者，亦如之，羸困至极，求治于予。因与温胃饮二三剂，其虫朝夕不止，其多如故。初不识其何所从来，而神化之速，一至如此。乃翁切恳曰：止此一儿，死生在公矣，万望先逐此虫，虫不尽则病日甚，其能生乎。予弗之听，但以前药倍加人参，仍加附子二三剂，而呕吐渐稀，泻亦随止。泻止后乃以理阴煎、温胃饮出入间用，十余日而虫渐少，一月余而饮食进，肌肉生，复元如故矣。其翁积诚称谢，因问曰：小豚之病诚然危矣，令何以不治虫，不治呕泻，而三者俱愈，可闻教乎？予曰：公之所畏者，虫也；予之所畏者，胃气也。且凡逐虫之药，无有不伤胃气者，向使胃气再伤，非惟不能逐虫，而命必随之矣，其害孰甚。故保生之权，全在知本知末，但使脾胃日强，则拔去化虫之源，而三病同归一得矣，尚何虫泻之敢横哉。闻者叹服，因附著案于此。

又一王宅少妇，年未二旬，素喜瓜果生冷，因常病心腹疼痛，每发必数日不食；后及二旬之外，则每发必至吐蛔。初吐尚少，自后日甚日多，每吐必一二十条，每发必旬日不食。所经诸医，但知攻虫，旋去旋生，百药不效。予为诊视脉证，并察病因，知其伤于生冷，以致脾胃虚寒，阴湿气聚，故为此证。使不温养脾胃，以杜寒湿化生之源，而但事攻虫，虫去复生，终无济也，因制温脏丸与之，药未完而病随愈矣。后因病愈，而少年任意，仍耽生果，旧病复作，再制丸服，乃得全愈。观此二证，如前之小儿，乃因凉药伤脾，所以生虫；后之女人，乃因生果伤胃，所以生虫，可见阴湿内淫，而脾胃虚寒，是即生虫之由也。故凡治虫之法，但察其别无疳热等症者，悉当以温补脾胃为主。

呕吐论列方

二陈汤和一

四君子汤补一

理中汤热一

加减二陈汤和二

附子理中汤热二

温胃饮新热五

理阴煎新热三

六君子汤补五

金水六君煎新和一

圣术煎新热二五

神香散新和二十

四逆汤热十四

黄芽丸新热二一

四味回阳饮新热一

参姜饮新热八

启脾丸和八六

和胃饮新和五

平胃散和十七

六味回阳饮新热二

五苓散和一八二

橘皮汤和十一　热五六

和胃二陈煎新和三

一气丹新热二二

除湿汤和一七七

苓术二陈煎新和四

排气饮新和六

茱萸汤热一三七

生姜半夏汤热五二

猪苓散和一二五

竹茹汤和一二一

半夏干姜散热五三

保和丸小三五

万应丸攻九九

茯苓泽泻汤热七四

六一散寒百十二

香藿饮和一六九

五物香薷饮和百七十

白虎汤寒二

太清饮新寒十三

藿香安胃散热七一

抽薪饮新寒三

黄芩汤和一九八

藿香正气散和二十

柴陈煎新散九

抑青丸寒一四九

橘皮半夏汤和十三

大半夏汤和十

小半夏汤和八

半夏泻心汤寒二八

大分清饮新寒五

小分清饮新和十

《局方》四七汤和九七

大和中饮新和七

小和中饮新和八

竹叶石膏汤寒五

小柴胡汤散十九

正柴胡饮新散六

仲景乌梅丸和三二三

麦门冬汤寒四四

丁香煮散热六一

大黄甘草汤攻十三

大七香丸和一三一

不换金正气散和二一

小半夏茯苓汤和九

黄芩半夏生姜汤和十六

温脏丸新热二四

论外备用方

独参汤补三五

参术汤补四十

参苓白术散补五四

参附汤补三七

五味异功散补四

《金匮》大建中汤补二三　寒上冲

大建中汤补二五　寒呕

香砂六君汤补七

二术二陈汤和四　吐清水

益黄散和十九　脾寒气滞

治中汤热十　中气不和

茯苓半夏汤和十二　水气呕

葛花解酲汤和一二四

青州白丸子和百十二

半夏丁香丸和百三十　寒滞

槟榔煎和二三六　寒湿瘴

保和汤和一四七　散邪顺气

丁香半夏丸和一二九　寒痰

陈皮汤和百二十　和胃

六和汤和一二七　和胃

橘半胃苓汤和一九一　和胃

旋覆花汤散八三　风痰呕

胃爱散热七十　虚寒滞

理中加丁香汤热四　中寒

甘露汤热七三　和胃

丁附散热六二　胃寒

丁香温中汤热十一　和胃

安脾散热六七　冷痰饮

倍术丸热百四　饮呕

丁香茯苓汤热六三　温中行滞

养胃汤热六九　虚寒气滞

补脾汤热六八　虚滞

理中化痰丸热九　虚痰

养正丹热一八八　气壅不降

八味理中丸热七　虚寒

五味沉附汤热百十六　胃寒

吴茱萸汤热一三八　头痛呕

胡椒理中汤热六　虚寒

橘皮干姜汤热五五　胃寒呕

七味人参丸热七二　虚寒

甘草干姜汤热五四　脾寒

藿香安胃散热七一　寒滞

草豆蔻汤热七六　调气

丁香柿蒂散热六四　胃寒

霍　乱

经义

《经脉》篇曰：足太阴厥气上逆，则霍乱。

《气交变大论》曰：岁土不及，民病飧泄、霍乱。

《六元正纪大论》曰：不远热则热至，热至则身热，吐下霍乱。太阴所至，为中满、霍乱、吐下。土郁之发，为呕吐、霍乱。

论证共三条

霍乱一证，以其上吐下泻，反复不宁而挥霍撩乱，故曰霍乱，此寒邪伤脏之病也。盖有外受风寒，寒气入脏而病者；有不慎口腹，内伤食饮而病者；有伤饥失饱，饥时胃气已伤，过饱食不能化而病者；有水土气令，寒湿伤脾而病者；有旱潦暴雨，清浊相混，误中沙气阴毒而病者，总之皆寒湿伤脾之证。邪在脾胃，则中焦不能容受，故从上而出则为吐，从下而出则为泻，且凡邪之易受者，必其脾气本柔，而既吐既泻，则脾气不无更虚矣。故凡治霍乱者，必宜以和胃健脾为主。健者，培补之谓，因其邪气已去，而胃气受伤，故非培补不可也。和者，调和之谓，以其胃气虽伤，而邪犹未尽，故非察其邪正，而酌为调和不可也。若其寒少滞多，则但以温平之剂调之可也；若滞因于寒，则非温热之剂不能调也。而诸家有言为火者，谓霍乱之病多在夏秋之间，岂得为之伤寒乎？吁！谬亦甚矣。不知夏秋之交，正多脏寒之病，盖一以盛暑将杀，新凉初起，天人易气，寒之由也；一以酷暑当令，生冷不节，疾病因时寒之动也。人以夏秋之外热易见，而脏腑之内寒难见，故但知用热远热，而不知用寒远寒，见之浅陋，多有如此，此所以多致误也。学者于此，当熟察之。

——转筋霍乱证，以其足腹之筋拘挛急痛，甚至牵缩阴丸，痛迫小腹，最为急候，此足阳明厥阴气血俱伤之候也。观河间曰：转筋，经云反戾也，热气燥烁于筋，则挛瘛而痛，火主燔烁燥动故也。或以为寒客于筋者，误也，盖寒虽主于收引，然止为厥逆、禁固、屈伸不便，安得为转筋也。所谓转者，动也，阳动阴静，热证明矣。丹溪亦曰：转筋属血热。余谓此二子之言，总属一偏之见，不可从也。试以《内经》质之，不有曰：经筋之病，寒则反折筋急，热则筋弛纵不收。此转筋者，谓非反折筋急之病乎，而何以谓之热也？夫所谓转者，以其坚强急痛，有如扭转之状，是谓转筋，今西北方以转字作去声者，即其义也。而河间曰转者，动也，则不为强矣。且凡患转筋者，必于大吐大泻之后，乃有此证，未闻于吐泻之前，而先见转筋者也。若转于吐泻之前而谓之火，犹可云因火而病也，既转于吐泻之后，则上下皆已火去，岂因吐泻而反生火耶？又何以吐泻之前火不转耶？河间其何以解之。盖阳明为五脏六腑之海，主润宗筋，此证以阳明血气骤损，筋急而然，本非火也。观无择陈氏曰：转筋者，以阳明养宗筋，属胃与大肠。今暴吐下，津液顿亡，外感四气，内伤七情，攻闭诸脉，枯削于筋，宗筋失养，必致挛缩，甚则卵缩、舌卷，为难治。此说始为切当，若从河间而作火治，能无误乎？余故曰不可从也。

——夏秋新凉之交，或疾风暴雨，或乍寒乍暖之时，此皆阴阳相驳之际，善养生者，最于此时宜慎，凡外而衣被，内而口腹，宜增则增，宜节则节，略为加意，则却疾亦自不难。其或少有不调，而为微寒所侵，则霍乱吐泻、搅肠腹痛、疟痢之类，顷刻可至，此其所忽者微，而所害者大也。且膏粱与藜藿不同，薄弱与强壮迥异。矧强者犹不可恃强，而弱者顾可以忘弱耶，此自珍者之不可忽也。

论治共七条

——霍乱初起，当阴阳扰乱，邪正不分之时，惟宜以姜盐淡汤徐徐与之，令其徐饮徐吐，或以二陈汤探吐之，则吐中自有发散之意。必俟滞浊大出，胃气稍定，乃察其有无泄泻，有无胀满，有无呕恶，以辨邪正虚实，然后随其证而调理之，自无不愈者。但于吐泻扰乱之后，胃气未清，邪气未净之时，凡一切食饮之类，宁使稍迟，切不可急与粥汤，以致邪滞复聚，则为害不小也，不可不慎，亦不可妄用凉药。

——霍乱初起，胃口不清，邪气未净，或痛而呕恶不止，察其邪甚于上者，宜和胃饮、神香散或平胃散，择而用之；邪甚于下者，宜五苓散、胃苓汤，或苓术二陈煎之类主之。

——霍乱无胀无痛，而但呕恶不宁者，此脾胃受伤，虚寒证也。若胃气微虚兼滞者，宜六君子汤，或温胃饮主之。若但虚无滞者，宜理中汤，或五君子煎主之。若虚而无寒者，止用四君子汤，或五味异功散亦可。若虚在阴分，水中无火，因泻而呕恶不已，胸腹膨膨者，必用理阴煎，或去当归加人参主之。若吐利，四肢拘急，脉沉而迟，此脾肾证也，宜四君子加姜、附、厚朴，或理阴煎主之。

——霍乱杂证，凡霍乱后身热不退，脉数无汗者，宜酌其虚实，于前治法中加柴胡主之。寒邪甚者，宜用麻黄。吐痢，脉浮自汗者，宜四君子加桂枝主之。吐痢，头痛身热而渴者，宜五苓散。吐痢因于过食，或瓜果生冷，以致食留不化，遂成痞隔、霍乱者，宜大小和中饮，或六和汤主之。若生冷寒胜者，宜加炮姜、肉桂、吴茱萸之类。《元戎》曰：太阴证，霍乱者，理中加橘红，名治中汤。若吐下心腹作痛，手足逆冷，理中去白术加熟附子，名四顺汤。若吐利后转筋者，理中加火煅石膏一两。

——转筋腹痛者，因胃气暴伤，以致阳明、厥阴血燥筋挛而然。法当养血温经，乃为正治。若邪滞未清者，或先宜和胃饮加肉桂、木瓜主之。若气虚者，宜四君子汤加当归、肉桂、厚朴、木瓜之类。阴虚少血者，宜理阴煎加肉桂、木瓜主之。又治转筋法，男子以手挽其阴，女子以手揪两乳，此《千金》法也。

——干霍乱证，最为危候。其证则上欲吐而不能出，下欲泻而不能行，胸腹搅痛，胀急闷乱，此必内有饮食停阻，外有寒邪闭遏。盖邪浅者易于行动，故即见吐利，邪深者阴阳格拒，气道不通，故为此证。若不速治，多致暴死。宜先用盐汤探而吐之，一以去其滞隔，一以通其清气，但使清气得升，然后浊气得降，从泻而出，斯不致害。药以温中散滞破气等剂，庶乎胃气可舒而邪随以散，宜排气饮加减主之，或神香散，或《局方》七气汤亦可酌用。向余荆人患此，几致不救，有治案在腹痛门。

——霍乱之后，多有烦渴者，此以吐利亡津，肾水干涸，故渴饮欲水，势所必然。但宜温暖调脾以止吐泻，脾气得和，渴将自止；或以独参汤徐徐与之，最妙法也。其有本以阳脏，而因泻亡阴，或见火盛喜冷，内热脉洪者，宜益元散或竹叶石膏汤之类，甘凉以济之，亦无不可。

述古共三条

仲景曰：霍乱头痛发热，身疼痛，热多欲饮水者，五苓散主之；寒多不欲水者，理中丸主之。若脐上筑者，肾气动也，去术加桂四两。此下即理中汤加减法。吐多者，去术加生姜三两。下多者，还用术。悸者，加茯苓二两。渴欲得水者，加术足前成四两半。腹中痛者，加人参足前成四两半。寒者，加干姜足前成四两半。腹满者，去术加附子一枚。服汤后，如食顷，饮热粥一升许，微自温，勿发揭衣被。吐痢止而身痛不休者，当消息和解其外，宜桂枝汤小和之。吐利汗出，发热恶寒，四肢拘急，手足厥冷者，四逆汤主之。既吐且利，小便复利而大汗出，下利清谷，内寒外热，脉微欲绝者，四逆汤主之。吐已下断，汗出而厥，四肢拘急不解，脉微欲绝者，通脉四逆加猪胆汁汤主之。吐利发汗，脉平，小烦者，以新虚不胜谷气故也。

《巢氏病源》曰：霍乱吐泻，皆由温凉不调，阴阳淆混，二气相干，致脾胃受伤，变为霍乱。寒气客于脾则泻，客于胃则吐。亦由饮酒食肉腥脍，生冷过度，或因坐卧湿地，当风取凉，使风冷之气归于三焦，传于脾胃，脾胃得冷，水谷不消，皆成霍乱。

陈无择曰：霍乱者，心腹卒痛，呕吐下痢，憎寒壮热，头痛眩运，先心痛则先吐，先腹痛则先泻，心腹俱痛则吐痢并作，甚至转筋入腹，霍乱恶证，无越于斯。盖阴阳反戾，清浊相干，阳气暴升，阴气顿坠，阴阳痞膈，上下奔逸。治之惟宜温暖，更详别三因以调之。外因诸风，则恶风有汗，伤寒则恶寒无汗，冒湿则重着，伤暑则热烦。内因九气所致，郁聚痰涎，痞膈不通，遂致满闷，随其胜复，必作吐痢。不内外因，或诸饱食脍炙，恣饮奶酪冰脯，寒浆旨酒，胃既䐜胀，脾脏停凝，内郁必发，遂成吐痢，当从不内外因也。

针灸法

刺委中穴出血，或刺十指头出血，皆是良法。今西北人，凡病伤寒热入血分而不解者，悉刺两手、腘中出血，谓之打寒，盖寒随血去，亦即红汗之类也。故凡病受寒霍乱者，亦宜此法治之。今东南人有括沙之法，以治心腹急痛，盖使寒随血聚，则邪达于外而脏气始安，此亦出血之意也。

霍乱吐泻不止，灸天枢、气海、中脘四穴，立愈。

霍乱危急将死，用盐填脐中，灸二七壮，立愈。

转筋，十指拘挛不能屈伸，灸足外踝骨尖上七壮。

霍乱论列方

四君子汤补一

五君子煎新热六

六君子汤补五

大和中饮新和七

小和中饮新和八

二陈汤和一

神香散新和二十

平胃散和十七

和胃饮新和五

温胃饮新热五

胃苓汤和百九十

五苓散和一八二

四逆汤热十四

理中汤热一

理阴煎新热三

独参汤补三五

六和汤和一二七

排气饮新和六

益元散寒百十二

理中丸热一

桂枝汤散九

五味异功散补四

苓术二陈煎新和四

《局方》七气汤和五十

竹叶石膏汤寒五

四逆加猪胆汁汤热十六

论外备用方

人参散和一二六　胃寒

缩脾饮和一七三　暑毒

藿香正气散和二十　风寒

丁香散和一二八　气逆

治中汤热十　中气不和

吴茱萸汤热一三八　阴暑

木瓜汤热八二　转筋

大顺散热七七　寒湿

姜附汤热三二　厥冷转筋

冷香汤热八一　生冷滞

霍乱三方热八四

干霍乱二方热八六

养正丹热一八八　气壅滞

诃子散热八三　老幼皆宜

四顺附子汤热九六　阴寒

冷香饮子热八十　阴暑

《千金》霍乱方热八五

附子粳米汤热七九　四逆干呕

恶心嗳气

经义

《宣明五气篇》曰：五气所病，心为噫。

《脉解篇》曰：太阴所谓上走心为噫者，阴盛而上走于阳明，阳明络属心，故曰上走心为噫也。

《经脉》篇曰：足太阴病，则舌本强，食则呕，胃脘痛，腹胀善噫，得后与气，则快然如衰。

《口问》篇曰：人之噫者，何气使然？曰：寒气客于胃，厥逆从下上散，复出于胃，故为噫。

《阴阳别论》曰：二阳一阴发病，主惊骇、背痛、善噫、善欠，名曰风厥。

《痹论》曰：心痹者，脉不通，烦则心下鼓，暴上气而喘，嗌干善噫。

《三部九候论》曰：若有七诊之病，其脉候亦败者死矣，必发哕噫。

《至真要大论》曰：岁厥阴在泉，风淫所胜，民病膈咽不通，食则呕，腹胀善噫，得后与气，则快然如衰，身体皆重。太阳司天，寒淫所胜，民病胸胁胃脘不安，面赤目黄，善噫嗌干，甚则色炲，渴而欲饮，病本于心。少阴之复，燠热内作，外为浮肿，为哕噫。

《四时刺逆从论》曰：刺五脏，中心一日死，其动为噫。

《诊要经终论》曰：太阴终者，腹胀闭不得息，善噫善呕。

恶心证治共三条　《内经》无恶心之说，凡呕吐证即其类也。经义详见本门

恶心证，胃口泛逆，兀兀不宁之病。凡恶心欲吐，口必流涎，咽之不下，愈咽愈恶，而呕吐继之，亦有不呕吐而时见恶心者，然此虽

曰恶心，而实胃口之病，非心病也。此证之因，则有寒，有食，有痰饮，有秽气，有火邪，有阴湿伤胃，或伤寒疟痢诸邪之在胃口者，皆得有之，若欲察之，但当察其虚实寒热则尽之矣。盖实邪恶心者，邪去则止，其来速，其去亦速；虚邪恶心者，必得胃气大复，其病方愈。且此证惟虚寒者十居八九，即有实邪呕恶者，亦必其脾气不健，不能运化而然。此所以凡治恶心者，必当知其实中有虚，勿得妄行攻击，而胃气不可不顾也。

——虚寒恶心，其证最多，若非猝暴而常见，或形气不足之辈，悉以胃气弱也。故凡治此者，多宜以温补为主。若脾胃微虚生痰，或兼吞酸嗳腐，咳嗽恶心者，宜六君子汤。若脾肾虚寒，痰滞咳嗽而恶心者，金水六君煎。若脾胃虚寒，或太阴自利腹痛，呕吐恶心者，温胃饮，或理中汤、圣术煎。若脾肾虚寒，上下不能运行，或胀满，或呕吐，或伤寒阴证，寒邪深入三阴，而恶心呕吐不止者，理阴煎或温胃饮。

——实邪恶心，以一时邪滞犯胃，得吐则滞去，滞去则恶心自解。若有余邪，如法治之。若恶心多痰，及风寒咳嗽，或伤生冷，或饮酒过多，脾胃不和者，二陈汤或橘皮半夏汤。若脾胃多滞，或寒湿伤脾恶心者，平胃散。若胃寒多滞，或伤生冷，或寒痰不清，吞酸胀满恶心者，和胃饮或和胃二陈煎。若受秽浊寒邪，胀满腹痛恶心者，调气平胃散。若感冒暑热，火盛烦躁恶心者，仲景竹叶石膏汤。若中药毒或诸毒而恶心者，速宜于《诸毒门》求法治之。

嗳气证治共三条

嗳气者，即《内经》之所谓噫也。此实脾胃之气滞，起自中焦而出于上焦，故经曰：上走心为噫也。据丹溪曰：嗳气，以胃中有痰有火，愚谓此说未必皆然。盖嗳气多由滞逆，滞逆多由气不行，气逆不行者，多寒少热，可皆谓之火耶？故凡人之饮食太饱者，多有此证，及饮食不易消化者，亦有此证。但太饱作嗳者，此系实滞，治宜行气化食；食不消化，时多虚闷作嗳者，此系胃气虚寒，治宜温补。若痰火作嗳者，亦或有之，但停痰必以胃弱，胃弱多因无火，此当详辨脉证而酌治之也。

——治嗳之法，凡胃虚兼滞而作嗳者，宜十味保和汤，或枳壳散。若胃寒气滞作嗳者，和胃煎。若胃寒生痰，呕恶嗳气者，宜和胃二陈煎。若胃气虚寒，饮食难化，时常虚饱嗳气者，宜温胃饮，或养中煎、理中汤。若脾肾虚寒，命门不暖，阴邪不降，则寒滞上焦而痞满嗳气者，理阴煎加减治之。

——丹溪曰：嗳气以胃中有痰有火，宜用半夏、南星、香附、软石膏、栀子，或汤或丸服。案此治必真有火邪者乃可用，否则恐滞于中而嗳愈甚。

恶心论列方

理中汤热一
和胃饮新和五
温胃饮新热五
橘皮半夏汤和十三
金水六君煎 新和一
枳壳散和一四六
圣术煎新热二五
平胃散和十七
理阴煎新热三
十味保和汤和一四八
养中煎新热四
六君子汤补五
和胃二陈煎新和三
调气平胃散和十八
二陈汤和一
竹叶石膏汤寒六

论外备用方

胃爱散热七一
香砂六君子汤补七
祛痰丸和百三

卷之二十一　杂证谟

吞　酸

经义

《至真要大论》曰：诸呕吐酸，暴注下迫，皆属于热。少阳之胜，呕酸善饥。

辨证共五条

吐酸一证，在河间言其为热，在东垣言其为寒，夫理有一定，奚容谬异若此，岂理因二子可以易乎，必二子于理有一悖耳。此余之不能无言者，乃以东垣为是，而以河间为非也。何以见之？盖河间之说，实本《内经》。经曰：诸呕吐酸，暴注下迫，皆属于热。故河间《病机》悉训为火，而甚以主寒者为非。不知《内经》此论，乃以运气所属概言病应，非以呕吐注泻皆为内热病也。如果言热，则何以又曰：寒气客于肠胃，厥逆上出，故痛而呕也。又曰：太阳之复，心胃生寒，胸中不和，唾出清水，及为哕噫。此言呕吐之有寒也，岂皆热耶？又曰：太阳之胜，寒入下焦，传为濡泄，此言泄泻之有寒也，岂亦热耶？由此观之，则其此处言热，而彼复言寒，岂非自相矛盾，能无谬乎？不知《内经》之理，圆通详悉，无不周备，故有此言其常而彼言其变者，有此言其顺而彼言其逆者，有此篇未尽而足之他论者，有总言所属而详言所病者，此《内经》之玄，所以不易穷也。故凡善观此者，务宜悟其源流，察其分合，其博也，必烛其为千为万；其约也，必贯其总归一理，夫如是，斯足称明眼人矣。倘不能会其巅末，而但知管测一斑，又乌足以尽其妙哉。矧复有不明宗旨，悖理妄谈，谬借经文证已偏见者，尚难枚举，无暇辨也．兹因二子之论，故并及之，而再悉于下，观者其加政焉。

——辨河间吐酸之论为非。据河间曰：酸者，肝木之味也，由火盛制金，不能平木，则肝木自甚，故为酸也，如饮食热则易于酸矣。或言吐酸为寒者，误也。所以妄言为寒者，但谓多伤生硬黏滑，或伤冷物而为噫酸吞酸，故俗医主于温和脾胃。岂知经言：人之伤于寒也，则为病热。故凡内伤冷物者，或即阴胜阳而为病寒者，或寒热相击而致肠胃阳气怫郁而为热者，亦有内伤生冷而反病热，得大汗，热泄身凉而愈也。若久喜酸而不已，则不宜温之，宜以寒药下之，后以凉药调之，结散热去则气和也。

凡此皆河间之说，余每见之，未尝不反复切叹。观其所言病机，则由火及金，由金及木，由木及脾，所以为酸，若发微谈理，果可转折如此，则指鹿为马，何患无辞？惟其执以为热，故不得不委曲若此。若余言其为寒，则不然也。夫酸本肝木之味，何不曰火衰不能生土，则脾气虚而肝邪侮之，故为酸也，岂不于理更为明切，而何以曲折强解有若是乎。又若《内经》所言人之伤于寒也，则为病热，此言伤寒证寒邪在表，则为三阳之发热，及其传里，则为阳明之内热，岂以内伤冷物而亦云病热者耶？又岂有内伤冷物而可以汗解者耶？即以气血强盛之人，偶伤生冷，久留不去而郁为热者，此以郁久化热，或亦有之，岂果因生冷而反热耶？矧《内经》本以外感言，而河间引以证内伤，谬亦甚矣。此不惟大害轩岐之旨，而致后人执以借口，其害又将何如也。

——辨东垣吐酸之论为是。据《发明》曰:《内经》言诸呕吐酸，皆属于热，此上焦受外来客邪也，胃气不受外邪故呕，仲景以生姜、半夏治之。以杂病论之，呕吐酸水者，甚则酸水浸其心，其次则吐出酸水，令上下牙酸涩不能相对，以大辛热药疗之必减也。酸味者，收气也，西方肺金旺也。寒水乃金之子，子能令母实，故用大咸热之剂泻其子，以辛热为之佐，而泻肺之实,《病机》作热攻之，误矣。盖杂病醋心，浊气不降，欲为中满，寒药岂能治之乎？

此东垣之说也，余谓其最为得理。但其立言太讳，如所云收气及西方金旺，水为金子等义，人有未达，每多忽之。即在丹溪，亦曰东垣不言外得风寒，而作收气立说，欲泻肺金之实，又谓寒药不可治酸，而用安胃汤、加减二陈汤，俱犯丁香，且无治热湿郁积之法，为未合经意也。因考丹溪治法，则用茱莲丸、二陈汤，且曰：宜用炒吴茱萸，顺其性而折之，乃反佐之法也，必用黄连为君以治之。此丹溪之意亦主于热，正与东垣相反，而欲以芩、连治吐酸，则不可不辨也，故余以东垣之说请为之疏焉。

夫所谓收气者，金气也，即秋气也。《内经》曰：秋气始于上。盖阴盛之渐，必始于秋，以阳气之将退也。寒肃之渐，必始于上，以阳气之日降也。其云金旺者，非云肺气之充实，正言寒气之有余也。其云子令母实者，以寒在上焦，则收气愈甚，故治用咸热等剂以泻其子，亦无非扶阳抑阴之道，最切当也。丹溪未达其意，而反以非之，抑又何也。即如丁香气味辛爽无毒，凡中焦寒滞，气有不顺者，最其所宜，又何至以犯字相戒，而使后人畏之如虎耶？盖丹溪但知丁香不可犯，而不知黄连、黄芩又岂吞酸证所宜轻犯者哉？然说虽如此，而说有未尽，则云寒云热，犹不无疑，谨再竟其说如下。

——吐酸证，诸言为热者，岂不各有其说。在刘河间则曰：如饮食热则易酸矣。在戴原礼则曰：如谷肉在器，湿热则易为酸也。又有相传者曰：观之造酒者，凉作则甘，过热则酸，岂非酸由热乎？诸说如此，宛然可信，而欲人不从不可得也，凡诸似是而非者，正以此类。譬之射者，但能不离于前后左右，便云高手，不知犯此四字，尚足以言射乎？而诸家之说，亦犹是耳。

何以见之？盖察病者，当察以理，察理者，当察以真。即如饮食之酸由乎热，似近理矣，然食在釜中，使能化而不能酸者，此以火力强而速化无留也，若起置器中，必久而后酸，此停积而酸，非因热而酸也。尝见水浆冷积既久，未有不酸者，此岂热耶，因不行也。又云造酒者热作则酸，亦似近理，然必于二三日之后，郁热不开，然后成酸，未有热作及时而遂致酸者。且人之胃气，原自天热，所以三餐入胃，俱能顷刻消化，此方是真阳火候之应；若如造酒者，必待竟日而后成，则日不再餐，胃气能无惫乎？若必如冷作之不酸，方云无火，则饮食之化，亦须旬日，此其胃中阳气不已竭乎？是可见胃气本宜暖，稍凉不可也，酒瓮本宜疏，郁闷不可也。故酒瓮之化，亦安能如胃气之速，而胃气之健，又安可同酒瓮之迟乎？此其性理相悬，奚啻十倍，有不待辨也明矣。且人之饮食在胃，惟速化为贵，若胃中阳气不衰，而健运如常，何酸之有？使火力不到，则其化必迟，食化既迟，则停积不行而为酸为腐，此酸即败之渐也。故凡病吞酸者，多见饮食不快，自食有不快，必渐至中满、痞隔、泄泻等症，岂非脾气不强，胃脘阳虚之病，而犹认为火，能无误乎？余向在燕都，尝治一缙绅患此而求治者，余告以寒，彼执为热，坚持造酒之说，以相问难，莫能与辩，竟为芩、连之属所毙，而终不能悟，岂非前说之误之也耶？亦可哀矣。余故曰：人之察理，贵察其真，若见理不真，而疑似固执，以致酿成大害者，无非此类，此似是而非之谈，所以不可不辨也。

——吞酸之与吐酸，证有三种：凡喉间嗳噫，即有酸水如醋浸心，嘈杂不堪者，是名吞酸，即俗所谓作酸也。此病在上脘最高之处，不时见酸，而泛泛不宁者是也。其次则非如吞酸之近，不在上脘，而在中焦胃脘之间，时多呕恶，所吐皆酸，即名吐酸，而渥渥不行者是也。又其次者，则本无吞酸吐酸等症，惟或偶因呕吐所出，或酸或苦，及诸不堪之味，此皆肠胃中痰饮积聚所化，气味每有浊恶如此，此又在中脘之下者也。但其顺而下行，则人所不觉，逆而上出，则喉口难堪耳。凡此三者，其在上中二脘者，则无非脾胃虚寒，不能运化之病，治此者非温不可。其在下脘偶出者，则寒热俱有，但当因证以治其呕吐，呕吐止则酸苦无从见矣。虽然，此亦余之论证，故不得不曲尽其说，若以实理言之，则凡胃强者，何暇及于酸苦，其有酸苦者，必其停积不行而然。此宜随证审察，若无热证热脉可据，而执言湿中生热，无分强弱，惟用寒凉，则未有不误者矣。

论治 共七条

——治吞酸吐酸，当辨虚实之微甚，年力之盛衰。实者可治其标，虚者必治其本。

——凡胃气未衰，年质壮盛，或寒或食，偶有所积而为酸者，宜用行滞温平之剂，以二陈汤、平胃散、和胃饮之类主之。中气微寒者，宜加减二陈汤，或橘皮汤，甚者宜温胃饮。气微虚者，宜藿香安胃散。

此皆治标之法也。

——脾胃气虚，及中年渐弱，而饮食减少，时见吞酸者，惟宜温补脾胃，以理中汤、温胃饮、圣术煎之类主之，切不可用清凉消耗等药。若虚在阴分，下焦不暖，而水邪上泛为酸者，宜用理阴煎最妙。

——丹溪曰：治酸必用吴茱萸，顺其性而折之，乃反佐之法也。不知此实正治，非顺性也。盖其性热，最能暖中下二焦，其味辛苦，最能胜酸涩之味，谓之反佐，见之过矣。

——用黄连为君，以治吐酸，乃丹溪之法也。观其治案，有一人酸块自胸直上咽喉，甚恶，以黄连浓煎，冷，候酸块欲上，与数点饮之即下。盖味苦沉降，故酸得苦而即下，此亦扬汤止沸之法耳。若年壮气强，偶有所积，及酒湿不行，而酸楚上泛者，或用此法，未必即伤胃气，而亦可坠引下行，即权宜用之，亦无不可，然终非治本之道也。若气体略有虚弱，及内伤年衰之辈而患吐酸者，必不可妄用芩连再残阳气，虽暂得苦降之力，而胃气愈伤，则病必日甚，而无可为矣。

——呕吐清水，古法以二术、二陈汤，或六君子汤，本皆正治之法。然余尝治水泛为饮者，觉自脐下上冲而吐水不竭，以理阴煎治之，其妙如神，故此三方皆宜酌用。

——凡肌表暴受风寒，则多有为吞酸者，此其由息而入，则脏气通于鼻，由经而入，则脏俞系于背，故凡寒气一入，则胃中阳和之气被抑不舒，所以滞浊随见，而即刻见酸，此明系寒邪犯胃也。今以讹相传者，皆云肌表得风寒，则内热愈郁，而酸味刺心，何其谬也！夫因郁成热者，必以渐久而成，或一日、或二日，然后郁而为热也。今凡受寒吞酸者，无不随寒而酸，见在即刻，岂即刻便成郁热耶？惟其非热，所以却之之法，亦惟肌表宜温暖，药剂宜香燥，此自寒者热之之正治。而说者必欲执言为热，故尔强解，所谓道在迩而求诸远，凡属谬妄者，何非此类。

述古

薛立斋曰：吐酸吞酸，大略不同，吐酸者湿中生热，吞酸者虚热内郁，皆属脾胃虚寒，中传末证。故《内经》以为火者，指其病形而言也，东垣以为胃寒者，指其病本而言也。凡患此者，先当辨其吞吐而治，以固本元为主。若服寒凉，复伤胃气，则实实虚虚者矣。复审其脾气虚而饮食不能输化，浊气不能下降者，须用六君子汤补养脾胃为主，少佐越鞠丸以清中。故东垣先生云：邪热不杀谷。若误认为实热，而妄用寒凉，必变败证。

吞酸论列方

二陈汤和一

理中汤热一

平胃散和十七

理阴煎新热三

六君子汤补五

二术二陈汤和四

温胃饮新热五

橘皮汤和十一

和胃饮新和五

越鞠丸和一五四

加减二陈汤和二

藿香安胃散热七一

圣术煎新热二五

论外备用方

曲术丸和百十　宿食

安脾散热六七　胃寒

沉香降气散和四十　气滞

丁香茯苓汤热六三　温胃行滞

半夏丁香丸和百三十　寒滞

倍术丸热百四　饮

茱连丸寒一五三　湿热

反　胃

论证

反胃一证，本属火虚，盖食入于胃，使果胃暖脾强，则食无不化，何至复出？今诸家之论，有谓其有痰者，有谓其有热者，不知痰饮之留，正因胃虚而完谷复出，岂犹有热？观王太仆曰：内格呕逆，食不得入，是有火也；病呕而吐，食入反出，是无火也。此一言者，诚尽之矣。然无火之由，则犹有上中下三焦之辨，又当察也。若寒在上焦，则多为恶心，或泛泛欲吐者，此胃脘之阳虚也。若寒在中焦，则食入不化，每食至中脘，或少顷，或半日复出者，此胃中之阳虚也。若寒在下焦，则朝食暮吐，或暮食朝吐，乃以食入幽门，丙火不能传化，故久而复出，此命门之阳虚也。故凡治此者，使不知病本所在，混行猜摸，而妄祈奏效，所以难也。

论治共七条

——治反胃之法，当辨其新久，及所致之因。或以酷饮无度，伤于酒湿；或以纵食生冷，败其真阳；或因七情忧郁，竭其中气。总之，无非内伤之甚，致损胃气而然。故凡治此者，必宜以扶助正气，健脾养胃为主。但新病者，胃气犹未尽坏，若果饮食未消，则当兼去其滞，若有逆气未调，则当兼解其郁。若病稍久，或气体禀弱之辈，则当专用温补，不可标本杂进，妄行峻利开导、消食化痰等剂，以致重伤胃气，必致不起也。

——虚在上焦，微寒呕恶者，惟姜汤为最佳，或橘皮汤亦可。若气虚为寒所侵，而恶心呕食者，宜黄芽丸，或橘皮干姜汤之类主之。若寒痰胜者，宜小半夏汤，或大半夏汤之类主之。

——虚在中焦，而食入反出者，宜五君子煎、理中汤、温胃饮、圣术煎之类主之。若胃虚甚者，宜四味回阳饮，或黄芽丸主之。若兼寒痰者，宜六君子汤，或理中化痰丸之类主之。或水泛为痰者，宜金水六君煎主之。若胃不甚寒，而微虚兼滞者，宜五味异功散主之。

——虚在下焦，而朝食暮吐，或食入久而反出者，其责在阴，非补命门以扶脾土之母，则火无以化，土无以生，亦犹釜底无薪，不能腐熟水谷，终无济也。宜六味回阳饮，或人参附子理阴煎，或右归饮之类主之。此屡用之妙法，不可忽也。

——反胃初起，而气体强壮者，乃可先从清理，如二陈汤、橘皮半夏汤之类，皆可清痰顺气。平胃散、不换金正气散、五苓散之类，皆可去湿去滞。半夏干姜散、仲景吴茱萸汤、橘皮汤之类，皆可去寒。然此惟真有邪滞，乃可用之，若病稍久而胃气涉虚者，则非所宜。

——反胃证，多有大便闭结者，此其上出，固因下之不通也。然下之不通，又何非上气之不化乎？盖脾胃气虚，然后治节不行，而无以生血，血涸于下，所以结闭不行，此真阴枯槁证也。必使血气渐充，脏腑渐润，方是救本之治。若徒为目前计，而推之逐之，则虽见暂通，而真阴愈竭矣。故治此之法，但见其阴虚兼寒者，宜以补阳为主，而大加当归、肉苁蓉、韭汁、姜汁之属；阴虚兼热者，宜以补阴为主，而加乳汁、童便、酥油、蜂蜜、豕膏、诸血之属。然此等症治，取效最难，万毋欲速，非加以旬月功夫，安心调理，不能愈也。其有粪如羊矢，或年高病此者，尤为难治。

——反胃由于酒湿伤脾者，宜葛花解酲汤主之。若湿多成热，而见胃火上冲者，宜黄芩汤，或半夏泻心汤之类主之。

述古共三条

仲景曰：病人脉数，数为热，当消谷引食，而反吐者，何也？师曰：以发其汗，令阳微，膈气虚，脉乃数，数为客热，不能消谷，胃中虚冷故也。脉弦者，虚也，胃气无余，朝食暮吐，变为胃反。寒在于上，医反下之，今脉反弦，故名曰虚。趺阳脉浮而涩，浮则为虚，涩则伤脾，脾伤则不磨，朝食暮吐，暮食朝吐，宿食不化，名曰胃反。脉紧而涩，其病难治。

《巢氏病源》曰：营卫俱虚，气血不足，停水积饮在胃脘则脏冷，脏冷则脾不磨，脾不磨则宿食不化，其气逆而成反胃也。则朝食暮吐，暮食朝吐，心下牢大如杯，往来寒热。甚者食已即吐，其脉紧而弦，紧则为寒，弦则为虚，虚寒相搏，故食已则吐，名为反胃。

戴原礼曰：翻胃证，血虚者，脉必数而无力；气虚者，脉必缓而无力；气血俱虚者，则口中多出沫，但见沫大出者，必死。有热者脉数而有力，有痰者脉滑数，二者可治。血虚者，四物为主。气虚者，四君子为主。热以解毒为主，痰以二陈为主。

简易方

一方　用甘蔗汁二分，姜汁一分，和匀，每服半碗或一碗，日三服，则止。

一方　用人参，见《呕吐门》。

灸法

上脘、中脘、下脘各二七壮　天枢三七壮

反胃论列方

理中汤热一
温胃饮新热五
橘皮干姜汤热五五
圣术煎新热二五
黄芽丸新热二一
五君子煎新热六
四味回阳饮新热一
六君子汤补五
四君子汤补一
六味回阳饮新热二
右归饮新补三
五味异功散补四
人参附子理阴煎新热三
橘皮汤热五六
小半夏汤和八
金水六君煎新和一
二陈汤和一
大半夏汤和十
理中化痰丸热九
五苓散和一八二
平胃散和十七
橘皮半夏汤和十三
豕膏新因二九
黄芩汤和一九八
半夏泻心汤寒二八
葛花解酲汤和一二四
半夏干姜散热五三
吴茱萸汤热一三七
不换金正气散和二一

论外备用方

独参汤补三五
二汁饮和一二三
丁香半夏丸和一九二　胃寒
大七香丸和一三一　寒气
丁附散热六二　胃寒
茯苓泽泻汤热七四　反胃渴
甘露汤热七三　安胃
胃爱散热七十　虚寒
丁香煮散热六一　胃寒

噎膈

经义

《阴阳别论》曰：一阳发病，其传为隔。三阳结，谓之隔。

《邪气脏腑病形》篇曰：脾脉微急为膈中，食饮入而还出，后沃沫。

《大奇论》曰：胃脉沉鼓涩，胃外鼓大，心脉小坚急，皆隔，偏枯。

《通评虚实论》曰：隔塞闭绝，上下不通，则暴忧之病也。

《风论》曰：胃风之状，颈多汗恶风，食饮不下，膈塞不通，腹善满，失衣则䐜胀，食寒则泄，诊形瘦而腹大。

《血气形志》篇曰：形苦志苦，病生于咽嗌，治之以甘药。

《本神》篇曰：忧愁者，气闭塞而不行。

《举痛论》曰：恐则精却，却则上焦闭，闭则气还，还则下焦胀，故气不行矣。思则心有所存，神有所归，正气留而不行，故气结矣。

《上膈》篇帝曰：气为上膈者，食饮入而还出，余已知之矣。虫为下膈，下膈者，食晬时乃出，余未得其意，愿卒闻之。岐伯曰：喜怒不适，食饮不节，寒温不时，则寒汁流于肠中，流于肠中则虫寒，虫寒则积聚，守于下管，则肠胃充郭，卫气不营，邪气居之。人食则虫上食，虫上食则下管虚，下管虚则邪气胜之，积聚以留，留则痈成，痈成则下管约。其痈在管内者，即而痛深，其痈在外者，则痈外而痛浮，痈上皮热。帝曰：刺之奈何？曰：微按其痈，视气所行，先浅刺其旁，稍内益深，还而刺之，毋过三行，察其浮沉，以为浅深。已刺必熨，令热入中，日使热内，邪气益衰，大痈乃溃。伍以参禁，以除其内，恬澹无为，乃能行气，后以咸苦，化谷乃下矣。

论证共四条

噎膈一证，必以忧愁思虑，积劳积郁，或酒色过度，损伤而成。盖忧思过度则气结，气结则施化不行，酒色过度则伤阴，阴伤则精血枯涸，气不行则噎膈病于上，精血枯涸则燥结病于下。且凡人之脏气，胃司受纳，脾主运化，而肾为水火之宅，化生之本，今既食饮停膈不行，或大便燥结不通，岂非运化失职，血脉不通之为病乎？而运行血脉之权，其在上者，非脾而何？其在下者，非肾而何？矧少年少见此证，而惟中衰耗伤者多有之，此其为虚为实，概可知矣。故凡治此者，欲舍根本而言捷径，又安望其有成功也。

——噎膈、反胃二证，丹溪谓其名虽不同，病出一体，若乎似矣，然而实有不同也。盖反胃者，食犹能入，入而反出，故曰反胃；噎膈者，隔塞不通，食不能下，故曰噎膈。食入反出者，以阳虚不能化也，可补可温，其治犹易；食不得下者，以气结不能行也，或开或助，治有两难，此其轻重之有不同也。且凡病反胃者多能食，病噎膈者不能食，故噎膈之病，病于胸臆上焦，而反胃之病，则病于中下二焦，此其见证之有不同也。所以反胃之治，多宜益火之源以助化功；噎膈之治，多宜调养心脾以舒结气，此其证候既有不同，故诊治亦当分类也。

——噎膈证，多有便结不通者。《内经》曰：三阳结，谓之膈。张子和曰：三阳者，大肠、小肠、膀胱也；结谓热结也。小肠热结则血脉燥，大肠热结则不圊，膀胱热结则津液涸，三阳既结，则前后闭涩，下既不通，必反上行，所以噎食不下，纵下而复出，此阳火不下，推而上行也。愚案：此说则大不为然。夫结之为义，《内经》原非言热，如本篇曰：阴阳结邪，多阴少阳，曰石水；又《举痛论》曰：思则气结。是岂以结为热耶？且热则流通，寒则凝结，此自阴阳之至理，故凡霜凝冰结，惟寒冽有之，而热则无也，此天道之显然可见者，人身阴阳之理，无非是耳，惟人不能知，所以多误也。矧《内经》之言三阳结者，乃止言小肠膀胱，全与大肠无涉。盖三阳者，太阳也，手太阳小肠也，足太阳膀胱也。小肠属火，膀胱属水，火不化则阳气不行，而传导失职；水不化则阴气不行，而清浊不分，此皆致结之由也。子和不察，而遂以三阳之结尽言为热，以致后世悉传为火，岂理也哉！

然人之病结者，本非一端，盖气能结，血亦能结，阳能结，阴亦能结，余非曰结必皆寒，而全无热也，但阴结阳结证自不同，有不可不辨耳。夫阳结者，热结也，因火盛烁阴，所以干结，此惟表邪传里，及阳明实热者乃有之。然热结者，必有烦渴发热等症，洪大滑实等脉，最易辨也，若下有结闭而上无热证，此阴结耳，安得谓之热耶？盖阴结者，正以命门无火，气不化精，所以凝结于下，而治节不行，此惟内伤血气，败及真阴者乃有之，即噎膈之属是也。夫噎膈之证，人皆知为内伤也，内伤至此，其脏气之健否为何如，而犹云为热，岂必使元阳尽去，而别有生生之道乎？噫！此余之所不解也，不得不辨。

——噎膈证，古人多认为寒。自刘河间治膈气、噎食用承气三汤，张子和以三阳之结尽论为热，且云人之溢食，初未遽然也，或伤酒食，或胃热欲吐，或冒风欲吐，医者不察本原，投下香、桂、胡椒、丁香之属。设如伤酒、伤食，正可攻逐，岂可言虚，便将热补，素热之人，三阳必结，食必上潮。医氏犹云胃寒不纳，燔针灼艾，三阳转结，岁月弥深，遂成噎膈。余味此言，不能无惑。盖噎膈由于枯槁，本非实热之证，承气三汤尚可用乎？此河间之见，有弗确也。矧酒肉过多者，未必遂成噎膈，而噎膈之病，又岂皆素热之人乎？此子和之见，有未然也。

自后丹溪遂承二子之说，而大辟《局方》之非，谓气之初病，或饮食不谨，或外冒风雨，或内感七情，或食味过厚，偏助阳气，积成膈热；或资禀充实，表密无汗，或性急易怒，肝火上炎，以致津液不行。气为之病，或痞，或痛，或噫腐气，或吞酸，或嘈杂，或膨满，不求原本，便认为寒，遽以辛香燥热之剂，投之数帖，时暂得快，以为神方。厚味仍前不节，七情反复相仍，旧病被劫暂开，浊液易于攒聚，或半月，或一月，前病复作。医者不察，犹执为冷，翻思前药，随手得快，颙俟久服可以温脾壮胃，消积行气，以冀一旦豁然。不思胃为水谷之海，清和则能受；脾为消化之器，清和则能运，今反得香热之偏助，劫之而愈，复作复劫，延绵至久而成噎膈，辗转深痼，良可哀悯。此丹溪之说也，使后人见之，无不以为至论，即余初年，亦未尝不加钦服，而今则日见其非矣。

何也？试观所叙病原，其有然者，有不然者，顾难缕指而辨也。第以此证而力指为热，能无谬乎？且既云燥热之剂随手得快，则固非无效也，夫燥热已能奏效，岂真火证而燥热能效乎？盖脾土恶湿，故燥之可也，火能生土，故热之亦可也。温燥扶阳，此自脾家正治，而必欲非之，以致后人之疑，似属矫矣。若谓厚味七情，仍前不节，以致愈而复作，此谁之咎也，而亦可归之药误乎？又如脾胃清和，能受能运之说，此实至理，谁不云然？第余之所谓清和者，则与丹溪不同，抑又何也？盖丹溪所言者，惟恐火之盛，余之所言者，惟恐阳之衰，异同若此，人将焉信，请以天人之理证之何如。

夫天人之所同赖者，惟此阳气而已，故经曰：天气清静光明者也。又曰：阳气者，若天与日，失其所则折寿而不彰，故天运当以日光明。由此言之，则六合清和，止此太阳为之用。故阳气胜则温暖光明，而万类咸亨，非清和乎？阴气胜则风霾晦暝，而升沉闭塞，非不清和乎？且春夏万物之盛，非阳盛之化乎？秋冬万物之衰，非阳衰之兆乎？人之所赖以生者，亦惟此耳。故人于饮食，朝入口而午化尽，午入胃而暮化尽，此其中焦之热，亦何异大烹之鼎，必如是者，才是清和，是即平人之常，乃正所为胃气也。使朝食而午不饥，午食而晚不饥，饮食化迟，便是阳亏之候，而矧乎全不能行，全不能化者，医且犹云有火，岂必并此化源尽行扑灭而后可，亦堪嗟矣。

夫天下之理，本无二三，而或是或非，何多朱紫，余每欲言，未尝不知自反，第于最疑处，则不得不呈其丑，又安得轩岐再起，以为我一正哉。尝闻之康节先生曰：欲为天下屠龙手，肯读人间非圣书。其感慨深矣，岂不信然，岂不信然！

论治共七条

凡治噎膈，大法当以脾肾为主。盖脾主运化，而脾之大络布于胸膈，肾主津液，而肾之气化主乎二阴。故上焦之噎膈，其责在脾；下焦之闭结，其责在肾。治脾者，宜从温养，治肾者，宜从滋润，舍此二法，他无捷径矣。然泰交之道，天居地下，故必三阳出土，而后万物由之，可见脾土之母，由下而升。褚侍中曰：外病疗内，上病救下，辨病脏之虚实，通病脏之子母。斯言得矣，不可忽也。

——治噎膈之法，凡气血俱虚者，宜五福饮及十全大补汤。脾虚于上者，宜四君子汤。脾虚兼寒者，宜五君子煎。脾肺营虚血燥者，宜生姜汁煎。阴虚于下者，宜左归饮、大营煎。阴中之阳虚者，宜右归饮加当归，或右归丸、八味地黄丸之类，皆治本之法也。

——噎膈初起，微虚者，宜温胃饮加当归、厚朴。如果痰气不清，上焦多滞者，宜二陈汤加厚朴，或六安煎亦可。如气有不顺，或兼胸腹微痛者，宜加减二陈汤暂解之。凡初觉饮食微有不行，而年不甚衰者，宜速用大健脾丸，或木香人参生姜枳术丸，以调脾气为上策，或芍药枳术丸亦可。

——噎膈便结者，但察其无火无滞，而止因血燥阴虚者，宜五福饮或大营煎，加酒洗肉苁蓉二三钱同煎服。或以豕膏渐润其下，而以调脾等剂治其上，最为良法。或多服牛羊乳酥之类，以滋其精液，使之渐润，毋欲速也。如果气血未至甚损，而下焦胀闭之甚者，则不得不为暂通，轻则玉烛散、人参利膈丸，或搜风顺气丸，甚则大黄甘草汤，酌宜用之。

——用温补以治噎膈，人必疑其壅滞，而且嫌迂缓，不知中气败证，此其为甚，使非速救根本，则脾气何由再健？设用温补而噎塞愈甚，则不得不曲为加减，然必须千方百计，务从元气中酌其所宜，庶可保全也。若用补之后，虽或未见功效，但得全无窒碍，便是药病相投。且此病最不易治，既能受补，必须多服，方得渐效，以收全功，不可性急致疑，一暴十寒，以自误也。若急图目前之快，但使行滞开胃，而妄用大黄、芒硝、三棱、莪术、栝蒌、桃仁、滚痰丸之属，非惟不能见效，必致胃气日败，万无生理矣。此徒速其亡，不可不省也。

——诸家治噎，古法用人参、黄芪以补元气，御米、粟米以解毒实胃，竹沥以清痰散结，干姜以温中，生姜以去秽，牛、羊乳以养血润液，当归以润燥，用此数者为主治，其余因证而增减之，俱是良法。凡肥胖之人，鲜有噎证，间或有之，宜用二陈加人参、白术之类。血虚瘦弱之人，用四物合二陈，加桃仁、红花、韭汁、童便、牛羊乳之类。七情郁结而成噎膈者，二陈合香附、抚芎、木香、槟榔、栝蒌、砂仁之类。饮酒人患噎膈，以二陈加黄连、砂仁、砂糖之类。胸膈有热者，加黄连、黄芩、桔梗、栝蒌之类。脾不磨者，加神曲、砂仁、麦芽之类，以助消导。噎膈大便燥结之甚者，必用大黄，或用二陈汤加酒蒸大黄、桃仁以润之，乃急则治标之法也。或用四物汤加桃仁、童便、韭汁，多饮牛羊乳为上策。案：古人治噎之法大略已尽于此，虽其中有宜有不宜者，亦并录之，以备采择。

丹溪治法云：用童便、韭汁、竹沥、姜汁、牛羊乳，气虚入四君子，血虚入四物。有痰用二陈，入气血等药中用之。切不可用香燥药，宜薄滋味。

噎膈不治证

凡年高患此者多不可治，以血气虚败故也。粪如羊矢者不可治，大肠无血也。吐痰如蟹沫者不可治，脾气败也。腹中疼痛，嘈杂如刀割者不可治，营虚之极，血竭于中也。

述古 共五条

《巢氏病源》曰：阴阳不和则三焦隔绝，三焦隔绝则津液不利，故令气塞不调，是以成噎。此由忧恚所致。忧恚则气结，气结则不宣流，而使噎塞不通也。

张鸡峰云：噎膈是神思间病，惟内观自养者可治。此言深中病情。

严氏云：五膈五噎，由喜怒太过，七情伤于脾胃，郁而生痰，痰与气搏，升而不降，饮食不下。盖留于咽嗌者，则成五噎；结于胃膈者，则为五膈。其病令人胸膈痞闷，呕逆噎塞，妨碍饮食。治法宜调阴阳，化痰下气，阴阳平匀，气顺痰下，则病无由作矣。

刘宗厚曰：夫治此疾也，咽嗌闭塞，胸膈痞闷，似属气滞，然有服耗气药过多，中气不运而致者，当补气而自运。大便燥结如羊屎，似属血热，然服通利药过多，致血液耗竭而愈结者，当补血润血而自行。有因火逆冲上，食不得入，其脉洪大有力而数者，或痰饮阻滞而脉结涩者，当清痰泄热，其火自降。有因脾胃阳火亦衰，其脉沉细而微者，当以辛香之药温其气，仍以益阴养胃为之主，非如《局方》之惟务燥烈也。若夫不守戒厚味、房劳之人，及年高无血者，皆不能疗也。

陈无择《三因方》曰：五膈者，思忧喜怒悲也。五噎者，忧思气劳食也。思膈则中脘多闷，噎则醋心，饮食不消，大便不利；忧膈则胸中气结，津液不通，饮食不下，羸瘦短气；喜膈则五心烦热，口苦舌疮，倦甚体痹，胸痛引背，食少入；怒膈则胸膈气逆满，噎塞不通，呕则筋急，恶闻食气；悲膈则心腹胀满，咳嗽气逆，腹中雷鸣，绕脐痛，不能食。忧噎，胸中痞满，气逆则呕，食不下；思噎，心悸喜忘，目视䀮䀮；气噎，心下痞，噫哕不食，胸背痛，天阴手足冷，不能自温；劳噎，气上膈，胸中塞噎，肢满背痛；食噎，食急多，胸中苦痛，不得喘息。

灸法

膏肓百壮，以多为佳　膻中七壮　中脘七壮　膈俞七壮　心俞七壮　天府七壮　乳根七壮　三里三七壮

噎膈论列方

四君子汤补一
温胃饮新热五
五君子煎新热六
大健脾丸和八五
十全大补汤补二十
芍药枳术丸　新和十六
生姜汁煎补九四
四物汤补八
五福饮新补六
六安煎新和二
八味地黄丸补一二一
搜风顺气丸和三四三
左归饮新补二
二陈汤和一
右归饮新补三
豕膏新因二九
加减二陈汤和二
人参生姜枳术丸和八二
右归丸新补四
玉烛散攻二四
大营煎新补十四
滚痰丸攻七七
人参利膈丸和一六六
大黄甘草汤攻十三

论外备用方

神香散新和二十　气膈
五膈散和一五六

五噎散和一五九
五膈宽中散和一五七
十膈散和一五八
利膈丸和一六五　胸痹
人参利膈丸和一六六
大七香丸和一三一　寒逆
草豆蔻丸和一六七　酒膈
人参豆蔻汤和一六一
嘉禾散和百六十　痰气
紫苏子饮和一六二
补气运脾汤和一六四　中虚气逆
枇杷叶散和一六三　五噎
木香宽中饮和五五　行气
胡椒理中汤热六　胃虚寒
理中汤热一　中寒
透膈汤攻三十　逐痰滞
青木香丸攻八六　气滞痰逆

嘈杂

论证

嘈杂一证，或作或止，其为病也，则腹中空空，若无一物，似饥非饥，似辣非辣，似痛非痛，而胸膈懊侬，莫可名状，或得食而暂止，或食已而复嘈，或兼恶心，而渐见胃脘作痛。此证有火嘈，有痰嘈，有酸水浸心而嘈。大抵食已即饥，或虽食不饱者，火嘈也，宜兼清火。痰多气滞，似饥非饥，不喜食者，痰嘈也，宜兼化痰。酸水浸心而嘈者，戚戚膨膨，食少无味，此以脾气虚寒，水谷不化也，宜温胃健脾。又有误用消伐等药，以致脾胃亏损，血少嘈杂，中虚则烦杂不饥，脾弱则食不运化，此宜专养脾胃。总之，嘈杂一证，多由脾气不和，或受伤脾虚而然，所以治此者，不可不先顾脾气。然古人于此，悉以痰火论治，予恐专用寒凉，则胃气虚寒不健者，反以日甚，而渐至恶心、嗳气、反胃、噎膈之类，将由此而起矣。

论治共二条

——痰火嘈杂等症，如脾虚微火多痰而嘈杂者，宜和中汤，或三圣丸，或术连丸。若中焦火盛兼痰而嘈杂者，宜软石膏丸。若宿食留饮，痰滞不清而嘈杂者，宜曲术丸。若三焦火盛，湿痰气滞而嘈杂者，宜三补丸加半夏、苍术、香附之类。

——脾胃虚寒嘈杂者，必多吞酸，或兼恶心，此皆脾虚不能运化滞浊而然，勿得认为火证，妄用寒凉等药。若多痰饮，或兼呕恶而嘈杂者，宜二陈汤，或二术二陈汤。若寒痰停蓄胸膈，或为胀满少食而为嘈杂者，宜和胃二陈煎，或和胃饮。若脾胃虚寒，停饮作酸嘈杂者，宜温胃饮，或六君子汤。若脾肾阴分虚寒，水泛为饮，作酸嘈杂者，宜理阴煎，或金水六君煎。

嘈杂论列方

二陈汤和一

三圣丸寒一七一

和胃饮新和五

和胃二陈煎新和三

六君子汤补五

曲术丸和百十

理阴煎新热三

术连丸寒一七二

和中汤寒五八

二术二陈汤和四

金水六君煎新和一

三补丸寒一六二

温胃饮新热五

软石膏丸寒一七三

心集

卷之二十二　杂证谟

肿　胀

经义

《腹中论》帝曰：有病心腹满，旦食则不能暮食，此为何病？岐伯曰：名为鼓胀，治之以鸡矢醴，一剂知，二剂已。帝曰：其病有复发者，何也？曰：此饮食不节，故时有病也。虽然其病且已时，故当病气聚于腹也。

《经脉》篇曰：足太阴虚则鼓胀。胃中寒则胀满。

《水胀》篇曰：肤胀者，寒气客于皮肤之间，鼟鼟然不坚，腹大，身尽肿，皮厚，按其腹，窅而不起，腹色不变，此其候也。帝曰：鼓胀何如？岐伯曰：腹胀，身皆大，大与肤胀等也。色苍黄，腹筋起，此其候也。

《胀论》帝曰：脉之应于寸口，如何而胀？岐伯曰：其脉大坚以涩者，胀也。帝曰：何以知脏腑之胀也？曰：阴为脏，阳为腑。帝曰：夫气之令人胀也，在于血脉之中耶，脏腑之内乎？曰：三者皆存焉，然非胀之舍也。夫胀者，皆在于脏腑之外，排脏腑而郭胸胁，胀皮肤，故命曰胀。五脏六腑者，各有畔界，其病各有形状。营气循脉，卫气逆为脉胀，卫气并脉循分为肤胀。心胀者，烦心短气，卧不安。肺胀者，虚满而喘咳。肝胀者，胁下满而痛引小腹。脾胀者，善哕，四肢烦悗，体重不能胜衣，卧不安。肾胀者，腹满引背，央央然腰髀痛。六腑胀：胃胀者，腹满，胃脘痛，鼻闻焦臭，妨于食，大便难。大肠胀者，肠鸣而痛濯濯，冬日重感于寒，则飧泄不化。小肠胀者，少腹䐜胀，引腰而痛。膀胱胀者，少腹满而气癃。三焦胀者，气满于皮肤中，轻轻然而不坚。胆胀者，胁下痛胀，口中苦，善太息。岐伯曰：卫气之在身也，常然并脉循分肉，行有逆顺，阴阳相随，乃得天和，五脏更始，四时循序，五谷乃化。然后厥气在下，营卫留止，寒气逆上，真邪相攻，两气相搏，乃合为胀也。此下针治之法具详本经。

《阴阳应象大论》曰：浊气在上，则生䐜胀。

《生气通天论》曰：因于气，为肿，四维相代，阳气乃竭。

《五脏生成篇》曰：腹满䐜胀，支膈胠胁，下厥上冒，过在足太阴阳明。

《本神》篇曰：脾气实则腹胀。肾气实则胀。

《六元正纪大论》曰：太阴所至为中满，霍乱吐下。太阴所至为重，胕肿。土郁之发，民病心腹胀，胕肿身重。

《至真要大论》曰：诸湿肿满，皆属于脾。诸胀腹大，皆属于热。案：以上诸胀，皆言气之为病也。

《水热穴论》帝曰：少阴何以主肾？肾何以主水？岐伯曰：肾者，至阴也，至阴者，盛水也。肺者，太阴也，少阴者，冬脉也，故其本在肾，其末在肺，皆积水也。帝曰：肾何以能聚水而生病？曰：肾者，胃之关也，关门不利，故聚水而从其类也。故水病下为胕肿、大腹，上为喘呼不得卧者，标本俱病。

《水胀》篇曰：水始起也，目窠上微肿，如新卧起之状，其颈脉动，时咳，阴股间寒，足胫肿，腹乃大，其水已成矣。以手按其腹，随手而起，如囊裹水之状，此其候也。

《五癃津液别》篇曰：阴阳气道不通，四海闭塞，三焦不泻，津液不化，留于下焦，不得渗膀胱，则下焦胀，水溢则为水胀。

《评热病论》曰：诸有水气者，微肿先见于目下也。水者，阴也，目下亦阴也，腹者，至阴之所居，故水在腹者，必使目下肿也。

《经脉》篇曰：胃病则大腹水肿。

《邪气脏腑病形》篇曰：胃病者，腹䐜胀，胃脘当心而痛，上支两胁，膈咽不通，食饮不下。三焦病者，腹气满，小腹尤坚，不得小便，窘急，溢则水留即为胀。肾脉微大为石水，起脐已下至小腹腄腄然，上至胃脘，死不治。

《宣明五气篇》曰：下焦溢为水。

《逆调论》曰：不得卧，卧则喘者，是水气之客也。夫水者，循津液而流也。肾者水脏，主津液，主卧与喘也。

《阴阳别论》曰：阴阳结斜，多阴少阳，曰石水，少腹肿。三阴结，谓之水。

《汤液醪醴论》帝曰：其有不从毫毛生而五脏阳已竭也，津液充郭，其魄独居，孤精于内，气耗于外，形不可与衣相保，此四极急而动中，是气拒于内而形施于外，治之奈何？岐伯曰：平治于权衡，去宛陈莝，是以微动四极，温衣，缪刺其处，以复其形，开鬼门，洁净府，精以时复，五阳已布，疏涤五脏，故精自生，形自盛，骨肉相保，巨气乃平。

案：以上诸胀，皆言水之为病也。

《太阴阳明论》曰：食饮不节，起居不时者，阴受之；阴受之，则入五脏，则䐜满闭塞。

《异法方宜论》曰：北方者，其民乐野处而乳食，脏寒生满病。

案：以上二条，乃言饮食之为胀也。

论证共四条

肿胀之病，原有内外之分，盖中满者谓之胀，而肌肤之胀者亦谓之胀。若以肿言，则单言肌表，此其所以当辨也。但胀于内者，本由脏病，而肿于外者，亦无不由乎脏病。第脏气之病，各有不同，虽方书所载，有湿热、寒暑、血气、水食之辨，然余察之经旨，验之病情，则惟在气水二字，足以尽之。故凡治此证者，不在气分，则在水分，能辨此二者而知其虚实，无余蕴矣。病在气分，则当以治气为主，病在水分，则当以治水为主。然水气本为同类，故治水者当兼理气，盖气化水自化也；治气者亦当兼水，以水行气亦行也。此中玄妙，难以尽言，兹虽条列如下，然运用之法，贵在因机通变也。

——病在气分者，因气之滞，如气血之逆，食饮之逆，寒热风湿之逆，气虚不能运化之逆，但治节有不行者，悉由气分，皆能作胀。凡气分之病，其色苍，其内坚，其胀或连胸胁，其痛或及脏腑。或倏而浮肿者，阳性急速也。或自上及下者，阳本乎上也。或通身尽肿者，气无不至也。有随按而起者，如按气囊也。然此虽皆气分，而气病有不同，故有气热而胀者，曰诸胀腹大，皆属于热也。有气寒而胀者，曰胃中寒则䐜胀，曰脏寒生满病也。有气湿而胀者，曰诸湿肿满，皆属于脾也。有气虚而胀者，元气虚也，曰足太阴虚则鼓胀也。有气实而胀者，邪气实也，曰肾气实则胀，曰脾气实则腹胀，曰胃气实则胀也。

凡此虽皆胀病，而治之之要，则全在察其虚实。大都阳证多热，热证多实，阴证多寒，寒证多虚。先滞于内，而后及于外者多实；先肿于表，而渐及于内，或外虽胀而内不胀者多虚。小便红赤，大便秘结者多实；小便清白，大便稀溏者多虚。脉滑有力者多实，弦浮微细者多虚。形色红黄，气息粗长者多实；形容憔悴，声音短促者多虚。年青少壮，气道壅滞者多实；中衰积劳，神疲气怯者多虚。虚实之治，反如冰炭，若误用之，必致害矣。

——病在水分者，以阴胜于阳，而肌肤皆肿，此与气证本有不同。凡水之为病，其色明润，其皮光薄，其肿不速，每自下而上，按肉如泥，肿有分界。盖阴本于下，而浸渍有渐，皆水病之证也。观《水胀》篇言寒气之胀，按其腹，窅而不起；水肿之病，以手按其腹，随手而起，如囊裹水之状，此其候也。然以愚见，乃察之证验，则若与此论相反。盖凡是水证，必按之窅而不起，此其水在肉中，如糟如泥，按而散之，猝不能聚，未必如水囊之比；凡随按随起者，亦惟虚无之气，其速乃然，故辨当若此也。凡欲辨水气之异者，在欲辨其阴阳耳。若病在气分，则阳证阴证皆有之，若病在水分，则多为阴证。何也？盖水之与气，虽为同类，但阳王则气化，而水即为精，阳衰则气不化，而精即为水。故凡病水者，本即身中之血气，但其为邪为正，总在化与不化耳。水不能化，因气之虚，岂非阴中无阳乎？此水肿之病，所以多属阳虚也。然水主于肾，气主于肺，水渍于下，而气竭于上，所以下为肿满，上为喘急，标本俱病，危斯亟矣，此当速救本源，庶保万一。倘以虚喘作实邪，而犹然泄肺，无不败矣。

——少年纵酒无节，多成水鼓。盖酒为水谷之液，血亦水谷之液，酒入中焦，必求同类，故直走血分。经曰：饮酒者，卫气先行皮肤，先充络脉，此之谓也。然血者神气也，血属阴而性和；酒者淫气也，酒属阳而性悍，凡酒入血分，血欲静而酒动之，血欲藏而酒逐之，故饮酒者身面皆赤，此入血之征，亦散血之征也。扰乱一番，而血气能无耗损者，未之有也。第年当少壮，则旋耗旋生，固无所觉，及乎血气渐衰，则所生不偿所耗，而且积伤并至，病斯见矣。故或致血不养筋，则为中风；或致伤脾，则为痰饮、泻痢；或湿热上浮，则为喘、汗、鼻渊；或流于筋骨，则为瘛疭、疼痛；或致动血伤精，则为劳损、吐衄；或致伤肌腐肉，则为烂疮、痔漏；其有积渐日久而成水鼓者，则尤多也。盖酒性本湿，壮者气行则已，酒即血也；怯者著而成病，酒即水也，不惟酒为水，而血气既衰，亦皆随酒而悉为水矣。所以凡治水鼓者，必当以血气为主，而养阴利湿，是诚善矣。

然奈无知少年，初不知畏，而惟酒是耽，此其浸渍已非一日，致令血气天真败极至此，又岂能以旦夕挽回者哉？故于诸鼓之中，则尤以酒鼓为最危难治之证。尝有一杜康之徒，不信余说，云：公为此言，其亦过矣，兹见有某人者，以酒为生，自朝继暮，今年已若干，未闻其病，岂酒果伤人者耶？是不知若人者，惟千百中之一二，而天禀之特出者也。不然，何善饮者如此其多，而寿于饮者仅见其人，则其它之困于此者，从可知矣。使不有斯人之禀，而有斯人之嗜，吾恐其不免于斯矣。

肿胀危候

大凡水肿先起于腹，而后散四肢者可治；先起于四肢，而后归于腹者难治。掌肿无纹者死。大便滑泄，水肿不消者死。唇黑，唇肿，齿焦者死。脐肿突出者死。缺盆平者死。阴囊及茎俱肿者死。脉绝，口张，足肿者死。足跗肿，膝如斗者死。肚上青筋见，泻后腹肿者死。男从身下肿上，女从身上肿下，皆难治。

气分诸胀论治共八条

凡胀满由于气分者，宜察气之虚实。若胀满在中而不在外者，其病多实，经曰：中满者，泻之于内，此之谓也。若果因酒食厚味，气滞脉滑，而大满大实者，宜廓清饮主之；兼胀兼痛，诸药不效者，宜神香散主之。若脏腑胀实而坚痛者，宜承气汤或百顺丸下之，然必年壮力强，素无损伤虚弱等症，而暴见胀满者，方可峻攻，否则，只宜缓治。如果气实于中，而表里俱胀者，宜用蒜瓣以滚汤煮微熟留性，少蘸盐醋，常以佐食，大能破气消滞，亦佳法也。若气胀而兼小水不利者，宜用四苓散，以半熟蒜捣膏丸服，极妙。

——饮食停滞，而致胃口中焦胀满者，宜大小和中饮酌用之。兼痛者，宜排气饮主之。

——怒气逆于中焦，或胀或痛者，宜排气饮、解肝煎之类主之。兼喘胀者，宜四磨饮，或神香散。

——大人小儿，素无脾虚泄泻等症，而忽尔通身浮肿，或小水不利者，多以饮食失节，或湿热所致，宜廓清饮加减主之，或四苓散、胃苓汤之类皆可用；或湿胜者，宜平胃散之类主之。

——脾胃虚寒，中气不健，而三焦胀满者，是为气虚中满。其为证也，必多吞酸嗳腐，恶食恶寒，或常为溏泄，而别无火证火脉者，必属脏寒，此所谓脏寒生满病也，惟宜温补。寒在中焦者，宜温胃饮、理中汤。寒在下焦者，宜理阴煎、八味地黄汤之类主之。

——单腹胀者，名为鼓胀，以外虽坚满，而中空无物，其象如鼓，故名鼓胀。又或以血气结聚，不可解散，其毒如蛊，亦名蛊胀。且肢体无恙，胀惟在腹，故又名为单腹胀，此实脾胃病也。夫脾胃为中土之脏，为仓廪之官，其脏受水谷，则有坤顺之德，其化生血气，则有干健之功，使果脾胃强健，则随食随化，何胀之有？此惟不善调摄，而凡七情劳倦，饮食房闱，一有过伤，皆能戕贼脏气，以致脾土受亏，转输失职，正气不行，清浊相混，乃成此证。凡治此者，若察其病由中焦，则当以脾胃为主，宜参、芪、白术、干姜、甘草之属主之。若察其病由下焦，则当以命门母气为主，宜人参、熟地、当归、山药、附子、肉桂之属主之。如果气有痞塞，难于纯补，则宜少佐辛香，如陈皮、厚朴、砂仁、香附、丁香、白芥子之属。如或水道不利，湿气不行，则当助脾行湿，而佐以淡渗，如猪苓、泽泻、茯苓之属。若诸药未效，仍当灸治，如后法。以上诸法，大略如此，然病成单鼓，终非吉兆，必其伤败有渐，然后至此，使非尽扫尘务，加意调理，则未有或免者矣。

——治胀当辨虚实。若察其果由饮食所停者，当专去食积；因气而致者，当专理其气；因血逆不通而致者，当专清其血；其于热者寒之，结者散之，清浊混者分利之，或升降其气，或消导其邪，是皆治实之法也。第凡病肿胀者，最多虚证，若在中年之后，及素多劳伤，或大便溏滑，或脉息弦虚，或声色憔悴，或因病后，或因攻击太过，而反致胀满等症，则皆虚损之易见者也。诸如此类，使非培补元气，速救根本，则轻者必重，重者必危矣。若虚在脾肺者，宜四君子汤、归脾汤之类主之。若脾虚兼寒者，宜理中汤、温胃饮、五君子煎。若脾虚兼痰者，宜六君子煎。若肾虚兼痰者，宜金水六君煎。若虚在肝肾者，宜六味地黄汤。若肾虚兼寒者，宜理阴煎，或八味地黄丸，甚者加减《金匮》肾气汤主之。若以虚证而妄行消伐，则百不活一矣。其有果以少壮停滞，或肝强气逆，或时气亢害为邪者，方可直攻其病，但辨之宜详，不可忽也。

——凡外感毒风，邪留肤腠，则亦能忽然浮肿，如东垣所谓八益之邪，自外而入者是也。然其来必速，其证则必有脉紧及头疼骨痛等症，方是外感之候，先宜解散其邪，如正柴胡饮、小柴胡汤、败毒散、参苏饮、葛根葱白汤之类，随宜用之。若风因火炽，而表里俱热者，宜芍药清肝散，或龙胆泻肝汤之类主之。若邪传入里，太阳阳明并病，而胃实热甚，必日晡潮热，大渴引饮者，白虎汤主之。若大实大满，而热结不退者，大承气汤，或百顺丸下之。若少阳阳明并病，寒热往来，满而实者，宜大柴胡汤下之。《五常政大论》曰：下之则胀已，此之类也。

水肿论治凡七条

凡水肿等症，乃脾肺肾三脏相干之病。盖水为至阴，故其本在肾；水化于气，故其标在肺；水惟畏土，故其制在脾。今肺虚则气不化精而化水，脾虚则土不制水而反克，肾虚则水无所主而妄行，水不归经则逆而上泛，故传入于脾而肌肉浮肿，传入于肺则气息喘急。虽分而言之，而三脏各有所主，然合而言之，则总由阴胜之害，而病本皆归于肾。《内经》曰：肾为胃关，关门不利，故聚水而从其类也。然关门何以不利也？经曰：膀胱者，州都之官，津液藏焉，气化则能出矣。夫所谓气化者，即肾中之气也，即阴中之火也。阴中无阳，则气不能化，所以水道不通，溢而为肿。故凡治肿者必先治水，治水者必先治气，若气不能化，则水必不利，惟下焦之真气得行，始能传化，惟下焦之真水得位，始能分清。求古治法，惟薛立斋先生加减《金匮》肾气汤，诚对证之方也，余屡用之，无不见效。此虽壮水之剂，而实即脾肺肾三脏之正治也。何也？盖肾为先天生气之源，若先天元气亏于下，则后天胃气失其本，而由脾及肺，治节所以不行，是以水积于下，则气壅于上，而喘胀由生，但宜峻补命门，使气复元，则三脏必皆安矣。今论其方：如所用桂、附，以化阴中之阳也；熟地、山药、牛膝，以养阴中之水也；茯苓、泽泻、车前子，以利阴中之滞也。此能使气化于精，即所以治肺也；补火生土，即所以治脾也；壮水通窍，即所以治肾也。此方补而不滞，利而不伐，凡病水肿于中年之后，及气体本弱者，但能随证加减用之，其应如响，诚诸方之第一，更无出其上者。

——证有全由脾肺不足而为肿胀者，治宜以四君、归脾之属为主，固是正治之法，然亦须兼补命门。盖脾土非命门之火不能生，肺气非命门之水不能化。人知土能制水，而不知阳实制阴，人知气化为精，而不知精化为气也，虚则补母，正此之谓。

——凡素禀阳盛，三焦多火，而病为水肿者，其证必烦渴喜冷，或面赤便结，或热而喘嗽，或头面皆肿，或脉见滑实，此湿热相因，阴虚之证也；凡辛香燥热等剂，必所不堪，宜用六味地黄汤加牛膝、车前、麦冬之类，大剂与之。其有热甚者，宜加减一阴煎加茯苓、泽泻、车前、牛膝之类主之。其有虚中挟实，胸膈不清，宜加陈皮、白芥子之类佐之。其有生平不宜熟地者，则单用生地亦可。但此等壮水等剂，必十余服后，方可望效，若先因克伐致虚者，其效尤迟，慎毋欲速，自求伊戚也。

——凡年少纵酒，致为湿热所乘，元气尚强，脉实有力，而不便于温补者，此当逐去湿热，亦能速效。宜禹功散、导水丸、浚川散、三花神佑丸之类，皆可择用。泻后宜薄滋味，戒饮酒，久之方可复元。

古法治肿，大都不用补剂，而多用去水等药，微则分利，甚则推逐，如五苓散、五淋散、五皮散、导水茯苓汤之类，皆所以利水也；如舟车、神佑丸、浚川散、禹功散、十枣汤之类，皆所以逐水也。再如巴豆、朴硝、针砂、滑石、三棱、蓬术、麝香、琥珀、土狗、地龙、田螺、水蛭、鲤鱼、鲫鱼、萝卜子、苏子、商陆、葶苈、杏仁、防已、秦艽、木瓜、瞿麦、通草、厚朴、赤小豆、猪苓、海金砂、五加皮、大腹皮、羌活、独活之类，无非逐水利水之剂，但察其果系实邪，则此等治法，诚不可废，但必须审证的确，用当详慎也。凡今方士所用，则悉皆此类，故能晚服而早通，朝用而暮泻，去水斗许，肿胀顿消，效诚速也。但彼不顾人之虚实，不虑人之死生，惟以见效索谢而去，不知随消随胀，不数日而复，胀必愈甚，苟以年衰积损之证，而复遭此劫，则百无一生矣。

——水肿证，以精血皆化为水，多属虚败，治宜温脾补肾，此正法也。然有一等不能受补者，则不得不从半补，有并半补亦不能受者，则不得不全用分消。然以消治肿，惟少年之暂病则可，若气血既衰，而复不能受补，则大危之候也。故凡遇此辈，必须千方百计，务救根本，庶可保全。尝见有专用消伐而退肿定喘者，于肿消之后，必尪羸骨立，略似人形，多则半年，少则旬日，终无免者。故余之治此，凡属中年积损者，必以温补而愈，皆终身绝无后患。盖气虚者不可复行气，肾虚者不可复利水。且温补即所以化气，气化而全愈者，愈出自然；消伐所以逐邪，逐邪而暂愈者，愈由勉强，此其一为真愈，一为假愈，亦岂有假愈而果愈者哉。

——无论气鼓、水鼓，凡气实可下者，宜用赤金豆，或百顺丸，以渐利之。

新案共二条

肿胀之治，凡脾肾虚证，如前论所列薛氏肾气汤者，诚然善矣，然用之之法，犹当因此廓充，不宜执也。向余尝治一陶姓之友，年逾四旬，因患伤寒，为医误治，危在呼吸，乃以大剂参、附、熟地之类，幸得挽回。愈后喜饮，未及两月，忽病足股尽肿，胀及于腹，按之如鼓，坚而且硬，因其前次之病，中气本伤，近日之病，又因酒湿，度非加减肾气汤不可治，遂连进数服，虽无所碍，然终不见效，人皆料其必不可治。余熟计其前后，病因本属脾肾大虚，而今兼以渗利，未免减去补力，亦与实漏卮者何异，元气不能复，病必不能退。遂悉去利水等药，而专用参附理阴煎，仍加白术，大剂与之，三剂而足胫渐消，二十余剂而腹胀尽退，愈后人皆叹服，曰：此证本无生理，以此之胀，而以此之治，何其见之神也。自后凡治全虚者，悉用此法，无一不效。可见妙法之中，更有妙焉，顾在用者之何如耳。塞因塞用，斯其最也，学者当切识此意。

因食滞气痛胀：余尝治一姻家子，年力正壮，素日饮酒，亦多失饥伤饱。一日偶因饭后胁肋大痛，自服行气化滞等药，复用吐法，尽出饮食，吐后逆气上升，胁痛虽止，而上壅胸膈，胀痛更甚，且加呕吐。余用行滞破气等药，呕痛渐止，而左乳胸肋之下，结聚一块，胀实拒按，脐腹隔闭，不能下达，每于戌、亥、子、丑之时，则胀不可当。因其呕吐既止，已可用下，凡大黄、芒硝、棱、莪、巴豆等药，及萝卜子、朴硝、大蒜、橘叶捣罨等法，无所不尽，毫不能效，而愈攻愈胀，因疑为脾气受伤，用补尤觉不便，汤水不入者凡二十余日，无计可施，窘剧待毙，只得用手揉按其处。彼云肋下一点，按着则痛连胸腹，及细为揣摸，则正在章门穴也。章门为脾之募，为脏之会，且乳下肋间，正属虚里大络，乃胃气所出之道路，而气实通于章门。余因悟其日轻夜重，本非有形之积，而按此连彼，则病在气分无疑也。但用汤药，以治气病，本非不善，然经火则气散，而力有不及矣。乃制神香散，使日服三四次，兼用艾火灸章门十四壮，以逐散其结滞之胃气，不三日胀果渐平，食乃渐进，始得保全。此其证治俱奇，诚所难测。本年春间，一邻人陡患痛胀隔食，全与此同，群医极尽攻击，竟以致毙，是真不得其法耳，故录此以为后人之式。

述古共五条

仲景曰：腹满不减，减不足言，当下之。腹满时减，复如故，此为寒，当与温药。

华元化曰：人中百病，难疗者莫出于水也。水者肾之制也，肾者人之本也。肾气壮，则水还于肾，肾气虚，则水散于皮。又三焦壅塞，营卫闭格，血气不从，虚实交变，水随气流，故为水病。

丹溪曰：水肿脉多沉，病阳水兼阳证，脉必沉数；病阴水兼阴证，脉必沉迟。若遍身肿，烦渴，小便赤涩，大便闭结，此属阳水。先以五皮散，或四磨饮，添磨生枳壳，重则疏凿饮。若遍身肿，不烦渴，大便溏，小便少不涩赤，此属阴水。宜实脾散，或流气饮主之。

徐东皋曰：经云：脏寒生满病。《脉经》云：胃中寒则胀满。脾为阴中之至阴，故经曰：太阴所至为蓄满。大抵脾湿有余，无阳不能施化，如土之久于雨水，则为泥矣，岂能生化万物？必待和风暖日，湿去阳生，自然生长也。故凡若此者，宜以辛热药治之。又曰：经云下之则胀已，此以湿热饮食有余，脾胃充实者言也。如仲景治伤寒邪入于里，而成腹满坚实，大便秘而不利者，宜以三承气汤下之可也。若因脾虚内寒不足，而气不能运化精微，以成腹满者，故宜以甘温补脾为主，少佐辛热，以行壅滞之气，庶使脾土旺健，胀满运行，斯可愈矣，即经所谓塞因塞用，从治之法耳。医者不察乎此，惟执下之胀已，急于获效，病者苦于胀满，喜行利药，以求通快，不知暂快一时，则真气愈伤，腹胀愈甚，去死不远矣。俗谓气无补法者，以其痞塞似难于补，不思正气虚而不能运行为病，经曰壮者气行则愈是也。又曰：水肿本因脾虚不能制水，水渍妄行，当以参、术补脾，使脾气得实，则自健运而水自行。大抵只宜补中行湿利小便，切不可下，但用二陈加人参、苍白术为主，或佐以黄芩、麦冬、炒栀子以制肝木。若腹胀，少佐厚朴；气不运，加木香、木通；气若陷下，加升麻、柴胡提之，必须补中行湿，加升提之药，能使大便润，小便长。又曰：诸家治水肿，只知导湿利小便，执此一途，用诸去水之药，往往多死。又用导水丸、舟车丸、神佑丸之类大下之，此速死之兆。盖脾气虚极而肿，愈下愈虚，虽劫目前之快，而阴损正气，祸不旋踵。大法只宜补中宫为主，看所挟加减，不尔则死，当以严氏实脾散加减。要知从治、塞因塞用之理，然后可以语水肿之治耳。

孙一奎曰：予在吴下时，有吴生讳震者，博邪士也。一日偶谈及鼓胀，乃诘予曰：鼓有虫，否乎？予卒不敢应，俯思久之，对曰：或有之。《本事方》云：脐腹四肢悉肿者为水，只腹胀而四肢不肿者为蛊，注曰：蛊即鼓胀也。由是参之，古人曾以蛊鼓同名矣，且蛊以三虫为首，岂无旨哉。愚谓鼓胀，即今云气虚中满是也，以其外坚中空，有似于鼓，故以名之；彼蛊证者，中实有物，积聚既久，理或有之。吴生曰：子诚敏也。予堂嫂病鼓三载，腹大如箕，时或胀痛，四肢瘦削，三吴名剂，历尝不瘳。吴俗死者多用火葬，烧至腹，忽响声如炮，人皆骇然，乃见虫从腹中爆出，高二三丈许，烧所之天为昏，俄而坠地，细视之，皆蛔也，不下千万数，大者长尺余，虫腹中复生小虫，多者十五六条，或十数条，或五六条。虫在人腹中蕃息如此，曷不令人胀而死哉！惜乎诸书未有言及者。予闻之，恍然如梦始觉，然犹未亲见其异也。岁万历癸巳，至淮阴，有王乡官者，其子年十六，新娶后腹胀大，按之有块，形如稍瓜，四肢瘦削，发热昼夜不退，已年半矣，医惟以退热消胀之剂投之，其胀愈甚，其热愈炽，喉中两耳俱疮。余诊视之，脉滑数，望其唇则红，其腹则疼，又多嗜肥甘。余思诸凡腹痛者，唇色必淡，不嗜饮食，今其若此，得非虫乎？遂投以阿魏积块丸，服之果下虫数十，大者二，一红一黑，长尺余，虫身红线自首贯尾，虫腹中复有虫，大者数条，小者亦三四条；虫下则热渐减，胀渐消，三下而愈，亦信前闻之不虚也。

针灸法

脾俞治胀，随年壮灸之　肝俞治胀，灸百壮　三焦俞治心腹胀满，饮食减少，小便不利，羸瘦少气　分水治腹胀绕脐结痛，不能食。若是水病，尤宜灸之　神阙主水肿膨胀，肠鸣如水之声，极效　石门主水肿，水行皮中，小便黄　足三里主水肿腹胀

水沟主一切水肿

案：水肿证惟得针水沟，若针余穴，水尽即死，此《明堂》《铜人》所戒也。庸医多为人针分水，误人多矣。若其它穴，或有因针得瘥者，特幸焉耳。大抵水肿禁针，不可为法。

肿胀论列方

廓清饮新和十三
四苓散和一八七
四君子汤补一
神香散新和二十
平胃散和十七
五苓散和一八二
五君子煎新热六
胃苓汤和百九十
二陈汤和一
六君子汤补五
五淋散寒百十七
五皮散和六八
正柴胡饮新散六
参苏饮散三四
排气饮新和六
小柴胡汤散十九
理中汤热一
理阴煎新热三
大和中饮新和七
归脾汤补三二
温胃饮新热五
小和中饮新和八
解肝煎新和十一
实脾散热百四
严氏实脾散热百五
六味汤补百二十
八味汤补一二一
金匮肾气汤补一二四
四磨饮和五二
流气饮和四六
金水六君煎新和一
败毒散散三六
疏凿饮和五三
加减一阴煎新补九
白虎汤寒二
十枣汤攻二八
葛根葱白汤散三二
禹功散攻四一
浚川散攻四二
导水茯苓汤和六二
神佑丸攻四八
导水丸攻七一
芍药清肝散寒六一
舟车丸攻七十
赤金豆新攻二
龙胆泻肝汤寒六三

大柴胡汤攻七
大承气汤攻一
百顺丸新攻六

论外备用方

三和汤和六十　脾湿肿
养胃进食丸和八九　健脾
健脾散和六三　和中快气
化滞调中汤和五九　食滞
参术健脾汤和六四　补脾行滞
导水茯苓汤和六二　利水
当归散和六五　水气肿
导滞通经汤和六一　脾湿
四磨饮和五二　行气
木香分气饮和五六　气湿
麻黄附子甘草汤散五　风湿
当归活血散和六六　瘀血
百合汤热一三四　肿喘
槟榔煎和二三六　瘴气
越婢汤散八九　风水悉肿
大正气散和二四　宽湿中满
麻黄甘草汤散六　水肿取汗
温胃汤热十二　胃寒中满
调胃白术散和三三　和胃
养胃汤热六九　虚寒滞
苏子降气汤和四一　顺气
厚朴丸热百六十　寒滞中满
人参养胃汤和二三四　和胃
腹胀方热百六
调气平胃散和十八
红丸子　热百九十　消食胀
七气汤和五一　积胀
胡椒理中汤热六　虚寒
半夏丁香丸和百十三　气滞
强中汤热九二　生冷伤脾
厚朴汤和五四　气滞
复元丹热百二　寒滞
曲柏枳术丸和八一　食肿
沉香桂附丸热百十一　中寒
香砂枳术丸和八十　气胀
感应丸攻五四　积聚胀痛
木香宽中散和五五　行气
透膈汤攻三十　逐滞消胀
沉香琥珀丸和六九　利便
厚朴温中汤热九十　寒滞
消导宽中汤和五八　食气滞
枳实导滞丸攻五七　清火攻滞
人参木香散和五七　利水

卷之二十三　杂证谟

积　聚

经义

《百病始生》篇：岐伯曰：风雨寒热，不得虚，邪不能独伤人。卒然遇疾风暴雨而不病者，盖无虚，故邪不能独伤人。此必因虚邪之风，与其身形，两虚相得，乃客其形。是故虚邪之中人也，留而不去，传舍于肠胃之外，募原之间，留著于脉，稽留而不去，息而成积。或著孙脉，或著络脉、或著经脉，或著输脉，或著于伏冲之脉，或著于膂筋，或著于肠胃之募原，上达于缓筋，邪气淫泆，不可胜论。其著孙络之脉而成积者，其积往来上下臂手，孙络之居也，浮而缓，不能句积而止之，故往来移行肠胃之间，水凑渗注灌，濯濯有音。有寒则䐜胀满雷引，故时切痛。其著于阳明之经，则挟脐而居，饱食则益大，饥则益小。其著于缓筋也，似阳明之积，饱食则痛，饥则安。其著于肠胃之募原也，痛而外连于缓筋，饱食则安，饥则痛。其著于伏冲之脉者，揣之应手而动，发手则热气下于两股，如汤沃之状。其著于膂筋在肠后者，饥则积见，饱则积不见，按之不得。其著于输之脉者，闭塞不通，津液不下，孔窍干壅。帝曰：积之始生，至其已成奈何？岐伯曰：积之始生，得寒乃生，厥乃成积也。帝曰：其成积奈何？岐伯说：厥气生足悗，足悗生胫寒，胫寒则血脉凝涩，血脉凝涩则寒气上入于肠胃，入于肠胃则䐜胀，䐜胀则肠外之汁沫迫聚不得散，日以成积。卒然多食饮则肠满，起居不节，用力过度，则络脉伤，阳络伤则血外溢，血外溢则衄血，阴络伤则血内溢，血内溢则后血。肠胃之络伤，则血溢于肠外，肠外有寒汁沫与血相搏，则并合凝聚不得散而积成矣。卒然外中于寒，若内伤于忧怒，则气上逆，气上逆则六输不通，温气不行，凝血蕴里而不散，津液涩渗，著而不去，而积皆成矣。

《奇病论》帝说：病胁下满气逆，二三岁不已，是为何病？岐伯曰：病名息积，此不妨于食，不可灸刺，积为导引服药，药不能独治也。

《邪气脏腑形》篇曰：心脉微缓为伏梁，在心下。肝脉微急为肥气，在胁下若覆杯。肾脉微急为奔豚。

《五脏生成论》曰：赤脉之至也，喘而坚，诊曰有积气在中，时害于食，名曰心痹，得之外疾，思虑而心虚，故邪从之。白脉之至也，喘而浮，上虚下实，惊，有积气在胸中，喘而虚，名曰肺痹，寒热，得之醉而使内也。青脉之至也，长而左右弹，有积气在心下支胠，名曰肝痹，得之寒湿，与疝同法。黄脉之至也，大而虚，有积气在腹中，有厥气，名曰厥疝，女子同法，得之疾使四肢，汗出当风。黑脉之至也，上坚而大，有积气在小腹与阴，名曰肾痹，得之沐浴清水而卧。

《平人气象论》曰：寸口脉沉而横，曰胁下有积，腹中有横积痛。胃之大络，名曰虚里，贯膈络肺，出于左乳下，其动应衣，脉宗气也。结而横，有积矣。

《大奇论》曰：肾脉小急，肝脉小急，心脉小急，不鼓皆为瘕。三阳急为瘕。

《刺热论》曰：颊下逆颧为大瘕。

《气厥论》曰：小肠移热于大肠，为虙瘕。

《骨空论》曰：任脉为病，女子带下瘕聚。

《卫气》篇曰：新积，痛可移者，易已也；积不痛，难已也。

《腹中论》帝曰：病有少腹盛，上下左右皆有根，此为何病？可治不？岐伯曰：病名伏梁，裹大脓血，居肠胃之外，不可治，治之每切按之致死。帝曰：何以然？岐伯曰：此下则因阴，必下脓血，上则迫胃脘，生膈，侠胃脘内痈，此久病也，难治。居齐上为逆，居齐下为从，勿动亟夺。帝曰：人有身体髀股胻皆肿，环齐而痛，是为何病？岐伯曰：病名伏梁，此风根也。其气溢于大肠而著于肓，肓之原在齐下，故环齐而痛也，不可动之，动之为水溺涩之病。

《六元正纪大论》帝曰：妇人重身，毒之何如？岐伯曰：有故无殒，亦无殒也。大积大聚，其可犯也，衰其大半而止，过者死。

论证共四条

积聚之病，凡饮食、血气、风寒之属，皆能致之，但曰积曰聚，当详辨也。盖积者，积垒之谓，由渐而成者也；聚者，聚散之谓，作止不常者也。由此言之，是坚硬不移者，本有形也，故有形者曰积；或聚或散者，本无形也，故无形者曰聚。诸有形者，或以饮食之滞，或以脓血之留，凡汁沫凝聚，旋成癥块者，皆积之类，其病多在血分，血有形而静也。诸无形者，或胀或不胀，或痛或不痛，凡随触随发，时来时往者，皆聚之类，其病多在气分，气无形而动也。故《难经》以积为阴气，聚为阳气，其义即此。凡无形之聚其散易，有形之积其破难，临此证者，但当辨其有形无形，在气在血，而治积治聚，自可得其梗概矣。

——饮食之积。凡暂积者，不过以饮食偶伤，必在肠胃之内，故可行可逐，治无难也。惟饮食无节，以渐留滞者，多成痞积于左胁膈膜之外。盖以胃之大络，名曰虚里，出于左乳下，其动应衣，此阳明宗气所出之道也。若饥饱无伦，饮食叠进，以致阳明胃气一有所逆，则阴寒之气得以乘之，而脾不及化，故余滞未消，乃并肠外汁沫搏聚不散，渐成癥积矣。然其初起甚微，人多不觉，及其既久，则根深蒂固，而药饵难及。今西北小儿多有此疾，而尤于食面之乡为最，正以面性多滞，而留疾于皮里膜外，所以不易治也。即如妇人血癥气痞，或上或下者，亦多在肠胃之外，募原之间，故当以渐消磨，求法治之。慎毋孟浪欲速，妄行攻击，徒致胃气受伤，而积仍未及，反以速其危也。

——风寒外感之邪，亦能成积。如经曰：虚邪之中人也，留而不去，传舍于肠胃之外，募原之间，留著于脉，息而成积。又曰：病名伏梁，此风根也。由此观之，凡今人以疟后成痞者，是即风寒之属，类可推矣。但疟由风寒，固易知也，而诸积于风，若不相涉。不知饮食之滞，非寒未必成积，而风寒之邪，非食未必成形，故必以食遇寒，以寒遇食，或表邪未清，过于饮食，邪食相搏，而积斯成矣。经曰：虚邪之风，与其身形，两虚相得，乃客其形。信乎致积之由，多由于此，即血癥气痞之由，亦无出于此。然积以寒留，留久则寒多为热，风以致积，积成则证已非风，故治此者，亦但当治其所留，不可发散，以再伤其真气也。惟慎疾者，能知所由而虑之于始，则可为保脾之良策。

——癥痞之积，凡或上或下，或左或右，本无定所，大都血积多在下，而气积、食积，则上自胃脘，下自小腹，凡有留滞，无处不可停蓄。余尝治一食癥结痛者，乃在小腹下右角尖处，自后屡见此证，方知食道之行，必由小腹下右以入广肠，此实人所不知也，别有食停治案在《心腹痛门》可考。故凡治积聚者，必当详审所因，庶得其确。尝见丹溪之论曰：痞块在中为痰饮，在右为食积，在左为血块。其不能作块，或聚或散者，气也；块乃有形之物，痰与食积死血而成也。愚谓可聚可散者，此气聚无疑也；若以左为血积，右为食积，中为痰饮，则凿矣。即如小儿多有患痞者，必在左肋之下，此无非纵食所致，岂因其在左即为血积，而可攻其血乎？若为左血右食，则右岂无血，而左岂无食乎？不可以为法也。此仍有论在《诸风门·论丹溪条》下，当并阅之。

论治共十一条

经曰：坚者削之，留者攻之，结者散之，客者除之，上之下之，摩之浴之，薄之劫之，开之发之，适事为故。

凡积聚之治，如经之云者，亦既尽矣。然欲总其要，不过四法，曰攻，曰消，曰散，曰补，四者而已，详列如下。

——凡积坚气实者，非攻不能去，如《秘方》化滞丸、化铁丹、遇仙丹、感应丸、大硝石丸、三花神佑丸、赤金豆、百顺丸之类，皆攻剂之峻者也。又如三棱丸、胜红丸、阿魏丸、助气丸、红丸子、温白丸之属，皆攻剂之次者也。

——凡不堪攻击，止宜消导渐磨者，如和中丸、草豆蔻丸、保和丸、大小和中饮之类是也。若积聚下之不退，而元气未亏者，但当以行气开滞等剂，融化而潜消之。

——无形气聚，宜散而愈者，如排气饮、神香散、《指迷》七气汤、十香丸、四磨饮之属是也。

——凡积痞势缓而攻补俱有未便者，当专以调理脾胃为主，如洁古之枳术丸乃其宜也。余复因其方而推广之，近制芍药枳术丸，兼肝脾以消膨胀，除积聚，止腹痛，进饮食，用收缓功，其效殊胜于彼。再如大健脾丸、木香人参生姜枳术丸，皆调补脾胃之妙剂，所当择用者也。

——凡脾肾不足，及虚弱失调之人，多有积聚之病。盖脾虚则中焦不运，肾虚则下焦不化，正气不行，则邪滞得以居之。若此辈者，无论其有形无形，但当察其缓急，皆以正气为主。凡虚在脾胃者，宜五味异功散，或养中煎、温胃饮、归脾汤之类主之。虚在肝肾者，宜理阴煎、肾气丸、暖肝煎之类酌而用之。此所谓养正积自除也。其或虚中有滞者，则不妨少加佐使。

——治积之要，在知攻补之宜，而攻补之宜，当于孰缓孰急中辨之。凡积聚未久而元气未损者，治不宜缓，盖缓之则养成其势，反以难制，此其所急在积，速攻可也。若积聚渐久，元气日虚，此而攻之，则积气本远，攻不易及，胃气切近，先受其伤，愈攻愈虚，则不死于积而死于攻矣。此其所重在命，不在乎病，所当察也。故凡治虚邪者，当从缓治，只宜专培脾胃以固其本，或灸或膏，以疏其经，但使主气日强，经气日通，则积痞自消。斯缓急之机，即万全之策也，不独治积，诸病亦然。

——凡坚硬之积，必在肠胃之外，募原之间，原非药力所能猝至，宜用阿魏膏、琥珀膏，或水红花膏、三圣膏之类以攻其外，再用长桑君针法以攻其内。然此坚顽之积，非用火攻，终难消散，故莫妙于灸。余在燕都，尝治愈痞块在左胁者数人，则皆以灸法收功也。

——积久成疳，乃其经络壅滞，致动肝脾阳明之火，故为颊肿、口糜、牙龈臭烂之证。此其在外当用膏药、艾火以破坚顽，在内当用芦荟等丸以清疳热。

——妇人血癥气聚论治，详《妇人门》。

述古共六条

《难经》曰：病有积有聚，何以别之？然，积者，阴气也，聚者，阳气也，故阴沉而伏，阳浮而动。气之所积名曰积，气之所聚名曰聚，故积者，五脏所生，聚者，六腑所成也。积者，阴气也，其始发有常处，其痛不离其部，上下有所终始，左右有所穷处；聚者，阳气也，其始发无根本，上下无所留止，其痛无常处，谓之聚，故以是别知积聚也。又曰：肝之积，名曰肥气，在左胁下，如覆杯，有头足，久不愈，令人发咳，痎疟，连岁不已。心之积，名曰伏梁，起脐上，大如臂，上至心下，久不愈，令人病烦心。脾之积，名曰痞气，在胃脘，覆大如盘，久不愈，令人四肢不收，发黄疸，饮食不为肌肤。肺之积，名曰息贲，在右胁下，覆大如杯，久不已，令人洒淅寒热，喘咳发肺壅。肾之积，名曰贲豚，发于少腹，上至心下，若豚状，或上或下无时，久不已，令人喘逆，骨痿少气。

仲景曰：积者，脏病也，终不移；聚者，腑病也，发作有时，辗转痛移，为可治。诸积大法，脉来细而附骨者，乃积也。寸口，积在胸中。微出寸口，积在喉中。关上，积在脐旁。上关上，积在心下。微下关，积在少腹。尺中，积在气冲。脉出左，积在左。脉出右，积在右。脉两出，积在中央，各以其部处之。愚案：仲景此说固详而善，虽亦疑其太凿，然于理则通，故述于此，亦可以资意见。若以余之历验，则凡病癥癖者，脉必沉紧而疾，如《内经》说微急、小急者，即其脉也。若诊见和缓，则胃气本无恙，终非癖块之脉。

许学士曰：大抵治积，或以所恶者攻之，或以所喜者诱之，则易愈。如硇砂、水银治肉积，神曲、麦芽治酒积，水蛭、虻虫治血积，木香、槟榔治气积，牵牛、甘遂治水积，雄黄、腻粉治涎积，礞石、巴豆治食积，各从其类也。若用群队之药，分其药势，则难取效。须要认得分明是何积聚，兼见何证，然后增减斟量使之，不尔反有所损，要在临时通变也。

洁古云：壮人无积，虚人则有之，脾胃怯弱，气血两衰，四时有感，皆能成积。若遽以磨坚破结之药治之，疾须去而人已衰矣。干漆、硇砂、三棱、大黄、牵牛之类，用时则暂快，药过则依然，气愈消，疾愈大，竟何益哉。故治积者，当先养正，则积自除，譬如满座皆君子，纵有一小人，自无容地而去，但令其真气实，胃气强，积自消矣。实中有积，大毒之剂治之尚不可过，况虚而有积者乎？此治积之一端也，邪正盛衰，固宜详审。

张子和曰：积之始成也，或因暴怒喜悲思恐之气，或伤酸甘辛咸之味，或停温凉寒热之饮，或受风寒暑湿燥火之邪，其初甚微，可呼吸按导，方寸大而去之，故不难也。若久而延之，留滞不去，遂成五积。

徐东皋曰：养正积除，此积之微者也。如脾胃失于健运，而气积、食积之不疏导者，惟养脾胃之正气，而滞积自疏矣。若夫大积大聚，如五积之久而成癥病，坚固不移者，若非攻击悍利之药，岂能推逐之乎？惟虚弱之人，必用攻补兼施之法也。

针灸法

长桑君针积块癥瘕法：先于块上针之，甚者，又于块首一针，块尾一针，讫，以艾灸之，立应。

一法说：凡灸痞者，须灸痞根，无有不效。其法在脊背十三椎下，当脊中点墨记之，此非灸穴，却于墨之两旁各开三寸半，以指揣摸，觉微有动脉，即点穴灸之，大约穴与脐平。多灸左边，或左右俱灸，此即痞根也。或患左灸右，患右灸左，亦效。

——灸穴法：中脘、期门、章门、脾俞、三焦俞、通谷，此诸痞所宜灸者。

积痞在上者，宜灸上脘、中脘、期门、章门之类。积块在下者，宜灸天枢、章门、肾俞、气海、关元、中极、水道之类。凡灸之法，宜先上而后下，脐腹之壮用宜稍大，皆先灸七壮，或十四壮，以后渐次增加，愈多愈妙。以上诸穴皆能治痞，宜择而用之。然犹有不可按穴者，如痞之最坚处，或头、或尾、或突、或动处，但察其脉络所由者，皆当按其处而通灸之，火力所到，则其坚聚之气自然以渐解散，有神化之妙也。第灸痞之法，非一次便能必效，务须或彼或此，择其要者，至再至三，连次陆续灸之，无有不愈者。

积聚论列方

排气饮新和六　　养中煎新热四

温胃饮新热五
归脾汤补三二
枳术丸和七九
芍药枳术丸新和十六
四磨饮和五二
十香丸新和十五
木香人参枳丸和八二
理阴煎新热三
神香散新和二十
暖肝煎新热十五
五味异散补四
肾气丸补百二十
保和丸小三五
《指迷》七气汤和五一
温白丸攻六一
和中丸和八七
秘方化滞丸攻五八
助气丸攻六七
三棱丸攻六十
大健脾和八五
胜红丸攻六六
《三因》红丸子攻九六
大和中饮新和七
感应丸攻五四
遇仙丹攻五一
小和中饮新和八
赤金豆新攻二
神佑丸攻四八
草豆蔻丸和一六七
百顺丸新攻六
阿魏丸攻六四
阿魏膏外三一二
大硝石丸攻五六
琥珀膏外一七
三圣膏攻三八
化铁丹攻五九
水红花膏外三一九
芦荟等丸寒一六八后

论外备用方

消食丸和九十　行滞
枳实丸和八四　食癖
木香槟榔丸攻五十　火盛积坚
曲术丸和百十　宿食
法制陈皮和七十
香砂枳术丸和八十　气积
白术丸和三七八　息积
陈曲丸热一六三　冷积泻痢
曲柏枳术丸和八一　食积
流气丸和一五五　逐寒滞
桃仁煎攻三九　血瘕
枳实导滞丸攻五七　湿热食积
安脾散热六七　冷积
三棱散攻三六　积痞
雄黄圣饼子攻六九　去积
三棱丸攻三七、六十　血癥食积

神保丸攻五三　寒积痛
穿山甲散攻四十　血癥
备急丸攻五二　寒积
消痞核桃攻八七
守病丸攻六五
红丸子热百九十　寒食积
熨痞方攻八八
大异香散攻四四　胀满
加减四物汤妇百十二　血积

痞　满

经义

《太阴阳明论》曰：饮食不节，起居不时者，阴受之，阴受之则入五脏，入五脏则䐜满闭塞。

《生气通天论》曰：味过于甘，心气喘满。味过于苦，脾气不濡，胃气乃厚。

《脏气法时论》曰：脾虚则腹满肠鸣，飧泄，食不化。

《厥论》曰：厥或令人腹满何也？曰：阴气盛于上则下虚，下虚则胀满。

《异法方宜论》曰：脏寒生满病。

《阴阳应象大论》曰：浊气在上，则生䐜胀。中满者，泻之于内。

《五脏生成篇》曰：腹满䐜胀，支膈胠胁，下厥上冒，过在足太阴、阳明。

《大惑论》曰：人有善饥而不嗜食者，何气使然？曰：胃气热则消谷，故善饥；胃气逆上，则胃脘寒，故不嗜食也。

《脉解篇》曰：太阴所谓病胀者，阴盛而上走于阳明，阳明络属心，故上走心为噫也。

《经脉》篇曰：胃病则贲响腹胀。脾病则腹胀善噫。心主病则胸胁支满。

《六元正纪大论》曰：太阴所至，积饮痞膈，为中满霍乱吐下。寒气至则坚痞腹满，痛急下利之病生矣。水郁之发，善厥逆，痞坚腹满。木郁之发，病膈咽不通，饮食不下。

《五常政大论》曰：备化之纪，其病痞。卑监之纪，其病留满痞塞。敦阜之纪，其病腹满。太阴司天，胸中不利，心下痞痛。

《气交变大论》曰：岁火不及，民病胁支满。复则病鹜溏腹满，食饮不下。岁水不及，民病腹满。

《至真要大论》曰：太阳司天，民病胸腹满。少阴之胜，腹满痛。太阳之胜，腹满食减。阳明之复，甚则心痛痞满。太阳之复，心痛痞满。

论证

痞者，痞塞不开之谓；满者，胀满不行之谓。盖满则近胀，而痞则不必胀也。所以痞满一证，大有疑辨，则在虚实二字。凡有邪有滞而痞者，实痞也；无物无滞而痞者，虚痞也。有胀有痛而满者，实满也；无胀无痛而满者，虚满也。实痞实满者，可散可消；虚痞虚满者，非大加温补不可，此而错用，多致误人。

论治共四条

——虚寒之痞。凡过于忧思，或过于劳倦，或饥饱失时，或病后脾气未醒，或脾胃素弱之人，而妄用寒凉克伐之剂，以致重伤脾气者，皆能有之，其证则无胀无闷，但不知饥，亦不欲食。问其胸腹胀痞，则曰亦觉有些，而又曰不甚胀。盖本非胀也，止因不欲食而自疑为胀耳。察其脉则缓弱无神，或弦多胃少，察其形则色平气怯，是皆脾虚不运而痞塞不开也。此证极多，不得因其不食，妄用消耗，将至胃气日损，则变证百出矣。治宜温补，但使脾肾气强，则痞满开而饮食自进，元气自复矣。又凡脾胃虚者，多兼寒证，何也？盖脾胃属土，土虚者多因无火，土寒则气化无权，故多痞满，此即寒生于中也。亦有为生冷外寒所侵，而致中寒者，然胃强则寒不能侮，而寒能胜之，总由脾气之弱耳。此义详《命门火候》论中，当并察之。凡脾胃微虚，而若满非满，食少不化者，宜四君子汤，或异功散。若心脾气虚，或气有不顺者，归脾汤或治中汤。若三阴气血俱虚，治节不行，而不便于温者，宜五福饮。若中焦不暖，或嗳腐，或吞酸而痞满者，非温补不可，宜温胃饮、五君子煎，或理中汤、圣术煎，或参姜饮。若脾肾兼寒，命门不暖，则中焦不化，或腹溏，或胸腹喜暖畏寒，或上下腹俱膨膨，而小水黄涩者，宜理阴煎，甚者宜六味回阳饮。此二药最妙，而实人所罕知也。予尝治金孝廉，以劳倦思虑致伤脾气，别无他证，但绝口久不欲食，遂悉用参、术、归、熟附子、姜、桂、甘草之属，半月始愈。后因病后复不食如此，自分必死，仍用前药，大加姜、附各至三钱而后愈。又一妇人，病后久不食，自言病前曾食牛肉，乞求去此，余佯应之，而培补如前，方得全愈。故凡病如此者，只宜温补，不可行滞。新案。

——饮食偶伤，致为痞满者，当察其食滞之有无而治之。凡食滞未消而作痞满，或兼疼痛者，宜大和中饮，或和胃饮加减治之，或枳术丸亦可，甚者神香散。此有治案在《肿胀门》。若食滞既消，脾气受伤不能运行，而虚痞不开者，当专扶脾气，微者异功散、养中煎，甚者五福饮、温胃饮、圣术煎。若命门母气不足者，治宜如前。若偶食寒凉伤胃，痞满不开，而不可补者，宜和胃饮加山楂、麦芽之类，或用厚朴温中汤。

——实滞之痞，当察其所因而治之。若湿胜气滞而痞者，宜平胃散，或《良方》厚朴汤，或五苓散。若寒滞脾胃，或为痛为痞，而中气不虚者，厚朴温中汤。若脾寒气滞而痞者，和胃饮。若怒气暴伤，肝气未平而痞者，解肝煎。若大便气秘，上下不通而痞者，河间厚朴汤。若胃口停痰而痞者，二陈汤，或橘皮半夏汤。胃寒气滞停痰，痞而兼呕者，加减二陈汤。胶痰不开，壅滞胃口者，药不易化，须先用吐法，而后随证治之。若大便秘结不通，而痞满不开者，宜微利之。

——外邪之痞。凡寒邪感人者，必自表入里，若邪浅在经，未入于腑，则饮食如故，稍深则传入胸次，渐犯胃口，即不能饮食，是亦痞之类也。治此者，但解外邪，而或散或消，或温或补，邪去则胃口自和，痞满自去。此当于《伤寒门》求法治之。又《伤寒》曰：阳证下之早者，乃为结胸，阴证下之早者，因成痞气。此以邪在表而攻其里，邪在阳而攻其阴，不当下而妄下之，以致邪气乘虚，陷结心下，是误治之害最危者也。实者硬满而痛，是为结胸；虚者满而不痛，是为痞气，宜审别治之。治法详结胸、腹满条中。

述古共三条

丹溪曰：痞满与胀满不同，胀满内胀而外亦形，痞则内觉痞闷，而外无胀急之形也。盖由脾气不和，中央痞塞，皆土邪之所为也。有因误下里气虚，邪乘虚而入于心之分为痞者。有不因误下而得之，如中气虚弱，不能运化精微而为痞者。有饮食、痰饮不能施化为痞者。有湿热太甚，邪著心下为痞者。

东垣曰：伤寒痞者，从血中来，从外之内，从无形。杂病痞者，亦从血中来，从内之外，从有形。有形以苦泻之，无形以辛散之。《玉机》云：痞满之病，人皆知气不运也，独东垣以血病言之，谓下多则亡阴而损血，此前人之未论也。世之用气药治痞而不效者，盖不知此理故也。

刘宗厚曰：古方治痞，用黄芩、黄连、枳实之苦以泄之，厚朴、生姜、半夏之辛以散之，人参、白术之甘温以补之，茯苓、泽泻之咸淡以渗之，随其病之所在以调之也。既痞有湿，惟宜上下分消其气，果有内实之证，庶可略与疏导。世人苦于痞塞，喜行利药以求速效，暂时通快，痞若再作，益以滋甚，是皆不察夫下多亡阴之意也。如结胸是实邪，大陷胸汤主之；痞是虚邪，诸泻心汤主之。愚据刘公此论，既云下多亡阴，又云痞是虚邪，诚然善矣，然欲用诸泻心汤以治虚邪，能无失乎？盖未知塞因塞用，别有神化之妙法，而痞满多在脾，尤不可以泻心也。

痞满论列方

二陈汤和一
四君子汤补一
五君子煎新热六
归脾汤补三二
治中汤热十
大和中饮新和七
温胃饮新热五
神香散新和二十
理中汤热一
加减二陈汤和二
圣术煎新热二五
和胃饮新和五

理阴煎新热三
六味回阳饮新热二
平胃散和十七
养中煎新热四
橘皮半夏汤和十三
异功散补四
参姜饮新热八
《良方》厚朴汤和五四
五苓散和一八二
五福饮新补六
河间厚朴汤和三三六
解肝煎新和十一
枳术丸和七九
厚朴温中汤热九十

论外备用方

四君子汤补一
香砂六君汤补七
人参养胃汤和二三四　和胃
启脾丸和八六　行滞
大健脾和八五
小半夏茯苓汤和九　痰痞
嘉禾散和百六十　气痞
八味理中丸热七　虚寒
沉香桂附丸热百十一　中寒
越鞠丸和一五四　火郁
胡椒理中汤热六　虚寒
半夏丁香丸和百三十　气滞
沉香降气散和四十　气滞
木香宽中散和五五　行气
藿香正气散和二十　寒滞
苏子降气汤和四一　顺气
葛花解醒汤和一二四
贴痞琥珀膏外三一八
熨痞方攻八八
消痞核桃攻八七
木香人参枳术丸和八二
水红花膏外三一九
消痞膏外三一六

卷之二十四　杂证谟

泄　泻

经义

《金匮真言论》曰：长夏善病洞泄寒中。

《阴阳应象大论》曰：清气在下，则生飧泄；浊气在上，则生䐜胀。湿胜则濡泄。春伤于风，夏生飧泄。水谷之寒热，感则害人六腑。

《脏气法时论》曰：脾病者，虚则腹满肠鸣，飧泄，食不化。

《百病始生》篇曰：虚邪之中人也，留而不去，传舍于肠胃，多寒则肠鸣飧泄，食不化，多热则溏出糜。

《举痛论》曰：寒气客于小肠，小肠不得成聚，故后泄腹痛矣。怒则气逆，甚则呕血及飧泄，故气上矣。

《经脉》篇曰：脾所生病，心下急痛，溏、瘕泄。肝所生病，胸满呕逆，飧泄、狐疝。

《宣明五气篇》曰：大肠小肠为泄。

《厥论》曰：少阴厥逆，虚满呕变，下泄清。

《太阴阳明论》曰：食饮不节，起居不时者，阴受之，阴受之则入五脏，入五脏则䐜满闭塞，下为飧泄，久为肠澼。

《阴阳别论》曰：一阳发病，少气善咳，善泄。

《邪气脏腑病形》篇曰：肺脉小甚为泄。肾脉小甚为洞泄。

《脉要精微论》曰：胃脉实则胀，虚则泄。数动一代者，病在阳之脉也，泄及便脓血。久风为飧泄。仓廪不藏者，是门户不要也。水泉不止，是膀胱不藏也。得守者生，失守者死。

《平人气象论》曰：尺寒脉细，谓之后泄。

《玉机真脏论》曰：脉细，皮寒，气少，泄痢前后，饮食不入，此谓五虚。泄而脉大，脱血而脉实，皆难治。

《师传》篇曰：脐以上皮热，肠中热，则出黄如糜。脐以下皮寒，胃中寒，则腹胀；肠中寒，则肠鸣飧泄。胃中寒，肠中热，则胀而且泄。

《论疾诊尺》篇曰：大便赤瓣飧泄，脉小者，手足寒，难已。飧泄，脉小，手足温，泄易已。春伤于风，夏生后泄肠澼。

《咳论》曰：五脏各以治时感于寒则受病，微则为咳，甚则为泄为痛。

《热病》篇曰：泄而腹满甚者死。

《玉版》篇曰：其腹大胀，四末清，脱形，泄甚，是一逆也。腹鸣而满，四肢清，泄，其脉大，是二逆也。咳呕腹胀，且飧泄，其脉绝，是五逆也。

《标本病传论》曰：先病而后泄者治其本。先泄而后生他病者，治其本。

《四时气》篇曰：飧泄，取三阴之上，补阴陵泉，皆久留之，热行乃止。

《气交变大论》曰：岁木太过，民病飧泄食减，体重烦冤，肠鸣腹支满。岁火太过，民病血溢血泄注下。岁土太过，民病腹满溏泄肠鸣，反下甚。岁水太过，上临太阳，病反腹满胀鸣，溏泄，食不化。岁木不及，民病少腹痛，肠鸣溏泄。岁火不及，复则埃郁，病鹜溏腹满，食饮不下，寒中肠鸣，泄注腹痛。岁土不及，民病飧泄，霍乱，体重腹痛。岁金不及，民病血便注下。岁水不及，民病身重濡泄。

《五常政大论》曰：卑监之纪，上角与正角同，其病飧泄，邪伤脾也。发生之纪，上征则其气逆，其病吐利。

《六元正纪大论》曰：不远热则热至，不远寒则寒至，寒至则坚痞腹满，痛急下利之病生矣。热至则身热，吐下霍乱，血溢血泄，淋闷之病生矣。太阴所至为中满霍乱吐下。厥阴所至为胁痛呕泄。少阳所至为暴注。太阳所至为流泄禁止。

《至真要大论》曰：岁少阳在泉，火淫所胜，民病注泄赤白，少腹痛，尿赤，甚则血便。少阴同候。厥阴司天，风淫所胜，民病食则呕，冷泄腹胀，溏泄瘕水闭，病本于脾。少阳司天，火淫所胜，民病泄注赤白。阳明司天，燥淫所胜，民病寒清于中，感而疟，咳，腹中鸣，注泄鹜溏，病本于肝。厥阴之胜，肠鸣飧泄，少腹痛，注下赤白。少阴之胜，腹满痛溏泄，传为赤沃。太阴之胜，湿化乃见，善注泄。阳明之胜，清发于中，左胠胁痛，溏泄。太阳之胜，寒入下焦，传为濡泄。阳明之复，清气大举，甚则心痛痞满，腹胀而泄。诸病水液，澄澈清冷，皆属于寒。暴注下迫，皆属于热。

论证共三条

凡《内经》有言飧泄者，有言濡泄者，皆泄泻也；有言肠澼者，即下痢也。然痢之初作，必由于泻，此泻之与痢本为同类，但泻浅而痢深，泻轻而痢重；泻由水谷不分，出于中焦；痢以脂血伤败，病在下焦。在中焦者，湿由脾胃而分于小肠，故可澄其源，所以治宜分利；在下焦者，病在肝肾大肠，分利已无所及，故宜调理真阴，并助小肠之主，以益气化之源。此泻痢之证治有不同，而门类亦当有辨。然病实相关，不可不兼察以为治也。

——泄泻之本，无不由于脾胃。盖胃为水谷之海，而脾主运化，使脾健胃和，则水谷腐熟，而化气化血以行营卫。若饮食失节，起居不时，以致脾于胃受伤，则水反为湿，谷反为滞，精华之气不能输化，乃致合污下降，而泻痢作矣。脾强者，滞去即愈，此强者之宜清宜利，可逐可攻也。脾弱者，因虚所以易泻，因泻所以愈虚，盖关门不固，则气随泻去，气去则阳衰，阳衰则寒从中生，固不必外受风寒而始谓之寒也。且阴寒性降，下必及肾，故泻多必亡阴，谓亡其阴中之阳耳。所以泄泻不愈，必自太阴传于少阴，而为肠澼，肠澼者，岂非降泄之甚，而阳气不升，脏气不固之病乎？凡脾胃气虚而有不升不固者，若复以寒之，复以逐之，则无有不致败者。此强弱之治，大有不同，故凡治此者，有不可概言清利也。

——泄泻之因，惟水火土三气为最。夫水者寒气也，火者热气也，土者湿气也，此泻痢之本也。虽曰木亦能泻，实以土之受伤也；金亦能泻，实以金水同气，因其清而失其燥也。知斯三者，若乎尽矣，然而三者之中，则又惟水火二气足以尽之。盖五行之性，不病于寒则病于热，大都热者多实，虚者多寒。凡湿热之证，必其脉盛形强，声音壮亮，食饮裕如，举动轻捷者，此多阳也。虚寒之证，必其脉息无力，形气少神，言语轻微，举动疲倦者，此多阴也。故必察其因，而于初泻之时，即当辨其有余不足，则治无不愈，而亦不致有误矣。

分利治法共二条

凡泄泻之病，多由水谷不分，故以利水为上策。然利水之法，法有不同，如湿胜无寒而泻者，宜四苓散、小分清饮之类主之，但欲分其清浊也。如湿挟微寒而泻者，宜五苓散、胃苓汤之类主之，以微温而利之也。如湿热在脾，热渴喜冷而泻者，宜大分清饮、茵陈饮、益元散之类主之，去其湿热而利也。

泄泻之病，多见小水不利，水谷分则泻自止，故曰：治泻不利小水，非其治也。然小水不利，其因非一，而有可利者，有不可利者，宜详辨之。如湿胜作泻而小水不利者，以一时水土相乱，并归大肠而然也。有热胜作泻而小水不利者，以火乘阴分，水道闭涩而然也。有寒泻而小水不利者，以小肠之火受伤，气化无权而然也。有脾虚作泻而小水不利者，以土不制水，清浊不分而然也。有命门火衰作泻而小水不利者，以真阴亏损，元精枯涸而然也。凡此皆小水不利之候。然惟暴注新病者可利，形气强壮者可利，酒湿过度、口腹不慎者可利，实热闭涩者可利，小腹胀满、水道痛急者可利。又若病久者不可利，阴不足者不可利，脉证多寒者不可利，形虚气弱者不可利，口干非渴而不喜冷者不可利。盖虚寒之泻，本非水有余，实因火不足；本非水不利，实因气不行。夫病不因水，而利则亡阴，泻以火虚，而利复伤气，倘不察其所病之本，则未有不愈利愈虚，而速其危者矣。

诸泄泻论治共九条

——泄泻之暴病者，或为饮食所伤，或为时气所犯，无不由于口腹，必各有所因，宜察其因而治之。如因食生冷寒滞者，宜抑扶煎、和胃饮之属以温之。因湿滞者，宜平胃散、胃苓汤，或白术芍药散以燥之利之。因食滞而胀痛有余者，宜大、小和中饮之属以平之。因气滞而痛泻之甚者，宜排气饮，或平胃散之属以调之。因食滞而固结不散，或胃气之强实者，宜神佑丸、赤金豆、百顺丸之属以行之。凡初感者，病气未深，脏气未败，但略去其所病之滞，则胃气自安，不难愈也。

——凡脾气稍弱，阳气素不强者，一有所伤，未免即致泄泻，此虽为初病，便当调理元气，自非强盛偶伤者之比。如因泻而神气困倦者，宜养中煎，或温胃饮，或圣术煎，或四君子汤，或五君子煎。如微寒兼滞而不虚者，宜佐关煎。若脾虚而微滞者，宜五味异功散。若脾虚而微寒微滞者，宜六味异功煎，或温胃饮。若因饮食不调，忽而溏泻，以渐而甚，或见微痛，但所下酸臭，而颜色淡黄，便是脾虚胃寒不化之证，即宜用五德丸，再甚者，即宜用胃关煎，切勿疑也。

——凡兼真阴不足而为泄泻者，则或多脐下之痛，或于寅卯时为甚，或食入已久，反多不化，而为呕恶溏泻，或泻不甚臭而多见完谷等症。盖因丹田不暖，所以尾闾不固，阴中少火，所以中焦易寒，此其咎在下焦，故曰真阴不足也，本与中焦无涉，故非分利所及也，惟胃关煎一剂，乃为最上之乘。且人之患此者最多，勿谓其为新病而不可用也，勿谓其为年少而未宜用也，觉有是证，即宜是药，剂少功多，攸利非小。但知者见其先，昧者见其后，见其后，恐见之迟矣，所以贵见先也。

——肾泄证，即前所谓真阴不足证也，每于五更之初，或天将明时，即洞泄数次，有经月连年弗止者，或暂愈而复作者，或有痛者，或有不痛者，其故何也？盖肾为胃关，开窍于二阴，所以二便之开闭，皆肾脏之所主。今肾中阳气不足，则命门火衰，而阴寒独盛，故于子丑五更之后，当阳气未复，阴气盛极之时，即令人洞泄不止也。古方有椒附丸、五味子散，皆治此之良方；若必欲阳生于阴，而肾气充固，则又惟八味地黄丸为宜。然余尝用此，则似犹未尽善，故特制胃关煎、一气丹、九气丹、复阳丹之属，斯得其济者多矣，或五味子丸亦佳；其有未甚者，则加五德丸、四神丸，皆其最宜者也。

——凡脾泄久泄证，大都与前治脾弱之法不相远，但新泻者可治标，久泻者不可治标，且久泻无火，多因脾肾之虚寒也。若止因脾虚者，惟四君子汤、参术汤、参苓白术散之属为宜。若脾胃兼寒者，宜五君子煎、黄芽丸、五德丸。若脾气虚寒兼滞闷者，宜六味异功煎、温胃饮、圣术煎。若脾气虚寒之甚，而饮食减少，神疲气倦，宜参附汤、术附汤、十全大补汤。若病在下焦，肾气虚而微热者，宜六味地黄汤；微寒者，宜八味地黄汤，或胃关煎。若脾虚溏泄，久不能愈，或小儿脾泄不止者，止用敦阜糕、黏米固肠糕，亦易见效。若脾胃寒湿而溏泄不止者，苍术丸亦佳。若久泻元气下陷，大肠虚滑不收者，须于补剂中加乌梅、五味子、粟壳之属以固之。

——大泻如倾，元气渐脱者，宜速用四味回阳饮，或六味回阳饮主之。凡暴泻如此者，无不即效；若久泻至此，犹恐无及，盖五夺之中，惟泻最急，是不可见之不早也。倘药未及效，仍宜速灸气海，以挽回下焦之阳气。仍须多服人参膏。

——酒泻证，饮酒之人多有之，但酒有阴阳二性，人有阴阳二脏，而人多不能辨也。夫酒性本热，酒质则寒，人但知酒有湿热，而不知酒有寒湿也。故凡因酒而生湿热者，因其性也，以蘖汁不滋阴，而悍气生热也；因酒而生寒湿者，因其质也，以性去质不去，而水留为寒也。何以辨之？常见人有阳强气充而善饮者，亦每多泄泻，若一日不泻，反云热闷，盖其随饮随泻，则虽泻不致伤气，而得泻反以去湿，此其先天禀厚，胃气过人者也，最不易得，亦不多见。此而病者，是为阳证，不过宜清宜利，如四苓散、大分清饮，或酒蒸黄连丸之类，去其湿热而病可愈也。若阳虚之人，则与此大异。盖脾虚不能胜湿，而湿胜即能生寒，阳气因寒，所以日败，胃气因湿，所以日虚，其证则形容渐羸，饮食渐减，或脉息见弦细，或口体常怯寒，或脐腹常有隐疼，或眩晕常多困倦，或不安于五鼓，或加甚于秋冬，但无热证可据，而常多飧泄者，则总属虚寒也。凡若此者，若不速培阳气，必致渐衰，而日以危矣。

余于四旬之外，亦尝病此数年，其势已窘，因遍求治法，见朱丹溪曰：因伤于酒，每晨起必泻者，宜理中汤加葛根，或吞酒蒸黄连丸。王节斋曰：饮酒便泄者，此酒积热泻也，宜加黄连、茵陈、干姜、木香之属。薛立斋曰：若酒湿未散，脾气未虚，宜用此药分利湿热。若湿热已去，中气被伤，宜用六君调补中气。又曰：酒性大热，乃无形之物，无形元气受伤，当用葛花解酲汤分消其湿。凡此诸论，若已尽之。然朱、王二家之说，则不分寒热，皆用黄连，是但知酒之有热，而不知酒之有寒，乌足凭也，惟薛氏之说，虽亦云酒性大热，而所重在脾，诚若善矣。余因效之，初服葛花解酲汤，不效，继服六君子、补中益气汤，又不效，再服理中以至八味，俱不效。斯时也，计穷力竭，若无再生之望矣，因潜思熟计，料非峻补命门，终无益也。乃自制胃关煎、右归丸、一气丹等方以治其病，仍绝口不饮以杜其源，调理年余，竟得全愈，自后始明性质之理，多得济人。向使已无确见，执信湿热之说，而妄用黄连、干葛清凉分利之剂，则焉望其有今日？即或自用稍迟，则既甚亦难挽矣。

矧今人之病此者最多，而是阴是阳，不可不辨。凡阳盛者，脾强胃健，而气不易夺者也，故治本无难，而泄亦无虑；阳衰者，脾肾既伤，则脱气最易，故宜防其无及，不可不为深虑也。若必以酒为热，则其为古法所误者，诚不少矣。

——气泄证，凡遇怒气便作泄泻者，必先以怒时挟食，致伤脾胃。故但有所犯，即随触而发，此肝脾二脏之病也，盖以肝木克土，脾气受伤而然。使脾气本强，即见肝邪，未必能入，今既易伤，则脾气非强可知矣。故治此者，当补脾之虚而顺肝之气，此固大法也，但虚实有微甚，则治疗宜分轻重耳。如禀壮气实，年少而因气泄泻者，可先用平胃散，或胃苓汤。若肝气未平而作胀满者，宜解肝煎先顺其气。若脾气稍弱者，宜二术煎，或黏米固肠糕，或消食导气饮。若脾气稍寒者，宜抑扶煎、吴茱萸散，或苍术丸。若脾弱居多者，宜温胃饮、圣术煎，或六味异功煎。若既畏此证为患，则必须切戒气怒。

——风泄证，亦当辨其风寒风热而治之。热者，如伤寒外感热利之属是也，宜以伤寒门自利条诸法治之；寒者，以风寒在胃，而脾土受伤，如《内经》所云春伤于风，夏生飧泄之属是也，宜以前温胃理中之法治之。

述古共六条

丹溪曰：世俗例用涩药治泻，若泻而虚者，或可用之；若初得之者，必变他证，为祸不小。殊不知泻多因湿，惟分利小水最为上策。

薛立斋曰：凡伤食泻黄，若饮食已消，而泄泻未止，此脾胃之气伤也，宜用五味异功散。若泄泻而腹中重坠，此脾气下陷也，宜补中益气汤。若服克伐之剂，而腹中窄狭，此脾气虚痞也，宜六君子汤。若胁胀、善怒、泻青，此肝乘脾虚也，宜六君加柴胡、升麻、木香。若少食体倦、善噫泻黄，此脾虚色陷也，宜六君加升麻、柴胡。

又立斋曰：凡久泻脾胃虚弱，或作呕，或饮食少思，属脾胃虚弱，用四君子加半夏、木香。或腹痛属脾胃虚寒，用六君加炮姜、木香。大抵此证多由泛用消食利水之剂，损其真阴，元气不能主持，遂成久泻，若非补中益气汤、四神丸滋其本源，后必胸痞腹胀、小水淋沥，多致不起。

又立斋曰：若久泻，肠胃滑泄不禁，但脾胃虚寒下陷者，用补中益气汤加木香、肉豆蔻、补骨脂。若脾气虚寒不禁者，用六君子汤加炮姜、肉桂。若命门火衰而脾土虚寒者，用八味丸。若脾肾俱虚者，用十全大补汤送四神丸。若大便滑痢，小便闭涩，或肢体渐肿，喘嗽唾痰，脾肾气血俱虚，宜用十全大补汤送四神丸，或宜加减《金匮》肾气丸。每见元气既虚，而复用五苓之类，因损真阴，以致前证益甚者，急投《金匮》肾气丸，多有得生者。若反用牵牛、大黄峻剂而通之，是速其危也。

又立斋曰：大凡黄连、枳实虽消停滞，开痞闷，若人脾胃充实，暴患实痞，宜暂用之，若屡患屡服，或脾胃虚痞者，用之则脾胃反伤，而诸证蜂起矣。故东垣先生曰：脾胃实者，用黄连、枳实泻之，虚者，用白术、陈皮补之。

徐东皋曰：大抵诸泄泻证，各宜以类推求，必先分利，后实脾土，益元气，无不全愈。

泄泻论列方

四苓散和一八七
五苓散和一八二
胃苓汤和百九十
平胃散和十七
益元散寒百十二
茵陈饮新寒八
理中汤热一
温胃饮新热五
二术煎新和十二
圣术煎新热二五
胃关煎　新热九
佐关煎新热十
十全大补汤补二十
抑扶煎新热十一
养中煎新热四
补中益气汤补三十
参术汤补四十
参附汤补三七
五味异功散补四
敦阜糕新固十
右归饮新补三
右归丸新补四
六味异功煎新热七
解肝煎新和十一
术附汤补四一
四味回阳饮新热一
排气饮新和六
苍术丸新和十七
六味回阳饮新热二
五德丸新热十八
四神丸热一五二
六味地黄汤补百二十
一气丹新热二二
九气丹新热二三
八味地黄汤补一二一
黄芽丸新热二一
复阳丹新热二十
参苓白术散补五四
椒附丸热百十二
人参膏补一六三
白术芍药散和三五
神佑丸攻四八
赤金豆新攻二
葛花解酲汤和一二四
四君子汤补一
百顺丸新攻六
五味子散热一四九
加减《金匮》肾气丸补一二四
大和中饮新和七
五君子煎新热六
黏米固肠糕新固七
大分清饮　新寒五
小和中饮新和八
消食导气饮和一九七

小分清饮新和十
酒蒸黄连丸寒一七九
吴茱萸散热一三九

论外备用方

归脾汤补三二　脾虚泄泻
二神丸热百五十　脾胃虚寒
加味六君汤补六　脾虚
荜茇丸热一五六　中寒
藿香正气散和二十　风寒
附子理中汤热一
益黄散和十九　脾寒气滞
浆水散热一四七　阴毒
茯苓汤和一八九　湿热
九宝丹热一四三　温补脾胃
白术芍药汤　和三四　湿泻
吴茱萸汤热一三七　暑湿受寒
渗湿汤和一七四　寒湿
四柱散热一四四　冷痛泄泻
胃风汤散五七　风湿
陈曲丸热一六三　磨积止泻
升阳除湿汤和一七九　调脾
附子茴香散热一四八　暖胃和中
曲术丸和二百一　暑湿暴泻
铁刷散热百九　寒湿泄泻
戊己丸和二百二　湿热
缩脾丸热一六一　湿涩
猪苓汤和一八九　发热小水不利
《澹寮》四神丸热一五二　肾泄
草果散和一九五　寒痛泄
补脾汤热六八　胃寒
大七香丸和一三一　寒气
小已寒丸热一六九　中寒洞泄
调胃白术散和三三　行气和胃
五味子丸热一五五　脾肾泄
太平丸寒百十九　热泻
养胃汤热六九　虚寒痛泄
大橘皮汤和一九六　湿热水泻
厚朴丸热百六十　寒滞胀泄
橘半胃苓汤和一九一　补胃和胃
白术圣散子热一三六　固肠温胃
薷苓汤寒百十八　暑泻
肉豆蔻丸热一五七　脏寒滑泄
黄芩芍药汤寒八九　热泻
小安肾丸热一六七　久泻
真人养脏汤和一九四　调脾
诃梨勒丸热一五九　寒滑
胃爱散热七十　虚寒
固肠丸固五三　温补固涩
八味汤热一四一　虚寒滞
泄泻经验方固四九
八味理中丸热七　脾胃虚寒

痢疾

经义

《通评虚实论》帝曰：肠澼便血何如？岐伯曰：身热则死，寒则生。帝曰：肠澼下白沫何如？岐伯曰：脉沉则生，脉浮则死。帝曰：肠澼下脓血何如？曰：脉悬绝则死，滑大则生。帝曰：肠澼之属，身不热，脉不悬绝何如？曰：滑大者曰生，悬涩者曰死，以脏期之。

《百病始生》篇曰：阳络伤则血外溢，血外溢则衄血；阴络伤则血内溢，血内溢则后血。

《太阴阳明论》曰：食饮不节，起居不时者，阴受之，阴受之则入五脏，入五脏则䐜满闭塞，下为飧泄，久为肠澼。

《大奇论》曰：脾脉外鼓，沉为肠澼，久自已。肝脉小缓为肠澼，易治。肾脉小搏沉，为肠澼下血，血温身热者死。心肝澼亦下血，二脏同病者可治，其脉小沉涩为肠澼，其身热者死，热见七日死。

《论疾诊尺》篇曰：大便赤瓣飧泄，脉小，手足寒者，难已。飧泄，脉小，手足温，泄易已。春伤于风，夏生后泄肠澼。

《经脉》篇曰：肾所生病为肠澼。

《阴阳别论》曰：阴阳虚，肠澼死。

《气厥论》曰：肾移热于脾，传为虚，肠澼死。

《玉机真脏论》曰：泄而脉大，脱血而脉实，皆难治。

论证共二条

痢疾一证，即《内经》之肠澼也古今方书，因其闭滞不利，故又谓之滞下。其证则里急后重，或垢或血，或见五色，或多红紫，或痛或不痛，或呕或不呕，或为发热，或为恶寒。此证之阴阳虚实，最宜博审详察，庶不致于差失，若见有不确，则大致误人。前泄泻门诸法，本与此通，必互相参酌用之为善。

——痢疾之病，多病于夏秋之交，古法相传，皆谓炎暑大行，相火司令，酷热之毒蓄积为痢，今人所宗，皆此一说。夫痢因于暑而言其为热，岂不宜然，然炎热者，天之常令也，当热不热，必反为灾；因热贪凉者，人之常事也，过食生冷，所以致痢。多见人之慎疾者，虽经盛暑，不犯寒凉，则终无泻痢之患，岂其独不受热乎？此其病在寒邪，不在暑热，病在人事，不在天时，从可知矣。但胃强气实者，虽日用水果之类，而阳气能胜，故不致疾。其次之者，虽未即病，而日用日积，迨夫大火流西，新凉得气，则伏阴内动，乘机而起，故寒湿得以犯脾者，多在七八月之间，此阳消阴长之征，最易见也。再其次者，多以脾肾本弱，则随犯随病，不必伏寒，亦不必待时，尤为易见。夫以生冷下咽，泻痢随起，岂即化而为热乎？奈何近代医流，止见此时之天热，不见此人之脏寒，但见痢证，开口便言热毒，反以寒凉治生冷，是何异雪上加霜乎！俗见相同，死者不可胜言矣。

或曰：然亦有用寒药而愈者何也？曰：以胃强阳盛之人，而得湿成热者，亦有之；以元气壮实，而邪不胜正者，亦有之，此皆可以寒治而愈，亦可以通利而愈，而此辈极少。以胃弱阳虚而因寒伤脏者，此辈极多，若再用寒凉，或妄加荡涤，则无有不死，凡今以痢疾而致死者，皆此类也。观丹溪曰：泻痢一证，属热者多，属寒者少。戴原礼曰：以酷热之毒，至秋阳气始收，火气下降，因作滞下之证，皆大谬之言也，不可信之，因作俚词以志其戒。

俚词曰：夏日多炎，阴邪易入。暑热是主，风寒是客，身不被风，疟从何致？口不受寒，痢从何得？治必求本，轩岐金石。志此微言，可为医则。

论泻痢虚实共三条

凡治痢疾，最当察虚实，辨寒热，此泻痢中最大关系，若四者不明，则杀人甚易也。

——实证之辨，必其形气强壮，脉息滑实，或素纵口腹，或多胀满坚痛，及年少新病，脾气未损者，方可用治标之法，微者行之，利之，甚者泻之。

——虚证之辨，有形体薄弱者，有颜色青白者，有脉虽紧数而无力无神者，有脉见真弦而中虚似实者，有素禀阳衰者，有素多淡素者，有偶犯生冷者，有偶中雨水阴寒者，有偶因饮食不调者，有年衰脾弱者。以上诸证，凡其素无纵肆，而忽患泻痢，此必以或瓜或果，或饮食稍凉，偶伤胃气而然，果何积之有？又何热之有？总惟脾弱之辈，多有此证。故治此者，只宜温调脾肾，但使脾温则寒去，即所以逐邪也。且邪本不多，即用温补健脾，原无妨碍，不过数剂，自当全愈。切不可妄云补住邪气，而先用攻积、攻滞及清火等药，倘使脾气再伤，则轻者反重，重者必危矣。

论泻痢寒热

凡泻痢寒热之辨，若果是热，则必畏热喜冷，不欲衣被，渴甚饮水，多亦无碍，或小便热涩而痛，或下痢纯血鲜红，脉息必滑实有力，形气必躁急多烦。若热证果真，即宜放手凉解，或兼分利，但使邪去，其病自愈。若无此实热诸证，而泻痢有不止者，必是虚寒，若非温补脾肾，必不能愈，即有愈者，亦必其元气有根，待其来复而然。勿谓虚寒之证，有不必温补而可以愈者，或治痢必宜寒凉，而寒凉亦可无害者，皆见有未真也。

论积垢

凡腹中积聚之辨，乃以饮食之滞，留蓄于中，或结聚成块，或胀满硬痛，不化不行，有所阻隔者，乃为之积，此皆柤粕成形之属，所当逐也。今人不能辨察，但见痢如脓垢者，皆谓之积，不知此非柤粕之属，而实附肠著脏之脂膏，皆精血之属也。无论瘦人、肥人皆有此脂，但肥者脂厚，瘦者脂薄，未有无脂者也。若果无脂，则肠脏之间，岂容单薄赤露，非惟藩篱不固，而且脏必易伤，无是理也。今之凡患泻痢者，正以五内受伤，脂膏不固，故日剥而下。若其脏气稍强，则随去随生，犹无足虑；若脏气至败，剥削至尽，或以久泻久痢，但见血水，及如屋漏水者，此在庸人云：其积聚已无，反称为善，而不知脂膏刮尽则败竭，极危之候也。使今后医家，但识此为脂膏而本非积聚，则安之固之且不暇，而尚敢云攻之逐之，或用苦寒以滑之利之者否？

论五色

凡五色之辨，如下痢脓垢之属，无非血气所化，但白者其来浅，浮近之脂膏也。赤者其来深，由脂膏而切肤络也。下纯血者，多以血为热迫，故随溢随下，此其最深者也。若紫红、紫白者，则离位稍久，其下不速，而色因以变，或未及脉络，此其稍浅者也。若红白相兼者，此又其浅深皆及者也。大都纯血鲜红者多热证，以火性急速，迫而下也；紫红紫白者少热证，以阴凝血败，损而然也；纯白者无热证，以脏寒气薄，滑而然也。然有以无红而亦因热者，此以暴注之类，而非下痢之谓也；有以紫红虽多而不可言热者，此以阴络受伤，而非暴注之比也。若辨黄黑二色，则凡黄深而秽臭者，此有热证，亦有寒证；若浅黄色淡不甚臭，而或兼腥馊气者，此即不化之类，皆寒证也；黑而浓厚大臭者，此焦色也，多有火证；若青黑而腥薄者，此肝肾腐败之色也，犹以为热，其谬甚矣。虽五色之辨，大约如此，然痢之见血者，无非阴络受伤，即或寒或热，但伤络脉，则无不见血，故不可以见血者，必认为热也。凡临此证，当必以脉色、形气、病因兼而察之，庶不致有疑似之误。

论腹痛

凡泻痢腹痛，有实热者，有虚寒者。实热者，或因食积，或因火邪。但食积之痛，必多胀满坚硬，或痛而拒按，此必有所停滞，微者宜行其滞，甚者宜泻而逐之。火邪之痛，必有内热等症，方宜清之利之。然邪实于中者，必多气逆，故凡治痛之法，无论是火是食，皆当以行气为先，但宜察药性之寒热，择而用之可也。虚寒之痛，尤所当辨。盖凡泻痢之痛，多由寒气之在脏也。经曰：痛者，寒气多也，有寒故痛也。又曰：病痛者，阴也。故凡人有过食生冷，或外受寒气，即能腹痛，此可知也。寒在中者，治宜温脾，寒在下者，治宜温肾也。再若虚寒刮痛之义，则人多不知，盖元气不足于内，则虽无外受寒邪，而中气不暖，即寒证也。所以泻痢不能止，饮食不能化，而病有不能愈，正以阳虚多寒也。且泻痢不止，胃气既伤，膏血切肤，安能不痛？此其为痛，乃因剥及肠脏而然。是以痢因于痛，痛因于痢，故凡以寒侵腑脏及脉络受伤，血动气滞者，皆能为痛。但察其不实不坚，或喜揉按，或喜暖熨，或胸腹如饥而不欲食，或胃脘作呕而多吞酸，但无实热等症，则总属虚寒，安得谓痛必因积，积皆实证耶？

凡治虚寒之痛者，速宜温养脏气，不得再加消伐，致令动者愈动，滑者愈滑，必至危矣。若谓诸痛不宜补，必待痛定然后可用，则元气日去，终无定期。尝见一医云：痢疾须过七日，方可用补。而不知六日已死，执迷不悟，愚亦甚矣！但其痛之甚者，当于温补药中稍加木香以顺其气，或多加当归以和其血，俟痛稍减，则当去此二味，盖又恐木香之耗气，当归之滑肠也。若寒在下焦而作痛者，必加吴茱萸，其或痛不至甚，则但以温补脾肾为主，使脾肾渐安，则痛当自止，此不必治其痛也。

论里急后重

凡里急后重者，病在广肠最下之处，而其病本则不在广肠，而在脾肾。凡热痢、寒痢、虚痢皆有之，不得尽以为热也。盖中焦有热，则热邪下迫，中焦有寒，则寒邪下迫，脾肾气虚，则气陷下迫。欲治此者，但当察其所因，以治脾肾之本，则无有不愈。然病在广肠，已非食积，盖食积至此，泻则无留，而所留者，惟下陷之气，气本无形，故虽若欲出而实无所出，无所出而又似欲出，皆气之使然耳。故河间之用芍药汤，谓行血则便自愈，调气则后重除，是固然矣。然调气之法，如气热者凉之则调，气寒者温之则调，气虚者补之则调，气陷者举之则调，必使气和，乃为调气行血之法，其义亦然。若但以木香、槟榔、当归、大黄行血散气之属谓之调和，不知广肠最远，药不易达，而所行所散者，皆中焦之气耳。且气既下陷，而复以行之散之，则气必更陷，其能愈乎？矧痢止则后重自止，未有痢不愈而后重能愈者也，故凡欲治此者，但当以治痢为主。

论大孔肿痛

凡病痢疾，多有大孔肿痛者，其故何也？盖脾胃不和，则水谷之气失其正化，而浊恶难堪之味出诸孔道，此痛楚之不能免也。又若火因泻陷，阳为阴逐，则胃中阳气并逼于下，无从解散，此肿之所由生也。所以痢多则痛多，痢少则痛少，痛与不痛，亦由气之陷与不陷耳。故无论寒痢、热痢，大孔皆能为痛，不能谓痛必由热也。欲治此者，但治其痢，痢止则肿痛自散，亦如后重之法也。自丹溪云：大孔痛因热流于下，木香、槟榔、芩、连加炒干姜主之，是但知火能为肿为痛，亦焉知元阳之下陷也。后人所宗，皆其法也，凡虚寒之辈，其不能堪此亦多矣。

论口渴

凡泻痢之证，必多口渴，今人但见口渴，即认为火，而不知有火者固能渴，无火者亦能渴，此不可不辨也。如火盛于中，则熏脾烁胃，津液耗干，故酷好冰水，多而不厌，愈凉愈快，随饮随消者，此因热而渴，治宜凉也。又如口热作渴，虽欲饮水而饮不能多者，即非真火，不宜凉也。凡口虽干渴喜凉，而复不喜凉者，是即寒聚于中，而无根之火浮戴于上，此最忌寒凉者也。然渴有真渴，有似渴。真渴者，必好茶饮，但以喜热、喜凉，即可辨其寒热。似渴者，干也，非渴也，口虽干而不欲汤饮，则尤非热证可知也。然泻痢之证，因其水泄于下，必津涸于上，故不免于渴，渴而欲饮，正以内水不足，欲得外水以相济也，岂必皆因于火乎？诸如此者，必当详审其有火无火，若火有余者，自当清火，水不足者，自当滋阴，是固然矣。然气为水母，其有气虚不能生水者，不补其母则水不能生，而渴不止也。土为水主，其有脾虚不能约水者，不强其主则水不能蓄，而渴不止也。使能不治其渴而治其所以渴，又何渴病之有？

论小水

凡泻痢之证，小水必多不利，或多黄赤，此其寒热虚实大有关系，不可不察也。若暴注之泻，以其清浊不分，水谷并归于大肠，故水有不利者，惟其暂也。若痢疾之小水，则病本不一，今人但见黄赤不利，无不云其为热，误者多矣。凡因于热者，必其热赤之甚，或多涩痛，或见鲜血，然必上下皆有热证，方是真热，此宜清凉治之。若非真热，则或以中寒而逼阳于下者有之，或以泻痢亡阴而水亏色变者有之，或以下焦阳气不暖而水无以化者有之，或以妄用渗利而沸逼干汁者亦有之。但察其三焦无火，则虽黄虽涩，总皆亡阴亡液之证，不得通以热论，速当培补真阴，乃为良法。《内经》曰：中气不足，溲便为之变。至哉斯言，何今人之不能察也？不独此也，每见有小水清白而兼腹痛者，仍用芩连之类，余则不知其何谓。可恨，可恨！

论阴阳疑似

阴阳之道，即养生治病之本，而人有不易知者，以其有莫测之妙也。夫阴阳之用，欲其相济，不欲其相贼。相济者，相和者也，阴中不可无阳，阳中不可无阴也；相贼者，相害者也，阳贼阴则为焦枯，阴贼阳则为寂灭也。凡诸为病者，无非阴阳相贼，而有失其和耳。盖阴阳之性，阴常喜静而恶动，阳常喜暖而畏寒。及其相贼，则阴畏阳之亢，所以阴遇阳邪，非枯则槁；阳畏阴之毒，所以阳逢阴寇，不走即飞。此阴阳相妒之讥，诚多难测，凡诸病剧而有假真疑似者，即其证也，而尤于伤寒痢疾为最焉。

若今之患痢最甚者，多见上下皆有热证而实非真热者，何以见之？如烦则似热非热，躁则似狂非狂，懊侬不宁，莫可名状，此非真阳证也。盖以精血败伤，火中无水，而阴失其静，故烦躁若此也。又如飞者飞于上；走者走于下，飞于上则为口渴、喉疮，或面红身热，走于下则为孔热、孔痛，或便黄、便血，此非实热证也。盖以水火相刑，阳为阴逐，而火离其位，故飞走若此也。今之人，但见此等证候，佥曰察病不离形证，形证之热既已若此，而犹谓之寒，何其妄也。是但知外之有热，而不知内之有寒也，知上下之有热，而不知中焦之有寒也，又岂知烦躁之为阴虚，而飞走之为阳虚也。余言若此，闻者果能信乎？将犹疑乎？疑似之间，犹不可不辨也。

且如肌表皆有热证，本当恶热而反不舍衣被，或脐腹喜暖而宜熨宜按者，此则外虽热而内则有寒也。又如九窍皆有热证，必喜冷饮，然有口欲寒而腹畏之，故凡寒冷下咽，则或增呕恶，或加腹疼，或噎塞不行而反生胀闷，或口舌虽有疮痛而反欲热汤饮者，此则上下虽热而中焦之有寒也。此外，有阳气素弱及脉色少神如前论等症，若止知为火，治以寒凉，其奈内本因寒，而再加以寒，则寒凉入胃，直犯中焦，是外热不相及，而中寒必更甚，故致飞者愈飞，走者愈走，所谓雪上加霜，欲孤阳之不灭，不可得也。故凡治此者，但能引火归原，使丹田暖则火就燥，下原固则气归精，此阴阳颠倒之神理，而或者昧之，迹犹苦海无边，未得其岸，故余悉此，用垂普救之衣钵云。

论治共十条

凡治痢之法，其要在虚实寒热，得其要则万无一失，失其要则为害最多，辨论如前，所当熟察。前如泄泻门调治诸法，俱宜酌用。

——生冷初伤，饮食失调，而胃气未损，元气未亏，或为痛、为胀、为暴泻、暴痢等症，而食滞有未清者，宜抑扶煎、五德丸，或平胃散、胃苓汤、五苓散之类，略祛寒滞，愈之极易。

——脾肾虚弱之辈，但犯生冷，极易作痢。无论大人小儿，凡系脾虚致痢，别无实热等症者，先宜佐关煎温其脾气，如或稍深而病及肝肾者，即宜胃关煎为最妙之治，勿以新病畏而弗用也。或五德丸、四神丸之类，俱可间用。

——病痢，凡脾肾俱虚而危剧可畏者，只宜以胃关煎为最，温胃饮次之，或相机间用亦可。或兼用四维散、九气丹、复阳丹，庶可保全也。

——痢疾呕恶，兀兀欲吐，或闻食气即见恶心者，此胃气虚寒不能容受而然，必宜温补安胃，用五君子煎，或六味异功煎、温胃饮、圣术煎之类主之。呕甚者，宜六味回阳饮之属主之。若阴中火虚，气不归原而呕者，宜胃关煎、理阴煎主之。若胃火上冲而致呕吐者，则必有烦热胀满等症，乃可用清凉降火等药，宜大分清饮、益元散之类主之。

——湿热邪盛，而烦热喜冷，脉实腹满，或下痢纯红鲜血者，宜清流饮、黄芩芍药汤，或用香连丸，或用河间芍药汤。热甚者，宜大分清饮，或茵陈饮。此等药，若数剂不效，便当思顾脾肾矣。

——痢有发热者，似乎属火，宜从凉治。然实热之证，反未必发热，惟痢伤精血，阴虚水亏者，则最多为热为躁也。如或虚中有火，脉见有力者，宜加减一阴煎，或保阴煎主之。若脉本无力，全属虚火，则不可治火，单宜壮水补阴，如三阴煎及六味、八味等丸。若阴盛格阳而为外热者，必宜胃关煎及右归饮之属主之。

——痢疾初作，气禀尚强，或因纵肆口腹，食饮停滞，凡有实邪胀痛坚满等症，而形气脉气俱实者，可先去其积，积去其痢自止。宜承气汤，或神佑丸、百顺丸主之，或用赤金豆以微利之，此通因通用，痛随痢减之法也。但此等证候，必须确审然后用之，若以脾肾虚寒致痢，而妄用此药及寒凉克伐等剂，再败元阳者，多致不可解救，最当慎也。

——禁口不食，乃痢疾最危之候，而自古未有明辨。观丹溪云：禁口痢，胃口热甚故也，用黄连、人参煎汁，终日呷之，如吐再吃，但得一呷下咽便好，人不知此，多用温药甘味，此以火济火，以滞益滞也。亦有误服热毒之药犯胃者，当推明而袪其毒。此丹溪之说也。而不知禁口之辨，其义最微，岂皆胃口热甚而总以黄连可治乎？盖噤口者，以食不得入，虽亦有实热证，而惟脾胃虚寒者居多。若因食积胃中而噤口者，其胸腹必有胀满，或见硬痛，此当行滞去积，积滞去而食自入，如青、陈、楂、朴之属是也。有因火郁胃中而噤口者，其脏腑必多炽热，或脉见洪数，此当泻火去热，邪热去而食自入，如芩、连、栀、柏之属是也。凡此者，皆以邪蓄于中，乃噤口之实证也。

然实证无几，而近之病者，每察其胃口，则多无胀满等症，或察其大邪，则亦非实热等症，但见其有出无入，而胃口日穷，精神日败。盖其既无胀满，本非积也，又无真热，本非火也，无积无火而食不能入，其故何也？以脏气不能容受也。不能容受，其故有二：盖一由脾气之弱，故或为呕恶，或为吞酸，或恶闻食气而泛泛不宁，或饥不能食而枵枵待困，此以中焦不运，故食不能入，责在脾也。一由肾气之弱，故命门不能暖，则大肠不能固，小肠不能化，则胃气不能行，此以下焦失守而化源无主，责在肾也。欲健中焦，非人参、白术、干姜、甘草之属不可；欲实下焦，非熟地、附子、吴茱萸、肉桂之属不可。脾肾强而食自入，其理甚明，其应如响，余之活人于此者，不胜纪矣。如丹溪之用黄连，及以火济火，以滞益滞之说，乃悉以实火为言，特一曲之见耳。局人意智，绝人生几，此其关系非小，不得信以为然。

——久痢阳虚，或因服攻击、寒凉药太过，致竭脾肾元神而滑脱不止者，本源已败，虽峻用温补诸药，亦必不能奏效矣。宜速灸百会、气海、天枢、神阙等穴以回其阳，庶或有可望生者。

述古共八条

仲景曰：夫六腑气绝于外者，手足寒，上气，脚缩；五脏气绝于内，利不禁，下甚者，手足不仁。下利腹胀满，身体疼痛者，先温其里，乃攻其表。温里宜四逆汤，攻表宜桂枝汤。

《褚氏遗书》曰：阴已耗而复竭之，则大小便牵疼，愈疼则愈欲大小便，愈便则愈疼。

东垣曰：饮食有伤，起居不时，损其胃气，则上升清华之气反从下降，是为飧泄，久则太阴传少阴而为肠澼。里急后重，脓血相杂，数至圊而不能即便者，专用补中益气汤为主，使升降之道行，其痢不治自消矣。里急者，腹中不宽快也，亦有虚坐而大便不行者，皆血虚也，血虚则里急后重。

薛立斋曰：若白痢久，胃弱气虚，数至圊而不能便，或少有白脓者，乃土不生金，肺与大肠气伤而下坠也。当用补中益气汤举其阳气，则阴自降而二便自愈。若饮食不入，发热作渴，势甚危急，用十全大补汤。如不应，送二神丸。若红痢久，胃弱血虚，脾经血热下注而不愈者，用四物加白术、茯苓。若脾经气虚，不能统血而不愈者，用四君加川芎、当归。若中气下陷，不能摄血而不愈者，用补中益气汤。

凡呕吐，食不得下，其或脾胃素有实热，或过食辛辣厚味而暴患者，宜开胃行滞。若胃气虚，隔呕吐者，宜六君加生姜。凡痢，腹痛后重，怕手按腹，或脉洪实者，为积滞闭结，宜疏通之。若腹痛后重，喜手按腹，或脉微细，为阳气虚寒，宜六君、干姜温补脾气。

凡气血虚而作痢，若脾虚血弱者，宜四君子汤。胃虚血弱者，补中益气汤。久病气血俱虚者，八珍汤。若脾气虚寒下陷，补中益气汤加粟壳、姜、桂，如不应，急用附子。若气血虚弱，宜十全大补汤加附子、粟壳。若命门火衰，宜八味丸以补母气。若腹痛作渴，饮汤，手按之而痛稍止者，俱宜温补脾胃。

徐东皋曰：凡痢疾之治，须审病者气体厚薄，曾无通泻及用攻积苦寒之药，脉之有力无力，及正气邪气有余不足，对证施治，未有弗效。今医治痢，多峻用下剂及苦寒太过，鲜有不致误者。况年高与体弱之人，遂致元气虚陷，反不能支。胃气既虚，其痢益甚，有阳虚陷入阴中，则脱血阵阵而下者，医尚谓血痢不已，仍用苦寒，渐至脉绝，四肢厥冷而死者，曷可胜纪。且今人之患痢者，多有脾胃先虚而后积滞，通滞之剂宜酌用也，稍或过之，遂致虚脱，盖有由焉。

附案共三条

王海藏治杨师三朝三大醉，至醒，发大渴，饮冷水冰茶各三杯，遂病，便血约一盆。先用吴茱萸丸，又用平胃五苓各半散，三大服血止。后复为白痢，又与神应丸，四服白痢乃止。或曰：何不用黄连之类以解毒，而反用温热之剂？予曰：若用寒凉，其疾必大变，盖寒毒内伤，复用寒凉，非其治也。况血为寒所凝，浸入大肠而下，得温乃行，所以用温热其血自止。经曰：治病必求其本，此之谓也。胃既得温，其血不凝而自行，各守其乡也。观此治法，可见治血痢者，岂可偏执为热乎？又海藏曰：暑月久血痢，不可用黄连，阴在内也。

《夷坚甲志》云：昔虞丞相自渠川被召，途中冒暑，得泄痢连月，萝壁间有韵语云：暑毒在脾，温气连脚，不泄则痢，不痢则疟。独炼雄黄，蒸饼和药，甘草作汤，服之安乐。别作治疗，医家大错。如方制药，其疾随愈。案：此说颇奇，虽未及用，姑亦录之，以存其法。

《唐太宗实录》云：贞观中，上病气痢，久未痊，服众医药不应，因下诏访问。时金吾长张宝藏曾困此疾，即具疏以乳煎荜茇方。上服之，立效，宣下宰臣与五品官，魏征难之，逾六月不拟。上疾复发，复进之又平。因问左右曰：进方人有功，未见除授，何也？征惧曰：未知文武二吏。上怒曰：治得宰相，不妨授三品，我岂不及汝耶？即命与三品文官，授鸿胪寺卿。其方用牛乳半斤，荜茇三钱，同煎减半，空腹顿服。

痢疾论列方

抑扶煎新热十一
佐关煎新热十
胃关煎新热九
五苓散和一八二
胃苓汤和百九十
温胃饮新热五
平胃散和十七
四逆汤热十四
百顺丸新攻六
四君子汤补一
五德丸新热十八
四神丸热一五一
五君子煎新热六
二神丸热百五十
复阳丹新热二十
六君子汤补五
四维散新热十二
九气丹新热二三
吴茱萸丸热百四十
六味丸补百二十
八味丸补一二一
大分清饮新寒五
理阴煎新热三
右归饮新补三
六味异功煎新热七
四物汤补八
八珍汤补十九
六味回阳饮新热二
三阴煎新补十一
保阴煎新寒一
十全大补汤补二十
桂枝汤散九
神应丸未收
补中益气汤补三十
清流饮新寒六
茵陈饮新寒八
加减一阴煎新补九
香连丸寒百十三
益元散寒百十二
河间芍药汤攻三二
大承气汤攻一
神佑丸攻四八
黄芩芍药汤寒百九
赤金豆新攻二
圣术煎新热二五

论外备用方

归脾汤补三二

大防风汤补九八　痢后风

十宝汤补九六　虚寒

大七香丸和一三一　寒气

戊己丸和二百二　温热

黄芩半夏生姜汤和十六　干呕

斗门方和一九九　毒痢脓血

藿香正气散和二十　寒滞

真人养脏汤和一九四　调和

简易八方和二百

大黄汤攻十一　湿热

木香化滞汤寒百十　湿热滞

黄芩汤寒百五　干呕痢

六神丸寒百十四　食积热痢

黄芪散寒百八　热赤痢

理中汤热一　中寒

荜茇丸热一五六　寒痢

白术圣散子热一三六　固肠温胃

白通汤热一四五　少阴痢

桂香丸热一六二　冷滑不禁

附子茴香散热一四八　暖胃和中

固肠散固五十　温固

桃花丸固五六　冷滑久痢

诃梨勒丸热一五九　寒滑痢

固肠丸固五三　温补固涩

大断下丸固五四　温涩

生地黄汤固五七　热血痢

涩肠散因二八六　敷掺

当归黄芪汤补九七　妊娠下痢

升阳除湿防风汤和百八十　湿滞

卷之二十五 杂证谟

心腹痛

经义

《举痛论》：帝曰：愿闻人之五脏卒痛，何气使然？岐伯对曰：经脉流行不止，环周不休，寒气入经而稽迟，泣而不行，客于脉外则血少，客于脉中则气不通，故卒然而痛。帝曰：其痛或卒然而止者，或痛甚不休者，或痛甚不可按者，或按之而痛止者，或按之无益者，或喘动应手者，或心与背相引而痛者，或胁肋与少腹相引而痛者，或腹痛引阴股者，或痛宿昔而成积者，或卒然痛死不知人少间复生者，或痛而呕者，或腹痛而后泄者，或痛而闭不通者，凡此诸痛，各不同形，别之奈何？岐伯曰：寒气客于脉外则脉寒，脉寒则缩蜷，缩蜷则脉绌急，绌急则外引小络，故卒然而痛，得炅则立止，因重中于寒，则痛久矣。寒气客于经脉之中，与炅气相薄则脉满，满则痛而不可按也，寒气稽留，炅气从上，则脉充大而血气乱，故痛甚不可按也。寒气客于肠胃之间，膜原之下，血不得散，小络急引故痛，按之则血气散，故按之痛止。寒气客于侠脊之脉，则深按之不能及，故按之无益也。寒气客于冲脉，冲脉起于关元，随腹直上，寒气客则脉不通，脉不通则气因之，故喘动应手矣。寒气客于背俞之脉则脉泣，脉搏泣则血虚，血虚则痛，其俞注于心，故相引而痛，按之则热气至，热气至则痛止矣。寒气客于厥阴之脉，厥阴之脉者，络阴器，系于肝，寒气客于脉中则血泣脉急，故胁肋与少腹相引痛矣。厥气客于阴股，寒气上及少腹，血泣在下相引，故腹痛引阴股。寒气客于小肠膜原之间，络血之中，血泣不得注于大经，血气稽留不得行，故宿昔而成积矣。寒气客于五脏，厥逆上泄，阴气竭，阳气未入，故卒然痛死不知人，气复反则生矣。寒气客于肠胃，厥逆上出，故痛而呕也。寒气客于小肠，小肠不得成聚，故后泄腹痛矣。热气留于小肠，肠中痛，瘅热焦渴则坚干不得出，故痛而闭不通矣。帝曰：

所谓言而可知者也，视而可见奈何？岐伯曰：五脏六腑固尽有部，视其五色，黄赤为热，白为寒，青黑为痛，此所谓视而可见者也。帝曰：扪而可得奈何？岐伯曰：视其主病之脉，坚而血及陷下者，皆可扪而得也。

宾案：本篇论痛，总计一十三条，所言寒气与炅气相薄，及热气留于小肠闭而不通者，止二条为热证，而其它皆属于寒，则此证之概可知，学者归思所辨矣。

《终始》篇曰：病痛者阴也，痛而以手按之不得者阴也，深刺之。

《痹论》帝曰：内舍五脏六腑，何气使然？岐伯曰：五脏皆有合，病久不去者，内舍于其合也。胞痹者，上腹膀胱按之内痛，若沃以汤，涩于小便，上为清涕。痛者，寒气多也，有寒故痛也。

《骨空论》曰：眇络季胁引少腹而痛胀，刺譩譆。

《调经论》曰：实者外坚充满，不可按之，按之则痛。虚者聂辟，气不足，按之则气足以温之，故快然而不痛。

《平人气象论》曰：寸口脉沉而弱，曰寒热及疝瘕少腹痛。寸口脉沉而横，曰胁下有积，腹中有横积痛。脉急者，曰疝瘕少腹痛。

《邪气脏腑病形》篇曰：心脉微急，为心痛引背，食不下。

《卫气》篇曰：新积痛可移者，易已也；积不痛，难已也。

《厥病》篇曰：厥心痛，与背相控，善瘛，如从后触其心，伛偻者，肾心痛也；厥心痛，腹胀胸满，心尤痛甚，胃心痛也；厥心痛，痛如以锥针刺其心，心痛甚者，脾心痛也；厥心痛，色苍苍如死状，终日不得太息，肝心痛也；厥心痛，卧若徒居，心痛间动则痛益甚，色不变，肺心痛也。真心痛，手足清至节，心痛甚，旦发夕死，夕发旦死。肠中有虫瘕及蛟蛔，心肠痛侬作痛，肿聚，往来上下行，痛有休止，腹热喜渴，涎出者，是蛟蛔也。以上皆有刺法，详在本经。

《杂病》篇曰：心痛引腰脊，欲呕，取足少阴；心痛，腹胀啬啬然，大便不利，取足太阴；心痛引背不得息，刺足少阴，不已，取手少阳；心痛引小腹满，上下无常处，便溲难，刺足厥阴；心痛，但短气不足以息，刺手太阴。心痛，当九节刺之，按已刺按之，立已。不已，上下求之，得之立已。

《六元正纪大论》曰：不远热则热至，不远寒则寒至，寒至则坚否腹满，痛急下利之病生矣。土郁之发，甚则心痛胁䐜，呕吐霍乱，饮发注下；金郁之发，心胁满引小腹，善暴痛，不可反侧；水郁之发，民病寒客心痛；木郁之发，民病胃脘当心而痛，上支两胁，膈咽不通，食饮不下；火郁之发，民病骨痛，腹中暴痛。

《邪气脏腑病形》篇曰：大肠病者，肠中切痛而鸣濯濯，冬日重感于寒即泄，当脐而痛，不能久立，与胃同候，取巨虚上廉；胃病者，腹䐜胀，胃脘当心而痛，上支两胁，膈咽不通，食饮不下，取之三里也；小肠病者，小腹痛，腰脊控睾而痛，时窘之后，取之巨虚下廉；膀胱病者，小腹偏肿而痛，以手按之，即欲小便而不得，取委中央。

《五邪》篇曰：邪在肝，则两胁中痛，寒中，恶血在内，行善掣节，时脚肿。邪在脾胃，则病肌肉痛。阳气不足，阴气有余，则寒中肠鸣腹痛。邪在心，则病心痛喜悲，时眩仆。以上俱有刺法在本经。

《经脉》篇曰：脾足太阴之脉，入腹属脾络胃，其支者，复从胃，别上膈，注心中。是动则病舌本强，食则呕，胃脘痛，腹胀善噫，心下急痛，得后与气，则快然如衰。心手少阴之脉，起于心中，出属心系，是动则病嗌干心痛，渴而欲饮。肾足少阴之脉，其支者，从肺出络心。是动则心如悬若饥状，舌干，咽肿，烦心心痛。心主手厥阴之脉，起于胸中，出属心包络。是动则胸胁支满，烦心心痛。胆足少阳之脉，其直者，从缺盆下腋，循胸循胁里。是动则病口苦，善太息，心胁痛不能转侧。

论证共四条

凡病心腹痛者，有上中下三焦之别。上焦者，痛在膈上，此即胃脘痛也，《内经》曰胃脘当心而痛者即此。时人以此为心痛，不知心不可痛也，若病真心痛者，必手足冷至节，爪甲青，旦发夕死，夕发旦死，不可治也。中焦痛者，在中脘，脾胃间病也。下焦痛者，在脐下，肝肾大小肠膀胱病也。凡此三者，皆有虚实寒热之不同，宜详察而治之。

——痛有虚实。凡三焦痛证，惟食滞、寒滞、气滞者最多，其有因虫、因火、因痰、因血者，皆能作痛。大都暴痛者多有前三证，渐痛者多由后四证。但虫痛、痰痛多在中焦，火痛则三焦俱有之，血痛则多在下焦，然惟妇人则常有血证，而男子则少也。诸如此类，但察其多滞多逆者方是实证，如无滞逆，则不得以实论也。辨之之法，但当察其可按者为虚，拒按者为实；久痛者多虚，暴痛者多实；得食稍可者为虚，胀满畏食者为实；痛徐而缓，莫得其处者多虚，痛剧而坚，一定不移者为实；痛在肠脏中，有物有滞者多实，痛在腔胁经络，不干中脏而牵连腰背，无胀无滞者多虚。脉与证参，虚实自辨。微实者，宜调不宜攻；大实者，或上或下，非攻不可；纯虚者，或气或血，非大补不可。

——痛证有寒热，误认之则为害不小。盖三焦痛证，因寒者常居八九，因热者十惟一二，观《内经》举痛等论，义可知矣。盖寒则凝滞，凝滞则气逆，气逆则痛胀由生；而热则流通，多不然也。虽热证亦常有痛，然热者必有明辨，如《内经》所言肠中痛而瘅热焦渴，则坚干不得出，闭而不通者，此因燥结热闭，故能作痛，然必有烦热等症，乃因于火，最易见也。今之医家，但见心腹痛证，无问有无寒热，便云诸痛皆属于火，多用寒凉，不知此说出自何典？而彼此讹传，无墨无根，妄亦甚矣。又见丹溪治法云：凡心腹痛者，必用温散，此是郁结不行，阻气不运，故痛也。此说诚是也。然又引《原病式》云：若欲行温散，宁无助火添病也。由是古方多以山栀为主，加热药为向导，或用二陈汤加川芎、苍术，倍加栀子煎服，痛甚者，加炒干姜反佐之，若此议论治法，余则大有不服。夫致病之由，热者自热，寒者自寒，病因火邪，清利自愈，固不必反佐也；病因寒滞，温散自愈，又何为反助火耶？盖寒者热之，热者寒之，此自正治之正理，岂可不论经权，不分从逆，既宜栀子，又宜干姜，概用反佐而治寒犯寒，治热犯热乎？因致后代医流，凡有见不真者，每每借此为成法，而借口反佐，误人于疑似之中者不少矣。故余特为《反佐论》在前二卷中，以尽其义，宜均察也。

——痛证当辨有形无形。无形者痛在气分，凡气病而为胀为痛者，必或胀或止而痛无常处，气聚则痛而见形，气散则平而无迹，此无形之痛也，但宜顺气，气顺则痛自愈矣。有形者痛在血分，或为食积。凡血癥食积而为胀痛者，必痛有常所而胀无休息，不往不来，不离其处者，是有形之痛也。然或食或血，察得所因，乃可攻而去之，此二者之当辨也。

论痛脉

凡诸病之虚实，辨之于脉者皆易，惟心腹痛证，则有大有小，其脉多有难辨。虽滑实有力者，固多实邪，虚弱无神者，固多虚邪，此其常也。然暴痛之极者，每多沉伏，细涩，最似极虚之候。不知气为邪逆，气逆则脉道不行而沉伏异常，此正邪实之脉，然于沉伏之中细察之，必有梗梗然弦紧之意，此必寒邪阻遏阳气者，多有是脉，若火邪作痛则不然也。凡见此者，不得因其细极微极便认为虚脱，妄用补剂，必大误矣。辨此之法，但当察其形气，以见平素之强弱；问其病因，以知新病久病，及何所因而起。大都暴病痛急，而脉忽细伏者多实邪，久病痛缓，而脉本微弱者为虚邪，再以前论虚实之法酌之，以理参而诊之，则万无一失矣。

论治共十五条

凡心腹痛证，必须先辨寒热，如无热证热脉，则定非火邪，不得妄用凉药。

凡治心腹痛证，古云痛随利减，又曰通则不痛，此以闭结坚实者为言。若腹无坚满，痛无结聚，则此说不可用也。其有因虚而作痛者，则此说更如冰炭。

——凡痛在上焦者，如因停滞，既痛兼胀，不易行散，而痛极难忍者，欲其滞去速效，无如吐之之妙，宜于《新方》吐法中择而用之。若无停积胀急，而或寒或气，微有凝滞而作痛者，但顺其气，无有不愈。

——胃脘痛证，多有因食、因寒、因气不顺者，然因食因寒，亦无不皆关于气。盖食停则气滞，寒留则气凝，所以治痛之要，但察其果属实邪，皆当以理气为主，宜排气饮加减主之；食滞者兼乎消导，寒滞者兼乎温中，若止因气逆，则但理其气，病自愈矣。其有诸药不效，气结难解者，惟神香散为妙。若气有滞逆，随触随发者，宜用后简易二方最妙。

——下焦小腹痛者，或寒，或热，或食，或虫，或血，或气逆，皆有之。凡闭结者，利之下之，当各求其类而治之。

——寒滞之痛，有因内寒者，如食寒饮冷之类是也，必兼寒兼食，随其宜而治之，如上法可也。有因外寒者，或触冒不时之寒邪，或犯客令之寒气，或受暴雨沙气之阴毒，以致心腹搅痛，或吐或泻，或上不能吐，下不能泻，而为干霍乱危剧等症，总由寒气犯脏，或在上焦，或在中下二焦。凡痛急在上者，用吐最妙；在中在下者，俱宜解寒行滞，以排气饮为主加减治之，或不换金正气散，或和胃饮、平胃散、十香丸之类，皆可择用。其有寒逆之甚者，宜四逆汤、理中汤之类主之。又神香散可解三焦之滞，当随证作引以送之。

——血积之有腹痛者，是即蓄血证也，而血证之属有四：伤寒有蓄血证。成无已曰：邪气聚于下焦，则津液不得通，血气不得行，或尿或血，留滞于下，是生胀满而硬痛也。若从心下至少腹硬满而痛，小便利者，则是蓄血之证，此当分而治之。其它证治详义，并见《伤寒门》。妇人有血痛证，详见《妇人门》。跌打损伤有瘀血腹痛证，但去其瘀而痛自愈。凡气血和平者，宜通瘀煎加减治之。其有血滞便结，邪实不通者，宜桃仁承气汤、百顺丸主之；或血虚燥结，便闭不通者，宜玉烛散主之。食郁既久而胃脘有瘀血作痛者，生韭饮。

——气血虚寒，不能营养心脾者，最多心腹痛证，然必以积劳积损及忧思不遂者，乃有此病；或心脾肝肾气血本虚而偶犯劳伤，或偶犯寒气及饮食不调者，亦有此证。凡虚痛之候，每多连绵不止，而亦无急暴之势，或按之、揉之、温之、熨之，痛必稍缓。其在心脾胸胁之间者，则或为戚戚，或为慌慌，或似嘈非嘈，或饥劳更甚，或得食稍可，或懊侬无迹，莫可名状，或形色青黄，或脉微气弱，是皆虚寒之证，此非甘温养血，补胃和中不可也，宜大小营煎、理阴煎之类加减主之。若气虚者，必大加人参，阳衰者，必佐以桂、附、干姜。丹溪曰：诸痛不可补气。此惟邪实气滞者当避之，而曰诸痛皆然则谬矣，不可执以为辞也。

——下虚腹痛，必因虚挟寒，或阳虚中寒者乃有之，察无形迹而喜按喜暖者是也，治宜补阴逐寒，必宜理阴煎主之。然男子则间或有之，惟女人则因虚而痛者更多。盖女人有月经带浊之病，所以为异，亦宜理阴煎大剂主之，余用此以活人多矣。若虚中挟滞而血有不行者，惟决津煎为最妙。诸未尽者，详《妇人门》。凡治心腹痛证，已经攻击涤荡，愈而复作，或再三用之而愈作愈甚，或脉反浮弦虚大者，皆为中虚之候，此当酌其虚实而或兼治邪气，或专补正气。若用补无碍，则当渐进，切不可杂乱妄投，以自掣其肘。但当纯用补药，使脾胃气强，得以运行，则邪气自不能犯，又何疼痛之有？

——火邪热郁者，皆有心腹痛证。如火在上焦，痛而兼胀者，宜于行气导滞药中倍加山栀、黄芩之属以治之；若有痛无胀者，或宜加芍药、生地、麦冬以佐之。若火在下焦者，宜大分清饮或茵陈饮之类主之。然火在上者，必有烦热、焦渴、喜冷等症；火在下者，必有胀热、秘结、淋涩等症，务兼脉证，察其真有火邪，方可治以寒凉，如无火证火脉，则不得妄称为火以误治也。

——虫痛证治，详见《诸虫门》。

——痰饮停滞胸膈，亦能作痛。凡胸胁膨闷，漉漉有声，或作醋酸心呕恶，或痛连胁背者，皆其证也，宜清膈煎、二陈汤、橘皮半夏汤、《局方》四七汤，及括痰丸、润下丸之类并皆治之。又若东垣草豆蔻丸、丹溪白螺丸，亦皆治痰之剂。若郁痰凝结，消之不去者，非用吐法不能除也。

——阴寒腹痛者，凡男妇有因房室之后中寒而痛极者，此阴寒也。宜先用葱、姜捣烂炒热，或热砖之属熨其脐腹，以解其寒极凝滞之气，然后用理阴煎，或理中汤、四逆汤之类加减治之。其有痛极至危者，须速灸神厥、气海等穴。

——凡胸腹之痛，有无关于内，而在筋骨、皮肉之间者，此邪之在经，不可混作里证。必须详问的确，但当分其或火，或寒，或气，或劳伤，或血滞，或血虚，或有淫疮邪毒留蓄在经，辨其所因，庶不致谬，而治之亦易也。

——大人小儿，或素因口腹不节，致伤脾胃，以后或寒或食，凡有所触即为腹痛，屡发不已，或为胀满、食减等症者，惟芍药枳术丸为最妙，宜加减用之。

——凡胸膈大痛，连及胁背，药不能纳，到口即吐者，此则无论诸药，皆可发吐，因就其势探而吐之，则最易最捷，吐出邪滞积痰，痛可立止。若邪犹未尽，痛犹未止，则可以前药与之，务尽其邪，无不愈者。

述古共二条

陈无择云：十二经络，外感六淫，则其气闭塞，郁于中焦，气与邪争，发为疼痛。足厥阴心痛，两胁急，引小腹连阴股相引痛。手心主痛彻背，心烦，掌中热，咽干，目黄赤，胁满；足太阴心痛，腹胀满，涩涩然大便不利，膈闷咽塞；手太阴心痛，短气不足以息，季胁空痛，遗矢无度，胸满烦心；足少阴心痛，烦极，面黑，心悬若饥，胸满，腰脊痛；背输诸经心痛，心与背相引，心痛彻背，背痛彻心；诸腑心痛，难以俯仰，小腹上冲，卒不知人，呕吐泄泻。此皆诸经、诸俞、诸腑涉邪所致，病属外所因。若五脏内动，汩以七情，则其气痞结，聚于中脘，气与血搏，发为疼痛。肝心痛者，色苍苍如死状，终日不得太息；真心痛者，如前经义；脾心痛者，如锥针刺其心腹，蕴蕴然气满；肺心痛者，若从心间起，动作痛益甚，色不变；肾心痛者，与背相控，善瘛，如物从后触其心，身伛偻；胃心痛者，腹痛胸满，不下食，食则不消。皆脏气不平，喜怒忧郁所致，此属内因。饮食劳逸，触忤非类，使脏气不平，痞膈于中，食饮遁注，变乱肠胃，发为疼痛。或饮啖生冷果实，中冷不能消散，结而为积，还食还发，名积心痛。及有脏寒生蛔致心痛者。所谓九种心痛：曰饮、曰食、曰风、曰冷、曰热、曰悸、曰虫、曰注、曰去来痛者，除风热寒属外所因，余皆不内外因。更有妇人恶血入心脾经，发作疼痛，尤甚于诸痛。更有卒中、客忤、鬼击、尸疰，使人心痛，亦属不内外因。

丹溪曰：心痛即胃脘痛，虽日数多，不吃食不死，若痛方止便吃物，还痛，必须三五服药后，方可渐渐吃物。痛甚者，脉必伏，用温药附子之类，不可用参、术。脉弦者是食，宜温散，盖食得寒则凝，得热则化，更用行气，或利药助之，无不愈；脉滑者是痰，痰因气滞而聚，阻碍道路，气不得通而痛，宜导痰解郁。凡痛必用温散，以其郁结不行，阻气不运故也。腹痛以手可重按者属虚，宜参、术、姜、桂之类；手不可按者是实，宜用硝黄下之。肥白人腹痛，多是气虚兼湿痰，宜半夏、人参、二术之类；饮食过伤而腹痛，宜木香槟榔丸下之；如气虚之人伤饮食而腹痛，宜调补胃气并消导药，参、术、山楂、枳实、麦芽、木香、神曲之类。如腹中常有热而痛，此为积热，宜调胃承气汤下之。小腹实痛，用青皮以行其气；小腹因寒而痛，宜桂枝、吴茱萸。脐下忽大痛，人中黑者，多死。心痛，用山栀并劫药止之，若又复发，前药必不效，可用玄明粉一服立止。脉坚实，不大便者，下之。

食停小腹新案

凡腹痛因食者，或因滞物，或因冷物，皆能停积中脘，须用前治食法加减治之，此正法也。然又有食停小腹者，余尝治一上舍，年及三旬，因午刻食水煮面角，将到初更，食及小腹，下至右角间，遂停积不行，而坚突如拳，大如鹅卵，其痛之剧，莫可名状。余为治之，察其明系面积，显而无疑，然计其已入大肠，此正通则不痛之证也，乃与木香槟榔丸，连下二三次，其痛如故。因疑药力之缓，犹未及病，乃更投神佑丸以泻之，又不效。余谓此必药性皆寒，故滞有不行也，因再投备急丸，虽连得大泻，而坚痛毫不为减。斯时也，余计穷矣。因潜测其由，不过因面，岂无所以制之？今既逐之不及，使非借气以行之不可也？且计面毒非大蒜不杀，气滞非木香不行，又其滞深道远，非精锐之响导不能达，乃用火酒磨木香，令其嚼生蒜一瓣，而以香酒送之。一服后，觉痛稍减，三四服后，痛渐止而食渐进，方得全愈。然虽痛止食进，而小腹之块仍在，后至半年许始得消尽。由是知欲消食滞，即大黄、巴豆犹有所不能及，而惟宜行气为先也。且知饮食下行之道，乃必由小腹下右角间，而后出于广肠，此自古无人言及者，故并笔之，用以广人之闻见。

括沙新案

向予荆人，年及四旬，于八月终初寒之时，偶因暴雨后中阴寒沙毒之气，忽于二鼓时，上为呕恶，下为胸腹搅痛，势不可当。时值暮夜，药饵不及，因以盐汤探吐之，痛不为减，遂连吐数次，其气愈升，则其痛愈剧，因而上塞喉嗌，甚至声不能出，水药毫不可入，危在顷刻间矣。余忽忆先年曾得秘传括沙法，乃择一光滑细口磁碗，别用热汤一盅，入香油一二匙，却将碗口蘸油汤内，令其暖而且滑，乃两手覆执其碗，于病者背心轻轻向下刮之，以渐加重，碗干而寒，则再浸再刮，良久，觉胸中胀滞渐有下行之意，稍见宽舒，始能出声。顷之，忽腹中大响，遂大泻如倾，其痛遂减，幸而得活。泻后得睡一饭顷，复通身搔痒之极，随发出疙瘩风饼如钱大者，不计其数，至四鼓而退。愈后细穷其义，盖以五脏之系，咸附于背，故向下刮之，邪气亦随而降。凡毒气上行则逆，下行则顺，改逆为顺，所以得愈。虽近有两臂刮沙之法，亦能治痛，然毒深病急者，非治背不可也。至若风饼疙瘩之由，正以寒毒之气充塞表里，经脏俱闭，故致危剧。今其脏毒既解，然后经气得行，而表里俱散也。可见寒邪外感之毒，凡脏气未调，则表亦不解，表邪未散，则脏必不和，此其表里相关，义自如此，故治分缓急，权衡在人矣。继后数日，一魏姓者，亦于二鼓忽患此证，治不得法，竟至五鼓痛极而毙。遇与不遇，此其所以为命也。

附案

徐东皋云：匡掌科夫人，年三十余，病胃脘连胸胁痛，日轻夜甚，两寸关脉弦滑有力。诸医以积滞凝寒，用发散及攻下药，继用铁刷散、四磨饮等方，俱不效。后用汤水，皆吐而不纳，经月不食，痛且益甚。予谓其为痰郁明矣，但痛久弱甚，不敢行吐法，奈何？偶一医谓五灵脂、没药素用有效，众皆叹之曰：此药用之多矣。予谓：再用亦无妨，何叹之有？彼用酒调，病者到口便吐，随吐绿痰两碗许，痛即止，遂纳饮食。此盖痰在膈上，攻下之亦不去，必得吐法而后愈。经曰有故无殒，此之谓欤。

简易方

胃脘当心而痛，或气或寒，触而屡发者，用荔枝核烧微焦，每荔枝核一钱加木香七分，共为末，以清汤下一钱许，数服可以除根，屡试神效者。

胸膈胃脘大痛，察有邪滞，连用排气饮及诸药全不见效者，但用牙皂角，以微火烧烟甫尽即取起，为末，用烧酒调送七八分或一钱许，其效如神。亦余试效者。

《兵部手集方》：治久心痛十年五年者，随手效。用小蒜以酽醋煮熟顿服，此后再不发。

治脾痛三方歌：腹胀脾疼怎抵当，椒姜之外有丁香，三般等分罗为末，调入白盐与白汤。水磨乌药治脾疼，每服须教一盏浓，一片陈皮一苏叶，再煎浓服有神功。心与脾疼有妙方，良姜切碎等槟榔，两般同炒研为末，米饮同调服亦良。

食疗方：治五脏冷痛、心腹痛，以胡椒二十一粒，擂碎，热酒服之。

《肘后方》：治心腹俱胀痛，短气欲死，或已绝者，用官桂三两，切碎，以水一升二合，煮八合，去渣，顿服。无桂用姜亦可。

腹痛灸法

内关、中脘、气海、神阙填椒盐灸之、水分、膈俞、脾俞、胃俞。

心腹痛论列方

吐法新攻一

四逆汤热十四

备急丸攻五二

排气饮新和六

大分清饮新寒五

《局方》四七汤和九七

大营煎新补十四
小营煎新补十五
木香槟榔丸攻四九
通瘀煎新因五
神香散新和二十
桃仁承气汤攻四
润下丸和百十七
二陈汤和一
调胃承气汤攻三
清膈煎新寒九
茵陈饮新寒八
括痰丸新和十九
橘皮半夏汤和十三
玉烛散攻二四
十香丸新和十五
芍药枳术丸新和十六
平胃散和十七
生韭饮和一五一
白螺丸和百十五
东垣草豆蔻丸和一六七
和胃饮新和五
理阴煎新热三
神佑丸攻四八
不换金正气散和二一
决津煎新因二
百顺丸新攻六
理中汤热一

论外备用方

荔枝散新因二八　气痛
赤金豆新攻二　坚积
木香顺气散和四三　气滞
归脾汤补三二
游山散和七六　心脾痛
调气平胃散和十八
参附汤补三七
神佑丸攻五三　寒积痛
附子茴香散热一四八　暖胃和中
人参散和一六二　虚寒
牙皂散新因二七　结气
霍香安胃散热七一　寒呕
四磨饮和五二　行气
强中汤热九一　生冷伤脾
茱萸四逆汤热十八　小腹痛
苏合丸和三七一　气逆心痛
铁刷散热百九　寒湿积
八味建中汤补二五
乌药散和七四　血气壅滞
益黄散和十九　寒滞
《指迷》七气汤和五一　积痛
手拈散和七五　气痛
七气汤和四七　郁
木香调气散和四四　气滞
八味汤热一四一　虚寒气滞
调痛散和七二　气逆

丁香止痛散和七三　心痛甚
蟠葱散热百十　寒滞
祛痛散和七一　心气滞
胡椒理中汤热六　肺胃虚寒
胃爱散热七十　虚寒
玄桂丸和七八　瘀血痛
厚朴温中汤热九十　逐寒滞
胜金散热百八　气逆
舒筋散和七七　跌闪腹痛
丁香茯苓汤热六二　温行滞
大沉香丸热百十三　冷气
沉香桂附丸热百十一　寒气
附子理中汤热三　虚寒
吴茱萸散热一三九　寒湿
木香导气丸因二七八　小腹气痛
《金匮》大建中汤补二三　寒痛
大已寒丸热百七　寒病
小建中汤补二二
事后中寒腹痛因二七八
椒附丸热百十二　小腹痛
温胃汤热十三　寒伤脾
冷香丸热八二　生冷

胁　痛

经义

《脏气法时论》曰：肝病者，两胁下痛引少腹，令人善怒。心病者，胸中痛，胁支满，胁下痛。

《大奇论》曰，肝雍两胠满，卧则惊，不得小便。

《邪客》篇曰：肝有邪，其气流于两胁。

《热论》篇曰：伤寒三日，少阳受之，少阳主胆，其脉循胁络于耳，故胸胁痛而耳聋。

《刺热》篇曰：肝热病者，热争则狂言及惊，胁满痛，手足躁，不得安卧，刺足厥阴少阳。热病先胸胁痛，手足躁，刺足少阳，补足太阴。

《举痛论》曰：寒气客于厥阴之脉，则血泣脉急，故胁肋与少腹相引痛矣。

《玉机真脏论》曰：风寒客于人，弗治，则病入舍肺。弗治，肺即传而行之肝，名曰肝痹，胁痛出食。春脉不及，则令人胸痛引背，下则两胁胠满。

《五脏生成篇》曰：青脉之至也，长而左右弹，有积气在心下支胠，名曰肝痹。

《脉要精微论》曰：肝脉搏坚而长，色不青，当病堕若搏，因血在胁下，令人喘逆。

《五邪》篇曰：邪在肝，则两胁中痛，寒中，恶血在内，行善掣节，时脚肿，取之行间以引胁下，补三里以温胃中，取血脉以散痛恶血，取耳间青脉，以去其掣。

《咳论》曰：肝咳之状，咳则两胁下痛，甚则不可以转，转则两胠下满。

《缪刺论》曰：邪客于足少阴之络，令人卒痛暴胀，胸胁支满，无积者，刺然骨之前出血，如食顷而已。邪客于足少阳之络，令人胁痛不得息，咳而汗出，刺足小指次指爪甲上与肉交者各一痏。邪客于足太阳之络，令人拘挛背急，引胁而痛，刺之从项始，数脊椎侠脊疾按之，应手如痛，刺之旁三痏，立已。

《骨空论》曰：胗络季胁引小腹而痛胀，刺譩譆。

《邪气脏腑病形》篇曰：肝脉微急为肥气，在胁下若覆杯。胃病者，腹䐜胀，胃脘当心而痛，上支两胁，膈咽不通，食饮不下，取之三里也。

《奇病论》曰：病胁下满气逆，二三岁不已，病名曰息积，此不妨于食，不可灸刺，积为导引服药，药不能独治也。

《四时刺逆从论》曰：少阳有余，病筋痹胁满。

《厥论》曰：少阳之厥，暴聋颊肿而热，胁痛，胻不可以运。

《腹中论》曰：有病胸胁支满者，妨于食，病至则先闻腥臊臭，出清液，先唾血，四肢清，目眩，时时前后血。病名曰血枯。此得之年少时，有所大脱血，若醉入房，中气竭，肝伤，故月事衰少不来也，治以乌贼鱼骨丸。

《脉解篇》曰：少阳所谓心胁痛者，言少阳盛也，盛者心之所表也，九月阳气尽而阴气盛，故心胁痛也。

《五脏生成篇》曰：腹满䐜胀，支膈胠胁，下厥上冒，过在足太阴阳明。

《经脉》篇曰：心所生病者，目黄胁痛。心主手厥阴心包络也，是动则病手心热。甚则胸胁支满，心中憺憺大动。胆足少阳也，是动则病口苦，善太息，心胁痛不能转侧。

《本脏》篇曰：肝小则脏安，无胁下之病；肝大则逼胃迫咽，迫咽则苦隔中，且胁下痛。肝高则上支贲，切胁悗，为息贲。下则带胃，胁下空，胁下空则易受邪。肝坚则脏安难伤；肝脆则善病消瘅易伤。肝端正则和利难伤；肝偏倾则胁下痛也。脾小则脏安；脾大则苦凑胁而痛，不能疾行。脾高则䏚引委胁而痛。胸胁好者肝坚，胁骨弱者肝脆，胁骨偏举者肝偏倾也。

《标本病传论》曰：夫病传者，心病先心痛，一日而咳，三日胁支痛，五日闭塞不通，身痛体重，三日不已死。肺病咳喘，三日而胁支满痛，一日身重体痛，五日而胀，十日不已死。肝病头目眩，胁支满，三日体重身痛，五日而胀，三日腰脊少腹痛，胫酸，三日不已死。肾病少腹腰脊痛，胫酸，三日背膂筋痛，小便闭，三日腹胀，三日两胁支痛，三日不已死。诸病以次相传，皆有死期，不可刺。

《气交变大论》曰：岁木太过，风气流行，民病反胁痛而吐甚；岁火太过，炎暑流行，甚则胸中痛，胁支满，胁痛；岁金太过，燥气流行，肝木受邪，民病两胁下少腹痛，胠胁不可转侧。岁木不及，燥乃大行，民病中清，胠胁痛；岁火不及，寒乃大行，民病胸中痛，胁支满，两胁痛；岁土不及，复则收政严峻，名木苍凋，胸胁暴痛，下引少腹。木不及，其眚东，其肝脏，其病内舍胠胁，外在关节；火不及，其眚南，其脏心，其病内舍膺胁，外在经络；金不及，其眚西，其肺脏，其病内舍膺胁肩背，外在皮毛。

《六元正纪大论》曰：厥阴所至，为胁痛，呕泄。金郁之发，民病咳逆，心胁满，引少腹，善暴痛，不可反侧。木郁之发，民病胃脘当心痛，上支两胁。

《至真要大论》曰：岁厥阴在泉，风淫所胜，民病心痛支满，两胁里急，饮食不下；岁阳明在泉，民病心胁痛不能反侧。厥阴司天，燥所胜，民胃脘当心而痛，上支两胁，膈咽不通，饮食不下。少阴司天，热淫所胜，民病胸中烦热，右胠满，阳明司天，民病左胠胁痛，心胁暴痛，不可反侧。厥阴之胜，胃脘当心而痛，上支两胁；太阴之胜，病在胠胁。阳明之胜，清发于中，左胠胁痛。阳明之复，清气大来，病生胠胁，气归于左。

论证共三条

胁痛之病，本属肝胆二经，以二经之脉皆循胁肋故也。然而心肺脾胃肾与膀胱亦皆有胁痛之病，此非诸经皆有此证，但以邪在诸经，乃致胁肋疼痛。故凡以焦劳忧虑而致胁痛者，此心肺之所传也；以饮食劳倦而致胁痛者，此脾胃之所传也；以色欲内伤，水道壅塞而致胁痛者，此肾与膀胱之所传也。传至本经，则无非肝胆之病矣。至于忿怒疲劳，伤血，伤气，伤筋，或寒邪在半表半里之间，此自本经之病。病在本经者，直取本经；传至他经者，必拔其所病之本，辨其真伪，自无不愈矣。

——胁痛有内伤外感之辨，凡寒邪在少阳经，乃病为胁痛耳聋而呕，然必有寒热表证者，方是外感，如无表证，悉属内伤。但内伤胁痛者十居八九，外感胁痛则间有之耳。

——胁痛有左右血气之辨，其在诸家之说，有谓肝位于左而藏血，肺位于右而藏气，故病在左者为血积，病在右者为气郁；脾气亦系于右，故湿痰流注者，亦在右。执此说，则左岂无气，右无血？食积痰积，岂必无涉于左乎？古无是说，此实后世之谬谈，不足凭也。然则，在气在血，何以辨之？但察其有形无形可知矣。盖血积有形而不移，或坚硬而拒按；气痛流行而无迹，或倏聚而倏散。若食积痰饮，皆属有形之证，第详察所因，自可辨识。且凡属有形之证，亦无非由气之滞，但得气行，则何聚不散？是以凡治此者，无论是血是痰，必皆兼气为主，而后随宜佐使以治之，庶得肯綮之法，无不善矣。

论治共三条

——外感证，邪在少阳，身发寒热而胁痛不止者，宜小柴胡汤、三柴胡饮，或河间葛根汤酌宜用之。若外邪未解而兼气逆胁痛者，宜柴胡疏肝散主之。若元气本虚，阴寒外闭，邪不能解而胁痛畏寒者，非大温中饮不可。

——内伤肝胆，气逆不顺而胁痛者，宜排气饮、推气散、沉香降气散、木香调气散之类主之。若郁结伤肝，中脘不快，痛连两胁，或多痰者，宜香橘汤。若暴怒伤肝，气逆胀满，胸胁疼痛者，宜解肝煎。若怒气伤肝，因而动火，胁痛，胀满，烦热，或动血者，宜化肝煎。若气滞胸胁，痛而兼喘者，宜分气紫苏饮。若男子忧郁伤肝，两胁疼痛者，宜枳实散。若男妇肝肾气滞，自下而上，痛连两胁者，宜木通散。若悲哀烦恼，肝气受伤，脉紧胁痛者，枳壳煮散。若因惊气逆，胁痛不已者，桂枝散。若食积作痛，但痛有一条杠起者是也，大和中饮，或用保和丸。若痰饮停伏胸胁疼痛者，导痰汤加芥子。若肝火内郁，二便不利，两胁痛甚者，当归龙荟丸或左金丸。若从高跌堕，血流胁下作痛者，复元活血汤。若妇人血滞，胁腹连痛者，芍药散、决肝煎。若肝脾血虚，或伤肝，寒热胁痛者，逍遥散。若肝肾亏损，胁肋作痛，头眩心跳身痛，或妇人经水不调，经后作痛者，补肝散。

——内伤虚损，胁肋疼痛者。凡房劳过度，肾虚羸弱之人，多有胸胁间隐隐作痛，此肝肾精虚，不能化气，气虚不能生血而然。凡人之气血，犹源泉也，盛则流畅，少则壅滞，故气血不虚则不滞，虚则无有不滞者。倘于此证，不知培气而但知行滞通经，则愈行愈虚，鲜不殆矣。惟宜左归饮、小营煎及大补元煎之类主之。或微有滞者，用补肝散亦可。若忧思过度，耗伤心脾气血，病有如前者，宜逍遥散、三阴煎、七福饮之类主之，或归脾汤亦可。若以劳倦，过伤肝脾气血而病如前者，宜大营煎、大补元煎之类主之。

灸法

治卒胁痛不可忍者，用蜡绳横度两乳中，半屈绳，从乳斜趋痛胁下，绳尽处灸三十壮，更灸章门七壮、丘墟三壮，可刺入五分。

胁痛论列方

三阴煎新补十一
小营煎新补十五
七福饮新补七
决津煎新因二
小柴胡汤散十九
左归饮新补二
逍遥散补九二
河间葛根汤散百十二
归脾汤补三二
大营煎新补十四
三柴胡饮新散三
芍药散妇百三十
逍遥饮新因一
补肝散妇九二
推气散和三七七
沉香降气散和四十
大温中饮新散八
排气饮新和六
枳实散和三七六
木通散攻百十一
导痰汤和九一
大补元煎新补一
柴胡疏肝散散百十
木香调气散和四四
香橘汤和三七四
左金丸寒一五四
解肝煎新和十一
大和中饮新和七
当归龙荟丸寒一六七
分气紫苏饮和三七五
桂枝散攻百十一
保和丸小三五
化肝煎新寒十
枳壳煮散散百九
复元活血汤外二百四十

论外备用方

柴胡清肝散寒五九 肝火
大黄附子汤攻百十二 寒积
栀子清肝散寒六十 风热
控涎丹攻八二 痰
桃仁承气汤攻四 瘀血
白术丸和三七八 息积
神芎丸攻七三 风痰
加味小柴胡汤散二一 伤寒
神保丸攻五三 寒气食积
木香顺气散和四三 肝气

腰　痛

经义

《脉要精微论》曰：腰者，肾之府，转摇不能，肾将惫矣。肾脉搏坚而长，其色黄而赤者，当病折腰。

《邪气脏腑病形》篇曰：肾脉缓甚为折脊。

《五癃津液别》篇曰：五谷之精液和合而为膏者，内渗入骨空，补益脑髓，而下流于阴股。阴阳不和，则使液溢而下流于阴，髓液皆减而下，下过度则虚，虚故背痛而胫酸。

《本神》篇曰：肾盛怒而不止则伤志，志伤则喜忘其前言，腰脊不可以俯仰屈伸。

《经脉》篇曰：足少阴之别，名曰大钟，当踝后绕跟，别走太阳。实则闭癃，虚则腰痛，取之所别也。膀胱足太阳也，是动则病冲头痛，目似脱，项如拔，脊痛腰似折。肝足厥阴也，是动则病腰痛不可以俯仰。

《脉解篇》曰：太阳所谓肿腰脽痛者，正月太阳寅，寅太阳也，正月阳气出在上而气盛，阳未得自次也，故肿腰脽痛也。少阴所谓腰痛者，少阴者肾也，十月万物阳气皆作，故腰痛也。厥阴所谓腰脊痛不可以俯仰者，三月一振，荣华万物，一俯而不可仰也。

《骨空论》曰：督脉为病，脊强反折，腰痛不可以转摇，急引阴卵，刺八髎穴与痛上。八髎在腰尻分间。

《刺腰痛篇》曰：足太阳脉令人腰痛。以下共十七证，各有刺法，具详本篇。

《杂病》篇曰：腰痛，痛上寒，取足太阳阳明；痛上热，取足厥阴；不可以俯仰，取足少阳。

《终始》篇曰：刺诸痛者，其脉皆实。故曰：从腰以上者，手太阴、阳明皆主之；从腰以下者，足太阴、阳明皆主之。病在上者下取之，病在下者高取之，病在头者取之足，病在腰者取之腘。病痛者阴也，痛而以手按之不得者阴也，深刺之。病在上者阳也，病在下者阴也。痒者阳也，浅刺之。

《热论》篇曰：伤寒一日，巨阳受之，故头项痛，腰脊强。

《刺疟篇》曰：足太阳之疟，令人腰痛。足厥阴之疟，令人腰痛。肾疟者，令人洒洒然腰脊痛。先腰脊痛者，先刺郄中出血。

论证共三条

腰痛证，旧有五辨：一曰阳不足，少阴肾衰，二曰风痹、风寒、湿著腰痛，三曰劳役伤肾。四曰坠堕损伤。五曰寝卧湿地。虽其大约如此，然而犹未悉也。盖此证有表里虚实寒热之异，知斯六者庶乎尽矣，而治之亦无难也。

腰痛证，凡悠悠戚戚，屡发不已者，肾之虚也；遇阴雨或久坐，痛而重者，湿也；遇诸寒而痛，或喜暖而恶寒者，寒也；遇诸热而痛，及喜寒而恶热者，热也；郁怒而痛者，气之滞也；忧愁思虑而痛者，气之虚也；劳动即痛者，肝肾之衰也。当辨其所因而治之。

——腰为肾府，肾与膀胱为表里，故在经则属太阳，在脏则属肾气，而又为冲任督带之要会。所以凡病腰痛者，多由真阴之不足，最宜以培补肾气为主。其有实邪而为腰痛者，亦不过十中之二三耳。

论治共七条

——腰痛之虚证，十居八九，但察其既无表邪，又无湿热，而或以年衰，或以劳苦，或以酒色斫丧，或七情忧郁所致者，则悉属真阴虚证。凡虚证之候，形色必清白而或见黎黑，脉息必和缓而或见细微，或以行立不支而卧息少可，或以疲倦无力而劳动益甚。凡积而渐至者皆不足，暴而痛甚者多有余；内伤禀赋者皆不足，外感邪实者多有余，故治者当辨其所因。凡肾水真阴亏损，精血衰少而痛者，宜当归地黄饮，及左归丸、右归丸为最。若病稍轻，或痛不甚，不甚者，如青娥丸、煨肾散、补髓丹、二至丸、通气散之类，俱可择用。

——腰痛之表证，凡风寒湿滞之邪伤于太阳、少阴之经者皆是也。若风寒在经，其证必有寒热，其脉必见紧数，其来必骤，其痛必拘急兼酸而多连脊背，此当辨其阴阳，治从解散。凡阳证多热者，宜一柴胡饮，或正柴胡饮之类主之；若阴证多寒者，宜二柴胡饮、五积散之类主之。其有未尽，当于《伤寒门》辨治。

——湿滞在经而腰痛者，或以雨水，或以湿衣，或以坐卧湿地。凡湿气自外而入者，总皆表证之属，宜不换金正气散、平胃散之类主之；若湿而兼虚者，宜独活寄生汤主之。若湿滞腰痛而小水不利者，宜胃苓汤，或五苓散加苍术主之。若风湿相兼，一身尽痛者，宜羌活胜湿汤主之。若湿而兼热者，宜当归拈痛汤、苍术汤之类主之；若湿而兼寒者，宜《济生》术附汤、五积散之类主之。

——腰痛有寒热证，寒证有二，热证亦有二。凡外感之寒，宜温散如前，或用热物熨之亦可；若内伤阳虚之寒，治宜温补如前。热有二证，若肝肾阴虚，水亏火盛者，治当滋阴降火，宜滋阴八味煎，或用四物汤加黄柏、知母、黄芩、栀子之属主之。若邪火蓄结腰肾，而本无虚损者，必痛极，必烦热，或大渴引饮，或二便热涩不通，当直攻其火，宜大分清饮加减主之。

——跌扑伤而腰痛者，此伤在筋骨而血脉凝滞也，四物汤加桃仁、红花、牛膝、肉桂、玄胡、乳香、没药之类主之。若血逆之甚而大便闭结不通者，宜《元戎》四物汤主之，或外以酒糟、葱、姜捣烂罨之，其效尤速。

——丹溪云：诸腰痛不可用参补气，补气则疼愈甚；亦不可峻用寒凉，得寒则闭遏而痛甚。此言皆未当也。盖凡劳伤虚损而阳不足者，多有气虚之证，何为参不可用？又如火聚下焦，痛极而不可忍者，速宜清火，何为寒凉不可用？但虚中挟实，不宜用参者有之；虽有火而热不甚，不宜过用寒凉者亦有之。若谓概不可用，岂其然乎？余治一董翁者，年逾六旬，资禀素壮，因好饮火酒，以致湿热聚于太阳，忽病腰痛不可忍，至求自尽，其甚可知。余为诊之，则六脉洪滑之甚，且小水不通而膀胱胀急，遂以大分清饮倍加黄柏、龙胆草，一剂而小水顿通，小水通而腰痛如失。若用丹溪之言，鲜不误矣，是以不可执也。新按

——妇人以胎气、经水，损阴为甚，故尤多腰痛脚酸之病，宜当

归地黄饮主之。

述古共三条

陈无择曰：肾着之候，其体重，腰冷如水，食饮如故，小便自利，腰以下冷重如带五千钱，治宜疏湿，兼用温散药，肾着汤主之。又渗湿汤亦治肾着。

丹溪治法曰：肾虚腰痛，用杜仲、龟板、黄柏、知母、枸杞、五味之类，猪脊髓丸服；瘀血用补阴丸加桃仁、红花；湿热，苍术、杜仲、黄柏、川芎之类；痰积作痛，二陈汤加南星，加快气药佐之，使痰随气运。腰曲不能伸者，针人中立愈。

徐东皋曰：腰者肾之外候，一身所恃以转移阖辟者也。盖诸脉皆贯通于肾而络于腰脊，肾气一虚，腰必痛矣。除坠伤之外，不涉于虚，其于风寒湿热，虽有外邪，多有乘虚相犯，而驱邪之中，又当有以究其本也。举世之人，每每醉以入房，欲竭其精，耗散其真，务快其心，恬不知养，其不虚者几希。予见房室劳伤肾气，腰脊兼痛，久则髓减骨枯，发为骨痿者有矣，岂直腰痛已哉！养生君子不可以不慎于斯也。甫年少时，常有腰痛及闪挫之病，每服补肾汤丸，仅得不甚而易愈，尚不知房室之害也。予禀性淡于欲事，自壬子以来，多游江湖间，欲渐稀而腰痛亦稀。至辛酉之后，集此书兼视病家，无暇而欲益寡，腰觉强健而绝无痛作之因。可见寡欲之功，优于补剂多矣，并书于此，为君子告焉。

简易方

《太平圣惠方》：治风冷寒痹腰痛。用川乌头三个，生捣为末，少加盐水调，摊于纸帛上，贴痛处，须臾止。

又方：治卒患腰脚疼痛。用杜仲一两，制，水二盅，煎一盅；再用羊肾四枚，细切去脂膜，入药汤，煮熟；次入韭白、盐、花椒、姜、酱、醋作羹，空腹食之，二三次即腰脚倍健。

针灸法

灸腰痛不可俯仰，令患人正立，以竹杖拄地，平脐点记，乃以度背，于脊中点记，随年壮灸之。

腰痛论列方

青娥丸补一四三
煨肾散和二八二
大分清饮新寒五
四物汤补八
补髓丹补一四一
当归地黄饮新补二十
补阴丸寒百六十
二至丸热一二八
当归拈痛汤寒百三十
左归丸新补四
右归丸新补五
《元戎》四物汤攻二六
二陈汤和一
五积散散三九
滋阴八味煎新寒十七
平胃散和百十七
胃苓汤和百九十
《济生》术附汤补四二
五苓散和一八二
肾着汤热一二九
羌活胜湿汤和一七八
渗湿汤和一七四
一柴胡饮新散一
独活寄生汤和二百七十
苍术汤寒一三三
二柴胡饮新散二
不换金正气散和二一
通气散妇一三一
正柴胡饮新散六

论外备用方

麋茸丸补一三四
加味青娥丸补一四六
滋阴大补丸补一二六
舒筋汤和七七　跌闪
胡桃汤和二八四　肾虚
调营活络饮和二八二　损伤瘀血
芍药散妇一三一　妇人血滞
生附汤热二四　寒湿
沉香桂附丸热百十一　阳虚

必集

卷之二十六　杂证谟

头　痛

经义

《五脏生成篇》曰：头痛巅疾，下虚上实，过在足少阴巨阳，甚则入肾。心烦头痛，病在膈中，过在手巨阳、少阴。

《经脉》篇曰：膀胱足太阳也，是动则病冲头痛，目似脱，项如拔。

《脉解篇》曰：阳明并于上，上者则其孙络太阴也，故头痛鼻鼽腹肿也。

《通评虚实论》曰：头痛耳鸣，九窍不利，肠胃之所生也。

《著至教论》曰：三阳独至者，是三阳并至，并至如风雨，上为巅疾，下为漏病。

《脉要精微论》曰：来疾去徐，上实下虚，为厥巅疾。推而下之，下而不上，头项痛也。

《平人气象论》曰：寸口之脉中手短者，曰头痛。

《脉要精微论》曰：厥成为巅疾。

《杂病》篇曰：颇痛，刺手阳明与颇之盛脉而出血。颇痛刺足阳明曲周动脉，见血立已。不已，按人迎于经，立已。项痛不可俯仰，刺足太阳；不可以顾，刺手太阳也。

《寒热病》篇曰：阳迎头痛，胸满不得息，取之人迎。足太阳有通项入于脑者，正属目本，名曰眼系，头目苦痛取之，在项中两筋间。

《杂病》篇曰：厥，挟脊而痛者至顶，头沉沉然，目䀮䀮然，腰脊强，取足太阳腘中血络。

《奇病论》曰：帝曰：人有病头痛以数岁不已，此安得之，名为何病？岐伯曰：当有所犯大寒，内至骨髓，髓者以脑为主，脑逆故令头痛，齿亦痛，病名曰厥逆。帝曰：善。

《厥病》篇曰：真头痛，头痛甚，脑尽痛，手足寒至节，死不治。

论证共二条

凡诊头痛者，当先审久暂，次辨表里。盖暂痛者，必因邪气；久病者，必兼元气。以暂病言之，则有表邪者，此风寒外袭于经也，治宜疏散，最忌清降；有里邪者，此三阳之火炽于内也，治宜清降，最忌升散，此治邪之法也。其有久病者，则或发或愈，或以表虚者，微感则发；或以阳胜者，微热则发；或以水亏于下而虚火乘之则发；或以阳虚于上而阴寒胜之则发。所以暂病者当重邪气，久病者当重元气。此固其大纲也，然亦有暂病而虚者，久病而实者，又当因脉因证而详辨之，不可执也。

——头痛有各经之辨。凡外感头痛，当察三阳、厥阴，盖三阳之脉俱上头，厥阴之脉亦会于巅，故仲景《伤寒论》则惟三阳有头痛，厥阴亦有头痛，而太阴少阴则则无之。其于辨之之法，则头脑、额颅虽三阳俱有所会，无不可痛，然太阳在后，阴明在前，少阳在侧，此又各有所主，亦外感之所当辨也。至若内伤头痛，则不得以三阳为拘矣。如本经所言，下虚上实，过在于足少阴巨阳；若《厥病》篇所论，则足六经及手少阴少阳皆有之矣；《奇病论》曰：脑者阴也，髓者骨之充也。凡痛在脑者，岂非少阴之病乎？此内证外证之异，所不可不察也。《厥病》篇义详《类经》。

论治共五条

——外感头痛，自有表证可察，盖其身必有寒热，脉必紧数，或多清涕，或兼咳嗽，或兼脊背酸痛，或兼项强不可以左右顾，是皆寒邪在经而然，散去寒邪，其痛自止，如川芎、细辛、蔓荆子、柴胡之类，皆最宜也。若寒之甚者，宜麻黄、桂枝、生姜、葱白、紫苏、白芷之类，随其虚实而加减用之。

——火邪头痛者，虽各经皆有火证，而独惟阳明为最。正以阳明胃火，盛于头面而直达头维，故其痛必甚，其脉必洪，其证必多内热，其或头脑振振，痛而兼胀，而绝无表邪者，必火邪也。欲治阳明之火，无如白虎汤加泽泻、木通、生地、麦冬之类，以抑其至高之势，其效最速。至若他经之火，则芍药、天花、芩、连、知、柏、龙胆、栀子之类，无不可择而用之。但治火之法，不宜佐以升散，盖外邪之火，可散而去，内郁之火，得升而愈炽矣，此为忌也。

——阴虚头痛，即血虚之属也，凡久病者多有之。其证多因水亏，所以虚火易动，火动则痛，必兼烦热、内热等症。治宜壮水为主，当用滋阴八味煎、加减一阴煎、玉女煎之类主之。火微者，宜六味地黄丸、四物汤、三阴煎、左归饮之类主之。

——阳虚头痛，即气虚之属也，亦久病者有之。其证必戚戚悠悠，或羞明，或畏寒，或倦怠，或食饮不甘，脉必微细，头必沉沉，遇阴则痛，逢寒亦痛，是皆阳虚阴胜而然，治宜扶阳为主，如理阴煎、理中汤、十全大补汤、补中益气汤之类，皆可择用。或以五福饮、五君子煎加川芎、细辛、蔓荆子之类，以升达阳气，则最善之治也。

——痰厥头痛，诸古方书皆有此名目，然以余论之，则必别有所因，但以头痛而兼痰者有之，未必因痰头痛也。故兼痰者必见呕恶、胸满、胁胀，或咳嗽气粗多痰，此则不得不兼痰治之，宜二陈汤、六安煎、和胃饮、平胃散加川芎、细辛、蔓荆子之类主之。如多痰兼火者，宜用清膈煎，或二陈汤、六安煎加黄芩、天花粉之类主之，火甚者加石膏亦可。如多痰兼虚而头痛者，宜金水六君煎，或六君子汤加芎、辛之类，酌而用之。东垣治痰厥头痛，恶心烦闷，头旋眼黑，气短促，上喘无力，懒言，心神颠倒，目不能开，如在风云中，头苦痛如裂，身重如山，四肢厥冷，不得安卧，如范天骒之妻，因两次下之而致头痛者，用半夏白术天麻汤。

述古共三条

《活人书》云：头痛者，阳证也。太阳证头痛，发热恶寒，无汗麻黄汤，有汗桂枝汤。若已发汗，未发汗，头痛如破者，连须葱白汤，不止者，葛根葱白汤；阳明证头痛，不恶寒反恶热，胃实也，调胃承气汤；少阳头痛，小柴胡汤。太阴少阴并无头痛之证。仲景只有厥阴一证，吴茱萸汤。

东垣曰：《金匮真言论》云：东风生于春，病在肝，俞在颈项，故春气者，病在头。又诸阳会于头面，如足太阳膀胱之脉，起于目内眦，上额交巅，上入络脑，还出别下项，病冲头痛。又足少阳胆之脉，起于目锐眦，上抵头角，病则头角额痛。夫风从上受之，风寒伤上；邪从外入，客于经络，令人振寒头痛，身重恶寒，治在风池、风府，调其阴阳，有余则泻，不足则补，汗之则愈，此伤寒头痛也。头痛耳鸣，九窍不利者，肠胃之所生，乃气虚头痛也。心烦头痛者，病在耳中，过在手巨阳少阴，乃湿热头痛也。如气上不下，头痛癫疾者，下虚上实也，过在足少阴、巨阳，甚则入肾，寒湿头痛也。如头半寒痛者，先取手少阳阳明，后取足少阳阳明，此偏头痛也。有真头痛者，甚则脑尽痛，手足寒至节，死不治。有厥逆头痛者，所犯大寒，内至骨髓，髓者，以脑为主，脑逆故令头痛，齿亦痛。凡头痛每以风药治之者，总其大体而言之也。高巅之上，惟风可到，故味之薄者，阴中之阳，乃自地升天者也。然亦有三阴三阳之异。故太阳头痛，恶风，脉浮紧，川芎、羌活、独活、麻黄之类为主；阳明头痛，自汗，发热恶寒，脉浮缓长实者，升麻、葛根、白芷为主；少阳经头痛，脉弦细，往来寒热，柴胡为主；太阴头痛，必有痰疾，体重或腹痛，为痰癖，其脉沉缓，苍术、半夏、南星为主；少阴头痛，三阴三阳经不流行而足寒气逆，为寒厥，其脉沉细，麻黄、附子、细辛为主；厥阴头顶痛，或吐痰沫，厥冷，其脉浮缓，吴茱萸汤主之；血虚头痛，当归、川芎为主；气虚头痛，人参、黄芪为主；气血俱虚头痛，调中益气汤少加川芎、蔓荆子、细辛，其效如神。半夏白术天麻汤，治痰厥头痛药也；清空膏，乃风湿热头痛药也；羌活附子汤，治厥阴头痛药也。如湿气在头者，以苦吐之，不可执方而治。先师尝病头痛，发时两颊青黄，眩运，目不欲闭，懒言，身体沉重，兀兀欲吐。洁古曰：此厥阴太阴合病，名曰风痰，以《局方》玉壶丸治之，更灸侠溪穴即愈。是知方者体也，法者用也，徒执体而不知用者弊，体用不失，可谓上工矣。

立斋曰：久头痛多主于痰，痛甚者乃风毒上攻。有血虚者，有诸经气滞者，有气虚者，有四气外伤者，有劳役所伤者，有可吐者，有可下者，当分虚实寒热兼变而治之。若夫偏正头风，久而不愈，乃内挟痰涎风火，郁遏经络，气血壅滞，甚则目昏紧小，二便秘涩，宜砭出其血以开郁解表。余尝治尚宝刘毅斋，但怒则两太阳作痛，先用小柴胡加茯苓、山栀子，后用六味丸以生肾水而再不发。谭侍御每头痛必吐清水，不拘冬夏，吃姜便止。余作中气虚寒，用六君子、当归、黄芪、炮姜而瘥。商仪部劳则头痛，余作阳虚不能上升，以补中益气汤加蔓荆子而痊。

简易方

硝石散　治风寒入脑，头痛不可当。因九七

一方　用生萝卜汁，仰卧，注两鼻孔，数年之患，一注即愈。

灸法

神庭、上星、后顶、百会、风池。以上诸穴，随灸一处可愈。

头痛论列方

麻黄汤散一

桂枝汤散九

葛根葱白汤散三二

白虎汤寒二

四物汤补八

连须葱白汤散三三

平胃散和十七

和胃饮新和五

补中益气汤补三十

二陈汤和一

六安煎新和二

十全大补汤补二十

五福饮新补六

玉女煎新寒十二

小柴胡汤散十九

六味地黄汤补百二十

清膈煎新寒九

理中汤热一

五君子煎新热六

滋阴八味煎新寒十七

理阴煎新热三

六君子汤补五

加减一阴煎新补九
三阴煎新补十一
吴茱萸汤热一三七
金水六君煎新和一
左归饮新补二
羌活附子汤热三五
《局方》玉壶丸和百五
调中益气汤补三一
调胃承气汤攻三
半夏白术天麻汤和十五

论外备用方

川芎散散六二　头风
川芎散散六三　风热
藿香正气散和二十　寒滞
十神汤散四十　感冒
神术汤散三七　伤寒
川芎茶调散散四六　风邪上攻
清空膏散七四　年久风热
都梁丸散七七　伤风
羌活附子汤散五九　冬月犯寒
玉壶丸和百五　风痰
上清散散六九　吹鼻
羌活胜风汤散六一　风热
愈风饼子散七五　头风
菊花散散七一　风热
旋覆花汤散八三　风痰昏闷
如圣散散七二　搐鼻
透顶散散七十　搐鼻
八般头风散七六　搐鼻
点头散散七三　气逆痛
芎芷散散六七　风热
芎辛导痰汤散六八　痰厥痛
天香散散六六　年久头痛
神芎丸攻七二　肿病秘结
茶调散寒七二　风热上攻
石膏散寒六九　阳明风热
双玉散寒七一　胃火
荆芩散寒七十　头风
芎术汤热五十　寒湿痛
三生散热九六　痰厥痛
吹鼻六神散因四二　风热
硝石散因九七　风热吹鼻
当归酒补百四　血虚痛
黑锡丹热一八九　下元虚寒

面　病

经义

《邪气脏腑病形》篇帝曰：首面与身形也，属骨连筋，同血合于气耳。天寒则裂地凌冰，其卒寒或手足懈怠，然而其面不衣何也？岐伯曰：十二经脉，三六五络，其血气皆上于面而走空窍，其精阳气上走于目而为睛，其别气走于耳而为听，其宗气上出于鼻而为臭，其浊气出于胃，走唇口而为味。其气之津液皆上熏于面，而皮又厚，其肉坚，故天气甚寒不能胜之也。帝曰：邪气之中人也奈何？岐伯曰：邪之中人高也。身半已上者，邪中之也，身半已下者，湿中之也。诸阳之会，皆在于面。中人也，方乘虚时及新用力，若饮食汗出腠理开，而中于邪。中于面则下阳明，中于项则下太阳，中于颊则下少阳，其中于膺背两胁，亦中其经。面热者，足阳明病。

《五阅五使》篇岐伯曰：五官者，五脏之阅也。脉出于气口，色见于明堂。五官以辨，阙庭必张，乃立明堂。明堂广大，蕃蔽见外，方壁高基，引垂居外，五色乃治，平博广大，寿中百岁。帝曰：愿闻五官。岐伯曰：鼻者肺之官也，目者肝之官也，口唇者脾之官也，舌者心之官也，耳者肾之官也。帝曰：以官何候？岐伯曰：以候五脏。故肺病者喘息鼻张，肝病者眦青，脾病者唇黄，心病者舌卷短，颧赤，肾病者颧与颜黑。帝曰：其常色殆者何如？岐伯曰：五官不辨，阙庭不张，小其明堂，蕃蔽不见，又埤其墙，墙下无基，垂角去外，如是者，虽平常殆，况加病哉。

《五色》篇雷公问于黄帝曰：五色独决于明堂乎？帝曰：明堂者鼻也，阙者眉间也，庭者颜也，蕃者颊侧也，蔽者耳门也，其间欲方大，去之十步，皆见于外，如是者寿必中百岁。雷公曰：官五色奈何？帝曰：青黑为痛，黄赤为热，白为寒，是谓五官。雷公曰：以色言病之间甚奈何？帝曰：其色粗以明、沉夭者为甚，其色上行者病益甚，其色下行如云彻散者，病方已。雷公曰：病小愈而卒死者，何以知之？帝曰：赤色出颧大如母指者，病虽小愈，必卒死。黑色出于庭，大如母指，必不病而卒死。雷公曰：死有期乎？帝曰：察色以言时。庭者首面也。阙上者，咽喉也。阙中者，肺也。下极者，心也。直下者，肝也。肝左者，胆也。下者，脾也。方上者，胃也。中央者，大肠也。挟大肠者，肾也。当肾者，脐也。面王以上者，小肠也。面王以下者，膀胱、子处也。颧者，肩也。颧后者，臂也。臂下者，手也。目内眦上者，膺乳也。挟绳而上者，背也。循牙车以下者，股也。中央者，膝也。膝以下胫也。当胫以下者，足也。巨分者，股里也。巨屈者，膝膑也。此五脏六腑肢节之部也。能别左右，是谓大道，男女异位，故曰阴阳，审察泽夭，谓之良工。沉浊为内，浮泽为外。黄赤为风，青黑为痛，白为寒，黄而膏润为脓，赤甚者为血。痛甚为挛，寒甚为皮不仁。男子色在于面王，为小腹痛，下为卵痛，其圜直为茎痛，高为本，下为首，狐疝㿉阴之属也；女子在于面王，为膀胱、子处之病，散为痛，搏为聚，方员左右，各如其色形。其随而下至胝为淫，有润如膏状，为暴食不洁。左为左，右为右，其色有邪，聚散而不端，面色所指者也。其色上锐，首空上向，下锐下向，在左右如法。以五色命脏，青为肝，赤为心，白为肺，黄为脾，黑为肾。肝合筋，心合脉，肺合皮，脾合肉，肾合骨也。

《五脏生成篇》曰：凡相五色之奇脉，面黄目青，面黄目赤，面黄目白，面黄目黑者，皆不死也。面青目赤，面赤目白，面青目黑，面黑目白，面赤目青，皆死也。

《脉要精微论》曰：夫精明五色者，气之华也。详后《眼目门》。

《刺热论》曰：肝热病者，左颊先赤。心热病者，颜先赤。脾热病者，鼻先赤。肺热病者，右颊先赤。肾热病者，颐先赤。太阳之脉色荣颧骨，热病也，荣未交，曰今且得汗，待时而已。与厥阴脉争见者，死期不过三日。其热病内连肾，少阳之脉色也。少阳之脉，色荣颊前，热病也，荣未交，曰今且得汗，待时而已，与少阴脉争见者，死期不过三日。颊下逆颧为大瘕，下牙车为腹满，颧后为胁痛。颊上者，膈上也。

《经脉》篇曰：心主所生病者，面赤目黄，喜笑不休，烦心心痛，掌中热。

论证共三条

形者气之质，色者神之华，有诸中必形诸外，故但知面中形色之常变，则凡虚实寒热凶吉死生之兆，已可得其七八，而再证以脉，再察以因，则病无遁情矣。凡医之所贵者，在必能无差，欲能无差，在确有真见，使不有独见之明，则何以隔垣能观，而通神明之理？经曰：神乎神，耳不闻，目明心开而志先，慧然独悟，口弗能言，俱视独见，昭然独明，若风吹云，故曰神。又曰：粗守形，上守神。故上古使僦贷季理色脉而通神明，是可见形中之色无难辨也，而色中之神不易言也。学者于此，必能以神会神，斯云神矣，又安能以笔楮尽哉？

——面色之辨，经言已详，诸所未书，犹当兼察也。凡病人面赤，本皆属火，若满面微红而气盛者，此火证无疑也。若病人两颧鲜赤，如指如缕，而余地不赤者，此阴虚也。仲景曰：面戴阳者，下虚故也，妇人尤多见之。病人面红不退者，邪盛病进为难愈。病人面白色者，气虚也，或白兼淡黄而气不足者，必失血也。病人面白有枯色者，血气俱败也，若证有痰火，则尤为难治。病人面青，或兼白者，必阳虚阴胜之病。久病人面转黄苍，此欲愈也。病人面黄润而微赤者，必主湿热。病人面黄而兼青者，此木邪犯土，多不可治。病人面色青苍者，多主疼痛。病难愈而面色如煤不开者，终不吉。平人面色如灰尘，眼下青黑者，必有病至，其病必重。女人面色青者，必肝强脾弱，多怒少食，或经脉不调。女人颧颊鲜红，名曰带桃花，此阴中有虚火，多淫而无子。

——面肿有虚实，肿者为实，浮者为虚。实肿者，或热或痛，乃因风火上炎，此以邪之有余也，脉必紧数，证必寒热。风则散之，火则清之，壅滞秘结则通之利之，邪去而肿自消也。虚浮者，无痛无热而面目浮肿，此或以脾肺阳虚，输化失常，或以肝肾阴虚，水邪泛溢。然浮而就上，其形虚软者，多由乎气；肿而就下，按而成窝者，多由乎水。治气者，须从脾肺，虚则补之，实则顺之；治水者，须从脾肾，虚则化之，实则泻之。然水气虽分上下，而气即水之母，水即气之质，故有相因之化，而亦有相因之治也。凡虚浮在气者，虽曰气虚，然亦有虚实之异，不可执也。盖虚而浮者，多因于脾，此或以劳倦，或以色欲，或以泻痢，或以中寒，而脉必微弱，气必虚馁者是也；实而胀者，多因于胃，或木火炽盛而湿热上浮，或纵酒纵食而阳明壅滞，此其脉必滑数，证必多热者是也。然此证虽浮而不痛不肿，自与前证有异，虚实既辨，则或补或泻，或利或清，所当详酌而为之治也。

论治共三条

——凡风热肿痛，此必痄腮、时毒、痈疡之证，论治俱详《外科》，当察治之，或其甚者，防风通圣散主之。

——面目虚浮，有因色欲过度，阴虚气越而致者，宜六味地黄汤，或八味地黄汤，或加减八味丸；若因劳倦伤脾，气虚不敛而面目虚浮者，宜参苓白术散、归脾汤，或十全大补汤；若因饮酒过度，湿热上聚而面目浮肿者，宜葛花解酲汤，或七味白术散；若因泻痢不止，脾肾气虚而面目浮肿者，宜胃关煎，或温胃饮；若因食饮不节，阳明壅实，二便秘结而头面满胀者，宜廓清饮，惟小儿多有此证，甚者宜木香槟榔丸下之；若阳明实热，胃火上浮，或烦热干渴而头面浮肿者，宜抽薪饮，或白虎汤，或大分清饮利之。

——水肿而浮，或眼下有如卧蚕者，此水气之为病也，论治详《肿胀门》。

——面鼻粉刺、雀斑诸方，俱列因阵八七之后。

面病论列方

六味汤补百二十
八味汤补一二一
加减八味丸补一二二
归脾汤补三二
温胃饮新热五
葛花解酲汤和一二四
胃关煎新热九
白虎汤寒二
七味白术散小七
廓清饮新和十三
大分清饮新寒五
参苓白术散补五四
抽薪饮新寒三
十全大补汤补二十
防风通圣散攻十六
木香槟榔丸攻五十

论外备用方

玉容散因三百四　雀斑
硫黄膏因三百五　面疮赤风
面鼻诸方详《因阵》六九至一百止

口　舌

经义

《金匮真言论》曰：中央黄色，故通于脾，开窍于口，藏精于脾，故病在舌本。

《阴阳应象大论》曰：中央生湿，湿生土，土生甘，甘生脾，脾主口。在窍为口。南方生热，热生火，火生苦，苦生心，心主舌。在窍为舌。

《脉度》篇曰：脾气通于口，脾和则口能知五谷矣。心气通于舌，心和则舌能知五味矣。

《五脏别论》曰：五味入口，藏于胃，以养五脏气。

《奇病论》帝曰：有病口甘者，病名为何？何以得之？岐伯曰：此五气之溢也，名曰脾瘅。详《三消门》。帝曰：有病口苦，取阳陵泉，病名为何？何以得之？岐伯曰：病名胆瘅。夫肝者，中之将也，取决于胆，咽为之使。此人者，数谋虑不决，故胆虚气上溢而口为之苦，治之以胆募俞。

《四时气》篇曰：胆液泄则口苦，胃气逆则呕苦，故曰呕胆。

《邪气脏腑病形》篇曰：胆病者，善太息，口苦，呕宿汁，心下澹澹，恐人将捕之，嗌中吤吤然，数唾，在足少阳之本末，亦视其脉之陷下者灸之，其寒热者取阳陵泉。十二经脉，三六五络，其血气皆上于面而走空窍，其浊气出于胃，走唇舌而为味。

《痿论》曰：肝气热，则胆泄口苦，筋膜干，筋膜干则筋急而挛，发为筋痿。

《热论》篇曰：伤寒四日，太阴受之，太阴脉布胃中，络于嗌，故腹满而嗌干。伤寒五日，少阴受之，少阴脉贯肾络于肺，系舌本，故口燥舌干而渴。

《气厥论》曰：膀胱移热于小肠，膈肠不便，上为口糜。

《五音五味》篇曰：冲脉任脉，其浮而外者，循腹右上行，会于咽喉，别而络唇口。

《五常政大论》曰：备化之纪，其主口。升明之纪，其主舌。

《五阅五使》篇曰：口唇者，脾之官也；舌者，心之官也。

《六节藏象论》曰：脾胃、大肠、小肠、三焦、膀胱者，仓廪之本，营之居也，名曰器。其华在唇四白，其充在肌，其味甘，其色黄，此至阴之类，通于土气。

《五脏生成篇》曰：脾之合肉也，其荣唇也。

《奇病论》曰：足少阴之脉，贯肾系舌本。

《经脉》篇曰：手阳明，还出挟口，交人中；足阳明，还出挟口，环唇；足太阴，连舌本，散舌下；足少阴，挟舌本。足太阴气绝者，则脉不荣肌肉，唇舌者，肌肉之本也，脉不荣则肌肉软，肌肉软则舌萎、人中满，人中满则唇反，唇反者肉先死，甲笃乙死，木胜土也。足厥阴气绝则筋绝，厥阴者肝脉也，肝者筋之合也，筋者聚于阴器，而脉络于舌本也。故脉弗荣则筋急，筋急则引舌与卵，故唇青舌卷卵缩则筋先死，庚笃辛死，金胜木也。

《诊要经终论》曰：厥阴终者，中热嗌干，善尿心烦，甚则舌卷卵上缩而终矣。

《口问》篇曰：人之自啮舌者，何气使然？此厥逆走上，脉气辈至也。少阴气至则啮舌，少阳气至则啮颊，阳明气至则啮唇矣。视主病者则补之。

《经筋》篇曰：足阳明之筋，引缺盆及颊，卒口僻急者，目不合，热则筋纵，目不开。颊筋有寒则急，引颊移口，有热则筋弛纵缓，不胜收，故僻。

《热病》篇曰，热病不可刺者有九,六曰舌本烂，热不已者死。

论证共六条

口舌之病，有疮者，有臭者，有干有渴者，有为苦为酸而诸味不同者，有重舌、木舌而舌间出血及舌胎舌黑者。在各方书多以口病为热证，然其中亦有似热非热及劳伤无火等症，是不可尽归于热，所当察也。

——口舌生疮，固多由上焦之热，治宜清火，然有酒色劳倦过度，脉虚而中气不足者，又非寒凉可治，故虽久用清凉终不见效。此当察其所由，或补心脾，或滋肾水，或以理中汤，或以蜜附子之类反而治之，方可全愈。此寒热之当辨也。

——口苦口酸等症，在《原病式》则皆指为热，谓肝热则口酸，心热则口苦，脾热则口甘，肺热则口辛，肾热则口咸，或口淡者亦胃热也。若据此说，则凡以口之五味悉属火证，绝无虚寒之病矣，岂不谬哉？如口苦者，未必悉由心火，口淡者未必尽因胃热。盖凡以思虑劳倦，色欲过度者，多有口苦舌燥，饮食无味之证，此其咎不在心脾，则在肝肾，心脾虚则肝胆邪溢而为苦，肝肾虚则真阴不足而为燥。即如口淡一证，凡大劳、大泻、大汗、大病之后，皆能令人口淡无味，亦岂皆胃火使然耶？故凡临此者，但察其别无火证火脉，则不宜以劳伤作内热而妄用寒凉，此治有不容误也。

——口渴、口干大有不同，而人多不能辨。盖渴因火燥有余，干因津液不足，火有余者当以实热论，津液不足者当以阴虚论，二者不分，反同冰炭矣。然渴虽云火，而亦有数种当辨者，如实热之渴，火有余也，亡阴之渴，水不足也。故凡于大泻之后，大汗之后，大劳之后，大病之后，新产失血之后，痈疽大溃之后，过食咸味之后，皆能作渴，凡此数者，悉由亡阴亡液，水亏枯涸而然，本非热证，不得误认为火。总之渴而喜冷，脉实便结者，固火证也。其有冷饮入腹则滞沃不行，或口虽作渴而但喜热饮，及脉弱便溏者，皆非火证。矧复有口虽干苦而全然不欲茶汤者，此干也，非渴也，尤属阴虚之候，若作渴治，能无误乎？故治此之法，凡火盛于上者，宜清肺清胃；水亏于下者，宜补脾补肾。若阳虚而阴无以生，气虚而精无以化者，使非水火并济，则何益之有？首卷《十问》中有渴论，外科有作渴条，当并察其治法。

——口臭虽由胃火，而亦有非火之异。盖胃火之臭，其气浊秽，亦必兼口热口干，及别有阳明火证者是也。若无火脉火证而臭如馊腐，或如酸胖，及胃口吞酸，饮食嗳滞等症，亦犹阴湿留垢之臭，自与热臭者不同，是必思虑不遂及脾弱不能化食者多有之。此则一为阳证，宜清胃火，一为阴证，宜调补心脾，不得谓臭必皆热，以致生他病也。

《医统》曰：七情所郁，及心经热壅，则舌肿满不得息。心热则舌裂而疮，肝热则舌木而硬，脾热则舌涩而胎，肺热则舌强。热甚则舌燥如锯。舌卷囊缩者不治，厥阴绝也。

论治共七条

——口疮口苦，凡三焦内热等症，宜甘露饮、徙薪饮主之。火之甚者，宜凉膈散、玄参散主之。胃火盛者，宜竹叶石膏汤、三黄丸之类主之。若心火肝火之属，宜泻心汤、龙胆泻肝汤之类主之。多酒湿热口糜，宜导赤散、大分清饮、五苓散之类主之。若劳伤心脾兼火者，宜二阴煎、清心莲子饮之类主之。若思虑谋为不遂，肝胆虚而口苦者，宜七福饮、理阴煎，或五君子煎之类主之。兼火者，以黄芩、龙胆草之类随宜佐之。凡口疮六脉虚弱，或久用寒凉不效者，必系无根虚火，宜理阴煎、理中汤之类反治之，或用官桂噙咽亦可。

——外治口疮敷药，阴阳散、绿云散、细辛黄柏散、白蚕黄柏散，皆可选用，或临卧时以川黄柏衔口过宿亦妙。若口舌生疮糜烂者，宜冰玉散主之；疳烂者，冰白散。

——口臭由于胃火者，宜清胃饮、升麻黄连丸，或竹叶石膏汤加香薷主之，或《千金》口臭方，皆可内清其火。此外，如丁香丸，《圣惠》口齿方、福建香茶饼之类，亦可暂解其秽。

——舌苔舌黑，虽云火证，然实火虚火皆能为之，凡治此者，但当察脉证，以虚实为主，而再以辨色之法参之，庶可无误。盖实热之黑，必兼红紫干渴，或多芒刺。若沉黑少红而带润滑者，本非实热证也。若其六脉细弱而形困气倦，则又最为虚候，是必寒水乘心，火不归原之病，此不救本，而但知治标，则万无一生矣。此之治法，凡里热未甚而表散有未解者，宜柴胡诸饮之类以解其表；里邪热甚者，宜凉膈散、犀角地黄汤之类以清其内，此治实热之法也。若阴虚火盛而兼有表邪未解者，宜补阴益气煎之类，兼表里而治之。若形气病气俱不足，寒水乘心而虚阳不敛者，必用理阴煎、理中汤，或大补元煎之类以单救其里，自可保其无虞。此治虚火之法也。若舌有白胎，语言謇涩者，以薄荷、白蜜同姜片蘸而揩擦之。外《伤寒门》，仍有辨舌五条，当与本门参阅。

——舌上无故出血者，谓之舌衄，此心火之溢也，宜金花煎、圣金散、黄柏散主之，或用《千金》口臭方亦妙。

——重舌、木舌，以舌下肿出如舌，故曰重舌，又谓之子舌；忽肿木而硬者，谓之木舌，皆上焦热壅故也。惟宜砭针刺去其血为上策，及内服清胃降火之剂自愈。若舌忽肿起如猪胞，或硬如木石，不能出声，胀满塞口，则闭闷杀人。但看舌下有如蝼蛄，或如卧蚕者，急于肿处砭去其血，仍用釜底煤不拘多少，以盐、醋调厚敷之，或用井花水调敷亦可，脱去更敷。如不甚者，单以此敷之亦愈。

《正传》治舌肿大塞口，不通饮食经验方，用真蒲黄一味，频刷舌上，其肿自退。若能咽药，即以黄连一味，煎浓汁细细呷之，以泻心经之火则愈。

《医统》治一人舌肿满口，诸药不效，以梅花、冰片为末敷之即消。

针灸法

廉泉治舌下肿、口疮、舌纵、舌根急缩

金津　玉液上二穴，可刺出血

天突　少商

口舌论列方

大补元煎新补一

甘露饮寒十

五君子煎新热六

二阴煎新补十

犀角地黄汤寒七九

清心莲子饮寒三二

大分清饮新寒五

徙薪饮新寒四

柴胡诸饮新散五方

七福饮新补七

补阴益气煎新补十六

龙胆泻肝汤寒六二

理中汤热一
理阴煎新热三
竹叶石膏汤寒六
五花散和一八二
导赤散寒一二二
升麻黄连汤因百十七
玄参散因百一
泻心汤寒二七
细辛黄柏散因一二三
三黄丸攻六八
清胃饮寒五六
白蚕黄柏散因一二四
冰玉散新因四六
凉膈散攻十九　痘八三
《千金》口臭方因一三三
冰白散新因四七
黄柏散因五五
金花煎因百十二
《圣惠》口齿方因一三四
圣金散因百十一
阴阳散因百二十
福建香茶饼因三百二
绿云散因一二二
丁香丸因百十八

论外备用方

加减八味丸补一二二
《直指》黄芩汤寒百七　心肺热
硼砂丸因百一十　噙化

卷之二十七　杂证谟

眼　目

经义共三十一条

《五脏生成篇》曰：诸脉者皆属于目。肝受血而能视。

《五阅五使》篇曰：目者，肝之官也。肝病者眦青。

《金匮真言论》曰：东方青色，入通于肝，开窍于目。

《邪气脏腑病形》篇曰：十二经脉，三六五络，其血气皆上于面而走空窍，其精阳气上走于目而为睛。

《大惑论》曰：五脏六腑之精气，皆上注于目而为之精，精之窠为眼，骨之精为瞳子，筋之精为黑眼，血之精为络，其窠气之精为白眼，肌肉之精为约束，裹撷筋骨血气之精而与脉并为系，上属于脑，后出于项中。故邪中于项，因逢其身之虚，其入深，则随眼系以入于脑，入于脑则脑转，脑转则引目系急，目系急则目眩以转矣，邪其精，其精所中不相比也则精散，精散则视歧，视歧见两物。目者，五脏六腑之精也，营卫魂魄之所常营，神气之所生也。故神劳则魂魄散，志意乱。是故瞳子、黑眼法于阴，白眼、赤脉法于阳也，故阴阳合传而精明也。目者，心使也，心者，神之舍也，故神精乱而不转，卒然见非常处，精神魂魄散不相得，故曰惑也。

《脉度》篇曰：跻脉气不荣则目不合。肝气通于目，肝和则目能辨五色矣。

《寒热病》篇曰：足太阳有通项入于脑者，正属目本，名曰眼系，头目苦痛取之，在项中两筋间。入脑乃别，阴跻阳跻，阴阳相交，阳入阴，阴出阳，交于目锐眦，阳气盛则瞋目，阴气盛则瞑目。

《卫气行》篇曰：平旦阴尽，阳气出于目，目张则气上行于头。夜则气行于阴，而复合于目。

《口问》篇曰：心者，五脏六腑之主也；目者，宗脉之所聚也，上液之道也；口鼻者，气之门户也。故悲哀愁忧则心动，心动则五脏六腑皆摇，摇则宗脉感，宗脉感则液道开，液道开故泣涕出焉。液者，所以灌精濡空窍者也，故上液之道开则泣，泣不止则液竭，液竭则精不灌，精不灌则目无所见矣，故命曰夺精。

《解精微论》曰：夫心者，五脏之专精也，目者其窍也，华色者其荣也。是以人有德也，则气和于目，有亡，忧知于色。是以悲哀则泣下，泣下水所由生。夫水之精为志，火之精为神，水火相感，神志俱悲，是以目之水生也。厥则目无所见。夫人厥则阳气并于上，阴气并于下。阳并于上，则火独光也，阴并于下，则足寒，足寒则胀也。夫一水不胜五火，故目眦盲。是以气冲风，泣下而不止。夫风之中目也，阳气内守于精，是火气燔目，故见风则泣下也。有以比之，夫火疾风生乃能雨，此之类也。

《决气》篇曰：气脱者，目不明。

《癫狂》篇曰：狂，目妄见，耳妄闻，善呼者，少气之所生也。

《脏气法时论》曰：肝病者，虚则目䀮䀮无所见，耳无所闻，善恐如人将捕之，取其经，厥阴与少阳。

《热病》篇曰：目中赤痛，从内眦始，取之阳跻。目不明，热不已者死。

《缪刺篇》曰：邪客于足阳跻之络，令人目痛从内眦始，刺外踝之下半寸所各二痏，左刺右，右刺左，如行十里顷而已。

《论疾诊尺》篇曰：目赤色病在心，白在肺，青在肝，黄在脾，黑在肾。黄色不可名者，病在胸中。诊目痛赤脉从上下者，太阳病；从下上者，阳明病；从外走内者，少阳病。

《经筋》篇曰：足太阳之筋，支者为目上网；足阳明之筋，上合于太阳，为目下网；足少阳之筋，支者结于目眦为外维；足阳明之筋，引缺盆及颊，卒口僻急者，目不合，热则筋纵，目不开。

《癫狂病》篇曰：目眦外决于面者，为锐眦；在内近鼻者，为内眦。上为外眦，下为内眦。

《评热病论》曰：水者阴也，目下亦阴也，腹者至阴之所居，故水在腹者，必使目下肿也。

《脉要精微论》曰：夫精明五色者，气之华也，赤欲如白裹朱，不欲如赭；白欲如鹅羽，不欲如盐；青欲如苍璧之泽，不欲如蓝；黄欲如罗裹雄黄，不欲如黄土；黑欲如重漆色，不欲如地苍。五色精微象见矣，其寿不久也。夫精明者，所以视万物，别黑白，审长短。以长为短，以白为黑，如是则精衰矣。

《五常政大论》曰：赫曦之纪，其病疮疡、血流、狂妄、目赤。阳明司天，燥气下临，肝气上从，胁痛目赤。

《六元正纪大论》曰：少阳司天之政，初之气，候乃大温，其病血溢目赤。三之气，炎暑至，民病热中，喉痹目赤。少阴司天之政，民病目赤眦疡。二之气，阳气布，风乃行，其病淋，目冥目赤，气郁于上而热。三之气，大火行，民病目赤。火郁之发，民病目赤心热，甚则瞀闷懊侬，善暴死。木郁之发，甚则耳鸣眩转，目不识人。

《至真要大论》曰：少阳之胜，目赤欲呕。太阳司天，面赤目黄，善噫。

《气交变大论》曰：岁金太过，燥气流行，肝木受邪，民病两胁下少腹痛，目赤痛眦疡。

《师传》篇曰：肝者主为将，使之候外，欲知坚固，视目小大。目下果大，其胆乃横。

《五脏生成篇》曰：徇蒙招尤，目冥耳聋，下实上虚，过在足少阳厥阴，甚则入肝。凡相五色之奇脉，详前《面病门》。

《海论》曰：髓海不足，则脑转耳鸣，胫酸眩冒，目无所见，懈怠安卧。

《风论》曰：风气与阳明入胃，循脉而上至目内眦。其人肥则风气不得外泄，则为热中而目黄；人瘦则外泄而寒，则为寒中而泣出。风气循风腑而上，则为脑风，风入系头，则为目风、眼寒。

《经脉》篇曰：五阴气俱绝，则目系转，转则目运，目运者为志先死，志先死则远一日半死矣。

《诊要经终论》曰：太阳之脉，其终也，戴眼反折。详三十七卷

《死生门》。

《三部九候论》曰：目内陷者死。瞳子高者太阳不足，戴眼者太阳已绝，此决死生之要，不可不察也。

论证共四条

眼目一证，虽古有五轮八廓及七二证之辨，余尝细察之，似皆非切当之论，徒资惑乱，不足凭也。以愚论之，则凡病目者，非火有余则阴不足耳，但辨以虚实二字，可尽之矣。盖凡病红肿赤痛，及少壮暂得之病，或因积热而发者，皆属之有余。其有既无红肿，又无热痛，而但或昏或涩，或眩运，或无光，或年及中衰，或酒色过度，以致羞明黑暗，瞪视无力，珠痛如抠等症，则无非水之不足也。虚者当补，实者当泻，此固其辨矣，然而实中亦有兼虚者，此于肿痛中亦当察其不足。虚中亦有兼实者，又于衰弱内亦当辨其有余。总之，虚实殊途，自有形气脉色可诊可辨也。知斯二者，则目证虽多，无余义矣。

——眼科有风热之说，今医家凡见火证，无论有风无风，无不称为风热，多从散治，而不知风之为义，最当辨析。夫风本阳邪，然必有外感，方是真风，因风生热者，风去火自息，此宜散之风也。若本无外感，止因内火上炎而为痒为痛者，人亦称为风热，盖木属肝，肝主风，因热极而生风者，热去风自息，此不宜散者也。如果风由外感，必见头痛鼻塞，或为寒热，或多涕泪，或筋骨酸疼而脉见紧数，方可兼散。如无表证，而阴火炽于上者，则凡防风、荆芥、升麻、白芷、细辛、川芎、薄荷、羌活之类，皆不宜用。虽曰亦有芩、连、栀、柏，自能清火，然宜升者不宜降，用散者是也，宜降者不宜升，用清者是也。若用药不精，未免自相掣肘，多致可速者反迟，病轻者反重，耽视日久，而翳障损明，无所不致，又孰能辨其由然哉？此不可不察其阴阳升降之道也。外有《升阳散火辨》在二卷中，亦宜参阅。

——眼目之证，当察色以辨虚实。经曰：黄赤者多热气，青白者少热气。故凡治黄赤者，宜清肝泻火，治青白者，宜壮肾扶阳，此固不易之法也。至于目黄一证，尤宜辨其虚实，不可谓黄者必由热也，盖有实热而黄者，有虚寒而黄者。实热之黄如造曲者然，此以湿热内蓄，郁蒸而成，热去则黄自退，非清利不可也。若虚寒之黄，则犹草木之凋，此以元阳日剥，津液消索而然，其为病也，既无有余之形气，又无烦热之脉证，惟因干涸，所以枯黄。凡此类者，其衰已甚，使非大加温补，何以回生？切不可因其色黄，概执为热，而再加清利，鲜不危矣。

——翳障当分虚实。大都外障者，多由赤痛而成，赤痛不已，则或为努肉，或为瘢靥，此皆有余之证，治当内清其火，外磨其障。若内障者，外无云翳而内有蒙蔽，《纲目》谓其有翳在黑睛，内遮瞳子而然。《龙木论》又云：脑脂流下作翳者，足太阳之邪也；肝风冲上作翳者，足厥阴之邪也。故治法以针言之，则当取三经之俞，如天柱、风腑、大冲、通里等穴是也。又闻有巧手妙心，能用金针于黑眼内拨去云翳，取效最捷者，此虽闻之，而实未见其人也。又有所谓内障者，察其瞳子则本无遮隔，惟其珠色青蓝，或微兼绿色，或瞳人散大，别无热壅等症，而病目视不明，或多见黑花等症。此悉由肾气不足，故致瞳子无光，若有所障而内实无障也，治当专补肾水，气虚者尤当兼补其气。又有七情不节，肝气上逆，或挟火邪而为蒙昧不明，若有所障者，虽其外无赤痛，然必睛珠胀闷，或口鼻如烟，此亦有余之证。气逆者先当顺气，多火者兼宜清火；若气不甚滞，火不甚盛，必当滋养肝血。然有余者多暴至，若因循日积者，多不足也，又当以此辨之。

论治共六条

——火证眼目赤痛，或肿或涩，或羞明胀闷，凡暴病而火之甚者，宜抽薪饮加减主之。火之微者，宜徙薪饮、黄芩黄连汤之类主之。若阴虚而火盛者，宜加减一阴煎、泻白散、滋阴地黄丸之类主之。若久病不已，或屡发而多火者，宜黄连羊肝丸、明目羊肝丸，或固本还睛丸之类主之。

——真阴不足，本无火证，而但目视无光及昏黑倦视等症，悉由水亏血少而然，宜济阴地黄丸、左归丸之类主之。或兼微火者，宜明目地黄丸、固本还睛丸之类主之。若阴中之阳虚者，宜大补元煎、左归饮、人参养营汤、十全大补汤之类主之。

——风热肿痛之证，察其果有外感，方可从散，宜芎辛散、明目细辛汤、助阳和血汤之类择而用之。若风热相兼者，宜芍药清肝散、当归龙胆汤、蝉花散之类主之。

——翳障遮睛，凡火有未清者，宜蝉花散、八味还睛散之类主之。凡退翳诸药，如白蒺藜、木贼、蜜蒙花、蛇蜕、蝉蜕、青葙子、草决明、石决明、夜明砂之类，皆所宜用。然欲退翳于已成，终属费力，不若早杜其源也。

——点眼诸方，载者固多，然皆不若金露散之为妥也，或用丹砂散亦妙。若火连五脏，热毒深远，而凡过用寒凉点洗者，多致留邪，大非良法。若火邪不甚而暴为赤痛者，用鸡子黄连膏，其效甚捷，或黄连膏。

——目眶岁久赤烂，俗呼为赤瞎是也，当以三棱针刺目眶外出血，以泻湿热而愈。或用洗烂弦风赤眼方，亦妙。

述古共七条

龙木禅师论曰：人有双眸，如天之有两曜，乃一身之至宝，聚五脏之精华。其五轮者，应五行，八廓者，应八卦。凡所患者，或因过食五辛，多啖炙煿，热餐面食，饮酒不已，房室无节，极目远视，数看日月，频挠心火，夜读细字，月下观书，抄写多能，雕镂细作，博奕不休，久被烟火，泣泪过多，刺头出血太甚，若此者，俱散明之本。复有驰骋田野，冲冒尘沙，日夜不休者，亦伤目之由。又有少壮之时，不自保惜，逮自四旬，以渐昏蒙。故善卫养者，才至中年，无事常须冥目，勿使他视，非有要事，不宜辄开，则虽老而视不衰。大抵营卫顺则斯疾无由而生，营卫衰则致病多矣。且伤风冷则泪出，虚烦则昏蒙，劳力则眦赤；白肿则肺家受毒，生疮则风热侵肺，黄乃酒伤于脾，血灌瞳人及赤色，俱是心家有热；羞明见红花为肝邪，黑花则肾虚，青花胆有寒，五色花是肾虚有热，不可一概为治。若虚不补而实不泻，亦难收救。然上虚乃肝虚，下虚乃肾虚，肝虚则头晕耳聋目眩，肾虚则虚壅生花，耳作蝉鸣，大宜补肝益肾。其有热泪交流，两睑赤痛，乃肝之热极；迎风有泪，为肾虚客热，凉肝泻肾，必得其宜。至于五脏，各以类推。虚则生寒，实则生热，补泻之用，须在参详，毫厘之差，千里之谬。余则无非有所触动，或大病之后，所患不一。至于暴赤一证，多因泛热冲上，或眠食失时，饱食近火得之，加以劳役失于调摄，过食毒物，变成恶证。医者不源本始，但知暴赤属阳，或以散血之剂，或以凉心之药，纵使退散，遂致脾经受寒，饮食不进，头目虚烦，五脏既虚，因成内障。亦有见其不进饮食，俾更服热药，遂致暴燥热气上攻，昏涩眵泪；或犯盛怒，辛苦重劳，遂生努肉；心气不宁，风热交并，变为攀睛，证状不一，是为外障。又加读书博奕，算劳过度，名曰肝劳，不可但投以治肝之剂，及作他证治之，终于罔效，惟须闭目珍护，不及远视，庶乎疾瘳。

若乎患风疹者，必多眼暗，先攻其风，则暗自去。妇人胎前产后，用药亦须避忌。小儿所患，切宜善治，惟略加淋洗。若披镰针灸，断不可施，犹戒用手频揉，或因兹睛坏，至于莫救。以上诸证，专是科者宜留意焉。

杨仁斋曰：眼者，五脏六腑之精华，如日月丽天而不可掩者也。其大眦属心，其白睛属肺，其乌珠属肝，其上下睑胞属脾，而中之瞳仁属肾。是虽五脏各有证应，然论其所主，则瞳子之关系重焉。何以言之？夫目者，肝之外候也，肝属木，肾属水，水能生木，子肝母肾也，有子母而能相离者哉？故肝肾之气充，则精彩光明，肝肾之气乏，则昏蒙眩晕。若乌轮赤晕，刺痛浮浆，此肝热也；燥涩清泪，枯黄绕睛，此肝虚也；瞳人开大，淡白偏斜，此肾虚也；瞳人集小，或带微黄，此肾热也。一虚一实，以此验之。然肝肾之气，相依而行，孰知心者神之舍，又所以为肝肾之副焉，所谓一而二,二而一者也。何则？心主血，肝脏血，凡血热冲发于目者，皆当清心凉肝，又不可固执水生木之说。夫眼以轻膜裹水，照彻四方，溯源反本，非天一生水，又孰为之主宰乎？

析而论之，则拘急牵飕，瞳青胞白，痒而清泪，不赤不痛，是谓之风眼。乌轮突起，胞硬红肿，眵泪湿浆，里热刺痛，是谓之热眼。眼浑而泪，胞肿而软，上壅朦胧，酸涩微赤，是谓之气眼。其或风与热并，则痒而浮赤；风与气搏，则痒涩昏沉。血热交聚，故生淫肤、粟肉、红缕、偷针之类。气血不至，故有眇视、胞垂、雀眼、盲障之形。淡紫而隐红者为虚热，鲜红而妒赤者为实热。两眦呈露生努肉者，此心热血旺。白睛红膜如伞纸者，此气滞血凝。热证，瞳人内涌，白睛带赤；冷证，瞳人青绿，白睛枯槁。眼热经久，复为风冷所乘则赤烂；眼中不赤，但为痰饮所注则作疼。肝气不顺而挟热，所以羞明；热气蓄聚而伤饱，所以饱合。吁！此外证之大概然尔。然五脏不可阙一，脾与肺独无预何也？曰：白睛带赤，或红筋者，其热在肺；上胞下胞，或目唇间如疥点者，其热在脾。脾主味也，五味之秀养诸中，则精华发见于其外。肺主气也，水火升降，营卫流转，非气孰能使之？前所谓五脏各有五证应者，于此又可推矣。

虽然，眼之为患，多生于热，其间用药，大抵以清心凉肝、调血顺气为先。有如肾家恶燥，设遇虚证，亦不过以当归、地黄辈润养之，则轻用温药不可也，况夫肺能发燥，肝亦好润，古方率用杏仁、柿干、饴糖、沙蜜为佐，果非润益之意乎？至于退翳一节，尤关利害。凡翳起于肺家受热，轻则朦胧，重则生翳。珍珠衣，状如碎米者易散；梅花翳，状如梅花瓣者难消。虽翳自热生，然治法先退翳而后退热者，去之犹易；若先去赤热，则血为之冰，而翳不能去。其有赤眼，与之凉药过多，又且涤之以水，不反掌而冰凝。眼特一团水耳，水性清澄，尤不可规规于点洗。喜怒失节，嗜欲无度，穷役目力，泣涕过伤，冲风凌雾，当暑冒日，不避烟火，饮啖热多，此皆患生于脏腑者也，专恃点洗可乎哉？惟有静坐澄神，爱护目力，放怀息虑，心逸日休，调和饮食以养之，斟酌药饵以平之，明察秋毫，断可必矣。

张子和曰：圣人虽言目得血而能视，然血亦有太过不及也。太过则壅闭而发痛，不及则目耗竭而失明.故年少之人多太过，年老之人多不及，但年少之人则无不及，年老之人间犹有太过者，不可不察也。夫目之内眦，太阳经之所起，血多气少；目之锐眦，少阳经也，血少气多。目之上纲，太阳经也，亦血多气少；目之下纲，阳明经也，血气俱多。然阳明经起于目两旁，交頞之中，与太阳少阳俱会于目，惟足厥阴经连于目系而已。故血太过者，太阳阳明之实也，血不及者，厥阴之虚也。故出血者，宜太阳、阳明，盖此二经血多故也。少阳一经不宜出血，血少故也。刺太阳、阳明出血则愈明，刺少阳出血则愈昏，要知无使太过不及，以血养目而已。凡血之为物，太多则溢，太少则枯；人热则血行疾而多，寒则血行迟而少，此常理也。

目者，肝之外候也。肝主目，在五行属木。木之为物，太茂则蔽密，太衰则枯瘁矣。夫目之五轮，乃五脏六腑之精华，宗脉之所聚，其气轮属肺金，肉轮属脾土，赤脉属心火，黑水神光属肾水，兼属肝木，此世俗皆知之矣，及有目疾，则不知病之理。岂知目不因火则不病。何以言之？气轮变赤，火乘肺也；肉轮赤肿，火乘脾也；黑水神光被翳，火乘肝与肾也；赤脉贯目，火自甚也。能治火者，一句可了，故《内经》曰：热胜则肿。凡目暴赤肿起，羞明隐涩，泪出不止，暴寒目瞒，皆大热之所为也。治火之法，在药则咸寒，吐之下之，在针则神庭、上星、囟会、前顶、百会，血之翳者，可使立退，痛者可使立已，昧者可使立明，肿者可使立消。惟小儿不可刺囟会，为肉分浅薄，恐伤其骨。然小儿水在上，火在下，故目明；老人火在上，水不足，故目昏。《内经》曰：血实者宜决之。又曰：虚者补之，实者泻之。如雀目不能夜视及内障，暴怒大忧之所致也，皆肝主目血少，禁出血，止宜补肝养肾。至于暴赤肿痛，皆宜以铍针刺前五穴出血而已，次调盐油以涂发根，甚者虽至于再至于三可也，量其病势，以平为期。子和尝自病目，或肿或翳，羞明隐涩，百余日不愈。眼科张仲安云：宜刺上星、百会、攒竹、丝空诸穴上出血，又以草茎纳两鼻中，出血约升许，来日愈大半，三日平复如故，此则血实破之之法也。

李东垣曰：五脏六腑之精气皆禀受于脾，上贯于目。脾者诸阴之首也，目者血脉之宗也，故脾虚则五脏之精气皆失所司，不能归明于目矣。心者，君火也，主人之神，宜静而安，相火代行其令。相火者，胞络也，主百脉，皆荣于目。既劳役运动，势乃妄行，又因邪气所并而损血脉，故诸病生焉。凡医者不理脾胃，乃养血安神，治标不治本，是不明正理也。若概用辛凉苦寒之剂，损伤真气，促成内障之证矣。又东垣曰：能远视不能近视者，阳气不足，阴气有余也，乃气虚而血盛也。血盛者，阴火有余，气虚者，气弱也，此老人桑榆之象也。能近视不能远视者，阳气有余，阴气不足也，乃血虚气盛也。血虚气盛者，皆火有余，元气不足也。火者，元气之贼也。

王海藏曰：目能远视，责其有火，不能近视，责其无水，宜东垣地黄丸主之。目能近视，责其有水，不能远视，责其无火，东垣定志丸主之。

愚谓此二子之说，在东垣以不能近视为阳不足，不能远视为阴不足；在海藏以能远视不能近视，责其有火无水，能近视不能远视，责其有水无火，何二子之言相反也？岂无是非之辨哉？观刘宗厚曰：阳气者，犹日火也，阴气者，金水也。先儒谓金水内明而外暗，日火外明而内暗，此自不易之理也。然则内明者利于近，外明者利于远，故凡不能远视者，必阴胜阳也，不能近视者，必阳胜阴也。由此言之，则海藏是而东垣非矣。若以愚见评之，则但当言其不足，不必言其有余。故曰：不能远视者，阳气不足也；不能近视者，阴气不足也。岂不甚为明显？若东垣以阴气有余，阳气有余，皆谓之火，则能视者皆火病也。海藏云：能近视责其有水，能远视责其有火，则当责者亦是病也。此等议论，余则未敢服膺。

王节斋曰：眼赤肿痛，古方用药，内外不同。在内汤散，则用苦寒辛凉之药以泻其火；在外点洗，则用辛热辛凉之药以散其邪。故点药莫要于冰片，而冰片大辛热，以其性辛甚，故借以拔出火邪而散其热气。古方用烧酒洗眼，或用干姜末、生姜汁点眼者，皆此意也。盖赤眼是火邪内炎，上攻于目，故内治用苦寒之药，是治其本，如锅底之去薪也。然火邪既客于目，从内出外，若外用寒凉以阻逆之，则火郁内攻不得散矣。故点药用辛热而洗眼用热汤，是火郁则发，因而散之，从治法也。世人不知冰片为劫药，而误认为寒，常用点眼，遂致积热入目而昏暗障翳，故云：眼不点不瞎者也。又不知外治忌寒凉，而妄将冷水、冷物、冷药挹洗，致昏瞎者有之。

愚按：节斋之论，甚属有理，然寒凉点眼之法，亦非尽不可用，但用之有宜否耳。盖点以寒凉，用治火也。若火之微者，其势轻，其邪浅，或偶触烟火风热，或素有标病，邪在肤膜之间，而热不深者，即用黄连膏之类，暂为清解，亦可去热，浮热去而目自愈，无不可也。若火之甚者，本于五脏而炽及三阳，欲以一星之寒凉，济此炎炎之盛势，其果能否？此其解热之功毫无所及，而闭热之害惟目受之矣。故凡病火眼之甚者，点以寒凉，痛必连珠，正由火郁而然耳。所以，久点寒凉而不效者，未有不致于坏目。此王节斋之论，有不可不察，而凡治痈疽外证者，亦当并识此义。

薛立斋曰：前证若体倦少食，视物昏花，或饮食劳倦益甚者，脾胃虚也，用补中益气汤。眵多紧涩，赤脉贯睛，或脏腑秘结者，用芍药清肝散。若赤翳布白，畏日羞明，或痛如刺者，上焦风热也，用黄连饮子。若久视生花，畏日，远视如雾者，神气伤也，用神效黄芪汤。大凡午前甚而作痛者，东垣助阳和血汤；午后甚而作痛者，黄连天花粉丸；午后甚而不痛者，东垣益阴肾气丸主之。

针灸法

睛明、风池、太阳、神庭、上星、囟会、百会、前顶、攒竹、丝竹空、承泣、目窗、客主人、承光。以上诸穴，皆可用针，或以三棱针出血。凡近目之穴，皆禁灸。

大骨空穴在手大指第二节尖。灸九壮，以口吹火灭。

小骨空穴在手小指第二节尖。灸七壮，以口吹火灭。

上二穴能治迎风冷泪、风眼烂弦等症。

合谷治阳明热郁，赤肿翳障，或迎风流泪。灸七壮。大抵目疾多宜灸此，永不再发也，亦可针。

翳风灸七壮。治赤白翳膜，目不明。

肝俞灸七壮。治肝风客热，迎风流泪、雀目。

足三里灸之可令火气下降。

明目二间灸

命门灸

水沟可针可灸。治目睛直视。

手三里灸，右取左，在取右。

八关大刺治眼痛欲出，不可忍者。须刺十指缝中出血愈。

明目论列方

抽薪饮新寒三

大补元煎新补一

明目羊肝丸因二七

徙薪饮新寒四

黄连饮子因二一

黄连天花粉丸因二九

泻白散寒四二

十全大补汤补二十

补中益气汤补三十

芎辛散因十七

人参养营汤补二一

神效黄芪汤补四八

左归丸新补四

固本还精丸因十三

济阴地黄丸因五

右归饮新补三

八味还睛散因十一

滋阴地黄丸因九

蝉花散因二五

加减一阴煎新补九

益阴肾气丸因四

金露散新因四四

助阳和血汤因十六

明目地黄丸因七

丹砂散因三七

当归龙胆汤因二三

明目细辛汤因十八

黄连膏因三三、三六

芍药清肝散寒六一

洗烂眼赤眼方因四四

鸡子黄连膏新因四三

黄芩黄连汤因二二

黄连羊肝丸因二八

论外备用方

逍遥散补九二　目暗

羌活胜风汤散六一　风热

定志丸补百十六　不能近视

上清散散六九　搐鼻

诸眼目方共五二方俱在因阵

耳证

经义

《阴阳应象大论》曰：北方生寒，在脏为肾，在窍为耳。

《五阅五使》篇曰：耳者，肾之官也。

《金匮真言论》曰：南方赤色，入通于心，开窍于耳。

《生气通天论》曰：故圣人传精神，服天气而通神明，失之则内闭九窍，外壅肌肉，卫气解散。阳不胜其阴，则五脏气争，九窍不通。

《玉机真脏论》曰：脾不及，则令人九窍不通，名曰重强。

《脉度》篇》曰：五脏不和，则七窍不通。肾气通于耳，肾和则耳能闻五音矣。

《口问》篇黄帝曰：人之耳中鸣者，何气使然？岐伯曰：耳者宗脉之所聚也，故胃中空则宗脉虚，虚则下溜，脉有所竭者，故耳鸣。补客主人，手大指爪甲上与肉交者也。上气不足，脑为之不满，耳为之苦鸣，头为之苦倾，目为之眩。

《决气》篇曰：精脱者耳聋，液脱者耳数鸣。

《海论》曰：髓海不足，则脑转耳鸣，胫酸眩冒，目无所见，懈怠安卧。

《师传》篇曰：肾者主为外，使之远听，视耳好恶，以知其性。

《癫狂》篇曰：狂，目妄见，耳妄闻，善呼者，少气之所生也。

《脏气法时论》曰：肝病者，虚则目䀮䀮无所见，耳无所闻，善恐如人将捕之，取其经，厥阴与少阳。气逆则头痛，耳聋不聪，颊肿，取血者。肺病者，虚则少气不能报息，耳聋嗌干，取其经太阴，足太阳之外，厥阴内血者。

《通评虚实论》曰：暴厥而聋，偏塞闭不通，内气暴薄也。头痛耳鸣，九窍不利，肠胃之所生也。

《五脏生成篇》曰：徇蒙招尤，目冥耳聋，下实上虚，过在足少阳厥阴，甚则入肝。

《经脉》篇曰：小肠手太阳也，是主液所生病，耳聋目黄颊肿。手阳明实则龋聋。三焦手少阳也，是动则病耳聋，浑浑焞焞，嗌肿喉痹。

《脉解篇》曰：太阳所谓耳鸣者，阳气万物盛上而跃，故耳鸣也。所谓浮为聋者，皆在气也。

《热论》篇曰：伤寒三日，少阳受之，少阳主胆，其脉循胁络于耳，故胸胁痛而耳聋。两感者，三日则少阳与厥阴俱病，则耳聋囊缩而厥，水浆不入，不知人，六日死。

《本脏》篇曰：黑色小理者肾小，粗理者肾大。高耳者肾高，耳后陷者肾下。耳坚者肾坚，耳薄不坚者肾脆。耳好前居牙车者肾端正，耳偏高者肾偏倾也。

《气交变大论》曰：岁火太过，耳聋中热。岁金太过，目赤痛，耳无所闻。

《至真要大论》曰：岁太阴在泉，民病耳聋，浑浑焞焞，嗌肿喉痹。少阴司天，客胜则耳聋目冥。厥阴司天，客胜则耳鸣掉眩。少阳司天，客胜则嗌肿耳聋。

《六元正纪大论》曰：少阳所至，为喉痹耳鸣。木郁之发，为耳鸣眩转，目不识人。

《诊要经终论》曰：少阳终者，耳聋百节皆纵，目寰绝系，绝系一日半死。

《邪气脏腑病形》篇曰：十二经脉，三六五络，其血气皆上于面而走空窍，其别气走于耳而为听。

《卫气》篇曰：足少阳之标在窗笼之前。窗笼者，耳也。

《寒热病》篇曰：暴聋气蒙，耳目不明，取天牖。

《杂病》篇曰：聋而不痛者，取足少阳；聋而痛者，取手阳明。

《缪刺论》曰：邪客于手阳明之络，令人耳聋，时不闻音，刺手大指次指爪甲上，去端如韭叶各一痏，立闻；不已，刺中指爪甲上与肉交者，立闻。其不时闻者，不可刺也。耳中生风者，亦刺之如此数，左刺右，右刺左。耳聋，刺手阳明，不已，刺其通脉出耳前者。邪客于手足少阴、太阴、足阳明之络，此五络者皆会于耳中，上络在角。五络俱竭，令人身脉皆动，而形无知也，其状若尸，或曰尸厥。刺其足大指内侧爪甲上，去端如韭叶，后刺足心，后刺足中指爪甲上各一痏，后刺手大指内侧，去端如韭叶，后刺手心主，少阴锐骨之端各一痏，立已；不已，以竹管吹其两耳，剃其左角之发方一寸燔治，饮以美酒一杯，不能饮者灌之，立已。

《厥病》篇曰：耳聋无闻，取耳中听宫也，手太阳穴。耳痛不可刺者，耳中有脓，若有干耵聍，耳无闻也。耳聋，取小指次指爪甲上与肉交者，先取手，后取足。耳鸣，取手中指爪甲上，左取右，右取左，先取手，后取足。

《刺热论》曰：热病先身重骨痛，耳聋好瞑，刺足少阴，病甚为五十九刺。

《热病》篇曰：热病不知所痛，耳聋不能自收，口干，阳热甚，阴颇有寒者，热在髓，死不治。

《论疾诊尺》篇曰：婴儿病，耳间青脉起者，掣痛。

论证共三条

耳聋证，诸家所论虽悉，然以余之见，大都其证有五：曰火闭，曰气闭，曰邪闭，曰窍闭，曰虚闭。凡火闭者，因诸经之火壅塞清道，其证必阗阗熇熇，或胀或闷，或烦或热，或兼头面红赤者是也，此证治宜清火，火清而闭自开也；气闭者，多因肝胆气逆，其证非虚非火，或因恚怒，或因忧郁，气有所结而然，治宜顺气，气顺心舒而闭自开也；邪闭者，因风寒外感，乱其营卫而然，解其邪而闭自开也；窍闭者，必因损伤，或挖伤者，或雷炮之震伤者，或患耵耳溃脓不止而坏其窍者，是宜用开通之法以治之也；虚闭者，或以年衰，或以病后，或以劳倦过度，因致精脱肾亏，渐至聋闭，是非大培根本必不可也。凡此数者，有从外不能达者，其病在经，有从内不能通者，其病在脏，当各随其宜而治之，自无不愈者。然暴聋者多易治，久聋者最难为力也。

——耳聋证，总因气闭不通耳。盖凡火邪、风邪，皆令气壅，壅则闭也；怒则气逆，逆则闭也；窍伤则气窒，窒则闭也；虚则气不充，不充则闭也。凡邪盛气逆而闭者，实闭也；气有不及而闭者，虚闭也。然实闭者少而虚闭者多，且凡属实邪，固令耳窍不通，使果正气强盛，断不至此。，惟经气不足，然后邪气得以夺之，此正邪之所凑，其气必虚之谓也。故即系实邪而病至聋闭者，亦无不有挟虚之象，所以凡治此证，不宜峻攻，如古法之用通圣散、神芎丸、凉膈散、木香槟榔丸之属，皆不可轻用，盖恐攻之未必能愈耳，而反伤脾胃，则他变踵至矣。至若治此之法，凡火壅于上者，自宜清降，兼阴虚者，亦宜补阴，此阳证之治也。若无火邪，止由气闭，则或补或开，必兼辛温之剂方可通行，此阴证之治也。然此二者，皆当以渐调理，但无欲速，庶乎尽善。

——耳鸣当辨虚实。凡暴鸣而声大者多实，渐鸣而声细者多虚；少壮热盛者多实，中衰无火者多虚；饮酒味厚，素多痰火者多实，质清脉细，素多劳倦者多虚。且耳为肾窍，乃宗脉之所聚，若精气调和，肾气充足，则耳目聪明；若劳伤血气，精脱肾惫，必至聋聩。故人于中年之后，每多耳鸣，如风雨，如蝉鸣，如潮声者，是皆阴衰肾亏而然。经曰：人年四十而阴气自半。半，即衰之谓也。又以《易》义参之，真象尤切。《易》曰：坎为耳。盖坎之阳居中，耳之聪在内，此其所以相应也。今老人之耳，多见聪不内居，而声闻于外，此正肾元不固，阳气渐涣之征耳。欲求来复，其势诚难，但得稍缓，即已幸矣，其惟调养得宜，而日培根本乎。

论治共五条

——火盛而耳鸣耳闭者，当察火之微甚及体质之强弱而清之降之。火之甚者，宜抽薪饮、大分清饮、当归龙荟丸之类主之；火之微者，宜徙薪饮主之。兼阴虚者，宜加减一阴煎、清化饮之类主之；兼痰者，宜清膈饮主之。

——气逆而闭者，宜六安煎加香附、丹皮、厚朴、枳壳之类主之；气逆兼火者，宜加山栀、龙胆草、天花粉之类主之；气逆兼风寒者，加川芎、细辛、苏叶、菖蒲、蔓荆子、柴胡之类主之。

——伤寒外感，发热头痛不解而聋者，当于《伤寒门》察证治之，邪解而耳自愈也。但伤寒耳聋，虽属少阳之证，然必因虚，所以有之，故仲景亦以为阳气虚也。是以凡遇此证，必当专顾元气，有邪者兼以散邪。且可因耳之轻重以察病之进退，若因治而聋渐轻者，其病将愈；聋渐甚者，病必日甚也。其有聋闭至极而丝毫无闻者，此其肾气已绝，最是大凶之兆。

——虚闭证，凡十二经脉皆有所主，而又惟肝肾为最。若老年衰弱及素禀阴虚之人，皆宜以大补元煎，或左归、右归丸、肉苁蓉丸，或十全大补汤之类主之。若忧愁思虑太过而聋者，宜平补镇心丹、辰砂妙香散之类主之。若阳虚于上者，宜补中益气汤、归脾汤之类主之。凡诸补剂中，或以川芎、石菖蒲、远志、细辛、升麻、柴胡之类，皆可随宜加用。但因虚而闭或已久者，终不易愈耳。

——窍闭证，非因气血之咎而病在窍也，当用法以通之。《外台秘要》治聋法：用芥菜子捣碎，以人乳调和，绵裹塞耳，数易之即闻。《千金方》治耳聋久不效，用大蒜一瓣，中剜一孔，以巴豆一粒去皮膜，慢火炮极熟，入蒜内，用新绵包定塞耳中，三次效。又方：用骨碎补削作条，火炮，乘热塞耳中。又方：治耳聋，用巴豆一粒去心皮，斑猫一枚去翅足，二物合捣膏，绵裹塞耳中，再易，甚验。《经验方》：用巴豆一粒，蜡裹，以针刺孔令透，塞耳中。又古法：以酒浸针砂一日，至晚去砂，将酒含口中，用活磁石一块，绵裹塞耳，左聋塞左，右聋塞右，此导气通闭法也。凡耳窍或损，或塞，或震伤，以致暴聋，或鸣不止者，即宜以手中指于耳窍中轻轻按捺，随捺随放，随放随捺，或轻轻摇动以引其气，捺之数次，其气必至，气至则窍自通矣。凡值此者，若不速为引导，恐因而渐闭而竟至不开耳。

述古

薛立斋曰：按前证若血虚有火，用四物加山栀、柴胡；若中气虚弱，用补中益气汤；若血气俱虚，用八珍汤加柴胡。若怒便聋而或鸣者，属肝胆经气实，用小柴胡加芎、归、山栀，虚用八珍加山栀。若午前甚者，阳气实热也，小柴胡加黄连、山栀，阳气虚，用补中益气汤加柴胡、山栀；午后甚者，阴血虚也，四物加白术、茯苓。若肾虚火动，或痰盛作渴者，必用地黄丸。经云：头痛耳鸣，九窍不利，肠胃之所生也。脾胃一虚，耳目九窍皆为之病。

简易方

聍耳脓出：明郁散_{因五八} 红玉散_{因五八}

百虫入耳方_{因六一}

灸法

上星_{灸二七壮} 治风聋	听宫
翳风_{灸七壮} 治耳聋痛	偏历
合谷_{灸七壮} 治耳聋	肾俞
外关	

耳证论列方

抽薪饮_{新寒三}	大补元煎_{新补一}
徙薪饮_{新寒四}	平补镇心丹_{补百一十}
十全大补汤_{补二十}	四物汤_{补八}
清化饮_{新因十三}	右归丸_{新补五}
清膈煎_{新寒九}	肉苁蓉丸_{补一五三}
补中益气汤_{补三十}	辰砂妙香散_{固十五}
地黄丸_{补百二十}	八珍汤_{补十九}
归脾汤_{补三二}	六安煎_{新和二}
大分清饮_{新寒五}	小柴胡汤_{散十九}
加减一阴煎_{新补九}	当归龙荟丸_{寒一六七}
左归丸_{新补四}	

论外备用方

柴胡清肝散_{寒五九} 肝胆火逆	耳病诸方详《因阵》五三至六八止
栀子清肝散_{寒六十} 肝胆风热

鼻 证

经义

《金匮真言论》曰：西方白色，入通于肺，开窍于鼻。

《脉度》篇曰：肺气通于鼻，肺和则鼻能知臭香矣。

《五阅五使》篇曰：鼻者，肺之官也，以候五脏。故肺病者，喘息鼻张。

《邪气脏腑病形》篇曰：十二经脉，三六五络，其血气皆上于面而走空窍，其宗气上出于鼻而为臭。

《本神》篇曰：肺藏气，气舍魄，肺气虚则鼻塞不利少气，实则喘喝胸盈仰息。

《五脏别论》曰：五气入于鼻，藏于心肺，心肺有病，而鼻为之不利也。

《经脉》篇曰：足太阳，实则鼽窒，虚则鼽衄。

《气厥论》曰：胆移热于脑，则辛頞鼻渊。鼻渊者，浊涕下不止也，传为衄蔑瞑目。

《忧恚无言论》曰：人之鼻洞涕出不收者，颃颡不开，分气失也。

《五色》篇曰：明堂者，鼻也。雷公曰：官五色奈何？黄帝曰：青黑为痛，黄赤为热，白为寒，是为五官，面王以上者，小肠也；面王以下者，膀胱、子处也。鼻准为面王，详前《面病门》。

《解精微论》曰：泣涕者脑也，脑者阴也，髓者骨之充也，故脑渗为涕。

《刺热论》曰：脾热病者鼻先赤。

《口问》篇曰：人之嚏者，何气使然？岐伯曰：阳气和利，满于心，出于鼻，故为嚏。补足太阳荣眉本，一曰眉上也。口鼻者，气之门户也。

《热论》篇曰：伤寒二日，阳明受之。阳明主肉，其脉侠鼻络于目，故身热目疼而鼻干不得卧也。

《遗篇刺法论》：帝曰：余闻五疫之至，皆相染易。天牝从来，复得其往，气出于脑，即不干邪。天牝，鼻也，鼻受天之气，故曰天牝。详十三卷《瘟疫门》。

《五常政大论》曰：审平之纪，其主鼻。少阳司天，咳嚏鼽衄鼻窒，疮疡。太阳司天，鼽嚏，喜悲。少阴司天，嚏鼽衄窒。

《六元正纪大论》曰：阳明所至为鼽衄。

《至真要大论》曰：少阴司天，民病鼽衄嚏呕。少阳司天，甚则鼽衄。太阳司天，鼽衄善悲。少阴之复，烦躁鼽嚏，甚则入肺，咳而鼻渊。

论证

鼻为肺窍，又曰天牝，乃宗气之道，则实心肺之门户，故经曰：心肺有病而鼻为之不利也。然其经络所至，专属阳明，自山根以上，则连太阳、督脉，以通于脑，故此数经之病，皆能及之。若其为病，易窒塞者谓之鼽。时流浊涕而或多臭气者，谓之鼻渊，又曰脑漏。或生息肉而阻塞气道者，谓之鼻齆，及有喷嚏、鼻衄、酒齄、赤鼻之类，各当辨而治之。然总之鼻病无他也，非风寒外感则内火上炎耳。外感者，治宜辛散，内热者，治宜清凉，知斯二者，则治鼻大纲尽乎是矣。

论治共六条

——鼻塞证有二：凡由风寒而鼻塞者，以寒闭腠理，则经络壅塞而多鼻鼽嚏，此证多在太阳经，宜用辛散解表自愈，如川芎散、神愈散，及麻黄、紫苏、荆芥、葱白之类皆可择用。若由火邪上炎而鼻塞者，单宜清火。火之微者，多近上焦，出自心肺，清化饮、黄芩、知母之类主之；火之甚者，多出阳明，或微兼头痛，宜竹叶石膏汤、凉膈散之类主之。若风寒兼火者，即防风通圣散之类亦可用。大都常塞者多火，暴塞者多风寒，当以此辨之。

——鼻涕多者，多由于火，故曰：肺热甚则鼻涕出。由此观之，则凡无故多泪及多口涎者，亦多属肝脾之火，皆其类耳。

——鼻渊证，总由太阳督脉之火，甚者上连于脑而津津不已，故又名为脑漏。此证多因酒醴肥甘，或久用热物，或火由寒郁，以致湿热上熏，津汁溶溢而下，离经腐败，有作臭者，有大臭不堪闻者，河间用防风通圣散一两，加薄荷、黄连各二钱以治之。古法有用苍耳散治之者，然以余之见，谓此炎上之火而治兼辛散，有所不宜，故多不见效。莫若但清阴火而兼以滋阴，久之自宁，此即高者抑之之法，故常以清化饮加白蒺藜五钱或一两，苍耳子二三钱。若火之甚者，再以清凉等剂加减用之，每获全愈，或用《宣明》防风汤之意亦可。但此证一见，即宜节戒早治，久则甚难为力也。凡鼻渊脑漏，虽为热证，然流渗既久者，即火邪已去，流亦不止，以液道不能扃固也。故新病者，多由于热；久病者，未必尽为热证，此当审察治之，若执用寒凉，未免别生他病。其有漏泄既多，伤其髓海，则气虚于上，多见头脑隐痛及眩运不宁等症，此非补阳不可，宜十全大补汤、补中益气汤之类主之。又《医学正传》有脑漏秘方，亦可检用。

——鼻齆息肉，阻塞清道，虽鼻为肺窍，而其壅塞为患者，乃经络肌肉之病，此实阳明热滞留结而然。故内治之法，宜以清火清气为主；外治之法，宜以黄白散及《千金》息肉方、雄黄散，或《简易》息肉方之类主之。

——酒齄赤鼻，多以好酒之人，湿热乘肺，熏蒸面鼻，血热而然；或以肺经素多风热，色为红黑而生齄疖者亦有之。内宜凉血清火，外宜硫黄散、白矾散之类主之。

——鼻衄证，详见《血证门》。

灸法

囟会灸七壮　治鼻齆鼻痔

上星三壮、七壮　治浊涕

通天灸七壮　灸后鼻出鼻积方愈

迎香治鼻塞多涕

人中

风府

百会

风池

大椎

曲差

合谷并治鼻流臭秽

鼻证论列方

川芎散因六九

雄黄散因八四

《宣明》防风汤因七七

凉膈散攻十九　痘八三

硫黄散因八九

防风通圣散攻十六

苍耳散因七三

清化饮新因十三

补中益气汤补三十

神愈散因七四

《正传》脑漏秘方因七九

十全大补汤补二十

黄白散因八十

《千金》息肉方因八五

竹叶石膏汤寒五六

白矾散因八七

《简易》息肉方因八六

黄芩知母汤寒五一

论外备用方

川芎茶调散散四六　伤寒鼻塞

羌活胜风汤散六一　风热鼻塞

面鼻诸方详《因阵》六九至一百止

卷之二十八　杂证谟

声　喑

经义

《脉解篇》曰：所谓入中为喑者，阳盛已衰，故为喑也。内夺而厥，则为喑俳，此肾虚也，少阴不至者，厥也。

《经脉》篇曰：手少阴之别，名曰通里，循经入于心中，系舌本，属目系。其实则支隔，虚则不能言，取之掌后一寸，别走太阳也。足阳明之别，名曰丰隆。其别者，循胫骨外廉，上络头项，合诸经之气，下络喉嗌。其病气逆则喉痹瘁喑，实则狂巅，虚则足不收，胫枯，取之所别也。

《腹中论》帝曰：人有重身，九月而喑，此为何也？岐伯对曰：胞之络脉绝也。胞络者系于肾，少阴之脉，贯肾系舌本，故不能言。帝曰：治之奈何？岐伯曰：无治也，当十月复。帝曰：有病膺肿颈痛，胸满腹胀，此为何病？何以得之？岐伯曰：名厥逆。帝曰：治之奈何？岐伯曰：灸之则喑，石之则狂，须其气并，乃可治也。帝曰：何以然？岐伯曰：阳气重上，有余于上，灸之则阳气入阴，入则喑；石之则阳气虚，虚则狂。

《大奇论》曰：胃脉沉鼓涩，胃外鼓大，心脉小急坚，皆隔偏枯，男子发左，女子发右，不喑舌转，可治，三十日起；其从者喑，三岁起；年不满二十者，三岁死。肝脉骛暴，有所惊骇，脉不至若喑，不治自已。

《忧恚无言》篇帝曰：人之卒然忧恚而言无音者，何道之塞，何气出行，使音不彰？愿闻其方。少师曰：咽喉者，水谷之道也；喉咙者，气之所以上下者也；会厌者，音声之户也；口唇者，音声之扇也；舌者，音声之机也；悬雍垂者，声音之关也；颃颡者，分气之所泄也；横骨者，神气所使，主发舌者也。故人之鼻洞涕出不收者，颃颡不开，分气泄也。是故厌小而疾薄，则发气疾，其开阖利，其出气易；其厌大而厚，则开阖难，其出气迟，故重言也。人卒然无音者，寒气客于厌，则厌不能发，发不能下至，其开阖不致，故无音。帝曰：刺之奈何？岐伯曰：足之少阴上系于舌，络于横骨，终于会厌。两泻其血脉，浊气乃辟。会厌之脉，上络任脉，取之天突，其厌乃发也。

《逆调论》曰：不得卧而息有音者，是阳明之逆也。足三阳者下行，今逆而上行，故息有音也。夫起居如故而息有音者，此肺之络脉逆也，络脉不得随经上下，故留经而不行，络脉之病人也微，故起居如故而息有音也。

《宣明五气篇》曰：五邪所乱，邪入于阳则狂，邪入于阴则痹；搏阳则为癫疾，搏阴则为喑。阳入之阴则静，阴出之阳则怒，是谓五乱。

《脉要精微论》曰：心脉搏坚而长，当病舌卷不能言；其软而散者，当消环自已。

《生气通天论》曰：阳不胜其阴，则五脏气争，九窍不通。

《脉度》篇曰：五脏常内阅于上七窍也。五脏不和，则七窍不通。

《邪气脏腑病形》篇曰：心脉涩甚则为喑。

《寒热病》篇曰：暴喑气硬，取扶突与舌本出血。

《宝命全形论》曰：夫盐之味咸者，其气令器津泄；弦绝者，其音嘶败；木敷者，其叶发；病深者，其声哕。人有此三者，是谓坏府，毒药无治，短针无取，此皆绝皮伤肉，血气争黑。

《热病》篇曰：痱之为病也，身无痛者，四肢不收，智乱不甚，其言微知，可治：甚则不能言，不可治也。

《阴阳应象大论》曰：东方生风，在地为木，在脏为肝，在音为角，在声为呼。南方生热，在地为火，在脏为心，在音为徵，在声为笑。中央生湿，在地为土，在脏为脾，在音为宫，在声为歌。西方生燥，在地为金，在脏为肺，在音为商，在声为哭。北方生寒，在.地为水，在脏为肾，在音为羽，在声为呻。

论证共二条

声音出于脏气，凡脏实则声弘，脏虚则声怯，故凡五脏之病皆能为喑。如以忧思积虑，久而至喑者，心之病也；惊恐愤郁，瘁然致喑者，肝之病也；或以风寒袭于皮毛，火燥刑于金脏，为咳为嗽而致喑者，肺之病也；或以饥饱，或以疲劳，致败中气而喘促为喑者，脾之病也；至于酒色过伤，欲火燔烁，以致阴亏而盗气于阳，精竭而移槁于肺，肺燥而嗽，嗽久而喑者，此肾水枯涸之病也。是五脏皆能为喑者其概如此。然舌为心之苗，心病则舌不能转，此心为声音之主也；声由气而发，肺病则气夺，此气为声音之户也；肾藏精，精化气，阴虚则无气，此肾为声音之根也。经曰：言而微，终日乃复言者，此气之夺也，而况于无声音者乎？是知声音之病，虽由五脏，而实惟心之神，肺之气，肾之精，三者为之主耳。然人以肾为根蒂，元气之所由生也，故由精化气，由气化神，使肾气一亏，则元阳寖弱，所以声音之标在心肺，而声音之本则在肾。观之经云：阳盛已衰，故为喑也，内夺而厥，则为喑俳，此肾虚也。然则肾为声音之根，信非谬矣。

——喑哑之病，当知虚实。实者其病在标，因窍闭而喑也；虚者其病在本，因内夺而喑也。窍闭者，有风寒之闭，外感证也；有火邪之闭，热乘肺也；有气逆之闭，肝滞强也。风闭者可散而愈，火闭者可清而愈，气闭者可顺而愈，此皆实邪之易治者也。至若痰涎之闭，虽曰有虚有实，然非治节不行，何致痰邪若此？此其虚者多而实者少，当察邪正，分缓急而治之可也。内夺者，有色欲之夺，伤其肾也；忧思之夺，伤其心也；大惊大恐之夺，伤其胆也；饥馁疲劳之夺，伤其脾也。此非各求其属而大补元气，安望其嘶败者复完，而残损者复振乎？此皆虚邪之难治者也。然难易之辨固若此，而犹有难易之辨者，则辨其久暂、辨其病因，乃可悉焉。盖暂而近者易，渐而久者难；脉缓而滑者易，脉细而数者难；素无损伤者易，积有劳怯者难；数剂即开者易，久药罔效者难。此外，复有号叫、歌唱、悲哭，及因热极暴饮冷水，或暴吸风寒而致喑者，乃又其易者也。若此者，但知养息，则弗药可愈。是皆所当辨者。

论治共七条

——风寒袭于皮毛，则热郁于内，肺金不清而闭塞喉窍，咳嗽甚而声喑者，宜参苏饮、二陈汤、小青龙汤、金水六君煎、三拗汤之类以散之。

——火邪侵肺，上焦热甚而声喑者，宜四阴煎、麦门冬汤主之。心火盛者，二阴煎；胃火上炎者，竹叶石膏汤；肝胆火盛者，柴胡清肝散之类主之；劳瘵痰嗽挟火者，竹叶麦门冬汤主之。

——肝邪暴逆，气闭为喑者，宜小降气汤、润下丸、七气汤之类主之。

——痰气滞逆而为喑者，如二陈汤、六安煎、贝母丸、润下丸之类，皆治标之可用者，或用盐汤探吐之亦可。其有虚痰或痰火之甚者，当于《痰饮门》参酌治之。

——虚损为喑者，凡声音之病惟此最多，当辨而治之。凡色欲伤阴，病在肾者，宜六味丸、八味丸、左归丸、右归丸、人参平肺汤、大补元煎之类主之，或兼肺火者，宜一阴煎、四阴煎、人参固本丸之类择而用之；凡大惊大恐，猝然致喑者，肝胆受伤也，宜七福饮、五福饮、十味温胆汤、平补镇心丹、定志丸之类主之；凡饥馁疲劳，以致中气大损而为喑者，其病在脾，宜归脾汤、理阴煎、补中益气汤、补阴益气汤、温肾饮之类主之；凡忧思过度，致损心脾而为喑者，宜七福饮、归脾汤之类主之；凡病人久嗽音哑者，必由元气大伤，肺肾俱败，但宜补肺气，滋肾水，养金润燥，其声自出，或略加诃子、百药煎之类，兼收敛以治其标，务宜先本后末，庶可保全。若见其假热而过用寒凉，或见其痰盛而妄行消耗，则未有一免者矣。

——凡患风毒，或病喉痈，病既愈而声则喑者，此其悬雍已损，虽喑无害也，不必治之。

——久病人语不出，心气已绝，不治。

简易方

一方　治失声不出，用萝卜捣自然汁，入姜汁少许，时时细饮之。

一方　用皂角一条去皮子，同萝卜三个煎服，数次声既出。

一方　治无故咽喉声音不出，用橘皮五两，水三升，煮一升，顿服效。

一方　治猝哑，用杏仁三分，去皮煎熬，别杵桂末一分，和捣如泥，每用杏核大一丸，绵裹噙口中。细细咽之，日三夜五。

一方　用密陀僧为极细末，每服一钱，点茶饮之，声即出。

按：上方皆治标之法，凡猝喑轻浅者，亦可取效；若系根本之病，不得概以为用。

声喑论列方

一阴煎新补八

二阴煎新补十

大补元煎新补一

五福饮新补七

补中益气汤补三十

归脾汤补三二

温胃饮新热五

补阴益气煎新补十六

六味丸补百二十

八味丸补一二一

金水六君煎新和一

左归丸新补四

右归丸新补五

人参固本丸补百六

定志丸补百十六

六安煎新和二

柴胡疏肝饮寒五九

二陈汤和一

参苏饮散三四

平补镇心丹补百一十

三拗汤散七八

七气汤和四七

竹叶石膏汤寒六

四阴煎新补十二

润下丸和百十七

人参平肺汤因一八七

理阴煎新热三

麦门冬汤寒四四

十味温胆汤和一五三

华盖散散七九

小青龙汤散八

竹叶麦门冬汤因一八九

贝母丸新和十八

小降气汤和四二

论外备用方

百合丸因一八八　肺燥嘶声

铁笛丸因一九一　讴歌失音

杏仁煎因一八三　咳嗽失声

靛花丸因一八二　喉风失音

诃子甘桔汤因一七八　火盛失音

咽　喉

经义

《忧恚无言》篇曰：咽喉者，水谷之道也，喉咙者，气之所以上下者。详前《声喑门》。

《阴阳别论》曰：一阴一阳结，谓之喉痹。

《厥论》曰：手阳明少阳厥逆，发喉痹嗌肿。

《经脉》篇曰：足阳明之别，上络头顶，合诸经之气，下络喉嗌。其病气逆则喉痹瘁喑。三焦手少阳也，是动则嗌肿喉痹。小肠手太阳也，是动则病嗌痛颔肿。肾足少阴也，是所生病，口热舌干，咽喉上气，嗌干及痛。

《骨空论》曰：督脉为病，嗌干。

《五音五味》篇曰：冲脉任脉皆起于胞中，上循背里，为经络之海。其浮而外者，循腹右上行，会于咽喉，别而络唇口。

《脉解篇》曰：厥阴所谓甚则嗌干、热中者，阴阳相薄而热，故嗌干也。

《奇病论》曰：肝者，中之将也，取决于胆，咽为之使。

《厥病》篇曰：嗌干，口中热如胶，取足少阴。

《杂病》篇曰：喉痹不能言，取足阳明；能言，取手阳明。

《热病论》曰：喉痹舌卷，口中干，烦心心痛，臂内廉痛不可及头，取手小指次指爪甲上，去端如韭叶。

《缪刺论》曰：邪客于手少阳之络，令人喉痹舌卷，口干心烦，刺手中指次指爪甲上，去端如韭叶各一痏。邪客于足少阴之络，令人嗌痛不可纳食，无故善怒，气上走贲上，刺足下中央之脉各三痏。嗌中痛，不能内唾者，刺然骨之前，出血立已。左刺右，右刺左。

《六元正纪大论》曰：少阳司天，三之气，喉痹目赤，善暴死。少阴司天，嗌干肿上。

《至真要大论》云：岁太阴在泉，嗌肿喉痹；太阳在泉，寒淫所胜，民病嗌痛颔肿；太阴之胜，喉痹项强；少阳司天，客胜则丹疹外发，喉痹头痛嗌肿。

论证共三条

喉痹一证，在古方书虽有十八证之辨，而古人悉指为相火。然此证虽多由火，而复有非火证者，不可不详察也。盖火有真假，凡实火可清者，即真火证也；虚火不宜清者，即水亏证也；且复有阴盛格阳者，即真寒证也。故《内经》曰：太阳在泉，寒淫所胜，民病嗌痛颔肿，其义即此，何后人之弗究也。

——喉痹所属诸经，凡少阳、阳明、厥阴、少阴皆有此证，具列如前，但其中虚实各有不同。盖少阳、厥阴为木火之脏，固多热证，阳明为水谷之海，而胃气直透咽喉，故又惟阳明之火为最盛。欲辨此者，但察以其情志郁怒而起者，多属少阳厥阴；以口腹肥甘，辛热太过而起者，多属阳明。凡患此者，多宜以实火论治。至若少阴之候，则非此之比。盖少阴之脉络于横骨，终于会厌，系于舌本，凡阴火逆冲于上，多为喉痹。但少阴之火，有虚有实，不得类从火断。若果因实火，自有火证火脉，亦易知也；若因酒色过度，以致真阴亏损者，此肾中之虚火证也，非壮水不可。又有火虚于下，而格阳于上，此无根之火，即肾中之真寒证也，非温补命门不可。凡此诸经不同，而虚实大异，皆后人所罕知者，独《褚氏遗书》有上病察下之说，诚见道之言也。

——咽喉证，总谓之火，则名目虽多，似有不必尽辨者，然亦有不可不辨者，如单乳蛾、双乳蛾，及缠喉风之有不同也。盖肿于咽之两旁者为双蛾，肿于一连者为单蛾，此其形必圆突如珠，乃痈节之类结于喉间，故多致出毒，或宜刺出其血而愈者。若缠喉风则满片红肿，多不成脓，亦不必出血，但使火降，其肿自消。此其所以有异，而治之当有法也。

论治共九条

一一火证喉痹，悉宜以抽薪饮主之。火不甚者，宜徙薪饮主之。凡肝胆之火盛者，宜以芍药、栀子、龙胆草为主；阳明胃火盛者，宜以生石膏为主；若大便秘结不通，则宜加大黄、芒硝之属，通其便而火自降。凡火浮于上而热结于头面咽喉者，最宜清降，切不可用散风升阳等剂。盖此火由中，得升愈炽。经曰高者抑之，正此之谓，非火郁宜发及升阳散火之义。学者于此，最当体察，勿得误认其面目。凡外治火证肿痛之法，宜以木别子磨醋，用鹅翎蘸搅喉中，引去其痰，或另少和清水，免其太酸，时时呷漱喉中，不可咽下，引吐其痰为更善，漱后以代匙散吹之，仍内服煎药，自无不愈。凡火壅上，而食物之治，最宜雪梨浆、绿豆饮之属为妙。若南方少梨之处，或以好萝卜杵汁，和以清泉，少加玄明粉，搅匀徐徐饮之，既可消痰，亦可清火，凡单双乳蛾，若毒未甚，脓未成者，治之自可消散。若势甚而危者，必须砭出其血，庶可速退。此因其急，亦不得已而用之也。又古法用三棱针刺少商穴出血，云治喉痹立愈。

一一阴虚喉痹，其证亦内热口渴喉干，或唇红颊赤，痰涎壅盛，然必尺脉无神，或六脉虽数而浮软无力。但察其过于酒色，或素禀阴气不足，多倦少力者，是皆肾阴亏损，水不制火而然。火甚者，宜滋阴八味煎、加减一阴煎之类主之；火微而不喜冷物，及大便不坚，小便不热者，宜六味地黄汤、一阴煎之类主之；若因思虑焦劳，兼动心火者，宜二阴煎主之。

一一格阳喉痹，由火不归元，则无根之火客于咽喉而然，其证则上热下寒，全非火证。凡察此者，但诊其六脉微弱，全无滑大之意，且下体绝无火证，腹不喜冷，即其候也。盖此证必得于色欲伤精，或泄泻伤肾，或本无实火而过服寒凉，以伤阳气者，皆有此证，速宜用镇阴煎为上，八味地黄汤次之，或用蜜附子含咽亦妙。若再用寒凉，必致不救。

——阳虚喉痹，非喉痹因于阳虚，乃阳虚因于喉痹也。盖有因喉痹而过于攻击，致伤胃气者；有艰于饮食，仓廪空虚，亦伤胃气者；又有气体素弱，不耐劳倦而伤胃气者。凡中气内虚，疼痛外逼，多致元阳飞越，脉浮而散，或弱而涩，以致声如鼾睡，痰如拽锯者，此肺胃垂绝之候，速宜挽回元气，以人参一味浓煎，放心徐徐饮之。如痰多者，或加竹沥、姜汁亦可。如迟，多致不救。如作实火治之，则祸如反掌。

——喉癣证。凡阴虚劳损之人，多有此病。其证则满喉生疮，红痛久不能愈，此实水亏虚火证也，宜用前阴虚喉痹之法治之。若多咳嗽肺热，宜以四阴煎之类主之。若满喉生疮，破烂而痛者，宜用牛黄益金散吹敷之，仍内服滋补真阴之剂，自可全愈。

——瘟毒喉痹，乃天行瘟疫之气，其证则咽痛项肿，甚有颈面头项俱肿者。北方尤多此病，俗人呼为蛤蟆瘟，又名颅鹚瘟，亦名大头瘟，此湿热壅盛，最凶之候，宜清诸经之火，或泻阳明之热，当察缓急而治之。东垣有普济消毒饮，专治瘟毒喉痹，百发百中。

——锁喉风证，时人以咽喉肿痛，饮食难入，或痰气壅塞不通者，皆称为锁喉风，而不知真正锁喉风者，甚奇甚急，而实人所未知也。余在燕都，尝见一女子，年已及笄，忽一日于仲秋时，无病而喉窍紧涩，息难出入，不半日而紧涩愈甚。及延余视，诊其脉，无火也；问其喉，则无肿无痛也；观其貌，则面青瞠目不能言语；听其声，则喉窍之细如针，抽息之窘如线，伸颈挣命求救，不堪之状甚可怜也。余见而疑之，不得其解，然意谓风邪闭塞喉窍，非用辛温不能解救，遂以二陈汤加生姜煎而与之，毫忽无效。意复用独参汤以救其肺，然见其势危若此，恐滋怨谤，终亦未敢下手。他医见之，亦但束手而已。如此者，一日夜而殁。后又一人亦如此而殁。若此二人者，余至今莫识其所以病，此终身之疑窦，殊自愧也。然意必肺气竭绝而然，倘再有值此者，恐非独参汤决不能救。故笔诸此，以俟后之君子虚心详酌焉。

——杨梅结毒，有喉间溃烂作痛，久而不愈者，此非喉痹之属，乃杨梅疮毒也，宜仙遗粮汤；甚者，宜以土茯苓煎汤吞五宝丹。

——诸物哽于喉中，或刺或骨，必有锋芒之逆，所以刺而不下。

凡下而逆者，反而上之则顺矣，故治此者，当借饮食之势，涌而吐之，使之上出，则如拔刺之捷也。若芒刺既深，必欲推下，非惟理势不能，必且延迟，或食饮既消，无可推送，以致渐肿，则为害非细矣。凡诸骨鲠，或以饧糖一大块，满口吞而咽之；或用韭菜煮略熟，勿切，吞下一束，即裹而下，亦妙。

述古共二条

张子和曰：喉痹病，大概痰火所致。急者，宜吐痰后复下之，上下分消而愈；又甚者，以针刺去血，然后用药吐下，此为治之上策。若人畏惧而委曲旁求，瞬息丧命。治喉痹之火，与救火同，不容少待。《内经》曰：火郁发之。发，散也，吐中有发散之义；出血者，亦发散之端也。治斯疾者，毋执缓方、小方而药之，曰吾药王道，不动脏腑。若幸遇疾之轻者而获愈，疾之重者循死矣，岂非误杀也耶？

庞氏曰：伏气之病，古方谓之肾伤寒，谓非时有暴寒中人，毒气伏于少阴经，始初不病，旬月乃发，脉微弱，法当以伤寒治之，非喉痹之病也，次必下利。愚案：此证亦所尝有，是必以少阴、少阳之火令，太阳之寒令，太阴之湿令，而复兼风寒之邪者，皆有此证，故治此者，不必治喉痹，但治外邪，其喉自愈，即如《新方》诸柴胡饮及《散阵》诸方，皆可随宜酌用。

格阳喉痹新案

余友王蓬雀，年出三旬，初未识面，因患喉痹十余日，延余诊视。见其头面浮大，喉颈粗极，气急声哑，咽肿口疮，痛楚之甚。一婢倚背，坐而不卧者累日矣。及察其脉，则细数微弱之甚，问其言，则声微似不能振者，询其所服之药，则无非芩、连、栀、柏之属。此盖以伤阴而起，而复为寒凉所逼，以致寒盛于下而格阳于上，即水饮之类俱已难入，而尤畏烦热。余曰：危哉，再迟半日，必不救矣。遂与镇阴煎，以冷水顿冷，徐徐使咽之，用毕一煎，过宿而头项肿痛尽消如失。余次早见之，则癯然一瘦质耳，何昨日之巍然也。遂继服用五福饮之类，数剂而起，疑者始皆骇服。自后感余再生，遂成莫逆。

虚损喉癣新案

来宅女人，年近三旬，因患虚损，更兼喉癣疼痛，多医罔效。余诊其脉，则数而无力，察其证，则大便溏泄，问其治，则皆退热清火之剂，然愈清火而喉愈痛。察之既确，知其本非实火，而且多用寒凉，以致肚腹不实，总亦格阳之类也。遂专用理阴煎及大补元煎之类出入间用，不半月而喉痛减，不半年而病全愈。

小儿吞钉新案

王氏子，甫周岁，其母以一铁钉与之玩弄，不觉纳之口中，吞入喉间，其父号呼求救。余往视之，但见其母倒提儿足，以冀其出，口鼻皆血，危剧之甚。余晓之曰：岂有倒悬可以出钉而能无伤命者哉？因速令抱正，遂闻啼声。余曰：钉已下咽，不在喉矣。其父曰：娇嫩之脏，安能堪此？但因其哀求之切，不得不允，姑以慰之。然计无从出，而逼索方药，顷刻数四。余只得静坐斋头，潜思熟计，亦无所得，乃取本草一玩，觊启其几。见所载曰：铁畏朴硝。遂得一计，乃用活磁石一钱，朴硝二钱，并研为末，付其父，令以熬熟猪肉加蜜和调药末与之，于申末之顷尽吞之。至次早，其父匍匐阶前曰：昨于三鼓时，忽解下一物，大如芋子，莹如莼菜，润滑无棱，药护其外，拨而视之，则钉在其中矣。持以视余，乃京中钉鞋所用蘑菇钉也。其父索其方，并问其故。余曰：所用者，芒硝、磁石耳，盖硝非磁石不能使药附钉，磁石非硝不能逐钉速出，非油则无以润，非蜜则未必吞，合是四者，则著者著，逐者逐，润者润，同功合力，裹护而出矣，公亦以为然否？其父手额称谢曰：神哉！不可泯也，宜笔记之，以资后人之识焉。

附案

薛立斋治一妇人，咽间作痛，两月后始溃而不敛，遍身筋骨亦痛，诸药不应。先以土萆薢汤数剂而敛，更以四物汤倍加土茯苓、黄芪，二十余剂，诸证悉愈。又一弥月小儿，先于口内患之，后延于身，年余不愈。以土茯苓为末，乳汁调服，母以白汤调服，月余而愈。又一男子以生广疮，服轻粉稍愈，后复发，又服轻粉稍愈；继后大发，喉腭溃蚀，与鼻相通，臂腿数枚如桃大，溃年余不敛，虚证悉具。投以萆薢汤为主，佐以健脾诸药，月余而安。又一妇人，脸鼻俱蚀，半载不敛，治以前药而愈。

案：此方本治淫疮，味甘而利，善去湿热，和血脉，所以凡诸疮毒，皆宜用之，其效未可尽述。

咽喉论列方

抽薪饮新寒三
徙薪饮新寒四
土萆薢汤外一九九
一阴煎新补八
二阴煎新补十
仙遗粮汤外一九八
五福饮新补六
独参汤补三五
六味地黄汤补百二十
四物汤补八
二陈汤和一
滋阴八味煎新寒十七
绿豆饮新寒十四
理阴煎新热三
加减一阴煎新补九
雪梨浆新寒十六
镇阴煎新热十三
普济消毒饮寒十三
五宝丹外百五
四阴煎新补十二
牛黄益金散因一八五
蜜附子因一八四
代匙散新因四八
大补元煎新补一
八味地黄丸补一二一

论外备用方

甘露饮寒十
加减八味丸补一二二
《直指》黄芩汤寒百七　心肺热
咽喉诸方详《因阵》一七五至二百一止

齿　牙

经义

《上古天真论》曰：女子七岁，肾气盛，齿更发长。三七，肾气平均，故真牙生而长极。丈夫八岁，肾气实，发长齿更。三八，肾气平均，筋骨劲强，故真牙生而长极。五八，肾气衰，发堕齿槁。八八，则齿发去。

《邪客》篇曰：天有列星，人有牙齿。

《五味论》帝曰：苦走骨，多食之，令人变呕，何也？少俞曰：苦入于胃，五谷之气，皆不能胜苦，苦入下脘，三焦之道皆闭而不通，故变呕。齿者，骨之所终也，故苦入而走骨，故入而复出，知其走骨也。

《经脉》篇曰：手阳明之脉，其支者从缺盆上颈贯颊，入下齿中。足阳明之脉，下循鼻外，入上齿中，还出挟口环唇，下交承浆。

《寒热病》[1]曰：臂阳明有入烦遍齿者，名曰大迎，下齿龋取之。臂恶寒补之，不恶寒泻之。足太阳有入烦遍齿者，名曰角孙，上齿龋取之，在鼻与烦前。方病之时，其脉盛，盛则泻之，虚则补之。骨寒热者，病无所安，汗注不休。齿未槁，取其少阴于阴股之络。齿已槁，死不治。骨厥亦然。

《杂病》篇曰：齿痛，不恶清饮，取足阳明。恶清饮，取手阳明。

论证共四条

齿牙之病有三证：一曰火，二曰虫，三曰肾虚。凡此三者，病治各有不同，辨得其真，自无难治之齿病矣。凡火病者，必病在牙床肌肉间，或为肿痛，或为糜烂，或为臭秽脱落，或牙缝出血不止，是皆病在经络。而上牙所属，足阳明也，止而不动；下牙所属，手阳明也，嚼物则动而不休。此之为病，必美酒厚味，膏粱甘腻过多，以致湿热蓄于肠胃，而上壅于经，乃有此证。治宜戒厚味，清火邪为主。虫痛者，其病不在经而在牙，亦由肥甘湿热化生牙虫以致蚀损蛀空，牙败而痛，治宜杀虫为主。湿热胜者，亦宜兼清胃火。肾虚而牙病者，其病不在经而在脏，盖齿为骨之所终，而骨则主于肾也，故曰：肾衰则齿豁，精固则齿坚。至其为病，则凡齿脆不坚，或易于摇动，或疏豁，或突而不实，凡

[1] 寒热病：原作“寒热篇”，本段引文《灵枢·寒热》无，当在《灵枢·寒热病》中。据改。

不由虫不由火而齿为病者，必肾气之不足。此则或由先天之禀亏，或由后天之斫丧，皆能致之，是当以专补肾气为主。

——齿有伤于外因者，或以击损，或以跌扑，或勉强咬嚼坚硬等物，久之无不损齿，此岂药之可疗？知者自当慎也。

——种齿法：古有晨昏叩齿之说，虽亦可行，然而谷谷震动，终非尽善之道。余每因劳因酒，亦尝觉齿有浮突之意，则但轻轻咬实，务令渐咬渐齐，或一二次，或日行二三次，而根自固矣。又凡于小解时，必先咬定牙根而后解，则肾气亦赖以摄，非但固精，亦能坚齿。故余年逾古稀而齿无一损，亦大得此二方之力。

——《金丹全书》云：今人漱齿，每以早晨，是倒置也。凡一日饮食之毒，积于齿缝，当于夜晚刷洗，则垢秽尽去，齿自不坏。故云：晨漱不如夜漱。此善于养齿者。今观智者每于饭后必漱，则齿至老坚白不坏，斯存养之功可见矣。

论治共六条

——阳明热壅牙痛，宜清胃散、清胃饮之类主之。若火之甚者，宜抽薪饮、太清饮之类主之，皆所以清其源也。若肾阴本虚，胃火复盛，上实下虚而为热渴肿痛者，玉女煎为最妙。

——牙痛外敷之药，惟辛温可以散热，宜细辛煎、丁香散、姜黄散、赴筵散之类主之，然惟二辛煎、三香散为尤妙。

——虫牙蛀空疼痛，宜《瑞竹堂方》韭子汤、巴豆丸、藜芦散，皆可择而用之。

——牙缝出血不止，无非胃火所致，宜以前清胃等药主之。亦有阴虚于下，格阳于上，则六脉微细，全非实热火证。牙缝之血，大出不能止而手足厥冷者，速宜以镇阴煎主之，若误用寒凉，必致不救。

——肾虚牙齿不固，或摇动，或脆弱浮突者，虽宜以补肾为主，然亦当辨其寒热。凡左归丸、六味丸，可壮肾中之阴；右归九、八味丸，可补肾中之阳，须通加骨碎补丸服尤妙。若齿牙浮动脱落，或牙缝出血，而口不臭，亦无痛者，总属阴中之阳虚，宜安肾丸之类主之。

——走马牙疳，牙床腐烂，齿牙脱落。谓之走马者，言其急也，此盖热毒蕴蓄而然。凡病此者，大为凶候。初见此证，速宜内泻阳明之火，兼以绿豆饮常服之；用冰白散、三仙散、麝矾散、北枣丹之类敷之。丹溪曰：用干北枣烧存性，同枯矾为末敷之，神效。

述古共二条

《圣惠方》云：热者怕冷水，宜用牙硝、姜黄、雄黄、荆芥等治之。冷者怕热汤，宜用干姜、荜茇等治之。不怕冷热乃风牙，以猪牙皂角、僵蚕、蜂房、草乌治之。有孔者为虫牙，宜雄黄、石灰、沙糖等治之。用药了，皆以温水漱之。

薛立斋曰：齿痛，若因手足阳明经湿热，用东垣清胃散；若因风寒入脑，脑痛齿亦痛，用羌活附子汤；若因思虑伤脾，用归脾汤；若因郁火所致，用越鞠丸；若因酒面炙煿而发，用清胃散；若因饮食伤脾，用六君子汤；若因劳伤元气，用补中益气汤；若因脾胃素弱，用六君子、当归、升麻；若因肾经阴虚，用六味丸；若因肾经阳虚，用八味丸；若阴阳俱虚，用十补丸；若脾肾虚寒，用安肾丸。徐用诚先生云：凡齿痛恶寒热等症，属足、手阳明经；齿摇断脱，属足少阴经；齿蚀肿痛出血，皆胃火所致也，亦有诸经错杂之邪与外因为患者。

附案

《医统》云：宋汪丞相之宠，好食厚味。一日，热大作，齿间壅出有肉，渐大胀满，口不能闭，水浆不入。一医用生地黄汁一碗，牙皂角数挺，火上炙热，蘸汁令尽，为末，敷壅肉上，随即消缩，不日而愈。

针灸法

足内踝二尖治上牙痛，灸之。足三里治上齿痛，灸四十九壮。手三间治下齿痛，灸七壮。列缺灸七壮，永不发。合谷齿龋灸之。内庭下牙痛，针灸皆可。阳谷治上牙痛，在手外踝骨尖，左灸右，右灸左，十一壮，屡验神效。太渊治风牙。肩髃七壮，随左右灸之。耳垂下尽骨上穴，灸三壮，痛即止，如神。

一法　治一切牙痛：以草量手中指，至掌后横纹止，将草折作四分，去三留一，于横纹后量臂中，随痛左右灸三壮，即愈。

——经验法：于耳前鬓发尖内有动脉处，随痛左右用小艾炷灸五七壮，神效。亦不必贴膏药。如再发，再灸，即可断根。

齿牙论列方

清胃饮寒五六
清胃散寒五四
补中益气汤补三十
抽薪饮新寒三
冰玉散新因四六、四七
羌活附子汤散五九
太清饮新寒十三
三仙散因一五四
六君子汤补五
绿豆饮新寒十四
藜芦散因一五一
瑞竹堂方因一四九
归脾汤补三二
三香散新因四九
韭子汤因一四八
麝矾散因一五五
六味丸补百二十
玉女煎新寒十二
丁香散因一四二
八味丸补百十二
镇阴煎新热十三
姜黄散因一六四
左归丸新补四
细辛煎因百四十
赴筵散因一四五
右归丸新补五
二辛煎新因四五
越鞠丸和一五四
十补丸热一七三
北枣丹因一五二
巴豆丸因百五十
安肾丸因一三八

论外备用方

《良方》芦荟丸寒一六八　疳虫
齿牙诸方详《因阵》一三五至一七四止

卷之二十九　杂证谟

遗　精

经义

《上古天真论》曰：上古有真人者，提挈天地，把握阴阳，呼吸精气，独立守神，肌肉若一。故能寿敝天地，无有终时。中古有至人者，淳德全道，和于阴阳，调于四时，去世离俗，积精全神，游行天地之间，视听八远之外。此盖益其寿命而强者也，亦归于真人。其次有圣人者，处天地之和，从八风之理，适嗜欲于世俗之间，无恚嗔之心，行不欲离于世，举不欲观于俗，外不劳形于事，内无思想之患，以恬愉为务，以自得为功，形体不敝，精神不散，亦可以百数。今时之人不然也，以酒为浆，以妄为常，醉以入房，以欲竭其精，以耗散其真，不知持满，不时御神，务快其心，逆于生乐，起居无节，故半百而衰也。夫上古圣人之教下也，皆谓之虚邪贼风，避之有时，恬憺虚无，真气从之，精神内守，病安从来。肾者主水，受五脏六腑之精而藏之，故五脏盛，乃能泻。

《生气通天论》曰：苍天之气清净，则志意治，顺之则阳气固，虽有贼邪，弗能害也，此因时之序。故圣人传精神，服天气，而通神明。失之则内闭九窍，外壅肌肉，卫气解散，此谓自伤，气之削也。阴者，藏精而起亟也；阳者，卫外而为固也。凡阴阳之要，阳密乃固，两者不和，若春无秋，若冬无夏，因而和之，是谓圣度。故阳强不能密，阴气乃绝，阴平阳秘，精神乃治，阴阳离决，精气乃绝。阴之所生，本在五味，阴之五宫，伤在五味。味过于辛，筋脉沮弛，精神乃央。

《金匮真言论》曰：夫精者，身之本也。故藏于精者，春不病温。

《本神》篇曰：天之在我者德也，地之在我者气也，德流气薄而生者也。故生之来谓之精，两精相搏谓之神，随神往来谓之魂，并精而出入者谓之魄。是故怵惕思虑者则伤神，神伤则恐惧流淫而不止。恐惧而不解则伤精，精伤则骨酸痿厥，精时自下，是故五脏主藏精者也，不可伤，伤则失守而阴虚，阴虚则无气，无气则死矣。

《本脏》篇曰：人之血气精神者，所以奉生而周于性命者也。志意者，所以御精神，收魂魄，适寒温，和喜怒者也。志意和则精神专直，魂魄不散，悔怒不起，五脏不受邪矣。

《经脉》篇曰：人始生，先成精，精成而脑髓生。

《邪客》篇曰：心者，五脏六腑之大主也，精神之所舍也，其脏坚固，邪弗能容也。容之则心伤，心伤则神去，神去则死矣。

《平人绝谷》篇曰：血脉和则精神乃居，故神者，水谷之精气也。

《调经》、《本神》等论曰：心藏神，肺藏气，肝藏血，脾藏肉，肾藏精，而成此形。志意通，内连骨髓，而成身形五脏。

《六节藏象论》曰：心者，生之本，神之变也。肾者主蛰，封藏之本，精之处也。

《痿论》曰：肺主身之皮毛，心主身之血脉，肝主身之筋膜，脾主身之肌肉，肾主身之骨髓。

《卫气》篇曰：五脏者，所以藏精神魂魄者也；六腑者，所以受水谷而行化物者也。其气内干五脏，而外络肢节。其浮气之不循经者为卫气，其精气之行于经者为营气。阴阳相随，外内相贯，如环之无端。

《疏五过论》曰：尝贵后贱，虽不中邪，病从内生，名曰脱营。尝富后贫，名曰失精，五气流连，病有所并。暴乐暴苦，始乐后苦，皆伤精神，精气竭绝，形体毁沮。故贵脱势，虽不中邪，精神内伤，身必败亡。

论证共三条

梦遗精滑，总皆失精之病。虽其证有不同，而所致之本则一。盖遗精之始，无不病由乎心，正以心为君火，肾为相火，心有所动，肾必应之。故凡以少年多欲之人，或心有妄思，或外有妄遇，以致君火摇于上，相火炽于下，则水不能藏，而精随以泄。初泄者不以为意，至再至三，渐至不已，及其久而精道滑，则随触皆遗，欲遏不能矣。斯时也，精竭则阴虚，阴虚则无气，以致为劳为损，去死不远，可无畏乎。盖精之藏制虽在肾，而精之主宰则在心，故精之蓄泄，无非听命于心。凡少年初省人事，精道未实者，苟知惜命，先须惜精。苟欲惜精，先宜净心。但见伶俐乖巧之人，多有此病，而田野愚鲁之夫，多无此病，其故何也？亦总由心之动静而已，此少年未病之前，所当知也。及其既病而求治，则尤当以持心为先，然后随证调理，自无不愈。使不知求本之道，全恃药饵，而欲望成功者，盖亦几希矣。

遗精之证有九：凡有所注恋而梦者，此精为神动也，其因在心。有欲事不遂而梦者，此精失其位也，其因在肾。有值劳倦即遗者，此筋力有不胜，肝脾之气弱也。有因用心思索过度辄遗者，此中气有不足，心脾之虚陷也。有因湿热下流，或相火妄动而遗者，此脾肾之火不清也。有无故滑而不禁者，此下元之虚，肺肾之不固也。有素禀不足而精易滑者，此先天元气之单薄也。有久服冷利等剂，以致元阳失守而滑泄者，此误药之所致也。有壮年气盛，久节房欲而遗者，此满而溢者也。凡此之类，是皆遗精之病。然心主神，肺主气，脾主湿，肝主疏泄，肾主闭藏。则凡此诸病，五脏皆有所主，故治此者，亦当各求所因也。至若盛满而溢者，则去者自去，生者自生，势出自然，固无足为意也。

——因梦而出精者，谓之梦遗；不因梦而精自出者，谓之滑精。梦遗者，有情，有火，有虚，有溢。有因情动而梦者，有因精动而梦者。情动者，当清其心；精动者当固其肾。滑精者，无非肾气不守而然。若暴滑而兼痛者，则当从《赤白浊门》论治。

论治 共八条

——精道滑而常梦常遗者，此必始于欲念，成于不谨，积渐日深，以致肾气不固而然。惟苓术菟丝丸为最佳，其次，则小菟丝子丸、金锁思仙丹之类，皆可择用。

——君火不清，神摇于上，则精遗于下。火甚者，宜先以二阴煎之类清去心火；火不甚者，宜先以柏子养心丸、天王补心丹，或人参丸、远志丸之类收养心气，然后用苓术菟丝丸之类固之。

——相火易动，肝肾多热，而易于疏泄者，宜《经验》猪肚丸为最，或固精丸之类主之。然须察其火之微甚，宜清者亦当先清其火。

——凡思虑劳倦，每触即遗者，但当培补心脾，勿得误为清利。惟寿脾煎，或归脾汤减去木香，或用秘元煎主之，皆其宜也。其有气分稍滞，不堪芪、术者，宜菟丝煎主之，或以人参汤吞苓术菟丝丸亦妙。

——先天素禀不足，元阳不固，每多遗滑者，当以命门元气为主，如左归、右归、六味、八味等丸，或五福饮、固阴煎、菟丝煎之类随宜用之，或《经验》秘真丹亦可酌用。

——湿热下流，火伏阴中而遗者，宜四苓散，或大小分清饮之类主之。

——过服寒凉冷利等药，以致阳气不固，精道滑而遗泄不止者，速当温补脾肾，宜五君子煎、寿脾煎、或右归丸、八味地黄丸、家韭子丸之类主之。

——治遗精之法，凡心火盛者，当清心降火；相火盛者，当壮水滋阴；气陷者，当升举；滑泄者，当固涩；湿热相乘者，当分利；虚寒冷利者，当温补；下元元阳不足、精气两虚者，当专培根本。今人之治遗泄，动以黄柏、知母为君，或专用固本丸、坎离丸之类，不知苦寒之性，极能沉降泻水，肾虚者尤非所宜。肾有补而无泻，此辈亦何裨于肾，而凡用治于非火滑泄者，适足为肾之害耳。

述古五条

丹溪曰：梦遗精滑，专主乎热，热则流通，宜滋阴降火。劳神思者，安神养心。久而虚脱者，须兼补药及收涩之药，无有不愈。

薛立斋曰：案前证若肾气不足，用益志汤、金锁正元丹；肝肾虚热者，用六味丸、加味逍遥散；脾虚热者，用六味丸、补中益气汤。凡此悉属不足之证，宜用十全大补汤，或用萆薢分清饮送八味丸。又曰：案前证属足三阴亏损所致，若肝肾虚热者，用四物加柴胡、山栀、山茱萸、山药。脾胃气虚者，用补中益气加山茱萸、山药。思虑伤脾者，兼用归脾汤加山茱萸、山药。肝肾亏损者，六味丸。真阳虚败者，八味丸。心肾不交，用萆薢分清饮。心气虚热者，清心莲子饮。

楼全善《纲目》云：一壮年梦遗白浊，与涩精药益甚，知其郁滞，改用导赤散，大剂服之，遗浊皆止。又一中年梦遗，与涩药勿效，改与神芎丸下之，下后与猪苓丸，遂愈。

徐东皋云：梦遗因心经有火，神思不宁，所以梦与人交而精泄，治当用清心、安神、温胆等剂，加黄连、生地、人参、远志、茯神、枣仁、羚羊角之类。有自遗者，乃气血虚而下脱，有因热而流通者，当分虚实，须用八物汤加龙骨、牡蛎、樗根皮之类。有小便后精出不可禁者，或不小便而自出者，或茎中出而痒痛，常如欲小便者，并宜先服辰砂妙香散，或威喜丸，或分清饮，别以绵裹龙骨同煎，或加五倍子、牡蛎、白茯苓、五味子之属煎服。

王宇泰曰：凡病精泄不禁，自汗头眩，虚极，或寒或热，用补涩之药不效，其脉浮软而散，盖非虚也，亦非房室过度，此无他，心有所睹，因有所慕，意有所乐，欲想方兴，不遂所欲，而致斯疾，既以药补且固，不效，将何以治之？缘心有爱则神不归，意有想则志不宁，当先和营卫，营卫和则心安。次调其脾，脾气和则志舍定，心肾交媾，精神内守，其病自愈。其法用人参三钱，当归一钱，洗焙为末，作三服，糯米饮调下，服毕自汗出而寒热退。若头眩未除，用川芎三钱，人参一钱，焙为末，作三服，沸汤调下。头眩瘥而精不禁者，用芍药半两，丁香三钱，木香三钱，剉散，每服用生姜五片，枣二枚，以水同煎，空心服，即心安神定，精固神悦。

遗精论列方

小菟丝丸固三五

菟丝煎新固三

家韭子丸固三四

寿脾煎新热十六

五君子煎新热六

小分清饮新和十三

人参丸补百五

远志丸补百十三

归脾汤补三二

固精丸固三十

大分清饮新寒五

苓术菟丝丸新固五

秘元煎新固一

秘真丹固二五

金锁思仙丹固十九

固阴煎新固二

二阴煎新补十

金锁正元丹固十八

左归丸新补四

右归丸新补五

补中益气汤补三十

五福饮新补六

八物汤补十九

十全大补汤补二十

六味丸补百二十

八味丸补一二一

天王补心丹补百八

益志汤热一六五

《经验》猪肚丸固四十

逍遥散补九二

四物汤补八

辰砂妙香散固十五

安神丸寒一四二

温胆汤和一五三

柏子养心丸补百十一

威喜丸固四五

导赤散寒一二二

清心莲子饮寒三二

猪苓丸因四八

四苓散和一八七

萆薢分清饮热一六四

神芎丸攻七二

论外备用方

还少丹补一三五

心肾丸补百十二

枸杞子丸补一四二

金樱膏补一百

安肾丸热一六六　精寒不禁

小安肾丸热一六七　阴虚梦遗

玉锁丹固二一　不禁

金锁丹固十七

金锁匙丹固二十　鬼交梦遗

固真散固二八　暖下元

三仙丸固四一　遗滑

金樱丸固二四

固真丸固二七　久滑

九龙丸固四二

水陆二仙丹固二三

韭子丸固三三　虚寒漏精

茯菟丸固三八　思虑伤精

王荆公妙香散固十六　安神固精

淋浊

经义

《至真要大论》曰：诸转反戾，水液浑浊，皆属于热。太阳之胜，阴中乃疡，隐曲不利，互引阴股。

《痿论》曰：思想无穷，所愿不得，意淫于外，入房太甚，宗筋弛纵，发为筋痿，及为白淫。

《口问》篇曰：中气不足，溲便为之变。

《五癃津液别》曰：阴阳不和，则使液溢而下流于阴，髓液皆减而下，下过度则虚，虚故腰背痛而胫酸。

《气厥论》曰：胞移热于膀胱，则癃溺血。

《评热病论》曰：小便黄者，少腹中有热也。

《玉机真脏论》曰：冬脉不及，则令人少腹满，小便变。

《经脉别论》曰：饮入于胃，游溢精气，上输于脾，脾气散精，上归于肺，通调水道，下输膀胱，水精四布，五经并行，合于四时五脏阴阳，揆度以为常也。

论证共四条

便浊证有赤白之分，有精溺之辨。凡赤者多由于火，白者寒热俱有之。由精而为浊者，其动在心肾。由溺而为浊者，其病在膀胱、肝、脾。

——赤浊之证，有溺之赤色者，有带血而赤者。若见鲜血，则当从《血证门》溺血条下治之。若溺之黄赤者，此固多有火证，然必赤而痛涩，及别有火脉火证，方可以火证赤浊论治。若或以劳倦过伤，或以久病，或以酒色耗伤真阴，或以素服清凉等药，愈服愈赤，愈见短少，而且无痛涩等症者，此系水亏液涸，全非赤浊之比。经曰：中气不足，溲便为之变，即此类也。但当温补下元，使之气化，水必自清，切不可因小便黄赤，一概皆从火治。

——白浊证，有浊在溺者，其色白如泔浆。凡肥甘酒醴，辛热炙煿之物，用之过当，皆能致浊。此湿热之由内生者也。又有炎热湿蒸，主客时令之气侵及脏腑者，亦能致浊，此湿热之由外入者也。然自外而入者少，自内而生者多。总之，必有热证热脉，方是火证。清去其火，则浊无不愈矣。有浊在精者，必由相火妄动，淫欲逆精，以致精离其位，不能闭藏，则源流相继，淫溢而下，移热膀胱，则溺孔涩痛，清浊并至，此皆白浊之因热证也。及其久也，则有脾气下陷，土不制湿，而水道不清者；有相火已杀，心肾不交，精滑不固，而遗浊不止者，此皆白浊之无热证也。有热者，当辨心肾而清之；无热者，当求脾肾而固之、举之。治浊之法无出此矣。

淋之为病，小便痛涩滴沥，欲去不去，欲止不止者是也，是亦便浊之类，而实浊之甚者。但浊出于暂，而久而不已，则为淋证。其证则或有流如膏液者，或出如砂石而痛不可当者，或有如筋条者，或时为溺血、血条者，此淋之与浊诚有不同。故严氏有五淋之辨，曰气、石、血、膏、劳也。气淋为病，小便涩，常有余沥。石淋，茎中痛，溺如砂石，不得卒出。膏淋，溺如膏出。劳淋，劳倦即发，痛引气冲。血淋，遇热即发，甚则溺血。候其鼻头色黄者，小便难也。大抵此证，多由心肾不交，积蕴热毒，或酒后房劳，服食燥热，七情郁结所致。此严氏之说，固已尽之，然淋之初病，则无不由乎热剧，无容辨矣。但有久服寒凉而不愈者，又有淋久不止，及痛涩皆去，而膏液不已，淋如白浊者，此惟中气下陷，及命门不固之证也。故必以脉以证，而察其为寒、为热、为虚，庶乎治不致误。

论治 共六条

——热蓄膀胱，溺赤热甚，而或痛或涩者，必当专去其火，宜先用抽薪饮、大分清饮、七正散之类主之。若小水不利，而烦热难解者，惟绿豆饮为最妙。若兼大便燥结者，宜八正散主之。若微热不甚，或热势稍退者，宜加减一阴煎，或导赤散、火府丹、清心莲子饮之类主之。若小水不利者，宜清肺饮子主之。

——溺白证，凡如泔如浆者，亦多属膀胱水道之热，宜导赤散、徙薪饮之类以清之。若无内热而溺白者，多由饮食湿滞，宜小分清饮，或苓术二陈汤减去干姜，以燥之利之。大都湿在肠胃，或在膀胱者，宜二陈汤，或半夏丸，或固元丹之类，皆可择用。若胞气不固，而液浊不清者，此亦败精之属也，宜秘元煎或水陆二仙丹以固之。

——浊在精分者，必因相火妄动，或逆精而然，以致精溺并至。若兼涩痛之甚者，亦宜抽薪饮、大分清饮之类，先去其火，然后再安精气。及其稍久，痛涩俱去，而惟精浊不止者，当用宁心固肾等剂，宜秘元煎、菟丝煎，或人参丸、定志丸、心虚白浊歌之类主之。

——命门虚寒，阳气不固，则精浊时见，而久不能愈者，但当培补命门，宜右归丸、益志汤、石刻安肾丸、八味地黄丸之类主之。若虚本不甚，而胞气微寒不摄者，宜萆薢分清饮主之。

——治淋之法，大都与治浊相同，凡热者宜清，涩者宜利，下陷者宜升提，虚者宜补，阳气不固者宜温补命门，但当以前法通用，无他技也。

——血淋证，若在男子，则凡便血不痛者，即为溺血；血来而痛者，即曰血淋，然无非逆血证耳。治法具详《血证门》。惟妇人之血淋，则多由冲任经脉之病，大与男子者不同，《妇人门》另有正条。

述古共六条

河间曰：小便浑浊，皆属于热。如夏月天气热则水液浑浊，冬月天气寒则水清洁，水体清而火体浊故也，如清水火煎自浊。

东垣曰：淋证当分在气在血而治之，以渴与不渴为辨。如渴而小便不利，热在上焦气分，肺金主之。宜用淡渗之药，以茯苓、泽泻、琥珀、灯心、通草、车前、瞿麦、萹蓄之类，而清肺金之气，泻其火，以滋水之上源也。不渴而小便不利者，热在下焦血分，肾与膀胱主之。宜用气味俱阴之药，如知母、黄柏、滋肾丸是也。除其热，泄其闭塞，以滋膀胱肾水之下元也。

丹溪曰：淋虽有五，皆属于热，治宜解热利水，以山栀子之类。不可发汗，汗之必便血。又曰：浊主湿热，有痰，有虚。赤属血，白属气。大率皆是湿痰流注，宜燥中宫之湿，用二陈加苍术、白术，燥去其湿。去热宜黄柏、青黛、滑石、山栀。痰盛者，以二陈加南星、蛤粉，神曲糊丸，青黛为衣。虚劳者，不宜峻用寒凉，当用补阴滋肾气。胃弱者，兼用人参，以柴胡、升麻升其胃中之气。附录云：人之五脏六腑俱各有精，然肾为藏精之府，而听命乎心，贵乎水火升降，精气内持。若调摄失宜，思虑不节，嗜欲过度，水火不交，精元失守，由是而为赤白浊之患。赤浊是心虚有热，因思虑得之。白浊肾虚有寒，过于淫欲而得之。其状漩白如油，光彩不定，漩脚澄下，凝如膏糊。治法：赤者，当清心调气；白者，温补下元，又须清上，使水火既济，阴阳叶和，精气自固矣。

薛立斋曰：按前证脾肺虚热者，用补中益气汤送六味丸。肺肾虚热者，用黄芩清肺饮送六味丸。肝肾虚热者，用加味逍遥散送六味丸。劳伤心肾者，清心莲子饮。郁结伤脾者，归脾汤。若郁怒伤肝脾者，加味逍遥散。若心肾虚弱者，小温金散。若思虑伤心肾者，茯菟丸。梦遗、精滑、赤白二浊，治法当互参用之。

徐东皋曰：淋证初作者，主于实热，当利之，八正散之属是也。既利之而不愈，久久而气下陷者，虚也，宜升其气，气升而水自下。升而不愈，必用吐法，吐之而气自升也。痰多者，用二陈汤，先服后吐。痰气闭塞者，用二陈汤加木通、香附探吐。

赵氏曰：肝主小便，若肝经血虚，用四物、山栀。若小便涩滞，或茎中作痛，属肝经湿热，用龙胆泻肝汤。若小便频数，或劳而益甚，属脾气虚弱，用补中益气汤加山药、五味。若小便无度，或淋沥不禁，乃阴挺痿痹也，用六味地黄丸。若小便涩滞，或补而益甚，乃膀胱结热也，用五淋散。若脾肺燥热，不能化生者，黄芩清肺汤。膀胱阴虚，阳无所生者，滋肾丸。膀胱阳虚，阴无所化者，六味丸。若阴痿思色，精不出，茎道涩痛如淋，用加减八味丸料加车前、牛膝。若老人精竭复耗，大小便牵痛如淋，亦用前法温之。如不应，急加附子，多有生者。

淋浊论列方

大分清饮新寒五
小分清饮新和十
小温金散固四三
抽薪饮新寒三
徙薪饮新寒四
加减一阴煎新补九
七正散寒百十六
八正散寒百十五
清心莲子饮寒三二
导赤散寒一二二
火府丹寒百二十
苓术二陈煎新和四
绿豆饮新寒十四
五淋散寒百十七
水陆二仙丹固二三
四物汤补八
清肺饮子和一五三
萆薢分清饮热一六四
二陈汤和一
滋肾丸寒一六三
心虚白浊歌补百一
六味丸补百二十
八味丸补一二一
黄芩清肺饮寒三八
右归丸新补五
半夏丸和三五二
补中益气汤补三十
归脾汤补三二
益智汤热一六五
加减八味丸补一二二
人参丸补百五
菟丝煎新固三
加味逍遥散补九三
定志丸补百十六
茯菟丸固三八
石刻安肾丸热一六八
秘元煎新固一
固元丹固三一
龙胆泻肝汤寒六三

论外备用方

还少丹补一三五
金樱膏补百　虚带浊
人参固本丸补百六
琥珀散和三四七　气虚淋浊
地髓汤和三四五　淋痛
海金砂散寒一七二　膏淋
五淋散寒百十七　热淋
牛膝汤寒一二五　砂淋
《直指》黄芩汤寒百七　心肺热
秘真丹固二五
五子丸固四六　浊
莲子六一散固四四　赤浊

锁精丸固二六　带浊

家韭子丸固三四　阳虚久浊

威喜丸固四五

固精丸固二九　虚滑带浊

遗　尿

经义

《宣明五气篇》曰：膀胱不利为癃，不约为遗溺。

《五癃津液别》曰：天寒则腠理闭，气湿不行，水下留于膀胱，则为溺与气。阴阳不和，则使液溢而下流于阴，髓液皆减而下，下过度则虚，虚故腰背痛而胫酸。

《骨空论》曰：督脉为病，癃、痔、遗溺。

《经脉》篇曰：肝所生病者，遗溺，闭癃。

《痹论》曰：淫气遗溺，痹聚在肾。

《气厥论》曰：心移寒于肺，肺消。肺消者，饮一溲二，死不治。

《脉要精微论》曰：仓廪不藏者，是门户不要也。水泉不止者，是膀胱不藏也。得守者生，失守者死。

《本输》篇曰：三焦者，足少阴太阳之所将，实则闭癃，虚则遗溺。

论证共二条

遗溺一证，有自遗者，以睡中而遗失也。有不禁者，以气门不固，而频数不能禁也。又有气脱于上，则下焦不约，而遗失不觉者，此虚极之候也。总之，三者皆属虚证，但有轻重之辨耳。若梦中自遗者，惟幼稚多有之，俟其气壮而固，或少加调理可愈，无足疑也。惟是水泉不止，膀胱不藏者，必以气虚而然。盖气为水母，水不能蓄，以气不能固也，此失守之兆，大非所宜，甚至气脱而遗，无所知觉，则尤其甚者也。此惟非风证及年衰气弱之人，或大病之后多有之。仲景曰：下焦竭则遗溺失禁，此之谓也。

古方书论小便不禁者，有属热属虚之辨。不知不禁之谓，乃以小水太利者为言，皆属虚寒，何有热证。若因热而小水频数，其证则淋沥点滴，不能禁止，而小水必不利，且或多痛涩，方是热证。若然，则自有《淋浊门》正治之法，盖此非遗失之谓也。倘以虚寒误认为热，而妄投泻火之药，无不殆矣。

论治共六条

凡治小便不禁者，古方多用固涩，此固宜然，然固涩之剂，不过固其门户，此亦治标之意，而非塞源之道也。盖小水虽利于肾，而肾上连肺，若肺气无权，则肾水终不能摄，故治水者必须治气，治肾者必须治肺，宜以参、芪、归、术、桂、附、干姜之属为之主，然后相机加以固涩之剂为之佐，庶得治本之道，而源流如度。否则，徒障狂澜，终无益也。余制有巩堤丸方，治无论心脾肺肾之属，皆宜以此为主治。

——脾肺气虚，不能约束水道，而病为不禁者，此其咎在中上二焦，宜补中益气汤、理中汤、温胃饮、归脾汤，或四味回阳饮之类，加固涩等剂主之，如不见效，当责之肾。

——肝肾阳气亏败，则膀胱不藏，而水泉不止，此其咎在命门，宜右归饮、大补元煎、六味回阳饮，甚者，以四维散之类主之。或加固涩为佐亦可，或用《集要》四神丸，或八味地黄丸去泽泻亦可用。

——凡睡中遗溺者，此必下元虚寒，所以不固，宜大菟丝子丸、家韭子丸、五子丸、缩泉丸之类主之。其有小儿从幼不加检束，而纵肆常遗者，此惯而无惮，志意之病也，当责其神，非药所及。或因纵以致不固者，亦当治之如前，宜用猪羊溲脬炙脆煎汤，送下前药更妙。

——凡因恐惧辄遗者，此心气不足，下连肝肾而然，宜大补元煎、归脾汤、五君子煎之类主之。

——古方壮阳固涩等剂，如茴香益智丸、二气丹、固脬丸、秘元丹、牡蛎丸、济生菟丝子丸、固真散，皆可随宜择用。

述古

薛立斋曰：经云：膀胱不约为遗溺。小便不禁，常常出而不觉也。人之漩溺，赖心肾二气之所传送。盖心与小肠为表里，肾与膀胱为表里，若心肾气亏，传送失度，故有此证，治宜温暖下元，清心寡欲。又有产育不顺，致伤膀胱，若内虚寒者，秘元丹、韭子丸之类；若内虚湿热者，六味地黄丸，或加五味、杜仲、补骨脂；年老者，八味丸。产育收生不谨，损破尿胞者，参术补胞汤加猪羊胞煎之。窃谓肝主小便，若肝经血虚，用四物、山栀。若小便涩滞，或茎中作痛，属肝经湿热，用龙胆泻肝汤。若小便频数，或劳而益甚，属脾气虚弱，用补中益气汤加山药、五味子。若小便无度，或淋沥不禁，乃阴挺痿痹也，用六味地黄丸。若小便涩滞，或补而益甚，乃膀胱热结也，用五淋散。其脾肺燥，不能化生者，黄芩清肺饮。膀胱阴虚，阳无所生者，滋肾丸。膀胱阳虚，阴无所化者，六味丸。若阴痿思色，精不出，茎道涩痛如淋，用加减八味丸料加车前、牛膝。若老人精竭复耗，大小便牵痛如淋，亦用前药，不应，急加附子，多有生者。

遗尿论列方

理中汤热一
温胃饮新热五
四味回阳饮新热一
右归饮新补三
八味丸补一二一
六味回阳饮新热二
四维散新热十二
滋肾丸寒一六三
补中益气汤补三十
归脾汤补三二
固脬丸固六三
大菟丝子丸固三六
二气丹热一八六
五子丸固四六
济生菟丝丸固三七
缩泉丸固六一
五淋散寒百十七
参术补胞汤未收
秘元丹固三二
牡蛎丸固六四
茴香益智丸固六五
固真散固二八
大补元煎新补一
加减八味丸补一二二
家韭子丸固三四
五君子煎新热六
黄芩清肺饮寒八三
龙胆泻肝汤寒六三
《集要》四神丸补一五八
巩堤丸新固九

论外备用方

术附汤补四二　虚寒

鹿茸丸补一三三　肾虚多尿

小安肾丸热一六七　多尿

椒附丸热百十二　小便频

威喜丸固四五

《局方》安肾丸热一六六　频数

肾着汤热一二九　腰冷多尿

猪苓丸固四八　频数

石刻安肾丸热一六八　频数

猪肚丸固三九　小便频数

肉苁蓉丸固六二　不禁

锁精丸固二六

鸡内金散固二九二　气虚遗尿

贯集

卷之三十　杂证谟

血　证

经义

《决气》篇帝曰：何谓血？岐伯曰：中焦受气取汁，变化而赤，是谓血。血脱者，色白，夭然不泽。

《痿论》曰：心主身之血脉。

《五脏生成篇》曰：诸血者皆属于心。人卧血归于肝，肝受血而能视，足受血而能步，掌受血而能握，指受血而能摄。卧出而风吹之，血凝于肤者为痹，凝于脉者为泣涩同，凝于足者为厥。此三者，血行而不得反其空，故为痹厥也。

《调经论》曰：肝藏血。血有余则怒，不足则恐。孙络外溢则经有留血。气血以并，阴阳相倾，气乱于卫，血逆于经，气血离居，一实一虚。血并于阴，气并于阳，故为惊狂。血并于阳，气并于阴，乃为炅中。血并于上，气并于下，心烦惋善怒。血并于下，气并于上，乱而喜忘。血气者，喜温而恶寒，寒则泣不能流，温则消而去之。气之所并为血虚，血之所并为气虚。帝曰：血并为虚，气并为虚，是无实乎？岐伯曰：有者为实，无者为虚，故气并则无血，血并则无气，今血与气相失，故为虚焉。络之与孙脉俱输于经，血与气并，则为实焉。血之与气并走于上，则为大厥，厥则暴死，气复反则生，不反则死。

《平人绝谷》篇曰：血脉和则，精神乃居。

《营卫生会》篇帝曰：夫血之与气，异名同类，何谓也？岐伯回答说：营卫者精气也，血者神气也，故血之与气，异名同类焉。故夺血者无汗，夺汗者无血，故人有两死而无两生。

《百病始生》篇曰：卒然多食饮，则肠满，起居不节，用力过度，是络脉伤。阳络伤则血外溢，血外溢则衄血；阴络伤则血内溢，血内溢则后血。

《六元正纪大论》曰：不远热则热至，血溢血泄之病生矣。

《生气通天论》曰：阳气者，大怒则形气绝，而血菀于上，使人薄厥。

《举痛论》曰：怒则气逆，甚则呕血及飧泄，故气上矣。

《气厥论》曰：脾移热于肝，则为惊衄。胞移热于膀胱，则癃尿血。

《刺志论》曰：脉实血实，脉虚血虚，此其常也，反此者病。脉盛血少，此谓反也；脉少血多，此谓反也。谷入多而气少者，得之有所脱血，湿居下也。脉小血多者，饮中热也。脉大血少者，脉有风气，水浆不入，此之谓也。

《脉要精微论》曰：肺脉搏坚而长，当病唾血。肝脉若搏，因血在胁下，令人喘逆。肾脉软而散者，当病少血。

《邪气脏腑病形》篇曰：心脉微涩为血溢。肺脉微急为肺寒热，怠惰，咳唾血。肺脉微滑为上下出血，涩甚为呕血。肝脉大甚为内痈，善呕衄。脾脉微涩为内溃，多下脓血。肾脉微涩为不月。

《示从容论》曰：血泄者，脉急，血无所行也。

《玉机真脏论》曰：秋脉不及则令人喘，呼吸少气而咳，上气见血，下闻病音。

《平人气象论》曰：臂多青脉曰脱血。安卧脉盛谓之脱血。

《阴阳别论》曰：阴虚阳搏谓之崩。

《痿论》曰：悲哀太甚则胞络绝，胞络绝则阳气内动，发则心下崩，数溲血也。

《经脉》篇曰：肾足少阴也，是动则病饥不食，咳唾则有血，喝喝而喘。

《脉解篇》曰：少阴所谓咳则有血者，阳脉伤也，阳气未盛于上而脉满，满则咳，故血见于鼻也。

《厥论》曰：阳明厥逆，喘咳身热，善惊，衄呕血。

《至真要大论》曰：阳明司天，咳不止而白血出者死。

《阴阳别论》曰：结阴者，便血一升，再结二升，三结三升。

《五音五味》篇曰：妇人之生，有余于气，不足于血，以其数脱血也。夫人之常数，太阳常多血少气，少阳常多气少血，阳明常多气多血，厥阴常多气少血，少阴常多血少气，太阴常多血少气，此天之常数也。

《评热病论》曰：月事不来者，胞脉闭也。胞脉者属心而络于胞中，今气上迫肺，心气不得下通，故月事不来也。

《宣明五气篇》曰：咸走血，血病无多食咸。曰：阳病发于血。曰：久视伤血。

《九针论》曰：苦走血，病在血，无食苦。

《五味论》曰：咸走血，多食之，令人渴。

《至真要大论》曰：凡太阳、太阴、少阳、少阴司天在泉之年，皆有见血等症。又《气交变》等论，凡岁火太过及岁金太过不及之年有见血等症。

论证共四条

万物生成之道，惟阴与阳，非阳无以生，生者神其化也；非阴无以成，成者立其形也。人有阴阳，即为血气，阳主气，故气全则神王；阴主血，故血盛则形强，人生所赖惟斯而已。然人之初生，必从精始，精之与血，若乎非类，而丹家曰：涕、唾、精、津、汗、血、液，七般灵物总属阴。由此观之，则凡属水类，无非一六所化。而血即精之属也，但精藏于肾，所蕴不多，而血富于冲，所至皆是。盖其源源而来，生化于脾，总统于心，藏受于肝，宣布于肺，施泄于肾，灌溉一身，无所不及。故凡为七窍之灵，为四肢之用，为筋骨之和柔，为肌肉之丰盛，以至滋脏腑，安神魂，润颜色，充营卫，津液得以通行，二阴得以调畅，凡形质所在，无非血之用也。是以人有此形，惟赖此血。故血衰则形萎，血败则形坏，而百骸表里之属，凡血亏之处，则必随所在而各见其偏废之病。倘至血脱，则形何以立，气何所归，亡阴亡阳，其危一也。然血化于气而成于阴，阳虚固不能生血，所以血宜温而不宜寒；阳亢则最能伤阴，所以血宜静而不宜动，此盈虚性用之机，苟能察其精义而得养营之道，又何血病之足虑哉？

——血本阴精，不宜动也，而动则为病；血主营气，不宜损也，而损则为病。盖动者多由于火，火盛则逼血妄行；损者多由于气，气伤则血无以存。故有以七情而动火者，有以七情而伤气者，有以劳倦色欲而动火者，有以劳倦色欲而伤阴者；或外邪不解而热郁于经，或纵饮不节而火动于胃，或中气虚寒则不得收摄而注陷于下，或阴盛格阳，则火不归原而泛溢于上，是皆动血之因也。故妄行于上则见于七窍，流注于下则出乎二阴；或壅瘀于经络，则发为痈疽脓血；或郁结于肠脏，则留为血块血癥；或乘风热，则为斑为疹；或滞阴寒，则为痛为痹，此皆血病之证也。若七情劳倦不知节，潜消暗烁不知养，生意本亏而耗伤弗觉，则为营气之羸，为形体之敝，此以真阴不足，亦无非血病也。故凡治血者，当察虚实，是固然矣。然实中有虚，则于疼痛处有不宜攻击者，此似实非实也；热中有寒，则于火证中有速宜温补者，此似热非热也。夫正者正治，谁不得而知之？反者反治，则吾未见有知之者。矧反证甚多，不可置之忽略也。

——失血于口者，有咽喉之异，盖上焦出纳之门户，惟咽喉二窍而已。咽为胃之上窍，故由于咽者，必出于胃；喉为肺之上窍，故由于喉者，必出于肺。然喉连于肺，而实总五脏之清道。咽连于胃，而实总六腑之浊道，此其出于肺者，人知病在五脏，而不知出于胃者，亦多由乎五脏者也。何也？观《内经》曰：五脏者皆禀气于胃，胃者五脏之本也。然则五脏之气皆禀于胃，而五脏之病独不及于胃乎？今见吐血之证，古人云：呕血者出于胃，而岂知其亦由乎脏也。盖凡胃火盛而大吐者，此本家之病无待言也；至若怒则气逆，甚则呕血者，亦必出于胃脘，此气逆在肝，木邪乘胃而然也；又如欲火上炎，甚则呕血者，亦出于胃脘，此火发源泉，阴邪乘胃而然也。由此观之，则凡五志之火，皆能及胃，而血出于咽者，岂止胃家之病？但咳而出者，必出于喉，出于喉者，当察五脏；呕咯而出者，必出于咽，出于咽者，则五脏六腑皆能及之。且胃以水谷之海，故为多气多血之腑，而实为冲任血海之源，故凡血枯经闭者，当求生血之源，源在胃也；而呕血吐血者，当求动血之源，源在脏也。于此不明，济者鲜矣。

——凡失血等症，身热脉大者难治，身凉脉静者易治。若喘咳急而上气逆，脉见弦紧细数，有热不得卧者，死。

论治共八条

凡治血证，须知其要，而血动之由，惟火惟气耳。故察火者，但察其有火无火，察气者，但察其气虚气实，知此四者而得其所以，则治血之法无余义矣。详列如下：

——凡诸口鼻见血，多由阳盛阴虚，二火逼血而妄行诸窍也，悉宜以一阴煎加清降等剂为主治。盖血随气上，则有升无降，故惟补阴抑阳，则火清气降而血自静矣。此治阳盛动血之大法也。——火盛逼血妄行者，或上或下，必有火脉火证可据，乃可以清火为先，火清而血自安矣。宜芩、连、知、柏、玄参、栀子、童便、犀角、天花粉、生地、芍药、龙胆草之属择而用之。如阳明火盛者，须加石膏；三焦热极或闭结不通者，须加大黄；如热壅于上，火不能降者，于清火药中，须加泽泻、木通、栀子之属导之泄之，则火可降，血可清也。然火有虚实，或宜兼补，或宜兼清，所当酌也。若以假火作真火，则害不旋踵矣。

——气逆于脏，则血随气乱而错经妄行，然必有气逆喘满，或胸胁痛胀，或尺寸弦强等症，此当以顺气为先，宜陈皮、青皮、杏仁、白芥子、泽泻之属主之。有火者，宜栀子、芍药之类兼以平肝；无火者，宜香附、乌药、干姜、郁金之属用行阴滞。然此必气实多逆者，乃堪用此，盖气顺则血自宁也。其或实中有虚，不堪消耗者，则或宜暂用，或酌其佐使，不可拘也。

——凡火不盛，气不逆，而血动不止者，乃其元阴受损，营气失守，病在根本而然。经曰：起居不节，用力过度，则络脉伤。阳络伤则血外溢，血外溢则吐衄；阴络伤则血内溢，血内溢则后血。此二言者，最得损伤失血之源。故凡治损伤无火无气而血不止者，最不宜妄用寒凉以伐生气，又不宜妄用辛燥以动阳气。盖此二者，大非真阴亏损者所宜，而治此之法，但宜纯甘至静之品培之养之，以完固损伤，则营气自将宁谧，不待治血而自安矣。且今人以劳伤而病者多属此证，若不救根本，终必败亡。方列后条，用宜详酌。

——吐血失血等症，凡见喘满、咳嗽及左右腔膈间有隐隐胀痛者，此病在肺也。若胸膈膻中之间觉有牵痛，如缕如丝，或懊侬嘈杂有不可名状者，此病在心主包络也。若胸腹膨膨，不知饥饱，食饮无味，多涎沫者，此病在脾也。若胁肋牵痛，或躁扰喘急不宁，往来寒热者，此病在肝也。若气短似喘，声哑不出，骨蒸盗汗，咽干喉痛，动气忡忡者，此病在肾也。若大呕大吐，烦渴头痛，大热不得卧者，此病在胃也。于此而察其兼证，则病有不止一脏者，皆可参合以辨之也。其于治法，凡肺病者，宜清降不宜升浮。心主病者，宜养营不宜耗散。脾病者，宜温中不宜酸寒。肝病者，或宜疏利，或宜甘缓，不宜秘滞。肾病者，宜壮水，宜滋阴，不宜香燥克伐。胃病者，或宜大泻，或宜大补，当察兼证虚实，勿谓阳明证尽可攻也。治血之药，凡为君为臣，或宜专用或宜相兼，病有浅深，方有轻重，其间参合之妙，固由乎人，而性用之殊，当知其类，故兹条列于下：

血虚之治有主者，宜熟地、当归、枸杞、鹿胶、炙甘草之属。

血虚之治有佐者，宜山药、山茱萸、杜仲、枣仁、菟丝子、五味子之属。

血有虚而微热者，宜凉补之，以生地、麦冬、芍药、沙参、牛膝、鸡子清、阿胶之属。

血有因于气虚者，宜补其气，以人参、黄芪、白术之属。

血有因于气实者，宜行之降之，以青皮、陈皮、枳壳、乌药、沉香、木香、香附、瓜蒌、杏仁、前胡、白芥子、海石之属。

血有虚而滞者，宜补之活之，以当归、牛膝、川芎、熟地、醇酒之属。

血有寒滞不化及火不归原者，宜温之，以肉桂、附子、干姜、姜汁之属。

血有乱动不宁者，宜清之和之，以茜根、山楂、丹皮、丹参、童便、贝母、竹沥、竹茹、百合、茅根、侧柏、藕汁、荷叶蒂、柿霜、桑寄生、韭汁、萝卜汁、飞罗面、黑墨之属。

血有大热者，宜寒之泻之，以黄连、黄芩、黄柏、知母、玄参、天花粉、栀子、石膏、龙胆草、苦参、桑白皮、香薷、犀角、青黛、童便、槐花之属。

血有蓄而结者，宜破之逐之，以桃仁、红花、苏木、玄胡、三棱、蓬术、五灵脂、大黄、芒硝之属。

血有陷者，宜举之，以升麻、柴胡、川芎、白芷之属。

血有燥者，宜润之，以奶酪、酥油、蜂蜜、天门冬、柏子仁、苁蓉、当归、百合、胡桃肉之属。

血有因滑者，宜涩之止之，以棕灰、发灰、白及、人中白、蒲黄、松花、百草霜、百药煎、诃子、五味子、乌梅、地榆、文蛤、川续断、椿白皮之属。

血有涩者，宜利之，以牛膝、车前、茯苓、泽泻、木通、瞿麦、益母草、滑石之属。

血有病于风湿者，宜散之燥之，以防风、荆芥、葛根、秦艽、苍术、白术、半夏之属。

——治血之剂，古人多以四物汤为主，然亦有宜与不宜者。盖补血行血无如当归，但当归之性动而滑，凡因火动血者忌之，因火而嗽，因湿而滑者，皆忌之。行血散血无如川芎，然川芎之性升而散，凡火载血上者忌之，气虚多汗，火不归原者，皆忌之。生血凉血无如生地，敛血清血无如芍药，然二物皆凉，凡阳虚者非宜也，脾弱者非宜也，脉弱身凉，多呕便溏者，皆非宜也。故凡四物汤以治血者，不可不察其宜否之性。

吐血论治共十三条　以下凡诸见血者，皆当于此类求其义

——吐血之病当知轻重。凡偶有所伤，而根本未摇者，轻而易治，但随其所伤而宜清则清，宜养则养，随药可愈，无足虑也。惟积劳积

损，以致元气大虚，真阴不守者，乃为危证。此惟不慎其初，所以致病于前，倘病已及身而犹不知慎，则未有能善其终者。凡思此者，非加意慎重，而徒恃药力以求免者，难矣。

——吐血咯血，凡因劳损而气虚脉静，或微弦无力，既非火证，又非气逆，而血有妄行者，此真阴内损，络脉受伤而然，惟用甘醇补阴培养脉络，使营气渐固而血自安矣。宜一阴煎、左归饮、六味地黄汤、小营煎之类，酌宜用之。若虚在气分者，宜五福饮或大补元煎为最佳。此等证候，最忌寒凉，亦忌行散，皆非虚损所宜也。

——吐血咯血，凡兼口渴咽痛，躁烦喜冷，脉滑便实，小水赤热等症，此水不济火，阴虚阳胜而然。治当滋阴壮水，微佐清凉，宜二阴煎、四阴煎，或加减一阴煎、生地黄饮子、天门冬丸之类，察其脏气，随宜用之。若热不甚者，惟一阴煎、左归饮，或六味地黄汤之类为宜。凡此证候，大忌辛温，如芎、归、芪、术、杜仲、破故、香附、砂仁、姜、桂之属，皆所当避。

——吐血全由火盛而逼血上行者，宜察火之微甚。火微者，宜《局方》犀角地黄汤或清化饮主之。火暴盛而根本无伤者，宜抽薪饮、徙薪饮，或黄连解毒汤、三黄丸之类主之。若胃火热甚而烦热作渴，头痛，脉滑，气壅，而吐血不止者，宜白虎汤或抽薪饮。若胃火炽盛而兼阴虚水亏者，宜玉女煎。若阳明实热之甚而兼便结，腹胀，气壅不降者，宜《拔萃》犀角地黄汤，或凉膈散，或桃仁承气汤之类主之。然此证不多见，必审知的确，乃可用之，毋孟浪也。凡属火证，皆宜童便。

——饮酒过多而吐血者，宜徙薪饮、清化饮，或葛花解酲汤加黄连、丹皮主之。

——怒气伤肝，动肝火则火载血上，动肝气则气逆血奔，所以皆能呕血。凡肝火盛者，必有烦热脉证，宜芍药、生地黄、丹皮、栀子、泽泻、芩、连之属，降其火而血自清。若肝气逆者，必有胸胁痛满等症，宜芍药、生地黄、青、陈、枳壳、贝母、泽泻之属，行其气而血自清。若火因气逆者，惟化肝煎为宜。其有病虽因怒，而或逆气已散者，不得再加行散以伤真气。或肝火已平，勿得过用苦寒再损元阳。且凡肝气为邪，每多侮土，故常致脾胃受伤及营血失守等症。若察其无胀无火，脉虚神困而血妄行者，此其病伤在脾，治当专理中气，宜五阴煎、五福饮之类主之。或兼火不生土，则理中汤、理阴煎之属皆不可少，勿谓始因怒气而专意伐肝也。

——忧思过度，损伤心脾，以致吐血咯血者，其病多非火证。或常见气短气怯，形色憔悴，或胸怀郁然，食饮无味，或腹虽觉饥而不欲食，或神魂惊困而卧不安，是皆中气亏损不能收摄所致，速宜救本，不得治标，惟五福饮、五阴煎之类为宜。其或气陷而稍滞者，宜归脾汤。若阳分不足者，宜理中汤或理阴煎之类主之。若素多劳倦思虑，或善呕吐，或善泄泻而忽致吐血下血者，此脾虚不能摄血，非火证也，宜六味回阳饮大加白术主之，切不可用清寒等药。

暑毒伤人，多令人吐衄失血，盖暑气通心，火毒刑肺也。然暑既伤心，热又伤气，其人必脉虚气怯，体倦息微，若但知为热而过用寒凉，则气必愈伤，害斯甚矣。此惟生脉散、人参汤之属为宜，若气虚之甚者，当以人参、黄芪并加用之。若火甚而热渴烦闷者，宜人参白虎汤或竹叶石膏汤。若气不甚虚者，宜《局方》犀角地黄汤或枇杷叶散。

——格阳失血之证，多因色欲劳伤过度，以致真阳失守于阴分，则无根虚火浮泛于上，多见上热下寒，或头红面赤，或喘促躁烦而大吐大衄，失血不止。但其六脉细微，四肢厥逆，或小水清利，大便不实者，此格阳虚火证也。速宜引火归原，用镇阴煎或八味地黄汤之类，则火自降而血自安矣。若用寒凉，阳绝则死。

——所吐之血，色黑而黯，必停积失位之血，非由火逼而动也。或面白息微，脉见缓弱，身体清凉者，此必脾肾气虚，不能摄血而然。皆非火证，若用凉血之剂，必致殆矣。《三因方》云：理中汤能止伤胃吐血。以其温中，大能分理阴阳，安和胃气，故当用也。若察其虚在阴分，则又惟理阴煎为最宜。

——暴吐暴衄，失血如涌，多致血脱气亦脱，危在顷刻者，此其内伤败剧而然。当此之际，速宜以气为主。盖有形之血不能即生，无形之气所当急固，但使气不尽脱，则命犹可保，血渐可生，宜急用人参一二两为细末，加飞萝面一钱许，或温水，或井花冷水，随其所好，调如稀糊，徐徐服之，或浓煎独参汤徐服亦可。此正血脱益气，阳生阴长之大法也。

——凡血逆上焦，紫黑成块，或痛或闷，结聚不散者，惟宜行散，或吐出方好。大都治血之法，多忌辛散，恐其能动血也，惟此留滞之血，则不妨用之。如四物汤加香附、肉桂、苏木、红花之属，无不可也，或服韭汁，亦善行瘀血。若火郁不散，致血有留滞者，惟于四物汤加炒山栀，大能清胃脘之血。

——吐血不能止者，惟饮童便最效。或捣侧柏叶，以童便二分，酒一分，和而温饮之，大能止血。

吐血下血新案

倪孝廉者，年逾四旬，素以灯窗思虑之劳，伤及脾气，时有呕吐之证，过劳即发，余常以理阴煎、温胃饮之属，随饮即愈。一日于暑末时，因连日交际，致劳心脾，遂上为吐血，下为泄血，俱大如手片，或紫或红，其多可畏。急以延余，而余适他往，复延一时名者，云：此因劳而火起心脾，兼以暑令正王而二火相济，所以致此。乃与犀角、地黄、童便、知母之属，药及两剂，其吐愈甚，脉益紧数，困惫垂危。彼医云：此其脉证俱逆，原无生理，不可为也。其子皇惧，复至恳余，因往视之。则形势俱剧，第以素契不可辞，乃用人参、熟地、干姜、甘草四味，大剂与之。初服毫不为动，次服觉呕恶稍止而脉中微有生意，及复加附子、炮姜各二钱，人参、熟地各一两，白术四钱，炙甘草一钱，茯苓二钱，黄昏与服，竟得大睡，直至四鼓，复进之，而呕止血亦止。遂大加温补，调理旬日而复健如故。余初用此药，适一同道者在，见之惊骇，莫测其谓，及其既愈，乃始心服，曰：向始不有公在，必为童便、犀角、黄连、知母之所毙，而人仍归誉于前医，曰：彼原说脉证俱逆，本不可治。终是识高见到，人莫及也。嗟嗟！夫童便最能动呕，犀角、知、连最能败脾，时当二火，而证非二火，此人此证，以劳倦伤脾而脾胃阳虚，气有不摄，所以动血，再用寒凉，脾必败而死矣。倘以此杀人而反以此得誉，天下不明之事类多如此，亦何 从而辨白哉！此后有史姓等数人，皆同此证，予悉用六味回阳饮活之。此实至理，而人以为异，故并纪焉。

吐血附案

薛立斋治星士张东谷，谈命时出中庭吐血一二口，云：久有此证，遇劳即发。余意此劳伤肺气，其血必败，视之果然，与补中益气加麦冬、五味、山药、熟地、茯神、远志，服之而愈。翌早请见云：服四物、黄连、山栀之属而倦更甚，得公一匕，吐血顿止，精神如故，何也？曰：脾统血，肺主气，此劳伤脾肺，致血妄行，故用前药健脾肺之气而嘘血归原耳。

吐血述古共三条

《褚氏遗书》曰：喉有窍，咳血杀人；肠有窍，便血杀人。便血犹可治，咳血不可医。饮溲尿者百不一死，服寒凉者百不一生。血虽阴类，运之者其和阳乎。

愚谓褚氏和阳之说，真玄理之法言，必不可不知也。若溲尿之用，则但于邪热上炎者，藉以降火，是诚善矣。其若伤在脾胃，或阳虚阴胜等症，则大非所宜，勿谓百不一死，可概用也。

杨仁斋曰：血遇热则宣流，故止血多用凉药。然亦有气虚挟寒，阴阳不相为守，营气虚散，血亦错行，所谓阳虚阴必走耳。外必有寒冷之状，法当温中，使血自归于经络，可用理中汤加南木香，或甘草干姜汤，其效甚著。又有饮食伤胃，胃虚不能传化，其气上逆．亦能吐衄，宜木香理中汤、甘草干姜汤通用。

徐东皋论王节斋曰：凡酒色过度，损伤肺肾真阴，咳嗽吐痰，吐、衄、咳、咯血等症，误服参芪等甘温之药，则病日增，世人不识，往往服之，致不救者多矣。噫！此一隅之说，非天下之通论。甫论节斋议论多长，而独短于此。何则？凡诸失血证，因火盛妄行而不宜于甘温者，理固然也，其有虚火体气弱甚者，宁有不用参芪者乎？葛可久治大吐血后用独参汤一味服之，所以治其虚也。经曰：虚者补之。是以臞仙集之，以为《十药神书》。今之治劳怯吐血，立有起死回生之效，然则彼以独参汤者，何其神欤？又如丹溪治一人，年五十，劳嗽吐血，用人参、黄芪、白术、茯苓、百合、阿胶、白芍药、桑白皮、杏仁、贝母、瓜蒌、海石、五味、天冬而愈。又如《局方》人参汤，专治胃弱吐血衄血之证。然则彼皆非欤？大抵用药补泻，宜审人之虚实，则无施不当也，何甘温之必不可用哉！

咳血论治共二条

凡咳血、嗽血者，诸家皆言其出于肺，咯血唾血者，皆言其出于肾，是岂足以尽之？而不知咳嗽咯唾等血，无不有关于肾也。何也？盖肾脉从肾上贯肝膈，入肺中，循喉咙，挟舌本，其支者从肺出络心，注胸中，此肺肾相联而病则俱病矣。且血本精类，而肾主五液。故凡病血者虽有五脏之辨，然无不由于水亏，水亏则火盛，火盛则刑金，金病则肺燥，肺燥则络伤而嗽血，液涸而成痰，此其病标固在肺，而病本则在肾也，苟欲舍肾而治血，终非治之善者。第肾中自有水火，水虚本不能滋养，火虚尤不能化生，有善窥水火之微者，则洞垣之目无过是矣。

——咳血、嗽血，皆从肺窍中出，虽若同类，而实有不同也。盖咳血者少痰，其出较难；嗽血者多痰，其出较易。咳而少痰者，水竭于下，液涸于上也，亦名干嗽。嗽而多痰者，水泛于上，血化为痰也，亦谓之白血。此二者之治，虽皆宜壮水补阴，凡一阴煎、四阴煎、六味地黄汤、麦门冬汤、天门冬丸、贝母丸之类，皆必用之药也。然干咳者宜加滋润为佐，如天冬、麦冬、百合、柏子仁、茜根之属，或当归亦可酌用；多痰者宜加清降为佐，如贝母、海石、阿胶、竹沥之属，而当归则非所宜也。

咳血辨古

王节斋曰：大抵咳嗽见血，多是肺受热邪，气得热而变为火，火盛而阴血不宁，从火上升，故治宜泻火滋阴，忌用人参等甘温之药。然亦有气虚而咳血者，则宜用人参、黄芪、款冬花等药，但此等症不多耳。

愚意王氏之说，乃多以火证为言，故凡治血因火动而为咳嗽者，则不得不于滋阴药中加清火等剂，如黄芩、桑皮清肺火，黄连清心火，石膏清胃火，栀子、龙胆草清肝火，黄柏、知母清肾火，贝母、瓜蒌、竹叶、枇杷叶润肺化痰。此等治法非不可用，然惟火之偶盛而根本未亏者，则但去其火，自无不愈，若用此法概治劳损，总不过暂解燃眉，终非救本之道。盖凡阴虚生火等症，多以真阴受伤，水亏而然，此其所重在阴，不当在火，若治火太过，则未免脾肾俱败，必致不救，此所以虚火宜补也。且常有过服天冬、生地之类，致伤胃气，不能生金而不愈者；又有妄用黄柏、知母之属，愈损真阴，遏绝生气而不复者，此又伤而复伤，则尤为脾肺肾三阴亏损之害。故凡欲壮水补阴者，无如一阴煎、左归饮，或五阴煎、五福饮、大补元煎、六味地黄丸等方，斯为最妥。其有火本无根，化元失守，或误用寒凉而病及脾肺，则有以寒在上焦而为呕恶，为短气，为眩运者；有以寒在中焦而为膨满，为痰涎，为饮食不运者；有以寒在下焦而为溏泄，为腹痛，为小水不化，为足寒膝冷等症，则理中汤、理阴煎，或右归饮、右归丸、八味地黄丸之类，皆当随证随脏择而用之，勿谓见血者多是肺受热邪，而但知滋阴降火，则必多为人害矣。

衄血论治共五条

衄血证，诸家但谓其出于肺，盖以鼻为肺之窍也，不知鼻为手足阳明之正经，而手足太阳亦皆至鼻。故仲景曰：太阳病，脉浮紧，发热身无汗，自衄者愈。此太阳之衄也。《原病式》曰：阳热拂郁于足阳明而上热，则血妄行为鼻衄。此阳明之衄也。若以愚见言之，则凡鼻衄之血，必自山根以上，精明之次而来，而精明一穴，乃手足太阳、足阳明、阴阳跻五脉之会，此诸经皆能为衄也。然行于脊背者，无如足太阳为最。行于胸腹者，无如足阳明为最。而尤有其最者，则又惟冲脉为十二经之血海，冲之上俞出足太阳之大抒，冲之下俞会足阳明之气街，故太阳、阳明之至，而冲脉无不至矣，冲脉之至，则十二经无不至矣。所以衄之微者，不过一经之近，而衄之甚者，则甚至数升或至斗许，并通身形色尽脱，又岂特手太阴一经而病至如是耶？临证者不可不察。

——衄血之由，内热者多在阳明经，治当以清降为主。微热者，宜生地、芍药、天冬、麦冬、玄参、丹参，或《局方》犀角地黄汤、生地黄饮子、麦门冬散之类主之。热甚者，宜芩、连、栀、柏，或茜根散、抽薪饮、加减一阴煎；若兼头痛、口渴者，宜玉女煎、白虎汤之类主之。或阳明热极，下不通而火壅于上者，宜《拔萃》犀角地黄汤之类，通其下而上自愈。

——衄血之由外感者，多在足太阳经。观仲景曰：伤寒脉浮紧，不发汗，因致衄者，麻黄汤主之。曰：伤寒不大便，其小便清者，知不在里，仍在表也，当须发汗。若头痛者必衄，宜桂枝汤。成无己曰：伤寒衄者，为邪气不得发散，壅盛于经，逼迫于血，因致衄也。麻黄汤、桂枝汤治衄者，非治衄也，即是发散经中邪气耳。按此论治，则凡伤寒因衄而邪得解者，即所以代汗也，不必治之。若虽见衄血而脉仍浮紧，热仍不退，是必衄有未透而表邪之犹未解耳，故仍宜麻黄、桂枝等汤。然此二汤乃仲景正伤寒之治法，倘病由温热而有未宜于此者，则但于《伤寒门》择散剂之宜者用之，或于余新方中诸柴胡饮随宜用之，自无不可。

——衄血虽多由火，而惟于阴虚者为尤多，正以劳损伤阴，则水不制火，最能动冲任阴分之血。但察其脉之滑实有力及素无伤损者，当作火治如前，若脉来洪大无力，或弦，或芤，或细数无神而素多酒色内伤者，此皆阴虚之证，当专以补阴为主。若有微火者，自当兼而清之，以治其标。若虽见虚热而无真确阳证，则但当以甘平之剂温养真阴，务令阴气完固，乃可拔本塞源，永无后患，如一阴煎、三阴煎、左归饮、六味地黄汤之类，皆必用之剂。如兼气虚者，则五福饮、五阴煎之属，皆当随意用之。

——止衄法：凡衄血甚多不能止者，用蒜一头，捣如泥，作饼如钱大，厚一分许，贴脚心。左衄贴右，右衄贴左，两孔俱出者，左右俱贴，即止。又止衄歌因九四、止血方因九三、鼻衄蒸法因九五、黑神散和二二俱可择用。

衄血新案

衄血有格阳证者，以阴亏于下而阳浮于上，但察其六脉细微，全无热证，或脉见浮虚豁大，上热下寒而血衄不止，皆其证也，治宜益火之源。古有八味地黄汤，乃其对证之剂，余复有镇阴煎之制，其效尤捷。盖此证不惟内伤者有之，即伤寒者亦有之，然必其素多斫丧，损及真阴者，乃见此证。余尝治一多欲少年，以伤寒七日之后，忽尔鼻衄，以为将解之兆，及自辰至申，所衄者一斗余，鼻息脉息俱已将脱，身凉如冰，目视俱直，而犹涓涓不绝，呼吸垂危。其父母号呼求救，余急投镇阴煎一剂，衄乃止，身乃温，次加调理而愈。自后凡治此证，无不响应，亦神矣哉。

齿衄舌血论治共五条

——血从齿缝牙龈中出者，名为齿衄，此手足阳明二经及足少阴肾家之病。盖手阳明入下齿中，足阳明入上齿中，又肾主骨，齿者骨之所终也。此虽皆能为齿病，然血出于经，则惟阳明为最。故凡阳明火盛，则为口臭，为牙根腐烂肿痛，或血出如涌而齿不动摇。必其人素好肥甘辛热之物，或善饮胃强者，多有阳明实热之证，宜内服抽薪饮、清胃散等剂，外以冰玉散敷之。

——阳明实热之甚，大便闭结不通而齿衄不止者，宜调胃承气汤下之。

——肾水不足，口不臭，牙不痛，但齿摇不坚，或微痛不甚，而牙缝时多出血者，此肾阴不固，虚火偶动而然，但宜壮肾，以六味地黄丸、左归丸之类主之。或其阳虚于下而虚火上浮者，宜八味丸、小安肾丸之类主之。

——阴虚有火而病为齿衄者，其证或多燥渴，或见消瘦，或神气困倦，或小水短涩而热，或六脉浮大而豁，此虽阳明有余，而亦少阴不足，宜玉女煎主之。凡属阴虚有火者，则惟此煎为最妙，然必大便多实者，乃可用之。若大便滑泄，或脉细恶寒，下元无火等症，则亦有格阳而然者，当以前吐血条中格阳法治之。

舌上无故出血如缕者，以心脾肾之脉皆及于舌，若此诸经有火，则皆能令舌出血。用蒲黄炒焦为末敷之，或炒槐花为末掺之，或冰玉散敷之亦可。若火之甚者，仍须用汤饮等剂，以清三阴之火。

咯唾痰涎血论治共三条

——咯血唾血，古皆云出于肾，痰涎之血，云出于脾，此亦未必然也。凡咯血者，于喉中微咯即出，非若咳血、嗽血之费力而甚也。大都咳嗽而出者出于脏，出于脏者其来远；一咯而出者出于喉，出于喉者其来近。其来远者，内伤已甚，其来近者，不过在经络之间。所以凡见咯血、唾血及痰涎中带血者，多无咳嗽发热，气喘骨蒸等症，此其轻重为可知矣。治此之法，凡因火者，亦不过微清脾肺之火，或因劳倦而致者，但为养营补阴，则自无不愈。

——劳损之渐者，必初因酒色劳伤过度，以致痰中或见血丝，此则本于肝脾肾经。当于未咳未嗽之先速为调理，宜生地、熟地、天冬、麦冬、枣仁、茯神、茜根、贝母、甘草之属主之。或有火者，宜加黄柏、知母，仍须加意谨慎，庶无后患，否则必渐甚也。

——清晨初起时，每于痰中有淡紫凝血，或块或片，常见数口者，此多以操心动火，或多思郁，或由过饮，但无咳嗽发热等症，即不足虑，此不过致动络血而然，惟天王补心丹或二阴煎之类最所宜也。

咯血述古

薛立斋曰：若脾经气滞而痰中有血者，宜加味归脾汤。若肝经血热而痰中有血，宜加味逍遥散。若肝肾阴虚而痰中有血，宜六味地黄丸。若过服寒凉而唾痰有血者，宜四君子类。

尿血论治共五条

凡尿血证，其所出之由有三，盖从尿孔出者二，从精孔出者一也。

——尿孔之血，其来近者，出自膀胱。其证尿时必孔道涩痛，小水红赤不利，此多以酒色欲念致动下焦之火而然。常见相火妄动，逆而不通者，微则淋浊，甚则见血。经曰：胞移热于膀胱则癃而尿血，即此证也。治宜清利膀胱之火，以生地、芍药、牛膝、山栀、黄柏、知母、龙胆草、瞿麦、木通、泽泻等剂，或七正散、大分清饮、五淋散之属，皆所宜也。

——尿孔之血，其来远者，出自小肠。其证则尿孔不痛而血随尿出，或痛隐于脐腹，或热见于脏腑。盖小肠与心为表里，此丙火气化之源，清浊所由以分也。故无论焦心劳力或厚味酒浆，而上中二焦五志口腹之火，凡从清道以降者，必皆由小肠以达膀胱也。治须随证察因，以清脏腑致火之源，宜于《寒阵》中择方用之。

——精道之血，必自精宫血海而出于命门。盖肾者主水，受五脏六腑之精而藏之，故凡劳伤五脏，或五志之火致令冲任动血者，多从精道而出。然何以辨之？但病在小肠者，必从尿出；病在命门者，必从精出，见于小腹下精泄处觉有酸痛而出者，即是命门之病，而治之之法亦与水道者不同。盖水道之血宜利，精道之血不宜利；涩痛不通者亦宜利，血滑不痛者不宜利也。若果三焦火盛者，惟宜清火凉血为主，以生地、芍药、丹皮、地骨、茜根、栀子、槐花及芩、连、知、柏之类主之，或约阴丸、约阴煎俱可用。若肾阴不足而精血不固者，宜养阴养血为主，左归饮或人参固本丸之类主之。若肾虚不禁，或病久精血滑泄者，宜固涩为主，以秘元煎、苓术菟丝丸、金樱膏、玉锁丹、金锁思仙丹之类主之，或续断、乌梅之属，亦所宜用。若心气不定，精神外驰，以致水火相残，精血失守者，宜养心安神为主，以人参丸、天王补心丹、王荆公妙香散之类主之。若脾肺气虚下陷，不能摄血而下者，宜归脾汤、人参养营汤、补中益气汤、举元煎之类主之。

——血从精道出者，是即血淋之属，多因房劳以致阴虚火动，营血妄行而然。凡血出命门而涩痛者为血淋，不痛者为尿血，好色者必属虚也。

便血论治共十条

便血之与肠澼，本非同类。盖便血者，大便多实而血自下也；肠澼者，因泻利而见脓血，即痢疾也。观《内经》曰：食饮不节，起居不时者，阴受之。阴受之则入五脏，入五脏则瞋满闭塞，下为飧泄，久为肠澼。此可见肠澼之因飧泄，自与便血不同，而治亦有异。且便血有夙疾，而肠澼惟新邪，尤为易辨。今诸书以此类言者，皆误也。兹列便血证治于此，而肠澼之义则在《痢疾门》。故凡临此证者，必须详察大便之燥泄何如，庶不致疑似误认之谬。然多酒之人，必多溏泄，亦多便血，是又不可因泄而作肠澼也。

——大便下血，多由肠胃之火，盖大肠小肠皆属于胃也。但血在便前者，其来近，近者，或在广肠，或在肛门；血在便后者，其来远，远者，或在小肠，或在于胃。虽血之妄行由火者多，然未必尽由于火也。故于火证之外，则有脾胃阳虚而不能统血者，有气陷而血亦陷者，有病久滑泄而血因以动者，有风邪结于阴分而为便血者。大都有火者多因血热，无火者多因虚滑，故治血者，但当知虚实之要。

——下血因火者，宜清热为主，惟约营煎最佳，次以地榆散、槐花散、黄连丸、槐角丸之类主之。若热在脾胃小肠之间而火之甚者，宜抽薪饮、黄连解毒汤之类主之。若素以肠脏多火而远年近日脏毒下血久不能愈者，宜脏连丸、猪脏丸主之。若大肠风热而血不止者，宜防风黄芩丸主之。

——酒毒湿热结蓄大肠下血者，宜约营煎、聚金丸，或槐角丸之类主之。若但以寒湿而无火下血者，宜二术煎，或四君子汤主之，或葛花解酲汤亦佳。

——脾胃气虚而大便下血者，其血不甚鲜红，或紫色，或黑色，此阳败而然，故多无热证，而或见恶心呕吐。盖脾统血，脾气虚则不能收摄，脾化血，脾气虚则不能运化，是皆血无所主，因而脱陷妄行，速宜温补脾胃，以寿脾煎、理中汤、养中煎、归脾汤，或十全大补汤之类主之。

——气陷不举而血不止者，宜补中益气汤，或寿脾煎、归脾汤主之。若微陷而兼火者，宜东垣加减四物汤主之。若气大虚而大陷者，宜举元煎主之。

——血滑不止者，或因病久而滑，或因年衰而滑，或因气虚而滑，或因误用攻击，以致气陷而滑。凡动血之初，多由于火，及火邪既衰而仍有不能止者，非虚即滑也。凡此之类，皆当以固涩为主，宜胜金丸、香梅丸之类主之。然血滑不止者，多由气虚，宜以人参汤送之尤妙。或以补中益气汤、归脾汤、举元煎、理中汤加乌梅、文蛤、五味子之类主之。若滑甚不能止者，惟玉关丸最佳。

——结阴便血者，以风寒之邪结于阴分而然。此非伤寒之比，盖邪在五脏，留而不去，是谓之结阴。邪内结不得外行，则病归血分，故为便血。经曰：结阴者，便血一升，再结二升，三结三升，正此之谓。此宜外灸中脘、气海、三里以散风邪，内以平胃地榆汤温散之剂主之。

——怒气伤肝，血因气逆而下者，宜化肝煎、枳壳汤之类主之。若逆气散而微有火者，宜黄芩芍药汤主之。若肝邪乘胃，以致脾虚失血者，自无烦热气逆等症，宜从前脾胃气虚证治，不得平肝以再伤脾气也。

——凡因劳倦七情，内伤不足而致大便动血者，非伤心脾，即伤肝肾。此其中气受伤，故有为呕恶痞满者；有为疼痛泄泻者；有为寒热往来，饮食不进者。时医不能察本，但见此证，非云气滞，即云痰火，而肆用寒凉，妄加攻击，伤而又伤，必致延绵日困。及其既甚，则多有大便下紫黑败血者。此胃气大损，脾元脱竭，血无所统，故注泄下行，阳败于阴，故色为灰黑。此危剧证也，即速用回阳等剂犹恐不及，而若辈犹云：今既见血，安可再用温药，必致其毙。吁！受害者殊为可悯，害人者殊为可恨。

便血述古

徐东皋曰：凡下血之人，用凉药多而不愈者，必须加辛味。用辛味而不愈，可用温剂兼升提药，须酒浸酒炒始效。凡久而虚者，当行温散，如四物加升麻、炮干姜之属是也。

血证论列方

一阴煎新补八
三阴煎新补十一
二阴煎新补十一
大补元煎新补一

四阴煎新补十二

四君子汤补一

五阴煎新补十三

五福饮新补六

麦门冬汤寒四四

左归饮新补二

右归饮新补三

麦门冬散补七七

左归丸新补四

右归丸新补五

大分清饮新寒五

小营煎新补十五

生脉散补五六

枇杷叶散和二一六

人参汤补三四

人参丸补百五

天门冬丸和二一三

养中煎新热四

寿脾煎新热十六

小安肾丸热一六七

四物汤补八

归脾汤补三二

加味归脾汤补三三

六味丸补百二十

八味丸补一二一

十全大补汤补二十

举元煎新补十七

镇阴煎新热十三

人参养营汤补二一

理中汤热一

理阴煎新热三

加味四物汤寒九九

白虎汤寒二

五女煎新寒十二

人参白虎汤寒三

约营煎新寒二十

化肝煎新寒十

秘元煎新固一

加减一阴煎新补九

贝母丸新和十八

约阴丸新寒十八

清化饮新因十三

冰玉散新因四六

天王补心丹补百八十

抽薪饮新寒三

徙薪饮新寒四

人参固本丸补百六十

七正散寒百十六

五淋散寒百十七

补中益气汤补三十

凉膈散攻十九

三黄丸攻六八

生地黄饮子寒八四

茜根散寒八五

清胃饮寒五六

加味逍遥散补九三

清胃散寒五四

二术煎新和十二

苓术菟丝丸新固五
玉关丸新固八
玉锁丹固二一
金樱膏补百一
金锁思仙丹固十九
枳壳汤寒一百
香梅丸固五八
王荆公妙香散固十六
地榆散寒九五
槐花散寒九七
黄芩芍药汤寒百九
聚金丸寒一七七
槐角丸寒一七五
平胃地榆汤和二一六
胜金丸固五九
脏连丸寒一七八
防风黄芩丸妇一二三
黄连丸寒百八十
猪脏丸寒一八一
竹叶石膏汤寒五
麻黄汤散一
桂枝汤散九
黄连解毒汤寒一
木香理中汤热四
甘草干姜汤热五四
葛花解酲汤和一二四
调胃承气汤攻三
桃仁承气汤攻五
《局方》犀角地黄汤寒七九
《拔萃》犀角地黄汤寒八一

论外备用方

黄芪汤补六七　久嗽血
柔脾汤补七一　虚热吐衄
麦门冬饮子补七三　吐衄
胃风汤补九五　湿毒下血
醍醐膏补六六　咳血
麦门冬饮子补七二　久吐不愈
地黄散补七十　衄血
旋神散补七八　虚劳吐血
五味黄芪散补六八　嗽血
百花膏和一四五　嗽血
团参丸补百七　气虚吐血
加味四君子汤补二　气虚不摄
侧柏散和二百四　血涌不止
绿云散和二百十　吐血不止
龙脑鸡苏丸和三七二　虚火吐衄
双荷散和二百三　暴吐血
地黄煎和二百五　内伤吐血
《简易》黑神散和二一三　诸失血
发灰散和二一四　止诸血
阿胶散和二百七　唾血
杏仁膏和一四三　干嗽唾血
生韭饮和一五一　清瘀血
棕灰散和二一五　便血

除湿和血汤和二一九　便血
黄连汤寒百四　湿热下血
地榆丸寒一七四　血痢下血
小乌沉汤和二一八　气逆便血
四生丸寒八八　血热吐衄
小蓟饮子寒百二　溲血
酒蒸黄连丸寒一七九　便血
阿胶丸寒一七六　肠风
生地黄散寒八三　尿血
四味地榆散寒九六　热邪下血
枳壳散寒百一　肝火便血
二神散寒八七　吐崩下血
乌梅丸固六十　便血如神
尿血方固六六
椿皮散固五五　肠风
人参五味子汤外一五三　虚劳咳血
桃花汤外九四　逐瘀血
当归丸外一百　行血利便
外科槐花散外一六九　肠风
寸金散因百十四　舌血
劫劳散妇一二四　唾红

卷之三十一　杂证谟

痰　饮

经义

《气交变大论》曰：岁土太过，饮发中满，食减。

《五常政大论》曰：太阳司天，湿气变物，水饮内蓄，中满不食。

《六元正纪大论》曰：少阴司天，四之气，民病饮发。太阴所至为积饮，痞隔。土郁之发，为饮发注下。

《至真要大论》曰：岁太阴在泉，民病饮积。岁阳明在泉，民病喜呕，呕有苦。太阴之胜，饮发于中。太阴之复，饮发于中，唾吐清液。太阳之复，唾出清水，及为哕噫。诸病水液，澄澈清冷，皆属于寒。

论证共六条

痰饮一证，其在《内经》，止有积饮之说，本无痰证之名，此《内经》之不重痰证，概可知矣。及考痰之为名，虽起自仲景，今后世相传，无论是痰非痰，开口便言痰火，有云怪病之为痰者，有云痰为百病母者，似乎痰之关系，不为不重，而何《内经》之忽之也。不知痰之为病，必有所以致之者，如因风因火而生痰者，但治其风火，风火息而痰自清也；因虚因实而生痰者，但治其虚实，虚实愈而痰自平也；未闻治其痰而风火可自散，虚实可自调者，此所以痰必因病而生，非病之因痰而致也。故《内经》之不言痰者，正以痰非病之本，而痰惟病之标耳。今举世医流，但知百计攻痰，便是治病，竟不知所以为痰，而痰因何而起，是何异引指以使臂，灌叶以救根者乎？标本误认，而主见失真，欲求愈病，难矣难矣。

——痰之与饮，虽曰同类，而实有不同也。盖饮为水液之属，凡呕吐清水，及胸腹膨满，吞酸嗳腐，渥渥有声等症，此皆水谷之余，停积不行，是即所谓饮也。若痰有不同于饮者，饮清澈而痰稠浊，饮惟停积肠胃，而痰则无处不到。水谷不化而停为饮者，其病全由脾胃；无处不到而化为痰者，凡五脏之伤皆能致之。故治此者，当知所辨，而不可不察其本也。

——痰即人之津液，无非水谷之所化，此痰亦既化之物，而非不化之属也，但化得其正，则形体强，营卫充，而痰涎本皆血气；若化失其正，则脏腑病，津液败，而血气即成痰涎。此亦犹乱世之盗贼，何孰非治世之良民，但盗贼之兴，必由国运之病，而痰涎之作，必由元气之病。尝闻之立斋先生曰：使血气俱盛，何痰之有？余于初年，颇疑此言，而谓岂无实痰乎？及今见定识多，始信其然也。何以见之？盖痰涎之化，本由水谷，使果脾强胃健如少壮者流，则随食随化、皆成血气，焉得留而为痰？惟其不能尽化，而十留一二，则一二为痰矣，十留三四，则三四为痰矣，甚至留其七八，则但见血气日削，而痰涎日多矣，此其故正以元气不能运化，愈虚则痰愈盛也。然则立斋之言，岂非出常之见乎。今见治痰者，必曰痰之为患，不攻如何得去？不知正气不行，而虚痰结聚，则虽竭力攻之，非惟痰不可去，而且益增其虚。故或有因攻而遽绝者，或偶尔暂苏而更甚于他日者，皆攻之之误也，又孰知痰之可攻者少而不可攻者多也。故凡将治痰者，不可不先察虚实。

——痰有虚实，不可不辨。夫痰则痰矣，皆若有余，又何有虚实之异？盖虚实二字，全以元气为言，凡可攻者，便是实痰，不可攻者，便是虚痰。何为可攻？以其年力犹盛，血气未伤，或以肥甘过度，或以湿热盛行，或风寒外闭皮毛，或逆气内连肝膈，皆能骤至痰饮，但察形气病气俱属有余者，即实痰也。实痰者何？谓其元气犹实也。此则宜行消伐，但去其痰，无不可也。何为不可攻？则或以形羸气弱，年及中衰者，即虚痰也。或以多病，或以劳倦，或以忧思酒色，致成劳损、非风、卒厥者，亦虚痰也。或脉见细数，脏无阳邪，时为呕恶泄泻，气短声暗等症，但察其形气病气本无有余者，皆虚痰也。虚痰者何？谓其元气已虚也。此则但宜调补，若或攻之，无不危矣。且凡实痰本不多，其来也骤，其去亦速，其病亦易治，何也？以病本不深也。虚痰反多甚，其来则渐，其去则迟，其病亦难治，何也？以病非一日也。是以实痰无足虑，而最可畏者，惟虚痰耳。总之，治痰之法无他，但能使元气日强，则痰必日少，即有微痰，亦自不能为害，而且亦充助胃气。若元气日衰，则水谷津液，无非痰耳，随去随生，有能攻之使尽，而且保元气无恙者，吾不信也。故善治痰者，惟能使之不生，方是补天之手。然则，治此者可不辨其虚实，而欲一概攻之，如王隐君所论，内外百病皆生于痰，悉用滚痰丸之类，其亦但知目前，而不知日后之害哉。

——五脏之病，虽俱能生痰，然无不由乎脾肾。盖脾主湿，湿动则为痰，肾主水，水泛亦为痰，故痰之化无不在脾，而痰之本无不在肾，所以凡是痰证，非此则彼，必与二脏有涉。但脾家之痰，则有虚有实，如湿滞太过者，脾之实也；土衰不能制水者，脾之虚也。若肾家之痰，则无非虚耳。盖火不生土者，即火不制水，阳不胜阴者，必水反侵脾，是皆阴中之火虚也；若火盛烁金，则精不守舍，津枯液涸，则金水相残，是皆阴中之水虚也。此脾肾虚实之有不同者，所当辨也。又若古人所云湿痰、郁痰、寒痰、热痰之类，虽其在上在下，或寒或热，各有不同，然其化生之源，又安能外此二脏？如寒痰湿痰，本脾家之病，而寒湿之生，果无干于肾乎？木郁生风，本肝家之痰，而木强制土，能无涉于脾乎？火盛克金，其痰在肺，而火邪炎上，有不从中下二焦者乎？故凡欲治痰，而不知所源者，总惟猜摸而已耳。

《非风门》有痰论三篇，所当互阅。

论治共七条

——脾胃之痰，有虚有实，凡脾土湿胜，或饮食过度，别无虚证而生痰者，此乃脾家本病，但去其湿滞而痰自清，宜二陈汤为主治，或六安煎、橘皮半夏汤、平胃散、润下丸、滚痰丸之类，皆可择而用之。若胃寒生痰而兼胀满者，宜和胃二陈煎，或兼呕吐而痛者，宜神香散，或为饮食所致，宜加麦芽、神曲、山楂、枳实之类。然脾胃不虚，则虽生痰饮，不过微有留滞，亦必不多，且无大害，惟脾虚饮食不能消化而作痰者，其变最多，但当调理脾胃，使其气强，则自无食积之患，而痰饮即皆血气矣。若脾气微虚，不能制湿，或不能运化而为痰者，其证必食减神倦，或兼痞闷等症，宜六君子汤或五味异功散之类主之，金水六君煎亦妙。若微虚兼寒者，宜苓术二陈煎主之。若脾气大虚，或兼胃寒，呕恶而多痰者，宜六味异功煎、温胃饮、理中汤、圣术煎之类主之。又有劳倦本以伤脾，而疲极又伤肝肾，脾气伤则饮食减少，或见恶心；肝肾伤则水液妄行，或痰饮起自脐下，直冲而上，此脾肾俱伤，命门土母之病也。虽八味地黄丸乃其正治，然无如理阴煎，其效更如神也，或加白术、陈皮亦可。

——肾经之痰，水泛为痰者也，无非虚证。有以肿胀而生痰者，此水入脾经，谓之反克。脏平者，宜六味地黄丸、左归饮之类主之；脏寒者，宜理阴煎、加减《金匮》肾气丸、八味地黄丸之类主之。其或但宜温燥者，则单助脾经，亦能化湿，惟六味异功煎及理中汤、圣术煎俱可酌用。有以虚损而生痰者，此水亏金涸，精不化气，气不化精而然，使不养阴以济阳，则水气不充，痰终不化，水不归源，痰必不宁，宜以左归、右归、六味、八味等丸，酌其寒热而用之。若阴火乘肺，津液干枯，或喉痛，或烦热，或喜冷，或便实，必察其真有火邪而痰嗽不已者，宜四阴煎、一阴煎之类加减主之；若火本非真，则但宜纯补，庶保万全也。

——风寒之痰，以邪自皮毛内袭于肺，肺气不清，乃致生痰，是即伤寒之类，但从辛散，其痰自愈，宜六安煎、二陈汤，甚者小青龙汤之类主之。其有风寒外袭，内兼火邪者，亦可兼用黄芩。若血气兼虚者，不得单用消耗，宜金水六君煎主之。若伤寒见风而兼发热嗽痰者，宜柴陈煎主之，或金水六君煎加柴胡亦妙。

——中风之痰，本非外感，悉由脾肾虚败所致，治痰之法，详载《非风门》，当与此互察之。

——治痰当分缓急。凡非风等症，其有痰涎壅盛，闭塞上焦而药食不能进者，此不得不先治其痰，以开清道，若痰之甚者，惟用吐法为最妙。若痰气不甚，食饮可进，便当从缓，求其本而治之，不宜妄行攻击，或但以六安煎、二陈汤、润下丸、橘皮半夏汤之类调之为宜。若火盛生痰者，宜清膈煎、抽薪饮之类主之。若类风等症，但察其上焦无滞，或见其神昏困倦，而胸喉之间，气清息平，本不见痰者，切不可疑其为痰而妄用克伐消痰等剂，则无有不败者矣。若杂证势已至剧，而喉中痰声漉漉，随息渐甚者，此垂危之候，不可治也。诸吐痰治痰之法，俱详载《非风门》痰治条中。

——治痰当知求本，则痰无不清，若但知治痰，其谬甚矣。故凡痰因火动者，宜治火为先；痰因寒生者，宜温中为主；风痰宜散之，非辛温不可也；湿痰宜燥之，非渗利不除也。郁痰有虚实：郁兼怒者，宜抑肝邪；郁兼忧者，宜培肝肺。饮食之痰，亦自不同，有因寒者，有因热者，有因肥甘过度者，有因酒湿伤脾者，此皆能生痰，而其中各有虚实，辨之不可不真也。又如脾虚不能制湿，肾虚不能约水，皆能为痰，此即寒痰之属也；或以脾阴干烁，而液化为胶，或以金水偏枯，而痰本乎血，此即热痰之属也。凡此二者，于痰证中十居八九，是皆虚痰之不可攻者也。又或有过用峻利，以致痰反日甚者，亦皆脾肾受伤之候，治不求本，济者鲜矣。

——诸家治痰之法，多有治其标者，虽不可执，亦不可废也，详列如下：痰因表者汗之法，因里者下之，挟湿者分利之。痰在膈上，必用吐法，泻亦不去。胶固稠浊之痰，必用吐。痰在经络中，非吐不可，吐中就有发散之义。痰在肠胃间，可下而愈，痰在四肢，非竹沥不能达。痰在胁下，非白芥子不能除。痰在皮里膜外，非姜汁、竹沥不能达。热痰火痰，宜青黛、黄芩、天花粉、连翘、石膏，火炎上者，用流金膏。老痰，宜海石、栝蒌、贝母，兼火盛胶固者，节斋化痰丸。实痰火痰，滚痰丸最效，但不宜多用。风痰，用南星、白附子。湿痰，用苍术、白术、半夏、茯苓、泽泻。食积痰，用神曲、山楂、麦芽。酒痰，用天花粉、黄连、白术、神曲，或五苓散、四苓散分利之。痰结核在咽喉，咯唾不出，化痰药中加咸药以软其坚，栝蒌仁、杏仁、海石、朴硝、海藻，佐以姜汁。竹沥导痰，非姜汁不能行经络。荆沥治痰速效，能食者用之。二沥佐以姜汁，治经络之痰最效。痰中带血者，宜加韭汁。海粉，热痰能清，湿痰能燥，坚痰能软，顽痰能消，可入丸药，亦可入煎药。南星、半夏，治风痰、湿痰。石膏坠痰火极效。黄芩治热痰，假其下行也。枳实治痰，有冲墙倒壁之功。五倍子能治老痰，佐以他药，大治顽痰，人鲜知也。天花粉治热痰、酒痰最效。又云：大治膈上热痰。玄明粉治热痰、老痰速效，能降火软坚故也。硝石、礞石，大能消痰结，降痰火。研细末，和白糖，置手心中，以舌舐服，甚效。苍术治痰饮成窠囊，行痰极效；又治痰挟瘀血成窠囊者，即神术丸之类。润下丸降痰最妙，可常服。小胃丹，治实痰积饮必用之药，不过二三服而已，虚者不可用之。中气不足之痰．须用参、术；内伤挟痰，必用参、芪、白术之属，多用姜汁传送，或加半夏、茯苓。中焦有痰，胃气亦赖所养，卒不可用峻攻，攻尽则大虚矣。

先君吐法记

先君寿峰公，少壮时，素称善饮，后年及四旬而酒病起，遂得痰饮之疾，多见呕酸胀满，饮食日减，眩晕不支，惊惕恍惚，疾疟等症，相继迭出，百方治痰，弗获寸效。因慕张子和吐法之妙，遂遵而用之。初用独圣散、茶调散及齑汁之类，一吐而稍效，再吐而再效，自此屡用不止，虽诸痰渐退。而元气弗复也。如此年余，渐觉纯熟，忽悟其理，遂全不用药，但于五鼓食消之后，徐徐咽气，因气而提，提不数口而清涎先至，再提之，则胶浊后随。自后凡遇诸疾，无论表里虚实，虽变出百端，绝不服药，但一行吐法，无不即日尽却。后至六旬之外，则一月或半月必行一次，全不惮烦，而鹤发童颜，日增矍铄。

斯时也，宾将弱冠，渐已有知，恐其吐伤，因微谏曰：吐本除痰，岂诸病皆可吐耶？且吐伤元气，人所共知，矧以衰年，能无虑乎？先君曰：吐以治痰，尔所知也，吐治百病，尔知之乎？吐能伤气，尔所知也，吐能生气，尔亦知乎？余当为尔细谈之。夫先哲中之善治痰积者，无如子和之三法，及丹溪之倒仓，在倒仓之法不易行，亦未敢有用之者，惟子和之法，则为人所常用，而取效不为不速，亦不为不多也。今以余法言之，则有不同者矣。盖子和之吐，用药而吐也，药必苦劣，吐必勇猛，势不我由，不能无伤也；余之吐，不用药而吐者也，痰随气行，气因痰至，徐疾自如，有益无损也。子和之法，其用在急，故但攻有余之实痰；余之法，其用在缓，故可兼不足之百病。

夫百病所因，本自不一，何以皆宜于吐？如痰涎壅盛，格塞胃脘，而清道不通者，不得不吐也；积聚痛急，不易行散者，不得不吐也；胶固稠浊，非药所能消者，不得不吐也；痰在经络膜窍，及隐伏难状等痰，其藏深，其蓄远，药所难及者，不得不吐也，此皆人所易知者也。又若风寒外感者，吐能散之；食饮内伤者，吐能清之；火郁者，吐能发越热邪；寒盛者，吐能鼓动阳气；诸邪下陷者，吐有升举之功；诸邪结聚者，吐有解散之力。且人之百病，无非治节不行，吐能达气，气从则无所不从，而何有于病。故凡有奇怪难治之病，医家竭尽其技而不能取效者，必用吐法，方见神功，此又人所罕知者也。

再如生气之说，则不惟人不知，而且必不信，兹余力行身受，始悟其微。盖天地不息之机，总惟升降二气，升本乎阳，生长之道也；降本乎阴，消亡之道也。余之用气，借此升权，可疾可徐，吐纳自然之生意，无残无暴，全收弗药之神功。故凡吐之后，神气必倍王，尔之所见也；阳道必勃然，我之常验也，使非吐能生气，而有能如是乎。盖道家用督，余则用任，所用不同，所归一也，不惟却病，而且延年，余言非谬，尔切识焉。宾奉此教，常习用之，无不效如响应，第不及先君之神妙耳。

忆自轩岐之后，善用吐法者，惟子和一人，若以先君法较之，则其难易优劣，奚啻霄壤？而所谓亘古一人者，当不在子和矣。倘智者见同，则必有踵而行之，而蒙惠将来者，自应不少。第恐百世之下，泯此心传妙道，故详录语训，以为之记，并列其详法于下：

先君行吐之法，每于五鼓睡醒之时，仰卧，用嗳提气，气有不充，则咽气为嗳，随咽随提，痰涎必随气而至，虽以最深之痰，无不可取，但最后出者，其形色臭味，甚有紫黑酸恶不堪言者，所以每吐之后，或至唇肿咽痛，但以凉水一二口漱咽解之。吐毕早膳，悉屏五味，但用淡粥一二碗，以养胃中清气。自四旬之后，绝不用酒，行吐法者，四十余年，所以愈老愈健，寿至八旬之外，独能登山，及灯下抄录古书。后以无病，忽一旦含笑而辟谷，时年八旬二矣。

述古论共八条

仲景《金匮》曰：夫饮有四，何谓也？师曰：有痰饮，有悬饮，有溢饮。有支饮。其人素盛今瘦，水在肠间，沥沥有声，谓之痰饮；饮后水流在胁下，咳唾引痛，谓之悬饮；饮水流行，归于四肢，当汗出而不汗出，身体疼痛，谓之溢饮；咳逆倚息，气短不得卧，其形如肿，谓之支饮。水在心，心下坚筑，短气，恶水不欲饮；水在肺，吐涎沫，欲饮水；水在脾，少气身重；水在肝，胁下支满，嚏而痛；水在肾，心下悸。夫心有留饮，其人背恶寒如掌大。留饮者，胁下痛引缺盆，咳嗽则转甚。胸中有留饮，其人短气而渴，四肢历节痛，脉沉者，有留饮。膈上病痰，满喘咳吐，发则寒热，背痛腰疼，目泣自出，其人振振身瞤剧，必有伏饮。病人饮水多，必暴喘满。凡食少饮多，水停心下，甚者则悸，微者短气。脉双弦者寒也，皆大下后善虚。脉偏弦者，饮也。肺饮不弦，但苦喘气短。支饮亦喘而不能卧，加短气，其脉平也。病痰饮者，当以温药和之。

陈无择曰：病人百药不效，关上脉伏而大者，痰也。眼皮及眼下如灰烟黑者，痰也。

《活人书》云：中脘有痰，亦令人憎寒发热，恶风自汗，胸膈痞满，有类伤寒者，但头不痛、项不强为异。

《原病式》曰：积饮留饮，积蓄而不散也。水得燥则消散，得湿则不消，以为积饮，土湿主病故也。大略要分湿热、寒湿之因。

张子和曰：凡人病痰证有五：一曰风痰，二曰热痰，三曰湿痰，四曰酒痰，五曰食痰。如新暴风痰者，形寒饮冷；热痰者，火盛制金；湿痰者，停饮不散；酒痰食痰者，饮食过度也。

王节斋曰：津液者血之余，行乎脉外，流通一身，如天之清露，若血浊气浊，则凝聚而为痰。痰乃津液之变，如天之露也。故云痰遍身上下，无处不到，盖即津液之在周身者。津液生于脾胃，水谷所成，浊则为痰，故痰生于脾土也。

薛立斋曰：凡痰火证，有因脾气不足者，有因脾气郁滞者，有因脾肺之气亏损者，有因肾阴虚不能摄水，泛而为痰者，有因脾气虚不能摄涎，上溢而似痰者，有因热而生痰者，有因痰而生热者，有因风寒暑湿而得者，有因惊而得者，有因气而得者，有因酒而得者，有因食积而得者，有脾虚不能运化而生者，有胸中痰郁而似鬼附者，各审其源而治之。

徐东皋曰：脾胃为仓廪，所以纳谷，因脾弱不能运行，致血气失于滋养，故不周流，气道壅滞，中焦不能腐谷，遂停滞而为痰为饮。其变为寒为热，为喘为咳，为呕吐，为反胃，为肿满，为眩运，为风痫，为嗳气，为吞酸嘈杂，为噎膈，为怔忡，为疼痛之类，不可尽状，是皆痰之变病，而其源则出脾湿不流，水谷津液停滞之所致也。

述古治共七条

庞安常云：有阴水不足，阴火上升，肺受火邪，不得清肃下行，由是津液凝浊，生痰不生血者，此当以润剂，如麦门冬、地黄、枸杞之属滋其阴，使上逆之火，得返其宅，则痰自清矣，投以二陈，立见其殆。有肾虚不能纳气归原，原出而不纳则积，积不散则痰生焉，八味丸主之。

吴茭山《诸证辨疑》云：八味丸，治痰之本也。

许学士用苍术治痰成窠囊一边行，极妙。痰挟瘀血，遂成窠囊。

朱丹溪曰：脾虚者，宜清中气以运痰降下，二陈汤加白术之类，兼用升麻提起。二陈汤，一身之痰都治管。如要下行，加引下药，在上加引上药。凡人身上中下有块者多是痰，问其平日好食何物，吐下后方用药。

王节斋曰：痰生于脾胃，宜实脾燥湿。又随气而升，宜顺气为先，分导次之。又气升属火，顺气在于降火。热痰则清之，湿痰则燥之，风痰则散之，郁痰则开之，顽痰则软之，食痰则消之，在上者吐之，在中者下之。又中气虚者，宜固中气以运痰，若攻之太重，则胃气虚而痰愈甚矣。

薛立斋曰：凡痰证饮食少思，或胸膈不利者，此中气虚弱也，宜用补中益气为主，中气既健，其痰自运化。若肾气亏损，津液难降，败浊为痰者，乃真脏之病，宜用六味地黄丸为主。肾气既壮，津液清化，而何痰之有哉？亦有因脾胃亏损，中焦气虚，不能运化而为痰者；亦有因峻厉过度，脾气愈虚，不能运化津液，凝滞而为痰者，凡此皆当健脾胃为主。

又曰：痰者，脾胃之津液，或为饮食所伤，或为七情六淫所扰，故气壅痰聚。盖脾为统血行气之经，气血俱盛，何痰之有？皆由过思与饮食所伤，损其经络，脾血既虚，胃气独盛，是以湿因气化，故多痰也，游行周身，无所不至。痰气既盛，客必胜主，或夺于脾之大络之气，则倏然仆地者，此痰厥也；升于肺，则喘急咳嗽；迷于心，则怔忡恍惚；走于肝，则眩晕不仁，胁肋胀痛；关于肾，不哈而多痰唾；留于胃脘，则呕泻而作寒热；注于胸，则咽痛不利，眉棱骨痛；入于肠，则漉漉有声，散则有声，聚则不利。若脾气虚弱，不能消湿，宜用补中益气汤加茯苓、半夏。若因脾气虚弱，湿热所致，宜用东垣清燥汤。若胃气虚弱，寒痰凝滞者，宜用人参理中汤。若脾胃虚寒而痰凝滞者，宜用理中化痰丸。若脾虚不能运化而痰滞气逆，宜用六君子加木香。若脾胃虚弱而肝木乘侮，宜用六君子加柴胡。若肺气虚弱，不能清化而有痰者，宜六君子加桔梗。头痛，宜用半夏白术天麻汤。若脾肾虚弱，寒邪所乘，以致头痛，宜用附子细辛汤。

又曰：凡治风痰，若肺经风热而生痰者，宜用金沸草散。若风火相搏，肝经风热炽盛而生痰者，宜用牛黄抱龙丸或牛黄清心丸。若肝经血燥而生痰者，宜六味地黄丸。若热盛制金，不能平木而生痰者，宜柴胡栀子散。若中气虚弱，不能运化而生痰者，宜六君、柴胡、钩藤。若肾虚阴火炎上，宜六味丸。

又曰：凡治痰结，有因脾经郁结而伤阴血者，有因肾水亏损而阴火上炎者，有因脾肺火郁而生痰者。治法：若因七情郁结，痰涎滞于喉间者，先用《局方》四七汤调和滞气，后用归脾汤调补脾血。脾火伤血，用加味归脾汤。肾水亏损，用六味地黄丸。肺经郁火，用知母茯苓汤。若妇人患此而兼带下，皆由郁结伤损肝脾，当佐以四七汤，送青州白丸子。此等证候，属脾胃气虚为本，而气滞痰结为末也。古方用十枣汤、控涎丹、神佑丸、滚痰丸、木香、枳实，利膈涤痰，透罗破饮、降气化痰等汤，苏合丸之类，皆形气充实之药也，西北人用之，或有效验，其属虚弱者，必致肚腹胀满而殁。

又曰：痰之为病，若热痰则多烦热，风痰多成瘫痪奇证，冷痰多成骨痹，湿痰多怠惰软弱，惊痰多成心痛癫疾，饮痰多胁痛臂痛，食积痰多成癖块痞满，其为病种种难名。窃谓前证若因肾水虚弱，阴亏难降，使邪水上溢，故多痰唾，宜滋其化源，其痰自消。若因肝木侮脾土而风痰壅滞者，先用南星、半夏清其痰，后用六君子之类调胃气，痰自不至。若概用风药，耗其阳气而绝阴血之源，适足以成其风，益其病也。

又曰：若因脾气亏损，痰客中焦，闭塞清道，以致四肢百骸发为诸病者，理宜壮脾气为主，兼佐以治痰，则中气健而痰涎自化。若倒仓之后而痰反甚，此脾气愈虚，则津液反为痰者，理宜补中益气，非参、术、二陈之类不能治，最忌行气化痰及倒仓之法。

徐东皋曰：严氏云：人之气顺则津液通流，决无痰患。古方治痰，多用汗下温利之法，不若以顺气为先，分导次之。气顺则津液流通，痰饮运下，自小便中出矣。此则严氏亦有所见而然也。《玉机微义》云：顺气特一法耳，要观痰之深浅，有痰积胶固，气道因之而不得顺，宜先逐去积痰，然后气可得顺，岂可专主理气一法？愚谓有理气而痰自顺者，治其微也；有逐痰而气方畅者，治其甚也。二者皆治痰之要也，不可偏废者也。但看痰与气孰轻而孰重，施治有可急而可缓，故曰逐痰理气，有所先后。

痰饮论列方

二陈汤和一

六安煎新和二

加味归脾汤补三三

平胃散和十七

温胃饮新热五

六君子汤补五

理中汤热一

圣术煎新热二五

小青龙汤散八
理阴煎新热三
金沸草散散八一
五苓散和一八二
四苓散和一八七
苏合香丸和三七一
归脾汤补三二
清燥汤寒一三二
和胃二陈煎新和三
一阴煎新补八
四阴煎新补十二
补中益气汤补三十
柴陈煎新散九
十枣汤攻二八
金水六君煎新和一
流金膏攻四五
润下丸和百十六
五味异功散补四
左归饮新补二
滚痰丸攻七七
六味异功煎新热七
左归丸新补四
右归丸新补五
苓术二陈煎新和四
六味丸补百二十
八味丸补一二一
理中化痰丸热九
清膈煎新寒九
抽薪饮新寒三
控涎丹攻八二
神佑丸攻四八
橘皮半夏汤和十三
小胃丹攻七三
抱龙丸小八五
《金匮》肾气丸补一二四
神香散新和二十
节斋化痰丸攻八十
《局方》四七汤和九七
知母茯苓汤外一六一
附子细辛汤散三
柴胡栀子散散二十
牛黄清心丸和三六五
青州白丸子和百十二
半夏白术天麻汤和十五

论外备用方

吐法新攻一
四君子汤补一
八物定志丸补百十七　安神清痰
术附汤补四一　寒痰
小半夏汤和八
小半夏茯苓汤和九　饮
大半夏汤和十一
温胆汤和一五二　郁痰
十味温胆汤和一五三　虚痰
四磨饮和五二

小降气汤和四二　气滞
苓桂术甘汤和三六　脾气虚寒
星香汤和二四三　痰逆
星香丸和百二十　气嗽痰
苏子降气汤和四一　温中消痰
白术汤和二七　湿痰
茯苓饮和九三　吐水
黄芩二陈汤和五　热痰
千缗汤和九五　痰喘
茯苓丸和百十四　化顽痰
加味四七汤和九八　郁痰
黄瓜蒌丸和百十八　痰喘
泽泻汤和九九　支饮眩冒
不换金正气散和二一　湿痰
导痰汤和九一　留痰
消饮丸和百一　寒痰水
丹溪润下丸和百十六　热痰
五饮汤和九二　五饮
清心散和二四九　风痰不开
半夏丁香丸和百三十　冷气停痰
玉壶丸和百五　风痰
神术散和百九十　湿痰
茯苓半夏汤和十二　水饮
玉液丸和百六　痰火嗽
祛痰丸和百三　风痰眩
朱砂消痰饮和一百　痰迷心窍
玉液汤和九六　气郁痰
玉粉丸和百七　气滞痰

琥珀寿星丸和百十三　风痰
吐痰方攻八四　痰癖
青礞石丸攻七九　食积痰
清气化痰丸攻七四、七五七六
茶调散攻百七　吐
犀角丸攻九十　火痰
辰砂化痰丸攻八一　化痰止嗽
独圣散攻百六　吐
参苏饮散三四　风痰
芎芷香苏散散八八　风痰
双玉散寒七一　热痰烦喘
桑白皮散寒五二　热痰喘
清膈导痰汤寒七六　胃火痰
三生饮热九四　风痰
强中丸热九三　寒痰
半夏干姜散热五三　寒痰呕
安脾散热六七　寒痰
倍术丸热一百　四饮
胡椒理中汤热六　胃寒
养正丹热一八八　上壅不降
黑锡丹热一八九　寒痰上壅
温胃化痰丸热九八　脾寒气弱
温中化痰丸热九七　行滞
丁香半夏丸热一百　冷痰
丁香茯苓汤热六三　温中行滞
苓桂术甘汤热八七　支饮
丁香五套丸热百一　温中
九还金液丹小八八　风痰

湿证

经义

《至真要大论》说：诸湿肿满，皆属于脾。诸痉项强，皆属于湿。太阴司天，其化以湿。湿气大来，土之胜也，寒水受邪，肾病生焉。风气大来，木之胜也，土湿受邪，脾病生焉。湿淫于内，治以苦热，佐以酸淡，以苦燥之，以淡泄之。

《生气通天论》曰：因于湿，首如裹。湿热不攘，大筋软短，小筋弛长，软短为拘，弛长为痿。汗出见湿，乃生痤疿。秋伤于湿，上逆而咳，发为痿厥。

《痹论》曰：风寒湿三气杂至，合而为痹也。湿气胜者，为着痹也。不与风寒湿气合，故不为痹。其多汗而濡者，此其逢湿甚也，阳气少，阴气盛，两气相感，故汗出而濡也。

《百病始生》篇曰：风雨则伤上，清湿则伤下。

《邪气脏腑病形》篇曰：身半已上者，邪中之也；身半已下者，湿中之也。

《太阴阳明论》曰：故阳受风气，阴受湿气。伤于风者，上先受之；伤于湿者，下先受之。

《调经论》曰：寒湿之中人也，皮肤不收，肌肉坚紧，营血泣，卫气去，故曰虚。虚者，聂辟气不足，按之则气足以温之，故快然而不痛。

《刺志论》曰：谷入多而气少者，得之有所脱血，湿居下也。

《脏气法时论》曰：脾苦湿，急食苦以燥之，禁湿地濡衣。

《宣明五气篇》曰：脾恶湿。

《五癃津液别篇)曰：天寒则腠理闭，气湿不行，水下流于膀胱，则为尿与气。

《阴阳应象大论》曰：湿胜则濡泻。秋伤于湿，冬生咳嗽。地之湿气，感则害人皮肉筋脉。

《九宫八风》篇曰：两实一虚，犯其两湿之地，则为痿。

《五常政大论》曰：敦阜之纪，大雨时行，湿气乃用。太阳司天，湿气变物。太阴司天，湿气下临。

《六元正纪大论》曰：辰戌年，太阳司天之政，水土合德，寒湿之气，持于气交，民病寒湿，发肌肉萎，足萎不收，濡泻，血溢。丑未年，太阴司天之政，湿寒合德，黄黑埃昏，民病寒湿，腹满，身䐜愤，胕肿。太阴所至为湿生，终为注雨。

《痿论》曰：肉痿者，得之湿地也。

《脉要精微论》曰：中盛脏满，气胜伤恐者，声如从室中言，是中气之湿也。

《五运行大论》曰：湿伤肉，风胜湿。

《通评虚实论》曰：蹠跛，寒风湿之病也。

《五色》篇曰：厥逆者，寒湿之起也。

《长刺节论》曰：肌肤尽痛，名曰肌痹，伤于寒湿。

论证

湿之为病，有出于天气者，雨雾之属是也，多伤人脏气；有出于地气者，泥水之属是也，多伤人皮肉筋脉；有由于饮食者，酒酪之属是也，多伤人六腑；有由于汗液者，以大汗沾衣，不皇解换之属是也，多伤人肤腠；有湿从内生者，以水不化气，阴不从阳而然也，悉由乎脾肾之亏败。其为证也，在肌表则为发热，为恶寒，为自汗；在经络则为痹，为重，为筋骨疼痛，为腰痛不能转侧，为四肢痿弱酸痛；在肌肉则为麻木，为跗肿，为黄疸，为按肉如泥不起；在脏腑则为呕恶，为胀满，为小水秘涩，为黄赤，为大便泄泻，为腹痛，为后重、脱肛、㿗疝等症。凡肌表经络之病，湿由外而入者也；饮食血气之病，湿由内而生者也。此其在外者为轻，在内者为甚，是固然矣。然及其甚也，则未有表湿而不连脏者，里湿不连经者。此其湿病之变，不为不多，故凡治此者，必当辨表里，察虚实，而必求其本也。

然湿证虽多，而辨治之法，其要惟二，则一曰湿热，一曰寒湿，而尽之矣。盖湿从土化，而分王四季，故土近东南，则火土合气，而湿以化热；土在西北，则水土合德，而湿以化寒。此土性之可以热，可以寒，故病热者谓之湿热，病寒者谓之寒湿。湿热之病，宜清宜利，热去湿亦去也；寒湿之病，宜燥宜温，非温不能燥也，知斯二者，而湿无余义矣。何今之医家，动辄便言火多成热，而未闻知有寒多生湿者，其果何也？岂寒热之偏胜，原当如是耶？抑阴阳之显晦，察有易难也。且夫阴阳之理，本无轩轾，犹权衡也，此而不知，乌云明慧？创一偏之说，以遗患后人，则金元诸公，有不得辞其责者矣。

论治共七条

——湿热证，必其证多烦渴，小水赤涩，大便秘结，脉见洪滑实数者，方是热证，治宜清利。如热甚者，宜以清火为主，而佐以分利；热微者，宜以分利为主，而佐以清火，如四苓散、小分清饮，或大分清饮、茵陈饮之类，皆可择而用之。如果湿热之甚，或元气无损而兼秘结不通者，方可或行推荡，若无实结等症，则不宜妄行攻击。

——寒湿证，凡诸病湿而全无热脉热证者，便多寒湿之属。盖水之流湿，本缘同气，惟湿中有火，则湿热熏蒸，而停郁为热；湿中无火，则湿气不化，而流聚为寒。故凡病内湿等症者，多属气虚之人，气属阳，阳虚则寒从中生，寒生则湿气留之，此阴阳之性，理出自然，有不必外中于湿而后为之湿也。此之变病，惟肿胀、泄泻、痰饮、呕吐等症多有之。病之微者，宜温、宜利、宜燥，如五苓散、平胃散、渗湿汤、六味地黄丸之类是也；病之甚者，必用温补，俟阳气渐复，则阴邪始退，如八味丸、理中汤、圣术煎，或佐关煎、胃关煎、薛氏加减《金匮》肾气汤之类，皆当随证加减用之。

——寒湿之气中于外者，此与内生之湿自有不同，宜温而兼散，如五积散、平胃散、加味五苓散、不换金正气散之类主之。

——寒湿之证，凡气令阴寒，及阳气不足之人，多有其证。而丹溪谓六气之中，湿热为病者十居八九，亦言之过矣。

——治湿之法，凡湿从外入者，汗散之；湿在上者，亦宜微汗之；

湿在中下二焦，宜疏利二便，或单用淡渗以利小便。

——治湿之法，古人云宜理脾、清热、利小便为上，故曰治湿不利小便，非其治也，此固然矣。然湿热之证，多宜清利，寒湿之证，多不宜利也。何也？盖凡湿而兼寒者，未有不由阳气之虚，而利多伤气，则阳必更虚，能无害乎？但微寒微虚者，即温而利之，自无不可，若大寒大虚者，则必不宜利，此寒湿之证，有所当忌者也。再若湿热之证，亦有忌利者，以湿热伤阴者也。阴气既伤而复利之，则邪湿未清，而精血已耗，如汗多而渴，热燥而烦，小水干赤，中气不足，溲便如膏之类，切勿利之，以致重损津液，害必甚矣。故凡治阳虚者，只宜补阳，阳胜则燥，而阴湿自退；阴虚者，只宜壮水，真水既行，则邪湿自无所容矣。此阴阳二证，俱有不宜利者，不可不察。

——湿证之见，凡黄疸、肿胀、泄泻、痰饮、呕吐、痹痛、淋秘之类，皆有湿证，当于各门详察治之。

述古共二条

《金匮要略》曰：太阳病，关节疼痛而烦，脉沉而细缓者，此名湿痹。湿痹之候，小便不利，大便反快，但当利其小便。湿家之为病，一身尽疼，发热，身色如熏黄也。湿家但头汗出，背强，欲得被覆向火，若下之早则哕，或胸满，小便不利，舌上如胎者，以丹田有热，胸上有寒，渴欲得饮而不能饮，则口燥烦也。湿家下之，额上汗出，微喘，小便不利者死，若下利不止者，亦死。风湿相搏，一身尽疼痛，法当汗出而解，值天阴雨不止，医云此可发汗，汗之病不愈者，何也？盖发其汗，汗大出者，但风气去，湿气在，是故不愈也。若治风湿者，发其汗，但微微似欲出汗者，风湿俱去也。

治法曰：湿家身烦疼，可与麻黄加术汤发其汗为宜，慎不可以火攻之。病者一身尽疼，发热，日晡所剧者，名风湿。此病伤于汗出当风，或久伤取冷所致也，可与麻黄杏仁薏苡甘草汤。风湿脉浮身重，汗出恶风者，防己黄芪汤主之。伤寒八九日，风湿相搏，身体疼痛，不能自转侧，不呕不渴，脉浮虚而涩者，桂枝附子汤主之；若大便坚，小便自利者，白术附子汤主之。风湿相搏，骨节疼烦，掣痛不得屈伸，近之则痛剧，汗出短气，小便不利，恶风不欲去衣，或身微肿者，甘草附子汤主之。

陈无择曰：脾虚多病湿，内因酒面积多，过饮汤液，停滞腻物，烧炙膏粱过度，气热熏蒸，浊液不行，涌溢于中，此湿从内作。外因坐卧湿地，雾露阴雨所客，澡浴为风所闭，涉水为湿所郁，郁于表腠则发黄。故经云：地之湿气，感则害人皮肤筋脉，此湿从外生。可见内外所感，皆由脾气虚弱，而湿邪乘而袭之。故曰：壮者气行则愈，怯者著而为病。

湿证论列方

五苓散和一八二
四苓散和一八七
麻黄加术汤散二
平胃散和十七
茵陈饮新寒八
桂枝附子汤热三十
五积散散三九
六味丸补百二十
防己黄芪汤和一七六
胃关煎新热九
佐关煎新热十
白术附子汤热二九
圣术煎新热二五
渗湿汤和一七四
大分清饮新寒五
《金匮》肾气丸补一二四
理中汤热一
小分清饮新和十
甘草附子汤热三十
八味丸补一二一
加味五苓散和一八四
不换金正气散和二一
麻黄杏仁薏苡甘草汤散四

论外备用方

除湿汤和一七七　身重痛
神术汤和三九　风湿脉紧
调中益气汤补三一　湿陷
湿郁汤和二六六　风湿
败毒散散三六　风湿
参附渗湿汤热一二二　寒湿痹
胃苓汤和百九十
活络饮和二七七　风湿痛
羌活胜湿汤和一七八　身尽痛
白术汤和二六　风湿脉缓

肾着汤热一二九　寒湿腰重　　圣散子散四三　风湿

清热渗湿汤寒百十一　湿热

黄　疸

经义

《经脉》篇曰：肾所生病为黄疸。

《玉机真脏论》曰：风者，百病之长也。今风寒客于人，使人毫毛毕直，皮肤闭而为热，当是之时，可汗而发也；或痹不止，肿痛，当是之时，可汤熨及火灸刺而去。弗治，肝传之脾，病曰脾风，发瘅，腹中热，烦心出黄。

《平人气象论》曰：溺黄赤，安卧者，黄疸。已食如饥者，胃疸。目黄者曰黄疸。

《论疾诊尺》篇曰：身痛而色微黄，齿垢黄，爪甲上黄，黄疸也。安卧，小便黄赤，脉小而涩者，不嗜食。宾案：此二条，凡已食如饥者，即阳黄之证；安卧，脉小，不嗜食者，即阴黄之证也。

《通评虚实论》曰：黄疸、暴痛、癫疾、厥狂，久逆之所生也。

论证共七条

黄疸一证，古人多言为湿热，及有五疸之分者，皆未足以尽之，而不知黄之大要有四：曰阳黄，曰阴黄，曰表邪发黄，曰胆黄也。知此四者，则黄疸之证无余义矣。丹溪曰：疸不必分五种，同是湿热，如罨曲相似。岂果皆如罨曲可谓之湿热耶？弗足凭也，愚列如下：

——阳黄证，因湿多成热，热则生黄，此即所谓湿热证也。然其证必有身热，有烦渴，或躁扰不宁，或消谷善饥，或小水热痛赤涩，或大便秘结，其脉必洪滑有力。此证不拘表里，或风湿外感，或酒食内伤，皆能致之。但察其元气尚强，脾胃无损，而湿热果盛者，直宜清火邪，利小便，湿热去而黄自退，治此者本无难也。

——阴黄证，则全非湿热，而总由血气之败，盖气不生血，所以血败，血不华色，所以色败。凡病黄疸而绝无阳证阳脉者，便是阴黄。

阴黄之病，何以致然？盖必以七情伤脏，或劳倦伤形，因致中气大伤，脾不化血，故脾土之色，自见于外。其为病也，必喜静而恶动，喜暗而畏明，凡神思困倦，言语轻微，或怔忡眩晕，畏寒少食，四肢无力，或大便不实，小水如膏及脉息无力等症，悉皆阳虚之候。此与湿热发黄者，反如冰炭，使非速救元气，大补脾肾，则终无复元之理。且此证最多，若或但见色黄，不察脉证，遂云黄疸同是湿热，而治以茵陈、栀子泻火利水等剂，则无有不随药而毙者。

——表邪发黄，即伤寒证也。凡伤寒汗不能透，而风湿在表者，有黄证；或表邪不解，自表传里，而湿热郁于阳明者，亦有黄证。表邪未解者，必发热身痛，脉浮少汗，宜从汗散；湿热内郁者，必烦热，脉缓滑，多汗，宜从分消清利。若阳明实邪内郁而痞结胀满者，宜先下之，然后清其余热，则自无不愈。

——胆黄证，凡大惊大恐，及斗殴伤者皆有之。尝见有虎狼之惊，突然丧胆而病黄者，其病则骤；有酷吏之遭，或祸害之虑，恐怖不已而病黄者，其病则徐。如南北朝齐永明十一年，有太学生魏准者，因惶惧而死，举体皆青，时人以为胆破，即此之类。又尝见有斗殴之后，日渐病黄者，因伤胆而然，其证则无火无湿，其人则昏沉困倦，其色则正黄如染。凡此数证，皆因伤胆，盖胆伤则胆气败而胆液泄，故为此证。经曰：胆液泄则口苦，胃气逆则呕苦，故曰呕胆，义犹此也。且胆附于肝，主少阳春生之气，有生则生，无生则死，故经曰：凡十一脏，皆取决于胆者，正以胆中生气，为万化之元也。若此诸证，皆以胆伤，胆伤则生气败，生气既败，其能生乎？所以凡患此者，多致不救。然当察其伤之微甚，速救其本，犹可挽回，而炼石补天之权，则操之医之明者。

——黄疸大法，古有五疸之辨，曰黄汗，曰黄疸，曰谷疸，曰酒疸，曰女劳疸。总之，汗出染衣，色如柏汁者，曰黄汗；身面眼目黄如金色，小便黄而无汗者，曰黄疸；因饮食伤脾而得者，曰谷疸；因酒后伤湿而得者，曰酒疸；因色欲伤阴而得者，曰女劳疸。虽其名目如此，然总不出阴阳二证，大多阳证多实，阴证多虚，虚实弗失，得其要矣。

——黄疸难治证：凡寸口无脉，鼻出冷汗，腹膨，形如烟熏，摇头直视，环口黎黑，油汗发黄，久之变黑者，皆难治。

论治共五条

——阳黄证，多以脾湿不流，郁热所致，必须清火邪，利小水，火清则溺自清，溺清则黄自退。轻者宜茵陈饮、大分清饮、栀子柏皮汤之类主之。若闭结热甚，小便不利，腹满者，宜茵陈蒿汤、栀子大黄汤之类主之。

——阴黄证，多由内伤不足，不可以黄为意，专用清利，但宜调补心脾肾之虚，以培血气，血气复则黄必尽退，如四君子汤、五君子煎、寿脾煎、温胃饮之类，皆心脾之要药也。若六味丸、八味丸、五福饮、理阴煎，及左归、右归、六味回阳等饮，皆阴中之阳虚者所宜也。若元气虚不至甚，而兼多寒湿者，则以五苓散、四苓散，或茵陈五苓散之属加减用之，亦可。

——伤寒发黄，凡表邪未清，而湿热又盛者，其证必表里兼见，治宜双解，以柴苓汤或茵陈五苓散主之。若内热甚而表邪仍在者，宜柴苓煎主之。若但有湿热内实胀闭等症，而外无表邪者，宜茵陈蒿汤主之。若因内伤劳倦，致染伤寒者，亦多有发黄之证，但察其本无湿热实邪等症，即当以阴黄之法调补治之，或用后韩祗和法亦可。若但知攻邪，则未有不败。故孙真人曰：黄疸脉浮者，当以汗解之，宜桂枝加黄芪汤，此即补虚散邪之法也。外《伤寒门》别有正条，所当并察。

——胆黄证，皆因伤胆而然，胆既受伤，则脏气之损败可知，使非修缉培补，则必至决裂，故凡遇此等证候，务宜大用甘温，速救元气。然必察其所因之本，或兼酸以收其散亡，或兼涩以固其虚脱，或兼重以镇其失守之神魂，或与开道利害以释其不解之疑畏。凡诸用药，大都宜同阴黄证治法，当必有得生者。若治此证而再加克伐分利，则真如压卵矣。

——治黄之法，本当清湿利小便，然亦多有不宜利者，说详《湿证门》论治条中。

述古共五条

《金匮要略》曰：趺阳脉紧而数，数则为热，热则消谷；紧则为寒，食即为满。尺脉浮为伤肾，趺阳脉紧为伤脾，风寒相搏，食谷即眩，谷气不消，胃中苦浊，浊气下流，小便不通，阴被其寒，热流膀胱，身体尽黄，名曰谷疸。额上黑，微汗出，手足中热，薄暮即发，膀胱急，小便自利，名曰女劳疸。腹如水状不治。心中懊憹而热，不能食，时欲吐，名曰酒疸。阳明病，脉迟者，食难用饱，饱则发烦，头眩，小便必难，此欲作谷疸，虽下之，腹满如故，所以然者，脉迟故也。夫病酒黄疸，必小便不利，其候心中热，足下热，是其证也。酒黄疸者，腹满欲吐，鼻燥，其脉浮者，先吐之，脉沉者，先下之。酒疸，心中热，欲吐者，吐之愈。师曰：病黄疸，发热烦喘，胸满口燥者，以病发时火劫其汗，两热所得。然黄家所得，从湿得之，一身尽发热，面黄，肚热，热在里，当下之。脉沉，渴欲饮水，小便不利者，皆发黄。黄疸之病，当以十八日为期，治之十日以上瘥，反剧为难治。疸而渴者，其疸难治；疸而不渴者，其疸可治。发于阴部，其人必呕；阳部，其人振寒而发热也。谷疸之为病，寒热不食，食即头眩，心不安，久久发黄为谷疸，茵陈蒿汤主之。酒黄疸，心中懊憹，或热痛，栀子大黄汤主之。诸病黄家，但利其小便，假令脉浮，当以汗解之，宜桂枝加黄芪汤主之。黄疸病，茵陈五苓散主之。黄疸腹满，小便不利而赤，自汗出，此为表和里实，当下之，宜大黄硝石汤。黄疸病，小便色不变，欲自利，腹满而喘，不可除热，热除必哕。哕者，小半夏汤主之。男子黄，小便自利，当与虚劳小建中汤。

韩祇和云：病人三五日，服下药太过，虚其脾胃，亡其津液，渴饮水浆，脾土为阴湿所加，与邪热相会发黄，此阴黄也，当以温药治之。如两手脉沉细迟，肢体逆冷，皮肤有粟起，或呕吐，舌上有胎，遍身发黄，烦躁，欲于泥水中卧，小便赤少，皆阴候也。故阴黄多以热汤温之，或汤渍布搭其胸腹，或以汤盛瓢中，坐于脐下熨之。其病愈者，曾治赵显宗病伤寒至六七日，因服下药太过致发黄，其脉沉细迟无力，皮肤凉，发躁，欲于泥中卧，喘呕，小便赤涩，先投茵陈橘皮汤，喘呕止；次服小茵陈汤半剂，脉微出，不欲于泥中卧；次日又吸茵陈附子汤半剂，四肢发热，小便二三升，当日中大汗而愈。似此治愈者，不一一录。凡伤寒病黄，每遇太阳或太阴司天岁，若下之太过，往往变成阴黄。盖辰戌太阳寒水司天，水来犯土；丑未太阴湿土司天，土气不足，即脾胃虚弱，亦水来侵犯，多变此证也。

《略例》云：内伤劳役，饮食失节，中州变寒之病生黄者，非伤寒坏之而得，只用建中、理中、大建中足矣，不必用茵陈也。

刘宗厚曰：案一身尽痛而黄者，湿胜在表也；不痛者，病在里也；干燥者，热胜也，故后证皆有表里之分。东垣云：伤寒当汗不汗，即生黄，邪在表者，宜急汗之；在表之里，宜渗利之；在半表里，宜和解之；在里者，宜急下之。若以上诸证，及《略例》云男黄小便自利，当与虚劳小建中汤；若黄色不变，欲自利，腹满而喘，不可除热，除热必哕，宜小半夏汤，皆不必拘于茵陈也。

徐东皋曰：疸证服解利之药，久而不愈，及口淡，怔忡，耳鸣，脚软，憎寒发热，小便浊，皆为虚甚，宜四君子汤吞八味丸，不可强服凉药通利，以致脾气虚弱，肾水枯涸，必至危笃。

黄疸论列方

四苓散和一八七
五苓散和一八二
小建中汤补二二
五福饮新补六
茵陈饮新寒八
大建中汤补二四
左归饮新补二
右归饮新补三
茵陈五苓散和一八五
理中汤热一
理阴煎新热三
茵陈橘皮汤热一三二
温胃饮新热五
寿脾煎新热十六
茵陈附子汤热百三十
六味丸补百二十
八味丸补一二一
六味回阳饮新热二
柴苓汤和一九二
柴芩散新散十

栀子柏皮汤寒二三

大分清饮新寒五

茵陈蒿汤攻三一

栀子大黄汤攻十五

小半夏汤和八

四君子汤补一

大黄硝石汤攻十四

小茵陈汤热一三一

五君子煎新热六

桂枝加黄芪汤散十

论外备用方

养劳汤和三五四 虚劳疸

加减五苓散和一八三

茵陈四逆汤热十九 阴黄汗

绿矾丸和三五五 黄胖

甘露饮寒十 湿热

犀角地黄汤寒七九 血热

茵陈汤寒一二八 湿热

火府丹寒百二十 消渴

茯苓渗湿汤寒一二九 湿热

柴胡茵陈五苓散和一八六 伤寒、湿热

卷之三十二　杂证谟

脚　气

经义

《太阴阳明论》曰：阳受风气，阴受湿气。伤于风者，上先受之；伤于湿者，下先受之。清湿袭虚，则病起于下；风雨袭虚，则病起于上。

《邪气脏腑病形》篇曰：身半已上者，邪中之也；身半已下者，湿中之也。

《阴阳应象大论》曰：地之湿气，感则害人皮肉筋脉。

《通评虚实论》曰：蹠跛，寒风湿之病也。

《脏气法时论》曰：脾苦湿，急食苦以燥之，禁湿地濡衣。

《调经论》曰：寒湿之中人也，皮肤不收，肌肉坚紧，营血泣，卫气去，故曰虚。虚者聂辟气不足，按之则气足以温之，故快然而不痛。

《五常政大论》曰：太阴司天，湿气下临。

《六元正纪大论》曰：太阳司天之政，民病寒湿，发肌肉萎，足萎不收。太阴司天之政，民病寒湿，腹满，身䐜愤，胕肿。太阴所至为重，胕肿。

《生气通天论》曰：因于气，为肿，四维相代，阳气乃竭。

《经脉》篇曰：胃病则大腹水肿，膝膑肿痛。足阳明实则狂癫，虚则足不收，胫枯。

《平人气象论》曰：足胫肿曰水。

论证共五条

脚气之说，古所无也，自晋苏敬始有此名。然其肿痛麻顽，即经之所谓痹也；其纵缓不收，即经之所谓痿也；其甚而上冲，即经之所谓厥逆也。逮夫后世，则有类伤寒四证，而以脚气居其一。谓凡头痛发热，身痛便闭，而但见脚膝屈弱无力者，便是脚气。此说太混，予不然之。夫脚气本水湿下壅之病，而实非阳邪外感证也，若诸证之兼见者，则或有之，若以外感之脚软者，便认作脚气，则淆乱意见，大不通也。兹予删诸繁琐，述其节要，法既无遗，庶便理会。

——脚气之证，其初甚微，饮食动作，无不如故，或无他疾而忽得之，或因病后而渐得之，及其病也，则自膝至足，或见麻痹，或见冷痛，或见痿弱，或见挛急，或肿，或不肿，或日渐枯细，或蒸蒸恶热，或洒洒恶寒，或如冰冷，或如火热，或到底能食，或不能食，或有物如指，发自腨肠，而气上冲心，是皆脚气之正病也。其有为发热头痛，寒热往来，或腹内作痛，或见饮食则呕吐，或恶闻食气，或不欲见明，或语言错乱，精神昏愦，是皆脚气之兼证也。大抵此证有缓急，缓者其来渐，或二三月而日甚；急者其来速，或一二日而即起，治之若缓，恐其气上冲心，亦能杀人。

——脚气之因有二：一则自外而感，一则自内而致也。自外而感者，以阴寒水湿雨雾之气，或坐卧湿地，致令湿邪袭人皮肉筋脉，而凡清湿袭虚，则病始于下，致为腿足之病，此外因也；自内而致者，以肥甘过度酒醴无节，或多食奶酪湿热等物，致令热壅下焦，走注足胫，而日渐肿痛，或上连手节者，此内因也。然在古人，谓南方卑湿，病多外因；北方嗜酒酪，病多内因，此固一说。然北方亦有寒湿，南方岂少酒湿，此固不必分南北。其或内或外，凡受邪气，有病始于足而渐致他证者，即脚气之谓也，必察其因而治之，则自无失矣。

——方书以肿为湿脚气，不肿者为干脚气，湿者宜除湿，干者宜行气。

——陈无择曰：脚气不专主一气，亦不专在一经，兼有杂生诸病，未易分别，须寻经络之阴阳，再察脉息之虚实，以为治也。凡自汗，走注者为风胜，无汗，挛急，掣痛者为寒胜，肿满重著为湿胜，烦渴燥热为暑胜。若四气兼中者，但察其多者为胜，分其表里，以施治也。

论治共八条

脚气之病，实三气之所为也，然亦有虚实之异。又脚气本为壅疾，古云忌用补剂，然必下元不足及阳明之气有亏者，而后邪气得以犯之，此其中亦有虚证。总之，凡治此者，只因证施治，则万全也。但察其因于表者，以发散为主；因于里者，以疏利为主。外因者多寒湿，宜用温热；内因者多湿热，宜用清凉。若元气本虚，及病久致虚者，必当培补下元，不得以忌补之说为拘也。

——脚气初起，无非湿滞，如无他证兼见而身体重著者，单宜治湿，以分利为主。凡脚膝中湿，或腰腿酸疼，重著肿痛者，宜除湿汤，不问久近干湿，并可用。若脚膝酸软重著，而胃气不清，或见噫气吞酸胀满者，平胃散。若脚气浮肿而兼泄泻者，宜五苓散或胃苓汤。

——寒湿外侵致成脚气者，十居六七，其证疼痛拘挛，恶寒清厥，脉多弦细，治宜以温经除湿为主。是以古人治此之法，大抵热药多，寒药少，故每用麻黄、川乌、桂、附、干姜之属。《内经》曰：湿淫于内，治以苦热。正以乌、附、麻黄走而不守，故能通行经络，干姜、官挂辛甘大热，故能助阳退阴，清湿既除，病无不愈。凡感寒湿雨水，或四气流注，致成脚气，肿痛不可忍者，宜鸡鸣散，如神。若寒湿内侵，阳虚阴盛，胃气不强，经气不行，顽木浮肿，或疼痛不用者，独活汤。若寒邪入腹，喘急疼痛，或筋急上冲闷乱，危急欲绝者，茱萸丸或茱萸木瓜汤。若寒湿在经，血脉不和，腰脚筋骨酸软无力，或拘挛疼痛，脉弱而涩者，酒浸牛膝丸。若寒湿壅肿，气滞不行，或冷或痛者，立效散。若寒湿兼风者，如五积散、小续命汤皆宜用，详具后条。

——湿热内蒸，致成脚气者，多因酒食不节，其证必烦热多渴，脉见滑数，二便或多不利，治宜利湿清火为主。若湿热下壅，足胫肿痛不消者，防己饮加减治之，或苍术黄柏丸，或二妙散，或加味二妙丸，俱妙。若湿热气壅，上冲胸腹，烦渴闷乱，头痛口干者，《活人》犀角散。若湿热流注经络，肢节烦痛，肩背沉重，手足遍身疼痛热肿者，当归拈痛汤。若感冒暑湿，肢节疼痛，身热口渴，小便赤涩，气虚气促者，清暑益气汤。若肝肾阴虚血热，脚瘠疼痛，行止艰难，小水不利者，续断丸。

——脚气有壅滞气逆者，其证必喘满气急，上攻心腹，甚至危急可畏，治宜行滞降气为主。凡脚气上冲心腹，喘急不得眠卧者，紫苏散、槟榔汤，或加减槟榔汤，甚者四磨饮。若脚气喘急，腹满脚肿者，桑白皮散或木通散。若脚气脐下气升，冲心烦闷者，木香散或槟榔散。若脚气心胸壅闷，呕逆多痰不食者，半夏散或紫苏汤。若浮肿，心腹痞闷，小水不利，大腹皮散。

——风湿合邪而为脚气者，其证必兼外感，而或为寒热往来，或为喘咳气急，或流走无常，或筋骨疼痛，治宜以散风除湿，通行经络为主。若感四时风疫风湿，或处阴湿之地，致为脚气痿弱，筋骨疼痛，或寒热往来者，败毒散。若寒热如疟，赤肿疼痛者，加味败毒散。若脚气以风寒湿邪客于经络，而骨髓酸痛不可忍，或遍身疼痛，恶寒呕逆者，五积散，一法加全蝎三个，入酒煎服。若脚气以风湿留滞，而阴寒外闭，表邪不解，或咳嗽喘满寒热者，小青龙汤。若风湿留滞，肢节烦痛，心神壅闭者，大腹子散。《千金》云：若脚气脉大而缓，宜服小续命汤二剂，立瘥。《活人》云：脚气属冷者，以小续命汤，煎成入生姜自然汁服之，最快。若脚气风湿胜，而兼发热咳嗽，肢体疼痛者，芎芷香苏散。若脚气风湿流注，憎寒发热，无汗恶寒者，麻黄左经汤。

——脚气有虚证。凡脾胃肝肾之脉，皆出于足，邪之易入，多有乘虚，故肝虚则筋病，肾虚则骨病，脾虚则肌肉病，胃虚则宗筋病。或以劳欲不节，或以酒湿太过，或以病后失调，凡内有亏损而外有脚气者，无非虚证。此当以调补为主，而兼察四气以治之。若肝肾阴虚，感触四气，而瘫痪顽木，半身不遂，脚膝无力，遍体疼痛者，神应养真丹，或《三因》四斤丸，或虎骨酒，或八味地黄汤。若脾胃大虚，阴寒在下，阳气不行而病脚气者，独活汤、附子八味汤。若精血不足，阴虚于下，气不归精，而脚气上逆冲心者，地黄汤。若脾胃虚寒，兼风湿外邪而成脚气者，风引独活汤，或追毒汤。若脚气以脾肾虚寒而兼咳嗽气逆呕吐者，兼补厚朴汤。

——脚气有实邪。凡壅盛肿痛，而或为闭结，或为胀满者，治宜以疏导通利为主。若风湿壅盛，脚气肿痛，便结腹满者，羌活导滞汤或枳实大黄汤。若四气流注，阳明风热，腰脚肿痛，大小便秘，喘满腹痛者，大黄左经汤。若脚气饮食不消，心下痞闷，腿脚肿痛者，开结导饮丸。

敷熨淋洗

凡脚气肿痛之甚者，可用敷药以散之，或用椒艾囊以温之，或用香散之药煎汤以洗之，如百草煎，及防风、荆芥、威灵仙、艾叶、苍术、蛇床子、当归、乌药之类，皆可用；或单用紫苏，或忍冬藤煎汤淋洗之，俱妙。

禁忌共三条

观《活人》等书云，凡脚气服补药，及用汤淋洗者，皆医之所禁也。此亦一偏之说耳。盖补有宜禁者，以邪壅气实者也；淋洗有宜禁者，以水湿汤气之宜避者也。如果下部虚寒，或以病后，或以克伐太过，而脚气不愈者，岂尚堪禁补乎？又若寒邪湿热，壅结不散而为肿为痛者，最宜以辛香疏散之药煎汤蒸洗，则退邪极速，岂禁洗乎？惟是湿热气逆而上冲心腹者，不可骤洗，恐助湿气上升也。此必先降其气，俟其毒止在脚，再行熏洗，自无不利。盖补以补其弱也，洗以逐其滞也，夫何禁之有？

有当禁于未发之先者，如《外台秘要》云：第一忌嗔。嗔则心烦，烦则脚气发。又禁大语，大语则伤气，气伤病亦发。又不得露足当风入水，以冷水洗足，两足胫尤不宜冷，虽暑月当着帛裤，至冬寒加绵，常令两胫及腿温暖，微汗尤佳，依此将息，脚气自消，而无邪气留连之患。夏月腠理开，不宜当风取凉，凉处坐卧，须得劳动关节，令其气畅，此拒邪之法，养生之要也。每食后宜行三五百步，疲倦便止，则脚中恶气随即下散，虽有浮肿，气亦不上也。

孙真人云：古人少有此疾，自永嘉南渡，衣冠之人多有之。此皆湿郁于内所致也。故凡四时之中，皆不得久坐久立湿冷之地，亦不得因酒醉汗出脱衣洗足，当风取凉，皆成脚气。暑月久坐久立湿地，则湿热之气蒸人经络，病发必热，而四肢酸疼，烦闷胕肿寒热，此又山野农夫多有之，以久湿伤于外也。

述古

杨大受曰：脚气是壅疾，当用宣通之剂，使气不能成壅也，如羌活导滞汤之类，所宜通用。又如苍白术、防己、南星以去湿，羌活、独活、木瓜、槟榔，行气利关节以去壅，佐木通、牛膝以引经，当归、生地黄以和血，此必用之药也。又如东垣拈痛汤之类亦甚捷，余因证之虚实而辨治之，此即通变活法也。

附案

薛氏治一男子，素有脚气，胁下作痛，发热，头晕呕吐，腿痹不仁，服消毒、护心等药不应，左关脉紧，右关脉弦，此亦脚气也，以半夏左经汤治之而愈。一男子脚软肿痛，发热饮冷，大小便秘，右关脉数，乃足阳明经湿热流注也，以大黄左经汤治之而愈。一妇人肢节肿痛，胫足尤甚，时或自汗，或头痛，此太阳经湿热所致，用麻黄左经汤二剂而愈。一男子两腿肿痛，脉滑而数，此湿痰所致也，先以五苓散加苍术、黄柏，二剂少愈，更以二陈、二术、槟榔、紫苏、羌活、独活、牛膝、黄柏而瘥。夫湿痰之证，必先以行气利湿健中为主，若中气和则痰自消，而湿亦无所容矣。一男子右腿赤肿焮痛，脉沉数，用当归拈痛汤，四肢反痛，乃湿毒壅遏，又况下部药不易达，非药不对证也。遂砭患处，去毒血；仍用前药，一剂顿减，又四剂而消。一妇人患脚气，或时腿肿筋挛，腹作痛，诸药不应，渐至危笃。诸书云：八味丸治足少阴脚气入腹，疼痛上气，喘促欲死者，遂投，一服顿退，又服而愈。凡肾经虚寒之人，多有此患，乃肾乘心，水克火之证，少缓则死不旋踵，宜急服之。一妇人患腿痛不能伸屈，遇风寒痛益甚，诸药不应，甚苦。先以活络丹一丸，顿退，又服而瘳。次年复痛，仍服一丸，亦退大半，更以独活寄生汤，四剂而愈。一男子素有脚气，又患附骨痈作痛，服活络丹一丸，二证并瘥。上舍俞鲁月，素有疝不能愈，因患腿痛，亦用活络丹一丸，不惟腿患有效，而疝亦得愈矣。留都金二守女，患惊风甚危，诸医皆不能救，遂自用活络丹，一丸即愈，且不再作。夫病邪深伏在内，非此药莫能通达，但近代有云此药引风入骨，如油面之说，故后人多不肯服，大抵有是病宜用是药，岂可泥于此言，致病难瘥。

针灸

凡脚气初觉，即灸患处二三十壮，或用雷火针以导引湿气外出，及饮醪醴以通经散邪，其要法也。若壅既成而邪盛者，必肿痛热甚，一时药饵难散，宜砭去恶血，以消热肿，砭刺之后，以药继之。

脚气论列方

平胃散和十七
五苓散和一八二
当归拈痛散寒百三十
立效散和二八七
茱萸丸和百九
茱萸木瓜汤和二八六
鸡鸣散和二八五
二妙散寒一三四
加味二妙丸寒一三五
除湿汤和一七七
胃苓汤和百九十
苍术黄柏丸寒一三六
五积散散三九
败毒散散三六
加味败毒散外四一
紫苏汤和二百九十
清暑益气汤和一六八
紫苏散和二八九
半夏散和二九九
橘皮汤和二九八
人参散和二九七
芎芷香苏散散八八
槟榔散和二九三
槟榔汤和二九一
防己饮和二八八
加减槟榔汤和二九二
酒浸牛膝丸和三百八
续断丸和三百六
活络丹和二七七
地黄汤和三百二
八味丸补一二一
活人犀角散寒一三一
四磨饮和五二
独活寄生汤和二百七十
风引独活汤散百二
独活汤散八三
小青龙汤散八
虎骨酒和三一五
木通散和二九六
木香散和二九五
《三因》四斤丸补一六一
小续命汤散五二
神应养真丹和三一三
追毒汤散百四

大腹皮散和三百
附子八味汤热三七
椒艾囊和三一七
大腹子散和三百一
兼补厚朴汤散百一
百草煎新因三七
桑白皮散和二九四
麻黄左经汤散九六
开结导饮丸和二七八
羌活导滞汤攻三四
半夏左经汤散九七
枳实大黄汤攻三三
大黄左经汤散九八

论外备用方

鹿茸丸补一三一　生疮
豨莶丸和二五六
加味四斤丸补百六十　阴气不足
活络饮和二五六　风湿
愈风丹和二七四　养血去风
加减四斤丸补一六一　肾虚
薏仁酒和三一六　补阴去湿
换腿丸和二百八十　风湿
虎骨四斤丸补一五九　滋阴
胜骏丸和三一二　养气去邪
降椒酒和二三八　风湿
易老天麻丸和二七五　血虚受邪
续断丸和三百六　凉血去风
沉香汤和三百四　脚气攻心
神应养真丹和三一三　滋阴行经
木瓜汤和三百三　行气
槟苏散外一八八　风湿流注
史国公浸酒方和二八一
透骨散和三一四　行经
敷脚气方和三一八
羌活胜湿汤和一七八　风湿
调元健步丸和三一一　阴虚湿热
《济生》槟榔汤和二九一　疏壅
第一麻黄汤散九九　恶风
第二独活汤散一百　散风
六物附子汤外三五　四气流注

痿　证

经义

《痿论》帝曰：五脏使人痿，何也？岐伯曰：肺主身之皮毛，心主身之血脉，肝主身之筋膜，脾主身之肌肉，肾主身之骨髓，故肺热叶焦，则皮毛虚弱急薄，著则生痿躄也。心气热，则下脉厥而上，上则下脉虚，虚则生脉痿，枢折挈，胫纵而不任地也。肝气热，则胆泄口苦，筋膜干，筋膜干则筋急而变，发为筋痿。脾气热，则胃干而渴，肌肉不仁，发为肉痿。肾气热，则腰脊不举，骨枯而髓减，发为骨痿。

帝曰：何以得之？曰：肺者，脏之长也，为心之盖也，有所失亡，所求不得，则发肺鸣，鸣则肺热叶焦，故曰五脏因肺热叶焦，发为痿躄，此之谓也。悲哀太甚则胞络绝，胞络绝则阳气内动，发则心下崩，数溲血也。故《本病》曰：大经空虚，发为肌痹，传为脉痿。思想无穷，所愿不得，意淫于外，入房太甚，宗筋弛纵，发为筋痿，及为白淫．故《下经》曰：筋痿者，生于肝，使内也。有渐于湿，以水为事，若有所留，居处相湿，肌肉濡渍，痹而不仁，发为肉痿。故《下经》曰：肉痿者，得之湿地也。有所远行、劳倦，逢大热而渴，渴则阳气内伐，内伐则热舍于肾，肾者水脏也，今水不胜火，则骨枯而髓虚，故足不任身，发为骨痿。故《下经》曰：骨痿者，生于大热也。

帝曰：何以别之？曰：肺热者，色白而毛败。心热者，色赤而络脉溢。肝热者，色苍而爪枯。脾热者，色黄而肉蠕动。肾热者，色黑而齿槁。

帝曰：论言治痿者独取阳明，何也？曰：阳明者，五脏六腑之海，主润宗筋，宗筋主束骨而利机关也。冲脉者，经脉之海也，主渗灌溪谷，与阳明合于宗筋。阴阳总宗筋之会，会于气街，而阳明为之长，皆属于带脉，而络于督脉。故阳明虚则宗筋纵，带脉不引，故足痿不用也。

帝曰：治之奈何？曰：各补其荥而通其俞，调其虚实，和其逆顺，筋脉骨肉，各以其时受月，则病已矣。帝曰：善。

《生气通天论》曰：因于湿，首如裹，湿热不攘，大筋软短，小筋弛长，软短为拘，弛长为痿。

《本神》篇曰：精伤则骨酸痿厥，精时自下。

《根结》篇曰：阳明为阖，阖折则气无所止息，而痿疾起矣。故痿疾者，取之阳明，视有余不足。无所止息者，真气稽留，邪气居之也。

《邪气脏腑病形》篇曰：肺脉微缓为痿瘘偏风。脾脉缓甚为痿厥，微缓为风痿，四肢不用，心慧然若无病。肾脉微滑为骨痿，坐不能起，起则目无所见。

论证共二条

痿证之义，《内经》言之详矣。观所列五脏之证，皆言为热，而五脏之证，又总于肺热叶焦，以致金燥水亏，乃成痿证，如丹溪之论治，诚得之矣。然细察经文，又曰悲哀太甚则胞络绝，传为脉痿；思想无穷，所愿不得，发为筋痿；有渐于湿，以水为事，发为肉痿之类，则又非尽为火证，此其有余不尽之意，犹有可知。故因此而生火者有之，因此而败伤元气者亦有之。元气败伤，则精虚不能灌溉，血虚不能营养者，亦不少矣。若概从火论，则恐真阳亏败，及土衰水涸者，有不能堪，故当酌寒热之浅深，审虚实之缓急，以施治疗，庶得治痿之全矣。

经曰：湿热不攘，则大筋软短，小筋弛长，软短为拘，弛长为痿。此《内经》言筋病之概，乃举隅之谈，以启人之自反耳，非谓大筋必无弛长，小筋必无软短也。即如痿弱必由于弛长，岂大筋果无涉乎？此经言之意，从可知矣。故于痿证之外，凡遇瘛疭等病，当知拘挛者必由软短，瘫弱者必由弛长，斯得《内经》之意，而于寒热燥湿之辨，亦可得其据矣。

论治共二条

——凡痿由湿热，脉洪滑而证多烦热者，必当先去其火，宜二妙散随证加减用之。若阴虚兼热者，宜《正传》加味四物汤、虎胫骨丸，或丹溪补阴丹、滋阴八味丸之类主之。若绝无火证而止因水亏于肾，血亏于肝者，则不宜兼用凉药，以伐生气，惟鹿角胶丸为最善，或加味四斤丸、八味地黄丸、金刚丸之类，俱可择用。若阴虚无湿，或多汗者，俱不宜轻用苍术，盖痿证最忌散表，亦恐伤阴也。

——东垣取黄柏为君，黄芪等补药辅佐，以治诸痿，无一定之方，有兼痰积者，有湿多热多者，有湿热相半者，有挟气者，临病制方，其亦治痿之良法也。

述古共四条

丹溪曰:《内经》谓诸痿起于肺热，又谓治痿独取阳明。盖肺金体燥，居上而主气，畏火者也；脾土性湿，居中而主四肢，畏木者也。火能炎上，若嗜欲无节，则水失所养，火寡于畏，而侮所胜，肺得火邪而热矣。木性刚急，肺受热则不能管摄一身，脾伤则四肢不能为用而诸痿作矣。泻南方则肺金清，而东方不实，何脾伤之有？补北方则心火降，而西方不虚，何肺热之有？故阳明实则宗筋润，能束骨而利机关矣。治痿之法，无出于此。虽然天产作阳，厚味发热，凡病痿者，若不淡薄食味，必不能保其全安也。

《纂要》云：湿热，东垣健步丸加燥湿降火之剂：黄柏、黄芩、苍术。湿痰，二陈汤加苍术、白术、黄芩、黄柏之类，入竹沥、姜汁。血虚，四物加苍术、黄柏，下补阴丸。气虚，四君子加苍术、黄芩、黄柏。黄柏、苍术，治痿要药也。已上方治，虽所主有不同，而降火清金，所谓治法之大要，无不同也。

薛立斋曰：痿证多因足三阴虚损，若脾肾不足而无力者，用还少丹；肝肾虚热而足无力者，六味丸，如不应，急用八味丸。

陈无择曰：人身有皮毛、血脉、筋膜、肌肉、骨髓，以成其形，内则有肝、心、脾、肺、肾以主之，若随情妄用，喜怒劳佚，以致内脏精血虚耗，使血脉、筋骨、肌肉痿弱无力以运动，故致痿躄，状与柔风脚气相类。柔风脚气，皆外因风寒，正气与邪气相搏，故作肿苦痛，为邪实；痿由内脏不足之所致，但不任用，亦无痛楚，此血气之虚也。

痿证论列方

二妙散寒一三四

还少丹补一三五

四物汤补八

四君子汤补一

东垣健步丸和三百十

加味四斤丸补百六十

二陈汤和一

鹿角胶丸补百三十

金刚丸补一六二

虎胫骨丸寒一三七

加味四物汤补十

八味地黄丸补一二一

丹溪补阴丸寒百六十

六味地黄丸补百二十

滋阴八味丸新寒十七

论外备用方

煨肾丸补一四六　骨痿

虎骨四斤丸补一五九　强阴

败毒散散三六　风湿

小续命汤散五二　风湿

地黄饮子补九九

追毒汤散百四　风湿

鹿茸丸补一三一　阴虚弱

酒浸牛膝丸和三百八　壮筋骨

清燥汤寒一三二　湿热

小安肾丸热一六七　痿弱

加减四斤丸补一六一

大防风汤补九八　风湿

胜骏丸和三一二　养阴祛邪

加味二妙丸寒一三五　湿热

虎骨酒和三一五　强筋骨

石刻安肾丸热一六八　痿弱

滋阴大补丸补一二五　阴虚

加味四君汤补二

续断丸和三百六　凉血强筋

调元健步丸和三一一

牛膝丸和三百七　肝肾虚

阳　痿

经义

《阴阳别论》曰：二阳之病发心脾，有不得隐曲，女子不月。

《厥论》曰：厥阴之厥，则少腹肿痛，腹胀，泾溲不利，好卧屈膝，阴缩肿。

《痿论》曰：思想无穷，所愿不得，意淫于外，入房太甚，宗筋弛纵，发为筋痿，及为白淫。阳明虚则宗筋纵。

《邪气脏腑病形》篇曰：肾脉大甚为阴痿。微涩为不月，沉痔。

《经筋》篇曰；足太阴之筋病，阴器纽痛，下引脐。足厥阴之筋病，阴器不用，伤于内，则不起；伤于寒，则阴缩入；伤于热，则纵挺不收。

《经脉》篇曰：足厥阴结于茎，气逆则睾肿卒疝，实则挺长，虚则暴痒。

《至真要大论》曰：太阳之胜，隐曲不利，互引阴股。

《本神》篇曰：肝悲哀动中则伤魂，魂伤则狂忘不精，当人阴缩而挛筋，两胁骨不举。恐惧而不解则伤精，精伤则骨酸痿厥，精时自下。

《生气通天论》曰：湿热不攘，大筋软短，小筋弛长，软短为拘，弛长为痿。

《疏五过论》帝曰：凡未诊病者，必问尝贵后贱，虽不中邪，病从内生，名曰脱营。尝富后贫，名曰失精。身体日减，气虚无精，病深无气，洒洒然时惊。病深者，以其外耗于卫，内夺于营，良工所失，不知病情，此治之一过也。凡欲诊病者，必问饮食居处，暴乐暴苦，始乐后苦，皆伤精气，精气竭绝，形体毁沮，暴怒伤阴，暴喜伤阳，厥气上行，满脉去形，愚医治之，不知补泻，不知病情，精华日脱，邪气乃并，此治之二过也。

《阴阳应象大论》曰：北方生寒，在志为恐，恐伤肾，思胜恐。

《宣明五气篇》曰：精气并于肾则恐。

《调经论》曰：血有余则怒，不足则恐。

论证共三条

凡男子阳痿不起，多由命门火衰，精气虚冷，或以七情劳倦，损伤生阳之气，多致此证。亦有湿热炽盛，以致宗筋弛缓，而为痿弱者，譬以暑热之极，则诸物绵萎，经云壮火食气，亦此谓也。然有火无火，脉证可别，但火衰者十居七八，而火盛者仅有之耳。

——凡思虑、焦劳、忧郁太过者，多致阳痿。盖阴阳总宗筋之会，会于气街，而阳明为之长。此宗筋为精血之孔道，而精血实宗筋之化源，若以忧思太过，抑损心脾，则病及阳明冲脉，而水谷气血之海，必有所亏，气血亏而阳道斯不振矣。经曰：二阳之病发心脾，有不得隐曲，及女子不月者，即此之谓。

——凡惊恐不释者，亦致阳痿。经曰：恐伤肾，即此谓也。故凡遇大惊卒恐，能令人遗失小便，即伤肾之验。又或于阳旺之时，忽有惊恐，则阳道立痿，亦其验也。余尝治一强壮少年，遭酷吏之恐，病似胀非胀，似热非热，绝食而困。众谓痰火，宜清中焦。余诊之曰：此恐惧内伤，少阳气索，而病及心肾，大亏证也。遂峻加温补，兼治心脾，一月而起，愈后形气虽健如初，而阳寂不举。余告之曰：根蒂若斯，肾伤已甚，非少壮所宜之兆，宜培养心肾，庶免他虞。彼反以恐吓为疑，全不知信，未及半载，竟复病而殁。可见恐惧之害，其不小者如此。新案

论治共三条

——命门火衰，精气虚寒而阳痿者，宜右归丸、赞育丹、石刻安肾丸之类主之。若火不甚衰，而止因血气薄弱者，宜左归丸、斑龙丸、全鹿丸之类主之。

——凡因思虑惊恐，以致脾肾亏损而阳道痿者，必须培养心脾，使胃气渐充，则冲任始振，而元可复也，宜七福饮、归脾汤之类主之。然必大释怀抱，以舒神气，庶能奏效，否则徒资药力无益也。其有忧思恐惧太过者，每多损抑阳气，若不益火，终无生意，宜七福饮加桂附枸杞之类主之。

——凡肝肾湿热，以致宗筋弛纵者，亦为阳痿，治宜清火以坚肾，然必有火证火脉，内外相符者，方是其证。宜滋阴八味丸，或丹溪大补阴丸、虎潜丸之类主之。火之甚者，如滋肾丸、大补丸之类俱可用。

述古

薛立斋曰：按阴茎属肝之经络，肝者木也，如木得湛露则森立，遇酷暑则萎悴。若因肝经湿热而患者，用龙胆泻肝汤以清肝火，导湿热；若因肝经燥热而患者，用六味丸以滋肾水、养肝血而自安。又曰：琼玉膏、固本丸、坎离丸，此辈俱是沉寒泻火之剂，非肠胃有燥热者不宜服。若足三阴经阴虚发热者，久而服之，令人无子。盖损其阳气，则阴血无所生故也，屡验。

简易方

一方　治阳事不起，用蛇床子、五味子、菟丝子等分为末，蜜丸，梧子大，每服三五十丸，温酒下，日三服。

阳痿论列方

左归丸新补四

右归丸新补五

金鹿丸补一二七

赞育丹新因十四

七福饮新补七

归脾汤补三二

石刻安肾丸热一六八

虎潜丸寒一六四

琼玉膏补六十

滋阴八味丸新寒十七

固本丸补百六

六味丸补百二十

龙胆泻肝汤寒六三

坎离丸寒一六五

滋肾丸寒一六三

丹溪大补阴丸寒一五七

斑龙丸补一二八

大补丸寒一五五

卷之三十三　杂证谟

疝　气

经义

《骨空论》曰：任脉为病，男子内结七疝，女子带下瘕聚；督脉生病，从少腹上冲心而痛，不得前后，为冲疝。

《长刺节论》曰：病在少腹，腹痛不得大小便，病名曰疝，得之寒。刺少腹两股间，刺腰髁骨间，刺而多之，尽炅病已。

《经脉》篇曰：足厥阴肝病，丈夫㿉疝，妇人少腹肿。肝所生病，为飧泄、狐疝。足厥阴之别，循胫上睾，结于茎，其气逆则睾肿卒疝，实则挺长，虚则暴痒，取之所别也。

《缪刺论》曰：邪客于足厥阴之络，令人卒疝暴痛；刺足大指爪甲上，与肉交者各一痏，左取右，右取左。

《脉解篇》曰：厥阴所谓㿗疝，妇人少腹肿也。阴亦盛而脉胀不通，故曰㿗隆疝也。

《阴阳别论》曰：三阳为病，发寒热，其传为㿗疝。

《经筋》篇曰：足阳明之筋，病㿉疝，腹筋急。足太阴经之筋，病阴器纽痛，下引脐两胁痛。足厥阴之筋，病阴器不用。伤于内则不起，伤于寒则阴缩入，伤于热则纵挺不收。

《邪气脏腑病形》篇曰：小肠病者，小腹痛，腰脊控睾而痛，时窘之后。

《四时气》篇曰：小腹控睾，引腰脊，上冲心，邪在小肠者，连睾系，属于脊，贯肝肺，络心系。气盛则厥逆，上冲肠胃，熏肝，散于肓，结于脐。

《玉机真脏论》曰：是故风者，百病之长也，弗治，脾传之肾，病名曰疝瘕，少腹冤热而痛，出白，一名曰蛊。

《本脏》篇曰：肾下则腰尻痛，不可以俯仰，为狐疝。

《平人气象论》曰：寸口脉沉而弱，曰寒热及疝瘕少腹痛。脉急者，疝瘕少腹痛。

《脉要精微论》曰：诊得心脉而急，病名心疝，少腹当有形也。

《邪气脏腑病形》篇曰：心脉微滑为心疝引脐，小腹鸣。肝脉滑甚为□疝。脾脉微大为疝气，滑甚为㿗癃，涩甚为肠㿗；微涩为内㿗，多下脓血。肾脉滑甚为癃㿗。

《大奇论》曰：肾脉大急沉，肝脉大急沉，皆为疝。心脉搏滑急为心疝。肺脉沉搏为肺疝。三阳急为瘕，三阴急为疝。

《五脏生成论》曰：青脉之至也，长而左右弹，有积气在心下支胠，名曰肝痹，得之寒，与疝同法。黄脉之至也，大而虚，有积气在腹中，有厥气，名曰厥疝，女子同法。

《四时刺逆从论》曰：厥阴滑则病狐疝风。少阴滑则病肺风疝。太阴滑则病脾风疝。阳明滑则病心风疝。太阳滑则病肾风疝。少阳滑则病肝风疝。

《至真要大论》曰：阳明司天，丈夫㿗疝，妇人少腹痛。阳明之胜，外发㿗疝。太阳在泉，民病少腹控睾，引腰脊，上冲心痛。太阳之复，少腹控睾，引腰脊，上冲心。太阴在泉，主胜，甚则为疝。

论证共三条

疝气病者，凡小腹睾丸为肿为痛，止作无时者，皆是也。但疝证不一，如《内经》所谓狐疝者，以其出入不常也。有言㿗疝者，以其顽肿不仁也。有冲疝者，以其自少腹上冲而痛也。有厥疝者，以结气在阴而气逆为疝也。有疝瘕者，以少腹冤热而痛出白，一名曰蛊也。有六经风疝者，如《四时刺逆从论》所言者是也。有小肠疝者，如《邪气脏腑病形》篇所言者是也。凡此七者，总皆疝之为义。然疝之为病，不独男子有之，而妇人亦有之，经曰：有积气在腹中，有厥气，名曰厥疝，女子同法。又曰：厥阴所谓㿗疝，妇人少腹肿也。至若冲疝、瘕之属，亦皆男妇之所同病者。然惟睾丸之病，独在男子，而他则均当详察也。观张子和曰：夫遗尿、闭癃、阴痿、脬痹、精滑、白淫，皆男子之病也。

若血涸不月，月罢腰膝上热，足躄，嗌干，癃闭，少腹有块，或定或移，前阴突出，后阴痔核，皆女子之病也，但女子不谓之疝，而谓之瘕。若年少而得之，不计男子妇人，皆无子。此说诚非谬也。然今人但言男子之疝，而全不知妇人之疝，殊失之矣。

——疝气所属，本非一经。如《内经》所云：任脉为病，男子内结七疝，女子带下瘕聚。督脉生病，从少腹上冲心而痛，不得前后，为冲疝。又曰：脾传之肾，病名曰疝瘕。又曰：三阳为病，发寒热，其传为㿗疝。又曰：邪在小肠者，连睾系，属于脊。又曰：邪客于足厥阴之络；令人卒疝暴痛。又如心肝脾肺肾五疝之脉，各有所辨，此《素问》言诸经之疝也。又《经筋》等篇言足阳明之筋，病㿗疝腹筋急。足太阴之筋，病阴器纽痛，下引脐，两胁痛。足厥阴之筋，病阴器不用等义，此《灵枢》言诸经之疝也。自张子和云疝有七，前人论者甚多，其非《灵枢》《素问》《铜人》之言，予皆不取。乃引《灵枢》之论曰：足厥阴之筋，聚于阴器。故阳明与太阴之筋，皆会于阴器，惟厥阴主筋，故为疝者，必本之厥阴。此子和之意，以疝为筋病，而筋主于肝，故谓疝必厥阴，似亦有理，而实则不然。观《内经》诸论之如前者，谓非《灵》《素》之言，而子和皆不可取乎？且筋虽主于厥阴，然散见诸经，即为诸经之筋矣，若病在诸经，固可因筋而废经乎？矧如《厥论》曰：前阴者，宗筋之所聚，太阴阳明之合也。又《痿论》曰：阴阳总宗筋之会，会于气街，而阳明为之长。此亦可以不取乎？然则小腹前阴之经，则厥阴、少阴、太阴、阳明、少阳、太阳，以至冲、任、督脉皆有涉，今考《铜人经》治疝之法，则诸经皆有俞穴，若谓止属厥阴，则诸经皆可废矣。即子和亦历指诸经之穴，谓诸穴虽亦治疝，然终非受疝之地，此说何也？自后丹溪遂因子和之言，谓经有七疝，寒、水、筋、血、气、狐、㿗也，专主肝经，与肾经无相干。再至戴原礼，又因丹溪之说，云疝本属厥阴之一经，余尝见俗说小肠、膀胱下部气者，皆妄言也。呜呼！此等议论，皆后学逞亿之见，果堪信乎？果堪法乎？医失真传，类多如此，故非《灵》《素》《铜人》之言，余诚不敢取也。今录《铜人》治疝穴法，条列后章，以便后人用证。

——疝气之病，有寒证，亦有热证，然必因先受寒湿，或犯生冷，以致邪聚阴分，此其肇端之始，则未有不因寒湿而致然者。及其病郁既久，则郁而成热者有之，或以阳脏之人，火因邪聚，而湿热相资者亦有之，故在《内经》言疝，则寒热皆有所论。如曰：病在少腹，腹痛，不得大小便，病名曰疝，得之寒。曰：阴亦盛而脉胀不通，故曰㿗癃疝也。曰：肝痹得之寒湿，与疝同法。曰：太阳、太阴、阳明之胜复，皆有疝气，是皆言疝之寒也。又如曰：脾风传肾，名曰疝瘕，少腹冤热而痛，出白，一名曰蛊。曰：足厥阴之筋，病阴器不用，伤于寒则阴缩入，伤于热则纵挺不收，是皆言疝之热也。此《内经》之言寒言热，未尝偏废者如此。

观丹溪曰：自《素问》而下，皆以为寒，盖寒主收引，经络得寒则引而不行，所以作痛者。然亦有踢冰涉水终身不病此者，无热在内故也。大抵此证始于湿热在经，郁而至久，又得寒气外来，不得疏散，所以作痛，若只作寒论，恐未为备。此丹溪之论如此，故其治多从火而倍用山栀、黄柏之属，余则不能无言也。观《内经》之言疝者如前，原非只作寒论，第言寒者较多于热，亦自疝家之正理，不可易也。矧疝以寒邪入经，所以为痛，及其久也，方为郁热，使其始不受寒，何由致疝，此寒为本而热为标也。若谓始于湿热在经，又得邪气外来，所以作痛，则反以热为本，而寒为标矣，岂其然乎？至若踢冰涉水终身不痛者，此虽有贵贱之分、久暂之异，然必以阳气内实而寒不能犯者有之，若谓无热在内，故寒自不入，又岂其然乎？此致病之因，有不得不辨也。是以《内经》之论，凡至切至当者，胡可弗遵，后世之谈，其多凿多偏者，安庸尽信？

再若治此之法，固不可必其为寒，又不可必其为热，但治初受之邪，必当以温经散寒，行气除湿为主，切不可早用寒凉，致留邪气，则遗害非浅。及其久也，则有始终以寒者，有因寒郁热者，有元阳受伤而虚陷日甚者，但当察其形气病气，因病制方。若果有热证热脉显然外见者，方可治以寒凉。如无热证可据，而执云大抵疝由湿热，则无者生之，有者甚之矣。此习俗之通弊，有不可不鉴也。

论治共十一条

凡治疝之法，当察所由，此虽以受寒受湿，因而成疝，然或以色欲，或以劳损，或以郁怒，或以饮食酒湿之后，不知戒慎，致受寒邪，则以阴求阴，流结于冲任血气之海，而下归阴分，遂成诸疝。故其为病，则有遇寒而发者；有郁久成热，遇热而发者；有郁则气逆，遇郁怒而发者；有湿因寒滞，遇湿而发者；有疲极则伤筋，遇劳苦而发者；有虚邪在少阴、厥阴，遇色欲而发者；有饮食之湿在阳明、太阴，遇酒酪而发者，至其久也，则正气陷而不举，邪气留而不去，而为㿗、为木，难于愈矣。故治此者，必当因其所因，辨而治之，则无不随手可愈，若茫然混然，徒执一偏之见，而至老不瘥者，即与之谈，终无益也。

——治疝必先治气，故病名亦曰疝气，非无谓也。盖寒有寒气，热有热气，湿有湿气，逆有逆气，气在阳分则有气中之气，气在阴分则有血中之气。凡气实者，必须破气；气虚者，必须补气。故治疝者，必于诸证之中，俱当兼用气药。

——疝之暴痛或痛甚者，必以气逆，宜先用荔香散。气实多滞者，宜《宝鉴》川楝散，或天台乌药散。非有实邪而寒胜者，宜暖肝煎主之。

——寒疝最能作痛，多因触冒寒邪，或犯生冷所致，凡喜暖畏寒，脉弦细，鼻尖手足多冷，大小便无热之类，皆是也。寒微者，宜荔香散、暖肝煎、肾气丸、神应散、丁香楝实丸之类主之。寒甚者，宜《医林》四神丸、《百一选方》十补丸、胡芦巴丸、沉香桂附丸之类主之。一法以五积散加盐炒吴茱萸、小茴香各一钱，姜五片，葱白五寸同煎，空心热服，大治气痛不可忍。

——热疝大能作痛，凡火邪聚于阴分而为痛者，必有热证热脉，或大便秘结，或小水热闭不通，或为胀为满而烦热喜冷者是也，宜大分清饮，或茵陈饮加茴香、川楝子之类，或以加味通心饮、葵子汤之类主之。又有肾本不虚而肝经湿热火旺，茎中作痛，筋急缩，或痛，或痒，或肿，或挺纵不收，白物如精，随尿而下者，此筋疝也，宜龙胆泻肝汤主之。

——湿疝多为重坠胀满，然亦有痛者，宜以前寒热证参而治之。有不痛而久坠不愈者，是即㿗疝之属，单宜治湿理气，以加味五苓散，或《局方》守效丸，或苍术散，或三层茴香丸之属主之。一云凡治㿗疝，非断房事厚味，不能取效。

——疝病遇酒而发者，多因湿热，当先去其湿。湿而热者，大分清饮加茴香、川楝之属。湿兼寒者，宜加味五苓散主之，或以葛花解酲汤加减用之。

——血结少腹间者，是为血疝，但察其非气非食，小腹硬而有形，大便秘结而黑，小水利者，必血积血疝之属，宜桃仁膏，或桃仁煎，或玉烛散之类下之。

——疝遇色欲而发者，是必阴虚之属。若阴虚兼动相火者，宜以六味地黄汤加黄柏、知母、山栀、茴香、川楝之类主之。若阴虚无火，或兼寒痛精虚者，宜理阴煎，或八味地黄汤加茴香、枸杞之类，或用暖肝煎主之。

——疝久者必多虚证，或以元气本虚而偶患者，亦有虚证，或不耐劳苦而微劳即发者，亦有虚证，当以脉证辨之。凡治虚疝，当察其虚在阴分，或在阳分。阴虚者，轻则暖肝煎、八味地黄汤，甚则理阴煎、补阴益气煎之类，酌而用之。阳虚者，宜温胃饮、归脾汤、补中益气汤之类主之。若阳虚至甚者，必用桂、附、椒、姜，或以六味回阳饮之类主之。若虚中挟滞者，宜以前法为主，而加以疏导之药，如川楝、茴香、枳实、山楂、栀子之属，酌其宜而佐用之。

——疝有邪实当下者，详后条张子和论中。

述古 共八条

《巢氏病源》曰：诸疝者，阴气积于内，复为寒气所加，使营卫不调，气血虚弱，故风冷入其腹内而成疝也。疝者痛也，或小腹痛，不得大小便；或手足厥冷，绕脐痛，自汗；或冷气逆上抢心腹，令心痛；或里急而腹痛，此诸候非一，故云诸疝也。

许学士云：大抵此疾虽因虚得之，不可以虚而骤补。经云：邪之所凑，其气必虚，留而不去，其病则实，故必先涤所蓄之热，然后补之。是以诸方多借巴豆气者，盖谓此也。

刘宗厚云：谨案：疝证虽始为因虚而得，必邪实迫痛而未下者，故当先泻而后补也。至有虚甚迫痛，上为呕逆，或下有遗精者，此邪实正虚之甚矣，此欲不补可乎？但恐补之则无益，泻之则气转陷，幸而获生者鲜矣。

陈无择曰：经说七疝，诸疝等义，更不见名状，但有寒疝、㿗疝、狐疝而已，唯《大奇论》列五脏脉为五疝者如前。大抵血因寒泣则为瘕，气因寒聚则为疝，但五脏脉理不同，不可不辨。且肾脉本沉，心脉本滑，受寒则急，于理乃是。肝脉本弦，肺脉本涩，并谓之沉，未为了义。又脾不出本脉，但云急为疝，亦文义之缺也。凡云急者，紧也，紧为寒，亦可类推。且贼风入腹亦为疝，冒暑履湿皆能为疝，当随四气改易急字，风则浮弦，暑则洪数，湿则缓细，于理始明。要知疝虽兼脏气，皆外所因也，寒泣、风散、暑郁、湿著、绞刺击搏，无有定处，仓卒之际，痛不堪忍，世人称为横弦、竖弦、膀胱小肠气、贼风入腹等，名义不同，证状则一。

张子和曰：《内经》曰：木郁则达之。达谓吐也，令条达其气也。肝之积，本当吐者，然观其病之上下，以顺为贵，仲景所谓上宜吐，下宜泻者，此也。敢列七疝图于下，以示后之君子，庶几有所凭藉者焉。

寒疝：其状囊冷，结硬如石，阴茎不举，或控睾丸而痛。得于坐卧湿地，或寒月涉水，或冒雨雪，或坐卧砖石，或风冷处使内过劳，宜以温剂下之。久而无子。

水疝：其状肾囊肿痛，阴汗时出，或囊肿而状如水晶，或囊痒而搔出黄水，或少腹中按之作水声。得于饮水醉酒，使内过劳，汗出而遇风寒湿之气，聚于囊中，故水多，令人为卒疝，宜以逐水之剂下之。有漏针去水者，人多不得其法。

筋疝：其状阴茎肿胀，或溃或脓，或痛而里急筋缩，或茎中痛，痛极则痒，或挺纵不收，或白物如精，随溲而下。久而得于房室劳伤及邪术所使，宜以降心之剂下之。

血疝：其状如黄瓜，在少腹两旁，横骨两端约中，俗云便痈。得于重感春夏大燠，劳动使内，气血流溢，渗入脬囊，留而不去，结成痈肿，肿少血多，宜以和血之剂下之。

气疝：其状上连肾区，下及阴囊，或因号哭忿怒，则气郁之而胀，怒哭号罢，则气散者是也。有一治法，以针出气而愈者。然针有得失，宜以散气之药下之。或小儿亦有此疾，俗曰偏气。得于父已年老，或年少多病，阴痿精怯，强力入房，因而有子，胎中病也。此疝不治，惟筑宾一穴灸之。

狐疝：其状如瓦，卧则入小腹，行立则出小腹入囊中。狐昼则出穴而尿，夜则入穴而不尿，此疝出入上下往来，正与狐相类也。亦与气疝大同小异，今人带钩钤是也。宜以逐气流经之药下之。

㿗疝：其状阴囊肿缒，如升如斗，不痒不痛者是也。得之地气卑湿所生，故江淮之间，湫塘之处，多感此疾，宜以去湿之药下之。女子阴户突出，虽似此类，乃热则不禁固也，不可便谓虚寒而涩之、燥之、补之。本名曰瘕，宜以苦下之，以苦坚之。王太仆曰：阳气下坠，阴气上争，上争则寒多，下坠则筋缓，故睾垂纵缓，因作㿗疝也。已上七疝，下去其病之后，可调则调，可补则补，各量病势，勿拘俗法。经所谓阴盛而腹胀不通者，㿗癃疝也，不可不下。

刘宗厚曰：按子和所论，病本经络之原，至为详尽，但七疝名固不同，治法当异；然俱用攻下之法，愚切疑焉。虽钱仲阳亦曰：肝为相火，有泻无补。丹溪有曰：肝只是有余，肾只是不足。夫厥阴一经受疝，宜通勿塞固宜，亦当视其浅深而行之可也，况有邪气客于膀胱、小肠之经者，若干于少阴肾经，则宜通勿塞之法，可例用乎？

愚谓子和七疝之治虽各有不同，然无非用下，则不能无偏。故刘宗厚、徐用诚皆疑而议之，亦谓其太过耳，非谓尽不可用也。再观丹溪之法，则曰治疝大不宜下，是又相左之甚矣。余因考子和治案，如治蔡参军，因坐湿地，疝痛不堪，用导水丸下之而愈。又治一人因疟渴，过饮浆水病疝，医进姜、附，为燥热所壅，以致阴囊重坠，大如升斗，乃先以导水丸，后用猪肤散大下之而愈。又治一夫病卒疝，赤肿大痛，数日不止，诸药如石投水，遂以导水丸，次以通经散，大下之而愈。若此类者，岂皆不可下乎？故但宜酌其虚实缓急，如或为邪热所闭，或以少年暴疾，或以肿硬赤痛之极者，则如导水丸、三花神佑丸、禹功散之类，皆所当用。盖邪盛而急，势不可当，有非行气利水等剂所能及者，则不得不攻，此子和之法，亦自有必不可废者，是不可不察也。

《辨疑录》云：治疝者，每用五苓散内加行气之药，获效者多。按药性，猪苓、泽泻分理阴阳，以和心与小肠之气，白术调脾，并利脐腰间湿及死血，茯苓利膀胱水，桂能伐肝邪，茴香善治小肠之气，金铃子、橘核去膀胱之气，槟榔下气，少加木通以导引小肠之邪，屡用屡验。

诸经治疝灸法

足阳明经：气冲　归来　水道　阴市　大巨　陷谷

足太阴经：冲门　府舍　阴陵泉　三阴交

足少阴经：肓俞　四满　阴谷　筑宾治小儿胎病　交信　太溪照海　然谷

足厥阴经：急脉　曲泉　中都　蠡沟　中封　太冲　行间　大敦

足太阳经：肝俞　次髎　合阳　承山　金门

足少阳经：五枢　肩井　丘墟

督脉：命门　长强

任脉：曲骨　中极　关元　石门　气海　阴交

一法：于关元两旁相去各三寸青脉上，灸七壮即愈。左灸左，右灸右，用验。

一法：令病者合口，以草横量两口角为一折，照此再加二折，共为三折，屈成三角如△样，将上角安脐中心，两角安脐下两旁，当下两角处是穴，左患灸右，右患灸左，左右俱患，即两灸之。艾柱如麦粒，灸十四壮或二十一壮即安。

——阑门穴　在阴茎根两旁各开三寸是穴，针一寸半，灸七壮，治木肾偏坠。案：此即奇俞中泉阴穴。《千金翼》云：在横骨旁三寸，治㿗卵偏大，灸百壮，三报之。

——外陵穴　在脐左右各开一寸半，灸疝立效，永不再发，屡用屡验。

——风市穴　在膝上七寸外侧两筋间。又取法：令正身平立，直垂两手着腿，当中指尽处陷中是也。针五分，灸七壮。《千金》云：灸百壮，重者五六百壮。治疝气，外肾肿，小肠气痛，腹内虚鸣，此风痹疼痛之要穴。

熨治法

严氏云：用食盐半斤，炒极热，以故帛包熨痛处。

一法用泥葱白一握，置脐中，上用熨斗熨之，或上置艾灼之，妙。或以葱白为一束，去须叶，切为寸厚葱饼，烘热置脐上，仍以熨斗熨之，尤便而妙。

疝论列方

荔香散新因二八

川楝散和三二六

加味通心饮寒三三

暖肝煎新热十五

理阴煎新热三

龙胆泻肝汤寒六三

六味丸补百二十

八味丸补一二一

葛花解酲汤和一二四

温胃饮新热五

肾气丸热一七七

归脾汤补三二

加味五苓散和一八四

玉烛散攻二四

五积散散三九

丁香楝实丸热一七九

苍术散和三二八

葵子汤寒一二四

天台乌药散和三二九

桃仁煎攻三九

桃仁膏和三百三十

茵陈饮新寒八

《百选》十补丸热一七四

神应散热一七五

守效丸和三三一

《医林》四神丸热一五三

神佑丸攻四八

禹功散攻四一

三层茴香丸热一八一
导水丸攻七一
胡芦巴丸热一七八
六味回阳饮新热二
大分清饮新寒五
沉香桂附丸热百十一
补中益气汤补三十
补阴益气煎新补十六

论外备用方

荔核散和三二七　气疝
祛痛散和七一　气逆
木香导气丸因二七六
降椒酒和二三八　风湿
苦楝丸热百八十　奔豚
加减柴苓汤和一九三　湿疝寒热
蟠葱散热百一十　寒滞
羊肉汤热一七六　寒疝
疝气神方因二七二、二七四
去铃丸因二七七
夺命丹热一八二　阴寒
当归羊肉汤热一七六　寒疝
川楝丸因二七五　寒滞
固元丹固三一　虚寒
湿疝阴丸作痛因二七九

脱　肛

论证

大肠与肺为表里，肺热则大肠燥结，肺虚则大肠滑脱，此其要也。故有因久泻久痢，脾肾气陷而脱者；有因中气虚寒，不能收摄而脱者；有因劳役吐泻，伤肝脾而脱者；有因酒湿伤脾，色欲伤肾而脱者；有因肾气本虚，关门不固而脱者；有因过用寒凉，降多亡阳而脱者；有因湿热下坠而脱者。然热者必有热证，如无热证，便是虚证。且气虚即阳虚，非用温补多不能效。凡小儿元气不实者，常有此证。故陈自明曰：大肠虚寒，其气下陷，则肛门翻出；或因产努力，其肛亦然，是诚确见之论。

论治

《内经》曰下者举之，徐之才曰涩可去脱，皆治脱肛之法也。故古人之治此者，多用参、芪、归、术、川芎、甘草、升麻之类以升之补之，或兼用北五味、乌梅之类以固之涩之，仍外用熏洗收涩之药，则无有不愈。凡中气微虚而脱者，宜四君子汤或五味异功散。中寒吐泻而脱者，五君子煎或温胃饮。泻痢不止而滑脱者，胃关煎，或加乌梅、北五味、文蛤、木香之属以佐之。脾虚下陷而脱者，补中益气汤或举元煎。阴虚肝肾不足而下陷者，补阴益气煎。阴中阳虚而脱者，理阴煎或大补元煎。以上诸证，凡虚中挟火，或热赤，或肿痛，宜用补中益气汤加黄连、黄芩、槐花之类加减治之。然必真有火证火脉，方可酌用寒凉，若非实火，则大忌苦寒，以防其沉降败脾也。若妇人产后用力太过，肛门脱出者，宜六物煎加升麻，或用殿胞煎加人参，仍须用温热汤洗而收之。若湿热下坠，疼痛脱肛，甚者，抽薪饮、大分清饮；微者，约营煎。

述古

薛立斋曰：脱肛属大肠气血虚而兼湿热。凡湿热胜者，升阳除湿汤。血热者，四物加条芩、槐花。血虚者，四物加白术、茯苓。兼痔而痛者，四物加槐花、黄连、升麻。久痢者，补中益气汤加酒炒芍药。中气虚陷者，前汤加半夏、炮姜、五味、茯苓。肾虚者六味丸。虚寒者，八味丸。

简易方

一方　用五倍子末三钱，明矾末二钱，水二碗，煎沸热洗，立收。

一方　治脱肛三五寸者，先用五倍矾汤洗过，次用赤石脂为末，以油纸托上，四围皆掺之，妙。

一方　用桑叶、桃叶煎汤，入矾末，洗之则愈。或以蓖麻子捣膏药贴顶心，则不下脱。

一方　用石灰炒热，以帛包裹，令患人坐其上，冷即易之。

灸脱肛法

长强穴灸三壮，愈　脐中随年壮　百会灸三壮，治小儿脱肛

脱肛论列方

四君子汤补一
五君子煎新热六
大补元煎新补一
温胃饮新热五
四物汤补八
大分清饮新寒五
补中益气汤补三十
胃关煎新热九
六物煎新因二十
升阳除湿汤和一七九
举元煎新补十七
六味丸补百二十
五味异功散补四
理阴煎新热三
殿胞煎新因十
八味丸补一二一
补阴益气煎新补十六
抽薪饮新寒三
约营煎新寒二十

论外备用方

缩砂散因二八四　伏热
伏龙肝散因二八八　擦敷
真人养脏汤和一九四
蟠龙散因二八七　擦敷
熏洗熨法因二百八十、二八一
参术芎归汤因二八二　气虚
凉血清肠散因二八三　血热
诃子人参汤因二八五　虚陷

天集

卷之三十四　杂证谟

癫狂痴呆

经义

《宣明五气篇》曰：邪入于阳则狂，邪入于阴则痹。搏阳则癫疾，搏阴则为喑。

《生气通天论》曰：阴不胜其阳，则脉流薄疾，并乃狂。阳不胜其阴，则五脏气争，九窍不通。

《调经论》曰：血并于阴，气并于阳，故为惊狂。

《通天》篇曰：太阳之人，多阳而少阴，必谨调之，无脱其阴，而泻其阳。阳重脱者易狂，阴阳皆脱者，暴死不知人也。《本神》篇曰：肝悲哀动中则伤魂，魂伤则狂忘不精。肺喜乐无极则伤魄，魄伤则狂，狂者意不存人。

《脉解篇》曰：太阳所谓甚则狂癫疾者，阳尽在上而阴气从下，下虚上实，故狂癫疾也。阳明所谓病至则欲乘高而歌，弃衣而走者，阴阳复争而外并于阳，故弃衣而走也。

《阳明脉解篇》：帝曰：足阳明之脉病，甚则弃衣而走，登高而歌，或至不食数日，逾垣上屋，所上之处，皆非其素所能也，病反能者何也？岐伯曰：四肢者，诸阳之本也。阳盛则四肢实，实则能登高也。热盛于身，故弃衣欲走也。阳盛则使人妄言骂詈，不避亲疏而不欲食，故妄走也。

《病能论》：帝曰：有病怒狂者，此病安生？岐伯曰：生于阳也。阳气者，因暴折而难决，故善怒也，病名曰阳厥。帝曰：何以知之？岐伯曰：阳明者常动，巨阳少阳不动，不动而动大疾，此其候也。帝曰：治之奈何？曰：夺其食即已。夫食入于阴，长气于阳，故夺其食即已。

使之服以生铁落为饮，夫生铁落者，下气疾也。

《通评虚实论》帝曰：癫疾何如？岐伯曰：脉搏大滑，久自已；脉小坚急，死不治。帝曰：癫疾之脉，虚实何如？岐伯曰：虚则可治，实则死。

《大奇论》曰：心脉满大，痫瘛筋挛。肝脉小急，痫瘛筋挛。二阴急为痫厥。

《邪气脏腑病形》篇曰：心脉缓甚为狂笑，微涩为癫疾。肺脉急甚为癫疾。肾脉急甚为骨癫疾。

《奇病论》曰：帝曰：人生而有病癫疾者，病名曰何？安所得之？岐伯曰：病名为胎病。此得之在母腹中时，其母有所大惊，气上而不下，精气并居，故令子发为癫疾也。

《寒热病》篇曰：暴挛痫眩，足不任身，取天柱。

《癫狂》篇曰：癫疾始生，先不乐，头重痛，视举目赤，甚作极已而烦心，候之于颜。取手太阳、阳明、太阴，血变而止。癫疾始作，先反僵，因而脊痛，候之足太阳、阳明、太阴、手太阳，血变而止。癫疾始作，而引口啼呼喘悸者，候之手阳明、太阳，左强者攻其右，右强者攻其左，血变而止。治癫疾者，常与之居，察其所当取之处。病至，视之有过者泻之，置其血于瓠壶之中，至其发时，血独动矣。不动，灸穷骨二十壮。穷骨者，骶骨也。骨癫疾者，颇齿诸腧分肉皆满，而骨居，汗出烦悗，呕多沃沫，气下泄，不治。筋癫疾者，身倦挛急大，刺项大经之大杼脉。呕多沃沫，气下泄者，不治。脉癫疾者，暴仆，四肢脉皆胀而纵。脉满，尽刺之出血；不满，灸之挟项太阳，灸带脉于腰相去三寸，诸分肉本输。呕多沃沫，气下泄者，不治。癫疾者，疾发如狂者，死不治。以上俱言癫疾。

狂始生，先自悲也，喜忘苦怒善恐者，得之忧饥，治之取手太阴、阳明，血变而止，及取足太阴、阳明。狂始生少卧不饥，自高贤也，自辩智也，自尊贵也，善骂詈，日夜不休，治之取手阳明、太阳、太阴、舌下少阴，视之盛者，皆取之，不盛，释之也。狂言，惊，善笑，好歌乐，妄行不休者，得之大恐，治之取手阳明、太阳、太阴。狂，目妄见，耳妄闻，善呼者，少气之所生也，治之取手太阳、太阴、阳明，足太阴、头两颇。狂者多食，善见鬼神，善笑而不发于外者，得之有所大喜，治之取足太阴、太阳、阳明，后取手太阴、太阳、阳明。狂而新发，未应如此者，先取曲泉左右动脉，及盛者见血，有顷已；不已，以法取之，灸骨骶二十壮。以上俱言狂证。

《长刺节论》曰：病在诸阳脉，且寒且热，诸分且寒且热，名曰狂，刺之虚脉，视分尽热病已止。病初发岁一发，不治，月一发，不治，月四五发，名曰癫病，刺诸分诸脉，其无寒者以针调之，病已止。

《二十难》曰：重阳者狂，重阴者癫；脱阳者见鬼，脱阴者目盲。

《五十九难》曰：狂癫之病，何以别之？然，狂疾之始发，少卧而不饥，自高贤也，自倨贵也，妄笑，好歌乐，妄行不休是也。癫疾始发，意不乐，僵仆直视，其脉三部俱盛是也。

论证共二条

癫狂之病，病本不同。狂病之来，狂妄之渐而经久难已；癫病之至，忽然僵仆而时作时止。狂病常醒，多怒而暴；癫病常昏，多倦而静。由此观之，则其阴阳寒热，自有冰炭之异。故《难经》曰：重阳者狂，重阴者癫。义可知也。后世诸家，有谓癫狂之病，大概是热，此则未必然也。此其形气脉气自亦有据，不可不辨察阴阳，分而治之。

——癫即痫也，观《内经》所言癫证甚详，而痫则无辨，即此可知。后世有癫痫、风痫、风癫等名，所指不一，则徒滋惑乱，不必然也。又如《别录》所载五痫，曰马痫、牛痫、猪痫、羊痫、鸡痫者，即今人之谓羊痫、猪痫也，此不过因其声之相似，遂立此名。可见癫痫无二，而诸家于癫证之外，又有痫证，诚属牵强，无足凭也。又《千金方》有风痫、惊痫、食痫，及阴痫、阳痫之说，皆所当辨，并列后条。

论治共五条

凡狂病多因于火。此或以谋为失志，或以思虑郁结，屈无所伸，怒无所泄，以致肝胆气逆，木火合邪，是诚东方实证也。此其邪乘于心，则为神魂不守；邪乘于胃，则为暴横刚强。故治此者，当以治火为先，而或痰或气，察其甚而兼治之。若止因火邪，而无胀闭热结者，但当清火，宜抽薪饮、黄连解毒汤、三补丸之类主之。若水不制火而兼心肾微虚者，宜朱砂安神丸，或服蛮煎、二阴煎主之。若阳明火盛者，宜白虎汤、玉泉散之类主之。若心脾受热，叫骂失常，而微兼闭结者，宜清心汤、凉膈散、三黄丸、当归龙荟丸之类主之。若因火致痰者，宜清膈饮、抱龙丸、生铁落饮主之，甚者宜滚痰丸。若三焦邪实热甚者，宜大承气汤下之。若痰饮壅闭，气道不通者，必须先用吐法，并当清其饮食。此治狂之要也。

——癫病多由痰气。凡气有所逆，痰有所滞，皆能壅闭经络，格塞心窍，故发则旋晕僵仆，口眼相引，目睛上视，手足搐搦，腰脊强直，食顷乃苏。此其倏病倏已者，正由气之倏逆倏顺也。故治此者，当察痰察气，因其甚者而先之；至若火之有无，又当审其脉证而兼为之治也。气滞者，宜排气饮、大和中饮、四磨饮，或牛黄丸、苏合丸、《集成》润下丸之类主之。痰盛者，宜清膈饮、六安煎、二陈汤、橘皮半夏汤，或抱龙丸、朱砂滚涎丸之类主之。兼痰兼火者，宜清膈饮、朱砂安神丸、丹溪润下丸之类主之。痰逆气滞之甚者，必用吐法，吐后随证调理之。

——癫痫证无火者多。若无火邪，不得妄用凉药，恐伤脾气，以致变生他证。且复有阴盛阳衰及气血暴脱，而绝无痰火气逆等病者，则凡四君、四物、八珍、十全大补等汤，或干姜、桂、附之类，皆所必用，不得谓癫痫尽属实邪而概禁补剂也。若真阴大损，气不归根，而时作时止，昏沉难愈者，必用紫河车丸，方可效。其有虚中挟奏实，微兼痰火不清而病久不愈者，《集验》龙脑安神丸最得其宜，随证增减，可为法也。

——痴呆证，凡平素无痰，而或以郁结，或以不遂，或以思虑，或以疑贰，或以惊恐，而渐致痴呆，言辞颠倒，举动不经，或多汗，或善愁，其证则千奇万怪，无所不至，脉必或弦或数，或大或小，变易不常，此其逆气在心或肝胆二经，气有不清而然。但察其形体强壮，饮食不减，别无虚脱等症，则悉宜服蛮煎治之，最稳最妙。然此证有可愈者，有不可愈者，亦在乎胃气、元气之强弱，待时而复，非可急也。凡此诸证，若以大惊猝恐，一时偶伤心胆而致失神昏乱者，此当以速扶正气为主，宜七福饮或大补元煎主之。

——小儿无狂证，惟病癫者常有之。凡小儿之病，有从胎气而得者，有从生后受惊而得者，盖小儿神气尚弱，惊则肝胆夺气而神不守舍，舍空则正气不能主，而痰邪足以乱之。故凡治小儿之惊痫，必须先审正气，然后察其病邪，酌宜治之。诸法俱载《小儿门》，所当详究。

述古共四条

《千金方》云：小儿之痫有三，风痫、惊痫、食痫也。风痫缘衣暖汗出，风因入也。初时先屈指如数，乃作。惊痫起于惊悸，大啼乃作。食痫其先不哺乳，而变热后发，或先寒后热者，皆食痫也。又云：病先身热，瘈纵，惊啼叫唤，而后发痫，脉浮者为阳痫，病在六腑外，在肌肉，犹易治也；病先身冷，不惊瘈，不啼叫，而病发时脉沉者，为阴痫，病在五脏内，在骨髓，难治也。

陈无择云：夫癫痫病，皆由惊动，使脏气不平，郁而生涎，闭塞诸经，厥而乃成。或在母胎中受惊，或幼小感风寒暑湿，或饮食不节，逆于脏气而成。盖忤气得之外，惊恐得之内，饮食属不内外，三因不同，忤气则一。

愚谓此二家之说，虽若切当，然风寒外感，自有表证，饮食内伤，是有里证，俱未必乱神。若此而癫痫为病，则忽尔昏厥，此其病则专在心经，以及肝胆二脏，又非风寒饮食所能顿病若此者。且风痫之义，本以木邪所属为言，亦非外感之谓，即有外感，或有饮食，亦无非因惊因恐相兼为病耳，若以三因并列之，则有未必然也。

张子和曰：肝屡谋，胆屡不决，屈无所伸，怒无所泄，肝木胆火随炎入心，心火炽亢，神不守舍，久逆而成癫狂，一因也；有思虑过多，脾伤失职；心之官亦主思，甚则火炽，心血日涸，脾液不行，痰迷心窍，以致癫狂，二因也。

丹溪曰：大法行痰为主，黄连、南星、瓜蒌、半夏，寻火寻痰，分多少而治，无不愈。有热者，以凉药清其心。有痰者，必用吐法，吐后用东垣安神丸及平肝之药，青黛、柴胡、川芎之类。

简易方

一方：治狂，邪触发无时，披头大叫，但欲杀人，不避水火者，用苦参为末，蜜丸，桐子大，每服五七十丸，白滚汤或清茶送下。

灸法

间使五壮　人中用小炷灸之　骨骶二十壮　两手足大拇指，以二指并缚一处，灸爪甲角七壮。须于甲肉之半，令其四处着火。

癫狂论列方

抽薪饮新寒三
白虎汤寒二
四君子汤补一
清心汤寒三四
清膈煎新寒九
大补元煎新补一
排气饮新和六
六安煎新和二
大和中饮新和七
抱龙丸小八五
滚痰丸攻七七
紫河车丸小百七
二陈汤和一
三黄丸攻六八
十全大补汤补二十
苏合丸和三七一
牛黄丸和三六五
当归龙荟丸寒一六七
八珍汤补十九
四物汤补八
朱砂安神丸寒一四二
七福饮新补七
玉泉散新寒十五
朱砂滚涎丸攻七八
二阴煎新补十
凉膈散攻十九
橘皮半夏汤和十三
三补丸寒一六二
四磨饮和五二
丹溪润下丸和百十六
服蛮煎新寒十九
吐法新攻一
《集成》润下丸和百十七
生铁落饮寒七七
大承气汤攻一
黄连解毒汤寒一

《集验》龙脑安神丸和一四七

论外备用方

正心汤补八一　心虚主热

宁心丸补百十四　养心神

辰砂妙香散固十五

抱胆丸和三五七　惊气结

宁志丸和三百六十　心风养神

人参琥珀丸和三六一　养心安神

归神丸和三五九　神不守舍

神应丹和三六三　镇惊痰

五痫神应丸和三六四　风痰

《秘方》半夏丸和三六二　风痰

辰砂丸和三五八　痰气结

琥珀寿星丸和百十三　痰痫

五生丸热九六　寒痰

犀角丸攻九一　风痰

牛黄清心丸攻三五　实热

癃　闭

经义

《灵兰秘典论》曰：小肠者，受盛之官，化物出焉。三焦者，决渎之官，水道出焉。膀胱者，州都之官，津液藏焉，气化则能出矣。

《宣明五气篇》曰：膀胱不利为癃，不约为遗尿。

《生气通天论》曰：阳不胜其阴，则五脏气争，九窍不通。

《口问》篇曰：中气不足，溲便为之变。

《本输》篇曰：三焦者，足少阴太阳之所将，太阳之别也，并太阳之正，入络膀胱，约下焦，实则闭癃，虚则遗尿。

《奇病论》曰：有癃者，一日数十溲，此不足也。详《死生门》八。

《玉机真脏论》：帝曰：夫子言脾为孤脏，中央土以灌四旁，其太过与不及，其病皆何如？岐伯曰：太过则令人四肢不举，其不及则令人九窍不通，名曰重强。

《气厥论》曰：胞移热于膀胱，则癃，尿血；膀胱移热于小肠，膈肠不便，上为口糜。

《经脉》篇曰：肝所生病者，遗尿闭癃。足少阴实则闭癃。

《骨空论》曰：督脉为病，癃痔遗尿。

《厥论》曰：厥阴之厥，则少腹肿痛，腹胀泾溲不利，好卧屈膝，阴缩肿，胻内热。

《邪气脏腑病形》篇曰：肾脉微急为沉厥奔豚，足不收，不得前后。

《痹论》曰：肠痹者，数饮而出不得，中气喘争，时发飧泄。胞痹者，少腹膀胱按之内痛，若沃以汤，涩于小便，上为清涕。

《经脉》篇曰：足少阴之别，名曰大蛊。实则闭癃，虚则腰痛。

《阴阳类论》曰：二阴一阳，病出于肾，阴气客游于心脘，下空窍，堤闭塞不通，四肢别离。

《至真要大论》曰：太阳之胜，隐曲不利，互引阴股。岁太阴在泉，少腹痛肿，不得小便。

《五常政大论》曰：涸流之纪，其病癃闭，邪伤肾也。

《六元正纪大论》曰：阳明司天之政，民病癃闭。

《标本病传》曰：大小不利者，治其标。

《热病》篇曰：癃，取之阴跻及三毛上及血络出血。

《癫狂篇》曰：内闭不得溲，刺足少阴、太阳与骶上以长针。

论证共三条

小水不通，是为癃闭，此最危最急证也。水道不通，则上侵脾胃而为胀，外侵肌肉而为肿，泛及中焦则为呕，再及上焦则为喘，数日不通则奔迫难堪，必致危殆。今人一见此证，但知利水，或用田螺罨脐之法，而不辨其所致之本，无怪其多不治也。

凡癃闭之证，其因有四，最当辨其虚实：有因火邪结聚小肠膀胱者，此以水泉干涸，而气门热闭不通也。有因热居肝肾者，则或以败精，或以槁血，阻塞水道而不通也。若此者，本非无水之证，不过壅闭而然，病因有余，可清可利，或用法以通之，是皆癃闭之轻证也。惟是气闭之证，则尤为危候。然气闭之义有二焉：有气实而闭者，有气虚而闭者。夫膀胱为藏水之腑，而水之入也，由气以化水，故有气斯有水；水之出也，由水以达气，故有水始有尿。经曰：气化则能出矣。盖有化而入，而后有化而出；无化而出，必其无化而入，是以其入其出，皆由气化，此即本经气化之义，非单以出者言气化也。然则水中有气，气即水也；气中有水，水即气也。今凡病气虚而闭者，必以真阳下竭，元海无根，水火不交，阴阳否隔，所以气自气，而气不化水，水自水，而水蓄不行。气不化水，则水腑枯竭者有之；水蓄不行，则浸渍腐败者有之。气既不能化，而欲强为通利，果能行乎？阴中已无阳，而再用苦寒之剂，能无甚乎？理本甚明，何知之者之不多见也？至若气实而闭者，不过肝强气逆，移碍膀胱，或破其气，或通其滞，或提其陷，而壅者自无不去。此治实者无难，而治虚者必得其化，为不易也。故凡临此证，不可不详辨其虚实。

——仲景曰：在尺为关，在寸为格。关则不得小便，格则吐逆。此误认关格之义也，详见《关格门》。

论治共七条

——火在下焦，而膀胱热闭不通者，必有火证火脉及尿管疼痛等症，宜大分清饮、抽薪饮、益元散、玉泉散，及绿豆饮之类以利之。若肝肾实火不清，或遗浊，或见血者，大都清去其火，水必自通，前法俱可通用。

——气闭证，当分虚实寒热而治之。凡气实者，气结于小肠膀胱之间而壅闭不通，多属肝强气逆之证，惟暴怒郁结者多有之，宜以破气行气为主，如香附、枳壳、乌药、沉香、茴香之属，兼四苓散而用之。若气陷于下，药力不能骤及者，当即以此药多服，探吐以提其气，使气升则水自降也。有痰气逆滞不通者，即以二陈汤、六安煎之类探吐之。有热闭气逆者，及以大分清饮探吐之。有气实血虚而闭者，用四物汤探吐之。凡气实等症，无如吐之妙者，譬之滴水之器，闭其上窍，则下窍不通，开其上窍，则下窍必利。盖有升则有降，无升则无降，此理势之使然也。

凡气虚而小便闭者，必以素多斲丧，或年衰气竭者，方有此证，正以气有不化，最为危候，不易治也。然凡病此者，必其有渐，但觉小便短少，或便时费力，便当留心速治，若待其剧，恐无及也。但治此者，亦当辨其脏气之寒热。若素无内热之气者，是必阳虚无疑也。或病未至甚，须常用左归、右归、六味、八味等汤丸，或壮水以分清，或益火以化气，随宜用之，自可渐杜其源。若病已至甚，则必用八味丸料，或加减《金匮》肾气汤大剂煎服，庶可挽回。或疑桂、附辛热，不敢轻用，岂知下元阳气亏甚，得寒则凝，得热则行，舍此二者，更有何物可以直达膀胱而使水因气化也？若气虚下陷，升降不利者，宜补中益气汤主之，或即用此汤探吐之，最妙。若素禀阳脏内热，不堪温补，而小便闭绝者，此必真阴败绝，无阴则阳无以化，水亏证也，治宜补阴抑阳，以化阴煎之类主之。或偏于阳亢而水不制火者，如东垣之用滋肾丸亦可，但此即火证之属耳。

——大小便俱不通者，必先通其大便，小便自通矣，宜八正散之类主之。

——久服桂附之属，以致水亏阳亢而小便不通者，宜解毒壮水，以化阴煎之类主之。甚者，以黄连解毒汤加分利滋阴等药亦可，然尤惟绿豆饮为解毒之神剂。其有因久服阳药，作用过多，火本不盛，单由水亏者，非六味地黄汤大剂滋之不可也。

——服分利既多，而小水愈不通者，此必下竭之证。察其水亏者，必须大补真阴；火虚者，必须峻补阳气，气达水行，其便自调。不可见其假实，恣意疏通，此与榨干汁、沸枯油者何异？致令竭者愈竭，鲜不危矣。

——膀胱无水等症，有因泄泻，水归大肠而小水不通者，此当但治泄泻，泄泻止而水自利也。有因大汗多汗，气从汗泄而小水不利者，此当调治营卫，表气收而小便自利也。有虚劳亡血伤精，水随液去，五内枯燥而小水不利者，此当调补真阴，血气渐充而小水渐利也。凡此数者，皆膀胱无水枯涸之证，水泉既涸，故不可再加分利；内惟泄泻证亦有可分利者，然亦不过十之三耳。诸如此者，当于各门详察治之，皆非有水不通而为癃闭之类也。

——怀妊之妇，每有小便不通者，此以胎气下陷，尿孔被压而然，多以气虚不能举胎所致，宜八珍汤、补中益气汤之类主之。若临盆之际，胎压膀胱而小便不通者，宜以手指托起其胎，则小水自出。

通闭方法

凡治小水闭塞不通，危急之甚，诸药不效者，速寻白菊花根捣烂，用生白酒冲和，取酒汁温而饮之，神效。按：此方或白花者一时难得，即不拘何色，但以家菊根代之，亦必无不效。一法：治膀胱有尿，或因气闭，或因结滞阻塞，不能通达，诸药不效，危困将死者，用猪溲胞一个，穿一底窍，两头俱用鹅翎筒穿透，以线扎定，并缚住下口根下出气者一头，乃将溲胞吹满，缚住上窍，却将鹅翎尖插入马口，解去根下所缚，手捻其胞，使气从尿管透入膀胱，气透则塞开，塞开则小水自出，大妙法也。

——通塞法：凡败精干血，或尿孔结垢，阻塞水道，小便胀急不能出者，令病人仰卧，亦用鹅翎筒插入马口，乃以水银一二钱徐徐灌入，以手逐段轻轻导之，则堵塞皆通，路通而水自出，水出则水银亦从而喷出，毫无伤碍，亦最妙法也。

——熏洗通便法：凡偶有气闭，小水不通，胀急危困之极者，速用皂角、葱头、王不留行各数两，煎汤一盆，令病者坐浸其中，熏洗小腹下体，久之热气内达，壅塞自开，便即通矣。若系妇人，亦可用葱数茎塞阴户中，外加熏洗，其通尤速。

述古共三条

易老云：寒在胞中，遏塞不入，热在下焦，填塞不便，须用感北方寒水之化，气味俱阴之药，以除其热，泄其闭塞。

东垣治一人，病小便不利，目睛突出，腹胀如鼓，膝已上坚硬，皮肤欲裂，饮食不下，服甘淡渗利之药皆不效。予曰：疾急矣，非精思不能处。思至半夜，曰：吾得之矣！经曰：膀胱者，津液之腑，必气化而能出焉。多服渗利之药而痛益甚，是气不化也。启玄子云：无阳则阴无以生，无阴则阳无以化。甘淡气薄者皆阳药，独阳无阴，欲化得乎？遂以滋肾丸群阴之剂投之，再服愈。

丹溪曰：小便不通，有气虚，有血虚，有实热，有痰，有湿，有气结下焦。血气干者死。

癃闭论列方

抽薪饮新寒三

四苓散和一八七

八正散寒百十五

益元散寒百十二

玉泉散新寒十五

大分清饮新寒五

化阴煎新寒七

滋肾丸寒一六三

二陈汤和一

六味汤补百二十

八味汤补一二一

补中益气汤补三十

左归饮新补二

右归饮新补三

黄连解毒汤寒一

六安煎新和二

四物汤补八

《金匮》肾气汤补一二四

绿豆饮新寒十四

八味丸补一二一

论外备用方

地髓汤和三四五　闭痛

疏凿饮和五三　水闭

人参固本丸补百　六　阴虚

五苓散和一八二

葱白汤和三百五十　气闭欲死

万全木通汤和三四九　利便

导赤散寒一二二

七正散寒百十六　火闭

导水茯苓汤和六二　闭而肿

葱熨法因二九一

清肺饮子寒四十　气分热

黄芩清肺饮寒三八　气热

葵子汤寒一二四　膀胱热

赤茯苓汤寒一二三　膀胱热

《直指》黄芩汤寒百七　心肺热

猪苓汤和一八八　伤寒下后小便不通

独蒜通便方因二八九

龙胆泻肝汤寒六三　肝火

十全大补汤补二十

三味牛膝汤寒一二六　茎痛闭

加味龙胆泻肝汤寒六四

加味逍遥散补九三　虚热

加味通心饮寒三三　疝闭

《良方》龙胆泻肝汤寒六二　　小便不通方因二百九十

大连翘饮寒七八　风热

秘　结

经义

《金匮真言论》曰：北方黑色，入通于肾，开窍于二阴。

《气厥论》曰：膀胱移热于小肠，膈肠不便。

《脉解篇》曰：太阴所谓病胀者，得后与气，则快然如衰也。

《邪气脏腑病形》篇曰：肾脉微急，为不得前后。小肠病者，小腹痛，腰脊控睾而痛，时窘之后。

《五常政大论》曰：涸流之纪，其病痿厥坚下。其病癃闭，邪伤肾也。

《六元政纪大论》曰：不远热则热至，淋闷之病生矣。太阳所至为流泄禁止。燥胜则干。

《至真要大论》曰：太阴司天，病阴痹，大便难，阴气不用，病本于肾。太阳之胜，隐曲不利，互引阴股。少阴之复，隔肠不便。

《宣明五气篇》曰：肾恶燥。

《脏气法时论》曰：肾苦燥，急食以润之，开腠理，致津液通气也。

《杂病》篇曰：厥气走喉而不能言，手足清，大便不利，取足少阴。

论证共二条

秘结一证，在古方书有虚秘、风秘、气秘、热秘、寒秘、湿秘等说，而东垣又有热燥、风燥、阳结、阴结之说，此其立名太烦，又无确据，不得其要，而徒滋疑惑，不无为临证之害也。不知此证之当辨者惟二，则曰阴结、阳结而尽之矣。盖阳结者，邪有余，宜攻宜泻者也；阴结者，正不足，宜补宜滋者也，知斯二者，即知秘结之纲领矣。若或疑余之说，而欲必究其详，则凡云风秘者，盖风未必秘，但风胜则燥，而燥必由火，热则生风，即阳结也，岂谓因风而宜散乎？有云气秘者，盖气有虚实，气实者阳有余，阳结也；气虚者阳不足，阴结也，岂谓气结而尽宜破散乎？至若热秘、寒秘，亦不过阴阳之别名耳。再若湿秘之说，则湿岂能秘，但湿之不化，由气之不行耳，气之不行，即虚秘也，亦阴结也。总之，有火者便是阳结，无火者便是阴结，以此辨之，岂不了然？余故曰：凡斯二者，即秘结之纲领也。

——秘结之由，除阳明热结之外，则悉由乎肾。盖肾主二阴而司开阖，故大小便不禁者，其责在肾，然则不通者，独非肾乎？故肾热者宜凉而滋之，肾寒者宜温而滋之，肾虚者宜补而滋之，肾干燥者宜润而滋之。经曰：肾苦燥，急食辛以润之，开腠理，致津液通气也，正此之谓。

论治共七条

——阳结证，必因邪火有余，以致津液干燥。此或以饮食之火起于脾，或以酒色之火炽于肾，或以时令之火蓄于脏，凡因暴病，或以年壮气实之人，方有此证。然必有火证火脉，内外相符者，方是阳结。治此者，又当察其微甚。邪结甚者，非攻不可，宜诸承气汤、神佑丸、百顺丸之类主之。邪结微者，宜清凉饮子、《元戎》四物汤，或黄龙汤、玉烛散之类主之。火盛不解者，宜凉膈散、大黄硝石汤、八正散、大分清饮、大金花丸之类主之。火盛水亏，阴虚而燥者，宜丹溪补阴丸、人参固本丸，或六味地黄加黄柏、知母、麻仁之类主之。

——阴结证，但察其既无火证，又无火脉，或其人喜热恶冷，则非阳证可知。然既无邪，何以便结不通？此证有二，则一以阳虚，一以阴虚也。凡下焦阳虚则阳气不行，阳气不行则不能传送而阴凝于下，此阳虚而阴结也。下焦阴虚则精血枯燥，精血枯燥，则津液不至而肠脏干槁，此阴虚而阴结也。故治阳虚而阴结者，但益其火，则阴凝自化，宜右归饮、大补元煎、大营煎之类主之，或以人参、当归数钱煎汤，送右归、八味等丸俱妙。治阴虚而阴结者，但壮其水，则泾渭自通，宜左归饮、左归丸、当归地黄饮、五福饮、六味地黄丸之类主之。二者欲其速行，宜于前法中各加肉苁蓉二三钱，以酒洗去咸，同煎服之，其效尤速。然此等证候，其来有渐，但初觉时，便当加意调理，自无不愈。若待气血俱败，则最难为力，而徒归罪于药之不效，亦何其不智也。以上阴结一证，虽气血之分自当如此，然血虚者，亦必气有不行；气虚者，岂曰血本无恙？大都虚而兼热者，当责其血分；虚而兼寒者，当责其气分，此要法也。第今之世人，但知有热秘，而不知有冷秘，所以《局方》有半硫丸，海藏有已寒丸之类，皆治此之良剂，所当察也。若欲兼温兼补，似不若八味地黄丸及理阴煎之属为更妙。

——大便本无结燥，但连日或旬日欲解不解，或解止些须而不能通畅，及其既解，则仍无干硬，凡此数者，皆非火证，总由七情、劳倦、色欲，以致阳气内亏不能化行，亦阴结之属也。此当详察脾肾，辨而治之。病在脾者宜治中焦，以理中汤、温胃饮、五君子煎、归脾汤、补中益气汤之类主之；病在肾者宜治下焦，以右归饮、大补元煎、八味地黄汤之类主之。

——老人便结，大都皆属血燥。盖人年四十而阴气自半，则阴虚之渐也，此外则愈老愈衰，精血日耗，故多有干结之证。治此之法无他，惟虚者补之，燥者润之而尽之矣。然亦当辨其虚实微甚及有火无火，因其人而调理之可也，凡润燥等剂，如导滞通幽汤、苁蓉润肠丸、搜风顺气丸、东垣润肠丸、《卫生》润肠丸、《元戎》四物汤、三仁丸、百顺丸之类，皆可选用。又豕膏为润燥之神剂，最当随宜用之。其有大虚大热者，宜用前阴阳结治法。许学士治年老虚人便秘，只用火麻仁、苏子仁各半，研取汁服之，更煮粥食之，不必服药而秘愈。

——便闭有不得不通者，凡伤寒杂证等病，但属阳明实热可攻之类，皆宜以热结治法，通而去之。若察其元气已虚，既不可泻，而下焦胀闭又通不宜缓者，但用济川煎主之，则无有不达。

——元气薄弱之人，凡患伤寒杂证，病气不足等病，而有大便不行者，但察其胸腹下焦，若绝无胀实痞塞、急坠欲解等患，此其中本无实邪，即虽十日二十日不解，亦自无妨，切不可因其不便，强为疏导。盖其胃口未开，食饮未进，则全赖中气以为捍御之本，但俟邪气渐退，胃气渐和，则自然通达，无足虑也。若肠脏本无滞碍，而强为通利以泄胃气，遂至主不胜客者有之，邪因而陷者亦有之，此其害受于冥冥之中，而人多不知也。识之！慎之！

——秘结证，凡属老人、虚人、阴脏人，及产后、病后、多汗后，或小水过多，或亡血失血、大吐大泻之后，多有病为燥结者，盖此非气血之亏，即津液之耗。凡此之类，皆须详察虚实，不可轻用芒硝、大黄、巴豆、牵牛、芫花、大戟等药，及承气、神芎等剂，虽今日暂得通快，而重虚其虚，以致根本日竭，则明日之结必将更甚，愈无可用之药矣。况虚弱之辈，幸得后门坚固，最是寿征，虽有涩滞，亦须缓治，但以养阴等剂，渐加调理，则无有不润。故病家医家凡遇此类，切不可性急欲速，以自取其败而致悔无及也。

述古共四条

东垣曰:《金匮真言论》云：北方黑色，入通于肾，开窍于二阴。又云：大便难者，取足少阴。夫肾主五液，津液润则大便如常；若饥饱失节，劳役过度，损伤胃气，及食辛热味厚之物而助火邪，耗散真阴，津液亏少，故大便结燥。然结燥之病不一，有热燥，有风燥，有阳结，有阴结，又有老年气虚，津液不足而结燥者。治法云：肾恶燥，急食辛以润之。结者散之。如少阴不得大便，以辛润之，太阴不得大便，以苦泄之。阳结者散之，阴结者温之。仲景曰：小便利而大便硬，不可攻下，以脾约丸润之。食伤太阴，腹满而食不化，腹响然不能大便者，以苦药泄之。如血燥而不能大便者，以桃仁、酒制大黄通之。风结燥而大便不行者，以麻子仁加大黄利之。如气涩而大便不通者，以郁李仁、枳实、皂角仁润之。大抵治病必究其源，不可一概用巴豆、牵牛之类下之，损其津液，燥结愈甚，复下复结，极则以致导引于下而不通，遂成不救。噫！可不慎哉？又曰：凡脏腑之秘，不可一例治，有虚秘，有实秘。实秘者，能饮食，小便赤，麻仁丸、七宣丸之类主之；胃虚而秘者，不能饮食，小便清，厚朴汤主之。盖实秘者，物也；虚秘者，气也。

予观此东垣之法，多从治标。虽未有虚实之辨，而用厚朴汤者，此但以有物无物言虚实，谓有物者当下之，无物者当行其气耳。而于真阴亏损，邪正之虚实，则所未及。此其法固不可废，亦不可泥也。

丹溪曰：古方有脾约证，制脾约丸，谓胃强脾弱，约束津液不得四布，但输膀胱，故小便数而大便难者，曰脾约，与此丸以下脾之结燥，肠润结化，津液入胃而愈。然既曰脾约，必阴血枯槁，内火燔灼，热伤元气。故肺受火邪而津竭，必窃母气以自救；金耗则土受木伤，脾失转输，肺失传送，宜大便秘而难，小便数而无藏蓄也。理宜滋养阴血，使阳火不炽，金行清化，脾土清健，津液入胃，则肠润而通矣。今此丸用之热甚而气实，与西北方人禀之壮实者无有不安；若用之东南方人，与热虽盛而气血不实者，虽得暂通，将见脾愈弱而肠愈燥矣，须知在西北以开结为主，在东南以润燥为主。

王节斋曰：若年高人脾虚血燥，易饥易饱，大便燥难，用白芍药、当归各一两，人参七钱，升麻、炙甘草各四钱，山楂、大麦芽、桃仁去皮尖，另研，各五钱，此老人常服药也。

薛立斋曰：前证属形气病气俱不足，脾胃虚弱，津血枯涸而大便难耳，法当滋补化源。又有脾约证，成无己曰：胃强脾弱，约束津液不得四布，但输膀胱，小便数而大便难者是也，宜用脾约丸。阴血枯槁，内火燔灼，肺金受邪，土受木克，脾肺失传，大便秘而小便数者，宜用润肠丸。此乃病气有余之治法也。经云：脾为至阴己土而主阴。然老弱之人，当补中益气以生阴血。又曰：肾开窍于二阴，大小便也。若肾经津涸者，用六味丸，脾肺气虚者，补中益气汤。脾经郁结者，加味归脾汤。气血虚者，八珍汤。若发热作渴饮冷，用竹叶黄芪汤。若膏粱厚味积热者，加味清胃散。

阳结新案

余尝治一少年，素好火酒，适于夏月，醉则露卧，不畏风寒，此其食性脏气，皆有大过人者，因致热结三焦，二便俱闭。余先以大承气汤，用大黄五七钱，如石投水。又用神佑丸及导法，俱不能通，且前后俱闭，危剧益甚。遂仍以大承气汤加生黄二两，芒硝三钱，加牙皂二钱，煎服。黄昏进药，四鼓始通，大便通而后小便渐利。此所谓盘根错节，有非斧斤不可者，即此之类，若优柔不断，鲜不害矣。

阴结新案

朱翰林太夫人，年近七旬，于五月时，偶因一跌，即致寒热。群医为之滋阴清火，用生地、芍药、丹皮、黄芩、知母之属，其势日甚。及余诊之，见其六脉无力，虽头面、上身有热，而口则不渴，且足冷至股。余曰：此阴虚受邪，非跌之为病，实阴证也。遂以理阴煎加人参、柴胡，二剂而热退，日进粥食二三碗；而大便以半月不通，腹且渐胀，咸以为虑，群议燥结为火，复欲用清凉等剂。余坚执不从，谓其如此之脉，如此之年，如此之足冷，若再一清火，其原必败，不可为矣。经曰：肾恶燥，急食辛以润之，正此谓也。乃以前药更加姜、附，倍用人参、当归，数剂而便即通，胀即退，日渐复原矣。病起之后，众始服其定见。

秘结论列方

承气汤攻一
黄龙汤攻二一
五君子煎新热六
厚朴汤和三三六
八正散寒百十五
大补元煎新补一
凉膈散攻十九
大营煎新补十四
补中益气汤补三十
理中汤热一
理阴煎新热三
当归地黄饮新补二十
温胃饮新热五
归脾汤补三二
加味归脾汤补三三
左归饮新补二
右归饮新补三
加味清胃饮寒五五
左归丸新补四
五福饮新补六
人参固本丸补百六
济川煎新补二一
豕膏新因二九
《元戎》四物汤攻二六
六味丸补百二十
八味丸补一二一

丹溪补阴丸寒百六十
麻仁丸攻九二
玉烛散攻二四
竹叶黄芪汤寒七
脾约丸攻九三
八珍汤补十九
东垣润肠丸和三百四十
三仁丸和三三八
百顺丸新攻六
大分清饮新寒五
《卫生》润肠汤和三三三
七宣丸攻九四
清凉饮子攻二五
苁蓉润肠丸和三四一
神佑丸攻四八
大金花丸攻五五
导滞通幽汤和三三五
大黄硝石汤攻十四
搜风顺气丸和三四三

论外备用方

三和散和百五十　气秘
益血丹补一五七　亡血久虚
人参固本丸补百六　阴虚
润肠汤和三三三　血燥
通幽汤和三三四　燥结痛
半硫丸热一八七　虚冷秘
皂角散和三三七　通秘
当归承气汤攻六
十全大补汤补二十　虚秘
犀角丸攻九十　痰火秘
益血润肠汤和三四二　老人便秘
调营活络饮和二八三
大己寒丸热一七一　寒秘
木香槟榔丸攻五十　积热秘
芍药清肝散寒六一
当归龙荟丸寒一六七
桃仁承气汤攻四
《圣惠》搜风顺气丸和三四四　血燥热

诈　病

论证

夫病非人之所好，而何以有诈病？盖或以争讼，或以斗殴，或以妻妾相妒，或以名利相关，则人情诈伪出乎其间，使不有以烛之，则未有不为其欺者。其治之之法，亦惟借其欺而反欺之，则真情自露而假病自瘳矣，此亦医家所必不可少者。

仲景曰：病者向壁卧，闻师到不惊起而盻视，若三言三止，脉之咽唾者，此诈病也。设见脉自和处，或师持其脉病人欠者，皆无病也。但言此病大重，当须服吐下药，针灸数十百处，乃愈。

新案共三条

予向同数友游寓榆关，客邸内一友，素耽风月，忽于仲冬一日，谯鼓初闻，其友急叩予户，启而问之，则张皇求救。云：所狎之妓，忽得急证，势在垂危，倘遭其厄，祸不可解。予随往视之，见其口吐白沫，僵仆于地，以手摸之，则口鼻四肢俱冷，气息如绝。陡见其状，殊为惊骇，因拽手诊之，则气口和平，脉不应证。予意其脉和如此，而何以证危如是？第以初未经识，犹不知其为诈也。然沉思久之，则将信将疑，而复诊其脉，则安然如故，如豁然省悟，岂即仲景之说也。遂大声于病妓之旁曰：此病危矣，使非火攻，必不可活；非用如枣如栗之艾，亦不可活；又非连灸眉心、人中、小腹数处，亦不可活。余寓有艾，宜速取来灸之。然火灸尚迟，姑先与一药，使其能咽，咽后少有声息，则生意已复，即不灸亦可。若口不能咽，或咽后无声，当速灸可也。即与一药，嘱其服后即来报我。彼狡奴闻予之言，窃已惊怖，惟恐大艾著身，药到即咽，咽后少顷，即哼声出而徐动徐起矣。予次日问其所以，乃知为吃醋而发也。予闻之大笑，始知姊妹行中奸狡之况有如此。

又予在都中时，一相契金吾公，蓄二妾，其一则燕姬也，有母随之。一日二妾相竞，燕妾理屈，其母助恶，叫跳撒赖，遂至气厥若死。乃令一婢抱持而坐，自暮及旦，绝无苏意。清晨延予疗之。予初入室，见其肉厚色黑，面青目瞑，手撒息微，及诊其脉，则伏渺如脱，亦意其真危也。斯时也，欲施温补，则虑其大怒之后，逆气或有未散；欲加开导，则虑其脉之似绝，虚极有不能胜。踌躇未决，乃请复诊。及入室再见，则不若前次之撒手，而十指交叉，抱腹仰坦于婢者之怀。因疑其前番撒手，今既能叉手，岂他人之所为乎？及着手再诊，则似有相嫌不容之意，而拽之不能动，此更可疑也。因出其不意，卒猛一扯，则顿脱有声，力强且劲。由是前疑始释，谓其将死之人，岂犹力有如是乎？乃思其脉之若此者，或以肉厚气滞，此北人禀赋多有之也。或以两腋夹紧，此奸人狡诈亦有之也。若其面青息微，则怒气使然，自不足怪。识见既定，因声言其危，使闻灸法，以恐胜之。遂先投一剂，到咽即活。次日会公，因询予曰：日昨之病，固料其势必危矣。然谓其为真邪，则何以药甫其唇，而效之峻速有如此？谓其为假耶，则何以能终夜做作，而形证之肖似有如此？昨公所用之药，果亦有何玄秘否？是皆不能无疑也。予曰：予之玄秘，秘在言耳。但使彼惧，敢不速活。经曰：忧可胜怒，正此谓也。是可见人情之巧，其有最难测者皆如此，使昨非再诊而再察之，则予亦几为所诳矣。是以凡遇此类，不可不加之详审。

又一姻戚士子，为宦家所殴，遂卧病旬日，吐血盈盆，因喧传人命，连及多人。延医数辈，见其危剧之状，皆束手远避，防为所累也。最后予往视之，察其色，则绝无窘苦之意，诊其脉，则总皆和缓如常。予始疑之，而继则悟之，因潜语之曰：他可欺也，予亦可欺耶？此尔之血也，抑家禽之血耶？其人愕然，浼予无言。遂为调和，而相衔感而散。又一邻妇，以妒妾作闹，诟夫反目，因而病剧，则咬牙瞪眼，僵厥不苏，若命在呼吸间者。其夫惊惶无措，其妾连遭不堪，浼予救之。则脉非其病，遂用前法治之，愈后其夫感谢，而不知为其所愚也。若此二人，则又人事中之常态，使不有悬朗之鉴，则此中变幻，有以假病而延成真病者，有以小忿而延成大祸者。兹予拂之若振埃，但为人造福，而且可防人之欺，故亦纪之，以资仓卒之急用。

疠风

经义

《风论》曰：风气与太阳俱入，行诸脉俞，散于分肉之间，与卫气相干，其道不利，故使肌肉愤䐜而有疡。卫气有所凝而不行，故其肉有不行也。疠者，有营气热胕，其气不清，故使鼻柱坏而色败，皮肤疡溃，风寒客于脉而不去，名曰疠风。或名曰寒热。

《长刺节论》曰：病大风，骨节重，须眉堕，名曰大风。刺肌肉为故，汗出百日。刺骨髓，汗出百日，凡二百日须眉生而止针。疠风者，素刺其肿上，已刺，以锐针针其处，按出其恶气，肿尽乃止。常食方食，无食他食。

《脉要精微论》曰：脉风成为疠。

论证

疠风，即大风也。又谓之癞风。俗又名为大麻风。此病虽名为风，而实非外感之风也。实以天地间阴厉浊恶之邪，或受风木之化而风热化虫，或受湿毒于皮毛而后及营卫，或犯不洁，或因传染，皆得生虫。盖虫者，厥阴主之，厥阴为风木，主生五虫也。虫之生也，初不为意，而渐久渐多，遂致不可解救，诚最恶最危最丑证也。又《千金》云：自作不仁极恶之业也，所以最为难治。观孙真人云：尝治数百人，终无一人免于死者。盖无一人能守禁忌故耳。惟一妇人，病愈后又服加减四物汤百余剂，半年之上，方得经行，十分全愈。又，丹溪治五人，亦惟一妇人得免，以贫甚且寡，无物可吃也。外三四人者，越二三年皆复作而死。由此观之，可见此证非得出奇秘方，鲜能取效。故予逢此证，不敢强以为知，而妄施治疗，亦不敢强言治法，以惑后人。至若古人论治之法，亦甚详悉，用之得宜，虽病根未必可拔，而延保余年，夭枉自亦可免。由是遍求诸说，则惟薛立斋《疠疡机要》论列已全，今择其要，并诸论之得理者，详述于下，以为证治之纲领云。

述古论共三条

立斋曰：大抵此证，多由劳伤气血，腠理不密，或醉后房劳沐浴，或登山涉水，外邪所乘，卫气相搏，湿热相火，血随火化而致。故淮扬闽广间多患之。近代先哲云，感天地肃杀恶气所致。其上体先见或多者，毒在上也；下体先见或多者，毒在下也。盖气分受邪则上多，血分受邪则下多，气血俱受则上下齐见。凡眉毛先落者，毒在肺；面发紫泡者，毒在肝；脚底先痛或穿者，毒在肾；遍身如癣者，毒在脾；目先损者，毒在心，此五脏受病之重者也。又一曰皮死，麻木不仁；二曰肉死，针刺不痛；三曰血死，溃烂；四曰筋死，指脱；五曰骨死，鼻柱坏。此五脏受伤之不可治者也。若声哑目盲，尤为难治。又治法当辨本证、兼证、变证、类证、阴阳虚实而斟酌焉。若妄投燥热之剂，脓水淋漓则肝血愈燥，肾水愈枯，相火愈旺，反成败证矣。

——疠疡所患，非止一脏。然其气血无有弗伤，兼证无有弗见，况积岁而发见于外，须分经络之上下，病势之虚实，不可概施攻毒之药，当先助胃壮气，使根本坚固，而后治其疮可也。经云：真气夺则虚，邪气胜则实。凡云病属有余者，当察其元气不足。

《耆婆恶病论》曰：疾风有四百四种，总而言之不出五种，即是五风：一曰黄风，二曰青风，三曰白风，四曰赤风，五曰黑风，其风合五脏，故曰五风。五风生五虫：黄风生黄虫，青风生青虫，白风生白虫，赤风生赤虫，黑风生黑虫，食人五脏。若食人脾，语变声散。食人肝，眉睫堕落。食人心，遍身生疮。食人肺，鼻柱崩倒，鼻中生息肉。食人肾，耳鸣啾啾，或如车行雷鼓之声。若食人皮，皮肤顽痹。食人筋，肢节堕落。五风合五脏，虫生致多，入于骨髓，往来无碍，坏于人身，名曰疾风。疾风者，是疠风之根本也。病之初起，或如针锥所刺，名曰刺风。或如虫走，名曰游风。遍身掣动，名曰瞤风。不觉痛痒，名曰顽风。肉起如桃李小枣核，从头面起者，名曰顺风。从两脚起者，名曰逆风。如连钱团圆，赤白青乌斑驳，名曰瘑风。或遍体生疮，或如疥癣，或如鱼鳞，或如榆荚，或痒或痛，黄汁流出，肢节坏烂，为脓为血，或不痒不痛，或起或灭，青黄赤白黑，变易不定。病起之由，皆因冷热不调，流于五脏，通彻骨髓，用力过度，饮食杂秽，房室不节，虚劳动极，汗流遍体，因兹积热于五脏，致生多虫，食人五脏、骨髓、皮肉、筋节，久久败坏，名曰疠风。惟见黑虫者，最为难治，人得此疾，速宜弃家室财物，离妻妾，入山静养疗治，无有不瘥。

述古治法共八条

薛立斋曰：凡疠疡，当知有变有类之不同，而治法有汗有下，有砭刺攻补之不一。盖兼证当审轻重，变证当察先后，类证当详真伪，而汗、下、砭刺、攻补之法，又当量其人之虚实，究其病之原委而施治之。盖虚者，形气虚也；实者病气实，而形气未必实也。

——疠疡砭刺之法，子和张先生谓：一汗抵千针。盖以砭血不如发汗之周遍也。然发汗即出血，出血即发汗，二者一律。若恶血凝滞在肌表经络者，宜刺宜汗，取委中出血则效。若恶毒蕴结于脏腑，非荡涤其内则不能痊。若毒在外者，非砭刺遍身患处及两臂腿腕，两手足指缝各出血，其毒必不能散。若表里俱受毒者，非外砭内泄，其毒决不能退。若上体多，宜用醉仙散，取其内蓄恶血从齿缝中出，乃刺手指缝并臂腕，以去肌表毒血。若下体多，宜用再造散，令恶血陈虫从谷道中出，仍针指足缝并腿腕，隔一二日更刺之，以血赤为度。如有寒热头痛等症，当大补气血为主。

——疠疡服轻粉之剂，若腹痛去后，兼有脓秽之物，不可用药止之。若口舌肿痛，秽水时流，作渴、发热喜冷，此为上焦热毒，宜用泻黄散。若寒热往来，宜用小柴胡汤加知母。若口齿缝出血，发热而大便秘结，此为热毒内淫，宜用黄连解毒汤。若大便调和，用《局方》犀角地黄汤。若秽水虽尽，口舌不愈，或发热作渴而不饮冷，此虚热也，宜七味白术散。

——疠疡手足腿臂或各指拳挛者，由阴火炽盛，亏损气血，当用加味逍遥散加生地黄，及换肌散兼服。

——疠疡生虫者，以五方风邪翕合，相火制金，金衰不能平木，所以化虫。内食五脏，而证则见于外也。宜用升麻汤送泻青丸，或桦皮散以清肺肝之邪。外灸承浆，以疏阳明、任脉，则风热息而虫不生矣。若肝经虚热者，佐以加味逍遥散、六味地黄丸。

徐东皋曰：经云：汗之则疮已。况癞之为风，尤疮之最恶者。故曰：疠风诸疮热久，热则生风，且疠风尤染肃杀之气而成者，若非汗法，何以去其毒风？所以汗之一法，乃治疠之最要者。其余诸方，次第用之可也。凡患人身上痒甚，盖以风邪气郁，血不荣敷而然，宜四物汤加黄芩、白芷调浮萍末服，发汗而愈。

——疠风灸法。先服桦皮散，自少至多，服五七日，灸承浆穴七壮。灸疮愈后，再灸之。凡三灸之后，服二圣散泄热，祛血中之风邪，时更以升麻汤送下泻清丸为佳。倘年深日久，即以愈风丹、换骨丹等方，详而用之。

——凡大风初起，头面搔痒，更有红紫疹块起者，即可服防风通圣散加苦参、天麻、蝉蜕数十帖，外用七珍汤浴洗，发汗则易愈。大忌五辛荤腥厚味半年，必不再发。

述古变证治法共三条

立斋曰：一身起疙瘩，搔破脓水淋漓，若寒热往来者，肝经气血虚而有火也。用八珍汤加丹皮、柴胡。寒热内热者，血气弱而虚热也。八珍汤倍加参、术。若恶寒形寒者，阳气虚寒也，用十全大补汤。若肌肤搔如帛隔者，气血不能外荣也，人参养营汤；若面部抓之麻木，气血不能上荣也，补中益气汤；若痿弱筋挛者，血气不能滋养也。补中益气汤佐以六味地黄丸。

——遍身疙瘩，或隐疹搔痒，此风热伤血，用羌活当归散。气虚者，佐以补中益气汤加山栀、钩藤钩。血虚者，佐以加味逍遥散加钩藤钩。若手足皴裂，不问黯白，或于手足腿腕搔起白皮，此风热燥涩也。用清胃散加芍药。

——面赤搔痒，或眉毛脱落，此属肺经风热。用人参消风散、桦皮散。气虚用补中益气汤加天麻、僵蚕。血虚用加味逍遥散加钩藤钩。若面发紫泡，或成块，或眉毛脱落，属肝经风热，先用小柴胡汤加山栀、丹皮、钩藤钩，后用加味逍遥散。凡证属肝经血燥生风者，但宜滋肾水生肝血，则火自息，风自定，痒自止。

兼证治法

——疠疡之有兼证变证，凡如表里脏腑诸病，无不有之，其各治法亦已具悉各门。但有所值，即宜随证参用之，左右逢源，无弗善也，重录资繁，兹不赘及。

解诸毒

——敷砒霜，患处作痛或腐溃者，用湿泥频涂换之。若毒气入腹，胸膈苦楚，或作吐泻，饮冷米醋一二杯即止，多亦不妨。生绿豆末、芝麻油俱可。敷贴雄黄药，闷乱或吐泻，用防已煎汤解之。服辛热药而眉发脱落者，乃肝经血伤而火动，非风也，用四物汤、六味丸，以滋肝血生肾水。服川乌、草乌等药，闷乱流涎，或昏愦呕吐，或出血、吐血，用大豆、远志、防风、甘草，任用一味煎汤解之。大凡服风药过多，皆宜用之，如未应，急用甘草、生姜汁。敷贴巴豆之药，患处作痛，肌肉溃烂，以生黄连为末，水调敷之。若毒入内，吐泻等症，更以水调服一二钱，或大小豆、菖蒲汁，皆可。敷贴藜芦，毒入内，煎葱汤解之。服祛风克伐之药，呕吐少食，胸膈不利，或形气倦怠等症，用六君子汤以补阳气。若烦热作渴，饮食不思，或晡热内热，面赤发热。用四物汤加参、术以生阴血。余从各门治之。

禁忌

人之患斯疾者，多由嗜欲不谨所致。治斯疾者，速当断戒荤腥盐酱，一切厚味。只宜清心寡欲，绝色忘虑，幽陷林泉，屏弃世务，早早救疗，庶几可活。稍不守禁，每见愈而复作，及致危剧，莫能再救，总以其不守禁忌也。

疠风论列方

醉仙散外二百七十

十全大补汤补二十

再造散外二七三

愈风丹外二六六

黄连解毒汤寒一

泻黄散寒五七

换肌散外二七二

补中益气汤补三十

换骨丹和二七九

桦皮散外二六八

七味白术散小七

六君子汤补五

七珍汤外二八三

人参消风散散四七

八珍汤补十九

清胃散寒五四

六味地黄丸补百二十

小柴胡汤散十九

四物汤补八

人参养营汤补二一

二圣散外二六七

泻青丸寒一五一

防风通圣散攻十六

《局方》犀角地黄汤寒七九

加味逍遥散补九四三

论外备用方

升麻汤外二六九

硫黄酒外二八二

浮萍散外二七一

防风天麻丸外二七六

白花蛇丸外二七四

苦参酒外二八一

皂角散外二七八

乌头汤外二八四

雷丸散外二七九

洗疠方外二八六

白花蛇膏外二七五

敷疠方外二八五

行药方外二七七

黑虎丹外二百八十

卷之三十五　杂证谟

诸　虫

经义

《厥病》篇曰：肠中有虫瘕及蛟蛔，皆不可取以小针。心肠痛，侬作痛肿聚，往来上下行，痛有休止，腹热喜渴，涎出者，是蛟蛔也。以手按聚而坚持之，无令得移，以大针刺之，久持之，虫不动，乃出针也。恲腹侬痛，形中上者。

《口问》篇帝曰：人之涎下者，何气使然？岐伯曰：饮食者，皆入于胃，胃中有热则虫动，虫动则胃缓，胃缓则廉泉开，故涎下。补足少阴。

《五癃津液别》曰：中热则胃中消谷，消谷则虫上下作，肠胃充郭，故胃缓。胃缓则气逆，故唾出。

《上膈篇》曰：气为上膈者，食饮入而还出。虫为下膈，下膈者，食晬时乃出。详《噎膈门》

《气交变大论》曰：岁木不及，收杀气行，寒雨害物，虫食甘黄，脾土受邪。岁土不及，复则收政严峻，名木苍凋，虫食甘黄，气客于脾。

《论疾诊尺》篇曰：肘后粗以下三四寸热者，肠中有虫。

《邪气脏腑病形》篇曰：脾脉微滑为虫毒蛔蝎腹热。

论证共三条

虫之为病，人多有之，由于化生，诚为莫测。在古方书虽曰由湿、由热、由口腹不节、由食饮停积而生，是固皆有之矣。然以常见验之，则凡脏强气盛者，未闻其有虫。正以随食随化，虫自难存；而虫能为患者，终是脏气之弱，行化之迟，所以停聚而渐致生虫耳。然则或由湿热，或由生冷，或由肥甘，或由滞腻，皆可生虫，非独湿热已也。然以上数者之中，又惟生冷生虫为最。即如收藏诸物，但著生水，或近阴湿，则最易蛀腐，非其义乎？故凡欲爱养小儿，即当节其水果，以防败脾，此实紧要之一端也。至若治虫之法，虽当去虫，而欲治生虫之本以杜其源，犹当以温养脾肾元气为主，但使脏气阳强，非惟虫不能留，亦自不能生也。余制有温脏丸方，最所宜也。

——虫之为病，其类不一，或由渐而甚，或由少而多，及其久而为害，则为腹痛食减，渐至羸瘠而危者有之。凡虫痛证，必时作时止，来去无定，或呕吐青黄绿水，或吐出虫，或痛而坐卧不安，或大痛不可忍，面色或青或黄或白，而唇则红，然痛定则能饮食者，便是虫积之证，速宜逐之。《本事方》云：心虫曰蛔，脾虫曰寸白，肾虫如寸截丝缕，肝虫如烂杏，肺虫如蚕，皆能杀人，惟肺虫为急。肺虫居叶之内，蚀人肺系，故成瘵疾。咯血声嘶，药所不到，治之为难。

论治共四条

治虫之剂，凡虫势骤急，上攻心腹作痛者，宜扫虫煎先治其标。若虫积坚固者，宜猎虫丸、遇仙丹、木香槟榔丸、百顺丸之类主之。或稍缓而质弱者，宜芜荑散、化虫散之类主之。丹溪云：打虫方用楝树根、槟榔、鹤虱，夏取汁，冬浓煎饮之。又万应丸最妙。

——治虫之法，按丹溪云：上半月虫头向上，易治，下半月虫头向下，难治，先以肉汁或糖蜜引虫头向上，然后用药。此皆法之善者，然此惟缓治之法耳。然虫证甚急，又安能必待其时乎？且以望前望后辨虫头，亦若渺茫无据。惟先用香饵而虫头可引，岂非望后之治，亦自有法，又何虑其难治也。

徐东皋云：治虫之方固多，而用之者不知其法，则亦不能下虫。如丹溪云虫头向下之时，必须俟其向上，法当行于月半之前也。若虫得食，则不食药，亦不能下虫，而徒泻其虚也。故虽有方，不知其法，则方亦不效。凡欲下虫，必先一日不食，而使虫饥，次早五更用油煎肉，嚼之良久，腹内虫闻肉香，头皆向上而欲食，乃以鸡蛋煎饼和药，嚼而食之，须臾服葱汤或白水，少少以助药力下行，不逾时而虫俱下，甚至数升。然后以白粥补之，随服补剂调理脾胃，而疾可悉愈。

——验治法。昔一人患心腹大痛，或止或作，痛不可忍，凡用去积行气等药，百方不效。但于痛极时须用拳捶之，痛得少止，而旋止旋作，久不能愈，日加困弊，莫测其故。忽一胡僧见之，曰余能治也。遂令病者，先食香饵，继进一丸，打下一硬嘴异虫，遂愈。此因虫啮肠脏，所以痛极，捶之，则五内震动，虫亦畏而敛伏。不捶而虫得自由，所以复作。此亦验虫奇法。故凡见心腹痛证，但用揉按重捻而痛得暂止者，多有因虫而然也。

蛔虫共五条

凡诸虫之中，惟蛔虫最多，其逐治之法总若前条。然旋逐旋生，终非善策，欲杜其源，必须温养脾胃，脾胃气强，虫自不生矣。故凡逐虫之后，或于未逐之先，若欲调补脾肾，则如归脾汤、温胃饮、五君子煎、理中汤，或理阴煎之属，皆所宜也。若欲兼虫而治之，则惟温脏丸为最善。凡治虫之法，或攻或补，自有缓急先后之宜，所当详辨，不可任意忽略也。

《巢氏病源》曰：凡腹中痛，其脉法当沉弱，今脉反洪大者，是蛔虫也。

《医余》曰：蛔虫亦九虫之数，人腹中皆有之。小儿失乳而哺早，或食甜食过多，胃虚而热，生虫，令人腹痛恶心，口吐清水，腹上青筋，用火煨使君子与食，以壳煎汤送下，甚妙。然世人多于临卧服之，又无日分，多不验。惟月初四五里五更而服之，至日午前虫尽下，可用温平和胃药调理一二日。凡虫在腹中，月上旬头向上，中旬横之，下旬头向下。故中旬下旬用药则不入虫口，所以不验也。牛马之生子，上旬生者，行在母前，中旬生者，并肩而行，下旬生者，后随之。猫之食鼠亦然。天地自然之理，物皆由之而莫知之。

《伤寒门》有吐蛔、蛔厥证治。《呕吐门》有吐蛔治法，并吐蛔治按。《肿胀门》有孙一奎蛔虫按，俱当参阅。

《外台》用苦楝汤治蛔虫。

寸白虫共三条

此虫长寸许，色白，其状如蛆，母子相生，有独行者，有个个相接不断者，故能长至一二丈。治寸白虫无如榧子煎，其效如神。

《本事方》云：用《良方》锡灰、芜荑、槟榔者极佳。五更服则虫尽下。以此为末，用石榴根煎汁送下三钱，或丸服亦可。

《庚志》云：赵子山，字景高，寓居邵武军天王寺，苦寸白虫为患。医者咸云：是疾当止酒。然以素所耽嗜，欲罢不能。一夕醉于外舍，至夜半口干舌燥，仓卒无汤饮，适见廊庑下有瓮水，月色下照，莹然可掬，即酌而饮之，甚甘如饴，连饮数酌，乃就寝。迨晓虫出盈席，觉心腹顿宽，宿疾遂愈。一家皆惊异，验其所饮，盖寺仆日织草履浸红藤根水也。

小儿疳虫名曰疳䘌

小儿疳䘌，亦由饮食过伤，致成疳积，身热腹大，面黄，四肢无力，昏睡，鼻头蚀烂汁臭，齿龈生疮，或下痢黑血，皆腹中有虫故也，宜九味芦荟丸、追虫丸、四味肥儿丸、七味肥儿丸、蟾蜍丸之类主之。虫去之后，仍当调补气血。

应声虫共二条

《泊宅编》云：水州通判听军员毛景得奇疾，每语喉中必有物作声相应。有道人教令诵本草药名，至蓝而默然。遂取蓝捣汁饮之，少顷吐出肉块长一寸余，人形悉具，自后无声。

范正敏《遁斋闲览》载杨勔中年得异病，每发言应答，腹中有小声效之，数年间其声渐大。有道人见而惊曰：此应声虫也，久不治，延及妻子。宜读本草，遇虫不应者，当取服之。勔如言，读至雷丸，虫无声，乃顿服之，遂愈。后正敏至长沙，遇一丐者亦有是疾，环而观之者甚众。因教服雷丸，丐者亦愈。

九虫

《千金要方》云：人腹中生虫，大率有九，皆能食人脏腑。一曰伏虫，长四分，群虫之主也。二曰蛔虫，长一尺，生发多则贯心而杀人。三曰白虫，长一寸，子孙相生，其母转大，长至四五丈，亦能杀人。四曰内虫，状如烂杏，令人烦满。五曰肺虫，状如蚕，令人咳嗽。六曰胃虫，状如虾蟆，令人呕吐胃逆喜哕。七曰弱虫，又名膈虫，状如瓜瓣，令人多唾。八曰赤虫，状如生肉，令人肠鸣。九曰蛲虫，致细微，形如菜虫，居广肠之间，多则为痔，剧则为癞，因人疮痍，即生诸痈疽癣瘘、瘑疥龋虫，无所不为，其害匪细。凡此诸虫，大则依附脏腑之间，小则侵蚀肌肤之内。若元气尚实，未为大害，稍有虚损，遂肆其毒，甚至如劳瘵杀人，及传尸疰怪，或应声、溪鼠之类，而非理之可测者多矣。业医者，不可不究其所致之本，及治之之法也。

狐惑共二条

仲景曰：狐惑之为病，状如伤寒，默默欲眠，目不得闭，起卧不安，蚀于喉为惑，蚀于阴为狐，不欲饮食，恶闻食臭，其面目乍赤、乍白、乍黑。蚀于上部则声哑，甘草泻心汤主之。蚀于下部则咽干，苦参汤洗之。蚀于肛者，雄黄熏之。愚案：此仲景云狐惑之为病，状如伤寒，则可见本非伤寒也。而后世即以狐惑为伤寒者，岂非误乎！

《千金要方》曰：凡得伤寒及天行热病，腹中有热。又食少，肠胃空虚，三虫行作求食，蚀人五脏及下部。若齿龈无色，舌上尽白，甚者唇里有疮，四肢沉重，忽忽喜眠，当数看其上唇内，有疮唾血，唇内如粟疮者，心内懊侬痛闷，此虫在上蚀其五脏；下唇内生疮者，其人喜眠，此虫在下，蚀其下部。人不能知，可服此蚀虫药，不尔，匶虫杀人。又曰：凡患湿匶者，多是热病后，或久泻不止，或有客热结在腹中，或易水土，温凉气著，多生此病。亦有干匶，不甚泻痢，而下部疮痒。不问干湿，久则杀人。凡湿得冷则苦痢，单煮黄连及艾叶、苦参之属，皆可用之。若病人齿龈无色，舌上白者，或喜眠烦愦，不知痛痒处，或下痢，急治下部。不晓此者，但攻其上，不以下部为意，下部生虫，虫蚀其肛，肛烂见五脏便死，烧艾于竹筒熏之。

诸虫方

——传尸劳瘵未甚者，宜早用神授散因二五五。

——蛊虫内蚀，下部生疮，宜雄黄兑散主之因二五七。

——大孔虫痒方因二五八。

——银朱烟，用治肤腠诸虫，无不神妙新因五三。

诸虫论列方

扫虫煎新和十四

猎虫丸新攻五

芜荑散和三一九

追虫丸攻九七

化虫散攻九八

五君子煎新热六

百顺丸新攻六

苦楝汤攻四七

榧子煎和三二一

甘草泻心汤寒二八

温脏丸新热二四

蟾蜍丸小一二三

四味肥儿丸小百十一

理中汤热一

理阴煎新热三

七味肥儿丸小百十三

温胃饮新热五

归脾汤补三二

九味芦荟丸小百十五

万应丸攻九九

遇仙丹攻五一

木香槟榔丸攻四九

论外备用方

圣效方和三二二　寸白虫

妙应丸攻一百　杀虫

《直指》芜荑散和三百二十　取虫

仲景乌梅丸和三二二　胃寒吐蛔

诸毒附蛊毒

论饮食诸毒

《风俗通》曰：禽兽自死者，俱有毒，不可食。鱼无腮者，有毒，腮大者亦有毒。鳖肚下有红藻纹者，有毒。蟹腹下有毛者，有毒。煮酒初出火者，有毒，江南谓之火头酒，饮之则生痔、溢血。夏月饮食但过宿者，即有毒。夏月酒在铜锡器中过夜，即有毒。铜器盖热食，气上蒸成汗，滴下食中，即有毒。炊汤过宿，饮之有毒，盥洗则生疥。桃、杏仁，双仁者毒，能杀人。果未成核者，俱有毒，令人发疮疖。夏秋果熟落地，虫缘者，有毒，人食之作漏。屋漏水有毒，人食之有胀而死者。用之沐手，则生浸淫之疥，屡验。泽中死水有毒，饮之令人生瘕。汤池中温泉水不可饮，令人胀闷，惟澡浴可以疏风，愈疥癣。盖其泉自硫黄中出，故温也。患疥者，宜饱食入浴之，连日数次，汗透而愈；体虚者，不可轻浴。

解一切饮食诸毒

芝麻油总能解一切饮食诸毒，不可不知。凡造肴馔，必先用真麻油于净锅熬熟，却下肉炒过，然后入清水煮之，则并不犯毒。今徽州、池州地方食牛肉，不论春夏，无日不食，惟制之有方，所以鲜有中毒。但犯一切饮食毒者，即用麻油一二杯饮之，得吐即毒释而无不愈者。

解饮食中毒共有十五方，俱载《古方因阵》中，自二百七起至二二一止。

善解毒者无如火，盖火能革物之性。

凡解诸药毒者，宜以荠苨汁、白扁豆汁、绿豆汁、甘草汁、饧糖汁、米糖汁、蚕退纸烧灰，随便用之，俱可解。

凡解毒药汤剂，不可热服，宜凉饮之，盖毒得热而势愈盛也。虽然，此特以热毒为言耳，若解木鳖、菌蕈、黄连、石膏之类以中阴毒者，岂仍避热而犹堪以寒饮乎？此有医案在《呕吐门》，当兼察之。

解毒药共十四方，俱载《古方因阵》中，自二二二起至二三五止。

解诸毒通用简易方

一方　雄黄、青黛等分为末，新汲水调服。

一方　拣净土地掘窟，用井水倾入，搅，澄清，多饮则愈。

一方　晋矾、建茶等分为末，新汲水调服三钱，吐即效，不吐再服。

一方　黄连、甘草节二味水煎，凉服，不拘多少。

一方　荠苨、黑豆、甘草㕮咀，每用一两，水二盏，煎一盏，温服，未效再服。

一方　白扁豆生为末，水调服二三钱。

一方　伏龙肝为细末，凉水调三四钱，搅动服之，吐者，再一服。即灶心土。

解一切虫兽毒

凡虎伤、犬伤、蛇蝎蜈蚣、水蛭之类皆是也，共二十三方，俱载《古方因阵》中，自二三六起至二五八止。

蛊毒共三条

蛊之为毒，中土少见之，世传广奥深山之人，于端午日以毒蛇、蜈蚣、虾蟆三物同器盛之，任其互相吞食，俟一物独存者，则以为蛊，又谓之挑生。凡欲害人，密置其蛊于饮食中，人中其毒，必心腹疠痛如有虫啮，吐下皆如烂絮。若不即治，食人五脏而死，亦有十余日而死者。更有缓者，待以数月，气血羸惫，食尽五脏而后死。

一说两广山谷间有草曰胡蔓草，又名断肠草。若人以急水吞之则急死，以缓水吞之则缓死。今见荆楚之地，有曰鼠莽草者，人食之则毒死，意即胡蔓草也。

一说岭南人取毒蛇杀之，以草覆之，以水洒之，数日菌生，取菌为末，酒调以毒人。始亦无患，再后饮酒则毒作而死。其俗淫妇多自合北人，日久情好，又不肯逐人归，乃阴以毒投饮食中，北人归则戒之曰：子去几时还。若从其言，则复以药解之。若过期不往则死矣，名曰定年蛊。北人至彼，宜预防之，须备解毒丹之类，随身勿忘。凡稍觉饮食之后，四大不调，宜即服解药。若不预识其机，备有药饵，恐一时仓卒不救，所谓有备无患，重生者，不可忽也。

验蛊毒法

《遁斋闲览》云：海南鱼有石首，盖鱼枕也。取其石为器，可盛饮食，如遇蛊毒，器必爆裂，其效甚著。闽人制作最精，人但玩其色而鲜有识其用者。

验蛊之法，唾津在净水中，沉则是，浮则非。

又法：口含大豆，中蛊者，豆即胀而皮脱。无蛊者，豆不胀脱。又法：煮鸡蛋一枚，去壳，以银簪一双插入其中，并含入口内，一饮之顷，取视簪卵俱黑，即为中蛊。孙真人曰：凡中蛊者，嚼生黑豆不腥，噙白矾而味反甘者，皆中蛊也。

蛊证

《直指》云：中蛊之候，面目青黄，力乏身痛，唇口焦干，眉须脱落，烦躁闷瞀，胸腹痞满，肚胀皮坚，腹中切痛如虫啮，又如虫行，唾吐鲜血，小便淋沥，大便脓血，病人所食之物，皆变而为虫，侵蚀脏腑，伤甚则死。死则毒气流注，复染他人，所谓蛊疰。

蛊脉

脉紧数如钗股弦直而吐甚者，此中蛊毒也，急治之。中蛊脉洪大者，生。微细者，死。

防蛊

凡入有蛊之乡，所用饮食，但以犀角搅试，有毒则白沫竦起，无沫即无毒也。若自幼时食猫肉者，则毒不能为害。

知禁忌

凡中蛊者，但能记何物之中中毒，须终身再不食此物，犯之则毒作。若用药而愈，自后饮食永不可吃冷，吃冷则蛊毒复生，竟不能救。

反蛊及主法

《卫生》云：凡入蛊乡，见人家门限屋梁绝无灰尘洁净者，其家必蓄蛊，当用心防之。如不得已吃其饮食，即潜于初下箸时，收藏一片在手，尽吃不妨。少顷，却将手藏之物潜埋于人行十字路下，则蛊神反于本家作闹，蛊主必反来恳求。或食时让主人先动箸，或明问主人云：莫有蛊么？以箸筑桌而后食，如是则蛊皆不能为害。此皆验于蛊乡云。

治蛊大法有二

胸膈痛胀，则毒在上焦，宜吐之。法以热水半盏，投入胆矾末五分，通口服，少顷，以鹅翎探吐，毒物出尽自愈。或服升麻汤探而吐之，亦妙。

腹痛胀，为毒在下焦，宜泻之。法以郁金末二钱，米汤调下，空腹取泻，恶毒尽为妙。泻后，以四君子汤，服二三剂调理，慎忌口。

咒语破蛊法

《大藏经》云：治蛊毒、挑生毒有咒法。凡人在外饮食，先默诵咒七遍，其毒自不为害。咒曰：姑苏琢，磨耶琢，吾知蛊毒生四角，父是穹窿穹，母是舍耶女，眷属百千万，吾今悉知汝，摩诃萨，摩诃萨。凡见饮食上有蛛丝便莫吃。又法，每遇所到处，念药王万福七遍，亦可避。

灸蛊毒法

凡灸一切蛊毒，于两足小指尽处，各灸三壮，即有物出。酒中者，随酒出，饮食中者，随饮食出，屡验。

解一切中恶邪鬼祟毒

凡卒时中恶垂死者，宜朱砂丸急服之。方在《攻阵》百三。

凡遭一切鬼祟、鬼疰等毒者，急与八毒赤丸攻之。方在《攻阵》百四。

凡中恶心腹胀痛，大便不通，及飞尸鬼击等急证，惟《外台》走马汤最捷最妙。方在《攻阵》百十三。

治蛊毒方

丹砂丸因二百六十

雄麝散因二五九

万病解毒丹因二百二

七宝丸因二六一

蜜髓煎因二六二

挑生蛊毒简易方因二六五

解毒散因二四四

归魂散因二六三

《三因》解毒丸因二百三

麦面散因二六四

卷之三十六　杂证谟

诸　气

经义

天地气一

《本神》篇曰：天之在我者德也，地之在我者气也，德流气薄而生者也。详二十九卷《遗精门》。

《天元纪大论》曰：在天为气，在地成形，形气相感而化生万物矣。

《生气通天论》帝曰：夫自古通天者生之本，本于阴阳。天地之间，六合之内，其气九州岛九窍、五脏、十二节，皆通于天气。其生五，其气三，数犯此者，则邪气伤人，此寿命之本也。苍天之气，清净则志意治，顺之则阳气固，虽有贼邪，勿能害也，此因时之序。故圣人传精神，服天气，而通神明。失之则内闭九窍，外壅肌肉，卫气解散，此谓自伤，气之削也。

《阴阳应象大论》曰：清阳为天，浊阴为地；地气上为云，天气下为雨；雨出地气，云出天气。故清阳出上窍，浊阴出下窍；清阳发腠理，浊阴走五脏；清阳实四肢，浊阴归六腑。惟贤人上配天以养头，下象地以养足，中旁人事以养五脏。天气通于肺，地气通于嗌，风气通于肝，雷气通于心，谷气通于脾，雨气通于肾。六经为川，肠胃为海，九窍为水注之气。以天地为之阴阳，阳之汗，以天地之雨名之；阳之气，以天地之疾风名之。暴气象雷，逆气象阳，故治不法天之纪，不用地之理，则灾害至矣。

《四气调神论》曰：天气，清净光明者也，藏德不止，故不下也。天明则日月不明，邪害空窍，阳气者闭塞，地气者冒明，云雾不精，则上应白露不下。交通不表万物命，故不施，不施则名木多死。恶气不发，风雨不节，白露不下，则菀槁不荣。贼风数至，暴雨数起，天地四时不相保，与道相失，则未央绝灭。惟圣人从之，故身无奇病，万物不失，生气不竭。

《六元正纪大论》帝曰：天地之气，盈虚如何？岐伯曰：天气不足，地气随之。地气不足，天气从之。运居其中而常先也。故上胜则天气降而下，下胜则地气迁而上，多少而差其分。微者，小差；甚者，大差。甚则位易气交易，则大变生而病作矣。

《五常政大论》帝曰：天不足西北，左寒而右凉，地不满东南，右热而左温。故其何也？岐伯曰：阴阳之气，高下之理，大小之异也。东南方，阳也。阳者，其精降于下，故右热而左温。西北方，阴也。阴者，其精奉于上，故左寒而右凉。是以地有高下，气有温凉，高者气寒，下者气热。故适寒凉者，胀。之温热者，疮。下之则胀已，汗之则疮已，此腠理开闭之常，大小之异耳。

《五运行大论》帝曰：地之为下否乎？岐伯曰：地为人之下，太虚之中者也。帝曰：凭乎？曰：大气举之也。燥以干之，暑以蒸之，风以动之，湿以润之，寒以坚之，火以温之。故风寒在下，燥热在上，湿气在中，火游行其间，寒暑六入，故令虚而化生也。

《方盛衰论》曰：至阴虚，天气绝；至阳盛，地气不足。阴阳并交，至人之所行。阴阳并交者，阳气先至，阴气后至，是以圣人持诊之道，先后阴阳而持之。

《太阴阳明论》曰：喉主天气，咽主地气。

阴阳气二

《至真要大论》帝曰：愿闻阴阳之三也，何谓？岐伯曰：气有多少，异用也。帝曰：阳明，何谓也？曰：两阳合明也。帝曰：厥阴何也？曰：两阴交尽也。气之相守司也，如权衡之不得相失也。夫阴阳之气，清静则生化治，动则苛疾起，此之谓也。

《生气通天论》曰：阳气者，若天与日，失其所则折寿而不彰。故天运当以日光明。是故阳因而上，卫外者也。阳气者，烦劳则张，精绝，辟积于夏，使人煎厥，目盲不可以视，耳闭不可以听，溃溃乎若坏都，汩汩乎不可止。阳气者，大怒则形气绝而血菀于上，使人薄厥。阳气者，精则养神，柔则养筋。开阖不得，寒气从之，乃生大偻。阴者，藏精而起亟也；阳者，卫外而为固也。阴不胜其阳，则脉流薄疾，并乃狂。阳不胜其阴，则五脏气争，九窍不通。是以圣人陈阴阳，筋脉和同，骨髓坚固，气血皆从。如是则内外调和，邪不能害，耳目聪明，气立如故。故阳强不能密，阴气乃绝。阴平阳秘，精神乃治。阴阳离决，精气乃绝。

《阴阳应象大论》曰：阳化气，阴成形。寒极生热，热极生寒。寒气生浊，热气生清。清气在下，则生飧泄；浊气在上，则生䐜胀。壮火之气衰，少火之气壮。壮火食气，气食少火。壮火散气，少火生气。阴胜则阳病，阳胜则阴病。阳胜则热，阴胜则寒。重寒则热。重热则寒。寒伤形，热伤气。气伤痛，形伤肿。故先痛而后肿者，气伤形也；先肿而后痛者，形伤气也。年四十，而阴气自半也，起居衰矣。年五十，体重，耳目不聪明矣。年六十，阴痿，气大衰，九窍不利，下虚上实，涕泣俱出矣。故曰：知之则强，不知则老。

《太阴阳明论》曰：阳者，天气也，主外；阴者，地气也，主内。故阳道实，阴道虚。阴气从足上行至头，而下行循臂至指端；阳气从手上行至头，而下行至足。故曰：阳病者，上行极而下；阴病者，下行极而上。详《脾胃门》。

《终始》篇曰：阴者，主脏；阳者，主腑。阳受气于四末，阴受气于五脏。

《痹论》岐伯曰：阴气者，静则神藏，躁则消亡，饮食自倍，肠胃乃伤。

《阴阳别论》曰：刚与刚，阳气破散，阴气乃消亡。淖则刚柔不和，经气乃绝。

《寒热病》篇曰：足太阳入脑乃别。阴跻、阳跻，阴阳相交。阳入阴，阴出阳，交于目锐眦。阳气盛则瞋目，阴气盛则瞑目。

《口问》篇曰：阳气尽，阴气盛，则目瞑；阴气尽而阳气盛，则寤矣。

《大惑论》曰：夫卫气者，昼日行于阳，夜行于阴，故阳气尽则卧，阴气尽则寤。

《方盛衰论》曰：雷公请问，气之多少，何者为逆？何者为从？帝曰：阳从左，阴从右，老从上，少从下。

时气三

《六元正纪大论》帝曰：四时之气至，有早晏高下左右，其候何如？岐伯曰：行有逆顺，至有迟速。故太过者化先天，不及者化后天。帝曰：愿闻其行何谓也？曰：春气西行，夏气北行，秋气东行，冬气南行。故春气始于下，秋气始于上，夏气始于中，冬气始于标。春气始于左，秋气始于右，冬气始于后，夏气始于前，此四时正化之常。故至高之地，冬气常在，至下之地，春气常在，必谨察之。帝曰：愿闻同化何如？岐伯曰：风温春化同，热曛昏火夏化同，胜与复同，燥清烟露秋化同，云雨昏暝埃长夏化同，寒气霜雪冰冬化同。此天地五运六气之化，更用之盛衰也。

《四气调神论》曰：春三月，此谓发陈，天地俱生，万物以荣，此春气之应，养生之道也。逆之则伤肝，夏为寒变，奉长者少。夏三月，此谓蕃莠，天地气交，万物华实，此夏气之应，养长之道也。逆之则伤心，秋为痎疟，奉收者少。秋三月，此谓容平，天气以急，地气以明。此秋气之应，养收之道也。逆之则伤肺，冬为飧泄，奉藏者少。冬三月，此谓闭藏，水冰地坼，无扰乎阳。此冬气之应，养藏之道也。逆之则伤肾，春为痿厥，奉生者少。逆春气，则少阳不生，肝气内变；逆夏气，则太阳不长，心气内洞；逆秋气，则太阴不收，肺气焦满；逆冬气，则少阴不藏，肾气独沉。夫四时阴阳者，万物之根本也。所以圣人春夏养阳，秋冬养阴，以从其根。故与万物浮沉于生长之门。逆其根，则伐其本，坏其真矣。

《生气通天论》曰：阳气者，一日而主外，平旦人气生，日中而阳气隆，日西而阳气已虚，气门乃闭。是故暮而收拒，无扰筋骨，无见雾露，反此三时，形乃困薄。

《至真要大论》帝曰：分至何如？岐伯曰：气至谓之至，气分谓之分，至则气同，分则气异。所谓天地之正纪也。

《脉要精微论》曰：冬至四十五日，阳气微上，阴气微下；夏至四十五日，阴气微上，阳气微下。阴阳有时，与脉为期，期而相失，如脉所分，分之有期，故知死时。

《顺气一日分为四时篇》帝曰：夫百病者，多以旦慧昼安，夕加夜甚者，何也？岐伯曰：四时之气使然。春生夏长，秋收冬藏，人亦应之。以一日分为四时，朝则为春，日中为夏，日入为秋，夜半为冬。朝则人气始生，病气始衰，故旦慧；日中人气长，长则胜邪，故安；夕则人气始衰，邪气始生，故加；夜半人气入脏，邪气独居于身，故甚也。帝曰：其时有反者何也？曰：是不应四时之气，脏独主其病者，是必以脏气之所不胜时者甚，以其所胜时者起也。

《四时刺逆从论》曰：春气在经脉，夏气在孙络，长夏气在肌肉，秋气在皮肤，冬气在骨髓中。帝曰：敢问其故。岐伯曰：春者，天气始开，地气始泄，冻解冰释，水行经通，故人气在脉。夏者，经满气溢，入孙络受血，皮肤充实。长夏者，经络皆盛，内溢肌中。秋者，天气始收，腠理闭塞，皮肤引急。冬者盖藏，血气在中，内著骨髓，通于五脏。是故邪气者，常随四时之气血而入客也。至其变化，不可为度，然必从其经气，辟除其邪，除其邪则乱气不生。

《金匮真言论》曰：春气者，病在头。夏气者，病在脏。秋气者，病在肩背。冬气者，病在四肢。故春，善病鼽衄。仲夏，善病胸胁。长夏，善病洞泄寒中。秋，善病风疟。冬，善病痹厥。

《营卫生会》篇曰：卫气行于阴二十五度，行于阳二十五度，分为昼夜。故气至阳而起，至阴而止。夜半为阴陇，夜半后而为阴衰，平旦阴尽而阳受气矣。日中为阳陇，日西而阳衰，日入阳尽而阴受气矣。夜半而大会，万民皆卧，命曰合阴。平旦阴尽而阳受气，如是无已，与天地同纪。

运气四

《天元纪大论》曰：所以欲知天地之阴阳者，应天之气，动而不息，故五岁而右迁；应地之气，静而守位，故六期而环会。动静相召，上下相临，阴阳相错，而变由生也。天以六为节，地以五为制，五六相合而七百二十气为一纪，凡三十岁；千四百四十气，凡六十岁为一周，不及太过，斯皆见矣。

《六节藏象论》曰：天度者，所以制日月之行也。气数者，所以纪化生之用也。五日谓之候，三候谓之气，六气谓之时，四时谓之岁。五气更立，各有所胜，盛虚之变，此其常也。故春胜长夏，长夏胜冬，冬胜夏，夏胜秋，秋胜春。所谓得五行时之胜，各以气命其脏。帝曰：何以知其胜？岐伯曰：求其至也。皆归始春，未至而至，此谓太过。则薄所不胜而乘所胜也，命曰气淫。至而不至，此谓不及。则所胜妄行而所生受病，所不胜薄之也，命曰气迫。所谓求其至者，气至之时也。谨候其时，气可与期，失时反候，五治不分，邪僻内生，工不能禁也。

《五运行大论》曰：丹天之气经于牛女戊分，黅天之气经于心尾己分，苍天之气经于危室柳鬼，素天之气经于亢氐昴毕，玄天之气经于张翼娄胃。所谓戊己分者，奎壁角轸，则天地之门户也。上下相遘，寒暑相临，气相得则和，不相得则病。东方生风，在气为柔。南方生火，在气为息。中央生湿，在气为充。西方生燥，在气为成。北方生寒，在气为坚。气有余，则制己所胜而侮所不胜；其不及，则己所不胜侮而乘之。己所胜轻而侮之。侮反受邪，侮而受邪，寡于畏也。

《五常政大论》帝曰：太虚廖廓，五运回薄，衰盛不同，损益相从。愿闻平气何如而名？何如而纪也？岐伯曰：木曰敷和，火曰升明，土曰备化，金曰审平，水曰静顺。帝曰：其不及奈何？曰：木曰委和，火曰伏明，土曰卑监，金曰从革，水曰涸流。帝曰：太过何谓？曰：木曰发生，火曰赫曦，土曰敦阜，金曰坚成，水曰流衍。帝曰：其岁有不病，而脏气不应不用者，何也？岐伯曰：天气制之，气有所从也。少阳司天，火气下临，肺气上从，白起金用，草木苏。阳明司天，燥气下临，肝气上从，苍起木用而立，土乃苏。太阳司天，寒气下临，心气上从，而火且明，丹起金乃苏。厥阴司天，风气下临，脾气上从，而土且隆，黄起水乃苏。少阴司天，热气下临，肺气上从，白起金用，草木苏。太阴司天，湿气下临，肾气上从，黑起水变。

《至真要大论》帝曰：五气交合，盈虚更作，余知之矣。六气分治，司天地者，其至何如？岐伯曰：天地之大纪，人神之通应也。厥阴司天，其化以风；少阴司天，其化以热；太阴司天，其化以湿；少阳司天，其化以火；阳明司天，其化以燥；太阳司天，其化以寒。

帝曰：地化奈何？曰：司天同候，间气皆然。帝曰：间气何谓？曰：司左右者，是谓间气也。主岁者，纪岁。间气者，纪步也。帝曰：岁主奈何？曰：厥阴司天为风化，在泉为酸化，司气为苍化，间气为动化。少阴司天为热化，在泉为苦化。不司气化，居气为灼化。太阴司天为湿化，在泉为甘化，司气为苍化，间气为柔化。少阳司天为火化，在泉为苦化，司气为丹化，间气为明化。阳明司天为燥化，在泉为辛化，司气为素化，间气为清化。太阳司天为寒化，在泉为咸化，司气为玄化，间气为藏化。故治病者，必明六化分治，五味五色所生，五脏所宜，乃可以言盈虚病生之绪也。本乎天者，天之气也。本乎地者，地之气也。天地合气，六节分而万物化生矣。故曰：谨候气宜，无失病机，此之谓也。帝曰：气之上下何谓也？岐伯曰：身半以上，其气三矣，天之分也，天气主之。身半以下，其气三矣，地之分也，地气主之。以名命气，以气命处，而言其病。半，所谓天枢也。帝曰：胜复之动，时有常乎？气有必乎？岐伯曰：时有常位，而气无必也。初气终三气，天气主之，胜之常也。四气尽终气，地气主之，复之常也。有胜则复，无胜则否。帝曰：六气之胜，何以候之？岐伯曰：清气大来，燥之胜也。风木受邪，肝病生焉。热气大来，火之胜也。金燥受邪，肺病生焉。寒气大来，水之胜也。火热受邪，心病生焉。湿气大来，土之胜也。寒水受邪，肾病生焉。风气大来，木之胜也。土湿受邪，脾病生焉。所谓感邪而生病也。乘年之虚，则邪甚也。失时之和，亦邪甚也。遇月之空，亦邪甚也。重感于邪，则病危矣。

《六微旨大论》曰：至而至者和。至而不至，来气不及也。未至而至，来气有余也。应则顺，否则逆，逆则变生，变生则病。帝曰：请言其应。岐伯曰：物生其应也。气脉其应也。相火之下，水气承之；水位之下，土气承之；土位之下，风气承之；风位之下，金气承之；金位之下，火气承之；君火之下，阴精承之。帝曰：何也？岐伯曰：亢则害，承乃制，制则生化，外列盛衰，害则败乱，生化大病。帝曰：六气应五行之变何如？岐伯曰：位有始终，气有初中，上下不同，求之亦异也。天气始于甲，地气始于子，子甲相合，命曰岁立。谨候其时，气可与期。岐伯曰：言天者，求之本。言地者，求之位。言人者，求之气交。帝曰：何谓气交？曰：上下之位，气交之中，人之居也。故曰：天枢之上，天气主之；天枢之下，地气主之；气交之分，人气从之，万物由之。帝曰：何谓初中？岐伯曰：初凡三十度而有奇，中气同法。帝曰：初中何也？曰：所以分天地也。初者，地气也。中者，天气也。帝曰：其升降何如？岐伯曰：气之升降，天地之更用也。帝曰：其用何如？曰：升已而降，降者谓天；降已而升，升者谓地。天气下降，气流于地；地气上升，气腾于天。故高下相召，升降相因，而变作矣。岐伯曰：出入废则神机化灭，升降息则气立孤危。故非出入，则无以生长壮老已；非升降，则无以生长化收藏。是以升降出入，无器不有。

《六元正纪大论》帝曰：气至而先后者何？岐伯曰：运太过，则其至先；运不及，则气至后；非太过非不及，则至当时，非是者苏也。岐伯曰：数之始，起于上而终于下，岁半之前，天气主之，岁半之后，地气主之，上下交互，气交主之，岁纪毕矣。故曰：位明气月可知乎。所谓气也，风胜则动，热胜则肿，燥胜则干，寒胜则浮，湿胜则濡泄，甚则水闭胕肿，随气所在，以言其变耳。帝曰：水发而雹雪，土发而飘骤，木发而毁折，金发而清明，火发而曛昧，何气使然？岐伯曰：气有多少，发有微甚。微者当其气，甚者兼其下，征其下气而见可知也。帝曰：五气之发，不当位者，何也？曰：命其差。帝曰：差有数乎？曰：后皆三十度而有奇也。

《气交变大论》岐伯曰：德化者，气之祥。政令者，气之章。变易者，复之纪。灾苏者，伤之始。气相胜者，和。不相胜者，病。重感于邪则甚也。帝曰：善言天者，必应于人。善言古者，必验于今。善言气者，必彰于物。善言应者，同天地之化。善言化言变者，通神明之理。非夫子孰能言至道欤！

经气脏气五

《天元纪大论》曰：天有五行御五位，以生寒暑燥湿风。人有五脏化五气，以生喜怒思忧恐。

《阴阳应象大论》曰：人有五脏化五气，以生喜怒悲忧恐。故喜怒伤气，寒暑伤形，暴怒伤阴，暴喜伤阳。厥气上行，满脉去形。喜怒不节，寒暑过度，生乃不固。

《本脏》篇曰：五脏者，所以藏精神血气魂魄者也；六腑者，所以化水谷而行津液者也。此人之所以具受于天者也。

《六节藏象论》曰：心者，生之本，神之变也，为阳中之太阳，通于夏气。肺者，气之本，魄之处也，为阳中之太阴，通于秋气。肾者主蛰，封藏之本，精之处也。为阴中之少阴，通于冬气。肝者，罢极之本，魂之居也。为阳中之少阳，通于春气。脾、胃、大肠、小肠、三焦、膀胱者，仓廪之本，营之居也。此至阴之类，通于土气。凡十一脏，皆取决于胆也。

《金匮真言论》曰：东方青色，入通于肝。其味酸，其臭臊。南方赤色，入通于心。其味苦，其臭焦。中央黄色，入通于脾。其味甘，其臭香。西方白色，入通于肺。其味辛，其臭腥。北方黑色，入通于肾。其味咸，其臭腐。

《天年》篇曰：人生十岁，五脏始定，血气已通，其气在下，故好走。二十岁，血气始盛，肌肉方长，故好趋。三十岁，五脏大定，肌肉坚固，血脉盛满，故好步。四十岁，五脏六腑十二经脉皆大盛以平定，腠理始疏，荣华颓落，发颇班白，平盛不摇，故好坐。五十岁，肝气始衰，肝叶始薄，胆汁始减，目始不明。六十岁，心气始衰，苦忧悲，血气懈惰，故好卧。七十岁，脾气虚，皮肤枯。八十岁，肺气衰，魄离，故言善误。九十岁，肾气焦，四脏经脉虚空。百岁，五脏皆虚，神气皆去，形骸独居而终矣。

《上古天真论》曰：女子七岁，肾气盛，齿更发长。二七而天癸至，任脉通，太冲脉盛，月事以时下，故有子。丈夫八岁，肾气实，发长齿更。二八，肾气盛，天癸至，精气溢泻，阴阳和，故能有子。

《脉度》篇曰：肺气通于鼻，肺和则鼻能知香臭矣。心气通于舌，心和则舌能知五味矣。肝气通于目，肝和则目能辨五色矣。脾气通于口，脾和则口能知五谷矣。肾气通于耳，肾和则耳能闻五音矣。

《五脏生成篇》曰：诸脉者，皆属于目。诸髓者，皆属于脑。诸筋者，皆属于节。诸血者，皆属于心。诸气者，皆属于肺。此四肢八溪之朝夕也。

《海论》曰：人有髓海，有血海，有气海，有水谷之海。胃为水谷之海，冲脉为十二经之海，膻中为气之海，脑为髓之海。得顺者生，得逆者败；知调者和，不知调者害。

《五味》篇曰：胃者，五脏六腑之海也，水谷皆入于胃，五脏六腑皆禀气于胃。其大气之抟而不行者，积于胸中，命曰气海。出于肺，循喉咽，故呼则出，吸则入。

《大惑论》曰：五脏六腑之精气，皆上注于目而为之精。目者，五脏六腑之精也，营卫魂魄之所常营也，神气之所生也。详《眼目门》

《卫气》篇曰：请言气街：胸气有街，腹气有街，头气有街。故气在头者，止之于脑。气在胸者，止之膺与背腧。气在腹者，止之背腧，与冲脉于脐左右之动脉者。气在胫者，止之于气街，与承山踝上以下。

《动输篇》曰：夫四末阴阳之会者，此气之大络也。四街者，气之径路也。故络绝则径通，四末解则气从合，相输如环，莫知其纪，终而复始。

《平人气象论》曰：胃之大络，名曰虚里，脉宗气也。详《脾胃门》。

《邪客》篇帝曰：人有八虚，各何以候？岐伯曰：以候五脏。心肺有邪，其气留于两肘；肝有邪，其气留于两腋；脾有邪，其气流于两髀；肾有邪，其气流于两腘。凡此八虚者，皆机关之室，真气之所过，血络之所游，邪气恶血，固不得住留，住留则伤经络骨节机关，不得屈伸。故病挛也。

《太阴阳明论》曰：四肢皆禀于胃，而不得至经，必因于脾，乃得禀也。详《脾胃门》。

《五脏别论》曰：脑髓、骨、脉、胆、女子胞，此六者，地气之所生也。皆藏于阴而象于地。故藏而不泻，名曰奇恒之府。夫胃、大肠、小肠、三焦、膀胱，此五者，天气之所生也，其气象天，故泻而不藏。此受五脏浊气，名曰传化之府，此不能久留，输泻者也。魄门亦为五脏使，水谷不得久藏。所谓五脏者，藏精气而不泻也，故满而不能实。六腑者，传化物而不藏，故实而不能满也。所以然者，水谷入口，则胃实而肠虚；食下，则肠实而胃虚。故曰实而不满，满而不能实也。

《平人绝谷》篇曰：平人胃满则肠虚，肠满则胃虚，更实更虚。故气得上下，五脏安定，血脉和则精神乃居。

《邪气脏腑病形》篇帝曰：天寒地冰，而其面不衣何也？岐伯曰：十二经脉，三六五络，其血气皆上于面而走空窍。详《面病门》。

《灵兰秘典论》曰：膀胱者，州都之宫，津液藏焉，气化则能出矣。

《忧恚无言》篇帝曰：人之卒然忧恚而言无音者，何道之塞，何气出行，使音不彰？愿闻其方。少师曰：咽喉者，水谷之道也。喉咙者，气之所以上下者也。详《声喑门》。

脉气六

《五脏别论》帝曰：气口何以独为五脏主？岐伯曰：胃者，水谷之海，五脏六腑之大源也。五味入口藏于胃，以养五脏气，气口亦太阴也，是以五脏六腑之气味，皆出于胃，变见于气口。故五气入鼻，藏于心肺，心肺有病而鼻为之不利也。

《动输》篇曰：胃为五脏六腑之海，其清气上注于肺，肺脉从太阴而行之，其行也以息往来。详《脾胃门》。

《五十营》篇曰：人一呼，脉再动，气行三寸；一吸，脉亦再动，气行三寸，呼吸定息，气行六寸。详《脉神章》。

《根结》篇曰：一日一夜五十营，以营五脏之精。所谓五十营者，五脏皆受气。持其脉口，数其至也，五十动而不一代者，五脏皆受气。四十动一代者，一脏无气。三十动一代者，二脏无气。二十动一代者，三脏无气。十动一代者，四脏无气。不满十动一代者，五脏无气，予之短期。所谓五十动而不一代者，以为常也，以知五脏之期。予之短期者，乍数乍疏也。

《玉机真脏论》曰：春脉如弦。春脉者，肝也。东方木也，万物之所以始生也。故其气来软弱轻虚而滑。端直以长，故曰弦，反此者病。其气来实而强，此谓太过，病在外。其气来不实而微，此谓不及，病在中。夏脉如钩。详《脉神章》。

《脉要精微论》曰：夫脉者，血之府也，长则气治，短则气病，数则烦心，大则病进，上盛则气高，下盛则气胀，代则气衰，细则气少。详《脉神章》。

《平人气象论》曰：人一呼脉一动，一吸脉一动，曰少气。平人之常气禀于胃，人无胃气曰逆，逆者死。脉无胃气亦死。详《脾胃门》。

形气七

《阴阳清浊》篇帝曰：愿闻人气之清浊。岐伯曰：受谷者，浊。受气者，清。清者注阴，浊者注阳。浊而清者，上出于咽；清而浊者，则下行。清浊相干，命曰乱气。帝曰：夫阴清而阳浊，浊者有清，清者有浊，别之奈何？岐伯曰：气之大别，清者上注于肺；浊者下走于胃。胃之清气，上出于口；肺之浊气，下注于经，内积于海。清者其气滑；浊者其气涩。此气之常也。

《决气》篇帝曰：余闻人有精，气、津、液、血、脉，余意为一气耳，今乃辨为六名，余不知其所以然。岐伯曰：两神相搏，合而成形，常先身生，是谓精。何谓气？曰：上焦开发，宣五谷味，熏肤、充身、泽毛，若雾露之溉，是谓气。何谓津？曰：腠理发泄，汗出溱溱，是谓津。何谓液？曰：谷入气满，淖泽注于骨，骨属屈伸，泄泽，补益脑髓，皮肤润泽，是谓液。何谓血？曰：中焦受气取汁，变化而赤，是谓血。何谓脉？曰：壅遏营气，令无所避，是谓脉。精脱者，耳聋；气脱者，目不明；津脱者，腠理开，汗大泄；液脱者，骨属屈伸不利，色夭，脑髓消，胫酸，耳数鸣；血脱者，色白，夭然不泽，其脉空虚，此其候也。

《卫气失常》篇曰：人有肥、有膏、有肉。膏者多气，多气者热，热者耐寒。肉者多血则充形，充形则平。脂者其血清，气滑少，故不能大。此别于众人者也。

《寿夭刚柔》篇曰：形与气相任则寿，不相任则夭。详《生死门》。

血气八

《营卫生会》篇：曰：夫血之与气，异名同类，何谓也？详《血证门》。

《五音五味》篇曰：今妇人之生，有余于气，不足于血，以其数脱血也。冲任之脉，不荣口唇，故须不生焉。是故圣人视其颜色，黄赤者，多热气。青白者，少热气。黑色者，多血少气。夫人之常数，太阳，常多血少气。少阳，常多气少血。阳明，常多血多气。厥阴，常多气少血。少阴，常多血少气。太阴，常多血少气。此天数之常也。

《八正神明论》曰：故养神者，必知形之肥瘦，营卫血气之盛衰。血气者，人之神，不可不谨养。

营卫气九

《本脏》篇曰：经脉者，所以行血气而营阴阳，濡筋骨，利关节者也。卫气者，所以温分肉，充皮肤，肥腠理，司关阖者也。

《营卫生会》篇帝曰：人受气于谷，谷入于胃，以传于肺，五脏六腑，皆以受气，其清者为营，浊者为卫，营行脉中，卫行脉外。

《卫气行》篇曰：卫气之行，一日一夜五十周于身，昼日行于阳二十五周，夜行于阴二十五周。是以平旦阴尽，阳气出于目，目张则气上行于头。

《痹论》曰：营者，水谷之精气也，和调于五脏，洒陈于六腑，乃能入于脉也，故循脉上下，贯五脏，络六腑也。卫者，水谷之悍气也，其气慓疾滑利，不能入于脉也。故循皮肤之中，分肉之间，熏于肓膜，散于胸腹。

《禁服》篇曰：审察卫气，为百病母。

《逆调论》曰：营气虚则不仁，卫气虚则不用，营卫俱虚，则不仁且不用。

《生气通天论》曰：营气不从，逆于肉理，乃生痈肿。营行脉中，卫行脉外。

谷气十

《营气》篇曰：营气之道，内谷为宝。谷入于胃，乃传之肺，流溢于中，布散于外。精专者行于经隧，常营无已，终而复始，是谓天地之纪。

《邪客》篇曰：五谷入于胃也，其糟粕、津液、宗气，分为三隧。故宗气积于胸中。详《脾胃门》。

《经脉》篇曰：谷入于胃，脉道以通，血气乃行。

《玉版》篇曰：人之所受气者，谷也。谷之所注者，胃也。胃者，水谷气血之海也。详《脾胃门》。

《五味》篇曰：天地之精气，其大数常出三入一。故谷不入，半日则气衰，一日则气少矣。

《平人绝谷》篇曰：神者，水谷之精气也。详《死生门》。

《终始》篇曰：邪气来也，紧而疾；谷气来也，徐而和。

《平人气象论》曰：人以水谷为本。故人绝水谷则死，脉无胃气亦死。详《饮食门》。

《病能论》曰：食入于阴，长气于阳。

《阴阳清浊》篇帝曰：愿闻人气之清浊。岐伯曰：受谷者浊，受气者清。清者注阴，浊者注阳。

气味十一

《六节藏象论》曰：天食人以五气，地食人以五味。详《脾胃门》。

《阴阳应象大论》曰：水为阴，火为阳，阳为气，阴为味。味归形，形归气，气归精，精归化，精食气，形食味，化生精，气化形。味伤形，气伤精，精化为气，气伤于味。阴味出下窍，阳气出上窍。味厚者为阴，薄为阴之阳。气厚者为阳，薄为阳之阴。味厚则泄，薄则通。气薄则发泄，厚则发热。气味，辛甘发散为阳，酸苦涌泄为阴。形不足者，温之以气；精不足者，补之以味。

《经脉别论》曰：食气入胃，散精于肝。详《脾胃门》。

《生气通天论》曰：阴之所生，本在五味，阴之五官，伤在五味。是故味过于酸，肝气以津，脾气乃绝；味过于咸，大骨气劳，短肌，心气抑；味过于甘，心气喘满，色黑，肾气不衡；味过于苦，脾气不濡，胃气乃厚；味过于辛，筋脉沮弛，精神乃央。是故骨正筋柔，气血以流，腠理以密，如是则骨气以精，谨道如法，长有天命。

《宣明五气篇》曰：五味所禁，辛走气，气病无多食辛。详《饮食门》。

酒气十二

《经脉》篇曰：饮酒者，卫气先行皮肤，先充络脉，络脉先盛。故卫气已平，营气乃满，而经脉大盛。

《厥论》曰：酒入于胃，则络脉满而经脉虚。夫酒气盛而慓悍，肾气日衰，阳气独胜。故手脚为之热也。

《营卫生会》篇帝曰：人饮酒，酒亦入胃，谷未熟而小便独先下者，何也？岐伯曰：酒者，熟谷之液也。其气悍以清，故后谷而入，先谷而液出焉。

《论勇》篇帝曰：怯士之得酒，怒不避勇士者，何脏使然？少俞曰：酒者，水谷之精，熟谷之液也。其气慓悍，其入于胃中，则胃胀，气上逆，满于胸中，肝浮胆横。当是之时，固比于勇士，气衰则悔。与勇士同类，不知避之，名曰酒悖也。

邪气十三

《刺节真邪论》帝曰：有一脉生数十病者，或痛，或痈，或热，或寒，或痒，或痹，或不仁，变化无穷，其故何也？岐伯曰：此皆邪气之所生也。帝曰：余闻气者，有真气，有正气，有邪气。何谓真气？岐伯曰：真气者，所受于天，与谷气并而充身也。正气者，正风也，从一方来，非实风，又非虚风也。邪气者，虚风之贼伤人也，其中人也深，不能自去。正风者，其中人也浅，合而自去，其气来柔弱，不能胜真气，故自去。虚邪之中人也，洒淅动形，起毫毛而发腠理。其入深，内搏于骨，则为骨痹。搏于筋，则为筋挛。搏于脉中，则为血闭不通，则为痈。搏于肉，与卫气相搏。阳胜者，则为热；阴胜者，则为寒。寒则真气去，去则虚，虚则寒。搏于皮肤之间，其气外发，腠理开，毫毛摇，气往来行，则为痒。留而不去，则为痹。卫气不行，则为不仁。余义详《本经》。

《通评虚实论》曰：邪气盛则实，精气夺则虚。帝曰：虚实如何？岐伯曰：气虚者，肺虚也。气逆者，足寒也。非其时则生，当其时则死。余脏皆如此。

《评热病论》曰：邪之所凑，其气必虚。

《小针解》曰：夫气之在脉也，邪气在上者，言邪气之中人也高，故邪气在上也。浊气在中者，言水谷皆入于胃，其精气上注于肺，浊溜于肠胃。言寒温不适，饮食不节，而病生肠胃，故曰浊气在中也。清湿在下者，言清湿地气之中人也，必从足始。故曰清气在下也。

《阴阳应象大论》曰：天之邪气，感则害人五脏；水谷之寒热，感则害于六腑；地之湿气，感则害皮肉筋脉。

病气十四

《寿夭刚柔》篇曰：风寒伤形，忧恐忿怒伤气。气伤脏，乃病脏；寒伤形，乃应形；风寒伤筋，筋脉乃应，此形气外内之相应也。

《脉要精微论》曰：阳气有余，为身热无汗。阴气有余，为多汗身寒。阴阳有余，则无汗而寒。言而微，终日乃复言者，此夺气也。

《刺志论》曰：气实形实，气虚形虚，此其常也。反此者，病。谷盛气盛，谷虚气虚，此其常也。反此者，病。脉实血实，脉虚血虚，此其常也。反此者，病。气虚身热，此谓反也。谷入多而气少，此谓反也。谷不入而气多，此谓反也。脉盛血少，此谓反也。脉少血多，此谓反也。气盛身寒，得之伤寒。气虚身热，得之伤暑。谷入多而气少者，得之有所脱血，湿居下也。谷入少而气多者，邪在胃及与肺也。脉小血多者，饮中热也。脉大血少者，脉有风气，水浆不入，此之谓也。夫实者，气入也。虚者，气出也。气实者，热也。气虚者，寒也。

《宣明五气篇》曰：五气所病：心为噫，肺为咳，肝为语，脾为吞，肾为欠、为嚏，胃为气逆、为哕、为恐，大肠小肠为泄，膀胱不利为癃，不约为遗溺，胆为怒，是谓五病。五积所并：精气并于心则喜，并于肺则悲，并于肝则忧，并于脾则畏，并于肾则恐，是谓五并。虚而相并者也。五劳所伤：久视伤血，久卧伤气，久坐伤肉，久立伤骨，久行伤筋，是为五劳所伤。

《举痛论》帝曰：余知百病生于气也。怒则气上，喜则气缓，悲则气消，恐则气下，寒则气收，炅则气泄，惊则气乱，劳则气耗，思则气结，九气不同，何病之生？岐伯曰：怒则气逆，甚则呕血及飧泄，故气上矣。喜则气和志达，营卫通利，故气缓矣。悲则心系急，肺布叶举，而上焦不通，营卫不散，热气在中，故气消矣。恐则气却，却则上焦闭，闭则气还，还则下焦胀，故气不行矣。寒则腠理闭，气不行，故气收矣。炅则腠理开，营卫通，汗大泄，故气泄矣。惊则心无所倚，神无所归，虑无所定，故气乱矣。劳则喘息汗出，外内皆越，故气耗矣。思则心有所存，神有所归，正气留而不行，故气结矣。

《举痛论》曰：寒气客于脉外则脉寒，脉寒则缩蜷，缩蜷则脉绌急，绌急则外引小络，故卒然而痛。得炅则痛立止，因重中于寒，则痛久矣。诸寒气等义详《心腹痛门》。

《本神》篇曰：肝气虚则恐，实则怒。脾气虚则四肢不用，五脏不安，实则腹胀泾溲不利。心气虚则悲，实则笑不休。肺气虚则鼻塞不利少气，实则喘喝胸盈仰息。肾气虚则厥，实则胀，五脏不安。必审五脏之病形，以知其气之虚实，谨而调之也。忧愁者，气闭塞而不行。

《口问》篇曰：上气不足，脑为之不满。详《虚损门》。

《生气通天论》曰：因于气，为肿，四维相代，阳气乃竭。俞气化薄，传为善畏，及为惊骇。

《厥论》曰：阳气衰于下，则为寒厥；阴气衰于下，则为热厥。详《厥逆门》。

《逆调论》帝曰：人身非常温也，非常热也，为之热而烦满者，何也？详《寒热门》。

《痹论》曰：风寒湿三气杂至，合而为痹也。详《风痹门》。

《痿论》帝曰：五脏使人痿何也？岐伯曰：肺热叶焦，则皮毛虚弱急薄者，则生痿躄也。心气热，则下脉厥而上，上则下脉虚，虚则生脉痿，枢折挈，胫纵不任地也。详《痿证门》。

《百病始生》篇帝曰：积之始生，至其已成奈何？岐伯曰：积之始生，得寒乃生，厥乃成积也。详《积聚门》。

《评热病论》曰：诸有水气者，微肿先见于目下也。月事不来者，胞脉闭也。胞脉者，属心而络于胞中。今气上迫肺，心气不得下通，故月事不来也。

《至真要大论》曰：诸气膹郁，皆属于肺。

《病能论》曰：有病怒狂者，生于阳也。阳气者，因暴折而难决，故善怒也。详《癫狂门》。

《阴阳别论》曰：一阳发病，少气善咳善泄，其传为心掣，其传为隔。

治气十五

《五常政大论》曰：必先岁气，无伐天和，无盛盛，无虚虚，而遗人夭殃；无致邪，无失正，绝人长命。

《上古天真论》曰：夫上古圣人之教下也，皆谓之虚邪贼风，避之有时，恬憺虚无，真气从之，病安从来。上古有真人者，提挈天地，把握阴阳，呼吸精气，独立守神，肌肉若一。

《玉机真脏论》曰：凡治病，察其形气色泽，脉之盛衰，病之新故，乃治之。无后其时。形气相得，谓之可治；色泽以浮，谓之易已；脉从四时，谓之可治；脉弱以滑，是有胃气，命曰易治，取之以时。形气相失，谓之难治；色夭不泽，谓之难已；脉实以坚，谓之益甚；脉逆四时，为不可治。必察四难，而明告之。

《疏五过论》曰：凡欲诊病者，必问饮食居处，暴乐暴苦，始乐后苦，皆伤精气，精气竭绝，形体毁沮。治病之道，气内为宝，循求其理，求之不得，过在表里。

《六元正纪大论》曰：司气以热，用热无犯。司气以寒，用寒无犯。司气以凉，用凉无犯。司气以温，用温无犯。间气同其主无犯。异其主则小犯之，是谓四畏。必谨察之。故曰：无失天信，无逆气宜，无翼其胜，无赞其复，是谓至治。

《至真要大论》帝曰：服寒而反热，服热而反寒。其故何也？岐伯曰：治其王气，是以反也。帝曰：不治王气而然者，何也？曰：不治五味属也。夫五味入胃，各归所喜攻。酸先入肝，苦先入心，甘先入脾，辛先入肺，咸先入肾。久而增气，物化之常也；气增而久，夭之由也。审察病机，无失气宜，此之谓也。补上治上制以缓，补下治下制以急。急则气味厚，缓则气味薄。适其至所，此之谓也。

《根结》篇曰：形气不足，病气有余，是邪胜也，急泻之。形气有余，病气不足，急补之。形气不足，病气不足，此阴阳气俱不足也，不可刺之，刺之则重不足，重不足则阴阳俱竭，血气皆尽，五脏空虚，筋骨髓枯，老者绝灭，壮者不复矣。形气有余，病气有余，此阴阳俱有余也，急泻其邪，调其虚实。故曰有余者泻之，不足者补之，此之谓也。

《刺法论》帝曰：五疫之至，皆相染易，如何可得不相移易者？岐伯曰：不相染者，正气存内，邪不可干，避其毒气，天牝从来，复得其往，气出于脑，即不干邪。以上俱经旨。

总论气理十六

夫人之有生，无非受天地之气化耳。及其成形，虽有五行五志，五脏六腑之辨，而总惟血气为之用。然血无气不行。血非气不化，故经曰：血者，神气也。然则血之与气，诚异名而同类，而实惟气为之主。是以天地间阴阳变迁，运数治乱，凡神神奇奇，作于杳冥莫测之乡者，无非气化之所为。使能知此而气得其正，则何用弗臧。一有违和，而气失其正，则何往弗否？故帝曰：百病生于气也。又近见应震王氏曰：行医不识气，治病从何据？堪笑道中人，未到知音处。旨哉斯言！是实治身治病第一大纲，而后学鲜有知者。且轩岐言气，既已靡遗，奈何久未发明，终将冥讳。故余摭其精微，类述一十五条，详列如前。俾后学得明造化之大源，则因理触机，而拯济无穷，斯见轩岐赞育之恩，与地同矣。时崇祯丙子，后学介宾谨识。

论调气十七

夫百病皆生于气，正以气之为用，无所不至，一有不调，则无所不病。故其在外则有六气之侵，在内则有九气之乱。而凡病之为虚为实，为热为寒，至其变态，莫可名状。欲求其本，则止一气字足以尽之。盖气有不调之处，即病本所在之处也。是为明哲不凡者，乃能独见其处。撮而调之，调得其妙，则犹之解结也，犹之雪污也。污去结解，而活人于举指之间，诚非难也。然而人多难能者，在不知气之理，并不知调之法。即自河间相传以来，咸谓木香槟榔可以调气，陋亦甚矣。夫所谓调者，调其不调之谓也。凡气有不正，皆赖调和。如邪气在表，散即调也；邪气在里，行即调也；实邪壅滞，泻即调也；虚羸困惫，补即调也。由是类推，则凡寒之、热之，温之、清之，升之、降之，抑之、举之，发之、达之，劫之、夺之，坚之，削之，泄之、利之，润之、燥之，收之、涩之，缓之、峻之，和之、安之。正者，正之。假者，反之。必清必静，各安其气，则无病不除。是皆调气之大法也。

此外有如按摩导引、针灸熨洗，可以调经络之气。又如喜能胜忧，悲能胜怒，怒能胜思，思能胜恐，恐能胜喜，可以调情志之气。又如五谷、五果、五菜、五畜可以调化育之气。又春夏养阳，秋冬养阴，避风寒，节饮食，慎起居，和喜怒，可以调卫生之气。及其至也，则精气有互根之用，阴阳有颠倒之施。或以塞之而实以通之，或以启之而实以封之，或人见其有而我见其无，或病若在此反以治彼。惟智者能见事之未然，惟仁人能惜人之固有。若此者，何莫非调之之谓。人能知此，岂惟却病。而凡内而身心，外而庶政，皆可因之而无弗调矣。甚矣，调之为义，其道圆矣！其用广矣！有神有据，无方无隅，有不可以言宣者，言难尽意也。有不可迹拘者，迹难求全也。故余于本门，但援经悉理，不敢执方。盖亦恐一曲之谈，有不可应无穷之变也。倘有所须，则各门具列论治，所当互证酌宜，而无负调和之手，斯于斯道可无愧矣。

述古十八，共二条

张子和说：九气之气，如天地之气，常则安，变则病。而况人禀天地之气，五运迭侵于外，七情交战于中。是以圣人啬气，如持至宝。庸人役物，反伤太和。此轩岐之所以谓诸痛皆因于气，百病皆生于气，遂有九气不同之说。气本一也，因所触而为九。怒、喜、悲、恐、寒、炅、惊、思、劳也。怒气所致，为呕血，为飧泄，为煎厥，为薄厥，为阳厥，为胸满胁痛。食则气逆而不下，为喘喝烦心，为消瘅，为肥气，为目盲，为耳闭筋缓；发于外，为痈疽。喜气所致，为笑不休，为毛革焦，为肉病；为阳气不收，甚则为狂。悲气所致，为阴缩，为筋挛，为肌痹，为肺痿；男为溲血，女为血崩；为酸鼻辛颏，为目昏，为少气不能接息，为泣则臂麻。恐气所致，为破䐃脱肉，为骨酸痿厥，为暴下清水，为面热肤急，为阴痿，为惧而脱颐。惊气所致，为潮涎，为目睘，为口噤，为痴痫，为不省人事，为僵仆，久则为瘰痹。思气所致，为不眠，为嗜卧，为昏瞀，为中痞，三焦闭塞，为咽嗌不利，为胆瘅呕苦，为筋痿，为白淫，为得后与气则快然而衰，为不嗜食。寒气所致，为上下所出水液澄澈清冷，下利青白。炅气所致，为喘呕吐酸，暴注下迫。

丹溪曰：气无补法，世俗之误也。气实而壅盛者不必补。内伤劳役，正气虚者，不补而何？若正气虚而不补，是虚而益虚，则脾胃运化纳受皆失其职，阴不升而阳不降，所谓天地不交之否也。经曰：虚者补之，人参、黄芪之属是也。若不审虚实，悉以破气行气之药与之，以天真元气耗绝而死者，医杀之耳。

卷之三十七　杂证谟

死　生

经义

寿夭一

《上古天真论》黄帝问于天师曰：余闻上古之人，春秋皆度百岁，而动作不衰。今时之人，年半百而动作皆衰者，时势异耶？人将失之耶？岐伯曰：上古之人，其知道者，法于阴阳，和于术数，食饮有节，起居有常，不妄作劳，故能形与神俱，而尽终其天年，度百岁乃去。今时之人不然也，以酒为浆，以妄为常，醉以入房，以欲竭其精，以耗散其真，不知持满，不时御神，务快其心，逆于生乐，起居无节，故半百而衰也。

《阴阳应象大论》曰：是以圣人为无为之事，乐恬憺之能，从欲快志于虚无之守。故寿命无穷，与天地终，此圣人之治身也。

《天年》篇帝曰：愿闻人之始生，何气筑为基，何立而为楯，何失而死，何得而生？岐伯曰：以母为基，以父为楯，失神者死，得神者生也。帝曰：人之寿夭各不同，或卒死、或病久，愿闻其道。岐伯曰：五脏坚固，血脉和调，肌肉解利，皮肤致密、营卫之行，不失其常，呼吸微徐，气以度行，六腑化谷，津液布扬，各如其常，故能久长。帝曰：人之寿百岁而死，何以致之？岐伯曰：使道隧以长，基墙高以方，通调营卫，三部三里起，骨高肉满，百岁乃得终。帝曰：其不能终寿而死者，何如？岐伯曰：其五脏皆不坚，使道不长，空外以张，喘息暴疾，又卑基墙，薄脉少血，其肉不石，数中风寒，血气虚，脉不通，真邪相攻，乱而相引，故中寿而尽也。

《五阅五使》篇曰：脉出于气口，色见于明堂。详《面病门》。

《五色》篇曰：明堂者，鼻也。阙者，眉间也。庭者，颜也。蕃者，颊侧也。蔽者，耳门也。其间欲方大，去之十步皆见于外，如是者寿必中百岁。详《面病门》。

《寿夭刚柔》篇曰：形与气相任则寿，不相任则夭。皮与肉相果则寿，不相果则夭。血气经络胜形则寿，不胜形则夭。形充而皮肤缓者则寿，形充而皮肤急者则夭。形充而脉坚大者顺也，形充而脉小以弱者气衰，气衰则危矣。形充而颧不起者骨小，骨小则夭矣。形充而大肉䐃坚而有分者肉坚，肉坚则寿矣；形充而大肉无分理不坚者肉脆，肉脆则夭矣。墙基卑，高不及其地者，不满三十而死，其有因加疾者，不满二十而死。平人而气胜形者寿，病而形肉脱，气胜形者死，形胜气者危矣。

《五常政大论》曰：阴精所奉其人寿，阳精所降其人夭。帝曰：一州之气，生化寿夭不同，其故何也？岐伯曰：高下之理，地势使然也。崇高则阴气治之，污下则阳气治之。阳胜者先天，阴胜者后天，此地理之常，生化之道也。帝曰：其有寿夭乎？曰：高者，其气寿；下者，其气夭。地之小大异也，小者小异，大者大异。故治病者，必明天道地理，阴阳更胜，气之先后，人之寿夭，生化之期，乃可以知人之形气矣。

神气死证二

《五常政大论》曰：根于中者，命曰神机，神去则机息。根于外者，命曰气立，气止则化绝。《移精变气论》帝曰：余欲临病人，观死生，决嫌疑，欲知其要，如日月光，可得闻乎？岐伯曰：色脉者，上帝之所贵也，先师之所传也。色以应日，脉以应月，常求其要，则其要也。治之要极，无失色脉，用之不惑，治之大则。得神者昌，失神者亡。帝曰：善。

《邪客》篇曰：心者，五脏六腑之大主也，精神之所舍也，其脏坚固，邪弗能容也。容之则心伤，心伤则神去，神去则死矣。

《营卫生会》篇曰：营卫者，精气也；血者，神气也。血之与气，异名同类焉。故夺血者无汗，夺汗者无血。故人生有两死，而无两生。

《疏五过论》曰：故贵脱势，虽不中邪，精神内伤，身必败亡。

《汤液醪醴论》帝曰：形弊血尽而功不立者何？岐伯曰：神不使

也。帝曰：何谓神不使？曰：针石，道也。精神不进，志意不治，故病不可愈。今精坏神去，营卫不可复收。何者？嗜欲无穷，而忧患不止，精神弛坏，营涩卫除，故神去之而病不愈也。病成名曰逆，则针石不能治，良药不能及也。

《逆调论》曰：人生与志不相有，曰死。

阴阳死证三

《四气调神论》曰：夫四时阴阳者，万物之根本也。所以圣人春夏养阳，秋冬养阴，以从其根，故与万物浮沉于生长之门。逆其根，则伐其本，坏其真矣。故阴阳四时者，万物之终始也，死生之本也。逆之则灾害生，从之则苛疾不起，是谓得道。道者，圣人行之，愚者佩之。从阴阳则生，逆之则死；从之则治，逆之则乱。反顺为逆，是谓内格。

《阴阳应象大论》曰：阳胜则身热，腠理闭，喘粗为之俯仰，汗不出，齿乾以烦冤腹满死，能冬不能夏；阴胜则身寒，汗出身常清，数栗而寒，寒则厥，厥则腹满死，能夏不能冬。

《寿夭刚柔》篇曰：阴阳俱动，乍有形，乍无形，加以烦心，命曰阴胜其阳，此谓不表不里，其形不久。

《阴阳别论》曰：二阳之病发心脾，有不得隐曲，女子不月。其传为风消，其传为息贲者，死不治。

《通天》篇曰：太阳之人，多阳而少阴，必谨调之，无脱其阴而泻其阳。阳重脱者，易狂；阴阳皆脱者，暴死不知人也。

《阴阳二十五人》篇曰：火形之人，似于赤帝，好颜急心，不寿暴死；能春夏不能秋冬。水形之人，似于黑帝，善欺绐人，戮死；能秋冬不能春夏。

《至真要大论》帝曰：六气之复何如？岐伯曰：厥阴之复，甚则入脾。冲阳绝，死不治。少阴之复，甚则入肺，咳而鼻渊。天府绝，死不治。太阴之复，甚则入肾，窍泻无度。太溪绝，死不治。少阳之复，甚则入肺，咳而血泄。尺泽绝，死不治。阳明之复，甚则入肝，惊骇筋挛。太冲绝，死不治。太阳之复，甚则入心，善忘善悲。神门绝，死不治。阳明司天，清复内余，咳不止而白血出者死。乘年之虚，则邪甚也。失时之和，亦邪甚也。遇月之空，亦邪甚也。重感于邪，则病危矣。至而和则平，至而甚则病，至而反者病，至而不至者病，未至而至者病，阴阳易者危，反者死。

《五运行大论》曰：从其气则和，违其气则病，不当其位者病，迭移其位者病，失守其位者危，尺寸反者死，阴阳交者死。先立其年，以知其气，左右应见，然后乃可以言死生之逆顺。

脉色死证四

《平人气象论》曰：人一呼，脉四动以上曰死，脉绝不至曰死，乍疏乍数曰死。春胃微弦曰平，弦多胃少曰肝病，但弦无胃曰死。人以水谷为本，故人绝水谷则死，脉无胃气亦死。上二条详四卷《脉神章》。死心脉来，前曲后居，如操带钩，曰心死。死肺脉来，如物之浮，如风吹毛，曰肺死。死肝脉来，急益劲，如新张弓弦，曰肝死。死脾脉来，锐坚如鸟之喙，如鸟之距，如屋之漏，如水之流，曰脾死。死肾脉来，发如夺索，辟辟如弹石，曰肾死。

《三部九候论》曰：五脏已败，其色必夭，夭必死矣。形盛脉细，少气不足以息者危。形瘦脉大，胸中多气者死。参伍不调者病。三部九候皆相失者死。上下左右相失不可数者死。中部之候虽独调，与众脏相失者死。中部之候相减者死。目内陷者死。脱肉身不去者死。中部乍疏乍数者死。真脏脉见者胜死。足太阳气绝者，其足不可屈伸，死必戴眼。九候之脉，皆沉细悬绝者为阴，主冬，故以夜半死。躁盛喘数者为阳，主夏，故以日中死。其脉乍数乍疏乍迟乍疾者，日乘四季死。形肉已脱，九候虽调，犹死。若有七诊之病，其脉候亦败者死矣，必发哕噫。脉不往来者死。皮肤著者死。瞳子高者太阳不足，戴眼者太阳已绝，此决死生之要，不可不察也。

《方盛衰论》曰：形弱气虚死。形气有余，脉气不足死；脉气有余，形气不足生。

《玉机真脏论》曰：形气相失，谓之难治；色夭不泽，谓之难已；

脉实以坚，谓之益甚；脉逆四时，为不可治。所谓逆四时者，春得肺脉，夏得肾脉，秋得心脉，冬得脾脉，其至皆悬绝沉涩者，命曰逆四时。

《大奇论》曰：胃脉沉鼓涩，胃外鼓大，心脉小坚急，皆膈偏枯，男子发左，女子发右，不喑舌转，可治，三十日起，其从者喑，三岁起，年不满二十者，二岁死。脉至而搏，血衄身热者死。脉至浮合，浮合如数，一息十至以上，是经气予不足也。微见九十日死。脉至如火薪然，是心精之予夺也，草干而死。脉至如散叶，是肝气予虚也，木叶落而死。脉至如省客，省客者脉塞而鼓，是肾气予不足也，悬去枣华而死。脉至如丸泥，是胃精予不足也，榆荚落而死。脉至如横格，是胆气予不足也，禾熟而死。脉至如弦缕，是胞精予不足也，病善言，下霜而死；不言，可治。脉至如交漆，交漆者左右旁至也，微见三十日死。脉至如涌泉，浮鼓肌中，太阳气予不足也，少气味，韭英而死。脉至如颓土之状，按之不得，是肌气予不足也，五色先见黑白，垒发死。脉至如悬雍，悬雍者浮揣切之益大，是十二俞之予不足也，水凝而死。脉至如偃刀，偃刀者浮之小急，按之坚大急，五脏菀热，寒热独并于肾也，如此其人不得坐，立春而死。脉至如丸滑不直手，不直手者，按之不可得也，是大肠气予不足也，枣叶生而死。脉至如华者，令人善恐，不欲坐卧，行立常听，是小肠气予不足也，季秋而死。

《宣明五气篇》曰：五邪所见，春得秋脉，夏得冬脉，长夏得春脉，秋得夏脉，冬得长夏脉，名曰阴出之阳，病善怒不治，是谓五邪，皆同命，死不治。

《玉版论要篇》曰：色夭面脱，不治，百日尽已。脉短气绝死。病温虚甚死。女子右为逆，左为从；男子左为逆，右为从。易，重阳死，重阴死。

《通评虚实论》曰：气虚者，肺虚也；气逆者，足寒也。非其时则生，当其时则死。帝曰：何谓重虚？岐伯曰：脉气上虚尺虚，是谓重虚。帝曰：何以治之？曰：所谓气虚者，言无常也。尺虚者，行步恇然。脉虚者，不象阴也。如此者，滑则生，涩则死也。帝曰：寒气暴上，脉满而实何如？曰：实而滑则生，实而逆则死。帝曰：脉实满，手足寒，头热，何如？曰：春秋则生，冬夏则死。脉浮而涩，涩而身有热者死。帝曰：其形尽满何如？曰：其形尽满者，脉急大坚，尺涩而不应也。如是者，从则生，逆则死。所谓从者，手足温也；所谓逆者，手足寒也。

《阴阳别论》曰：所谓阴者，真脏也，见则为败，败必死也。所谓阳者，胃脘之阳也。别于阳者，知病处也；别于阴者，知死生之期。三阴俱搏，二十日夜半死；二阴俱搏，十三日夕时死；一阴俱搏，十日平旦死。三阳俱搏且鼓，三日死；三阴三阳俱搏，心腹满，发尽不得隐曲，五日死；二阳俱搏，其病温，死不治，不过十日死。凡持真脉之脏脉者，肝至悬绝急，十八日死；心至悬绝，九日死；肺至悬绝，十二日死；肾至悬绝，七日死；脾至悬绝，四日死。

《玉机真脏论》曰：真肝脉至，中外急，如循刀刃责责然，如按琴瑟弦，色青白不泽，毛折乃死。五脏脉详《脉神章·真脏》条。

《终始》篇曰：脉口四盛，且大且数者，名曰溢阴。溢阴为内关，内关不通，死不治。诸脉俱详《关格门》。

《五脏生成篇》曰：凡相五色之奇脉，面黄目青，面黄目赤，面黄目白，面黄目黑者，皆不死也。面青目赤，面赤目白，面青目黑，面黑目白，面赤目青，皆死也。故色见青如草兹者死，黄如枳实者死，黑如炲者死，赤如衃血者死，白如枯骨者死，此五色之见死也。青如翠羽者生，赤如鸡冠者生，黄如蟹腹者生，白如豕膏者生，黑如乌羽者生，此五色之见生也。

《论疾诊尺》篇曰：诊寒热，赤脉上下至瞳子，见一脉一岁死，见一脉半一岁半死，见二脉二岁死，见二脉半二岁半死，见三脉三岁死。

病传死期五

《玉机真脏论》曰：五脏受气于其所生，传之于其所胜，气舍于其所生，死于其所不胜，病之且死，必先传行至其所不胜，病乃死。此言气之逆行也，故死。肝受气于心，传之于脾，气舍于肾，至肺而死。脾受气于肺，传之于肾，气舍于心，至肝而死。肺受气于肾，传之于肝，气舍于脾，至心而死。肾受气于肝，传之于心，气舍于肺，至脾而死。此皆逆死也。一日一夜五分之，此所以言死生之旦暮也。帝曰：五脏相通，移皆有次，五脏有病，则各传其所胜。不治，法三月若六月，若三日若六日，传五脏而当死，是顺传所胜之次也。故曰：别于阳者，知病从来；别于阴者，知死生之期。言知至其所困而死。风者，百病之长也。肾传之心，病筋脉相引而急，病名曰瘛，当此之时，可灸可药。弗治，满十日，法当死。肾因传之心，心即复反传而行之肺，发寒热，法当三岁死。

《标本病传论》曰：夫病传者，心病先心痛，一日而咳，三日胁支痛，五日闭塞不通，身痛体重，三日不已死，冬夜半，夏日中。肺病喘咳，三日而胁支满痛，一日身重体痛，五日而胀，十日不已死，冬日入，夏日出。肝病头目眩，胁支满，三日体重身痛，五日而胀，三日腰脊少腹痛胫酸，三日不已死，冬日入，夏早食。脾病身痛体重，一日而胀，二日少腹腰脊痛胫酸，三日背胆筋痛小便闭，十日不已死，冬人定，夏晏食。肾病少腹腰脊痛胫酸，三日背胆筋痛小便闭，三日腹胀，三日两胁支痛，三日不已死，冬大晨，夏晏晡。胃病胀满，五日少腹腰脊痛胻酸，三日背胆筋痛小便闭，五日身体重，六日不已死，冬夜半后，夏日昳。膀胱病小便闭，五日少腹胀腰脊痛胻酸，一日腹胀，一日身体痛，二日不已死，冬鸡鸣，夏下晡。诸病以次相传，如是者，皆有死期，不可刺。间一脏止，及至三四脏者，乃可刺也。

《病传论》曰：大气入脏，腹痛下淫，可以致死，不可以致生。帝曰：大气入脏奈何？岐伯曰：病先发于心，一日而之肺，五日而之脾，三日不已，死，冬夜半，夏日中。病先发于肺，三日而之肝，一日而之脾，五日而之胃，十日不已，死，冬日入，夏日出。病先发于肝，三日而之脾，五日而之胃，三日而之肾，三日不已，死，冬日入，夏早食。病先发于脾，一日而之胃，二日而之肾，三日而之膂膀胱，十日不已，死，冬人定，夏晏食。病先发于胃，五日而之肾，三日而之膂膀胱，五日而上之心，二日不已，死，冬夜半，夏日昳。病先发于肾，三日而之膂膀胱，三日而上之心，三日而之小肠，三日不已，死，冬大晨，夏晏晡。病先发膀胱，五日而之肾，一日而之小肠，一日而之心，二日不已，死，冬鸡鸣，夏下晡。

《气厥论》曰：心移寒于肺，肺消，肺消者饮一溲二，死不治。肝移热于心则死。肾移热于脾，传为虚，肠澼死，不可治。

《阴阳别论》曰：死阴之属，不过三日而死；生阳之属，不过四日而已。所谓生阳死阴者，肝之心谓之生阳，心之肺谓之死阴，肺之肾谓之重阴，肾之肝谓之辟阴，死不治。

岁时死证六

《九宫八风》篇曰：太一移日，天必应之以风雨，以其日风雨则吉，岁美民安少病矣。因视风所从来而占之：风从其所居之乡来为实风，主生，长养万物；从其冲后来为虚风，主杀主害者。谨候虚风而避之。故圣人日避虚邪之道，如避矢石然，邪弗能害，此之谓也。风从西北方来，名曰折风，其伤人也，内舍于小肠，外在于手太阳脉，脉绝则溢，脉闭则结不通，善暴死。三虚相搏，则为暴病卒死。

《岁露论》帝曰：其有卒然暴病暴死者何也？少师曰：三虚者，其死暴疾也。得三实者，邪不能伤人也。帝曰：愿闻三虚。曰：乘年之衰，逢月之空，失时之和，因为贼风所伤，是为三虚。故论不知三虚，工反为粗。帝曰：愿闻三实。曰：逢年之盛，遇月之满，得时之和，虽有贼风邪气，不能危之也。故诸逢其风而遇其雨者，命曰遇岁露焉。因岁之和，而少贼风者，民少病而少死；岁多贼风邪气，寒温不和，则民多病而死矣。帝曰：虚邪之风，其所伤贵贱何如？候之奈何？曰：正月朔日，太一居天留之宫，其日西北风，不雨，人多死矣。正月朔日，平旦北风，春，民多死。正月朔日，平旦北风行，民病多者，十有三也。正月朔日，日中北风，夏，民多死。正月朔日，夕时北风，秋，民多死。终日北风，大病死者十有六。正月朔日，风从南方来，命曰旱乡，从西方来，命曰白骨，将国有殃，人多死亡。正月朔日，风从东方来，发屋，扬沙石，国有大灾也。正月朔日，风从东南方行，春有死亡。正月朔日，天和温不风，籴贱，民不病；天寒而风，籴贵，民多病。此所以候岁之风，残伤人者也。二月丑不风，民多心腹病。三月戌不温，民多寒热。四月巳不暑，民多瘅病。十月申不寒，民多暴死。诸所谓风者，皆发屋，折树木，扬砂石，起毫毛，发腠理者也。

《本神》篇曰：心怵惕思虑则伤神，神伤则恐惧自失，破䐃脱肉，毛悴色夭，死于冬。脾忧愁而不解则伤意，意伤则悗乱，四肢不举，毛悴色夭，死于春。肝悲哀动中则伤魂，魂伤则狂忘不精，不精则不正当人，阴缩而挛筋，两胁骨不举，毛悴色夭，死于秋。肺喜乐无极则伤魄，魄伤则狂，狂者意不存人，皮革焦，毛悴色夭，死于夏。肾盛怒而不止则伤志，志伤则喜忘其前言，腰脊不可以俯仰屈伸，毛悴色夭，死于季夏。恐惧而不解则伤精，精伤则骨酸痿厥，精时自下。是故五脏主藏精者也，不可伤，伤则失守而阴虚，阴虚则无气，无气则死矣。是故用针者，察观病人之态，以知精神魂魄之存亡得失之意，五者以伤，针不可以治之也。

《玉机真脏论》曰：大骨枯槁，大肉陷下，胸中气满，喘息不便，其气动形，期六月死，真脏脉见，乃予之期日。大骨枯槁，大肉陷下，胸中气满，喘息不便，内痛引肩项，期一月死，真脏脉见，乃予之期日。大骨枯槁，大肉陷下，胸中气满，喘息不便，内痛引肩项，身热脱肉破䐃，真脏见，十月之内死。大骨枯槁，大肉陷下，肩髓内消，动作益衰，真脏来见，期一岁死，见其真脏，乃予之期日。大骨枯槁，大肉陷下，胸中气满，腹内痛，心中不便，肩项痛身热，破䐃脱肉，目眶陷，真脏见，目不见人，立死；其见人者，至其所不胜之时则死。急虚身中卒至，五脏绝闭，脉道不通，气不往来，譬于堕溺，不可为期。其脉绝不来，若人一呼五六至，其形肉不脱，真脏虽不见，犹死也。

《三部九候论》曰：寒热病者，以平旦死。热中及热病者，以日中死。病风者，以日夕死。病水者，以夜半死。

《平人气象论》曰：肝见庚辛死。心见壬癸死。脾见甲乙死。肺见丙丁死。肾见戊己死。是谓真脏见皆死。

《气交变大论》曰：岁木太过，风气流行，脾土受邪，上应岁星，冲阳绝者，死不治。岁火太过，炎暑流行，肺金受邪，上应荧惑星，太渊绝者，死不治。岁土太过，雨湿流行，上应镇星，太溪绝者，死不治。岁金太过，燥气流行，肝木受邪，上应太白星，太冲绝者，死不治。岁水太过，寒气流行，邪害心火，上应辰星，神门绝者，死不治。

《六元正纪大论》帝曰：六位之气，盈虚何如？岐伯曰：太少异也。太者之至徐而常，少者暴而亡。木郁之发，甚则耳鸣眩转，目不识人，善暴僵仆。火郁之发，甚则瞀闷懊憹，善暴死。

《六微旨大论》曰：天符为执法，岁位为行令，太一天符为贵人。帝曰：邪之中也奈何？岐伯曰：中执法者，其病速而危；中行令者，其病徐而持；中贵人者，其病暴而死。帝曰：位之易也何如？曰：君位臣则顺，臣位君则逆。逆则其病近，其害速；顺则其病远，其害微。所谓二火也。

《本病论》帝曰：人气不足，天气如虚，人神失守，神光不聚，邪鬼外干，致有夭亡，可得闻乎？岐伯曰：人之五脏，一脏不足，又会天虚，感邪之至也。人忧愁思虑即伤心，又或遇少阴司天，天数不及，此即天气人气同虚也。又遇惊而夺精，汗出于心，因而三虚，神明失守，却遇火不及之岁，有黑尸鬼见之，令人暴亡。人饮食劳倦即伤脾，又或遇太阴司天，天数不及，此即人虚而天虚也。又遇饮食饱甚，汗出于胃，醉饱行房，汗出于脾，因而三虚，脾神失守，却遇土不及之年，即有青尸鬼见之，令人卒亡。人久坐湿地，强力入水即伤肾，因而三虚，肾神失守，却遇水不及之年，有黄尸鬼至，令人暴亡。人或恚怒，气逆上而不下即伤肝，又遇厥阴司天，天数不及，此谓天虚人虚也。又遇疾走恐惧，汗出于肝，神位失守，神光不聚，又遇木不及之年，有白尸鬼见之，令人暴亡也。以上五失守者，天虚而人虚也，神游失守其位，即有五尸鬼干人，令人暴亡也，谓之曰尸厥。此谓得守者生，失守者死；得神者昌，失神者亡。

诸经死证七

《经脉》篇曰：手太阴气绝则皮毛焦。太阴者，行气温于皮毛者也，故气不荣则皮毛焦，皮毛焦则津液去皮节，津液去皮节则爪枯毛折，毛折者则毛先死，丙笃丁死，火胜金也。手少阴气绝则脉不通，脉不通则血不流，血不流则髦色不泽，故其面黑如漆柴者，血先死，壬笃癸死，水胜火也。足太阴气绝者，则脉不荣肌肉。唇舌者，肌肉之本也。脉不荣则肌肉软，肌肉软则舌萎人中满，人中满则唇反，唇反者肉先死，甲笃乙死，木胜土也。足少阴气绝则骨枯。少阴者，冬脉也，伏行而濡骨髓者也。故骨不濡则肉不能著也，骨肉不相亲则肉软却，肉软却故齿长而垢，发无泽，发无泽者骨先死，戊笃己死，土胜水也。足厥阴气绝则筋绝。厥阴者，肝脉也，肝者筋之合也，筋者聚于阴器而脉络于舌本也。故脉弗荣则筋急，筋急则引舌与卵，故唇青舌卷卵缩则筋先死，庚笃辛死，金胜木也。五阴气俱绝则目系转，转则目运，目运者为志先死，志先死则远一日半死矣。六阳气绝则阴与阳相离，离则腠理发泄，绝汗乃出，故旦占夕死，夕占旦死。

《诊要经终论》帝曰：愿闻十二经脉之终奈何？岐伯曰：太阳之脉，其终也戴眼反折瘛疭，其色白，绝汗乃出，出则死矣。少阳终者，耳聋百节皆纵，目睘绝系，绝系一日半死，其死也色先青白，乃死矣。阳明终者，口目动作，善惊妄言，色黄，其上下经盛，不仁则终矣。少阴终者，面黑齿长而垢，腹胀闭，上下不通而终矣。太阴终者，腹胀闭不得息，善噫善呕，呕则逆，逆则面赤，不逆则上下不通，不通则面黑皮毛焦而终矣。厥阴终者，中热嗌乾，善溺心烦，甚则舌卷卵上缩而终矣。此十二经之所败也。

诸病死证八

《脉要精微论》曰：五脏者，中之守也。言而微，终日乃复言者，此夺气也。衣被不敛，言语善恶不避亲疏者，此神明之乱也。仓廪不藏者，是门户不要也。水泉不止者，是膀胱不藏也。得守者生，失守者死。夫五脏者，身之强也。头者精明之府，头倾视深，精神将夺矣。背者胸中之府，背曲肩垂，府将坏矣。腰者肾之府，转摇不能，肾将惫矣。膝者筋之府，屈伸不能，行则偻附，筋将惫矣。骨者髓之府，不能久立，行则振掉，骨将惫矣。得强则生，失强则死。

《玉版》篇帝曰：诸病皆有逆顺，可得闻乎？岐伯曰：腹胀，身热，脉大，是一逆也。腹鸣而满，四肢清，泄，其脉大，是二逆也。衄而不止，脉大，是三逆也。咳且溲血脱形，其脉小劲，是四逆也。咳，脱形身热，脉小以疾，是五逆也。如是者，不过十五日而死矣。其腹大胀，四末清，脱形，泄甚，是一逆也。腹胀便血，其脉大，时绝，是二逆也。咳溲血，形肉脱，脉搏，是三逆也。呕血，胸满引背，脉小而疾，是四逆也。咳呕腹胀，且飧泄，其脉绝，是五逆也。如是者，不过一时而死矣。

《五禁》篇帝曰：何谓五逆？岐伯曰：热病脉静，汗已出，脉躁盛，是一逆也。病泄，脉洪大，是二逆也。著痹不移，䐃肉破，身热，脉偏绝，是三逆也。淫而夺形，身热，色夭然白，及后下血衃，血衃笃重，是四逆也。寒热夺形，脉坚搏，是谓五逆也。

《玉机真脏论》曰：五实死，五虚死。帝曰：愿闻五实五虚。岐伯曰：脉盛，皮热，腹胀，前后不通，闷瞀，此谓五实；脉细，皮寒，气少，泄利前后，饮食不入，此谓五虚。帝曰：其时有生者何也？岐伯曰：浆粥入胃，注泄止，则虚者活；身汗得后利，则实者活。此其候也。

《宝命全形论》曰：夫盐之味咸者，其气令器津泄；弦绝者，其音嘶败；木敷者，其叶发；病深者，其声哕。人有此三者，是谓坏府，毒药无治，短针无取。

《五色》篇雷公曰：人不病卒死，何以知之？帝曰：大气入于脏腑者，不病而卒死矣。雷公曰：病小愈而卒死者，何以知之？帝曰：赤色出两颧，大如母指者，病虽小愈，必卒死。黑色出于庭，大如母指者，必不病而卒死。

《奇病论》帝曰：有癃者，一日数十溲，此不足也。身热如炭，颈膺如格，人迎躁盛，喘息气逆，此有余也。太阴脉细微如发者，此不足也，其病安在？名为何病？岐伯曰：病在太阴，其盛在胃，颇在肺，病名曰厥，死不治，此所谓五有余二不足也。帝曰：何谓五有余二不足？

曰：所谓五有余者，五病之气有余也；二不足者，亦病气之不足也。今外得五有余，内得二不足，此其身不表不里，亦正死明矣。

《阳明脉解篇》曰：阳明厥则喘而惋，惋则恶人。帝曰：或喘而死者，或喘而生者何也？岐伯曰：厥逆连脏则死，连经则生。

《厥论》曰：三阴俱逆，不得前后，使人手足寒，三日死。少阳厥逆，机关不利，腰不可以行，项不可以顾，发肠痈不可治，惊者死。手心主少阴厥逆，心痛引喉，身热，死不可治。详《厥逆门》。

《通评虚实论》帝曰：消瘅虚实何如？岐伯曰：脉实大，病久可治；脉悬小坚，病久不可治。帝曰：癫疾何如？曰：脉搏大滑，久自已；脉小坚急，死不治。帝曰：癫疾之脉，虚实何如？曰：虚则可治，实则死。帝曰：肠澼便血何如？曰：身热则死，寒则生。肠澼下白沫何如？曰：脉沉则生，脉浮则死。帝曰：肠澼下脓血何如？曰：脉悬绝则死，滑大则生。

《癫狂》篇曰：癫疾者，癫发如狂者，死不治。

《厥病》篇曰：风痹淫泺，病不可已者，足如履冰，时如入汤中，股胫淫泺，烦心头痛，时呕时悗，眩已汗出，久则目眩，悲以喜恐，短气不乐，不出三年死也。真心痛，手足清至节，心痛甚，旦发夕死，夕发旦死。真头痛，头痛甚，脑尽痛，手足寒至节，死不治。

《痹论》帝曰：痹，其时有死者，或疼久者，或易已者，其故何也？岐伯曰：其入脏者死，其留连筋骨间者疼久，其留皮肤间者易已。

伤寒死证九　俱详列《伤寒》《瘟疫》二门

《热论》篇曰：三阴三阳，五脏六腑皆受病，营卫不行，五脏不通，则死矣。

误治死证十

《六元正纪大论》曰：大积大聚，其可犯也，衰其大半而止，过者死。

《诊要经终论》曰：凡刺胸腹者，必避五脏。中心者环死，中脾者五日死，中肾者七日死，中肺者五日死，中膈者皆为伤中，其病虽愈，不过一岁死。

《刺禁论》曰：脏有要害，不可不察，肝生于左，肺藏于右，心部于表，肾治于里，脾为之使，胃为之市。膈肓之上，中有父母，七节之旁，中有小心，从之有福，逆之有咎。刺中心，一日死，其动为噫。刺中肝，五日死，其动为语。刺中肾，六日死，其动为嚏。刺中肺，三日死，其动为咳。刺中脾，十日死，其动为吞。刺中胆，一日半死，其动为呕。刺跗上中大脉，血出不止死。刺面中溜脉，不幸为盲。刺头中脑户，入脑立死。刺阴股中大脉，血出不止死。刺臂太阴脉，出血多立死。

《小针解》曰：取五脉者死，言病在中，气不足，但用针尽大泻其诸阴之脉也。取三阳之脉者，唯言尽泻三阳之气，令病人恇然不复也。夺阴者死，言取尺之五里五往者也。夺阳者狂，正言也。所谓五脏之气已绝于内者，脉口气内绝不至，反取其外之病处与阳经之合，有留针以致阳气，阳气至则内重竭，重竭则死矣。其死也无气以动，故静。所谓五脏之气已绝于外者，脉口气外绝不至，反取其四末之输，有留针以致其阴气，阴气至则阳气反入，入则逆，逆则死矣。其死也阴气有余，故躁。

《玉版》篇曰：夫针之与五兵，其孰小乎？能杀生人，不能起死者也。帝曰：愿卒闻之。岐伯曰：经隧者，五脏六腑之大络也，迎而夺之而已矣。帝曰：上下有数乎？曰：迎之五里，中道而止，五至而已，五往而藏之气尽矣，故五五二十五而竭其输矣。此所谓夺其天气者也。帝曰：愿卒闻之。曰：窥门而刺之者，死于家中；入门而刺之者，死于堂上。

痈疽死证十一

《痈疽》篇、《玉版》篇等义，俱详列外科。

绝谷死证十二

《平人绝谷》篇帝曰：愿闻人之不食，七日而死何也？伯高曰：神者，水谷之精气也。故肠胃之中，常留谷二斗，水一斗五升。故平人日再后，后二升半，一日中五升，七日五七三斗五升，而留水穀尽矣。故平人不食饮七日而死者，水谷精气津液皆尽故也。

乳子死证十三

《通评虚实论》帝曰：乳子而病热，脉悬小者何如？岐伯曰：手足温则生，寒则死。帝曰：乳子中风热，喘鸣肩息者，脉何如？岐伯曰：喘鸣肩息者，脉实大也，缓则生，急则死。

《论疾诊尺》篇曰：婴儿病，其头毛皆逆上者，必死。

《热病》篇曰：老人婴儿，热而腹满者死。

述古十四

华元化曰：不病而五行绝者死。不病而性变者死。不病而暴语妄者死。不病而暴不语者死。不病而喘息者死。不病而强中者死。不病而暴目盲者死。不病而暴肿满者死。不病而大便结者死。不病而暴无脉者死。不病而暴昏冒如醉者死。此内外先尽故也。逆者即死，顺者二年无有生者也。